马大正中医妇科书系

◎ 妇科用药 400 品历验心得

◎ 中医妇产科辞典

◎ 中医妇产科发展史

◎ 实用中医妇科药物通览

◎ 马大正中医妇科药对

◎ 中医妇科治疗圆机活法集

◎ 中医临床师徒对话录——马大正妇科传薪

◎ 马大正妇科医案选（经方卷）

◎ 马大正妇科医案选（时方卷）

◎ 马大正医论医话集

◎ 妇科《金匮》方发挥

◎ 中医妇科水血学说

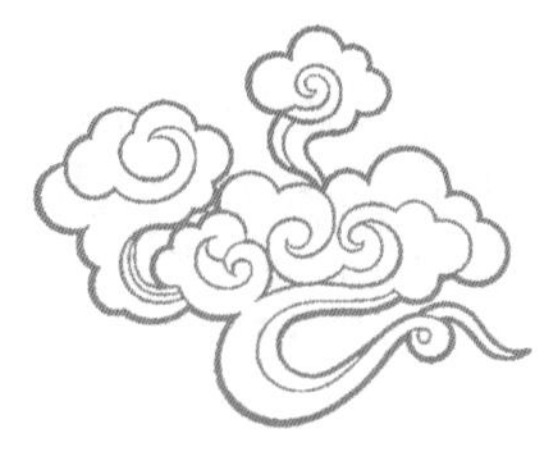

实用中医妇科药物通览

马大正　编

上海科学技术出版社

内 容 提 要

《实用中医妇科药物通览》是一部从中医妇产科角度反映每一味妇科相关药物古今临床运用的文献著作。

全书收录516味中草药，另附40味药物。每味药物设有药名、药名出处、别名、拉丁名、药性、功效、药论及医论、临床应用、现代药理研究、用法用量、使用注意等内容。部分药物现代药理研究相关内容较少，则从略。

希望读者通过对本书的学习，可以达到“草木金石皆为我所用，临证遣药左右逢源”，同时使以往许多似与妇产科无缘的药物，在临床治疗中发挥不错的功效。

本书的读者对象是从事中医妇产科的临床、教学和科研工作者。

图书在版编目（CIP）数据

实用中医妇科药物通览 / 马大正编. -- 上海 : 上海科学技术出版社, 2025.1
ISBN 978-7-5478-6649-8

Ⅰ. ①实… Ⅱ. ①马… Ⅲ. ①中医妇科学一用药法
Ⅳ. ①R271.1

中国国家版本馆CIP数据核字(2024)第099899号

本书出版受国家中医药管理局马大正全国名老中医药专家传承工作室资金支持

实用中医妇科药物通览
马大正　编

上海世纪出版(集团)有限公司
上 海 科 学 技 术 出 版 社　出版、发行
(上海市闵行区号景路159弄A座9F-10F)
邮政编码 201101　　www.sstp.cn
上海展强印刷有限公司印刷
开本 787×1092　1/16　印张 50.75
字数 1211 千字
2025年1月第1版　2025年1月第1次印刷
ISBN 978-7-5478-6649-8/R·3023
定价：468.00元

弁　言

药者，所以治病以愈疾也。罹瘼不药而愈者稀。故医者侍以为器，百姓赖之以生。精于医而昧于药者，未之有也。

自汉以降，本草迭出，世人独重。《本经》[①]为嚆矢，继有李当之[②]《药录》、吴普《本草》[③]、陶弘景《别录》[④]，迄止于清，累累然若嵩岱，而不可卒读，索隐探赜，洞烛幽微，每有发挥。其间如东璧[⑤]《纲目》，全书十六部、六十类，计字一百九十万，载药一千八百九十二，洋洋洒洒，蔚为大观；习之[⑥]《何首乌传》，全文六百〇九字，言仅一物，文简辞隽，可以袖珍。

逮宋，医学分科，各司一职，以专代全，各有精进。然世事纷遝，未可尽晓。跋摩洞明，不过九部[⑦]。分科而治，亦显其短。循规蹈矩，未能分科识药，实一大拙。臻此，医者临证，视病了然，遣药技穷，挠腮撅耳，举笔维艰。如网罗原野，罕有一获，分理乱麻，不得头绪。或叹病多药少，或嗟病绝难药。犹濒江而渴，居廪而饥，储锦帛而号寒，守千金而称贫。此非无药，实不识药也。

科已分属，药当另类。科有专药，病有专方。方书易成，药书难就。吾耽此卅稔，有《手册》[⑧]、《心得》[⑨]问世，奉自一见，颇受侧目。念己书之未备，每惶然于心，迨至今日，未曾中辍，或蒐补于未见，或增益于残缺，孜孜兀兀，不敢竟日。时过三年，终成《通览》[⑩]，内容渐丰，字逾百万。

---

① 《本经》：即《神农本草经》。

② 李当之：魏人。著有《药录》。

③ 吴普《本草》：又名《吴氏本草》。

④ 《别录》：即南朝陶弘景所著《名医别录》。

⑤ 东璧：即明代李时珍，字东璧。

⑥ 习之：即唐代李翱，字习之。

⑦ 跋摩洞明，不过九部：南朝慧皎《高僧传·译经下·求那跋摩》“（跋摩）至年二十，出家受戒，洞明九部，博晓四含”。

⑧ 《手册》：即《中医妇科临床药物手册》，1992年由安徽科学技术出版社出版，全书49万字。许润三教授称：“该书是第一部从妇科角度编写的中医药学书籍，具有很高的应用价值。”

⑨ 《心得》：即《妇科用药400品历验心得》，2012年由人民卫生出版社出版，全书90万字，获2016年中华中医药学会学术著作奖三等奖。

⑩ 《通览》：即《实用中医妇科药物通览》。

通览者，博览也。然以一己之眸，阅天下群籍，虽饱学之士，亦难挂漏，况一介平庸者乎！僭称通览者，藉此自策耳，并仰乞郢正于大方之家。若假吾天年，再当修纂。

时癸巳菊秋

于瓯江听涛斋

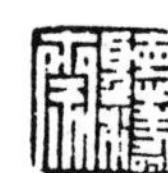

编写说明

1. 本书是一部从中医妇产科专科角度记录每一味药物古今临床应用的文献著作，其目的是让读者了解每一味药物在妇产科临床的应用。

2. 本书收录 516 味中草药，另有 40 味附药。每味药物设有药名、药名出处、别名、拉丁名、药性、功效、药论及医论、临床应用、现代药理研究、用法用量、使用注意等内容。

3. 药名及拉丁名参照国家药典委员会编写的 2020 年版《中华人民共和国药典》。

4. 某些药物附于另一药物之下，如川贝母附于浙贝母之下，则以浙贝母(附川贝母)来表示。

5. 由于篇幅原因，药物别名仅录部分常用者。

6. 某些近代用药没有药物的性味、归经记录，相关内容从略。

7. 本草论及的内容为药论，临床著作论及的内容为医论。如某些药物没有相应的条文，则从略。

8. 临床应用的内容按照经、带、胎、产、杂病的顺序排列。每一种药物对某种疾病的治疗内容通常收录一条，如果治疗的方法不同，如内服或外治，则同时收录。

9. 在收录古今文献内容时，为了统一病名、方名、药物、制法、服法的体例，某些条文文字作了调整，个别条文文字作了补充或删减。

10. 相同的条文出现于不同的药物中时，常用见某药物来表示，以节省篇幅。

11. 除了个别特殊药物，普通药物的炮制、煎法予以省略。

12. 现代用药的剂量统一以 g、kg 或 mL 表示。

13. 现代药理研究指与妇科有关的药理研究，作为佐证临床用药和开发用药的依据。部分药物现代药理研究相关内容较少，则从略。

14. 为了贴合临床应用，部分药物的用量与药典有出入。

15. 为了提供不同的药名检索，书末提供“药名拼音检索”。

16. 为了提供临床的药物选择，书末附“中医病症、西医病名-用药联查索引”。

17. 本书所载虎胫骨等中药材，根据国发〔1993〕39 号、卫药发〔1993〕59 号文，属于禁用之列，均以代用品代替，书中所述仅作文献参考。

目　录

五　画

六 画

七 画

八　画

九　画

十　画

十一画

十二画

十三画

十四画

十五画

十六画

十七画

十八画

十九画及以上

一 画

一枝黄花

出《植物名实图考》。又名野黄菊、山边半枝香、洒金花、黄花细辛、黄花一枝香、肺痈草、黄花草等。为菊科植物一枝黄花 *Solidago decurrens* Lour.的全草或根。

【药性】 辛、苦,凉。

【功效】 清热解毒,消肿除痛。

【药论及医论】《福建药物志》:“主治……乳腺炎,闭经,盆腔炎,真菌性阴道炎……”

【临床应用】

1. *血热崩漏* 一枝黄花全草、六月雪根各30 g,檵木根60 g。水煎服。(《浙江中草药单方验方选编》)

2. *妊娠肿胀* 一枝黄花9 g,白茅根15 g,海金沙9 g。水煎服,每日2次。(《中医妇产科学》,刘敏如等主编)

3. *妊娠期肝内胆汁淤积症(热毒内结型)* 保肝解毒汤:杜仲、黄芩、枸杞子、白术各10 g,蒲公英15 g,一枝黄花、马鞭草、鱼腥草、土茯苓各10 g,生大黄(后入)10 g,茵陈30 g,豨莶草10 g,徐长卿15 g,白鲜皮10 g,甘草5 g。(《中医临床妇科学》,夏桂成主编)

4. *产后瘀滞腹痛* 鹿衔草15 g,一枝黄花6 g,苦爹菜9 g。水煎服。(《浙江药用植物志》)

5. *产褥热* 一枝黄花、野菊花、白花蛇舌草、金银花各30 g,益母草、白英各15 g。水煎服。(《浙江中草药单方验方选编》)

6. *乳痈* 一枝黄花21～30 g。捣烂,酒煎服,渣捣烂敷患处。(《江西民间草药》)

7. *急、慢性盆腔炎性疾病后遗症* 一枝黄花全草、野蚊子草全草各30 g,白花蛇舌草全草60 g,白茅根、野菊花全草各15 g。水煎服。(《江西民间草药》)

8. *子宫颈糜烂* 白英全草、一枝黄花全草、白花蛇舌草全草各30 g,贯众15 g。水煎服。(《江西民间草药》)

9. *阴道炎* 一枝黄花全草15 g,苦参9 g。水煎服。另用苦参煎汤熏洗。(《江西民间草药》)

10. *外阴白斑* 花皮仙灵散:一枝黄花15 g,艾叶15 g,泽漆15 g,白鲜皮30 g,苦参15 g,花椒10 g,鸡血藤30 g,淫羊藿30 g,土槿皮30 g,野菊花10 g,冰片1 g。共研为末,和匀。取此散30 g,用1 500 mL沸水冲泡片刻趁热熏洗患部,每日2次,每次30分钟。(《名医治验良方》)

11. *外阴湿疹* 土槿皮15 g,龙胆草、炒黄柏各10 g,鸡血藤12 g,乌梅9 g,一枝黄花15 g,冰片3 g(冲入),煎洗。(《中医临床妇科学》,夏桂成主编)

12. *真菌性阴道炎* 每日用100%一枝黄花煎液揩洗阴道1次,10日为1个疗程。(《中华本草》)

【现代药理研究】 一枝黄花属植物含有萜类、黄酮类、苯丙素类、皂苷和挥发油等多种类型的次生代谢产物,具有抗菌、抗感染、镇痛、抗氧化、抗肿瘤、抗抑郁和降血糖血脂等多种药理活性和很高的药用价值。(《天然产物研究与开发》,2022,34:1607－1617)

【用法用量】 内服:煎汤,9～15 g(鲜品20～30 g);外用:鲜品捣敷,或煎汁搽。

【使用注意】 孕妇慎服。

二　画

丁　香

出《药性论》。又名雄丁香、公丁香、支解香、丁子香。为桃金娘科植物丁香 *Eugenia caryophyllata* Thunb.的花蕾。

【药性】 辛，温。入胃、脾、肾经。

【功效】 温中降逆，暖肾。

【药论及医论】 《海药本草》："治奶头花……止心腹痛。"

《本草正》："温中快气。治……妇人七情五郁。"

《本草汇》："治胸痹、阴痛，暖阴户。"

《药笼小品》："治痛经。"

【临床应用】

1. 临经预先腰脐痛，甚则腹中亦痛　柴胡丁香汤：柴胡，羌活，当归，生地黄，丁香，全蝎。水煎食前服。（《济阴纲目》）

2. 崩中昼夜不止　丁香二两，酒二升，煎一升，分服。（《梅师方》）

3. 月经后期　丁香 2 g，肉桂 4 g，香附 10 g，鹿衔草 20 g，益母草 20 g，川牛膝 30 g，丹参 15 g，桃仁 15 g。（《妇科用药 400 品历验心得》）

4. 闭经　通经下取方：海蛤粉、苦葶苈、牙皂、巴豆、天花粉、苦丁香、红娘子、麝香，上为细末。每用一钱，葱汁同捣为丸。薄绵裹，以五寸竹管纳阴户中，候热时，先通黄水，次则经行。（《济阴纲目》）

5. 月经不通，癥瘕血块，脐腹作痛　蒸脐法：乳香、没药、血竭、沉香、麝香（另研）、丁香各一钱，青盐、食盐、五灵、两头尖（另研），六钱。上末和匀，外用麝香少许，安脐内。次将面作条，方圆一寸，绕脐围住，安药末于内，令满。槐树皮方圆一寸，皮上锥三孔，放脐药上，以艾放槐皮上，灸之。月经即通，血块即消。（《秘传女科》）

6. 经来呕吐　丁香、干姜各五分，白术一钱。为末，每清晨米汤送三匙。（《宁坤秘笈》）

7. 带下　坐药龙盐膏：玄胡索、厚朴、当归、茴香、炒黄盐、酒防己、肉桂、红豆、龙骨、川乌头、丁香、木香、良姜、木通、全蝎、枯矾。上为末，炼蜜丸，如弹子大。绵裹留丝在外，纳阴户内。（《妇人大全良方》）

8. 元气虚弱，女人赤白带下，子宫虚冷，血山崩等证　参见马钱子条。

9. 妊娠恶阻　香附子二钱，砂仁、茯苓、甘草各一钱，喜辛加丁香，为末干服。（《丹溪治法心要》）

10. 妊娠伤食　参见砂仁条。

11. 子悬　紫苏饮，有郁心腹胀满甚者，加莪术及丁香少许。（《济阴纲目》）

12. 孕妇中恶　其脉紧细，心腹刺痛，昏死流涎，面白肢冷。当归散：公丁香、醋炒青皮、汤泡吴萸各五分，当归、川芎、茯神、炒芍各钱半，煎汤灌之。（《彤园妇人科》）

13. 孕心疼　砂仁，陈皮，丁香，草蔻，黄芩，甘草，吴茱萸，茯苓，山栀，紫苏，白术。（《女科万金方》）

14. 孕妇腹痛泄泻，脉紧　钱氏益黄散：丁

香一两，炒青皮两半，陈皮两半，诃子二两，甘草五钱。为散，水煎三钱，去渣温服。（《女科指要》）

15.（妊娠）伤冷食，胸膈略闷欲吐　丁香散：丁香、砂仁、蜜炙白术各等分。上为末，每服二钱，白汤调下。（《竹林女科证治》）

16. 妊娠中气　木香调气散：木香、丁香、白蔻、砂仁、檀香、炙草、藿香、陈皮各五分，当归、川芎、炙香附各一钱，苏梗引。（《彤园妇人科》）

17. 久不产，阴中隐隐如虫啮，冷冷刺风吹，或转胞不通　参见硫黄条。

18. 生理不顺，产育艰难　十二月兔脑髓去皮膜研如泥，母丁香末一钱，乳香一分（别研），麝香一字（别研极细）。上拌以兔脑为丸，每一丸，温水下。（《产宝诸方》）

19. 产前胸中宿有痰饮，产后多致眩晕　参见茯苓条。

20. 产后血晕　参见猪牙皂条。

21. 引产清宫后呃逆　丁香 1 g，柿蒂 10 g，吴茱萸 5 g，高良姜 6 g，砂仁 5 g，半夏 10 g，代赭石 12 g。（《妇科用药 400 品历验心得》）

22. 产后儿枕心腹刺痛　丁香、罂粟壳、香白芷、百草霜。共为散，童子小便调下。（《妇人大全良方》）

23. 产后腰痛　五香连翘汤：木香、沉香、丁香、乳香、麝香、升麻、独活、桑寄生、连翘、木通。（《妇人大全良方》）

24. 产后胃痛呕吐　参见干姜条。

25. 产后霍乱，吐利不止，手足逆冷　附子散：附子、白术、当归、吴茱萸、桂心、人参、丁香、橘红、甘草。（《妇人大全良方》）

26. 产后痢疾　参见巴豆条。

27. 产后心烦，咳噫不止　丁香散：丁香、白豆蔻仁各半两，伏龙肝一两。上为细末，煎桃仁、吴茱萸汤调下一钱，如人行五里再服。（《证治准绳・女科》）

28. 产后流注　五香饼灸法：公丁香、木香、沉香、肉桂各一钱，麝香五分。（《高淑濂胎产方案》）

29. 产后小便不止　厚肉桂一两，丁香三钱。为末酒调，做饼放脐上即止。（《回生集》）

30. 产后咳嗽痰盛，头目不利　参见猪牙皂条。

31. 不孕　云茯苓 12 g，生熟地黄各 9 g，怀牛膝 9 g，路路通 9 g，炙甲片 9 g，公丁香 2.5 g，淫羊藿 12 g，石南叶 9 g，制黄精 12 g，桂枝 3 g。（《中医妇科名家经验心悟》）

32. 妇人干血气　参见白附子条。

33. 癥瘕积聚　香棱丸：木香、丁香、枳壳、三棱、莪术、青皮、川楝子、茴香。（《重订严氏济生方》）

34. 开膈宽胸汤　白豆蔻、丁香、砂仁、香附、厚朴、青皮、陈皮、卜子（萝卜子，即莱菔子）、木香、甘草。水二钟，姜汁三匙，食前服。（《女科万金方》）

35. 鬼胎　参见天竺黄条。

36. 面部黄褐斑　参见白及条。

37. 妒乳乳痈　丁香末，水服。（《梅师方》）

38. 早期急性乳腺炎　公丁香研细末，包在干棉球内塞鼻，一侧或两侧均可，每日 3 次，每次 6 小时。（《中医临床妇科学》，夏桂成主编）

39. 乳腺囊性增生、乳腺纤维腺瘤　丁香 15 g，肉桂 15 g，生大黄 50 g，山柰 25 g。上药烘干研成极细末，过 120 目筛。取适量医用凡士林调成软膏状，敷贴患部，纱布覆盖，胶布固定。每 2 日 1 次，15 次为 1 个疗程，连续 2～3 个疗程。（《妇科病妙用中药》）

40. 奶栗（即乳栗，又名乳癖。破者少有生）　须用参、芪、归、芍大补兼解毒，外以丁香末敷之。（《疡医大全》）

41. 乳头裂破　以丁香为末，水调敷立愈。（《妇人大全良方》）

42. 乳头湿疹　丁香研细末，局部外敷。（《妇科用药 400 品历验心得》）

43. 阴冷　母丁香末，纱囊盛如指大，纳入阴中，病即已。（《本草衍义》）

44. 外阴瘙痒　丁香 10 g。每次加水 1 000 mL，煎取 500 mL，连煎 3 次，合药液，凉后坐浴，不拘次数，每次 15 分钟。（《妇科用药 400

品历验心得》)

45. 霉菌性阴道炎　丁香 10 g，每次加水 1 000 mL，煎取 500 mL，连煎 3 次，合药液，凉后先用冲洗器冲洗阴道再坐浴，不拘次数，每次 15 分钟。(《妇科用药 400 品历验心得》)

46. 阴臭　丁香 10 g，每次加水 1 000 mL，煎取 500 mL，连煎 3 次，合药液，凉后先用冲洗器冲洗阴道再坐浴，不拘次数，每次 15 分钟。(《妇科用药 400 品历验心得》)

【现代药理研究】　丁香挥发油主要表现出抗癌、抗抑郁、抗氧化、抗菌、抗病毒、抗感染、镇痛等多种药理作用。其中，丁香酚具有抗菌、抗癌、抗氧化等作用，石竹烯显示出抗感染、抗焦虑和局部麻醉等活性，乙酸丁香酚酯具有保肝和抗氧化作用，葎草烯具有抗菌和抗感染活性。[《中成药》，2022，44(3)：871－878]

丁香对金黄色葡萄球菌、白色假丝酵母菌、大肠埃希菌及单增李斯特菌等具有较强的抗菌作用。抗感染镇痛作用：丁香在醋酸扭体、福尔马林及热板实验中均表现出显著的镇痛作用。抗氧化作用：丁香对超氧阴离子自由基及低密度脂蛋白(LDL)糖基化终产物和戊糖素具有较好的抑制效果。[《西北药学杂志》，2021，36(5)：863－868]

【用法用量】　内服：煎汤，2～5 g，或入丸、散。外用：适量，研末外敷，或水煎外洗。

【使用注意】　热病及阴虚内热者禁服。

人参(附芦)

出《神农本草经》。又名人衔、神草、棒锤。为五加科植物人参 *Panax ginseng* C. A. Mey. 的根及根茎。

【药性】　甘、微苦，温。入脾、肺经。

【功效】　大补元气，益气固脱。

【药论及医论】　《本草纲目》："治男妇一切虚证……血崩，胎前产后诸病。"

《本草经疏》："(人参)同苏木、当归、童便，治产后血晕。"

《理虚元鉴》："若夫虚劳之病，或气血、阴阳、水火、寒热、上下诸证，与火、痰、湿、滞、胀、吐、利、冒厥、烦渴，以及胎前、产后、痘疹、久病、病后，一经虚字，则无不宜，而不可少。"

《本草新编》："盖人气脱于一时，失血于顷刻，精走于须臾，阳绝于旦夕，他药缓不济事，必须用人参一二两或四五两作一煎服以救之，否则阳气遽散而死矣。"

《薛氏医案》："人参，但入肺经，助肺气而通经活血，乃气中之血药也。"

《本草汇言》："妇人产理失顺，用力过度，用之可以益气而达产。"

《孕育玄机》："夫人参虽足以疗产母之虚，当用于未产之前，俾其气壮而易产。"

《孕育玄机》："产后血崩一症，世医多不敢大用人参，拘定三法(指四物加寒凉药加涩血药)，且局于习俗之谈，多致一脱而亡。然医不敢用参者，恐或拦住瘀血耳。予曰：血既大脱，人身好血且崩而去，尚何留瘀？故惟独参益气为上策耳。"

《血证论》："是以人参补气，以其生于北方，水中之阳，甘寒滋润，大生水津，津液充足，而肺金腴润。肺主气，其叶下垂以纳气，得人参甘寒之阴，内具阳性，为生气化水之良品，故气得所补益焉。"

【临床应用】

1. 月经后期　参见鹿茸条。

2. 崩漏防脱　若去血过多，崩淋经漏不止，血脱气竭者，当速用独参汤提握其气，以防脱绝。(《景岳全书》)

3. 经期过长　参见仙鹤草条。

4. 闭经(气血亏虚，阳气不足型)　十全大补汤：人参、白术、茯苓、黄芪、当归、熟地黄、白芍、川芎、甘草、肉桂。(《中医临床妇科学》，夏桂成主编)

5. 经行泄泻　参苓白术散：莲子肉、薏苡仁、缩砂仁、桔梗、白扁豆、白茯苓、人参、甘草、白术、山药。(《中国医学百科全书・中医妇科学》)

6. 经行呕吐　香砂六君子汤：人参、甘草、茯苓、白术、半夏、砂仁、陈皮、木香、姜、枣。

(《中国医学百科全书·中医妇科学》)

7. 经来寒热,四肢厥冷,呕吐蛔虫　参见乌梅条。

8. 带下　人参一两,茯苓二两,牡蛎五两,别研。余者末,和,饮服酒亦得,日再,以差为度。(《龙门方》)

9. 月经先期、经行发热　参见柴胡条。

10. 血分　参见茯苓条。

11. 白崩　参见牛角条。

12. 劳伤冲任,赤白带下　参见巴戟天条。

13. 妇人怀胎后,阴户出水不止　人参五钱,茯苓、广皮各一两,白术(土炒)二两,水二大碗,煎八分,去渣。另用鲤鱼一尾,白水煮,用汁半盏,并前药调和服之。(《妇科备考》)

14. 气阴两亏恶阻重证　生晒参 9 g,五味子 3 g,麦冬 15 g,鲜竹茹 15 g,石斛 15 g,代赭石 25 g。(《罗元恺妇科经验集》)

15. 妊娠吐酸水,心腹痛,不能饮食　参见米条。

16. 有孕伤食　参见三棱条。

17. 先兆流产　生晒参切片,含服。(《妇科名医证治精华》)

18. 先兆流产　参蒂适量,泡茶饮服。(《妇科名医证治精华》)

19. 习惯性流产　参见地骨皮条。

20. 胎气不安不长,妇人半产,或三月或五月按期不移者,必终身不能大产　白术一斤,人参八两,桑寄生六两,云茯苓六两,川杜仲八两,以大枣一斤擘开,以长流水熬汁迭丸,如梧桐子大。每早晚各三钱,以米汤送下。(《女科要旨》)

21. 子悬　参见丹参条。

22. 子烦　参见天冬条。

23. 妊妇心虚惊悸,脏躁悲伤不止　参见小麦条。

24. 妊娠怔忡　归脾汤:人参、黄芪、当归、白术、茯神、龙眼肉、远志、枣仁、木香、生姜、大枣。(《中国医学百科全书·中医妇科学》)

25. 妊娠泄泻、产后泄泻　参苓白术散:莲子肉、薏苡仁、缩砂仁、桔梗、白扁豆、白茯苓、人参、甘草、白术、山药。(《中国医学百科全书·中医妇科学》)

26. 妊娠霍乱吐泻,心躁腹痛　参见白扁豆条。

27. 妊娠疟疾　参见苍术条。

28. 子淋　参见萹蓄条。

29. 妊娠遗尿,脾肺气虚　补中益气汤加益智仁。(《妇科玉尺》)

30. 妊娠黄肿,脉细数者　人参养胃汤:人参钱半,白术二钱,生,草果一钱,炒,条芩钱半,炙草五分,茯苓三钱,陈皮钱半,茵陈三钱。水煎,去渣温服。(《女科指要》)

31. 孕妇面目虚浮,多因脾胃气虚或久泻所致　健脾利水汤:人参、茯苓各一钱,白术、当归各二钱,川芎、大腹皮、紫苏、陈皮各八分,炙草三分,姜皮一片,水煎服。(《胎产心法》)

32. 脾虚肝旺型妊娠高血压　参见陈壶卢瓢条。

33. 妊娠免崩免晕　怀孕七八月间,虽无不适意处,宜服猪肚参莲汤:人参一钱,莲肉(去心)一两,白扁豆(去皮)三两。用雄猪肚一个,洗净,将参片、莲肉、扁豆装入,用线扎口,以大砂锅一个,碎碗片铺底,不使着锅焦裂,扣水慢火炖熟。孕妇七八个月间,每月吃二三个,连汤药吃尽,大补脾胃,壮健精神,可免崩、晕诸症。(《仁寿镜》)

34. 孕妇伤风　参苏饮:人参、沙参、苏叶、葛根、前胡、茯苓、陈皮、桔梗各一钱,法半夏、甘草、枳壳各五分,木香三分,姜、枣引。(《彤园妇人科》)

35. 虚寒尸厥(脉微细动而无力,肢冷唇缓,面白无气,状类死尸者)　加味四逆汤:人参、附子、当归、炒芍、桂枝、炙术、炙草各钱半,北细辛五分,姜、枣引。煎汁徐徐灌入。(《彤园妇人科》)

36. 孕妇伤暑热,脉虚发渴,身热自汗,喘促气逆,虚热作吐,气乏者　参见米条。

37. 孕妇体虚,或因久病积弱成痿　补元汤:人参、蜜芪、炙术、当归、川芎、炒芍、续断、杜仲各钱半,熟地黄二钱,炒薏苡仁、木瓜、桂

心、炙草各一钱，姜、枣引。(《彤园妇人科》)

38. 妊娠咳嗽羸瘦，不能下食　参见鳖甲条。

39. 妊娠肝经风热，上攻眼目，带吊失明　参见茺蔚子条。

40. 胎热　参见天冬条。

41. 孕妇中虚(因平日气虚，复烦劳过度，或忍饥受饿，致清阳不伸。气脱昏死，四肢不收，面白唇红，口张，脉微细无力)　加味生脉饮：人参、制麦冬、五味子、炙鹿茸(无鹿茸，用鹿胶加芪、术)、当归、熟地黄等分。(《彤园妇人科》)

42. 气虚性转胞　人参 8 g，生黄芪 10 g，炙甘草 3 g，白术 10 g，陈皮 6 g，升麻、柴胡、桔梗各 3 g，通草 6 g，桂枝 5 g。(《中医临床妇科学》，夏桂成主编)

43. 难产　气虚无力艰于传送者，必用独参汤接济其力，皆为催生要法。(《竹林女科证治》)

44. 催生　如意散，临产腰疼方可服之。人参、乳香各一钱，朱砂二钱。上同研，临产急用鸡子清一个调药末，再用生姜自然汁调开冷服。(《证治准绳·女科》)

45. 盘肠产　未产时，先服独参汤为至要也。(《女科指掌》)

46. 交骨不开难产　降子汤：当归一两，人参五钱，川芎五钱，红花三钱，川牛膝三钱，柞木枝一两。水煎服。(《傅青主女科》)

47. 胞衣不下　补中益气汤：人参三钱，生黄芪一两，柴胡三分，炙草一分，当归五钱，白术五分，升麻三分，陈皮二分，莱菔子五分。煎服。(《傅青主女科》)

48. 胎衣不下(气虚型)　鹌鹑蛋 2 个，米醋 100 mL，人参 6 g(另炖)。将醋与参汤一起煮沸冲蛋花服。(《中华民间秘方大全》)

49. 胎死不下　参见赤石脂条。

50. 产后血崩　惟独参益气为上策耳。(《孕育玄机》)

51. 恶露不绝　红参(调冲) 9 g，炙黄芪 20 g，阿胶(烊冲) 10 g，生地黄 15 g，仙鹤草 30 g，贯众 30 g，地榆 20 g，荆芥 10 g，蚤休 10 g。(《妇科用药 400 品历验心得》)

52. 产后呃逆　参见柿蒂条。

53. 产后呕吐　香砂养胃汤：半夏一钱，白术、陈皮、茯苓、厚朴、香附子各八分，人参、藿香、砂仁、槟榔、草果各五分，甘草四分。上锉，加生姜三片，乌梅一个，水煎服。(《济阴纲目》)

54. 产后痞气，胸膈不快，噎闷不进饮食　参见白芷条。

55. 产后吐蛔虫　参见白薇条。

56. 产后痢疾　参见肉豆蔻条。

57. 产后霍乱，吐利不止，手足逆冷　参见丁香条。

58. 产后腹痛　参见阿胶条。

59. 产后腹胀　加味平胃散：厚朴、苍术、陈皮、炙甘草、人参各一钱。上锉，水煎服。(《济阴纲目》)

60. 产后咳嗽，有因恶露上攻肺经受邪　参见桃仁条。

61. 产后气喘　人参定喘汤：人参、麻黄、甘草、阿胶、半夏曲、桑白皮、五味子、罂粟壳。(《中国医学百科全书·中医妇科学》)

62. 产后气短，呼吸促迫　地黄饮：熟地黄、当归、人参、白术、白茯苓、乌药、沉香、青皮、甘草、桂各一两。上㕮咀，如麻豆大，每服五钱，水一盏半，姜三片，枣二枚(擘)，煎八分去滓，不拘时，日三。(《普济方》)

63. 产后中风，心忪悸，志意不定，恍惚，语言错乱　参见白鲜皮条。

64. 产后头痛眩晕　参见红花条。

65. 产后血晕　乃下血过多而眩晕也，不省人事者，气血大脱而神不用也，故用人参(锉)，两剂，水煎温服。(《寿世保元》)

66. 产后块痛已止，或虚，或虚而有热，烦躁不宁　参见竹叶条。

67. 产后厥逆　生脉散：人参四钱或用党参一两，五味子二钱，麦门冬一钱，代茶。(《高淑濂胎产方案》)

68. 产后胸中烦热，逆气　参见薤白条。

69. 产后不语　玉烛散：人参、生地黄、川芎、朱砂、防风、细辛、石菖蒲、甘草一钱。为末，

薄荷汤下一钱。(《儒门事亲》)

70. 产后失音不语　参见红花条。

71. 产后虚汗不止　麻黄根汤：人参二钱，当归二钱，黄芪一钱半，白术一两，桂枝五分，麻黄根一钱，粉草五分，牡蛎少许，浮麦一大撮。(《傅青主女科》)

72. 产后诸虚不足，发热盗汗　人参汤：人参、当归等分。右为末，以猪腰子一只去脂膜，切小片子。以水三升，糯米半合，葱白两条，煮米熟，取清汁一盏，入药二钱，煎至八分，温服，不拘时候。(《妇人大全良方》)

73. 小产堕胎后脱荣　独参汤。(《彤园妇人科》)

74. 产后伤风，脉弦数　黄龙汤：人参钱半，柴胡八分，酒炒黄芩钱半，炙甘草钱半。水煎，去渣温服。(《女科指要》)

75. 产后大虚，心悸，志意不安，不自觉。恍惚恐畏，夜不得眠，虚烦少气　人参丸：人参、甘草、茯苓各三两，麦冬、菖蒲、泽泻、薯蓣、干姜各二两，大枣五十枚，桂心一两。上为细末，以蜜枣膏和丸如梧子大，食前酒服二十丸，日三服，夜一服，不知稍增。(《医部全录·妇科》)

76. 产后蓐痨　补虚汤：人参、黄芪、肉桂、炙甘草、川芎、当归、白芍、姜、枣。(《妇科玉尺》)

77. 产后遗屎、遗尿　参见五味子条。

78. 产后水肿　助气分水汤：白术二两，人参三两，茯苓五钱，薏苡仁一两，陈皮五分，萝卜子三分，水煎服。(《医部全录·妇科》)

79. 产后厥渴甚　以独参煎汤代茶，每煎人参三四钱。(《宁坤秘笈》)

80. 产后脱肛　人参芦，研末，温开水送服，每日1个。(《妇产科疾病中医治疗全书》)

81. 产后秘塞出血多　以人参、麻子仁、枳壳麸炒为末，炼蜜丸梧子大。每服五十丸，米饮下。(《本草纲目》)

82. 产后气喘面黑欲死，乃血入肺也　参见苏木条。

83. 产后休克　人参60 g，黄芪、丹参、煅龙骨各30 g，当归15 g，荆芥炭10 g，川芎6 g。每日1剂，水煎2次，取液混合，早晚分服。(《中国民间医术绝招·妇科部分》)

84. 产后癫狂　参见五味子条。

85. 产后猝中风，发疾口噤，倒闷吐沫，瘛疭眩冒不知人，及湿痹缓弱，身体痉，妊娠百病　参见石膏条。

86. 产门不闭　若暴怒伤肝而动火者，宜龙胆泻肝汤，参见龙胆条。

87. 产妇乳汁不通　参见赤芍条。

88. 若产妇劳役，乳汁涌下　此阳气虚而厥也，独参汤主之。(《胎产心法》)

89. 乳汁自出　出如涌泉，甚而昏晕者，名乳厥。先以独参汤灌之，更以大补汤服数十剂，方妥。(《济阴近编》)

90. 乳痈肿消核……并疗颐下气结瘰疬　参见昆布条。

91. 产后阴蚀五疳　参见黄芪条。

92. 血风劳，四肢疼痛，心腹胀满吐逆，面无颜色，经脉不调　参见猪肝条。

93. 血厥型异位妊娠　人参30～60 g，浓煎，分服。汗多加用熟附块12～15 g，山茱萸15 g，五味子9 g。(《妇科名医证治精华》)

94. 血少不能受孕　参见天冬条。

95. 七情之气交结于腹中，腹痛不可忍　七气汤：人参、甘草、肉桂、陈皮。每服三钱，姜三片，空心服。(《女科万金方》)

96. 希恩综合征　红参粉、甘草粉等分，每次5 g，每日3次。(《妇科名医证治精华》)

97. 阴道转移癌灶性出血　黄土汤加减：赤石脂20 g，生甘草6 g，生地黄炭15 g，炒白术10 g，淡附子3 g，阿胶(烊冲)10 g，黄芩炭10 g，红参(调冲)6 g，仙鹤草20 g，侧柏叶10 g，血余10 g。(《妇科用药400品历验心得》)

98. 卵巢癌化疗后骨髓抑制　参见鹿茸条。

99. 卵巢过度刺激综合征　参见大腹皮条。

100. 子宫脱垂　枳壳50 g，红参15 g。水煎，每日1剂，服两次，10剂为1个疗程。(《中国民间医术绝招·妇科部分》)

101. 阴肿(气血虚弱)　补中益气汤：陈皮五分，黄芪、人参、白术、炙甘草、当归各一钱，柴

胡、升麻各三分。(《医部全录·妇科》)

102. 女人交肠　补中益气汤：陈皮五分，黄芪、人参、白术、炙甘草、当归各一钱，柴胡、升麻各三钱。上，姜枣水煎，空心午前服。(《医部全录·妇科》)

103. 阴吹　参见枳实条。

【现代药理研究】

(1) 人参有效活性成分对心脑血管具有保护作用，其中以人参皂苷为主要成分。人参皂苷对脑灌注再缺血、阿尔茨海默病记忆力下降等具有显著的改善作用，有促进神经元再生、血管再生等药理作用。同时人参皂苷具有调节心律失常、改善心肌缺血等药理作用。对中枢神经系统的影响：人参具有显著中枢神经系统兴奋及保护作用，人参皂苷 Rg1、Rb1 被证明具有改善认知功能障碍的作用。[《中医药导报》，2023，29(1)：105－107]

(2) 人参可使去势大鼠出现交尾现象，去势雌鼠出现强烈的雌激素作用。另有资料认为人参本身不具有性激素作用，但可能有促性腺激素样作用。(《中药药理与应用》)

(3) 人参对内分泌系统具有广泛的影响，在一般情况下，人参皂苷对垂体肾上腺皮质系统有兴奋作用，但在强烈应激条件下，又可保护肾上腺皮质免于发生功能衰竭。人参皂苷可刺激促性腺激素的分泌，对甲状腺素和催乳素分泌有影响，可能取决于动物种属和药物剂量等多种因素。[《药学通报》，1984，19(5)：41]

(4) 人参对骨髓造血功能有保护和刺激作用，能使正常和贫血动物红细胞和白细胞数及血红蛋白量增加。当骨髓受到抑制时人参增加外周血细胞数的作用更为明显。人参对细胞和体液免疫都有广泛的影响。人参皂苷和人参多糖是人参调节免疫功能的活性成分；人参不但对正常动物，而且对免疫功能低下动物(如荷瘤动物)均有提高免疫功能作用。(《现代中药药理与临床》)

【用法用量】 内服：煎汤，3～10 g，大剂量 10～30 g，宜另煎兑入；研末，或切片含服，1～2 g；亦可熬膏、泡酒、入丸、散。

【使用注意】 气火有余者忌服，湿热内盛者禁服。不宜与茶同服。

儿　茶

出《本草述》。又名孩儿茶、儿茶膏、黑儿茶、铁儿茶。为豆科植物儿茶 *Acacia catechu* (L. f.) Willd.的去皮枝、干的干燥煎膏。

【药性】 苦、涩，凉。入肺经。

【功效】 清热化痰，生津，止血，消食，敛疮。

【药论及医论】 《本草求真》："功专清上膈热，化痰生津，收湿凉血生肌。凡一切口疮、喉痹……及妇人崩淋经血不止、阴疳痔肿者，服之立能见效。"

【临床应用】

1. 妇人崩淋经血不止，阴疳痔肿　(儿茶)服之立能见效。(《本草求真》)

2. 妇人经闭，不论久新　取经丸：乳香、没药、孩儿茶、巴豆(去壳)各五分，葱白、斑毛各五个。上共为细末，捣为丸，绵裹三层，系放竹筒上，将线扎住，送入阴户内三四寸，一炷香时，经水立下矣。(《宋氏女科撮要》)

3. 元气虚弱，女人赤白带下，子宫虚冷，血山崩等证　参见马钱子条。

4. 宫颈炎　将孩儿茶碾成粉末，均匀撒布于炎症溃疡面，每日 1 次。(《中药大辞典》)

5. 促使组织加速坏死脱落，促使疮面愈合，子宫颈癌　孩儿茶、冰片、硼砂、硇砂各 10.5 g，雄黄 10.5 g，蟾蜍 3.6 g，乳香、没药各 9 g，蛇床子 12 g，血竭 7.5 g，章丹 16.5 g，明矾 515 g，花生油 120 g，蜂蜜 250 g。研调外敷。(《肿瘤临床手册》)

6. 玉门疼痛，冷不能交接，或阴中冷　玉和膏：孩儿茶 6 g，番木鳖子 3 g。上药研细末，炼蜜为丸，绢包插入阴中。(《日本历代名医秘方》)

7. 老年性阴道炎　苦参、莪术、儿茶为栓剂，每粒重 1.6 g。睡前洗净阴部，将药栓送入阴道深部。隔日 1 粒，连用 7 粒为 1 个疗程。(《妇产科疾病中医治疗全书》)

8. 外阴溃疡，久不敛口　孩儿茶、焦内金各3 g，轻粉1.5 g，冰片0.9 g。研极细末，干掺患处。(《常见病验方研究参考资料》)

9. 下疳阴疮　孩儿茶一钱，真珠一分，片脑半分。为末敷。(《纂要奇方》)

【现代药理研究】　通过儿茶对308株临床菌株的体外抗菌活性研究结果表明，儿茶对革兰阳性球菌、革兰阴性杆菌均有很好的抑菌效果。[《中草药》，2005，36(5)：790－791]

【用法用量】　内服：煎汤，0.9～3 g；或研末局部外用。

九香虫

出《本草纲目》。又名黑兜虫、瓜黑蝽、屁巴虫、屁板虫、蜣螂虫、打屁虫。为蝽科昆虫九香虫 *Aspongopus chinensis* Dallas 的干燥全体。

【药性】　咸，温。入肝、肾经。

【功效】　行气止痛，温肾壮阳。

【药论及医论】　《本草纲目》："主治膈脘滞气，脾肾亏损，壮元阳。"

《本草用法研究》："壮脾肾之元阳，理胸膈之凝滞，气血双宣。"

【临床应用】

1. 痛经(寒凝血瘀型)　九香虫、广木香、香附、白芷各10 g。经前3日，每日1剂，水煎，服两次。连服4日为1个疗程。(《中国民间医术绝招》)

2. 痛经(子宫内膜异位症引起)　克异汤：三七5 g，肉桂4 g，九香虫10 g，䗪虫10 g，当归8 g，桃仁10 g，延胡索10 g，淫羊藿12 g，杜仲12 g，续断10 g，石见穿20 g，半枝莲15 g，白花蛇舌草15 g。(《妇科用药400品历验心得》)

3. 月经不调，痛经，乳癖　参见佛手条。

4. 经行胃痛　小建中汤加味：桂枝6 g，炒白芍12 g，炙甘草6 g，饴糖(冲)30 g，生姜6片，大枣6个，九香虫10 g，炒白术12 g，花椒3 g，砂仁5 g。(《妇科证治经方心裁》)

5. 经后腰痛(湿热瘀阻型)　䗪虫10 g，九香虫10 g，丝瓜络15 g，桑寄生15 g，络石藤20 g，忍冬藤20 g，五加皮12 g，败酱草15 g，大血藤15 g。(《妇科用药400品历验心得》)

6. 不孕(痰湿型)　天龙散：女贞子15 g，墨旱莲10 g，菟丝子20 g，仙茅15 g，石南叶15 g，龙胆7 g，牡丹皮9 g，瞿麦穗9 g，天龙散(大蜈蚣1条、九香虫5 g)研面冲服。(《中医妇科名家经验心悟》)

7. 慢性盆腔炎性疾病后遗症(肝郁脾虚型)　舒肝乌龙丹：九香虫90 g，杜仲48 g，白术30 g，陈皮24 g，车前子24 g。共研细末，每丸重9 g。每次服1丸，每日服2次，温开水调服。(《中国丸散膏丹方药全书·妇科病》)

【现代药理研究】

(1) 由九香虫等中药组成的止痛灵片剂配成20%、10%、5%的混悬液有很强的胃肠道解痉作用。20%止痛灵0.3 mL/10 g给予小鼠，解痉作用强于阿托品(1 mg/mL)；小鼠热板法痛阈提高约100%。小鼠扭体法抑制率大于50%。(《现代中药药理与临床》)

(2) 九香虫适用于神经性胃痛，腰膝酸痛，胸脘郁闷，因精神不快而发胸窝滞痛等症，配合其他强壮药同服有效。(《现代实用中药》)

【用法用量】　内服：煎汤，3～10 g；或入丸、散，0.6～1.2 g。

【使用注意】　阴虚内热者禁服。

刀　豆

出《酉阳杂俎》。又名挟剑豆、刀豆子、大戈豆、大刀豆、刀鞘豆、白凤豆、刀板仁豆、刀巴豆、马刀豆、刀培豆、卡肖。为豆科植物刀豆 *Canavalia gladiata* (Jacq.) DC.的成熟种子。

【药性】　甘，温。入脾、胃、肾经。

【功效】　温中下气，益肾补元。

【临床应用】

1. 月经不调　刀豆壳、玉米须各五钱，共烧灰研末，早、晚各服1次，用酒或温开水加姜汁送服。(《常见病验方研究参考资料》)

2. 崩漏　陈棕、败蒲扇、老刀豆壳各等分，将药火煅存性，研为细末，用甜酒冲服，每服二

至三钱。(《常见病验方研究参考资料》)

3. 经闭腹胁胀痛,血痞　刀豆子焙燥为末,好酒送服,加麝香尤佳。(《本草用法研究》)

4. 妊娠恶阻　三豆汤:扁豆 10～15 g,大刀豆 10～15 g,绿豆 10 g。煎汤加大青盐 1 粒,姜汁 2 滴,少量频服。(《中医妇科名家经验心悟》)

【现代药理研究】　刀豆子具有脂氧酶(lipoxygenase)激活作用,其有效成分是刀豆毒素。刀豆毒素每日腹腔注射 50 μg/k、100 μg/kg 或 200 μg/kg 给药,可引起雌性大鼠血浆内黄体生成素(LH)和卵泡刺激素(FSH)水平突然升高,黄体酮水平无变化、催乳素(PRL)则降低。200 μg/kg 组动情前期频率和体重增重明显增加,但子宫和卵巢的重量并无变化。上述 FSH 和 LH 的增加同脂氧酶激活作用是吻合的,但 PRL 水平降低的原因尚不明。(《中华本草》)

【用法用量】　内服:煎汤,9～15;或烧存性研末服。

【使用注意】　胃热者禁服。

三　画

三　七

出《本草纲目》。又名山漆、金不换、血参、参三七、田七、田漆、田三七、滇三七、盘龙七。为五加科植物三七 *Panax notoginseng* (Burk.) F. H. Chen.的根及根茎。

【药性】 甘、微苦，温。入肝、胃经。

【功效】 止血，消瘀，消癥，定痛。

【药论及医论】 《本草纲目》:“止血，散血，定痛……亦主吐血，衄血，下血，血痢，崩中，经水不止，产后恶血不下，血运，血痛……”

《玉楸药解》:“和营止血，通脉行瘀。行瘀血而敛新血。凡产后、经期、跌打、痈肿，一切瘀血皆破；凡吐衄、崩漏、刀伤、箭射，一切皆止。”

《医学衷中参西录》:“为其善化瘀血，故又善治女子癥瘕，月事不通，化瘀血而不伤新血，允为理血妙品。”

《石室秘录》:“凡人有血崩不止者，妇人之病居多，亦一时昏晕，或有不知人而死者。此病多起于贪欲，若治之不得法，日用止涩之药，未有不轻变重而重变死者。方用安崩汤治之：人参一两，黄芪一两，白术一两，三七根末三钱，水煎，调三七根末服之。一剂即止崩，可返危为安也。盖崩血之后，惟气独存，不补气而单补血，缓不济事，今亟固其欲绝之气，佐之三七以涩其血，气固而血自不脱也。”

《妇科用药400品历验心得》:“三七虽具止血和活血的双重功效，但两者之中更长于止血。故治疗血瘀引起的经量过少、月经后期、闭经、恶露不下、胎死腹中等，三七的用量要通常比用于止血时更大，有时需要与益母草、丹参、香附配伍。”

【临床应用】

1. *痛经*　三七末2～3 g，经前及痛经时温开水送服，每日1～2次。(《妇产科疾病中医治疗全书》)

2. *经量过少*　三七10 g，丹参20 g，泽兰15 g，茺蔚子10 g，王不留行15 g，刘寄奴15 g，香附10 g。(《妇科用药400品历验心得》)

3. *瘀血阻滞血崩*　三七研末同淡白酒调一二钱，服三服可愈。(《濒湖集简方》)

4. *漏下*　三七3 g，土茯苓20 g，连翘15 g，马齿苋30 g，丹参炭10 g，益母草10 g，蚤休20 g，地榆20 g，槐花20 g。(《妇科用药400品历验心得》)

5. *赤白带下*　每服三七一钱，研末，温酒送下。(《医便》)

6. *瘀血阻滞胎漏*　止漏绝神丹：白术五钱，熟地黄一两，三七根末三钱，水煎服。此方妙在三七根，乃止血神品，故奏效如响。(《万氏妇人科》)

7. *妊娠胎漏宫腔积血*　大黄炭10 g，三七5 g(调冲)，苎麻根50 g，莲蓬10 g，桑叶15 g，蒲黄炭10 g，生白芍15 g，艾叶炭6 g，阿胶10 g(烊冲)，太子参15 g，生白术15 g，糯米1撮。(《马大正50年临证验案自选集》)

8. *血瘀型产后腹痛*　田七10 g，子鸡1只(约500 g)，姜、葱、盐少许。先宰好鸡，去内脏，洗净，和田七放炖盅内，隔水炖至烂熟，加入姜、

葱、盐调味。分次服食。(《妇产科疾病中医治疗全书》)

9. 产后血多　山漆研末，米汤服一钱。(《濒湖集简方》)

10. 产后患厥阴证，呕吐，两胁胀满者，必便血，不治之证也　平肝救血汤：当归一两，川芎五钱，麦冬一两，三七根末一钱，水煎服。(《医部全录·妇科》)

11. 围绝经期综合征　参见首乌藤条。

12. 输卵管阻塞引起不孕症　三七红藤汤：三七 4 g，大血藤 30 g，莪术 12 g，三棱 12 g，皂角刺 15 g，制乳香 5 g，制没药 5 g，水蛭 10 g，蒲公英 20 g，败酱草 20 g，丹参 15 g，石见穿 30 g，路路通 12 g。(《马大正中医妇科医论医案集》)

13. 输卵管积水　参见防己条。

14. 输卵管妊娠破裂出血多　三七粉 3 g 吞服。(《中医妇科临床手册》)

15. 外在性子宫内膜异位症　见有痛经、肛坠、不孕、性交痛、妇检宫颈后壁有结节。参见赤芍条。

16. 子宫肌瘤(气滞明显者)　加味三七散：三七 10 g，制香附 5 g，陈皮 10 g，橙汁适量。前三味共研细末，调入橙汁并温开水冲服，每日 2 次。(《中医妇产科学》)

17. 产后乳漏　当归头二钱，干旱三七要铜皮铁骨者佳，六分，人参一钱，炙芪三钱，续断一钱。(《妇科指归》)

18. 卵巢癌化疗后骨髓抑制　参见鹿茸条。

19. 回乳　三七粉 24 g，米醋 180 mL。药、醋分作 3 份，用醋冲服药末，每日 1 剂，每日 3 次。(《中国民间医术绝招·妇科部分》)

20. 乳头皲裂　参见马勃条。

21. 产后乳房结块、红热疼痛，乳腺增生，乳腺炎早期　参见鹿角条。

22. 乳腺癌　参见甘遂条。

【现代药理研究】 国内外学者对三七的止血活血作用做了大量的研究，现已证明三七的止血活血作用是通过多方面作用实现的，三七能促进凝血过程，缩短凝血时间，促进凝血酶的生成，使局部血管收缩，增加血小板数等。三七有抑制血小板功能及促进纤溶的作用，因此具有活血作用。三七还具有补血作用，能提高外周血红细胞、白细胞数量。复方三七注射液对豚鼠和人的离体子宫平滑肌有不同程度的兴奋作用。三七叶、根、花总皂苷均有镇痛作用，对醋酸扭体反应法、热板法和烫尾法致痛小鼠均有不同程度镇痛作用，还有抗感染作用。(《现代中药药理与临床》)

【用法用量】 内服：煎汤，3～9 g；研末吞，1～3 g。外用适量。

【使用注意】 孕妇慎服。

三　棱

出《本草拾遗》。又名京三棱、红蒲根、光三棱。为黑三棱科植物黑三棱 *Sparganium stoloniferum* Buch.-Ham.的块茎。

【药性】 苦、辛，平。入肝、脾经。

【功效】 破血，行气，消积，止痛。

【药论及医论】 《日华子》:“治妇人血脉不调，心腹痛，落胎，消恶血，补劳，通月经，治气胀，消扑损瘀血，产后腹痛，血运，并宿血不下。”

《医学入门·本草》:“破血通经下乳汁……”

《医学衷中参西录》:“药物恒有独具良能，不能从气味中窥测者，如三棱、莪术性近和平，而以治女子瘀血，虽坚如铁石亦能徐徐消除，而猛烈开破之品转不能建此奇功，此三棱、莪术独具之良能也。而耳食者流，恒以其能消坚开瘀，转疑为猛烈之品而不敢轻用，几何不埋没良药哉。”

【临床应用】

1. 经年积血，腹中常痛，月经不调　立效散：青皮、陈皮、乌药、干姜、香附子、蓬莪术、三棱各等分。上锉，醋煮焙干为末，空心，陈皮煎汤调下二钱。(《医部全录·妇科》)

2. 经脉不通，气痛带下，兼治血瘕　三棱丸：三棱、川芎、牛膝、玄胡索、蓬术、蒲黄、牡丹皮、芫花、白芷、当归、地龙、干姜各一两，大黄二两成膏，和药。上为细末，以大黄膏和丸如梧子大，每服三五十丸，空心醋汤下，或红花煎酒下。

（《证治准绳·女科》）

3. 经量过少　三棱 10 g，丹参 15 g，赤芍 10 g，牡丹皮 10 g，茜草 10 g，益母草 15 g，王不留行 10 g，刘寄奴 10 g，莪术 10 g。（《妇科用药 400 品历验心得》）

4. 经未尽潮热　经来余血未尽，便觉口渴，小腹痛甚，遍身潮热，因食伤生冷，血滞不通，不宜用补，宜服莪术散。经行热去，自然痛止潮安。莪术散：莪术（醋炒）一钱，三棱（醋炒）一钱，红花一钱，苏木一钱。上为粗末，每服一钱，水一碗煎，空心服。（《秘传内府经验女科》）

5. 经前癫狂　参见大黄条。

6. 湿热带下　大延胡索散：延胡索、莪术、当归、三棱、官桂、厚朴、赤芍、川楝肉、木香、川芎各一分半，桔梗、黄芩、大黄各五分，甘草一钱，槟榔二分。上，水煎，日三次，热服。（《医部全录·妇科》）

7. 恶阻　红丸子：三棱、莪术（煨）、青皮、陈皮各五两，胡椒、干姜（炮）各三两。上为末，米醋煮米粉糊，丸梧桐子大，矾红为衣。每服三十丸，空心，姜汤服。（《赤水玄珠》）

8. 有孕伤食　木香丸：木香二钱，三棱、白茯苓、人参各三钱。上为末，面糊丸，梧子大，每服三十丸，白汤下。（《广嗣全诀》）

9. 产后胎衣不下，血闷冲心　参见醋条。

10. 产后恶露不快，血上抢心，迷闷不省，气绝欲死　琥珀散：三棱、莪术、赤芍药、牡丹皮、刘寄奴、当归、熟地黄、桂心、甘菊、真蒲黄。（《妇人大全良方》）

11. 产后久病赤白痢　连翘丸：连翘、陈皮、京三棱各钱半，肉桂、槟榔、牵牛子、蓬术、青皮各一钱，肉豆蔻、好墨各半钱。上为细末，面糊丸如桐子大，每服三十丸，米饮下。（《济阴纲目》）

12. 产后泄泻，腹中作痛，大便急涩者，亦瘀血入大肠也。若久远，以虚寒治之　黑姜、官桂、红花、三棱、莪术、桃仁。（《张氏妇科》）

13. 产后七情感伤，血与气并，心痛　木槟汤：木香、槟榔、延胡索、金铃子、三棱、莪术、厚朴、桔梗、川芎、当归、白芍药、黄芩、甘草各等分。水煎服。（《医部全录·妇科》）

14. 输卵管积水　牡蛎 30 g，泽泻 12 g，葶苈子 15 g，商陆 10 g，海藻 30 g，天花粉 15 g，蒲公英 15 g，大血藤 30 g，败酱草 15 g，莪术 10 g，三棱 10 g。（《妇科用药 400 品历验心得》）

15. 输卵管阻塞引起不孕症　参见三七条。

16. 排卵障碍　参见大腹皮条。

17. 多囊卵巢综合征　参见海藻条。

18. 妇人室女血瘕，月经不通，脐下坚结，大如杯升，久而不治，必成血蛊　三棱煎丸：京三棱、莪术各二两，芫花半两，青皮一两半。（《济生方》）

19. 妇人骨蒸劳，月水不通，胁下痃癖，继之腹痛　参见王瓜根条。

20. 肠覃　露晞丸：广茂、三棱各一两，干漆、川乌各五钱，硇砂四钱，青皮、雄黄、茴香、穿山甲各三钱，轻粉一钱，麝香半钱，巴豆三十个。为丸如桐子大，每服二十丸至三十丸，姜汤或酒下，空心食前服。（《济阴纲目》）

21. 石瘕　四物汤加桃仁、大黄、三棱、槟榔、延胡索、附子、泽泻、血竭。（《医部全录·妇科》）

22. 子宫肌瘤、乳房胀痛等　参见蛇莓条。

23. 血癥，血瘕，食积痰滞　三棱煎：三棱、莪术、青皮、橘皮、半夏、麦芽。每服三四十丸，淡醋汤下。痰积多，姜汤下。（《妇人大全良方》）

24. 子宫腺肌病　腺肌汤：三七 5 g，肉桂粉（吞）4 g，三棱 10 g，莪术 10 g，制乳香 4 g，制没药 4 g，䗪虫 10 g，水蛭 9 g，半枝莲 15 g，白花蛇舌草 20 g，皂角刺 10 g，海藻 15 g，续断 15 g，野荞麦根 20 g。（《妇科用药 400 品历验心得》）

25. 卵巢子宫内膜囊肿，子宫肌瘤　消癥汤：三棱 10～20 g，莪术 10～20 g，半枝莲 15～30 g，白花蛇舌草 15～30 g，皂角刺 12～30 g，石见穿 20～30 g，牡蛎 30 g，海藻 20～30 g，荔枝核 12～15 g，橘核 12～15 g，制乳香 4 g，制没药 4 g。（《妇科用药 400 品历验心得》）

26. 子宫内膜息肉　参见半枝莲条。

27. 宫外孕未破损者　宫外孕Ⅱ号方：丹

参、赤芍、桃仁、莪术、三棱。(山西医学院附属第一医院方)

28. 促使包块型异位妊娠或流产后绒毛膜促性腺激素下降　参见天花粉条。

29. 慢性盆腔炎性疾病后遗症粘连及炎块较大者　参见黄药子条。

30. 输卵管阻塞性不孕、慢性盆腔炎性疾病后遗症、盆腔淤血综合征瘀重于湿热者　参见大血藤条。

31. 乳汁不下　京三棱三个,水二碗,煎汁一碗。洗奶取汁出为度,极妙。(《外台秘要》)

32. 各证型的乳腺增生病　参见僵蚕条。

33. 宫颈癌　外用3号药:阿魏10 g,三棱、莪术、乳香、没药各15 g,硇砂、砒石各1.5 g,蟾酥0.6 g,麝香0.15 g,冰片0.3 g,共研细末。(《中医妇科临床手册》)

34. 人乳头瘤状病毒感染　蛇莓20 g,白花蛇舌草15 g,半枝莲15 g,紫草12 g,苍术10 g,凤尾草15 g,三棱10 g,莪术10 g,砂仁(杵冲)5 g,半夏10 g。(《妇科用药400品历验心得》)

35. 外阴白色病变(包括增生型、萎缩型或混合型)　活血止痒去白方:三棱30～40 g,莪术30～40 g,白鲜皮30 g,苦参30 g,蛇床子30 g,何首乌40 g,补骨脂30～40 g,红花30 g,大黄30 g,白芷15 g,益母草30 g。水煎,外阴局部先熏后洗患处。每日2次,每次30分钟。(《专科专病名医临证经验丛书·妇科病》)

36. 阴茧　参见穿山甲条。

【现代药理研究】

(1) 抗凝、抗血栓:三棱中黄酮类、皂苷类、β-谷甾醇、p-香豆酸、甘露醇和阿魏酸具有抗血小板和抗血栓的药理作用,与三棱活血化瘀功效一致。

(2) 镇痛抗感染:三棱丸能显著延长小鼠的痛觉反应时间,并能明显减少小鼠的扭体次数;减轻大鼠足爪肿胀和小鼠耳肿胀反应;抑制棉球诱导的大鼠肉芽组织增生;同时可减少大鼠角叉菜胶性炎症渗出液中的PGE_2含量,表明三棱丸具有显著的镇痛和抗炎作用。

(3) 抗肿瘤:三棱的水提物能够提高血清中TNF-α、IL-2水平,增强荷瘤鼠的免疫能力,从而发挥抗肿瘤、抑制肿瘤生长的作用。[(1)～(3)出自《辽宁中医药大学学报》,2018,20(9):92-94]

【用法用量】　内服:煎汤,5～10 g,或入丸、散。

【使用注意】　气虚体弱,血枯经闭,月经过多者及孕妇禁服。

干　姜

出《神农本草经》。又名白姜、均姜。为姜科植物姜 *Zingiber officinale* Rosc.的干燥根茎。

【药性】　辛,热。入心、肺、脾、肾经。

【功效】　温中逐寒,回阳通脉。

【药论及医论】　《长沙药解》:"血藏于肝而源于脾,(干姜)调肝畅脾,暖血温经。凡女子经行腹痛,陷漏紫黑,失妊伤胎,久不产育者,皆缘肝脾之阳虚,血海之寒凝也,悉宜干姜,补温气而暖血海。"

《医学纲目》:"产后发热,多属虚寒,惟干姜加入补药中,神效。此丹溪法也。"

【临床应用】

1. 痛经　少腹逐瘀汤:小茴香、干姜、延胡、没药、当归、川芎、官桂、赤芍、蒲黄、五灵脂。(《医林改错》)

2. 下鲜血过多,宜止血　参见连翘条。

3. 崩中　桑耳、干姜(分等)。下筛,酒服方寸匕,日四五。(《僧深方》)

4. 阴崩不止　固经丸:艾叶醋炒、鹿角霜、伏龙肝、干姜各等分为末。上熔鹿角胶和药乘热丸,食后淡醋汤下五十丸。(《证治准绳·女科》)

5. 经不通,寒搏于内也　蓬术,干姜。(《女科万金方》)

6. 经来常呕吐,不思饮食　丁香散:丁香、干姜各五钱,白术一钱,共为末。清晨米汤送三匙。(《妇科秘方》)

7. 经行口吐清水　当归、白术、干姜、肉桂、砂仁各钱半,滑石三钱。(《济阴近编》)

8. 经来痢疾　参见黄连条。

9. 经行小腹冷　白通汤加味：干姜 6 g，淡附片 9 g，葱白 6 条，当归 9 g，川芎 9 g，紫石英 20 g，益母草 20 g，香附 10 g。（《妇科用药 400 品历验心得》）

10. 经行咳嗽　厚朴麻黄汤加味：厚朴 10 g，炙麻黄 5 g，杏仁 10 g，石膏 10 g，半夏 9 g，细辛 3 g，干姜 3 g，小麦 10 g，五味子 3 g，浙贝母 10 g，百部 10 g。（《妇科用药 400 品历验心得》）

11. 经脉方来，热入血室，寒热如疟，或狂言见鬼　干姜柴胡汤：柴胡、桂枝、栝楼根、牡蛎、干姜炮、甘草（炒）。上水煎服，汗出而愈。（《证治准绳・女科》）

12. 痛经、月经失调、不孕、滑胎等　参见没药条。

13. 经行头痛　参见石膏条。

14. 经行腰痛腹冷　参见肉桂条。

15. 经后眉棱骨痛　参见菊花条。

16. 经来寒热，四肢厥冷，呕吐蛔虫　参见乌梅条。

17. 赤白带下，年月深久不瘥　白芍药二两，干姜半两。上各炒黄色，同为末，空心米饮调下二钱，日二服。（《证治准绳・女科》）

18. 妊娠下血不止，及腹内冷者　生地黄、干姜。右两味等分，同煎服。（《经效产宝》）

19. 妊娠呕吐不止　干姜人参半夏丸主之。干姜一两，人参一两，半夏二两。上三味，末之，以生姜汁糊为丸，如梧子大，饮服十丸，日三服。（《金匮要略》）

20. 妊娠霍乱　参见泽泻条。

21. 妊娠洞泄寒中　厚朴、干姜二味等分。右为末，糊丸梧桐子大，米饮下二十丸，食前服。（《简易方》）

22. 妊娠腰脚肿　肾着汤：茯苓、白术各四两，干姜、甘草各二两，杏仁三两。（《证治准绳・女科》）

23. 妊娠咳嗽　炙麻黄 6 g，炒白芍 6 g，干姜 5 g，五味子 3 g，炙甘草 6 g，桂枝 6 g，半夏 9 g，石膏 9 g，竹茹 10 g，苎麻根 12 g。（《妇科用药 400 品历验心得》）

24. 妊娠胞中虚冷，致胎萎燥不长　参见艾叶条。

25. 妇血热上壅心包，舌乃心之苗，致舌胀满口　用生蒲黄、北干姜各一钱合研末，擦之愈。（《秘珍济阴》）

26. 妊娠合并癫痫　参见半夏条。

27. 产后恶露不尽，腹痛　大归身，红花，川芎，干姜，肉桂，楂肉。（《妇科秘方》）

28. 产后三日，牙关紧急，眼目直视，四肢冰冷　干姜（炒黑）五钱，水煎，入童便一盏，温服，立效。（《妇科秘方》）

29. 产后阴血虚弱，或气滞血凝，以致发热腹痛，或腹胁胀满　当归散：当归、干姜各等分。上锉，每服三钱，水煎服。（《济阴纲目》）

30. 产后胃痛呕吐　党参 12 g，干姜 4 g，炙甘草 5 g，半夏 12 g，吴茱萸 3 g，丁香 2 g，白豆蔻（杵冲）4 g，大枣 5 个。（《妇科用药 400 品历验心得》）

31. 产后血胀，腹痛引胁　参见当归条。

32. 产后冷痢疾　乳姜散：干姜二两（炮），捣罗为细末，以人乳汁和作饼，以慢火炙令黄熟，研为细末。每服空心陈米饮调下三钱匕。（《普济方》）

33. 产后咳嗽，此症产后伤风变咳嗽　宜用小青龙汤：甘草、干姜各五分，五味子三分，杏仁钱半，半夏一钱，姜三片。水煎服。（《妇科秘方》）

34. 产后发热，多属虚寒　惟干姜加入补药中神效，此丹溪法也。（《证治准绳・女科》）

35. 产后卒中风，发疾口噤，倒闷吐沫，瘛疭，眩冒不知人　参见石膏条。

36. 死胎下坠，有败血冲心，闷绝，上气不停　参见青皮条。

37. 月经不调，每行数日不止，兼有白带，渐渐瘦悴，饮食少味，累年无子　地黄丸：熟地黄二两，山茱萸、白芜荑、干姜、白芍药、代赭石各一两，厚朴、白僵蚕各半两。上细末，炼蜜丸，如桐子大。每服四五十丸，空心酒下，日三服。（《证治准绳・女科》）

38. 鬼胎，腹内疞痛，日夜不止　参见水蛭条。

39. 妇人血气痛　干姜、赤石脂。上为末，醋为丸，每服五十丸，淡醋汤下立效。(《普济方》)

40. 妇人血瘕痛　干姜(炮裂，锉)一两，乌贼鱼骨一两，桃仁(汤浸、去皮、尖、双仁，微炒)一两。上件药，捣细罗为散。每服，空心以温酒调下二钱。(《太平圣惠方》)

41. 痰湿内阻，面部黄褐斑　加味干姜粥：干姜 3.5 g，茯苓 10 g，甘草 3 g，粳米 100 g。先煎干姜、茯苓、甘草取汁，去渣，再与粳米同煮为稀粥。(《百病饮食自疗》)

42. 乳头瘙痒　参见甘草条。

43. 霉菌性阴道炎　黄连、干姜各 1.5 g，焙干研末，塞阴道，每日 1 次，10～15 次为 1 个疗程。(《中医妇科临床手册》)

44. 阴蚀(外阴疱疹感染)　参见牛膝条。

45. 阴挺脱出　参见赤芍条。

46. 阴冷痒方　远志二分，干姜、莲花各三分，蛇床子、五味子各四分。上为细末，先以兔尿涂阴门中，然后绵裹一钱内阴中，热即为效。(《妇人大全良方》)

【现代药理研究】 以干姜乙醇提取物为实验材料，通过小鼠扭体法和小鼠耳壳肿胀法等方法进行实验研究，发现干姜醇提取物能明显阻抑醋酸导致小鼠扭体反应的疼痛和二甲苯造成的小鼠耳壳肿胀，说明其具有很好的抗感染、镇痛活性。运用大鼠干酵母致热法以及小鼠醋酸扭体法等方法研究干姜水提物的解热、镇痛活性，实验表明干姜的水提物具有明显的解热、镇痛作用。[《山东化工》，2018，47(14)：41－42]

【用法用量】 内服：煎汤，3～10 g；或入丸、散。外用：适量。

【使用注意】 阴虚内热、血热妄行者禁服。

干　漆

出《神农本草经》。又名漆渣、续命筒、黑漆、漆底、漆脚。为漆科植物漆树 *Toxicodendron vernicifluum* (Stokes) F. A. Barkl.的树脂经加工后的干燥品。

【药性】 辛，温，小毒。入肝、脾经。

【功效】 破瘀，消积。

【药论及医论】

《本经逢原》：“产后血晕，漆器烧烟熏之即醒，盖亦取下血之义，而破经络中血滞。”

【临床应用】

1. 月水不调　参见硼砂条。

2. 经事不来，绕脐痛　万痛丸：干漆杵碎炒烟尽、牛膝酒浸一宿焙干，各一两。右为末，以生地黄汁一升，入二味药末，银器内慢火熬可丸，即丸如桐子大，每服二十丸，空心，米饮或温酒下。(《医部全录·妇科》)

3. 血气疼痛不可忍　二圣丸：干漆、湿漆等分为丸。(《经验方》)

4. 血闭　干漆(烧)二两，生地黄汁五升。右熬成膏，酒化枣大许，空心服。(《中藏经》)

5. 漏下黑色　干漆散：炒干漆、炒大黄、细辛、桂各一两，炙甘草三分。上五味捣罗为散，每服二钱匕，粥饮调下，温酒亦得，食前服。(《圣济总录》)

6. 下鲜血过多　宜止血：参见连翘条。

7. 血崩不止　漆器灰、棕灰各一钱，柏叶煎汤下。(《医部全录·妇科》)

8. 脐下憋逆气胀满，月经不利，血气上攻，欲呕不得睡　当归四钱，干漆三钱，炒令烟尽，上为细末，炼蜜丸如梧桐子大，空心温酒下十五丸。(《妇人大全良方》)

9. 胞衣不出，恶血不行　干漆散：干漆、当归为散，用荆芥酒调下。(《圣济总录》)

10. 产后恶露下不尽，腹内痛　干漆散：干漆一两炒令烟出，没药一两。上件药，捣细罗为散，每服食前，以热酒调下一钱。(《太平圣惠方》)

11. 产后腹痛　酒洗全当归六钱，干漆(煅存性)、川芎各二钱，肉桂末八分(分吞)。水煎送服肉桂末。(《常见病验方研究参考资料》)

12. 产后血晕　干漆渣或破漆器烧烟熏醒。(《常见病验方研究参考资料》)

13. 产后中风偏枯　参见荜茇条。

14. 产后喘促　夺命丹：附子五钱(炮)，牡丹皮一两，干漆七钱五分，烧烟尽为末。米醋一升，大黄末一两。醋熬大黄成膏，入药末，同捣和丸如桐子。每服五十丸，童便温酒下。(《女科指掌》)

15. 产后青肿疼痛，及血气水疾　干漆、大麦芽各等分，为末，新瓦罐相间铺满，盐泥固济，煅赤，放冷研散。每服一二钱，热酒下。但是产后诸疾皆可服。(《妇人经验方》)

16. 月经瘀闭……及癥瘕等病　参见牛膝条。

17. 妇人血癥、血瘕，食积痰滞　大黄煎：川大黄七钱半，鳖甲一两，牛膝一两，干漆一两，炒烟尽。上为末，用米醋一升，煎为膏，每服一钱，食前热酒调下。(《证治准绳·女科》)

18. 妇人癥瘕痞块及卵巢肿瘤　参见芫花条。

19. 不孕　白薇丸或秦椒丸。方中均含有干漆。(《医部全录·妇科》)

20. 阴蚀　甘草、干漆各一两，黄芩、干地黄、当归、芍药各二两，龟甲五两。上锉散，用水七升，煮取一半，去滓，以绵帛纳汤中以拓疮处，良久即易，日二度。(《世医得效方》)

【现代药理研究】 抗凝血酶作用的实验结果表明，干漆提取液(0.2 g 生药/mL)与对照组相比，凝血时间显著延长。[《现代医药卫生》，2007，23(16)：2467－2468]

【用法用量】 内服：炒至烟尽后入丸、散用，一次量 0.09～0.15 g。

【使用注意】 体虚胃弱、漆过敏者及孕妇均忌服。未干燥的漆液称生漆，其毒更烈，一般不用。

土贝母

出《本草从新》。又名土贝、草贝、地苦胆。为葫芦科植物土贝母 *Bolbostemma paniculatum* (Maxim.) Franquet 的块茎。

【药性】 苦，凉。入肺、脾经。

【功效】 清热解毒，散结消肿。

【药论及医论】 《陕西中草药》："治急性乳腺炎初起，痈肿。"

《中医大辞典》："治乳痈，乳癌，瘰疬痰核，疮毒，散结消肿。"

【临床应用】

1. 妊娠怒动肝气兼火，胎气不安　化肝煎：青皮、陈皮、芍药各二钱，栀子(炒)、丹皮、泽泻各钱半，土贝母二三钱。水一钟半，煎七八分，食远温服。(《景岳全书》)

2. 痰湿壅阻缺乳　漏芦散加味：漏芦 10 g，瓜蒌皮、茯苓、土贝母各 10 g，炙远志、制苍术、制香附、王不留行、炙山甲片(先煎)各 6 g。(《中医临床妇科学》，夏桂成主编)

3. 乳腺增生　炮山甲、昆布各 30 g，王不留行、赤芍、土贝母、白花蛇舌草各 20 g，木鳖子、莪术各 18 g，丝瓜络 15 g，血竭、乳香、没药各 10 g。依法制成膏药，摊布上，贴敷患处，7 日换 1 次。1 个月为 1 个疗程，每疗程间隔 3 日。(《中国民间医术绝招·妇科部分》)

4. 乳痈初起　白芷、土贝母等分。为细末，每服三钱，陈酒热服，护暖取汗。(《本草纲目拾遗》)

5. 乳痈、乳岩热毒有余之证　连翘金贝煎：金银花、土贝母、蒲公英、夏枯草各三钱，红藤七八钱，连翘一两或五七钱。右用好酒二碗，煎一碗服，服后暖卧片时。(《医部全录·妇科》)

6. 乳岩已破　大贝母、核桃槅、金银花、连翘各二钱，酒、水煎服。(《姚希周经验方》)

【现代药理研究】 土贝母主要活性成分是皂苷类，迄今已有 16 种皂苷被分离出来，研究最多的是土贝母苷甲、乙、丙(tubeimoside Ⅰ、Ⅱ、Ⅲ)。近年研究表明土贝母在癌变不同阶段均表现出抗癌活性。据报道，TBMI 可抑制各种癌细胞系中的 NF－κB 核定位和活化，如乳腺癌、肺癌、肝癌和人绒毛膜癌，从而达到抑制炎症的作用。[《生物学杂志》，2021，38(5)：86－90]

【用法用量】 内服：煎汤，3～9 g。

土牛膝

出《本草图经》。又名杜牛膝。为苋科植物牛膝 *Achyranthes bidentata* Bl.的野生种及柳叶牛膝 *Achyranthes longifolia* Mak.、粗毛牛膝 *Achyranthes aspera* L.等的根和根茎。

【药性】 苦,凉。入肝、肾经。

【功效】 活血散瘀,清热解毒。

【药论及医论】 《本草图经》:"治妇人血块。"

《滇南本草》:"治疗疮痈疽,捣烂敷患处,亦能打胎……"

《广西本草选编》:"治……滞产,闭经,尿路结石……"

《云南中草药》:"活血祛瘀,清热除湿,治鼻衄、湿热带下。"

【临床应用】

1. 月经不调　参见青葙花条。

2. 经事过期不行　杜牛膝捣汁大半钟,以玄胡索末一钱,香附末、枳壳末各半钱,调,早服。(《丹溪治法心要》)

3. 妇人室女血闭不通,五心烦热　土牛膝散:土牛膝、归尾各一两,桃仁(炒)、红花各半两。上为细末,每服二钱,空心温酒下。(《资生集》)

4. 血滞经闭　鲜土牛膝 30～60 g,或加马鞭草鲜全草 30 g,水煎,调酒服。(《妇产科疾病中医治疗全书》)

5. 崩漏　土牛膝根 15 g,水煎冲酒服。(《常见病验方研究参考资料》)

6. 妇人血块　土牛膝根洗切,焙捣为末,酒煎温服,极效。福州人单用之。(《图经本草》)

7. 经行吐衄　白茅根 60 g,土牛膝 15 g,煎汤服。(《常见病验方研究参考资料》)

8. 经前腿脚痛痹　空沙参、忍冬藤、杜牛膝、桑枝、绵茵陈、归须、白鲜皮各 12 g,砂仁拌地黄 12 g,六曲、赤茯苓、赤芍、炒谷芽、甘草各 9 g,生藕节 5 枚。(《中医妇科验方选》)

9. 妊娠子淋　土牛膝一两,浓煎,加乳香少许,吃,效。(《女科一盘珠》)

10. 胞阻溺闭,脉沉　杜牛膝丸:杜牛膝三两,甜肉桂两半,瞿麦穗三两,当归尾三两,白通草两半,冬葵子三两,飞滑石三两。为末,蜜丸,童便煎三钱,去渣温服。(《女科指要》)

11. 死胎不下　紫金藤、葵根各七钱,土牛膝三两,土当归四钱,肉桂二钱,麝香三分。为末,米糊丸梧子大,朱砂为衣。每服五十丸,乳香汤下,极验。(《本草纲目》)

12. 产后胞衣不下　参见牡丹皮条。

13. 产后淋　济阴加味四物汤:当归、川芎、赤芍、生地黄、杜牛膝、木通、甘草梢各一钱,桃仁五个,滑石一钱五分,木香二分。水煎服。(《胎产心法》)

14. (产后)脚气,脉数涩大　防己赤芍散:汉防己二两,木防己三两,赤芍药两半,秦艽肉二两,薏苡仁五两,宣木瓜三两,酒炒川续断三两,酒炒杜牛膝三两。为散,水煎三钱,去渣温服。(《女科指要》)

15. 产后青肿身疼,脉滞　大全消肿方:杜牛膝五两,大麦芽五两。二物各铺一重,填满新瓦罐中,盐泥固济,火煅通赤,研极细,温酒下二三钱。(《女科指要》)

16. 产育艰难,或一岁一产者,可以此少间之　用升麻、葛根二两,加瞿麦干、土牛膝、栝楼根、豆豉(炒)各半两,为散,分作八服,空心,一日二服,合滓,亦于每月经行后便服。每服加芸薹子一撮尤妙。(《普济方》)

17. 回乳　枇杷叶 5 片,土牛膝 9 g,水煎服。(《中国中医秘方全书》)

18. 急性乳腺炎　土牛膝根 15 g,酒煎服。(《常见病验方研究参考资料》)

19. 子宫脱垂　野葛、土牛膝、鱼腥草各 15 g,山螺壳(烧炭存性)6 g。水煎,每日 1 剂,每日 2 次。(《中国民间医术绝招·妇科部分》)

【现代药理研究】

(1) 湖北产土牛膝对组胺所致炎症有明显的抑制作用,其效果与氢化泼尼松的消炎作用无显著性差异($P>0.05$),提示土牛膝也具有较强的抗炎作用。[《咸宁医学院学报》,1989,12

(3)：159－160]

(2) 柳叶牛膝根茎所含总皂苷对雌性小鼠有中期引产和抗生育作用。柳叶牛膝的根茎丁醇提取物 2 500 mg/(kg·d)或 70%乙醇提取物 6 668 mg/(kg·d)在小鼠妊娠 1～10 d，连续灌胃给药，有显著抗早孕和抗着床作用，但未见抗排卵和抗精子活化作用。70%乙醇提取物 8 mg/只或本品所含脱皮素 0.04 mg＋粗皂苷 1.4 mg/只，小鼠子宫内给药，也有显著的抗早孕作用。柳叶牛膝的根茎煎剂对大鼠动情期子宫有显著兴奋作用，作用性质与催产素相似，有量效相关性，最小有效浓度为 3.15 mg/mL。(《中华本草》)

【用法用量】 内服：煎汤，10～45 g，鲜品 30～60 g。

【使用注意】 孕妇忌用。

土茯苓

出《滇南本草》。又名禹余粮、白余粮、草禹余粮、过山龙、硬饭、冷饭团、仙遗粮、土萆薢、山猪粪、山地栗、过归来、久老薯、毛尾薯、地胡苓、狗头、尖光头、山硬硬、白葜、连饭、红土苓、山奇良。为百合科植物光叶菝葜 *Smilax glabra* Roxb.的根茎。

【药性】 甘、淡，平。入胃、肝经。

【功效】 解毒，除湿。

【药论及医论】 《滇南本草》："治五淋白浊，兼治杨梅疮毒。"

《药性切用》："渗利湿热，解毒。"

《国医大师班秀文学术经验集成》："土茯苓是甘淡平之品，配寒药则能清，配温药则能养，配补药则能扶正，配攻利药则能解毒祛邪，是健脾利湿、解毒除秽而不伤正之良药……"

【临床应用】

1. 湿热引起的经期过长或赤带　清带汤加味：败酱草 10 g，大血藤 15 g，樗根皮 15 g，半枝莲 15 g，土茯苓 15 g，蒲公英 15 g，大蓟 15 g，小蓟 15 g，萆薢 10 g，地榆 15 g，槐花 20 g，贯众炭 15 g，阿胶 10 g。(《妇科用药 400 品历验心得》)

2. 经量过多　参见菜头肾条。

3. 经行肢痛　对于湿热阻滞引起者，方剂中加用土茯苓 30 g。(《妇科用药 400 品历验心得》)

4. 经前痤疮　参见栀子条。

5. 湿毒带下　土茯苓 30 g。(《妇产科疾病中医治疗全书》)

6. 红崩　土茯苓，水煨，引用红砂糖；白带，引用白砂糖。(《滇南本草》)

7. 子淋　知柏地黄汤加减：知母、黄柏、牡丹皮、茯苓、泽泻、麦冬、车前子、白薇各 9 g，生地黄、土茯苓各 12 g。(《妇产科疾病中医治疗全书》)

8. 妊娠腹泻　土茯苓 20 g，椿根皮 15 g，藿香 10 g，神曲 10 g，葛根 15 g，炒黄芩 10 g。(《妇科用药 400 品历验心得》)

9. 妊娠期肝内胆汁淤积症　参见水牛角条。

10. 湿阻纳呆　与薏苡仁、莲子、白扁豆配伍。(《妇科用药 400 品历验心得》)

11. 湿热肾虚引起的经期延长、妊娠或产后腰腿疼痛　知柏地黄汤加土茯苓 12 g，萆薢 15 g，忍冬藤 15 g，野荞麦根 20 g。(《妇科用药 400 品历验心得》)

12. 母儿血型不合流产、抗心磷脂抗体阳性引起的滑胎　ACA1 号方：丹参 10 g，益母草 15 g，莪术 10 g，牡丹皮 10 g，赤芍 10 g，炒栀子 10 g，苎麻根 20 g，茯苓 10 g，山药 15 g，土茯苓 15 g，生地黄 15 g。(《妇科用药 400 品历验心得》)

13. 子宫颈癌放射治疗后膀胱反应　土茯苓、鹿衔草各 30 g，知母、黄柏、生地黄、牡丹皮、碧玉散、竹叶、乌药各 9 g，赤茯苓、猪苓各 15 g。(《中医妇科临床手册》)

14. 经断复来，老妇阴道炎，泌尿系感染，早期宫颈癌，症见赤白带下，黏物腥臭，小腹时痛，腰酸，便秘　参见瓜蒌子条。

15. 淋证　当归 5 g，浙贝母 10 g，苦参 12 g，炒栀子 12 g，炒黄柏 10 g，甘草 6 g，冬葵子 30 g，茯苓皮 20 g，金银花 15 g，土茯苓 20 g。

(《妇科用药400品历验心得》)

16. 乳腺癌　鲜土茯苓100 g,甲鱼1只,猪瘦肉50 g。土茯苓、猪瘦肉均洗净切块,与甲鱼同放炖盅内,加水适量,隔水炖2小时,喝汁吃肉,可常服。(《妇产科疾病中医治疗全书》)

17. 白塞综合征,正虚邪恋,阴道溃疡久不愈合　党参12 g,黄芪、茯苓各15 g,白术、当归各10 g,薏苡仁、土茯苓各20 g,甘草6 g。(《中医临床妇科学》,夏桂成主编)

18. 气阻湿热轻症、慢性盆腔炎性疾病后遗症　参见大蓟条。

19. 阴部瘙痒　土茯苓80 g。每剂水煎3次,合药液约1 500 mL,凉后坐浴,不拘次数,每次15分钟。(《妇科用药400品历验心得》)

20. 阴部湿疹剧痒　土茯苓200 g。煎汤,以热气熏蒸患部,待水微温后,洗患处。(《常见病验方研究参考资料》)

21. 外阴疱疹感染　甘草10 g,半夏9 g,黄芩9 g,黄连5 g,干姜5 g,大枣5个,党参10 g,黄柏10 g,苍术10 g,牛膝15 g,土茯苓15 g。(《妇科用药400品历验心得》)

22. 滴虫性阴道炎　清阴汤(苦参30 g,黄柏20 g,土茯苓50 g,当归尾20 g,枯矾10 g,冰片9 g)加蛇床子15 g、生姜皮30 g、花椒10 g;霉菌性阴道炎:清阴汤加木槿皮30 g、白鲜皮30 g。水煎冲洗阴道或坐浴。(《当代中医实用临床效验方》)

23. 淋病　苦参30 g,黄柏30 g,土茯苓30 g,马齿苋30 g,威灵仙20 g,生甘草10 g。水煎外洗,每日2次,每日1剂。(《现代中西医妇科学》)

24. 杨梅疮毒　冷饭团四两,皂角子七个。水煎代茶饮。浅者二七,深者四七,见效。(《本草纲目》引《邓笔峰杂兴方》)

25. 宫颈糜烂　参见赤小豆条。

26. 邪毒引起的血崩,亦可用于子宫体癌或子宫颈癌　参见半枝莲条。

27. 人乳头瘤病毒感染　野菊花15 g,紫花地丁15 g,天葵子10 g,蒲公英15 g,蛇床子15 g,白芷9 g,苦参10 g,炒黄柏10 g,土茯苓20 g,白鲜皮15 g,地肤子15 g,重楼10 g,金银花10 g。(《马大正50年临证验案自选集·难治病证案》)

28. 阴道灼热　参见白毛藤条。

【现代药理研究】　土茯苓对于金黄色葡萄球菌、溶血性链球菌、铜绿假单胞菌、大肠埃希菌、伤寒杆菌、福氏痢疾杆菌、白喉杆菌、炭疽杆菌等细菌有一定抑制作用。[中药材,2001,15(8):615－616]

【用法用量】　内服:煎汤,10～60 g。外用:60～80 g。

【使用注意】　肝肾阴虚者慎服。忌犯铁器,服时忌茶。

大　枣

出《神农本草经》。又名红枣。为鼠李科植物枣 *Ziziphus jujuba* Mill.的果实。

【药性】　甘,温。入脾、胃经。

【功效】　补脾和胃,养营安神,调营卫。

【药论及医论】　《本草纲目》:"脾之果,脾病宜食之。"

《医学衷中参西录》:"谓其补少气少津液者,为其味甘能益气,其津液浓浓滑润,又能补人身津液之不足也。虽为寻常食品,用之得当能建奇功。"

【临床应用】

1. 痛经　红枣100 g,桂圆肉50 g,当归30 g,共煎,去当归,打入鸡蛋2个,喝汤,吃蛋、枣、桂圆。(《百病良方》)

2. 妇人五崩,下赤白青黄黑　大枣汤:大枣百枚,黄芪三两,胶八两,甘草一尺。凡四物,以水一斗,煮取三升半,内胶令烊,分三服。(《小品方》)

3. 青春期功能性子宫出血属于气不摄血者　参枣煎:红枣250 g,红糖125 g,人参9 g,水煎服,每日1剂,连服数日。(《专科专病名医临证经验丛书》)

4. 脾气虚弱型月经先期　参见党参条。

5. 月经不调,功能性子宫出血　当归红枣

颗粒：当归、红枣。(《中国药品实用手册》)

6. 倒经　参见棉花子条。

7. 经行呕吐　参见人参条。

8. 经行胃痛　参见九香虫条。

9. 经行音哑　参见仙鹤草条。

10. 经行情志异常　参见小麦条。

11. 经行水肿　赤小豆红枣汤：赤小豆、红枣。(《中医妇科临床手册》)

12. 经行头痛　参见半夏条。

13. 经行身痛　参见饴糖条。

14. 经行腰痛　参见白术条。

15. 经行瘾疹　参见桂枝条。

16. 腰膝酸软、小便余沥、妇女白带、小腹冷痛、月经不调等症　参见木耳条。

17. 治白带神方　北黑枣三斤，熬汁，苍术一斤，熬汁。二汁共熬成膏。每日清晨滚水调服二三钱，即愈。(《仁寿镜》)

18. 血虚型妊娠腹痛　参见何首乌条。

19. 滑胎　参见巴戟天条。

20. 胎萎不长　红枣 10 枚，糯米酌量，煮粥常服。(《中医妇科临床手册》)

21. 妊娠恶阻，身冷毛耸　桂枝汤：桂枝、白芍、炙甘草各 6 g，生姜 4 片，大枣 6 枚。(《金匮要略》)

22. 胎动漏红　苎麻根 15 g，红枣 10 枚。(《常见病验方研究参考资料》)

23. 妊娠泄泻　参见佩兰条。

24. 妊娠霍乱吐泻，心躁腹痛　参见白扁豆条。

25. 妊娠中恶初起。气逆虚喘，心腹胀痛，猝然昏倒　参见厚朴条。

26. 虚寒尸厥，脉微细动而无力，肢冷唇缓，面白无气，状类死尸者　参见人参条。

27. 妊娠便秘　甘草小麦大枣汤：大枣 20 个，小麦 30 g，炙甘草 6 g，酸枣仁 20 g，生白术 45 g，苎麻根 20 g，墨旱莲 20 g。(《妇科用药 400 品历验心得》)

28. 妊娠心腹绞痛　大红枣十四枚，烧焦为末，以小便服之。(《梅师方》)

29. 子烦　小麦 30 g，生甘草 5 g，大枣 6 个，半夏 10 g，陈皮 10 g，茯苓 10 g，竹茹 10 g，枳壳 5 g，炒栀子 10 g，淡豆豉 10 g，甘松 12 g。(《妇科用药 400 品历验心得》)

30. 妊娠心悸　炙甘草 6 g，小麦 60 g，大枣 10 个，佛手 10 g，甘松 10 g，茯苓 10 g，桑椹 30 g，紫苏梗 10 g。(《妇科用药 400 品历验心得》)

31. 妊娠阴肿　参见冬瓜皮条。

32. 妊娠头痛　参见天麻条。

33. 妊娠恶寒　参见生姜条。

34. 妊娠外感　参见附子条。

35. 气虚血亏，冲任失濡之痛经、胎萎不长、产后发热等症　八珍汤：人参，白术，茯苓，甘草，熟地黄，当归，川芎，白芍，姜，枣。(《中医临床妇科学》，夏桂成主编)

36. 孕妇体虚，或因久病积弱成痿　参见人参条。

37. 妊娠合并血小板减少　参见大青叶条。

38. 妊娠合并甲状腺功能亢进心慌，汗多者　参见昆布条。

39. 产后七伤虚损，少气不足　乳蜜汤：牛乳七升，白蜜一升半，当归、人参、独活各三两，大枣二十枚，甘草、桂心各二两。(《医部全录・妇科》)

40. 产后苦腹痛　芍药六两，桂心、生姜各三两，甘草二两，胶饴八两，大枣十二枚。(《医部全录・妇科》)

41. 产后贫血或血象偏低等　干红枣 50 g，花生米 100 g，红糖 50 g。干红枣洗净后用温水浸泡，花生米略煮，去皮备用。把枣与花生米皮同放小铝锅内，加入煮过花生米的水，再加水适量，以文火煮 30 分钟，捞出花生米皮，加红糖，待糖溶化收汁即成。(《偏方大全》)

42. 产后暴苦心悸不定，言语错谬，恍恍惚惚，心中愦愦　茯苓汤：茯苓五两，甘草、芍药、桂心、当归各二两，生姜六两，麦门冬一升，大枣三十枚。上以水一斗，煮取三升，去滓，分三服，一日三次服尽。(《医部全录・妇科》)

43. 产后风虚，汗出不止，小便难，四肢微急，难以屈伸　桂枝附子汤：桂枝、芍药、生姜

各三两，甘草一两半，附子一枚，大枣三十枚。(《医部全录·妇科》)

44. 产后胃痛呕吐　参见干姜条。

45. 产后大渴不止　麦冬四两，芦根(切)一升，栝楼、人参、甘草、茯苓各三两，大枣二十枚。上以水八升，煮取三升，分三服，顿服。(《医部全录·妇科》)

46. 产后痉症　参见鸡血藤条。

47. 热入血室　参见五灵脂条。

48. 胎脏躁，悲哭及自笑自哭　用红枣烧存性，米饮调下。(《济阴纲目》)

49. 梅核气　参见瓜蒌皮条。

50. 术后腹痛　参见白芍条。

51. 潮热，出汗，怕冷，心悸(围绝经期综合征)　参见小麦条。

52. 女子梦交　参见龙骨条。

53. 垂体手术后身冷背热　参见龟板胶条。

54. 妇科手术后紧张烦躁　甘松 15 g，小麦 30 g，炙甘草 5 g，大枣 10 个，夜交藤 30 g，败酱草 30 g，柏子仁 20 g，酸枣仁 20 g，石菖蒲 10 g。(《妇科用药 400 品历验心得》)

55. 心悸(围绝经期综合征)　桂枝 6 g，茯苓 12 g，五味子 5 g，炙甘草 6 g，赤石脂 15 g，炮姜 5 g，炒粳米 30 g，小麦 30 g，大枣 6 个，石韦 10 g，猪苓 10 g。(《妇科用药 400 品历验心得》)

56. 失寐　桂枝 6 g，炒白芍 6 g，炙甘草 6 g，生姜 5 片，大枣 6 个，龙骨 15 g，牡蛎 15 g，半夏 12 g，茯苓 12 g，秫米 30 g，磁石 20 g，石菖蒲 6 g，远志 10 g。(《妇科用药 400 品历验心得》)

57. 妇人伤丈夫，苦头痛欲呕闷　桑白皮汤：桑皮半两，干姜一累，桂心五寸，大枣二十枚。上四味切，以酒一斛，煮三四沸，去滓，分温服。(《医部全录·妇科》)

58. 乳头瘙痒　参见甘草条。

59. 缺乳　萱草根(即黄花菜)、红枣各 100 g。水煎，每日 3 次，每次服一杯。(《常见病验方研究参考资料》)

60. 乳痈　圣枣散：枣四十九枚烧灰留性，不拘痈大小，尽用枣灰及粪堆下土，研细三四钱和匀，以新汲水调傅(敷)。(《普济方》)

61. 产后阴蚀五疳　参见黄芪条。

62. 肝肾阴虚型阴吹　参见白芍条。

【现代药理研究】 大枣中含有氨基酸和糖类。朝鲜大枣中含有赖氨酸、天冬氨酸、谷氨酸、甘氨酸、天冬酰胺、氨基丙酸、脯氨酸、缬氨酸和亮氨酸。日本产大枣水提取物中含 *D*-果糖 36.1%、*D*-葡萄糖 32.5%、蔗糖 8.8%及各种低聚糖。大枣还含有环磷酸腺苷(cAMP)(100～500 μg/g 干重)，维生素 C(2 g/100 g 干果重)、维生素 P、维生素 A、维生素 B_2。(《现代中药药理与临床》)

【用法用量】 内服：煎汤，9～15 g。

【使用注意】 凡湿盛、痰凝、食滞、虫积及齿病者，慎服或禁服。

大　黄

出《神农本草经》。又名将军、黄良、火参、肤如、蜀大黄、锦纹大黄、牛舌大黄、锦纹、川军、香大黄、马蹄黄、生军。为蓼科植物掌叶大黄 *Rheum palmatum* L.或唐古特大黄 *Rheum tanguticum* Maxim. ex Balf.或药用大黄 *Rheum officinale* Baill.的干燥根及根茎。

【药性】 苦，寒。入胃、大肠、肝经。

【功效】 泻热毒，破积滞，行瘀血。炒炭清热止血。

【药论及医论】 《名医别录》："平胃，下气，除痰实，肠间结热，心腹胀满，女子寒血闭胀，小腹痛，诸老血留结。"

《药性论》："去寒热，消食，炼五脏，通女子经候，利水肿，能破实痰冷热结聚、宿食，利大小肠，贴热毒肿，主小儿寒热时疾，烦热，蚀脓，破留血。"

《资生集》："如热而经闭者，罗谦甫血极膏(大黄为末，醋熬成膏)治妇人干血气，大便利一二行，经自下，是妇人之仙药也。"

《朱小南妇科经验选》："大黄有将军之称，因其取效峻快，力猛性霸，不敢轻用于体质较弱者，此乃指生锦纹而言。至于熟军炭用量从

0.3～3 g。有清热凉血、祛瘀行滞的功能，能推陈致新，引血归经，而并无腹痛便泻的副作用……崩漏日久而身体虚弱，如尚有瘀热残邪未清，用补涩药无效者，乃于补养药中加入熟军炭一味每能应手而止。”

【临床应用】

1. 痛经（膜样痛经） 化膜汤：血竭末 3 g（另吞），生蒲黄 15 g（包煎），五灵脂 10 g，生山楂 9 g，刘寄奴 12 g，青皮 6 g，赤芍 9 g，熟大黄炭、炮姜炭各 4.5 g，参三七末 3 g（另吞）。（《中医妇产科学》，刘敏如等主编）

2. 痛经（盆腔淤血综合征） 参见虻虫条。

3. 肝火亢盛，肠腑积滞之月经不调 参见芦荟条。

4. 妇人血分，四肢水肿，喘促，小便不利 参见防己条。

5. 妇人血枯 川大黄。上为末，醋熬成膏就成，鸡子大。作饼儿，酒磨化一饼。（《神效名方》）

6. 经量过少 厚朴大黄汤加味：厚朴 20 g，枳实 6 g，炙大黄 10 g，益母草 20 g，丹参 15 g，香附 10 g，当归 10 g，川芎 10 g。（《妇科用药 400 品历验心得》）

7. 经期过长 炒栀子 20 g，淡豆豉 10 g，大黄炭 5 g，枳实 5 g，石膏 15 g，贯众炭 20 g，荆芥炭 10 g，侧柏 10 g，阿胶 10 g（烊冲）。（《妇科用药 400 品历验心得》）

8. 经水不利下 抵当汤：水蛭三十个（熬），虻虫三十枚（熬，去翅足），桃仁二十个（去皮尖），大黄三两（酒洗）。上四味，为末，以水五升，煮取三升，去滓，温服一升。（《金匮要略》）

9. 月经过多 参见白茅根条。

10. 血崩 逐瘀止血汤：生地黄一两（酒炒），大黄三钱，赤芍三钱，丹皮一钱，当归尾五钱，枳壳五钱（炒），龟板三钱（醋炙），桃仁十粒（泡炒，研）。（《傅青主女科》）

11. 血瘀型排卵期子宫出血 参见月季花条。

12. 经前吐血衄血 三黄四物汤：生地黄四钱（酒洗），白芍三钱，当归钱五分（酒洗），川芎六分，黄芩一钱（酒炒），黄连一钱（酒炒），大黄量其虚实用酒浸。上锉水煎服。（《妇科冰鉴》）

13. 经前痤疮 生大黄 60 g，用水煎 3 次，浓缩为 1 大碗，用面膜浸大黄液敷面部，每日 1 次。（《妇科用药 400 品历验心得》）

14. 经行口糜 参见薄荷条。

15. 经行头痛 川芎 30 g，茺蔚子 15 g，丹参 15 g，地龙 15 g，白僵蚕 10 g，牡丹皮 10 g，川牛膝 30 g，刺蒺藜 15 g，炙大黄 10 g。（《妇科用药 400 品历验心得》）

16. 经前癫狂 平狂散：三棱 15 g，莪术 15 g，红花 10 g，桃仁 20 g，丹参 10 g，生大黄 15 g，牛膝 15 g，甘草 6 g。共研极细末，和匀。每次服 9～15 g，每日服 3 次，用大枣 7 枚煎水冲服。（《名医治验良方》）

17. 经血不通，赤白带下，崩漏不止，肠风下血，五淋，产后积血，癥瘕腹痛 无极丸：大黄一斤分作四份，分别用童尿加食盐浸，醇酒浸后炒巴豆、红花泡水浸、当归入淡醋浸，切晒为末炼蜜为丸。（《医林集要》）

18. 赤白带下 生白矾三钱，大黄二钱，车前子五钱。研为细末，每服三钱，黄酒送服。（《常见病验方研究参考资料》）

19. 妊娠恶阻 大黄、半夏、黄连、党参、干姜、菊花。（《全国名医妇科验方集锦》）

20. 妊娠胎漏宫腔积血 大黄炭 10 g，三七 5 g（调冲），苎麻根 50 g，莲蓬 10 g，桑叶 15 g，蒲黄炭 10 g，生白芍 15 g，艾叶炭 6 g，阿胶 10 g（烊冲），太子参 15 g，生白术 15 g，糯米 1 撮。（《马大正 50 年临证验案自选集》）

21. 妊娠便秘腹胀 制大黄 5 g，厚朴 10 g，枳实 5 g，炒莱菔子 10 g，槟榔 6 g，生白术 50 g，木香 6 g。（《马大正 50 年临证验案自选集》）

22. 滑胎 党参、玄参、白芍、续断、黄芩、阿胶各 15 g，黄芪、生地黄各 25 g，当归、川芎、白术、甘草各 10 g，糯米 1 捻，大黄 5～10 g。加水适量，慢火煎煮 30 分钟，去渣，得浓汁 100 mL，每日 2 次分服。（《现代名中医妇科绝技》）

23. 孩儿攻心 和中调气散：大黄（酒制）

一钱，黄柏、黄连、黄芩、石膏、柴胡、槟榔、枳壳、知母各一钱。(《秘传内府经验女科》)

24. 妊娠妇六七月，伤寒热入腹，大小便秘结不通，蒸热　前胡十分，大黄、石膏各二十分，栀子仁十枚，知母、黄芩、茯苓、生姜各八分。上水八升，煎取二升半，后下大黄，更煎三五沸，分作三服。(《经效产宝》)

25. 孕妇疟疾，脉洪数　柴胡散：大黄三两，柴胡两半，黄芩两半，甘草两半。为散，水煎三钱，去渣温服。(《女科指要》)

26. 妊娠合并风疹　生大黄，生石膏，知母，金银花，野菊花，赤芍，白茅根。(《中医妇产科学》，刘敏如等主编)

27. 妊娠合并癫痫　参见半夏条。

28. 妊娠高胆汁酸血症　柴胡 10 g，制大黄 20 g，枳壳 10 g，炒白芍 10 g，炒黄芩 10 g，川楝子 10 g，金钱草 30 g，茵陈 15 g，郁金 12 g，丹参 20 g，木香 12 g，大腹皮 15 g，矮地茶 15 g。(《马大正 50 年临证验案自选集》)

29. 妊娠期合并急性胰腺炎　柴胡 10 g，炒白芍 10 g，黄芩 10 g，制大黄 9 g，炒枳壳 10 g，姜半夏 9 g，木香 10 g，大腹皮 12 g，神曲 10 g，金钱草 15 g，佛手 12 g，檀香 5 g。(《马大正 50 年临证验案自选集》)

30. 妊娠肿胀，产后排尿异常　八正散：车前子，瞿麦，萹蓄，滑石，栀子，木通，炙甘草，大黄。(《中医妇产科学》，刘敏如等主编)

31. 妊妇将临月，两眼忽然失明，灯火不见，头痛目晕，项腮肿满，不能转颈　参见玄参条。

32. 母儿血型不合　茵栀黄方：黄连，黄柏，大黄，茵陈，栀子。(《中医妇产科学》，刘敏如等主编)

33. 妊娠气闭尸厥。其先必患腹痛秘结，猝然大叫昏死，面红，脉动有力　济阴回生汤：酒炒大黄、片芩各一钱，炒枳实、厚朴各五分，当归、生地黄、川芎、赤芍各钱半。温服。(《彤园妇人科》)

34. 妊娠谵语，为脏腑热极之候　参见黄连条。

35. 妊娠中火　凉膈四物汤：治中火形气实，脉洪大而有力。乃因七情过极，五志之火两发，致神昏仆倒，筋脉干缩，面赤唇焦，便秘胀闷。酒浸大黄、芒硝、木通、赤茯、甘草各一钱，当归、生地黄、连翘、条芩、川芎、酒芍各钱半，栀仁、薄荷、淡竹叶各五分。(《彤园妇人科》)

36. 妇人妊娠转胞，小便不通　参见萹蓄条。

37. 妊娠痔疮感染　调胃承气汤(大黄 10 g，玄明粉 10 g，生甘草 10 g)加槐花 20 g。每剂水煎后用纱布浸，局部湿敷，不拘时。(《妇科用药 400 品历验心得》)

38. 胎干而不能产　半夏汤：半夏曲一两半，大黄五钱，肉桂七钱半，桃仁(微炒)三十枚。上为粗末，先服四物汤一二服，次服半夏汤，姜三片水煎。(《证治准绳·女科》)

39. 恶露不行，发狂谵语　大黄四两。一半用醋浸，一半用童便和黄酒浸，蒸七次晒干为末。另用当归身、生地黄各一两半浓煎汁一碗，煮糊为丸如梧桐子大。用小茴香煎汤送下，每服三十丸。(《常见病验方研究参考资料》)

40. 胎物残留　大黄 9 g，甘遂 10 g，阿胶 10 g，旋覆花 12 g，茜草 15 g，葱 14 条，蒲黄 10 g，五灵脂 10 g，川牛膝 30 g，益母草 30 g，当归 9 g，川芎 9 g，枳实 15 g。(《妇科用药 400 品历验心得》)

41. 产后血块　大黄末一两，头醋半升，熬膏，丸梧子大。每服五丸，温醋化下，良久当下。(《备急千金要方》)

42. 产后恶血冲心，或胞衣不下，腹中血块等疾　大黄一两为末，以好醋半升熬成膏，以药末搜膏为丸如梧桐子大一，温醋汤吞五丸，良久取下恶物，不可多服。(《产乳》)

43. 产后频频作晕，遍身麻木，手足厥冷，多服参、芪、归、芎、姜、桂不效者　此瘀血阻住，不得流通，急用红花一两，大黄三四钱，水煎频服，自效。(《宋氏女科撮要》)

44. 产后喘促　参见干漆条。

45. 产后发黄，俗名黄疸，须要量人虚实，以茵陈散与五苓散加减治之　茵陈散：茵陈、瓜蒌、石膏、木通、甘草、大黄、山栀，加姜、葱，煎。

(《郑氏家传女科万金方》)

46. 产后癃闭　倒换散：大黄、荆芥。(《宣明论方》)

47. 产后大小便不通六七日，腹中有燥屎，寒热烦闷，气短汗出腹满　濡藏汤：生葛根五两(切)，无生者用干葛二两，大黄半两(炒)。上二味，粗捣筛，每服三钱匕，水一盏，煎至七分，去滓温服，以利为度。(《圣济总录》)

48. 火毒型产后发热　参见野菊花条。

49. 产后骨蒸血晕　参见黄药子条。

50. 产后血栓性静脉炎　参见水蛭条。

51. 产后腰痛(慢性盆腔炎性疾病后遗症)参见野荞麦根条。

52. 产后气实，腹中坚硬，两胁胀满，心中烦热，渴欲饮水，欲成刚痉、中风之疾　参见败酱草条。

53. 妇人血风攻心烦闷，腹内疼痛　参见牡丹皮条。

54. 立身以来全不产，及断绪久不产三十年者　朴硝荡胞汤：朴硝、牡丹皮、当归、大黄、桃仁各三铢，细辛、厚朴、桔梗、赤芍药、人参、茯苓、桂心、甘草、牛膝、陈皮各一铢，虻虫、水蛭各十枚，附子六铢。为粗末，酒、水煎，分四次(昼三夜一)服，覆被取汗。(《备急千金要方》)

55. 输卵管积水　参见大腹皮条。

56. 妇人癥瘕痞块及卵巢肿瘤　参见芫花条。

57. 包块型异位妊娠　桃核承气汤加味：桃仁 10 g，炙大黄 9 g，桂枝 6 g，炙甘草 6 g，玄明粉 5 g，丹参 15 g，三棱 10 g，莪术 10 g，皂角刺 15 g，石见穿 20 g，山楂 15 g。(《妇科用药 400 品历验心得》)

58. 盆腔炎属于湿热便闭者　大黄牡丹汤：大黄、牡丹皮、桃仁、冬瓜仁、元明粉。亦用于孕痈。(《方剂学》，广州中医学院主编)

59. 盆腔粘连腹痛　大柴胡汤(柴胡 12 g，炒黄芩 10 g，炒白芍 10 g，半夏 10 g，炙大黄 12 g，枳实 10 g，大枣 5 个，生姜 4 片)加大腹皮 20 g，延胡索 10 g，川楝子 10 g，乌药 12 g，槟榔 12 g，大血藤 20 g，冬瓜子 30 g，以此方加减服用。(《妇科证治经方心裁》)

60. 腰痛(盆腔结缔组织炎)　桃核承气汤加味：桃仁 10 g，制大黄 9 g，桂枝 6 g，炙甘草 6 g，玄明粉(冲)5 g，忍冬藤 15 g，大血藤 20 g，蒲公英 15 g，野荞麦根 20 g，桑寄生 15 g，升麻 10 g，延胡索 10 g。(《妇科用药 400 品历验心得》)

61. 各种妇产科腹部手术后胃腹胀气者　参见木香条。

62. 人流宫腔粘连瘀阻胞宫证　参见水蛭条。

63. 妇科血肿(外阴、术后腹壁和腹腔血肿)，术后硬结，盆腔炎，切口炎症　参见玄明粉条。

64. 多囊卵巢综合征　参见川牛膝条。

65. 外源性及体质异常性肥胖病　参见槟榔条。

66. 膈奶乳少　催乳方：穿山甲(土炒)、全蝎、僵蚕各九钱(净末)，大黄末(生)三两。上共合一处，每服一钱，黄酒调服。(《良朋汇集》)

67. 回乳　回乳灵：生大黄 6 g，怀牛膝 15 g，炒麦芽 60 g，炙甘草 6 g。每日 1 剂，水煎，取汁 300 mL，分 2 次服。[《河南中医》，1989(1)：31]

68. 乳痈　大黄，冶筛，和生鸡子，傅(敷)肿上，燥复更傅(敷)，不过三，愈。(《范汪方》)

69. 乳衄　生大黄粉以蜂蜜调成糊状外敷肿块处。(《中医妇产科学》，刘敏如等主编)

70. 乳腺癌　参见僵蚕条。

71. 乳头皲裂　生大黄 30 g。药研细末，加香油适量调成糊状，洗净乳头后，涂敷患处，喂乳时将药洗去，每日涂 5 次。(《中国民间医术绝招·妇科部分》)

72. 前庭大腺囊肿　生大黄 10 g，玄明粉 30 g。研末外敷。(《现代中西医妇科学》)

73. 阴户肿痛　大黄五钱，酒煮干，加水二碗，煎半碗服。(《本草汇言》)

74. 阴肿坚痛　白矾散：白矾五钱，甘草五分，大黄一两。上为末，水调如枣大，绵裹内阴中，一日两换，以愈为度。(《赤水玄珠》)

75. 妇人嫁痛　大黄三两。上一味切，以酒一升，煮一沸，顿服。（《妇人大全良方》）

76. 阴挺长出玉户数寸者，疼痛不可忍，饮食不进　参见山慈姑条。

77. 外阴湿疹　参见地锦草条。

78. 阴痒　参见玄参条。

79. 外阴单纯性溃疡、外阴白色病变封闭后及眼-口-生殖器综合征之外阴溃疡　大黄粉适量，研成极细面，过 120 目筛备用，每取粉适量扑撒于溃疡面上，每日上药量不限。（《妇产科疾病中医治疗全书》）

【现代药理研究】

（1）大黄中所含食用大黄素具有雌激素样作用，可使去势雌性大鼠迅速恢复性周期，临床试用也有卵泡激素样的功效。大黄酚可以治疗月经过多及人工流产后出血、功能性子宫出血等。（《中药药理与应用》）

（2）大黄的抗菌谱广，敏感细菌有葡萄球菌（白色、柠檬色、金黄色）、溶血性链球菌（甲、乙）、草分枝杆菌、枯草杆菌、痢疾杆菌、肺炎球菌、大肠埃希菌、伤寒和副伤寒杆菌、人型结核杆菌、淋病双球菌、包皮垢球菌、炭疽杆菌，尤以葡萄球菌、淋病双球菌最敏感。抑菌有效成分为 3-羟基大黄酸、羟基大黄素、羟基芦荟大黄素。抗菌作用机制主要是对细菌细胞核酸和蛋白质合成及糖代谢的抑制作用。大黄煎剂及水、醇、醚提取物在体外对一些致病真菌亦有抑制作用，对许兰黄癣菌及蒙古变种、同心性毛癣菌、红色表皮癣菌、黄色毛癣菌、铁锈色小孢子癣菌、大小孢子癣菌、絮状表皮癣菌、趾间毛癣菌等均有较高的敏感性。大黄对血液流变具有双向调节作用，能提高血浆渗透压，促进细胞外液向血管内转移，产生相当于血液稀释疗法样的止血作用。而对凝血因子、血小板数量与功能及超微结构无影响，故具有活血、止血作用。（《现代中药药理与临床》）

【用法用量】 内服：煎汤，3～12 g；泻下通便，宜后下，不可久煎；或用开水泡渍后取汁饮。煎液亦可作灌肠用。研末，0.5～2 g。或入丸、散。外用：适量，研末调敷或煎水洗、涂。

【使用注意】 脾胃虚寒、血虚气弱、妇女胎前产后、月经期及哺乳期者均慎服。生大黄内服可能发生恶心、呕吐、腹痛等不良反应，一般停药后即可缓解。

大　蓟

出《本草经集注》。又名马蓟、虎蓟、野红花、牛刺芳菜、鸡姆刺、大刺儿菜。为菊科植物大蓟 *Cirsium japonicum* Fisch. ex DC. 的全草或根。

【药性】 甘、微苦，凉。入肝、肾经。

【功效】 凉血，止血，祛瘀，消痈肿。

【药论及医论】《名医别录》："主女子赤白沃，安胎，止吐血鼻衄。"

《本草经疏》："大蓟根，陶云有毒，误也。女子赤白沃，血热所致也，胎因热则不安，血热妄行，溢出上窍则吐衄，大蓟根最能凉血，血热解则诸症自愈矣。"

《滇南本草》："消瘀血，生新血……妇人红崩下血，生补诸经之血，消疮毒……生肌排脓。"

【临床应用】

1. 下鲜血过多，宜止血　参见连翘条。

2. 崩中，去血不止　大小蓟根一斤，用酒一斗，渍五宿，任意服之。（《妇人大全良方》）

3. 子宫出血等症　大蓟（小蓟）流浸膏：由大（小）蓟制成。每次服 4～8 mL，每日 2～4 次。（《中药制剂汇编》）

4. 经行鼻衄　大蓟 20 g，白茅根 30 g，荆芥炭 10 g，马勃 10 g。水煎服。（《妇科用药 400 品历验心得》）

5. 妇人经行，预染风寒，寒邪闭塞子宫，令人月经参差，前后日期不定，经行发热，肚腹膨胀，腰胁作疼，不能受胎　参见老鹳草条。

6. 赤带　参见冬瓜子条。

7. 妊娠石淋　苎麻根 30 g，墨旱莲 30 g，小蓟 15 g，大蓟 15 g，车前子 10 g，侧柏叶 20 g。（《妇科用药 400 品历验心得》）

8. 恶露不绝　败酱草 10 g，大血藤 15 g，樗白皮 15 g，半枝莲 15 g，土茯苓 15 g，蒲公英

15 g,大蓟 15 g,小蓟 15 g,萆薢 10 g,地榆 15 g,槐花 20 g,贯众炭 15 g,阿胶(烊冲)10 g。(《妇科用药 400 品历验心得》)

9. 乳腺炎　大蓟膏:大蓟。夏秋采集,取鲜大蓟根块去泥洗净,晒干,捣烂取其汁液,加入 20%凡士林搅拌,待半小时后成膏备用。乳房发炎期,用上药涂在消毒纱布上贴于患部,4～6 小时换药 1 次。第二次换药时则有痛止肿消之效果。3 次后可愈。(《中药贴敷疗法》)

10. 妇女干血痨或肝痨,恶寒发热,头疼,形体消瘦,精神短少　新鲜大蓟二两,黄牛肉四两。共入罐内煮烂,天明吃毕后,复熟睡。忌盐。(《滇南本草》)

11. 气阻湿热轻症、慢性盆腔炎性疾病后遗症　四逆清带汤:柴胡、枳壳、白芍、败酱草各 10 g,大血藤、樗白皮、半枝莲、土茯苓、蒲公英、大蓟、小蓟、萆薢各 15 g,生甘草 6 g。(《妇科用药 400 品历验心得》)

12. 外阴瘙痒疼痛　大蓟 100 g,加水 1 000 mL,煎取 500 mL,连煎 3 次,合药液,凉后坐浴,不拘次数,每次 15 分钟。(《妇科用药 400 品历验心得》)

13. 宫颈癌见赤白带下,腥臭异常　参见木槿花条。

【现代药理研究】　大蓟全草汁能使凝血时间、凝血酶原时间缩短,红细胞沉降率加速,炒碳后能明显缩短凝血和出血时间。抗肿瘤作用:大蓟提取液(12 mg/mL)对宫颈癌 HeLa 细胞抑制率为 59.75%。大蓟干燥地上部分炒碳加工炮制后所含的香叶木素对人乳腺癌 MCF-7 有抑制作用。抑菌作用:大蓟草正丁醇提取物对白念珠菌、克柔念珠菌的最小抑菌浓度(*MIC*)均为 0.25 g/L,对热带念珠菌和其他念珠菌的 *MIC* 为 0.25 g/L。[中草药,2017,48(21):4584-4590]

【用法用量】　内服:煎汤,5～10 g;鲜品可用 30～60 g。外用:适量,捣敷。用于止血宜炒炭用。

【使用注意】　虚寒出血、脾胃虚寒者禁服。

大叶藜

出《全国中草药汇编》。又名血见愁、杂灰菜、八角灰菜。为藜科植物大叶藜 *Chenopodium hybridum* L.的地上部分。

【药性】　甘,平。

【功效】　止血,活血。

【药论及医论】　《东北常用中草药手册》:"通经,活血,止血。主治月经不调,崩漏……"

【临床应用】

1. 月经不调　鲜血见愁 60 g,水煎服。(《青海常用中草药手册》)

2. 月经后期　血见愁 30 g,刺蒺藜 20 g,郁金 15 g,川牛膝 30 g,娑罗子 10 g,鼠妇 6 g,路路通 10 g,茺蔚子 10 g。(《妇科用药 400 品历验心得》)

3. 经事涩少　红花,白葵花,血见愁。(《女科万金方》)

4. 血崩,来如涌泉,面黄肌瘦　如神饮:蒲黄、艾叶、升麻、黄芩、地榆各八分,归身、柴胡、血见愁、黄连、山栀各一钱。(《丹台玉案》)

5. 带下　椿根皮 30 g,鲜茅根、血见愁各一把,水煎服。(《常见病验方研究参考资料》)

6. 产后腹痛　血见愁五钱(鲜者用一两)。水、酒各半煎服。(《常见病验方研究参考资料》)

7. 产后大出血,惊悸　血见愁子二钱(炒存性)。为细末,白水送服。(《常见病验方研究参考资料》)

8. 产后血晕　血见愁八钱。水煎,冲童便一杯,温服。(《常见病验方研究参考资料》)

9. 血癖　单用血见愁为君,木香为佐,浸酒服之。(《医镜》)

【用法用量】　内服:煎汤,10～30 g。

大血藤

出《浙江中药手册》。又名血藤、红藤、大活血、大血通、血木通。为木通科植物大血藤

Sargentodoxa cuneata (Oliv.) Rehd.et Wils.的茎藤。

【药性】 苦,平。入肝、大肠经。

【功效】 清热解毒,活血祛瘀。

【药论及医论】 《草药新纂》:“作收敛药。治妇人月经过多及痛经,疗血痢、肠痈。”

《闽东本草》:“治心腹绞痛,赤白痢疾,经闭。”

《朱小南妇科经验选》:“妇科临诊常用于子宫附件炎,尤对于输卵管发炎等有卓效。”

【临床应用】

1. 痛经　大血藤、益母草、龙牙草各9～15 g。水煎服。(《浙江药用植物志》)

2. 月经后期　大血藤50 g,川牛膝30 g,丹参20 g,牡丹皮10 g,赤芍12 g,水蛭10 g,益母草30 g,黄酒(入煎)100 mL。(《妇科用药400品历验心得》)

3. 血虚经闭　大血藤15 g,益母草9 g,叶下红12 g,香附6 g。水煎,配红砂糖适量调服。(《闽东本草》)

4. 湿热引起的经期过长或赤带　参见土茯苓条。

5. 血崩　大血藤、仙鹤草、白茅根各15 g。水煎服。(《湖南药物志》)

6. 经行腰腿痛　大血藤30,白芍20 g,生甘草6 g,桑寄生15 g,丝瓜络10 g,竹茹10 g,独活10 g。水煎服。(《妇科用药400品历验心得》)

7. 药物流产后胎物残留　参见茜草条。

8. 热毒炽盛,瘀血凝结之孕痈　复方红藤煎:大血藤,紫花地丁,乳香,没药,连翘,金银花,牡丹皮,延胡索,甘草,大黄。(《中医外科学》)

9. 湿热胶结,气滞血瘀引起的产后腹痛等　红藤败酱散:大血藤,败酱草,乳香,没药,木香,延胡索,当归,赤芍药,薏苡仁,山楂。(《中医临床妇科学》,夏桂成主编)

10. 产后腰痛(慢性盆腔炎性疾病后遗症)　参见野荞麦根条。

11. 急性盆腔炎、急性附件炎、急性子宫内膜炎等引起的带下、腹痛　妇乐颗粒(冲剂):忍冬藤,大血藤,甘草,大青叶,蒲公英,牡丹皮,赤芍,川楝子,延胡索,大黄。(《中国药品实用手册》)

12. 慢性盆腔炎性疾病后遗症、附件炎、阴痛、带下等属于气机阻滞,湿热壅遏者　参见大腹皮条。

13. 盆腔粘连腹痛　参见大黄条。

14. 输卵管阻塞性不孕、慢性盆腔炎性疾病后遗症、盆腔淤血综合征瘀重于湿热者　三七红藤汤:三七4 g,红藤30 g,莪术12 g,三棱12 g,皂角刺15 g,制乳香5 g,制没药5 g,水蛭10 g,蒲公英20 g,败酱草20 g,丹参15 g,石见穿30 g,路路通12 g。水煎服。(《马大正中医妇科医论医案集》)

15. 盆腔结缔组织炎腰痛　参见大黄条。

16. 子宫肌瘤　参见穿山甲条。

17. 早期急性乳腺炎　大血藤60 g(病重者用90 g),水煎分2次口服。(《中华本草》)

18. 乳痈、乳癌热毒有余之证　连翘金贝煎:金银花,土贝母,蒲公英,夏枯草,红藤,连翘。(《景岳全书》)

19. 霉菌性阴道炎(需要配伍外用药物)　参见忍冬藤条。

【现代药理研究】

(1) 用平碟法试验,25%煎剂对金黄色葡萄球菌、乙型链球菌有极敏感的抑菌作用;对大肠埃希菌、铜绿假单胞菌、甲型链球菌、卡他球菌、白色葡萄球菌均有高敏感抑菌作用。(《中华本草》)

(2) 大血藤低、中、高剂量组均能降低慢性盆腔炎大鼠血清中白细胞介素-6(IL-6)、肿瘤坏死因子-α(TNF-α)含量,抑制炎症介质和炎症因子的表达,显著改善子宫内膜病理组织形态学,使子宫肿胀程度得到一定减轻。大血藤中绿原酸和总皂苷类成分能显著改善大鼠小肠组织微循环血流量,提高组织器官的血流灌注量,并能降低羟脯氨酸在粘连组织中的含量,降低TNF-α、转化生长因子-β1、基质金属蛋白酶抑制剂-1、细胞间黏附因子和血管内皮细胞因子等细胞因子的表达水平,提高基质金属蛋白酶MMP-1的表达水平,进而减少粘连的形成,且

大血藤用药组总体效果优于抗生素组。[《亚太传统医药》,2018,14(11):81-84]

【用法用量】 内服:煎汤,9～15 g;或酒煮、浸酒饮。外用:适量,捣烂敷患处。

【使用注意】 孕妇慎服。

大青叶

出《新修本草》。又名蓝叶、蓝菜。为十字花科植物菘蓝 *Isatis indigotica* Fort.的叶。

【药性】 苦,寒。入心、胃、肝经。

【功效】 清热,凉血,解毒。

【临床应用】

1. 经期过长、漏下、赤带属于火热引起者　大青叶 20 g,白花蛇舌草 20 g,炒栀子 10 g,夏枯草 15 g,海螵蛸 20 g。(《妇科用药 400 品历验心得》)

2. 赤带　大青叶 10 g,大蓟 12 g,忍冬藤 12 g,白及 10 g,荆芥炭 10 g,木贼 12 g。(《妇科用药 400 品历验心得》)

3. 子淋　大青叶、金钱草各 50 g,海金沙 25 g。(《全国名医妇科验方集锦》)

4. 妊娠风热外感,咽痛　大青叶 10 g,金银花 6 g,薄荷(后入)5 g,牛蒡子 10 g,蝉蜕 5 g,生甘草 5 g。(《妇科用药 400 品历验心得》)

5. 妊娠身伤寒,头痛壮热,肢节烦痛　前胡六分,石膏十二分,大青四分,子芩五分,知母四分,山栀四分,葱白七茎,甜竹茹三分。上水二升,煎取八合,食后,分温三服。(《经效产宝》)

6. 妊妇热病,腰痛,斑出黑色,小便如血,气急欲绝,胎头落者　栀子仁汤:栀子仁中、升麻中、石膏中、地黄中、大青、豆豉四大粒,葱白七寸,每服五钱。(《茅氏女科秘方》)

7. 妊娠合并风疹　参见野菊花条。

8. 妊娠带状疱疹　大青叶 20 g,龙胆 15 g,水煎局部湿敷。(《妇科用药 400 品历验心得》)

9. 妊娠急性重症黄疸性肝炎　茵龙解毒汤:大青叶、茵陈各 30 g,龙胆草、石菖蒲、犀角各 6 g,焦栀子、黄柏、蚤休、广郁金各 12 g,酒大黄 8 g。[《浙江中医杂志》,1985(9):398]

10. 孕痈　铁箍散软膏(大青叶 90 g,芙蓉叶、生大黄、黄柏、黄连、五倍子、白矾、胆矾、铜绿、广丹、乳香、没药各 30 g)涂纱布上,在铁箍散软膏上涂止痛膏(浙贝母 125 g,白芷、生大黄各 75 g,木香 12 g,樟脑、梅片各 25 g,麝香 3 g,薄荷冰 12 g),敷于患处,每日换 1 次。(《妇产科疾病中医治疗全书》)

11. 妊娠合并血小板减少　生血灵(黄芪、党参、当归、生地黄、熟地黄、墨旱莲、牡丹皮、大青叶、仙鹤草、甘草等)加大枣、生花生衣。(《中医妇产科学》,刘敏如等主编)

12. 治妇人败血甚佳　马蓝焙捣下筛,酒服一钱匕。(《普济方》)

13. 盆腔炎、子宫内膜炎、附件炎等　二藤汤:忍冬藤、蜀红藤各 30 g,大青叶、大黄、紫草根(后下)、牡丹皮、赤芍、川楝子、制延胡索各 9 g,生甘草 3 g。(《裘笑梅妇科临床经验选》)

14. 子宫颈癌　开口创(又名福氏星蕨)30 g,白英、杜鹃根、金花草、大青叶根、金樱子根、黄柏各 15 g。每日 1 剂,水煎两次,与母鸡汤或鸡蛋汤同服,15 剂为 1 个疗程。(《中国民间医术绝招·妇科部分》)

15. 外阴炎,霉菌性阴道炎　大青叶 60 g,水煎 3 次,合药液约 1 500 mL,凉后坐浴,不拘次数,每次 15 分钟。连续外洗数日。(《妇科用药 400 品历验心得》)

【现代药理研究】 体外试验结果表明,大青叶有广谱抗菌作用。其煎剂对金黄色葡萄球菌、甲型链球菌、脑膜炎球菌、肺炎球菌、卡他球菌、伤寒杆菌、大肠埃希菌、流感杆菌、白喉杆菌及痢疾杆菌均有一定的抑制作用。蓼蓝叶煎剂对离体豚鼠子宫平滑肌有兴奋作用,小剂量(0.1 g)呈有力的节律性收缩,剂量增大(0.25 g)呈强直性收缩,持续时间较久。(《中药药理与应用》)

【用法用量】 内服:煎汤,10～15 g,鲜品 30～60 g;或捣汁服。外用:适量,捣敷;煎水洗。

【使用注意】 脾胃虚寒者禁服。

大腹皮

出《药谱》。又名大腹绒、槟榔皮、槟榔衣。为棕榈科植物槟榔 *Areca catechu* L.的果皮。

【药性】 辛，微温。入脾、胃经。

【功效】 下气宽中，行水。

【药论及医论】 《本草纲目》："降逆气，消肌肤中水气浮肿，脚气壅逆……胎气恶阻胀闷。"

《本草汇言》："宋人有安胎之说，然此药既为利气之药，又何从安其胎乎？如有余之气胜而胎不安者，使之气下，则胎自安矣。"

《茅氏女科秘方》："大腹皮治瘴疟胎气，恶阻胀闷。"

《乞法全书·释药分类》："大腹皮，疏气之药也，凡胎气阻滞胀闷者，宜之。"

【临床应用】

1. 妇人血分，四肢水肿，喘促，小便不利　参见防己条。

2. 气滞型月经后期　大腹皮 20 g，乌药 10 g，青皮 10 g，路路通 15 g，香附 10 g，泽兰 10 g，茺蔚子 10 g。（《妇科用药 400 品历验心得》）

3. 经量过少　水蛭 10 g，虻虫 5 g，桃仁 10 g，制大黄 10 g，䗪虫 10 g，益母草 30 g，川牛膝 30 g，丹参 20 g，大腹皮 20 g。（《妇科用药 400 品历验心得》）

4. 经行四肢肿胀，按之凹陷，随手而起，经行量少不畅，胸胁胀闷不舒　木香调胃汤：木香、陈皮、车前子、甘草、红豆、砂仁、大腹皮、苍术、山楂、萆薢、姜皮、木通。（《中国医学百科全书·中医妇科》）

5. 排卵障碍　急性子 15 g，茺蔚子 12 g，丹参 15 g，三棱 12 g，莪术 12 g，王不留行 15 g，刘寄奴 12 g，当归 8 g，路路通 10 g，香附 10 g，大腹皮 15 g，䗪虫 10 g。（《马大正中医妇科医论医案集》）

6. 胎动不安，腰腹疼痛　大腹汤：连皮大腹（锉，微炒）二两，草豆蔻（去皮煨）、陈橘皮（浸去白，炙）各一两。上三味，粗捣筛，每服三钱匕，水一盏，煎至七分，去滓温服，不拘时。（《圣济总录》）

7. 妊娠失调，胎气不安，上疠作痛，名曰子悬，并治临产气结不下等症　紫苏饮：大腹皮，川芎，白芍，当归，陈皮，紫苏叶，香附，甘草。（《灵验良方汇编》）

8. 妊娠气壅攻腰，疼痛不可忍　大腹皮散：大腹皮、郁李仁、泽泻各一两。上件药，捣筛为散，每服四钱，以水一中盏，入生姜半分，煎至六分，去滓，不计时候温服。（《太平圣惠方》）

9. 妊娠大小便赤涩　大腹皮散：赤茯苓三钱，大腹皮、枳壳（麸炒）、甘草（炙）各一钱。上为末，每服一钱，浓煎葱白汤下。（《严氏济生方》）

10. 子满　茯苓导水汤：茯苓，猪苓，泽泻，白术，木香，槟榔，大腹皮，桑皮，砂仁，苏叶梗，陈皮，木瓜。（《医宗金鉴》）

11. 胎前七八个月阴肿，此乃胎气不能游动　参见荷叶蒂条。

12. 怀孕八九个月及稍虚者宜用　达生散：大腹皮、甘草各二钱，黄芩、白术、芍药、当归各一钱，人参、陈皮、紫苏各五分，黄杨脑一个，葱五茎。水煎温服。（《医学入门》）

13. 妊娠心腹胀满，两胁妨闷，不下饮食，四肢无力　仓公下气汤：羌活、赤芍药、甘草、槟榔、青皮、大腹皮、陈皮、赤茯苓、半夏、桑白皮、桂心各半两，紫苏茎二两，姜五片，枣一个。（《医部全录·妇科》）

14. 妊娠胎气壅滞，咳嗽喘急　马兜铃散：马兜铃、桔梗、人参、甘草、贝母各半两，陈皮、大腹皮、桑白皮、紫苏各一两，五味子二钱半。（《医部全录·妇科》）

15. 妊娠中湿，皮肤水肿，头身重痛，喘满溏泻，外因病者　用五皮汤：大腹皮、生姜皮、炒桑皮、茯苓皮、五加皮等分服。夹热加地骨皮。（《彤园妇人科》）

16. 妊娠眩晕　参见淫羊藿条。

17. 妊娠三五个月，胎死在腹内不出　参见赤芍条。

18. 难产催生　三合济生汤。临产艰难,虽一二日不下者,服此自然转动下生。当归三钱,川芎、枳壳(麸炒)各二钱,香附子(炒)、大腹皮(姜汁洗)各一钱半,苏叶八分,粉草七分。上用水煎,待腰腹痛甚,服之即产。(《济阴纲目》)

19. 人工流产后胎物残留　参见赤小豆条。

20. 产后两胁胀满,小腹疼痛,不思饮食　参见桔梗条。

21. 产后上气喘急,满闷　大腹皮汤:大腹皮、前胡、槟榔、百部根、陈橘皮、枳实、桑根白皮、杏仁、当归、人参。(《普济方》)

22. 产后水肿,风冷湿气伤表,无汗而肿　参见五加皮条。

23. 卵巢过度刺激综合征　卵巢过度刺激方:茯苓皮 30 g,猪苓 20 g,白术 30 g,泽泻 10 g,桂枝 6 g,大腹皮 20 g,陈皮 9 g,桑白皮 10 g,赤小豆 45 g,车前子 10 g,槟榔 10 g,天仙藤 10 g,四磨饮口服液 2 支。(《马大正中医妇科医论医案集》)

24. 癥瘕(子宫肌瘤)　参见丹参条。

25. 妇人血癖,单腹痛　大腹皮饮:大腹皮、防己、木通、桑白皮、厚朴、栝楼、黄芪、陈皮、枳壳、大黄(蒸)各一钱,青皮一钱半,五味子半钱。(《证治准绳·女科》)

26. 慢性盆腔炎性疾病后遗症、附件炎、阴痛、带下等属于气机阻滞,湿热壅遏者　荔橘调气汤:荔枝核 10 g,橘核 10 g,乌药 9 g,青皮 10 g,小茴香 4 g,大腹皮 10 g,枳壳 10 g,香附 10 g,鸡血藤 20 g,延胡索 10 g,大血藤 20 g,蒲公英 15 g。(《妇科用药 400 品历验心得》)

27. 妇科术后盆腔粘连　厚朴 10 g,枳实 10 g,赤小豆 30 g,三棱 10 g,莱菔子 15 g,赤芍 12 g,合欢皮 15 g,甘松 10 g,大腹皮 15 g,延胡索 10 g,川楝子 10 g。(《妇科用药 400 品历验心得》)

28. 输卵管积水　制大黄 9 g,葶苈子 12 g,玄明粉(冲)10 g,杏仁 10 g,桂枝 6 g,茯苓皮 20 g,泽泻 12 g,猪苓 10 g,白术 10 g,丹参 30 g,益母草 30 g,川牛膝 30 g,大腹皮 15 g。(《妇科用药 400 品历验心得》)

29. 交骨疼痛　参见小茴香条。

30. 阴挺　参见海藻条。

31. 癃闭　肉桂 5 g,炒黄柏 10 g,知母 8 g,车前子(包煎)20 g,枳壳 30 g,生黄芪 30 g,大腹皮 15 g,琥珀粉(吞)3 g,茯苓皮 30 g,猪苓 15 g,海金沙 15 g,川牛膝 15 g。中药煎服,药渣下腹部热敷。(《妇科用药 400 品历验心得》)

32. 奔豚气　参见沉香条。

33. 妇人风毒脚气,肢节烦疼,心神壅闷　大腹皮散:大腹皮、紫苏、木通、桑白皮、羌活、荆芥、赤芍药、青皮、木瓜、独活各一两,枳壳二两,姜五片,葱白七寸。(《妇人大全良方》)

【用法用量】 内服:煎汤,5～10 g;或入丸、散。外用:适量,煎水洗或研末调敷。

【使用注意】 气虚体弱者慎服。

小　麦

出《本草经集注》。为禾本科植物小麦 *Triticum aestivum* L. 种子。全国各地均有栽培。

【药性】 甘,凉。入心、脾、肾经。

【功效】 养心,益肾,除热,止渴。

【药论及医论】 《名医别录》:"除热,止燥渴,利小便,养肝气,止漏血,唾血。"

《本草纲目》:"陈者煎汤饮,止虚汗……生食利大肠……"

《本草再新》:"养心,益肾,和血,健脾。"

【临床应用】

1. 漏下,失眠　甘麦大枣汤加味:炙甘草 6 g,小麦 30 g,大枣 10 个,百合 20 g,生地黄 15 g,夜交藤 20 g,侧柏叶 20 g,柏子仁 20 g。(《妇科用药 400 品历验心得》)

2. 经行盗汗　山药 20 g,淡豆豉 10 g,桑叶 10 g,浮小麦 20 g,牡蛎 20 g,五味子 5 g,黑豆 20 g。(《妇科用药 400 品历验心得》)

3. 经行情志异常　半夏 12 g,厚朴 10 g,紫苏叶 5 g,生姜 4 片,茯苓 12 g,甘草 6 g,小麦 15 g,大枣 6 个,甘松 10 g,佛手柑 10 g。(《妇科用药 400 品历验心得》)

4. 妊娠恶食,心中烦愦热闷,呕吐　青竹茹三两,小麦三合,前胡二两,橘皮一两,芦根一握(白嫩)。上细切,以水一大升,煮取半升,分为二服,去滓,食前一服。(《普济方》)

5. 妊娠便秘腹胀　小麦 60 g,生甘草 6 g,大枣 5 个,生白术 30 g,火麻仁 10 g,山药 15 g,槟榔 5 g,木香 5 g,天仙藤 10 g。(《妇科用药400 品历验心得》)

6. 妊妇心虚惊悸,脏躁悲伤不止　淡竹茹汤:麦门冬、小麦、半夏各二两半,人参、白茯苓各一两半,甘草一两。上锉散,每服四钱,姜五片,枣一枚,淡竹茹一团,如指大,同煎温服。(《证治准绳·女科》)

7. 子烦　小麦 30 g,生甘草 5 g,大枣 6 个,半夏 10 g,陈皮 10 g,茯苓 10 g,竹茹 10 g,枳壳5 g,炒栀子 10 g,淡豆豉 10 g,甘松 12 g。(《妇科用药 400 品历验心得》)

8. 妊娠养胎　白术散主之。白术四分,川芎四分,蜀椒三分(去汗),牡蛎二分。上四味,杵为散,酒服一钱匕,日三服,夜一服。(《金匮要略》)

9. 妊娠盗汗　桂枝加龙骨牡蛎汤加味:桂枝 6 g,炒白芍 6 g,炙甘草 6 g,生姜 4 片,大枣 5个,龙骨 20 g,牡蛎 20 g,小麦 20 g,糯稻根 20 g。(《妇科用药 400 品历验心得》)

10. 妊娠失寐　酸枣仁 20 g,茯苓 10 g,川芎 4 g,知母 10 g,生甘草 5 g,百合 20 g,鸡子黄(打冲)1 枚,小麦 30 g,大枣 5 个,半夏 10 g,秫米 30 g,合欢花 10 g,龙齿 20 g,仙鹤草 20 g。(《妇科用药 400 品历验心得》)

11. 产后心中烦闷不解　竹叶汤:生淡竹叶、麦门冬各一升,甘草二两,生姜、茯苓各三两,大枣十四枚,小麦五合。(《备急千金要方》)

12. 产后虚汗　小麦麸、牡蛎等分,为末。以猪肉汁调服二钱,日二服。(胡氏《妇人方》)

13. 产后止喘　陈小麦半两(纸裹捶碎),水一盏,石银器内煎七分。(《产宝诸方》)

14. 产后口干少力　生津益液汤:人参随宜,麦冬一钱二分,茯苓、瓜蒌根各一钱,甘草八分,小麦一撮,竹叶十片,枣二枚,水煎服。(《胎产心法》)

15. 产后赤白下久不断,身面悉肿方　用蒲黄、大豆熬小麦各一升,吴茱萸半升,以水九升,煮取三升,分三服。(《普济方》)

16. 妇人脏躁,喜悲伤欲哭,象如神灵所作,数欠伸　甘麦大枣汤主之。(《金匮要略》)

17. 潮热出汗,怕冷心悸(围绝经期综合征)　桂枝 6 g,茯苓 12 g,五味子 5 g,炙甘草 6 g,小麦 30 g,大枣 6 个,鹿角胶(烊冲)10 g,龟甲胶(烊冲)10 g,龙骨 20 g,牡蛎 20 g,党参 15 g,白薇 10 g。(《妇科用药 400 品历验心得》)

18. 失眠烦躁(围绝经期综合征)　酸枣仁30 g,川芎 5 g,知母 10 g,茯苓 12 g,生甘草 6 g,小麦 30 g,大枣 6 个,炒栀子 10 g,豆豉 10 g,白薇 10 g,鳖甲 15 g,龙齿 30 g。(《马大正中医妇科医论医案集》)

19. 妇科手术后紧张烦躁　甘松 15 g,小麦30 g,炙甘草 5 g,大枣 10 个,夜交藤 30 g,败酱草 30 g,柏子仁 20 g,酸枣仁 20 g,石菖蒲 10 g。(《妇科用药 400 品历验心得》)

20. 梦交　参见紫石英条。

21. 小户嫁痛　小麦、甘草二味,各等分,煎汤洗甚效。(《济阴纲目》)

22. 阴肿不收　麻黄,荆芥,五加皮,蛇床子,真杉木刺,猬皮。上为末敷,或煮水熏洗。小麦、朴硝、白矾、五倍子、葱白煮水。淋洗极效。(《普济方》)

23. 阴中肿痛　黑白散:小麦,朴硝,白矾,五倍子,葱白。煎汤频洗。(《济阴纲目》)

24. 吹奶　水调面煮糊欲熟,即投无灰酒一盏,搅匀热饮。令人徐徐按之,药行即瘳。(《经验方》)

25. 乳痈不消　白面半斤炒黄,醋煮为糊,涂之即消。(《太平圣惠方》)

【现代药理研究】　小麦含淀粉 53%～70%,蛋白质约 11%,糖类 2%～7%,精糊2%～10%,脂肪约 1.6%,粗纤维约 2%,脂肪油主要为油酸、亚油酸、棕榈酸的甘油酯。尚含有少量谷甾醇、卵磷脂、尿囊素、精氨酸、淀粉酶、麦芽糖酶、蛋白酶及微量 B 族维生素。麦胚含

植物凝集素。(《中医辞海》)

【用法用量】 内服：煎汤。30～60 g,或煮粥。小麦面冷水调服或炒黄温水调服。外用：小麦炒黑研末调敷。小麦面干撒或炒黄调敷。

小　蓟

出《本草经集注》。又名猫蓟、刺蓟菜、刺儿菜。为菊科植物刺儿菜 *Cirsium setosum* (Willd.) MB.的全草。

【药性】 甘、微苦,凉。入肝、脾经。

【功效】 凉血,祛瘀,止血。

【药论及医论】 《得配本草》:“妇人瘖疹,月经妄行者最宜。”

《药性考》:“破血,(主)吐衄,胎动,带下赤白。”

《食疗本草》:“根主崩中,又女子月候伤过。”

《医学衷中参西录》:“女子血崩赤带,其因热者用之亦效。”

【临床应用】

1. 经期过长　小蓟 30 g,土茯苓 20 g,马齿苋 30 g,木贼 15 g。(《妇科用药 400 品历验心得》)

2. 下鲜血过多　参见连翘条。

3. 崩中及女子月候过伤　小蓟根捣汁半升服之。亦可酒煮服。(《普济方》)

4. 经间期子宫出血　参见马齿苋条。

5. 经行吐衄　小蓟草 60 g。(《中医妇科临床手册》)

6. 赤白带下,年月深远,日渐羸瘦,起止不得　取刺蓟根不限多少,爆干,秤每一斤以童子小便五升浸一伏时,爆干,捣细罗为散,每日空心及晚食前,以暖酒调下二钱。(《普济方》)

7. 妊娠阻病,头重,不思饮食,四肢萎弱,多卧少起　麦门冬丸:麦门冬一两半,柴胡一两,枳壳一两,刺蓟一两,桑寄生一两,甘草半两(微炙)。上件药捣罗蜜丸如梧桐子大,每服不计时候,煎淡竹茹汤下二十丸。(《太平圣惠方》)

8. 妊娠石淋　苎麻根 30 g,墨旱莲 30 g,小蓟 15 g,大蓟 15 g,车前子 10 g,侧柏叶 20 g。(《妇科用药 400 品历验心得》)

9. 阴虚子淋　熟地黄粥:熟地黄 20～30 g,小蓟 10～15 g,粳米 100 g,冰糖适量。先将熟地黄、小蓟煎汁去渣,与粳米同煮成粥,调入冰糖,每日分 2 次服。(《百病饮食自疗》)

10. 妊娠咳嗽见红　归身,熟地黄,天冬,麦冬,紫菀,桑皮,杏仁,甘草,桔梗,片芩,五味子,阿胶,小蓟,竹茹。(《济阴近编》)

11. 产后盐呛成吼　小蓟草二两,猪精肉四两,同煮烂,食肉饮汤。(《彤园妇人科》)

12. 妊娠堕胎后血出不止　小蓟饮:小蓟根叶、益母草各五两。上二味细切,以水三大碗,煮二味烂熟去滓,至一大碗,将药于铜器中,煎至一盏,分作二服,日内服尽。(《圣济总录》)

13. 产后血晕　小蓟、益母草各四两。共为细末,酒、童便冲服,每服三钱。(《常见病验方研究参考资料》)

14. 产后崩中,下血不止　刺蓟半斤洗曝干。上以酒五升,浸经三宿,每日随意多少暖服之。(《太平圣惠方》)

15. 产后脏有积热,致小便出血　生地黄半斤,生刺蓟半斤。上件药,捣绞取汁,每服食前,温服一小盏。(《太平圣惠方》)

16. 产后尿血　小蓟汤:小蓟根、生地黄、赤芍、木通、蒲黄、淡竹叶、甘草梢各一钱,滑石二钱,灯心引。(《妇科秘书》)

17. 药物流产清宫后出血　小蓟 20 g,樗根皮 12 g,贯众炭 12 g,金银花 10 g,地榆 15 g,槐花 15 g。(《妇科用药 400 品历验心得》)

18. 气阻湿热轻症、慢性盆腔炎性疾病后遗症　参见大蓟条。

19. 妇人鼻衄,流血不止　刺蓟散:刺蓟二两,桑耳一两,艾叶一两(微炒),生干地黄二两,蒲黄一两半,乱发灰一两。上件药,捣粗罗为散,每服三钱,以水一中盏,入淡竹茹一分,煎至六分,去滓,不计时候温服。(《太平圣惠方》)

20. 乳癌初起,坚硬如鸡子大　鲜小蓟草(连根)12 g,洗净打烂绞汁,用陈酒 60～90 g 冲服,每日 2 次。(《常见病验方研究参考资料》)

21. 乳痈　小蓟鲜全草和蜂蜜捣烂外敷。(《福建中草药》)

22. 湿热型子宫颈炎　小蓟 30 g，败酱草 30 g。水煎服。(《中华民间秘方大全》)

23. 阴痒不止　小蓟不拘多少，水煮作汤热洗，日三用之。(《妇人大全良方》)

24. 滴虫性阴道炎　蛇床子一两，小蓟五钱。煎汤洗阴道。(《常见病验方研究参考资料》)

25. 宫颈癌见赤白带下，腥臭异常　参见木槿花条。

【现代药理研究】　止血、凝血作用：小蓟中的止血有效成分为芦丁和柳穿鱼苷，其主要通过使局部血管收缩，抑制纤维蛋白溶解而发挥作用。抗菌、抗炎活性作用：小蓟粗提物具有明显的抗菌、抗炎活性作用。研究表明小蓟水煎剂在试管内对溶血性链球菌、肺炎球菌及白喉杆菌有一定的抑制作用；对金黄色葡萄球菌、铜绿假单胞菌、变形杆菌、大肠埃希菌、伤寒杆菌、副伤寒杆菌及福氏痢疾杆菌均有抑制作用。小蓟的乙醇浸剂(1∶30 000)对人结核菌有抑制作用，而水煎剂对结核菌的抑制浓度为乙醇浸剂的 300 倍。抑癌作用：小蓟提取液对抑制宫颈癌 HeLa 细胞生长的活性，有确切的抑癌作用。[中草药，2017，48(23)：5039－5048]

【用法用量】　内服：煎汤，10～30 g；鲜品可用至 60 g，或捣汁。外用：100 g 水煎外洗。

【使用注意】　虚寒出血及脾胃虚寒者禁服。

小茴香

出《本草纲目》，又名蘹香、谷香。为伞形科植物茴香 *Foeniculum vulgare* Mill. 的成熟果实。

【药性】　辛，温。入肝、肾、脾、胃经。

【功效】　温肾暖肝，行气止痛，和胃。

【临床应用】

1. 痛经　小茴香浸膏：由小茴香一味制成。每次 2 g，每日 3 次。(《中药制剂汇编》)

2. 痛经　小茴香、川椒各 6 g，细辛 3 g，炒五灵脂 9 g。共研细末，撮少许敷于脐部，外贴香桂活血膏。(《中医妇科临床手册》)

3. 血崩年深　荆芥散：荆芥根瓦上焙干焦存性、茴香各等分。上为末，每服三钱，温酒调下。(《普济方》)

4. 月经不调属肝郁气滞者　参见青皮条。

5. 月经后期　青皮 10 g，小茴香 5 g，香附 10 g，路路通 10 g，郁金 10 g，丹参 10 g，茺蔚子 10 g，泽兰 10 g。(《妇科用药 400 品历验心得》)

6. 经闭不通，脐下有块　养真汤：当归、川芎、白芍药、熟地黄、茯苓、陈皮、栀子、山茱萸、益母草、小茴香、香附子各等分。(《济阴纲目》)

7. 溢乳闭经　参见王不留行条。

8. 倒经　参见两头尖条。

9. 经来吊阴痛　川楝汤：炒川楝子、大茴、小茴、猪苓、泽泻、白术各一钱，乌药、槟榔、乳香、玄胡索各八分，木香五分，麻黄六分，姜三片，葱一根，水煎服。(《竹林女科证治》)

10. 妇人干血痨　坐药方：蝙蝠二分，牛膝三分，麝香少许，小茴香二分。上为末，用蚕茧一个装在内，外再用丝绵包裹，线缠，留线尺许在外，送入门内，候日足自下。如一月在内一日下，两月在内两日血下而出。(《良朋汇集》)

11. 经来如黄水　加味四物汤：当归、乌药、川芎、玄胡、小茴香、白芍各八分，熟地黄一钱，姜枣水煎。空心服。(《宁坤秘笈》)

12. 黑带　炮附子，小茴香，益智仁，独活，贯众炭，蕲艾叶，淡吴萸，白茯苓，桂枝，姜炭。(《竹泉生女科集要》)

13. 赤白带下，或出白物如脂，或有臭浊污水　万安散：小茴香(炒香)、木香各二钱半，黑牵牛一两，另取头末。上为细末，以生姜自然汁调二钱，临卧服。(《济阴纲目》)

14. 恶阻　和气散：陈皮，桔梗，厚朴，小茴，益智，藿香，砂仁，苍术，甘草，丁香，木香。(《胎产新书》)

15. 胎动心痛　因寒，艾叶、小茴、川楝等分煎。(《女科玉尺》)

16. 孕妇小腹疼痛，脉弦紧数　回令丸：川

楝子五两(酒炒),小茴三两(盐水炒为末)。炼蜜丸,淡盐水下三钱。(《女科指要》)

17. 胎前下血　安胎散:生地黄、当归、阿胶、人参、茯苓、川芎、茴香各二钱,炙草三分,水煎,阿胶溶服。(《秘传内府经验女科》)

18. 妊娠小便利　秦椒丸:秦椒(去目及闭口炒出汗)六两,茴香子(炒)一两,黄蜡四两(熬化,入地黄汁少许搅匀)。上三味,捣罗二味为末,熔蜡和丸,如梧桐子大,每服二十丸,空心温酒下。(《圣济总录》)

19. 妊娠腰痛　莲子 30 g,白扁豆 20 g,小茴香 5 g,续断 10 g,仙茅 10 g,杜仲 10 g,韭子 10 g。(《妇科用药 400 品历验心得》)

20. 胎前四五个月,身体困倦、气急发热、饮食无味、贪睡头晕等症　保胎和气饮:枳壳四钱,厚朴、香附子各三钱,砂仁、苍术、橘红各二钱,苏叶一钱,甘草九分,小茴香一钱半。上锉,分作三服,每服用水一盅半,煎七分服。(《济阴纲目》)

21. 产后寒气入于小腹,而为寒疝　金铃子散:川楝子、小茴香、补骨脂、桂心各一钱,姜引,水煎。(《胎产心法》)

22. 产后呃逆　羌附汤:羌活、制附子、小茴香各五分,木香、生姜各二分五厘,食盐一捻。水煎,热服立愈。(《胎产心法》)

23. 产后日久,肾虚腰痛　加味大造丸:当归、川芎、熟地黄、天冬、五味子、杜仲、续断、山药、牛膝、故纸、小茴、丹皮、胡桃、人参各等分。为丸服。(《胎产指南》)

24. 产后四肢水肿　正脾散:蓬术、香附、炒茴香、炙甘草、陈皮各等分。上为细末,每服二钱,煎灯心木瓜汤调下。(《女科百问》)

25. 血风腰痛　参见芸薹子条。

26. 转筋　参见紫苏叶条。

27. 不孕　小茴香 30 g,益母草 20 g,当归 12 g,生姜 6 g。水煎服,每日 3 次。(《中国民间草药方》)

28. 小腹寒冷　胡芦巴 15 g,小茴香 6 g,吴茱萸 5 g,干姜 5 g,淡附片 6 g,葱白 5 条。(《妇科用药 400 品历验心得》)

29. 交接阴痛　参见青皮条。

30. 交骨疼痛　荔枝核 10 g,橘核 10 g,乌药 9 g,青皮 10 g,小茴香 15 g,大腹皮 10 g,枳壳 10 g,香附 10 g,鸡血藤 20 g,延胡索 10 g,大血藤 20 g,蒲公英 15 g,徐长卿 20 g,川楝子 20 g,血竭 5 g,当归 10 g,川芎 10 g。(《妇科用药 400 品历验心得》)

31. 慢性盆腔炎性疾病后遗症、附件炎、阴痛、带下等属于气机阻滞,湿热壅遏者　参见大腹皮条。

32. 气滞型阴吹　参见胡椒条。

33. 阴痒　用杏仁研烂,绢包入阴户内,数日愈。或用茴香为末,醋制猪肝一条,纳入取虫出,即愈。(《妇科百辨》)

34. 阴冷　八味丸加小茴、巴戟肉。(《女科指要》)

35. 阴汗　小茴香 30 g。每剂水煎 3 次,合药液约 1 500 mL,凉后坐浴,不拘次数,每次 15 分钟。(《妇科用药 400 品历验心得》)

36. 石瘕　加味温经汤:当归尾、赤芍、川牛膝、肉桂、莪术、破故纸、小茴香、香附、乌药、川芎各一钱,甘草五分,姜三片用引,水煎服。(《竹林女科证治》)

37. 癥瘕(卵巢囊肿)　昆布 30 g,夏枯草 20 g,炮山甲 6 g,瓦楞子 30 g,鸡内金 6 g,青皮 10 g,小茴香 5 g,香附 10 g。(《妇科用药 400 品历验心得》)

38. 子宫脱垂　苏茴膏:紫苏叶、小茴香各 75 g,麻油 25 g。前二味药研极细末过筛,用麻油拌匀备用。以消毒棉棒蘸敷患处。每日 2 次。(《中药贴敷疗法》)

【现代药理研究】 小茴香丙酮浸出物对雌性大鼠给药 10 日,阴道内出现角化上皮细胞促进性周期作用。此外,乳腺、输卵管、子宫内膜、子宫肌层重量均增加,提示小茴香具有己烯雌酚样作用。(《现代中药药理与临床》)

【用法用量】 内服:煎汤,5～15 g;或入丸、散。外用:水煎外洗,30～50 g。

【使用注意】 阴虚火旺者禁服。

山　药

出《药谱》。又名山薯、怀山药。为薯蓣科植物薯蓣 *Dioscorea opposita* Thunb.的根茎。

【药性】 甘，平。入脾、肺、肾经。

【功效】 补脾，益肾。

【药论及医论】 《神农本草经》："主伤中，补虚羸，除寒热邪气，补中益气力，长肌肉。久服耳目聪明……"

《本草纲目》："益肾气，健脾胃，止泄痢，化痰涎，润皮毛。"

【临床应用】

1. 脾肾不足型月经先后无定期　山药粥：山药60 g，粳米30～60 g。共煮为粥，每日1料，7日为1个疗程。（《中医妇产科学》，刘敏如等主编）

2. 心肺虚损，血脉虚弱，月水过期　滋血汤：人参、山药、黄芪各一钱，白茯苓、川芎、当归、白芍药、熟地黄各一钱半。上作一服，水二盅，煎至一盅，食前服。（《产育宝庆集》）

3. 月经过多　参见肉豆蔻条。

4. 漏下　炒白术30 g，生黄芪20 g，山药15 g，党参15 g，龟甲胶（烊冲）10 g，墨旱莲20 g，赤石脂20 g，禹余粮20 g，仙鹤草45 g。（《妇科用药400品历验心得》）

5. 经间期出血　参见巴戟天条。

6. 经闭，干血痨　生山药三两，鸡内金三钱。共研细末，每日2次，每服二三钱，温开水下。（《常见病验方研究参考资料》）

7. 子宫内膜生长不良型闭经　薯蓣丸加减：山药30 g，当归9 g，桂枝6 g，神曲10 g，熟地黄15 g，甘草5 g，党参12 g，川芎9 g，白芍12 g，白术12 g，麦冬12 g，杏仁10 g，柴胡10 g，桔梗5 g，茯苓10 g，阿胶10 g，干姜5 g，大枣6个，菟丝子15 g，淫羊藿15 g。（《妇科用药400品历验心得》）

8. 经行头晕　薯蓣丸加减（药味见上）。（《妇科用药400品历验心得》）

9. 经行头痛　参见白芍条。

10. 经行盗汗　山药20 g，淡豆豉10 g，桑叶10 g，浮小麦20 g，牡蛎20 g，五味子5 g，黑豆20 g。（《妇科用药400品历验心得》）

11. 经行遗尿　补中益气汤加味：党参15 g，生黄芪30 g，升麻6 g，柴胡5 g，白术12 g，当归8 g，陈皮8 g，枳壳30 g，鸡内金6 g，桑螵蛸12 g，益智仁12 g，乌药6 g，山药15 g，炙甘草6 g。（《妇科用药400品历验心得》）

12. 经行吐衄　参见鹿角胶条。

13. 经行音哑　参见金果榄条。

14. 白带　山药30 g，煅牡蛎、芡实各25 g。水煎服。（《中华民间秘方大全》）

15. 赤白带下　参见独活条。

16. 妊娠腹痛　参见竹沥条。

17. 妊娠腰痛　山药20 g，枸杞子20 g，桑寄生15 g，巴戟天12 g，菟丝子15 g，续断12 g，炒白芍15 g，莲房10 g。（《妇科用药400品历验心得》）

18. 妊娠恶阻　参见荷叶蒂条。

19. 胎前泄泻　春宜平胃散：茯苓、炙甘草、山药、广皮各等分。（《宁坤秘笈》）

20. 妊娠便秘　甘草9 g，小麦90 g，大枣10个，生白术45 g，生山药30 g，何首乌20 g。（《妇科用药400品历验心得》）

21. 子悬　参见猪蹄条。

22. 妊娠口渴　参见绿萼梅条。

23. 子淋　参见芡实条。

24. 转胞　参见肉桂条。

25. 妊娠水肿　参见黄芪条。

26. 羊水过多　参见桑寄生条。

27. 羊水过少　北沙参12 g，黄精12 g，玉竹12 g，山药15 g，生黄芪15 g，枸杞子15 g，覆盆子15 g，续断12 g，桑椹15 g，杜仲12 g，桑寄生15 g，红枣10枚，麦冬10 g。（《妇科用药400品历验心得》）

28. 安胎　千金保孕丸：杜仲八两（糯米煎汤拌匀炒断丝）、川续断三两，二味为细末，以怀山药五两，煮烂作糊为丸，米饮下。（《重订产孕集》）

29. 胎漏　巴戟天15 g，仙茅10 g，鹿角胶

(烊冲)10 g,仙鹤草 30 g,山药 20 g,荆芥炭 10 g。(《妇科用药 400 品历验心得》)

30. 习惯性流产　鲜山药 90 g,杜仲(或续断)6 g,苎麻根 15 g,糯米 80 g。杜仲和苎麻根用纱布包好,糯米洗净,煮粥服用。(《中华民间秘方大全》)

31. 抗心磷脂抗体阳性、母儿血型不合等因素引起的自然流产或习惯性流产　参见土茯苓条。

32. 产后肾气虚寒,泻痢腹痛　胃关煎:熟地黄三五钱或一两,炙甘草一二钱,山药(炒)、白扁豆(炒)各二钱,焦干姜一二钱或三钱,吴茱萸(制)五七分,白术一二三钱。水二钟,煎七分,食远温服。(《医部全录·妇科》)

33. 产后日久,肾虚腰痛　加味大造丸:当归、川芎、熟地黄、天冬、五味子、杜仲、续断、山药、牛膝、故纸、小茴、丹皮、胡桃、人参各等分。为丸服。(《胎产指南》)

34. 恶露不绝　党参 15 g,白术 10 g,生黄芪 15 g,山药 15 g,贯众炭 30 g,地榆 20 g,槐花 20 g,阿胶(烊冲)10 g,仙鹤草 20 g,荆芥炭 10 g,海螵蛸 20 g。(《妇科用药 400 品历验心得》)

35. 产后出血、汗多、抽搐　山药、山茱萸各 30 g。水煎服。(《常见病验方研究参考资料》)

36. 产后白带　黑豆三合,煎汤二碗,先用一碗,入白果十个,红枣二十个,熟地黄一两,山茱萸、薏苡仁、山药各四钱,茯苓三钱,泽泻、丹皮各二钱,加水二碗,煎服。(《医部全录·妇科》)

37. 产后咳嗽　有阴虚火盛上烁肺金者,宜麦味地黄汤:参见麦冬条。

38. (产后)呃逆　下焦真气逆冲:参见五味子条。

39. 产后小便数　补中益气汤加山茱、山药为主。(《证治准绳·女科》)

40. 产后尿失禁　山药片 50 g,糯米 150 g,煮粥加糖少量代饭食。(《妇科名医证治精华》)

41. 产后遗屎、遗尿　参见五味子条。

42. 产后腹痛　参见阿胶条。

43. 产后交骨疼痛　参见吴茱萸条。

44. 产后漏乳　参见党参条。

45. 胞衣不出,临月服之易生　当归、白芍药、山药、枸杞子各二钱,炙甘草一钱,熟地黄二三钱。水二钟,煎七分,食远温服。(《医部全录·妇科》)

46. 排卵障碍致不孕　参见龟甲条。

47. 不孕症　麒麟丸:何首乌,淫羊藿,菟丝子,锁阳,党参,山药。(《中医妇产科学》,刘敏如等主编)

48. 围绝经期综合征　参见钩藤条。

49. 心脾两虚型梦交　参见党参条。

50. 肾阴不足,天癸衰少,阴道干涩之性冷淡　参见鳖甲条。

51. 月经后期、崩漏、绝经前后诸症、绝经后骨质疏松症、外阴白色病变　参见龟板胶条。

52. 性交后小腹疼痛　参见益智仁条。

53. 血枯经闭……骨蒸劳热,或多盗汗　参见龟甲条。

54. 妇科手术后腰痛　参见山茱萸条。

55. 刮宫术后头晕耳鸣　参见川牛膝条。

56. 妇人虚风头目眩晕及心眩　川芎散:小川芎、山药、白茯神、甘菊花、人参各半两,山茱萸肉一两。上为细末,无时候。酒调二钱,日三服。(《妇人大全良方》)

57. 子宫脱垂　山药 120 g,每晨煮服。(《常见病验方研究参考资料》)

58. 子宫肌瘤、乳房胀痛等　参见蛇莓条。

59. 乳汁自出　参见续断条。

60. 乳癖结块及诸痛日久,坚硬不溃　鲜山药和芎劳、白糖霜共捣烂涂患处。涂上后奇痒不可忍,忍之良久渐。(《本经逢原》)

61. 卵巢癌化疗后反应　怀山药粉 50 g,晨起冲服。(《妇科名医证治精华》)

62. 老年性阴道炎　怀山药粉 30 g,芡实 15 g,煮羹代点心。(《中医妇产科学》,刘敏如等主编)

63. 阴道干燥　参见何首乌条。

【现代药理研究】　山药中的多糖、蛋白、皂苷类物质具有降血糖血脂、抗炎抗氧化、抗肿

瘤、免疫调节等药理作用，在传统医学和现代临床广泛应用。[《中国野生植物资源》，2022，41(12)：55－60]

【用法用量】 内服：煎汤，15～30 g，大剂量可用至 60～250 g；或入丸、散。

【使用注意】 湿盛中满或有实邪、积滞者禁服。

山 楂

出《本草衍义补遗》。又名棠梂子、红果子。为蔷薇科植物山里红 *Crataegus pinnatifida* Bge. var. *major* N. E. Br. 或山楂 *Crataegus pinnatifida* Bge.的成熟果实。

【药性】 酸、甘，温。入脾、胃、肝经。

【功效】 消食积，散瘀血。

【药论及医论】 《医学衷中参西录》："山楂，味至酸微甘，性平。皮赤肉红黄，故善入血分而化瘀血之要药。能除痃癖癥瘕、女子月闭、产后瘀血作疼。"

《女科经纶》："产后血块痛，用生化汤加肉桂、红花，块散痛止。慎不可用苏木、三棱、蓬术等峻厉之药。虽山楂行气行血，亦不易多服，恐虚产母也。"

《秘传内府经验女科》："产后误用山楂一味汁服之，以行血块，或致危症而死。"

《中国百年百名中医临床家丛书·罗元恺》："山楂有化瘀通经作用，且药性平和，用量可稍大，一般用至 30 g 或 50 g，但有胃、十二指肠溃疡及胃酸过多者则不宜用。"

《妇科用药 400 品历验心得》："山楂消积化食，路人皆知，而以之治血病，躬行者鲜。《医学衷中参西录》称之为'善入血分而化瘀血之要药'。此又有过褒之嫌。以予观之，山楂之活血既不同于归、芎之辛散，又异于棱、术之克伐，更无地鳖、水蛭之攻窜。山楂活血类同内金，当属消磨之法，乃和平之举，适用于瘀血轻浅者，具有化瘀不伤新的特点；炒炭既可活血，又可止血。"

【临床应用】

1. 气滞血瘀痛经　山楂片(去核)500 g，60 度白酒 300 mL。山楂片浸入白酒中 1 周，密封瓶口，每日摇 1 次。月经前，每日 2 次，每次 10 mL。连服数日。(《中华民间秘方大全》)

2. 子宫内膜异位症(子宫内膜囊肿)　参见花蕊石条。

3. 崩漏　山楂炭、乌梅各 20 g，当归 15 g，赤芍、炒香附各 12 g，桃仁、红花、血余炭、藕节炭、蒲黄炭各 10 g，三七粉 3 g。(《全国名医妇科验方集锦》)

4. 血瘀型闭经　山楂 60 g，鸡内金、红花各 9 g，红糖 30 g。水煎服。(《中华民间秘方大全》)

5. 体胖痰盛之月经量少　山楂、苍术、泽泻、枳壳、姜半夏各等分。上药研细末，炼蜜为丸，每丸 6 g，制备 60 丸。淡姜汤水送服，每次 1 丸，每日服 2～3 次。(《全国名医妇科验方集锦》)

6. 女人经病　越鞠丸：香附、苍术、川芎、栀子、神曲、山楂各等分。(《医部全录·妇科》)

7. 经来饮食即呕吐　投乌梅丸化去痰涎，后用九仙散(草果、厚朴、茯苓、豆果、枳壳、木香、山楂、陈皮、苍术)。(《宁坤秘笈》)

8. 经期前后精神紊乱　桃核承气汤加生山楂 100 g 等药物。[《北京中医学院学报》，1988(4)：33]

9. 经前乳房胀痛　疏肝理气方：橘叶、橘核，山楂核，荔枝核，路路通，广郁金，煨川楝子，制香附，炒延胡索，蒲公英，连翘，全瓜蒌，王不留行，全当归，炒小茴香，鹿角片。(《中医妇科名家经验心悟》)

10. 伤食呕吐，肚腹胀热，恶食吐酸，眼胞虚浮，潮热好卧　和胃汤：陈皮，法半，砂仁，苍术，炒朴，合香，香附，炙草，楂肉，炒曲，麦芽，苏叶，生姜。(《彤园妇人科》)

11. 胎前泄泻，肉食所伤　用六君加山楂。(《证治准绳·女科》)

12. 胎气滞满，饮食停滞作胀　小和中饮：陈皮、茯苓、厚朴(姜汁制)各一钱五分，山楂、扁豆炒各二钱，炙草五分。水一钟半，加生姜三五片，煎服。(《景岳全书》)

13. 无论横生逆产，胞衣不下并效　催生神方：猫奶树根(即牛奶树根)各间取阴干，山楂(打碎)各五钱，临产时煎服。(《茅氏女科秘方》)

14. 产后恶露不下　参见赤芍条。

15. 血瘀型恶露不绝　山楂 50 g，红糖适量。水煎代茶饮。(《中华民间秘方大全》)

16. 儿枕痛　浓煎棠求子，入沙糖调服，立效。(《丹溪治法心要》)

17. 产后腰疼腹痛　杜仲，当归，生地黄，苏木，干姜(炒黑)，乌药，红花，香附，山楂，益母草。(《妇科秘方》)

18. 产后血晕，败血冲肝　山楂三钱，红花二钱，桃仁、官桂、香附、良姜、莪术各一钱。(《张氏妇科》)

19. 肝郁型产后发热　参见绿萼梅条。

20. 产后伤肉食　宜六君子汤加山楂(炒)、砂仁各五分，神曲一钱(炒)。(《高淑濂胎产方案》)

21. 产后泻痢，若肉食所伤　用六君加山楂、神曲。(《济阴纲目》)

22. 产后气喘不止，咳嗽胸闷等　参见降香条。

23. 胎前患痢，产后不止　伏龙肝汤丸：山楂肉(炒黑)一两，砂糖炒枯二两。二味共为丸。伏龙肝二两，煎汤吞下。(《张氏医通》)

24. 产后中风发狂　陈皮，桔梗，乌药，山楂，柴胡，枳壳，三棱，蓬术，归尾，干姜，官桂，吴茱萸，砂仁。(《妇科秘方》)

25. 癥瘕(异位妊娠包块)　桃仁 10 g，炙大黄 9 g，桂枝 6 g，炙甘草 6 g，玄明粉(冲)5 g，丹参 15 g，三棱 10 g，莪术 10 g，皂角刺 15 g，石见穿 20 g，山楂 15 g。(《妇科用药 400 品历验心得》)

26. 围绝经期综合征见形体肥胖、少动懒言、面部色素沉着、水肿、四肢有蚁走感，或兼有月经紊乱、色黯红夹有血块者　参见海藻条。

27. 肥胖病伴发不孕　参见海藻条。

28. 女人雀斑　鹰粪五钱，山楂五钱，蜜(密)陀僧五钱。为细末，将乳汁调和，夜睡擦之，一月后雀斑尽除。(《女科切要》)

29. 湿盛食滞型缺乳　消肥通乳膏：山楂 300 g，神曲 200 g，莱菔子 100 g，鸡内金 100 g，茯苓 300 g，白术 100 g，王不留行 200 g，路路通 200 g，漏芦 150 g。水煎浓缩为清膏，再加蜂蜜 300 g，收膏，每次服 15～30 g，每日服 2 次。(《集验中成药》)

30. 回乳　山楂、炒神曲、蒲公英各 30 g，炒麦芽 60 g，乌梅 15 g。(《全国名医妇科验方集锦》)

31. 各种证型溢乳症　生山楂 50 g，炒麦芽 30 g。煎水代茶饮，每日 1 剂。(《现代中西医妇科学》)

32. 乳疖初起　参见夏枯草条。

33. 乳癖　参见黄药子条。

34. 霉菌性阴道炎和非特异性阴道炎等　红核妇洁洗液：由山楂核制成。(《中国药品实用手册》)

【现代药理研究】　山楂水提液含生药 0.3%～0.9%时，对血小板的聚集影响不明显；在浓度为 0.9%～1.8%时，随浓度的增高，抑制率也增高，抑制血小板聚集的 IC_{50} 为 1.388%(g 生药/100 mL)，表明山楂水提液在体外具有一定的抑制血小板聚集作用。(《现代中药药理与临床》)

【用法用量】　内服：煎汤，6～60 g；或入丸、散。

【使用注意】　脾胃虚弱者及孕妇慎服。泛酸者不用。

山豆根(附花)

出《开宝本草》。又名广豆根、苦豆根。为豆科植物越南槐 *Sophora tonkinensis* Gagnep. 的根及根茎。

【药性】　苦，寒，有毒。入心、肺、胃经。

【功效】　清火，解毒，消肿，止痛。

【药论及医论】《本草汇言》："此药苦寒清肃，得降下之令，善除肺胃郁热，如……妇人血气腹胀……"

【临床应用】

1. 妊娠合并风疹　清火利咽汤(金银花、连翘、板蓝根、蒲公英、山豆根、桔梗)加牡丹皮、赤芍、生地黄。(《中医妇产科学》,刘敏如等主编)

2. 产后声哑喉咙痛　桔梗,薄荷,贝母,黄连,玄参,黄芩,山豆根,栀子,当归,白术,陈皮,甘草,白茯苓,天花粉,圆眼肉。(《妇科秘方》)

3. 女子妇人患血气,腹肿痛　用山豆根为末三钱,热酒下空心服之。(《普济方》)

4. 结合西医治疗绒毛膜上皮癌、恶性葡萄胎　龙葵、薏苡仁、天花粉、紫草根、蒲公英、丹参各15 g,山豆根、半枝莲各30 g。[《湖北中医杂志》,1985(6): 42]

5. 子宫肌瘤,卵巢囊肿　消癥汤: 山豆根、赤芍、橘核各10～20 g,丹参、荔枝核各15～25 g,桃仁10～15 g,三棱8～10 g,香附、桂枝、山慈菇各6～12 g。[《河北中医》,1987(4): 17]

6. 产后肠出不收　白扁豆花、山豆根花。上等分为末。每服四钱,温红花酒调下,立收平复。(《普济方》)

7. 宫颈糜烂　将山豆根研成细粉,高压消毒。先以1∶1 000新洁尔灭消毒宫颈,后用棉球蘸山豆根涂宫颈糜烂处,1～3日1次,10次为1个疗程。(《中药药理与应用》)

8. 尖锐湿疣　豆根洗剂: 山豆根30 g,板蓝根30 g,苦参30 g,百部30 g,薏苡仁15 g,黄柏20 g,雄黄10 g。煎汤,外洗,每日1～2次。(《现代中西医妇科学》)

9. 混合型外阴营养不良　清斑汤Ⅰ号方: 何首乌,墨旱莲,益母草,夏枯草,女贞子,覆盆子,薏苡仁,土茯苓,蒲公英,金银花,山豆根,白术。(《中医妇产科学》,刘敏如等主编)

【现代药理研究】

(1) 金雀异黄素(是山豆根次要的活性单体成分)在不同浓度(0.01～50 μmol/L)下可促进子宫内膜腺上皮人子宫内膜上皮细胞(HEEC)细胞增殖,作用48小时时促增殖效果更为明显。在2个不同浓度雌二醇的诱导下,金雀异黄素对HEEC细胞发挥出不同的作用。当雌二醇浓度为1×10^{-8} mmol/L时,金雀异黄素在低浓度(0.01～1 μmol/L)下对HEEC细胞显示出促增殖作用,雌激素受体(ER)α/ER β值升高;在高浓度(10～50 μmol/L)下抑制HEEC细胞增殖,ER α/ER β值下降。雌二醇浓度为1×10^{-6} mmol/L时,不同浓度金雀异黄素均能抑制HEEC细胞增殖,同时ER α/ER β值下降。说明金雀异黄素可通过促进HEEC细胞增殖改善子宫内膜容受性,同时也可通过抑制HEEC细胞增殖而预防子宫内膜过度增殖。[《中草药》,2022,53(19): 6234－6244]

(2) 小鼠灌服广豆根水浸及温浸剂,每日60 g/kg,连续16～21日,对接种的子宫颈癌U_{14}有明显抑制作用。国内曾用脱氢苦参碱针静脉注射或局部注射,治疗恶性葡萄胎、绒毛膜上皮癌有良好疗效。(《中药药理与应用》)

【用法用量】　内服: 水煎,4.5～9 g。

【使用注意】　山豆根有一定毒性,煎服用量不宜过大。

山茱萸

出《神农本草经》。又名山茱肉、肉枣、药枣。为山茱萸科植物山茱萸 *Cornus officinalis* Sieb.et Zucc.的肉果。

【药性】　酸,微温。入肝、肾经。

【功效】　补肝肾,涩精气,固虚脱。

【药论及医论】　《药性论》:"止月水不定,补肾气……"

《本草正》:"固阴补精,调经收血。"

《医学衷中参西录》:"山茱萸之功用,长于救脱,而所以能固脱者,因其味之甚酸……"

《黄绳武妇科经验集》:"山茱萸性味酸涩偏温,古人谓其'强阴益精,安五脏,收涩之中兼具条达之性,补奇经而有止血之功'。"

【临床应用】

1. 天癸过期,经脉不调　当归、川芎、白芍药、黄芩、白术各半两,山茱萸肉两半。上为细末,空心、食前,温酒调下二钱,日三。(《妇人大全良方》)

2. 月经先期　参见吴茱萸条。

3. 血枯经闭……骨蒸劳热，或多盗汗　参见龟甲条。

4. 经期过长　参见覆盆子条。

5. 崩漏血下如注，额汗肢冷，气短倦卧，心悸不宁，脉微细欲绝或浮大无根者　山茱萸30～60 g浓煎顿服。[《浙江中医杂志》，1981(11)：501]

6. 经行盗汗　山茱萸30 g，五味子5 g，浮小麦20 g，芡实30 g，金樱子30 g，山药20 g。(《妇科用药400品历验心得》)

7. 经行音哑　参见金果榄条。

8. 经行头痛　参见白芍条。

9. 肾虚带下　山茱萸肉约20 g(去核)，粳米100 g，同入砂锅煮粥，待粥将熟时加入白糖适量。(《养生康复粥谱》)

10. 白带白淫　参见诃子条。

11. 白浊　参见女贞子条。

12. 先兆流产，习惯性流产　参见莲子条。

13. 漏胎　人参、山茱萸、山药、茯苓各二钱，白术、熟地黄各五钱，杜仲、枸杞子、当归身、甘草各一钱，麦冬三钱，北五味五分。水煎服。(《医部全录·妇科》)

14. 妊娠腰痛　八味肾气丸加杜仲12 g、桑寄生15 g、续断12 g、菟丝子12 g。(《妇科用药400品历验心得》)

15. 子悬　参见蛤蚧条。

16. 羊水过少气血虚弱证　参见桑椹条。

17. 气阴两虚型妊娠合并糖尿病　参见太子参条。

18. 产前白带　束带汤：黑豆三合，煎汤二碗，先用一碗，入白果十个，红枣二十个，熟地黄一两，山茱萸、薏苡仁、山药各四钱，茯苓三钱，泽泻、丹皮各二钱，加水二碗，煎服。(《石室秘录》)

19. 妊娠遗尿属热　古芩术汤，加山茱萸、五味子少许。(《医部全录·妇科》)

20. 妊娠小便不通　八味丸：熟地黄八两杵膏，山茱萸肉、干山药各四两，丹皮、茯苓、泽泻各三两，肉桂、附子各二两。上为末，蜜丸如梧子大，每服三十丸，空心，温酒下。(《妇人大全良方》)

21. 恶露不止　固阴煎：人参随宜，熟地黄三五钱，山茱萸一钱半，远志七分，山药二钱，甘草(炙)一二钱，五味子十四粒，菟丝子二三钱。水二钟，煎七分，食远温服。(《景岳全书》)

22. 产后出血，汗多，抽搐　生山药、山茱萸各30 g。水煎，一日分三次服。(《常见病验方研究参考资料》)

23. 产后有下血过多，冲任空虚，肝经血少而腹痛，脉弦者　以熟地黄、山茱为主，加白芍药、木瓜、蒺藜一剂。(《女科经纶》)

24. 产后咳嗽　有阴虚火盛上烁肺金者，宜麦味地黄汤：参见麦冬条。

25. 产妇湿气感中胞络，下阴肿胀，小水点滴不出　通水散：白术、薏苡仁、人参、熟地黄各一两，茯苓、车前子各三钱，山茱萸五钱，肉桂五分，水煎服。(《石室秘录》)

26. 产后发痉，及气虚兼寒，或气血俱虚，淡血津津不已　人参少则一二钱，多则一二两，炙甘草一二钱，熟地黄少则二三钱，多则二三两，山茱萸一钱，山药、杜仲各二钱，当归、枸杞各二三钱。水二钟，煎七分，食远温服。(《医部全录·妇科》)

27. 产后下亏，淋带癥瘕，胞宫虚寒无子，数数殒胎，或少年生育过多，年老腰膝尻胯酸痛　参见乌骨鸡条。

28. 产后交骨疼痛　参见吴茱萸条。

29. 产后腰痛，起动不得　参见食盐条。

30. (产后)呃逆，下焦真气逆冲　参见五味子条。

31. 排卵障碍致不孕　参见龟甲条。

32. 虚劳羸瘦　参见秦艽条。

33. 性交后小腹疼痛　枸杞子30 g，山茱萸15 g，覆盆子15 g，益智仁10 g，山药30 g，补骨脂10 g。(《妇科用药400品历验心得》)

34. 交接出血　参见五味子条。

35. 肾气亏损型子宫脱垂　何首乌30 g，山茱萸9 g。水煮去渣，入鸡蛋3个，煮熟后调味服食。早晚各1次，连服数日。(《中华民间秘方大全》)

36. 茄病　三茱丸：吴茱萸、家茱萸、山茱萸各一两。米糊为丸。(《秘珍济阴》)

37. 肾阴虚型性交疼痛　萸杞汤：山茱萸15 g，枸杞子15 g，粳米50 g，红糖适量。前三味加水文火煮粥，粥成加入红糖再煮2分钟，服食，每日1次。(《中医妇产科学》，刘敏如等主编)

38. 老年女阴干涩　山茱萸15 g，糯米50 g，红糖适量，加水450 g，放入砂锅内煮成粥服用。(《中医妇产科学》，刘敏如等主编)

39. 刮宫术后头晕耳鸣　参见川牛膝条。

40. 妇科手术后腰痛　八味肾气丸加杜仲12 g，枸杞子15 g，菟丝子15 g，续断12 g。(《妇科用药400品历验心得》)

41. 妇人虚风头目眩晕　川芎散：小川芎、山药、白茯神、甘菊花、人参各半两，山茱萸肉一两。上为细末，无时候。酒调二钱，日三服。(《妇人大全良方》)

42. 阴痒　参见玄参条。

【现代药理研究】　马鞭草苷(山茱萸所含有的一种成分)有兴奋子宫、促进子宫发育的作用，与前列腺E_2合用有增强效应。但马鞭草苷元却有很强的抑制子宫作用，二者相拮抗。马鞭草苷还可以促进兔血液凝固，并能促进哺乳动物持久的乳汁分泌。(《现代中药药理与临床》)

【用法用量】　内服：煎汤，10～60 g，或入丸、散。

【使用注意】　命门火炽，素有湿热，小便淋涩者禁服。

山海螺

出《本草纲目拾遗》。又名奶参、四叶参、乳薯、羊乳。为桔梗科植物羊乳 *Codonopsis lanceolata* Benth.et Hook.的根。

【药性】　甘，平。

【功效】　消肿，解毒，排脓，催乳，补虚。

【药论及医论】　《植物名实图考》："发乳汁。"

《常用中草药手册》："滋补强壮……排脓解毒。治乳腺炎，痈疮肿毒。"

【临床应用】

1. 经量过多　山海螺45 g，莲房炭10 g，鹿角胶10 g，侧柏叶10 g，炙黄芪12 g，仙鹤草30 g，荆芥炭10 g。(《妇科用药400品历验心得》)

2. 经期过长　山海螺30 g，生地黄炭15 g，水牛角15 g，龟板胶20 g，墨旱莲20 g，天冬10 g，桑叶15 g。(《妇科用药400品历验心得》)

3. 月经后期　山海螺30 g，天仙藤15 g，木香9 g，路路通10 g，刺蒺藜15 g，八月札10 g，郁金10 g，川牛膝20 g。(《妇科用药400品历验心得》)

4. 经前乳胀　山海螺30 g，王不留行20 g，木香9 g，炮山甲6 g，刺蒺藜15 g，郁金10 g，路路通10 g，玫瑰花10 g。(《妇科用药400品历验心得》)

5. 脾虚带下，月经过多　山海螺、鸡冠花煎服。(《浙南本草新编》)

6. 白带　羊乳根50 g，瘦肉100 g。先将瘦肉炖汤，再用汤煎药服。(《中华民间秘方大全》)

7. 赤带　参见西洋参条。

8. 结核性盆腔炎　参见功劳木条。

9. 发乳　山海螺加猪前蹄烧食。(《浙江民间草药》)

10. 产后体虚，乳汁不足　羊乳根50 g，大枣7枚，通草10 g，猪前蹄1只。先将猪蹄洗净，后加入羊乳根、大枣、通草炖服。(《中华民间秘方大全》)

11. 气血虚，乳汁自出　羊乳、黄芪各18 g，芡实9 g。水煎服。(《妇产科疾病中医治疗全书》)

12. 乳房小叶增生、乳痈　山海螺30 g，枸橘李、香茶菜、天冬各15 g，白蔹10 g，生白芍、茯苓各9 g，当归、柴胡各5 g。(《全国名医妇科验方集锦》)

13. 乳腺炎　山海螺干品15～60 g，水煎服。(《常用中药手册》，广州部队编)

14. 肝肾不足，瘀血阻滞型子宫肌瘤　何首乌30 g，山海螺20 g，野荞麦根30 g，怀牛膝

15 g，熟地黄 12 g，鸡内金 10 g，鳖甲 15 g，天冬 15 g，丹参 15 g，半支莲 15 g，白花蛇舌草 15 g，鬼箭羽 15 g，蛇六谷 20 g。（《子宫肌瘤诊治》）

15. 恶性葡萄胎或绒毛膜上皮癌见肺转移者　山海螺、野荞麦根、白花蛇舌草、生薏苡仁各 30 g，天花粉 12 g，浙贝母 10 g，紫草根 20 g。（《全国名医妇科验方集锦》）

16. 抗痨方　丹参 12 g，百部 12 g，王不留行子 9 g，山海螺 15 g，鱼腥草 12 g，功劳叶 15 g，夏枯草 12 g，皂角刺 12 g，怀牛膝 9 g，生地黄 9 g，路路通 9 g。（《中医妇科名家经验心悟》）

【用法用量】　内服：煎汤，15～45 g，鲜品 45～120 g。

山慈菇

出《本草拾遗》。又名朱姑、毛姑、毛慈姑。为兰科植物杜鹃兰 *Cremastra appendiculata* (D. Don) Makino、独蒜兰 *Pleione bulbocodioides* (Franch.) Rolfe 或云南独蒜兰 *Pleione yunnanensis* Rolfe 的假鳞茎。

【药性】　甘、微辛，寒，有小毒。入肝、脾经。

【功效】　清热解毒，消肿散结。

【临床应用】

1. 月经后期　山慈菇 15 g，黄酒（冲服）50 mL，刺蒺藜 15 g，郁金 12 g，连翘 15 g，牡丹皮 10 g，川牛膝 30 g。（《妇科用药 400 品历验心得》）

2. 经闭，干血痨　山慈菇焙干研末，每晚睡前服 4.5 g，黄酒或红花泡酒送服。（《常见病验方研究参考资料》）

3. 经前乳房胀痛或乳癖　山慈姑常与漏芦、八月札、浙贝母配伍。（《妇科用药 400 品历验心得》）

4. 妊娠误食毒药如硝石、巴豆、砒霜、乌、附等味，毒物如野菌及无名草药酿酒、病死牛羊鸡豚等。内则伤胎气，血下不止，甚则牙闭口噤，身热汗出，心神昏冒，状类癫痫　治法非寻常安胎之药可疗，当以清胎解毒为主，可服解毒回生丹：黑小豆，绿豆，生甘草，连翘，天花粉，黄芩，麝香，金箔，辰砂，雄黄，山慈菇，白扁豆。（《陈素庵妇科补解》）

5. 胎衣不下　鲜慈姑或茎叶，捣烂绞汁 1 小杯，用半杯黄酒和服。（《中华民间秘方大全》）

6. 产后肠出不收　山茨菰末，掺肠上，仍以皂角末搐取喷嚏数声。（《普济方》）

7. 面部色素沉着　菟丝子 20 g，生蒲黄 10 g，补骨脂 10 g，䗪虫 10 g，藁本 10 g，山慈菇 10 g，刺蒺藜 10 g，淫羊藿 12 g。（《妇科用药 400 品历验心得》）

8. 多囊卵巢综合征　参见海藻条。

9. 高催乳素血症　消乳饮（龙葵 15～20 g，郁金 10 g，刺蒺藜 12 g，龙胆 6 g，炒栀子 10 g，枇杷叶 12～20 g，蝉蜕 6～9 g）加川牛膝 20 g、山慈姑 12 g、柴胡 10 g、生地黄 15 g、生甘草 5 g。（《妇科用药 400 品历验心得》）

10. 乳腺囊性增生，乳痈症，乳腺纤维腺瘤　乳核散结片：当归，黄芪，山慈姑，漏芦，柴胡，郁金，昆布，海藻，淫羊藿，鹿衔草。（《中国药品实用手册》）

11. 急性乳腺炎　山慈菇研末，每日服 3 g，温开水送服。（《常见病验方研究参考资料》）

12. 乳痈　山慈菇外涂。（《本草纲目》）

13. 乳癌初起，坚硬如鸡子大　山慈菇 6 g，胡桃肉 3 枚，共捣烂，分两次用黄酒或温开水送服，每日 1 剂，久服见效。（《常见病验方研究参考资料》）

14. 乳癌初起　山慈菇数枚，风干后，用醋磨敷患处。（《常见病验方研究参考资料》）

15. 子宫肌瘤　荔枝核 12 g，橘核 12 g，青皮 10 g，香附 10 g，路路通 12 g，柴胡 10 g，娑罗子 12 g，八月札 12 g，山慈姑 15 g，夏枯草 15 g，莪术 12 g，三棱 12 g，牡蛎 30 g，海藻 20 g。（《子宫肌瘤诊治》）

16. 宫颈癌　催脱钉：由山慈菇、枯矾各 18 g，砒霜 9 g，麝香 0.9 g 组成。向宫颈管内或瘤体上直接插入本品 1～3 枚/3～5 日，连续 3～4 次。待瘤组织坏死脱落后，改用玉红膏，

每日1次。[《中医杂志》,1981,22(11):33]

17. 阴挺长出玉户数寸者,疼痛不可忍,饮食不进　以大黄、山慈菇、石膏、牡蛎、乳香为细末,水调,揣熟,捏作条子,如中指大,阴干,插入玉户,其痛即止。(《赤水玄珠》)

【现代药理研究】 复方秋水仙碱及其衍生物秋水仙酰胺治疗乳腺癌疗效显著,对子宫颈癌等亦有一定疗效。(《中药药理与应用》)

【用法用量】 内服:煎汤,6～15 g;或入丸、散。

【使用注意】 正虚体弱者慎服。

千里光

出《本草图经》。又名千里及、黄花演、眼明草、九里光、金钗草。为菊科植物千里光 *Senecio scandens* Buch.-Ham.的全草。

【药性】 微苦、辛,温,有毒。入肝经。

【功效】 清热,解毒,杀虫。

【临床应用】

1. 血瘀发热型产褥热　千里光30 g,牡丹皮18 g,当归、益母草、金银花、党参各15 g,桃仁、红花、贯众、柴胡、升麻各9 g,川芎、炮姜各6 g。水煎,每日1剂,服2次。(《中国民间医术绝招·妇科部分》)

2. 湿热型慢性盆腔炎性疾病后遗症　千里光30 g,白花蛇舌草30 g,蒲公英30 g,野菊花30 g,栀子15 g,没药15 g,延胡索10 g。共包入布袋中,蒸热后放在下腹部热敷,冷后即换,每次热敷30分钟,每日热敷1次,10次为1个疗程。(《中华民间秘方大全》)

3. 湿热下注型结核性盆腔炎　千里光、冬瓜仁、黄柏各24 g,地榆18 g,薏苡仁、玄参各15 g,苍术、黄芩、赤芍、桃仁各9 g。每日1剂,水煎两次,早晚分服。(《中国民间医术绝招·妇科部分》)

4. 宫颈糜烂　千里光栓:由千里光50 kg,白及粉750 g制成。阴道内上药。(《中药制剂汇编》)

5. 阴道炎　用100%千里光煎剂,在阴道冲洗后,用带尾线的棉花纱布塞,或棉球蘸药汁放入阴道内24小时后取出,连用5日。(《中医方药学》,广东中医学院编)

6. 霉菌性阴道炎　千里光片或胶囊放入阴道,每日1次,每次3片,也可用纱布或棉球蘸浓缩药液塞阴道内,每日换药1次,7日为1个疗程。(《百病良方》)

7. 滴虫性阴道炎　千里光200 g。水煎两次,去渣取液,浓缩成200 mL,冲洗阴道后用带线棉球浸药液塞入阴道内,24小时后取出,隔日1次。(《中国民间医术绝招·妇科部分》)

8. 湿热型女阴瘙痒症　苍耳子60 g,千里光60 g。煎汤坐浴,每日1～2次。(《中华民间秘方大全》)

9. 阴虱　参见野菊花条。

10. 外阴白斑　消斑散:青蒿、蛇床子、吴茱萸、乌梅各9 g,夏枯花、白菊花、土茯苓、浮萍草、地肤子、墨旱莲、玄参各12 g,一支蒿、地龙各15 g,六谷根、桑椹、苦参、无花果、千里光各30 g。共研为末,和匀。取此散30 g,用1 500 mL沸水冲泡片刻,趁热先熏后洗患处,每日2次,每次30分钟。(《名医治验良方》)

【现代药理研究】

(1) 千里光具有较强的广谱抗菌活力。多种体外抑菌试验结果均表明千里光对革兰阳性及阴性细菌有明显抑制作用。(《中药药理与应用》)

(2) 采用耳肿胀度抑制率药理效应法测定千里光提取物冻干粉药动学参数,实验结果发现,在一定剂量范围内给小鼠腹腔注射千里光提取物冻干粉,能较迅速地产生药理效应,使耳肿胀度抑制率显著提高,表明千里光提取物冻干粉具有良好的抗感染作用,且药效持续时间较长,有利于药效的充分发挥。千里光单味药具有一定程度的胚胎毒性,主要表现为骨骼发育异常。[《中国药师》,2014,17(9):1562－1565]

煎剂在试管中,1∶40浓度对人的阴道滴虫有抑制作用。(《中医辞海》)

【用法用量】 内服:煎汤,9～15 g(鲜者

30 g)。外用：煎水洗、捣散或熬膏涂。

【使用注意】 中寒泄泻者勿服。

川 芎

出《汤药本草》。又名芎䓖、抚芎。为伞科植物川芎 *Ligusticum chuanxiong* Hort. 的根茎。

【药性】 辛，温。入肝、胆、心包经。

【功效】 行气开郁，活血止痛，验胎。

【药论及医论】 《本经》："妇人血闭无子。"

《药性论》："主胞衣不出，治腹内冷痛。"

《珍珠囊》："下行血海，养新生之血调经。"

《增订治疗汇要》："通乳汁。"

《本草汇言》："芎䓖，上行头目，下调经水，中开郁结，血中气药……产科、眼科、疮肿科，此为要药。"

【临床应用】

1. 痛经　醋炒五灵脂、白芍各 30 g，当归、川芎、甘草各 20 g。经前 5 日，每日 1 剂，水煎，服两次，连服 5 剂。(《中国民间医术绝招・妇科部分》)

2. 先期经行，脉或洪数，下血多而色红亮。并治胎前产后血热等症　参见秦艽条。

3. 月经后期气滞证、经行乳房胀痛、母儿血型不和肾虚肝郁证、阴吹　柴胡疏肝散：柴胡，香附，枳壳，白芍，川芎，甘草，陈皮。(《中医妇产科学》，刘敏如等主编)

4. 月经不调，经闭，痛经　川芎 5 g，鸡蛋 2 个，加水同煮，蛋熟后去壳再煮 3～5 分钟后，加黄酒适量，吃蛋饮汤。(《妇女病饮食疗法》)

5. 经量过少　参见大黄条。

6. 子宫内膜生长不良的闭经　参见山药条。

7. 经闭，干血痨　参见牵牛子条。

8. 经期过长　川芎 6 g，甘草 6 g，当归 6 g，半夏 9 g，黄芩炭 10 g，葛根 10 g，炒白芍 10 g，桑白皮 15 g，阿胶 10 g，侧柏叶 10 g，贯众炭 20 g。(《妇科用药 400 品历验心得》)

9. 经量过多　川芎 20 g，白酒 20 mL，没药 5 g，代赭石 20 g，赤石脂 20 g，紫石英 15 g，阿胶(烊冲)10 g，蒲黄炭 10 g，党参 20 g。(《妇科用药 400 品历验心得》)

10. 崩中，昼夜十数行，医所不能治方　芎䓖(八两)。上一物，以酒五升，煮取三升，分三服。不耐酒者随多少服之。(《小品方》)

11. 倒经　参见蚕沙条。

12. 经行小腹冷　参见干姜条。

13. 妇人经行，预染风寒，寒邪闭塞子宫，令人月经参差，前后日期不定，经行发热，肚腹膨胀，腰胁作疼，不能受胎　参见老鹳草条。

14. 经行身痛　参见首乌藤条。

15. 经行腰痛　参见白术条。

16. 经后眉棱骨痛　参见菊花条。

17. 经行感冒　参见薄荷条。

18. 经行眩晕　参见佩兰条。

19. 经期头痛　川芎茶调散，每日 2 次，每次 9 g。(《妇产科疾病中医治疗全书》)

20. 月经后期失寐　百合 15 g，知母 10 g，酸枣仁 20 g，川芎 5 g，生甘草 5 g，茯苓 12 g，夜交藤 20 g，合欢花 10 g，丹参 12 g。(《妇科用药 400 品历验心得》)

21. 经行水肿　参见桑白皮条。

22. 经行口糜　参见板蓝根条。

23. 带下　苍柏辛芎散：苍术，黄柏，辛夷，川芎，南星，半夏，牡蛎，滑石，黄芩。为末酒服二钱。(《妇科指掌》)

24. 元气虚弱，女人赤白带下，子宫虚冷，血山崩等证　参见马钱子条。

25. 验胎　川芎生为末，空心煎艾汤服一匙。用于经水三个月不行者验胎法。腹内微动者是有胎，不动者非也。(《灵苑方》)

26. 恶阻，脉浮虚涩　白术散：炒白术二两，紫苏二两，人参二两，炒青皮二两，川芎一两，炒诃子二两，甘草四钱。制为散，熟砂仁三钱。(《女科指要》)

27. 妊娠失调，胎气不安，上疠作痛，名曰子悬，并治临产气结不下等症　参见大腹皮条。

28. 滑胎　参见大黄条。

29. 胎漏　若冲任气虚者，其漏下黄汁，或

如豆汁，黄芪汤：黄芪、糯米、川芎。（《妇科冰鉴》）

30. 妊娠，因举重仆跌损伤，胎气不安，或子死腹中　川芎一两。上为细末，每服一匕，连进三服，死胎即下。（《医学正传》）

31.（妊娠）红脓痢　白术、黄芩、川芎各四钱。（《济阴近编》）

32. 胎动腹痛，子死不知　服此药，活则安，死则下：当归四两，川芎九两，酒四升，煮三升服之。（《丹溪治法心要》）

33. 妊娠腰痛，骨盆疼痛　参见防己条。

34. 胎前产后血气不和，腹胀痛　参见乌药条。

35. 妊娠左胁痛　枳壳，川芎，白术，茯苓，甘草，香附，陈皮，砂仁。（《女科万金方》）

36.（妊娠）感冒初起　可进芎苏散，以发散之。川芎、苏叶、白术（炒）、白芷、麦冬、橘红、干葛各一两，甘草（炙）五钱，姜五，葱六，每服四钱，水煎，不拘时服。（《茅氏女科秘方》）

37. 胎前头痛　芎芷汤：甘草五分，菊花、川芎、白芷、石膏、白芍、茯苓、藁本各一钱，姜三片。水煎服。（《竹林女科证治》）

38. 外治妊娠眉骨风、头风、目翳　参见青黛条。

39. 羊水过多　参见桂枝条。

40. 胎前七八个月阴肿，此乃胎气不能游动　参见荷叶蒂条。

41. 胎妇转胞下坠，小水不通　参见升麻条。

42. 孕妇中恶。其脉紧细，心腹刺痛，昏死流涎，面白肢冷　参见丁香条。

43. 妊娠气闭尸厥。其先必患腹痛秘结，猝然大叫昏死，面红，脉动有力　参见大黄条。

44. 妊妇喘急，两胁胀痛，因五脏不和，血气虚弱，或食生冷，或冒风寒，致唇青面白，节筋酸疼，皮毛干涩，上气喘急，大便不通，呕吐频频　参见厚朴条。

45. 妊娠失寐　参见小麦条。

46. 堕胎忽倒地，举动擎促，损腹中，不安，及子死腹中不出　芎䓖一两。上为末，服寸匕，须臾三服，立出。（《经效产宝》）

47. 孕妇风痓，脉浮细涩　芎活汤：芎䓖三两，羌活三两。为末，水煎三钱，去渣入酒一杯，温服。（《女科指要》）

48. 子痫　羚羊角散：羚羊角，五加皮，防风，当归，酸枣仁，白茯神，独活，甘草，川芎，木香。姜引水煎。（《女科指掌》）

49. 妊娠合并甲状腺功能亢进肝气郁结，肝火亢盛证　参见栀子条。

50. 妊娠谵语，为脏腑热极之候　参见黄连条。

51. 子烦　参见桑寄生条。

52. 胎热　参见荆芥条。

53. 气虚血亏，冲任失濡之痛经、胎萎不长、产后发热等症　参见大枣条。

54. 怀孕期间头痛眩晕，口舌生疮，咽喉红肿，暴发火眼，遍身发热，牙齿疼痛　参见金银花条。

55. 妊娠疟疾　参见青蒿条。

56. 交骨不开难产　参见人参条。

57. 月未足，胎死不出，母欲死方　捣芎䓖，酒服方寸匕，神良。（《小品方》）

58. 过期妊娠　参见川牛膝条。

59. 胎物残留　参见大黄条。

60. 恶露不绝（人工流产后）　桂枝 6 g，生姜 5 片，枳实 15 g，当归 6 g，川芎 6 g，益母草 12 g，贯众炭 20 g，蚤休 15 g，马齿苋 30 g，阿胶（烊冲）10 g。（《妇科用药 400 品历验心得》）

61. 恶露败血走刺心腹，儿枕痛，坐卧不得，余血不快　乌金散：川芎七钱半，黑附子半枚（炮）。上为细末，每三钱，童便和酒调服，痛止血下，方住服。（《济阴纲目》）

62. 调经及产后子宫出血等症　川芎流浸膏：由川芎一味制成。每次 1～4 mL，每日 2 次。（《中药制剂汇编》）

63. 产后一切血疾，产难，胎衣不下，危急恶疾垂死者　参见五灵脂条。

64. 产后血崩　芎䓖汤加芍药方：芎䓖、当归、芍药各等分。每服四钱，水一盏半，煎至七分，去渣热服，无时。（《证治准绳·女科》）

65. 产后血痛如刀刺 大川芎为末，每服二钱，水煎至七分，温服。(《产育宝庆集》)

66. 产后瘀血胁痛，手不可按 参见红花条。

67. 产后四肢麻痹，皮肤瘙痒不仁者，皆血虚风袭之也 宜逐邪四物汤：参见白附子条。

68. 产后寒热似疟 参见草果条。

69. 产后感冒风寒，恶寒发热头痛 辛散生化汤：川芎一钱五分，桃仁十粒(去皮、尖)，水煎服。(《妇科备考》)

70. 产后咳嗽，若因瘀血上冲入肺而嗽者参见苦杏仁条。

71. 产后血晕 参见龙骨条。

72. 产后癫狂 参见五味子条。

73. 产后恶血冲心，闷绝不语 参见羌活条。

74. 产后败血成痈 参见连翘条。

75. 产后厥阴感邪呕吐，两胁胀满者，必便血不治 参见麦冬条。

76. 产后不语 参见人参条。

77. 产后病眼 参见石决明条。

78. 产后中风，四肢顽痹不仁，心腹疼痛参见乌梢蛇条。

79. 产后风虚劳损，四肢疼痛，心神虚烦，不饮食 参见枸杞子条。

80. 产后积聚癥瘕 参见马鞭草条。

81. 产后尿潴留 参见紫菀条。

82. 产后日久虚劳发热，或微有寒热，脉沉而数，及热入血室等证 参见赤芍条。

83. 产后目痛赤肿 参见连翘条。

84. 妇人气厥头痛，及产后头痛 川芎、乌药各等分为末，每服二钱，茶调下。(《御药院方》)

85. 妇人多有梅核气 参见浙贝母条。

86. 妇人癥瘕痞块及卵巢肿瘤 参见芫花条。

87. 外在性子宫内膜异位症，见有痛经、肛坠、不孕、性交痛、妇检宫颈后壁有结节 参见赤芍条。

88. 血风走疰，肢节疼痛，发时来往不定参见安息香条。

89. 妇人风瘙，瘾疹遍身瘙痒，状若虫行，或发或歇 参见沙参条。

90. 痰湿阻滞型多囊卵巢综合征 参见礞石条。

91. 希恩综合征 参见鹿角条。

92. 围绝经期综合征见形体肥胖、少动懒言、面部色素沉着、水肿、四肢有蚁行感，或兼有月经紊乱、色黯红夹有血块者 参见海藻条。

93. 妇人腋下肿痛 参见龙胆条。

94. 溢乳 参见牛膝条。

95. 乳衄肝经郁热证 参见栀子条。

96. 鬼胎 参见僵蚕条。

97. 妇人虚风头目眩晕及心眩 参见山药条。

98. 术后头痛 侯氏黑散加减：菊花 10 g，白术 10 g，细辛 5 g，茯苓 10 g，牡蛎 20 g，桔梗 5 g，防风 10 g，党参 12 g，黄芩 10 g，当归 6 g，干姜 5 g，川芎 6 g，桂枝 3 g，枸杞子 15 g，桑椹 15 g。(《妇科用药 400 品历验心得》)

99. 排卵障碍 参见石见穿条。

100. 人流后宫腔粘连 参见西红花条。

101. 幼稚子宫及子宫发育不良的不孕症川芎 30 g，法半夏、陈皮、茯苓、白术各 10 g，香附 12 g。水煎服。月经干净后每日 1 剂，连服 6 剂，连续 2～3 个月经周期。同时针灸关元、子宫、三阴交、足三里、天枢、中极等穴。(《百病良方》)

102. 黄褐斑 参见僵蚕条。

103. 产后玉门不闭 参见龟甲条。

104. 产后阴挺 参见淡菜条。

105. 阴肿痛，或风热作痒 参见灯心草条。

106. 产后阴蚀五疳 参见黄芪条。

107. 阴疮痒 枯矾，川芎，朱砂。上为细末，绵裹纳阴中，有虫即死。(《普济方》)

【现代药理研究】

(1) 川芎和川芎嗪在体外对由 ADP、胶原和凝血酶诱导的家兔血小板聚集有显著抑制作用，并可使已聚集的血小板迅速解聚。川芎水提取物可明显提高大鼠离体子宫的收缩幅度，但对收缩频率无明显影响。川芎可降低卵巢内前列腺素 E_2 含量。在假孕大鼠，川芎可降低血中孕酮含量，抑制卵巢 hCG/LH 受体特异结合量，提高子宫孕酮受体特异结合量。(《中华本草》)

(2) 川芎有抗维生素 E 缺乏症的作用。川芎嗪对血栓索 A_2 样物质诱导的血小板聚集有抑制作用。(《中药药理与应用》)

【用法用量】 内服：煎汤，3～10 g；研末，每次 1～1.5 g；或入丸、散。外用：适量。

【使用注意】 阴虚火旺，月经过多及出血性疾病者慎服。

川木通

出《药性论》。又名通草、八月炸藤。为毛茛科植物小木通 *Clematis armandii* Franch.或绣球藤 *Clematis montana* Buch.-Ham.。

【药性】 苦，微寒。入心、小肠、膀胱经。

【功效】 泻火行水，通利血脉。

【药论及医论】 《药性论》："主治五淋，利小便……"

《食疗本草》："煮饮之，通妇人血气，浓煎三五盏即便通。"

《日华子》："催生下胞，女人血闭，月候不匀……乳结，及下乳。"

【临床应用】

1. 经闭及月事不调　木通，牛膝，生地黄，元胡同煎服。(《本草经疏》)

2. 妇人脐腹疼痛，不省人事　木通、白芍药、五灵脂等分。上㕮咀，每服五钱，醋水各半盏，煎七分，去滓温服。(《袖珍方》)

3. 血虚有寒、腰腹冷痛的痛经　当归四逆汤：当归，桂枝，芍药，细辛，炙甘草，木通，大枣。(《方剂学》，广东中医学院编)

4. 经行口糜　导赤散(生地黄、木通、竹叶、甘草梢)加花粉、麦冬。(《中国医学百科全书·中医妇科学》)

5. 经行水肿　参见硫黄条。

6. 妇人血分，四肢浮肿，喘促，小便不利　参见防已条。

7. 水分先病水肿，日久不治，致经水断绝　木通饮：木通，桑根白皮，泽泻，防已，赤茯苓，石韦，大腹皮。上七味，粗捣筛，每服五钱匕，水一盏半，煎至一盏，去滓温服，日三。(《圣济总录》)

8. 带下　龙胆泻肝汤：龙胆草、泽泻各一钱，车前子、木通、生地黄、当归、山栀仁、黄芩、甘草各五分。上，水煎服。(《医部全录·妇科》)

9. 妊娠火盛，迫血妄行　抽薪饮：黄芩、石斛、木通、炒栀子、黄柏各一二钱，枳壳、泽泻各一钱半，细甘草三分。水一钟半，煎七分，食远温服。(《景岳全书》)

10. 妊娠中火　参见大黄条。

11. 妊娠子淋，小便涩痛　冬葵子、滑石、木通各等分。上为末，每服四钱。水一盏，葱白七寸，煎至六分，去滓服。(《妇人大全良方》)

12. 妊娠身体浮肿，心腹胀满，小便不通　木通汤：木通、香薷、桑根白皮各一两，木香、诃黎勒皮、黄芩各三分，枳壳、槟榔、紫苏茎叶各半两。上九味，粗捣筛，每服四钱匕，水一盏，入生姜半分拍碎，煎至六分，去滓温服，食前，日再。(《圣济总录》)

13. 孕妇脉浮数，发热恶寒，两腿膝胫肿痛火热，症似伤寒　加味苍柏散：制苍术，白术，黄柏，川芎，羌活，独活，生地黄，当归，赤芍，木通，知母，防已，木瓜，薏苡仁，甘草，生姜，葱白。温服取汗。(《彤园妇人科》)

14. 胞衣不出　瞿麦汤：瞿麦穗一两，牛膝(去苗酒浸)、桂(去皮)、木通各一两。上粗捣筛，每服三钱，水一盏，煎七分去滓，不拘时，温服。未下再服。(《普济方》)

15. 恶露不绝　川木通 10 g，荷叶 15 g，莲房 12 g，花蕊石 15 g，郁金 10 g，枳壳 10 g，蒲黄 10 g。(《妇科用药 400 品历验心得》)

16. 产后淋证　知柏导赤散：赤芍、木通、麦冬、黄柏、知母、桂心、甘草(生)各一钱，灯心四十九寸，水煎，调益元散二钱服。(《胎产心法》)

17. 产后大小便不通　参见枳壳条。

18. 产后肿　五味白术散：白术三钱，陈皮一钱半，木通、川芎、赤茯苓各一钱。上锉，作一贴，水煎吞下，与点丸二十五丸。（《医部全录·妇科》）

19. 胁肋苦痛偏效，并心下、胁肋，并小腹牵引痛　木通散：木通、青皮、川楝子、萝卜子、舶上茴香、莪茂、木香、滑石。上为细末，煎葱白，酒调三钱。（《妇人大全良方》）

20. 产后腰痛　参见丁香条。

21. 产后风　木通根 60 g，水煎服，每日 1 剂。（《浙江民间常用草药》）

22. 产后中风偏枯，手足不仁，或筋脉无力，不能自举，心下多惊　参见石决明条。

23. 产后乳汁不下　木通汤：木通、钟乳各一两，漏芦去芦头一两；栝楼根、甘草各一两，锉煎服。（《圣济总录》）

24. 输卵管积水不孕　参见西红花条。

25. 妇人多有胃脘并心腹疼痛，多因气后停食，食后受气所致　陈皮、抚芎、紫苏、木瓜、神曲各一钱，香附、山楂各一钱半，青皮姜汁（炒）、木香各五分，砂仁八分，木通七分。空心服。（《秘传女科》）

26. 缺乳　鲫鱼饮：鲫鱼半斤，木通五钱，水煎服。（《中华民间秘方大全》）

27. 乳痈疼痛不可忍者　通和汤：穿山甲炮、木通各一两，自然铜五钱，醋淬七次。上为末，每服二钱。热酒调下，食远服之。（《医部全录·妇科》）

28. 乳癖　参见皂角刺条。

29. 阴部抽痛　川木通 5 g，川楝子 20 g，郁金 10 g，刺蒺藜 10 g，车前子（包）10 g，八月札 15 g，麦冬 10 g，北沙参 12 g。（《妇科用药 400 品历验心得》）

30. 前庭大腺炎　参见龙胆条。

31. 阴中生疮淋涩　龙胆草、泽泻各一钱，车前子、木通、生地黄、当归、山栀仁、黄芩、甘草各五分。上，水煎服。（《医部全录·妇科》）

32. 阴肿痛，或风热作痒　参见灯心草条。

【现代药理研究】

（1）商品木通煎剂对离体小鼠未孕和妊娠子宫呈现抑制作用。（《中药药理与应用》）

（2）川木通乙醇提取物具有显著的利尿作用，其利尿活性成分为甾醇、三萜皂苷和木脂素苷类成分。［《中国中药杂志》，2019，44（19）：1889－1894］

【用法用量】　内服：煎汤，3～10 g；或入丸、散。

【使用注意】　津伤口渴者及孕妇慎服。

川牛膝

出《本草纲目》。又名牛膝、天全牛膝、都牛膝、米心牛膝、家牛膝、拐牛膝、甜牛膝、龙牛膝。为苋科植物川牛膝 *Cyathula officinalis* Kuan 的根。

【药性】　甘、微苦，平。入肝、肾经。

【功效】　活血祛瘀，祛风利湿。

【药论及医论】　《四川中药志》（1979 年版）："活血祛瘀，通经，引血下行。用于血滞经闭，痛经……"

《中华本草》："主治血瘀闭经，难产，胞衣不下，产后瘀血腹痛，痛经……"

【临床应用】

1. 痛经和瘀滞闭经　川牛膝 10 g，当归 12 g，红花 6 g，香附 10 g，益母草 30 g。水煎服。（《四川中药志》，1979 年版）

2. 膜样痛经，子宫内膜异位症痛经　参见西红花条。

3. 经前眩晕、呕吐、头痛、咳、喘、吐血、衄血等症　参见赭石条。

4. 月经后期　川牛膝 30 g，藕节 45 g，赤芍 10 g，牡丹皮 15 g，泽兰 12 g，茜草 20 g。（《妇科用药 400 品历验心得》）

5. 月经不通　通经散：川牛膝，当归，刘寄奴，红花，苏木，肉桂，白芷，急性子，白芍，甘草各等分。为末。每服四钱酒下。（《女科旨要》）

6. 经期过长　参见鼠妇条。

7. 经量过少　参见大腹皮条。

8. 功能性子宫出血伴有腹痛，血色紫黯而有瘀块者　每日川牛膝 30～45 g，水煎顿服，或

分2次服。病程较长者，血止后减量持续服5～10日。[《浙江中医杂志》，1982，17(2)：86]

9. 奔下两腿如车轮之肿大者，不能展动，为恶血流滞入四肢之症　陈皮，桔梗，山楂，柴胡，吴萸，白芷，干姜，木通，三棱，川牛膝，苏木，桂枝，归尾，桃仁。先用炒热麸皮熨之。(《妇科秘方》)

10. 肺肾阴虚型经行吐衄　地黄牛膝茅根汤：生地黄、川牛膝、白茅根各30 g。水煎去渣加白糖适量，调匀服用。(《妇产科疾病中医治疗全书》)

11. 经行身痛　参见细辛条。

12. 经行头痛　参见大黄条。

13. 经行咳血　百合15 g，麦冬12 g，生地黄15 g，熟地黄12 g，玄参12 g，生白芍12 g，桔梗5 g，川贝粉(吞)4 g，藕节12 g，川牛膝15 g，桑白皮10 g，地骨皮12 g，生甘草5 g。(《妇科用药400品历验心得》)

14. 经行口糜，牙龈肿痛　升麻6 g，黄连3 g，当归5 g，生地黄12 g，牡丹皮10 g，川牛膝12 g，石膏(先入)10 g。(《妇科用药400品历验心得》)

15. 经行眩晕阴虚阳亢证、妊娠眩晕肝阳上亢证　参见天麻条。

16. 过期妊娠　催产饮方：川牛膝、桑寄生、生黄芪各15 g，党参、川续断各12 g，炒白术、当归、川芎、丹参、香附各10 g，桃仁、红花各6 g。[《中西医结合杂志》，1986，6(8)：464]

17. 妊娠数堕胎　参见阳起石条。

18. 产后恶露不多下方　川牛膝、大黄各八分，牡丹皮、当归各六分，芍药、蒲黄、桂心各四分。上为末，以生地黄汁调，酒服方寸匕。日二服。血下愈。(《妇人大全良方》)

19. 恶露不绝(胎物残留)　冬葵子30 g，滑石15 g，花蕊石20 g，川牛膝15 g，荷叶15 g，蒲黄10 g，益母草20 g。(《妇科用药400品历验心得》)

20. 产后恶血疼痛极甚　用牛膝一两半去苗，以酒一大盏半，煎至一盏，去滓，不计时候。分温三服。(《普济方》)

21. 产后尿血　川牛膝水煎频服。(《熊氏补遗》)

22. 产后血滞，筋脉拘挛，腰背强直，遍身疼痛　趁痛散：黄芪、当归、官桂、白术、独活、生姜五钱，川牛膝(酒浸)五钱，炙甘草三钱，薤白三钱五分。每服四钱，水煎服。(《产育宝庆集》)

23. 产后瘫痪不起　秦艽，当归，生地黄，天花粉，羌活，香附，米仁，木瓜，人参，川牛膝，汉防己，黄芪。水煎，冲酒服。(《妇科秘方》)

24. 血风气攻腰脚疼痛，腹胁拘急，肢节不持　参见粉萆薢条。

25. 高催乳素血症　参见山慈菇条。

26. 多囊卵巢综合征　抑亢汤：炒栀子10 g，生地黄10 g，龙胆草5 g，柴胡10 g，牡丹皮9 g，川牛膝30 g，枇杷叶15 g，茜草10 g，制大黄6 g，紫草20 g，香附5 g，丹参15 g。(《马大正中医妇科医论医案集》)

27. 排卵障碍　参见石见穿条。

28. 未破裂黄素化卵巢综合征　川牛膝30 g，急性子30 g，石见穿30 g，桃仁10 g，泽兰12 g，延胡索10 g，茺蔚子12 g，当归8 g，川芎8 g，䗪虫10 g，刘寄奴10 g，香附10 g。(《妇科用药400品历验心得》)

29. 刮宫术后头晕耳鸣　左归丸加味：熟地黄12 g，山药15 g，枸杞子12 g，山茱萸12 g，川牛膝12 g，菟丝子15 g，鹿角胶10 g，龟板胶10 g，磁石15 g，何首乌15 g，墨旱莲20 g。(《妇科用药400品历验心得》)

30. 求子方　熟地黄、川牛膝、当归各八分，卷柏、川芎、防风各六分，牵牛子(末)、桂心各三分。以水六升，煮取二升三合，去滓，分三服。服别和一分牵牛子末服。(《妇人大全良方》)

31. 输卵管积水　制大黄9 g，葶苈子12 g，玄明粉(冲)10 g，杏仁10 g，桂枝6 g，茯苓皮20 g，泽泻12 g，猪苓10 g，白术10 g，丹参30 g，益母草30 g，川牛膝30 g，大腹皮15 g。(《妇科用药400品历验心得》)

32. 人流后宫腔粘连　参见西红花条。

33. 月经后期，崩漏，绝经前后诸症，绝经后骨质疏松症，外阴白色病变　参见龟板胶条。

34. *癥瘕(卵巢肿瘤)*　参见益母草条。

35. *石瘕*　加味温经汤：当归尾、赤芍、川牛膝、肉桂、莪术、破故纸、小茴香、香附、乌药、川芎各一钱，甘草五分，姜三片用引，水煎服。(《竹林女科证治》)

36. *回乳*　麦芽 6 g，白茯苓 15 g，川牛膝 9 g。水煎服。(《常见病验方研究参考资料》)

37. *溢乳*　蝉蜕 6 g，枇杷叶 20 g，郁金 10 g，刺蒺藜 10 g，香附 8 g，川牛膝 15 g，路路通 10 g，麦芽 60 g，佛手柑 10 g。(《妇科用药 400 品历验心得》)

38. *女子初嫁阴中痛方*　川牛膝五钱，用酒半盏，煎六分，空心顿服。外用青布包炒盐熨之，即愈。(《香奁润色》)

39. *外阴单纯疱疹病毒感染*　三妙丸加味：生甘草 9 g，苍术 10 g，黄柏 10 g，川牛膝 10 g，苦参 15 g。(《妇科用药 400 品历验心得》)

40. *宫颈糜烂*　参见赤小豆条。

41. *经断复来，老妇阴道炎，泌尿系感染，早期宫颈癌，症见赤白带下，黏物腥臭，小腹时痛，腰酸，便秘*　参见瓜蒌子条。

【现代药理研究】　川、怀牛膝浸膏和煎剂对离体或在体家兔子宫无论孕否都有兴奋作用，对受孕或未孕豚鼠子宫呈弛缓效应。川牛膝流浸膏使猫的未孕子宫呈弛缓现象，受孕子宫则发生强有力的收缩。对离体大鼠子宫的作用相反，川牛膝呈抑制作用，怀牛膝呈兴奋作用。川牛膝及怀牛膝的苯提取物对小鼠均有抗生育、抗早孕和抗着床作用，但对幼龄子宫作用最弱，对晚孕子宫作用最强。[华西药学杂志，2004，19(3)：205－207]

【用法用量】　内服：煎汤，10～30 g，大剂量 50 g。

【使用注意】　孕妇及月经过多者禁服。

川乌头

出《药谱》。又名川乌。为毛茛科植物乌头 *Aconitum carmichaeli* Debx.(栽培品)的块根(主根)。

【药性】　辛，热，有大毒。入心、脾经。

【功效】　祛风湿，散寒，止痛。

【临床应用】

1. *痛经*　制川乌、吴茱萸各 6 g，干姜、肉桂各 10 g，琥珀粉(冲)、细辛各 3 g。(《全国名医妇科验方集锦》)

2. *经脉妄行，血崩不止*　霹雳散：香附子六两，川乌头(炮去尖)二两，石灰(油炒)二两。上为细末，每服二钱，烧锤淬酒调下，食前。(《普济方》)

3. *室女、妇人经候不通，脐腹疼痛，或成血瘕*　通经丸：炒川椒，炒川乌，蓬术，青皮，桂心，当归，炒桃仁，大黄。为末，醋丸桐子大，每服五丸，淡醋或酒下。(《薛氏济阴万金书》)

4. *室女血脏虚冷，月水凝涩，攻少腹痛*　牡丹散：牡丹皮、乌头(炮裂，去皮脐)、桂(去粗皮)各一两。上三味，捣罗为散，每服二钱匕，温酒调下，不拘时候。(《圣济总录》)

5. *经行身冷*　川乌 6 g，桂枝 6 g，炒白芍 6 g，炙甘草 6 g，生姜 5 片，大枣 6 个，干姜 5 g，茯苓 10 g，炒白术 10 g。(《妇科用药 400 品历验心得》)

6. *经行作痛，及经闭不通，及痛经、难产，及经脉不通，遍身作痛，中风瘫痪*　参见两头尖条。

7. *赤白带下*　神功丹：枯白矾五钱一分，乌头一个炒黄。上为细末，蜜丸如弹子大，绵包之，临卧纳阴门内。(《普济方》)

8. *子死腹中*　桂去粗皮不得见火、乌头大者(炮去皮脐)各一两。上锉，每服二钱，水一盏，煎七分(去滓)，温服。须臾连三服。(《普济方》)

9. *产后身痛*　乌头汤：制川乌、麻黄、白芍、炙甘草各 9 g，黄芪 12 g，蜂蜜 60 g。(《中医妇科临床手册》)

10. *产后腿痛*　补骨四物汤：四物汤加川乌、茜草、菖蒲。(《妇科玉尺》)

11. *产后恶血未尽，浑身憎寒发热，小腹刺疼痛，心气膨胀不纳饮食，面目虚肿，脚手浮肿，聋耳眼晕腰痛*　参见天仙藤条。

12. 产后风痿多汗　大圣汤：川芎，黄芪，当归，木香，人参，甘草，茯苓，麦冬，川乌。(《妇科玉尺》)

13. 产后中风，身如角弓反张，口噤不语　川乌五两，锉如豆大。上取黑豆半升，同炒半黑，以酒三升泻于铛内急搅，以绢滤取酒，微温服一小盏，取汗。(《妇人大全良方》)

14. 产后昏晕，不知人事，痰盛　川乌、归身、肉桂、人参煎服。血下自愈。(《慎斋遗书》)

15. 产后下痢，白多赤少，腹痛不止　甘草半两，川乌头半两。上以浆水一大盏，煎取半盏，食前分温二服。(《太平圣惠方》)

16. 产后诸疾并皆淋涤　产后淋涤方：独活、苍术、防风、荆芥、吴茱萸、蛇床子、乌头(生去皮)，各一两。上㕮咀，每用二两，水七升，煎取四升淋涤。欲先熏，即乘热熏之。候温方淋洗。(《产宝诸方》)

17. 慢性盆腔炎性疾病后遗症　生川乌20 g，羌活、独活各30 g，花椒、紫苏各10 g，千年健、白芷、艾叶、石菖蒲各15 g。包入布袋，蒸热后敷下腹，冷后再换。(《百病良方》)

18. 不孕症见腰膝冷痛、手足欠温、遇寒则腹痛加剧，或痛而有块，或兼有阵痛如锥者　复孕散：制川乌9 g，制草乌9 g，细辛3 g，丹参15 g，益母草15 g。除细辛外，均需用文火焙焦，然后与细辛共研极细末，分作3包。每次服1包，每日服3次，白酒为引送服。于月经来潮后1周左右服用。连服2料为1个疗程。如未奏效，可于下次月经来潮时如法服用。(《中国丸散膏丹方药全书·妇科病》)

19. 脐下寒痛如冰　山柰、川乌、大椒各五分，全蝎三个，柴胡、羌活各二钱，白矾枯三分，升麻二分，大蒜、破故纸与蒜同焙，各一钱麝少许。上为末，炼蜜丸弹子大，绵裹，留系在阴外，内阴中。(《医部全录·妇科》)

20. 血风走疰，腰胯脚膝疼痛　莨菪子一两，川乌头一两，附子一两。上件药，捣细罗为散，以酒煎成膏，摊于帛上，于痛处贴之。(《太平圣惠方》)

21. 男妇手足瘫痪，风痰壅塞，呕吐涎沫　青州白丸子：小白附子，半夏水(浸洗)，南星，川乌头。上为末，以绢袋盛于井花水内，去渣再研，晒干，糯米粉煎粥为丸。每服三十丸，姜汤或酒下。(《女科万金方》)

22. 鬼胎如抱一瓮　参见巴戟天条。

23. 寒伤于内，气凝不流，结于肠外，久为癥瘕，时作疼痛，腰不得伸　参见穿山甲条。

24. 乳房结块　川乌6 g，草乌、丁香、蟾酥各3 g。共研极细末，每次以上药末少许放膏药中间，贴核上，2日一换，连贴1个月为1个疗程。(《常见病验方研究参考资料》)

25. 乳痈　三物桂心贴：桂心、乌头、甘草各二分。上捣散，以苦酒和涂肿上，以小纸覆濡其上，将乳居其中，以干布置乳下。须臾布当濡，有脓水为佳。(《普济方》)

26. 阴中有肉突出者，名曰阴痔，俗称茄子疾也　外宜乌头熏法：乌头。上用酽醋熬熏自消。(《妇科冰鉴》)

27. 阴下挺出　蜀椒、乌头、白及各二分。上三味，捣筛，以方寸匕绵裹内阴中，入三寸，腹中热，明旦更著，差止。(《集验方》)

28. 阴中息肉突出　以苦酒三升，渍乌喙五枚，三日，以洗之，日夜三四过之。(《医心方》)

【现代药理研究】　用大鼠电刺激法、小鼠扭体法及小鼠热板法均证明乌头碱皮下注射具有剂量依赖性镇痛作用。(《现代中药药理与临床》)

【用法用量】　内服：水煎，制川乌，1.5～9 g，宜久煎(1小时以上)。

【使用注意】　生品内服宜慎。孕妇忌服。服用过量，会引起呼吸中枢及心肌麻痹死亡。

川楝子

出《本草正》。又名楝实、金铃子。为楝科植物川楝 *Melia toosendan* Sieb.et Zucc.的果实。

【药性】　苦，寒，有小毒。入肝、胃、小肠经。

【功效】　除湿热，清肝火，行气止痛。

【药论及医论】　《珍珠囊》："主上下部腹

痛，心暴痛，非此药不能除。”

《本草求原》：“行经血……”

《藏腑药式补正》：“香燥行滞一法，固可以利其运行，然惟血液之未甚耗者，能为之推波助澜，则气为血帅，而血随气行。若果阴液大虚，虽振动而疲馁不前，斯气药亦无用，用反增其燥结之苦。则惟清润和调，柔以驭之，尚可驯其横逆。此金铃子之柔肝，固非芳香诸物之可以例观也。”

《妇科用药400品历验心得》：“川楝子为通利之品，其通不在血而在气，以气行而血行，可蠲诸痛。行气之品大多香燥，阴不足者服之必增劫阴之苦。唯川楝子性寒，可治燥热气滞，一贯煎是代表方剂。虽则如此，川楝子经过炮制也可治寒滞之痛，故应用十分广泛。”

【临床应用】

1. 肝气郁结，气郁化热之痛经　金铃子散：金铃子、延胡索。（《中医临床妇科学》，夏桂成主编）

2. 崩带下血，子宫血海虚冷等证　四炒固真丹：苍术一斤，分作四分，一分用茴香、青盐各一两(炒)，一分用川乌、川楝各一两(炒)，一分用川椒、破故纸各一两(炒)，一分用酒醋炒。俱以术黄为度，去各炒药。上将各炒药为末，煮药，酒醋打糊，丸梧子大，每服三十丸，淡醋汤下。（《医部全录·妇科》）

3. 气阻血滞型月经后期　川楝子30 g，五灵脂20 g，蒲黄10 g，丹参20 g，香附10 g，益母草30 g。（《妇科用药400品历验心得》）

4. 倒经　参见两头尖条。

5. 经前烦躁易怒，乳房胀痛，头痛，失眠多梦，心腹胀痛，胃脘胀痛，恶心呕吐等　经前平颗粒：白芍、香附、川芎、枳壳、川楝子等。（《中国药品实用手册》）

6. 经前乳胀　川楝子、香附各9 g，郁金6 g，合欢皮、娑罗子、路路通各12 g，青皮、橘叶核各4.5 g。（《中医妇科临床手册》）

7. 经来吊阴痛不可忍　川楝子汤：猪苓、泽泻、白术、小茴(炒)、大茴(炒)、乌药、川楝子、延胡、乳香各一钱，木香、麻黄、槟榔各五分，姜葱水一碗热服，汗发立效。（《妇科秘方》）

8. 赤白带　苦楝丸：苦楝(碎，酒浸)、茴香(炒)、当归各等分。上为末，酒糊丸。每服三五十丸，空心温酒下。（《素问病机气宜保命集》）

9. 胎动心痛　参见小茴香条。

10. 妊娠心气疼　火龙散：艾叶末(盐炒一半)、川楝子(炒)、茴香(炒)各半两。上为粗末。每服二钱，水一盏，煎至七分，去渣，温服，不拘时。（《卫生宝鉴》）

11. 子痫阴虚肝旺证　参见沙参条。

12. 孕痈毒热炽盛证　参见冬瓜子条。

13. 产后腹痛，因产时寒气客于子门　金铃子散：川楝子(去核)、小茴、骨脂、桂心各一钱，木香另研汁。姜引，水煎，入木香汁，食前热服。（《万氏妇人科》）

14. 产后乳结核，肿痛发热烦闷　大黄汤：大黄(略炒)、芍药、楝实(擘破炒去子)、马蹄(炙焦黄)各一两。上四味，粗捣筛，每服二钱匕，水一盏，煎七分，去滓温服，不拘时。（《圣济总录》）

15. 不孕　参见绿萼梅条。

16. 梅核气　参见预知子条。

17. 围绝经期综合征潮热出汗　镇肝息风汤加味：参见天冬条。

18. 肝郁夹瘀型乳腺增生　乳块消：丹参、橘核、王不留行、川楝子、䗪虫、皂角刺(常规用量)。（《中医临床妇科学》，夏桂成主编）

19. 乳汁不通　参见棉花根条。

20. 肥胖体质湿盛气郁型缺乳　参见柴胡条。

21. 急性乳腺炎　苦楝子连皮和仁，捣碎晒干，炒微黄，研细末。每次以苦楝子末9 g，红糖60 g，用黄酒或温开水100～200 mL冲服，每日1～2次，连服2～5次。（《中药大辞典》）

22. 吹奶初觉　漏芦汤：漏芦、楝实、大黄、黄芩、芍药、甘草各半两。上为末，每服三钱，水一盏半，灯草三十茎，同煎至一盏，去滓温服无时。（《普济方》）

23. 乳癌已溃烂　蜂房、雄鼠矢、川楝子各等分，瓦煅存性，为末擦之。（《华佗神医秘传》）

24. 胁肋苦痛偏效　木通散：木通、青皮、川楝子(去皮核)各一两。以上三味，用巴豆半两(炒黄)，去巴豆不用，萝卜子(炒)、茴香各一两，莪术、木香、滑石各半两。上为细末，煎葱白，酒调三钱。(《妇人大全良方》)

25. 慢性盆腔炎性疾病后遗症属于气血凝结者，或用于宫冷不孕等证　暖宫定痛汤：橘核，荔枝核，小茴香，胡芦巴，延胡索，五灵脂，川楝子，香附，乌药。(《刘奉五妇科经验》)

26. 输卵管结扎后腹痛　川楝子 20 g，延胡索、川续断、杜仲、麦芽各 15 g。每日 1 剂，水煎两次，早晚分服。(《中国民间医术绝招·妇科部分》)

27. 妇科术后盆腔粘连　参见大腹皮条。

28. 癥瘕积聚　参见丁香条。

29. 子宫内膜异位症　参见石见穿条。

30. 妊娠体癣　川楝子(杵碎)60 g。水熬成 150 mL，外涂局部皮肤，不拘时候。(《妇科用药 400 品历验心得》)

31. 腹股沟痛　一贯煎(北沙参 10 g，麦冬 10 g，当归 6 g，生地黄 12 g，枸杞子 10 g，川楝子 20 g)加忍冬藤 20 g、丝瓜络 10 g、竹茹 10 g。(《妇科用药 400 品历验心得》)

32. 交接阴痛　参见青皮条。

33. 阴挺　一捻金丸：玄胡索、舶上茴香、吴茱萸、川楝子(去核)、青木香各二两。上为末，粳米饮糊丸如梧桐子大。每服三十五丸，空心木通汤服。(《证治准绳·女科》)

34. 霉菌性阴道炎　川楝子 60 g，每次加水 1 000 mL，煎取 500 mL，连煎 3 次，合药液，凉后先用冲洗器冲洗阴道再坐浴，不拘次数，每次 15 分钟。(《妇科用药 400 品历验心得》)

【现代药理研究】 抗菌、消炎、镇痛作用：川楝子的水提物对堇色毛菌、奥杜盎氏小孢子菌、白念珠菌、金黄色葡萄球菌有抑制作用。此外，从油中分离出的成分有明显的抗关节炎药理活性，具有明显抗组胺作用。采用小鼠扭体法、热板法对川楝子不同炮制品进行了镇痛作用研究，结果表明川楝子不同炮制品都有显著镇痛作用。[《中国实验方剂学杂志》，2015，21(1)：219－223]

【用法用量】 内服：煎汤，6～30 g；或入丸、散。外用：60 g，水煎外洗坐浴或外抹。

【使用注意】 脾胃虚寒者禁服。内服用量不宜过大及久服，以免引起恶心、呕吐，甚至死亡等不良反应。

女贞子

出《本草正》，又名女贞实、冬青子、爆格蚤、白蜡树子、鼠梓子。为木犀科植物女贞 *Ligustrum lucidum* Ait.果实。

【药性】 甘、苦，微寒。入肝、肾经。

【功效】 补肝肾、养阴。

【药论及医论】 《本草正》："养阴气，平阴火，解烦热骨蒸，止虚汗，消渴及淋浊，崩漏，便血，尿血，阴疮……"

《刘奉五妇科经验》："女贞子滋阴凉血，益肾平肝。合旱莲草为二至丸，合黄芩能清肝热，可用于治疗肝热上逆诸证，例如经前期紧张症、围绝经期综合征等。"

【临床应用】

1. 闭经，逆经，血疾　女贞剪红丸：冬青子 1 000 g，红花 90 g。上药共研细末，和匀，炼蜜为丸，如梧桐子大。每次服 6 g，每日服 2 次，食后温开水送服。(《中国丸散膏丹方药全书·妇科病》)

2. 经水再至　大生地，元参，麦冬肉，粉丹皮，女贞子，贯众炭，生白芍，地骨皮，阿胶，金樱子，炒淮药，木耳炭，生潞党，白术。(《竹泉生女科集要》)

3. 经期过长　参见凤尾草条。

4. 月经过多、崩漏　参见沙参条。

5. 功能失调性子宫出血　女贞子、生地黄、怀山药各 12 g，白芍、山茱萸、泽泻、牡丹皮、茯苓各 9 g。(《中医妇科临床手册》)

6. 肾阴虚型排卵期子宫出血　生地女贞莲草饮：生地黄 30 g，女贞子 15 g，墨旱莲 12 g，红糖 50 g。放入锅内，加水适量煎煮 30 分钟，去渣取汁，随时饮服，每日 1 剂，连用 3～7 日为 1

个疗程。(《民间验方》)

7. 经行头痛　参见白芍条。

8. 经后眩晕　枸杞子、菊花、牡丹皮、生地黄、茯苓、泽泻、桑椹子各 9 g,女贞子、穞豆衣各 12 g。(《中医妇科临床手册》)

9. 经后少腹痛　傅氏调肝汤：炒淮药,阿胶珠,巴戟天,酒白芍,女贞子,山萸肉,甘草,全当归,大熟地。(《竹泉生女科集要》)

10. 经行发热　参见知母条。

11. 白带绵绵,质一般,无臭气,劳累后更甚　女贞子、海螵蛸各 25 g,白术 30 g,泽泻 15 g。(《全国名医妇科验方集锦》)

12. 赤白带下　海螵蛸五钱至一两,女贞子五钱。研细末,每日 2 次,每服二至三钱,空腹温开水送服。(《常见病验方研究参考资料》)

13. 带下过少　何首乌、墨旱莲、女贞子各 30 g,枸杞子、巴戟天各 15 g,麦冬、山茱萸各 12 g,陈皮 3 g。水煎,每日 1 剂,服两次,6 日为 1 个疗程。(《中国民间医术绝招・妇科部分》)

14. 白浊　党参,熟地黄,益智仁,菟丝子,黄芪,萸肉,骨碎补,女贞子。(《竹泉生女科集要》)

15. 漏胎　女贞子四钱,墨旱莲六钱,生地黄四钱,苎麻根一两,杜仲五钱,阿胶(烊化加服)四钱,棕榈叶一两。水煎服。(《常见病验方研究参考资料》)

16. 胎虚不安,阴虚不宁　左归饮加女贞子二钱。(《竹林寺女科证治》)

17. 肝火上冲致妊娠恶阻　参见牛蒡子条。

18. 阴虚肝旺型妊娠高血压　参见杜仲条。

19. 肾虚妊娠便秘　女贞子 20 g,桑椹 30 g,枸杞子 20 g,山药 30 g,生白术 30 g,何首乌 20 g。水煎服。(《妇科用药 400 品历验心得》)

20. 产后恶露不绝　清化饮合二至丸：白芍 9 g,麦冬 9 g,茯苓 9 g,生地黄 12 g,黄芩 9 g,女贞子 9 g,墨旱莲 12 g,石斛 9 g。(《中医妇科临床手册》)

21. 产后有阴虚发热　如见微火者,一阴煎加女贞子一二钱。(《竹林寺女科证治》)

22. 产后月痨　大转回元膏：生地黄一两,熟地黄三两,当归三两,女贞四两,旱莲二两,阿胶二两,白菊一两五钱,白薇五钱,白及五钱,条芩一两五钱,沙参三两,地皮三两,化红八钱,龟胶一两,薏苡四两,紫菀一两,炙草一两。上药十七味,照前法制。用冬雪水熬汤二次,去渣,再熬成稀膏。加蒸熟白蜜四两和匀,磁罐收贮,加入锅内久蒸过。每服用大橘饼洗净糖,蒸汤调服八钱。(《妇科指归》)

23. 腰部酸困,月经正常的不孕症　菟丝子、枸杞子、女贞子、沙苑子、覆盆子、香附子、茺蔚子各 15 g。(《全国名医妇科验方集锦》)

24. 不孕症见有子宫发育欠佳、月经量少、后期者　参见巴戟天条。

25. 排卵障碍致不孕　参见龟甲条。

26. 目窠疼痛　参见夏枯草条。

27. 妇女偏头痛　石南叶,川芎,白芷,女贞子,天麻。水煎服。(《全国名医妇科验方集锦》)

28. 围绝经期综合征出现的潮热、出汗　穞豆衣 30 g,女贞子 20 g,墨旱莲 30 g,龟甲胶 10 g,鳖甲 15 g,糯稻根 30 g,桑叶 15 g,龙骨 30 g,牡蛎 30 g。水煎服。(《妇科用药 400 品历验心得》)

29. 结核性盆腔炎　参见功劳木条。

30. 女性大便秘结　方中加女贞子,剂量由 30 g 逐渐加至 50 g 后大便正常。(《妇科用药 400 品历验心得》)

31. 外阴白色病变肝肾阴虚证、老年性阴道炎　二至丸(女贞子,墨旱莲)。(《中医妇产科学》,刘敏如等主编)

32. 肝肾阴虚引起的阴道干燥　女贞子 100 g,夜交藤 100 g。水煎 3 次,合药液约 1 500 mL,凉后先用冲洗器冲洗阴道再坐浴,不拘次数,每次 15 分钟。连续数日。(《妇科用药 400 品历验心得》)

【现代药理研究】　女贞子水浸剂 90 g/kg 灌胃,每月 1 次,对小鼠子宫颈癌(U_{14})抑制率为 49.2%。(《中药药理与应用》)

【用法用量】　内服：煎汤,10～30 g;或入丸剂。外用：适量，敷膏点眼。清虚热宜生用，补肝肾宜熟用。

【使用注意】 脾胃虚寒泄泻及阳虚者禁服。

马 勃

出《名医别录》。又名马屁勃、灰包菌。为灰包科真菌脱皮马勃 *Lasiosphaera fenzlii* Reich.、大马勃 *Calvatia gigantea*（Batsch ex Pers.）Lloyd 或紫色马勃 *Calvatia lilacina*（Mont.et Berk.）Lloyd 的干燥子实体。

【药性】 辛，平。入肺经。

【功效】 清热，解毒，止血。

【临床应用】

1. 经行鼻衄　马勃 10 g，生地黄 15 g，炒栀子 10 g，大蓟 15 g，白茅根 20 g，荆芥炭 10 g，生白芍 12 g。（《妇科用药 400 品历验心得》）

2. 妊娠吐血、衄血　马勃，用生布擦为末，浓米饮调下。（《妇人大全良方》）

3. 孕妇瘟疫发表之后，毒甚不解，邪传入里者　普济消毒饮：川连、片芩、升麻、僵蚕俱酒炒、炒研牛子、柴胡、连翘、甘草、桔梗、元参、陈皮、薄荷、马勃、板蓝根等分，灯心引。（《彤园妇人科》）

4. 临产时伤手胞破，小便不禁　固脬散：黄丝绢三尺，白茅根二钱，马屁勃末，二钱。上用水一升，再煎至一盏，空心顿服。（《妇人大全良方》）

5. 产后脱肛，肛门红肿　马勃 15 g，焙干，研末，香油调搽患处。（《妇产科疾病中医治疗全书》）

6. 音哑　马勃 10 g，木蝴蝶 5 g，北沙参 12 g，桔梗 5 g，蝉蜕 5 g，生地黄 12 g。（《妇科用药 400 品历验心得》）

7. 乳头皲裂　乳风散：制乳香、乌梅（烧灰存性）、马勃（烘干）各 15 g，汉三七 6 g，浙贝 12 g，蜈蚣 3 条。上药共研细面，扑于乳头皲裂处。[《中医杂志》，1980(11)：78]

8. 外阴黏膜破损　马勃适量，局部外敷。（《妇科用药 400 品历验心得》）

【现代药理研究】 马勃止血的有效部位是乙酸乙酯部位和正丁醇部位，而正丁醇部位有较好的凝血效果。其主要机制为孢子粉或孢丝的机械止血作用。从新鲜马勃中分离到活性多肽——CULP，在细胞试验中发现其对人乳腺癌细胞 MDA - MA - 231 有较好的抑制活性。[《现代医药卫生》，2013，29(3)：386 - 389]

【用法用量】 内服：煎汤，1.5～6 g，布包煎；或入丸、散。外用：研末撒，或调敷，或作吹药。

【使用注意】 风寒伏肺、咳嗽失音者禁服。

马齿苋

出《本草经集注》。又名马齿菜、五行草、安乐菜、酱瓣豆草。为马齿苋科植物马齿苋 *Portulaca oleracea* L.的全草。

【药性】 酸，寒。入胃、大肠经。

【功效】 清热解毒，止血消肿。

【药论及医论】 《本草纲目》："散血消肿，利肠滑胎，解毒通淋，治产后虚汗。"

《本草正义》："苏颂谓治女人赤白带下，则此症多由湿热凝滞，寒湿以利导之，而湿热可泄，又兼能入血破瘀，故亦治赤带。"

《蜀本草》："主……阴肿。"

《本草求原》："治……赤白带下……滑产……"

《郑氏家传女科万金方》："妇孕勿食红苋及马齿苋，因皆能堕胎也。"

【临床应用】

1. 湿热下注型痛经　干马齿苋 30 g，大米适量，共煮粥，盐调味服食。（《妇产科疾病中医治疗全书》）

2. 漏下　马齿苋 30 g，贯众炭 20 g，土茯苓 20 g，忍冬藤 15 g，地榆 20 g，仙鹤草 30 g。（《妇科用药 400 品历验心得》）

3. 放环后月经过多，经期延长，下腹疼痛　马齿苋 250 g 洗净捣烂取汁，鸡蛋 2 只（去壳），加水煮熟，再加入马齿苋汁，煮开后服食。（《妇

产科疾病中医治疗全书》)

4. 经期过长　参见小蓟条。

5. 经间期子宫出血　马齿苋 30 g,小蓟草 30 g,水煎口服。(《女性性器官出血》)

6. 经行尿感　马齿苋 60 g,生甘草 6 g,水煎服。(《妇产科疾病中医治疗全书》)

7. 赤白带下　取马齿苋捣汁三大合,和鸡子白二枚,先温令热,乃下苋汁,微温顿服之,不过再作即愈。(《海上集验方》)

8. 妊娠小便淋痛　鲜马齿苋一握。(《中医妇科学》,成都中医学院编)

9. 孕痈　马齿苋 60 g,柳叶 15 g,甘草 10 g,水煎服。(《妇产科疾病中医治疗全书》)

10. 围产期外痔　马齿苋 30 g,五倍子 20 g,芒硝 15 g,苍术 12 g,黄柏 10 g。水煎外洗,早、中、晚各洗 1 次,每周 1 剂。(《妇产科疾病中医治疗全书》)

11. 难产　催生马齿苋酒方:用马齿苋捣绞取自然汁三分,入酒三分,微暖服之,立瘥。(《普济方》)

12. 难产如觉痛甚,服此散,即觉平安　马齿苋散:马齿苋、常苋(各晒干)三两。上为散。每服二钱,新汲水调服,宜频服之。(《普济方》)

13. 热瘀交阻性恶露不绝　马齿苋 30 g。水煎分服,每日 1 剂。(《中医临床妇科学》,夏桂成主编)

14. 人工流产、足月分娩后因血瘀兼热证引起的恶露不净　安宫止血颗粒:益母草,马齿苋。(《中国药品实用手册》)

15. 产褥热　马齿苋四两。放锅内蒸熟后水煎,连汤带马齿苋同服取汗。(《常见病验方研究参考资料》)

16. 产后血痢,小便不通,脐腹痛　生马齿菜。上捣,取汁三大合,煎一沸,下蜜一合调,顿服。(《经效产宝》)

17. 产后血不调,结痛悸馈,及赤白痢　马齿苋一升,红米二合,蜜四合相和,煮粥食之。(《备预百要方》)

18. 产后血气暴虚,汗出　马齿苋研取汁三大合。如无,干者亦可。上煮一沸,投蜜一匙令停,顿服。(《妇人大全良方》)

19. 产后血晕烦闷　用干马齿苋三两为散,每服三钱,以酒一中盏,入盐半盏,煎至六分,去滓不计时候稍温服。(《普济方》)

20. 破伤风　马齿苋煎汤熏洗。(《胎产救急方》)

21. 肠热便秘　在便秘方中加马齿苋 45 g。(《妇科用药 400 品历验心得》)

22. 急性乳腺炎　马齿苋捣,浸醋敷患处。(《常见病验方研究参考资料》)

23. 实热型慢性盆腔炎性疾病后遗症　马齿苋 60 g,车前草 15 g。煎汤代茶饮。(《中华民间秘方大全》)

24. 宫颈炎　马齿苋 3 500 g,甘草 500 g。煎两次,去渣取液,浓缩成 300 mL,加淀粉 2 000 g,制成丸粒,每服 2 g,每日 2 次。(《中国民间医术绝招·妇科部分》)

25. 宫颈激光术后出血　代赭石 20 g,马齿苋 30 g,木贼 20 g,白芷 10 g,白及 10 g,龟甲胶(烊冲)20 g。(《妇科用药 400 品历验心得》)

26. 阴肿痛极　马齿苋捣敷。(《济阴近编》)

27. 湿热蕴结型前庭大腺炎　马齿苋当归粥:马齿苋 30 g,当归 10 g,大米 60 g。先将当归纱布包,马齿苋洗净,同入锅内加大米及适量清水,熬熟即成,去药包,每日食 1 次,连服 3～5 日为 1 个疗程。(《粥谱》)

28. 阴痒　参见石榴皮条。

29. 阴部湿疹　马齿苋四两研碎,入青黛一两再研匀,涂疮上。(《医学纲目》)

30. 外阴营养不良脾肾阳虚证　马齿苋,艾叶,川椒,硼砂。水煎外洗。(《中医妇产科学》,刘敏如等主编)

31. 生殖器疱疹　马齿苋 30 g,煎水待凉后湿敷,每次 20 分钟,每日 3～4 次。(《现代中西医妇科学》)

32. 外阴尖锐湿疣　板蓝根 30 g,马齿苋 45 g,白芷、桃仁、露蜂房、生甘草各 10 g,木贼草 15 g,细辛 12 g,煎水成 2 000 mL,先熏后擦洗,以不擦破为度。每次 15～20 分钟,每日 1 次。[《临床皮肤科杂志》,1990,19(1):17]

33. 淋病　苦参30 g,黄柏30 g,土茯苓30 g,马齿苋30 g,威灵仙20 g,生甘草10 g。水煎外洗,每日2次,每日1剂。(《现代中西医妇科学》)

34. 梅毒　土茯苓马齿苋合剂:马齿苋,土茯苓,金银花,蒲公英,生甘草。(《中医妇产科学》,刘敏如等主编)

35. 阴道生疮　马齿苋四两。捣烂敷肿处。(《常见病验方研究参考资料》)

36. 白塞综合征　马齿苋60 g,车前草30 g。共煮汤代茶饮。(《中医妇产科学》,刘敏如等主编)

37. 阴虱　参见野菊花条。

【现代药理研究】　马齿苋提取液(水煎浓缩加乙醇去掉沉淀制成)对豚鼠、大鼠及家兔离体、犬的在位子宫有明显的兴奋作用。马齿苋乙醇提取物对志贺杆菌和佛氏付赤痢杆菌有显著的抑制作用。水煎剂对志贺、宋内、斯氏及费氏痢疾杆菌均有抑制作用。醇浸物或水煎剂对大肠埃希菌、伤寒杆菌及金黄色葡萄球菌也有抑制作用;对某些致病真菌如奥杜盎小芽孢癣菌等,也有不同的抑制作用。马齿苋多糖对多种病菌有明显抑菌作用,其中对痢疾杆菌的抑菌作用效果最明显。[《中医学报》,2014,29(9):1342-1344]

【用法用量】　内服:煎汤,15～45 g,鲜品30～60 g;或绞汁饮。外用:适量。

【使用注意】　脾虚便溏者及孕妇禁服。

马钱子

又名火失刻把都、番木鳖、苦实把豆、苦实、马前、马前子、牛银。为马钱科植物马钱 *Strychnos nux-vomica* L.的种子。

【药性】　苦,寒,大毒。入肝、脾经。

【功效】　通络,强筋,散结,止痛,消肿,解毒。

【临床应用】

1. 妊娠吐衄不止　参见米条。

2. 元气虚弱,女人赤白带下,子宫虚冷,血山崩等证　万灵膏药贴丹田,熨一百二十手。药有香油四斤,白芷、赤芍、大黄、黄连、白芍、两头尖、草乌、元参、川芎、生地黄、川椒、胎发头生男者、穿山甲、熟地黄、杏仁、槐角、黄蘗(去粗皮)各一两,木鳖子五十个(去壳),归尾二两,黄香十二两(化开倾米泔内九次),黄丹二斤(飞过焙干),蓖麻子一百二十粒(去壳),巴豆一百二十个(去壳)。上制成膏药。用时放滚水内,顿化摊开。珍珠五钱,阿魏、丁香、沉香各一两,麝香、血竭、儿茶、乳香、没药各三两,琥珀三钱。上各为末,入前膏内。(《医部全录·妇科》)

3. 专治妇人赤白带下,及妇人经脉不调,久不受孕者　兜肚方:白檀香一两,零陵香五钱,马蹄香五钱,香白芷五钱,马兜铃五钱,木鳖子八钱,羚羊角一两,甘松五钱,升麻五钱,丁皮七钱,血竭五钱,麝香九分。分作三个兜肚内。以上共十二味,用蕲艾、絮绵,装白绫兜肚内。初带者,用三日后一解,至第五日复带,至一月后常带。(《广嗣要语》)

4. 一切痞块　阿魏膏:羌活、独活、元参、官桂、赤芍药、穿山甲、生地黄、大黄、白芷、天麻、两头尖、红花、木鳖子、槐柳桃枝、乱发、香油、黄丹、芒硝、阿魏、苏合油、乳香、没药、麝香。成膏摊贴患处。(《济阴纲目》)

5. 卵巢癌　卵巢癌方:虻虫、水蛭各4.5 g,炙鳖甲、赤芍、丹参、香附各12 g,炙山甲、熟地黄、三棱、莪术、黄芪各15 g,白花蛇舌草、桃仁、薏苡仁、铁树叶各30 g,枳壳、小茴香、七叶一枝花各9 g,木鳖子末0.3 g(吞)。(《中医妇科临床手册》)

6. 乳腺增生　炮山甲、昆布各30 g,王不留行、赤芍、土贝母、白花蛇舌草各20 g,木鳖子、莪术各18 g,丝瓜络15 g,血竭、乳香、没药各10 g。依法制成膏药,摊布上,贴敷患处,7日换1次。1个月为1个疗程,每疗程间隔3日。(《中国民间医术绝招·妇科部分》)

7. 乳癖、乳腺癌、阴疮　小金丹:白胶香、草乌、五灵脂、地龙、木鳖子各一两五钱,制乳香、制没药(各去油)、当归各七钱五分,麝香三钱,香墨炭一钱二分。上为细末,糯米粉打糊为

丸，芡实大，每服一丸，陈酒送下，覆盖取汗。（《外科全生集》）

8. 乳痈疮肿，焮热疼痛　葶苈散：甜葶苈一两，赤芍药三分，白芷一两，丁香三分，黄芪一两，羊桃皮一两，消石三分，半夏一两，白蔹一两，莽草半两，木香一两，木鳖子一两。上件药捣细罗为散，用酸浆水调和令匀，摊于故帛上贴之。（《太平圣惠方》）

9. 颈项瘰疬，及腋下初结小核，渐如连珠，不消不溃，或溃而脓水不绝，经久不瘥，或成漏症　琥珀膏：琥珀、白芷、防风、当归、木鳖子、木通各一两，丁香、桂心、朱砂、木香、松香各五钱，麻油二斤。先将琥珀、丁香、桂心、木香、朱砂、松香为末，其余药入油煎黑，滤去粗，徐入黄丹，再煎软硬得中，入前末，成膏贴之。（《妇科备考》）

10. 玉门疼痛，冷不能交接，或阴中冷　玉和膏：孩儿茶 6 g，番木鳖子 3 g。上药研细末，炼蜜为丸，绢包插入阴中。（《日本历代名医秘方》）

11. 阴疮热毒壅盛证　小败毒膏：金银花，蒲公英，木鳖子，天花粉，白芷，黄柏，当归，乳香，赤芍，大黄，陈皮，甘草。（《中国中成药优选》）

12. 子宫颈癌　参见鸦胆子条。

【现代药理研究】　马钱子的提取物对多种肿瘤均有不同程度的抑制作用，包括乳腺癌、肝癌、结肠癌、多发性骨髓瘤等。其抗肿瘤作用机制包括降低血管内皮生长因子（VEGF）、诱导细胞凋亡和产生细胞毒性等。VEGF 能诱导体内血管生成，这是肿瘤生长、侵袭和转移的关键。马钱子主要通过诱导癌细胞的凋亡并阻止癌细胞转移来实现其抗肿瘤作用。［《华西药学杂志》，2022，37(1)：102－107］

【用法用量】　内服：炮制后入丸、散，每次用量 0.2～0.6 g，大剂量 0.9 g。外用：适量，研末撒，浸水、醋磨、煎油涂敷或熬膏摊贴。

【使用注意】　不可多服，也不宜久服（可间断使用）。体质虚弱及孕妇禁服，高血压、心脏病及肝、肾功能不全者，也应禁服或慎服。据报道，麝香、延胡索可增强马钱子的毒性，故不宜同用。本品有大毒，过量易致中毒，初期表现为头痛头昏，烦躁不安，继则颈项强硬，全身发紧，甚至角弓反张，两手握拳，牙关紧闭，面呈痉笑；严重者神志昏迷，呼吸急促，瞳孔散大，心率不整，可因循环衰竭而死亡。故须注意炮制，严格控制剂量。

马鞭草

出《名医别录》。又名凤颈草、紫顶龙芽。为马鞭草科植物马鞭草 *Verbena officinalis* L. 的全草。

【药性】　苦，微寒。入肝、脾经。

【功效】　清热解毒，活血散瘀。

【药论及医论】　《日华子》："通月经，治妇人血气肚胀，月候不匀。"

《中医妇科名家经验心悟》："朱南孙认为，马鞭草、王不留行清热活血，通络利水，专用于输卵管积液，若配石见穿可增强疗效。"

《国医大师班秀文学术经验集成》："湿毒引起的带下，色黄臭秽，甚则如豆腐渣或带有脓血，阴道灼热痒痛，常用五味消毒饮配二妙散加土茯苓、槟榔以清热利湿、解毒杀虫，并配加凌霄花、白茅根、丹参、牡丹皮、马鞭草、土牛膝之类以活血化瘀，凉血解毒，其效较为显著。"

【临床应用】

1. 痛经　络石藤 90 g，茜草根 9 g，益母草全草、马鞭草全草各 30 g。（《浙江中草药单方验方选编》）

2. 月水不止　用马鞭草汁熬为膏，酒调服。（《普济方》）

3. 崩漏　生马鞭草 90 g。（《常见病验方研究参考资料》）

4. 月经后期　马鞭草 30 g，桃仁 12 g，䗪虫 10 g，益母草 30 g，泽兰 15 g，川牛膝 30 g，黄酒（冲服）30 mL。（《妇科用药 400 品历验心得》）

5. 经闭，结成瘕块，肋胀大欲死者　马鞭草根苗五斤，锉细，水五斗，煎至一斗，去滓，熬成膏。每服半匙，食前温酒化下，日二服。（《太平

圣惠方》)

6. 妇人血热，经候行少，忽两月一次，忽三月一次，忽半年不行，及行反倒行，时止，有些少黑血，肌肉消瘦，通身黑色，渐欲成劳　当归、荆芥穗、牡丹皮、虎杖、木通、马鞭草各一分，大黄(醋炙)、官桂、芫花(醋炒黄色)、芍药各半两。上杵细罗为末，每服三钱，水一盏，同煎至八分，食后和滓吃。(《普济方》)

7. 经候不来数月，脐腹疞痛，或有一块上下相拄，饮食减少，腹满恶心，大便秘涩　《局方》北亭丸。用石菖蒲、马鞭草煎汤送下三四十丸，两服必通。(《妇人大全良方》)

8. 血风虚，经候涩滞，经脉不通，四肢麻木，肌体浑身疼痛，倦怠将成痨瘵　滋血汤：马鞭草、荆芥穗各四两，丹皮一两，赤芍、枳壳、肉桂、当归、川芎各二两。上为粗末，每服四钱，乌梅一个，水煎食前服。(《女科百问》)

9. 阴痒，白带过多及经闭，经少等症　猪肝60 g，马鞭草30 g。将猪肝及马鞭草切成小块拌匀，用盖碗盖好，放蒸锅内蒸半小时即可食用。一次顿服。(《偏方大全》)

10. 恶露不行　马鞭草干者用五钱，鲜者用一至二两。研末，温开水送服。鲜者水煎顿服。(《常见病验方研究参考资料》)

11. 产后瘀血腹痛　牡丹皮、桃仁、没药各中，马鞭草、红花各大，当归小，甘草少少，或加泽泻。(《日本历代名医秘方》)

12. 湿热或湿浊内阻产后腹痛　当归15～30 g，川芎6～9 g，桃仁10 g，炙甘草6 g，炮姜3 g，马鞭草30 g，败酱草15 g，薏苡仁15 g，茯苓15 g，制苍术10 g。(《中医临床妇科学》，夏桂成主编)

13. 产后风　茯苓、马鞭草(干的)各一两。共研末，冲温酒服，每日2次，每服四钱。(《常见病验方研究参考资料》)

14. 产褥热　干马鞭草、干苋菜各二两。水煎加红糖一次顿服。(《常见病验方研究参考资料》)

15. 妇人因失血后气弱，或产后虚羸　百花膏：熟干地黄、生干地黄、川芎、白茯苓、马鞭草、荆芥各四两，官桂、白芍药、当归各二两，枳壳二三两，牡丹皮一两。上为粗末，每服四钱，水一盏半，入乌梅半枚。煎至一大盏，去滓温服。食后服。(《普济方》)

16. 产后积聚癥瘕　玄胡索散：玄胡，牛膝，乌药，寄奴，甘草，陈皮，桔梗，赤芍，厚朴，归须，川芎，附米，丹皮，马鞭草。(《妇科秘兰全书》)

17. 破腹中恶血服下杀虫　马鞭草生捣，水煎去滓，成煎如饴，空心酒服一匕。(《普济方》)

18. 慢性盆腔炎性疾病后遗症　马鞭草、忍冬藤、橘核、鸡血藤、紫花地丁、白花蛇舌草各30 g，益母草、连翘各15 g，赤芍12 g。(《百病良方》)

19. 气滞血瘀型的子宫内膜异位症、盆腔炎、输卵管积水、输卵管通而久畅、盆腔粘连等引起的不孕症　忍冬藤30 g，马鞭草30 g，益母草30 g，皂角刺15 g，莪术15 g，广郁金15 g，延胡索15 g。或加生水蛭10 g(研末兑入)制成每毫升内含生药2 g的口服液。每次服20 mL，每日2次。(《中国丸散膏丹方药全书・妇科病》)

20. 卵巢囊肿　马鞭草15 g，郁金、香附子、炮山甲、皂角刺、䗪虫、刘寄奴、王不留行、牡丹皮、莪术、三棱各9 g，木香6 g，陈皮5 g。每日1剂，水煎两次，早晚分服。(《中国民间医术绝招・妇科部分》)

21. 癥瘕(异位妊娠包块)　水红花子30 g，卷柏15 g，急性子20 g，马鞭草30 g，三棱10 g，莪术10 g，凌霄花15 g，瓦楞子100 g。(《妇科用药400品历验心得》)

22. 妇人疝痛，即小肠气　马鞭草一两，酒煎滚服，以汤浴身，取汗甚妙。(《纂要奇方》)

23. 妇人浑身疼，血气风脾寒骨蒸　马鞭草、柴胡、秦艽、当归、干漆(炒，烟尽为度)、青蒿子、荆芥、甘草各等分。上为末，每服二钱，酒水各半盏，乌梅半介，桃柳枝三寸，姜枣同煎七分服。(《经验良方》)

24. 奶痈　马鞭草酒：马鞭草一握，酒一碗。擂炒，加椎碎姜一块，带热服一二碗，就以滓焓患处。(《急救仙方》)

25. 人流感染湿热壅滞证　清宫汤：蒲公

英,金银花,马鞭草,败酱草,炒当归,赤芍,蒲黄,车前草,益母草,焦山楂,五灵脂。(《中医临床妇科学》)

26. 阴肿大如升　马鞭草捣汁涂之效。(《普济方》)

27. 外阴白色病变湿热下注证　苏甲马鞭汤:苏木、炙鳖甲、马鞭草各 15 g,生地黄 30 g,龙胆草 9 g。共研细末,每日 3 次,每次 3 g。(《中医妇产科学》,刘敏如等主编)

28. 宫颈癌　参见苏木条。

29. 霉菌性阴道炎　马鞭草 30 g。加水浓煎,去渣取液,先坐浴,浸洗阴道 10 分钟。再用手指套纱布沾药液在阴道前后搽。每日 1 次,5 次为 1 个疗程。(《中国民间医术绝招·妇科部分》)

30. 杨梅恶疮　马鞭草煎汤,先熏后洗,气到便爽,痛肿随减。(《本草蒙筌》)

【现代药理研究】 马鞭草含有黄酮类、环烯醚萜类、苯乙醇苷类、三萜类、甾醇类、挥发油类等多种成分,药理活性和临床应用广泛,具有较好的抗肿瘤、抗感染镇痛、抗早孕、抗真菌、抗氧化等作用,且在调节免疫功能和神经保护方面亦有潜在优势。临床多用于治疗皮肤疾病、各种炎症和泌尿系统疾病,可获得良好疗效。[《河南中医》,2021,41(2):294-299]

【用法用量】 内服:煎汤,15～30 g,鲜品可用 30～60 g;或入丸、散。

【使用注意】 孕妇慎服。

四　画

王瓜根

出《名医别录》。又名土瓜根。为葫芦科植物王瓜 *Trichosanthes cucumeroides*（Ser）Maxim.的根。

【药性】 苦，寒，有小毒。入心、肺、膀胱经。

【功效】 清热利尿，散瘀止痛。

【药论及医论】《神农本草经》："主消渴内痹，瘀血月闭，寒热酸疼，益气愈聋。"

《名医别录》："疗诸邪气热结……妇人带下不通，下乳汁……"

《日华子》："通血脉……治扑损，消瘀血，破癥癖，落胎。"

《本草备要》："泻热，利水，消肿，下乳，堕胎。"

【临床应用】

1. 月经不通　芒硝汤：大黄三两，芒硝、丹砂、当归、芍药、土瓜根、水蛭各二两，桃仁一升。上切细，以水九升，煮取三升，去滓，内丹砂、芒硝，分为三服。（《医部全录·妇科》）

2. 带下经水不利，小腹满痛，经一月再见，阴肿亦主之　土瓜根散：土瓜根、芍药、桂枝、䗪虫各三两。上四味，杵为散，酒服方寸匕，日三服。（《金匮要略》）

3. 难产　用土瓜根捣细罗为散，醋汤调下二钱。（《普济方》）

4. 产后血渴　栝楼根汤：栝楼根四两，麦门冬（去心）、人参各三两，生干地黄、甘草各二两，土瓜根五两，大枣二十枚。上㕮咀，以水八升煮取二升半，分三服。（《济阴纲目》）

5. 产后恶血不尽，心神烦热，四肢疼痛　琥珀散：琥珀三分，虎杖一两，赤芍药一两，桂心半两，土瓜根一两，川大黄一两，当归半两，红兰花三分。上捣为散，每服三钱，水一盏，入生姜半分，煎至六分，去滓不计时候。（《普济方》）

6. 产后月水不通　虎杖煎方：虎杖一斤（锉），土瓜根汁半斤，漆汁半斤。上以水五升，渍虎杖一宿，明旦，煎至一升，纳二味汁搅令匀，入铜器中，熬如饧，食前以温酒调下一合。（《太平圣惠方》）

7. 月水不调，及产后恶露不下，狂语闷乱，口干，寒热往来，腹中疼痛　牡丹散：牡丹、土瓜根、牛膝、虎杖、桃仁、赤芍药、当归、川大黄、槟榔、荷叶、红蓝花、延胡索、蒲黄、虻虫、水蛭。上件药，捣细罗为散，每服不计时候，以当归酒调下二一钱。（《太平圣惠方》）

8. 妇人骨蒸劳，月水不通，胁下痃癖，继之腹痛　鳖甲丸：鳖甲[涂酥（醋）炙令黄，去裙襕]一二两，土瓜根一两，桂心一两，京三棱一两，牡丹一两，牛膝一两，川大黄（锉碎，微炒）一两，诃黎勒皮一两，琥珀（细研）一两，桃仁一两。上件药，捣罗为末，炼蜜和捣三二百杵，丸如梧桐子大，不计时候，以桃仁汤下三十丸。（《太平圣惠方》）

9. 乳少，若肥胖妇人痰气壅滞，乳滞不来　漏芦汤：漏芦二两，蛇蜕一条，土瓜根一两。上为末，酒调服二钱。（《竹林女科证治》）

10. 乳汁不下　土瓜根为末。酒服一钱，一

日二服。(杨氏《产乳方》)

11. *妇人癥瘕，及胞门中积瘀诸病，并宜服*大黄丸：川大黄四两，土瓜根二两，牛膝二两，桃仁三两。上为末。炼蜜和捣三二百杵，丸如梧桐子大，每服食前粥饮下三十丸。(《普济方》)

12. *妇人小腹痛*　温经汤：茯苓六两，土瓜根、芍药各三两，薏仁二升半。上㕮咀，以酒三升渍一宿，且加水七升，煎取二升，分再服。(《普济方》)

13. *无子脏冷*　蛇床子、石盐、细辛、干姜、土瓜根各四两，又捣散，取如枣核大，绵裹，纳子宫中。(《普济方》)

14. *阴癞*　土瓜根、芍药、桂枝、䗪虫各三两，为末。酒服方寸匕，日三服。(《本草纲目》)

【用法用量】　内服：水煎，6～9 g。

【使用注意】　孕妇慎用。

王不留行

出《神农本草经》。又名留行子、王不留、麦蓝子、大麦牛、奶米、王母牛。为石竹科植物麦蓝菜 *Vaccaria segetalis* (Neck.) Garcke 的种子。

【药性】　苦，平。入肝、胃经。

【功效】　行血通经，催生下乳，消肿敛疮。

【药论及医论】　《名医别录》："止心烦鼻衄……痿乳，妇人难产。"

《日华子》："妇人血经不匀及难产。"

《本草纲目》引张洁古："下乳汁。"

《本草纲目》："俗有'穿山甲，王不留，妇人服了乳长流'之语，可见其性行而不住也。"

【临床应用】

1. *月水不通，脐下撮痛，食减羸易*　当归、炙甘草、桂、木贼、炒大黄、三棱各一两，威灵仙、焙生地黄、王不留行、槟榔、玄胡索、代赭、天雄、炙鳖甲各一两半，红蓝花(炒)三分。上㕮咀，如麻豆大，每服五钱半，煎八分去滓，温服，不拘时候。(《普济方》)

2. *月水经久不来*　用威灵仙为末，酒调下。一方用刘寄奴，一方用王不留行。(《太平圣惠方》)

3. *经量过少*　王不留行 15 g，刘寄奴 15 g，丹参 20 g，桃仁 10 g，当归 10 g，川芎 10 g，茺蔚子 10 g，茜草 15 g，瞿麦 10 g。(《妇科用药 400 品历验心得》)

4. *溢乳闭经*　王不留行、川牛膝各 12 g，柴胡、赤芍、白芍、川芎各 4.5 g，当归、香附、郁金各 9 g，玫瑰花 3 g，小茴香 6 g。(《中医妇科临床手册》)

5. *崩漏*　王不留行 12 g，刘寄奴 12 g，当归 9 g，川芎 9 g，山楂 15 g，鸡内金 6 g。(《妇科用药 400 品历验心得》)

6. *经前乳胀*　王不留行、炮山甲等分研粉，每次吞 1.5 g。(《朱小南妇科经验选》)

7. *妊娠小便不通，心神闷乱，少腹急痛*　榆白皮散：榆白皮、王不留行、滑石各一两。上三味，捣研为细散，每服二钱匕，煎灯心汤调下。(《圣济总录》)

8. *难产逆生，胎死腹中*　胜金散：王不留行，酸浆草，茺蔚子，白蒺藜，五灵脂，白花刘寄奴子。(《普济方》)

9. *过期流产*　王不留行散加味：王不留行 10 g，桑白皮 15 g，甘草 6 g，花椒 3 g，黄芩炭 10 g，炮姜 5 g，白芍 10 g，厚朴 5 g，蒴藋 20 g，益母草 15 g，贯众 15 g，蚤休 12 g。(《妇科用药 400 品历验心得》)

10. *产后恶露不绝，胎物残留*　王不留行散：王不留行、桑白皮、黄芩炭、炒白芍各 10 g，甘草 6 g，川椒 3 g，炮姜、厚朴各 5 g，蒴藋 20 g。(《妇科证治经方心裁》)

11. *促使成熟卵泡排出*　排卵汤：急性子 15 g，茺蔚子 12 g，丹参 15 g，三棱 12 g，莪术 12 g，王不留行 15 g，刘寄奴 12 g，当归 8 g，路路通 10 g，香附 10 g，大腹皮 15 g，䗪虫 10 g。(《妇科用药 400 品历验心得》)

12. *子宫内膜异位症*　参见猪蹄条。

13. *慢性盆腔炎性疾病后遗症粘连及炎块较大者*　参见黄药子条。

14. *乳汁不通*　王不留行、土瓜根各一两。上件药，捣细罗为散，不计时候，以热酒调下二

钱。(《太平圣惠方》)

15. 乳汁绝少　涌泉散：瞿麦、麦冬、王不留行、紧龙骨、穿山甲(炮黄)各等分。每服一钱，热酒调下。(《卫生宝鉴》)

16. 缺乳　王不留行子 50 g，黄酒或猪蹄适量。将王不留行子焙干研粉，每次服 10 g，每日 3 次，温黄酒或猪蹄炖汤送下。(《中华民间秘方大全》)

17. 急性乳腺炎　王不留行(炒)30 g，水煎服。(《常见病验方研究参考资料》)

18. 痰气互结型乳癖　参见预知子条。

19. 输卵管阻塞不孕　王不留行炖猪蹄：王不留行 30 g，猪蹄 500 g。洗净二药，共炖至软烂，服炖蹄肉饮汤。(《百病饮食自疗》)

20. 卵巢囊肿　参见马鞭草条。

21. 石瘕　王不留行 100 g，夏枯草、生牡蛎各 30 g，海螵蛸 20 g，丹参 18 g，紫苏子 13 g，归尾 12 g，茜草 10 g，三棱、莪术各 6 g。(《中国民间医术绝招·妇科部分》)

22. 血淋不止　王不留行一两，当归身、续断、白芍药、丹参各二钱。分作二剂。(《东轩产科方》)

23. 阴茧　参见败酱草条。

【现代药理研究】

(1) 王不留行醇提取物有抗着床、抗早孕作用。水煎剂对离体大鼠子宫有兴奋作用，醇浸液的作用更强。(《中华本草》)

(2) 雌激素样活性：动物实验中发现，王不留行可通过转录和翻译水平调节泌乳基因表达方式，达到和雌激素、催乳素相似的作用。还发现，王不留行水提取物可增加兔泌乳量，且与药量成一定的量效关系。王不留行增乳活性单体成分邻苯二甲酸二丁酯可显著提高 β-酪蛋白的表达及乳糖的分泌。王不留行中环肽类化合物有雌激素样作用，而黄酮类、皂苷类成分又可以通过促进丝裂原活化蛋白激酶和乳蛋白合成信号因子、催乳素受体及雌激素受体的表达等方式促进泌乳。抗凝作用：王不留行可降低大鼠全血黏度的低、中、高切值，延长凝血时间。[《中国药物经济学》，2022，17(4)：124－128]

【用法用量】　内服：煎汤，10～20 g，用于经闭类疾病，用量宜增大，可达 30 g，用于子宫肌瘤之类疾病，最大用量达 100 g，并未见其不良反应，可供参考。

【使用注意】　孕妇禁服。

天　冬

出《神农本草经》。又名天门冬。为百合科植物天冬 *Asparagus cochinchinensis* (Lour.) Merr.的块茎根。

【药性】　甘、微苦，寒。入肺、肾经。

【功效】　滋阴止血，润燥通便，软坚散结。

【药论及医论】　《本草蒙筌》："除热淋，止血溢妄行，润粪燥闭结。"

《本草纲目》："润燥滋阴，清金降火。"

《本草再新》："清心火，益肾水，通经络，兼理血分。"

《钱氏秘传产科方书名试验录》："有血则心宁，血少则心火旺，火旺则心乱、撞摇、提拮、战惚、闷乱。惟妇人多有此症，治法用清心降火，四物加天门、麦门、贝母、黄芩。夫天门镇心之要药，切不可缺。"

【临床应用】

1. 崩漏　鲜天门冬煮糯米粥，早晚食之效。(《钱氏秘传产科方书名试验录》)

2. 经期过长　天冬 30 g，桑叶 30 g，生地黄(切细，黄酒浸)30 g，生白芍 30 g，墨旱莲 30 g，阿胶(烊冲)20 g，石斛 20 g，荆芥炭 10 g，贯众炭 15 g。(《妇科用药 400 品历验心得》)

3. 月经过多　天冬 30～50 g，每日 1 剂，水煎，服两次。(《中国民间医术绝招·妇科部分》)

4. 经行失眠阴虚火旺证　参见玄参条。

5. 阴虚经间期出血　二冬膏：天冬、麦冬各 250 g，川贝母粉 60 g。将天冬、麦冬水熬去渣，加川贝母粉，炼蜜收膏。每服 10 mL，每日 3 次。(《中医临床妇科学》，夏桂成主编)

6. 经前口疳　甘露饮：枇杷叶，干熟地黄，天门冬，枳壳，山茵陈，干生地黄，麦门冬，石斛，

炙甘草，黄芩。用法：上等分，为末。每服二钱，水一盏，煎至七分，去滓温服，食后，临卧。(《太平惠民和剂局方》)

7. 白带　用天门冬捣汁，井花水调服。(《普济方》)

8. 胎漏，乳腺小叶增生　天冬(连皮)30 g，红糖 30 g，煎服。(《妇女病饮食疗法》)

9. 子嗽　天门冬饮：天门冬，紫菀茸，知母，桑白皮，五味子，桔梗。(《医学正传》)

10. 子烦　二冬饮：麦冬八分，天冬一钱五分，生地黄三钱，人参六分，知母八分。(《妇科指归》)

11. 胎热　天门冬饮：天冬，知母，茯苓，羌活，人参，防风，五味，茺蔚子。(《妇科玉尺》)

12. 妊娠便秘口渴　天门冬 15 g，枸杞子 20 g，麦门冬 12 g，知母 10 g，柏子仁 12 g，熟地黄 12 g，胡桃仁(杵冲)30 g。(《妇科用药 400 品历验心得》)

13. 妊娠肝经风热，上攻眼目，带吊失明　参见茺蔚子条。

14. 产后大便难而口干心烦　生地黄，熟地黄，天冬，麦冬。(《朱小南妇科经验选》)

15. 产后发热　参见银柴胡条。

16. 催乳　天冬 60 g，炖肉服。(《云南中草药》)

17. 妇人瘦弱，多由血少不能受孕　宜常服大补丸：天冬，麦冬，菖蒲，茯苓，人参，益智仁，枸杞子，地骨皮，远志肉。上为细末，炼蜜丸如桐子大，空心酒下三十丸。(《妇科心法要诀》)

18. 妇人骨蒸烦热寝汗，口干引饮，气喘　天门冬十两，麦门冬八两，并去心为末，以生地黄三斤，取汁熬膏，和丸梧子大。每服五十丸，以逍遥散去甘草，煎汤下。(《活法机要》)

19. 妇人风瘙，瘾疹遍身瘙痒，状若虫行，或发或歇　参见沙参条。

20. 围绝经期综合征潮热出汗、性欲亢进　镇肝熄风汤加味：怀牛膝 15 g，白芍 10 g，代赭石 20 g，龙骨(先入)15 g，牡蛎(先入)15 g，玄参 12 g，天冬 10 g，川楝子 10 g，生麦芽 10 g，茵陈 10 g，龟板胶(烊冲)10 g，浮小麦 30 g，白薇 10 g，砂仁(冲)4 g，佛手 10 g，生甘草 5 g。(《马大正中医妇科医论医案集》)

21. 围绝经期干燥综合征　天门冬粥：天门冬 15～20 g，粳米 50～100 g，冰糖少许。先煎天门冬取浓汁，去渣，入粳米煮粥，沸后加入冰糖适量，再煮成粥。(《中医临床妇科学》，夏桂成主编)

22. 卵巢癌化疗后反应　参见石斛条。

23. 乳房抽痛　枸杞子 10 g，陈皮 10 g，龟甲胶(烊冲)15 g，天门冬 10 g，八月札 10 g，红糖一匙。(《妇科用药 400 品历验心得》)

24. 产后乳头红肿痛　用鲜天门冬捣汁，和酒蒸，热服，以渣敷患处，两三次愈。(《类证治裁》)

25. 乳腺小叶增生　每日取鲜天门冬 62.5 g，加黄酒适量蒸熟。每日分早、中、晚 3 次服完。或口服天门冬片(每片含生药 0.3 g)，每次 9 片，每日 3 次。或口服天门冬糖浆，每次 10 mL，每日 3 次。(《中华本草》)

26. 乳房肿瘤　每日取鲜天门冬 60 g，剥去外皮，隔水蒸熟，分 3 次服。亦可制成片剂内服。对一般良性乳房肿瘤，尤其是乳房小叶增生，不论肿块大小，奏效迅速，大多可获治愈。(《中药大辞典》)

27. 产门不闭，若暴怒伤肝而动火者　参见龙胆条。

28. 扩张与软化宫颈　选择大小及弯度适合(长 5～7 cm，直径 0.3～0.6 cm)、表面光滑完整的天门冬 1 条，末端系一纱线，浸泡于 95%乙醇中，4 小时后即可使用。操作时按常规消毒，扩张阴道，暴露宫颈外口，用长镊子夹住天门冬的系线端，另一端对准宫颈口徐徐插入，达子宫颈管内口。阴道内填塞纱布 1 块，以防天门冬脱落。12 小时后，能使宫颈自然扩张与软化。(《中药大辞典》)

29. 阴道干燥症　参见沙参条。

【现代药理研究】　从天门冬中分离得到的筱葜皂苷元－3－O－[α－L－鼠李吡喃糖基(1－4)]－β－D－葡萄吡喃糖苷，浓度在 10^{-5} 和 10^{-4}，对人乳腺癌细胞 MDA－MB－468 的抑制

率分别为99.3%和99.4%。[《怀化学院学报》，2010,29(2)：69－71]

【用法用量】 内服：煎汤，10～30 g。

【使用注意】 风寒泄泻及风寒咳嗽者禁服。

天 麻

出《雷公炮炙论》。又名赤箭、明天麻、定风草。为兰科植物天麻 *Gastrodia elata* Bl.的块茎。

【药性】 甘、辛，平。入肝经。

【功效】 平肝息风，通络止痛。

【药论及医论】 《本草纲目》："上品五芝之外，补益上药，赤箭为第一。世人惑于天麻之说，遂止用之治风，良可惜哉。"

【临床应用】

1. 经行作痛，及经闭不通，及痛经、难产，及经脉不通，遍身作痛，中风瘫痪　参见两头尖条。

2. 经行眩晕阴虚阳亢证、妊娠眩晕肝阳上亢证　天麻钩藤饮：天麻，钩藤，栀子，黄芩，杜仲，石决明，川牛膝，益母草，桑寄生，夜交藤，朱茯神。(《中医妇产科学》，刘敏如等主编)

3. 虚风夹痰浊经行头痛　天麻陈皮炖猪脑：天麻10 g，陈皮10 g，猪脑1个。将猪脑、陈皮洗净，置瓦盅内，加清水适量，隔水炖熟食用。(《饮食疗法》)

4. 经行抽搐　参见全蝎条。

5. 寒瘀凝结子宫，月经不调，积年不孕　吉祥丸：天麻、柳絮、牡丹、茯苓、干地黄、桂心各一两，五味子、桃花、白术、川芎各二两，桃仁一百枚，菟丝子、楮实子、覆盆子各一升。上为末，炼蜜为丸，如豆大。每服五丸，空心以苦酒送下，日中一次，晚一次。(《备急千金要方》)

6. 妊娠头痛　吴茱萸3 g，党参12 g，生姜4片，大枣5个，半夏10 g，天麻10 g，白术10 g。(《妇科用药400品历验心得》)

7. 妊娠头晕恶阻　半夏白术天麻汤加味：半夏9 g，天麻15 g，茯苓10 g，陈皮9 g，白术10 g，甘草5 g，白豆蔻4 g。(《妇科用药400品历验心得》)

8. 孕妇顽痹，脉浮　赤箭丸：赤箭二两，防风一两，当归二两，川芎一两，阿胶(粳粉炒)二两，熟地四两，防己一两，炒米仁四两，丹参二两，秦艽两半。制为散，炼蜜丸，黑豆淋酒下三五钱。(《女科指要》)

9. 妊娠肩背痛，随证加引　羌活胜湿汤：羌活、独活各二钱，川芎、藁本、防风、炙草各一钱，蔓荆子八分。痰郁痛则呕吐晕眩，加天麻、法半、胆星。(《彤园妇人科》)

10. 肝风内动型子痫　天麻15 g。水煎服，每日1剂。(《中医妇科治疗大成》)

11. 子痫，面色青白，口吐涎沫，唇缓音微，脉来沉细，此为脏寒阴痫，痰入心包也　人参、炙术、茯苓、法半、炙草、陈皮、天麻、胆星各一钱，炒僵蚕、制全蝎、木香各五分，陈米一撮，姜三片。(《彤园妇人科》)

12. 孕妇中痰火，脉滑数有力，形气强者　加减涤痰汤：法半、胆星、陈皮、茯苓、炒芩各钱半，炒枳壳、石菖蒲、天麻、炒连、甘草、竹茹各一钱，生姜引。(《彤园妇人科》)

13. 妊娠瘛疭　加味钩藤汤：钩藤、当归、川芎、茯神、炙术、条芩、续断、柴胡各钱半，天麻、桔梗、栀仁、薄荷各一钱，葱白引。(《彤园妇人科》)

14. 产后中风，恍惚、语涩，四肢不利　天麻丸：天麻、朱砂、防风、羌活各一两，僵蚕(炒)三分，干蝎(炒)、白附子(炮裂)、五灵脂各半两，雄雀粪(炒)、牛黄各一分。上为末，糯米软饭为丸如梧桐子大，以薄荷酒研十五丸服之。(《妇人大全良方》)

15. 产后中风，角弓反张，筋脉强急　天麻丸：天麻、白附子、天南星(炮)、桂、乌蛇、麻黄、独活、白僵蚕、干蝎、吴茱萸各一两，丹砂(别研)半两，麝香(别研)一分。上一十二味，除丹、麝外，捣罗为末，共和匀，炼蜜为丸，如梧桐子大，每服二十丸，温酒下，不拘时服。(《圣济总录》)

16. 产后眩晕　天麻，当归，白茯，荆芥，前胡，花粉，陈皮，丹皮，益母草。(《妇科问答》)

17. 产后血运　天麻汤：天麻、诃黎勒、木香各一两，芸薹子半两(微炒)。上四味，粗捣

筛，每服二钱匕，水一盏，煎至七分，去滓温服，相次再服。(《圣济总录》)

18. *产后身痛* 黄芪桂枝五物汤(黄芪12 g、炒白芍6 g、桂枝6 g、生姜5片、大枣4个)加天麻15 g、羌活10 g、独活10 g。(《妇科用药400品历验心得》)

19. *产后发痉抽搐* 木瓜、黑木耳、天麻、乳香各五钱。水煎服。可同时针刺内关穴。(《常见病验方研究参考资料》)

20. *产后恶血攻刺，小腹疼痛* 赤箭一两，芸薹子(微炒)一两。上件药，捣罗为散，不计时候，以热酒调下一钱。(《太平圣惠方》)

21. *围绝经期综合征* 参见蝉蜕条。

22. *鬼胎，腹内疠痛，日夜不止* 参见水蛭条。

23. *妇人风邪癫狂，发作无时* 参见牛黄条。

24. *妇人血风流注，腰脚疼痛不可忍* 参见没药条。

25. *妇人血风，皮肤瘙痒，心神烦闷，及血风游走不定，并宜服之* 何首乌散：何首乌、防风、白蒺藜、枳壳、天麻、僵蚕、胡麻、茺蔚子、蔓荆子各等分。上为细末，每服二钱，煎茵陈汤调下，无时。(《证治准绳·女科》)

26. *妇人风痹，手足不遂* 天麻酒：天麻，牛膝，附子，杜仲。好酒浸服。(《十便良方》)

27. *妇女偏头痛* 天麻，石楠叶，川芎，白芷，女贞子。(《全国名医妇科验方集锦》)

【现代药理研究】 小鼠腹腔注射天麻浸膏24.3 g/kg，具有明显的对抗戊四氮阵挛性惊厥作用。实验性癫痫豚鼠每日皮下注射天麻50%乙醇浸出物0.25～1 g/kg，治疗3～6日，即可制止癫痫发作。(《中药药理与应用》)

【用法用量】 内服：煎汤，6～20 g；研末吞服每次1～1.5 g。

【使用注意】 气血虚甚者慎服。

天仙藤

出《本草图经》。又名都淋藤、马兜铃藤、青木香藤、臭拉秧子。为马兜铃科植物马兜铃*Aristolochia debilis* Sieb. et Zucc.或北马兜铃*Aristolochia comtorta* Bge.的地上部分。

【药性】 苦，温。入肝、脾经。

【功效】 行气化湿，活血止痛。

【药论及医论】 《本草图经》："解风劳。得麻黄则治伤寒发汗，与大黄同服堕胎气。"

《本草纲目》："流气活血，治心腹痛。"

《本草备要》："治风劳腹痛，妊娠水肿。"

《本草正义》："宣通经隧，导达郁滞，疏肝行气，止心胃痛。"

【临床应用】

1. *月经后期* 参见山海螺条。

2. *妊娠胎水肿满* 天仙藤散：天仙藤，香附子，陈皮，甘草，乌药。上等分，净秤为细末，每服三钱。水一大盏，姜三片，木瓜三片，紫苏三叶，同煎至七分，放温澄清，空心、食前服，日三服。(《妇人大全良方》)

3. *子肿* 天仙藤四钱至一两。水煎服，一日二次，连服三至五剂。(《常见病验方研究参考资料》)

4. *妊娠高血压综合征，头晕头胀，下肢水肿，血压升高，蛋白尿等* 龙胆草5 g，牡丹皮、炒栀子、当归、白芍各9 g，生地黄、钩藤、白蒺藜各12 g，生石决明(先煎)15 g，茯苓9 g，天仙藤30 g。(《中医妇科验方选》)

5. *妊娠腹胀* 天仙藤6 g，枳壳5 g，槟榔5 g，络石藤10 g，薤白10 g，桑寄生12 g。(《妇科用药400品历验心得》)

6. *产后腹痛不止及一切血气腹痛* 天仙藤散：天仙藤五两，炒焦，为细末，每服二钱。产后腹痛，用炒生姜，小便和细酒调下。常患血气，用温酒调服效。(《妇人大全良方》)

7. *产后恶血未尽，浑身憎寒发热，小腹划刺疼痛，心气膨胀不纳饮食，面目虚肿，脚手浮肿，聋耳眼晕腰痛* 团参散：干姜(炮)七钱，苍术(炒)、天仙藤、甘草、川乌、北芍药、北细辛各一两，麻黄(去节)。上㕮咀，每服三钱，姜五片，枣二枚，荆芥七穗，水一盏，煎至七分，通口服。(《普济方》)

8. 卵巢过度刺激综合征　参见大腹皮条。

9. 妇人四肢痛，皆因先前坐草时及经络劳役受风入体　梅煎散：当归，鳖甲，天仙藤，北柴胡，黄芪，甘草。(《仙传济阴方》)

10. 乳腺炎　鲜天仙藤适量。揉软外敷，每日换药1次。(《江西草药》)

【用法用量】 内服：煎汤，5～20 g。

【使用注意】 本品含有马兜铃酸，具有肾毒性。体虚者慎服。

天花粉

出《雷公炮炙论》。又名栝楼根、蒌根。为葫芦科植物栝楼 *Trichosanthes kirilowii* Maxim.或双边栝楼 *Trichosanthes rosthornii* Harms 的根。

【药性】 甘、微苦、酸，微寒。入肺、胃经。

【功效】 清热，生津，排脓，消肿。

【药论及医论】 《名医别录》："通月水，止小便利。"

《日华子》："通小肠，排脓，消肿毒，生肌长肉，消扑损瘀血。治热狂时疾，乳痈……"

《医学入门・本草》："下乳汁。"

《济阴纲目》："天花粉亦能坠胎。"

《妇科用药400品历验心得》："《名医别录》称天花粉'通月水，止小便利'。而其余本草很少有此一说，历代医案似乎也不曾见。其实，天花粉功具守走两性：生津、润肺、止小便利为守；清热、化痰、消肿、排脓、利小便为走。知其性走，离通经不远矣。可与益母草、川牛膝、地龙配伍，但用量宜大。"

【临床应用】

1. 血瘀型月经先期　参见䗪虫条。

2. 月经后期　天花粉30 g，败酱草30 g，大血藤30 g，麦冬10 g，地龙20 g，川牛膝30 g，益母草15 g。(《妇科用药400品历验心得》)

3. 闭经　通经下取丸：海蛤粉25 g，苦葶苈12.5 g，牙皂12.5 g，巴豆1个，天花粉25 g，苦丁香7.5 g，红娘子7.5 g，麝香少许。上药共研细末，和匀，备用。用时取药5 g，与葱汁同捣为丸，以薄绵裹药丸，纳阴户中。俱热时，先通黄水，次则经行。(《中国丸散膏丹方药全书・妇科病》)

4. 经行烦渴　可以在方剂中加用天花粉20 g。(《妇科用药400品历验心得》)

5. 经行口糜　参见木通条。

6. 经行音哑　参见沙参条。

7. 经前乳房胀痛　参见海藻条。

8. 经前痤疮　牡丹皮10 g，紫草15 g，凌霄花12 g，赤芍10 g，连翘12 g，忍冬藤15 g，白芷10 g，天花粉12 g，蒲公英15 g，紫花地丁12 g。(《妇科用药400品历验心得》)

9. 气阴两虚型妊娠恶阻　党参25 g，白芍、半夏、陈皮、生姜、竹茹、芦根、柿蒂各15 g，天花粉50 g，麦冬20 g。(《百灵临床论文集》)

10. 胎动　通用古芩术汤加阿胶。风邪加姜、豉，寒加葱白，热加花粉。(《妇科玉尺》)

11. 妊娠口渴　北沙参12 g，玄参10 g，天花粉10 g，麦冬10 g，竹叶10 g。(《妇科用药400品历验心得》)

12. 妊娠外感燥邪　生地黄12 g，麦冬10 g，玄参10 g，北沙参12 g，天花粉10 g，知母10 g，川石斛12 g。(《妇科用药400品历验心得》)

13. 阴虚热盛型妊娠合并糖尿病　瓜蒌羹：鲜瓜蒌根250 g，冬瓜250 g，淡豆豉、精盐适量。将鲜瓜蒌根、冬瓜分别洗净去皮，冬瓜去籽切成片，与豆豉同放锅内加水煮至瓜烂时加盐少许即成。适量食之，连服3～4周。(《中医妇产科学》，刘敏如等主编)

14. 产后血热　凉血饮：黄芩、赤芍、荆芥、川芎、麦冬、花粉各二钱，甘草一钱。(《妇科玉尺》)

15. 产后血渴　瓜蒌根汤：瓜蒌根四两，麦门冬、人参各三两，生干地黄、甘草各二两，土瓜根五两，大枣二十枚。上㕮咀，以水八升，煮取二升半，分三服。(《集验方》)

16. 产后胸中烦热，逆气　参见薤白条。

17. 产后发热　参见银柴胡条。

18. 产后卒中风，发疾口噤，倒闷吐沫，瘛疭，眩冒不知人　参见石膏条。

19. 胞衣不下　栝楼实一个取子，研令细。上酒与童子小便各半盏，煎至七分，去滓温服。如无实，根亦得。(《妇人大全良方》)

20. 胎死腹中　瓜蒌根一味，焙干为细末，每服二钱，倒流水调下，二服取效。(《是斋百一选方》)

21. 促使包块型异位妊娠或流产后绒毛膜促性腺激素下降　异位降血汤：紫草 20 g，天花粉 30 g，蛇莓 30 g，三棱 15 g，莪术 15 g，半枝莲 20 g，白花蛇舌草 20 g，牡蛎 30 g，海藻 20 g，蜈蚣(研吞)4 条，凤尾草 20 g，赤芍 10 g，露蜂房 20 g。(《马大正中医妇科医论医案集》)

22. 促使胎块排出　取天花粉 1 g，猪牙皂粉 0.5 g，加水调成糊状，纱布包扎，放入阴道后穹隆处，经 24 小时能迫使中期妊娠、死胎、过期流产、葡萄状胎块等自然排出。一般出血不多，痛苦不大，经过顺利。(《中药大辞典》)

23. 中期妊娠、死胎、过期流产引产　注射前先用生理盐水将天花粉稀释至每毫升含 2 微克的浓度，取 0.05 mL 注射于前臂屈侧皮内，20 分钟后观察皮试结果，如果阴性者可深部肌内注射 0.2 mg 天花粉作试探试验，观察 2 小时如无反应，即可深部肌内注射 5～8 mg。注射后通常在 6～8 小时出现发热、头痛、咽喉痛、关节酸痛、颈项活动不利等不良反应，局部出现疼痛及红斑疹；少数发生皮疹、恶心呕吐，个别出现荨麻疹、血管神经性水肿、胸闷、气急、腹胀、肝脾肿大，甚至过敏性休克等。(《中药大辞典》)

24. 经脉方来，热入血室，寒热如疟，或狂言见鬼　参见干姜条。

25. 潮热出汗(围绝经期综合征)　参见白薇条。

26. 盆腔炎　仙方活命饮：金银花，防风，白芷，当归，陈皮，芍药，天花粉，贝母，乳香，没药，炮山甲，皂角刺，生甘草，黄酒。(《中医妇产科学》，刘敏如等主编)

27. 输卵管积水　牡蛎泽泻散加减：牡蛎 30 g，泽泻 15 g，葶苈子 12 g，商陆 10 g，海藻 30 g，天花粉 15 g，丹参 15 g，大腹皮 10 g，枳壳 12 g，大血藤 30 g，三七 5 g。(《妇科用药 400 品历验心得》)

28. 小便频数　茯苓戎盐汤合瓜蒌瞿麦丸加味：茯苓 10 g，白术 12 g，食盐 10 g，天花粉 12 g，山药 15 g，淡附片 6 g，瞿麦 10 g，槟榔 10 g，乌药 6 g。(《妇科用药 400 品历验心得》)

29. 侵蚀性葡萄胎肺转移　参见礞石条。(《妇科用药 400 品历验心得》)

30. 卵巢癌化疗后反应　参见石斛条。

31. 乳不下　取生瓜蒌根，烧作炭，治下筛，食已，服方寸匕，日四五服。(《僧深方》)

32. 产后乳无汁　栝楼散：栝楼根五两，切焙干罗为散，每服二钱匕，以白粥饮调下，温酒亦得。早晨日午至夜各一服，一方烧灰米饮服，酒煮服亦得。(《普济方》)

33. 因乳蒸而发热　宜四物汤加黄芪、花粉。(《妇科玉尺》)

34. 回乳后乳房疼痛　神曲 20 g，麦芽 50 g，枇杷叶 15 g，青皮 10 g，天花粉 12 g，浙贝母 10 g，蝉蜕 6 g。(《妇科用药 400 品历验心得》)

35. 乳痈肿硬疼痛　天花粉一两，酒水各一碗，煎服，渐消。亦可治乳汁不行。(《永类方》)

36. 吹奶　瓜蒌散：乳香一钱(研)，瓜蒌根末一两。上研令均，温酒调二钱服。(《妇人大全良方》)

37. 乳衄肝经郁热证　参见栀子条。

38. 乳头溃疡　天花粉研末，鸡蛋清调敷。(《中草药新医疗法资料选编》)

39. 乳痈，乳疽，结肿疼痛，勿论新久，但未成脓者　参见牛蒡子条。

40. 乳腺癌　参见瓜蒌皮条。

41. 阴户忽然肿突作痛，因劳伤血分，湿火下流　宜四物汤加丹皮、泽泻、花粉、柴胡治之。(《医部全录・妇科》)

42. 前庭大腺炎　金黄膏：天花粉 50 g，片姜黄、大黄、黄柏、白芷各 25 g，厚朴、陈皮、生甘草、生南星、毛苍术各 10 g，成膏，外敷。(《实用中西医结合诊断治疗学》)

43. 消渴阴痒　参见玉米须条。

【现代药理研究】

(1) 天花粉具有杀死胚胎的作用，可用于

宫外孕胚胎存活者。(《中医妇科学》,成都中医学院编)

(2) 用天花粉蛋白肌内注射治疗葡萄胎,能使胎块组织变性坏死。一般 3～6 日后排出全部或部分葡萄组织。用天花粉蛋白静脉滴注,对恶性葡萄胎有良好疗效,对绒毛膜上皮癌也有一定疗效。(《中药药理与应用》)

【用法用量】 内服:煎汤,10～30 g。

【使用注意】 脾胃虚寒、大便溏泄者慎服。少数患者可出现过敏反应。

天竺黄

始载于《蜀本草》。又名竹黄、竹膏、天竹黄、竹糖。为禾本科植物青皮竹 *Bambusa textiles* Mc Clure 或华思劳竹 *Schizostachyum chinense* Rendle 等秆内的分泌液干燥后的块状物。

【药性】 寒,甘。入心、肝、胆经。

【功效】 清热化痰,凉心定惊。

【临床应用】

1. 惊恐而致经病　菖蒲饮:人参、菖蒲各一钱,茯神、远志各钱半,麦冬、山药各二钱,真珠、琥珀各三分,金箔一片,胆星五分,牛黄二分,麝香五厘,天竺黄、雄黄、朱砂各二分。为末,薄荷姜汤下。(《妇科玉尺》)

2. 经间及经行期狂躁　女科天石牡蛎汤:天竺黄 20 g,石决明 30 g,牡蛎 30 g,龙胆草 15 g,黄连 15 g,炒酸枣仁 15 g,炙远志 10 g,合欢皮 20 g,陈皮 20 g,厚朴 15 g,郁金 20 g,丹参 20 g。经净 5 日起水煎分服,每日 3 次。忌食辛辣品,基础体温上升 3 日后停。(《中医妇科验方选》)

3. 痰火型子痫　连翘心、玄参心各 6 g,莲子心 3 g,羚羊角粉 3 g(吞),水牛角粉 15 g,牡丹皮 10 g,广郁金 9 g(明矾拌),炙橘红 6 g,石菖蒲 5 g,陈胆星、天竺黄各 10 g,竹沥水 1 匙,牛黄粉 0.3 g(吞)。(《中医临床妇科学》,夏桂成主编)

4. 妊娠合并癫痫　参见半夏条。

5. 产后中风,口噤,身体如角弓反张,迷闷　龙脑散:龙脑、腻粉、干蝎、白矾灰各一分,天麻、炮天雄、天南星、天竺黄各一两。上件药捣罗为末,都入乳钵中,再研令匀,不计时候,以暖酒调下一钱。(《太平圣惠方》)

6. 产后脏腑虚,心怔惊悸,言语错乱　麦门冬、人参各八钱,牛黄、白薇各二钱,茯神、独活、远志、生地黄、朱砂、防风、天竺黄、甘草、龙齿各四钱,龙脑、麝香各一钱。上为末,用薄荷酒调下二钱。(《妇人大全良方》)

7. 脏躁　合欢花 30 g,合欢皮 30 g,郁金 12 g,百合 30 g,天竺黄 12 g。(《黄河医话》)

8. 鬼胎　八仙丹:巴霜钱半,皂角、附子、朱砂各二钱,轻粉一钱,丁香、木香、天竺黄各三钱。醋浸蒸饼丸莱菔子大,朱砂为衣。欲渐去者,每服五七丸;欲骤行者,每服一二十丸。(《妇科玉尺》)

9. 诸积不行,凡血凝气滞,疼痛肿胀,虫积结聚,癥瘕等证　赤金豆:巴豆霜(去皮、膜,略去油)一钱五分,生附子(切片,略炒燥)二钱,皂角(炒微焦)二钱,轻粉一钱,丁香、木香、天竺黄各三钱,朱砂二钱,为衣为末,醋浸蒸饼为丸,萝卜子大,朱砂为衣。欲渐去者,每服五七丸;骤行者,每服一二十丸。用滚水或姜、醋、茶、蜜、茴香、使君子肉,煎汤送下。(《妇科备考》)

10. 乳痈已穿,未穿出脓,大止痛,敛疮口　降香节二钱,天竺黄、露蜂房各一钱,麝香、轻粉各少许。上为末干糁。(《普济方》)

11. 乳痈,敛疮口　干脓散:乌贼骨、黄丹、天竺黄各二钱,轻粉二匕,麝香一字,老降真骨三钱。上研为细末,干糁疮口,不数日干。(《妇人大全良方》)

【用法用量】 内服:煎汤,3～9 g,或入丸、散;研粉吞服,每次 0.6～1 g。外用:适量,为末敷患处。

【使用注意】 无湿热痰火慎服,脾胃虚寒便溏者禁服。

天南星

出《本草拾遗》。又名南星、虎掌、野芋头、蛇苞谷。为天南星科植物天南星 *Arisaema erubescens*（Wall.）Schott、异叶天南星 *Arisaema heterophyllum* Bl.或东北天南星 *Arisaema amurense* Maxim.等的块茎。

【药性】 苦、辛，温，有毒。入肝、肺、脾经。

【功效】 燥湿化痰，消肿散结。胆南星：清火化痰，镇惊定神。

【药论及医论】《名医别录》："除阴下湿。"

《开宝本草》："下气，破坚积，消痈肿，利胸膈，散血，堕胎。"

【临床应用】

1. 经水过期，血水也　四物加参、术；带痰加南星、半夏、陈皮之类。（《医部全录·妇科》）

2. 凡妇女月经久闭，血从口鼻出者　先将好南星浸滚水一小盏服之，其血立止，用归须三钱，煎服则通。（《女科万金方》）

3. 闭经　四物合苍附导痰汤：当归、赤芍、苍术、香附、石菖蒲、茯苓各 9 g，川芎、半夏、炙甘草各 4.5 g，南星 6 g。（《中医妇科临床手册》）

4. 肥人痰多占住血海地位，因而下多者　南星、苍术、香附、川芎，作丸服。（《金匮钩玄》）

5. 经行情志异常、抑郁症　解郁化痰汤：橘红，半夏，柴胡，郁金，香附，远志，石菖蒲，瓜蒌，胆南星，竹茹。（《精神医学基础》）

6. 经行眩晕　参见佩兰条。

7. 经行抽搐　参见全蝎条。

8. 肥人白带是湿痰　苍柏樗皮丸：苍术、黄柏、樗根皮、南星、半夏、海石、川芎、香附、炮姜各等分。暑月去干姜加滑石，上为末，醋丸桐子大，每服五六十丸，白汤下。（《医学入门》）

9. 妊娠痰饮，膈脘痞闷，呕逆恶心　天南星丸：天南星、半夏、人参、白茯苓各一两，白矾一两半研细。上五味，捣罗四味为末，入白矾和药，再研令匀，用生姜汁煮面糊，软硬得所，和丸如梧桐子大，每服十五丸，熟水下，空心日午晚食前各一。（《圣济总录》）

10. 妊娠痰泻，痰壅气粗，脉来沉滑，时泻时止　涤痰汤：真胆星、法半、陈皮、人参、茯苓各钱半，炒枳实、石菖蒲、竹茹、甘草各八分，生姜三片。（《彤园妇人科》）

11. 孕妇中痰火，脉滑数有力，形气强者　参见天麻条。

12. 妊娠中风口噤，心膈痰涎壅滞，言语不得，四肢强直　白僵蚕散：白僵蚕、天麻、独活各一两，龙脑二钱半，麻黄一两半，犀角屑七钱半，白附子、半夏、天南星、藿香各半两。上为细末，入研药令匀，每服一钱，生姜薄荷汤调下，不拘时，日三服。（《医部全录·妇科》）

13. 妊娠肩背痛，随证加引　羌活胜湿汤：羌活、独活各二钱，川芎、藁本、防风、炙草各一钱，蔓荆子八分。痰郁痛则呕吐晕眩，加天麻、法半、胆星。（《彤园妇人科》）

14. 子痫　琥珀寿星丸：天南星，琥珀末，朱砂末，生姜汁。每服五十丸，人参煎汤下，日服三次，神效。（《万氏妇人科》）

15. 妊娠痰迷尸厥。脉动而滑，昏死流涎，喉中时作水鸣声　涤痰汤：真胆星、法半夏、陈皮、人参、茯苓各钱半，炒枳实、石菖蒲、竹茹、甘草各八分，生姜三片。（《彤园妇人科》）

16. 破伤风　防风、天南星，等分为末，酒服，仍以滓傅伤处。（《胎产救急方》）

17. 产后中风口噤　天麻散：天麻七钱半，白附子、天南星、干蝎、半夏各半两。上为细末，每服一钱，生姜薄荷酒调匀，斡开口灌之，不拘时。（《太平圣惠方》）

18. 产后不语……痰热者　星连二陈汤：胆南星一钱五分，黄连一钱姜汁（炒焦）、橘红、半夏（姜炙）、白苓各二钱五分，甘草六分（炙）。生姜水煎服。（《妇科冰鉴》）

19. 妇人血风攻疰，腰脚背膊疼，四肢烦倦麻木，兼治丈夫元脏风攻，身痛拘急，腰脚无力　参见狼毒条。

20. 宫外孕　天南星、天花粉、紫草各 30 g，丹参 15 g，赤芍 12 g，当归、三棱、桃仁、牛膝各 10 g，蜈蚣 2 g。加水浓煎两次，去渣滤液，浓缩成 150 mL，药温 38℃时，每日灌肠 1 次。（《中国民间医术绝招·妇科部分》）

21. 肥盛妇人带下，经水不调，不能成胎者　苍附导痰丸：苍术，香附，陈皮，茯苓，枳壳，法半夏，胆南星，甘草，生姜，神曲。（《叶天士女科

诊治秘方》)

22. 慢性盆腔炎性疾病后遗症　参见白芥子条。

23. 回乳　胆南星 10 g 研细末，米醋调敷乳房上(勿涂乳头)过一昼夜洗去，不效再用，至回乳为止。(《妇产科疾病中医治疗全书》)

24. 吹奶　天南星散：天南星为末。用温汤调，以鹅翎涂之。(《妇人大全良方》)

25. 乳痈　生天南星 1 g，葱白 1 根，共捣烂制成“葱星丸”。用药棉包裹并浸入冷开水后，塞入患乳对侧鼻孔内，每日 2 次，2 日为 1 个疗程。(《现代中药药理与临床》)

26. 乳有核　南星、贝母、甘草节、栝楼各一两，连翘半两。上以水煎，入酒服。(《济阴纲目》)

27. 卵巢肿瘤　参见白芥子条。

28. 乳癌初起　生南星、生草乌、商陆根各等分，以米醋磨细涂。(《常见病验方研究参考资料》)

29. 外阴白斑　生南星、生半夏、雄黄、花椒、白矾各 15 g，苦参 30 g。水煎外洗。再用姜黄、密陀僧、雄黄各等分，研末，以小磨香油调为糊状外敷。(《全国名医妇科验方集锦》)

30. 阴痒(外阴白色病变)　蚤休 30 g，胆南星 50 g，水煎 3 次，合药液约 1 500 mL，凉后坐浴，不拘次数，每次 15 分钟。(《妇科用药 400 品历验心得》)

31. 阴汗　胆南星 50 g。每剂水煎 3 次，合药液约 1 500 mL，凉后坐浴，不拘次数，每次 15 分钟。(《妇科用药 400 品历验心得》)

32. 前庭大腺炎　参见天花粉条。

33. 子宫颈癌　天南星片(每片含生药 10 g)，每日 3 次，每次服 2～4 片。(《中医妇科临床手册》)

34. 子宫颈癌　内服药，生天南星煎汤代茶，剂量由每日 15 g 逐渐增加到 45 g，另根据病情、体质，辨证用药。局部用药可采用不同的剂型及用药途径：① 药包：鲜天南星根部洗净(不可泡在水中)，每 9 g 加 75%乙醇 0.5 mL，捣呈浆状，用一层纱布包扎成椭圆状，塞在癌灶部位。② 栓剂：每片含生药 50 g，覆盖在宫颈的癌灶上。③ 棒剂：每根含生药 10 g，可塞在颈管内。④ 针剂：每支 2 mL，含生药 10 g，每日或隔日注入宫颈及宫旁组织 4 mL。此外，尚可用天南星提取物行盆腔离子透入法。可能对癌细胞有特异的抑制作用。(《中药大辞典》)

【现代药理研究】 天南星多糖和顺铂对乳腺癌 MDA－MB－231 细胞的增殖、凋亡及上皮-间质转化均有一定的作用，可抑制 PI3K/Akt 信号通路的激活。鲜天南星水提取物能对小鼠子宫纤维瘤起到一定的抑制作用，并能对雌二醇、孕酮、卵泡刺激素、黄体生成激素等激素水平进行调控。[《生命的化学》，2020，40(12)：2216－2225]

【用法用量】 内服：煎汤，6～10 g，一般制后用；外用：制南星、生南星均可用，50 g，水煎坐浴。

【使用注意】 阴虚燥咳，热极、血虚动风者禁服；孕妇慎服。

天葵子

出《中药志》。又名紫背天葵子、千年老鼠屎、金耗子屎、地丁子、天去子、野乌头子、散血珠、天葵根、一粒金丹。为毛茛科植物天葵 *Semiaquilegia adoroides* (DC.) Makino 的块根。

【药性】 甘、微苦、微辛，寒，小毒。入肝、脾、膀胱经。

【功效】 清热解毒，消肿散结，利水通淋。

【药论及医论】 《湖南药物志》：“清热解毒，消肿止血，敷乳毒……”

《滇南本草》：“散诸疮肿，攻痈疽，排脓定痛，治瘰疬，消散结核，治妇人奶结，乳汁不通，红肿疼痛，乳痈，乳岩坚硬如石，服之或散或溃。”

《重庆中药》：“利尿，除湿热，消痈肿。有催胎作用。”

【临床应用】

1. 经行淋证　天葵子 15 g，木通 10 g，车前草15 g，地肤子 15 g，白花蛇舌草 30 g，大蓟20 g，小蓟 20 g，土茯苓 20 g，六一散 30 g，石韦20 g，金银花 15 g，连翘 15 g。（《妇科用药 400品历验心得》）

2. 产难横生逆生胎死胞不出方，养胎中干燥　紫背葵子一升，胶五两（炙），水五升，煮取二升，顿服，不出，隔日又作。（《补阙肘后百一方》）

3. 防护卵巢肿瘤化疗反应　天葵子茶：天葵子 60 g。加水 1 000 mL，煮汁代茶饮。可长期服用。（《肿瘤的食疗》）

4. 便秘　大便热结者，方中加用天葵子10 g、蔓荆子 10 g。（《妇科用药 400 品历验心得》）

5. 乳腺炎　天葵子鲜根 21～30 g，捣烂，黄酒煮沸冲浸后去渣服，或干品 9 g，水酒各半煎服。（《浙南本草新编》）

6. 乳癌　紫背天葵块根 1.5 g，浙贝母 6～9 g，煅牡蛎 9～12 g，甘草 3 g。同煎服数次。（《浙江民间草药》）

7. 子宫内膜炎脓成，已进入蕴毒期　金银花 30～60 g，蒲公英、紫花地丁、紫背天葵各30 g，大黄 6～10 g，牡丹皮、桃仁各 15 g，炙乳香、炙没药各 6～9 g，赤芍、白芍各 15 g，广木香、山甲片各 10 g。（《中医临床妇科学》，夏桂成主编）

8. 高危型人乳头瘤病毒感染　金银花15 g，野菊花 15 g，紫花地丁 15 g，天葵子 10 g，黄柏 10 g，白鲜皮 15 g，蚤休 10 g，蒲公英 15 g，蛇床子 15 g，白芷 9 g，苦参 10 g，土茯苓 20 g，地肤子 15 g。（《妇科用药 400 品历验心得》）

9. 外阴瘙痒　天葵子 100 g。每次加水1 000 mL，煎取 500 mL，连煎 3 次，合药液，凉后坐浴，不拘次数，每次 15 分钟。（《妇科用药400 品历验心得》）

10. 外阴灼热疼痛　天葵子 100 g，6 剂。水煎 3 次，合药液约 1 500 mL，凉后坐浴，不拘次数，每次 15 分钟。（《妇科用药 400 品历验心得》）

11. 慢性外阴前庭大腺炎　参见木芙蓉条。

12. 外阴疖肿　五味消毒饮加天花粉 10 g，浙贝母 10 g，连翘 10 g，紫草 10 g。（《妇科用药400 品历验心得》）

13. 外痔疼痛　天葵子 100 g，7 剂。每次加水 1 000 mL，煎取 500 mL，连煎 3 次，合药液，凉后坐浴，不拘次数，每次 15 分钟。（《妇科用药 400 品历验心得》）

【现代药理研究】 将天葵水提取物对六种试验菌的抑菌效果进行了研究，结果显示天葵提取物对金黄色葡萄球菌、白念珠菌有较强的抑菌作用（$P<0.01$）；对大肠埃希菌有一定抑菌作用（$P<0.05$）。天葵化学成分中的格列风内酯和紫草氰苷，对二甲苯致小鼠耳肿胀的抑制率分别为 64％和 20％，表明这两个成分均有很好的抗炎活性。［《天然产物研究与开发》，2014，26：1154－1159，1092］

【用法用量】 内服：煎汤，9～15 g；外用：100 g，水煎外洗。

【使用注意】 脾胃虚寒者禁服。

无花果（附叶）

出《救荒本草》。又名映日果、文仙果、奶浆果、品仙果。为桑科植物无花果 *Ficus carica* L. 的果实。

【药性】 甘，凉。入肺、胃、大肠经。

【功效】 清热生津，健脾开胃，解毒消肿。

【药论及医论】 《医林纂要·药性》："益肺，通乳。"

《本草便方》："令妇生子。"

【临床应用】

1. 肝郁气滞经前乳房胀痛症　疏经散：佛手、香橼皮、白芍、刺蒺藜、木贼草、无花果各10 g，青皮、玫瑰花、绿萼梅、柴胡各 5 g，木蝴蝶、甘草各 3 g。（《中医妇科验方选》）

2. 血瘀湿热性经行泄泻　无花果鲜叶100 g，红糖适量。将无花果鲜叶洗净切碎，加入红糖，同炒研末，温开水送服，1 次服完。（《食物中药与便方》）

3. 围产期外痔　鲜无花果 10 枚，加水适

量，煎汤熏洗患处，每日1～2次，每日1剂。(《妇产科疾病中医治疗全书》)

4. 缺乳　无花果60 g，树地瓜根60 g，金针花根120～180 g，奶浆藤60 g。炖猪前蹄服。(《重庆草药》)

5. 慢性子宫颈炎　无花果叶1握(鲜品加倍)。水煎，乘热坐浴。(《中华民间秘方大全》)

6. 外阴溃疡　赤小豆、无花果、土茯苓各50 g，水煎服。(《妇产科疾病中医治疗全书》)

7. 梅毒　针鱼250 g，无花果50 g。将针鱼洗净，加水600 mL，与无花果同煮食，每日1次。(《曲池妇科》)

【用法用量】 煎服：15～30 g。

木　瓜

出《雷公炮炙论》。又名宣木瓜、铁脚梨。为蔷薇科植物贴梗海棠 *Chaenomeles Speciosa* (Sweet) Nakai 的果实。

【药性】 酸、涩，温。入肝、脾、胃经。

【功效】 舒筋活络，和胃渗湿。

【药论及医论】 《名医别录》："主湿痹邪气，霍乱大吐下，转筋不止。"

《日华子》："止吐泻奔豚及脚气水肿，冷热痢，心腹痛，疗渴呕逆痰唾等。"

《本草从新》："和脾理胃，敛肺伐肝，消食止渴。"

【临床应用】

1. 肝肾二经，气血亏损，经候不调　补肝散：山萸肉、当归、五味子、山药、黄芪、川芎、木瓜各半两，熟地黄、白术各一两，独活、酸枣仁各四两。上为末，每服五钱，姜枣水煎服。(《证治准绳·类方》)

2. 经行身痛　木瓜、当归、延胡索、桃仁、芍药各9 g，桂心3 g，杜仲、怀牛膝、川续断各12 g。(《中医妇科临床手册》)

3. 气滞引起的经行水肿　参见木香条。

4. 经后肢节屈伸作痛者，血虚有火，而筋失所养也　四物加木瓜、牛膝、薏苡仁。(《济阴近编》)

5. 经后下肢烧灼感　芍药甘草附子汤加味：炒白芍30 g，炙甘草6 g，淡附片6 g，桑寄生15 g，丝瓜络10 g，竹茹10 g，忍冬藤12 g，木瓜10 g，生地黄10 g。(《妇科证治经方心裁》)

6. 赤白带下　白果、莲肉、江米各五钱，胡椒一钱为末，乌骨鸡一只，如常治净，装木瓜于腹，煮熟，空心食之。(《医部全录·妇科》)

7. 恶阻效方　橘红一钱，麦冬三钱，人参一钱，木瓜二钱，竹茹一钱，枇杷叶三片，藿香五分。(《济阴近编》)

8. 妊娠恶阻呕逆及头痛，食物不下　木瓜一枚大者切，蜜二两。上二味，于水中同煮令木瓜烂，于沙盆内细研，入小麦面三两，搜令相入，薄捍切为棋子，每日空心，用白沸汤煮强半盏，和汁淡食之。(《寿亲养老书》)

9. 妊娠下肢抽筋　知母、木瓜、白芍各12 g，炙甘草6 g。(《中医妇科临床手册》)

10. 妊娠身痛　忍冬藤15 g，木瓜10 g，牡蛎20 g，桑寄生15 g，竹茹10 g。(《妇科用药400品历验心得》)

11. 肝肾二经，气血亏损，腰胁作痛　补肝散：山萸、当归、五味子(炒)、山药、黄芪(炙)、川芎、木瓜各五钱，熟地黄、白术(炒)各一钱，独活、枣仁(炒)各四两。为末，每服五钱，枣汤下。(《女科心法》)

12. 妊娠腹胀痛　桑皮汤：桑皮，茯苓，橘红，白术，木瓜，秦艽。(《妇科玉尺》)

13. 胎前腹痛脚肿　陈皮、甘草，赤茯苓各三钱，苍术、木瓜、白术各五钱，姜枣煎服。(《卫生易简方》)

14. 脚气冲心，闷乱不识人　紫苏、松节各二两，吴茱萸半两，槟榔、干木瓜各一两，陈皮三分。上㕮咀，每服四钱。水一盏，煎至一半，入童子小便二合，再煎三沸，温服。(《妇人大全良方》)

15. 孕妇脉浮数，发热恶寒，两腿膝胫肿痛火热，症似伤寒　加味苍柏散：制苍术，白术，黄柏，川芎，羌活，独活，生地黄，当归，赤芍，木通，知母，防己，木瓜，薏苡仁，甘草，生姜，葱白。温服取汗。(《彤园妇人科》)

16. 羊水过多　茯苓导水汤：木香、木瓜、槟榔、大腹皮、白术、茯苓、猪苓、泽泻、桑皮、砂仁、苏梗、陈皮各等分，加生姜，水煎服。(《医宗金鉴》)

17. 先兆子痫　苍术、白术、木瓜、防己、冬葵子、扁豆衣、白蒺藜、钩藤各 9 g，赤小豆、天仙藤各 30 g，珍珠母 15 g。(《中医妇科临床手册》)

18. 妊娠口渴　桑椹 30 g，淡竹叶 10 g，木瓜 6 g，牡蛎 15 g，太子参 15 g，佛手柑 10 g。(《妇科用药 400 品历验心得》)

19. 妊娠霍乱吐泻，转筋不止　用木瓜二枚切，以水五大盏，煮取三盏，以青布浸搨于转筋上，即定。如无木瓜，煎桂枝五两亦佳。(《太平圣惠方》)

20. 妊娠霍乱吐泻，转筋，入腹则闷绝　木瓜煎：吴茱萸汤泡七次、生姜(切)各一分，木瓜(切)一两半。上细锉，水二盏，煎一盏二分，去滓，分三服，无时热服。(《妇人大全良方》)

21. 孕妇体虚，或因久病积弱成痿　参见人参条。

22. 产后有下血过多，冲任空虚，肝经血少而腹痛，脉弦者，以熟地黄、山茱萸为主，加白芍药、木瓜、蒺藜一剂。(《女科经纶》)

23. 产后霍乱吐利，脚转筋　木瓜汤：木瓜二两，生姜(炒干)、吴茱萸黑豆汤(浸洗炒干)各一两。上三味，粗捣筛，每服五钱匕，水一盏半，煎至八分，去滓温服，日二。(《圣济总录》)

24. 产后水肿　健脾利水补中益气汤：人参、白术各二钱，茯苓、白芍各一钱，陈皮五分，木瓜、紫苏、木通、大腹皮、苍术、厚朴各四分。(《节斋公胎产医案》)

25. 产后痉症　参见鸡血藤条。

26. 产后瘫痪不起　参见川牛膝条。

27. 产后腿痛　参见车前子条。

28. 风寒身痛　木瓜羹：木瓜 4 个，白蜜 500 g。将木瓜蒸熟去皮，研为泥，白蜜炼净，两味搅匀，用瓷瓶(罐)收贮。每日空腹用沸水冲调服 1～2 匙。(《中医妇产科学》，刘敏如等主编)

29. 缺乳　木瓜 2 个，猪肉 250 g，生姜 500 g，米醋适量。将木瓜去皮核，共用水煮调糖吃。(《中华民间秘方大全》)

30. 子宫脱垂　黑豆二斤，何首乌、木瓜各半斤。共研细末为丸，早、晚各服三钱，温开水送下。(《常见病验方研究参考资料》)

31. 霉菌性阴道炎　木瓜 50 g，每剂水煎 3 次，合药液约 1 500 mL，凉后先用冲洗器冲洗阴道再坐浴，不拘次数，每次 15 分钟。(《妇科用药 400 品历验心得》)

【用法用量】 内服：煎汤，6～10 g；或入丸、散。外用：50 g，煎水冲洗坐浴。

【使用注意】 湿热偏盛，小便淋闭者慎服。

木 耳

出《神农本草经》。又名木檽、黑木耳。为木耳科植物木耳 *Auricularia auricula* (L. ex Hook.) Undew.的子实体。

【药性】 甘，平。入胃、大肠经。

【功效】 凉血，止血。

【药论及医论】 《神农本草经》："(桑耳)主女人漏下赤白汁。"

《药性论》："治女子崩中带下，月闭血凝，产后血凝。"

《医部全录·妇科》引陈藏器："木耳久服，令人有子。"

《随息居饮食谱》："补气，耐饥，活血……凡崩淋、血痢、痔患、肠风，常食可疗。"

《妇科用药 400 品历验心得》："木耳生用止血和活血两种功效都有，而以活血功效尤胜。对于经量过少的患者，单纯中药治疗常难奏效，即使桃红、地鳖相加，亦未必如愿。我曾用普通活血方剂加食木耳，常常收效意外。查王本祥《现代中医药理与临床》，认为木耳具有抗血小板功能活性的作用……古代妇科著作用木耳止血者，必经炒至出烟，而非生用。"

【临床应用】

1. 漏下神方　取槐耳，烧，捣下筛，酒服方寸匕，日三，立愈。(《小品方》)

2. 血热型月经过多　木耳砂糖水：木耳(黑木耳)30 g，白砂糖 15 g。将木香用微火炒香，加水一碗煮熟，调砂糖服。(《妇女病饮食疗法》)

3. 经期过长　黑木耳(炒至冒烟)10 g，玉米须 30 g，地榆 20 g，槐花 20 g，贯众炭 20 g，侧柏 10 g，荆芥炭 10 g，海螵蛸 20 g。(《妇科用药400品历验心得》)

4. 月经太少　黑木耳、核桃肉各 30 g，加红糖，每日炖食。(《中国秘方全书》)

5. 经闭　木耳(洗净去蒂焙干为末)一钱，核桃仁(去皮捣泥)一钱。上用黄酒二钟，煎一钟，空心服，出汗即愈。(《良朋汇集》)

6. 月经将来时，咳痰吐血　木耳一两。烧灰研末，每日空心用温开水兑少量白净调服一茶匙。(《中医妇科验方单方选》)

7. 赤白带下　桑耳切碎，酒煎服。(《本草纲目》)

8. 白崩　参见牛角鰓条。

9. 腰膝酸软、小便余沥、妇女白带、小腹冷痛、月经不调等症　黑木耳 30 g，红枣 20 枚，红糖 20 g。水煎服。(《中华民间秘方大全》)

10. 妊娠胎动下血不住，腹痛不止　当归(锉微炒)一两，桑木耳(微炙)半两，干姜(微裂锉)、续断各一两。上捣细罗为散，每服，不计时候，以温酒调下二钱。(《太平圣惠方》)

11. 血热恶露不绝　黑木耳红糖水：将黑木耳焙干研细末，用红糖水送服，每次 6 g，每日 2 次。(《女性性器官出血》)

12. 产后衄血血崩　取木耳一斤或半斤，烧灰存性为末，入麝香末一钱，煨枳壳末二钱和匀，每取一钱，以乌梅煎汤调下即止。(《医部全录·妇科》)

13. 产后血虚受惊，或产后营养不良、手足抽搐、心慌气短等症　黑木耳 250 g，核桃仁 10 枚，红枣 10 个，生酒 60 g，白酒 500 mL，蜂蜜适量。先将红枣(去核)、核桃仁、生姜捣如泥，与木耳末、酒、蜂蜜拌合一起，存半日许，酒渗完后，入盘用笼蒸 1 小时即成，每次吃 15 g，每日 3～4 次不限。(《偏方大全》)

14. 产后血疼欲死　槐鸡(即槐耳)半两为末，酒浓煎饮服，立愈。(《本草纲目》)

15. 母乳缺乏症　黄芪、黑木耳、王不留行(包煎)各 20 g，当归 15 g，大枣 15 枚，猪蹄 500 g。药与猪蹄共煮，加适量佐料，分两次食肉、枣、木耳，饮汤，每 3 日 1 剂。(《中国民间医术绝招·妇科部分》)

16. 围绝经期综合征　木耳 30 g，黑豆 30 g。共研末，每次 2～3 g，每日 1～2 次。(《民间偏方集锦》)

17. 绝经后出血　鱼膘 30 g，木耳(火炒)60 g，共为面。每服 15 g，黄酒送下。(《民间偏方秘方精选》)

18. 妇人乳肿，不论内外　取五木大杨树上木耳菌，拭净。净瓦上炙焦存性，为细末。每服三钱，砂糖调陈酒送下，即消。(《医学从众录》)

19. 乳痈　桑黄(即桑木所生之木耳)，上一味为末。好酒送下，取微汗为率。不愈再服，三日一服。(《香奁润色》)

【现代药理研究】　木耳具有抗血小板聚集及抗凝血、抗血栓形成的作用。黑木耳抗血小板作用的有效成分是水溶性的，其分子量低于 10 000 Da。抗血小板作用的有效成分不易溶于有机溶剂。木耳多糖有明显抗凝血作用；在体外实验中，发现木耳多糖也有很强的抗凝血活性。木耳菌丝体醇提物也具有抗血栓形成作用。木耳多糖有显著的抗着床和抗早孕作用，终止中期妊娠作用较弱，而对孕卵运输无明显作用。(《现代中药药理与临床》)

【用法用量】　内服：水煎，10～15 g。治疗经量过少，用冷开水浸生食，也可以煮食；治疗经量过多，炒木耳出烟煎服。

【使用注意】　大便不实者忌用。

木　香

出《神农本草经》。又名广木香。为菊科植物云木香 *Aucklandia Lappa* Decne.的根。

【药性】　辛、苦，温。入肝、脾、胃、大肠经。

【功效】　行气止痛，温中和胃。

【药论及医论】《药性论》:"治女人血气刺心,心痛不可忍,末,酒服之。"

《日华子》:"治心腹一切气……安胎,健脾消食……呕逆反胃。"

《本草纲目》引王好古:"治冲脉为病,逆气里急,主脬渗、小便秘。"

《乞法全书·释药分类》:"广木香,善于行气而安胎。"

【临床应用】

1. 痛经验方　延胡索、木香、乳香、香附各30 g。共研为末,分15包,每日3次,每次1包,饭后温开水服,经期第1日服用,连服5日。(《王氏妇科精要》)

2. 膜样痛经、子宫内膜异位症痛经　参见西红花条。

3. 月候不调,气滞腹痛者　宜服导经汤:香附一钱,乌药一钱五分,当归一钱,木香(不见火)、甘草各五分,以顺其气,则经血自行。(《竹林女科证治》)

4. 月经后期　乌药散:乌药,木香,香附,当归,甘草。(《中医妇科学》,罗元恺主编)

5. 血分,气血壅滞,腹胁胀闷,四肢浮肿,坐卧气促　参见郁李仁条。

6. 阳气内动,发则心下崩,数溲血　乌药汤:乌药一钱半,香附二钱,当归一钱,木香、甘草各五分。上,空心水煎服。(《医部全录·妇科》)

7. 气滞引起的经行水肿　茯苓皮,桂枝,白术,当归,川芎,泽兰,木瓜,木香。(《中医妇科治疗手册》)

8. 经前精神异常　参见甘松条。

9. 经行昏厥　参见沉香条。

10. 经行呕吐　参见人参条。

11. 赤白带下,或出白物如脂,或有臭浊污水　参见小茴香条。

12. 带下臭浊,脉沉　万安丸:炒黑丑一两,焙木香一两,炒小茴二两。为末,生姜汁丸,姜汤下一二钱。(《济阴纲目》)

13. 恶阻　砂仁、木香各三分。研末,每服三分,每日3次,温开水送服。(《常见病验方研究参考资料》)

14. 妊娠胃脘烧灼感　参见海螵蛸条。

15. 保胎种子丸　益母草半斤,川芎、广木香各一两。研末,蜜丸如桐子大,每服五十丸,用煮酒或童便送下,早晨服之,百日内保有胎孕,其效如神。(《求嗣指源》)

16. 若因气恼致胎不安者,宜用川芎、陈皮、茯苓、甘草,多加砂仁,少佐木香以行气。(《医部全录·妇科》)

17. 妊娠若忽然心痛,闷绝欲死者,谓之中恶　生地二钱,枳壳一钱,木香三分。酒煎服。(《孕育玄机》)

18. 有孕伤食　木香丸:木香二钱,三棱、人参、白茯苓各三钱。上为细末,面糊丸如绿豆大,熟水吞三四十丸。(《妇人大全良方》)

19. 妊娠脾胃虚弱,饮食不消,肚腹膨胀,或呕吐泄泻　木香丸:木香二钱,三棱、人参、白茯苓各三钱。上为末,面糊丸,如绿豆大,每服三四十丸,熟水下。(《本事方》)

20. 妊娠脾虚,通身浮肿,小便不利　防己汤:防己一钱半,桑皮、赤茯、苏叶各二钱,木香五分。生姜煎服。(《女科心法》)

21. 胎前七八个月阴肿,此乃胎气不能游动　参见荷叶蒂条。

22. 妊娠心腹胀满　加减仓公下气汤:白芍药、陈皮、白茯苓、大腹皮、川芎、当归、香附、前胡、厚朴、紫苏梗、乌药、木香各味分两随宜。上锉一剂,空心服。(《医部全录·妇科》)

23. 妊娠咳嗽羸瘦,不能下食　参见鳖甲条。

24. 妊妇喘急,两胁胀痛,因五脏不和,血气虚弱,或食生冷,或冒风寒,致唇青面白,节筋酸疼,皮毛干涩,上气喘急,大便不通,呕吐频频　参见厚朴条。

25. 妊娠肩背痛,随证加引　羌活胜湿汤:羌活、独活各二钱,川芎、藁本、防风、炙草各一钱,蔓荆子八分。气郁常痛,加木香、香附、陈皮。(《彤园妇人科》)

26. 受胎小肠气痛　四物汤加木香、茴香。(《医部全录·妇科》)

27. 子悬　参见沉香条。

28. 妊娠中气　木香调气散：治体实中气，恼怒气逆，猝然昏倒，牙噤面青，口鼻气粗，脉洪有力。木香、丁香、白蔻、砂仁、檀香、炙草、藿香、陈皮各五分，当归、川芎、炙香附各一钱，苏梗引。(《彤园妇人科》)

29. 孕痈　参见大青叶条。

30. 妊娠合并甲状腺功能亢进　参见海藻条。

31. 胎肥气逆，临蓐难产　当归、川芎、木香、白芍药、枳壳、甘草(炙)各一钱半，乳香、血余各半钱。上作一服，水二钟，煎至一钟，入乳香、血余和匀，不拘时服。(《医部全录·妇科》)

32. 产后呃逆　参见小茴香条。

33. 产后眼花血晕，视物不见　参见茵陈蒿条。

34. 产后血气冲心疼痛　桂心丸：桂心，芫花，香墨，木香。(《太平圣惠方》)

35. 产后血块痛未除，日受气　木香生化汤：川芎二钱，川归六钱，干姜四分(炙)，甘草五分(炙)，木香三分(磨)，陈皮三分。水煎服。(《家传女科经验摘奇》)

36. 产后下痢　香连散：木香，黄连。(《妇科玉尺》)

37. 产后便血，肠胃虚寒　参见肉豆蔻条。

38. 产后冷热不调，大小便不通　木香煮散：木香(炮为末)、青黛(研)各一两。上二味，再研令匀，每服二钱匕，水半盏，麻油少许，同煎十余沸，和滓温服之。(《圣济总录》)

39. 产后忿怒气逆，胸膈不舒，甚而作痛者，兼之血块又痛　宜用木香生化汤：川芎二钱，当归六钱(酒洗)，干姜四分(炙黑)，陈皮三分，木香二分(磨冲服)。水煎服。(《妇科秘方》)

40. 产后发狂　木香、附子(去须皮，净为末)，每用二钱，再入研极细真辰砂末一钱，以烧通红称锤淬好酒调服。(《普济方》)

41. 产后风　参见白花蛇舌草条。

42. 产后身痛　参见羌活条。

43. 产后流注　五香饼灸法：参见丁香条。

44. 血风走疰，肢节疼痛，发时来往不定　参见安息香条。

45. 妇人血风，气攻心烦闷，头目昏重　参见鲤鱼条。

46. 梅核气　参见沉香条。

47. (不孕)服之百日有孕　加味益母丸：益母草半斤，当归、赤芍药、木香各二两。上为末，蜜丸梧子大，白汤下百丸。(《医部全录·妇科》)

48. 鬼胎　参见天竺黄条。

49. 积块　神仙聚宝丹：琥珀、当归各一两，乳香、没药各二钱半，朱砂、木香、麝香各一钱。水丸。每两作十五丸，每服一丸，酒磨，温酒下。(《妇科玉尺》)

50. 各种妇产科腹部手术后胃腹胀气者　术后排气汤：生大黄、枳实各 6 g，木香、厚朴、陈皮各 10 g，甘草 7 g。(《当代中医实用临床效验方》)

51. 防止输卵管绝育术后粘连　参见番泻叶条。

52. 肠粘连腹痛　炒莱菔子 10 g，大腹皮 10 g，厚朴 10 g，吴茱萸 3 g，桃仁 12 g，柏子仁 12 g，火麻仁 10 g，木香 5 g，紫苏梗 10 g，藿香梗 10 g，乌药 6 g。(《妇科用药 400 品历验心得》)

53. 急性、亚急性盆腔炎　参见半枝莲条。

54. 颈项瘰疬，及腋下初结小核，渐如连珠，不消不溃，或溃而脓水不绝，经久不瘥，或成漏症　参见马钱子条。

55. 妇人噫嗝　岔气散：木香，丁香，人参，麦冬，厚朴，甘草，藿香，槟榔，桑皮，草果，桔梗，白术，香附，紫苏，陈皮。每服三钱，姜三片，枣二枚，灯心一结。(《女科万金方》)

56. 下乳　资生汤加木香、通草、生地黄。(《女科指掌》)

57. 急性乳腺炎蕴脓期　通脉散加味：炙山甲片、生大黄、白芷、乳香、没药各 9 g，木香 6 g，生黄芪 15 g。(《中医妇科临床手册》)

58. 乳房结肿成核　木香饼：木香 15 g 为末，生地黄 60 g 捣膏，二者和匀，作饼置肿上，以热熨斗熨之。(《妇产科疾病中医治疗全书》)

59. 乳岩　木香饼：木香五钱，生地黄一两。上木香为末，地黄杵膏和匀，量患处大小作

饼，置肿处，以热熨火熨之。(《济阴纲目》)

60. 阴挺　一捻金丸：延胡素、茴香、吴茱萸炒、川楝子(去核)、青木香各二两。上为末，粳米饭糊丸如梧桐子大，每服三十五丸，空心，木通汤服。(《医部全录·妇科》)

【现代药理研究】 木香对消化系统的药效主要体现为促进胃肠运动、止泻、保护胃黏膜、抗溃疡和利胆等作用。大量药理学研究证实，木香中有效成分对卵巢癌、乳腺癌、宫颈癌等肿瘤细胞的增殖具有抑制作用。[《中草药》，2022，53(13)：4198－4213]

【用法用量】 内服：煎汤，5～15 g。

【使用注意】 脏腑燥热，阴虚津亏者禁服。

木 贼

出《嘉祐补注神农本草》。又名木贼草、锉草、节骨草、无心草。为木贼科植物木贼 *Equisetum hyemale* L.的地上部分。

【药性】 甘、苦，平。入肝、大肠经。

【功效】 止血，止带。

【药论及医论】《嘉祐补注神农本草》："妇人月水不断，崩中赤白。"

《玉楸药解》："崩中赤白诸证。"

【临床应用】

1. 月水日夜不断　木贼汤：木贼一握(锉炒)。上一味，粗捣筛，每服三钱匕，水一盏，煎至七分，去滓温服。(《圣济总录》)

2. 妇人血气虚损，经候不调，崩中漏下　黑金散：鲤鱼皮、干姜(炮)、破故纸、黄牛角鳃，棕榈皮、乱发各一两，乌贼鱼骨、熟干地黄、当归(烧焙)、木贼各半两。上锉碎，拌匀入在瓷瓶内，盐泥固济，候干，以炭火五斤，煅令通红，烟尽，取于土内埋，令冷，取出，研细，每服三钱，入麝香少许，米饮空心下。(《普济方》)

3. 妇科出血　木贼 50%，黄柏 20%，益母草 20%，五倍子 10%。分别研末，过 120 目筛，混匀。每次服 2 g，每 4～6 小时 1 次。(《中草药新医疗法资料选编》)

4. 经前期紧张综合征　佛手、香橼皮、刺蒺藜、木贼草、白芍、无花果各 10 g，柴胡、玫瑰花、绿萼梅、青皮各 5 g，木蝴蝶、甘草各 3 g。(《全国名医妇科验方集锦》)

5. 经前面部痤疮　木贼 15 g，连翘、蒲公英各 30 g，水煎服。(《妇产科疾病中医治疗全书》)

6. 赤带　木贼草(烧炭)，每服三钱，水、酒各半冲服。(《常见病验方研究参考资料》)

7. 胎不稳，坐卧不安　二珍散：木贼(去节)、川芎等分。上为末，每服三钱，用水一盏，入金银各少许。同煎七分，去滓，空心服。(《简易方》)

8. 胎漏　木贼 10 g，桑叶 12 g，苎麻根 15 g，生白术 30 g，黄芩炭 10 g，龟甲胶(烊冲) 10 g。(《妇科用药 400 品历验心得》)

9. 妊娠胎动下血不止，脐腹疼痛，迷闷昏塞　芎药散：白芍药一两，牡蛎(煅)半两，熟干地黄(焙)半两，木贼(锉炒)一两，乌贼鱼骨(去甲)、干姜(炮)各半两。上六味，捣罗为散，每服三钱匕，米饮或温酒调下，食前。(《圣济总录》)

10. 妊妇目赤痛者　宜芎归汤加羌活、防风、白菊、蝉蜕、木贼。(《秘珍济阴》)

11. 妊娠外感　苎麻根 20 g，竹茹 10 g，桑叶 9 g，淡豆豉 10 g，芦根 20 g，枇杷叶 10 g，薄荷(先入) 5 g，木贼 6 g，前胡 10 g。(《妇科用药 400 品历验心得》)

12. 产后血崩　固经丸：艾叶、赤石脂、补骨脂炒、木贼各半两，附子一枚炮。上为末，陈米饮和丸桐子大。食前温酒下二十丸，米饮亦得。(《产育宝庆集方》)

13. 产后病眼　四物汤加北细辛、羌活、荆芥、菊花、甘草、木贼、石决明、草决明。(《医部全录·妇科》)

14. 肥胖病伴发不孕　参见海藻条。

15. 宫颈激光术后出血　参见马齿苋条。

16. 外阴尖锐湿疣、外阴炎、阴道炎　木贼草 30 g，板蓝根 30 g，百部 15 g，苦参 30 g。水煎，先熏后洗。(《妇科病妙用中药》)

【现代药理研究】 木贼含有阿魏酸，该成分具有抑制血小板聚集作用；此外它还含有咖

啡酸，而咖啡酸有止血作用，能缩短凝血及出血时间。(《中华本草》)

【用法用量】 内服：煎汤，10～20 g。外用：30 g，水煎擦洗。

【使用注意】 气血虚者慎服。

木芙蓉

出《滇南本草》。又名木莲、地芙蓉、华木、拒霜。为锦葵科植物木芙蓉的 *Hibiscus mutabilis* L. 的花、叶。

【药性】 辛、微苦，凉。入肺、心、肝经。

【功效】 清热，凉血，消肿，解毒。

【药论及医论】 《本草纲目》："乳痈恶疮，不拘已成未成，已穿未穿，并用芙蓉叶，或根皮，或花，或生研，或干研末，以蜜调涂于肿处四周，中间留头，干则频换。初起者，即觉清凉痛止肿消，已成者，即脓聚毒出；已穿者，即脓出易敛。"

《分类草药性》："治目疾，女人白带，补气活血。"

《中国药用植物图鉴》："通经活血，治妇科崩带诸病。"

【临床应用】

1. 痛经　芙蓉花蒂七个。水煎加冰糖少许，顿服。(《常见病验方研究参考资料》)

2. 经血不止　拒霜花、莲蓬壳等分，为末。每用米饮下二钱。(《本草纲目》)

3. 子宫出血　木芙蓉花 9～30 g 煎服。(《上海常用中草药》)

4. 带下　木芙蓉花、藤五加根、马齿苋、紫茉莉根各 12 g。研细末，调拌蜂蜜冲服。(《中国民间草药方》)

5. 孕痈　新鲜木芙蓉花捣碎，储放冰箱，取出冷敷。(《马大正 50 年临证验案自选集》)

6. 围产期外痔　田螺 3 个，地龙 20 g，芙蓉叶 12 g，石菖蒲 3 g。将药物研细末，调拌蜂蜜或鸡蛋清，外敷贴患处。每日 1 次，3 日为 1 个疗程。(《妇产科疾病中医治疗全书》)

7. 缺乳　芙蓉花(或叶)捣烂醋调，外敷乳房硬块处，以散结清热下乳。(《妇产科疾病中医治疗全书》)

8. 急性乳腺炎　鲜木芙蓉花 120 g，加红糖适量捣烂外敷。(《常见病验方研究参考资料》)

9. 乳痈已穿未穿出脓，大止痛，敛疮口　以芙蓉花烂研如泥……如未穿即留中孔；如已穿即塞其孔，其脓根自然出尽，不倦频频更换。(《妇人大全良方》)

10. 乳头小浅疮烂痒　芙蓉花或叶，干为末掺之。(《济阴纲目》)

11. 乳疖方　鲜芙蓉叶捣烂敷上，泡起即消。如干叶用鸡子清、醋调和围上。(《绛囊撮要》)

12. 热毒型盆腔脓肿　木芙蓉花 100 g(鲜品)捣烂，外敷贴于患部。(《中国民间小单方》)

13. 宫颈糜烂　木芙蓉叶、花(以叶为主)晒干，研成粉末高压消毒后，宫颈局部上药。(《江西省中草药新医疗法展览会资料汇编》)

14. 慢性外阴前庭大腺炎　1029 药膏：蛇六谷、生大黄、天葵子、芙蓉花、一见喜、黄芩、樟脑各 50 g，野菊花、蒲公英各 100 g。上药共为细末，凡士林调匀，摊纱布上，敷患处，每日换药 1 次。(《中医妇科临床精华》)

15. 外阴癌　土茯苓 30 g，莪术 15 g，蚤休 30 g，芙蓉叶 30 g，天南星 10 g，煎水外洗，并用纱布浸药液敷在患处，每日 1～2 次。(《女性性器官出血》)

16. 女人下部湿癣神方　芙蓉叶不拘多少，阴干研绝细末。先洗癣净，略用沥油涂之，后掺药末于上。二三次即结靥，妙不可言。(《香奁润色》)

【现代药理研究】 腹腔注射木芙蓉叶水煎液 3 g/kg，可明显抑制小鼠耳巴豆油水肿；腹腔注射 3.5 g/kg 及灌胃给药 10 g/kg 和 20 g/kg，均能明显抑制角叉菜胶性大鼠足肿胀；对去肾上腺大鼠，仍具抗炎作用。在体外，木芙蓉叶水煎液浓度为1∶0.5时，即能杀灭滴虫。(《现代中药药理与临床》)

【用法用量】 内服：花，煎汤，9～15 g；鲜品 30～60 g；叶，10～30 g。外用：适量。研末调敷或捣敷。

【使用注意】 虚寒者及孕妇禁服。

木馒头(附薜荔)

出《本草纲目》。又名木莲、水馒头、鬼馒头、凉粉果、牛奶子等。为桑科植物薜荔 *Ficus pumila* L.的干燥花序托。薜荔为其茎叶。

【药性】 (木馒头)甘,平。入肾、胃、大肠经。(薜荔)酸,平。

【功效】 (木馒头)通乳,利湿,活血,消肿。(薜荔)安胎。

【药论及医论】 《本草纲目》:"固精,消肿,散毒,止血,下乳。"

《生草药性备要》:"通经行血,煲食下乳……"

《本经逢原》:"为利水活血通乳要药。"

【临床应用】

1. 先兆流产 薜荔鲜枝叶(不结果的幼枝)一两,荷叶蒂七个,苎麻根一钱。水煎去滓,加鸡蛋三个,同煮服。或单用薜荔枝叶亦可。(《江西草药》)

2. 乳汁不通 薜荔果两个,猪前蹄一只,煮食并饮汁。(《上海常用中草药》)

3. 妇人胆虚不足,乳不至 通草二钱,穿山甲一钱,木馒头一枚。三味共末,入猪蹄汤内煮烂吃,再不至,加急性子五钱。(《慎斋遗书》)

4. 病后虚弱 薜荔藤三两,煮猪肉食。(《湖南药物志》)

5. 子宫肌瘤 清瘀化癥汤:党参 12 g,制香附 15 g,生贯众 30 g,半枝莲 30 g,鬼箭羽 20 g,海藻 20 g,木馒头 30 g,天葵子 15 g,甘草 9 g,紫石英 15 g。(《疑难病症中西医攻略·子宫肌瘤诊治》沈仲理经验方)

6. 乳腺癌 天漏汤:天葵子、芸薹子、木馒头各 30 g,漏芦 15 g,八角莲、䗪虫、白蔹、金雀花各 9 g。水煎服。配合化疗小剂量穴位注射。(《中国中医秘方大全》)

7. 宫颈癌见赤白带下,腥臭异常 白术 15 g,坎炁(后下)2 条,白毛藤 30 g,槿花 10 g,野苎麻根 30 g,樗根皮、大小蓟各 12 g,土茯苓、生薏苡仁各 30 g,木馒头、生黄芪 15 g。(《中医妇科学》)

【用法用量】 木馒头内服:6～15 g。薜荔内服:9～15(鲜品 30～90 g)。

木槿花(附根、皮)

出《日华子》。又名篱障花、猪油花、灯盏花、白饭花、朝开暮落花。为锦葵科植物木槿 *Hibiscus syriacus* L.的花或根。

【药性】 甘、苦,凉。入脾、肺、肝经。

【功效】 清热利湿,凉血解毒。

【药论及医论】 《滇南本草》:"治妇人白浊带下,男子遗精。"

【临床应用】

1. 湿热型经期过长 木槿花 15 g,地榆 15 g,槐花 15 g,贯众炭 15 g,石韦 20 g,侧柏 10 g,海螵蛸 20 g。(《妇科用药 400 品历验心得》)

2. 白带 木槿花二钱(为末),入人乳半钟,将花末拌于乳内,饭上蒸熟,食之效。(《滇南本草》)

3. 湿热带下 鲜木槿根 100～150 g。水煎服。(《福建中草药》)

4. 赤白带 木槿皮煎水,酒兑,随赤白用。(《秘珍济阴》)

5. 治白浊方 白扁豆花、白葵花、红鸡冠花、白槿花各七朵,川椒七粒。好酒煎服。(《女科万金方》)

6. 淋证 木槿花 10 g,寒水石 15 g,樗白皮 20 g,菝葜 20 g,垂盆草 20 g,萹蓄 12 g,土茯苓 15 g,冬葵子 15 g。(《妇科用药 400 品历验心得》)

7. 子宫脱垂 木槿皮叶、红蓖麻叶、海桐皮叶、无娘藤、窃偷草茎叶、白饭树叶、假烟叶各 50 g。药捣烂煨熟,将脱出子宫托入后,敷药于外阴或肛门处,胶布固定,每日 1 次。(《中国民间医术绝招·妇科部分》)

8. 外阴炎 白花蛇舌草 90 g,蛇床子 50 g,黄柏、苦参、木槿皮各 15 g,花椒 9 g,冰片 3 g。每日 1 剂,水煎取液,坐浴患处,每次 15 分钟。(《中国民间医术绝招·妇科部分》)

9. 阴痒　木槿根、八月瓜根各15 g。研末，放在猪尿胞内炖吃。(《贵州草药》)

10. 外阴瘙痒　木槿花30 g。水煎3次，合药液约1 500 mL，凉后坐浴，不拘次数，每次15分钟。(《妇科用药400品历验心得》)

11. 霉菌性阴道炎，滴虫性阴道炎　参百蛇洗剂：苦参、蛇床子各30 g，生百部、木槿皮、黄柏、花椒、地肤子各15 g，龙胆草20 g。水煎熏洗坐浴，每日1～2次，每次20～30分钟。另用带线棉球蘸药液留置阴道内，次日取出。[《河北中医》，1986(1)：18]

12. 宫颈癌见赤白带下，腥臭异常　白术15 g，坎炁(后下)2条，白毛藤30 g，槿花10 g，野苎麻根30 g，樗根皮、大蓟小蓟各12 g，土茯苓、生薏苡仁各30 g，木馒头、生黄芪15 g。(《中医妇科学》)

【现代药理研究】 根皮中含鞣质、黏液质。根与茎的乙醇浸液(用前配成乳浊液)，在试管内能抑制革兰阳性菌、痢疾杆菌及伤寒杆菌。(《中医辞海》)

【用法用量】 内服：煎汤，6～20 g，鲜者30～60 g。外用：适量，研末或鲜品捣烂调敷。

木蝴蝶

出《本草纲目拾遗》。又名千层纸、千张纸、玉蝴蝶、三百两银药。为紫葳科植物木蝴蝶 *Oroxylum indicum* (L.) Vent.的种子。

【药性】 甘、苦，凉。入肺、肝、胃经。

【功效】 清肺开音，疏肝理气。

【药论及医论】 《纲目拾遗》："治心气痛，肝气痛，下部湿热。项秋子云，凡痈毒不收口，以此贴之，即敛。"

《岭南草药志》："能宣解郁热，疏肝除烦。"

【临床应用】

1. 经间期出血　黄芪15 g，薄荷6 g，柴胡10 g，当归15 g，白术10 g，茯苓15 g，白芍10 g，桑寄生15 g，川续断12 g，千张纸10 g，甘草3 g。(《专科专病名医临证经验丛书・妇科病》)

2. 经行音哑　玄参、麦冬各9 g，胖大海2～3枚，玉蝴蝶5对，泡茶喝。(《中医妇科临床手册》)

3. 乳房胀痛　娑罗子10 g，刺蒺藜10 g，八月札10 g，木蝴蝶4 g，佛手柑10 g，甘松10 g，香附6 g，玫瑰花6 g。(《妇科用药400品历验心得》)

4. 经前期紧张综合征　参见木贼条。

5. 带下　木蝴蝶9 g，合欢皮20 g，石韦30 g，土茯苓20 g，萆薢10 g，桔梗6 g。(《妇科用药400品历验心得》)

6. 子烦　百合15 g，鸡子黄(打冲)1枚，炒栀子10 g，淡豆豉10 g，木蝴蝶4 g，佛手柑10 g，甘松10 g，八月札10 g。(《妇科用药400品历验心得》)

7. 妊娠外感咽痛　木蝴蝶4 g，生甘草5 g，桔梗5 g，薄荷(后入)5 g。(《妇科用药400品历验心得》)

8. 子嗽　诃子10 g，川贝母3 g，木蝴蝶5 g，杏仁10 g，桔梗5 g，生甘草6 g，芦根20 g，桑白皮10 g，石韦15 g。(《妇科用药400品历验心得》)

9. 妊娠失音　玉蝴蝶、冰糖置入去核的梨中，蒸服。(《中医妇科临床手册》)

10. 妊娠胃痛　木蝴蝶5 g，百合20 g，炒白芍15 g，生甘草5 g，乌药6 g，甘松10 g。(《妇科用药400品历验心得》)

11. 妊娠胸痹　参见瓜蒌皮条。

12. 梅核气　参见预知子条。

13. 肝郁气滞型性欲淡漠　佛手花茶：佛手花2 g，玉蝴蝶1.5 g，白糖适量，沸水浸泡，代茶频饮。(《中医妇产科学》，刘敏如等主编)

【用法用量】 内服：煎汤，6～9 g。

五加皮

出《神农本草经》。又名南五加皮。为五加科植物五加 *Acanthopanax gracilistylus* W. W. Smith 的根皮。

【药性】 辛，温。入肝、肾经。

【功效】 祛风湿，壮筋骨，活血祛瘀。

【药论及医论】 《神农本草经》："主心腹疝

痛，腹痛……疽疮阴蚀。”

《名医别录》：“女人阴痒及腰脊痛，两脚疼痹风弱……”

《药性能毒》：“治妇人血劳。”

《本草汇言》：“五加皮，辛香温散，专疏厥阴，凡下部一切风寒湿热，结聚不散，如阴痒、阴疽、阴肿、阴痛、阴脂(蚀)、阴挺，有关肝肾二经湿滞血伤诸病，咸宜用之。”

《中草药手册》：“治闭经。”

《彝医植物药》：“补虚益神，止血定痛，通经。主头痛、痛经。”

【临床应用】

1. 月经后期　五加皮 15 g，五灵脂 12 g，水蛭 10 g，丹参 15 g，益母草 20 g，川牛膝 20 g。(《妇科用药 400 品历验心得》)

2. 寒湿夹血瘀经行身痛　五加皮酒：五加皮、当归、牛膝各等分，红曲、高粱酒各适量。先将五加皮洗刮去骨，与当归、牛膝煎取汁，再加红曲、高粱酿酒。每次酌量饮 1 小盅，每日 2 次。(《中医临床妇科学》，夏桂成主编)

3. 经行腰痛腹冷　参见肉桂条。

4. 经行阴痛　杜仲 12 g，续断 12 g，狗脊 12 g，荔枝核 10 g，橘核 10 g，乌药 6 g，淫羊藿 12 g，延胡索 10 g，川楝子 10 g，五加皮 10 g，路路通 10 g，香附 6 g。(《妇科用药 400 品历验心得》)

5. 经后腰痛　参见九香虫条。

6. 妊娠腰疼痛，或连月不已　五加皮散：五加皮，杜仲，萆薢，阿胶，狗脊，防风，芎䓖，杏仁，细辛。(《太平圣惠方》)

7. 妊娠转筋　甘松 10 g，竹茹 10 g，五加皮 10 g，桑寄生 12 g，夜交藤 15 g，炒白芍 15 g，牡蛎 15 g。(《妇科用药 400 品历验心得》)

8. 胎前水肿　大腹皮汤：大腹皮，五加皮，青皮，陈皮，姜皮。(《胎产新书》)

9. 孕妇面目，四肢水肿　五加皮、白术皮、茯苓皮、海桐皮、大腹皮、陈葫芦、怀山药各 9 g，防己、扁豆衣各 6 g，陈皮 4.5 g。水煎服。(《中华民间秘方大全》)

10. 妊娠惊胎及僵仆　干地黄、当归、艾叶各二两，阿胶、川芎各三两。上以水七升，煮取二升半，分作三服。腹痛加杜仲、五加皮各三两。(《妇人大全良方》)

11. 子痫风痉　羚羊角散：羚羊角、独活、酸枣仁、五加皮、防风、薏苡仁、当归、川芎、杏仁、茯苓各五分，木香、炙甘草各二分。上，姜水煎服。(《医部全录·妇科》)

12. 妊娠中湿　皮肤浮肿，头身重痛，喘满溏泻，外因病者用五皮汤：大腹皮、生姜皮、炒桑皮、茯苓皮、五加皮等分服。夹热加地骨皮。(《彤园妇人科》)

13. 妊娠中风，手足不随，筋脉缓急，言语謇涩，皮肤不仁　参见牛蒡子条。

14. 产后水肿，风冷湿气伤表，无汗而肿　加味五皮散：大腹皮、五加皮、茯苓皮、地骨皮、姜皮、青皮(醋炒)、半夏(姜炒)、苏叶各一钱，水煎服。(《高淑濂胎产方案》)

15. 产后骨盆疼痛　仙方活命饮加续断 12 g、杜仲 12 g、五加皮 12 g。(《妇科用药 400 品历验心得》)

16. 产后虚羸，发热自汗，欲变蓐劳，或血气所搏，经候不调，或寒热羸瘦　胡氏牡丹散：白芍、当归、五加皮、地骨皮、人参各半两，没药、桂心各二钱，牡丹皮三钱。上为细末，每服二钱，水酒各半盏。(《医部全录·妇科》)

17. 妇科术后身冷　鹿胎膏 10 g，淫羊藿 10 g，菟丝子 15 g，五加皮 10 g，锁阳 15 g，当归 9 g。(《妇科用药 400 品历验心得》)

18. 妇人血风劳　油煎散：五加皮，丹皮，赤芍，当归。(《太平惠民和剂局方》)

19. 血室不调，瘀留胀痛　五加皮、当归、川芎、玄胡索、白芍药、红花、牡丹皮、桃仁泥各等分。(《本草汇言》)

20. 妇女阴中一切诸病，或疮、疽、肿、痛、痒、胀、脂、挺八种　五加皮一味，煎汁饮，并熏之洗之。(《本草汇言》)

21. 交接阴痛　参见青皮条。

22. 阴挺　真五加皮泡酒服。不饮酒者，煎汁日服数次，仍用汁日洗数次，极效。(《验方新编》)

23. 阴冷，腰膝时痛及瘫痪拘挛等症　五加皮酒：五加皮，熟地黄，丹参，杜仲，蛇床子，干姜，地骨皮，天门冬，钟乳石。（《太平圣惠方》）

24. 阴汗湿痒生疮　蛇床子，五加皮。上水五升，煎三升，热洗，冷即温，身微汗意，倦为度，不揩被盖。（《产宝诸方》）

【用法用量】 内服：煎汤，10～15 g，鲜品加倍，浸酒或入丸、散。外用：50 g，煎水熏洗。

【使用注意】 阴虚火旺者慎服。

五灵脂

出《开宝重定本草》。又名灵脂、寒雀粪、飞鼠粪。为鼯鼠科动物橙足鼯鼠 *Trogopterus xanthipes* Milne Edwards 和飞鼠 *Pteromys volans* L.等的干燥粪便。

【药性】 苦、辛，温。入肝经。

【功效】 生用行血止痛，炒用止血。

【药论及医论】 《本草汇言》："为妇科产后百证之要药也。"

《本草纲目》："止妇人经水过多，赤带不绝，胎前产后，血气诸痛。"

《药品化义》："五灵脂，苦寒泄火，生用行血而不推荡……女人经闭，小腹刺痛，产后恶露，大有功效。"

《本草蒙筌》："行血宜生，止血须炒。通经闭及治经行不止；定产妇血晕……"

《金匮钩玄》："崩过多者，先服五灵脂末一服，当分寒热。五灵脂能行能止。"

【临床应用】

1. 膜性痛经　化膜汤：五灵脂，蒲黄，山楂，青皮，血竭粉。偏热加大血藤、熟大黄；偏寒加小茴香、炮姜；经期蒲黄炒宜，血竭粉易参三七粉。连服3个月经周期为全疗程。[《上海中医药杂志》，1987(1)：34]

2. 经血不止　五灵脂炒，当归。（《经效方》）

3. 血崩　用五灵脂半生半熟为末，以酒调服。（《金匮钩玄》）

4. 青春期功能失调性子宫出血、痛经等　醋炒五灵脂、炒蒲黄、夏枯草各15 g。（《中国中医秘方大全》）

5. 月经后期　五灵脂20 g，川芎15 g，当归15 g，丹参15 g，益母草20 g，乳香6 g，黄酒（入煎）50 mL。（《妇科用药400品历验心得》）

6. 经量过少　参见当归条。

7. 女子血闭　五灵脂浸膏溶液：由五灵脂一味制成。每次1～3 mL，每日服2次。（《中药制剂汇编》）

8. 经行风疹块　五灵脂丸：炒五灵脂，乌头，芍药，海桐皮，生地黄，红花，牡丹皮，防风，川芎，当归，凌霄花。（《中医妇产科学》，刘敏如等主编）

9. 先经断，后浮肿，血化为水，名曰血分　椒仁丸：椒仁、千金子、甘遂、炮附子、郁李仁、黑牵牛、五灵脂、当归、延胡索、吴萸、芫花、石膏、胆矾、蚖青、斑蝥。（《妇科玉尺》）

10. 经行腰痛　参见白芥子条。

11. 痛经、月经失调、不孕、滑胎等　参见没药条。

12. 赤白带　五灵脂半生半熟为末，酒调服。（《证治准绳·女科》）

13. 胎气不顺　顺胎散：草果一个，延胡索、滑石各八分，五灵脂一钱。酒煎，半饥时服。（《验方新编》）

14. 胎前心痛　手拈散：延胡、五灵脂（炒）、没药、草蔻（炒），各等分。上为末，每服三钱，热酒调下。（《秘传内府经验女科》）

15. 胎漏下血　备金散：香附（醋炒黑）、当归、五灵脂（炒黑为末），米汤调服二钱，加炒黑荆芥、醋炒地榆尤妙。（《女科指掌》）

16. 孕痈，痈脓已成　参见败酱草条。

17. 难产逆生，胎死腹中　参见王不留行条。

18. 产后儿枕，痛不可忍　五灵脂，慢火熬为细末，每服二钱，温酒调下。（《妇人大全良方》）

19. 产后恶露不快，腰痛，小腹如刺，时作寒热，头痛，不思饮食。亦治久有瘀血，月水不调，黄瘦不思饮食，并能治之　紫金丸：五灵脂，真

蒲黄。上以好米醋调五灵脂末。慢火熬成膏子,次以蒲黄末搜和丸如樱桃大,每服一丸。(《妇人大全良方》)

20. 血晕,昏迷不省,冲心闷绝　独行散:五灵脂半生半炒,二两。上为末,温酒调下二钱。(《妇人大全良方》)

21. 胞衣不下,恶血冲心　五灵脂拣择砂石及铁屑之类,一半炒,一半生,为细末,每服二钱,小酒调下。(《是斋百一选方》)

22. 产后发热逆传心包　参见牛黄条。

23. 产后一切血疾,产难,胎衣不下,危急恶疾垂死者　黑龙丹:当归,五灵脂,川芎,良姜,熟地黄,百草霜,硫黄,乳香,花蕊石,琥珀。(《三因极一病证方论》)

24.(产后)痫痛　舒眉丸:五灵脂、蒲黄(炒)各等分,麝香少许。上为末,炼蜜丸如梧桐子大,每服一丸,醋汤下。(《普济方》)

25. 产后呕不止　香灵丸:丁香、辰砂(另研)各六分,五灵脂一钱。上香脂先研,后入砂再研匀,用狗胆或猪胆丸如鸡头大。每服一丸,生姜陈皮汤磨下。(《普济本事方》)

26. 产后喘急不能卧,痰与血杂涌而上　六君加失笑散:六君子料六钱,加生姜三片,水煎服,调入蒲黄、五灵脂,各炒五分,搅匀温服。(《济阴纲目》)

27. 产后身痛　参见威灵仙条。

28. 产后闪伤　五灵脂汤:归尾、陈皮、白术各一钱,川芎、白芍、茯苓、人参各八分,炙草三分,五灵脂五分。(《妇科玉尺》)

29. 产后中风,恍惚、语涩、四肢不利　参见天麻条。

30. 血气不足,崩漏虚损,带下虚冷,胎脏无子　震灵丹:乳香,五灵脂,没药,朱砂,禹余粮,代赭石,紫石英,赤石脂。(《妇科玉尺》)

31. 温脐种子法　五灵脂、香白芷、青盐各二钱,麝香一分,各等分,研为末,以荞麦面汤和,搓成条,圈于脐上,以前药实于其中,以艾灸之,但脐内微温即好,不过二三度。(《广嗣要语》)

32. 子宫发育不良性不孕症　参见茺蔚子条。

33. 热入血室　小柴胡汤可用也。亦必加桃仁、丹皮、五灵脂。(《女科经纶》)

34. 血风走注疼痛　五灵散:五灵脂一两半,当归(切焙)一两,蜀椒(去目并闭口炒出汗)一分,姜黄一两。上四味,捣罗为散。每服二钱匕,水半盏,酒半盏,同煎六分,食前温服。(《圣济总录》)

35. 积年癥块及恶血气,久不除　五灵脂丸:五灵脂,干漆,川乌,麝香,硫黄,硇砂,巴豆。每服五丸,空心,温酒下。(《妇人大全良方》)

36. 子宫内膜异位症、下焦瘀血致腹痛　参见丹参条。

37. 乳癖,乳腺癌,阴疮　参见马钱子条。

38. 卵巢肿瘤　参见牵牛子条。

39. 子宫肌瘤　消瘤散结汤:生地黄、熟地黄各10 g,生白芍15 g,生甘草10 g,牡丹皮6 g,蒲公英 15 g,半枝莲 30 g,三棱 20 g,石见穿20 g,蚤休30 g,五灵脂20 g。(《妇科名医证治精华》)

40. 绒毛膜癌　五灵红花汤:五灵脂,红花,海螵蛸,蒲黄粉,茜草根,台乌药,射干,丹参,当归,山慈菇,炒阿胶,乳香,没药,甘草。(《现代中医药应用与研究大系》)

41. 慢性盆腔炎性疾病后遗症　参见川乌头条。

42. 人流宫腔粘连瘀阻胞宫证　参见水蛭条。

43. 阴下脱　用温盐水洗软,却用五灵脂烧烟熏,次用蓖麻子研烂涂上,吸入,如入即洗去。(《普济方》)

44. 外阴白斑　外阴白斑膏:绿矾0.6 g,白砒0.6 g,轻粉 0.6 g,补骨脂 1.2 g,五灵脂1.18 g,密陀僧0.6 g。共研极细末,和匀,用凡士林30 g调和成软膏状。每晚涂搽局部,止痒作用强。(《名医治验良方》)

【现代药理研究】　体外试验证明,五灵脂所含的邻苯二酚、苯甲酸、3-蒈烯-9,10-二羧酸、尿嘧啶、间羟基苯甲酸、原儿茶酸等成分都具有明显的抑制血小板聚集的活性。五灵脂在体外可促进纤维蛋白溶解,能使加入五灵脂和尿激酶的人血浆硼酸缓冲液不出现凝固。(《中华本草》)

【用法用量】 内服:煎汤,5～20 g;或入丸、散。

【使用注意】 孕妇慎服,恶人参。

五味子

出《神农本草经》。又名北五味子。为木兰科植物五味子 *Schisandra chinensis* (Turcz.) Baill.的果实。

【药性】 酸,温。入肺、肾经。

【功效】 滋肾,安神,收敛,生津。

【药论及医论】 《神农本草经》:"主益气,咳逆上气,劳伤羸瘦,补不足,强阴……"

《日华子》:"暖水脏……止渴……"

《本草纲目》引李东垣:"生津止渴,治泻痢,补元气不足,收耗散之气……"

《医林纂要·药性》:"宁神,除烦渴,止吐衄,安梦寐。"

《妇科用药400品历验心得》:"《本草乘雅半偈》说,'五味俱全,酸收独重'。一言道破五味子味与功效之间的关系。在妇科领域,五味子的用途离不开它的收敛固涩作用。以酸收治漫散无邪之疾,正虚则宜,邪盛则非其所宜。"

【临床应用】

1. 经期过长　五味子20 g,党参15 g,炙黄芪15 g,龙眼肉20个,仙鹤草30 g,阿胶(烊冲)10 g,荆芥炭10 g,海螵蛸20 g。(《妇科用药400品历验心得》)

2. 月经后期,月经过少,闭经,不孕　参见肉苁蓉条。

3. 月经过多,崩漏　参见沙参条。

4. 崩漏气血欲脱　人参15 g,五味子30 g,麦冬10 g,小蓟9 g。(《专科专病名医临证经验丛书·妇科病》)

5. 无火经早不及期　宜大营煎、大补元煎,或五福饮加杜仲、五味子之类主之。(《医部全录·妇科》)

6. 经前不寐　黄连3 g,五味子4.5 g,白芍6 g,黄芩、枸杞子、朱茯苓各9 g,夜交藤、合欢皮、桑椹各12 g,鸡子黄1枚。(《常见病验方研究参考资料》)

7. 经行盗汗　五味子10 g,山茱萸20 g,山药20 g,糯稻根30 g,浮小麦30 g,煅龙骨30 g,生黄芪12 g。(《妇科用药400品历验心得》)

8. 肾阳虚型经行泄泻　五味子60 g,吴茱萸15 g泡7次,同五味子炒研,每服6 g,早晨米汤送下。(《妇产科疾病中医治疗全书》)

9. 经行遗尿　补中益气汤加芡实15 g,补骨脂10 g,莲须15 g,煅龙骨、煅牡蛎各15 g,五味子4 g,枳壳30 g。(《妇科用药400品历验心得》)

10. 经行音哑　参见沙参条。

11. 经行咳嗽　厚朴10 g,炙麻黄5 g,杏仁10 g,石膏10 g,半夏9 g,细辛3 g,干姜3 g,小麦10 g,五味子3 g,浙贝母10 g,百部10 g。(《妇科用药400品历验心得》)

12. 经行昏厥　参见荷叶条。

13. 锦丝带　参见鹿角霜条。

14. 白带白淫　参见诃子条。

15. 劳伤冲任,赤白带下　参见巴戟天条。

16. 白崩　参见淫羊藿条。

17. 小便白浊,或白带淋沥　锁精丸:破故纸(炒),青盐,白茯苓,五味子。上为末,酒糊丸,如梧桐子大,空心盐汤或酒下三十丸。(《济阴纲目》)

18. 妊娠恶阻　苓甘五味姜辛汤加味:茯苓10 g,炙甘草5 g,五味子3 g,干姜5 g,细辛1.5 g,杏仁10 g,半夏10 g,陈皮10 g。(《妇科用药400品历验心得》)

19. 漏胎下血,若因脾胃虚弱　用补中益气汤加五味子。(《医部全录·妇科》)

20. 胎动不安　五味子9 g,杜仲10 g,山药30 g,生白术20 g,苎麻根20 g,桑寄生20 g。(《妇科用药400品历验心得》)

21. 习惯性流产　五味子糖浆(成药)每次

服 15 mL，每日 2 次，连服 2 个月。(《百病良方》)

22. 妊娠怔忡　竹茹 9 g，枳壳 4 g，陈皮 5 g，半夏 6 g，茯苓 9 g，远志 6 g，五味子 4 g，秫米 10 g，牡蛎 15 g，生甘草 5 g。(《妇科用药 400 品历验心得》)

23. 妊娠溲频　桑螵蛸 20 g，桑寄生 15 g，杜仲 12 g，菟丝子 15 g，五味子 5 g，金樱子 20 g。(《妇科用药 400 品历验心得》)

24. 妊娠夜泻　补骨脂 10 g，吴茱萸 5 g，肉豆蔻 6 g，五味子 5 g，炒芡实 20 g，炒白扁豆 20 g，炒白术 10 g，木香 5 g。(《妇科用药 400 品历验心得》)

25. 妊娠肝功能受损　可在辨证论治方中加五味子 6 g 吞服，有降氨基转移酶作用。(《妇科用药 400 品历验心得》)

26. 子悬　参见蛤蚧条。

27. 子嗽　天门冬饮：天门冬、紫菀茸、知母、桑白皮各一钱半，五味子、桔梗各一钱。上锉，作一贴，水煎服。(《医部全录·妇科》)

28. 妊娠喘急，两胁刺痛胀满者　平安散定喘消胀安胎：前胡，当归，桑皮，陈皮，紫菀，厚朴，桔梗，竹茹，马兜铃，乌药，紫苏，川芎，甘草，五味子，大腹皮。(《妇科秘兰全书》)

29. 妊娠烦渴　五味子 5 g，甘草 5 g，蜂蜜 20 mL，佛手 10 g，麦冬 10 g，北沙参 10 g。(《妇科用药 400 品历验心得》)

30. 气阴两虚型妊娠合并糖尿病　参见太子参条。

31. 孕妇中虚　参见人参条。

32. 妊娠肝经风热，上攻眼目，带吊失明　参见茺蔚子条。

33. 胎热　参见天冬条。

34. 助胎　加减大造丸助胎尤妙。紫河车一个，人参一两五钱，归身二两半，麦门冬一两，五味子五钱，怀熟地二两，菟丝子四两，枸杞一两，益智仁一两，白茯苓二两。上各药为末，炼蜜丸如梧桐子大，空心清汤送下百丸，或五六十丸。(《家传女科经验摘奇》)

35. 滞产　70％五味子酊每次 20～25 滴，每小时 1 次，连服 3 次。(《中药药理与应用》)

36. 产后冲任受伤，恶露不止　固阴煎：人参随宜，熟地黄三五钱，山茱萸一钱半，远志七分，山药二钱，甘草(炙)一二钱，五味子十四粒，菟丝子二三钱。水二钟，煎七分，食远温服。(《医部全录·妇科》)

37. 产妇盗汗不止　当归六黄汤倍加人参、五味子。(《医部全录·妇科》)

38. 产后发渴　若津液不足者，参麦饮：人参，麦冬，五味子。上水煎服。(《妇科冰鉴》)

39. 产后乳汁自出不止　黄芪七钱，五味子二至三钱。水煎服，或研末冲甜酒服。(《常见病验方研究参考资料》)

40. (产后)呃逆　下焦真气逆冲者，都气汤：熟地黄四钱，山药、山萸各二钱，白苓、丹皮、泽泻各一钱五分，五味子五分，肉桂一钱。水煎服。(《妇科冰鉴》)

41. 产后郁冒(产褥中暑)　参见太子参条。

42. 产后咳嗽，乃产后伤风变为咳嗽　宜小青龙丹：甘草、干姜各五分，五味子三分，杏仁一钱五分，半夏一钱，姜三片。水煎服。(《宁坤秘笈》)

43. 产后喘促，脉浮而厥　五味子汤：五味子(麸炒)，人参、杏仁各二钱，麦门冬(去心)、陈皮各一钱。上加生姜三片，枣二枚。水煎服。(《活人书》)

44. (产后)肾泄　五味子散：五味子二两，吴茱萸半两。上炒香熟，研为细末，每服二钱，陈米饮调下。(《济阴纲目》)

45. 产后霍乱吐利，腹痛转筋　参见藿香条。

46. 产后不寐　黄芪，党参，茯神，远志，柏子仁，当归，川芎，麦冬，五味子，炙甘草，龙齿，生姜。(《中医妇科临床手册》)

47. 产后遗屎、遗尿　五味子丸：人参、白术、五味子、破故纸各三两，山药、白茯苓各两半，吴茱萸、巴戟、肉果各一两，龙骨少许。上为末，酒糊丸桐子大，每服百余丸，食前白汤或米汤任下。(《证治准绳·类方》)

48. 产后漏乳　参见党参条。

49. 产后癫狂　清心归脾汤：橘红四分，胆星、茯神、杏仁各二钱，人参二钱，当归三钱，甘草四分，半夏八分，枳实五分，川芎八分，柏子仁八分，五味子一钱五分，白术一钱五分，圆眼肉八个，姜、枣，水煎服。（《节斋公胎产医案》）

50. 产后去血太多，心血虚弱不能上荣于舌，语言不清，含糊謇涩，怔忡　参见猪心条。

51. 产后虚羸，不能饮食，及风虚劳等　参见卷柏条。

52. 肾精亏虚，冲任失充之月经不调、不孕症等　五子衍宗丸。（《中医临床妇科学》，夏桂成主编）

53. 排卵障碍致不孕　参见龟甲条。

54. 潮热出汗怕冷心悸（围绝经期综合征）参见小麦条。

55. 性欲亢进（围绝经期综合征）　参见青蒿条。

56. 血枯经闭……骨蒸劳热，或多盗汗　参见龟甲条。

57. 蝴蝶斑　参见冬葵子条。

58. 乳腺小叶增生　麦芽 50 g，生山楂、五味子各 15 g。水煎，每日 1 剂，每日 2 次，10 剂为 1 个疗程。（《中国民间医术绝招·妇科部分》）

59. 乳头皲裂　五倍子、五味子等分研细，入冰片少许，和生香油如糊状敷患处。（《疑难杂症秘验方》）

60. 交接出血　何首乌 30 g，补骨脂 12 g，仙鹤草 30 g，龟甲胶（烊冲）10 g，山茱萸 15 g，茯苓 20 g，五味子 6 g，珍珠母（先入）30 g。（《妇科用药 400 品历验心得》）

61. 子宫脱垂　党参一两，升麻二两，五味子六钱。为细末，蜡糊为丸，每日 3 次，3 日服完。（《常见病验方研究参考资料》）

62. 子宫不收　宜用人参干姜汤，或补中益气汤，加酒炒白芍，外加北五味为末，泡汤洗，又用末药敷之。（《仁寿镜》）

63. 产门不闭　硫黄、海螵蛸、五味子为末，傅之。（《胎产救急方》）

64. 阴冷，子门痒闭　五味子四两。为细末，每用以口中玉泉和如兔屎大，内阴门中，热即效。（《妇人大全良方》）

65. 阴疮　枯矾、五味子、皂角等分。共烧为末搽之。（《妇科秘方》）

66. 霉菌性阴道炎　五味子 50 g。每剂水煎 3 次，合药液约 1 500 mL，凉后先用冲洗器冲洗阴道再坐浴，不拘次数，每次 15 分钟。（《妇科用药 400 品历验心得》）

【现代药理研究】

（1）五味子对家兔离体或在体子宫（未妊娠、妊娠或产后）平滑肌具有兴奋作用，主要为节律性收缩加强，对肌张力无显著影响，不产生挛缩，亦不升高血压，与麦角类不同。北五味子酊对滞产妇的阵缩微弱，甚至过期妊娠都有加强分娩活动的作用，如分娩活动已自然发生，效果可更好。（《中药大辞典》）

（2）研究证明五味子具有抗高催乳素血症、抗骨质疏松，以及对胚胎损伤和视网膜的保护等作用。[《中国实验方剂学杂志》，2021，27（15）：210－218]

【用法用量】　内服：煎汤，5～10 g；研末吞，每次 1～3 g。外用：50 g，水煎外洗、坐浴。

【使用注意】　外有表邪，内有实热，或咳嗽初起者禁服，胃酸过高者用量不能过大。

五倍子

出《本草拾遗》。盐麸叶上毬子、百仓虫、文蛤、木附子、漆倍子、红叶桃、旱倍子、乌盐泡。为漆树科植物盐肤木 *Rhus chinensis* Mill.、青麸杨 *Rhus potaninii* Maxim. 或红麸杨 *Rhus punjabensis* Stew. var. sinica（Diels）Rehd. et Wils.叶上的虫瘿，主要由五倍子蚜 *Melaphis chinensis*（Bell）Baker 寄生而形成。

【药性】　酸、涩、寒。入肺、肾、大肠经。

【功效】　收敛，止血。

【药论及医论】　《本草纲目》："收脱肛、子肠坠下。"

《陕西中药志》："治……子宫出血，赤白带下……"

【临床应用】

1. 月经不调，产后流血　参见凤仙透骨草条。

2. 治血崩奇绝　五倍散：五倍子一两，捶碎，去土。半生半熟，等分为末，冷水调二钱，空心服。(《朱氏集验方》)

3. 经期过长　参见龙葵条。

4. 经间期子宫出血　海螵蛸 15 g，五倍子 9 g，水煎口服。(《女性性器官出血》)

5. 白带　凤尾草 60 g，五倍子、明矾各 15 g。煎汤熏洗。(《上海常用中草药》)

6. 带下　五倍子 30 g。水煎 3 次，合药液约 1 000 mL，凉后冲洗阴道，不拘次数。(《妇科用药 400 品历验心得》)

7. 漏胎　克效散：用五倍子一味，为末，酒调下。(《朱氏集验方》)

8. 胎动腰痛　五倍子二至三钱研末，加酒调服。(《常见病验方研究参考资料》)

9. 妊娠出汗　五倍子 30 g 研成极细末，水调外敷脐部。(《妇科用药 400 品历验心得》)

10. 孕痈　参见大青叶条。

11. 产后虚汗不止　封脐膏：五倍子不拘多少，炒为细末，津唾调匀，填脐内，封固，用绵缚之。(《宋氏女科撮要》)

12. 产后血大下不止　外以五倍子末津调，纳脐中即止。(《孕育玄机》)

13. 潮热盗汗(围绝经期综合征)　五倍子 20 g，研细末，开水调和，分 5 次敷脐。(《妇科用药 400 品历验心得》)

14. 急性乳腺炎　五倍子 15 g。研细末，调醋涂患处。(《常见病验方研究参考资料》)

15. 乳头皲裂　五倍子、五味子各 10 g，冰片 1 g。药研细末，加香油适量，调成糊状，外敷患处，日两次，哺乳时将药洗去。(《中国民间医术绝招·妇科部分》)

16. 乳癌初起，坚硬如鸡子大　参见鸦胆子条。

17. 交接出血　五倍子末掺亦良。(《济阴纲目》)

18. 产后肠脱　五倍子末掺之，或以五倍子、白矾煎汤熏洗。(《妇人良方》)

19. 阴蚀疮　五倍子、甘草、滑石、黄丹等分为末；先以甘草汤洗，然后敷之。(《证治准绳·女科》)

20. 阴门肿　小麦、朴硝、白矾、五倍子、葱白，煮水洗。(《证治准绳·女科》)

21. 阴部湿淹疮　铜绿散：五倍子五钱，白矾一钱，乳香五分，轻粉一字，铜绿少许。上为末，洗净掺之。(《济阴纲目》)

22. 子宫颈糜烂　五倍子粉 50 g，新鲜鸡蛋清 1 个，香油适量。共混匀成稀糊状。先取温开水冲洗干净阴道及子宫颈管口，清除分泌物，然后用棉签蘸药膏涂抹于宫颈口内外表面，每日 1 次，半个月为 1 个疗程。(《中华民间秘方大全》)

23. 宫颈癌　外用 4 号药：章丹、滑石、五倍子、甘草各 30 g，共研细末局部外用。(《中医妇科临床手册》)

24. 滴虫性阴道炎　五倍子末外敷。(《常见病验方研究参考资料》)

25. 霉菌性阴道炎　五倍子 20 g。每剂水煎 3 次，合药液约 1 500 mL，凉后先用冲洗器冲洗阴道再坐浴，不拘次数，每次 15 分钟。(《妇科用药 400 品历验心得》)

26. 阴道生疮　蛇床子一两，花椒五钱，五倍子一两。煎汤熏洗阴部，早、晚各一次。(《常见病验方研究参考资料》)

27. 脱肛　五倍子煎汤洗，以赤石脂末掺上托入。(《证治准绳·女科》)

【现代药理研究】　五倍子已被鉴定的化学成分主要包括鞣质、酚酸、氨基酸、脂肪酸、鞣花酸及其他成分等。现代研究表明，五倍子具有抗龋齿、抗菌、止泻、止血、抗感染、促进伤口愈合、抗癌、清除自由基、抗氧化等多种药理作用。[《中草药》，2022，53(18)：5908－5919]

【用法用量】　内服：煎汤，3～10 g；研末，1.5～6 g；外用：20～30 g，水煎外洗。

【使用注意】　外感风寒，或肺有实热之咳嗽，以及积滞未清之泻痢禁服。因其味涩，用量不宜过大。

太子参

出《本草从新》。又名孩儿参。为石竹科植物孩儿参 *Pseudostellaria heterophylla*（Miq.）Pax ex Pax et Hoffm 的块根。

【药性】 甘，平。入肺、脾经。

【功效】 健脾，益气。

【临床应用】

1. 崩漏，经漏，月经过多，经期延长　太子参、煅龙骨、煅牡蛎各 30 g，麦冬、仙鹤草、益母草各 15 g，五味子、贯众炭各 12 g。（《全国名医妇科验方集锦》）

2. 肝肾亏虚型闭经　参鹿膏：太子参 150 g，菟丝子 150 g，补骨脂 120 g，熟地黄 200 g，丹参 90 g，牛膝 90 g，当归 100 g，白芍 150 g，女贞子 150 g，鹿角胶 100 g，阿胶 150 g。（《集验中成药》）

3. 经行昏厥　参见荷叶条。

4. 经行音哑　参见沙参条。

5. 先兆流产　太子参 30 g，钩藤 15 g。煎汤代茶。（《妇科名医证治精华》）

6. 胎漏　苎麻根 50 g，太子参 20 g，大枣 10 个，糯米 100 g。先将苎麻根、太子参煎汤，去渣代水，加大枣、糯米再共煮，待粥熟吃粥。（《妇科用药 400 品历验心得》）

7. 妊娠恶阻　吴茱萸汤合左金丸：吴茱萸 2 g，太子参 12 g，红枣 5 个，生姜 4 片，黄连 1.5 g。（《妇科用药 400 品历验心得》）

8. 子悬　半夏厚朴汤加味：半夏 12 g，厚朴 5 g，紫苏梗 9 g，生姜 4 片，茯苓 10 g，太子参 15 g。（《妇科用药 400 品历验心得》）

9. 妊娠心悸怔忡　龙齿 20 g，柏子仁 12 g，太子参 12 g，茯苓 10 g，半夏 10 g。（《妇科用药 400 品历验心得》）

10. 妊娠发热　竹叶石膏汤加味：竹叶 10 g，石膏 15 g，半夏 6 g，麦冬 10 g，太子参 12 g，炙甘草 6 g，粳米 20 g，牡丹皮 10 g，青蒿 10 g，紫草 12 g。（《妇科用药 400 品历验心得》）

11. 妊娠微热　参见青蒿条。

12. 妊娠口渴　绿萼梅 6 g，金樱子 15 g，牡蛎 10 g，太子参 10 g，葛根 10 g，山药 15 g。（《妇科用药 400 品历验心得》）

13. 妊娠纳呆　参见仙茅条。

14. 气阴两虚型妊娠合并糖尿病　太子参，麦冬，五味子，生地黄，玄参，黄精，玉竹，天花粉，山茱萸，枸杞子。（《中医妇产科学》，刘敏如等主编）

15. 产后郁冒（产褥中暑）　生脉保元汤：太子参、黄芪、炒白芍各 15 g，麦冬、五味子、甘草各 10 g，肉桂 2 g。（《中国中医秘方大全》）

16. 产后阴虚迫津盗汗　参见地骨皮条。

17. 潮热出汗（围绝经期综合征）　参见赤石脂条。

18. 心动火浮，性欲亢进　参见莲子条。

19. 气血两虚型缺乳　太子参 30 g，生黄芪、大熟地、鹿角霜各 15 g，全当归、阿胶珠、王不留行、路路通、山甲珠、橘叶、橘络、漏芦、桔梗各 10 g。（《全国名医妇科验方集锦》）

20. 虚热　太子参 12 g，生黄芪 10 g，葛根 12 g，防风 6 g，荆芥 6 g，蝉蜕 5 g，茵陈蒿 5 g，羌活 5 g，生甘草 5 g，蔓荆子 6 g，藁本 6 g，菊花 6 g。（《妇科用药 400 品历验心得》）

【用法用量】 内服：煎汤，10～15 g。

【使用注意】 邪实之证者禁服。

车前子

出《神农本草经》。又名车前实、猪耳朵穗子、凤眼前仁。为车前科植物车前 *Plantago asiatica* L.或平车前 *Plantago depressa* Willd.的种子。

【药性】 甘，寒。入肾、膀胱经。

【功效】 利水渗湿，清热。生品用于利水通淋；炒后用于渗湿止泻，祛痰止咳。

【药论及医论】《名医别录》："女子淋沥……令人有子……"

《雷公炮制药性解》："主……泄泻，赤白带浊，血闭难产。"

《医林纂要》："然要之，行水去妄热，是其所长，能治湿痹五淋，及暑热泻痢，通利小便；若补肾令人有子，则虚语也。以子治产难，催生下胎，则信有之……"

《黄绳武妇科经验集》："这里(指易黄汤证)因其湿热在下焦，故用车前子利下焦之湿，妙在用酒炒车前子，前面完带汤不用酒炒，这里用酒炒，意在利的同时，以达到清、升、散、利的目的，使湿邪有去路，这样湿热得解，任脉得安，黄带可愈。"

《刘奉五妇科经验》："车前子合萹蓄、瞿麦有通经之效，妇科常用于治疗经闭。"

【临床应用】

1. 肾精亏虚，冲任失充之月经不调　参见五味子条。

2. 湿热互结引起的月经后期或闭经　车萹通瞿汤：车前子 20 g，萹蓄 20 g，木通 10 g，瞿麦 12 g，白茅根 20 g，滑石 30 g，赤芍 20 g，牡丹皮 12 g，川牛膝 30 g，琥珀 5 g。(《妇科用药 400 品历验心得》)

3. 闭经泌乳综合征　车前麦芽汤：车前子 20 g，伍以炒麦芽、白芍、乌梅、炒枳壳、红花、益母草、川牛膝、生地黄、甘草等。(《现代中药药理与临床》)

4. 经血暴下，兼带下　车前汤：车前子、淡竹叶、黄芩、阿胶、生地黄各一分。上五味，将四味㕮咀。以水二盏，煎至一盏，下胶搅烊顿服。(《圣济总录》)

5. 月经经久不断　车前子(炒)半斤。每次用一两煎水服。(《中医妇科验方单方选》)

6. 经行腹泻　车前子 20 g，苍术 10 g，厚朴 10 g，陈皮 10 g，炙甘草 6 g，柴胡 10 g，炒白芍 10 g，枳壳 6 g，神曲 10 g，石榴皮 12 g，黄连 5 g。(《妇科用药 400 品历验心得》)

7. 经行小便淋闭　当归、木通、车前子、白术、肉桂各一钱半。(《济阴近编》)

8. 月经后期，水肿　槟榔 20 g，益母草 50 g，通草 5 g，葶苈子 12 g，车前子(包煎)20 g，川芎 30 g，地龙 10 g。(《妇科用药 400 品历验心得》)

9. 经前痤疮　参见栀子条。

10. 脾虚带下　白术五钱，茯苓、车前子、鸡冠花各三钱。水煎服。(《常见病验方研究参考资料》)

11. 年老人久带　补骨脂丸：补骨脂、杜仲、醋牡蛎、五味子各三两，车前子二两，艾叶一两。(《妇科玉尺》)

12. 妊娠咳嗽　车前子 10 g，侧柏叶 10 g，竹茹 10 g，枇杷叶 10 g，木蝴蝶 5 g，桔梗 5 g，生甘草 5 g。(《妇科用药 400 品历验心得》)

13. 孕妇热淋　车前子五两，葵根(切)一升，以水五升，煎取一升半，分三服，以利为度。(《梅师方》)

14. 妊娠石淋　参见苎麻根条。

15. 羊水过多　参见泽泻条。

16. 妊娠水肿(妊娠高血压综合征)　五皮饮加减：桑白皮 12 g，鲜冬瓜皮 60 g，茯苓皮 45 g，泽泻 10 g，赤小豆 50 g，大腹皮 12 g，白术 30 g，杏仁 10 g，车前子(包煎)10 g，天仙藤 12 g，猪苓 10 g，玉米须 15 g。(《妇科用药 400 品历验心得》)

17. 胎前小便不通　车前八珍汤：即八珍汤加车前子一钱，水煎空心服。(《妇科秘方》)

18. 妊娠卒不得小便　车前子捣汁，调滑石末涂脐周遭四寸，热易之。(《济阴纲目》)

19. 妊娠大便秘涩　车前子一两，大黄半两(炒)。上为细末，每服三钱，空心，蜜汤调下。(《妇人大全良方》)

20. 妊娠心热移于小肠，小水甚少，而下泻甚多，此为水走大肠，宜利小便　茯苓车前饮：茯苓、车前子各一两，煎汤以代茶饮。(《彤园妇人科》)

21. 对妊娠 28～32 周胎位异常者转正　车前子 9 g，烘干研末和水 1 次送服。1 周后复查，如未成功隔 1 周后可再服 1 次，最多服 3 次，如无效即为失败。(《中药大辞典》)

22. 易产滑胎方，其药性滑利小便　车前

子。上为末,酒调方寸匕服。不能饮者,水调。(《妇人大全良方》)

23. 过期妊娠,滞产、胎盘残留　参见郁金条。

24. 气虚血瘀型胎死不下　参见阿魏条。

25. 逆生,手足先见　上以车前子捣末,以温酒调下二钱效。(《太平圣惠方》)

26. 横生不可出　用车前子末,酒服二钱。(《普济方》)

27. 催生,或治难产、死胎不下　脱花煎:当归,川芎,牛膝,车前子,肉桂。(《景岳全书》)

28. 产后大小便不利,下血　车前子、黄芩、蒲黄、牡蛎、生地黄、芍药各一两五钱。上为细末,空心米饮服方寸匕。(《证治准绳·女科》)

29. 产后内热咳嗽,心神不宁　贝母汤:川贝母一钱半,茯苓一钱,车前子一钱半,当归一钱,炙甘草三分,广陈皮七分,远志肉一钱,枣仁一钱,钩藤钩一钱,牡丹皮七分,桂圆肉五枚,灯心一握。(《古今医彻》)

30. 产妇发黄　补虚散黄汤:白术一两,薏仁二两,车前子五钱,茯苓五钱,荆芥一钱,茵陈五分,水煎服。(《医部全录·妇科》)

31. 产后心烦发渴　清心莲子饮:麦门冬、黄芩、地骨皮、车前子、甘草炙各一钱半,人参、黄芪、白茯苓、石莲肉各七分半。上另用麦门冬二十粒,水二盅煎一盏,水中沉冷,空心温服。(《济阴纲目》)

32. 产后腿痛　石斛牛膝汤:石斛,牛膝,木瓜,白芍,枣仁,生地,杞子,茯苓,黄柏,甘草,车前子。(《妇科玉尺》)

33. 产妇阴肿,小水点滴不出　通水散:白术、薏仁、人参、熟地各一两,茯苓、车前子各三钱,山茱萸五钱,肉桂五分,水煎服。(《石室秘录》)

34. 卵巢过度刺激综合征　卵巢过度刺激方:茯苓皮 30 g,猪苓 20 g,白术 30 g,泽泻 10 g,桂枝 6 g,大腹皮 20 g,陈皮 9 g,桑白皮 10 g,赤小豆 45 g,车前子(包煎)10 g,槟榔 10 g,天仙藤 10 g,四磨饮口服液 2 支。(《马大正中医妇科医论医案集》)

35. 心动火浮,性欲亢进　参见莲子条。

36. 男妇久不生育　车前子、当归各二两,川芎一两,鹿胶、龟胶各二两,作丸。侵晨各服二钱,白汤下。(《本草汇言》)

37. 肝郁脾虚型慢性盆腔炎性疾病后遗症　参见九香虫条。

38. 小便出血　车前子,但晒干为末,每二钱,以车前子叶煎汤调下。(《仁斋直指方》)

39. 乳痈成疮,疼痛　车前子一两。上捣罗为末,用暖酒调下二钱,日三服。(《太平圣惠方》)

40. 阴中生疮淋涩　龙胆泻肝汤:龙胆草、泽泻各一钱,车前子、木通、生地黄、当归、山栀仁、黄芩、甘草各五分。上,水煎服。(《医部全录·妇科》)

41. 阴下痒痛　车前子煮汁频洗。(《外台秘要》)

42. 子宫颈癌放射治疗后直肠反应　参见白头翁条。

【现代药理研究】

(1) 20 世纪 60 年代有实验证明口服车前子煎剂,无论对大白鼠、家兔、健康人均无明显利尿作用。(《中华本草》)

(2) 车前子种皮含大量黏液质,遇水后膨胀,可作为容积性泻药治疗慢性便秘、痉挛性便秘及痔疮或肛门直肠手术后便秘、妊娠期及老年便秘等。(《现代中药药理与临床》)

【用法用量】 内服:煎汤,10～20 g,包煎;或入丸、散;外用:煎洗,100 g。

【使用注意】 阳气下陷、内无湿热者禁服。

车前草

出《四声本草》。又名蟾蜍草、牛舌草、田菠草、打官司草、虾蟆衣、车轮菜、猪耳草。为车前科植物车前 *Plantago asiatica* L.或平车前 *Plantago depressa* Willd.的全草。

【药性】 甘,寒。入肾、膀胱经。

【功效】 清热利尿,明目降压,祛痰止咳。

【药论及医论】《药对》:“主阴肿。”

《药性论》:“治血尿……利小便,通五淋。”

【临床应用】

1. 崩漏 车前草 20 g,蛇莓 20 g,墨旱莲 30 g,龟甲胶(烊冲)20 g,仙鹤草 30 g,石韦 15 g,大蓟 15 g,小蓟 15 g。(《妇科用药 400 品历验心得》)

2. 经期过长 参见石韦条。

3. 经带并病之变 以车前草 20 g,益母草 15 g,煎水熏洗,则当收到经带并治之功。(《班秀文临床经验辑要》)

4. 白带 车前草根 9 g 捣烂,用糯米淘米水兑服。(《湖南药物志》)

5. 妊娠卒不得小便 用车前草汁调滑石末,涂脐四畔,方四寸,热即易之。(《妇人大全良方》)

6. 妊娠肿胀 赤小豆、冬瓜皮、陈葫芦、河白草、车前草各 30 g,玉米须 15～30 g。(《中医妇科临床手册》)

7. 先兆子痫水肿甚 参见玉米须条。

8. 妊娠合并肝内胆汁淤积症 参见水牛角条。

9. 妊娠血少肠燥,大便秘结,胎元不固 花碱煮菠菱葵菜,以车前子苗作茹,杂猪羊血作羹。(《儒门事亲》)

10. 恶露不绝 炒薏苡仁 30 g,车前草 10 g,山楂 15 g,仙鹤草 30 g,红糖(冲)30 g。(《妇科用药 400 品历验心得》)

11. 产后血渗入大小肠 车前子草汁一升,蜜一大合。上相和,煎一沸,分二服。(《妇人大全良方》)

12. 产后淋,小便痛及血淋等证 加减茅根汤:白茅根一两,瞿麦、车前、冬葵子、通草各一钱,鲤鱼齿一百个为末,水煎,入鱼齿末,空心温服。(《胎产心法》)

13. 产后大小便不通 参见栀子条。

14. 妒乳肿 车前草熟捣,以苦酒和涂之。(《产经》)

15. 急性盆腔炎 金银花 25 g,蒲公英 30 g,败酱草 30 g,绵茵陈 25 g,黄柏 12 g,栀子 10 g,牡丹皮 12 g,乌药 15 g,桃仁 15 g,丹参 25 g,车前草 30 g,延胡索 15 g。(《罗元恺妇科经验集》)

16. 外阴瘙痒 车前草(包)100 g。每次加水 1 000 mL,煎取 500 mL,连煎 3 次,合药液,凉后坐浴,不拘次数,每次 15 分钟。(《妇科用药 400 品历验心得》)

【现代药理研究】 发现车前草无水乙醇提取物均具有良好的抗菌效果,抑制金黄色葡萄球菌和大肠埃希菌的作用效果最强,也可较好地抑制铜绿假单胞菌。[《世界最新医学信息文摘》,2017,17(102):72,75]

【用法用量】 内服:煎汤,10～30 g,鲜品 30～60 g;或捣汁服。外用:煎洗,100 g。

瓦 松

出《新修本草》。又名瓦花、瓦塔、干滴落、酸塔。为景天科植物瓦松 *Orostachys fimbriatus* (Turcz.) Berg.的全草。

【药性】 酸,平,有毒。入肝、大肠经。

【功效】 凉血,止痢,解毒疗疮。

【药论及医论】 《唐本草》:“止血。”

《本草汇言》:“女子内热血干,经络不行,服之即通,此又凉血而行血也。”

《中华本草》:“用于妇女月经不调,经血不通。瓦松为‘凉血行血之药’,不论血热月经过多,或血瘀经水不通,均可单用。”

【临床应用】

1. 月经不调,经来腹痛 瓦松四钱煎水,酒和红糖冲药汁服。(《常见病验方研究参考资料》)

2. 经积年不通 龙胎、瓦松、景天三物,各少许,以水二盏,煎取一盏,去滓温服。少顷,腹中转动便下。(《普济方》)

3. 因热而突然崩漏 瓦松一两,百草霜、棕炭各五钱,血余炭一钱。每次一包冲下,每日 2 次。(《常见病验方研究参考资料》)

4. 经行尿感 瓦松 60 g 加水上锅煎煮,取药液 1 000 mL,入盆,熏洗少腹及阴器。(《妇产科疾病中医治疗全书》)

5. 胞衣不下方　瓦松煎汁，服一口即下。(《惠直堂经验方》)

6. 乳不通　屋上瓦松、牛膝、归尾各等分，焙存性，为末，好酒调服，日进三五次即通。(《妇科秘方》)

7. 产后玉门不闭　白矾、瓦松、石榴皮，煎汤洗之。(《香奁润色》)

8. 外阴尖锐湿疣　人中白、霜梧桐叶、瓦松、红花、生黄柏、蛇床子、荆芥、防风、赤芍各30 g。水煎取汁，熏洗患处。每日早晚各1次，每剂药用2日。(《妇产科疾病中医治疗全书》)

9. 宫颈糜烂　瓦松栓：瓦松。将栓剂置于阴道底部一粒，凹面紧贴于子宫颈糜烂面上，隔日1次，连用4～8次为1个疗程。(《中国药品实用手册》)

10. 菜花型已溃宫颈癌　鲜瓦松300 g，墨旱莲100 g，蒲公英、棉花壳各200 g，半枝莲、山楂、连翘各100 g。将前2味药加水浓煎，去渣取液再浓缩，余药研成细末，调制成丸，每服6 g，每日3次，1个月为1个疗程。(《中国民间医术绝招·妇科部分》)

11. 宫颈癌　有用瓦松粗提物02AS栓剂及瓦松流浸膏对病理确诊的宫颈癌住院患者临床观察，和用酸性提取物AC栓剂及瓦松流浸膏对病理确诊的宫颈癌住院患者临床观察的报道。(《有毒中草药大辞典》)

【用法用量】　内服：水煎，15～30 g。外用：适量。

瓦楞子

出《本草备要》。又名瓦垄子、瓦弄子、蚶子壳、魁蛤壳。为蚶科动物毛蚶 *Arca subcrenata* Lischke、泥蚶 *Arca granosa* Linnaeus 或魁蚶 *Arca inflata* Reeve 的贝壳。

【药性】　甘、咸，平。入肝、脾、胃经。

【功效】　化痰，软坚，散瘀，消积，制酸止痛。

【药论及医论】　《本草拾遗》："治一切血气，冷气，癥癖。"

《本草蒙筌》："消妇人血块立效，虽癥瘕并消。"

《本经逢原》："其壳烧灰，治积年胃脘瘀血疼痛。"

《中医妇科学》(成都中医学院编)："白芷性香而升举，黄荆实性辛而利气，瓦楞子性燥而胜湿，炒焦则火可生土，土可防水，煅粉则燥可胜湿，湿胜则无以下注而白带止，古人于此三物有单用一物以止之也。"

【临床应用】

1. 临经阵痛血不行，按之硬满，属实痛者　瓦垄子丸：瓦垄子，香附，桃仁，丹皮，川芎，大黄，当归，红花。(《女科指掌》)

2. 瘀血作痛　瓦垄丸：香附(醋煮)四两，当归、牡丹皮、桃仁(去皮尖)、大黄(蒸)各一两，川芎、红花各半两，瓦垄子(煅醋煮)一昼夜二两。上为末，炊饼丸，空心温酒下三四丸。(《济阴纲目》)

3. 月经后期　瓦楞子100 g，威灵仙15 g，泽兰12 g，郁金15 g，丹参20 g，益母草15 g，川牛膝15 g，桃仁10 g。(《妇科用药400品历验心得》)

4. 倒经　归经汤：益母草、川牛膝各15 g，瓦楞子30 g，炙卷柏9 g。(《裘笑梅妇科临床经验选》)

5. 带下赤白　上必用吐，以提其气，下用二陈汤加苍术、白术，仍用瓦楞子。(《丹溪治法心要》)

6. 妊娠恶阻泛酸　半夏10 g，党参12 g，炒黄芩6 g，炒黄连3 g，干姜5 g，炙甘草5 g，大枣6个，紫苏梗10 g，佛手柑10 g，藿香梗8 g，煅瓦楞子15 g。(《妇科用药400品历验心得》)

7. 一切气血癥瘕　瓦垄子丸：瓦垄子(烧)，以醋淬三度，埋令坏，醋膏丸。(《万氏家抄方》)

8. 癥瘕(异位妊娠包块)　水红花子30 g，卷柏15 g，急性子20 g，马鞭草30 g，三棱10 g，莪术10 g，凌霄花15 g，瓦楞子100 g。(《妇科用药400品历验心得》)

9. 乳疖 瓦楞子(醋煅)三钱,青黛五分,收丸。饮之即消。(《袖珍方》)

10. 乳癖 瓦楞子、瓜蒌、生牡蛎各 30 g,当归 15 g,柴胡、赤芍、乌药、娑罗子各 10 g,生甘草 2 g,蜈蚣两条。(《中国民间医术绝招·妇科部分》)

【用法用量】 内服:煎汤,30～100 g,宜打碎先煎;研末,每次服 1～3 g;或入丸、散。

水 蛭

出《神农本草经》。又名蜞、马蜞、水麻贴。水蛭科动物蚂蟥 *Whitmania pigra* Whitman、水蛭 *Hirudo nipponica* Whitman 或柳叶蚂蟥 *Whitmania acranulata* Whitman 的干燥全体。

【药性】 咸、苦,平,有毒。入肝、膀胱经。

【功效】 破血,逐瘀,通经。

【药论及医论】 《神农本草经》:"主逐恶血、瘀血、月闭,破血瘕积聚,无子,利水道。"

《名医别录》:"堕胎。"

《药性论》:"破女子月候不通,欲成血劳、癥块。能治血积聚。"

《本草汇言》:"方龙潭曰,按《药性论》言,此药行蓄血、血癥、积聚,善治女子月闭无子而成干血痨者,此皆血留而滞,任脉不通,月事不以时下而无子。月事不以时下,而为壅为瘀……调其冲任,辟而成娠,血通而痨去矣。"

《医学衷中参西录》:"凡破血之药,多伤气分,惟水蛭味咸专入血分,于气分丝毫无损。且服后腹不觉疼,并不觉开破,而瘀血默消于无形,真良药也。愚治妇女月闭癥之证,其脉不虚弱者,恒但用水蛭轧细,开水送服一钱,日两次。虽数年瘀血坚结,一月可以尽消。"

【临床应用】

1. 月经不通,心腹绞痛欲死 通血止痛:当归、大黄、芍药各三两,吴茱萸、干地黄、干姜、川芎、虻虫、水蛭各二两,细辛、甘草、桂心各二两,栀子十四枚,桃仁一升。上㕮咀,以水一斗五升,煮取五升,分为五服。(《普济方》)

2. 月经后期 制大黄 6 g,桃仁 10 g,䗪虫 10 g,水蛭 10 g,虻虫 6 g,丹参 20 g,川牛膝 30 g,鸡血藤 30 g。(《妇科用药 400 品历验心得》)

3. 腹内有瘀血,月水不利,或断或来,心腹满急 桃仁丸:桃仁,大黄,虻虫,水蛭。每服五丸,热酒吞下。未知,加至八丸。(《妇人大全良方》)

4. 漏下去血不止 取水蛭治下筛,酒服一钱许,日二,恶血消即能愈。(《备急千金要方》)

5. 月经不调,变为带下 桂心饮:桂、芍药各一两,虻虫、水蛭、硝石、土瓜根、面尘、大豆、续断、牡丹、当归各半两,野狐肝(焙干)一分,桃仁(炒)一百粒。上粗捣筛,每服三钱,水一盏煎至七分去滓,食前温服。日三。(《普济方》)

6. 儿枕痛 牡丹半两,水蛭(炒令微黄)一分,当归(锉微炒)半两,没药半两,川大黄(锉微炒)半两。上捣细罗为散,不计时候,以温酒调下一钱。(《普济方》)

7. 产后恶露不下 取水蛭烧作灰,每服,以牛膝酒调下一钱。(《太平圣惠方》)

8. 产后恶露方行,忽然断绝,腰腹重痛,或流注腿股作痛 桃仁汤:桃仁、苏木、生地黄各五钱,虻虫、水蛭各三十枚。上为粗末,每三钱水一盏,煎至六分,去滓温服,恶血下即止。(《妇人大全良方》)

9. 恶露正行或绝,忽尔腰痛 桃仁苏木汤:地黄、芍药各三两,当归、川芎、苏木、桃仁(去皮尖)百个,水蛭七个。上为粗末,每服五钱,水二盏,煎至一盏,去滓温服。(《普济方》)

10. 产后胎衣不下 虻虫(去翅足)七个,水蛭七个,斑蝥(去翅足)七个,地胆(去翅足)十个,蚖蜻(去翅足)七个,硇砂一钱,巴豆(去皮)七粒,朱砂一钱,血竭一钱。上为细末,醋和为丸如小豆大,每服三丸,空心温酒调下。(《普济方》)

11. 产后血晕 血结聚于胸中,或偏于少腹,或连于胁肋。用水蛭(炒)、虻虫(去翅、足,炒)、没药、麝香各一钱,为末,以四物汤调下。血下痛止。仍服四物汤。(《保命集》)

12. 产后吃硬食,变作血气食块 朱砂斑蝥丸：皂角末三分，巴豆四枚（去油），硇砂一皂子大块，干蝎、斑蝥十个，红娘子五个，水蛭三个，朱砂一钱。上为末，蜜和丸都分作十五丸，每服一丸至二丸、三丸，以温酒下。（《普济方》）

13. 产后血栓性静脉炎　抵当通脉汤：水蛭、虻虫、桃仁各 6 g，大黄、木通各 3 g，金银花、冬瓜仁各 30 g，当归、赤芍、泽泻各 9 g。（《中国中医秘方大全》）

14. 妇人血风攻疰，腰脚疼痛，经络滞涩，四肢烦疼　参见凌霄花条。

15. 妇人立身以来全不产，及断绪久不产三十年者　朴硝荡胞汤：朴硝，牡丹，当归，大黄，桃仁，细辛，厚朴，桔梗，人参，赤芍药，茯苓，桂心，甘草（炙），牛膝，橘皮，附子，虻虫，水蛭。（《备急千金要方》）

16. 月闭癥瘕之证，其脉不虚弱者　恒但用水蛭轧细，开水送服一钱，日两次。虽数年瘀血坚结，一月可以尽消。（《医学衷中参西录》）

17. 人流宫腔粘连，瘀阻胞宫证　血竭化癥汤：血竭，乳香，没药，五灵脂，桃仁，制大黄，皂角刺，炮山甲，水蛭，䗪虫，鹿角片。（《中医妇产科学》，刘敏如等主编）

18. 输卵管阻塞性不孕、慢性盆腔炎性疾病后遗症、盆腔淤血综合征瘀重于湿热者　参见大血藤条。

19. 由于输卵管炎症使黏膜粘连，而致管腔阻塞，管壁增厚呈结节状，并与周围粘连致输卵管不通　芒硝 60 g，夏枯草、路路通各 30 g，鲜水蛭 20 g（干水蛭 10 g），均研细装入一布袋，蒸热外敷输卵管在腹部体表的相应部位，早晚各敷 1 次，每次 1 小时。（《现代中药药理与临床》）

20. 输卵管，卵巢肿块　生水蛭晒干研细末，早晚用黄酒冲服 3 g。一般服药 2～6 个月左右。（《中医妇科学》，成都中医学院编）

21. 肾虚血瘀型子宫内膜异位症、盆腔淤血症　寄生异位丸：桑寄生 15 g，赤芍 10 g，淫羊藿 10 g，续断 10 g，补骨脂 10 g，菟丝子 12 g，丹参 15 g，水蛭 10 g，延胡索 10 g。每次 9 g，每日 2 次，空腹温开水送服。（《名医治验良方》）

22. 卵巢肿瘤　参见菝葜条。

23. 子宫肌瘤　桂枝 6 g，茯苓 10 g，赤芍 10 g，牡丹皮 10 g，桃仁 10 g，三棱 12 g，莪术 12 g，茺蔚子 12 g，制乳香 5 g，制没药 5 g，水蛭 10 g，荔枝核 12 g，橘核 12 g，海藻 15 g，牡蛎 30 g。（《子宫肌瘤诊治》）

24. 早期宫颈癌无大出血症状者　通瘀粉：生水蛭研服，每日 2 次，每次 3 g。（《中医妇科临床手册》）

25. 鬼胎，腹内疠痛，日夜不止　牡丹散：牡丹、干姜（炮锉）、桂心、紫葛、赤芍药、当归、赤箭各半两，延胡索、虻虫（炒黄）、水蛭（炒黄）、买子木、枳壳、白僵蚕（炒）、地龙（炒）各一钱。上捣筛为散，每服四钱，以水一中盏，煎至六分去滓，每于食前温服。（《普济方》）

【现代药理研究】　水蛭抗凝和抗血栓形成的有效成分主要为水蛭素。水蛭素是凝血酶特效抑制剂，对凝血酶有高度亲和力……水蛭素不仅能防止血栓形成，尚有溶解血栓的作用……水蛭水提取物溶解血栓的有效成分可能是前列腺素和去稳定酶，前列腺素能促进组织型纤维蛋白溶酶原激活剂从血管壁释放，去稳定酶在试管内有溶血栓活性。水蛭素能抑制凝血酶同血小板结合，促进凝血酶与血小板解离，抑制血小板受凝血酶刺激的释放和由凝血酶诱导的反应。水蛭煎剂 2.5～3 g/kg，于妊娠第 1、第 6 或第 10 日，皮下注射上述剂量 2 次，对小鼠有极显著的终止妊娠作用，在妊娠第 15 日给药，对晚期妊娠也有明显终止作用。黄体酮能对抗水蛭的抗早孕作用。水蛭终止妊娠的有效剂量为 1.25 g/kg，相当于 LD_{50} 的 1/2，安全范围较大。低浓度水蛭液对家兔离体子宫就有明显收缩作用。妊娠第 7～第 11 日小鼠每日灌服水蛭煎剂 500 mg/kg 或 1 000 mg/kg，均可使胎鼠体重下降，有明显致畸作用，死胎和吸收胎比例升高，堕胎作用显著。（《中华本草》）

【用法用量】　内服：煎汤，6～10 g；研末入丸、散，每次 0.5～1.5 g，大剂量每次 3 g。

【使用注意】　体弱血虚者、孕妇、妇女月经期及有出血倾向者禁服。

水牛角

出《名医别录》。为牛科动物水牛 *Bubalus bubalis* Linnaeus 的角。

【药性】 苦、咸,寒。入心、肝经。

【功效】 凉血,止血,解毒。

【药论及医论】 《妇科用药 400 品历验心得》:"水牛角是一味本草、方书、类书、妇科专著绝少记载的药物。《中华本草》称其味苦、咸,我不苟同,经过多年大量的临床验证,其味并非苦、咸,为淡而兼有腥味。"

【临床应用】

1. 经量过多　水牛角(水浸,先煎)30～45 g,生地黄(切碎,黄酒浸)15～45 g,生白芍15～45 g,牡丹皮炭 9 g,桑叶 30 g,海螵蛸 10～20 g,仙鹤草 30 g,阿胶(烊冲)10 g,荆芥炭10 g。(《妇科用药 400 品历验心得》)

2. 崩中单方　牛角末,以酒服方寸匕,日三服。亦治带下。(《普济方》)

3. 经期过长　参见山海螺条。

4. 经行吐衄　栀子、牛膝各 15 g,生地黄50 g,荷叶、水牛角粉(冲)各 30 g。(《全国名医妇科验方集锦》)

5. 经行发热　犀角地黄汤加味:生地黄15 g,牡丹皮 12 g,白芍 12 g,水牛角 15 g,青蒿10 g,白薇 12 g,地骨皮 12 g,鳖甲 12 g,柴胡10 g,荆芥 10 g,知母 12 g,紫草 15 g。(《妇科用药 400 品历验心得》)

6. 血上逆心,烦闷刺痛　水牛角,烧末,酒服方寸匕。(《子母秘录》)

7. 妊娠鼻衄　墨旱莲 20 g,女贞子 10 g,生地黄 15 g,炒栀子 10 g,白茅根 20 g,杜仲 10 g,荆芥 6 g,藕节 10 g,水牛角 10 g,玄参 10 g。(《妇科用药 400 品历验心得》)

8. 妊娠发热　寒水石 20 g,水牛角 30 g,大青叶 12 g,苎麻根 20 g,淡豆豉 12 g,炒栀子10 g,薄荷 6 g,六一散 15 g,金银花 12 g。(《妇科用药 400 品历验心得》)

9. 痰火型子痫　参见天竺黄条。

10. 妊娠合并肝内胆汁淤积症　复方犀角茵陈汤:水牛角(先煎)、绿豆、黑芝麻各 30 g,茵陈、生薏苡仁各 15 g,鲜生地黄 12 g,牡丹皮、赤芍、鲜芦根、土茯苓、栀子、车前草各 9 g,防风3 g。(《中国中医秘方大全》)

11. 产褥感染　水牛角、鸭跖草、半枝莲、金银花、益母草、丹参各 30 g,连翘 15 g,黄连10 g,赤芍、牡丹皮各 12 g。(《百病良方》)

12. 产后发热逆传心包　参见牛黄条。

13. 急性乳腺炎炎症期　清开灵口服液:胆酸、水牛角、黄芩苷、珍珠层粉、栀子、板蓝根、金银花提取物等。(《广东中成药》)

14. 交接出血　参见地黄条。

15. 宫颈糜烂　牛角散:牛角 50 g(烧灰存性),紫草 50 g,冰片 5 g。共研极细末,和匀,高压灭菌,蘸线棉球紧贴糜烂面上,12 小时后取出,每日局部上药 1 次,待好转后改为隔日上药1 次。(《集验中成药》)

【现代药理研究】 小鼠灌服水牛角煎剂,每只 2.5 g。服药 2 小时后测出血时间。结果表明,水牛角具有明显缩短出血时间的作用,其缩短率为 14.5%。但也有报道,小鼠灌服水牛角淀粉混悬液,连服 3 日(总量为 3.75 g/kg),对出血时间无明显影响。(《中药药理与应用》)

【用法用量】 内服:煎汤,15～30 g,大剂量 60～120 g,先浸半小时,先煎 15 分钟以上;研末每次 3～9 g。

水红花子

出《滇南本草》。又名水荭子、荭草实。为蓼科植物红蓼 *Polygonum orientale* L.果实。

【药性】 咸,微寒。入肝、脾经。

【功效】 消瘀,破积利水。

【药论及医论】 《滇南本草》:"破血……消深年坚积,疗妇人石瘕症。"

《新疆中草药》:"活血破积,止痛,健脾利湿。"

【临床应用】

1. 月经后期　水红花子 30 g,丹参 20 g,桃

仁 10 g,茜草 15 g,川牛膝 30 g,赤芍 15 g,益母草 30 g。(《妇科用药 400 品历验心得》)

2. 经量过少　水红花子 30 g,丹参 20 g,桃仁 10 g,茜草 10 g,泽兰 10 g,川牛膝 30 g,牡丹皮 10 g,益母草 15 g,王不留行 15 g。(《妇科用药 400 品历验心得》)

3. 癥瘕(异位妊娠包块)　水红花子 30 g,卷柏 15 g,急性子 20 g,马鞭草 30 g,三棱 10 g,莪术 10 g,凌霄花 15 g,瓦楞子 100 g。(《妇科用药 400 品历验心得》)

4. 壁间肌瘤　生地黄 10 g,熟地黄 10 g,生甘草 10 g,生白芍 20 g,海藻 20 g,鬼箭羽 20 g,苎麻根 20 g,天葵子 20 g,水红花子 20 g,玉米须 20 g,生贯众 30 g,半支莲 30 g,鹿衔草 30 g,蚤休 30 g,参三七粉(分吞)2 g。(《子宫肌瘤诊治》)

【现代药理研究】 水红花子的不同成分、不同部位可以对宫颈癌细胞 HeLa 等肿瘤细胞株具有抑制作用。[《北京中医药》,2015,34(12):993-995]

【用法用量】 内服:煎汤,10～15 g,大剂量 30 g。

【使用注意】 血分无瘀滞及脾胃虚寒便溏者忌服。

牛　黄

出《神农本草经》。又名西黄。为牛科动物黄牛 *Bos taurus domesticus* Gmelin 的干燥胆结石。

【药性】 苦、甘,凉。入心、肝经。

【功效】 清心开窍,豁痰定惊,清热解毒。

【药论及医论】 《日华子》:"疗中风失音,口噤,妇人血噤,惊悸,天行时疾,健忘虚乏。"

《名医别录》:"疗小儿诸痫热,口不开;大人狂癫,又堕胎。"

【临床应用】

1. 惊恐而致经病　菖蒲饮:人参、菖蒲各一钱,茯神、远志各钱半,麦冬、山药各二钱,真珠、琥珀各三分,金箔一片,胆星五分,牛黄二分,麝香五厘,天竺黄、雄黄、朱砂各二分。为末。薄荷姜汤下。(《妇科玉尺》)

2. 经闭骨蒸　大胡连丸:胡黄连、银柴胡、黄芩、当归、白芍、茯苓、陈皮、熟地黄、知母各一两,犀角二钱,人参、白术、川芎、桔梗、甘草、地骨皮、半夏、秦艽各八钱,制黄柏、五味子各一两半,炙黄芪一两二钱,牛黄三钱。上,蜜丸梧子大,每六七十丸,茶清下。(《医部全录·妇科》)

3. 子痫痰火上扰证　牛黄清心丸:牛黄,朱砂,黄连,黄芩,栀子,郁金。(《中医妇产科学》,刘敏如等主编)

4. 子痫发作昏迷抽搐　安宫牛黄丸:牛黄,郁金,犀角,黄连,朱砂,冰片,栀子,雄黄,黄芩,麝香。(《中医妇科临床手册》)

5. 难产　秘授兔脑丸:麝香二分半,朱砂二钱五分,石燕一对(醋煅),牛黄一分,俱为末,十二月兔脑为丸,滚水下,即胎下。(《济阴近编》)

6. 产后中风,舌强不知人　芎䓖汤:芎䓖一两半,防风、人参、炮附子、芍药、当归、鬼箭羽、虎杖各半两,牛黄(别研)一分,炙甘草、槟榔各半两,生干地黄半两。上锉如麻豆,每服三钱,水七分,酒三分,同煎至七分,去滓温服,不拘时候。(《普济方》)

7. 产后发热逆传心包　水牛角 15 g(另煎),牡丹皮、带心连翘、金银花各 15 g,牛黄 3 g,板蓝根 15 g,生地黄、黄芪各 10 g,升麻 5 g,五灵脂 10 g,败酱草 30 g。(《中医临床妇科学》,夏桂成主编)

8. 产褥感染,热入心包证　安宫牛黄丸:牛黄,郁金,黄连,朱砂,梅片,麝香,珍珠,栀子,雄黄,黄芩,金箔衣等。(《全国名医妇科验方集锦》)

9. 产后脏腑虚,心怔惊悸,言语错乱　麦门冬、人参各八钱,牛黄、白薇各二钱,茯神、独活、远志、生地黄、朱砂、防风、天竺黄、甘草、龙齿各四钱,龙脑、麝香各一钱。上为末,用薄荷酒调下二钱。(《妇人大全良方》)

10. 产后体虚,血邪攻心,狂语,或见鬼神　铁粉丸:铁粉一两,天竹黄半两,真珠末半两,蛇黄半两,牛黄一分,朱砂一分,麝香一分,琥珀半两,金箔三十片,银箔三十片。上件药都研如面,以粟米饭和丸,如梧桐子大,不计时候,以竹叶汤下五丸。(《太平圣惠方》)

11. 推肠生子,子胀受风,风入腹内,不得其位,一日死去三五次　此症用牛黄七分,麝香二分,真珠一钱,辰砂三钱。上为细末,将升麻、柴胡、川芎、石菖蒲煎汤送前药末下,连日下四五服,乃愈。(《宋氏女科撮要》)

12. 热入血室,发狂不认人　冰片二分,牛黄三分,甘草一钱,朱砂、姜黄、牡丹皮各三钱,共为极细末,炼蜜丸,如皂角大。每服一丸,灯心汤化下。(《万病回春》)

13. 妇人风邪癫狂,发作无时　牛黄散:牛黄半两,麝香、干蝎各一分,琥珀、雄黄、铅霜各二分,桂心半两,赤箭、白附子、朱砂、羚羊角屑、虎头骨、犀角屑、茯神、人参、羌活各三分,金箔、银箔各五十片。上件药捣细罗为散,入研了药,同研令匀,每服不计时候,以温酒调下一钱。(《太平圣惠方》)

14. 乳岩,横痃,瘰疬,痰核,流注,肺痈,小肠痈　犀黄丸:犀黄三分,麝香一钱半,乳香、没药(各去油)各一两。各研极细末,黄米饭一两,捣烂为丸,忌火烘,晒干。陈酒送下三钱,患生上部,临卧服,下部空心服。(《外科全生集》)

15. 宫颈癌结节型　宫颈周围注射消结注射液(麝香、硼砂、牛黄、明矾各 0.6 g,人指甲 6 g)1～2 mL,每周 2 次,分数点注射。(《中药制剂汇编》)

【现代药理研究】 牛黄及其代用品具有镇静及催眠、抗惊厥、抗癫痫、解热镇痛及抗脑损伤保护脑血管的作用。对胃肠道运动及肠道平滑肌具有解痉、刺激肠蠕动和通便的作用。牛黄及其代用品都具有显著的抗炎作用,抑制炎症的渗出和肉芽组织增生,对急性、慢性炎症模型均有效。[《药物分析杂志》,2018,38(7):1116－1123]

【用法用量】 研末服:0.15～0.45 g。一般多入丸、散用。外用:研末敷患处。

【使用注意】 孕妇慎服。

牛　膝

出《神农本草经》。又名百倍、怀牛膝、淮牛膝。为苋科植物牛膝 *Achyranthes bidentata* Bl. 的根。

【药性】 苦、酸,平。入肝、肾经。

【功效】 通经,活血,补肝肾,引药下行。怀牛膝补肝肾作用较好,川牛膝活血祛瘀作用较强。

【药论及医论】 《神农本草经》:"益肝肾,强筋骨,治腰膝骨痛,足痿筋挛,散恶血,破癥结,小腹诸痛,淋痛尿血,经闭难产。"

《名医别录》:"除……腰脊痛,妇人月水不通,血结……"

《日华子》:"破癥结,排脓止痛,产后心腹痛并血运,落死胎……"

《本草衍义补遗》:"能引诸药下行。"

《证治准绳·女科》:"牛膝补药而能堕胎,何也……生则宣而熟则补,故破血之与填精,如箭锋相拄,岂独牛膝哉?鹿角亦堕胎破血,而煎为白胶,则安胎止血,因其熟而信其生,此之谓粗工。"

【临床应用】

1. 气血两亏型经血不调,子宫虚寒,经行腹痛,崩漏带下,产后失血过多等　参见乌骨鸡条。

2. 经行三四日不止　牛膝根入鸡腹内,甜酒煮吃。(《妇科秘方》)

3. 经水不利,脐腹作痛　牛膝散:牛膝,当归,桂心,赤芍,桃仁,元胡,丹皮,木香。(《证治准绳·女科》)

4. 月经后期　急性子 20 g,卷柏 15 g,益母草 30 g,牛膝 20 g,丹参 15 g,泽兰 10 g,牡丹皮 12 g,连翘 15 g。(《妇科用药 400 品历验心得》)

5. 月经瘀闭,月候不来,绕脐寒疝痛彻,及产后血气不调,腹中生瘕,结而不散,及癥瘕等病　万病丸:干漆、牛膝各一两。上为末,以生地黄汁一升入二味药末,银石器内慢火熬,俟可

丸，即丸如梧桐子大。空心米饮或温酒下二丸，日再。(《妇人大全良方》)

6. 肾精不足，虚火上炎经行口糜　参见石膏条。

7. 经行吐衄　参见水牛角条。

8. 血闭阴肿，寒热带下　参见白芷条。

9. 女人血结腹坚痛方　牛膝一把，并叶切煮，服差为度。(《备预百要方》)

10. 经来小便痛如刀割　牛膝汤：大牛膝三两，麝香一分，乳香二钱(去油)，水一盏半，煎牛膝至一盏，临服，磨麝、乳二香入内，空心服。(《竹林女科证治》)

11. 倒经　鲜牛膝 30 g。洗净捣烂，取汁滴入双侧鼻孔内，每日 3 次，每次 3 滴。(《中国民间医术绝招·妇科部分》)

12. 经前癫狂　参见大黄条。

13. 寒湿夹血瘀经行身痛　参见五加皮条。

14. 经行头痛　蔓荆子 12 g，刺蒺藜 10 g，夏枯草 15 g，决明子 20 g，珍珠母 30 g，菊花 10 g，地龙 12 g，白僵蚕 10 g，生白芍 15 g，荆芥 10 g，防风 10 g，白芷 10 g，牛膝 15 g。(《妇科用药 400 品历验心得》)

15. 经行牙龈肿痛　清胃散加味：升麻 6 g，黄连 3 g，当归 5 g，生地黄 12 g，牡丹皮 10 g，川牛膝 12 g，石膏 10 g。(《妇科用药 400 品历验心得》)

16. 带下　黄白牛车散：牛膝一两，车前子三钱，黄柏二钱，白芍一两。水煎服。(《辨证录》)

17. 妊娠水肿(妊娠高血压综合征)　羚羊角 2 g，钩藤 20 g，石决明 30 g，牛膝 15 g，桑寄生 15 g，玉米须 30 g，蝉蜕 8 g，生黄芪 12 g，茯苓皮 30 g，鲜冬瓜皮 30 g，天仙藤 12 g，赤小豆 45 g。(《妇科用药 400 品历验心得》)

18. 交骨不开　人参二钱，生地三钱，当归钱半，牛膝钱六分。(《妇科玉尺》)

19. 过期不产，宫缩乏力，产程滞延，重度妊娠中毒症需提早引产者　参见当归条。

20. 月水不调，及产后恶露不下，狂语闷乱，口干，寒热往来，腹中疼痛　参见王瓜根条。

21. 产后腹中苦痛　生牛膝酒：用生牛膝根五两，以酒五升煮取二升，分二服。若用干牛膝根酒渍一宿，然后可煮。(《普济方》)

22. 产后日久，肾虚腰痛　加味大造丸：当归、川芎、熟地、天冬、五味子、杜仲、续断、山药、牛膝、故纸、小茴、丹皮、胡桃、人参各等分。为丸服。(《胎产指南》)

23. 产后百节疼痛　用陈酒半盅，牛膝一钱，煎汤，入童便三分，和药服。(《产后十八论神奇验方》)

24. 产后行动艰难　怀牛膝、党参、当归各一两，防风五钱。水、酒各半，另加猪脚爪一对共炖服，分二日食完。(《常见病验方研究参考资料》)

25. 产后脚气　独活寄生汤：独活三两，桑寄生、杜仲、白茯苓、牛膝、官桂、细辛、防风、川芎、当归、人参、熟地、芍药、秦艽各二两，甘草(炙)一两。(《医部全录·妇科》)

26. 产后小便尿血由血虚有热也　宜用牛膝二钱浓煎服。(《竹林女科证治》)

27. 产后血邪，心神恍惚，言语失度，睡卧不安　茯神散：茯神一钱，人参、黄芪、赤芍药、牛膝、琥珀、龙齿各七钱半，生地黄一两半，桂心半两。上为末，每服三钱，水一盏，煎至七分，不拘时，去滓温服。(《经效产宝》)

28. 产后恶血冲心，闷绝不语　参见羌活条。

29. 产后中风，四肢缓弱，举体不仁者　参见石斛条。

30. 产后积聚癥瘕　参见马鞭草条。

31. 卵巢肿瘤　参见牵牛子条。

32. 子宫内膜异位症，下焦瘀血致腹痛　参见丹参条。

33. 子死腹中　取牛膝根两株，拍破以沸汤沃之饮汁，儿立出。(《僧深方》)

34. 胎衣不出，胞烂　牛膝散：取牛膝去苗一两，细锉，以水三盏，煎盏半去滓，分三服。(《普济方》)

35. 血风走疰疼痛　参见自然铜条。

36. 生胎欲去　牛膝一握(捣)，以无灰酒二碗，煎八分，空心服。仍以独根土牛膝涂麝香，插入牝户中。(《本草汇言》)

37. 扩张子宫颈管　取直径0.2～0.3 cm的干品切削成7～9 cm长的圆形小棒，前端钝圆，洗净晾干，尾端用丝线扎住，用高压蒸气消毒后备用。术前准备及手术操作按妇科常规。宫颈固定后，用探针探察宫颈之方向及大小，经产妇一般宫口较松，无须扩张颈管，可直接用阴道钳挟牛膝前端插入6～8 cm(必须达子宫内口1～2 cm)，尾端丝线外露，然后用无菌纱布填塞阴道。插牛膝后颈管部有充血、软化、松弛等变化，宫口扩大。对人工早孕流产、过期流产及葡萄胎等以牛膝插入代替金属棒扩张颈管，具有一定的优越性，可以缩短手术时间，减少患者痛苦。(《中药大辞典》)

38. 结核性盆腔炎　参见功劳木条。

39. 避孕　参见芸薹子条。

40. 种子　鱼鳔胶蛤粉炒一斤，枸杞子、当归、杜仲(盐水炒)、牛膝、沙苑蒺藜(略炒)、核桃肉各八两。共为细末，蜜丸如桐子大，空心白滚水下。每服三钱。(《妇科秘方》)

41. 输卵管积水不孕　参见西红花条。

42. 妇人骨蒸劳，月水不通，胁下痃癖，继之腹痛　参见王瓜根条。

43. 妇人干血痨　坐药方：参见小茴香条。

44. 围绝经期综合征潮热出汗、性欲亢进　参见天冬条。

45. 绝经后骨质疏松症　参见胡桃仁条。

46. 溢乳　路路通10 g，夏枯草20 g，蒲公英30 g，麦芽60 g，神曲10 g，当归6 g，川芎5 g，牛膝15 g，红花5 g，青皮8 g。(《妇科用药400品历验心得》)

47. 乳房泌乳感　参见郁金条。

48. 肝经郁火，肾精亏耗型乳衄　参见白茅根条。

49. 回乳　免怀散：牛膝，当归尾，赤芍，红花。(《医宗金鉴》)

50. 经血不调，心腹疼痛，癥瘕等症　怀牛膝浸膏溶液：由怀牛膝一味制成。每次2～4 mL，每日2次。(《中药制剂汇编》)

51. 交接辄出血　黄连六分，牛膝、甘草各四分，三味细切，以水四升，煮取二升洗，日三四度瘥。(《医部全录·妇科》)

52. 产后玉门不闭　参见续断条。

53. 小户嫁痛　牛膝五两。上一味切，以酒三升，煮至二升，分三服。(《妇人大全良方》)

54. 阴痛　牛膝五两，酒三升，煮取一升半，去滓，分三服。(《医部全录·妇科》)

55. 阴蚀(外阴疱疹感染)　甘草泻心汤合三妙丸：甘草10 g，半夏9 g，黄芩9 g，黄连5 g，干姜5 g，大枣5个，党参10 g，黄柏10 g，苍术10 g，牛膝15 g，土茯苓15 g。(《妇科用药400品历验心得》)

56. 肝肾阴虚型阴吹　参见白芍条。

【现代药理研究】

(1) 牛膝对子宫肌的作用因动物种类不同及是否怀孕而异。流浸膏或煎剂对离体家兔子宫不论已孕、未孕都发生收缩反应。对于收缩无力的小鼠离体子宫则使收缩加强。对猫的未孕子宫呈弛缓作用，而对已孕子宫产生强有力的收缩作用。(《中药大辞典》)

(2) 怀牛膝煎剂20 g/kg腹腔注射，对小鼠醋酸及酒石酸锑钾所致扭体反应有抑制作用，但效力远不如吗啡。怀牛膝煎剂1.2×10^{-3} g/mL时，对未孕及初孕小鼠离体子宫有较强的兴奋作用，使张力、收缩力及节律均增加。怀牛膝总皂苷对童贞大鼠离体子宫有显著的剂量依赖性兴奋作用，使子宫平滑肌的张力、收缩振幅及频率均增加，引起收缩的最小有效浓度为0.125 mg/mL，引起最大收缩的浓度为0.5 mg/mL。通常为节律性收缩，很少出现痉挛性收缩；对宫体作用明显，对宫颈无兴奋作用；对晚孕、早孕子宫作用较强，对幼龄大鼠子宫作用较弱。怀牛膝苯提取物2.5 g/kg灌胃，从妊娠第7日开始连续3日，对小鼠抗生育的有效率为94.5%，可引起胚胎排出、死亡或阴道流血。(《中华本草》)

(3) 怀牛膝多糖ABP能延长小鼠凝血时间(CT)、大鼠血浆凝血酶原时间(PT)、白陶土部分凝血活酶时间(KPTT)。(《现代中药药理与临床》)

【用法用量】　内服：煎汤，10～15 g，用于补益或引血下行时用量宜少，用于活血通经时用量宜大，可用至 30 g；或浸酒；或入丸、散。

【使用注意】 凡中气下陷，脾虚泄泻，下元不固，月经过多者及孕妇禁服。

牛角鳃

出《神农本草经》。又名牛角胎、角心。为牛科动物黄牛 *Bos taurus domesticus* Gmelin 或水牛 *Bubalus bubalis* L.角中的骨质角髓。

【药性】 苦，温。入心、肝经。

【功效】 化瘀，止血。

【药论及医论】 《千金翼方》："下闭血，瘀血疼痛，女人带下血。燔之。味苦，无毒。"

《中医大辞典》："治经闭腹痛，血崩，赤白带下。"

【临床应用】

1. 崩中下血不止　牛角鳃散：牛角鳃（烧灰）二两，白矾（烧汁尽）二两，橡实一两，木贼一两，川芎一两。上件药，捣细罗为散，不计时候，以热酒调下二钱。（《太平圣惠方》）

2. 五贲　小牛角鳃散治带下五贲：一曰热病下血；二曰寒热下血；三曰经脉未断，为房事则血漏；四曰经来举重，伤任脉下血；五曰产后脏开经利。牛角鳃一枚，烧令赤，鹿茸、禹余粮、当归、干姜、续断各二两，阿胶三两，乌贼骨、龙骨各一两，赤小豆二升。上十味治下筛，空腹以酒服方寸匕，日三。（《备急千金要方》）

3. 白崩　槐耳、白蔹、艾叶、蒲黄、白芷各二两，黄芪、人参、续断、当归、禹余粮、橘皮、茯苓、干地黄、猬皮各三两，猪后悬蹄二十个，白马蹄、牛角鳃各四两。上十七味为末，蜜丸，空心酒下二十丸，日二，加之。（《备急千金要方》）

4. 损娠下血不止方　当归、白龙骨、干地黄各八分，地榆、阿胶、芍药、干姜各六分，熟艾四分，牛角鳃十分，蒲黄五分。上十味捣筛为散，空腹以饮服方寸匕，日二服，渐加至二匕，瘥止，不吐利。（《外台秘要》）

5. 产后恶露不绝　琥珀一两，牛角鳃（烧灰）一两。上件药，细研为散，每服食前，以温酒调下二钱。（《太平圣惠方》）

6. 产后血痢不止　黄牛角鳃（烧灰）三两半，橡实（炒）一两，侧柏叶（炒）半两。上为散，每服二钱，米饮空心调下。（《普济方》）

7. 宫颈癌　参见鹿角霜条。

【用法用量】 内服：煎汤，6～12 g；或入散剂。

牛蒡子(附根)

出《本草图经》。又名恶实、大力子、牛子、鼠粘子。为菊科植物牛蒡 *Arctium lappa* L.的果实。

【药性】 辛、苦，寒。入肺、胃经。

【功效】 消肿解毒。

【临床应用】

1. 经闭　牛蒡、芥子粉各 20 g，上二味浸酒，三四日去滓，温服。（《名家方选》）

2. 月经后期　牛蒡子 15 g，白芥子 10 g，黄酒 50 mL，肉桂 5 g，川牛膝 30 g，益母草 15 g，川木通 10 g，萹蓄 20 g。（《妇科用药 400 品历验心得》）

3. 经行风疹块　秦艽牛蒡汤：秦艽，牛蒡子，麻黄，黄芩，生草，防风，升麻，玄参，犀角，枳壳。（《中国医学百科全书·中医妇科学》）

4. 肝火上冲致妊娠恶阻　沙参 10 g，生白芍 10 g，枸杞子 12 g，女贞子 24 g，菊花 10 g，刺蒺藜 10 g，瓜蒌皮 10 g，竹茹 12 g，墨旱莲 24 g，制旋覆花 10 g，广藿香 6 g，生牛蒡 24 g，麦冬 10 g。每周 6 剂，连服 1 周。（《专科专病名医临证经验丛书·妇科病》）

5. 妊娠咽喉痛者　以东垣凉膈散加牛蒡子一钱。（《妇科玉尺》）

6. 妊娠咳嗽　当归 5 g，川芎 3 g，白术 10 g，炒黄芩 10 g，炒白芍 10 g，牛蒡子 10 g，石韦 12 g，川贝母粉（吞）3 g，薄荷（后入）3 g。（《妇科用药 400 品历验心得》）

7. 妊娠发热　竹皮大丸（竹茹 12 g，石膏 10 g，桂枝 3 g，甘草 5 g，白薇 10 g）加炒栀子 10 g，淡豆豉 12 g，薄荷（后入）5 g，牛蒡子 10 g，青蒿 10 g。（《妇科用药 400 品历验心得》）

8. 妊娠风热头痛，口渴心烦，痛无休止，唇红脉数　消风散热汤：羌活、防风、当归、川芎、炒牛蒡、栀子、知母各五分。(《彤园妇人科》)

9. 孕妇瘟疫发表之后，毒甚不解，邪传入里者　参见马勃条。

10. 妊娠合并风疹　参见板蓝根条。

11. 妊娠瘾疹　麻黄连轺赤小豆汤加牛蒡子 10 g，防风 10 g，生地黄 15 g，荆芥 10 g，蝉蜕 5 g。(《妇科用药 400 品历验心得》)

12. 妊娠便秘　牛蒡子 15 g，杏仁 10 g，瓜蒌仁 12 g，女贞子 20 g。(《妇科用药 400 品历验心得》)

13. 妊娠热结膀胱，小水频数，窘塞点滴　金鉴方：赤芍、条芩、赤苓、当归各钱半，栀子、牛蒡子、甘草梢各一钱。(《彤园妇人科》)

14. 妊娠胎死在腹，无计可为　草麻子三枚，鼠粘子一分。上为散，以醋面糊调，涂于心上，以纸贴之。(《普济方》)

15. 妊娠中风，手足不随，筋脉缓急，言语蹇涩，皮肤不仁　赤箭丸：赤箭、萆薢、麻黄、独活、鼠粘子、熟干地黄、羚羊角屑各一两，炒阿胶、防风、芎䓖、当归、薏苡仁、五加皮、秦艽、汉防己、柏子仁、炒酸枣仁、丹参各七钱半。上为细末，炼蜜和捣三五百下，丸如梧子大。每服三十丸，豆淋酒送下，食前。(《证治准绳・女科》)

16. 妊娠合并甲状腺功能亢进肝气郁结，肝火亢盛证　参见栀子条。

17. 产后气血不足，风邪所袭，肢节拘挛，项背强直　防风散：防风一两，桂心、赤芍各五钱，羚羊角、酸枣仁、川芎、当归、羌活、牛蒡子各三钱。(《济阴近编》)

18. 产后发热　参见薄荷条。

19. 产后麻疹　麻黄 6 g，连翘 10 g，杏仁 10 g，赤小豆 20 g，桑白皮 10 g，甘草 6 g，石膏 20 g，牛蒡子 12 g，桔梗 6 g，瓜蒌皮 10 g，蝉蜕 5 g，薄荷 6 g。(《妇科用药 400 品历验心得》)

20. 妇人血风瘙痒　参见乌梢蛇条。

21. 吹乳　鼠粘子加麝，酒吞下。(《袖珍方》)

22. 乳痈乳疽，结肿疼痛，勿论新久，但未成脓者　牛蒡子汤：陈皮、牛蒡子、山栀、金银花、甘草、瓜蒌仁、黄芩、天花粉、连翘、角针各一钱，柴胡、青皮各五分。(《外科正宗》)

23. 乳衄肝经郁热证　参见栀子条。

24. 阴疮　消风散：当归、生地黄、防风、蝉蜕、知母、苦参、胡麻、荆芥、苍术、牛蒡子、石膏各一钱，甘草、木通各五分。上，水煎，食远服。(《医部全录・妇科》)

25. 霉菌性阴道炎　牛蒡子 50 g。每次加水 1 000 mL，煎取 500 mL，连煎 3 次，合药液，凉后先用冲洗器冲洗阴道再坐浴，不拘次数，每次 15 分钟。(《妇科用药 400 品历验心得》)

【现代药理研究】

(1) 牛蒡子煎剂对金黄色葡萄球菌等有显著抗菌作用。(《中草药学》，上海中医学院编)

(2) 牛蒡子中含有多种抗肿瘤成分，研究表明牛蒡子对乳腺癌、胰腺癌、结肠癌、肺癌、皮肤癌、肝癌、白血病等都具有治疗作用，其中牛蒡子木脂素类化合物具有明确的抗肿瘤作用。用 2-氨基-1-甲基-6-苯基咪唑[4,5-b]吡啶(PhIP)制作大鼠乳腺癌模型，并同时诱发大鼠结肠癌和胰腺癌，在诱发阶段和诱发后阶段通过灌胃给予大鼠牛蒡苷，结果表明牛蒡苷能够娴熟降低 PhIP 引起的乳腺癌的发病复杂性和多样性，胰腺癌和结肠癌病灶的数量和多样性也有所减少。[《辽宁中医药大学学报》，2018，20(9)：113-116]

(3) 牛蒡子水浸液(1：2)在试管内对堇色毛癣菌、同心性毛癣菌、许兰黄癣菌、奥杜盎小芽孢癣菌、羊毛样小芽孢癣菌、腹股沟表皮癣菌、红色表皮癣菌、星形奴卡菌、铁锈色小芽孢癣菌 9 种致病性真菌有抑制作用。有轻度利尿、泻下作用。(《中华本草》)

【用法用量】　内服：煎汤，5～10 g；外用：30～50 g，水煎冲洗或坐浴。

【使用注意】　脾虚便溏者禁服。

升　麻

出《神农本草经》。又名绿升麻、龙眼根。为毛茛科植物大三叶升麻 *Cimicifuga*

heracleifolia Kom.、兴安升麻 *Cimicifuga dahurica*（Turcz.）Maxim.或升麻 *Cimicifuga foetida*. L.的根茎。

【药性】 甘、辛、微苦，凉。入肺、脾、胃经。

【功效】 升阳举陷，解毒。炒炭可专用于止血。

【药论及医论】 《本草纲目》："治阳陷眩运……带下，崩中、血淋，下血。"

《本草汇言》："升麻，散表升阳之剂也……或久病崩中，阴络受伤，淋沥不止；或胎妇转胞下坠，小水不通……升麻悉能疗之。"

《刘奉五妇科经验》："主治妇女狐惑病，口腔糜烂及中气下陷之崩中下血，功在升阳益气。炒炭用又能止血固冲。"

【临床应用】

1. 经期过长　调经升阳除湿汤：黄芪 15 g，苍术 9 g，羌活 5 g，防风 9 g，藁本 9 g，升麻 5 g，柴胡 5 g，独活 5 g，蔓荆子 10 g。（《妇科用药 400 品历验心得》）

2. 血崩　升麻、柴胡各五分，川芎、白芷各一钱，荆芥穗、当归各六钱。（《墨宝斋集验方》）

3. 漏下恶血，月事不调，或暴崩不止，多下水浆之物　调经升阳除湿汤：柴胡、羌活、苍术、黄芪各一钱半，蔓荆子七分，防风、炙甘草、升麻、藁本各一钱，当归（酒制）、独活各半钱。（《普济方》）

4. 经量过多　党参 30 g，升麻 30 g，桑叶 20 g，生地黄 30 g，水牛角（先入）30 g，侧柏 10 g，荆芥炭 10 g，代赭石 20 g，阿胶（烊冲）10 g。（《妇科用药 400 品历验心得》）

5. 经事不调，四肢无力　参见全蝎条。

6. 月经先期，经行发热　参见柴胡条。

7. 女子崩带等症　升麻浸膏溶液：由升麻一味制成。每次 2～6 mL，每日 1 次。（《中药制剂汇编》）

8. 经行口糜，牙龈肿痛　清胃散加味：升麻 6 g，黄连 3 g，当归 5 g，生地黄 12 g，牡丹皮 10 g，川牛膝 12 g，石膏（先入）10 g。（《妇科用药 400 品历验心得》）

9. 清阳不升带下如水　清震汤：升麻，荷叶，苍术。（《妇科证治经方心裁》）

10. 赤带　参见牡丹皮条。

11. 先兆流产，习惯性流产　参见莲子条。

12. 漏胎下血，若因脾胃虚陷　补中益气汤倍用升麻、柴胡。（《医部全录·妇科》）

13. 妊娠转胎　人参升麻汤：人参、升麻各二钱。（《妇科玉尺》）

14. 胎妇转胞下坠，小水不通　升麻、柴胡各一钱五分，当归、川芎、牡丹皮、茯苓、车前子各一钱，加黑枣三枚，水煎服。（《本草汇言》）

15. 妊娠伤寒，苦热不止，身上斑出，忽赤忽黑，小便如赤血。气欲绝，胎欲落　栀子仁、升麻各四两，黛青二两，石膏八两碎，葱白（切）一升，生地黄二十分，黄芩三两。上水九升，煎取三升，作三服。（《经效产宝》）

16. 孕妇瘟疫发表之后，毒甚不解，邪传入里者　参见马勃条。

17. 妊娠麻疹　升麻葛根汤：葛根、升麻、白芍、甘草各等分。水一盏，煎七分，温服。（《胎产心法》）

18. 妊娠斑疹，口舌生疮，齿龈腐烂出血　加味清胃散：升麻、生草各一钱五分，生地黄四钱，丹皮五钱，当归、川连、连翘各三钱。（《胎产心法》）

19. 妊娠咽痛　升麻桔梗汤：升麻、桔梗、甘草各五分，防风、玄参各一钱。水煎服。（《叶氏女科》）

20. 妊娠烦渴，躁热口干，四肢疼痛，吃食减少　参见柴胡条。

21. 妊娠齿衄　地骨皮 30 g，升麻 15 g。水煎漱口。（《妇科用药 400 品历验心得》）

22. 妊娠痔疮　可以在清热安胎方剂中加升麻 24 g。（《妇科用药 400 品历验心得》）

23. 妊娠便血　参见白芍条。

24. 妊娠瘾疹　升麻 9 g，当归 6 g，甘草 6 g，鳖甲 10 g，蝉蜕 5 g。（《妇科用药 400 品历验心得》）

25. 难产　参见黄芪条。

26. 胞衣不下　参见人参条。

27. 产后恶血不尽，或经月半年　升麻三

两，清酒五升。煮服取二升，分半再服，当吐下恶物。(《千金翼方》)

28. 产后发热，逆传心包　参见牛黄条。

29. 产后鼻衄　犀角地黄汤：芍药七钱半，生地黄半斤，犀角屑一两，牡丹皮一两。细研，每服五钱，水煎服。如无犀角屑，以升麻代。(《医部全录・妇科》)

30. 产后小便数，及遗尿不禁　升阳调元汤：人参、益智仁、黄芪(蜜炙)各一钱五分，升麻、炙草各一钱。姜枣煎，调桑螵蛸散服。(《胎产心法》)

31. 产后分娩，生儿下地，觉大小便闭塞不通，胀闷难过者，因用力过度，清气坠下故也　当归三钱，川芎一钱，升麻二钱，柴胡三分。水煎服。(《宋氏女科撮要》)

32. 产后失音不语　参见红花条。

33. 产后腰痛　参见丁香条。

34. 产后漏乳　参见党参条。

35. 干燥综合征　参见甘草条。

36. 产后妒乳肿痛　川升麻，醋磨涂之。(《太平圣惠方》)

37. 乳汁蓄积　参见白蔹条。

38. 妇科手术后便秘　参见白术条。

39. 人工流产、放环后出血不止　参见党参条。

40. 取环后出血不止　参见阿胶条。

41. 子宫脱垂　升麻四钱，黄芪五钱。水煎服。(《常见病验方研究参考资料》)

42. 小腹下坠　党参常与黄芪、升麻、柴胡配伍。(《妇科用药400品历验心得》)

43. 恶性滋养细胞肿瘤　参见重楼条。

44. 外阴下坠　知柏地黄汤加野荞麦根20 g，络石藤15 g，生黄芪15 g，升麻10 g。(《妇科用药400品历验心得》)

45. 气血虚弱阴肿　补中益气汤：陈皮五分，黄芪、人参、白术、炙甘草、当归各一钱，柴胡、升麻各三分。(《医部全录・妇科》)

46. 女人交肠　参见人参条。

47. 妇人肝经湿热阴痛阴痒　宜龙胆泻肝汤加苍术、白芷、升麻之类。(《妇科百辨》)

48. 霉菌性阴道炎　升麻50 g。每次加水1 000 mL，煎取500 mL，连煎3次，合药液，凉后先用冲洗器冲洗阴道再坐浴，不拘次数，每次15分钟。(《妇科用药400品历验心得》)

【现代药理研究】

(1) 升麻热水提取物体外实验对人子宫颈癌细胞JTC－26株抑制率在90%以上。小鼠实验证明，升麻生药或炒炭后均能明显缩短凝血时间。野升麻有性激素样作用，给雌性动物长期注射野升麻提取物，可使子宫重量增加；能使少年期发育不全和围绝经期的雌性大鼠建立性周期；能使少年期雌性大鼠的卵泡增加，黄体数目增多。(《中药药理与应用》)

(2) 升麻水提取物能抑制妊娠子宫，对未孕子宫呈兴奋作用。(《中药大辞典》)

(3) 升麻水浸剂(1∶4)在试管内对许兰黄癣菌、奥杜盎小芽孢癣菌、铁锈色小芽孢癣菌、红色表皮癣菌等皮肤真菌有不同程度的抑制作用。(《现代中药药理与临床》)

【用法用量】　内服：用于升清阳，6～30 g，宜蜜炙、酒炒；用于清热解毒，可用30 g，宜生用。外用：50 g，水煎外洗。

【使用注意】　阴虚阳浮，喘满气逆者忌服。

月季花

出《本草纲目》。又名月月红、四季红、月经红。为蔷薇科植物月季 *Rosa chinensis* Jacq.的花蕾或初开放的花。我国大部分地区均有栽培。

【药性】　甘，温。入肝经。

【功效】　活血调经，疏肝解郁。

【药论及医论】　《药性集要》："活血月经调。"

《分类草药性》："止血。治红崩、白带。"

《现代实用中药》："活血调经。治月经困难，月经期拘挛性腹痛。"

【临床应用】

1. 肝郁痛经　郁金10 g，月季花15 g，香附10 g，路路通10 g，刺蒺藜10 g，乌药9 g。(《妇

科用药400品历验心得》)

2. 月经不调　鲜月季花每次15～21 g,温开水泡服,连服数次。(《泉州本草》)

3. 血瘀型闭经　月季花、益母草各25 g。水煎,加黄酒温服。(《中华民间秘方》)

4. 经前乳胀　柏子仁20 g,王不留行15 g,合欢皮20 g,郁金10 g,月季花10 g,八月札10 g。(《妇科用药400品历验心得》)

5. 经行浮肿　参见路路通条。

6. 经行腹泻　肉豆蔻10 g,补骨脂10 g,月季花12 g,荜茇5 g,防风10 g,羌活10 g,苍术10 g,薤白10 g。(《妇科用药400品历验心得》)

7. 血瘀型排卵期子宫出血　大黄季花饮:大黄10 g,月季花15 g,红糖适量。先将大黄加水150 mL煎煮,去渣取汁100 mL,再加入月季花及水100 mL,煎煮15分钟,糖适量调入煮沸,即可饮用。每日2次,每日1剂,连服3～7剂为1个疗程。(《经验方》)

8. 带下　苦参10 g,凤尾草20 g,月季花10 g,秦皮15 g,土茯苓15 g,拳参15 g。(《妇科用药400品历验心得》)

9. 人流后闭经,周期性下腹胀痛,两乳作胀等　月季花4.5 g,延胡索、川楝子、当归、赤芍、川芎、郁金等各9 g,红花6 g。(《中医妇科临床手册》)

10. 月经不调,久不孕育　助孕散:月季花、玫瑰花、柴胡、紫苏梗、桔梗各6 g,丹参15 g,白芍药、当归、生地黄、香附、淫羊藿、鹿衔草各9 g。共研极细末,和匀。每次服9 g,每日服2～3次,温开水冲服。(《集验中成药》)

11. 月经失调、痛经、闭经、崩漏、月经前后诸症、绝经前后诸症、慢性盆腔炎性疾病后遗症、不孕症、产后腹痛、产后恶露不绝、癥瘕等　活血化瘀饮:川芎,当归,赤芍,生地黄,延胡索,鸡血藤,益母草,月季花。[《广西中医药》,1982(1):29]

12. 乳腺增生　鸡血藤、益母草、生地黄、延胡索、当归各10 g,月季花、赤芍各6 g,川芎5 g。(《中国民间医术绝招·妇科部分》)

13. 子宫发育不良　月季花30 g,公鸡1只。将鸡去毛除杂,与药共炖,经后3日每日1剂,分两次食肉饮汤,连服3剂。3个月经周期为1个疗程。(《中国民间医术绝招·妇科部分》)

14. 霉菌性阴道炎　月季花50 g。水煎3次,合药液约1 500 mL,凉后先用冲洗器冲洗阴道再坐浴,不拘次数,每次15分钟。(《妇科用药400品历验心得》)

【现代药理研究】

(1) 槲皮素在毫摩尔浓度时就具有抗癌作用,是有效的自由基捕获剂和抗氧化剂,它对人卵巢癌细胞、乳腺癌细胞、白血病细胞、胃肠道肿瘤细胞均有增殖抑制作用。月季花还有多种药理作用,如抑制血小板聚集、降低血管通透性、利尿作用等。[《药学实践杂志》,2015,33(3):198-200,249]

(2) 月季花具有较强的抗真菌作用。在3%浓度时即对17种真菌有抗菌作用。已分离出其抗真菌的有效成分是没食子酸。(《中华本草》)

【用法用量】 内服:煎汤或开水泡服,6～15 g;鲜品9～15 g。外用:适量。

【使用注意】 脾虚便溏者,孕妇及月经过多者慎服。

丹　参

出《神农本草经》。又名红根、紫丹参、血参根、大红袍。为唇形科植物丹参 *Salvia miltiorrhiza* Bge.的根及根茎。

【药性】 苦,凉。入心、肝经。

【功效】 活血祛瘀,排脓,止痛,安神。

【药论及医论】 《日华子》:"破宿血,补新生血;安生胎,落死胎,止血崩带下,调妇人经脉不匀……"

《本草便读》:"功同四物,能去瘀以生新。"

《本草汇言》:"丹参补血生血,功过归、地;调血敛血,力堪芍药;逐血生新,性倍芎劳;妇人诸病,不论胎前产后,皆可常用。"

《重庆堂随笔》:"丹参,降而行血,血热而滞者宜之，故为调经产后要药。设经早或无血经停，及血少不能养胎而胎不安，与产后血已畅行者，皆不可惑于功兼四物之说，并以其有参之名而滥用之。”

《沈氏女科辑要》：“丹参长于行血，专用能下死胎，凡胎前皆宜慎用。世人谓其功兼四物，以之安胎，因而反速其堕，而人不知之，余见亦多矣！”

《妇科用药400品历验心得》：“《本草便读》称丹参‘功同四物’。此语一出，使人们对丹参另眼相看……但丹参毕竟活血有余而补益不足，故上语均有过誉或擢拔之嫌。确实，丹参的活血作用异于归、芎，也殊于乳、没，其性微寒，其用平和，是一味经、带、胎、产均可以使用的药物。”

【临床应用】

1. 痛经　丹参30 g，水煎加糖服。（《常见病验方研究参考资料》）

2. 经量过少　参见三七条。

3. 经脉不调，或前多少，产前不安，产后恶血不下，兼冷热，腰脊骨节痛　丹参散：丹参切晒为末，酒下二钱。（《薛氏济阴万金书》）

4. 一味丹参作丸，亦可通经。（《女科一盘珠》）

5. 月经后期　参见丁香条。

6. 闭经溢乳综合征　参见石菖蒲条。

7. 经期过长　参见鼠妇条。

8. 崩中去血及产余疾　丹参酒：丹参、艾叶、地黄、忍冬、地榆各五斤。上锉熟舂，以水渍三宿出滓，煮取汁，以黍米一斛，炊饭酿酒，酒熟榨之，初服四合，后稍稍添之。（《医部全录·妇科》）

9. 子宫内膜异位症、下焦瘀血致腹痛　经前内异丸：丹参30 g，赤芍药10 g，五灵脂10 g，蒲黄10 g，三棱8 g，莪术8 g，牛膝10 g，香附10 g。共研细末，和匀，水泛为丸，每次服6～9 g，每日服2次，温开水送服。于经前3～5日始服。（《中国丸散膏丹方药全书·妇科病》）

10. 经行吐衄　参见橘络条。

11. 经行情志异常心肝火旺证　二齿安神汤：紫贝齿，青龙齿，灵磁石，辰砂，琥珀末，紫丹参，九节菖蒲，仙半夏。（《裘笑梅妇科临床经验》）

12. 经行发风疹块　蝉蜕12 g，生地黄、茯苓各15 g，荆芥、生甘草各10 g，丹参20 g，白鲜皮、地肤子各9 g，赤芍、芦根各18 g，生大黄5 g。（《全国名医妇科验方集锦》）

13. 经行头痛　川芎30 g，茺蔚子15 g，丹参15 g，地龙15 g，白僵蚕10 g，牡丹皮10 g，川牛膝30 g，刺蒺藜15 g。（《妇科用药400品历验心得》）

14. 经行抽搐　参见全蝎条。

15. 经前癫狂　参见大黄条。

16. 经间及经行期狂躁　参见天竺黄条。

17. 带下五色久不止，脐下痛　续断丸：续断、丹参、当归、艾叶、阿胶、桑寄生各三分，白芷、干兰花各半两。上件药，捣罗为末，以醋浸蒸饼和丸如梧子大，每于食前，以温酒下三十丸。（《普济方》）

18. 促使成熟卵泡的排出　桃仁10 g，红花6 g，赤芍12 g，熟地黄10 g，当归8 g，川芎8 g，丹参12 g，泽兰10 g，柴胡10 g，枳壳10 g。（《妇科用药400品历验心得》）

19. 滑胎（抗心磷脂抗体阳性、母儿血型不合流产）　参见土茯苓条。

20. 子悬　子悬汤：人参，紫苏梗，砂仁，陈皮，归身，白芍，丹参，黄芩，香附。（《妇科玉尺》）

21. 堕胎溢血　丹参十二两。以清酒五升煮取三升，分三服，日三。（《华佗神医秘传》）

22. 妊娠中风，手足不随，筋脉缓急，言语蹇涩，皮肤不仁　参见牛蒡子条。

23. 脾肾气虚血瘀型妊娠中毒症　丹参60 g，生地黄、茯苓、党参、赤芍各30 g，川续断、菟丝子各20 g，黄芪、藿香、黄芩、麦冬各15 g。（《中国民间医术绝招·妇科部分》）

24. 妊娠胎堕，下血不止　丹参一味十二两。上细切，以酒五升，煮取三升，分三服。（《妇人大全良方》）

25. 易产　八月即服丹参膏（丹参半斤，芎

劳、当归各二两，蜀椒五合）养胎，临月服，令滑而易产。（《医部全录·妇科》）

26. 宫内胎儿生长迟缓　当归 6 g，炒白术 10 g，炒白芍 10 g，川芎 6 g，茯苓 10 g，泽泻 10 g，生黄芪 30 g，黄精 20 g，玉竹 15 g，丹参 20 g，菟丝子 15 g。（《马大正 50 年临证验案自选集》）

27. 过期妊娠　参见川牛膝条。

28. 恶露不绝　炮姜 5 g，丹参炭 10 g，鹿角胶（烊冲）10 g，益母草 12 g，蒲黄炭 10 g。（《妇科用药 400 品历验心得》）

29. 产后恶露不下有结聚成块，心胸烦闷，脐下坚痛，兼受寒热，劳碌腰脊骨烦痛者　宜丹参散：丹参一味，晒干为末，酒服二钱。（《竹林女科证治》）

30. 产后血运闷绝　丹参汤：丹参、芍药、甘草炙各半两，蜜一两，生姜三合，生地黄汁一盏。上六味，除地黄蜜生姜汁，粗捣筛，每服五钱匕，以水一盏，煎至六分，去滓入地黄汁一合，蜜一匙头，生姜汁半合，更煎令沸，温分三服。（《圣济总录》）

31. 产后气喘不止，咳嗽胸闷等　参见降香条。

32. 产后三日腰疼，腹中余血未尽，并手脚疼，不下食　生地黄汤：生地黄汁一升，芍药、甘草各二两，丹参四两，蜜一合，生姜汁半合。上以水三升，煮取一升，去滓纳地黄汁、蜜、姜汁，微火煎一两沸，一服三合，日二夜三，利一两行，中间进食，与药更进服。（《广济方》）

33. 产褥感染　丹参、鸡血藤各 30 g，桃仁、红花、三棱、莪术各 20 g，五灵脂、蒲黄各 15 g，大血藤、金银花、败酱草各 25 g。浓煎至 200 mL，保留灌肠，每日 1 次。（《中医妇产科学》，刘敏如等主编）

34. 产后虚羸，不能饮食，及风虚劳等　参见卷柏条。

35. 脏躁　参见磁石条。

36. 梦交　参见紫石英条。

37. 围绝经期综合征心悸怔忡、失眠诸症　炙甘草、丹参、菖蒲、朱茯苓、柏子仁各 9 g，淮小麦 30 g，太子参、生地黄各 12 g，麦冬 6 g，五味子 4.5 g。（《中医妇科临床手册》）

38. 多囊卵巢综合征　参见川牛膝条。

39. 血热有瘀不收胎（妊娠）　生生收胎饮：生丹参、生地黄各五钱，水冲代茶。（《高淑濂胎产方案》）

40. 输卵管不通或通而不畅及慢性附件炎、盆腔炎之不孕症　通任种子汤：丹参 30 g，当归 10 g，连翘 12 g，香附、薏苡仁、赤芍、白芍、红花、络石藤各 9 g，川芎、小茴香、炙甘草各 6 g。（《中医妇科验方选》）

41. 输卵管积水　参见大腹皮条。

42. 癥瘕（子宫肌瘤）　三七 4 g，红藤 30 g，皂角刺 15 g，石见穿 20 g，三棱 12 g，莪术 12 g，制乳香 4 g，制没药 4 g，水蛭 10 g，丹参 15 g，大腹皮 12 g，炮山甲 12 g，蒲公英 15 g，半枝莲 15 g，白花蛇舌草 15 g。（《妇科用药 400 品历验心得》）

43. 卵巢肿瘤　参见牵牛子条。

44. 结合西医治疗绒毛膜上皮癌、恶性葡萄胎　参见山豆根条。

45. 宫外孕休克型或不稳定型早期　丹参、赤芍各 15 g，桃仁 9 g；宫外孕腹腔内瘀血凝结，包块已经形成：丹参、赤芍各 15 g，桃仁 9 g，三棱 3～9 g，莪术 3～6 g。（《中国中医秘方大全》）

46. 包块型慢性盆腔炎性疾病后遗症　消癥散：莪术、三棱、桃仁、延胡索各 50 g，丹参 100 g。共研极细末，和匀。每次服 6～9 g，每日服 3 次，用土茯苓、黄柏各 15 g，煎汤送服。30 日为 1 个疗程。（《中国丸散膏丹方药全书·妇科病》）

47. 阴虚血热型结核性盆腔炎　丹参、猫爪草各 30 g，鳖甲、龟甲、生地黄各 15 g，百部 12 g，牡丹皮、麦冬、青蒿、白芍各 9 g。（《中国民间医术绝招·妇科部分》）

48. 人流后宫腔粘连　参见西红花条。

49. 乳汁不足　丹参根 60 g，煎浓汁去渣，冲鸡蛋服。（《江西草药》）

50. 乳腺增生，乳房胀痛　参见地龙条。

51. 急性乳腺炎炎症期　麻蒲散：麻黄、生甘草、蒲公英、紫丹参、小青皮、川芎。(《中医妇产科学》,刘敏如等主编)

52. 乳肿痛　丹参膏：丹参、芍药各二两，白芷一两。上三味，以苦酒渍一夜，猪脂六合，微火煎三上下，膏成敷之。(《刘涓子鬼遗方》)

53. 乳腺癌　参见预知子条。

54. 白塞综合征外阴溃疡痛痒厉害　参见苍耳子条。

55. 阴茧　参见穿山甲条。

【现代药理研究】

(1) 半体内试验，丹参注射液可使家兔凝血酶原时间、凝血酶时间和连续凝血酶时间延长，3P试验呈阳性改变，表明有抗凝和促纤溶作用。(《中药药理与应用》)

(2) 总丹参酮及其单体对人型结核菌 $H_{37}RV$ 均有不同程度的抑菌效果，以丹参新醌甲的效果最强。(《中华本草》)

【用法用量】　内服：煎汤，10～30 g。

【使用注意】　妇女月经过多及无瘀血者禁服；孕妇慎服。

乌　药

出《本草拾遗》。又名台乌药。为樟科植物乌药 *Lindera aggregata* (Sims) Kos-term. 的块茎。

【药性】　辛，温。入脾、肺、肾、膀胱经。

【功效】　顺气，开郁，散寒，止痛。

【药论及医论】　《开宝本草》:"主中恶心腹痛……妇人血气……"

《本草新编》:"产妇虚而胎气不顺者，切不可用，用则胎立堕。人以为顺气用之，谁知乌药能顺胎气之实，而不能顺胎气之虚乎。"

《本草述》:"香附血中行气，乌药气中和血"。

《医林纂要·药性》:"泄肺逆，燥脾湿，润命火，坚肾水，去内寒。"

《本草害利》:"时医多以香附同用，治女子一切气病。"

《本草经疏》:"乌药，辛温散气，病属气虚者忌之。老人多以香附同用，治女人一切气病，不知气有虚有实，有寒有热，冷气、暴气用之固宜，气虚、气热用之，能无贻害耶。"

《刘奉五妇科经验》:"乌药……行气止痛，治妇女虚寒型盆腔炎所引起的腹痛，行经腹痛，合益智仁治尿频或妇女白带，功能驱散寒湿。服此药后，可使白带量增多，湿邪下尽而愈，属于通因通用之法。"

【临床应用】

1. 经水临行时痛者，为气滞　乌药汤：香附子二钱，乌药一钱半，当归一钱，木香、甘草各五分。上锉，水煎服。(《医部全录·妇科》)

2. 膜样痛经，子宫内膜异位症痛经　参见西红花条。

3. 经年积血，腹中常痛，月经不调　立效散：青皮、陈皮、乌药、干姜、香附子、蓬莪术、三棱各等分。上锉，醋煮焙干为末，空心，陈皮煎汤调下二钱。(《医部全录·妇科》)

4. 月经先期　参见吴茱萸条。

5. 月经后期　郁金 15 g，刘寄奴 30 g，茺蔚子 10 g，泽兰 20 g，青皮 10 g，乌药 9 g。(《妇科用药 400 品历验心得》)

6. 月信不通　琥珀散：天台乌药二两，当归、蓬术各一两。上为细末。每服二钱，温酒调下，后以食压之。(《济阴纲目》)

7. 经水久不行，发肿者，血瘀渗入脾经　乌药、当归、川芎、白芍药、桃仁、红花、牡丹皮、干姜、肉桂、干漆、枳壳、白术、香附、牛膝、玄胡各一钱五分，俱用酒拌炒过，水二碗，煎八分。(《万病回春》)

8. 经水多，行久不止者，将成血崩　乌药、当归、川芎、白芍药、生地黄、白术、黄芩、黑山栀、地榆、黑荆芥、香附、人参、白茯苓各一钱五分，甘草五分，俱用醋拌炒过，水二碗，煎八分。食前服。(《万病回春》)

9. 经量过少　参见陈皮条。

10. 经来吊阴痛不可忍　参见川楝子条。

11. 经来二三日遍身疼痛，及寒邪入骨，或热或不热，宜解表　乌药顺气散：乌药、麻黄、

橘皮各二两，炙甘草、川芎、炒枳壳、炒白僵蚕、白芷、桔梗各一两，炮白姜半两。(《三因极一病证方论》)

12. 经行遗尿　补中益气汤加味：党参15 g，生黄芪30 g，升麻6 g，柴胡5 g，白术12 g，当归8 g，陈皮8 g，枳壳30 g，鸡内金6 g，桑螵蛸12 g，益智仁12 g，乌药6 g，山药15 g，炙甘草6 g。(《妇科用药400品历验心得》)

13. 经前胸闷乳胀　参见合欢皮条。

14. 经行昏厥　参见沉香条。

15. 赤白带下　乌艾丸：乌药二两半，艾叶六两，香附四两。将艾浸醋中十数日，再将香附后一日晒干，共为末，醋糊丸，酒下。(《妇科玉尺》)

16. 恶阻　乌药为君，沉香次之，人参、甘草又次之，为细末，以姜切片，黏药末，咬嚼，咽津液，极至丹田，过一时，又如此嚼，即愈。(《济阴近编》)

17. 安胎　五香散：乌药，白芷，枳壳，白术，良姜，甘草，莪术(孕者减半)。以糯米饮调下。上等分为细末，每服二钱。(《医部全录·妇科》)

18. 妊娠腹痛　参见龙胆条。

19. 妊娠霍乱　参见泽泻条。

20. 妊娠中恶　参见前胡条。

21. 胎前脚痛　乌药顺气散治之(方见上)。(《宁坤秘笈》)

22. 转胞　肉桂3 g，茯苓皮15 g，猪苓10 g，泽泻10 g，白术10 g，大腹皮10 g，乌药9 g，枳壳5 g，槟榔6 g，沉香3 g(后下)。(《马大正50年临证验案自选集》)

23. 胎水肿满　天仙藤散：天仙藤，香附子，陈皮，甘草，乌药。上等分，净秤为细末，每服三钱。水一大盏，姜三片，木瓜三片，紫苏三叶，同煎至七分，放温澄清，空心、食前服，日三服。(《妇人大全良方》)

24. 胎前七八个月阴肿，此乃胎气不能游动　参见荷叶蒂条。

25. 胎前瘫痪，此症手足不能动，乃胃中有痰，凝聚血气所致　宜用乌药顺气散方(方见上)。(《宁坤秘笈》)

26. 胎前产后血气不和，腹胀痛　乌药，香附，当归，川芎(俱酒炒)。(《本草切要》)

27. 妊娠体虚中气，因忧思抑郁，志意不伸，神气耗散而昏死，脉结，面白　加减顺气散：炒香附、炒枣仁、当归、茯神各钱半，炙术、炒芍、川芎、木瓜、乌药、炙草、苏梗各一钱，姜、枣引。(《彤园妇人科》)

28. 孕中有病　洪州乌药(软白香辣者)五钱，水一盏，牛皮胶一片，同煎至七分，温服。(《妇人大全良方》)

29. 气血虚而胎死未下，胞衣不出，产后恶露不尽，留滞作痛　参见泽泻条。

30. 产后胎衣不下，血闷冲心　参见醋条。

31. 产后腹痛　天台乌药、当归各等分。上为末，炒黑豆淋酒调下二钱。(《普济方》)

32. 产后气短，呼吸促迫　地黄饮：熟地黄、当归、人参、白术、白茯苓、乌药、沉香、青皮、甘草、桂各一两。上㕮咀，如麻豆大，每服五钱，水一盏半，姜三片，枣二枚(擘)，煎八分去滓，不拘时，日三。(《普济方》)

33. 产后呕逆，不进饮食　厚朴汤：厚朴，人参，白术，白茯苓，沉香，乌药，甘草。上八味，粗捣筛，每服三钱匕，水一盏，煎至七分，去滓温服，不拘时候。(《圣济总录》)

34. 产后气逆食滞胀痛等证　排气饮：陈皮、藿香、枳壳各一钱五分，厚朴一钱，泽泻、乌药、香附各二钱，木香七分或一钱。水一钟半，煎七分，热服。(《济阴纲目》)

35. 产后气滞头痛　芎乌散：天台乌药、大川芎各等分。上为细末，每服三钱，烧红秤锤，淬酒调服。(《济阴纲目》)

36. 产后积聚癥瘕　参见马鞭草条。

37. 血风攻透，肢体疼痛　参见麻黄条。

38. 宫冷不孕或慢性盆腔炎性疾病后遗症　暖宫定痛汤：胡芦巴、橘核、荔枝核、小茴香、延胡索、五灵脂、川楝子、制香附、乌药各9 g。(《刘奉五妇科经验》)

39. 防止输卵管绝育术后粘连　参见番泻叶条。

40. 脬气不足，小便频数　缩泉丸：天台乌药、益智仁各等分。上为末，酒煮山药为糊，丸如梧子大，临睡盐酒吞七十丸。（《证治准绳·女科》）

41. 小腹坠胀　四磨汤加味：乌药9 g，党参10 g，沉香（后入）4 g，槟榔10 g，赤小豆20 g，升麻6 g，生黄芪12 g，香附10 g，路路通10 g。（《妇科用药400品历验心得》）

42. 卵巢过度刺激综合征　参见大腹皮条。

43. 慢性盆腔炎性疾病后遗症伴阴吹　桂枝茯苓丸加减：桂枝6 g，茯苓10 g，乌药9 g，牡丹皮10 g，桃仁10 g，䗪虫6 g，蒲公英15 g，大血藤20 g，制没药5 g，延胡索10 g，续断12 g，杜仲10 g。（《妇科用药400品历验心得》）

44. 奔豚气　参见沉香条。

45. 乳疖初起　参见夏枯草条。

46. 乳癖　参见瓦楞子条。

47. 交骨疼痛　参见小茴香条。

48. 交接阴痛　参见青皮条。

【现代药理研究】　乌药水提液，醇提物水溶液5 g/kg、10 g/kg，灌胃给药，能明显提高小鼠热板法痛阈值，乌药镇痛作用明显；20 g/kg剂量能显著抑制小鼠酒石酸锑甲扭体反应。乌药对胃肠平滑肌有兴奋和抑制的双重作用，并能增加消化液的分泌。（《现代中药药理与临床》）

【用法用量】　内服：煎汤，5～10 g；或入丸、散。

【使用注意】　气虚及内热之证者禁服；孕妇及体虚者慎服。

乌　梅

出《本草经集注》。又名梅实、熏梅。为蔷薇科植物梅 *Prunus mume*（Sieb.）Sieb. et Zucc.的未成熟果实。

【药性】　酸、涩，温。入肝、脾、肺、大肠经。

【功效】　收敛，止血，生津。

【药论及医论】　《本草拾遗》："止渴调中，除冷热痢，止吐逆。"

《胎产心法》："恶阻吐泻作渴，效在乌梅矣。"

《本草求原》："治溲血，下血，诸血证，自汗，口燥咽干。"

【临床应用】

1. 禀气素弱，血气虚损，当常服之　补冲任，调经候，暖下元，生血气。人参养血丸：乌梅肉三两，熟地黄五两，当归二两，人参、川芎、赤芍药、蒲黄为末，炼蜜丸，温酒，或米饮下。（《女科心法》）

2. 痛经　乌梅丸：乌梅9 g，细辛3 g，干姜3 g，黄连3 g，当归6 g，淡附片3 g，川椒3 g，桂枝3 g，党参10 g，炒黄柏5 g，益母草30 g。（《妇科证治经方心裁》）

3. 血山崩　用乌梅烧灰为末，乌梅汤调下。（《妇人大全良方》）

4. 肝经郁火经间期出血　乌梅糖水：乌梅肉15 g，红糖适量。将乌梅肉、红糖放入瓦罐内，加水500 mL，煎至300 mL，去渣分2次服，每日2次。（《饮食疗法》）

5. 经来呕吐　急投乌梅丸消豁痰涎，再服九仙夺命丹即愈。乌梅丸：乌梅（去核）十枚，辰砂（水飞）一钱，雄黄、木香、草果各一钱，硼砂、乳香（去油）一钱，没药（去油）一钱，胡椒、绿豆各十三枚。上为末，捣乌梅，丸枣核大，时含化一丸。九仙夺命丹：淡豆豉、草果煨、姜朴、枳壳、陈皮、白茯苓、山楂、木香各一钱。上为末，每服三钱，姜汤下。（《秘传内府经验女科》）

6. 经来寒热，四肢厥冷，呕吐蛔虫　安蛔丸：乌梅（另研）十五枚，人参三钱，当归、黄连（姜汁炒）八钱，黄柏（水炒）三钱，桂木三钱，附子（童便制）一钱，干姜五钱，蜀椒（炒去油）二钱，细辛三钱。上为末，酒浸乌梅一宿，去核蒸，和蜜捣丸桐子大，食后服十丸，姜汤送。忌生冷、滑腻、臭物。（《秘传内府经验女科》）

7. 带下　乌梅白芷汤：乌梅10 g，白芷10 g，苦参20 g，党参20 g。（《妇科病妙用中药》）

8. 胎动，脉虚软涩者　阿胶散：阿胶三两（糯粉炒），黄芪三两（蜜炙），熟地黄五两，川芎

一两，白芍两半(炒)，当归三两，甘草五钱(炙)，艾叶一两(醋炒)。制为散，乌梅汤下五钱。(《女科指要》)

9.(妊娠)血妄流溢、吐血、衄血等证 《局方》必胜散：熟干地黄、小蓟(并根用)、人参、蒲黄(微炒)、当归、川芎、乌梅肉各一两。为粗末，每服五钱，煎服。(《女科心法》)

10. 妊娠恶阻 乌梅 15 g，白糖 1 匙，水煎频服。(《马大正 50 年临证验案自选集》)

11. 胎动烦渴 古芩术汤加麦门冬、乌梅。(《医部全录·妇科》)

12. 妊娠三四个月，咳嗽、寒热往来，不思饮食 乌梅 30 g，白糖 90 g。先将乌梅煎后去渣，加入白糖 1 次服完。(《中华民间秘方大全》)

13. 妊娠腹泻 参见花椒条。

14. 妊娠下痢，日夜不止 乌梅二两(软者竹串，慢火炙令干焦)。上一味，为细散。食前陈米饮调下二钱匕。如泻血，加黄连一两为末。(《圣济总录》)

15. 妊娠合并慢性肾炎脾肾两虚证 乌梅、乌梅炭各 3 g，分 2 次服。服至七八个月。宜于消除蛋白尿。(《中医妇产科学》，刘敏如等主编)

16. 妊娠疟疾 参见苍术条。

17. 难产 参见苎麻根条。

18. 产前血气虚，腰胁疼痛 大地黄丸：熟地黄四两，乌梅肉、当归各二两。蜜丸，空心白汤下。(《女科心法》)

19. 产后恶露肚痛 生地黄，甘草，香附，官桂，玄胡索，青皮，蓬术，枳壳，乌梅。(《女科万金方》)

20. 产前软胯 甘草、生姜、乌梅等分，锉碎。上用水一大盏，同煎至八分，去滓服，便令胯骨软，产宫受气，痛不攻作。(《简易方》)

21. 产后冷热不调，下痢 黄连丸：黄连(微炒)三两，乌梅(去核微炒)三两，干姜(炮)二两。上件药，捣罗为末，炼蜜和丸，如梧桐子大，每服，以粥饮下二十丸，日三服。(《太平圣惠方》)

22. 产后下部闭塞，大便秘结不通 以乌梅导。乌梅十四枚。上一味，温汤浸取肉，捣丸如小槟榔大，每用一枚，内下部中，立通。(《圣济总录》)

23. 产后呕吐 参见人参条。

24. 产后泻不止 一味散：乌梅不以多少，捶碎，以竹杖穿于火上炙为末，米饮调二钱。(《产宝诸方》)

25. 产后痢渴 乌梅肉二十个，麦门冬十二分，以水一升，煮七合，细呷之。(《必效方》)

26. 产后骨蒸 参见胡黄连条。

27.(产后)烦热 参见麦冬条。

28. 术后或产后阴虚盗汗 乌梅 10 枚，大枣 10 g，浮小麦 30 g。煎汤代茶。(《妇科名医证治精华》)

29. 产后喜笑不休 乌梅二个，煎汤服。(《沈氏女科辑要》)

30. 血风攻透，肢体疼痛 参见麻黄条。

31. 梅核气 参见沉香条。

32. 阴虚型围绝经期综合征烘热汗出 乌梅 10 枚，浮小麦 15 g，大枣 5 枚。水煎服，每日 1 剂。(《中医内科学》)

33. 回乳 乌梅 15 g，山楂、炒神曲、蒲公英各 30 g，炒麦芽 90 g。如兼有乳腺炎，可将其药渣外敷。(《全国名医妇科验方集锦》)

34. 乳头皲裂 参见马勃条。

35. 阴挺出下脱 蛇床子五两，乌梅十四枚。上件药，以水五升，煮取三升，去滓，稍热洗之，每日三五度用。(《太平圣惠方》)

36. 阴道息肉、子宫息肉及子宫肌瘤 乌梅(去核净肉炒炭)与僵蚕(微炒带黄)各 248 g，共研细末，炼蜜 500 g 为丸。每次 6 g，每日 3 次。(《中药药理与应用》)

37. 子宫内膜息肉 乌梅 10 g，白芷 10 g，僵蚕。(《妇科用药 400 品历验心得》)

38. 宫颈糜烂 乌梅卤水：乌梅 15 个，放入卤水 500 mL 中，煮沸 30 分钟，装瓶备用。用带线棉球蘸乌梅卤水，紧贴子宫颈糜烂面，8 小时后取出。隔日上药 1 次。(《百病良方》)

39. 宫颈癌 乌梅 27 个，卤水 1 000 mL。放于砂锅或搪瓷缸内，煮沸后小火持续 20 分钟左右，放置 24 小时过滤备用。每服 3 mL，每日

6次，饭前、饭后各服1次，可外用作为搽剂。服药期间禁吃红糖、白酒、酸、辣等刺激性食物。（《全国中草药汇编》）

40. 外阴尖锐湿疣　板蓝根100 g，水煎两次，合药液擦洗外阴尖锐湿疣处。擦洗后再用乌梅20 g滴水研磨取汁，涂抹湿疣处。（《妇科用药400品历验心得》）

41. 阴痒　蛇床子15 g，乌梅9粒，皂角1个。煎汤去渣，加食盐少许，一日熏洗2～3次。（《常见病验方研究参考资料》）

42. 阴道干燥症　参见沙参条。

43. 阴肿　参见蛇床子条。

【现代药理研究】

（1）乌梅及提取物发挥抗肿瘤作用可以通过防止癌肿转化、减少致癌基因表达、调节蛋白及信号通路、诱导细胞凋亡、抑制增殖转移、控制肿瘤体积来实现。小鼠止血实验发现，乌梅炒炭和烘炭的水煎液能明显缩短小鼠出血和凝血时间，缩短血浆凝血酶原、活化部分凝血酶原及凝血酶时间，增加血小板数量。而去核的乌梅水煎液对上述指标则无影响。[《辽宁中医药大学学报》，2021，23(8)：122－126]

（2）乌梅体外试验对人子宫颈癌JTC－26株抑制率在90%以上。（《中药药理与应用》）

【用法用量】　内服：煎汤，3～30 g；或入丸、散。外用：适量，煎洗，50 g。

【使用注意】　有实邪者、胃酸过多者忌服。

乌骨鸡

出《本草纲目》。又名乌鸡、绒毛鸡、竹丝鸡。为雉科动物乌骨鸡 *Gallus gallus domesticus* Brisson（家鸡之一种）的肉或除去内脏的全体。

【药性】　甘，平。入肝、肾经。

【功效】　补虚养血。

【药论及医论】　《本草纲目》："补虚劳羸弱，治消渴，中恶鬼击心腹痛，益产妇，治女人崩中带下，一切虚损诸病……"

【临床应用】

1. 气虚型月经先期　乌骨鸡1只洗净，将黄芪20 g、当归10 g、茯苓10 g放入鸡腹内用线缝合，放砂锅内煮烂熟，去药渣，调味后分2次服完。（《新编验方》）

2. 金凤膏治血崩如神　白毛乌肉雄鸡1只，吊死，水泡，去毛去肠杂不用。将金樱子之根洗净切片，装入肚内，酒煮令熟，去药，将鸡酒任意食之。（《寿世保元》）

3. 子宫发育不良闭经　乌鸡白凤口服液每次1支，每日2次口服。（《妇科用药400品历验心得》）

4. 气血两亏型经血不调，子宫虚寒，经行腹痛，崩漏带下，产后失血过多等　乌鸡白凤丸：白毛乌骨鸡，香附，熟地黄，生地黄，当归，白芍，黄芪，牛膝，柴胡，牡丹皮，知母，川贝，黄连，地骨皮，干姜，延胡索，茯苓，秦艽，艾叶，青蒿。（《全国中药成药处方集》）

5. 经来如绿水，全无血色，乃大虚大寒　乌鸡丸：天雄附子三钱，鹿茸、山药、苁蓉、肉桂、蒲黄（炒黑）、当归、萸肉、川芎各五钱，白芍一两，熟地黄一两五钱，乌鸡肉皮油不用，酒蒸三钱。米糊为丸。空心酒送下百丸。（《宁坤秘笈》）

6. 赤白带　莲米、白果、江米、胡椒，入乌骨鸡煮食。（《本草纲目》）

7. 习惯性流产　参见地骨皮条。

8. 预防小产　用多年乌骨雌鸡一只，剖去腹内肝肠各物，纳入陈糯米三合，炖熟食之，则胎自固矣。（《妇科经验良方》）

9. 安胎及风寒湿痹，腰脚痛　乌鸡丸：乌雌鸡一只治如食，红米三合。上煮鸡熟，切肉和米煮粥，著盐、椒、姜、葱调和，空心食之，作羹，及馄饨索饼食之。（《食医心鉴》）

10.（产后）中风口噤，舌直不得语，目睛不转　乌雌鸡一头，悉破取肠肾，以酒五升，煮取半，去滓尽服，汗出愈，不汗者，可厚覆取汗。（《补阙肘后百一方》）

11. 产后血气衰弱，日渐虚羸　乌鸡汤：乌雌鸡一只（除翅羽肠足，以水五升，煎取汁三升），当归、人参、甘草（炙）、桂、芎䓖、黄芪、麦门冬各一两。上九味，除鸡外，粗捣筛，每服三钱

匕，煮鸡汁一盏，生姜三片，枣一枚擘破，同煎至七分，去滓温服，不拘时，日三服。(《圣济总录》)

12. 产后下亏，淋带癥瘕，胞宫虚寒无子，数数殒胎，或少年生育过多，年老腰膝尻胯酸痛　天根月窟膏：鹿茸，乌骨鸡，鲍鱼，鹿角胶，鸡子黄，海参，龟板，羊腰子，桑螵蛸，乌贼骨，茯苓，牡蛎，洋参，菟丝子，龙肾，莲子，桂圆肉，熟地黄，沙苑蒺藜，白芍，芡实，归身，小茴香，补骨脂，枸杞子，肉苁蓉，萸肉，紫石英，生杜仲，牛膝，萆薢，白蜜。(《温病条辨》)

13. 产后盗汗　参见地黄条。

14. 血虚不孕症　乌骨鸡 500 g，当归 60 g，生姜七片，盐适量，煎汤，分 7 日服。(《现代中西医妇科学》)

15. 乳痈　以乌骨雌鸡胆汁傅之。日三。(《普济方》)

【用法用量】 内服：50～100 g，煮食；烧存性研末，或入丸、散。

乌梢蛇

出《本草纲目》。又名乌蛇、黑风蛇。为游蛇科动物乌梢蛇 *Zaocys dhumnades* (Cantor) 的干燥体。

【药性】 甘，平。入肝、肺经。

【功效】 祛风湿，通经络，攻毒。

【临床应用】

1. 经脉不匀，气血壅滞，肺有风热，遂令遍身瘾疹，红紫成片，肌肉顽痹，皮肤粗涩，或时瘙痒　防风散：防风，当归，赤芍药，牛蒡子，荆芥穗，蝉壳，生地黄，香白芷，甘草，白附子，白僵蚕，何首乌，乌蛇肉。(《朱氏集验方》)

2. 经行风疹块　防风散：防风，当归，赤芍，牛蒡子，荆芥穗，蝉蜕，生地黄，白芷，甘草，白附子，白僵蚕，何首乌，乌蛇肉，紫丹参。(《中医妇产科学》，刘敏如等主编)

3. 月经疹　麻黄 5 g，连翘 10 g，赤小豆 20 g，桑白皮 10 g，石膏 15 g，牛膝 15 g，知母 10 g，生地黄 15 g，麦冬 10 g，蚕沙(包煎)12 g，乌梢蛇 12 g。(《妇科用药 400 品历验心得》)

4. 经前面部皮损　参见苦参条。

5. 子痫　羌活膏：羌活 30 g，独活 30 g，天麻 15 g，全蝎 15 g，人参 15 g，白僵蚕 15 g，乌蛇肉 30 g。共研极细末，和匀，用炼蜜调和成糊膏状。每次服 10 g，每日服 2～3 次，用荆芥汤入元寸少许化服。(《中国丸散膏丹方药全书・妇科病》)

6. 妊娠痒疹　麻黄连轺赤小豆汤加减：连翘 12 g，炙麻黄 5 g，赤小豆 15 g，蝉衣 6 g，牡丹皮 10 g，生地黄 15 g，生白芍 10 g，地肤子 12 g，白鲜皮 15 g，苍耳子 10 g，刺蒺藜 10 g，地骨皮 12 g，乌梢蛇 12 g。(《妇科用药 400 品历验心得》)

7. 产后身痛　黄芪桂枝五物汤(黄芪 12 g，炒白芍 6 g，桂枝 6 g，生姜 5 片，大枣 4 个)加天麻 20 g、细辛 5 g、白芥子 6 g、乌梢蛇 10 g。(《妇科用药 400 品历验心得》)

8. 产后中风，四肢顽痹不仁，心腹疼痛　乌蛇丸：乌蛇，釜底墨，天麻，牛膝，独活，当归，桂心，全蝎，天南星，柏子仁，干姜，芎䓖，朱砂，防风，龙脑，麝香，麻黄。(《太平圣惠方》)

9. 产后中风口噤，四肢抽搐　乌蛇散：乌蛇肉，天麻，桂心，莽草，槟榔，麻黄，天雄，独活，天南星，蝉壳，犀角屑，麝香。以豆淋酒调下。(《普济方》)

10. 妇人血风，走疰疼痛　参见雄黄条。

11. 妇人血风瘙痒　乌蛇散：乌蛇二两，白蒺藜、蛇床子、桂心、防风、独活、当归、藁本、细辛、枫香、凌霄花、牛蒡子、枳壳各三分，莽草二分，干蝎半两。上件药，捣细罗为散，不计时候，以温酒调下一钱。(《太平圣惠方》)

12. 吹奶　乌蛇二两(酒浸去皮，骨炙微黄)，穿山甲一两(炙黄焦)。上件药，捣细罗为散，不计时候，以热酒调下一钱。(《太平圣惠方》)

13. 肝肾阴虚外阴白色病变　枸杞子 30 g，薏苡仁 30 g，乌梢蛇 20 g。(《妇科病妙用中药》)

14. 妇人痔疾久不止　皂荚刺丸：皂荚刺，

野狸头，猬皮，乌蛇肉，槐子仁，榼藤子，麒麟竭，麝香。(《普济方》)

【现代药理研究】 全体含有蛋白质及脂肪。本品具有抗炎、镇痛、抗惊厥、抗蛇毒作用。(《中医大辞典》)

【用法用量】 内服：煎汤，4.5～12 g；研粉吞服，每次 0.9～1.5 g。亦可浸酒服。

凤尾草

出《植物名实图考》。又名背阴草、金鸡草、鸡脚草、井口边草、凤尾蕨。为凤尾蕨科植物凤尾草 *Pteris multifida* Poir.的全草或根。

【药性】 淡、微苦，凉。入肝、肾、大肠经。

【功效】 清热利湿，凉血止血，消肿解毒。

【药论及医论】 《植物名实图考》："治五淋，止小便痛。"

《分类草药性》："治痈疮，乳痈……"

《湖南药物志》："止痛止血……"

《浙江药用植物志》："主治菌痢，肠炎，尿路感染……白带……"

【临床应用】

1. 经期过长　凤尾草 30 g，女贞子 30 g，炒栀子 10 g，石菖蒲 10 g，龟甲胶（烊冲）10 g。(《妇科用药 400 品历验心得》)

2. 崩漏　凤尾草 30 g。切碎，用水酒各半煎服。(《广西中草药》)

3. 湿热型经行腹泻　垂盆草 30 g，樗白皮 30 g，凤尾草 15 g，爵床 15 g，秦皮 10 g，神曲 10 g。(《妇科用药 400 品历验心得》)

4. 湿热带下　凤尾草 30～60 g，猪肉 250 g，加水两大碗同煲，食肉喝汤。每日 1 剂，连服 3～5 日。(《疑难杂症秘验方》)

5. 赤带　参见爵床条。

6. 妊娠腹泻　参见龙骨条。

7. 湿热型产后腹泻　凤尾草 30～60 g 水煎服。(《妇产科疾病中医治疗全书》)

8. 子淋　凤尾草 15 g，石韦 10 g，竹叶 10 g，海金沙 10 g，车前草 10 g，樗根皮 15 g。(《妇科用药 400 品历验心得》)

9. 包块型异位妊娠或流产后绒毛膜促性腺激素持续难降者　异位降血汤：紫草 20 g，天花粉 30 g，蛇莓 30 g，三棱 15 g，莪术 15 g，半枝莲 20 g，白花蛇舌草 20 g，牡蛎 30 g，海藻 20 g，蜈蚣（研吞）4 条，凤尾草 20 g，赤芍 10 g，露蜂房 20 g。(《妇科用药 400 品历验心得》)

10. 乳汁不通　凤尾草三钱，水煎服，每日 2 次，连服 3 日。(《常见病验方研究参考资料》)

11. 乳痈　用鸭脚草（又名凤尾草）捣烂，入无灰酒煎数滚，尽量饮。破者以渣敷之，自通。(《奇方类编》)

12. 急性乳腺炎　何首乌 9 g，凤尾草 15 g，同蜜捣敷。(《常见病验方研究参考资料》)

13. 慢性盆腔炎性疾病后遗症　凤尾蛋：凤尾草 15 g，生黄芪 10 g，香附 10 g，甘草 3 g，大黄 6 g，当归 9 g，赤芍 10 g，月季花 9 g，鸡蛋 2 枚。文火煎至半小时后，将鸡蛋壳敲碎再煮 15 分钟，吃蛋、喝汤。(《妇科用药 400 品历验心得》)

14. 子宫颈癌　水杨梅、凤尾草各 60 g，向日葵盘 1 只。(《中国民间医术绝招・妇科部分》)

15. 人乳头瘤状病毒感染　参见三棱条。

16. 外阴炎　白凤煎：白鲜皮、凤尾草各 30 g，煎水外洗。(《女性性器官出血》)

【现代药理研究】 煎剂 1∶320～1∶80 对金黄色葡萄球菌、痢疾杆菌、大肠埃希菌、人型结核杆菌有抑制作用。(《中华本草》)

【用法用量】 内服：煎汤，15～30 g，鲜品 30～60 g。

【使用注意】 虚寒泻痢者及孕妇慎服。

凤仙透骨草

出《中药大辞典》。又名透骨草。为凤仙花科植物凤仙 *Impatiens balsamina* L.的茎。

【药性】 苦、辛，平，有小毒。

【功效】 祛风除湿，舒筋活血，散瘀消肿，解毒止痛。

【临床应用】

1. 痛经　透骨草 30 g，积雪草 30 g，益母草

30 g,马鞭草 30 g,川牛膝 30 g,鹿衔草 20 g。(《妇科用药 400 品历验心得》)

2. 经闭,干血痨 川大黄、凤仙花各等分研末,水泛为丸如梧桐子大,每服一钱半至二钱,酒送下。(《常见病验方研究参考资料》)

3. 月经不调,产后流血 复方益母膏:益母草 10 kg,桑寄生 1 kg,凤仙花全草 2 株,五倍子 150 g,泽兰 1 kg。上药按煎煮法制成稠浸膏 5 kg。每次服 1 汤匙,每日服 3 次,温开水调服。(《中药制剂汇编》)

4. 带下 白凤仙花梗去叶、花、子,切碎。每次干者三钱,鲜者一两,用白水,酒煎服。(《常见病验方研究参考资料》)

5. 产后腰痛 老鹳草 20 g,伸筋草、透骨草各 30 g。捣烂,加食盐炒热,外敷贴八髎、涌泉穴。(《妇产科疾病中医治疗全书》)

6. 输卵管闭塞,附件炎 透骨桂附散:透骨草 30 g,王不留行 30 g,肉桂心 10 g,制附子 10 g,川牛膝 15 g,小茴香 15 g,三棱 15 g,莪术 15 g,细辛 3 g。研成粗末,炒热袋装。取药袋趁热敷小腹、腰骶部,每晚 1 次。(《名医治验良方》)

7. 寒凝型慢性盆腔炎性疾病后遗症 透骨草 100 g,京三棱 12 g,白芷、花椒各 10 g,路路通 15 g。研成粗末,装入布袋中,水浸后隔水蒸 30 分钟,敷于下腹部病侧,每次敷 20 分钟,15 日为 1 个疗程,可连用 3 个疗程。经期及皮肤过敏者勿用。(《中华民间秘方大全》)

8. 慢性盆腔炎性疾病后遗症有包块 透香开结散:透骨草 30 g,艾叶 30 g,香附 15 g,当归 15 g。共研极细末,和匀。取上药末,加适量食醋调匀,放入砂锅内炒热,用布袋将药包裹,热敷小腹肿块处。每日 1～2 次。(《名医治验良方》)

9. 腹壁切口子宫内膜异位症 大黄 10 g,乳香 5 g,没药 5 g,䗪虫 10 g,血竭 5 g,延胡索 10 g,三棱 15 g,莪术 15 g,透骨草 30 g。共研细末,水调,局部湿敷。(《马大正 50 年临证验案自选集》)

10. 宫外孕包块表浅而界限清楚者 消癥散:千年健、追地风、川椒、羌活、独活、血竭、乳香、没药各 60 g,五加皮、川续断、白芷、桑寄生、赤芍、当归尾各 120 g,艾叶 500 g,透骨草 250 g。共研极细末,和匀。每 250 g 装入布袋中,隔水蒸 5 分钟,趁热外敷患处。每日敷 1～2 次,10 日为 1 个疗程。(《医方发挥》)

11. 生殖器结核 透骨草 200 g,虻虫 10 g,青蒿 30 g,百部 30 g,当归 15 g,银柴胡 15 g,秦艽 15 g,地骨皮 15 g,乌梅 20 g,知母 15 g,皂刺 12 g,三棱 15 g,莪术 15 g。温盐水拌潮装布袋,洒酒、醋各 25 g,锅蒸,开锅 20 分钟,热敷小腹部,保温 40～50 分钟,每日 1 次。(《现代中西医妇科学》)

12. 子宫脱垂 麻黄、小茴香各 6 g,炒枳壳 12 g,透骨草、五倍子各 9 g。煎汤熏洗。(《全国名医妇科验方集锦》)

13. 子宫发育不良 鸡血藤、生黄芪各 30 g,当归、透骨草各 15 g,川芎 10 g。水煎,服 3 次,经前 5 日,每日 1 剂。(《中国民间医术绝招・妇科部分》)

14. 阴痒 透骨草 35 g,苦参、白鲜皮、蛇床子各 30 g,防风 15 g,花椒 20 g,荆芥 10 g,冰片 3 g(后下)。加水浓煎,趁热先熏后洗患处,每日 2 次,每次 20 分钟。7 日为 1 个疗程。(《中国民间医术绝招・妇科部分》)

15. 滴虫性阴道炎 凤仙花全株。煎汤熏洗,一日三次,连洗七天。(《常见病验方研究参考资料》)

16. 霉菌性阴道炎 凤仙透骨草 90 g,水煎 3 次,合药液约 1 500 mL,凉后先用冲洗器冲洗阴道再坐浴,不拘次数,每次 15 分钟。(《妇科用药 400 品历验心得》)

17. 外阴尖锐湿疣 狼毒、蒲公英、地肤子、藤梨根各 30 g,透骨草 20 g,黄柏 15 g,明矾、冰片各 10 g。每日 1 剂,水煎外洗。(《妇产科疾病中医治疗全书》)

18. 外阴白斑 射干、透骨草、苦参各 20 g,白矾、食盐、龙骨、枯矾各 10 g,绿矾 5 g。其中白矾、龙骨、枯矾、绿矾交替使用。水煎外洗,配合内服、外搽药物。(《当代中医实用临床效

验方》)

19. 阴户肿痛　凤仙花、泽兰叶各一两半。煎汤温洗患处,一日洗二三次。(《常见病验方研究参考资料》)

【现代药理研究】 有抗菌、抗血小板聚集作用。(《中医大辞典》)

【用法用量】 内服:煎汤,3～9 g;或鲜品捣汁服。外用:适量,水煎冲洗。

【使用注意】 孕妇禁服。

火麻仁

出《日用本草》。又名麻子、麻子仁、大麻仁。为桑科植物大麻 *Cannabis sativa* L. 的种子。

【药性】 甘,平,有小毒。入脾、胃、大肠经。

【功效】 润燥滑肠,利水通淋,活血。

【药论及医论】 《名医别录》:"乳妇产后余疾。"

《药性论》:"治大肠风热结涩及热淋。"

《本草拾遗》:"妇人倒产吞二七枚即正。"

《日华子》:"下乳,止消渴,催生,治横逆产。"

《本草纲目》:"利女人经脉……取汁煮粥食,止呕逆。"

《本草利害》:"妇人多食,即发带疾,以其滑利下行,走而不守也。"

【临床应用】

1. 月水不通　麻子,捣绞取汁服,日三。(《产经》)

2. 月经后期　火麻仁 15 g,郁李仁 10 g,茜草 20 g,泽兰 10 g,赤芍 30 g,王不留行 15 g,菝葜 20 g。(《妇科用药 400 品历验心得》)

3. 经多心悸　炙甘草汤加味:炙甘草 9 g,党参 15 g,肉桂 4 g,干姜 4 g,麦冬 10 g,生地黄 12 g,阿胶(烊冲)10 g,火麻仁 10 g,炙黄芪 12 g,茯苓 12 g,柏子仁 10 g,砂仁(杵冲)4 g,大枣 6 个,黄酒(冲)一匙。(《妇科用药 400 品历验心得》)

4. 妊娠恶阻　火麻仁 10 g,白豆蔻 5 g,佛手 10 g,半夏 12 g,茯苓 10 g,紫苏梗 10 g,生姜 5 片。(《妇科用药 400 品历验心得》)

5. 妊娠损动后腹痛　冬麻子一升,杵碎熬,以水二斗,煮取汁,热沸,分为三四服。(《食医心镜》)

6. 妊娠心痛　大麻子三升,研,水八升,煮取五升,分为五服。(《妇人大全良方》)

7. 妊娠腰痛　用麻子三升。以水五升,煮取汁三升,分为五服。(《普济方》)

8. 妊娠大便不通,腹胁坚胀　润肠丸:枳壳、大麻仁各一两。上再研匀,炼蜜和丸如梧桐子大,每服三十丸,食前温服。下生姜汤亦得。(《普济方》)

9. 妊娠淋,小便数而少,涩痛,手足烦疼　地肤草、芦根(锉)、大麻子各一两。上件药,捣筛为散,每服四钱,以水一中盏,入葱白七寸。(《太平圣惠方》)

10. 妊娠十月,满足入月,预服甘草散　甘草(炙微赤,锉)一两,黑豆(炒熟)一两,干姜(炮裂,锉)半两,糯米一两,大麻子一两,白茯苓半两,吴茱萸(汤浸七遍,焙干,微炒)半两。上件药,捣细罗为散,每于食前,以暖酒调下二钱。(《太平圣惠方》)

11. 妊娠脏躁,苦大便燥结,腹满努力难解　参见地黄条。

12. 倒产　麻子吞二七枚即正。(《普济方》)

13. 妇人产后有三种疾,郁冒则多汗,汗则大便秘涩。故难于用药,唯此粥能治之　麻苏粥:紫苏子、大麻仁。上等分净洗研令极细。用水再研取汁一盏,分二次煮粥啜之。(《普济方》)

14. 产后血不去　麻子酒:麻子五升捣,以酒一斗,渍一宿,明旦去滓,温服一升,先食服。不瘥,夜服一升,当吐下。(《备急千金要方》)

15. 恶露不绝　火麻仁 15 g,五味子 5 g,荆芥炭 10 g,仙鹤草 30 g,升麻 9 g,生黄芪 15 g,太子参 15 g,女贞子 15 g。(《妇科用药 400 品历验心得》)

16. 产后小便不通　参见枳实条。

17. 产后秘塞出血多　以人参、麻子仁、枳

壳麸炒为末，炼蜜丸梧子大，每服五十丸，米饮下。(《济生方》)

18. 堕胎后便秘　炒莱菔子 15 g，火麻仁 15 g，柏子仁 10 g，生白术 20 g，生山药 15 g，生麦芽 30 g。(《妇科用药 400 品历验心得》)

19. 产后腰痛眼涩，或浑身拘挛，牙关紧闭，或两脚弓状如中风者，因百日内过行房事所致　用虾蟆、麻子各一钱，煎汤，入陈酒三分，和药服。(《产后十八论神奇验方》)

20. 血虚产后痉症　参见牡蛎条。

21. 产后通身暴肿，烦闷不食　商陆汤：商陆根二两，防风一两，甘草(炙)半两，附子(炮)一枚，赤小豆二合，麻子仁三合。上㕮咀如麻豆大，每服五钱，水一盏半，煎取一盏，去滓温服，不拘时。(《普济方》)

22. 肠粘连腹痛　参见木香条。

23. 下乳　大麻仁去壳、生虾。上同研烂，去滓，用酒水各一盏，瓦罂灰至一盏半。有饩，食后临温服，仍用被覆睡，乳即通流。(《普济方》)

24. 乳肿　麻子去皮，细研，和苦酒涂，已上皆干则易。(《备预百要方》)

【现代药理研究】 所含脂肪油内服后在肠道内分解产生脂肪酸，刺激肠黏膜，促进分泌，加快蠕动，减少大肠的水分吸收而致泻。(《现代中药药理与临床》)

【用法用量】 内服：煎汤，10～15 g；或入丸、散。

【使用注意】 脾、肾不足之便溏、带下者慎服。《有毒中草药大辞典》提出："过服本品确能引起中毒。"

火炭母草

出《本草图经》。又名喉科草、黄鳝藤。为蓼科植物火炭母草 *Polygonum chinense* L.的全草。

【药性】 酸、涩，凉。

【功效】 清热利湿，凉血解毒，平肝明目，活血舒筋。

【药论及医论】 《福建药物志》："治肺脓疡，白带，中耳炎，乳腺炎。"

《四川中药志》1982 年版："用于湿热泻痢，黄疸，白带……又用于百日咳，白喉，霉菌性阴道炎，子宫颈癌。"

【临床应用】

1. 带下　鲜火炭母 60～90 g，白鸡冠花 3～5 朵。酌加水煎成半碗，饭后服，每日 2 次。(《福建民间草药》)

2. 真菌性阴道炎　火炭母 30 g，煎水坐浴；火炭母粉，冲洗后局部喷撒。两者交替使用，3～5 次为 1 个疗程。(《全国中草药汇编》)

3. 子宫颈癌　火炭母 120 g，茅莓 60 g，榔榆片 30 g，蛇床子 12 g，水煎服。先服苏铁叶 20 g，红枣 12 枚，后服本方。(《全国中草药汇编》)

4. 乳痈　鲜火炭母根 30 g。水煎，调酒服。(《福建中草药》)

【现代药理研究】 本品煎剂在试管内对金黄色葡萄球菌、大肠埃希菌、炭疽杆菌、乙型链球菌、白喉杆菌、伤寒杆菌、铜绿假单胞菌和痢疾杆菌均有较强的抗菌作用。(《中华本草》)

【用法用量】 内服：煎汤，10～15 g(鲜品 30～45 g)。

巴　豆

出《神农本草经》。又名大叶双眼龙、虫盅草、猛子树。为大戟科植物巴豆 *Croton tiglium* L.的种子。

【药性】 辛，热，大毒。入胃、大肠、肺经。

【功效】 破积泻下，消瘀，散结。

【药论及医论】 《名医别录》："疗女人月闭，烂胎。"

【临床应用】

1. 经脉不通　巴豆去油，如绿豆大三丸，以乌金石末一钱，调汤送下即通，年小者，丸如菜子大。(《卫生易简方》)

2. 闭经　海蛤粉五钱，苦葶苈、牙皂各二钱半，巴豆略去油、天花粉五钱，苦丁香、红娘子各一钱半，麝香少许。上为细末，每一钱葱汁同捣

丸，薄绵裹，以五寸竹管纳阴中，候热时，先通黄水，次则经行。(《医学正传》)

3. 瘀血经闭，小腹疼痛，骨蒸潮热　通经丸：大黄，红花，巴豆，广木香，百草霜，当归。(《全国中药成药处方集》)

4. 带下有痰　导痰丸：甘遂、百药煎各二两，全蝎、僵蚕各一两，半夏六两，分作三分，一分用白矾一两为末浸水，一分用肥皂角为末浸水，一分用巴豆肉一百粒为末浸水。上为细末，薄糊丸如梧子大，每服十丸或十五丸，亦量人虚实，白汤下。(《元珠方》)

5. 元气虚弱，女人赤白带下，子宫虚冷，血山崩等证　参见马钱子条。

6. 孕妇泄泻，嗳腐不食，胃脉沉紧　感应丸：干姜炮制，一两，南木香、丁香各一两五钱，百草霜二两，肉豆蔻(去皮)三十粒，巴豆七十粒(去皮心油膜)，杏仁一百四十粒(汤泡去皮尖，研碎)。上七味，除巴豆霜、百草霜、杏仁外，余四味捣为细末，方与三味同拌研细，然后将好蜡六两溶化滤净，在银石器内用好酒三斤煮蜡数沸，倾入别器，酒冷蜡浮，取起净称四两，春夏用清油一两五钱，砂铫内熬油香熟，下酒煮黄蜡化尽，入前项药末，乘热拌匀作小锭子，以油纸包裹，用时旋丸。(《广嗣全诀》)

7. 难产　巴豆三枚，蓖麻子七枚(各去壳)，研入射香少许，捏作饼子贴脐。(《医学正传》)

8. 死胎不下，危在顷刻　巴豆肉半粒，研细，滚水调服。(《海上方》)

9. 产后胎衣不下　参见水蛭条。

10. 产后崩中，状似鸡肝，寒热闭闷，或产后四肢浮肿及寒热；子烂腹中不下　通宣丸：巴豆十五粒(去心膜)。上以生绢袋盛，于酽灰汁中煮十沸，取出用纸厚裹，压于重物下出油，研成霜，却取黑散(即原书琥珀黑神散)三钱匕，以无灰酒调成稀膏，入瓷器中，于铛内重汤煮令稠，入巴豆霜和合可丸，如绿豆大。每服五丸，熟水送下。(《卫生家宝产科备要》)

11. 产后中有积，结成诸疾　朱砂丸：黑附子、桂心、白姜各半两，巴豆一钱，醋浸，煮去皮，研。上为细末，入巴豆研停，醋煮，面糊丸如麻子大。每服三丸至五丸，冷茶下服之，取泻为度。(《妇人大全良方》)

12. 产后痢疾　紫桂丸：桂、甘遂、丁香、芫花(醋炒焦)、木香、巴豆(去心皮勿去油)、硇砂各等分。上七味，捣罗为细末，醋面糊为丸，小绿豆大，每服二丸至三丸，温水下。产后逐积滞尤妙。(《圣济总录》)

13. 产后气喘　巴豆仁一粒，北细辛三分，牙皂三分。共为末，以布包，时时嗅鼻，窍开则喘自定。(《女科一盘珠》)

14. 血晕　血竭破棺丹：血竭，乳香，箭头巴豆。研为丸，冷酒下。(《妇科玉尺》)

15. 产后癃闭　巴豆 50 g(去皮)，黄连2.5 g为末，葱白寸长三个取汁，艾灸一壮。巴豆与黄连同捣如泥，做成小饼，如玻璃砖厚，先将葱汁敷涂脐部，覆盖巴豆饼，上置艾柱一壮，燃烧 20 分钟(5 分钟后始觉温热，15 分钟左右，热感达高峰)时觉小腹如蚁行，随即产生尿感，少顷自行排尿。(《北方医话》)

16. 妇人干血劳，并赤白带下，种子如神　一粒仙丹：巴豆、斑蝥、穿山甲、大黄、苦葶苈、皂角。用时先以温水洗阴内，令洁净，拭干，却以葱汁浸湿药头，送入子宫极深处，整一日一夜，取出药不用。少间，耳冷气下，发寒发热，如伤寒状，不怕，饮食任意食用无妨，半日即通，或鲜血，或死血，一切恶物悉下。忌生冷发物，自此子宫和暖，而交媾则有孕矣。(《回春》)

17. 妇人疝瘕及血气疼痛　巴豆丸：巴豆(去皮心，醋煮半日)一分，硇砂、大黄(炒)各一两，五灵脂、桃仁各三分，木香半两。上为末，炼蜜丸如绿豆大，淡醋汤、空心下五丸，热酒亦可。(《妇人大全良方》)

18. 妇人二三十年积块痃癖　乌金散：大枣一个，巴豆一个，枣分开，放巴豆在内，烧黑色。上为细末，每服一钱，酒调，临卧，三药一时服，先服乌金散，次二服紫金散，次三服胜金散，三药服罢，到天明，取下二三十年积物为效，后服紫金丹补。(《医林方》)

19. 诸积不行，凡血凝气滞，疼痛肿胀，虫积结聚，癥瘕等症　参见天竺黄条。

20. 妇人大便卒下血不止　巴豆一枚烧灰，乱发如鸡子大烧灰。上二味，细研，以酒三合调频服之。(《太平圣惠方》)

21. 输卵管妊娠寒实脐证　九种心痛丸：炮附子，高丽参，干姜，吴茱萸，醋炒狼毒，巴豆霜。(《中医妇产科学》，刘敏如等主编)

22. 妇科手术后腹胀便秘，防治腹胀气　巴豆霜 0.01 g，槟榔 0.6 g，做成肠溶片口服。每次 1～2 片，每 6 小时给药 1 次。(《全国名医妇科验方集锦》)

23. 急性乳腺炎、乳腺增生　巴砂丸：巴豆一粒(去壳除油)，砂仁一粒(研细)，塞入去核大红枣内，在香油灯上熏烤，不断捏揉，使药渗入红枣肉内，最后变成黑色，制成黄豆大小丸，一次或分二次半空腹时服下。[《新中医》，1977(10-11)：551]

24. 鬼胎　参见天竺黄条。

【现代药理研究】　巴豆生物碱对人宫颈癌 HeLa 细胞有增殖抑制和诱导细胞凋亡的作用。实验表明可通过时间、用量依赖性方式促使 G2/M 期阻滞和抑制细胞有丝分裂，从而诱导人卵巢细胞凋亡。亚油酸与一些脂溶性维生素在共同作用下有着抗癌作用，对乳腺癌、淋巴癌、腹水癌等的抑制效果比较明显。与此同时，研究人员也发现巴豆油、巴豆脂中含有致癌物质。[《实验研究》，2017，34(13)：15-16]

【用法用量】　内服：巴豆榨去油取霜用，每次 30～90 mg，入丸、散。

【使用注意】　孕妇忌服。不宜与牵牛子同用。服巴豆油 1 g，可中毒致死。外用可引起皮肤发红、发疱甚至坏死。

巴戟天

出《神农本草经》。又名巴戟、鸡肠风、兔子肠。为茜草科植物巴戟天 *Morinda officinalis* How 的根。

【药性】　辛、甘，微温。入肝、肾经。

【功效】　温补肾阳。

【药论及医论】　《名医别录》："疗……小腹及阴中相引痛，补五劳，益精……"

《本草纲目》："治脚气，去风疾，补血海。"

《本草汇言》："扶男子阳绝不兴而子嗣难成，启女子阴器不举而胎孕不育。"

《刘奉五妇科经验》："妇科用于治疗肾阳虚阴精不足，月经量少，经闭等症。"

【临床应用】

1. 月经先期　参见吴茱萸条。

2. 子宫久冷，月脉不调，或多或少，赤白带下　巴戟丸：巴戟，良姜，紫金藤，青盐，肉桂，吴茱萸。(《太平惠民和剂局方》)

3. 冲任虚损引起的经量过少、月经后期、闭经、不孕　参见龟板胶条。

4. 行经后少腹疼痛　调肝汤：山药(炒)五钱，阿胶(白面炒)三钱，当归(酒洗)三钱，白芍(酒炒)三钱，山萸肉(蒸熟)三钱，巴戟(盐水浸)一钱，甘草一钱。(《傅青主女科》)

5. 崩漏　胡桃仁 30 g，巴戟天 20 g，枸杞子 15 g，熟地黄 20 g，山药 20 g，鹿角胶 20 g。(《妇科用药 400 品历验心得》)

6. 经期过长　参见金樱子条。

7. 经间期出血　巴戟天、白芍、淫羊藿、菟丝子、山药、女贞子、墨旱莲、肉苁蓉、首乌各 15 g，附子 10 g。(《全国名医妇科验方集锦》)

8. 经前泄泻　健固汤：人参、巴戟肉各五钱，白茯苓、薏苡仁各三钱，白术(土炒)一两。(《傅青主女科》)

9. 经行水肿　参见附子条。

10. 经行腰痛　参见白术条。

11. 劳伤冲任，赤白带下　养血活血丹：大艾叶，干姜，附子，白芍药，白术，橘红，川芎，当归，人参，巴戟，五味子。(《证治准绳·女科》)

12. 锦丝带　参见鹿角霜条。

13. 白浊白淫　金锁正元丹：肉苁蓉、巴戟、胡芦巴各一斤，补骨脂十两，五倍子八两，茯苓六两，朱砂三两，龙骨二两(另研)。酒丸，每二十丸，盐汤下。(《太平惠民和剂局方》)

14. 妊娠腰痛　八味肾气丸加桑寄生 15 g、续断 12 g、菟丝子 12 g、巴戟天 12 g。(《妇科用药 400 品历验心得》)

15. 妊娠小便不禁，脐腹疼痛　熟干地黄丸：熟地黄，巴戟天，肉苁蓉，五味子，山茱萸，蒺藜子，萆薢，蜀椒，山芋，续断，菟丝子，杜仲，沉香。(《普济方》)

16. 胎萎不长　参见菟丝子条。

17. 胎漏　巴戟天 15 g，仙茅 10 g，鹿角胶 10 g，仙鹤草 30 g，山药 20 g，荆芥炭 10 g。(《妇科用药 400 品历验心得》)

18. 滑胎　补肾固冲丸：菟丝子，续断，巴戟肉，杜仲，当归，熟地黄，鹿角霜，枸杞，阿胶，党参，白术，砂仁，大枣。(《中医学新编》)

19. 产后遗屎　五味子丸：人参、白术、五味子、破故纸各三两，山药、茯苓各两半，吴茱萸、巴戟、肉果各一两，龙骨少许。上为末，酒糊丸桐子大，每服百余丸，食前白汤或米汤任下。(《证治准绳·类方》)

20. 小产后虚羸，百节疼痛，不进饮食，百药不效　聚珍丸：艾煎丸，卷柏丸，茴香丸，乌鸡煎丸，巴戟丸。上五药合作一药，盐汤温酒任下，兼服沉香荆芥散。(《普济方》)

21. 产后诸虚不足，若伤血气，真元内弱，四肢倦乏，肌肉消瘦，及下元虚损，不入饮食，或吐痢，自汗，或寒热往来　养气活血丸：大艾叶，干姜，附子，白芍药，白术，椒红，川芎，当归，紫巴戟，人参，五味子。(《普济方》)

22. 产后腰痛　参见防己条。

23. 不孕症见有子宫发育欠佳，月经量少、后期者　当归、仙茅、淫羊藿、巴戟天各 10 g，女贞子、枸杞子各 12 g，山药、潼蒺藜、生地黄、熟地黄各 15 g，白术、炙甘草各 6 g。(《全国名医妇科验方集锦》)

24. 子宫发育不良　石南叶 15 g，菟丝子 15 g，枸杞子 20 g，淫羊藿 15 g，当归 10 g，熟地黄 15 g，何首乌 20 g，巴戟天 15 g，黑大豆 60 g。(《妇科用药 400 品历验心得》)

25. 子宫内膜生长不良　参见葛根条。

26. 围绝经期综合征　紫芍口服液：紫草，白芍药，巴戟天，淫羊藿，麦门冬，五味子，当归，知母，竹叶。(《集验百病良方》)

27. 女子生殖功能减退，子宫冷感，月经不调等症　巴戟天浸膏溶液：由巴戟天一味制成。每次 2～6 mL，每日 2 次。(《中药制剂汇编》)

28. 希恩综合征　参见鹿角条。

29. 鬼胎如抱一瓮　茱萸、川乌、秦艽、柴胡、巴戟(生用)、白僵蚕(直者洗)、巴豆(去壳不去油)、芫花(酒煮)各一两。上为末，蜜丸如桐子大，每服七丸，蜜吞下，取出恶物即愈。(《普济方》)

30. 阴道前、后壁膨出　猪大肠 250 g，巴戟天 50 g。将大肠翻洗干净，再翻还原，巴戟天洗净，装入大肠内，置锅中。加入葱、姜、盐、味精、水适量。将锅置武火上烧至大肠熟烂即成。食用时，加味精、盐。隔日 1 次，常食。(《食品集》)

31. 冲任虚损引起的经量过少、月经后期、闭经、不孕、阴部下坠　参见紫河车条。

32. 阴冷　八味丸加小茴、巴戟肉。(《女科指要》)

【现代药理研究】　给大鼠灌胃巴戟天水煎液 20 g/kg，每日 2 次，连续 5 日，可使大鼠卵巢和子宫、垂体前叶的重量明显增加，但对正常雌性大鼠血中黄体生成素(LH)水平没有明显影响；能提高卵巢 hCG/LH 受体的特异结合力，能使去卵巢大白鼠垂体对注射黄体生成素释放激素(LRH)后 LH 分泌反应明显增加，注射后 90 分钟时血浆 LH 水平为 51.20 ng/mL。推测：巴戟天可能不是直接刺激垂体促黄体激素的分泌，而是提高垂体对 LRH 的反应性及卵巢对 LH 的反应性来增强下丘脑—垂体—卵巢促黄体功能。(《现代中药药理与临床》)

【用法用量】　内服：煎汤，6～15 g。

【使用注意】　阴虚火旺及有湿热之证者禁服。

五　画

玉　竹

出《吴普本草》。又名萎蕤、葳蕤地节、葳参、铃铛菜、尾参。为百合科植物玉竹 *Polygonatum odoratum* (Mill.) Druce 根茎。

【药性】 甘,平。入肺、胃经。

【功效】 滋阴润燥,除烦止渴。

【临床应用】

1. 月经量过少　参见鳖甲条。

2. 崩漏肾阴虚证　上下相资汤:人参、麦冬、五味子、沙参、玉竹参、玄参、熟地黄、山茱萸、车前子、牛膝。(《中医妇产科学》,刘敏如等主编)

3. 倒经　参见白及条。

4. 恶阻后期阴伤津亏　沙参 15 g,玉竹 15 g,麦冬 15 g,生地黄 15 g,冰糖 30 g。上药除冰糖外,用水煎煮取汁,入冰糖,每日 1 剂。(《中医临床妇科学》,夏桂成主编)

5. 妇人客热,面赤头疼,口舌生疮,心胸烦壅,饮食无味　生干地黄丸:生干地黄一两,羚羊角屑半两,葳蕤半两,白鲜皮半两,黄连三分,黄芪半两,麦门冬一两,玄参半两,地骨皮半两,川大黄一两,炙甘草半两。上件药,捣细罗为末,炼蜜和捣三二百杵,丸如梧桐子大,每服不计时候,以温水下二十丸。(《太平圣惠方》)

6. 羊水过少　参见沙参条。

7. 阴虚肺燥子嗽　玉竹粥:玉竹 15～20 g(鲜者 30～80 g),粳米 100 g,冰糖少许。先将新鲜玉竹洗净,去除根须,切碎煎取浓汁后去渣,或用干玉竹煎汤去渣。入粳米再加适量水共煮为稀粥,粥成后放入冰糖,稍煮片刻令其溶化。每日分 2 次服,以 5～7 日为 1 个疗程。(《粥谱》)

8. 妊娠数月,胸膈烦躁,唇口干渴,身热少食　葛根散:家葛根、黄芩、人参、葳蕤、黄芪、麦门冬、甘草等分。上每服四钱,水一盏,竹茹一团如钱大,煎七分,温服无时。(《证治准绳·女科》)

9. 妊娠烦躁口干,身热少食　葛根散:葛根、人参、黄芩、葳蕤、黄芪、麦冬、甘草、竹茹煎服。(《女科心法》)

10. 气阴两虚型妊娠合并糖尿病　参见太子参条。

11. 妊娠大小便不通,脐腹胀痛　栀子汤:栀子仁一两半,石膏四两,黄芩一两半,泽泻二两,柴胡一两半,赤芍药二两,萎蕤二两半,车前草半两。上八味,粗捣筛,每服四钱匕,水一盏半,淡竹叶十片,同煎至八分,去滓食前服。(《圣济总录》)

12. 妊娠胎萎燥,不能转动,心中急痛　桑寄生汤:桑寄生、白茯苓、人参、萎蕤各一两,白术二两。上五味,粗捣筛,每服三钱匕,以水一盏,入粳半合,生姜一分(切),同煎至七分,去滓温服,日三。(《圣济总录》)

13. (产后)干咳嗽内热　桔梗汤加葳蕤、麦冬、丹皮,蜜煎姜、橘之类。(《妇科备考》)

14. 产后阴阳相乖,荣卫不调,乍然寒乍然热,寒热无定　蜜蒸葳蕤三钱,当归、川芎、炒芍各二钱,炙草、炮姜各一钱,枣引。(《彤园妇人科》)

15. 产后大便数日不解，或便时干燥疼痛难下　润通丸：当归 15 g，淡苁蓉 12 g，麦冬 12 g，熟地黄 12 g，瓜蒌仁 12 g，生玉竹 30 g，太子参 30 g，火麻仁 9 g，生白芍 9 g，桃仁 5 g。共研细末，和匀，炼蜜为丸，每丸重 9 g。每次服 1～2 丸，每日服 2 次，开水化服。(《名医治验良方》)

16. 产后肝痿　葳蕤收阴汤：葳蕤二两，人参一两，白芍三钱，当归一两，柴胡五分。水煎服。(《辨证录》)

17. 产后大小便不通　参见栀子条。

18. 不孕　参见绿萼梅条。

19. 乳房抽痛　参见佛手条。

20. 面部色素沉着　玉竹 20 g 水煎服，连服 15 日。(《妇产科疾病中医治疗全书》)

21. 阴道干燥症　参见龙眼肉条。

【现代药理研究】 20%玉竹煎剂，对小鼠离体子宫有轻微的刺激作用。给感染 H37RV 人型结核杆菌的实验性结核病小鼠饲以含 2.5%玉竹的饲料，每日食入药物 50～75 mg，相当于 2.5～3.75 g/kg，可降低感染结核病小鼠的病死率，但对结核病变仅略有减轻。(《现代中药药理与临床》)

【用法用量】 内服：水煎，9～15 g。

玉米须(附衣)

出《四川中药志》。又名棒子毛、玉麦须。为禾本科植物玉蜀黍 *Zea mays* L.的花柱(总苞)。

【药性】 甘，平。

【功效】 利水，通淋，止血，泄热平肝。

【临床应用】

1. 月经不调　刀豆壳、玉米须各五钱。共烧灰研末，早、晚各服一次，用酒或开水加姜汁送服。(《常见病验方研究参考资料》)

2. 血热型青春期功能性子宫出血　玉米须 30 g，猪瘦肉 120 g。将玉米须洗净，猪瘦肉切成薄片，一起放入陶罐内加水 500 mL，上蒸笼，加盖清蒸至瘦肉熟透，加精盐、味精即成。(《专科专病名医临证经验丛书·妇科病》)

3. 经期过长　参见木耳条。

4. 崩漏　玉米须 45 g，龟板胶 20 g，墨旱莲 30 g，血余 10 g，仙鹤草 30 g，侧柏 10 g，贯众炭 30 g，海螵蛸 30 g。(《妇科用药 400 品历验心得》)

5. 经行水肿　玉米须、河白草各 30 g。煎汤服。(《中医妇科临床手册》)

6. 赤带　青黛 10 g，土茯苓 12 g，玉米须 15 g，地榆 12 g，贯众炭 12 g，萆薢 12 g，海螵蛸 15 g，龟板胶 15 g。(《妇科用药 400 品历验心得》)

7. 胎漏　玉米须 20 g，苎麻根 50 g，白及 10 g，阿胶 20 g，墨旱莲 30 g，太子参 20 g，南瓜蒂 1 个。(《妇科用药 400 品历验心得》)

8. 预防习惯性流产　怀孕以后每日取一个玉米的玉米须煎汤代饮，至上次流产的怀孕月份，加倍分量，服到足月时为止。(《浙南本草新编》)

9. 习惯性流产　玉米外衣 1 个，甘草 3 g，炒白术 9 g。水煎，当茶喝，半月 1 次。从妊娠 3 个月后起，一直服至分娩。(《妇产科疾病中医治疗全书》)

10. 妊娠腰痛　参见竹沥条。

11. 妊娠小便不通　玉米衣 25 g，白糖 10 g，水煎服。(《妇产科疾病中医治疗全书》)

12. 妊娠合并肝炎　玉米须 100 g，茵陈 50 g，栀子、广郁金各 25 g。水煎服。(《妇产科疾病中医治疗全书》)

13. 妊娠期糖尿病　麦冬 9 g，五味子 9 g，熟地黄 15 g，山茱萸 10 g，山药 10 g，茯苓 10 g，牡丹皮 9 g，泽泻 10 g，淡竹叶 10 g，石斛 15 g，玄参 10 g，天花粉 12 g，玉米须 30 g。(《马大正 50 年临证验案自选集》)

14. 妊妇赤白痢，泄泻疼痛欲死　黑豆三十粒，炙甘草三两五钱，玉米壳一两五钱。(《郑氏家传女科万金方》)

15. 羊水过多　玉米须 6 g，红茶 5 g。代茶温热时频饮，每日 2 剂，10 日为 1 个疗程。(《妇科病妙用中药》)

16. 妊娠肿胀　玉米须 15～30 g。水煎服。

(《中医妇科临床手册》)

17. 先兆子痫水肿甚 玉米须、车前草、陈葫芦各 30 g。煎汤代茶。(《中医妇科临床手册》)

18. 产后腹痛 玉蜀黍缨二两。加红糖一两煎服。(《常见病验方研究参考资料》)

19. 乳汁不通 玉米须一两。水煎服。(《常见病验方研究参考资料》)

20. 乳结红肿,或小儿吹着,或睡卧压着,乳汁不通,红肿疼痛,怕冷发热,头痛体困 新鲜(玉米须)焙干为末,不拘多少,引点酒服。(《滇南本草》)

21. 白塞综合征 鲜玉米须 100 g,赤小豆 30 g。用纱布包好洗净的玉米须,与赤小豆同煮,至赤小豆煮熟后去药包,加入适量红糖,食豆喝汤,每日 1 次。(《中医妇产科学》,刘敏如等主编)

22. 血淋 白茅根 50 g,大蓟小蓟各 30 g,墨旱莲 50 g,石韦 20 g,琥珀(吞)5 g,车前草 12 g,藕节 30 g,龟板胶(烊冲)20 g,生地黄 15 g,玉米须 30 g。(《妇科用药 400 品历验心得》)

23. 消渴阴痒 知柏地黄汤加天花粉 15 g、玉米须 30 g,淡竹叶 10 g、麦冬 12 g。(《妇科用药 400 品历验心得》)

【现代药理研究】 玉米须水提物可降低糖尿病大鼠空腹血糖和胰高血糖素,抑制胰高血糖素大量分泌,对 2 型糖尿病大鼠有一定的保护作用。玉米须多糖具有明显的止血作用,其止血机制与升高血小板数量、增强内源性凝血系统功能、提高血小板聚集性有关。[《西部中医药》,2015,28(2):141－145]

【用法用量】 内服:煎汤,30～60 g。

功劳木

出《植物名实图考》。又名土黄柏、黄柏、黄天竹、鼠不爬、山黄柏、大叶黄连、十大功劳。为小檗科植物阔叶十大功劳 *Mahonia bealei* (Fort.) Carr.或细叶十大功劳 *Mahonia fortunei* (Lindl.) Fedde 的干燥茎。

【药性】 苦,寒。入肺、肝、肾经。

【功效】 清热,燥湿,解毒。

【临床应用】

1. 血枯经闭 南沙参,北沙参,天冬,麦冬,北五味,冬虫夏草,磁石,炒蒌皮,真阿胶,功劳叶,地骨皮,川百合,制黄精。(《现代名中医妇科绝技》)

2. 老妇崩漏 党参 40 g,水杨梅根、墨旱莲、女贞子、牛角鰓(先煎)、红枣各 30 g,煅龙骨、牡蛎、生地、茯苓各 20 g,鹿衔草、十大功劳叶、象牙屑(先煎)各 15 g,炙甘草 3 g。(《中国民间医术绝招・妇科部分》)

3. 赤白带下 十大功劳叶、白英、仙鹤草各 30 g。水煎服。(《浙南本草新编》)

4. 妊娠子淋 桑白皮,炒黄芩,焦栀子,麦冬,云茯苓,苎麻根,车前子,紫苏梗,功劳叶,碧玉散。(《现代名中医妇科绝技》)

5. 产后身骨痛、脚痛、手痛 泡酒服,兼搽患处。(《中国民族药志》)

6. 乳腺囊性增生症 化癖三联汤:大贝,海藻,甘草,柴胡,两头尖,当归,没药,肉桂,半夏,青皮,白芥子,䗪虫,淫羊藿叶,功劳叶。[《吉林中医药》,1987(7):12]

7. 两下肢血管炎 经前 2～3 日两下肢红、肿、热、痛。功劳叶 15 g,白茅根、土茯苓各 30 g,百部、土牛膝各 12 g,桃仁 6 g,红花 4.5 g。(《全国名医妇科验方集锦》)

8. 结核性盆腔炎 归海养阴散:当归 9 g,山海螺 15 g,鳖甲 9 g,丹参 9 g,百部 12 g,怀牛膝 9 g,功劳叶 20 g,生地黄 9 g,熟女贞子 9 g,鱼腥草 9 g。共研极细末,和匀,每次服 9 g,每日服 3 次,温开水冲服。1 个月为 1 个疗程。(《名医治验良方》)

9. 结核性子宫内膜炎 药用炙龟甲、炒黄柏、炒黄芩、椿根白皮、制香附、五灵脂、蒲黄、炒川续断、大蓟、小蓟、功劳叶等品。(《中医临床妇科学》,夏桂成主编)

10. 宫颈癌手术后 龙葵 90 g,十大功劳、白英、白花蛇舌草、菝葜根各 30 g。每日 1 剂,

水煎两次，早晚分服，1个月为1个疗程。（《中国民间医术绝招·妇科部分》）

11. 葡萄胎　龙葵95 g，菝葜、白花蛇舌草、白英、十大功劳各30 g。清宫后，水煎，每日1剂，服两次。20日为1个疗程。（《中国民间医术绝招·妇科部分》）

12. 阴痒　十大功劳、虎杖各6 g，锡类散3 g。将前两味药研为细末，与锡类散混匀，装入0.5 g胶囊内，每晚睡前用两粒塞入阴道内，5日为1个疗程。（《中国民间医术绝招·妇科部分》）

【现代药理研究】　抗肿瘤作用：有研究利用噬菌体法证明了十大功劳具有抗噬菌体的作用，表明其具有抑制肿瘤细胞的作用。功劳木中的异汉防己碱在人乳腺癌细胞的多药耐药性具有逆转作用。[《临床合理用药》，2019，12(9A)：180-181]

【用法用量】　内服：煎汤，6～9 g。外用：适量，研末调敷。

甘　松

出《本草纲目》。又名甘松香、香松。为败酱科植物甘松 *Nardostachys jatamansi* DC.的根及根茎。

【药性】　甘、辛，温。入脾、胃经。

【功效】　理气开郁。

【药论及医论】　《开宝本草》："主恶气，卒心腹痛满。"

《本草纲目》引王好古："理元气，去气郁。"

《本草纲目》："治脚气膝浮。"

《朱小南妇科经验选》："近人以甘松香配陈皮，医治妇人脏躁，亦颇见效。"

【临床应用】

1. 痛经　桃仁凝痛汤：生麻黄2.4 g，旋覆花（包）、牡丹皮、制香附、延胡索各9 g，六轴子1.5 g，甘草3 g，羌活、香甘松各6 g，桃仁泥15 g。（《中国妇产方药全书》）

2. 经前精神异常　制半夏、甘松、木香、炙甘草各4.5 g，陈皮、胆南星各6 g，茯苓、枳实、香附各9 g。（《中医妇科临床手册》）

3. 经前乳胀　娑罗子10 g，刺蒺藜10 g，八月札10 g，木蝴蝶4 g，佛手柑10 g，甘松10 g，香附6 g，玫瑰花6 g。（《妇科用药400品历验心得》）

4. 带下　胜阴丹：三柰子、川乌头、大椒各五分，全蝎三个，柴胡、升麻、枯白矾、羌活各二钱，大蒜、破故纸与蒜同焙，各一钱，甘松三分，麝香少许。上为末，炼蜜丸弹子大，绵裹，留系在外，纳阴户内。（《医部全录·妇科》）

5. 专治妇人赤白带下，及妇人经脉不调，久不受孕者　参见马钱子条。

6. 妊娠恶阻　吴茱萸5 g，党参10 g，生姜5片，大枣6个，半夏10 g，佛手10 g，甘松10 g。（《妇科用药400品历验心得》）

7. 妊娠胃痛　甘松10 g，紫苏梗10 g，藿香6 g，佛手10 g，白豆蔻5 g，半夏10 g。（《妇科用药400品历验心得》）

8. 妊娠泛酸　参见蛤壳条。

9. 妊娠腹满，不思饮食，呕逆不止　木香丸：木香、莎草根、蓬莪术、青橘皮、甘松各一两，甘草（炙）半两。上六味，捣罗为末，水浸炊饼和丸，如弹子大，每服一丸，湿纸裹煨，生姜一块，如皂子大，与药同嚼，温汤下，食前服。（《圣济总录》）

10. 妊娠水肿　甘松100～300 g，加水适量，煮沸数分钟，去渣。待药剂温度降到40℃时，擦洗患处，每日1～2次，每剂可洗4次。（《百病良方》）

11. 妊娠转筋　甘松10 g，竹茹10 g，五加皮10 g，桑寄生12 g，首乌藤15 g，炒白芍15 g，牡蛎15 g。（《妇科用药400品历验心得》）

12. 子烦　百合15 g，鸡子黄1枚，炒栀子10 g，淡豆豉10 g，木蝴蝶4 g，佛手柑10 g，甘松10 g，八月札10 g。（《妇科用药400品历验心得》）

13. 专治妇人赤白带下，及妇人经脉不调，久不受孕者　兜肚方：白檀香一两，零陵香五钱，马蹄香五钱，香白芷五钱，马兜铃五钱，木鳖子八钱，羚羊角一两，甘松五钱，升麻五钱，丁皮七钱，血竭五钱，麝香九分。分作三个兜肚内。以上共十二味，用蕲艾、絮绵，装白绫兜肚内。初带者，用三日后一解，至第五日复带，至一月后常带。（《广嗣要语》）

14. 排卵后痞证　参见半夏条。

15. 妇科手术后紧张烦躁　甘松 15 g，小麦 30 g，炙甘草 5 g，大枣 10 个，首乌藤 30 g，败酱草 30 g，柏子仁 20 g，酸枣仁 20 g，石菖蒲 10 g。（《妇科用药 400 品历验心得》）

16. 妇科术后盆腔粘连　参见大腹皮条。

17. 癔病、神经衰弱　甘松 18 g，广皮 4.5 g。水 500 mL，浸于沸水内 3 小时（每半小时内煮沸 1 次）。分 12 次服，每日 6 次。（《中草药学》）

18. 梅核气　绿萼梅 6 g，玫瑰花 6 g，娑罗子 10 g，八月札 10 g，甘松 10 g，佛手 10 g，郁金 10 g，紫苏梗 10 g，合欢花 10 g。（《妇科用药 400 品历验心得》）

19. 脏躁　黄连温胆汤加味：黄连 3 g，半夏 10 g，茯苓 10 g，枳壳 8 g，竹茹 10 g，陈皮 8 g，小麦 30 g，合欢花 10 g，酸枣仁 10 g，甘松 10 g，龙齿 15 g，生甘草 5 g，鸡子黄（打冲）1 个，红枣 5 个。（《妇科用药 400 品历验心得》）

20. 面部色素沉着　参见白芷条。

21. 阴户生疮，诸药不效，名小肠风　用洗药。木通、藁本、枳壳、管仲、白芷、甘松、荆芥穗、薄荷等分，切细，临用撮一把，水煎二碗，再加皮硝三钱，时洗三五次，大效。（《秘传女科》）

22. 阴臭　甘松 50 g。每剂水煎 3 次，合药液约 1 500 mL，凉后先用冲洗器冲洗阴道再坐浴，不拘次数，每次 15 分钟。（《妇科用药 400 品历验心得》）

【现代药理研究】 甘松新酮、甘松根酮、甘松二酮醇为抗抑郁活性物质，故而为抗抑郁新药的深入研究提供了科学的参考依据。[《中国现代中药》，2018，20(10)：1313－1318]

【用法用量】 内服：煎汤，6～15 g，或入丸、散。外用：50～100 g 水煎外洗。

【使用注意】 气虚血热者慎用。

甘　草

出《神农本草经》。名美草、蜜草、国老、粉草。为豆科植物甘草 *Glycyrrhiza uralensis* Fisch.、胀果甘草 *Glycyrrhiza inflata* Bat.或光果甘草 *Glycyrrhiza glabra* L.的根和根茎。

【药性】 甘，平。入脾、肺经。

【功效】 补中缓急，解毒，调和诸药。

【药论及医论】 《名医别录》：“温中下气，烦满短气，伤脏咳嗽，止渴，通经脉，利血气，解百药毒。”

《药性论》：“主妇人血沥腰痛……”

《医学启源》：“能补三焦元气，调和诸药相协，共为力而不争，性缓，善解诸急。”

【临床应用】

1. 痛经　延胡索、醋炒五灵脂、白芍各10～30 g，当归、川芎、甘草各 10～20 g。随症加减。（《当代中医实用临床效验方》）

2. 经事不调，四肢无力　参见全蝎条。

3. 漏下　炙甘草汤加减：炙甘草 9 g，党参 30 g，生地黄 30 g，桂枝 3 g，阿胶 10 g，天冬 20 g，火麻仁 10 g，炮姜 6 g，仙鹤草 30 g，荆芥炭 10 g，水牛角 30 g，侧柏 10 g。（《妇科证治经方心裁》）

4. 倒经　参见玄明粉条。

5. 经行胃痛　参见九香虫条。

6. 经行呕吐　参见人参条。

7. 经行口糜　参见木通条。

8. 经前精神异常　参见甘松条。

9. 经行腿痛　参见白芍条。

10. 经后下肢烧灼感　参见木瓜条。

11. 经脉不匀，气血壅滞，肺有风热，遂令遍身瘾疹，红紫成片，肌肉顽痹，皮肤粗涩，或时瘙痒　参见乌梢蛇条。

12. 经前面部痤疮　参见地骨皮条。

13. 月经先期，经行发热　参见柴胡条。

14. 经行身冷　参见川乌头条。

15. 经行头痛　参见防风条。

16. 经行身痛　参见细辛条。

17. 经行阴痛　参见延胡索条。

18. 经来痢疾　参见黄连条。

19. 妊娠恶阻　大枣 10 g，甘草 10 g，开水浸泡 250 mL，30 分钟取汁频频呷下，吐止以香砂六君子汤调治。(《妇科精华》)

20. 妊娠卒下血，胎动不安，或连腰疼痛　甘草汤：甘草(炙令赤)、阿胶(炙令燥)各一两，生干地黄(焙)半两。上三味，粗捣筛，每服三钱匕，水一盏，煎至七分，去滓温服。(《圣济总录》)

21. 妊娠腹痛　参见竹沥条。

22. 妊娠腰痛，骨盆疼痛　参见防己条。

23. 妊娠左胁痛　参见川芎条。

24. 妊娠胎气不安，气不升降，饮食不美，呕吐酸水，起坐觉重　参见食盐条。

25. 气虚血亏，冲任失濡之痛经、胎萎不长、产后发热等症　参见大枣条。

26. 妊娠纳呆　参见仙茅条。

27. 孕妇心胃作痛者，多因伤食停滞　参见苍术条。

28. 子悬　参见知母条。

29. 安胎清膈进食　甘芎散：甘草(炙)，白芍药，白术(焙)，川芎，阿胶(糯米炒)。上等分为末。恐性凉减甘草一半，每服二钱，水一盏，姜二片，枣子一个，同煎七分，通口服，不以时。(《产宝诸方》)

30. 妊娠霍乱吐泻，心躁腹痛　参见白扁豆条。

31. 胎前泻痢，此乃椒、姜、鸡肉热物入脾，大肠太热变成痢　甘莲(连)汤：甘草五钱，川莲(连)一钱，干姜一钱，水煎温服。(《宁坤秘笈》)

32. 妊娠恶寒　参见生姜条。

33. 妊娠疟疾　参见青皮条。

34. 妊娠外感　参见连翘条。

35. 妊娠头痛，此风邪入脑，阳气衰也　参见石膏条。

36. 妊娠咽痛　甘草汤：生甘草 6 g。(《妇科证治经方心裁》)

37. 孕妇有热病，如目赤、口舌疮之类　参见连翘条。

38. 妊娠咳嗽见红　参见小蓟条。

39. 妊娠斑疹，口舌生疮，齿龈腐烂出血　参见升麻条。

40. 妊娠麻疹　参见升麻条。

41. 孕妇瘟疫发表之后，毒甚不解，邪传入里者　参见马勃条。

42. 妊娠中火　参见大黄条。

43. 孕妇中痰火，脉滑数有力，形气强者　参见天麻条。

44. 妊娠中恶　参见前胡条。

45. 妊娠期肝内胆汁淤积症　参见金钱草条。

46. 妊娠合并血小板减少　参见大青叶条。

47. 妊娠合并肾炎风邪侵袭证　参见金银花条。

48. 妊娠合并甲状腺功能亢进肝气郁结、肝火亢盛证　参见栀子条。

49. 孕痈毒热炽盛证　参见冬瓜子条。

50. 胎热　参见荆芥条。

51. 虚寒尸厥。脉微细动而无力，肢冷唇缓，面白无气，状类死尸者　参见人参条。

52. 子烦　参见大枣条。

53. 气虚性转胞　参见人参条。

54. 子淋血尿　参见玄参条。

55. 产后头痛　甘草 40 g(痛甚者用 60 g)，水 500 mL，煎浓汁。日三服。(《古代验方大全》引《保安堂三补简便验方》)

56. 产后大虚，心悸，志意不安，不自觉，恍惚恐畏，夜不得眠，虚烦少气　参见人参条。

57. 产后风虚劳损，四肢疼痛，心神虚烦，不饮食　参见枸杞子条。

58. 产后胃痛呕吐　参见干姜条。

59. 产后痞气，胸膈不快，噎闷不进饮食　参见白芷条。

60. 产后败血成痈　参见连翘条。

61. 产后郁冒(产褥中暑)　参见太子参条。

62. 产后咳嗽，此症产后伤风变咳嗽　宜用小青龙汤：参见干姜条。

63. 产后有哮喘之病，遇产而发　参见紫苏叶条。

64. 产后失音不语　参见红花条。

65. 产后癫狂　参见五味子条。

66. 产后卒中风，发疾口噤，瘛疭，闷满不知人；并缓急诸风，毒痹，身体痉强；及挟胎中风，妇人百病　参见白石英条。

67. 血虚产后痉证　参见阿胶条。

68. 产后小便不通　参见枳实条。

69. 产后肠痈　参见瓜蒌皮条。

70. 经脉方来，热入血室，寒热如疟，或狂言见鬼　参见干姜条。

71. 术后腹痛　参见白芍条。

72. 小腹寒冷　参见仙茅条。

73. 梅核气　参见陈皮条。

74. 失寐　参见大枣条。

75. 痰湿内阻，面部黄褐斑　参见干姜条。

76. 垂体手术后身冷背热　参见龟板胶条。

77. 误服毒药动胎　三物解毒汤：甘草、黑豆、淡竹叶各等分。用水煎浓服。（《胎产心法》）

78. 潮热、出汗、怕冷、心悸（围绝经期综合征）　参见小麦条。

79. 围绝经期忧郁症，脏躁症　甘草50 g，浮小麦、首乌藤各100 g，大枣20枚，白芍、生龙骨、生牡蛎各40 g，麦冬30 g，酸枣仁20 g。甘草应根据病情的好转而逐渐减量。（《全国名医妇科验方集锦》）

80. 产后垂体前叶功能减退症长期服用激素的撤药治疗　甘草人参煎剂：生甘草9～15 g，人参6～9 g，黄芪12～15 g，淫羊藿9～12 g，菟丝子9～12 g，巴戟天6～9 g，锁阳6～9 g，制附子6～12 g。[《陕西中医》，1982(1)：3]

81. 干燥综合征　甘草泻心汤加味：生甘草9 g，黄芩10 g，党参10 g，干姜3 g，黄连5 g，大枣6个，半夏6 g，升麻12 g，枇杷叶15 g，石膏12 g。（《妇科证治经方心裁》）

82. 缺乳　参见葛根条。

83. 乳汁自出　参见续断条。

84. 乳衄　参见牡丹皮条。

85. 高催乳素血症　参见白芍条。

86. 乳痈初起　炙甘草二钱，新水煎服，仍令人咂之。（《直指方》）

87. 妒乳方　甘草炒末，蜜调，涂痛处。（《古代验方大全》引《名家方选》）

88. 乳疽，奶劳　参见乳香条。

89. 乳悬，垂出七八寸　甘草二两，为末调吃，外用甘草熏洗。（《女科一盘珠》）

90. 乳头瘙痒　甘草泻心汤加味：生甘草9 g，炒黄芩10 g，党参10 g，干姜5 g，炒黄连3 g，大枣6个，半夏9 g，白鲜皮10 g，苦参12 g。（《妇科证治经方心裁》）

91. 外敷治疗乳腺癌初起，经治后乳中核自脱，用该膏外用敛口　参见轻粉条。

92. 子宫颈糜烂　先用1∶4 000高锰酸钾液冲洗阴道，以干棉签擦干后将甘草流浸膏涂于子宫颈上。（《中药大辞典》）

93. 产后玉门不闭　甘草适量，煎汤，乘热先熏阴部，待温不烫皮肤时洗之。（《妇产科疾病中医治疗全书》）

94. 初产伤重，玉门肿痛　浓煎甘草汤洗之，其肿自平。（《外治寿世方》）

95. 回乳　参见赤芍条。

96. 外阴萎缩，性欲丧失　甘草15 g，仙茅10 g。水煎，每日1剂，服两次，20剂为1个疗程。（《中国民间医术绝招・妇科部分》）

97. 外阴湿疹溃疡　参见龙胆条。

98. 阴下湿痒　甘草一尺，并切，以水五升，煮取三升，渍洗之，日三五度。（《养生必用方》）

99. 妇人阴燥痛　煮甘草、地榆，及热，以洗之。（《医心方》）

100. 白塞综合征，正虚邪恋，阴道溃疡久不愈合　参见土茯苓条。

101. 肝肾阴虚型阴吹　参见白芍条。

102. 外阴蚀，下疳，湮疮肿痛　甘草大豆汤：甘草三两，赤葱皮三茎，大豆一两。上药用水煮豆熟为度，用槐条一把同煮，取清汁趁热淋浴，冷即再温。浸二三时为度。（《太平圣惠方》）

103. 前庭大腺炎　参见天花粉条。

104. 梅毒　参见马齿苋条。

【现代药理研究】

(1) 甘草甜素、甘草次酸能抑制雌激素对未成年动物子宫的增长作用，切除肾上腺或卵巢以后仍有同样作用，甘草甜素剂量增加时，则反可增强雌激素样作用。(《中药药理与应用》)

(2) 甘草酸和甘草次酸是甾体激素代谢失活酶抑制剂，可提高内源性和外源性皮质激素的活性，甘草酸和甘草次酸又可作为配体，与皮质激素受体结合呈现出糖皮质激素、盐皮质激素样作用。[《化工时刊》，2017，31(7)：25－28]

【用法用量】 内服：煎汤，6～12 g，调和诸药用量宜少，作为主药用量宜稍大，可用 12 g 左右；用于解毒可用 30～60 g。外用：30～50 g 水煎外洗。

【使用注意】 湿浊中阻而脘腹胀满、呕吐及水肿者禁用。长期大量服用可引起脘闷、纳呆、水肿等，并可产生假醛固酮症。

甘　遂

出《神农本草经》。又名主田、重泽、甘藁、陵藁、甘泽、苦泽、肿手花根、化骨丹、肿手花、萱根子、头痛花、九头狮头草。为大戟科植物甘遂 *Euphorbia kansui* T. N. Liou ex T. P. Wang 的块根。

【药性】 苦、寒，有毒。入脾、肺、肾经。

【功效】 破积聚，通二便。

【药论及医论】 《神农本草经》："主大腹疝瘕，腹满……破癥坚积聚，利水谷道。"

《药性论》："能泻十二种水疾，能治心腹坚满，下水，去痰水，主皮肌浮肿。"

《本草纲目》："泻肾经及隧道水湿……"

【临床应用】

1. 月经不通　通经散：甘遂、陈皮、当归各一两。上为细末，每服三钱，临卧服。(《医部全录·妇科》)

2. 先经断，后浮肿，血化为水，名曰血分　参见五灵脂条。

3. 水分四肢浮肿，经水断绝　甘遂丸：甘遂，葶苈，黄连，天门冬，苦葫芦。上五味，捣罗为末，炼蜜和丸，如小豆大，每服十丸，至十五丸，空心温酒下。(《圣济总录》)

4. 经水才断，后辄病水，四肢浮肿　青橘皮散：青橘皮、大戟、白茯苓、枳壳、当归、黄芪各一两，炒甘遂、桂各一两，牛膝一两，人参三分。上为细散，每服二钱，浓煎桑根白皮汤调下，日再服。(《普济方》)

5. 血崩后血积成瘕　威灵仙一两，南星、甘遂、白芥子各五钱，伏龙肝一两，麝香六厘。共末，丸重一钱，朱砂为衣，临时酒化服。(《慎斋遗书》)

6. 带下有痰　导痰丸：甘遂、百药煎、全蝎、僵蚕、大半夏，为丸。(《医部全录·妇科》)

7. 妊娠子淋，大小便并不利，气急，已服猪苓散不差(瘥)　宜服甘遂散下之方：太山赤皮甘遂二两。一味，捣筛，以白蜜二合和，服如大豆粒，多觉心下烦，得微下者，日一服之，下后还将猪苓散；不得下，日再服，渐加，可至半钱匕，以微下为度。(《小品方》)

8. 妊娠大小便不通　甘遂末，水调，厚置孕妇脐内，次服甘草汤。(《郑氏家传女科万金方》)

9. 妊娠肿满气急，小腹胀，大小便不利　甘遂二两，炒为细末，炼蜜为丸，梧子大，每服五六十丸，白汤下，得微利为度。忌食盐百日。(《本草汇言》)

10. 妊娠大小便不利　甘遂，煨令黄，每服不计时候，以温水调下一字。(《太平圣惠方》)

11. 妇人少腹满如敦状，小便微难而不渴，生后者，此为水与血俱结在血室　大黄甘遂汤：大黄，甘遂，阿胶。(《金匮要略》)

12. 人工流产后胎物残留　大黄甘遂汤合旋覆花汤加味：炙大黄 9 g，甘遂 10 g，阿胶 10 g，旋覆花 12 g，茜草 15 g，葱 14 条，蒲黄 10 g，五灵脂 10 g，川牛膝 30 g，益母草 30 g，当归 9 g，川芎 9 g，枳实 15 g。(《妇科证治经方心裁》)

13. 产后痢疾　紫桂丸：桂、甘遂、丁香、芫花(醋炒焦)、木香、巴豆(去油)、硇砂各等分。上为末，醋面糊丸如小豆大，每服二丸至三丸，温水下。加减更量虚实。此丸取积最胜，不以久近，皆能化逐。产后逐积滞尤妙。(《普济方》)

14. *产后腹大坚满，喘不能卧* 白圣散：樟柳根三两，大戟一两半，甘遂一两半。上为细末，每服二三钱，热汤调下，取大便宣利为度。(《普济方》)

15. *卵巢过度刺激综合征* 卵巢过度刺激方(茯苓皮30 g，猪苓20 g，白术30 g，泽泻10 g，桂枝6 g，大腹皮20 g，陈皮9 g，桑白皮10 g，赤小豆45 g，车前子10 g，槟榔10 g，天仙藤10 g，四磨饮口服液)加甘遂5 g。(《马大正中医妇科医论医案集》)

16. *妇科手术后肠胀气* 甘遂末1 g，木香1.5 g，开水调服。(《中医妇科临床手册》)

17. *石瘕* 大黄一钱，桃仁七粒(双仁勿用)，䗪虫二钱，甘遂五分，同煎服。(《家用良方》)

18. *肠覃* 厚朴(姜汁制)、槟榔、枳壳、青皮、陈皮、甘遂、大戟各四分，同煎服。(《家用良方》)

19. *腹痛(慢性盆腔炎性疾病后遗症)* 甘遂半夏汤加味：甘遂5 g，半夏10 g，炒白芍15 g，炙甘草6 g，大血藤20 g，蒲公英15 g，枳壳10 g，延胡索10 g，川楝子10 g，徐长卿15 g，神曲10 g，生甘草6 g。(《妇科证治经方心裁》)

20. *辅助治疗输卵管积水* 甘遂末120 g，麝香0.1 g，细面粉加蜜调糊，分4份，每日用1份，涂敷下腹部的积水肿突处。(《妇科知要》)

21. *无奶* 玉泉散：甘遂一钱为末，温水调服后，用手操磨乳即至。(《普济方》)

22. *乳腺癌* 甘遂250 g，参三七、青核桃枝、生甘草各150 g，冰片10 g。加水浓煎，去渣取液，浓缩成膏，每取适量，贴敷患处，胶布固定，2日换药1次，1个月为1个疗程。(《中国民间医术绝招·妇科部分》)

【现代药理研究】 给妊娠12日的家兔静脉注射甘遂乙醇提取剂5 mg/kg(临用时用生理盐水500倍稀释)产生明显死胎，给药组动物胎盘组织进行显微镜检查，发现间质有明显水肿，滋养叶细胞有明显坏死。利用放射免疫分析技术，测定甘遂中期引产妇女血浆和羊水中前列腺素E(PGE)和6-酮前列腺F1α在引产过程中含量的变化。结果发现，随着产程的进展，PG含量不断升高，流产前含量最高，产后下降。因而认为甘遂引产的机制可能是损害胎盘，妨害胎儿循环系统。当蜕膜组织发生变性、坏死时，蜕膜细胞内溶酶体增多，溶酶体膜受损，使前列腺素的前体物质(花生四烯酸)增多，引起前列腺素的合成与释放量增多。从而使子宫平滑肌收缩，导致流产。(《中华本草》)

【用法用量】 内服：煎服，5～10 g；入丸、散，0.5～1 g。

【使用注意】 气虚阴亏，脾胃薄弱者及孕妇禁服；中病即止，不可过剂。

艾　叶

出《名医别录》。又名蕲艾、灸草。为菊科植物艾 *Artemisia argyi* Lévl. et Vant.的叶。

【药性】 苦、辛，温，有小毒。入脾、肝、肾经。

【功效】 理气血，逐寒湿，温经，止血，安胎。

【药论及医论】 《名医别录》："主……下部䘌疮，妇人漏血……辟风寒，使人有子。"

《本草经集注》："苦酒煎叶疗癣。"

《药性论》："止崩血，安胎，止腹痛。"

《食疗本草》："(疗)……崩中，霍乱，止胎漏。"

《日华子》："治……并带下。"

《本草纲目》引王好古："治带脉为病，腹胀满，腰溶溶如坐水中。"

《本草再新》："调经开郁，理气行血。治产后惊风……"

《本草利害》："艾叶纯阳香燥……胎动不安，由于热而不由于寒；妊娠下利脓血，由于暑湿……崩中由于血虚内热；经事先期，由于血热……不孕由于血虚，而不由风冷袭入子宫者，法并忌用。"

【临床应用】

1. *虚寒型痛经* 鲜艾叶30 g(干者15 g)，南粳米50 g。艾叶煎取浓汁，与南粳米同煮稠

粥。月经过后3日服,月经来前3日停。每日2次,早晚温热服食。(《中华民间秘方大全》)

2. 月经先期 参见吴茱萸条。

3. 月经后期,经血过少 参见生姜条。

4. 气血两亏型经血不调,子宫虚寒,经行腹痛,崩漏带下,产后失血过多等 参见乌骨鸡条。

5. 虚寒性闭经 艾叶31 g,肉桂12 g,小茴香12 g,台乌15 g,川芎12 g,共研细末,先将食盐250 g置锅内炒热,再倒入药末,混匀炒热,布包热熨小腹,每次20分钟,每日早晚各1次。每料药可连用4次。[《基层医刊》,1984,4(5):36]

6. 血虚气滞,月经不调,经闭,痛经 艾煎丸:北艾叶60 g,当归60 g,香附子120 g。为丸,每次服6 g,每日服2次,空腹时用艾醋汤送服。(《中国丸散膏丹方药全书·妇科病》)

7. 功能失调性子宫出血 艾叶炒炭研粉,每服6 g,米汤调服,每日2次。(《浙江药用植物志》)

8. 崩中,连日不止 熟艾如鸡子大,阿胶(炒为末)半两,干姜一钱。(《养生必用方》)

9. 白带 艾叶煮鸡子食。(《本草纲目》)

10. 白带淋漓 艾叶六两,白术、苍术各三两,俱米泔浸、晒干炒,当归身(酒炒)二两,砂仁一两,共为末,每早服三钱,白汤调下。(《本草汇言》)

11. 赤带 参见阿胶条。

12. 白崩 参见牛角鰓条。

13. 艾叶验胎汤 艾叶三分(醋炒研末),白水冲服,稍时腹疼即胎也,急服六君安胎饮为善,否则恐有不安也。(《高淑濂胎产方案》)

14. 胎动不安 熟艾二两,葱白切,一升,阿胶二两,炙。上水四升,煮取一升半,分温两服。(《经效产宝》)

15. 习惯性流产 参见菟丝子条。

16. 妊娠卒胎动不安,或但腰痛,或胎转抢心,或下血不止 艾叶一把,如鸡子大,以酒四升,煮取二升,分为二服良。(《证治准绳·女科》)

17. 预防流产 艾叶四钱,水煎去渣,后将鸡蛋(去壳)搅匀入药,再煎数沸温服,连服数次。(《常见病验方研究参考资料》)

18. 妊娠心气痛 火龙散:艾叶末(盐炒一半)、川楝子(炒)、茴香(炒)各半两。上为粗末,每服二钱,水一盏,煎至七分,去渣,温服,不拘时。(《卫生宝鉴》)

19. 妊娠因感外风,如中风状,不省人事 熟艾三两(陈米醋炒令极热),以绵帛裹熨脐下,良久即省。(《济阴纲目》)

20. 妊娠胞中虚冷,致胎萎燥不长 艾叶汤:艾叶(炒)、芎䓖、当归(炙锉)、干姜(炮)、白术各一两。上五味,粗捣筛,每服三钱匕,以水一盏,煎至七分,去滓温服,日三。(《圣济总录》)

21. 子悬 艾叶一团。煮汁频服。(《常见病验方研究参考资料》)

22. 妊娠尿血 生艾叶一斤,酒五升,煮二升,分三服。(《女科百效全书》)

23. 妊娠子肿 陈艾、葱连根苗、老姜、柑子叶,合捣碎,炒热,烧酒淬,布包,遍熨二三次即失。(《秘珍济阴》)

24. 孕妇协热下利 三黄熟艾汤:黄芩、黄连、黄柏、熟艾各等分。上水煎。(《广嗣全诀》)

25. 胎位不正 用艾卷悬灸双侧至阴穴,每次20分钟,每日2次,7日为1个疗程。(《实用中医妇科学》,罗元恺主编)

26. 逆生,手足先见 艾叶一两。上以酒一大盏,煎至六分,去滓分温二服,立效。水煮亦得。(《太平圣惠方》)

27. 产后腹痛方 陈艾1 000 g,焙干,捣。铺脐上,以绢覆住,熨斗熨之。待口中艾气出,则痛自止矣。治产后腹痛欲死,因感寒起者。(《古代验方大全》引《杏林碎锦》)

28. 产后血晕烦闷 用干马齿苋三两为散,每服三钱,以酒一中盏,入盐半盏,煎至六分,去滓,不计时候,稍温服。(《普济方》)

29. 寒瘀性产后腹痛 艾草汤:艾叶6~9 g,益母草30 g,红糖30 g。(《中医妇科验方选》)

30. 产后泻血不止 干艾叶一两,炮姜炭一

两，水煎，一服立止。(《本草汇言》)

31. 胎堕血露不尽　艾叶半斤，酒四升。煮取一升，顿服之。(《医心方》)

32. 恶露不绝　隔盐艾炷灸脐中穴7壮。连续数次。(《马大正中医妇科医论医案集》)

33. 寒凝血滞胞衣不下　艾叶炒热熨少腹部。(《中医妇产科学》，刘敏如等主编)

34. 产后小便不通，腹胀如鼓，闷乱不醒　用盐于产妇脐中填可与脐平，却用葱白剥去粗皮十余根，作一缚，切作一指厚，安盐上，用大艾炷满葱饼子大小，以火灸之，觉热气直入腹内，实时便通，神验不可具述。(《产乳集》)

35. 流产后经少色如紫酱，断线不净，迁延2月余　艾叶1把，置锅内煮沸半小时，乘热移入盆内熏其蒸汽，熏洗出汗后擦干，避风卧床。[《浙江中医杂志》，1966，9(2)：4]

36. 妇科手术后尿潴留　艾叶、荆芥、紫苏各15 g，葱白头5只。煎汤熏洗。(《中医妇科临床手册》)

37. 妇人鼻衄，出血数升，不知人事　艾灰吹鼻中。(《普济方》)

38. 种子奇方　寻白毛乌骨鸡一只，要蓬头绿耳五爪者佳，生蛋取用一个。以艾五钱，陈黄酒一斤，煎滚五六次，将艾捞出，入前蛋一个，煮老去壳，用细银针刺孔七个，入酒内再煮，以老为度。连酒蛋服之。如经前腹痛者，只饮酒，勿吃蛋。(《妇科秘方》)

39. 肾虚宫寒型子宫发育不全　参见黑大豆条。

40. 急性乳腺炎　鲜艾叶根9根，鸡蛋2个。药洗净切片，加水500 mL，浓煎30分钟，去渣取液，加蛋煮熟后，食蛋饮汤。每日1剂。(《中国民间医术绝招·妇科部分》)

41. 乳癖　参见淫羊藿条。

42. 虚寒型盆腔炎　艾叶，吴茱萸，白芷，黑芥穗，川楝子，苍术。[《黑龙江中医杂志》，1987(6)：18]

43. 月经不通，癥瘕血块，脐腹作痛　参见丁香条。

44. 子宫脱垂　陈艾叶五钱，鸡蛋两个。先用净水煮艾出味后，滤渣取汁，煮蛋，略加红糖。每隔3日空腹时服1次，适用于子宫脱垂，愈后复发者。(《常见病验方研究参考资料》)

45. 交接出血　用熟艾紧裹一圈，然后以绵裹内阴中。(《济阴纲目》)

46. 阴中肿痛不可忍　防风三两，大戟二两，艾叶五两。上件药，细锉，以水二斗，煮取五升，去滓，稍热洗之，日可三度。(《太平圣惠方》)

47. 外阴瘙痒　艾叶、大蓟根各15 g，苦参30 g，水煎外洗。(《浙江民间常用草药》)

48. 滴虫性阴道炎　蛇床子一两，艾叶一两，煎汤熏洗。(《常见病验方研究参考资料》)

49. 霉菌性阴道炎　艾叶60 g，每次加水1 000 mL，煎取500 mL，连煎3次，合药液约1 500 mL，凉后先用冲洗器冲洗阴道再坐浴，不拘次数，每次15分钟。(《妇科用药400品历验心得》)

50. 寒凝下焦型阴冷　艾叶10 g，生姜15 g，鸡蛋2枚。将药加水两大碗煮，蛋去壳再煮至大半碗。饮汁吃蛋。(《醋蛋治百病》)

51. 妇人面疮，名粉花疮　以定粉五钱，菜子油调，涂碗内，用艾叶一二团，烧烟熏之。候烟尽，覆地上一夜，取出调搽，永无瘢痕，亦易生肉。(《本草汇言》)

【现代药理研究】

(1) 艾叶煎剂对未孕家兔离体子宫呈兴奋作用，使收缩加强，可引起强直性收缩，维持1小时以上。(《中华本草》)

(2) 艾草中的组分在体外均有凝血的作用，不同组分的凝血作用各不相同，其中鞣质类的凝血作用最强。分别用艾草生品和炮制品对小鼠进行凝血、出血时间试验，对比之后发现，烘制或炒炭后的艾草止血作用明显，对家兔进行相关研究，灌服后发现，可以促进其血液的凝固。有研究表明，采用中国传统炮制方法炮制的艾炭，具有非常强的凝血、止血效果，可能是因为艾草中的活血组分在炮制的过程中被除去。[《药学研究》，2021，40(12)：807－810]

(3) 艾叶水浸剂和煎剂对多种致病性细菌

和真菌仅有轻度抑制作用。艾叶烟熏对细菌和真菌则有较明显的抗菌作用。(《中药药理与应用》)

【用法用量】 内服：煎汤，3～10 g；或入丸、散，或捣汁。外用：适量，捣绒作炷或艾条熏灸，煎水外洗 30～60 g。

【使用注意】 阴虚血热者慎服。

石　韦

出《神农本草经》。又名石皮、石兰、飞刀剑、金汤匙、单叶草。为水龙骨科植物庐山石韦 *Pyrrosia sheareri* (Bak.) Chin、石韦 *Pyrrosia lingua* (Thunb.) Farwell 或有柄石韦 *Pyrrosia petiolosa* (Christ) Ching 的叶。

【药性】 苦、甘，微寒，入肺、膀胱经。

【功效】 利水通淋，清热止血。

【药论及医论】 《神农本草经》："主劳热邪气，五癃闭不通，利小便水道。"

《本草纲目》："主崩漏……"

《浙南本草新编》："石韦可用于妇女经闭，血热崩漏等症。"

【临床应用】

1. 崩中连日不止　石韦为末，每服三钱，酒调服。(《卫生易简方》)

2. 经期过长　石韦 20 g，车前草 10 g，太子参 20 g，茯苓 20 g，墨旱莲 30 g，龟板胶 10 g。(《妇科用药 400 品历验心得》)

3. 闭经　石韦 30 g，珠儿参 20 g，赤芍 15 g，益母草 15 g，牡丹皮 10 g，丹参 12 g。(《妇科用药 400 品历验心得》)

4. 妇人水分，先病水肿，日久不消，致经水断绝　木通饮：木通一两，桑根白皮、泽泻、防己、赤茯苓、石韦各三分，大根。上粗捣筛，每服五钱，水一盏半煎至一盏去滓，温服，日三。(《普济方》)

5. 带下　石韦 20 g，车前草 15 g，萆薢 12 g，冬瓜子 20 g，茺蔚子 12 g，白毛藤 15 g，苍术 10 g，薏苡仁 20 g。(《妇科用药 400 品历验心得》)

6. 赤白带下　参见龙骨条。

7. 妊娠便秘　覆盆子 15 g，桑椹 15 g，何首乌 15 g，熟地黄 10 g，枸杞子 15 g，石韦 20 g。(《妇科用药 400 品历验心得》)

8. 脬转小便不通　石韦汤：石韦，车前子。上等分为粗末，每服五钱，水二盏，煎至一盏，去滓服。(《普济方》)

9. 妊娠小便频数，涩少疼痛　石韦汤：石韦、榆白皮各一两，滑石二两。上三味，粗捣筛，每服三钱匕，水一盏，入葱白二寸，生姜二片，煎至六分，去滓食前温服。(《圣济总录》)

10. 妊娠石淋　参见金钱草条。

11. 妊娠咳嗽　泻白散加青黛 5 g、石韦 12 g、川贝母 5 g、芦根 15 g、枇杷叶 12 g、北沙参 12 g、桔梗 5 g。(《妇科用药 400 品历验心得》)

12. 胞衣不出，腹内疼痛不可忍，心头妨闷，四肢昏沉，不欲言语　滑石汤：滑石、瞿麦、桂心、赤芍药、石韦、槟榔、炙甘草、葵子、赤茯苓、地榆各一分。上件药都锉，以水一大盏半，煎至一盏，入酒一小盏，更煎三五沸，去滓，分温三服。(《太平圣惠方》)

13. 产后藏有积热，致小便出血　石韦散：石韦，榆白皮，黄芩，木通，赤芍，冬葵子，甘草。(《太平圣惠方》)

14. 产后大小便不通，脐下妨闷兼痛　石韦汤：石韦、赤芍药各一两，当归二两，赤茯苓、瞿麦一两半，冬葵子二合，大黄半两。上粗捣筛，每服二钱，以水一盏，煎至七分，去滓，温服。以利为度。(《普济方》)

15. 产后 40 日内，合之非道，尿频如淋，甚则阴肿焮红　参见紫花地丁条。

16. 胞胎寒冷，绝产无子　禹余粮、白僵蚕、乌贼鱼骨各一两，龙骨、桂、灶下黄土、石韦、炮干姜、滑石、赤芍药、半夏(生姜汁炒黄)、代赭各半两。上捣筛，每服三钱匕，水一盏，生姜三片，煎至六分，去滓，食前温酒服，日再。(《普济方》)

17. 急性乳腺炎　石韦 30 g，用酒、水各半煎，加酒 30 g 服下。(《常见病验方研究参考资料》)

【用法用量】 内服：煎汤，10～30 g，或研末服。

【使用注意】 阴虚及无湿热者禁服。

石　斛

出《神农本草经》。又名林兰、千年润、黄草、金石斛、霍石斛、川石斛。为兰科植物金钗石斛 *Dendrobium nobile* Lindl.、霍山石斛 *Dendrobium huoshanense* C. Z. Tang et S. J. Cheng、鼓槌石斛 *Dendrobium chrysotoxum* Lindl. 或流苏石斛 *Dendrobium fimbriatum* Hook. 及其近似种的新鲜或干燥茎。

【药性】 甘、淡，微寒。入胃、肺、肾经。

【功效】 生津益胃，清热养阴。

【药论及医论】 《本草衍义》："治胃中虚热。"

《本草纲目拾遗》："清胃除虚热，生津……"

【临床应用】

1. 阴虚内热，扰动血海，月经先期证　青化饮：牡丹皮，茯苓，黄芩，生地黄，麦冬，芍药，石斛。（《中医妇产科学》，刘敏如等主编）

2. 经期过长　川石斛 15 g，黄芩炭 10 g，墨旱莲 20 g，龟板胶 10 g，仙鹤草 20 g，白茅根 20 g，木贼 10 g，竹茹 10 g。（《妇科用药 400 品历验心得》）

3. 血山崩　当归、白术、生条芩、金钗石斛各二两，加艾叶三片，水三碗，煎七分服之。（《妇科秘方》）

4. 月经量过少　参见鳖甲条。

5. 闭经泌乳综合征　瓜石汤：瓜蒌 15 g，石斛 12 g，玄参 9 g，麦冬 9 g，生地黄 12 g，瞿麦 12 g，车前子 9 g，益母草 12 g，马尾连 6 g，牛膝 12 g。（《中医妇科临床手册》）

6. 经前烦渴　蛤壳 60 g，天花粉 15 g，牡蛎 30 g，川石斛 12 g，知母 10 g，牡丹皮 10 g，益母草 12 g。（《妇科用药 400 品历验心得》）

7. 经前口疳　甘露饮：枇杷叶，干熟地黄，天冬，枳壳，山茵陈，生干地黄，麦冬，石斛，炙甘草，黄芩。（《中医妇科临床手册》）

8. 经行吐衄　参见鹿角胶条。

9. 赤白带下　参见独活条。

10. 气阴两亏妊娠恶阻　石斛、党参、沙参、麦冬、生地黄、姜竹茹各 9 g，五味子 4.5 g，乌梅 3 g。（《中医妇科临床手册》）

11. 养胎益血，安和子脏　保生丸：大麻仁（去壳）一两半，贝母、黄芩、大豆黄卷、粳米、炙甘草、炮干姜、肉桂、石斛、石膏、秦椒各一两，当归半两。上为细末，炼蜜和丸如弹子大，每服一丸，并用温酒或枣汤化下，嚼咽亦得，空心食前服。（《证治准绳·女科》）

12. 胎气热而不安　凉胎饮：生地黄、芍药各二钱，黄芩、当归各一二钱，生甘草七分，茯苓一钱半，枳壳、石斛各一钱。（《景岳全书》）

13. 妊娠口渴　石斛 12 g，生地黄 15 g，知母 12 g，北沙参 12 g，玉竹 12 g，麦冬 12 g，牡蛎 20 g。（《妇科用药 400 品历验心得》）

14. 妊娠腰痛　石斛 10 g，北沙参 15 g，麦门冬 10 g，墨旱莲 20 g，桑寄生 15 g，苎麻根 20 g。（《妇科用药 400 品历验心得》）

15. 妊娠外感燥邪　生地黄 12 g，麦冬 10 g，玄参 10 g，北沙参 12 g，天花粉 10 g，知母 10 g，川石斛 12 g。（《妇科用药 400 品历验心得》）

16. 妊娠咽痛　参见地黄条。

17. 妊娠微热　青蒿鳖甲汤加减。白薇 12 g，青蒿 10 g，地骨皮 10 g，知母 8 g，川石斛 10 g，生地黄 10 g，牡丹皮 6 g，紫草 10 g。（《妇科用药 400 品历验心得》）

18. 恶露不止，因血热者　清化饮：芍药、麦冬各二钱，丹皮、茯苓、生地黄各三钱，石斛一钱。水一钟半，煎七分，食远温服。（《胎产心法》）

19. 产后百病，理血气，补虚劳　增损泽兰丸：泽兰、甘草、当归、川芎各一两七钱半，附子（炮）、干姜、白术、白芷、桂心、细辛各一两，防风、人参、牛膝各一两二钱半，柏子仁、熟地黄、石斛各一两半，厚朴、藁本、芜荑各五钱，麦门冬二两。上共为细末，炼蜜丸如梧桐子大。温酒下二十丸。（《证治准绳·女科》）

20. 产后虚羸，短气不能食　熟干地黄汤：熟干地黄二两，人参、北五味子、石斛、白茯苓、白术、鹿角胶、附子各一两，桂心、当归、川芎、泽兰叶、黄芪、续断各三分。上㕮咀，每服四钱。姜、枣根据前煎服。(《医部全录·妇科》)

21. 产后中风，四肢缓弱，举体不仁者　石斛浸酒方：石斛二两，炮附子、牛膝、茵芋、桂心、川芎、羌活、当归、熟干地黄各一两。上件药，细锉，用生绢袋盛，以清酒一斗，浸三日，每服不计时候，暖一小盏服之。(《太平圣惠方》)

22. 产后中暑　清暑益气汤：西洋参，石斛，麦冬，黄连，竹叶，荷叶梗，甘草，知母，粳米，西瓜翠衣。(《中国医学百科全书·中医妇科学》)

23. 产后虚损，气血不和，腰间疼痛，手足无力　石斛丸：石斛一两，牛膝一两半，丹参一两，续断三分，当归三分，炮附子一两，桂心三分，川芎一两，延胡索一两，熟干地黄一两，枳壳一两，桑寄生二两。上件药，捣罗为末，炼蜜和捣五七百杵，丸如梧桐子大，每服食前，以温酒或生姜汤下三十丸。(《太平圣惠方》)

24. 产后腿痛　石斛牛膝汤：石斛，牛膝，木瓜，白芍，枣仁，生地黄，杞子，茯苓，黄柏，甘草，车前子。(《妇科玉尺》)

25. 产后惊悸，闻声欲死　宜石斛散：人参、酸枣仁、茯神、远志肉、白芍、石斛、麦冬、炙甘草、五味子各等分为末。每服二三钱，桂圆汤下。(《妇科玉尺》)

26. 产后蓐劳，虚羸气短，胸胁满闷，不思饮食　熟干地黄丸：熟干地黄、石斛、黄芪、白茯苓、麦门冬、肉桂、枸杞子、肉苁蓉、白芍药、当归、川芎、人参、续断、桑寄生各一两。上件药，捣罗为末，炼蜜和捣五七百杵，丸如梧桐子大，每于食前，以粥饮下三十丸。(《太平圣惠方》)

27. 产后骨蒸　参见紫河车条。

28. 潮热出汗(围绝经期综合征)　参见白薇条。

29. 血风劳，四肢疼痛，心腹胀满吐逆，面无颜色，经脉不调　参见猪肝条。

30. 梅核气　参见佛手条。

31. 梦交　参见紫石英条。

32. 卵巢癌化疗后反应　石斛 30 g，天冬、麦冬各 15 g，天花粉 30 g，芦根 60 g，生地黄 15 g。每日 1 剂煎服。(《妇科名医证治精华》)

33. 男妇血冷精寒，子嗣匇育；或半产漏下，血气妄行　川石斛、菟丝子各十两，黄芪、白术、川萆薢、枸杞子、当归身、川芎、补骨脂、山药、肉桂、木香、人参各四两，熬膏，以龟板胶、鹿角胶各四两，药汁内溶化，收之，量加炼蜜数两亦可。每早晚白汤调服十余匙。妇人服此加香附四两。(《本草汇言》)

34. 人有每行人道，经水即来，一如血崩　清海丸：熟地黄一斤，桑叶一斤，白术一斤，玄参一斤，山茱萸八两，北五味三两，麦冬十两，沙参十两，地骨皮十两，丹皮十两，白芍一斤，龙骨醋(熔)二两，山药十两，石斛八两。各为细末，蜜为丸。每早晚白滚水各送下五钱。(《辨证录》)

35. 妇人遗尿失禁　鹿茸丸：鹿茸、椒红、桂心、附子、牡蛎、补骨脂、石斛、苁蓉、鸡肶胵、沉香各一两，桑螵蛸三分。上为细末，酒煮面糊丸梧桐子大。空心，温酒下三十丸。(《妇人大全良方》)

【现代药理研究】　石斛乙醇提取物对 SK-OV-3(人体卵巢腺癌细胞)有显著的细胞毒性作用。(《现代中药药理与临床》)

【用法用量】　内服：煎汤，6～15 g，鲜品加倍；或入丸、散，或熬膏。

【使用注意】　温热病早期阴未伤者、湿温病未化燥者、脾胃虚寒者均禁服。

石　膏

出《神农本草经》。为硫酸盐类矿物硬石膏族石膏，主含水硫酸钙($CaSO_4 \cdot 2H_2O$)，采挖后，除去泥沙及杂石。

【药性】　甘、辛，大寒。入肺、胃经。

【功效】　解肌清热，除烦止渴，收敛生肌。

【药论及医论】　《神农本草经》："主中风寒热，心下逆气，惊喘，口干舌焦，不能息，腹中坚痛……产乳金疮。”

《日华子》:“下乳……”

《珍珠囊》:“止阳明头痛,止消渴,中暑,潮热。”

《长沙药解》:“通乳汁,平乳痈……”

《医学衷中参西录》:“要知产后无外感之热,石膏原不可用。若确有外感实热,他凉药或在所忌,而独不奖石膏,以石膏之性非大寒,乃微寒也。”

《乞法全书·释药分类》:“石膏,清阳明燥气之药也。阳明之脉,从缺盆下乳。石膏既清阳明之燥,故通乳汁者,用之。”

《妇科用药400品历验心得》:“用白虎汤于妇科血证的,尚无人语及……现代药理认为,生石膏的主要成分含水硫酸钙,钙离子参与血液的凝固过程,有实验证实石膏能缩短血凝时间,离体试验中兴奋大鼠子宫。”

【临床应用】

1. 女子有因外感之热内迫,致下血不止者亦可重用白虎加人参汤治之。(《医学衷中参西录》)

2. 血室有热,崩下不止,服温药不效者　延胡索、瞿麦穗、当归、干葛、牡丹皮各一两,石膏二两,桂心三分,蒲黄半两,威灵仙三分。上为细末,每服二钱。水一盏,煎至六分,空心温服,日二服。(《妇人良方大全》)

3. 室女经闭成痨者　宜用石膏柴胡汤。石膏柴胡汤:石膏,柴胡。(《郑氏家传女科万金方》)

4. 妇女温病,经水适来,脉数耳聋,干呕烦渴,邪陷发痉　竹叶玉女煎:生石膏六钱,干地黄、麦冬各四钱,知母、牛膝各二钱,竹叶三钱。(《温病条辨》)

5. 经行头痛　风引汤加减:制大黄6 g,干姜5 g,龙骨20 g,桂枝3 g,甘草6 g,牡蛎30 g,寒水石10 g,滑石15 g,赤石脂10 g,紫石英15 g,石膏15 g,菊花12 g,蔓荆子10 g。(《妇科证治经方心裁》)

6. 经前烦躁头痛　参见寒水石条。

7. 肾精不足,虚火上炎经行口糜　玉女煎:生石膏,熟地黄,麦冬,知母,牛膝。(《中国医学百科全书·中医妇科学》)

8. 经行暑厥　石膏知母汤加减:石膏30 g(先煎),知母、党参、石斛各9 g,生地黄12 g,生甘草4.5 g。(《中医妇科临床手册》)

9. 经行吐衄　石膏、牡蛎等分,捣罗为末,更研,以新汲水调如煎饼面,滴于鼻中立止。(《妇产科疾病中医治疗全书》)

10. 经行咳嗽　厚朴麻黄汤加味:厚朴10 g,炙麻黄5 g,杏仁10 g,石膏10 g,半夏9 g,细辛3 g,干姜3 g,小麦10 g,五味子3 g,浙贝母10 g,百部10 g。(《妇科证治经方心裁》)

11. 经前面部痤疮　参见枇杷叶条。

12. 黑带下　利火汤:大黄,白术,茯苓,车前子,王不留行,黄连,知母,石膏,刘寄奴。(《傅青主女科》)

13. 白带、白浊　宜益智天冬四物汤:当归二钱,正芎一钱,酒芍一钱,熟地四钱,块苓三钱,淮药三钱,益智仁(盐水炒研)一钱,天冬二钱,香附(姜汁炒研)二钱,条芩(酒炒)八分,条草一钱,如有臭气加熟石膏六七分,同煎。(《秘珍济阴》)

14. 妊娠恶阻　生梨片蘸生石膏末嚼服。[《中国实用乡村医生杂志》,2005(8):61]

15. 孕妇热吐(因过食煎炒热物,热积胃中,食入即吐,口渴饮冷,吐多痰涎,身热唇红,小水赤涩,脉数而弦)　加味温胆汤:陈皮,法半,茯苓,甘草,麦冬,炒芩,炒连,竹茹,炒枳实,灯心引。热甚加石膏末。(《彤园妇人科》)

16. 孕妇先吐后泻,面赤唇焦,烦渴便秘,脾胃有热者　加味五苓散:赤茯苓,猪苓,泽泻,炙术,竹茹,车子,片芩,花粉,石膏末,灯草。(《彤园妇人科》)

17. 安胎清热　加减栀子五物汤:葛根,柴胡,香薷,石膏,栀子,前胡,黄芩,葱白,麦冬,陈皮,知母,甘草。水煎服。(《医部全录·妇科》)

18. 妊娠发热　竹皮大丸加味:竹茹12 g,石膏10 g,桂枝3 g,甘草5 g,白薇10 g,炒栀子10 g,豆豉12 g,薄荷5 g,牛蒡子10 g,青蒿10 g。(《妇科证治经方心裁》)

19. 妊娠伤寒，身热大渴，蒸蒸而烦，脉长而大者 宜石膏六合，四物汤四两，石膏、知母各半两。(《济阴纲目》)

20. 妊娠热疟，汤饮无度 济生石膏汤：石膏二钱，生地黄一钱，半夏、黄芩、人参、麦门冬、知母、干葛各一钱，甘草五分。上锉，作一贴，入乌梅一个，同煎服。(《医部全录·妇科》)

21. 妊娠合并风疹 参见大黄条。

22. 孕妇热病，斑出赤黑，小便如血，气急欲绝，胎堕 举斑汤：栀子、黄芩、升麻一钱，豆豉四十九粒，生地二钱，杏仁十粒，石膏钱半，青黛，葱白七寸。(《薛氏济阴万金书》)

23. 妊娠头痛，此风邪入脑，阳气衰也 宜芎芷汤：川芎，白芷，白菊花，甘草，白芍，茯苓，藁本，石膏，姜三片。水煎服。(《竹林女科证治》)

24. 阴虚肺燥子嗽 清燥润肺饮：石膏15 g，光杏仁6 g，枇杷叶2片(去毛蜜炙)，雪梨1只，蜂蜜适量。先煎石膏、杏仁、枇杷叶，待沸后入雪梨肉(捣碎)、取汁去渣，贮瓶内，分次兑入蜂蜜适量饮用。(《百病饮食自疗》)

25. 胎前消渴 竹叶石膏汤治胃经实火。石膏一斤，人参三两，炙草二两，麦冬一升，半夏、粳米各半升，竹叶二把，加姜煎。(《秘传内府经验女科》)

26. 阴虚热盛型妊娠合并糖尿病 参见玄参条。

27. 心火偏亢子淋 参见淡竹叶条。

28. 妊娠，头旋目晕，视物不见，腮项肿核 消风散：石膏，甘菊，防风，荆芥，羌活，川芎，羚羊角，大豆黄卷炒，川归，白芷，甘草。上加细茶五分，水煎，食后服。(《济生方》)

29. 子烦，脉滑数者 竹叶石膏汤：竹叶三钱，石膏五钱，麦冬三钱(去心)，人参钱半，甘草钱半，半夏钱半(制)，生姜三片。水煎，去渣温服。(《女科指要》)

30. 孩儿攻心 和中调气散：大黄(酒制)一钱，黄柏、黄连、黄芩、石膏、柴胡、槟榔、枳壳、知母各一钱。(《秘传内府经验女科》)

31. 孕妇寒湿暑邪凝结中脘，不得吐泻，腹中绞痛，烦渴尿秘热盛者 桂苓甘露饮：茯苓、炙术、猪苓、泽泻各钱半，熟石膏、寒水石、滑石末各三钱，桂心五分，灯心引。(《彤园妇人科》)

32. 子痫 钩藤散：钩藤，当归，茯神，人参，苦梗，桑寄生。烦热加石膏。(《济阴近编》)

33. 妊娠合并癫痫 风引汤加减：制大黄5 g，干姜3 g，龙骨20 g，桂枝3 g，甘草5 g，牡蛎20 g，寒水石20 g，滑石10 g，赤石脂15 g，紫石英20 g，石膏20 g，半夏10 g，天竺黄5 g，茯苓10 g。(《妇科证治经方心裁》)

34. 妊娠齿衄 藁本10 g，升麻15 g，石膏15 g，菜头肾15 g。(《妇科用药400品历验心得》)

35. 妊娠龈痛 升麻12 g，炒栀子10 g，生甘草6 g，石膏10 g，生地黄12 g，白芷6 g。(《妇科用药400品历验心得》)

36. 产后发热头疼 四物汤加石膏一两、甘草半两。(《医部全录·妇科》)

37. 产后气虚津亏口渴 生津止渴汤：麦门冬、人参、天花粉、沙参各20 g，五味子、当归、竹叶、玉竹、甘草、石膏各15 g，生地黄、白术各10 g，黄芪50 g。(《中国妇产方药全书》)

38. 产后麻疹 麻黄6 g，连翘10 g，杏仁10 g，赤小豆20 g，桑白皮10 g，甘草6 g，石膏20 g，牛蒡子12 g，桔梗6 g，瓜蒌皮10 g，蝉蜕5 g，薄荷6 g。(《妇科证治经方心裁》)

39. 产后卒中风，发疾口噤，倒闷吐沫，瘛疭，眩冒不知人；及湿痹缓弱，身体痉，妊娠百病 五石汤：钟乳，赤石脂，石膏，白石英，牡蛎，人参，黄芩，白术，甘草，栝楼根，川芎，桂心，防己，当归，干姜，葛根，独活，紫石英。(《医部全录·妇科》)

40. 产后大便下血，因膏粱积热 加味清胃散：当归身、生地黄、黄连、牡丹皮各一两五钱，升麻二钱，石膏三钱。上水煎。(《广嗣全诀》)

41. 产后大小便不通 参见栀子条。

42. 产后血栓性静脉炎 参见虻虫条。

43. 潮热出汗(围绝经期综合征) 参见赤石脂条。

44. 妇人鼻衄 石膏，牡蛎。上件药等分，捣罗为末，更研，以新汲水，调和煎饼面，滴于鼻

中,立效。(《普济方》)

45. 妇人偏头痛　川芎散:川芎、甘菊花、石膏各三钱,白僵蚕六钱生用。上为极细末,每服三钱,茶清调下。(《徐氏胎产方》)

46. 风邪颠狂,或啼泣不止,或歌笑无度,或心神恐惧,或言语失常　参见独活条。

47. 血气风虚,四肢不收,或仰息不得　石膏二两,甘草一两(炙),为末,每服方寸匕,温酒下,无时。(《卫生易简方》)

48. 乳汁自出　参见续断条。

49. 乳无汁　石膏汤:石膏四两(研),以水二升,煮三沸,稍稍服,一日令尽。(《普济方》)

50. 奶痈　一醉膏:石膏不以多少,煅通赤,取于地上,碗覆出火毒,细研,每服三钱,温酒下。添酒尽醉,睡觉再进一服。疗乳无汁,以水煮服。(《普济方》)

51. 乳头皲裂　生石膏 30 g,冰片 5 g,芝麻油 15 mL。前两味药分别研成细末,油煎沸后兑入石膏粉,后下冰片,冷却成膏,每取适量,涂敷患处,每日 3 次,哺乳前擦去药膏。(《中国民间医术绝招·妇科部分》)

52. 干燥综合征　参见甘草条。

53. 热灼伤津之眼-口-生殖器综合征　鲜生地黄 30 g,玄参、黄柏、知母、制大黄、泽泻各 9 g,石斛各 12 g,黄连 4.5 g,生石膏(先煎)30 g,生甘草 6 g。(《中医妇科临床手册》)

54. 宫颈糜烂　清宫散膜剂:200 片药膜含西瓜霜、青黛各 24 g,冰片 3 g,硼砂、炉甘石各 36 g,煅石膏 48 g。每次取药膜 1 片,贴于宫颈糜烂面。[《药学通报》,1986,21(4):208]

55. 宫颈癌放射治疗后腹部皮肤灼热疼痛　石膏、寒水石、野菊花各 30 g。纱布包水煎,待药冷后毛巾浸,湿敷患处。外阴炎、阴道炎也可坐浴。(《全国名医妇科验方集锦》)

56. 性病性淋巴肉芽肿溃后流脓未尽　九一丹:熟石膏 9 g,升丹 1 g。共研细末,掺于疮口中,或用药线蘸药插入,外盖膏药。(《医宗金鉴》)

57. 急性女阴溃疡　水火丹:生石膏 500 g,熟石膏 500 g,冰片 25 g,黄连 100 g,黄丹适量。先将黄连用开水 3 000 mL 浸泡 3 日,再将生、熟石膏共研细末后混匀,用黄连水飞后阴干,再加黄丹至桃红色为度,最后加入冰片粉共研细末,和匀。将药粉直接撒在溃疡面上,每日 2 次。(《中国中医秘方大全》)

58. 阴挺长出玉户数寸者,疼痛不可忍,饮食不进　用前方治其内,仍以大黄、山慈菇、石膏、牡蛎、乳香为细末,水调,揣熟,捏作条子,如中指大,阴干,插入玉户,其痛即止。(《赤水玄珠》)

【现代药理研究】 石膏解热时伴有血清钙浓度的增加,不含石膏的知母甘草煎液和去钙白虎汤均无退热作用,这些实验结果提示钙离子是起解热作用的主要成分。石膏能抑制实验性口渴大鼠的饮水量。石膏注射液具有较明显的选择性中枢镇痛作用,其中枢镇痛作用可能与钙离子及内阿片肽释放有关。(《现代中药药理与临床》)

【用法用量】 内服:煎汤,15～60 g,大剂可 150～240 g,打碎先煎;或入丸、散。外用:适量,多煅后用,研撒或调敷。

【使用注意】 凡阳虚寒证,脾胃虚弱及血虚、阴虚发热者慎服。

石见穿

出《本草纲目》。又名月下红、石打穿、紫参。为唇形科植物紫参 *Salvia chinensis* Benth. 的全草。

【药性】 苦、辛,平。

【功效】 活血化瘀,散结消癥。

【药论及医论】 《药性本草》:"治妇人血闭不通。"

《香屯中草药手册》:"主治白带、痛经、乳腺炎。"

《中药大辞典》:"治噎膈……赤白带下,痈肿,瘰疬。"

《专科专病名医临证经验丛书·妇科病》:"于鹄忱认为,石见穿性味微苦、辛,平,除清热解毒外,尚能活血镇痛,软坚散结,辛散而不窜,通而无滞，又不伤正气。”

【临床应用】

1. 痛经　石见穿 30 g，生姜 2 片，红枣适量。每日 1 剂，水煎服。（《中医辞海》）

2. 子宫内膜异位症痛经较剧　丹参 30 g，石见穿 30 g，赤芍 15 g，三棱 15 g，莪术 15 g。浓煎至 100～150 mL，临睡前排便后作保留灌肠。（《中医妇产科学》，刘敏如等主编）

3. 月候不调，渐瘦寒热　紫葛汤：紫葛（锉）、紫参各三分，柴胡（去苗）一两，禹余粮（醋淬三遍）、紫菀去苗、土各半两，芒硝一两。上六味，粗捣筛，每服二钱匕，水一盏，煎七分，去滓温服。（《圣济总录》）

4. 月经不调　石见穿 30～60 g，水煎冲黄酒服。或加龙芽草、益母草各 30 g，水煎，冲红糖黄酒服。（《浙江民间常用草药》）

5. 子宫出血　石见穿 30 g。水煎服。（《浙江民间常用草药》）

6. 经行腿痛　参见白芍条。

7. 经行肛门疼痛　参见半枝莲条。（《妇科用药 400 品历验心得》）

8. 赤白带下　石见穿 60 g，水煎服。每日 1 剂，连服 5～7 日。（《中药大辞典》）

9. 排卵障碍　川牛膝 30 g，急性子 30 g，石见穿 30 g，桃仁 10 g，泽兰 12 g，延胡索 10 g，茺蔚子 12 g，当归 8 g，川芎 8 g，䗪虫 10 g，刘寄奴 10 g，香附 10 g。（《妇科用药 400 品历验心得》）

10. 输卵管积水　三七 4 g，大血藤 30 g，三棱 12 g，莪术 12 g，制乳香 4 g，制没药 4 g，皂角刺 15 g，石见穿 30 g，水蛭 10 g，丹参 15 g，败酱草 15 g，路路通 12 g，车前子 10 g，葶苈子 12 g，瞿麦 15 g。（《马大正中医妇科医论医案集》）

11. 乳腺癌　石见穿 30 g，夏枯草、海藻、海带、枸橘各 15 g，蜂房、牡蛎各 9 g。（《肿瘤临床手册》）

12. 交接疼痛　参见半枝莲条。

13. 子宫内膜异位症　五灵脂、石见穿、黄药子各 12 g，丹参、赤芍、延胡索、生蒲黄、川楝子、刘寄奴各 9 g，柴胡、青皮各 4.5 g，血竭末 2 g。（《中医妇科临床手册》）

14. 卵巢囊肿　参见海浮石条。

15. 包块型异位妊娠　桃核承气汤加味：桃仁 10 g，炙大黄 9 g，桂枝 6 g，炙甘草 6 g，玄明粉 5 g，丹参 15 g，三棱 10 g，莪术 10 g，皂角刺 15 g，石见穿 20 g，山楂 15 g。（《妇科用药 400 品历验心得》）

16. 子宫肌瘤　石见穿、白花蛇舌草、生牡蛎各 30 g，两面针、铁刺苓各 18 g，夏枯草 15 g，三棱、莪术、党参、白术各 9 g。（《中医妇科临床手册》）

17. 子宫内膜息肉　参见半枝莲条。

18. 输卵管阻塞性不孕、慢性盆腔炎性疾病后遗症、盆腔淤血综合征瘀重于湿热者　参见大血藤条。

19. 恶性滋养叶细胞肿瘤　石见穿、紫草根、蒲公英、徐长卿各 30 g，天冬、麦冬各 15 g，五味子 4.5 g，生地黄、炒地榆、炒栀子各 12 g，斑蝥肠溶片 1 片。（《中医妇科临床手册》）

20. 宫颈癌　鲜石见穿、鲜六月雪、鲜墓头回各 30 g，鲜香附 15 g。煎汤，每日 1 剂，分 2 次服。（《中医辞海》）

21. 阴痒　透骨草、艾叶各 30 g，苦参、地骨皮、丹参、紫参、蛇床子各 20 g。每剂作二煎，每煎取液 1 000 mL，置盆中，先熏蒸，待温度适宜坐入约半小时，早晚各 1 次。（《黄河医话》）

【现代药理研究】　通过建立大鼠子宫内膜异位症（EM）模型，研究了 EM 模型异位病灶局部组织细胞凋亡的变化，探讨石见穿对 EM 的作用。石见穿治疗组异位内膜凋亡敏感性明显增强，且凋亡细胞分布广，其明显抑制异位内膜生长的作用可能是通过诱导异位内膜细胞凋亡的方式来实现的。[《中国实验方剂学杂志》，2013，19(12)：348-351]

【用法用量】　内服：煎汤，15～30 g。

石决明

出《名医别录》。又名鲍鱼壳、九孔螺、千里光。为鲍科动物杂色鲍 *Haliotis diversicolor* Reeve、皱纹盘鲍 *Haliotis discus hannai* Ino、羊

鲍 *Haliotis ovina* Gmelin、澳洲鲍 *Haliotis ruber* (Leach)、耳鲍 *Haliotis asinina* Linnaeus 或白鲍 *Haliotis laevigata* (Donovan)的贝壳。

【药性】 咸、平。入肝、肾经。

【功效】 平肝潜阳,除热。

【药论及医论】 《药性切用》:"平肝清热,明目去翳。"

《裘笑梅妇科临床经验选》:"妊娠恶阻,多系肝气上逆犯胃,肺金之气不得下降所致……石决明之重以平肝镇逆。如此,肝逆得降,肺得清肃,脾健胃强,恶阻自除矣。"

【临床应用】

1. 痛经　调瘀汤:石决明 24 g,赤小豆、藕各 30 g,延胡索、旋覆花、川牛膝、代赭石、车前子、白蒺藜、荔枝核、乌药(盐水炒)各 9 g,桑寄生 18 g,炒牡丹皮、郁金、左金丸各 4.5 g,盐橘核 12 g,醒消丸(分吞)1.5 g。(《中国妇产方药全书》)

2. 月经先期　参见莲子心条。

3. 肝郁血崩　醋炒白芍,土炒白术,归身,贝母,地骨皮,酒炒生地,四制香附,三七末,甘草,黑栀子,芥穗炒黑,石决明,贯众炭。(《竹泉生女科集要》)

4. 经前不寐　生石决明、煅龙骨各 30 g,朱茯神、白芍、酸枣仁、杭菊花各 9 g,夏枯草 12 g,黄连 3 g。(《中医妇科临床手册》)

5. 经间及经行期狂躁　女科天石牡蛎汤:天竺黄 20 g,石决明 30 g,牡蛎 30 g,龙胆草 15 g,黄连 15 g,炒酸枣仁 15 g,炙远志 10 g,合欢皮 20 g,陈皮 20 g,厚朴 15 g,郁金 20 g,丹参 20 g。经净 5 日起水煎分服,每日 3 次。忌食辛辣品,基础体温上升 3 日后停。(《中医妇科验方选》)

6. 早孕恶阻　健脾和胃饮:党参 12 g,白术、茯苓、淡竹茹、法半夏、炙枇杷叶各 9 g,陈皮、砂仁各 3 g,紫苏梗 2.4 g,煅石决明 30 g。(《裘笑梅妇科临床经验选》)

7. 妊娠头痛　石决明 20 g,菊花 10 g,决明子 10 g,首乌藤 15 g,钩藤 10 g,白芍 10 g,白僵蚕 10 g。(《妇科用药 400 品历验心得》)

8. 肝经火旺型妊娠高血压　石决明散:石决明 30 g,白芍 15 g,生地黄 15 g,黄芩 9 g,生牡蛎 30 g,钩藤 12 g,甘菊 6 g,牡丹皮 9 g。共研极细末,和匀,每次服 9 g,每日服 2～3 次,开水冲服。(《集验中成药》)

9. 子痫　生牡蛎 30 g(先煎),生龙齿 18 g(先煎),杜仲 30 g,生石决明 30 g(先煎),女贞子 18 g,白芍 12 g,夏枯草 15 g,桑寄生 15 g,茯苓 15 g,泽泻 12 g。(《中医妇科临床手册》)

10. 阴虚阳亢型产后头痛　煅石决明 30 g,粳米 100 g。将煅石决明打碎,猛火先煎 1 小时,去渣取汁,入粳米煮粥,每早晚温热服食,5～7 日为 1 个疗程。(《妇产科疾病中医治疗全书》)

11. 产后中风偏枯,手足不仁,或筋脉无力,不能自举,心下多惊　菖蒲汤:菖蒲,远志,木通,白茯苓,人参,石决明,当归,防风,桂。(《普济方》)

12. 产后病眼　四物汤加北细辛、羌活、荆芥、菊花、甘草、木贼、石决明、草决明。(《医部全录·妇科》)

13. 眩晕　石决明(先煎)30 g,生白芍 15 g,僵蚕 10 g,半夏 9 g,陈皮 5 g,厚朴 3 g,白术 12 g,泽泻 10 g。(《妇科用药 400 品历验心得》)

14. 阴吹　大生地、石决明各一两,黄柏、知母各三钱,水煎服。(《妇科经验良方》)

【现代药理研究】 通过石决明给药对正常麻醉大鼠血压的影响及对清醒自发性高血压大鼠血压的影响分析其降压效果,结果表明两种实验给药后血压均迅速下降,具有明显的降压效果。[《吉林中医药》,2015,35(3):272-274]

【用法用量】 内服:煎汤,15～30 g,打碎先煎;或入丸、散。

【使用注意】 脾胃虚寒者慎服,消化不良、胃酸缺乏者禁服。

石南叶

出《名医别录》。又名风药、石楠叶、栾茶。

为蔷薇科植物石南 *Photinia serrulata* Lindl. 的叶。

【药性】 辛、苦，平，有小毒。入肝、肾经。

【功效】 祛风，通络，益肾。

【药论及医论】《现代实用中药》："治女子腰冷不孕，月经不调等症。"

《中医妇科名家经验心悟》："朱南孙认为，石楠叶、蛇床子温肾壮阳而促排卵，配覆盆子，能促进性欲，对脾肾阳虚型不孕伴性感淡漠者，食后性欲增强。"

【临床应用】

1. 闭经　淫羊藿、熟地黄、怀山药、桑椹、石南叶各 12 g，当归、白芍、枸杞子、何首乌各 9 g，炙甘草 4.5 g。(《中医妇科临床手册》)

2. 经期头痛　石南叶、女贞子各 12 g，天麻、白芷各 9 g，川芎 4.5 g。(《妇产科疾病中医治疗全书》)

3. 妊娠腰痛　石南叶 10 g，桑寄生 12 g，续断 12 g，菟丝子 12 g，杜仲 12 g，山茱萸 10 g，葱白 5 条。(《妇科用药 400 品历验心得》)

4. 产后头痛　石南叶 30 g，川芎 9 g。煎汤代茶。(《妇科名医证治精华》)

5. 风冷在子宫，有子常落，或始成娠，便患心痛，乃成心疾，月水未曾来服之肥悦，令人有子　紫石英丸：紫石英、天门冬、五味子各三两，炮乌头、卷柏、乌贼鱼骨、云母、禹余粮、当归、川椒、桑寄生、石南叶各一两，泽泻、杜仲、远志、肉苁蓉、桂心、甘草、石斛、人参、辛夷、柏子仁各二两。上为末，炼蜜丸如梧桐子大，温酒下二十丸至三四十丸。(《普济方》)

6. 子宫发育不良　石南叶 15 g，菟丝子 15 g，枸杞子 20 g，淫羊藿 15 g，当归 10 g，熟地黄 15 g，何首乌 20 g，巴戟天 15 g，黑大豆 60 g。(《妇科用药 400 品历验心得》)

7. 妇人风痹，手足不随　淫羊藿浸酒方：淫羊藿二两，牛膝二两，附子二两，石南叶一两，杜仲二两。上件药，细锉，以生绢袋盛，用好酒一斗五升，浸经七日，每服温饮一小盏。(《太平圣惠方》)

8. 妇人自少患风头疼眼眩　石南、细辛、天雄、茵芋各二两，薯蓣、防风、贯众、独活、蘼芜各四两，干姜、山茱萸各三两。上十一味，㕮咀，以酒三斗，渍五日，初饮二合，日三服，后稍稍加之。(《直指方》)

9. 内膜异位症致不孕　孕二口服液：生地黄 15 g，熟地黄 15 g，茯苓 12 g，石南叶 10 g，鹿角霜 10 g，淫羊藿 12 g，巴戟天 10 g，肉苁蓉 10 g，墨旱莲 12 g，女贞子 10 g，怀牛膝 12 g。制成每毫升内含生药 2 g 的口服液，每次服 20 mL，每日服 2 次，排卵后至经前 3～7 日服用。(《名医治验良方》)

10. 女子神经性偏头痛　石南叶 9 g，川芎 3 g，白芷、天麻各 4.5 g，女贞子 6 g。水煎，每日 3 次分服。(《现代实用中药》)

11. 外阴白色病损　石南二灵仙：石南叶、淫羊藿各 15 g，威灵仙、蛇床子各 9 g。共研细末，每日 3 次，每次服 1.5 g。(《中医妇科临床手册》)

【用法用量】 内服：煎汤，6～15 g；或入丸、散。

【使用注意】 阴虚火旺者忌服。

石菖蒲

出《本草图经》。又名昌阳、尧韭、水剑草、菖蒲、药菖蒲。为天南星科植物石菖蒲 *Acorus tatarinowii* Schott 的根茎。

【药性】 辛，温。入肝、心、脾经。

【功效】 开窍，豁痰，理气，活血，宣湿，健脾，解毒。

【药论及医论】《医学入门》："治……妇人血海久冷，安胎，治产后下血不止。"

《本草纲目》："治……下血崩中，安胎漏……"

《药性考》："疗疟，除烦，止吐，舒脾开胃。"

《广西中草药》："治癫狂，惊痫，痰厥昏迷。"

《中医妇科名家经验心悟》："朱南孙认为，制南星通胞络之痰滞；石菖蒲芳香开窍，和中辟浊。合用为痰湿阻络型不孕症之要药。能调节丘脑—垂体—卵巢功能，用于多囊卵巢综合征、肥胖症所致的闭经。"

【临床应用】

1. 气滞血瘀痛经　五灵脂 12 g，青盐 60 g，香附 20 g，艾叶 30 g，菖蒲 60 g，葱白 20 g。将药物炒热后，用纱布包扎药物，外熨小腹部。(《中国民间草药方》)

2. 经水过多　贯众(烧灰存性)为细末，每服 6～9 g，用石菖蒲煎汤送服。(《常见病验方研究参考资料》)

3. 经水不调，湛浊淋沥　参见益智仁条。

4. 经候不来数月，脐腹疠痛，或有一块上下相拄，饮食减少，腹满恶心，大便秘涩者　宜服《局方》北亭丸。用石菖蒲、马鞭草煎汤送下三四十丸，两服必通。(《妇人大全良方》)

5. 闭经泌乳综合征　生麦芽、紫石英各 30 g，生地黄、丹参各 18 g，石菖蒲 15 g，远志肉、菟丝子各 12 g，牛膝、当归各 9 g。(《全国名医妇科验方集锦》)

6. 经前或产后精神异常　生铁落饮加减：天冬、麦冬、川贝母、胆南星、石菖蒲、茯神、丹参各 9 g，陈皮 6 g，远志 4.5 g，钩藤 12 g，生铁落 30 g，莲子心 3 g。(《中医妇科临床手册》)

7. 经行抽搐　参见全蝎条。

8. 经行头痛　参见珍珠母条。

9. 经行眩晕　参见佩兰条。

10. 经前失寐　百合知母汤加味：百合 20 g，知母 10 g，柏子仁 10 g，酸枣仁 10 g，远志 10 g，石菖蒲 6 g，龙齿 20 g。(《妇科用药 400 品历验心得》)

11. 赤白带下　石菖蒲、破故纸等分，炒为末。每服二钱，更以菖蒲浸酒调服，日一。(《妇人大全良方》)

12. 锦丝带　参见鹿角霜条。

13. 妊娠下痢及水泻不止，米谷不消化者　神捷散：菖蒲切作片子于面内炒、赤石脂各一两大火内煅通赤，干生姜半两。上三味，捣罗为散，空心米饮调下二钱匕，日三。(《圣济总录》)

14. 妊娠惊悸　定志丸：人参、茯苓、石菖、远志各一两。蜜丸，滚汤下。(《女科心法》)

15. 卒腰痛不安，或腰痛胎转，抢心下血　菖蒲饮：用菖蒲汁、酒一升服之。(《胤产全书》)

16. 胎动半产，卒动不安，或腰痛胎转抢心，下血不止，或日月未足而欲产　菖蒲根捣汁一二斤服之。(《本草纲目》)

17. 孕中忽然口噤吐沫，不省人事，言语错乱　四物汤合二陈汤加麦冬、竹茹、远志、石菖蒲之类。(《医部全录・妇科》)

18. 妊娠痰迷尸厥。脉动而滑，昏死流涎，喉中时作水鸣声　涤痰汤：真胆星、法半夏、陈皮、人参、茯苓各钱半，炒枳实、石菖蒲、竹茹、甘草各八分，生姜三片。(《彤园妇人科》)

19. 孕妇中痰火，脉滑数有力，形气强者　加减涤痰汤：法半、胆星、陈皮、茯苓、炒芩各钱半，炒枳壳、石菖蒲、天麻、炒连、甘草、竹茹各一钱，生姜引。(《彤园妇人科》)

20. 妇人血气垂死者，并败血不尽　石菖蒲一两(米泔浸洗，切焙)，当归一两(酒浸一宿，火炙)。上为末，每服二钱，热酒下。(《产宝诸方》)

21. 产后崩中不止，下血　菖蒲酒：菖蒲一两半，上细锉，以酒二盏，煮取一盏，去滓，分温三服，食前。(《妇人大全良方》)

22. 产后恶露下不尽，腹内痛　菖蒲一两锉。上以酒一大盏，煎至六分，去滓，分温二服。(《太平圣惠方》)

23. 产后腰痛　双俱散：石菖蒲一两，当归半两。上为末，每服三钱，空心热酒调下。(《普济方》)

24. 产后怔忡　定志丸：人参、茯苓各一两五钱，菖蒲、远志各一两。上为末，蜜丸如梧子大，每股六七十丸，白汤下。(《医部全录・妇科》)

25. 产后津液减耗，虚渴引饮　菖蒲散：石菖蒲、栝楼根各一两，黄连半两。上三味，捣罗为散，每服二钱匕，新汲水调下，日三。(《圣济总录》)

26. 产后不语　人参、石莲肉(不去心)、石菖蒲各等分。上锉，每服五钱，水煎服。(《济阴纲目》)

27. 血虚产后痉症　参见牡蛎条。

28. 产后中风偏枯，手足不仁，或筋脉无力，不能自举，心下多惊　参见石决明条。

29. 产后腿痛　参见川乌头条。

30. 母困笃恐不济，去胎　捣菖蒲根绞取汁，饮半中盏效。（《太平圣惠方》）

31. 大五补丸，服之有子　天门冬、麦门冬、菖蒲、茯苓、枸杞、人参、益智、地骨皮、远志肉、熟地黄各等分。上为细末，炼蜜丸如桐子大，空心酒下三十丸，服数服后，以七宣丸泄之。（《医部全录·妇科》）

32. 妇人风虚，与鬼交通，妄有所见闻，言语杂乱　茯神散：茯神一两半，茯苓、人参、石菖蒲各一两，赤小豆半两。上㕮咀，每服三大钱。水一盏，煎至六分，去滓，食前温服。（《妇人大全良方》）

33. 经前期紧张综合征、围绝经期综合征　参见磁石条。

34. 慢性盆腔炎性疾病后遗症　参见川乌头条。

35. 脏躁　参见羚羊角条。

36. 梦交　参见银箔条。

37. 急性乳腺炎　紫荆皮 15 g，独活 12 g，石菖蒲、白芷、赤芍各 9 g。共研末，酒调敷。（《常见病验方研究参考资料》）

38. 阴户肿痛，月水涩滞　菖蒲散：菖蒲、当归各一两（炒），秦艽一两，吴茱萸制五钱。上为末，每服五钱，空心葱汤调下，或水煎服。（《济阴纲目》）

39. 阴汗湿痒　石菖蒲、蛇床子等分，为末。日搽二三次。（《济急仙方》）

40. 阴痒　石菖蒲 12 g，葎草 60 g，金钱草、夏枯草各 30 g。水煎服或涂搽患处。（《中国民间草药方》）

41. 霉菌性外阴炎　石菖蒲 60 g，食盐少许。每次加水 1 000 mL，煎取 500 mL，连煎 3 次，合药液，凉后先用冲洗器冲洗阴道再坐浴，不拘次数，每次 15 分钟。（《妇科用药 400 品历验心得》）

42. 阴臭　石菖蒲 60 g。每次加水 1 000 mL，煎取 500 mL，连煎 3 次，合药液，凉后先用冲洗器冲洗阴道再坐浴，不拘次数，每次 15 分钟。（《妇科用药 400 品历验心得》）

【现代药理研究】　石菖蒲所含的 α-细辛脑能对抗垂体后叶素的宫缩作用。体外试验结果显示，高浓度浸出液对常见致病性真菌有抑制作用。（《中华本草》）

【用法用量】　内服：煎汤，6～10 g，鲜品加倍；或入丸、散。外用：60 g，煎水洗。

【使用注意】　阴虚阳亢，汗多者慎服。

石榴皮

出《雷公炮炙论》。又名石榴壳、酸榴皮。为石榴科植物石榴 *Punica granatum* L. 的果皮。我国大部分地区均有栽培。

【药性】　酸、涩，温，有小毒。入胃、大肠经。

【功效】　收敛固涩。

【药论及医论】　《日用本草》："止赤白带下……"

《本草纲目》："止泻痢，下血，脱肛，崩中带下。"

《本草求原》："洗瘢疥癣。"

【临床应用】

1. 崩漏　石榴皮三两，水煎加蜂蜜服。（《常见病验方研究参考资料》）

2. 室女月水不断　地榆汤：地榆、柏叶、蒲黄、酸石榴皮、炙甘草、生干地黄各二两。上为末，每服三钱，水一盏煎七分去滓，温服，空心食前。（《普济方》）

3. 虫证经闭腹痛　雄砂丸：鹤虱、芜荑、干漆、僵蚕各三钱，贯众、酸石榴皮各五钱，朱砂、雄黄、雷丸、甘遂各一钱半。上为末，米粉煮糊为丸麻子大，每十丸，五更时粥饮下，善杀诸虫。一方加麝香少许，尤妙。（《医部全录·妇科》）

4. 经行腹泻　参见车前子条。

5. 赤白带下　酸石榴五枚，连壳舂，绞取汁，每服五合，服汁尽，即断。（《卫生易简方》）

6. 带下　石榴皮 60 g。每剂水煎 3 次，合药液约 1 500 mL，凉后先用冲洗器冲洗阴道再

坐浴,不拘次数,每次15分钟。(《妇科用药400品历验心得》)

7. 妊娠血注下不止　阿胶、艾叶、酸石榴皮各二两。上以水七升,煮取二升,去滓,内胶令烊,分三服。(《普济方》)

8. 胎月未足,气血未充,辄堕胎,血伤动下不止,虚损困倦　茯苓散:白茯苓、人参、黄芪、醋石榴皮、陈橘皮(去白炒)、炙甘草各一两。上为细散,每服二钱,以热酒调温服,米饮亦得,不拘时候。(《普济方》)

9. (妊娠)血痢,又痢下不止　《千金》三物胶艾汤:阿胶、艾叶、酸石榴皮三味等分,煎服。(《妇科秘书》)

10. 妊娠注下,利不止,或水,或脓血　熟艾二两,石榴皮、阿胶各三两。以水四升,煮取一升半,分三服。(《集验方》)

11. 妊娠中风,口眼不正,言语蹇涩,手足不遂　酸石榴煎:酸石榴(并皮细切,研后更入水一中盏,再研绞取汁,去滓)十枚,鹅梨(捣绞取汁)十颗,荆芥(细锉,入水一中盏,研,绞取汁)五两,薄荷(细锉,入水一中盏,研,绞取汁)五两,牛蒡根(净洗切研,绞取汁)半斤,竹沥一中盏,生姜(地黄)汁一中盏,白蜜三两。以上诸药汁相和,于银石锅中,慢火熬如饧,入后药末。赤箭二两,独活一两,羚羊角屑一两,防风一两,桑寄生一两,阿胶一两。上件药,捣细罗为末,研令细,入前煎中搅令匀,瓷器中盛,每服不计时候,以温酒调下一匙头。(《太平圣惠方》)

12. 恶露不止　石榴皮明矾汤:石榴皮10 g,明矾1.5 g,红糖适量,煎水口服。(《女性性器官出血》)

13. 产后泻　榴附饮:酸石榴皮(米醋炒)、香附子。上二味为末,每服二钱,米饮下。(《朱氏集验方》)

14. 调经养血,安胎顺气,胎前产后,及月事参差,有余不足,诸证悉治,久服有孕　百子归附丸:香附(四制)十二两,阿胶(碎,炒)、艾叶、当归、熟地(俱酒洗)、芍药(炒)、川芎各二两。上为用陈石榴一枚,连皮捣碎,煎水打糊丸,如桐子大,每服百丸,空心淡醋汤下。(《求嗣指源》)

15. 妇科术后腹泻　参见藿香条。

16. 产后玉门不闭　参见瓦松条。

17. 子宫脱垂　乌梅150 g,石榴皮150 g。水煎3次,合药液1 500 mL坐浴。(《妇科用药400品历验心得》)

18. 宫颈糜烂　宫颈膏:猪苦胆5～10个吹干,约30 g,石榴皮60 g。共研细末,和匀,用适量花生油或菜油,调成糊。先用桉树叶的蒸馏液清洗患部,擦干宫颈分泌物,再用有尾棉球蘸药液塞入宫颈糜烂处,每日1次。(《集验中成药》)

19. 阴道生疮　鲜石榴皮二两,忍冬藤五钱,川连一钱。煎汤坐浴,每日早晚各1次。(《常见病验方研究参考资料》)

20. 阴痒　石榴皮、马齿苋各20 g,地龙30 g,土茯苓12 g,煎服或熏洗。(《中国民间草药方》)

21. 阴虱　参见蛇床子条。

22. 霉菌性阴道炎　乌梅、槟榔各30 g,石榴皮、大蒜头各15 g,川椒10 g。共研细末,装胶囊纳阴道中。(《中国中医秘方大全》)

23. (阴道)洗宽方　石榴皮、菊花各等分。上为细末,水一碗,煎至七分。洗阴户如童女。(《香奁润色》)

24. 痔疮　石榴皮50 g,每剂水煎3次,合液坐浴。(《妇科用药400品历验心得》)

【现代药理研究】 石榴皮水浸剂(1∶4)在试管内对堇色癣菌、同心性毛癣菌、石膏样毛癣菌、许兰黄癣菌、奥杜盎小芽孢癣菌、羊毛状小芽孢癣菌、铁锈色小芽孢癣菌、腹股表皮癣菌、红色表皮癣菌、考夫曼-沃尔夫表皮癣菌、星形奴卡菌等均有不同程度的抑制作用。家兔灌服石榴根皮水浸液可促进血液凝固,能明显提高抗凝血因子的功能,并使小血管收缩。石榴皮对阴道滴虫有较强的杀灭作用。(《现代中药药理与临床》)

【用法用量】 内服:煎汤,10～20 g;或入丸、散。外用:60 g,煎水熏洗。

【使用注意】 用量不宜过多,避免中毒。

龙骨(附龙齿)

出《神农本草经》。为古代哺乳动物如象类、犀牛类、三趾马等的骨骼化石。

【药性】 (龙骨)涩、甘,性平。入心、肝、肾、大肠经。(龙齿)涩,凉。入心、肝经。

【功效】 (龙骨)镇心安神,平肝潜阳,收涩固脱,止血,敛疮。(龙齿)镇惊安神,平肝潜阳,收敛固涩。

【药论及医论】 《药性论》:"(龙骨)逐邪气,安心神……女子崩中带下,止梦泄精,夜梦鬼交……"

《日华子》:"(龙骨)怀孕漏胎,肠风下血,鼻洪,吐血。"

《医学衷中参西录》:"(龙骨)愚用龙骨约皆生用,惟治女子血崩,或将流产,至极危时恒用煅者,取其涩力稍胜以收一时之功也。"

《药性论》:"(龙齿)镇心,安魂魄。"

《刘奉五科经验》:"(龙齿)妇科可用于治疗先兆子痫,见有心惊动悸,欲抽,取其重镇之功。"

【临床应用】

1. 血崩不止　龙骨散:煅龙骨,当归,香附,棕毛灰。(《景岳全书》)

2. 月事失常,经水过多　当归龙骨丸:当归、白芍药、黄连、染槐子、艾叶(炒)、茯苓各半两,龙骨、黄柏各一两,木香一分。上为末,滴水为丸如小豆大,温米饮下三四十九,食前,日三四服。(《医部全录・妇科》)

3. 经前口疳　参见胡黄连条。

4. 经行吐衄　熟地黄 20 g,北沙参 20 g,白芍 20 g,牡丹皮 12 g,黑荆芥 10 g,茯苓 20 g,怀牛膝 20 g,生龙骨 25 g,生牡蛎 25 g。(《罗元恺妇科经验集》)

5. 经行盗汗　五味子 10 g,山茱萸 20 g,山药 20 g,糯稻根 30 g,浮小麦 30 g,煅龙骨 30 g,生黄芪 12 g。(《妇科用药 400 品历验心得》)

6. 经行头痛　参见石膏条。

7. 经前失寐　百合知母汤加味:百合 20 g,知母 10 g,柏子仁 10 g,酸枣仁 10 g,远志 10 g,石菖蒲 6 g,龙齿 20 g。(《妇科用药 400 品历验心得》)

8. 妊娠心悸怔忡　龙齿 20 g,柏子仁 12 g,太子参 12 g,茯苓 10 g,半夏 10 g。(《妇科用药 400 品历验心得》)

9. 赤白带下　龙骨散:龙骨,黄柏,半夏,灶中黄土,桂心,干姜,石韦,滑石,乌贼骨,代赭石,僵蚕。(《备急千金要方》)

10. 白淫　参见芡实条。

11. 白漏不绝　马蹄丸:白马蹄、禹余粮各四两,龙骨三两,乌贼骨、白僵蚕、赤石脂各二两。上为末,蜜丸梧子大,酒服十丸,不知,加至三十丸。(《医部全录・妇科》)

12. 妊娠胎动,时有所下,腹胁疼痛　参见赤石脂条。

13. 妊娠恶阻　桂枝去芍药加附子汤加味:桂枝 6 g,淡附片 6 g,炙甘草 6 g,生姜 5 片,大枣 6 个,半夏 15 g,龙骨 20 g,牡蛎 20 g。(《妇科用药 400 品历验心得》)

14. 妊娠心烦　小麦百合生地汤:小麦 30 g,百合 15 g,生地黄 20 g,生龙齿 15 g。将小麦布包与百合、生地黄、生龙齿共煎,饮汤,每日 1 剂,7～10 日为 1 个疗程。(《中医妇产科学》,刘敏如等主编)

15. 妊娠盗汗　桂枝加龙骨牡蛎汤加味:桂枝 6 g,炒白芍 6 g,炙甘草 6 g,生姜 4 片,大枣 5 个,龙骨 20 g,牡蛎 20 g,糯稻根 20 g,五味子 5 g。(《妇科用药 400 品历验心得》)

16. 妊娠鼻衄　龙骨 15 g,藕节 12 g,桑叶 12 g,白茅根 15 g,荆芥 10 g。(《妇科用药 400 品历验心得》)

17. 先兆子痫　生龙齿 18 g,羚羊角粉 0.3～0.6 g,生地黄 15 g,白芍、淡竹叶、僵蚕各 9 g,黄连 3 g,生石决明 30 g,天麻 6 g,钩藤、川贝母各 12 g。(《中医妇科临床手册》)

18. 妊娠瘛疭　大定风珠加减。炒白芍 15 g,龟板胶(烊冲)10 g,龙骨(先入)20 g,牡蛎(先入)20 g,鳖甲(先入)10 g,鸡子黄(冲)1 枚,桑寄生 12 g,丝瓜络 10 g,竹茹 10 g。(《妇科用

药400品历验心得》)

19. 妊娠合并癫痫　参见半夏条。

20. 妊娠小便尿血　龙骨一两，蒲黄半两。为末，每服二钱(酒调)，日三服。(《资生集》)

21. 妊身遗尿　龙骨治末，三指撮，先食酒服，日三。(《产经》)

22. 妊娠腹泻　龙骨20 g，芡实30 g，苍术10 g，炒白术10 g，砂仁5 g，凤尾草15 g，炒谷芽10 g，炒麦芽10 g。(《妇科用药400品历验心得》)

23. 产后虚冷、下血，昼夜无度，及恶露不绝　龙骨丸：龙骨(细研)四两，干姜(炮)、甘草(炙)、桂各二两。上四味，捣罗为末，炼蜜和丸，如梧桐子大，每服二十丸，温酒下，早晨日午晚间各一。(《圣济总录》)

24. 产后小便不禁　桑螵蛸半两，龙骨一两。上为细末，食前，粥饮调下二钱。(《妇人大全良方》)

25. 产后遗尿　五味子丸：人参、炒白术、炒五味子、炒破故纸各三两，炒山药、炒白茯苓各两半，吴茱萸、巴戟肉、煨果面各一两，龙骨少许。上为末，酒糊丸桐子大，每服百余丸，食前白汤或米汤任下。(《证治准绳·类方》)

26. 产后日久泄泻，倦怠烦渴　龙骨丸：龙骨、甘草(炙)、赤石脂、乌梅肉(炒)、人参、黄芩、枳壳(炒)、赤茯苓各半两，厚朴(生姜汁炙)、黄连各三分。上一十味，捣罗为末，面糊和丸，梧桐子大，每服三十丸，米饮下，食前，日三。(《圣济总录》)

27. 产后虚汗不止　龙骨一两，麻黄根一两。上件药，捣细罗为散，不计时候，以粥饮调下二钱。(《太平圣惠方》)

28. 产后风　参见牡蛎条。

29. 产后血晕　当归，川芎，生龙齿，远志，橘皮，法半夏。(《钱伯煊妇科医案》)

30. 心虚挟血，振悸不宁，产后败血冲心，笑哭如狂　龙齿清魂散：人参、龙齿、远志、归身各五钱，茯神、麦冬、桂心、炙草各三钱，延胡索一两，细辛一钱五分。为散。每服四五钱，姜三片，红枣一枚。水煎调服。(《胎产心法》)

31. 产后脏虚，心中惊悸，志意不安，言语错乱，不自觉知　茯神、远志、人参、麦门冬、甘草、生地黄、当归、龙齿、桂心、白芍药、羚羊角等分。上为粗末，每服三钱。水一盏，姜三片，枣一个，煎至六分，去滓温服，无时候。(《妇人大全良方》)

32. 产后血邪，心神恍惚，言语失度，睡卧不安　茯神散：茯神一两，人参、龙齿、琥珀、赤芍药、黄芪、牛膝各三分，生地黄一两半，桂心半两。上为末，每服三钱。水一盏，煎至七分，不拘时，去滓温服。(《妇人大全良方》)

33. 产后脱肛　参见诃子条。

34. 妇人败血冲心，或歌舞谈笑，怒骂坐卧，甚者逾垣上屋，口咬打拳，神名佛号，无有不能，似祸祟之状　龙齿清魂散：龙齿，远志，官桂，人参，当归，茯苓，细辛，门冬，甘草，玄胡。姜五片，枣三枚，入金银器内煎百沸，入麝香一匙，不拘时服。(《女科万金方》)

35. 经前期紧张综合征、围绝经期综合征　参见磁石条。

36. 女子梦交　桂枝加龙骨牡蛎汤：桂枝，白芍，炙甘草，龙骨，牡蛎，生姜，大枣。(《金匮要略》)

37. 性欲亢进(围绝经期综合征)　镇肝熄风汤加味：龙骨(先煎)30 g，牡蛎(先煎)30 g，龟板胶(烊冲)10 g，牛膝12 g，代赭石12 g，天冬12 g，玄参12 g，白芍12 g，茵陈蒿12 g，白薇12 g，青蒿10 g，鳖甲(先煎)15 g，瘪桃干20 g，浮小麦30 g，紫草15 g。(《妇科用药400品历验心得》)

38. 脏躁　黄连3 g，半夏10 g，茯苓10 g，枳壳8 g，竹茹10 g，陈皮8 g，小麦30 g，合欢花10 g，酸枣仁10 g，甘松10 g，龙齿15 g，生甘草5 g，鸡子黄1个，红枣5个。(《妇科用药400品历验心得》)

39. 失寐　参见大枣条。

40. 围绝经期综合征　坤宝丸：生龙齿，生地黄，白芍，女贞子，杭菊，黄芩，炒酸枣仁。[《中医杂志》，1986(6)：35]

41. 妇人吐血，百治不差　龙骨半两，当归三分，生干地黄一两。上俱为细散，以生地汁调下二钱，不计时候。(《太平圣惠方》)

42. 妇人无故尿血　用龙骨一两，酒调方寸匕服之。(《郑氏家传女科万金方》)

43. 乳将至而未得通畅者　宜涌泉散：王不留行、瞿麦、麦冬、龙骨(煅)、穿山甲(炒)各等分。上为末，每服一钱，热酒调下，饮猪蹄羹少许。(《胎产心法》)

44. 吹奶，不痒不痛，肿硬如石　龙骨一两。上细研为散，每服，以热葱酒调下一钱，日三四服。(《太平圣惠方》)

45. 阴户突出，因劳力者，血虚　四物汤加龙骨。(《医部全录·妇科》)

46. 子宫脱垂　煅龙骨四两，五倍子二两。共研细末，频敷脱垂局部有湿烂处。(《常见病验方研究参考资料》)

47. 子宫脱垂糜烂　龙骨、牡蛎各 30 g，五倍子 6 g，孩儿茶 9 g。煎汤外洗。(《常见病验方研究参考资料》)

48. 上环后阴道不规则出血　煅龙骨、牡蛎各 50 g，山茱萸、苎麻根(先煎代水)各 30 g，炒白芍 15 g，补骨脂、赤石脂、海螵蛸、阿胶珠、茜草根各 12 g，荆芥炭 5 g。水煎，每日 1 剂，服两次，5 日为 1 个疗程。(《中国民间医术绝招·妇科部分》)

【现代药理研究】　应用 20% 龙骨混悬液给小鼠灌胃，0.2 mL/10 g，每日 1 次，连续 7 日，能显著增加戊巴比妥钠催眠率，表明其具有一定的镇静作用；还可以缩短小鼠的凝血时间。(《中华本草》)

【用法用量】　内服：水煎，10～30 g，打碎，先煎；或入丸、散。

【使用注意】　湿热积滞者慎服。

龙　胆

出《神农本草经》。又名龙胆草、地胆草、胆草、水龙胆、四叶胆。为龙胆科植物条叶龙胆 *Gentiana manshurica* Kitag.、龙胆 *Gentiana scabra* Bge.、三花龙胆 *Gentiana triflora* Pall.或坚龙胆 *Gentiana rigescens* Franch.的根及根茎。

【药性】　苦，寒。入肝、胆经。

【功效】　泻肝胆实火，除下焦湿热。生品用于清热燥湿；酒龙胆常用于上焦及肝胆实火；龙胆炭则具有清肝凉血之功。

【药论及医论】　《药品化义》："其气味厚重而沉下，善治下焦湿热……女人阴癃作痛，或发痒生疮，以此入龙胆泻肝汤治之，皆苦寒胜热之力也。"

《医学衷中参西录》："凡目疾、吐血、衄血、二便下血、惊痫、眩晕，因肝胆有热而致病者，皆能愈之。"

【临床应用】

1. 肝火亢盛，肠腑积滞之月经不调　参见芦荟条。

2. 经血错乱妄行，肝有怒火者　小柴胡汤加山栀、香附、胆草之类。(《孕育玄机》)

3. 崩中　龙胆 6 g，苎麻根 30 g，墨旱莲 50 g，女贞子 30 g，党参 30 g，仙鹤草 30 g，荆芥炭 10 g，阿胶 20 g。(《妇科用药 400 品历验心得》)

4. 肝经湿热型经行泄泻　胆芩散：龙胆泻肝汤加白芍。(《名医治验良方》)

5. 经行衄血，倒经　凉血止衄汤：龙胆草、黄芩、栀子、牡丹皮各 9 g，生地黄 15 g，藕节、白茅根各 30 g，大黄 1.5 g，牛膝 12 g。(《刘奉五妇科经验》)

6. 经行盗汗　龙胆 6 g，雀麦 30 g，糯稻根 30 g，竹沥胶囊(分吞)4 粒，芡实 30 g，金樱子 20 g。(《妇科用药 400 品历验心得》)

7. 经行情志异常心肝火旺证　清热镇惊汤：柴胡，薄荷，麦冬，栀子，黄连，龙胆草，茯神，钩藤，木通，生甘草，灯心草，竹叶。(《中医妇产科学》，刘敏如等主编)

8. 经间及经行期狂躁　参见天竺黄条。

9. 经来扑地，脉散腮红，火热，肝也，不可误作中风、中痰　本方(当归、白芍、熟地、甘草、陈皮、香附、川芎)加胆草、栀仁、黄芩、柴胡。(《秘珍济阴》)

10. 带下　湿热壅滞，小便赤涩，用龙胆泻肝汤。(《医部全录·妇科》)

11. 妊娠腹痛　寄生忍冬花汤：生牡蛎、白芍、乌药、苏子霜、桃仁、杏仁、知母、黄柏各9 g，旋覆花、代赭石各6 g，丝瓜络、厚朴、炒枳壳各3 g，龙胆草炭4.5 g，桑寄生18 g，忍冬花15 g，藕30 g。(《中国妇产方药全书》)

12. (妊娠)卒下血不止　用龙胆一虎口，以水五升，煮取二升半，分为五服，瘥。(《普济方》)

13. 子淋　若肝经湿热，用龙胆泻肝汤。(《医部全录·妇科》)

14. 妊娠外感　参见桑枝条。

15. 先兆子痫　龙胆羚角汤：龙胆草，羚羊角，黄芩，车前仁，干地黄，丹参，茯神。(《中医妇科治疗学》)

16. 妊娠合并甲状腺功能亢进肝气郁结，肝火亢盛证　参见夏枯草条。

17. 妊娠急性重症黄疸性肝炎　参见大青叶条。

18. 妊娠两胁俱痛，肝火盛而口苦嗌干，脉弦者　汗肠汤：柴胡、酒芍、川芎、附子、当归各钱半，炒青皮、枳壳、胆草、甘草、木香各五分，条芩、法半各一钱。(《彤园妇人科》)

19. 产后脐腹作痛　若肝经湿热，小便不利，用龙胆泻肝汤。(《医部全录·妇科》)

20. 产后虚汗不止，烦热体痛，渴燥引饮　人参散：人参、芍药、甘草(炙)、龙胆各一两。上为散，每服二钱匕，麝香温酒调服，日三。(《普济方》)

21. 产门不闭，若暴怒伤肝而动火者　宜龙胆泻肝汤：龙胆草，人参，天冬，麦冬，甘草，黄连，栀子，知母，黄芩，柴胡，五味子。水煎，温服。(《竹林女科证治》)

22. 产后排尿异常肾阴不足证　化阴煎：生地黄，熟地黄，牛膝，猪苓，泽泻，黄柏，知母，绿豆，龙胆草，车前子。(《中医妇产科学》，刘敏如等主编)

23. 产后乳不流行，下奶　地胆草、瓜蒌根、莴苣子各等分，为末。每服二钱，温葱调酒下，日三四服。(《普济方》)

24. 多囊卵巢综合征　龙胆泻肝汤：龙胆草6～9 g，炒黄芩、焦栀子、泽泻、车前子、当归各9 g，柴胡6 g，木通3 g，生甘草1.5～3 g，生地黄6～12 g。每日1剂。[《上海中医药杂志》，1982(12)：16]

25. 痰湿不孕症　参见九香虫条。

26. 肝经郁热引起的高催乳素血症，出现乳房发胀、溢乳、月经后期或闭经、不孕等　消乳饮：龙葵15～20 g，郁金10 g，刺蒺藜12 g，龙胆6 g，炒栀子10 g，枇杷叶12～20 g，蝉蜕6～9 g。(《马大正中医妇科医论医案集》)

27. 妇人腋下肿痛　小柴胡汤加抚芎、枳壳、枳实，去人参，加龙胆草。(《秘珍济阴》)

28. 肝火湿热性欲过亢　加味龙胆泻肝汤：龙胆草、黑栀子、柴胡、泽泻各9 g，车前子、木通、生地黄、当归、薏苡仁、赤芍各10 g，黄芩8 g，败酱草15 g。(《中医临床妇科学》，夏桂成主编)

29. 妇人骨蒸劳热，四肢烦疼，日渐羸瘦　参见青蒿条。

30. 纳呆　龙胆3 g，茯苓10 g，白术10 g，薏苡仁15 g，佩兰6 g，炒栀子10 g。(《妇科用药400品历验心得》)

31. 妊娠带状疱疹　大青叶20 g，龙胆15 g。水煎湿敷。(《妇科用药400品历验心得》)

32. 目赤暴发作云翳，痛不可忍　羌活，防风，龙胆草。(《女科万金方》)

33. 慢性宫颈炎　龙胆草、五倍子、蛇床子、苦参、吴茱萸，上药制成粉末，掺和调匀，用带线棉球蘸药粉置于宫颈糜烂部位，次日取出，隔日上药一次。[《中医药信息》，1986(4)：15]

34. 湿毒壅盛型急性盆腔炎　参见白毛藤条。

35. 产后阴脱，玉门不闭　若因暴怒，肝火血伤也，龙胆泻肝汤。(《医部全录·妇科》)

36. 乳头瘙痒　甘草泻心汤加味：炙甘草10 g，黄芩10 g，黄连5 g，干姜3 g，大枣5个，党参10 g，半夏10 g，龙胆5 g，白鲜皮10 g，地肤子

10 g,蝉蜕 5 g。(《妇科用药 400 品历验心得》)

37. 外阴瘙痒　龙胆草 250 g。加水 1 000 mL,煎取 500 mL,早晚洗浴患处,每次 15 分钟。10 日为 1 个疗程。(《中国民间医术绝招·妇科部分》)

38. 白塞综合征外阴溃疡痛痒厉害　参见苍耳子条。

39. 外阴湿疹溃疡　甘草泻心汤加味:生甘草 9 g,黄芩 10 g,党参 10 g,干姜 3 g,黄连 5 g,大枣 6 个,半夏 9 g,龙胆 5 g,苍术 10 g。(《妇科证治经方心裁》)

40. 外阴疱疹　龙胆 50 g,水煎 500 mL,凉后用纱布湿敷患部,不拘次数和时间。(《妇科用药 400 品历验心得》)

41. 女人阴中肿痛或生疮　黄连二钱,龙胆草一钱,柴胡一钱,青皮三分。水一盏煎,空心顿服。肿甚,加大黄一钱。忌酒并辣物。(《香奁润色》)

42. 前庭大腺炎　防风、苍术(炒)、龙胆草、赤茯苓各 9 g,木通、黄柏(酒炒)、知母、荆芥穗、独活、赤芍各 6 g,黄连、甘草各 3 g,水煎服。(《实用中西医结合诊断治疗学》)

43. 滴虫性阴道炎、霉菌性阴道炎、老年性阴道炎、外阴湿疹等　蛇白汤:蛇床子、白鲜皮、黄柏各 50 g,龙胆草、荆芥、防风、苦参各 15 g,薄荷 1 g。水煎熏洗。(《中国中医秘方大全》)

44. 肝经湿热型外阴白色病变　祛白散:龙胆草 20 g,栀子 15 g,黄芩 15 g,柴胡 10 g,车前子 15 g,茯苓 15 g,生甘草 5 g。研极细末,和匀。每次服 9 g,每日服 2～3 次,温开水冲服。(《集验中成药》)

【现代药理研究】

(1) 对龙胆苦苷抗卵巢癌作用进行了研究,结果表明,龙胆苦苷对人卵巢癌 SKOV3 具有显著的抑制作用,IC_{50} 为 20 nmol/L。其抗癌作用主要是通过调节线粒体膜电位并诱导细胞凋亡实现的,同时空单苦干还能够抑制 SKOV3 细胞在 G2/M 期的生长、阻止肿瘤细胞的迁移与侵袭。[《科学技术创新》,2019(36):43－44]

(2) 在体外实验中,龙胆煎剂对铜绿假单胞菌、变形杆菌、伤寒杆菌、金黄色葡萄球菌、石膏样毛癣菌、星形奴卡菌等有不同程度的抑制作用。(《中华本草》)

【用法用量】 内服:煎汤,3～6 g;或入丸、散。外用:40 g,煎水洗。

【使用注意】 脾胃虚弱者禁服。

龙　葵

出《药性论》。又名苦葵、天泡草、天茄子、山海椒、乌疔草、野辣椒、老鸦酸浆草。为茄科植物龙葵 *Solanum nigrum* L.的全草。

【药性】 苦、微甘,寒,有小毒。

【功效】 清热,解毒,散结。

【药论及医论】 《滇南本草》:"洗疥癞痒痛,祛皮肤风。"

【临床应用】

1. 血崩不止　龙葵 30 g,佛指甲 15 g。水煎服。(《贵州草药》)

2. 肝经郁热引起的高催乳素血症,出现乳房发胀、溢乳、月经后期或闭经、不孕等　参见龙胆条。

3. 经期过长　龙葵 15 g,大青叶 10 g,木贼 12 g,凤尾草 20 g,五倍子 12 g,石榴皮 15 g,墨旱莲 30 g。(《妇科用药 400 品历验心得》)

4. 白带　龙葵、白鸡冠花各 30 g。水煎,每日 1 剂,分 2 次服。(《中药药理与临床》)

5. 催生方　取老鸦酸草生用,不以多少,临产时,砂盆内捣烂不可擂,布帛绞取汁半盏,顺流水半盏,相和,火上温过,如五月五日采,阴干为末,收起,临产调服。(《普济方》)

6. 产后肠出不收　老鸦酸浆草一把,水煎,先熏后洗,收乃止。(《救急方》)

7. 急性乳腺炎　龙葵 60 g,每日 1 剂,水煎 2 次分服。(《江西省中草药新医疗法展览会资料汇编》)

8. 痈证初起,深部脓肿等化脓感染　消痈汤:白芷二至三钱,金银花、蒲公英、鲜生地黄各五钱至一两,连翘、赤芍、川贝母、陈皮、蚤休、龙葵各三至五钱。(《赵炳南临床经验集》)

9. 结合西医治疗绒毛膜上皮癌、恶性葡萄胎　龙葵、薏苡仁、天花粉、紫草根、蒲公英、丹参各15 g,山豆根、半枝莲各30 g。(《抗癌中草药制剂》)

10. 卵巢癌　龙葵25 g,莪术15 g,水蛭粉3～6 g。前两味药水煎两次,取液冲服水蛭粉,1个月为1个疗程。(《中国民间医术绝招·妇科部分》)

11. 子宫肌瘤　半枝莲20～30 g,白花蛇舌草20～30 g,夏枯草15～20 g,紫草15 g,皂角刺15 g,石见穿20 g,三棱12 g,莪术12 g,蛇莓20 g,马鞭草20 g,龙葵20 g,海藻20 g。(《子宫肌瘤诊治》)

12. 宫颈糜烂　龙葵浓煎成膏,涂于带线棉球上,将棉球放置宫颈糜烂处,24小时后取出,每周上药1～2次,8次为一疗程。(《中药药理与临床》)

13. 宫颈癌手术后　龙葵90 g,十大功劳、白英、白花蛇舌草、菝葜根各30 g。每日1剂,水煎两次,早晚分服,1个月为1个疗程。(《中国民间医术绝招·妇科部分》)

14. 阴茧(巴氏腺囊肿伴感染)　地骨皮30 g,龙葵30 g。每剂水煎3次,合而为一约1 500 mL,待药液温后坐浴。(《妇科用药400品历验心得》)

15. 霉菌性阴道炎　龙葵60 g,苍耳子60 g。水煎坐浴。(《妇科用药400品历验心得》)

【现代药理研究】 龙葵碱有抗核分裂作用。龙葵藻绿果中提取的龙葵总碱对动物移植性肿瘤的抑触率为40%～50%。龙葵全草煎剂或注射剂治疗子宫颈癌、乳腺癌等,有消炎解毒、止血止带、祛秽生肌、增加食欲、兴奋神经功效,可使癌情缓解。龙葵复方治疗绒毛膜上皮癌、卵巢癌等,有一定缓解作用。(《中药药理与应用》)

【用法用量】 内服:煎汤,9～15 g。外用:适量,煎汤外洗。

【使用注意】 虚寒无实热者忌用。

龙眼肉

出《开宝重定本草》。又名桂圆肉、蜜脾。为无患子科植物龙眼 *Dimocarpus longan* Lour. 的假种皮。

【药性】 甘,温。入心、脾经。

【功效】 益心脾,补气血,止血,安神。

【药论及医论】 《滇南本草》:"养血安神,长智敛汗,开胃益脾。"

《随息居饮食谱》:"补心气,安志定神;益脾阴,滋营充液。"

《临床实用中药学》(颜正华编):"治妇女产后水肿,气虚水肿,脾虚泄泻。"

《泉州本草》:"治便血崩漏。"

【临床应用】

1. 经行或经后小腹绵绵作痛　龙眼肉50 g,红枣100 g,当归30 g。共煎,去当归,打入鸡蛋2个,吃蛋、桂圆、红枣,喝汤。(《百病良方》)

2. 崩漏　干龙眼果实30～60 g,大枣15 g,水煎服。(《福建中草药》)

3. 月经不调　龙眼肉50 g,鸡蛋1个。加水先煮龙眼肉,半小时后将鸡蛋打入龙眼汤共炖至熟。在月经干净后服用,连用10日,每日早晚各1次。(《偏方大全》)

4. 阴虚血热型月经先期　青壳鸭蛋1只,加桂圆10枚,晨服,连服1周。(《裘氏妇科临证医案精华》)

5. 经前期漏红　龙眼肉粥:龙眼肉15 g,红枣5枚,白糖参17 g,粳米100 g。取连壳桂圆,剥去果皮,将白糖参单煎取汁,然后同红枣、粳米一并煮粥,亦可加少许白糖。(《老老恒言》)

6. 赤白带下　参见独活条。

7. 漏胎　白鸡冠花一两(烧存性),龙眼肉十个。水、酒各半煎服。(《常见病验方研究参考资料》)

8. 久患滑胎方　以绿萼梅梗三五条,煎浓汤饮之,复饮龙眼汤。(《妇科经验良方》)

9. 妊娠恶阻　参见荷叶蒂条。

10. 妊娠失寐　酸枣仁 20 g，柏子仁 10 g，首乌藤 20 g，合欢皮 10 g，半夏 10 g，秫米 30 g，龙眼 10 个，茯苓 12 g。(《妇科用药 400 品历验心得》)

11. 妊娠肿胀　乌豆圆肉大枣汤：乌豆 50 g，桂圆肉 15 g，大枣 50 g，加清水 3 碗煎至 1 碗。每日饮 2 次。(《中医妇产科学》，刘敏如等主编)

12. 裂胞难产，因裂胞数日，血水枯干，涩滞难下，命在呼吸，急服桂元牛膝丹　桂元肉六两，要与兴化龙眼生晒者，煎浓汁，生牛膝梢一两，黄酒浸透捣烂，连酒、桂元汁和，同服半日即生下。(《仁寿镜》)

13. 产妇气血亏损水肿　枣 250 g，龙眼肉 250 g，鲜姜汁 1 汤匙，蜂蜜 250 mL。将枣与桂圆加水煮至七成熟时，加入姜汁、蜂蜜，煮沸，调匀即可。(《偏方大全》)

14. 产后精神失常　滋荣益气复神汤：龙眼肉、黄芪、党参、白术、柏子仁、茯神、益智仁、莲子各 9 g，生地黄 12 g，川芎、陈皮、炙甘草各 6 g，五味子 3 g。(《中医妇科临床手册》)

15. 产后蓐劳　龙眼肉十二枚，红枣肉十二枚，白冰糖一两，煎取浓汁，和入生鸡蛋一枚，每日清晨服之，服一百廿日，无不痊愈。(《妇科经验良方》)

16. 胞衣不下　桂圆肉三四十个，煮汁半茶杯服之。此方和血暖胃，降衣最妙。(《达生保赤编》)

17. 血虚　参见羊肉条。

18. 心悸　归脾汤。(《妇科用药 400 品历验心得》)

19. 肝肾不足之阴户作痛　玉灵膏：龙眼肉 30 g，西洋参 6 g，白糖 3 g。上 3 味共入碗内，加盖置饭锅中蒸成膏状。每服 1 匙，每日 3 次。(《食物与治疗》)

20. 阴道干燥症　龙眼肉 100 g，黑芝麻 40 g，黑桑椹 50 g，玉竹、麦冬各 30 g。浸泡 1 小时，上火煎煮。每半小时提取 1 次药液，共 3 次，将药液合并后小火浓缩，至稠如膏时加蜂蜜 1 倍，稍沸停火。服时取 1～2 匙，以沸水冲化。(《妇产科疾病中医治疗全书》)

【现代药理研究】 龙眼肉每 1 kg 含主要营养成分包括碳水化合物 260 g，蛋白质 20 g，脂肪 8 g，维生素 B_1 0.04 mg，维生素 B_2 2.2 mg，维生素 C 134 mg，烟酸 9.8 mg，钙 120 mg，磷 472 mg，铁 176 mg 等，故为营养丰富、使人强壮的食品与药品。(《中华本草》)

【用法用量】 内服：煎汤，10～15 g，大剂量 30～60 g；或熬膏、浸酒，或入丸、散。

【使用注意】 素有痰火及湿滞中满者，慎服。

叶下红

出《新华本草纲要》。又名细黄金稍、白骨丹。为野牡丹科植物线萼金花树 *Blastus apricus* (Hand.-Mazz) H. L. Li〔*B. spathulicalyrx* Hand. Mazz. var. *apricus* Hand.-Mazz.〕的枝叶。

【药性】 甘、酸，温。

【功效】 益肾调经，补血活血。

【药论及医论】《中华本草》："微苦，性平。功效：利水，通经，解毒……主治水肿，月经不调，跌打损伤，疮疖。"

【临床应用】

1. 月经不调，痛经　叶下红全草 60 g，山莓根 18 g，火把果根 30 g。煎水兑甜酒服。(《湖南药物志》)

2. 病后虚损、脾虚带下、不孕、月经不调、虚损性闭经、经量过少等症　民间常以叶下红一两至一两半，酒水各半，炖鸡服。或配梵天花、菜头肾、柳叶牛膝、朝天罐，酒水各半煎服。对贫血亦有效。(《浙南本草新编》)

3. 急性乳腺炎　叶下红、鲜杠板归叶各适量，共捣烂，敷足底涌泉穴，右痛敷左，左痛敷右。(《妇产科疾病中医治疗全书》)

【用法用量】 内服：煎汤，10～30 g。外用：适量，捣敷或煎汤洗。

四季青

出《中华人民共和国药典》(2020 版)。又名冻青、冻生、冬青木、万年枝、大叶冬青、紫柄冬青、油叶树、红冬青、水汤树、青皮树、观音茶。为冬青科植物冬青 *Ilex* chinensis Sims 的干燥叶。

【药性】 苦、涩，寒。入肺、大肠、膀胱经。

【功效】 清热，消疮。

【药论及医论】《全国中草药汇编》："清热解毒，活血止血。主治……乳腺炎，皮肤皲裂。"

【临床应用】

1. 乳腺炎　四季青 60 g，夏枯草、木芙蓉各 45 g。捣烂如泥敷患处，干后加水调湿再敷。（《全国中草药汇编》）

2. 阴肿不下，小户嫁痛　冬青叶、小麦、甘草等分。水煎洗。（《证治准绳·女科》）

3. 轻度单纯型宫颈糜烂　1号栓剂：雄黄 33 g，松香 66 g，龙骨 20 g，轻粉 10 g，月石 330 g，枯矾 50 g，四季青适量，炼白蜜适量，冰片 3 g，黄柏 10 g。（《妇产科疾病中医治疗全书》）

4. 非特异性外阴炎和外阴溃疡　四季青注射液肌内注射。（《妇产科疾病中医治疗全书》）

【现代药理研究】 四季青是一种广谱的抗菌药物，对革兰阳性球菌及阴性杆菌，如金黄色葡萄球菌、链球菌、肺炎双球菌、痢疾杆菌、大肠埃希菌、铜绿假单胞菌、变形杆菌等均有明显的抑制作用。[《中医药信息》，2007，24（6）：18－20]

【用法用量】 内服：煎汤，15～30 g。外用：适量，鲜品捣敷；或水煎洗、涂。

生　姜

出《本草经集注》。为姜科植物姜 *Zingiber officinale* Rosc.的鲜根茎。

【药性】 辛，微温。入肺、胃、脾经。

【功效】 散寒，止呕。

【药论及医论】《食疗本草》："止逆，散烦，开胃气。"

《本草拾遗》："汁，解毒药，破血调中，去冷除痰，开胃。"

《医学入门》："姜，产后必用者，以其能破血逐瘀也。"

《秘传内府经验女科》："宁波时俗用姜数斤以消血块，使发热亡血，多至危厄，当戒之。"

【临床应用】

1. 经来作痛　老姜四两，捣汁，将姜滓入老酒二碗，锅内一蒸，取起入姜汁服，发汗立愈。（《妇科秘方》）

2. 室女经脉虚冷，月水来腹痛　姜黄散：生姜（切）四两，生地黄（切）八两。上二味，木臼内杵碎暴干，捣罗为散，每服一钱，温酒调，不拘时。（《圣济总录》）

3. 月经后期，经血过少　归艾老姜汤：当归 30 g，生艾叶 15 g，煨老生姜 15 g，红糖（分 2 次兑服）60 g。（《中医妇科验方选》）

4. 寒凝血瘀闭经　艾叶 9 g，生姜 15 g，鸡蛋 2 个。同煮，蛋熟后去壳放入再煮片刻。调味后饮汤吃蛋，连服至经来潮为止。（《中华民间秘方大全》）

5. 崩中去赤白，或如豆汁　伏龙肝散：伏龙肝如弹子七枚，生姜五两，生地四升，甘草、艾叶、赤石脂、桂心各二两。（《医部全录·妇科》）

6. 血崩不进饮食，或作呕吐不止　生姜五两捣汁，露一宿，次早温服。（《种杏仙方》）

7. 经行胃痛　参见九香虫条。

8. 经来寒热，四肢厥冷，呕吐蛔虫　参见乌梅条。

9. 经行情志异常　参见半夏条。

10. 经行抽搐　参见全蝎条。

11. 经行头痛　参见半夏条。

12. 经行身痛　参见饴糖条。

13. 经行浮肿　参见冬葵子条。

14. 经行瘾疹　参见桂枝条。

15. 经行身冷　参见川乌头条。

16. 赤白带下，或出白物如脂，或有臭浊污水　参见小茴香条。

17. 虚寒型妊娠腹痛　参见羊肉条。

18. 恶阻　食前用鲜生姜擦舌或姜汁滴舌。（《中医妇科临床手册》）

19. 妊娠霍乱吐泻，心躁腹痛　参见白扁豆条。

20. 子烦，脉滑数者　参见石膏条。

21. 妊娠将理失宜，或七情郁怒，以致气逆，多有上逼之证　参见紫苏叶条。

22. 胎水　五皮散：大腹皮、桑白皮、生姜皮、茯苓皮、橘皮各等分。上㕮咀，每服半两。水二盏，浓磨木香，水一呷同煎至八分，去滓，空心温服。(《指迷方》)

23. 妊娠头痛　参见天麻条。

24. 妊娠恶寒　桂枝汤：桂枝 6 g，炒白芍 6 g，炙甘草 6 g，生姜 5 片，大枣 5 个。(《妇科用药 400 品历验心得》)

25. 妊孕伤寒　生姜三十片，葱十茎，连根用。上用水二大碗，煎取八分盏服之。(《是斋百一选方》)

26. 妊娠疟疾　带皮老生姜取自然汁，用纱帛盖定一宿，发日，天将明时分搅匀，顿服。(《种杏仙方》)

27. 妊娠中寒　姜葱熨法：凡中寒昏死，通身逆冷，脉浮不见。用生姜一斤，生葱大把切碎，同捣如泥，锅中炒热，将布两块轮流包定，待药气透入，孕妇必苏。(《彤园妇人科》)

28. 妊娠中湿。皮肤浮肿，头身重痛，喘满溏泻，外因病者　用五皮汤：大腹皮、生姜皮、炒桑皮、茯苓皮、五加皮等分服。夹热加地骨皮。(《彤园妇人科》)

29. 孕妇中痰火，脉滑数有力，形气强者　参见天麻条。

30. 妊娠中恶　参见前胡条。

31. 虚寒尸厥。脉微细动而无力，肢冷唇缓，面白无气，状类死尸者　参见人参条。

32. 孕妇伤暑热，脉虚发渴，身热自汗，喘促气逆，虚热作吐，气乏者　参见米条。

33. 孕妇体虚，或因久病积弱成痿　参见人参条。

34. 气虚血亏，冲任失濡之痛经、胎萎不长、产后发热等症　参见大枣条。

35. 羊水过多　参见食盐条。

36. 子悬　半夏厚朴汤加味：半夏 12 g，厚朴 5 g，紫苏梗 9 g，生姜 4 片，茯苓 10 g，太子参 15 g。(《妇科用药 400 品历验心得》)

37. 妊娠眩晕　防风 10 g，党参 12 g，茯苓 12 g，炒白术 12 g，生姜 4 片，枳壳 5 g，陈皮 10 g，天麻 10 g。(《妇科用药 400 品历验心得》)

38. 妊娠阴肿　参见冬瓜皮条。

39. 横倒生，胎死腹中及衣不出，母气欲绝　参见白蔹条。

40. 妇人心腹痛，此即产后血瘀方　生姜三斤。以水小三升，煮取一升半，分三服，当下血及恶水即愈。(《耆婆方》)

41. 产后恶血不尽，腹中绞痛　地黄散：生地黄(炒)、当归(炒)各一两，生姜五钱(切碎，新瓦炒令焦黑)。上为细末，姜酒调下二钱，空心服。(《济阴纲目》)

42. 产后腹中疞痛　当归生姜羊肉汤(当归三两，生姜五两，羊肉一斤)主之。(《金匮要略》)

43. 产后余血不尽，血流入腰脚疼痛，胸满气急，两胁痛　参见淡竹叶条。

44. 产后泻血不止　干艾叶半两，炙熟，老生姜半两，浓煎汤，一服立效。(《医部全录・妇科》)

45. 产后血滞，冲心不下　生姜五两，水八升，煮三升，分三服。(杨氏《产乳》)

46. 胞衣不下　用童尿一升，生姜、葱白各三钱，煎数沸，热服之。(《医部全录・妇科》)

47. 产后腹中恶不除，身强痛　用生姜三斤，㕮咀。以水一斗煮取三升，分为三服。当下恶血。(《普济方》)

48. 产后虚劳，心热烦闷不识人　童子小便一小盏，生姜汁一合，生地黄汁一合。上相和，煎一沸，放温，分为三服，频频服之。(《普济方》)

49. 产后虚肿喘促　夺魄散：生姜取汁、白面各三两，半夏七个，汤洗去滑。上以姜汁溲面裹半夏为七饼子，炙焦熟为末，热水调一钱。小便利为效。(《产育宝庆方》)

50. 产后呃逆　参见小茴香条。

51. 产后呕逆，别无他疾者　白术一两二钱，生姜一两五钱，酒水各二升，煎一升，分三服。(《医部全录・妇科》)

52. 产后霍乱吐利，脚转筋　参见木瓜条。

53. 产后二便不通,熨脐法　参见食盐条。

54. 产后大便闭　用生姜削针,蘸蜜糖,于粪门导之。(《女科一盘珠》)

55. (产后)若月内泻痢　宜鸭子煎:生姜十两(捣汁),鸭子一个,蒲黄三钱。上取鸭子打破,入姜汁内搅匀,同煎至八分,入蒲黄再煎六七沸,空心温服。(《竹林女科证治》)

56. 产后尿潴留　生姜皮 15 g,大蒜 2 瓣,葱白 10 根,食盐适量。加水适量捣成糊状,脐上热敷。[《贵阳中医学院学报》,1982(4): 39]

57. 产后狂言血运,烦渴不止　生姜、香附子去毛为末,每服二钱,姜枣水煎服。(《集验方》)

58. 产后忽苦心中冲悸,或志意不定,恍恍惚惚,言语错谬,心虚所致　茯神汤:茯神四两,人参、茯苓、芍药、甘草、当归、桂心各三两,生姜八两,大枣三十枚。上以水一斗,煮取三升,去滓,分三服,日二服,夜一服。(《医部全录·妇科》)

59. 产后风,腹痛　生地黄、生姜各 30 g,炒焦为末,加酒服,每服 6 g,每月 2 次。(《常见病验方研究参考资料》)

60. 产后百日中风痹,口噤不开;并治血气痛,劳伤肾虚　小独活汤:独活半斤,葛根、生姜各六两,甘草二两。上以水九升,煮取三升,去滓,分四服,微汗佳。(《医部全录·妇科》)

61. 产后风　参见鸡蛋条。

62. 产后疟疾多寒者　生熟饮子:肉豆蔻、草果仁、厚朴、半夏、陈皮、甘草、大枣、生姜各等分。(《医部全录·妇科》)

63. 产后咳嗽,此症产后伤风变咳嗽　宜用小青龙汤:参见干姜条。

64. 产后不语　参见天南星条。

65. 热入血室　参见五灵脂条。

66. 妇人血风流注,腰脚疼痛不可忍　参见没药条。

67. 妇人血风,气攻心烦闷,头目昏重　参见鲤鱼条。

68. 蓐劳　桂心、葱白各一两,猪肾一双,当归、芍药、生姜各二两。上,水八升,煮肾取六升,下药煮至二升,分温二服。(《医部全录·妇科》)

69. 产后欲推陈致新,补血海,治诸疾　四物汤加生姜煎服。(《医部全录·妇科》)

70. 术后腹痛　参见白芍条。

71. 垂体手术后身冷背热　参见龟板胶条。

72. 脏躁　参见玫瑰花条。

73. 失寐　参见大枣条。

74. 女子梦交　参见龙骨条。

75. 梅核气　半夏厚朴汤加味:半夏 10 g,厚朴 9 g,生姜 5 片,紫苏叶 6 g,茯苓 10 g,沉香 5 g,降香 3 g,益智仁 10 g。(《妇科证治经方心裁》)

76. 吹奶　用生姜自然汁,调蚌粉涂之。留奶头不涂。(《普济方》)

77. 乳痈肿痛　马鞭草一握,酒一碗,生姜一块,擂汁服,滓敷之。(《易简方》)

78. 乳疽及妒乳,作寒热疼痛　参见吴茱萸条。

79. 乳疖初起　参见夏枯草条。

80. 乳腺癌　参见重楼条。

81. 小户嫁痛连日　甘草、生姜各三分,白芍药、桂心各二分。上细锉,以酒二升煮取三沸,去滓温服,神良。(《医部全录·妇科》)

82. 阴吹　参见枳实条。

83. 寒凝下焦型阴冷　参见艾叶条。

84. 阴虱　参见蛇床子条。

85. 滴虫性阴道炎　参见土茯苓条。

86. 脱发方　以生姜浸油内,不时擦,即出。(《香奁润色》)

【现代药理研究】

(1) 姜的滤液在一定时间内和不同浓度下,在试管内有杀灭阴道滴虫的作用。[《中华妇产科杂志》,1956(4): 395]

(2) 生姜汁、生姜水煎液有显著止呕作用。生姜挥发油和辣味成分均有不同程度的抗炎作用。[《甘肃中医药大学学报》,2020,37(6): 79－81]

【用法用量】 内服:煎汤,3～10 g;或捣汁冲服。

【使用注意】 阴虚内热及实热证者禁服。

仙　茅

出《海药本草》。又名独芽根、仙茅参、蟠龙草、地棕根、独脚丝茅。石蒜科植物仙茅 *Curculigo orchioides* Gaertn.的根茎。

【药性】 辛，温，有小毒。入肾经。

【功效】 温补肾阳。

【药论及医论】《滇南本草》："治妇人红崩下血……"

《本草正》："开胃消食，温利五脏。"

《生草药性备要》："补肾，止痛，治白浊，煲肉食。"

《本草汇言》："或血室衰寒，胎娠罔育……此药培土益阳，凡属阴凝痼冷之疾，总能治之。然味辛气热，性毒而烈。凡一切阴虚发热……或血热经枯，不能受孕……法并禁用。"

《中医妇科名家经验心悟》："朱南孙认为，仙茅、淫羊藿，二仙辛温大热，助命火，兴阳事，配石南叶以促排卵，对肾阳虚衰、命火不足之无排卵、排卵欠佳、性欲淡漠等不孕症为宜。"

《刘奉五妇科经验》："淫羊藿与仙茅合四物汤、五子衍宗丸可治疗希恩综合征。"

【临床应用】

1. 功能失调性子宫出血　仙茅、淫羊藿、锁阳、菟丝子、覆盆子、川续断、胡芦巴各 12 g，制附子、鹿角片、右归丸各 9 g，肉桂 3 g。(《中医妇科临床手册》)

2. 妇人红崩下血，已成漏证　仙茅三钱为末，全秦归、蛇果草各等分，以后二味煎汤点水酒，将仙茅末送下。(《滇南本草》)

3. 经期过长　仙茅 20 g，淫羊藿 20 g，肉苁蓉 30 g，菟丝子 30 g，熟地黄 30 g，女贞子 30 g，墨旱莲 30 g，补骨脂 30 g，黄精 30 g，五味子 15 g。(《妇科用药 400 品历验心得》)

4. 月经后期　仙茅 15 g，艾叶 6 g，川牛膝 30 g，五加皮 15 g，当归 10 g，川芎 10 g，丹参 15 g，益母草 30 g。(《妇科用药 400 品历验心得》)

5. 避孕药引起的闭经　仙茅、淫羊藿、熟地黄、黄精、菟丝子、覆盆子、紫石英、川续断各 12 g，当归、党参、白术、白芍、香附、何首乌、枸杞子、川楝子各 10 g。(《中医妇科临床手册》)

6. 肾阳虚带下　仙茅 15 g，金樱子 20 g，猪蹄 1 只(去毛斩小块)，同放砂锅内加水 6 碗，武火煎沸文火熬至 2 碗，食盐调成汤，饮汤食猪蹄，分 2～3 次食，可连用 2～3 日。(《实用中医妇科学》)

7. 带下阴冷　参见白芥子条。

8. 妊娠腰痛　仙茅 10 g，菟丝子 15 g，胡芦巴 12 g，山药 15 g，砂仁(杵冲) 5 g，续断 12 g。(《妇科用药 400 品历验心得》)

9. 妊娠胎漏色暗身冷　鹿角胶 10 g(烊冲)，炮姜 5 g，淡附片 5 g，淫羊藿 12 g，仙茅 10 g，菟丝子 12 g，红参 10 g(调冲)，炒白术 10 g。(《马大正 50 年临证验案自选集》)

10. 妊娠纳呆　太子参 12 g，白术 10 g，茯苓 10 g，炙甘草 6 g，仙茅 10 g，菟丝子 10 g。(《妇科用药 400 品历验心得》)

11. 先兆流产　仙茅根 60 g，母鸡一只，同炖，服汤食鸡。(《江西草药》)

12. 产后流血不止　仙茅根 30～60 g，水煎服。(《云南中草药》)

13. 产后虚嗽　仙茅干根 30 g，水煎或加猪肺煎服。(《福建中草药》)

14. 蓐劳　猪肾(煎汤代水)一只，鹿角片 15 g，淫羊藿 10 g，仙茅 10 g，威灵仙 10 g，党参 20 g，炙黄芪 15 g，黑大豆(炒) 30 g，仙鹤草 30 g。(《妇科用药 400 品历验心得》)

15. 乳汁缺少，月经不调，崩漏，白浊等　仙茅鲜根 15～60 g，水煎或炖肉吃。(《云南中草药》)

16. 肾虚痰实型多囊卵巢综合征　参见昆布条。

17. 围绝经期妇女高血压病具有冲任失调症状者　二仙汤：仙茅，淫羊藿，当归，巴戟天，黄柏，知母。(《中医研究工作资料汇编》)还可以治疗乳癖冲任失调证。(《中医妇产科学》，刘

敏如等主编）

18. 小腹寒冷　通脉四逆汤加味：淡附片12 g，干姜9 g，炙甘草6 g，紫石英30 g，仙茅10 g，蛇床子15 g，鹿角12 g，菟丝子20 g。（《妇科用药400品历验心得》）

19. 癌症化疗后脱发，或伴有身体虚弱、全身乏力、性欲减退等症　何首乌15 g，淫羊藿、仙茅各10 g，猪蹄熬汤煎上药。（《全国名医妇科验方集锦》）

20. 子宫发育欠佳，月经量少的不孕症　淫羊藿、仙茅、当归、巴戟天各10 g，女贞子、枸杞子各12 g，山药、潼蒺藜、生地黄、熟地黄各15 g，白术、炙甘草各6 g。（《全国名医妇科验方集锦》）

21. 性欲低下　淫羊藿、益母草、肉苁蓉、当归、仙茅各30 g，葡萄酒或米酒1 000 g。浸泡后每日2次，每次20 g，早晚温热服用。（《妇科病妙用中药》）

22. 蝴蝶斑　参见冬葵子条。

23. 乳腺炎　仙茅20 g，南瓜叶、车前草、莱菔叶各60 g。捣烂敷患处。（《中国民间草药方》）

【现代药理研究】

（1）给雌性大鼠灌胃仙茅水提取物10 g/kg，每日2次，连续5日，可以增加大鼠垂体前叶、卵巢和子宫等重量，但对血浆中黄体生成素（LH）水平无影响，使大鼠卵巢hCG/LH部位的受体数目增加。（《现代中药药理与临床》）

（2）给去卵巢大鼠服用仙茅煎液后，对注射黄体生成释放激素（LRH）后分泌反应有明显增强作用，说明垂体对LRH的反应性提高了。（《中华本草》）

【用法用量】　内服：煎汤，6～20 g；或入丸、散，或浸酒。

【使用注意】　阴虚火旺者禁服。

仙人掌

出《花镜》。为仙人掌科植物仙人掌*Opuntia dillenii* Haw.的根及茎。

【药性】　苦，寒。入胃、肺经。

【功效】　行气活血，清热解毒。

【药论及医论】　《广西本草选编》："主治腮腺炎，乳腺炎，结膜炎。"

【临床应用】

1. 带下　仙人掌100 g，加食盐少许，煎水熏洗坐浴，每日1次，10次为1个疗程。（《中医妇产科学》，刘敏如等主编）

2. 乳痈初起结核，疼痛红肿　仙人掌焙热熨之。（《岭南采药录》）

3. 奶痈　用仙人掌草一握，好酒糟、生姜各块，一处擂烂，入桂末少许炒，酒服滓罨肿，即便止痛，更不成疮。（《普济方》）

4. 子宫脱垂　仙人掌一枝，猪肚一个。将仙人掌入猪肚内炖烂服。（《常见病验方研究参考资料》）

5. 宫颈炎　鲜仙人掌80 g，加瘦肉60～90 g，隔火炖服。另以仙人掌鲜品全草剁碎，每次约100 g，加食盐少许，煎汤，先熏后坐浴。［《浙江中医杂志》，1989(1)：2］

【现代药理研究】　鲜仙人掌煎剂对急性和慢性炎症均有明显抑制作用。抑菌试验表明：仙人掌提取物对金黄色葡萄球菌有显著的抑制作用，对抗青霉素的金黄色葡萄球菌也呈现高度的抑制作用。（《中华本草》）

【用法用量】　内服：煎汤，10～30 g；或焙干研末，3～6 g；外用：适量，鲜品捣敷。

【使用注意】　孕妇慎服。（《广西本草选编》）

仙鹤草

出《伪药条辨》。又名脱力草、黄龙草、狼牙草、金顶龙芽、龙牙草。为蔷薇科植物龙芽草*Agrimonia pilosa* Ledeb.的地上部分。

【药性】　苦、涩，平。入肺、肝、脾经。

【功效】　止血，杀虫。

【药论及医论】　《滇南本草》："调治妇人月经或前或后，红崩白带，面寒背寒，腰痛，发热气胀，赤白痢疾。"

《百草镜》："下气活血，理百病……"

《湖南药物志》:“治…… 子宫出血,乳痈……”

《广西民族药简编》:“治……产后流血不止……月经过多,贫血……”

《妇科用药400品历验心得》:“仙鹤草有补益作用,故《滇南本草图谱》称其为脱力草,吾乡则迳称其为肾草,意谓其有补肾之功。”

【临床应用】

1. 月经不调　参见石见穿条。

2. 功能失调性子宫出血　仙鹤草膏:独味仙鹤草制成,每次服15 g,每日服2次,温开水冲服。(《中国丸散膏丹方药全书·妇科病》)

3. 崩漏　仙鹤草、龙骨、牡蛎各30 g。(《常见病验方研究参考资料》)

4. 经期过长　红朝参(调冲)10 g,生地黄(切细,酒浸)30 g,水牛角(先浸,先煎)30 g,蚤休30 g,阿胶(烊冲)10 g,仙鹤草30 g,荆芥炭10 g。(《妇科用药400品历验心得》)

5. 经行音哑　仙鹤草30～60 g,红枣5～7枚,煎服。(《中医妇科临床手册》)

6. 经行发热　参见黄芪条。

7. 经行身痛　参见首乌藤条。

8. 经行腰痛　参见白术条。

9. 脾虚带下　仙鹤草、红艳山花根、益母草各20 g,鸡冠花14 g。(《中国民间草药方》)

10. 赤带　仙鹤草鲜全草30 g,海金沙鲜全草30 g,吊竹梅21 g,水煎服。(《福建中草药》)

11. 胎漏　巴戟天15 g,仙茅10 g,鹿角胶(烊冲)10 g,仙鹤草30 g,山药20 g,荆芥炭10 g。(《妇科用药400品历验心得》)

12. 胎动不安(前置胎盘)　桑叶12 g,墨旱莲30 g,白及12 g,山药20 g,苎麻根30 g,阿胶10 g,荆芥炭10 g,生黄芪10 g,仙鹤草30 g。(《妇科用药400品历验心得》)

13. 滑胎　鹿角10 g,菟丝子12 g,续断12 g,杜仲12 g,桑寄生15 g,怀山药15 g,淫羊藿12 g,巴戟天12 g,仙鹤草15 g,莲房10 g,苎麻根12 g,白芍10 g。(《妇科用药400品历验心得》)

14. 妊娠合并血小板减少　参见大青叶条。

15. 恶露不绝　鮸鱼胶30 g,炒白术20 g,仙鹤草30 g,血余10 g,侧柏叶10 g,荆芥炭10 g。(《妇科用药400品历验心得》)

16. 引产术后腰痛　熟地黄12 g,鹿角胶10 g,杜仲10 g,山茱萸12 g,山药15 g,党参15 g,炙黄芪12 g,升麻6 g,仙鹤草20 g,墨旱莲20 g,穞豆衣20 g。(《妇科用药400品历验心得》)

17. 产后汗出　龙芽草30～40 g,大枣10枚。水煎服,连服10日。(《妇产科疾病中医治疗全书》)

18. 产后风湿性关节炎　地黄蜂(即仙鹤草根茎)100 g,大枣7枚。药与枣同煎,每日1剂,服3次,10剂为1个疗程。(《中国民间医术绝招·妇科部分》)

19. 蓐劳　参见仙茅条。

20. 乳痈初起　龙芽草一两,白酒半壶,煎至半碗,饱后服。初起者消,成脓者溃,且能令脓出不多。(《本草纲目拾遗》)

21. 血虚　归脾汤加鹿角胶10 g、炮姜5 g、仙鹤草30 g。(《妇科用药400品历验心得》)

22. 妇科术后腹泻　赤石脂20 g,炮姜5 g,炒粳米30 g,苍术10 g,厚朴10 g,陈皮10 g,炙甘草5 g,神曲10 g,仙鹤草20 g。(《妇科用药400品历验心得》)

23. 遗尿(小便失禁)　猪肾(煎汤代水)1只,胡桃仁30 g,益智仁10 g,补骨脂10 g,杜仲12 g,白果10 g,鸡内金6 g,仙鹤草20 g,乌药6 g,生黄芪15 g,金樱子15 g,芡实15 g。(《妇科用药400品历验心得》)

24. 肾虚型小腹疼痛　野荞麦根20 g,仙鹤草20 g,湖广草15 g,石血15 g,络石藤15 g,黑大豆30 g,小茴香5 g,乌药5 g,川楝子10 g,续断12 g。(《妇科用药400品历验心得》)

25. 子宫下垂,膀胱壁膨出　党参60 g,焦白术9 g,炒升麻24 g,仙鹤草60 g,生黄芪60 g,阿胶珠9 g,首乌藤60 g,桑寄生15 g,菟丝子15 g,血余炭9 g,茯苓9 g。水煎服。(《中华民间秘方大全》)

26. 交接出血　参见五味子条。

27. 阴道转移癌灶性出血　参见人参条。

28. 外阴瘙痒　槟榔 30 g，仙鹤草 60 g，蛇床子 30 g。水煎熏洗。(《班秀文临床经验辑要》)

29. 滴虫性阴道炎　用狼牙草的茎叶，制成200%的浓缩煎液，用带线棉栓蘸后置阴道中3～4 小时后取出。每日 1 次，7 次为 1 个疗程。(《中药大辞典》)

30. 霉菌性阴道炎　仙鹤草 50 g。每次加水 1 000 mL，煎取 500 mL，连煎 3 次，合药液，凉后先用冲洗器冲洗阴道再坐浴，不拘次数，每次 15 分钟。(《妇科用药 400 品历验心得》)

【现代药理研究】

(1) 通过体外实验研究发现仙鹤草水提物通过抑制血小板 Fg－R 活化，抑制血小板聚集及内源凝血途径，从而表现出抗凝止血的药理作用。还有研究发现仙鹤草能够增加外周血小板数目，提高血小板黏附性、聚集性，从而加速血小板内促凝物质释放，发挥止血的作用。还发现仙鹤草提取物呈浓度依赖性延长血液标本的全血凝固时间，并激活了部分凝血活酶时间，缩短凝血酶原时间，降低凝血因子Ⅷ、Ⅸ和Ⅺ的活性及血小板聚集和纤维蛋白原水平受体表达，仙鹤草水提物具有总抗凝活性，其抗凝活性大于促凝活性。[《辽宁中医药大学学报》，2022，24(6)：118－122]

(2) 体外筛选时，发现仙鹤草对人体宫颈癌(JTC－26)有抑制作用，抑制率在 90%以上。仙鹤草嫩茎叶煎剂局部外用，对阴道滴虫有良好杀灭作用。(《中华本草》)

(3) 仙鹤草水提醇沉法制成的 1∶1 溶液对小鼠的宫颈癌 U_{14} 有较好的抑制作用。[《中药通报》，1981，6(6)：34]

(4) 仙鹤草浸剂对离体兔，豚鼠子宫具有类似肾上腺素作用。(《中药药理与应用》)

【用法用量】　内服：煎汤，10～15 g，大剂量可用 30～60 g；或入散剂。外用：50 g，水煎外洗。

白　及

出《神农本草经》。又名白芨、白根、白鸡儿、地螺丝。为兰科植物白及 *Bletilla striata* (Thunb.) Reichb. f.的块茎。

【药性】　苦、甘、涩，凉。入肺、胃经。

【功效】　止血，生肌。

【药论及医论】　《神农本草经》："主痈肿、恶疮、败疽，伤阴死肌……"

《日华子》："生肌止痛……"

《福建药物志》："补肺生肌，化瘀止血。"

《裘氏妇科临证医案精华》：裘笑梅治疗胎盘早期剥离时在配方中加白及末 3 g 吞服，并说："方中白及一味为治疗胎盘剥离之圣药。"

【临床应用】

1. 月经不调，经期腹痛，赤白带下　参见拳参条。

2. 经期过长　参见藕节条。

3. 血瘀型经量过多　三七白及饮：三七 5 g，白及 15 g，血余炭 10 g，姜炭 10 g，冰水糖适量。前四味共研为末，水煎冲冰糖服。分 2～3 次服，连服 3～7 日为 1 个疗程。(《民间验方》)

4. 崩漏，赤白带下　崩带丸：牛羊蹄甲，白及粉。(《中国丸散膏丹方药全书·妇科病》)

5. 倒经　鸡蛋 1 个，玉竹、百合各 9 g，白及(为末) 3 g。将鸡蛋与白及末搅匀，每早用玉竹，百合的煎液冲服。(《中华民间秘方大全》)

6. 经前口疳　参见胡黄连条。

7. 经前面部痤疮　参见白芷条。

8. 赤带　地榆三钱，侧柏叶一钱半，白及三钱。水煎服。(《常见病验方研究参考资料》)

9. 带下　黄芪 15 g，柴胡 10 g，升麻 5 g，藁本 10 g，防风 10 g，贯众 10 g，白及 10 g，海螵蛸 20 g，羌活 6 g，独活 6 g，白矾 5 g。(《妇科用药 400 品历验心得》)

10. 妊娠恶阻呕血　大黄黄连泻心汤加味：大黄 2 g，黄连 2 g，半夏 12 g，干姜 6 g，党参 12 g，菊花 10 g，川石斛 12 g，炒粳米 30 g，白及 9 g，海螵蛸 10 g。(《妇科证治经方心裁》)

11. 胎动不安　桑叶 12 g,墨旱莲 30 g,白及 12 g,山药 20 g,苎麻根 30 g,阿胶 10 g,荆芥炭 10 g,生黄芪 10 g,仙鹤草 30 g。(《妇科用药400 品历验心得》)

12. 妊娠胎盘早期剥离　补决汤:黄芪30 g,党参 24 g,白及末 6 g(另吞)。(《裘笑梅妇科临床经验选》)

13. 妊娠鼻衄　白茅根 20 g,荆芥炭 10 g,藕节 10 g,白及 10 g,生地黄 15 g,牡丹皮 6 g。(《妇科用药 400 品历验心得》)

14. 产后鼻衄　白及膏:白及。上为末,冷水调敷在纸上,贴鼻心而效,后用灯盏数只,热汤煮过数时,更替覆顶心。(《朱氏集验方》)

15. 产后手术、腹部或外阴伤口愈合不良　创伤愈合散:白及、肉桂各等分。研极细末,和匀。每次服 3～6 g,每日服 3 次,用温开水冲服。5～7 日为 1 个疗程。(《裘笑梅妇科临床经验选》)

16. 产后伤脬小便淋数不止　白及、凤凰衣、桑螵蛸等分,入猪脬内煮烂食之。(《梅氏验方新编》)

17. 妇人无子,月经不调,盖因腹胁疼痛,血块血癖,所以不孕　助阳丹:细辛、防风、茱萸、川椒、白及、白薇、干姜、茯苓各一两半,牛膝、秦艽、附子、陈皮、石菖蒲、厚朴、沙参、人参、桂心各七钱半。上为细末,炼蜜为丸如红豆大,每服十丸,温酒下,日进三服。(《普济方》)

18. 宫颈激光术后出血　代赭石 20 g,马齿苋 30 g,木贼 20 g,白芷 10 g,白及 10 g,龟板胶 20 g。(《妇科用药 400 品历验心得》)

19. 结核性盆腔炎(包括结核性输卵管炎、结核性子宫内膜炎、盆腔结核性炎性包块形成)　参见白蔹条。

20. 面部黄褐斑　白及 6 g,白附子 6 g,白芷 6 g,白蔹 4.5 g,白丁香 4.5 g,密陀僧 3 g。上药研极细末,每次用少许搅入鸡蛋清或白蜜内调成稀膏备用。晚睡前先以温水浴面,后将此膏涂于患处,晨起洗净。(《中医临床妇科学》,夏桂成主编)

21. 乳头皲裂　白及 10 g,猪油 30 g。研细末,加猪油调成膏状,每取适量涂敷患处,有渗液、流血者可干撒药末,每日 4 次。(《中国民间医术绝招·妇科部分》)

22. 奶痈　乳香、没药、草乌、南星、牡蛎各一钱,白及二钱。上为细末,不要见火,用鸡子清调作二服,用银篦挑涂患处,用白纸盖上面,如干用水外面湿之。(《普济方》)

23. 阴脱　白及、川乌头等分,为末,绢裹一钱纳阴中,入三寸,腹内热即止,日用一次。(《广济方》)

24. 子宫脱垂　黄芪一两,桑螵蛸、白及各五钱,将上药放入猪小肚内,炖至烂熟服。(《常见病验方研究参考资料》)

25. 子脏挺出　乌头、白及捣散,裹纳阴中。(《广济方》)

26. 产后玉户折裂,浸淫溃烂,日久不敛　白及、白龙骨、诃子、烂蜂壳、黄柏(炒)等分,为细末,外搽。(《万氏妇人科》)

27. 交接出血　白及 20 g,肉桂 3 g,藕节 20 g,荆芥炭 10 g,仙鹤草 30 g。(《妇科用药400 品历验心得》)

28. 湿热下注型慢性宫颈炎　儿白散:儿茶、白及各等分。共研极细末,和匀。涂入宫颈糜烂处。(《中医妇科验方选》)

【现代药理研究】　白及多糖有独特的黏附性,可形成一层保护膜并覆盖在创口表面,防止血液流出;此外,白及多糖通过激活机体内、外源性的凝血系统,使血小板活化聚集,血细胞凝集,起到止血作用。白及多糖与硬脂酸和多烯紫杉醇形成的聚合物具有良好的体外抗癌活性,对人体宫颈癌、乳腺癌、肝细胞癌、结肠癌的效果优于单独使用多烯紫杉醇注射液,能够提高多烯紫杉醇的抗肿瘤药效。[《湖北科技学院学报》,2022,36(6):535－538]

【用法用量】　内服:煎汤,10～20 g;研末,每次 1.5～3 g。

【使用注意】　外感及内热壅盛者禁服。

白　术

出《本草经集注》。又名於术、冬术、山蓟、山精。为菊科植物白术 *Atractylodes macrocephala* Koidz.的根茎。

【药性】 甘、苦，温。入脾、胃经。

【功效】 补脾，益胃，燥湿，和中。

【药论及医论】《名医别录》："主大风在身面，风眩头痛……利腰脐间血，益津液，暖胃，消谷，嗜食。"

《药性论》："治水肿胀满。止呕逆、腹内冷痛、吐泻不住及胃气虚冷痢。"

《日华子》："妇人冷癥瘕……"

《医学启源》："温中，一也；去脾胃中湿，二也；除胃热，三也；强脾胃，进饮食，四也；和胃，生津液，五也；主肌热，六也；治四肢困倦，目不欲开，怠惰嗜卧，不思饮食，七也；止渴，八也；安胎，九也。"

《本草正义》："东垣谓白术主安胎，盖谓妊娠养胎，依赖脾土，术能健脾故耳。"

《专科专病名医临证经验丛书·妇科病》："（于鹄忱治疗湿热崩漏时）对除湿药的选用，首推白术，量15～30 g，该药药性平和，一药多功，既可益气摄血、健脾除湿，又能利腰脐之气，重用固带脉效最速捷，固而不滞，又无留邪之弊。对妇科病伴腰痛者，白术可重用30～50 g，每收拾臂之效。"

【临床应用】

1. 经水过多，别无余证　宜黄芩六合汤，四物汤、黄芩、白术等分。（《济阴纲目》）

2. 脾胃气虚血崩　白术八钱，白芍三钱。水煎服，立效。（《孕育玄机》）

3. 月经来止，多少不匀　黄连白术汤：白术四钱，黄连、陈皮各二钱半，丹皮二钱，木通、茯苓、山萸、人参各钱半，炙草三分。（《妇科玉尺》）

4. 经行作痛，及经闭不通，及痛经、难产，及经脉不通，遍身作痛，中风瘫痪　参见两头尖条。

5. 下焦寒湿相争，月经将来3～5日前脐下疼痛状如刀刺，寒热交作，经血如黑豆汁　术桂草玄丹：白术60 g，肉桂3 g，甘草3 g，延胡索3 g。每次服15 g，每日服3次，温黄酒冲服。（《中国丸散膏丹方药全书·妇科病》）

6. 先期经行，脉或洪数，下血多而色红亮。并治胎前产后血热等症　参见秦艽条。

7. 经病由气虚　补气固经丸：人参，炙草，茯苓，白术，黄芪，砂仁。（《妇科玉尺》）

8. 月经后期　参见桑椹条。

9. 子宫内膜生长不良的闭经　参见山药条。

10. 经行泄泻　白术猪肚粥：白术30 g，猪肚1只，生姜少量，粳米100 g。洗净猪肚，切成小块，同白术、生姜煎煮取汁，去渣，用汁同米煮粥，猪肚可取出，适量调味佐餐，早晚餐温热食用此粥。（《中医妇产科学》，刘敏如等主编）

11. 气滞引起的经行水肿　茯苓皮，桂枝，白术，当归，川芎，泽兰，木瓜，木香。（《中医妇科治疗手册》）

12. 经来呕吐　参见丁香条。

13. 经行身冷　参见川乌头条。

14. 经前胸闷乳胀　参见合欢皮条。

15. 经行头痛　参见半夏条。

16. 经行失寐　参见牡丹皮条。

17. 经行腰痛　胡桃肉60 g，黄芪30 g，仙鹤草30 g，熟地黄21 g，淫羊藿21 g，白芍15 g，炒白术12 g，党参12 g，巴戟天9 g，川芎9 g，补骨脂9 g，红枣5个。（《郑长松妇科》）

18. 经行阴痛　参见延胡索条。

19. 肝经郁热的月经先期，经前乳胀，经行发热等症　参见牡丹皮条。

20. 漏下赤白　白术散：白术（锉炒）、黄柏（去粗皮炙）各一两半，白薇半两。上三味，捣罗为散，每服二钱匕，温酒或米饮调下。（《圣济总录》）

21. 赤带　参见西洋参条。

22. 锦丝带　参见鹿角霜条。

23. 白带白淫　参见诃子条。

24. 白崩　参见淫羊藿条。

25. 妊娠，养胎　白术散（白术、川芎、蜀椒、牡蛎）主之。（《金匮要略》）

26. 恶阻　白术末水调成丸，温开水送下。（《古代验方大全》引《医方简易方》）

27. 妊娠胃脘烧灼感 参见海螵蛸条。

28. 子悬 参见杜仲条。

29. 妊娠伤食 参见砂仁条。

30. 妊娠消食 薏苡仁120 g,白术60 g,茯苓皮20 g,山药20 g,砂仁(杵冲)4 g,陈皮6 g,木香5 g,猪苓10 g,白扁豆20 g,紫苏梗10 g,半夏10 g。(《马大正中医妇科医论医案集》)

31. 妊娠腹泻 桂枝人参汤加味:桂枝6 g,党参12 g,炒白术12 g,炮姜5 g,炙甘草6 g,炒黄连3 g,乌梅5 g,神曲10 g。(《妇科用药400品历验心得》)

32. 妊娠霍乱 参见泽泻条。

33. 妊娠疟疾 参见何首乌条。

34. 妊娠左胁痛 参见川芎条。

35. 妊娠腹胀痛 参见木瓜条。

36. 妊娠阴肿 参见冬瓜皮条。

37. 妊娠合并病毒性肝炎湿热内蕴证,湿重于热 参见半枝莲条。

38. 妊娠合并甲状腺功能亢进 参见海藻条。

39. 孕妇中虚。因平日气虚,复烦劳过度,或忍饥受饿,致清阳不伸。气脱昏死,四肢不收,面白唇红,口张,脉微细无力 参见人参条。

40. 虚寒尸厥。脉微细动而无力,肢冷唇缓,面白无气,状类死尸者 参见人参条。

41. 产前安胎 白术、黄芩为妙药也。(《丹溪心法》)

42. 滑胎 党参、玄参、白芍、续断、黄芩、阿胶各15 g,黄芪、生地黄各25 g,当归、川芎、白术、甘草各10 g,糯米1捻,大黄5~10 g。加水适量,慢火煎煮30分钟,去渣,得浓汁100 mL,1日2次分服。(《现代名中医妇科绝技》)

43. 胎动 白术一两,熟地一两,水煎服。(《万氏妇人科》)

44. 妊娠腰痛 狗脊20 g,补骨脂10 g,菟丝子20 g,山药20 g,炒白术20 g,莲房10 g。(《妇科用药400品历验心得》)

45. 孕妇猝然心痛欲死 白术四钱,赤芍三钱,炒黄芩一钱。水煎服。(《妇科秘方》)

46. 妊娠便秘 大枣20个,小麦30 g,炙甘草6 g,生白术45 g。(《妇科用药400品历验心得》)

47. 妊娠遍身痛,或冲心欲死,不能饮食 白术五两,黄芩二两,芍药四两,炙令黄。上以水六升,煮取二升半,为三服。(《经效产宝》)

48. 妊娠体肿,有水气,心腹急满 茯苓、白术各四两,旋覆花二两,杏仁、黄芩各三两。上五味,切,以水七升,煮取二升半,分二服饮之。(《集验方》)

49. 妊娠水肿(妊娠高血压综合征) 参见车前子条。

50. 羊水过少气血虚弱证 参见桑椹条。

51. 羊水过多 白术散:茯苓皮、大腹皮各15 g,白术10 g,生姜皮5 g,陈皮5 g。[《福建中医药》,1980(4):26]

52. 气虚血亏,冲任失濡之痛经、胎萎不长、产后发热等症 参见大枣条。

53. 妊娠石淋 参见海金沙条。

54. 妊娠遗尿 参见人参条。

55. 气虚性转胞 参见人参条。

56. 妊娠头痛 参见天麻条。

57. 妊娠或产后眩晕 半夏白术天麻汤加味:半夏9 g,天麻15 g,茯苓10 g,陈皮9 g,白术10 g,炙甘草5 g,白豆蔻4 g。(《妇科用药400品历验心得》)

58. 妊娠中湿,其症发热、骨节烦痛,身体重着,头痛,鼻塞 参见紫苏叶条。

59. 妊娠伤寒,头疼发热,此药安胎 白术、黄芩等分。用法:新瓦上同炒香,上为散,每服三钱,水一中盏,生姜三片,大枣一个,擘破。同煎至七分,温服。(《苏沈良方》)

60. 妊娠咳嗽,痰盛呕逆 白术汤:白术二两,半夏一两(生姜汁浸一宿焙)。上二味,粗捣筛,每服三钱匕,水一盏,生姜三片,同煎至半盏,去滓食后温服。日三。(《圣济总录》)

61. 妊娠痒疹 参见蕲蛇条。

62. 孕妇束胎 白术、枳壳麸炒等分,为末,烧饭丸梧子大。入月一日,每食前温水下三十

丸。胎瘦，则易产也。(《保命集》)

63. 妇人小腹之间自觉有紧迫之状，急而不舒，断难生子　宽带汤：白术二两，杜仲一两，甘草二钱。水煎服。(《辨证录》)

64. 恶露不绝　参见仙鹤草条。

65. 胞衣不下　参见人参条。

66. 产后浮肿，小便少，口渴恶寒，无力，脉皆沉　白术二两半，陈皮一两，川芎半两，木通六钱，茯苓三钱。上用水煎，下与点丸(黄芩为末，粥丸，名与点丸)二十五丸。(《证治准绳·女科》)

67. 产后心腹坚大如盘，水饮所作，名曰气分　枳术丸：枳实一两半，白术三两。上吹咀，每服四钱，用水一盏半，煎七分去滓服。(《普济方》)

68. (产后)中寒风痉，通身冷直，口噤不知人方　术四两，吹咀，以酒煮取一升，顿服之。(《补阙肘后百一方》)

69. 产后癫狂　参见五味子条。

70. 产后头痛　参见独活条。

71. 产后呃逆　参见柿蒂条。

72. 产后呕吐　参见人参条。

73. 产后霍乱，吐利不止，手足逆冷　参见丁香条。

74. 产后吐蛔虫　参见白薇条。

75. 产后食阻　白术五两，生姜六两。上以水酒各二升，缓火煎取一升，分二次温服之。(《华佗神医秘传》)

76. 产后痢疾　参见肉豆蔻条。

77. 产后便血，肠胃虚寒　参见肉豆蔻条。

78. 产后出血　参见狗脊条。

79. 产后遗屎、遗尿　参见五味子条。

80. 产后恶露不行，小便不通　参见红花条。

81. 产后暑热不退　参见白薇条。

82. 产后体虚汗出，四肢乏力，腹内疼痛，不思饮食　白术散：白术、龙骨、当归、生干地黄、黄芪、牡蛎粉，以上各一两。上件药，捣粗罗为散，每服四钱，以水一中盏，入生姜半分，枣三枚，煎至六分，去滓，不计时候温服。(《太平圣惠方》)

83. 产后漏乳　生黄芪 15 g，山海螺 30 g，生白术 30 g，生白芍 20 g，甘草 6 g。(《妇科用药 400 品历验心得》)

84. 湿盛食滞型缺乳　参见山楂条。

85. 乳衄　参见牡丹皮条。

86. 乳癖　参见皂角刺条。

87. 乳腺大导管乳头状瘤　参见急性子条。

88. 血风劳，四肢疼痛，心腹胀满吐逆，面无颜色，经脉不调　参见猪肝条。

89. 血虚　参见羊肉条。

90. 妇人多有梅核气　参见浙贝母条。

91. 痰湿阻滞型多囊卵巢综合征　参见礞石条。

92. 脾湿痰浊型肥胖症　参见防己条。

93. 肝郁脾虚型慢性盆腔炎性疾病后遗症　参见九香虫条。

94. 妇人骨蒸劳热，四肢烦疼，日渐羸瘦　参见青蒿条。

95. 妇科手术后便秘　生白术 60 g，生地黄 30 g，升麻 3 g。(《中药药理与应用》)

96. 卵巢过度刺激方　茯苓皮 30 g，猪苓 20 g，白术 30 g，泽泻 10 g，桂枝 6 g，大腹皮 20 g，陈皮 9 g，桑白皮 10 g，赤小豆 45 g，车前子 10 g，槟榔 10 g，天仙藤 10 g，四磨饮口服液 2 支。(《马大正中医妇科医论医案集》)

97. 子宫脱垂　枳壳、白术各四钱，水煎服。(《常见病验方研究参考资料》)

98. 输卵管积水　参见大腹皮条。

99. 幼稚子宫及子宫发育不良的不孕症　参见川芎条。

100. 寒瘀凝结子宫，月经不调，积年不孕　参见天麻条。

101. 抗精子抗体、抗子宫内膜抗体、抗磷脂抗体、抗卵巢抗体阳性引起的免疫性不孕　参见苎麻根条。

102. 交接出血　龟甲 20 g，白及 20 g，五倍子 10 g，赤石脂 20 g，炒白术 20 g，血余 10 g。(《妇科用药 400 品历验心得》)

103. 妇人淋病　白术二两，炒令黄赤色，筛

去细者，再炒。上为细末，每服五钱，用石韦叶煎汤下。(《经验良方》)

104. 白塞综合征，正虚邪恋，阴道溃疡久不愈合　参见土茯苓条。

105. 产后阴蚀五疳　参见黄芪条。

106. 阴吹　参见厚朴条。

107. 气血虚弱阴肿　参见人参条。

108. 取环后出血不止　参见阿胶条。

109. 子宫颈癌放射治疗后直肠反应　参见白头翁条。

110. 阴道转移癌灶性出血　参见人参条。

111. 鬼胎　参见薏苡仁条。

112. 女人交肠　参见人参条。

【现代药理研究】　白术煎剂和流浸膏1.0 g/kg给大鼠静脉注射，兔1.0 g/kg灌胃或腹腔注射，狗0.25 g/kg静脉注射及1.0～3.0 g/kg灌胃，均能产生明显而持久的利尿作用，且能促使电解质，特别是钠的排出；其利尿作用可能是由于抑制肾小管重吸收所致。但有报道予以否定。白术醇提取物与石油醚提取物对未孕小鼠离体子宫的自发性收缩及对催产素、益母草引起的子宫兴奋性收缩均呈显著抑制作用，并随药物浓度增加而抑制作用增强，存在量效关系。白术醇提取物还能完全拮抗催产素对豚鼠在体子宫的紧张性收缩。水提取物对离体子宫的抑制作用较弱，提示白术对子宫平滑肌具有直接作用。(《中华本草》)

【用法用量】　内服：煎汤，10～60 g；生白术润便时，用量宜在20～30 g以上。熬膏或入丸、散。

【使用注意】　阴虚内热，津液亏耗者慎服。

白　芍

出《本草经集注》。又名白芍药。为毛茛科植物芍药 *Paeonia lactiflora* Pall.的根。

【药性】　苦、酸，微寒。入肝、脾经。

【功效】　养血柔肝，缓中止痛，敛阴。

【药论及医论】　《日华子》：“主女人一切病，并产前后诸疾，通月水……妇人血运……”

《药性论》：“治肺邪气，腹中痛，血气积聚，通宣脏腑拥气……妇人血闭不通，消瘀血，能蚀脓。”

《本草正》：“芍药，白者味甘补性多，赤者味苦泻性多。生者更凉，酒炒微平，其性沉阴，故入血分……白者安胎热不宁，赤者能通经破血。”

《滇南本草》：“肝气逆疼，调养心肝脾经血，舒经降气，止肝气疼痛。”

《温病条辨》：“朱丹溪谓产后不可用白芍，恐伐生生之气，则大谬不然，但视其为虚寒虚热耳。若系虚寒，虽非产后，亦不可用……若系虚热，必宜用之收阴。”

【临床应用】

1. 气血两亏型经血不调，子宫虚寒，经行腹痛，崩漏带下，产后失血过多等　参见乌骨鸡条。

2. 经事来而腹痛者，经事不来而腹亦痛者　四物汤加吴茱萸半钱、香附子一钱。(《医部全录·妇科》)

3. 子宫内膜生长不良的闭经　参见山药条。

4. 溢乳闭经　参见王不留行条。

5. (月经)先期而少　参见玄参条。

6. 经水过多不止，平日瘦弱，常发热者，由火旺也　参见龟甲条。

7. 脾胃气虚血崩　白术八钱，白芍三钱。上水煎服。(《孕育玄机》)

8. 经间期出血　参见巴戟天条。

9. 经行身痛　参见木瓜条。

10. 经行腰痛　参见白术条。

11. 经行阴痛　参见延胡索条。

12. 经行身冷　参见川乌头条。

13. 经行发热　参见水牛角条。

14. 经行寒热往来　参见桂枝条。

15. 经闭骨蒸　参见牛黄条。

16. 经行心烦　加味逍遥散。(《妇科用药400品历验心得》)

17. 经行眩晕　白芍、熟地黄、枸杞子、何首乌、当归、桑椹、黄精、女贞子、潼蒺藜、白蒺藜、墨旱莲、桑叶、黑芝麻各9 g，杭菊花、川芎各

5 g。(《中医妇科临床手册》)

18. 经前乳房胀痛　参见海藻条。

19. 经行头痛　生地黄 12 g,山茱萸 12 g,山药 15 g,墨旱莲 20 g,女贞子 10 g,菊花 12 g,珍珠母 20 g,钩藤 15 g,白芍 15 g,僵蚕 10 g,羚羊角 2 g,茺蔚子 10 g。(《妇科用药 400 品历验心得》)

20. 经行眉棱骨痛　参见菊花条。

21. 经行头项疼痛　参见丝瓜络条。

22. 经行瘾疹　参见桂枝条。

23. 经前面部皮损　参见苦参条。

24. 经行鼻衄　马勃 10 g,生地黄 15 g,炒栀子 10 g,大蓟 15 g,白茅根 20 g,荆芥炭 10 g,生白芍 12 g。(《妇科用药 400 品历验心得》)

25. 经行咳血　参见桑白皮条。

26. 经行胃痛　参见九香虫条。

27. 经行腹泻　参见车前子条。

28. 经行腿痛　白芍 20 g,生甘草 6 g,桑寄生 15 g,丝瓜络 10 g,竹茹 10 g,大血藤 30 g,皂角刺 15 g,石见穿 15 g,延胡索 10 g,血竭 4 g,䗪虫 10 g,独活 10 g。(《妇科用药 400 品历验心得》)

29. 经后下肢烧灼感　参见木瓜条。

30. 带下　芍药七两,熬,令黑,为末。每服三钱匕,以酒调下。(《妇人大全良方》)

31. 胎动,脉虚软涩者　参见乌梅条。

32. 滑胎　参见大黄条。

33. 恶阻　乌梅三钱,炒白芍二钱。水煎服,每日 2 次。(《常见病验方研究参考资料》)

34. 妊娠腹中满痛叉心,不得饮食方　白术、芍药各四两,黄芩三两,三物以水六升,煮取二升半,分三服。(《补阙肘后百一方》)

35. 子悬　生白芍一两,甘草五钱,生姜一钱。水煎服。(《常见病验方研究参考资料》)

36. 妊娠腰痛　参见山药条。

37. 妊娠下肢抽筋　芍药 30 g,炙甘草 9 g。(《中医妇科临床手册》)

38. 妊娠痒疹　地骨皮 10 g,生地黄 12 g,生白芍 10 g,苦参 8 g,白鲜皮 10 g,地肤子 10 g,连翘 8 g,赤小豆 15 g,乌梢蛇 10 g,蚕沙(包煎)6 g,蝉蜕 6 g,刺蒺藜 10 g。(《妇科用药 400 品历验心得》)

39. 子淋　参见连翘条。

40. 妊娠便秘　芍药甘草汤合增液汤加味:生白芍 20 g,炙甘草 6 g,生地黄 15 g,玄参 12 g,麦冬 12 g,生白术 30 g。(《妇科证治经方心裁》)

41. 妊娠泄泻,若泻黄水有沫,肠鸣腹痛,脉沉紧,数者　宜戊己丸:黄连(姜汁炒)、吴茱萸(盐水泡)、白芍各一两。水丸,米饮下。(《竹林女科证治》)

42. 妊娠便血　芍药甘草汤合增液汤加味:生白芍 30 g,生甘草 6 g,生地黄 20 g,玄参 15 g,麦冬 12 g,地榆 15 g,槐花 15 g,升麻炭 10 g。(《妇科证治经方心裁》)

43. 胎冷　参见高良姜条。

44. 妊娠中火　参见大黄条。

45. 孕妇中恶。其脉紧细,心腹刺痛,昏死流涎,面白肢冷　参见丁香条。

46. 妊娠恶寒　参见生姜条。

47. 妊娠麻疹　参见升麻条。

48. 妊娠咳嗽　参见干姜条。

49. 妊娠疟疾　参见青蒿条。

50. 妊娠合并病毒性肝炎(湿热内蕴型)参见板蓝根条。

51. 妊娠期肝内胆汁淤积症　参见茵陈蒿条。

52. 妊娠合并甲状腺功能亢进肝气郁结,肝火亢盛证　参见栀子条。

53. 中、重度妊高征,肝肾阴虚夹瘀　妊高口服液:山羊角 30 g,钩藤 30 g,白僵蛹 20 g,地龙 20 g,当归 10 g,川芎 9 g,生地黄 30 g,白芍药 30 g。制成每毫升内含生药 2 g 的口服液。每次服 20 mL,每日服 3 次。(《名医治验良方》)

54. 妊娠合并甲状腺功能亢进心慌,汗多者参见昆布条。

55. 胎前七八个月阴肿,此乃胎气不能游动参见荷叶蒂条。

56. 妊娠盗汗　桂枝加龙骨牡蛎汤加味:

桂枝 6 g,炒白芍 6 g,炙甘草 6 g,生姜 4 片,大枣 5 个,龙骨 20 g,牡蛎 20 g,杜仲 10 g,续断 10 g,菟丝子 10 g,糯稻根 20 g,五味子 5 g。(《妇科用药 400 品历验心得》)

57. 虚寒尸厥。脉微细动而无力,肢冷唇缓,面白无气,状类死尸者　参见人参条。

58. 妊娠血虚头痛,属阴痛甚者　加味四物汤:当归、熟地黄、川芎、炒芍各二钱,酒炒芥穗、天麻各钱半。(《彤园妇人科》)

59. 阴血亏损之羊水过少　参见龟甲条。

60. 气虚血亏,冲任失濡之痛经、胎萎不长、产后发热等症　参见大枣条。

61. 胎肥气逆,临蓐难产　参见木香条。

62. 胎衣不下,临月服之亦易生　参见枸杞子条。

63. 产后胃痛呕吐　小建中汤加味:桂枝 6 g,炒白芍 12 g,炙甘草 6 g,干姜 5 g,吴茱萸 6 g,半夏 12 g,丁香 2 g,檀香 4 g,大枣 5 个,饴糖(冲)30 g。(《妇科证治经方心裁》)

64. 产后血气攻心腹痛　芍药汤:芍药二两,桂、甘草(炙)各一两。上三味,粗捣筛,每服三钱匕,水一盏,煎七分,去滓温服,不拘时候。(《圣济总录》)

65. 产后恶露不下　白芍药,牛膝,归尾,玄胡索,泽兰,红花,五灵脂。(《本草汇言》)

66. 产后块痛已止,或虚,或虚而有热,烦躁不宁　参见竹叶条。

67. 产后心虚惊悸,梦寐不安　参见远志条。

68. 产后血运,绝不识人　芍药散:芍药半两,乱发一分(烧灰)。上二味,相和研令匀,每服二钱匕,以热酒调,温服之。须臾再服。(《圣济总录》)

69. 产后郁冒(产褥中暑)　参见太子参条。

70. 血虚产后痉证　参见牡蛎条。

71. 产后寒热似疟　参见草果条。

72. 产后血虚发热　白芍药,熟地黄,牛膝,姜炭,麦门冬,川续断,北五味。(《本草汇言》)

73. 产后体虚头痛　芍药散:白芍药、生干地黄、牡蛎粉各一两,桂心半两,甘草一分(炙),石膏一两。上件药,捣细罗为散,每服四钱,以水一中盏,入生姜半分,枣三枚,煎至六分,去滓,不计时候温服。(《太平圣惠方》)

74. 产后身痛　黄芪桂枝五物汤:生黄芪 15 g,桂枝 6 g,炒白芍 6 g,生姜 5 片,大枣 5 枚,羌活 10 g,秦艽 10 g。(《妇科证治经方心裁》)

75. 产后痢疾　参见肉豆蔻条。

76. 产后遗尿不知,亦治遗尿　参见白蔹条。

77. 产后病眼　参见石决明条。

78. 产后目痛赤肿　参见连翘条。

79. 产后恶露不净,瘕瘕,经闭不通　参见西红花条。

80. 产后不语失音　参见沙参条。

81. 不孕　参见绿萼梅条。

82. 梅核气　参见佛手条。

83. 女子梦交　参见龙骨条。

84. 血风　参见羌活条。

85. 术后腹痛　黄芪 15 g,桂枝 6 g,炒白芍 12 g,炙甘草 6 g,生姜 5 片,大枣 6 个,饴糖 30 g,枳实 10 g。(《妇科用药 400 品历验心得》)

86. 气阻湿热轻症、慢性盆腔炎性疾病后遗症　参见大蓟条。

87. 盆腔粘连腹痛　参见大黄条。

88. 输卵管积水　参见防己条。

89. 垂体手术后身冷背热　参见龟板胶条。

90. 肝气郁结型围绝经期综合征　参见枳壳条。

91. 希恩综合征　参见鹿角条。

92. 围绝经期综合征潮热出汗、性欲亢进　参见天冬条。

93. 围绝经期忧郁症,脏躁症　参见甘草条。

94. 黄褐斑　参见僵蚕条。

95. 缺乳　参见葛根条。

96. 高催乳素血症　芍药甘草汤加味:白芍 30 g,炙甘草 8 g,枇杷叶 12 g,蝉蜕 6 g。(《妇科证治经方心裁》)

97. 乳房泌乳感　参见郁金条。

98. 乳衄　参见夏枯草条。

99. 乳痈肿消核……并疗颐下气结瘰疬　参见昆布条。

100. 奶栗即乳栗，又名乳癖。破者少有生　参见丁香条。

101. 乳腺大导管乳头状瘤　参见急性子条。

102. 乳腺癌　参见僵蚕条。

103. 妇人胁痛　芍药汤：香附子，肉桂，延胡索，白芍药。(《朱氏集验医方》)

104. 子宫不收　补中益气加醋炒白芍、五味。(《女科经纶》)

105. 肝肾阴虚型阴吹　加味芍药甘草汤：白芍 50 g，熟地黄 15 g，当归身 10 g，炙甘草 20 g，牛膝 6 g，红枣 15 g。(《班秀文临床经验辑要》)

106. 交接出血　生白芍 30 g，炙甘草 6 g，党参 15 g，水牛角 20 g，仙鹤草 20 g，侧柏 10 g，阿胶 10 g，益母草 12 g。(《妇科证治经方心裁》)

107. 子宫碘油造影后出血　黄芩汤加味：黄芩炭 10 g，生白芍 20 g，炙甘草 6 g，大枣 5 个，蚤休 20 g，侧柏叶 10 g，阿胶(烊冲)10 g，荆芥炭 10 g。(《妇科用药 400 品历验心得》)

108. 放环后阴道不规则出血　参见地榆条。

109. 女阴湿疹　参见附子条。

110. 阴蚀　参见干漆条。

111. 阴道干燥　参见何首乌条。

112. 阴肿痛，或风热作痒　参见灯心草条。

113. 阴道痉挛　白芍 100 g，生甘草 5 g。水煎服。(《妇产科疾病中医治疗全书》)

114. 小户嫁痛连日　方用甘草、生姜、白芍、桂心，酒煮温服。(《女科经纶》)

115. 经断复来，老妇阴道炎，泌尿系感染，早期宫颈癌。症见赤白带下，黏物腥臭，小腹时痛，腰酸，便秘　参见瓜蒌子条。

116. 前庭大腺囊肿　参见苦楝皮条。

【现代药理研究】　日本的细野史郎说："(芍药甘草汤)对横纹肌的挛急，不管是中枢性的，或末梢性的，均有镇静作用。""对身体的挛急有效，不仅对表在性的躯体和四肢的平滑肌，就是对深在的平滑肌性的脏器，如胃、肠、胆囊、输卵管、子宫、膀胱、尿道或血管等也能缓解其挛急，制止其疼痛。"在高浓度钙离子的溶液中，甘草完全抑制大鼠子宫收缩，芍药甘草汤有一定的抑制作用，而芍药则抑制作用较弱。前列腺素 $F_{2\alpha}$ 诱发的大鼠子宫收缩，可被甘草完全抑制，芍药甘草汤的抑制作用产生于甘草，芍药的抑制作用弱于芍药甘草汤。(《张仲景方剂实验研究》)

【用法用量】　内服：10～30 g，大剂量可用至 30 g。

【使用注意】　虚寒之证者不宜单独应用。

白　芷

出《神农本草经》。又名香白芷。为伞科植物白芷 *Angelica dahurica* (Fisch. ex Hoffm.) Benth. et Hook. f. 或杭白芷 *Angelica dahurica* (Fisch. ex Hoffm.) Benth. et Hook. f. var. *formosana* (Boiss.) Shan ct Yuan 的根。

【药性】　辛，温。入肺、胃经。

【功效】　祛风，燥湿，消肿，止痛。

【药论及医论】《神农本草经》："主女人漏下赤白，血闭阴肿……"

《药性论》："主女人血崩及呕逆……疗妇人沥血、腰腹痛。"

《日华子》："补胎漏滑落，破宿血，补新血，乳痈……去面皯疵瘢。"

《本草纲目》："治……齿痛，眉棱骨痛……妇人血风眩晕……"

《乞法全书・释药分类》："白芷散风除湿，又芳香通窍，故女人风湿下注，因病漏下赤白、血闭阴肿者，宜以此散之、通之。徐洄溪曰：祛风之药，未有不枯耗精液者。白芷芳香，能祛风燥湿，其质又极滑润，能和利血脉，而不枯耗，则有利无害者也。"

《刘奉五妇科经验》："可用于治疗妇女输卵管积水，取其开窍逐水之功。对于面部色素沉着，因与阳明经有关，故在治疗时可用白芷，为引经药。”

【临床应用】

1.（经色）紫者　四物汤加防风、白芷、荆芥。（《医部全录·妇科》）

2. 月经痛，白带　白芷 12 g，炒，水煎服。（《湖南药物志》）

3. 经期过长　防风 10 g，荆芥炭 10 g，白芷 10 g，仙鹤草 20 g，香附炭 10 g，侧柏 10 g。（《妇科用药 400 品历验心得》）

4. 血崩　用白芷、香附为丸。（《金匮钩玄》）

5. 寒血滞引起的月经不调、经期腹痛、腹冷经闭、腰痛带下等　参见拳参条。

6. 月事不通　白芷散：白芷半两，当归（一半生一半炒）一两，侧柏（切炒）二两。上三味，捣罗为散，每服二钱匕，空心米饮调下。（《圣济总录》）

7. 经行偏头痛　生白芷、蜈蚣、全蝎各 15 g，地龙 10 g。共研细末，每日 3～6 g，配方剂吞服。（《全国名医妇科验方集锦》）

8. 经期头颈疼痛　参见全蝎条。

9. 经行微少，或胀或疼，四肢疼痛　四物汤加延胡、没药、白芷为末，淡醋汤调下。（《医部全录·妇科》）

10. 经脉不匀，气血壅滞，肺有风热，遂令遍身瘾疹，红紫成片，肌肉顽痹，皮肤粗涩，或时瘙痒　参见乌梢蛇条。

11. 经前面部痤疮　白芷、白及、辛夷各 6 g。共研细末，水调成糊状，敷患处。（《妇产科疾病中医治疗全书》）

12. 白带　白芷四两。以石灰半斤淹三宿，漉去灰，以白芷炒焦为末，清米饮调，空心服之。（《医学正传》）

13. 白崩　参见牛角鰓条。

14. 赤带　白芷 10 g，防风 10 g，荆芥炭 10 g，蔓荆子 10 g，羌活 6 g，苍术 10 g，贯众炭 15 g，蛇莓 20 g。（《妇科用药 400 品历验心得》）

15. 妊娠恶阻　白芷 6 g，半夏 10 g，茯苓 10 g，紫苏梗 10 g。（《妇科用药 400 品历验心得》）

16. 妊娠气不调和，饮食伤脾　白术散：白术，人参，紫苏，白芷，川芎，诃子肉，青皮，甘草。生姜煎。（《女科心法》）

17. 胎动不安　安胎铁罩散：白药子一两，白芷半两。上为细末，每服二钱，煎紫苏汤调下。（《妇人大全良方》）

18. 受胎下血不止，或常出点滴，名曰胎漏。因劳伤气血，或喜食炙，热物过多所致　服补中安胎饮。人参，白术，地黄，甘草，白芷，黄芩，紫苏，生姜。（《秘传女科》）

19. 妊娠龈痛　升麻 12 g，炒栀子 10 g，生甘草 6 g，石膏 10 g，生地黄 12 g，白芷 6 g。（《妇科用药 400 品历验心得》）

20.（妊娠）小便尿血　当归、白芷各五钱，共为末。好酒、童便调吃，效。（《女科一盘珠》）

21. 子悬　参见猪蹄条。

22. 子痫。妊娠风热相抟，时发昏眩　参见青黛条。

23. 孕痫　参见大青叶条。

24. 孕妇白带　芩术樗皮丸：黄芩、白术各三钱，樗皮、白芍、山茱萸各二钱半，白芷、黄连各二钱，黄柏一钱半。上为末，酒糊丸，温酒下。（《医学入门》）

25. 产前产后乍伤风邪，头目昏重及血风头痛　都梁丸：香白芷为细末，炼蜜丸如弹子大。每服一丸，多用荆芥点蜡茶细嚼下，食后常服。（《妇人大全良方》）

26. 胎前产后伤风，头目昏重，血风头痛　都梁丸：白芷，上为末，蜜丸弹子大，每服一丸，细嚼，荆芥煎汤下。（《广嗣全诀》）

27. 难产　白芷五钱，水煎服之。（《本草纲目》）

28. 难产呕逆不省人事，恶血不行，小便秘涩　二圣散：铛墨一两，吴白芷二两。上为细末，每服二钱，童子小便、温酒各半盏调下。（《施圆端效方》）

29. 横生，逆生，难产　神应黑散：百草霜、香白芷各等分。上为末，每服二钱，童子小便、好醋各一茶脚许调匀，更以沸汤浸四五分服。（《产育宝庆方》）

30. 儿枕痛　起枕散：当归、白芍药各二钱，川芎一钱半，白芷、桂心、蒲黄、牡丹皮、延胡索、五灵脂、没药各七分。上锉，作一贴，水煎，入好醋，空心服。（《古今医鉴》）

31. 产后血崩，其色鲜红　荆芷治崩汤：川芎一钱，干姜二分（炙黑），荆芥穗六分（炒黑），炙草四分，白芷五分，枣，煎服。（《妇科秘方》）

32. 产后血下如赤豆汁　安胃汤：人参、白术、川芎、白芷、当归、茯苓、陈米一撮。（《女科万金方》）

33. 产后诸风挛急或痿弱　血风汤：川芎、当归、熟地黄、白术、白茯苓各一两，白芍药、秦艽、羌活、白芷各七钱，防风五钱。上以一半为细末，温酒调下二钱；以一半为末，蜜丸梧子大，温酒吞下五七十丸。（《医部全录·妇科》）

34. 产后疟疾，寒热相半者，或多热者　草果饮子：半夏，赤茯苓，炙甘草，草果，川芎，陈皮，白芷，青皮，良姜，紫苏，干葛。（《医部全录·妇科》）

35. 产后骨盆疼痛　仙方活命饮（方中有白芷一味）加续断 12 g，杜仲 12 g，五加皮 12 g。（《妇科用药 400 品历验心得》）

36. 产后自汗　温粉法：白芷、术、芎、牡蛎煅，为末，和糯米粉，绢包，扑汗处。（《女科指掌》）

37. 产后痞气，胸膈不快，噎闷不进饮食　人参威灵散：人参、茯苓、藿香叶、白芷、炙甘草、桔梗各一两，威灵仙一分。上件为末，每服一大盏，枣二枚，姜二片，水一盏须煎至八分，空心食前温服。（《普济方》）

38. 产后不语，（因）大肠风热　参见防风条。

39. 产后目痛赤肿　参见连翘条。

40. 血风走疰，肢节疼痛，发时来往不定　参见安息香条。

41. 妇人翻胃吐食　白芷散：白芷一两，切作片，于瓦上炒令黄，为细末，用猪血二十文切片，以沸汤泡七次，将血蘸药，吃七片。如剩药末，留后次用。（《妇人大全良方》）

42. 子宫虚弱，风寒客滞，因而断经不成孕育　白芷暖宫丸：禹余粮，白姜，芍药，白芷，川椒，阿胶，艾叶，川芎。（《妇人大全良方》）

43. 妇人经行，预染风寒，寒邪闭塞子宫，令人月经参差，前后日期不定，经行发热，肚腹膨胀，腰胁作疼，不能受胎　参见老鹳草条。

44. 温脐种子法　五灵脂、香白芷、青盐各二钱，麝香一分，各等分，研为末，以荞麦面汤和，搓成条，圈于脐上，以前药实于其中，以艾灸之，但脐内微温即好，不过二三度。（《广嗣要语》）

45. 面部色素沉着　玉容散：甘松、三柰、香薷各半两，白芷、白及、白蔹、白僵蚕、白附子、天花粉、绿豆粉各一两，防风、零陵香、藁本各二钱，肥皂（去皮弦）二钱。用法：上为细末。每早、晚蘸末洗面。共研细末，早晚蘸末洗面。（《景岳全书》）

46. 乳少，或无乳　通乳汤：生黄芪一两，当归五钱，白芷三钱，七孔猪蹄一对，煮汤，吹去油，煎药一大碗，服后覆面睡，即有乳，如未效，再一服，无不通矣。（《女科秘诀大全》）

47. 产妇乳汁不通　参见赤芍条。

48. 体虚乳汁流出不止　参见防风条。

49. 乳痈初起　白芷、贝母各二钱，为末，温酒服之。（《秘传外科方》）

50. 乳痈焮肿，赤硬，疼痛不止　赤小豆三分，白芷三分，白蔹三分，鸡子一枚用白。上件药，捣细罗为散，入鸡子白调如稀糊，涂乳肿处，干即更涂之。（《太平圣惠方》）

51. 乳头破裂疼痛　白芷 9 g，乳汁调涂患处。（《常见病验方研究参考资料》）

52. 乳腺癌　参见瓜蒌皮条。

53. 外阴白色病变　参见三棱条。

54. 盆腔炎症　仙方活命饮：金银花，防风，白芷，当归，陈皮，芍药，天花粉，贝母，乳香，没药，炮山甲，皂角刺，生草，黄酒。（《中医妇产科学》，刘敏如等主编）

55. 阴茧（巴氏腺囊肿）　仙方活命饮（同上）。（《妇科用药 400 品历验心得》）

56. 胎前阴门痒甚　川椒白芷汤：川椒一两，白芷一两五钱。水煎服。（《宁坤秘笈》）

57. 血闭阴肿，寒热带下　白芷，黄芪，当

归，生地，续断，香附，牛膝，丹皮。（《女科济阴录》）

58. 妇人阴痛阴痒　此肝经湿热也，宜龙胆泻肝汤加苍术、白芷、升麻之类。

59. 阴疮　芜荑、芎䓖、黄芩、甘草、矾石、雄黄、附子、白芷、黄连各六铢。上㕮咀，取猪膏四两，合煎敷之。（《医部全录·妇科》）

60. 老年性阴道炎　黄柏 100 g，甘草、川椒、白芷各 50 g。水煎坐浴。（《全国名医妇科验方集锦》）

61. 阴中突出如蛇，或似鸡冠菌样　芎归汤：川芎、当归、白芷、甘草、胆草各等分。上每用五钱煎汤，浴洗患上，随后搽药。（《医部全录·妇科》）

62. 阴臭　白芷 60 g。每剂水煎 3 次，合药液约 1 500 mL，凉后先用冲洗器冲洗阴道再坐浴，不拘次数，每次 15 分钟。（《妇科用药 400 品历验心得》）

63. 女阴湿疹　参见附子条。

64. 交接出血　参见威灵仙条。

65. 宫颈激光术后出血　代赭石 20 g，马齿苋 30 g，木贼 20 g，白芷 10 g，白及 10 g，龟板胶（烊冲）20 g。（《妇科用药 400 品历验心得》）

66. 人乳头瘤状病毒感染　参见野菊花条。

【现代药理研究】

（1）白芷具有解热、镇痛、抗炎的药理作用，其中白芷的镇痛作用对治疗头痛具有良好的效果。[《中医药信息》，2020，37（2）：123－128]

（2）白芷在体外对某些革兰阳性细菌及人型结核杆菌等有不同程度的抑制作用。试管内对絮状表皮癣菌、石膏样小芽孢癣菌、羊毛状小芽孢癣菌，1∶3 水浸剂对奥杜盎小芽孢癣菌，1∶10 煎剂对同心性毛癣菌、堇色毛癣菌和絮状表皮癣菌等有不同程度的抑制作用。（《中华本草》）

【用法用量】　内服：煎汤，6～10 g；或入丸、散。外用：煎汤外洗，60 g。

【使用注意】　血虚有热者，阴虚阳亢之头痛者禁服。

白　矾

出《雷公炮炙论》。又名矾石、明矾。为硫酸盐类矿物明矾石经加工提炼制成。主含含水硫酸铝钾[$KAl(SO_4)_2 \cdot 12H_2O$]。

【药性】　酸、涩，寒。入肺、脾、胃经。

【功效】　消痰，燥湿，收敛固涩，杀虫。

【药论及医论】　《本草纲目》："治诸血痛、脱肛、阴挺、疮疡……治痰饮、崩带……"

《本草经疏》："妇人白沃，多由虚脱，故用收涩以固其标，终非探本之治。"

《本经逢原》："其治白沃阴蚀恶疮，专取涤垢之用。"

《本草求真》："诸血脱肛阴挺、崩带风眼、痰饮疮疡，用此以涩即效。"

【临床应用】

1. 血山崩　用棕榈、白矾煅为末，酒调二钱服。（《妇人大全良方》）

2. 血崩不止　枯矾、黄丹各五钱（研），绵绢包裹，麻油抹绢面，线扎纳阴道。血止取出。（《外治寿世方》）

3. 经期过长　胶艾汤加荆芥炭 10 g，白矾 5 g。（《妇科用药 400 品历验心得》）

4. 经水闭不利，藏坚癖不止，中有干血，下白物　矾石丸：矾石、杏仁。研末为丸纳阴道中。（《金匮要略》）

5. 矾石火炼服之　治赤白漏下，良。（《医部全录·妇科》）

6. 胎孕漏红　白矾五分至一钱，红枣七枚。水煎服。（《常见病验方研究参考资料》）

7. 妊娠痰饮浸渍膈脘，目运头旋　干姜丸：炮干姜、白矾熬令汁尽，芎䓖、半夏、白术。（《圣济总录》）

8. 妊娠尿不知出时，胎满故也　白矾、牡蛎等分，上为细末，温酒调二钱。（《妇人大全良方》）

9. 围产期外痔　黄柏 15 g，冰片、雄黄各 3 g，白矾 30 g。研细末，调开水敷患处。（《妇产科疾病中医治疗全书》）

10. 妊娠趾缝渗水瘙痒　厚朴 60 g，苍术 60 g，加水煎两次，合药液约 1 000 mL，再加枯矾一匙，搅匀待药液凉后浸两足。(《妇科用药400品历验心得》)

11. 临产腰痛，脉滞　乌金丸：当归三两，延胡两半，白矾两半，白芷两半，姜黄两半，没药两半，桂心两半。制为末，炼蜜丸，烧红犁头淬酒下。(《女科指要》)

12. 胎死腹中不出　水银丸：水银半两，硫黄一分(与水银结为砂子)，白矾(灰)半两，硇砂半两。上件药，捣研令细，煮枣肉和丸，如绿豆大，每服，煎榆白皮酒下五丸，腹痛即胎下。(《太平圣惠方》)

13. 孕痈　参见大青叶条。

14. 产前中风　黄蜡、枯矾、麻黄等分。为末，熔化擦牙。适用于牙关紧闭，痰气壅满，不省人事。因食生冷，兼坐风前所致，先用此膏擦牙，再服排风汤。(《中华民间秘方大全》)

15. 产后中风，口噤，身体如角弓反张，迷闷　龙脑散：龙脑、腻粉、干蝎、白矾灰各一分，天麻、炮天雄、天南星、天竺黄各一两。上件药捣罗为末，都入乳钵中，再研令匀，不计时候，以暖酒调下一钱。(《太平圣惠方》)

16. 产后漏下及痔病下血　矾石一两，附子一枚。上为末，蜜丸如梧桐子大，空心酒下二丸，日三，稍加至五丸，数日瘥。(《普济方》)

17. 产后阴疼烦闷　桃仁膏：桃仁、五味子、枯矾为末，研桃仁膏拌敷。(《医学正传》)

18. 产后遗尿，不知出　取矾石、牡蛎分等，下筛，酒服方寸匕，日三。(《小品方》)

19. 产后遗粪　矾石(枯)，牡蛎(熬)。上等分为末。酒服方寸匕，日三。(《集验方》)

20. 产后脱肛　鸡蛋 1 个开 1 小孔，放入米粒大小明矾 7 粒，放在锅内煮熟，每日空腹服鸡蛋 1 枚，连服 7 日。(《妇产科疾病中医治疗全书》)

21. 产后泄泻不止，脐腹撮痛　白矾(烧汁尽)、附子(去皮脐)各二两。上为末，炼蜜和丸如梧桐子大，每服十丸，温米饮下，食前。(《普济方》)

22. 产后盗汗　盗汗膏：五味子(蜜炙)、枯矾各等分，粉碎为末，过筛，入人乳适量成膏，贴敷神阙、气海、肾俞，1 日一换，10～15 日见效。(《中医妇产科学》，刘敏如等主编)

23. 产后血邪攻心，迷闷，气不足，脏腑虚弱，令人如癫邪，恒惊怕，或啼或笑，或惊或恐，言无准凭，状如鬼魅　丹砂丸：光明朱砂二两，白矾二两，金箔五十片。上件药，捣光明砂并矾，纳瓷瓶子中，封闭了，于甑上每日两度蒸，半月日取出，和前金箔细研，以粟米软饭和丸，如绿豆大，每服，不计时候，以麦门冬汤下七丸。(《太平圣惠方》)

24. 产后闭目不语　胡氏孤凤散：白矾研细。上每服一钱，以熟水调下。(《妇人大全良方》)

25. 产后休克　明矾 3 g。研细末，用棉条沾药粉插入鼻腔中捻转。得嚏即醒。(《中国民间医术绝招·妇科部分》)

26. 妇人血风，举体痒如虫行皮肤上，搔之皮起欲成疮　参见茺蔚子条。

27. 癥瘕　胡椒、白矾各二两，再用炒熟麦面和之为丸，桐子大。每服钱半，日两次。服至月余，其癥瘕自消。(《张锡纯女科要旨》)

28. 颠邪恶候　祛邪散：白矾三两(生研)，黄丹半两。上为研细，用桑柴于瓦中烧一伏时，服半钱，以乳香汤下，不拘时。(《女科百问》)

29. 妇人风痰　白矾一两(通明者生用)，朱砂一两(细研水飞过)。上件药，同研令匀，以水浸蒸饼和丸，如绿豆大，每服不计时候，以薄荷汤下五丸。(《太平圣惠方》)

30. 妇人风瘙，瘾疹身痒不止　以醋浆水磨白矾涂之。(《太平圣惠方》)

31. 通乳　蜂蜡、白矾各 30 g。共熬化，捻为丸。如绿豆大，每服 7 丸，白水送下。(《常见病验方研究参考资料》)

32. 乳痈风毒，肿久不消，未成脓　先用汤淋，熨令四面恶物消散方：赤小豆五合，葱(根细切)十五茎，白矾、甘草一两，乳香半两，芥子二合，桑根白皮半两。上用青布裹于锅内，以水三升煮药令熟，乘热熨肿处，冷则再暖熨之。一

日可四五度，熨则令内消。(《太平圣惠方》)

33. 妇人奶岩久不愈者　桦皮、油核桃俱烧存性，枯矾、轻粉少许。上香油调敷。(《香奁润色》)

34. 产后玉门不闭　参见瓦松条。

35. 子宫颈糜烂　胆矾散：猪胆汁调白矾末，用阴道窥器将宫颈充分暴露后，以消毒干棉球擦净分泌物，将胆矾散撒在宫颈糜烂面，盖满糜烂面为度，3 日后先清洗再换新药。(《中药贴敷疗法》)

36. 子宫颈鳞状上皮原位癌及子宫颈癌Ⅰa期　三品一条枪：白砒 4.5 g，明矾 60 g，雄黄 7.2 g，没药 3.6 g。共研细末，压制成饼或杆。消毒外用。(《外科正宗》)

37. 阴中恶疮　枯矾为末敷之。(《丹溪治法心要》)

38. 阴脱　水煮生铁，令浓，以洗之。矾石亦良。(《医心方》)

39. 阴肿痛　熬矾石二分，大黄一分，甘草半分炙，末，以绵裹如枣核，以导之。(《医心方》)

40. 阴虱　参见蛇床子条。

41. 阴痒脱　矾石散：矾石为末。酒服方寸匕，日三服。(《妇人大全良方》)

42. 阴汗湿痒　枯矾扑之。又泡汤沃洗。(《本草纲目》)

43. 外阴尖锐湿疣　明矾 500 g，加水 1 000 mL 煎后去渣，湿敷患处每次 15～20 分钟，每日 2～3 次，10 次为 1 个疗程。(《妇产科疾病中医治疗全书》)

44. 硬化性萎缩性苔藓、非特异性女阴炎、非典型增生、女阴神经性发炎、女阴湿疹等见皮肤粗厚　参见血竭条。

45. 妇人痔疾久不差　白矾丸：白矾(灰)、附子(炮裂去皮脐为末)各二两。上件药，研令匀，以汤浸蒸饼和丸，如梧桐子大，每服，荆芥汤下二十丸，日三服。(《太平圣惠方》)

46. 滴虫性阴道炎　蛇床子一两，白矾三至五钱，煎汤频洗。(《常见病验方研究参考资料》)

47. 霉菌性阴道炎　白矾 25 g，用开水 1 000 mL 稀释，凉后先用冲洗器冲洗阴道再坐浴，不拘次数，每次 15 分钟。(《妇科用药 400 品历验心得》)

【现代药理研究】

(1) 1%白矾及枯矾溶液对大肠埃希菌、痢疾杆菌、白色葡萄球菌、金黄色葡萄球菌、变形杆菌、炭疽杆菌、甲副伤寒沙门菌、伤寒杆菌均有明显的抑菌作用；另有报道，白矾有抗阴道滴虫作用。复方明矾散对多种常见病原菌有一定的抑菌作用，对念珠菌有很强的抑菌作用，特别适合于女性外阴阴道念珠菌病的治疗。[《中国中医药信息杂志》，2010，17(7)：111－112]

(2) 10%明矾水溶液 2 g/kg 给小鼠灌胃 17 日，可明显抑制雌性小鼠受孕，其抗生育率达 74%；以同样剂量给小鼠灌胃 6～8 日，抗着床率达 82%，同时可对抗雌性激素促使子宫增生。上述实验表明明矾对生殖功能有一定的影响。(《现代中药药理与临床》)

【用法用量】　内服：研末，1～5 g；或入丸、散。外用：适量，研末撒，或外洗。

【使用注意】　味涩，内服不宜过量，易致呕吐；体虚弱者慎服。

白　果

出《日用本草》。又名银杏、鸭脚子、灵眼、佛指甲、佛指柑。为银杏科植物银杏 *Ginkgo biloba* L.的种子。

【药性】　甘、苦、涩，平，有小毒。入肺、肾经。

【功效】　止带，杀虫止痒。

【药论及医论】　《本草纲目》："止白浊……及疥癣、疳䘌、阴虱。"

《傅青主女科》："盖山药、芡实专补任脉之虚，又能利水，加白果引入任脉之中，更为便捷，所以奏功之速也。"

【临床应用】

1. 崩漏　鸡冠花 18 g，白果仁 9 g。水煎服。(《王氏妇科精要》)

2. 气虚型月经过多　蚌肉白果汤：蚌肉

100 g，白果肉 15 g，黄芪 60 g，党参 15 g。加水适量炖熟，加盐调味，吃肉及白果，喝汤。（《妇产科疾病中医治疗全书》）

3. 经前便血　白果 30 g，藕节 15 g。焙干研末，分两次饭前用温开水冲服，每日 1 剂。连续服用 10～20 日。（《中国民间医术绝招・妇科部分》）

4. 白带　酒煮白果三升，去心去膜，晒干为末，每服二钱，白水下。（《万氏妇人科》）

5. 白带　三子丸：白杏仁、蛇床子、白果肉等分，打和为丸，每日 2 次，每服 10 g，淡醋汤送下。外用则三味打成稀泥，涂敷外阴，或做成铤子，作为坐药，纳入阴中，每晚换 1 次。（《专科专病名医临证经验丛书・妇科病》）

6. 赤白带　参见乌骨鸡条。

7. 妊娠白带　银杏汤：六味地黄汤加薏苡仁、黑豆、白果。（《竹林女科证治》）

8. 妊娠肿胀　参见芡实条。

9. 子咳不已　米糖二两，白果（去心）二两。同蒸水吃，效。（《女科一盘珠》）

10. 滑胎　莲子肉、苎麻根、杜仲、糯米各 12 g，白术、菟丝子各 9 g，砂仁、黄芩、桑寄生各 6 g，银杏 2 枚。（《中国民间医术绝招・妇科部分》）

11. 遗尿（围绝经期综合征）　胡桃仁 30 g，益智仁 12 g，生黄芪 30 g，白果 10 g，补骨脂 12 g，五味子 5 g，桑螵蛸 20 g，覆盆子 20 g，山茱萸 12 g，鸡内金 9 g，乌药 9 g。（《妇科用药 400 品历验心得》）

12. 乳痈溃烂　银杏半斤，以四两研酒服之，以四两研敷之。（《救急易方》）

13. 阴挺　白果嚼融敷之。（《外治寿世方》）

14. 阴痒　生白果捣烂擦。（《常见病验方研究参考资料》）

15. 阴毛生八脚虱　白果捣融搽之，极效。（《验方新编》）

16. 滴虫性阴道炎　生白果，捣烂擦。（《常见病验方研究参考资料》）

17. 宫颈糜烂白带　妇女白带膏：母丁香 25 粒，白古月 30 粒，雄黄 30 g，银杏 25 粒，白牡丹 10 g，石榴皮 5.1 g，麝香 1.8 g，海螵蛸 4.5 g。混合共研细末，和匀，同武威粉底膏 300 g 搅匀，分摊 10 张。取药膏贴于腰骶部。（《集验中成药》）

【现代药理研究】　白果肉、白果汁，尤其是白果酸，体外试验结果显示对人型结核杆菌和牛型结核杆菌有抑制作用。上述成分对热稳定，但血清能明显减弱白果酸的抗结核菌作用。白果水浸剂或外种皮乙醇或石油醚提取物对常见致病性真菌的抑制作用相当于 0.5%g 霉唑。（《中华本草》）

【用法用量】　内服：煎汤，6～10 g。

【使用注意】　有实邪者禁服。生食或炒食过量可致中毒。

白　前

出《名医别录》。又名嗽药。为萝藦科植物柳叶白前 *Cynanchum stauntonii* （Decne.） Schltr. ex Levl. 或芫花叶白前 *Cynanchum glaucescens* （Decne.） Hand.-Mazz.的根茎及根。

【药性】　辛、甘，微温。入肺经。

【功效】　降气，祛痰，止嗽。

【临床应用】

1. 经候不通，已经三两月　鳖甲汤：鳖甲，白前，代赭，荆三棱，附子，玄胡索，大黄，炙甘草，木香，桂，当归，桃仁，红蓝花，熟干地黄，大腹皮。（《圣济总录》）

2. 妊娠心膈痰毒壅滞，肺气不顺，咳嗽头疼　款冬花散：款冬花、麻黄、贝母、前胡、桑白皮、紫菀各半两，旋覆花、白术、甘草各一两，石膏一两。上为粗末，每服四钱，水一盏，姜三片，煎至七分去滓，温服，食后。（《普济方》）

3. 产后伤风咳嗽，壮热憎寒　白前汤：白前、桑根白皮、生干地黄各一两半，白茯苓二两半，地骨皮二两，麻黄一两半。上六味，粗捣筛，每服三钱匕，水一盏，煎七分，去滓温服，不拘时。（《圣济总录》）

4. 产后上气，喘急烦闷　人参汤：人参、陈皮、厚朴、麻黄、白前、防己、桑皮、杏仁、当归、诃

黎勒各一两。上捣筛，每服二钱，水一盏，煎七分去滓，温服。(《普济方》)

5. 产后虚气　杏仁汤：杏仁、橘皮、白前、人参各三两，苏叶、半夏各一升，桂心四两，生姜半两，麦门冬二两。上㕮咀，以水一斗，煎取三升半，去滓，分五服。(《普济方》)

6. 妇人脏腑久冷，腰膝疼痛，背膊虚烦，月水不利，故令无子　白薇丸：白薇，赤石脂，柏子仁，白前，当归，附子，干漆，山茱萸，牛膝，厚朴，防风，桂心，白芷，熟干地黄，吴茱萸。(《普济方》)

7. 子宫脱垂　菝葜 60 g，天花粉、沙参、桔梗、毛木香、山药、土牛膝、白前各 30 g，山茄、土大黄各 15 g。水煎，每日 1 剂，服两次，3 剂为 1 个疗程。(《中国民间医术绝招·妇科部分》)

【现代药理研究】 从柳叶白前中分离的 glaucogenin C－3－O－β－D－monothevetoside 对小鼠乳腺癌细胞系表现出良好的抑制活性，并能诱导 G1 期阻滞上调 Caspase－3、Caspase－9、Bax 的表达水平，下调 Bcl－2 的表达水平。[《中华中医药学刊》，2022，40(8)：17－28]

【用法用量】 内服：煎汤，3～10 g；或入丸、散。

【使用注意】 肺虚喘咳者慎用。生品用量过大，对胃有一定刺激。

白　蔹

出《神农本草经》。又名山地瓜、见肿消。为葡萄科植物白蔹 *Ampelopsis japonica* (Thunb.) Makino 的块根。

【药性】 苦、辛，微寒。入心、脾经。

【功效】 清热，解毒，散结，止痛。

【药论及医论】《神农本草经》："主痈肿疽疮……女子阴中肿痛，带下赤白。"

《萃金裘本草述录》："……消败浊瘀脓，收敛疮口……收带浊……"

【临床应用】

1. 妇人漏下白色不绝，室女冲任虚寒，带下纯白　白蔹丸：鹿茸（去毛，涂酥，炙令黄）一两，白蔹三分，狗脊（去毛）半两。上为末，以醋煮面糊为丸，如梧桐子大。每服二十丸，食前以温酒送下。(《太平圣惠方》)

2. 经前面部痤疮　参见白石脂条。

3. 白崩　参见牛角鰓条。

4. 横倒生，胎死腹中及衣不出，母气欲绝　半夏一两，白蔹一两。上件药，捣细罗为散，以炒生姜酒调下二钱。立效。(《太平圣惠方》)

5. 产后恶寒壮热，一夜三五度，发恶语，口中生疮，时时干呕，困乏闷绝　人参、独活、白鲜皮、葛根、防风、青竹茹、远志各一两半，茯神二两，白蔹二两半，元参三两，竹沥二升半。上取银一斤，水一斗五升，煮取七升，下诸药，重煮取三升，分温三服。(《产宝》)

6. 产后遗屎不知，亦治遗尿　白蔹、芍药各七分。上为末，酒调服方寸匕。(《济阴纲目》)

7. 此药服之，不过一月有孕，试之有效　壬子丸：吴茱萸、白及、白茯苓、白蔹各一两，人参、桂心、没药各四两，乳香三两，川牛膝、厚朴各五钱，当归、石菖蒲、白附子各一钱。上为细末，炼蜜丸，如桐子大。每服三四十丸，温酒或盐汤下，日进三服。(《济阴纲目》)

8. 面部色素沉着　参见白芷条。

9. 乳汁蓄积　连翘 10 g，升麻 5 g，玄参、赤芍、白蔹各 9 g，甘草 5 g，杏仁、山甲片（先煎）、王不留行、蒲公英各 10 g。(《中医临床妇科学》，夏桂成主编)

10. 急性乳腺炎　白蔹外敷方：取新鲜白蔹块根 1～2 个，刮去外层棕黑色表皮，洗净后捣烂，再加 1～2 个鸡蛋清调匀。外敷于红肿的乳根肿块上，外用纱布盖好，胶布固定。1 日后取下，重者可连续用药 2 次。(《中药贴敷疗法》)

11. 妒乳　黄芩、白蔹、芍药。分等，末，下筛，浆服一钱五匕，日五服。(《集验方》)

12. 乳癖　白蔹 10 g，山海螺 30 g，枸橘李、香茶菜、天冬各 15 g，当归、柴胡各 5 g，生白芍、茯苓各 9 g。(《全国名医妇科验方集锦》)

13. 乳癌初起，坚硬如鸡子大　鲜白蔹草 15 g，加红糖 9 g，捣烂敷患处。(《常见病验方研

究参考资料》)

14. 乳悬　白蔹、防风、羌活三味各五钱。烧烟熏乳,使烟气熏着收上为度。(《医方简义》)

15. 结核性盆腔炎(包括结核性输卵管炎、结核性子宫内膜炎、盆腔结核性炎性包块形成)　白蔹、白及、杏仁、黑芝麻各 10 g。(《全国名医妇科验方集锦》)

16. 霉菌性阴道炎　白蔹 60 g。每剂水煎 3 次,合药液约 1 500 mL,凉后先用冲洗器冲洗阴道再坐浴,不拘次数,每次 15 分钟。(《妇科用药 400 品历验心得》)

17. 阴茧　参见败酱草条。

【现代药理研究】 白蔹水浸剂(1∶3)在试管内对同心性毛癣菌、奥杜盎小芽孢癣菌、腹股沟和红色表皮癣菌等皮肤真菌有不同程度的抑制作用。体外试验结果显示对人子宫颈癌细胞培养系 JTC－26 有抑制作用,抑制率在 90%以上。(《中华本草》)

【用法用量】 内服:煎汤,3～10 g。外用:适量,研末撒或调涂。

【使用注意】 脾胃虚寒及无实火者禁服;孕妇慎服。

白　薇

出《神农本草经》。又名白幕、白马尾、龙胆白薇。为萝藦科植物白薇 *Cynanchum atratum* Bge.或蔓生白薇 *Cynanchum versicolor* Bge.的根及根茎。

【药性】 苦、咸,寒。入胃、肝、肾经。

【功效】 清热,凉血,利湿。

【药论及医论】 《本草纲目》:"风热灼热多眠及热淋、遗尿……"

《药义明辨》:"益阴清热,古人于调经种子、胎前产后诸证恒用之。"

《重庆堂随笔》:"凉降,清血热,为女科要药;温热邪入血分者亦宜用之。"

《本草正义》:"妇女血热,又为恒用之品矣。"

《本草汇言》:"此药芳香寒燥,利湿养阴,故风可驱,疟可解,经滞可行,淋带可止,胎孕可育……宜其悉主之也。"

《福建药物志》:"主治……产后血晕。"

【临床应用】

1. 月经先期　加味清经散:生地黄 15 g,牡丹皮 10 g,地骨皮 12 g,生白芍 12 g,茯苓 12 g,黄柏 8 g,青蒿 10 g,紫草 10 g,白薇 12 g,枇杷叶 15 g。(《马大正中医妇科医论医案集》)

2. 经期过长　白薇 15 g,龟甲 12 g,北沙参 15 g,川石斛 12 g,墨旱莲 15 g,女贞子 10 g。(《妇科用药 400 品历验心得》)

3. 经量过多　参见桑白皮条。

4. 漏下去赤　白术二两,黄柏二两半,白薇五钱。上制下筛,空腹酒下方寸匕,日三。(《华佗神医秘传》)

5. 崩带不孕,脉弦数　崩带补宫丸:白薇二两,酒炒白芍二两,炒白术二两,茯苓一两,炒白芷一两,鹿角霜三两,炒山药三两,煅赤石脂三两,煅乌贼骨三两。为末,蜜丸,米饮下三钱。(《女科指要》)

6. 经行发热　参见水牛角条。

7. 经行吐衄　参见鹿角胶条。

8. 白带不止　白薇丸:白薇一两,赤芍药、乌贼鱼骨各半两。上三味,捣罗为末,炼醋一盏熬成膏,丸如梧桐子大,每服二十丸,食前热水下,日再。(《圣济总录》)

9. 赤带　白薇 12 g,夏枯草 15 g,冬瓜子 20 g,土茯苓 20 g,马齿苋 15 g,大蓟 20 g。(《妇科用药 400 品历验心得》)

10. 先兆流产　白薇、阿胶、归身、炙黄芪、黄芩、白芍、藕节炭各 9 g,生地黄炭 12 g,苎麻根、太子参各 15 g。(《中医妇科临床手册》)

11. 妊娠发热　竹皮大丸加味:竹茹 12 g,石膏 10 g,桂枝 3 g,甘草 5 g,白薇 10 g,桔梗 6 g,牛蒡子 10 g,薄荷 5 g。(《妇科证治经方心裁》)

12. 妊娠咽痛　白薇 20 g,水煎 2 次,合约 500 mL,含咽喉,不拘时。(《妇科用药 400 品历验心得》)

13. 妊娠牙龈肿痛　白薇 15 g,珠儿参

15 g。水煎凉后漱口，含口。(《马大正50年临证验案自选集》)

14. 妊娠尿不知出时，胎满故也 白薇散：白薇、芍药各一两。上为细末，温酒调二钱。(《妇人大全良方》)

15. 先兆子痫。症见头痛头晕、目花泛恶、血压较高等症 参见夏枯草条。

16. 妊娠期肝内胆汁淤积症 参见蝉蜕条。

17. 产后暑热不退 白薇、清水豆卷、茯苓各9 g，青蒿、白术、陈皮各6 g，蔷薇花、通草各4.5 g，鸡苏散、生地黄各12 g，鲜芦根1支。(《中医妇科临床手册》)

18. 产后血虚发热晕厥 白薇汤：白薇、当归各一两，人参半两，甘草一分。上粗末，每服五钱，水二盏，煎至一盏，去滓温服。(《普济本事方》)

19. 产后心虚惊悸，神思不安 熟干地黄二两，黄芪、白薇、龙齿各一两，人参、茯神、羌活、远志肉各七钱半，桂心、防风、炙甘草各半两。上㕮咀，每五钱。水一大盏半，生姜五片，枣三枚，煎至一大盏，去滓温服，不拘时。(《医部全录·妇科》)

20. 产后狂语，志意不定，精神昏乱，心气虚，风邪所致 茯苓散：白茯苓、生地黄各三两，远志、白薇、龙齿各二两五钱，防风、人参、独活各二两。上共为末，以银一大斤，水一斗五升，煮取七升，下诸药，煮取三升，温分三服。(《医部全录·妇科》)

21. 产后吐蛔虫 安蛔救产汤：人参、白术、榧子仁各一两，白薇三钱，肉桂一钱，神曲五分，水煎服。(《医部全录·妇科》)

22. 产后月痨 参见墨旱莲条。

23. 产后遗溺 白薇、芍药各一两。共捣末，酒下一钱，日三。(《华佗神医秘传》)

24. 月水不利，闭塞绝产，服此药二十八日即有子 白薇丸：白薇，细辛，人参，杜蘅，牡蒙，厚朴，半夏，白僵蚕，当归，紫菀，牛膝，沙参，干姜，秦艽，蜀椒，附子，防风。(《医部全录·妇科》)

25. 结核性盆腔炎有包块者 参见地骨皮条。

26. 乳痈肿消核……并疗颐下气结瘰疬 参见昆布条。

27. 潮热出汗(围绝经期综合征) 北沙参15 g，麦冬12 g，五味子5 g，鳖甲20 g，龟甲20 g，牡蛎20 g，川石斛20 g，天花粉10 g，糯稻根30 g，白薇10 g，浮小麦15 g。(《妇科用药400品历验心得》)

【现代药理研究】 白薇水提物3.4 g/kg、4.9 g/kg和7.0 g/kg腹腔注射，对酵母致大鼠发热有显著解热作用。白薇和蔓生白薇水提取物1.0/kg、2.0/kg和4.0/kg腹腔注射，对巴豆油致大鼠耳郭急性渗出性炎症有显著抑制作用。直立白薇苷甲20 mg/kg灌胃，对小鼠移植性宫颈癌具有明显抑制作用，抑瘤率为53%。同剂量腹腔注射，抑瘤率为65.2%。(《现代中药药理与临床》)

【用法用量】 内服：煎汤，3～15 g；或入丸、散。外用：适量。

【使用注意】 血分无热、中寒便滑、阳气外越者慎用。

白毛藤

出《百草镜》。又名蜀羊泉、排风藤、毛风藤、葫芦草。为茄科植物白英 *Solanum lyratum* Thunb.的全草。

【药性】 苦，凉。入肝、胆、肾经。

【功效】 清热，利湿，解毒。

【药论及医论】 《开宝本草》："别本注云，茎叶煮粥，极解热毒。"

《湖南药物志》："用于……红崩白带，肿痛……"

《青岛中草药手册》："主治感冒发热，妇女月经不调，白带，阴道炎，子宫颈糜烂，癌肿等。"

《湖北中草药志》："用于……子宫颈癌、子宫颈糜烂、白带……"

【临床应用】

1. 血崩，白带 白毛藤60 g，瓜子金9 g，红枣30 g。水煎服。(《浙南本草新编》)

2. 经期过长　白毛藤 30 g，地榆 30 g，贯众炭 20 g，炒白术 20 g，白芷 10 g，荆芥炭 10 g。(《妇科用药 400 品历验心得》)

3. 白带　白毛藤五钱，水煎服。(《常见病验方研究参考资料》)

4. 妊娠咽痛　垂盆草 20 g，白毛藤 15 g，牛蒡子 10 g，薄荷(后入)5 g，玄参 10 g，生甘草 5 g，野荞麦根 20 g，苎麻根 20 g。(《妇科用药 400 品历验心得》)

5. 产褥热　白毛藤、益母草各 15 g，一枝黄花、野菊花、白花蛇舌草、金银花各 30 g。(《浙江中草药单方验方选编》)

6. 湿毒壅盛型急性盆腔炎　熟大黄 6 g，牡丹皮 10 g，桃仁 6 g，冬瓜子 15 g，龙胆草 6 g，延胡索 6 g，黄芩 5 g，炒赤芍 10 g，车前草 15 g，白毛藤 30 g，半枝莲 30 g，墓头回 10 g，生甘草 5 g。(《全国名医妇科验方集锦》)

7. 盆腔炎性包块　橘核昆藻汤：橘核 12 g，昆布 10 g，海藻 10 g，鳖甲 12 g，夏枯草 10 g，当归 10 g，赤芍 10 g，川楝子 10 g，延胡索 10 g，香附 6 g，茯苓 10 g，海蛤粉 12 g，白英 15 g。(《中医妇科验方选》)

8. 绒癌方　常用药味：当归，黄芪，败酱草，薏苡仁，冬瓜仁，茜草，阿胶，紫草根，白毛藤等。(《女性性器官出血》)

9. 子宫颈癌放射治疗后直肠反应　白毛藤、土茯苓、白花蛇舌草各 30 g，生地黄、石斛、牡丹皮、黄柏、白芍各 9 g，天花粉 15 g，生薏苡仁 12 g，脏连丸 3 g。(《中医妇科临床手册》)

10. 子宫颈癌　白毛藤 30 g，水煎服，每日 1 剂。(《常见病验方研究参考资料》)

11. 阴道炎子宫颈糜烂　鲜白毛藤全草 60～120 g，水煎服，连服 3～7 日。(《浙江民间常用草药》)

12. 阴道灼热　秦皮 15 g，炒黄柏 10 g，冬瓜子 30 g，土茯苓 30 g，萆薢 15 g，白毛藤 20 g。(《妇科用药 400 品历验心得》)

13. 外阴瘙痒　白毛藤 60 g。每剂水煎 3 次，合药液约 1 500 mL，凉后坐浴，不拘次数，每次 15 分钟。(《妇科用药 400 品历验心得》)

14. 外阴湿疹　金钱草 90 g，白毛藤 60 g。每次加水 1 000 mL，煎取 500 mL，连煎 3 次，合药液，凉后坐浴，不拘次数，每次 15 分钟。(《妇科用药 400 品历验心得》)

【现代药理研究】

(1) 白毛藤热水提取物(每 60 kg 干燥药物可得提取物 4 kg)含甾体皂苷，具有抗肿瘤作用。在体外，甾体糖苷 SL-c 和 SL-d 对人宫颈癌 JTC-26 细胞有明显抑制作用，8 μg/mL 抑制率可达 100%，SL-b 也表现抑制作用，作用 15 μg/mL 抑制率可达 100%。(《中华本草》)

(2) 抗卵巢癌作用：白英乙醇提取物能阻滞细胞周期、诱导凋亡，抑制人卵巢癌 A2780 细胞和 SKOV3 细胞的增殖。有多重途径参与此过程。白英可增加活性氧，活化 p 53 信号途径，增强机体免疫功能。另外，可通过抑制 Akt-mTOR 途径，调控 LC3Ⅱ/LC3Ⅰ、PKM2 等一系列蛋白表达，诱导癌细胞凋亡和自噬，抑制糖酵解代谢。[《中国医药导报》，2022，19(11)：38-41]

(3) 抗乳腺癌作用：白英明显抑制人乳腺癌 MCF-7 细胞增殖，调控 Bcl-2、fas 等 7 种凋亡相关蛋白表达，诱导细胞凋亡。白英总碱对人乳腺癌 MDA-MB-231 细胞增殖具有抑制作用。[《中国医药导报》，2022，19(11)：38-41]

【用法用量】 内服：煎汤，15～30 g，鲜者 30～60 g。外用：50～60 g，水煎外洗。

【使用注意】 有小毒，不宜过量服用，否则会出现咽喉灼热感及恶心、呕吐、眩晕、瞳孔散大等中毒反应。

白石英

出《神农本草经》。为氧化物类矿物石英 Quartz 的矿石。

【药性】 甘、辛，微温。入肺、肾、心经。

【功效】 温肺肾，安心神，利小便。

【临床应用】

1. 年未五十,天癸久绝不行　白石英四两,当归身二两。煮酒饮。(《本草汇言》)

2. 先有所脱血,或醉入房劳伤,故月事衰少不来　宜干地黄汤:苁蓉、熟地黄、白茯苓、菟丝子、附子、当归、白石英、五味子、禹余粮、乌贼鱼骨各一两,人参半两。上为末,炼蜜为丸如梧桐子大。酒下二三十丸,米汤亦可。空心、日中、临卧各一服。(《妇人大全良方》)

3. 产后虚冷七伤,时寒热,体痛乏力,补肾,治百病　五石汤:紫石英,钟乳,白石英,赤石脂,石膏,茯苓,白术,桂心,川芎,甘草,薤白,人参,当归,生姜,大枣。(《医部全录·妇科》)

4. 产后虚衰,寒热羸瘦　紫石英、钟乳粉、白石英、熟干地黄、当归、半夏各半两,桂、白茯苓各一两,人参、炙甘草各三分。上粗捣筛,每服三钱匕,水一盏,生姜三片,枣一枚,煎七分,去滓,温服,不拘时。(《普济方》)

5. 产后卒中风,发疾口噤,瘛疭,闷满不知人;并缓急诸风,毒痹,身体痉强;及挟胎中风,妇人百病　四石汤:紫石英,白石英,石膏,赤石脂,独活,生姜,葛根,桂心,川芎,甘草,芍药,黄芩。(《医部全录·妇科》)

6. 产后心虚中风,心中战栗,惊动不安,每日如人将捕,精神恍惚　藿香、人参、菖蒲、川芎、紫石英、白石英、远志、茯苓、当归、续断、桑寄生、独活、石斛、细辛、沉香各一分。上为细末,每服二钱,水一盏,煎一两沸,去滓吃。(《普济方》)

7. 妇人血风,心神惊悸,恍惚失常,或瞋恚悲愁,志意不乐　紫石英散:紫石英三分,白石英三分,朱砂三分,龙齿一两,人参一两,琥珀半两,天雄半两,犀角屑半两,远志三分,生干地黄半两,沙参半两,茯神一两,桂心半两,防风三分,麦门冬一两半。上件药,捣细罗为散,不计时候,以温酒调下一钱。(《太平圣惠方》)

8. 子脏风虚积冷,经络不调,面无血色,肌肉消瘦,不能饮食,及带下久无子　白薇丸:白薇,细辛,防风,人参,秦艽,秦椒,白蔹,桂心,牛膝,芜荑,沙参,五味子,芍药,白僵蚕,牡丹,蛴螬,干漆,柏子仁,干姜,卷柏,附子,芎䓖,桃仁,紫石英,钟乳,干地黄,白石英,鼠妇,水蛭,虻虫,吴茱萸,麻布叩复头。(《普济方》)

【用法用量】　内服:煎汤,10～15 g;或入丸、散。

【使用注意】　其性燥烈,不可多服、久服。

白石脂

出《神农本草经》。又名白陶土、高岭土。为硅酸盐类矿物。

【药性】　甘、酸,平。入肺、大肠经。

【功效】　涩肠,止血。

【药论及医论】　《神农本草经》:“主黄疸泄痢,肠澼脓血,阴蚀下血赤白……”

《名医别录》:“养肺气,厚肠,补骨髓,疗五脏惊悸不足,心下烦,止腹痛,下水,小肠澼热溏便脓血,女子崩中漏下赤白沃。”

《日华子》:“治泻痢,血崩带下……”

【临床应用】

1. 崩中漏下不止,虚损羸瘦　鹿茸散:鹿茸二两,白龙骨、鳖甲、熟地黄、白芍药、白石脂、乌贼鱼骨、续断各一两,肉苁蓉一两半。上为细末。每服二钱,食前粥饮调下。(《济阴纲目》)

2. 血虚烦热,月水不调,赤白带下,渐成崩漏　禹余粮丸:禹余粮、白石脂、桑寄生、炮附子、炙鳖甲、当归、白术、厚朴、炒柏叶、炮干姜各一两,芍药、狗脊各七钱半,吴茱萸半两。上为细末,炼蜜和丸如梧桐子大,每服五十丸,空心用温酒或米饮送下。(《医部全录·妇科》)

3. 经前面部痤疮　白石脂、白蔹、苦杏仁各30 g。共为细末,用鸡蛋清调,敷患处。(《妇产科疾病中医治疗全书》)

4. 胞中痛,漏下赤白　白石脂丸:白石脂、乌鲗骨、禹余粮、牡蛎各十八铢,赤石脂、干地黄、干姜、龙骨、桂心、石苇、白蔹、细辛、芍药、黄连、附子、当归、黄芩、蜀椒、钟乳、白芷、芎䓖、甘草各半两。上为末,蜜丸梧子大,每日空心酒下十五丸,曰再服。一方有黄柏半两。(《医部全录·妇科》)

5. 白带下，腹内冷痛　肉豆蔻丸：肉豆蔻一两，附子二两，白石脂二两。上件药，捣罗为末，炼蜜和丸，如梧桐子大，每于食前，以热酒下三十丸。(《太平圣惠方》)

6. 白崩　参见淫羊藿条。

7. 下虚胞寒，小便白浊，或如泔，或如凝脂，或小便无度，腰重等症　固精丸：牡蛎粉、桑螵蛸、龙骨、白石脂、白茯苓、五味子、菟丝子、韭子各等分。上为末，酒糊丸，桐子大。每服七十丸，空心盐汤下。(《济阴纲目》)

8. 妊娠气血虚弱，令胎不长，和气养胎　地黄芎䓖丸：熟干地黄、厚朴各一两，芎䓖、当归、龙骨、阿胶、白石脂各三分，茯苓、柴胡、刺蓟、桑寄生、黄芪各半两，炙甘草一分，人参三分。上为末，炼蜜和丸如梧桐子大，每服三十丸，不拘时候，粥饮下，日三。(《普济方》)

9. 产后崩中下血过多，不止　龟甲散：龟甲(醋浸)三两，黑桑耳一两，鹿茸一两，白石脂一两，禹余粮一两，当归一两，吴茱萸半两，川芎一两，柏子仁一两。上为散，每于食前，以温酒调下一钱。(《普济方》)

10. 产后用力过多，阴门突出不收　金不换丸：当归半两，熟地黄一两，白芷半两，五倍子一两，白石脂六两，禹余粮半两，赤石脂一钱，龙骨六钱，熟艾一两，附子七钱。上为细末，醋糊丸二十丸，用艾叶煎，酒米饮亦得。(《普济方》)

11. 妇人乳无汁　钟乳汤：石钟乳、硝石、白石脂各六两，通草十二铢，桔梗五钱(切)。上五味㕮咀，以水五升，煮三沸，三上三下，去滓，内消石令烊，分服。(《医部全录·妇科》)

【用法用量】 煎服：9～12 g；或入丸、散。

白头翁

出《神农本草经》。又名野丈人、白头公、毛姑朵花、老白毛、猫爪子花。为毛茛科植物白头翁 *Pulsatilla chinensis*(Bge.)Regel 的根。

【药性】 苦，寒。入胃、大肠经。

【功效】 清热凉血，解毒。

【药论及医论】 《神农本草经》："主……癥瘕积聚……逐血止痛……"

《本草汇言》："凉血，消瘀，解湿毒。"

《新本草纲目》："用于月经闭止及热性下痢。"

《医学衷中参西录》："治因热之带证甚效也。"

【临床应用】

1. 血热型功能失调性子宫出血　白头翁 90 g，地榆炭、白糖各 60 g。水煎服。(《中华民间秘方大全》)

2. 漏下　白头翁 10 g，阿胶(烊冲)10 g，地榆 30 g，槐花 20 g，萆薢 10 g，茜草炭 10 g，贯众炭 20 g，薏苡仁 20 g，苍术 10 g，白扁豆 20 g，荆芥炭 10 g，防风 10 g，木贼 10 g。(《妇科用药400品历验心得》)

3. 月经后期　白头翁 30 g，矮地茶 20 g，通草 5 g，刺蒺藜 20 g，路路通 20 g，水蛭 10 g，延胡索 20 g，赤芍 15 g。(《妇科用药 400 品历验心得》)

4. 带下　白头翁 12 g，黄连 3 g，炒黄柏 10 g，炒栀子 10 g，苍术 10 g，薏苡仁 20 g，土茯苓 12 g，白芷 10 g，防风 10 g，樗根皮 12 g，贯众 15 g。(《妇科用药 400 品历验心得》)

5. 妊娠便溏　白头翁 10 g，薤白 10 g，槟榔 6 g，神曲 10 g，秦皮 10 g，石榴皮 10 g。(《妇科用药 400 品历验心得》)

6. 产后下利虚极　白头翁加甘草阿胶汤：白头翁、甘草、阿胶各二两，秦皮、黄连、柏皮各三两。(《金匮要略》)

7. 癥瘕积聚　用白头翁不拘多少，酒炒为末，每服三钱，白汤调下。(《本草汇言》)

8. 交接出血　白头翁 15 g，炒黄柏 10 g，秦皮 10 g，炒黄连 3 g，阿胶 10 g，生白芍 15 g，黄芩炭 10 g，贯众炭 30 g，侧柏叶 10 g，蚤休 20 g，地榆 15 g。(《妇科证治经方心裁》)

9. 乳汁不下　石钟乳四两，白头翁一两，滑石、通草、栝楼根、漏芦各三两。上六味治下筛，以酒服方寸匕，日三。(《医部全录·妇科》)

10. 阴道灼热　秦皮 15 g，炒黄柏 10 g，冬瓜子 30 g，土茯苓 30 g，萆薢 15 g，白毛藤 20 g。(《妇科用药 400 品历验心得》)

11. 湿热下注型阴痒　白头翁 15 g，黄柏

6 g，苦参 12 g。水煎服，每日 1 剂。(《家庭实用便方》)

12. 滴虫性阴道炎　白头翁、苦参各 60 g，加水 1 000 mL，煎成 700 mL，冲洗阴道。(《百病良方》)

13. 子宫颈癌放射治疗后直肠反应　白头翁、车前子各 12 g，秦皮、黄柏、赤芍、白芍、白术、茯苓、当归各 9 g，黄连 3 g，白花蛇舌草、半枝莲各 30 g。(《中医妇科临床手册》)

14. 痔疮便血　白头翁 80 g。水煎 3 次，合药液约 1 500 mL，凉后坐浴，不拘次数，每次 15 分钟。(《妇科用药 400 品历验心得》)

【现代药理研究】　白头翁鲜茎、叶汁在体外(平皿挖洞法)对金黄色葡萄球菌、铜绿假单胞菌有抑制作用；其煎剂、乙醇提取物除对金黄色葡萄球菌、铜绿假单胞菌较为敏感外，对痢疾杆菌、枯草杆菌、伤寒杆菌、沙门菌等亦有明显抑菌作用。白头翁对阴道滴虫有明显杀灭作用。(《现代中药药理与临床》)

【用法用量】　内服：煎汤，10～30 g；或入丸、散。外用：50 g，水煎外洗。

【使用注意】　虚寒泻痢者慎服。

白芥子

出《新修本草》。又名芥菜子、辣菜子。为十字花科植物白芥 *Sinapis alba* L. 或芥 *Brassica juncea* (L.) Czern. et Coss. 的种子。

【药性】　辛，温。入肺、胃经。

【功效】　温中散寒，通络止痛，消痰散结。

【药论及医论】　《本草纲目》："利气豁痰，除寒暖中，散肿止痛。治咳嗽反胃，痹木脚气，筋骨腰节诸痛。"

《得配本草》："通经络，散水气，除疟癖，治喘嗽。"

沈文彬《药论》："皮里膜外之痰涎，非斯不达；肋下胸前之气滞，藉此而疏。"

【临床应用】

1. 经脉不行至一年者，脐腹痛，腰腿沉重，寒热往来　芥子散：芥子二两为末。每服二三钱，热酒调下，食前服之。(《普济方》)

2. 经水未来腹先疼　宣郁通经汤：白芍、当归、丹皮各五钱，山栀子三钱，白芥子二钱，柴胡、香附、川郁金、黄芩、生甘草各一钱。(《傅青主女科》)

3. 痛经　白芥子研细末备用，取 0.5～1 g，加少量面粉，用沸水调匀，制成饼状，趁热敷于神阙穴上，用安胃膏固定，于月经来潮前 5 日贴第一剂，月经开始时贴第二剂，一般贴 3 小时即可揭去药膏，两次月经为 1 个疗程。[《北京中医》，1999(1)：58]

4. 经期过长　参见半夏条。

5. 崩漏　半夏 12 g，生姜 4 片，茯苓 12 g，苏子 6 g，白芥子 5 g，炒莱菔子 10 g，益母草 12 g，续断 10 g。(《妇科用药 400 品历验心得》)

6. 经行腰痛　苏木 15 g，血竭 5 g，白芥子 10 g，延胡索 10 g，茺蔚子 10 g，香附 10 g，蒲黄 10 g，五灵脂 10 g。(《妇科用药 400 品历验心得》)

7. 带下阴冷　阳和汤加味：鹿角胶 10 g，熟地黄 12 g，炙麻黄 6 g，干姜 6 g，白芥子 9 g，肉桂 5 g，炙甘草 6 g，胡芦巴 10 g，仙茅 10 g，韭子 10 g，益智仁 10 g。(《马大正中医妇科医论医案集》)

8. 赤带　参见炮姜条。

9. 产后喘促……若寒邪入肺，气实气壅，而本无虚者　宜六安煎：陈皮一钱五分，半夏(制)、茯苓各二钱，杏仁(去皮尖)、甘草各一钱，白芥子五分，生姜三五片。水煎，食远服。(《竹林女科证治》)

10. 产后左胁右胁痛者　在左曰痰，在右曰血。痰居胁间，非白芥子不能止。(《女科万金方》)

11. 产后右胁膨胀，有块如竖弦一条，着冷便疼　推气养血丸：香附二两，当归、川芎、白芍药、白术、青皮、陈皮、枳实、乌药、厚朴、神曲、干姜、白芥子各一两，三棱、蓬莪术各八钱，炒麦芽、肉桂各六钱，木香三钱。上为末，醋糊和丸梧子大，空心，以米饮吞下百丸。(《古今医鉴》)

12. 妇人口干舌燥，骨蒸夜热，遍体火焦，咳嗽吐沫，断难生子　解氛散：地骨皮一两，丹皮、

沙参各五钱，白芥子三钱，山药一两。水煎服。服一月，骨蒸自退，便可望子矣。(《辨证录》)

13. 妇女腰痛　白芥子、白芍、当归、茯苓、煨姜、炙甘草为基本方加味。[《浙江中医杂志》，1991(26)：112]

14. 妇人中风口噤，舌本缩　芥子一升，上件药，细研，以醋三升，煎取一升，涂颔颊下，立效。(《太平圣惠方》)

15. 妇人血风，走疰疼痛　曼陀罗子一分，地龙一分，川乌头一分，桂心半两，白芥子一分，芸薹一分。上件药，捣细罗为散，不计时候，以热薄荷酒调下一字。(《太平圣惠方》)

16. 外源性及体质异常性肥胖病　参见槟榔条。

17. 痰气郁结型乳腺增生病　乳腺1号方：白芥子、苍术、法夏各90 g，昆布、海藻各100 g，制南星60，香附、橘核、荔枝核各90 g，山慈菇50 g，夏枯草120 g，枸橘李150 g。共为细末，水泛为丸。每日2次，每次9 g。(《当代中医实用临床效验方》)

18. 乳房纤维瘤(乳气疽)　活血逐瘀汤：丹参五钱至一两，乌药二至四钱，白僵蚕二至四钱，三棱三至五钱，莪术三至五钱，白芥子三至五钱，厚朴二至四钱，橘红三至五钱，土贝母三至五钱，沉香五分至一钱。(《赵炳南临床经验集》)

19. 乳痈　白芥子(炒黄)一两研末，烧白酒冲，尽量饮。(《家用良方》)

20. 慢性盆腔炎性疾病后遗症　白芥子、生半夏、胆南星等中药研粉，用麻油调成消化膏外敷，夏天每日换药3次，冬天隔日换药1次，12次为1个疗程，经期停用。[《中医杂志》，1984(1)：38]

21. 卵巢囊肿　消囊回春丹：炮山甲，生水蛭，三棱，莪术，白芥子，肉桂。(《中医妇产科学》，刘敏如等主编)

22. 卵巢肿瘤　白芥子、皂角刺、海带、制附子、三棱、莪术、海藻各9 g，肉桂、生南星各3 g，硝石1 g。(《中医妇科临床手册》)

23. 前庭大腺囊肿　参见苦楝皮条。

【现代药理研究】　白芥子醇提取物能明显抑制二甲苯所致的小鼠耳肿胀和醋酸所致的小鼠毛细血管通透性增加；并能延长小鼠痛反应时间，减少扭体次数，证明白芥子具有较强的抗炎镇痛作用。[《新中医》，2015，47(10)：209-211]

【用法用量】　内服：煎汤，3～10 g；或入丸、散。外用：适量，研末调敷。

【使用注意】　内服过量可催吐，引起胃肠炎；外用对皮肤、黏膜有刺激，能引起充血、灼痛，甚至发泡，皮肤过敏或溃破者忌用。

白附子

出《名医别录》。又名禹白附、鸡心白附。为天南星科植物独角莲 *Typhonium giganteum* Engl.的块茎。

【药性】　辛、甘，大温，有小毒。入肝、胃经。

【功效】　祛风痰，镇痉，止痛，散结。

【临床应用】

1. 经年崩漏不止，诸药不效，脉濡微。此与前伏龙肝散兼服愈　白附子丸：白附子四两，附子二两，黄狗骨头四两(烧灰)。上为细末，粥丸如桐子大，每服三十丸。(《济阴纲目》)

2. 妇人干血气　掌中金丸：穿山甲、甘草、苦丁香、川椒、苦葶苈、白附子、猪牙皂角、草乌头、巴豆，上为细末，以生葱绞汁和丸弹子大。每用一丸，新绵包之，纳阴中，一日即白，二日即赤，三日即血，神效。(《古今医统大全》)

3. 白崩经久，脉微　白附丸：白附子(盐水炒黑)二两，黑附子(盐水炒)二两，黄狗头骨(炙灰)四两。为末，蜜丸，米饮下一二钱。(《女科指要》)

4. 经脉不匀，气血壅滞，肺有风热，遂令遍身瘾疹，红紫成片，肌肉顽痹，皮肤粗涩，或时瘙痒　参见乌梢蛇条。

5. 经前面部痤疮　参见轻粉条。

6. 妊娠中风口噤，心膈痰涎壅滞，言语不得，四肢强直　白僵蚕散：白僵蚕，天麻，独活，

龙脑，麻黄，犀角屑，白附子，半夏，天南星，藿香。（《医部全录·妇科》）

7. 产后中风，恍惚，语涩，四肢不利　天麻丸：天麻，朱砂，防风，羌活，僵蚕，干蝎，白附子，五灵脂，雄雀粪，牛黄。（《妇人大全良方》）

8. 产后头痛　白僵蚕丸：白僵蚕一两，白附子一两（炮），地龙一两（微炒），黄丹一两（微炒），人中白半两（炒灰）。上件药，捣罗为末，用葱津和丸，如梧桐子大，不计时候，荆芥汤下十丸。（《太平圣惠方》）

9. 产后四肢麻痹，皮肤瘙痒不仁者，皆血虚风袭之也　宜逐邪四物汤：熟地黄、当归各三钱，白芍二钱，川芎、白附子、羌活、独活、薄荷、白芷各一钱。水煎温服。（《妇科玉尺》）

10. 妇人中风，口噤，四肢拘急　天南星散：天南星半两（生姜汁拌炒令黄），白附子半两（炮裂），附子半两（炮），乌蛇肉半两（酒拌炒令黄），干蝎半两（微炒）。上件药，捣细罗为散，每服半钱，以生姜温酒调下，不计时候，拗开口灌之。（《太平圣惠方》）

11. 妇人血痹心胃痛　白附子，切片，姜汁浸一日，晒干，为末，每服二钱，花椒生姜汤调下。（《本草汇言》）

12. 妇人风痰，心膈壅滞　天南星丸：天南星一两，白附子一两，白矾（烧灰）半两，皂荚子仁一两，半夏一两。上件药，捣细罗为末，以酒煮面糊和丸，如梧桐子大，每服不计时候，以生姜薄荷汤下十丸。（《太平圣惠方》）

13. 妇人风邪癫狂，发作无时　参见牛黄条。

14. 男妇手足瘫痪，风痰壅塞，呕吐涎沫　青州白丸子：小白附子、半夏（水浸洗）、南星、川乌头。上为末，以绢袋盛于井花水内，去渣再研，晒干，糯米粉煎粥为丸。每服三十丸，姜汤或酒下。（《女科万金方》）

15. 妇人无子者服之　暖宫螽斯丸：厚朴一两二钱半，吴茱萸、白茯苓、白及、白蔹、石菖蒲、白附子、肉桂、人参、没药各一两，细辛、乳香、当归身（酒浸焙）、牛膝（酒洗）各七钱半。上为末，蜜丸小豆大，酒下一二十丸。（《医部全录·妇科》）

16. 面部黧黑斑，雀斑　玉容散：绿豆粉90 g，白菊花、白附子、白芷各30 g，食盐5 g，冰片1.5 g。共研细末，用清水调，代肥皂洗面。（《外科证治》）

【用法用量】 内服：水煎，3～4.5 g；或入丸、散服。一般炮制后用。外用以鲜品捣敷；或熬膏涂。

【使用注意】 血虚生风、内热生惊者及孕妇忌服。

白茅根

出《神农本草经》。又名茅根、地营、地节根、茅草根、丝毛草根。为禾本科植物白茅 *Imperata cylindrica* Beauv. var. major（Nees）C. E. Hubb.的根茎。

【药性】 甘，寒。入肺、胃、膀胱经。

【功效】 凉血，止血，清热，利尿。

【药论及医论】 《名医别录》："下五淋，除客热在肠胃，止渴，坚筋，妇人崩中。"

《日华子》："主妇人月经不匀，通血脉淋沥。"

《滇南本草》："止吐血，衄血，治血淋，利小便，止妇人崩漏下血。"

《本经逢原》："治胃反上气……"

《重庆草药》："妇女经期血热骨痛。"

《本草正义》："白茅根，泄火降逆，其效甚捷，故又主胃火哕逆呕吐，肺热气逆喘满。且甘寒多脂液，虽降逆而异于苦燥，则又止渴生津，而清涤肺胃肠间伏热，能疗消谷燥渴。又能直趋下焦，通淋闭而治溲血下血，并主妇女血热妄行，崩中淋带。"

【临床应用】

1. 经期过长　白茅根20 g，水牛角（先入）20 g，生地黄炭12 g，木贼10 g，龟板胶（烊冲）20 g，墨旱莲20 g。（《妇科用药400品历验心得》）

2. 崩中，去血不止　白茅根六两半，酒煮服。（《妇人大全良方》）

3. 月经过多　白茅根60 g，大黄、黄芩各

10 g。经前期服 2 剂,月经期连服 3 剂。(《全国名医妇科验方集锦》)

4. 血热经枯而闭　茅根,牛膝,生地黄,童便。(《本草经疏》)

5. 经行音哑　参见沙参条。

6. 经行鼻衄　鲜茅根 60 g,茅针花 15 g,川牛膝 15 g,水煎分服,每日 1 剂。(《中医临床妇科学》,夏桂成主编)

7. 经行齿衄　白茅根 30 g,地骨皮 10 g,生地黄 15 g,炒栀子 10 g,珠儿参 10 g,玄参 12 g。(《妇科用药 400 品历验心得》)

8. 白带　白茅根 30 g,板蓝根、金银花、荠菜各 12 g。(《北方常用中草药手册》)

9. 妊娠恶阻　白茅根 15 g,川石斛 10 g,枇杷叶 10 g,乌梅 10 g,竹茹 10 g,佛手柑 10 g,半夏 10 g,柿蒂 10 g。(《妇科用药 400 品历验心得》)

10. 妊娠口渴　白茅根 12 g,竹茹 10 g,生白芍 10 g,生地黄 10 g。(《妇科用药 400 品历验心得》)

11. 妊娠小便尿血　白茅根浓煎,吞酒蒸黄连丸。(《资生集》)

12. 妊娠石淋　参见金钱草条。

13. 妊娠肿胀　茅根豆粥:鲜茅根 200 g,粳米、赤豆各 200 g。鲜茅根加水适量,煎汁去渣,加入粳米、赤豆煮粥。每日服 3～4 次。(《中医妇产科学》,刘敏如等主编)

14. 以水肿为主的妊娠高血压综合征　参见荠菜条。

15. 妊娠胎动欲落,肚痛不可忍　上银一斤,茅根(去黑皮,切)二升。上以水九升,煮银取二升,入清酒一升,同煎茅根取二升,分为三服,立安。(《经效产宝》)

16. 妊娠合并肝炎　茵陈 30 g,鲜白茅根 60 g。浓煎去渣,加冰糖少许,每日 3～5 次。(《妇产科疾病中医治疗全书》)

17. 妊娠合并风疹　参见大黄条。

18. 妊娠鼻衄　白茅根 20 g,荆芥炭 10 g,藕节 10 g,白及 10 g,生地黄 15 g,牡丹皮 6 g。(《妇科用药 400 品历验心得》)

19. (妊娠)咳嗽痰血　鸡苏散:阿胶,甘草,桔梗,生地黄,黄芪,麦冬,贝母,薄荷,茅根,加姜五片,煎服。(《女科万金方》)

20. 妊娠呕血　鸡苏饮:薄荷叶,黄芪,麦冬,桔梗,川贝,生地黄,阿胶,蒲黄,甘草。茅根煎。(《女科心法》)

21. 产后出血　参见藕节条。

22. 产后小便痛淋血　白茅根,瞿麦,葵子,车前子,通草,鲤鱼齿。(《傅青主女科》)

23. 产后血晕　白茅根四两,水煎,冲红糖三两服。(《常见病验方研究参考资料》)

24. 产后温病,阳明腑实,表里俱热者　滋阴清胃汤:玄参两半,当归三钱,生杭芍四钱,甘草钱半,茅根二钱。上药五味,煎汤两盅,分二次温服。(《医学衷中参西录》)

25. 临产损破脬胞,小便不禁　宜补脬饮:黄丝绢,天生黄者,三尺,用炭灰淋汁,煮烂,以青水漂极净,黄蜡五钱,白蜜一两,马庇勃、茅草根各二钱。水二钟,煎一钟服。(《竹林女科证治》)

26. 妇人鼻衄,血流不止　捣生白茅根,取汁一合,饮之止。(《妇人大全良方》)

27. 乳腺炎　大蓟根、夏枯草根、白茅根(均为鲜品)各等分。取适量捣烂为泥,做成 2～3 cm之饼状敷患处(直径以超过硬块 4～5 cm为宜)。盖上塑料纸,固定,每日换药 1 次,重症每日换药 2 次。[《中国农村医学》,1987(5):18]

28. 肝经郁火,肾精亏耗型乳衄　白茅根 30 g,牡丹皮 15 g,牛膝 3 g,墨鱼 200 g。前 3 味洗净纱布包裹,加水与墨鱼同炖至熟软,去药包,加盐少许,食鱼饮汤。(《中医妇产科学》,刘敏如等主编)

29. 热毒吐血　白茅根一握,长六寸。上以水一大盏,煎取七分,去滓温服。(《妇人大全良方》)

30. 宫颈癌放射治疗后直肠反应　白茅根、白花蛇舌草、赤砂糖各 30 g,每日 1 剂,服 7～14 剂。(《全国中草药新医疗法展览会技术资料选编》)

31. 急、慢性盆腔炎性疾病后遗症　参见一枝黄花条。

【现代药理研究】 止血：白茅根对凝血第二阶段(凝血酶生成)有促进作用，白茅根炒炭后对小鼠的止血、凝血时间较生品有显著缩短，且炭品的血浆复钙时间显著缩短，5-羟甲基糠醛也显著增加。茅根炭主要是通过影响大鼠的凝血系统和血小板聚集而达到增强止血作用的效果。利尿降压：经动物实验证明，白茅根水煎剂具有显著的降压和利尿作用，其利尿作用可能与本品含有丰富的钾盐有关，其主要作用在于缓解肾小球血管痉挛，从而使肾血流量及肾滤过率增加而产生利尿效果，同时肾缺血改善，肾素产生减少，使血压恢复正常。[《山东中医杂志》，2014，33(12)：1021-1024]

【用法用量】 内服：煎汤，10～30 g，鲜品30～60 g；或鲜品捣汁服。

【使用注意】 脾胃虚寒、溲多不渴者禁服。

白扁豆

出《太平惠民和剂局方》。又名扁豆、南扁豆、羊眼豆、蛾眉豆。为豆科植物扁豆 *Dolichos lablab* L.的成熟种子。

【药性】 甘、淡，平。入脾、胃经。

【功效】 健脾，化湿，消暑。

【药论及医论】 《食疗本草》："主呕逆……"

《本草图经》："主……女子带下……"

《女科心法》："或因药毒冲心，其外症牙关紧急，口不能言，两手强直，而胎动欲绝者，一时大中风，若作中风治之，必死不救。法当用白扁豆二两，生去皮为末，以新汲水急调服之，此捷径之治也。"

《本草新编》："或谓白扁豆非因胎之药，前人安胎药中往往用之何故？盖胎之不安者，由于气之不安，白扁豆最善和中，故用之以和胎气耳。胎因和而安，谓之能安胎也亦可。单用此味以安骤动之胎，吾从未见能安者矣！"

《随息居饮食谱》："安胎。"

【临床应用】

1. 脾虚月经不调　参见芡实条。

2. 月经量过少　参见鳖甲条。

3. 经水黄如米泔者　六君子汤加薏苡仁、扁豆。(《济生集》)

4. 经前脐下痛泄淡黑水　制白术，炒山药，炒扁豆，建莲子，白茯苓，巴戟肉，白果。经前十日，服四五剂。(《竹泉生女科集要》)

5. 经期过长　党参 15 g，炒白术 20 g，白扁豆 20 g，茯苓 12 g，萆薢 12 g，地榆 20 g，贯众炭 15 g，阿胶 10 g，侧柏 10 g。(《妇科用药 400 品历验心得》)

6. 经行泄泻　参苓白术散：党参，扁豆，怀山药，莲子，薏苡仁，白术，茯苓，陈皮，砂仁，桔梗，炙甘草，大枣。(《妇产科疾病中医治疗全书》)

7. 赤白带下　白扁豆炒为末，用米饮每服二钱。(《本草纲目》)

8. 脾虚湿阻白带　生扁豆(去皮)50 g，白糖 50 g。煮熟服食。(《中华民间秘方大全》)

9. 保胎　加味六君汤：人参、白术、茯苓、炙甘草、陈皮、半夏、白扁豆、砂仁各一钱，姜五片，枣四枚。水一钟半，煎七分，食远服。(《竹林女科证治》)

10. 胎动不安　白扁豆 20 g，炒白术 20 g，茯苓 10 g，苎麻根 15 g，炒黄芩炭 10 g，仙鹤草 30 g。(《妇科用药 400 品历验心得》)

11. 恶阻　生扁豆一两半。研细末，每用三钱冲饭汤吞服。(《常见病验方研究参考资料》)

12. 胎气滞满　小和中饮：陈皮一钱五分，山楂二钱，茯苓一钱半，厚朴一钱五分，甘草五分，扁豆炒二钱。水一钟半，加生姜三五片煎服。(《妇人规》)

13. 妊娠霍乱吐泻，心躁腹痛　宜服六和汤：藿香、砂仁各五分，陈皮、茯苓、生甘草各四分，人参、木瓜各一钱，扁豆二钱，杏仁十粒，夏曲六分，姜三片，枣二枚，竹茹一丸。(《胎产秘书》)

14. (胎产期间)伏暑口干咽燥　香薷汤：厚朴三两，扁豆三两，香薷一两。用水一碗，入

酒少许，煎后冷服。（《胎产指南》）

15. 妊娠腰痛　参见小茴香条。

16. 妊娠带下　白扁豆 20 g，莲子 20 g，茯苓 10 g，苍术 10 g，炒薏苡仁 20 g，海螵蛸 20 g。（《妇科用药 400 品历验心得》）

17. 先兆子痫　参见木瓜条。

18. 胎死腹中危甚　夺命散：以白扁豆生去皮为末，米饮调下一钱，未下，煎数服亦可。（《普济方》）

19.（产后）久泻痢虚　参香散：人参、木香各二钱，肉蔻、茯苓、扁豆各四钱，陈皮、粟壳各一钱。为末。米饮下。（《胎产心法》）

20. 产后呕不纳谷　调中和胃汤：人参、白术、当归、扁豆各一钱，茯苓二钱，甘草、陈皮、干姜各四分，山药一钱五分。煎服。（《女科秘要》）

21. 产后中暑　参见香薷条。

22. 湿阻纳呆　参见土茯苓条。

23. 血虚发热，夜多盗汗，不进饮食，四肢羸瘦，骨节拘挛，脚痛不能行　四白散：黄芪、厚朴、益智仁、藿香、白术、白扁豆、陈皮各一两，半夏、白茯苓、人参、白豆蔻仁、乌药、甘草各半两，芍药、檀香、沉香各一两。上为细末，每服四钱，水一盏，姜三片，枣一个，煎至七分，温服。（《证治准绳·女科》）

24. 服草药堕孕，腹痛　捷径方：用白扁豆生去皮，为细末，米饮调服方寸匕。修治不及，浓煎服亦可。（《普济方》）

25. 缺乳　参见橘络条。

【现代药理研究】　每百克白扁豆含蛋白质 22.7 g，脂肪 1.8 g，碳水化合物 57 g，钙 46 mg，铁 1 mg，植酸钙镁 247 mg，泛酸 1 232 μg，锌 2.44 mg。尚含凝血素 A、B。（《吃的营养和健康》）

【用法用量】　内服：煎汤，10～30 g；或入丸、散。

【使用注意】　不宜多食，以免壅气伤脾。

白鲜皮

出《药性论》。又名八股牛、北鲜皮、臭根皮。为芸香科植物白鲜 *Dictamnus dasycarpus* Turcz.的根皮。

【药性】　苦，寒。入脾、胃经。

【功效】　祛风，燥湿，清热，解毒。

【药论及医论】　《神农本草经》："主……女子阴中肿痛，湿痹死肌，不可屈伸、起止、行步。"

《名医别录》："妇人产后余痛。"

《本草原始》："治一切疥癞、恶风、疥癣、杨梅、诸疮热毒。"

【临床应用】

1. 经前瘾疹　白鲜皮、紫草根各 30 g，防风、黄芩各 9 g。（《中医妇科临床手册》）

2. 月经疹　麻黄 6 g，连翘 10 g，赤小豆 20 g，桑白皮 10 g，杏仁 10 g，生甘草 5 g，石膏 15 g，蚕沙 10 g，乌梢蛇 10 g，白鲜皮 20 g，地肤子 20 g。（《妇科用药 400 品历验心得》）

3. 妊娠瘙痒症　白鲜皮 30 g，滑石 20 g，共研细末，每次 2 g，每日 2 次。（《妇产科疾病中医治疗全书》）

4. 妊娠肝损，母儿血型不合　益母草 10 g，桑寄生 15 g，半夏 9 g，白术 20 g，赤芍 10 g，茵陈蒿 10 g，炒栀子 10 g，苎麻根 20 g，茯苓 10 g，山药 15 g，土茯苓 10 g，炒黄芩 10 g，炒黄连 5 g，白鲜皮 12 g，地肤子 12 g。（《妇科用药 400 品历验心得》）

5. 妊娠中风，心神恍惚，狂言乱语，惊悸烦乱，不得睡卧　铁精丸：铁精、龙齿、犀角屑、茯神、生干地黄各一两，天竹黄、人参、远志、防风、菖蒲、白鲜皮各三分，麦门冬一两半，金箔（研入）二十一片，银箔（研入）二十一片，龙脑半分（研入）。上捣细罗为末，入研了药令匀，炼蜜和捣三二百杵，丸如桐子大，每服不计时候，以竹叶汤放冷，下二十丸。（《普济方》）

6. 妊娠、产后湿疹　三仁汤去竹叶、滑石，加蝉蜕 6 g、白鲜皮 10 g、僵蚕 10 g、蕲蛇 10 g、苍术 10 g。（《妇科用药 400 品历验心得》）

7. 产后心虚忪悸，志意不定，烦躁恍惚　茯神、当归、黄芩、麦门冬、甘草、人参、芍药、酸枣仁、白鲜皮各三两，大枣七个。上为粗末，水

二升，煮取七合，去滓温服。(《妇人大全良方》)

8. 产后中风，心忪悸，志意不定，恍惚，语言错乱　人参六分，羚羊角屑、麦门冬、茯神各八分，黄芩、白鲜皮、甘草各四两，石膏十二分，淡竹沥两大合。上㕮咀，水二大升，煎至七合，下竹沥，分三服。(《妇人大全良方》)

9. 风邪颠狂，或啼泣不止，或歌笑无度，或心神恐惧，或言语失常　参见独活条。

10. 产后风虚　白鲜皮汤：白鲜皮三两。水三升，煮取一升半，分作三服。耐酒者可以酒水中煮之佳。(《普济方》)

11. 产后恶寒壮热，一夜三五度，发恶语，口中生疮，时时干呕，困乏闷绝　人参、独活、白鲜皮、葛根、防风、青竹茹、远志各六分，茯神八分，白蔹十分，玄参十二分，竹沥二升半。上银一斤，水一斗五升，煎取七升，下诸药重煎，取三升，分温三服。(《妇人大全良方》)

12. 产后热病，阴中肿痛等症　鲜皮浸膏溶液：由白鲜皮一味制成。每次 1～3 mL，每日 2 次。(《中药制剂汇编》)

13. 急性乳腺炎　白鲜膏：鲜白鲜皮 250 g，分 4～6 次敷于患部，上盖纱布以胶布固定，每日换药 2 次。(《中药贴敷疗法》)

14. 乳头瘙痒　甘草泻心汤加白鲜皮 12 g、地肤子 10 g、苦参 10 g。(《妇科用药 400 品历验心得》)

15. 子宫脱垂　白鲜皮、紫背浮萍各一两。煎汤乘热先熏后洗。(《常见病验方研究参考资料》)

16. 阴痒　白鲜皮、龙胆草、荆芥各 20 g，金银花 30 g。水煎外洗。(《中国民间草药方》)

17. 阴虱　参见野菊花条。

18. 毛际部瘙痒　甘草泻心汤加白鲜皮 15 g、地肤子 12 g。(《妇科用药 400 品历验心得》)

19. 急性女阴溃疡　除湿解毒汤：白鲜皮、金银花、滑石块各五钱，大豆黄卷、生薏苡仁、土茯苓、连翘各四钱，牡丹皮、地丁各三钱，栀子、木通、生甘草各二钱。(《赵炳南临床经验集》)

20. 滴虫性阴道炎　蛇床子一两，白鲜皮五钱。煎汤洗阴道。(《常见病验方研究参考资料》)

21. 霉菌性阴道炎　白鲜皮 100 g。每次加水 1 000 mL，煎取 500 mL，连煎 3 次，合药液，凉后先用冲洗器冲洗阴道再坐浴，不拘次数，每次 15 分钟。(《妇科用药 400 品历验心得》)

22. 人乳头瘤状病毒感染　参见野菊花条。

【现代药理研究】

体外试验，白鲜皮的 1∶4 水浸剂对多种致病真菌如堇色毛癣菌、同心性毛癣菌、许兰黄癣菌有抑制作用。其所含的白鲜皮碱和崖椒碱对某些真菌有显著抗菌作用。白鲜碱对家兔和豚鼠子宫平滑肌有强力的收缩作用。(《中华本草》)

【用法用量】　内服：煎汤，6～15 g；或入丸、散。外用：煎汤外洗 50～100 g。

【使用注意】　虚寒证者禁服。

白花蛇舌草

出《广西中药志》。又名蛇舌草、蛇舌癀、蛇脷草、蛇总管、二叶葎、羊须草。为茜草科植物白花蛇舌草 *Oldenlandia diffusa* (Willd.) Roxb.的全草。

【药性】　苦、甘，寒。入胃、大肠、小肠经。

【功效】　清热，利湿，解毒。

【药论及医论】　《常用中草药手册》："清热解毒，活血利尿。"

《浙江药用植物志》："主治……盆腔炎，附件炎，子宫颈糜烂，乳腺炎……"

《广西中药志》："治……癌肿。"

【临床应用】

1. 经期过长　白花蛇舌草 30 g，白毛藤 20 g，北沙参 20 g，炒白术 20 g，墨旱莲 30 g，龟板胶 20 g。(《妇科用药 400 品历验心得》)

2. 经前面部痤疮　白花蛇舌草 30 g，水煎服。(《妇产科疾病中医治疗全书》)

3. 经行肛门疼痛　参见半枝莲条。(《妇科用药 400 品历验心得》)

4. 妊娠合并风疹　参见野菊花条。

5. 围绝经期经行乳胀　喜加紫草、生牡蛎、白花蛇舌草等，效果尤佳。（《中医妇科名家经验心悟·朱南孙篇》）

6. 带下　鸡冠花 30 g，通草 6 g，车前子 12 g，白花蛇舌草 20 g，半枝莲 30 g，海螵蛸 15 g，玫瑰花 10 g。（《妇科用药 400 品历验心得》）

7. 赤带　参见半枝莲条。

8. 妊娠肿胀　铁苋菜 15 g，白花蛇舌草 15 g。水煎服，每日 2 次。（《中医妇产科学》，刘敏如等主编）

9. 妊娠尿路感染　通关丸：淡盐水炒黄柏、淡盐水炒知母、蒲公英、忍冬藤、白花蛇舌草各 20～30 g，肉桂 5 g，竹叶 10 g。（《当代中医实用临床效验方》）

10. 产后恶露不绝湿热蕴结证　红酱饮：大血藤，败酱草，白花蛇舌草，贯众，蒲黄炭，牡丹皮，栀子，双花炭，谷芽。（《裘笑梅妇科临床经验选》）

11. 产后风　白花蛇舌草 15 g，香附 10 g，木香 4.5 g，荆芥 9 g，茯神 8 g。（《中华民间秘方大全》）

12. 乳腺增生　白花蛇舌草 24 g，当归、蒲公英各 30 g，柴胡、天花粉、浙贝母、香附子、炮山甲、守宫各 15 g，甘草 6 g。（《中国民间医术绝招·妇科部分》）

13. 乳腺大导管乳头状瘤　参见急性子条。

14. 盆腔炎，附件炎　白花蛇舌草 45 g，入地金牛 10 g，或再加穿破石 10 g。（《全国中草药新医疗法展览会资料选编》）

15. 卵巢子宫内膜囊肿，子宫肌瘤　参见三棱条。

16. 卵巢囊肿　参见海浮石条。

17. 子宫肌瘤　白花蛇舌草、石见穿、牡蛎各 30 g，重楼、炙鳖甲、苏木各 15 g，海藻 9 g，元明粉 3 g(冲)。（《中医妇科临床手册》）

18. 卵巢肿瘤恶性变　蛇苓虫汤：白花蛇舌草 30 g，䗪虫 12 g，茯苓 15 g。煎水服。（《女性性器官出血》）

19. 绒毛膜上皮癌，恶性葡萄胎无肺转移者　白花蛇舌草、八月札、山稔根各 60 g。（《全国中草药新医疗法展览会资料选编》）

20. 子宫肌瘤，卵巢囊肿，子宫内膜异位症，盆腔炎症性包块，陈旧性宫外孕，子宫内膜息肉　参见半枝莲条。

21. 促使包块型异位妊娠或流产后绒毛膜促性腺激素下降　参见天花粉条。

22. 人乳头瘤状病毒感染　参见三棱条。

23. 交接阴痛　参见半枝莲条。

24. 子宫颈炎　白花蛇舌草、了哥王各等分制成 1∶1 煎剂，局部用药。（《中药药理与应用》）

25. 子宫颈癌　草河车、半枝莲各 15 g，白花蛇舌草、土茯苓各 30 g，苍术、萹蓄、赤芍、萆薢、碎米荠各 9 g，生薏苡仁 12 g，黄柏 6 g。（《中医妇科临床手册》）

26. 宫颈癌放射治疗后直肠反应　白花蛇舌草、白茅根、赤砂糖各 30 g。（《肿瘤临床手册》）

27. 子宫癌　白花蛇舌草 60 g（鲜品 120 g），生白茅根 90 g，乌黑糖 120 g。（《中国中医秘方全书》）

28. 老年性阴道炎，滴虫性阴道炎，霉菌性阴道炎，外阴炎，外阴白斑　白冰方：白花蛇舌草 60～90 g，冰片 3 g，黄柏、苦参、木槿皮各 15 g，蛇床子 50 g，花椒 9 g，水煎坐浴。（《中国中医秘方大全》）

29. 外阴白色病变、硬化性萎缩性苔藓、外阴皮炎、不典型增生等，局部有感染、溃破、皲裂者　补骨脂 9 g，淫羊藿 9 g，白鲜皮 6 g，蛇床子 15 g，徐长卿 15 g，白花蛇舌草 30 g，一枝黄花 30 g。用其乙醇浸出液，浓缩而成。每日涂 1～2 次。3 个月为 1 个疗程。（《中国丸散膏丹方药全书·妇科病》）

30. 糖尿病外阴瘙痒　玉米须 60 g，淡竹叶 20 g，地肤子 30 g，蛇莓 20 g，白花蛇舌草 30 g，车前草 20 g，土茯苓 60 g。（《妇科用药 400 品历验心得》）

31. 外阴尖锐湿疣　板蓝根、土茯苓、蛇舌草各 30 g，大青叶、蒲公英各 15 g，虎杖、蚤休各

10 g，紫草、莪术各 9 g。（《妇产科疾病中医治疗全书》）

【现代药理研究】

（1）本品体外抗菌作用不显著，其抗感染作用是刺激网状内皮细胞增生、增强吞噬细胞活力等机体非特异性免疫功能的提高所致。（《中药药理与应用》）

（2）白花蛇舌草中已经发现的抗癌化学成分主要有萜类、蒽醌类、甾醇类等，抗肿瘤治疗效果与机制的实验研究多采用白花蛇舌草水提取物或醇提物，在消化系统肿瘤、肺癌、前列腺癌及宫颈癌等体外实验研究中，均表现出抑制肿瘤细胞增殖，诱导细胞凋亡的作用。[《中医药信息》，2021，38(2)：74－79]

【用法用量】 内服：煎汤，15～45 g，大剂量可以用至 60 g。

【使用注意】 《广西中药志》称“孕妇慎用”。

瓜蒌子

出《雷公炮炙论》。即栝楼子、栝楼仁。为葫芦科植物栝楼 *Trichosanthes kirilowii* Maxim.或双边栝楼 *Trichosanthes rosthornii* Harms.的种子。

【药性】 甘、微苦，寒。入肺、胃、大肠经。

【功效】 清肺化痰，滑肠通便。

【药论及医论】 《食疗本草》：“下乳汁，又治痈肿。”

《本草汇言》：“其甘寒而润，寒可以下气降痰，润可以通便利结。”

【临床应用】

1. 妇人形瘦，有时夜热痰嗽，月经不调　瓜蒌仁，青黛，香附。（《丹溪心法》）

2. 月经先期　栝楼仁 12 g，檀香 4 g，蒲黄 10 g，续断 12 g，滑石 12 g，枳壳 6 g。（《校正方舆輗》）

3. 丹溪积痰伤经不行，夜则妄语　瓜蒌子一两，黄连五钱，吴茱萸一钱半，桃仁五十枚，红曲二钱，缩砂三两，山楂末姜汁蒸饼糊为丸。（《赤水玄珠》）

4. 经断复来，老妇阴道炎，泌尿系感染，早期宫颈癌　症见赤白带下，黏物腥臭，小腹时痛，腰酸，便秘。老年经脉不调散：法半夏、地骨皮、炒枳壳各 10 g，瓜蒌瓤、浙贝母、川牛膝、炙甘草各 15 g，土茯苓 25 g，生白芍 30 g，沉香 9 g。上药共研极细末，和匀。每次服 9～15 g，每日早晨、临睡前，空腹各服 1 次，温开水冲服。（《中国丸散膏丹方药全书·妇科病》）

5. 妊娠便秘外感　牛蒡子 15 g，杏仁 10 g，瓜蒌仁 12 g，淡豆豉 10 g，女贞子 20 g，麦冬 10 g，薄荷 5 g，葱白 4 条，半夏 10 g。（《妇科用药 400 品历验心得》）

6. 妊娠咳嗽　参见玄参条。

7. 怀孕六七十日，大便燥结，腹满，努力难解，无故悲泣，名为脏燥　宜服清燥汤六七剂。瓜蒌仁(炒，研)，白芍(酒炒)、归身(酒洗)各一钱五分，生甘草四分，生地、麦冬(去心)、麻仁(炒)各二钱，枳壳(麸炒)、条芩各一钱，加枳子仁三钱，河水煎，调白蜜十匙服。（《仁寿镜》）

8. 胞衣不下　栝楼实一个取子，研令细。上酒与童子小便各半盏，煎至七分，去滓温服。（《妇人大全良方》）

9. 妊娠脏躁，苦大便燥结，腹满努力难解　参见地黄条。

10. 习惯性便秘　栝楼仁 20 g，桃仁 20 g，杏仁 10 g，桑椹子 30 g，何首乌 30 g，熟地黄 12 g，覆盆子 30 g，当归 10 g，威灵仙 12 g。（《妇科用药 400 品历验心得》）

11. 下乳　栝楼取子净洗炒令香熟捶碎取仁研细，瓦上摊浥，令白色，研为细末，温酒调下一钱。服了合面时卧，未效再作。（《普济方》）

12. 乳痈初起　熟栝楼一个，连皮带子捣烂，当归尾三钱，酒水各二碗，煎一碗服，渣再煎，即消。（《子母秘录》）

13. 孕痈脓肿已成型　排脓散加减：黄芪，当归，金银花，白芷，防风，川续断，瓜蒌仁，薏苡仁，败酱草。（《中医妇产科学》，刘敏如等主编）

14. 乳痈乳疽，结肿疼痛，勿论新久，但未成脓者　参见牛蒡子条。

【现代药理研究】 以瓜蒌皮和种子制备的

注射液具有扩张离体豚鼠心脏冠状动脉、增加冠状动脉血流的作用。现代药理研究表明，瓜蒌子能显著增加离体豚鼠心脏冠状动脉血流量，有助于改善缺血心肌能量和氧的供需平衡。[《中国药房》，2015，26(31)：4440－4443]

【用法用量】 内服：煎汤，10～20 g；或入丸、散。

【使用注意】 脾虚便溏及寒痰、湿痰者慎服。

瓜蒌皮(包括瓜蒌实)

出《雷公炮炙论》。又名栝楼壳、栝楼皮。为葫芦科植物栝楼 *Trichosanthes kirilowii* Maxim.或双边栝楼 *Trichosanthes rosthornii* Harms.等的果皮。

【药性】 甘、微苦，寒。入肺、胃经。

【功效】 清肺化痰，利气宽胸散结。

【药论及医论】 《本草便读》："瓜蒌，性味与花粉相同，惟润降之功过之……一切肺痈、肠痈、乳痈之属火者，尤为相宜。"

《长沙药解》："栝楼……通乳汁，下胞衣，理吹奶，调乳痈，解消渴，疗黄疸，通小便，润大便……"

《刘奉五妇科经验》："经验方瓜石汤中以此(瓜蒌)为主药，治疗冲气上逆，胃有燥热之经闭，以润燥降火，宽胸降逆。"

【临床应用】

1. 阴虚胃热所引起的月经稀发后错或血涸经闭　瓜石汤：瓜蒌，石斛，玄参，麦冬，生地黄，瞿麦，车前子，益母草，马尾连，牛膝。(《刘奉五妇科经验》)

2. 经期过长　栝楼皮 10 g，浙贝母 10 g，冬瓜子 15 g，桔梗 5 g，竹茹 10 g，海浮石 20 g，茵陈蒿 10 g，樗根皮 10 g，贯众 20 g。(《妇科用药 400 品历验心得》)

3. 经行乳胀　参见郁金条。

4. 白带　栝楼壳水煎服。(《湖南药物志》)

5. 排卵后痞症　小陷胸汤加味：黄连 3 g，半夏 12 g，栝楼皮 10 g，陈皮 12 g，生姜 5 片，茯苓 10 g。(《妇科用药 400 品历验心得》)

6. 肝火上冲致妊娠恶阻　参见牛蒡子条。

7. 妊娠风热咳嗽　麻黄杏仁甘草石膏汤加味：炙麻黄 5 g，杏仁 10 g，炙甘草 5 g，石膏 15 g，炒栀子 10 g，淡豆豉 10 g，桔梗 6 g，薄荷 6 g，牛蒡子 12 g，栝楼皮 10 g，荆芥 10 g。(《妇科用药 400 品历验心得》)

8. 妊娠胸痹　栝楼薤白白酒汤加竹茹 10 g、枳壳 6 g、佛手柑 10 g、黄连 1.5 g、炒栀子 8 g、绿萼梅 5 g、玫瑰花 4 g、木蝴蝶 4 g、丝瓜络 10 g。(《妇科用药 400 品历验心得》)

9. 妊娠小便不通，产后小便不通　陈瓜蒌 100 g，煎汤坐浴 20 分钟。(《中医妇科学》，成都中医学院编)

10. 胞衣不下　栝楼实一个取子，研令细。上酒与童子小便各半盏，煎至七分，去滓温服。如无实，根亦得。(《妇人大全良方》)

11. 产后发黄，俗名黄疸，须要量人虚实，以茵陈散与五苓散加减治之　茵陈散：茵陈，瓜蒌，石膏，木通，甘草，大黄，山栀，加姜、葱，煎。(《郑氏家传女科万金方》)

12. 产褥感染　丹皮汤：牡丹皮，瓜蒌，桃仁，朴硝，大黄。(《中医妇产科学》，刘敏如等主编)

13. 产后麻疹　参见牛蒡子条。

14. 产后发喘属污血感寒　参见枳实条。

15. 产后肠痈　神效瓜蒌散：大瓜蒌一个(捣)，甘草、川归各五钱，没药、乳香各一钱。上酒三碗，煎二碗，分三次，食后服，渣盒患处。(《孕育玄机》)

16. 肥胖病伴发不孕　参见海藻条。

17. 脏躁　参见黄连条。

18. 梅核气　半夏 9 g，川厚朴 3 g，紫苏梗 6 g，茯苓 12 g，橘络 6 g，竹沥 1 支，栝楼皮 12 g，佛手柑 9 g，旋覆花(包)10 g，代赭石 15 g，生姜 2 片，大枣 6 个。(《妇科用药 400 品历验心得》)

19. 围绝经期综合征见形体肥胖、少动懒言、面部色素沉着、水肿、四肢有蚁走感，或兼有月经紊乱、色黯红夹有血块者　参见海藻条。

20. 缺乳　栝楼 1 个，黄酒 250 mL，入水

250 mL煎服。(《土单验方与草药知识》)

21. 产后乳汁自出　麦芽蝉蜕散：麦芽30～60 g，蝉蜕6 g，山楂、六曲各10 g，全瓜蒌9 g。(《中医临床妇科学》，夏桂成主编)

22. 乳痈初发　大熟栝楼一枚熟捣，以白酒一斗，煮取四升，去滓，温服一升，日三服。(《子母秘录》)

23. 乳疽，奶劳　参见乳香条。

24. 乳痈结硬疼痛，不可忍　鲮鲤甲散：鲮鲤甲(烧灰)一两，栝楼(烧灰)一枚。上二味，研和为散，每服二钱匕，空心用葱酒调下，至晚再服。(《圣济总录》)

25. 乳房纤维瘤　全蝎瓜蒌散：全蝎160 g，纳入25个瓜蒌中，焙存性研细末。每次3 g，每日3次，连服1个月。[《江苏中医杂志》，1982，3(5)：21]

26. 乳腺癌　公英汤：瓜蒌60 g，蒲公英、地丁、远志、官桂各10 g，甲珠、天花粉、甘草、赤芍各6 g，夏枯草、金银花、黄芪、白芷、桔梗、薤白头各15 g，当归30 g。(《中国中医秘方大全》)

【用法用量】 内服：煎汤，6～15 g。

【使用注意】 脾虚便溏及寒痰、湿痰者慎服。

冬瓜子

出《新修本草》。又名白瓜子、瓜瓣。为葫芦科植物冬瓜 *Benincasa hispida* (Thunb.) Cogn.的种子。

【药性】 甘，凉。入肺、大肠、小肠经。

【功效】 消痈，利水。

【药论及医论】 《长沙药解》："清肺润肠，排脓决瘀。"

《黄绳武妇科经验集》："冬瓜仁解毒，兼通腑气。"

【临床应用】

1. 崩漏　阿胶、当归、冬瓜仁各三钱，先煎后，取汁去渣，然后加入阿胶溶化，分三次服用。(《常见病验方研究参考资料》)

2. 经期过长　冬瓜子60 g，决明子30 g，生地黄炭15 g，土茯苓20 g，地榆20 g，槐花20 g，车前草15 g。(《妇科用药400品历验心得》)

3. 脾虚经行水肿　冬瓜粥：冬瓜子干品10～15 g，或鲜品30 g，先煎冬瓜子取汁代水，和粳米适量一并煮成稀粥，随意酌量食用。(《中医妇产科学》，刘敏如等主编)

4. 白带　陈冬瓜仁炒为末，每空心米饮服五钱。(《救急易方》)

5. 赤带　冬瓜子30 g，大蓟15 g，土茯苓15 g，马齿苋15 g，血余10 g，仙鹤草15 g，龟甲胶(烊冲)10 g，侧柏10 g，海螵蛸15 g。(《妇科用药400品历验心得》)

6. 妊娠外感咳嗽　麻黄杏仁甘草石膏汤加竹沥2支、冬瓜子20 g、黄芩9 g、瓜蒌皮10 g，桔梗6 g。(《妇科用药400品历验心得》)

7. 妊娠大便干结难下　冬瓜仁、生何首乌各12 g，生地黄15 g，胖大海6 g。(《全国名医妇科验方集锦》)

8. 孕痈毒热炽盛证　阑尾清解汤：牡丹皮，金银花，蒲公英，木香，川楝子，大黄，冬瓜子，甘草。(《中医妇产科学》，刘敏如等主编)

9. 恶露不绝　马齿苋30 g，贯众炭30 g，地榆30 g，槐花20 g，冬瓜仁30 g，土茯苓20 g，萆薢10 g，海螵蛸30 g。(《妇科用药400品历验心得》)

10. 脾虚蕴湿，产后泄泻　扶脾止泻汤：白术、厚朴、茯苓、陈皮、甘草各10 g，冬瓜仁15 g，大枣2枚。(《中国妇产方药全书》)

11. 产后血运，腹满欲狼狈　牡丹散：牡丹、炒川大黄、芒硝各一两，冬瓜子一合，桃仁半两。上件药，捣粗罗为散，每服五钱，以水一中盏，入生姜半分，煎至五分。(《太平圣惠方》)

12. 产后小便不通　发灰汤：乱发(烧灰)、车前子、大黄(锉炒)、桂(去粗皮)、当归(切焙)、滑石各一两，冬瓜子五合，木通一两半。上粗捣筛，每服三钱，以水一盏，煎至七分去滓，日三夜一。(《普济方》)

13. 产后小便淋涩，脐下妨闷　葵根散：冬葵根一两，车前子三分，滑石一两，冬瓜仁三分，木通一两，川大黄三分，桂心二分。上件药，捣

筛为散,每服三钱,以水一中盏,煎至六分,去滓温服,日三四服。(《太平圣惠方》)

14. 产后血栓性静脉炎　参见水蛭条。

15. 产后大小便秘,心腹胀满,气促　槟榔散:槟榔一两,车前子三分,冬瓜仁二分,川大黄一两,木通一两,桂心半两,炙甘草半两,当归半两,滑石一两,朴硝一两。上件药,捣筛为散,每服三钱,以水一中盏,煎至六分,去滓,不计时候温服。(《太平圣惠方》)

16. 盆腔粘连腹痛　参见大黄条。

17. 产后气血亏损,乳少,乳汁不通　生乳片:猪鞭,穿山甲,王不留行,党参,熟地黄,山药,白芷,路路通,冬瓜子,关木通,丝瓜络,漏芦。(《中国药品实用手册》)

18. 妇人淋沥小便不通　桃胶散:桃胶、榆白皮各一两,车前子、冬瓜子、鲤鱼齿、葵子、瞿麦、木通各半两,枳壳一分。(《妇人大全良方》)

19. 瘀毒阻滞型急性盆腔炎　大黄牡丹汤:大黄,牡丹皮,桃仁,冬瓜仁,芒硝。(《中医妇产科学》,刘敏如等主编)

20. 阴道灼热　参见白毛藤条。

21. 粉滓　桃花、冬瓜仁等分研,蜜和,夜涂旦洗。(《四科简效方》)

【现代药理研究】 冬瓜子水提取后,经透析得透析内液,此液对小鼠淋巴细胞的致丝裂活性呈浓度依赖性。透析内液为B细胞致丝裂剂,有无性系B细胞激活剂(PBA)活性及佐剂活性,使空斑形成细胞(PFC)数显著增高,呈现免疫促进作用。(《中华本草》)

【用法用量】 内服:煎汤,20～60 g;或研末。

【使用注意】 脾胃虚寒者慎服。

冬瓜皮(附冬瓜)

出《开宝重定本草》。又名白瓜皮。葫芦科植物冬瓜 *Benincasa hispida* (Thunb.) Cogn.的果皮。冬瓜为果肉。

【药性】 (冬瓜皮)甘,微寒。入脾、肺经。(冬瓜)甘,淡,微寒。入肺、大小肠、膀胱经。

【功效】 (冬瓜皮)消痈,利水。(冬瓜)利尿,清热,化痰,生津,解毒。

【药论及医论】 《药性切用》:"(冬瓜皮)行皮间水湿,善消肤肿。"

《现代实用中药》:"(冬瓜皮)利湿,消暑,和脾。"

《随息居饮食谱》:"(冬瓜)若孕妇常食,泽胎化毒,令儿无病。"

【临床应用】

1. 经行浮肿　冬瓜皮 60 g,水煎服。(《妇产科疾病中医治疗全书》)

2. 妊娠水肿　冬瓜皮 30～60 g 煎汤服。(《妇女病饮食疗法》)

3. 孕妇面目身体四肢水肿　冬瓜或冬瓜皮,煎汤服。(《中华民间秘方大全》)

4. 羊水过多　山药、冬瓜皮各 15 g,莲肉、白术、远志、川续断各 9 g,桑寄生 30 g,陈皮 6 g,茯苓皮 12 g,羌活 3 g,防风 4.5 g。(《中华民间秘方大全》)

5. 阴虚热盛型妊娠合并糖尿病　参见天花粉条。

6. 脾虚肝旺子痫　冬瓜鲤鱼汤:连皮冬瓜 500 g,鲤鱼(500 g 重)1 尾。常规整理鲤鱼,冬瓜洗净切片。二味同煮至熟,不入盐。食鱼饮汤,每日 1 料。连服三五料。(《百病饮食自疗》)

7. 妊娠阴肿　防己黄芪汤加味:防己 10 g,生黄芪 30 g,炒白术 20 g,炙甘草 5 g,大枣 5 个,生姜 5 片,薏苡仁 30 g,茯苓皮 20 g,冬瓜皮 30 g。(《妇科用药 400 品历验心得》)

8. 血热恶露不绝　参见赤小豆条。

9. 乳汁不通　鲢鱼一条,冬瓜皮一两。共煮烂食。(《常见病验方研究参考资料》)

10. 妇人乳痈,毒气不散　冬瓜皮研取汁,当归半两。上件药,以冬瓜汁调涂之,以差(瘥)为度。(《太平圣惠方》)

【用法用量】 内服:煎汤,15～30 g。外用:适量。

【使用注意】 因营养不良而致之虚肿者慎服。

冬葵子

出《神农本草经》。又名葵子、葵菜子。为锦葵科植物冬葵 *Malva verlicillata* L.的种子。

【药性】 甘,寒。入小肠、膀胱经。

【功效】 利水,下乳,润便。

【药论及医论】 《神农本草经》:“利小便。”

《名医别录》:“疗妇人乳难血(一作内)闭。”

《药性论》:“治五淋,主奶肿,下乳汁。”

《本草纲目》:“通大便,消水气,滑胎……”

《本草汇》:“下胞衣。”

【临床应用】

1. 经行浮肿　冬葵子、大腹皮各 12 g,白术、茯苓皮、当归各 9 g,陈皮 6 g,生姜皮 4.5 g。(《中医妇科临床手册》)

2. 经前乳房胀痛　方中可加冬葵子 30 g、麦芽 30 g、郁金 10 g。(《妇科用药 400 品历验心得》)

3. 带下　冬葵子 20 g,火炭母草 30 g,樗白皮 20 g,贯众 20 g,萆薢 15 g,炒黄柏 6 g。(《妇科用药 400 品历验心得》)

4. 转胞甚者　冬葵子、赤茯苓、赤芍等分水煎,入发灰少许。(《医部全录·妇科》)

5. 妊娠卒下血及子淋　葵子一升,研。上以水五升,煮取二升,分温三服。(《妇人大全良方》)

6. 妊娠水肿身重,小便不利,洒淅恶寒,起即头眩　用葵子、茯苓各三两。为散。饮服方寸匕,日三服,小便利则愈。(《金匮要略》)

7. 妊娠得病六七日以上,身热入脏,大小便不利　葵子汤:葵子三升,滑石四两(碎)。上以水五升,煮取一升,去渣尽服,须臾当下便愈。(《济阴纲目》)

8. 先兆子痫　参见木瓜条。

9. 胎死在腹　葵子一升,阿胶五两,水五升,煮取二升,顿服出。间日又服。(《集验方》)

10. 妊娠滑胎易生　葵子散:甘草一两,葵子一两。上为粗末,每服二钱。水一盏,煎至七分,去滓温服。(《妇人大全良方》)

11. 过期妊娠,滞产,胎盘残留　参见郁金条。

12. 逆产　熬葵子令黄,三指撮,酒服之。(《僧深方》)

13. 胎死腹中,若母病欲下　牛膝三两,冬葵子一斤。(《备急千金要方》)

14. 胞衣不出　牛膝八两,葵子二升。上水七升,煮取三升,分三服。(《经效产宝》)

15. 恶露不绝(胎物残留)　冬葵子 30 g,滑石 15 g,花蕊石 20 g,川牛膝 15 g,荷叶 15 g,蒲黄 10 g,益母草 20 g。(《妇科用药 400 品历验心得》)

16. 产后便秘　冬葵子研末,猪脂为丸如梧桐子大,每服 50 丸。(《中医妇科学》,成都中医学院编)

17. 产后大小便不通,脐下妨闷兼痛　参见石韦条。

18. 血痢产痢　冬葵子为末。每服二钱,入蜡茶一钱,沸汤调服,日三。(《本草纲目》)

19. 产后淋沥不通　用葵子一合,朴硝八分,水二升,煎八合,下消服之。(《集验方》)

20. 盆腔炎　参见萹蓄条。

21. 乳汁不通　冬葵子二两(炒香),配砂仁各等分,为末。热酒调服三钱。(《殷氏产宝》)

22. 产后妒乳,肿痛壮热,欲结成痈　葵子一两。上件药,捣细罗为散,每于食后,以温水调下二钱。(《太平圣惠方》)

23. 蝴蝶斑　冬葵子、紫石英、菟丝子各 50 g,仙茅、淫羊藿、五味子、枸杞子、麦冬各 15 g,当归、生地黄各 20 g。(《全国名医妇科验方集锦》)

24. 阴痒　冬葵子一两。水煎服,连服数剂。(《常见病验方研究参考资料》)

【用法用量】 内服:煎汤,10～30 g;或入散剂。外用:煎洗,50 g。

【使用注意】 脾虚肠滑者忌服,孕妇慎服。

玄　参

出《神农本草经》。又名重台、黑参、元参。

为玄参科植物玄参 *Scrophularia ningpoensis* Hemsl.的根。

【药性】 苦、咸,微寒。入肺、肾经。

【功效】 滋阴,凉血。

【药论及医论】《神农本草经》:"主腹中寒热积聚,女子产乳余疾,补肾气……"

《本草纲目》:"滋阴降火,解斑毒,利咽喉……"

《本草正义》:"止自汗、盗汗,治吐血、衄血。"

《医学衷中参西录》:"愚治产后温证之轻者,其热虽入阳明之府,而脉象不甚洪实,恒重用玄参一两,或至二两,辄能应手奏效。若系剧者,必用白虎加人参汤方能退热。然用时须以生山药代粳米,玄参代知母,方为稳妥。"

《乞法全书·释药分类》:"玄参,泻火滋水之药也。《本经》称其主治产乳余疾者,以产后脱血阴衰,而火无所制,治之以寒凉,既恐伤中,加以峻补,又恐拒膈,唯玄参清而带微苦,故为产后要药。"

《刘奉五妇科经验》:"妇科可用于治疗阴虚血热所引起的血涸经闭,月经量少。"

【临床应用】

1.(月经)先期而少　两地汤:大生地一两,元参一两,白芍药五钱,麦冬肉五钱,地骨皮三钱,阿胶三钱。水煎服。(《傅青主女科》)

2. 病后月经闭绝不通,及从来不通　牡丹丸:瞿麦、芎䓖、海藻各一两,丹皮三两,芍药、元参、桃仁、当归、桂心各二两,虻虫、水蛭各三十枚,蛴螬二十枚。上为末,蜜和丸梧子大,酒下十五丸,加至二十丸。(《医部全录·妇科》)

3. 经期过长　参见决明子条。

4. 漏下　玄参 30 g,麦冬 12 g,北沙参 15 g,天冬 20 g,龟板胶 20 g,侧柏 10 g。(《妇科用药 400 品历验心得》)

5. 血崩之后,口舌燥裂,不能饮食者死　上下相资汤。熟地黄、麦冬各一两,山茱萸、牛膝、沙参、当归、葳蕤各五钱,人参、元参各三钱,北五味二钱,车前子一钱,水煎服。(《石室秘录》)

6. 肝郁化火型经期头痛　参见磁石条。

7. 经行失眠阴虚火旺证　天王补心丹:人参,玄参,丹参,当归,天冬,麦冬,生地黄,茯苓,茯神,五味子,远志,桔梗,柏子仁,酸枣仁。(《中医妇产科学》,刘敏如等主编)

8. 经行齿衄　白茅根 30 g,地骨皮 10 g,生地黄 15 g,炒栀子 10 g,珠儿参 10 g,玄参 12 g。(《妇科用药 400 品历验心得》)

9. 经行音哑　参见木蝴蝶条。

10. 经行咳血　参见桑白皮条。

11. 滑胎　参见大黄条。

12. 妇人怀妊至三四月,自觉口干舌燥,咽喉微痛,无津以润,以致胎动不安,甚则血流如经水　遏炎散:熟地黄一两,玄参、地骨皮、麦冬各五钱,北五味子、甘草各一钱,贝母五分,炒枣仁五钱。水煎服。(《辨证录》)

13. 妊娠便秘　女贞子 20 g,生地黄 15 g,玄参 12 g,麦冬 10 g,小麦 30 g,桑椹 30 g,生白术 30 g,生山药 30 g。(《妇科用药 400 品历验心得》)

14. 妊娠便血　参见白芍条。

15. 妊娠时常腹痛,名曰痛胎　栀芩汤:山栀,黄芩,当归,元参,枳壳,苏梗,广皮,白芍,杜仲。(《妇科玉尺》)

16. 妊娠呕吐气阴两虚证　三参止呕饮:党参,北沙参,玄参,麦冬,天花粉,芦根,生地,姜竹茹。(《中医妇产科学》,刘敏如等主编)

17. 妊娠感受风热　羚羊角 1 g,苎麻根 15 g,金银花 10 g,白薇 10 g,玄参 10 g,薄荷 5 g,大青叶 10 g,牛蒡子 10 g。(《妇科用药 400 品历验心得》)

18. 妊娠麻疹　参见葛根条。

19. 孕妇瘟疫发表之后,毒甚不解,邪传入里者　参见马勃条。

20. 妊娠咳嗽　冬瓜子 20 g,麦冬 12 g,玄参 12 g,瓜蒌仁 10 g,杏仁 10 g,桔梗 6 g,枇杷叶 12 g,芦根 12 g,生甘草 5 g,牛蒡子 10 g。(《妇科用药 400 品历验心得》)

21. 妊娠咽痛,此风寒攻上咽中,胃有痰涎治宜攻寒化痰为先,宜服升麻桔梗汤:升麻、桔梗、甘草各五分,防风、元参各一钱。水煎服二

剂。(《竹林女科证治》)

22. 子淋血尿　清尿饮:生地黄,玄参,墨旱莲,白薇,藕节,甘草梢,苎麻根,小蓟,车前草。(《中医妇产科学》,刘敏如等主编)

23. 阴津亏耗,便秘口渴,羊水过少　增液汤:玄参30 g,麦冬、生地黄各24 g。(《中医临床妇科学》,夏桂成主编)

24. 阴虚热盛型妊娠合并糖尿病　生地黄,玄参,麦冬,生石膏,知母,黄芩,黄连,天花粉。(《中医妇产科学》,刘敏如等主编)

25. 妊娠合并甲状腺功能亢进肝气郁结,肝火亢盛证　参见夏枯草条。

26. 妊娠气血壅滞,致身体生疮瘙痒　薄荷丸:干薄荷叶二两,荆芥穗一两半,蔓荆实、玄参、甘草、大黄、人参、麦门冬各一两,羌活、细辛一两半。上为末,炼蜜丸如鸡头大,每服一丸,茶酒嚼下,不拘时。(《普济方》)

27. 孕痈毒热炽盛证　增效承气汤:玄参,麦冬,生地黄,大黄,芒硝。(《中医妇产科学》,刘敏如等主编)

28. 痰火型子痫　参见天竺黄条。

29. 妊妇将临月,两眼忽然失明,灯火不见,头痛目晕,项腮肿满,不能转颈　泻肝散:麦门冬一两,大黄、黄芩、细辛、芒硝各半两,玄参、桔梗各五钱半。上为末,每服抄四钱,水一盏半,煎八分,食后温服。(《普济方》)

30. 新产儿枕上下刺痛,壮热口干,烦渴头痛,汗出,或大小便不利,未得便下,若风血相搏,其病未愈　宜服牡丹散:牡丹、玄参、黄芩、川芎、射干、瞿麦、海藻、桃仁各半两,赤芍药、川大黄(微炒)各三分,水蛭、虻虫各一分,蛴螬二十枚。上件药,捣粗罗为散,每服三钱,以水一中盏,入生姜半分,薄荷三七叶,煎至六分,去滓温服,日三四服。(《太平圣惠方》)

31. 产后恶露不断　秦艽汤:秦艽、玄参、芍药各一两,炙艾叶、白芷、续断、当归各一两半。上粗捣筛,每服二钱,水一盏,生姜三片,煎至七分,去滓服,不拘时。(《普济方》)

32. 产后阳明感风而大喘、大汗亦不治　宜补虚降火汤:人参、麦冬(去心)、元参、桑叶、苏子各一钱。水煎服。(《竹林女科证治》)

33. 产后便秘　玄参、火麻仁、炒枳壳、瓜蒌仁各9 g,生地黄、当归各12 g。(《中医妇科临床手册》)

34. 产后发热　清营汤:犀角,生地黄,玄参,竹叶心,麦门冬,丹参,黄连,金银花,连翘。(《中国医学百科全书·中医妇科学》)

35. 产后口吐脓血,又复发斑　化火救产汤:当归、元参各一两,川芎、人参、麦冬五钱,荆芥三钱,升麻一钱,水煎服。(《医部全录·妇科》)

36. 产后汗出发狂　收阳汤:人参三两,桑叶三十片,麦冬二两,元参一两,青蒿五钱,水煎服。一剂而汗止,再剂而狂定。(《石室秘录》)

37. 产后阴虚盗汗　玄参、麦冬各9 g,生地黄、浮小麦各15 g。(《中医临床妇科学》,夏桂成主编)

38. 产后阴血亏虚,乳汁稀薄,短少　生乳汁:当归,地黄,黄芪,党参,玄参,麦冬,穿山甲,知母。(《中国药品实用手册》)

39. 产后中风,半身手足不遂,言语蹇涩,恍惚精神不定　当归汤:川独活、当归、芍药、防风、川芎、玄参各一两,桂心二分半。上细锉,以水八升,煮取二升半,为三服。(《普济方》)

40. 产后蓐劳疼痛,寒热,头旋眼花,精神恍惚,睡多惊恐,盗汗腹痛,大便不利　芍药汤:赤芍药、川芎、牡丹皮、玄参、当归、人参、五味子、麦门冬、白茯苓、白薇、炙甘草各一两,熟地黄二两。上粗筛,每服五钱,水一盏半,煎至八分,去滓温服,不拘时候。(《普济方》)

41. 梅核气　参见佛手条。

42. 围绝经期综合征潮热出汗,性欲亢进　参见天冬条。

43. 围绝经期综合征　养血安神膏:当归15 g,生地黄15 g,白芍药15 g,川芎15 g,玄参30 g,珍珠母30 g,杭菊花9 g,丹参15 g,炒酸枣仁15 g。研细末,和匀,以食醋调和成软膏状。取此膏30 g,分别外敷于两足心涌泉穴和肚脐上。上盖敷料,胶布固定。每日换药1次。10次为1个疗程。(《中国丸散膏丹方药全书·妇

科病》)

44. 人有每行人道，经水即来，一如血崩　清海丸：熟地黄一斤，桑叶一斤，白术一斤，玄参一斤，山茱萸八两，北五味三两，麦冬十两，沙参十两，地骨皮十两，丹皮十两，白芍一斤，龙骨醋(焠)二两，山药十两，石斛八两。各为细末，蜜为丸。每早晚白滚水各送下五钱。(《辨证录》)

45. 湿热下注型结核性盆腔炎　参见千里光条。

46. 乳中结塞，肿硬如石，成痈方　玄参半两，白檀香半两。上件药，捣细罗为散，用醋调涂肿结处，干即更涂。(《太平圣惠方》)

47. 乳母生奶核子痛　玄参不以多少研，每二钱热酒下。(《产宝诸方》)

48. 乳汁蓄积　参见白蔹条。

49. 奶癣疮，经年不瘥　黄药子散：黄连、玄参、赤芍药各半两。上为末，每用，随多少，入轻粉少许，嚼芝麻揉汁调，先煎韭菜汤，温洗令净，以药傅之。(《经验良方》)

50. 乳腺癌　参见海藻条。

51. 结核性盆腔炎有包块者　玄参、海螵蛸各12 g，白芍、牡丹皮、地骨皮、生地黄各9 g，白薇6 g，生牡蛎30 g，炙鳖甲、龟甲各15 g。(《中医妇科临床手册》)

52. 子宫肌瘤　消瘰丸：玄参，牡蛎，浙贝母。(《中医妇产科学》，刘敏如等主编)

53. 癥瘕(卵巢肿瘤)　参见海螵蛸条。

54. 阴痒　大黄散：大黄(微炒)、黄芩、黄芪炙各一两，赤芍药、元参、丹参、山茱萸、蛇床子各半两。上为细末，食前，温酒调二钱服。(《医部全录·妇科》)

55. 妊娠合并糖尿病阴虚血热证、阴吹　参见麦冬条。

56. 阴道干燥症　参见地黄条。

【现代药理研究】

(1) 体外实验表明，玄参可对抗金黄色葡萄球菌、白喉杆菌、伤寒杆菌、乙型溶血性链球菌、铜绿假单胞菌、福氏痢疾杆菌、大肠埃希菌、须发癣菌、絮状表皮癣菌、羊毛状小芽孢菌和星形奴卡氏菌。(《现代中药药理与临床》)

(2) 冷地玄参提取物对人乳腺癌细胞具有抗肿瘤作用，其作用机制是下调 HER2 和 MCL-1 的表达，上调 Caspase-3 和 Caspase-9 的表达，阻滞细胞周期并抑制肿瘤细胞生长。[《特产研究》，2023，45(1)：147-151]

【用法用量】　内服：煎汤，10～30 g；或入丸、散。

【使用注意】　脾虚便溏或有湿者禁服。

玄明粉(附芒硝、朴硝)

出《药性论》。又名白龙粉、风化硝。为芒硝经风化干燥制得。主含硫酸钠(Na_2SO_4)。朴硝杂质最多，芒硝杂质略少，玄明粉杂质最少。

【药性】　辛、咸，寒。入胃、大肠经。

【功效】　泻热通便，润燥软坚。

【药论及医论】　《药性论》："治心热烦躁并五脏宿滞癥结。"

《本草正》："降心火，祛胃热，消痰涎……去胸膈藏府癥瘕，通大便秘结，阴火疼痛，亦消痈疽肿毒。"

《医学衷中参西录》："(朴硝)咸入血分，故又善消瘀血，治妊娠胎殇未下。"

《重订广温热论》："妊娠感伏邪必须治之于早，则热不深入而伤胎……下药，虽犀连承气汤、玉烛散、拔萃犀角地黄汤等皆可采用，惟芒硝当慎，以其专主伤胎，非大实、大热、大燥，不可轻试也。"

《乞法全书·释药分类》："朴硝为下泄、除热、润燥、软坚之品，故治女人月候不通。"

【临床应用】

1. 月经不通　芒硝汤：大黄三两，芒硝、丹砂末、当归、芍药、土瓜根、水蛭各二两，桃仁一升。上㕮咀，以水九升，煮取三升，去滓，内丹砂、芒硝，分为三服。(《医部全录·妇科》)

2. 月候不调，渐瘦寒热　参见紫菀条。

3. 夙有积血，月水来时，腹中㽲痛　朴硝丸：朴硝，当归，薏苡仁，川大黄，代赭，牛膝，桃

仁。(《太平圣惠方》)

4. 血崩,血气痛,不可忍,远年近日不瘥者　木贼一两,香附子一两,朴硝半两。为末。每服三钱。(《本草单方》)

5. 倒经　芒硝、甘草各 40～90 g。每日 1 剂,文火煎 1 小时,分两次服。(《中国民间医术绝招·妇科部分》)

凉血导热膏:芒硝、牡丹皮、川牛膝、生甘草各 30 g。上药共研细末,和匀,以食醋或童便适量调和成软膏状。用时取药膏 20～30 g(若干了可加醋调制),分敷于两足心涌泉穴上,上盖敷料,胶布固定。每日换药 1 次,中病即止。(《中国丸散膏丹方药全书·妇科病》)

6. 经际伤寒……邪传阳明胃府者　玉烛散:当归、川芎、熟地黄、白芍各二钱,炙草、芒硝、大黄各一钱(酒洗)。上锉每服八钱,水煎食前服。(《妇科冰鉴》)

7. 闭经腹痛,赤白带下　玉烛散:当归,芍药,川芎,熟地黄,大黄,芒硝,甘草。(《儒门事亲》)

8. 习惯性流产　参见板蓝根条。

9. 妊妇时气,六七日热甚,大小便不利,最宜服之　消热饮子:川芒硝一两(细研),葵子三两(捣)。上如前煎服,以利为效。(《妇人大全良方》)

10. 妊娠中火　参见大黄条。

11. 妊娠时气,身大热。令子不落,护胎方　浮萍、川朴硝、蛤粉、蓝根等分,大黄微炒。上为末,水调敷脐上。安胎、解烦热,极妙。(《妇人大全良方》)

12. 妊娠痔疮肿痛出血　调胃承气汤加味:大黄 10 g,玄明粉(冲)10 g,生甘草 10 g,槐花 20 g。水煎液纱布浸,局部湿敷,不拘时。(《妇科用药 400 品历验心得》)

13. 孕痈　大蒜 60 g,芒硝、大黄各 30 g。先将大蒜、芒硝捣料如泥状,敷腹部最痛处,2 小时后去药。再将已研细粉的大黄用醋调成糊状,敷 6～8 小时,此为 1 个疗程。在敷药前腹部皮肤应涂一层薄凡士林,防烧伤。(《中医妇产科学》,刘敏如等主编)

14. 妊妇将临月,两眼忽然失明,灯火不见,头痛目晕,项腮肿满,不能转颈　参见玄参条。

15. 横生逆产　芒硝末二钱,童子小便,温服,无不效者。(《信效方》)

16. 死胎不出　朴硝为末,每用二钱,温童子小便调下。(《妇人大全良方》)

17. 半产后,恶露不尽,气攻疼痛,血下成块,结筑脐腹　芒消散:芒消、蒲黄、芎䓖、桂、鬼箭羽各半两,生干地黄(焙)一两,桃仁(炒)半两。上七味,粗捣筛,每服三钱匕,水一盏,煎至七分,去滓不拘时候温服。(《圣济总录》)

18. 产后恶露不下,气攻心腹,烦闷,胁肋刺痛　参见姜黄条。

19. 产后恶露不尽,不大便,烦躁发热,脉微实,日晡益甚,不食,食则谵语,至夜即愈　大承气汤:大黄四两,厚朴半斤,枳实五枚,芒硝三合。(《医部全录·妇科》)

20. 产后血运,腹满欲狼狈　牡丹散:牡丹一两,川大黄一两(微炒),川芒硝一两,冬瓜子一合,桃仁半两(麸炒微黄)。上件药,捣粗罗为散,每服五钱,以水一中盏,入生姜半分,煎至五分,去滓,不计时候温服。(《太平圣惠方》)

21. 产后尿闭　芒硝 3 g。研末,贴水分穴。(《中华民间秘方大全》)

22. 产后小便淋沥不通　葵子一合,朴硝八分,水二升,煎八合,下硝服之。(《集验方》)

23. 胞衣不下　芒硝三钱,童便冲服,立效。(《沈氏女科辑要》)

24. 产后腰痛(慢性盆腔炎性疾病后遗症)　参见野荞麦根条。

25. 热入血室　参见滑石条。

26. 腹痛(亚急性盆腔炎)　大黄牡丹汤加味:制大黄 10 g,牡丹皮 10 g,桃仁 10 g,冬瓜子 30 g,玄明粉(冲)10 g,延胡索 10 g,蒲公英 20 g,大血藤 20 g,血竭 4 g。(《妇科用药 400 品历验心得》)

27. 未破裂型或流产型异位妊娠　氨甲喋呤单次肌内注射 50 mg/m^2 后 24 小时,用芒硝 120 g,大黄 30 g,碾碎装入 12 cm×12 cm 布袋内,置于患侧下腹部。(《现代中药药理与

临床》)

28. 立身以来全不产,及断绪久不产三十年者方　朴硝荡胞汤:朴硝,牡丹,当归,大黄,桃仁,细辛,厚朴,桔梗,人参,赤芍药,茯苓,桂心,甘草(炙),牛膝,橘皮,附子,虻虫,水蛭。(《备急千金要方》)

29. 腰痛(盆腔结缔组织炎)　桃核承气汤加味:桃仁 10 g,制大黄 9 g,桂枝 6 g,炙甘草 6 g,玄明粉(冲)5 g,忍冬藤 15 g,大血藤 20 g,蒲公英 15 g,野荞麦根 20 g,桑寄生 15 g,升麻 10 g,延胡索 10 g。(《妇科用药 400 品历验心得》)

30. 防止输卵管绝育术后粘连　参见番泻叶条。

31. 绝育术后腹痛　参见皂角刺条。

32. 输卵管积水　制大黄 9 g,葶苈子 12 g,玄明粉 10 g,杏仁 10 g,桂枝 6 g,茯苓皮 20 g,泽泻 12 g,猪苓 10 g,白术 10 g,丹参 30 g,益母草 30 g,川牛膝 30 g,大腹皮 15 g。(《妇科证治经方心裁》)

33. 交接阴痛　参见半枝莲条。

34. 产后肠出不收　用朴硝煎汤浸肠,令暖,自然收缩。(《普济方》)

35. 治乳痈除恶肉　生地黄三升,芒硝、豉一升。上合捣傅上,热即易之。取瘥止。(《普济方》)

36. 回乳　朴硝一两三钱,加入适量热水,用药棉浸热敷。(《常见病验方研究参考资料》)

37. 妇科血肿(外阴、术后腹壁和腹腔血肿),术后硬结,盆腔炎,切口炎症　大黄 1 份,芒硝 4 份,研成粗粉,装入纱布袋外敷患处。12～24 小时更换 1 次,7～10 日为 1 个疗程。[《江西中医药》,1985(5):54]

38. 阴中肿痛　黑白散:小麦,朴硝,白矾,五倍子,葱白。煎汤频洗。(《济阴纲目》)

39. 前庭大腺囊肿　参见大黄条。

40. 外阴瘙痒,滴虫性阴道炎,霉菌性阴道炎　芒硝、苦参、蛇床子、黄柏、川椒各 15 g。煎水至 1 000 mL,坐浴,浸洗 15～20 分钟。(《中国中医秘方大全》)

41. 尿道肉阜　明矾,朴硝,五倍子,金银花。煎水熏洗患处,有清热止痛作用。(《女性性器官出血》)

【现代药理研究】　芒硝中的主要成分硫酸钠,口服后在肠中不易被吸收,形成高渗盐溶液状态,使肠道保持大量水分,引起机械性刺激,促使肠蠕动而致泻。(《现代中药药理与临床》)

【用法用量】　内服:溶入汤剂,5～10 g。外用:100 g 独味水煎外洗。

【使用注意】　脾胃虚寒者及孕妇忌服。

半　夏

出《神农本草经》。又名老鸹头、地茨菇、麻芋头、三步跳。为天南星科植物半夏 *Pinellia ternata* (Thunb.) Breit.的块茎。

【药性】　辛、温,有毒。入脾、胃经。

【功效】　燥湿化痰,降逆止呕,消痞散结。生品多外用,以消肿止痛为主;清半夏以燥湿化痰为主;姜半夏以温中化痰,降逆止呕为主;法半夏以治寒痰、湿痰为主,同时具有调和脾胃的作用。

【药论及医论】　《名医别录》:"堕胎……"

《药性论》:"能消痰涎,开胃健脾,止呕吐,去胸中痰满,下肺气,主咳结。"

《本草纲目》:"除腹胀,目不得瞑……带下。"

《药征》:"余尝读《本草纲目》半夏条曰,孕妇忌半夏,为其燥津液也。不思之甚矣。古语有之曰,有故无殒,此证而用此药,夫何忌之有。妊娠呕吐不止者,仲景氏用干姜人参半夏丸,余亦尝治孕妇留饮掣痛者,与十枣汤数剂,及期而娩,母子无害也。"

《妇科用药 400 品历验心得》:"《名医别录》称半夏'堕胎'。《本草利害》则称'孕妇服之,能损胎,若与参术并行,但有开胃之功,亦不损胎'。关于妊娠期间可否使用半夏的问题,历来存在争议,现代药理实验得出的结果也相左。我认为半夏经过炮制,毒性大减,加于方中且用量适中,10～12 g 半夏并不会对胎儿造成伤害。

《药征》称妊娠忌半夏，为‘不思之甚矣’，吾以为然。”

【临床应用】

1. 月经淡色过期者　二陈汤(陈皮、半夏、茯苓、炙甘草)加川芎、当归。(《金匮钩玄》)

2. 经期过长　炒莱菔子 10 g，紫苏子 5 g，白芥子 6 g，半夏 10 g，炮姜 5 g，茯苓 12 g，荆芥炭 10 g，仙鹤草 20 g，海螵蛸 20 g。(《妇科用药400品历验心得》)

3. 下血吐血，崩中带下，痰喘急满虚肿，亦消宿瘀百病　半夏丸：丸白半夏刮净捶扁，姜汁调飞，白面作饼包，炙黄色，去面取半夏。上作末，米糊为丸绿豆大，每服十丸，温热水下。(《直指方》)

4. 月经过少痰湿阻滞证　参见泽泻条。

5. 躯脂经闭　加味导痰汤：半夏，陈皮，白茯苓，甘草，枳实，黄连，川芎。上加生姜，水煎服。(《济阴纲目》)

6. 经前乳房胀痛　参见海藻条。

7. 经行头痛　半夏白术天麻汤：半夏、天麻、白术、茯苓、陈皮、蔓荆子、僵蚕各 10 g，生甘草 6 g，生姜 3 片，红枣 5 枚。(《妇产科疾病中医治疗全书》)

8. 经行呕吐　参见人参条。

9. 经行腹痛呕吐　降香 6 g，细辛 5 g，半夏 10 g，小茴香 5 g，肉桂 5 g，益母草 20 g，延胡索 10 g，蒲黄 10 g，五灵脂 10 g，九香虫 10 g。(《妇科用药 400 品历验心得》)

10. 经行情志异常　半夏厚朴汤加味：半夏 12 g，厚朴 10 g，紫苏叶 5 g，生姜 4 片，茯苓 12 g，甘松 10 g，佛手柑 10 g。(《妇科用药 400 品历验心得》)

11. 经行抽搐　参见全蝎条。

12. 痰气带下　半夏，苍术，香附，滑石，蛤粉，茯苓。(《金匮钩玄》)

13. 带下赤白　参见瓦楞子条。

14. 预防反复流产，用于抗心磷脂抗体和抗异型血型的抗体滴度仍偏高患者　ACA2 号方：益母草 10～20 g，桑寄生 15 g，半夏 9 g，白术 20 g，赤芍 10 g，茵陈蒿 10 g，炒栀子 10 g，苎麻根 20 g，茯苓 10 g，山药 15 g，土茯苓 10 g。(《马大正中医妇科医论医案集》)

15. 妊娠呕吐不止　干姜人参半夏丸(干姜、人参各一两，半夏二两)主之。(《金匮要略》)

16. 子悬　半夏厚朴汤：半夏 12 g，厚朴 5 g，紫苏梗 9 g，生姜 4 片，茯苓 10 g。(《妇科用药 400 品历验心得》)

17. 妊娠胃脘烧灼感　参见海螵蛸条。

18. 妊娠将理失宜，或七情郁怒，以致气逆，多有上逼之证　参见紫苏叶条。

19. 妊娠头痛　参见天麻条。

20. 妊娠头晕　半夏天麻白术汤：半夏 9 g，天麻 15 g，茯苓 10 g，陈皮 9 g，炒白术 10 g，炙甘草 5 g。(《妇科用药 400 品历验心得》)

21. 妊娠怔忡　温胆汤合半夏秫米汤加味：竹茹 9 g，枳壳 4 g，陈皮 5 g，半夏 6 g，茯苓 9 g，远志 6 g，五味子 4 g，秫米 10 g，牡蛎 15 g，生甘草 5 g。(《妇科用药 400 品历验心得》)

22. 子痫，面色青白，口吐涎沫，唇缓音微，脉来沉细，此为脏寒阴痫，痰入心包也　参见天麻条。

23. 妊娠合并癫痫　风引汤加减：制大黄 5 g，干姜 3 g，龙骨 20 g，桂枝 3 g，甘草 5 g，牡蛎 20 g，寒水石 20 g，滑石 10 g，赤石脂 15 g，紫石英 20 g，石膏 20 g，半夏 10 g，天竺黄 5 g，茯苓 10 g。(《妇科证治经方心裁》)

24. 孕妇中痰火，脉滑数有力，形气强者　加减涤痰汤：法半、胆星、陈皮、茯苓、炒芩各钱半，炒枳壳、石菖蒲、天麻、炒连、甘草、竹茹各一钱，生姜引。(《彤园妇人科》)

25. 妊娠痰迷尸厥。脉动而滑，昏死流涎，喉中时作水鸣声　参见天南星条。

26. 子烦　参见大枣条。

27. 妊娠疟疾　参见苍术条。

28. 孕妇伤暑热，脉虚发渴，身热自汗，喘促气逆，虚热作吐，气乏者　参见米条。

29. 妊娠外感咳嗽　越婢加半夏汤加味：炙麻黄 6 g，石膏 10 g，生姜 4 片，甘草 5 g，半夏 10 g，大枣 5 个，竹茹 10 g，枇杷叶 12 g，芦根

15 g。(《妇科用药400品历验心得》)

30. *妊娠腹泻* 半夏干姜散加味：半夏10 g，干姜5 g，补骨脂10 g，炒薏苡仁20 g，炒白术10 g，木香6 g，薤白10 g。(《妇科用药400品历验心得》)

31. *妊娠心腹胀满，两胁妨闷，不下饮食，四肢无力* 参见大腹皮条。

32. *通治妊娠肩背痛，随证加引* 羌活胜湿汤：羌活、独活各二钱，川芎、藁本、防风、炙草各一钱，蔓荆子八分。痰郁痛则呕吐晕眩，加天麻、法半、胆星。(《彤园妇人科》)

33. *难产* 下胎丸：半夏生、白蔹各半两。上为细末，滴水丸，如桐子大，食后用半夏汤下三二丸，续续加至五七丸。(《济阴纲目》)

34. *推肠生* 以半夏为末，嗃鼻中则肠上矣。(《妇人大全良方》)

35. *产妇肥盛多痰，阻逆气道而至产难，及子死胎干，或子下而胞衣不出* 半夏散：半夏制，不拘多少。上为散，童便服方寸匙，连进三服。并用吹鼻取嚏，以激动关窍大妙。(《胎产心法》)

36. *产后头痛* 参见地龙条。

37. *产后胃痛呕吐* 参见干姜条。

38. *产后湿阻* 藿香9 g，厚朴9 g，半夏10 g，茯苓10 g，白豆蔻(冲)4 g，炮姜4 g，陈皮10 g，佩兰6 g，煅瓦楞子20 g，佛手10 g。(《马大正中医妇科医论医案集》)

39. *产后呕逆不已* 四君子汤加陈皮、半夏、藿香、砂仁。(《证治准绳·女科》)

40. *引产清宫后呃逆* 参见丁香条。

41. *产后腹胁闷满或呕吐者* 抵圣汤：赤芍药、半夏、泽兰叶、陈皮、人参、甘草等分。切细，每四钱，姜五片，煎温服。(《证治准绳·女科》)

42. *产乳晕绝* 半夏洗，不以多少。上为末，丸如大豆，内鼻中即省。(《妇人大全良方》)

43. *产后中风口噤* 天麻散：天麻七钱半，白附子、天南星、半夏、干蝎各半两。上为细末，每服一钱，生姜、薄荷、酒调下。斡开口灌之，不拘时。(《证治准绳·女科》)

44. *产后癫狂* 参见五味子条。

45. *产后谵语* 加味导痰汤：半夏、陈皮、茯苓、枳实、橘红各一钱，荆芥二钱，钩藤一钱，薄荷三分，当归、志肉各钱半。(《女科一盘珠》)

46. *产后虚肿满促，利小便则愈* 夺魂散：生姜三两(取汁)，白面三两，大半夏七枚。上以生姜汁溲面，裹半夏为七饼子，煨焦熟为末，水调一盏，小便利为效。(《产育宝庆方》)

47. *产后不语……痰热者* 参见天南星条。

48. *产后失音不语* 参见红花条。

49. *产后咳嗽痰壅* 半夏汤：半夏半两，贝母一两，柴胡一两，猪牙皂荚(炙去皮)、甘草(炙)各半两。上五味，粗捣筛，每服三钱匕，水一盏，生姜五片，同煎七分，去滓温服，不拘时。(《圣济总录》)

50. *产后有哮喘之病，遇产而发* 参见紫苏叶条。

51. *产后虚劳发热，日久不安* 三之一汤：柴胡、黄芩、人参、半夏、川芎、当归、芍药、熟地黄、甘草各一钱半。作一服，水二盅，姜三片，红枣一枚，煎一盅，无时服。(《证治准绳·女科》)

52. *产后疟疾多寒者* 生熟饮子：肉豆蔻，草果仁，厚朴，半夏，陈皮，甘草，大枣，生姜。上八味，等分细锉和匀，一半生，一半用湿绵纸裹煨令香熟，去纸，与一半生者和匀，每服秤五钱重，水二盏，煎至七分，食前一服，食后一服。(《妇人良方》)

53. *痰塞不孕* 消脂膜导痰汤：半夏(姜制)、南星(火炮)、橘红、枳壳(去穰麸炒)、茯苓、滑石(研细)各一钱，川芎、防风、羌活各五分，车前子七分。上细切作一服，加生姜五片，水煎，空心服。(《济阴纲目》)

54. *排卵后痞证* 小陷胸汤合越鞠丸加味：黄连5 g，半夏12 g，瓜蒌皮10 g，神曲10 g，炒栀子10 g，川芎3 g，苍术10 g，香附9 g，佛手柑10 g，甘松10 g。(《妇科用药400品历验心得》)

55. *妇科手术后肠胀气* 参见枳壳条。

56. *失寐* 交泰丸合半夏汤加味：肉桂3 g，川连1 g，半夏30 g，秫米30 g，茯苓10 g，龙齿10 g，紫石英15 g。(《妇科用药400品历验

心得》)

57. 梅核气　妇人咽中如有炙脔，半夏厚朴汤(半夏一升，厚朴三两，茯苓四两，生姜五两，干苏叶二两)主之。上五味，以水七升，煮取四升，分温四服，日三，夜一服。(《金匮要略》)

58. 脏躁　黄连温胆汤加味。黄连 3 g，半夏 10 g，茯苓 10 g，枳壳 8 g，竹茹 10 g，陈皮 8 g，小麦 30 g，合欢花 10 g，酸枣仁 10 g，甘松 10 g，龙齿 15 g，生甘草 5 g，鸡子黄(打冲)1 个，红枣 5 个。(《妇科用药 400 品历验心得》)

59. 梦交　参见银箔条。

60. 经前期紧张综合征，围绝经期综合征　参见磁石条。

61. 多囊卵巢综合征　参见海藻条。

62. 外源性及体质异常性肥胖病　参见槟榔条。

63. 性交呕吐　黄连温胆汤加味：黄连 2 g，吴茱萸 5 g，半夏 20 g，陈皮 10 g，枳壳 10 g，茯苓 10 g，竹茹 10 g，甘草 5 g，紫苏梗 8 g，藿香梗 8 g，沉香 3 g，代赭石 20 g。(《妇科用药 400 品历验心得》)

64. 热入血室　加味小柴胡汤：柴胡三钱，半夏、黄芩各二钱，生地黄、人参各一钱半，甘草半钱。作一服，水二盅，姜五片，枣二枚，煎一盅，不拘时服。(《医部全录・妇科》)

65. 慢性盆腔炎性疾病后遗症　参见白芥子条。

66. 盆腔有肿块　消结膏：生半夏、生南星、生川乌、猪牙皂、大贝母、姜黄、黄芩、大黄各 30 g，黄柏、败酱草、芙蓉叶各 60 g，穿山甲 45 g，白芷 15 g，共研细末，加凡士林或蜜(70%)调膏外敷患处，每日换 1 次。(《实用妇科学》)

67. 妇人血瘕，血癥，食积，痰滞　三棱煎：三棱、莪术各二两，青橘皮、半夏、炒麦芽各一两。上用好醋六升，煮干焙为末，醋糊丸如梧桐子大。每服三四十丸，淡醋汤下。(《证治准绳・女科》)

68. 幼稚子宫及子宫发育不良的不孕症　参见川芎条。

69. 肥胖体质湿盛内阻型缺乳　参见路路通条。

70. 下乳方　半夏(炮)三粒，为末，酒调服，即有乳。(《鲁府禁方》)

71. 乳头瘙痒　参见甘草条。

72. 吹奶，不痒不痛，肿硬如石　半夏一两汤洗七遍去滑。上捣细罗为散，以生姜汁一匙，和酒暖一小盏，调下一钱。(《太平圣惠方》)

73. 外乳吹　生半夏 1 粒，葱白 1 寸许。共捣为泥，用药棉包。左乳病塞右鼻孔，右乳病塞左鼻孔，睡前用。(《中华民间秘方大全》)

74. 乳房纤维瘤外敷方　山慈菇、生半夏、大贝、生南星、僵蚕、生川乌、白芷、细辛、生草乌、白蔹、樟脑各 10 g，共为细末，用陈酒、鸡蛋清敷患处，1 日换 1 次。(《现代名中医妇科绝技》)

75. 乳疽及妒乳，作寒热疼痛　半夏末一两，鸡子白三枚。上件药，和涂之，极效。(《太平圣惠方》)

76. 小便不顺，甚者阴户疼痛　加味四七汤：半夏(汤洗七次)一两，厚朴(姜汁制)、赤茯苓、香附子(炒)各半两，紫苏、甘草各二钱。上㕮咀，分四帖，每服水二盅，姜三片，煎至八分，去滓，加琥珀末一钱，调服。(《济阴纲目》)

77. 阴吹　参见厚朴条。

78. 阴蚀(外阴疱疹感染)　参见牛膝条。

79. 子宫颈炎　生半夏研成细末。用带线棉球蘸药粉，紧贴于患处，24 小时后取出，每周上药 2 次。(《中华民间秘方大全》)

80. 经断复来，老妇阴道炎，泌尿系感染，早期宫颈癌。症见赤白带下，黏物腥臭，小腹时痛，腰酸，便秘　参见瓜蒌子条。

81. 人乳头瘤状病毒感染　参见三棱条。

82. 宫颈癌　鲜半夏根洗净，每 6 g 加 75% 乙醇 0.5 mL 捣碎成浆状，用一层纱布包扎成椭圆状，对宫颈癌病灶塞紧，阴道外口再塞一小棉球，以防药液漏出。每日或隔日 1 次。内服生半夏肠溶片(每片含生药 0.3 g)每日 2 次，每次 4～5 片。或鲜南星 60 g 煎汤代茶，每日 1 剂。(《肿瘤临床手册》)

【现代药理研究】

(1) 半夏蛋白 $1\,250\times10^{-5}$ g 注射给药时，

对小鼠有中止早孕活性，抑孕率为50%（$P<0.01$）。口服时则被胃蛋白酶降解而失活。（《中药药理与应用》）

(2) 狗、猫、鼠等动物实验均证明，制半夏有镇吐作用，生半夏则有催吐作用，但是半夏粉在120℃焙2～3小时，即可除去催吐成分，而不影响其镇吐作用。半夏蛋白30 mg/kg皮下注射，对小鼠有明显的抗早孕作用，抗早孕率可达100%。半夏蛋白可抑制卵巢黄体孕酮的分泌，使血浆孕酮水平明显下降，子宫内膜变薄，使蜕膜反应逐渐消失，胚胎失去蜕膜支持而流产。酶标组化研究表明半夏蛋白结合在子宫内膜的上皮细胞膜上。（《中华本草》）

【用法用量】 内服：煎汤，6～30 g；或入丸、散。

【使用注意】 孕妇慎服。

半边莲

出《本草纲目》。又名急解索、腹水草、细米草、蛇利草、半边花。为桔梗科植物半边莲 *Lobelia chinensis* Lour.的全草。

【药性】 辛、淡，凉。入心、肺、小肠经。

【功效】 解毒，利湿，止血。

【临床应用】

1. 崩漏　半边莲一两，水煎加白糖服。（《常见病验方研究参考资料》）

2. 月经后期　半边莲30 g，矮地茶30 g，连翘15 g，丹参15 g，益母草20 g，川牛膝20 g，牡丹皮10 g，赤芍15 g，路路通15 g。（《妇科用药400品历验心得》）

3. 乳腺炎　鲜半边莲适量，捣烂敷患处。（《福建中草药》）

4. 妇科炎症　忍冬解毒片：由忍冬藤、半边莲、地丁、千里光、野菊花、蒲公英各等分，滑石粉适量制成。口服，每次4片，每日4次。（《中药制剂汇编》）

5. 子宫颈癌　半边莲、白茅根、凤尾草各15 g，半枝莲、蛇葡萄根30 g，猕猴桃根120 g，水杨梅根60 g。（《浙江民间常用草药》）

6. 霉菌性阴道炎　半边莲60 g。每剂水煎3次，合药液约1 500 mL，凉后先用冲洗器冲洗阴道再坐浴，不拘次数，每次15分钟。（《妇科用药400品历验心得》）

【现代药理研究】 半边莲生物碱对U266细胞有明显的抑制作用，且呈现浓度依赖效应。其作用机制可能是半边莲通过提高癌细胞胞内游离钙离子浓度而诱导癌细胞凋亡。[《中国药师》，2015，18(8)：1376－1378]

【用法用量】 内服：煎汤，15～30 g，或捣汁服。外用：60 g，水煎外洗。

【使用注意】 虚证水肿者禁服。

半枝莲

出《江苏省植物药材志》。又名金挖耳、并头草、四方草、牙刷草。为唇形科植物半枝莲 *Scutellaria barbata* D. Don的全草。

【药性】 微苦，凉。入肺、肝、肾经。

【功效】 清热，解毒。

【药论及医论】 《南京民间药草》："破血通经。"

《广西药用植物图志》："消炎，散瘀，止血。"

《江西草药》："清热解毒，消肿止痛。"

《福建药物志》："主治……白带，乳腺炎……"

【临床应用】

1. 崩漏、月经过多　参见急性子条。

2. 邪毒引起的血崩，亦可用于子宫体癌或子宫颈癌　土茯苓汤：党参、黄芪各15 g，半枝莲、土茯苓、白毛藤各30 g，生白术、茯苓、猪苓各12 g，薏苡仁、墓头回、炙乳香、炙没药各9 g。（《中医妇科临床手册》）

3. 经期过长　半枝莲12 g，夏枯草15 g，白花蛇舌草15 g，贯众20 g，地榆20 g，槐花20 g，侧柏叶10 g。（《妇科用药400品历验心得》）

4. 月经后期　半枝莲30 g，拳参30 g，矮地茶30 g，地龙20 g，菝葜30 g，延胡索20 g。（《妇科用药400品历验心得》）

5. 经行肛门疼痛　三棱10～20 g，莪术10～20 g，半枝莲15～30 g，白花蛇舌草15～

30 g,皂角刺 12～30 g,石见穿 20～30 g,牡蛎 30 g,海藻 20～30 g,荔枝核 12～15 g,橘核 12～15 g,制乳香 4 g,制没药 4 g,刘寄奴 12 g,鬼箭羽 10 g。(《妇科用药 400 品历验心得》)

6. 白带　半枝莲、鸡血藤各 30 g,野菊花、爵床、白马骨各 15 g。水煎服。(《福建药物志》)

7. 赤带　半枝莲 15 g,白花蛇舌草 15 g,贯众 15 g,龟甲胶(烊冲)10 g,野荞麦根 20 g,仙鹤草 20 g,白鸡冠花 20 g,萆薢 10 g,墨旱莲 15 g,海螵蛸 30 g,爵床 15 g。(《妇科用药 400 品历验心得》)

8. 妊娠合并病毒性肝炎湿热内蕴证湿重于热　茵陈,白茅根,岩柏,鸭跖草,半枝莲,黄芩,焦白术,桑寄生。(《中国中医秘方大全》)

9. 恶露不绝　清带汤加味：败酱草 10 g,大血藤 15 g,樗根皮 15 g,半枝莲 15 g,土茯苓 15 g,蒲公英 15 g,大蓟 15 g,小蓟 15 g,萆薢 10 g,地榆 15 g,槐花 20 g,贯众炭 15 g,阿胶 10 g。(《妇科用药 400 品历验心得》)

10. 促使包块型异位妊娠或流产后绒毛膜促性腺激素下降　参见天花粉条。

11. 急性乳腺炎　半枝莲捣汁冲热酒服,渣敷患处。(《常见病验方研究参考资料》)

12. 乳房纤维瘤　半枝莲、六棱菊、野菊花各 30 g。或加当归尾 12 g,象皮、穿山甲各 9 g,全蝎 6 g,蜈蚣 2 条,服 20～30 剂。(《浙南本草新编》)

13. 乳房恶性肿瘤　半枝莲、金刚刺、白花蛇舌草各 30 g,土茯苓、板蓝根各 15 g,丹参 12 g,红花、桃仁各 9 g。水煎,每日 1 剂,每日 2 次,3 个月为 1 个疗程。(《中国民间医术绝招·妇科部分》)

14. 急性、亚急性盆腔炎　大血藤、败酱草、蒲公英、鸭跖草、半枝莲各 15 g,牡丹皮、大黄各 9 g,木香 8 g,延胡索 12 g。(《全国名医妇科验方集锦》)

15. 卵巢囊肿　参见海浮石条。

16. 卵巢癌方(湖北中医学院附属医院方)　白花蛇舌草,半枝莲,橘核,昆布,桃仁,地龙,䗪虫,川楝子,小茴香,莪术,党参,红花。(《中医妇产科学》,刘敏如等主编)

17. 子宫肌瘤、乳房胀痛等　参见蛇莓条。

18. 子宫肌瘤　半枝莲 20 g,白花蛇舌草 20 g,皂角刺 15 g,石见穿 15 g,夏枯草 15 g,蛇莓 30 g,败酱草 20 g,贯众 20 g,大血藤 30 g,莪术 12 g,三棱 12 g,赤芍 12 g,丹参 20 g。(《子宫肌瘤诊治》)

19. 恶性葡萄胎　紫草 15 g,龙葵 30 g,半枝莲 60 g。(《抗癌中草药制剂》)

20. 结合西医治疗绒毛膜上皮癌、恶性葡萄胎　龙葵、薏苡仁、天花粉、紫草根、蒲公英、丹参各 15 g,山豆根、半枝莲各 30 g。(《抗癌中草药制剂》)

21. 子宫肌瘤,卵巢囊肿,子宫内膜异位症,盆腔炎症性包块,陈旧性宫外孕,子宫内膜息肉　消癥汤：三棱 10～20 g,莪术 10～20 g,半枝莲 15～30 g,白花蛇舌草 15～30 g,皂角刺 12～30 g,石见穿 20～30 g,牡蛎 30 g,海藻 20～30 g,荔枝核 12～15 g,橘核 12～15 g,制乳香 4 g,制没药 4 g。(《马大正中医妇科医论医案集》)

22. 子宫颈癌　半枝莲、蛇葡萄根各 30 g,猕猴桃根 120 g,水杨梅根 60 g,白茅根、凤尾草、半边莲各 15 g。(《浙江民间常用草药》)

23. 人乳头瘤状病毒感染　蛇莓 20 g,白花蛇舌草 15 g,半枝莲 15 g,紫草 12 g,苍术 10 g,凤尾草 15 g,三棱 10 g,莪术 10 g。(《妇科用药 400 品历验心得》)

24. 交接阴痛　桃核承气汤加味：桃仁 10 g,炙大黄 9 g,桂枝 6 g,炙甘草 6 g,玄明粉(冲)5 g,半枝莲 15 g,白花蛇舌草 15 g,皂角刺 15 g,石见穿 15 g,延胡索 10 g。(《妇科用药 400 品历验心得》)

25. 湿热型子宫颈炎　野菊花、紫花地丁、半枝莲、丝瓜叶各 30 g。煎汤熏洗,每日 1 次,7 日为 1 个疗程。(《妇产科疾病中医治疗全书》)

【现代药理研究】

(1) 50%半枝莲煎剂通过平板挖沟法显示,对金黄色葡萄球菌、福氏痢疾杆菌、伤寒杆菌、铜绿假单胞菌、大肠埃希菌有抑制作用。(《中华

本草》)

(2) 半枝莲能够通过线粒体途径来抑制卵巢癌细胞的增殖并诱导其凋亡,且随着 MMP-2/9 表达的下降对癌细胞的迁移起到抑制作用。[《辽宁中医药大学学报》,2021,23(8):194-198]

【用法用量】 内服:煎汤,15~30 g,鲜品加倍。

【使用注意】 体虚者及孕妇慎服。

丝瓜络

出《本草再新》。又名丝瓜筋、丝瓜网、丝瓜壳、瓜络、絮瓜瓤、天罗线、丝瓜筋、千层楼、丝瓜瓤、天萝筋、丝瓜布。为葫芦科植物丝瓜 *Luffa cylindrica* (L.) Roem.老熟果实的维管束。

【药性】 甘,平。入肺、胃、肝经。

【功效】 通经活络,下乳消肿。生品活血通络,解毒消肿;炒丝瓜络已去其凉性,功效同上;丝瓜络炭活血止血。

【药论及医论】 《医林纂要·药性》:"凉血渗血,通经络……"

《沈氏女科辑要》:"王孟英按,条芩但宜于(妊娠)血热之体。若血虚有火者,余以竹茹、桑叶、丝瓜络为君,随证辅以他药,极有效。盖三物皆养血清热而熄内风……肝虚而胎系不牢者,胜于四物、阿胶多矣。惜未有发明之者!"

《乞法全书·释药分类》:"丝瓜络,清络热之药也。妇人乳汁不通者,可连子用之。""故女人经脉不通者,宜生用之。血崩不止者,可炒用之。"

《现代实用中药》:"为清凉性活血、通经、解毒药,能通乳汁……又为止痛、止血药,用于……妇人子宫出血……"

《全国中草药汇编》:"清热解毒,活血通络,利尿消肿。主治……闭经,乳汁不通,乳腺炎,水肿。"

【临床应用】

1. 痛经　干丝瓜一个,水煎服。(《常见病验方研究参考资料》)

2. 血崩不止　老丝瓜烧灰、棕榈烧灰等分,盐酒或盐汤服。(《奇效良方》)

3. 月经后期　丝瓜络 30 g,赤芍 20 g,丹参 20 g,益母草 20 g,川牛膝 20 g,黄酒 100 mL。(《妇科用药 400 品历验心得》)

4. 经事不行　用丝瓜络(煅研),每三钱,酒下。(《四科简效方》)

5. 妇人血气不行,上冲心膈,变为干血气者　丝瓜一枚,烧存性,空心温酒服。(《寿域神方》)

6. 倒经　止血丸:苏木 12 g,丝瓜络 250 g。上药共研细末,和匀,水泛为丸,如梧桐子大。每次服 9 g,每日服 2 次,于经净后温开水送服。(《中国丸散膏丹方药全书·妇科病》)

7. 经前乳胀　郁金 15 g,夏枯草 20 g,山慈姑 15 g,漏芦 15 g,浙贝母 10 g,八月札 10 g,刺蒺藜 10 g,丝瓜络 10 g,瓜蒌皮 10 g,连翘 10 g。(《妇科用药 400 品历验心得》)

8. 经行转筋　熟地黄 12 g,炒白芍 10 g,当归 6 g,川芎 5 g,续断 12 g,鸡血藤 30 g,丝瓜络 10 g。(《妇科用药 400 品历验心得》)

9. 经后下肢烧灼感　参见木瓜条。

10. 经行腿痛　参见白芍条。

11. 经行头项疼痛　葛根汤加味:葛根 15 g,麻黄 5 g,桂枝 6 g,生姜 4 片,炙甘草 5 g,炒芍药 6 g,大枣 5 个,桑寄生 12 g,丝瓜络 10 g,益母草 15 g。(《妇科用药 400 品历验心得》)

12. 经后腰痛　䗪虫 10 g,九香虫 10 g,丝瓜络 15 g,桑寄生 15 g,络石藤 20 g,忍冬藤 20 g,五加皮 12 g,败酱草 15 g,大血藤 30 g。(《妇科用药 400 品历验心得》)

13. 白崩　棕榈烧灰,丝瓜。上等分为细末,空心酒调下。(《证治准绳·女科》)

14. 妊娠腹痛　参见龙胆条。

15. 肝胃不和型妊娠呕吐　桑茹口服液:霜桑叶 12 g,青竹茹 12 g,丝瓜络 12 g,炒酸枣仁 25 g,生姜 3 片。制成每毫升内含生药 2 g 的口服液。每次服 15 mL,每日 2 次,每日 1 剂。(《名医治验良方》)

16. 妊娠骶部抽痛　炒白芍 30 g,炙甘草

6 g，桑寄生 15 g，竹茹 10 g，丝瓜络 10 g，山药 15 g，茯苓 12 g，木瓜 6 g，白术 10 g。（《妇科用药 400 品历验心得》）

17. 妊娠胸痹　参见竹茹条。

18. 习惯性流产　加味三青饮：冬桑叶、熟地黄各 30 g，青竹茹 12 g，当归身、丝瓜络炭各 6 g，山药、杜仲、白芍各 15 g，菟丝子 9 g。（《裘笑梅妇科临床经验选》）

19. 妊娠瘛疭　大定风珠加减。炒白芍 15 g，龟板胶 10 g，龙骨 20 g，牡蛎 20 g，鳖甲 10 g，鸡子黄 1 枚，桑寄生 12 g，丝瓜络 10 g，竹茹 10 g。（《妇科用药 400 品历验心得》）

20. 产后出血　柏叶三钱，莲蓬、丝瓜络各二钱。水煎服。（《中华民间秘方大全》）

21. 产后腹痛　老丝瓜一个（烧灰存性），煎酒冲服。（《常见病验方研究参考资料》）

22. 肝郁气滞不孕　参见橘叶条。

23. 腹股沟痛　参见川楝子条。

24. 面部色素沉着　丝瓜络、僵蚕、茯苓、白菊花各 10 g，珍珠母 20 g，玫瑰花 3 朵，红枣 10 个。（《妇产科疾病中医治疗全书》）

25. 乳汁不通　丝瓜连子烧存性研，酒服一二钱，被覆取汗即通。（《简便单方》）

26. 气血不足，经络不通，奶汁稀薄及奶汁灰黄　生乳灵：穿山甲（制）30 kg，沙参 10 kg，天花粉 50 kg，丝瓜络 50 kg，白马悬蹄 6 kg，鹿角 10 kg，制成糖浆后服用。（《中药制剂汇编》）

27. 乳房泌乳感　参见郁金条。

28. 急性乳腺炎　丝瓜瓤一个（烧灰存性），研细末，冲酒服，取汗。（《常见病验方研究参考资料》）

29. 乳痈　取干丝瓜络一节，长约 15 cm，分成三等分，剪断，焙干，放入碗内点燃烧成灰，然后将 60°粮食白酒 30～50 mL 倒入碗内，稍凉后，即用纱布过滤，将滤液 1 次顿服，如不会喝酒，可将滤液分 3～4 次服完；再将滤渣用纱布包好，敷在红肿部位，胶布固定，绷带扎好，每 24 小时更换 1 次。［《湖南医药杂志》，1983（1）：14］

30. 乳头裂　丝瓜络烧炭，研细末，撒患处。（《土单验方与草药知识》）

31. 子宫脱垂　丝瓜络 60 g 烧存性，研细，分成 14 包，每日早晚饭前各服 1 包，白酒 15 mL 送服，7 日为 1 个疗程。间隔 5 日再行第二个疗程，也可连续服用，不间隔。（《百病良方》）

32. 外阴瘙痒　丝瓜络 30 g。每剂水煎 3 次，合药液约 1 500 mL，凉后坐浴，不拘次数，每次 15 分钟。（《妇科用药 400 品历验心得》）

【现代药理研究】　通过小鼠扭体反应试验、热板及电刺激法镇痛试验证明，丝瓜络能明显减少小鼠对醋酸刺激的扭体反应次数，并显著提高小鼠的热板及电刺激痛阈值，表明丝瓜络有明显镇痛作用，且镇痛强度与硫酸四氢帕马丁相似。丝瓜络对大鼠由角叉菜胶引起的足跖肿胀和棉球植入肉芽肿有一定的抗炎作用。［《中草药》，1993，24（5）：248－250］

【用法用量】　内服：煎汤，5～30 g；或烧灰存性研末，每次 1.5～3 g。外用：30～50 g，水煎外洗。

六　画

老鹳草

出《本草纲目拾遗》。又名五叶草、老官草、五瓣花、老贯草、天罡草、五叶联、破铜钱、贯筋。为牻牛儿苗科植物牻牛儿苗 *Erodium stephanianum* Willd.、老鹳草 *Geranium wilfordii* Maxim.或野老鹳草 *Geranium carolinianum* L.的地上部分。

【药性】 苦、微辛，平。入肝、大肠经。

【功效】 祛风通络，活血，清热利湿。

【临床应用】

1. 妇人经行，预染风寒，寒邪闭塞子宫，令人月经参差，前后日期不定，经行发热，肚腹膨胀，腰肋作疼，不能受胎　五叶草五钱，川芎二钱，大蓟二钱，吴白芷二钱。引水酒一小杯，和水煎服。晚间服后忌风。（《滇南本草》）

2. 产后腰痛　生麻黄 6 g，制附片 9 g，细辛 4.5 g，桂枝 9 g，独活 12 g，党参 15 g，桑寄生 12 g，续断 12 g，全当归 12 g，川芎 6 g，伸筋草 12 g，鸡血藤 15 g，老鹳草 12 g。（《妇科名医证治精华》）

3. 产后腰痛　老鹳草 20 g，伸筋草、透骨草各 30 g。捣烂，加食盐炒热，外敷贴八髎、涌泉穴。（《妇产科疾病中医治疗全书》）

4. 乳腺增生病　单味干或鲜老鹳草每日 30～60 g，当茶冲服或煎服，每日 2～3 次，30～60 日为 1 个疗程，月经期照常服药。（《中华本草》）

5. 外阴白斑症　蝉蜕 15 g，鹿衔草、淫羊藿各 30 g，老鹳草 60 g。水煎，熏洗患处。（《百病良方》）

6. 霉菌性、滴虫性阴道炎及一般阴道炎和白带过多　霉滴净片（雄黄、老鹳草、月石、蛇床子、元明粉、青黛、樟脑、冰片）每晚局部清洗后，塞入阴道深处，每次 1 片，12 日为 1 个疗程。

【用法用量】 内服：煎汤，9～15 g；或浸酒、熬膏。

地　龙

出《本草图经》。又名蚯蚓、曲蟮。为钜蚓科动物参环毛蚓 *Pheretima aspergillum* (E. Perrier)、通俗环毛蚓 *Pheretima vulgaris* Chen、威廉环毛蚓 *Pheretima guillelmi* (Michaelsen)或栉盲环毛蚓 *Pheretima pectinifera* Michaelsen 的干燥体。

【药性】 咸，寒。入肝、脾、肺经。

【功效】 清热止痉，平肝息风，通经活络，平喘利尿。

【药论及医论】 《本草纲目》："主……头风……"

《得配本草》："破血结。"

《黄绳武妇科经验集》：治疗经行口糜时认为"地龙咸寒无毒，本草记有治喉痹，缪希雍谓其大寒能祛热邪，除大热，咸能主下走，对口糜兼有咽红喉痛者，用之神妙"。

【临床应用】

1. 冲任气虚，经血暴下，兼带下　地龙散：地龙（炒）、郁金、棕榈（烧令存性）、柏叶、地黄汁、胎发（泥裹烧过去泥）。上六味各等分，捣罗

为散，每服三钱匕，温地黄汁酒调下，不拘时。(《圣济总录》)

2. 月经后期　参见天花粉条。

3. 闭经　地龙三条。放于瓦上焙焦，研面，温黄酒送服。(《常见病验方研究参考资料》)

4. 经行风疹块　茵陈、薏苡仁各 30 g，木瓜 13 g，防己 12 g，麻黄、桂枝、防风、地龙各 10 g，蛇蜕 6 g。(《中医妇产科学》，刘敏如等主编)

5. 经期头痛　地龙粉每日 2 次，每次 3 g 吞服。(《妇产科疾病中医治疗全书》)

6. 肝经郁火型经行情志异常　栀子 3～5 g，橘红 10 g，地龙 10 g。将栀子、地龙研细末，先煮粳米，沸后入橘红，待粥将成时，调入栀子和地龙，稍煮即可，日分 2 次服用。(《中医妇产科学》，刘敏如等主编)

7. 妊娠八九月，胎动，时有所下，腹内疠刺疼痛，头面壮热，口干，手足逆冷，兼气上妨闷　参见钟乳石条。

8. 转胞　白头蚯蚓，捣糊，酒服。(《钱氏秘传产科方书名试验录》)

9. 妊娠高血压综合征　养血息风方：钩藤、山羊角、生地黄、白芍各 30 g，白僵蛹、地龙各 20 g，当归 10 g，川芎 9 g。随症加减。(《中国中医秘方大全》)

10. 难产　极验黄龙散：地龙(新瓦上焙，令微黄)、陈皮、蒲黄(隔纸炒)。上等分各自为末，各自贴着。如经日不产，各抄一钱，新井水调下便产。(《产宝诸方》)

11. 围产期外痔　田螺 3 个，地龙 20 g，芙蓉叶 12 g，石菖蒲 3 g。将药物研细末，调拌蜂蜜或鸡蛋清，外敷贴患处。每日 1 次，3 日为 1 个疗程。(《妇产科疾病中医治疗全书》)

12. 产后头痛　地龙散：地龙、半夏、赤茯苓各半两。上三味，捣罗为散，每服一字至半钱匕，生姜、荆芥汤调下。(《圣济总录》)

13. 产后头痛　吹鼻方：地龙(炒)一钱，麝香半钱。上二味合研细，每用小豆许，吹两鼻中。(《圣济总录》)

14. 产后中风，诸风皆治之　全蝎散：全蝎、麝香少许，砂糖、朱砂。上为末，用颈白地龙捣如泥，以井花水调前药服之。(《普济方》)

15. 产后瘀血腰痛　桃仁，红花，地龙，肉桂，没药，当归。(《沈氏女科辑要》)

16. 产后关节痛　川芎 10 g，当归 12 g，桃仁 15 g，没药 10 g，五灵脂 10 g，红花 6 g，怀牛膝 15 g，秦艽 12 g，羌活 9 g，香附 9 g，地龙 12 g，甘草 6 g。(《罗元恺妇科经验集》)

17. 产后风寒，经络作痛，腰腿酸痛，崩漏带下　追风膏：虎骨 12 g，制马钱子 1 000 g，地龙 250 g，川乌、草乌、乳香、没药、肉桂、天麻各 60 g，当归 120 g。香油 7 500 mL，熬枯去渣，入黄丹搅匀收膏。每 500 g 膏油，兑麝香 0.6 g、冰片 9 g 和匀，摊膏。温热化开，贴敷丹田穴。(《中国膏药学》)

18. 产后败血及邪气入心，如见祟物，颠(癫)狂　何氏方：大辰砂一二钱重，研令极细，人乳三四茶脚许调，仍掘紫项活地龙一条入药，候地龙滚三滚，取出地龙不用，不令带药出，但欲得地龙身上涎耳，却入无灰酒，与前乳汁相和七八分盏，重汤温，遇疾作分三二服。(《证治准绳・女科》)

19. 鬼胎，腹内疠痛，日夜不止　参见水蛭条。

20. 慢性盆腔炎性疾病后遗症粘连及炎块较大者　参见黄药子条。

21. 多囊卵巢综合征　参见海藻条。

22. 妇人血风，走疰疼痛　参见白芥子条。

23. 妇人血风，心神烦闷，坐卧不安　犀角散：犀角屑一两，白僵蚕半两，地龙半两，人中白一分，麝香一钱，生竹黄半两。上件药，捣细罗为散，同研合匀，每服不计时候，用生地黄汁二合，蜜一茶匙，调下一钱。(《太平圣惠方》)

24. 小便艰涩，痛不可忍　六味地黄汤加通草、蚯蚓。(《女科一盘珠》)

25. 夹痰脏躁　鲜竹沥粥：鲜竹沥 30 g，地龙粉 1～2 g，粳米 100 g。先煮粳米，粥成入鲜竹沥水、干地龙粉。每日 1～2 次。(《百病饮食自疗》)

26. 急性乳腺炎　生蚯蚓 10 余条捣烂，冲滚烧酒澄清饮，或用干蚯蚓 9 g 煎酒服。(《常见

病验方研究参考资料》)

27. 乳汁不下　鲜灰黑蚯蚓40条。切断洗净,置砂锅中加清水1 000 mL,放火上煨至汤成乳白色,加调味品少许,每日1剂,分2次服完。(《中国民间医术绝招·妇科部分》)

28. 乳痈痛不可忍　上用地龙一二条,入生姜于乳钵内,研如泥,涂四旁,纸花贴之。(《普济方》)

29. 乳腺增生,乳房胀痛　乳块消片:橘叶,丹参,皂角刺,王不留行,川楝子,地龙。(《中华人民共和国药典》)

30. 乳癖　全蝎、地龙、檀香、玫瑰花等分。上药研末,装入小布袋,并分别置于乳罩中的各小口袋内,使戴上乳罩后各小袋正好对准肝俞、乳根、阿是穴等相应位置,连续佩戴1个月左右。(《中医妇产科学》,刘敏如等主编)

31. 乳癖,乳腺癌,阴疮　参见马钱子条。

32. 阴痒　地龙30 g,马齿苋、石榴皮各20 g,土茯苓12 g。煎服或熏洗。(《中国民间草药方》)

33. 阴癣　蚯蚓十条。放新瓦上焙黑研末,调茶油抹患处。(《常见病验方研究参考资料》)

34. 阴蚀　蚯蚓三四条,炙干为末,葱数茎,火上炙干为末,蜜一碗,煮成膏。将药搅匀,纳入阴户,虫尽死矣。(《串雅内编》)

35. 子宫内膜异位症　地龙粉9 g(吞),葛根30 g,枳壳9 g,煎服。(《全国名医妇科验方集锦》)

【现代药理研究】 地龙中与纤溶活性相关的组分主要为脂肪酸、蛋白质及一些游离氨基酸。研究人员在地龙总蛋白中分离纯化出新型蚓激酶(PγQ),可使纤维蛋白溶解为可溶性多肽,其效价为247 U/g,约为蚓激酶115 U/g的2倍。[《药物评价研究》,2022,45(5):989-996]

【用法用量】 内服:煎汤,5～10 g;研末入丸、散,每次1～2 g;外用:适量。

【使用注意】 脾胃虚寒证不宜服,孕妇禁服。本品味腥,内服易致呕吐,配少量陈皮入煎或炒香研末装胶囊服用可减少此反应。

地　黄

出《神农本草经》,又名生地黄、干地黄、原生地、干生地。为玄参科植物地黄 *Rehmannia glutinosa* Libosch.的新鲜或干燥块根。

【药性】 甘、苦,微寒。入心、肝、肾经。

【功效】 滋阴,养血,凉血,止血,炒炭专用于止血。

【药论及医论】 《名医别录》:“(鲜生地)主妇人崩中血不止,及产后血上薄心、闷绝、伤身、胎动下血、胎不落。”

《药性论》:“(鲜生地)破血,通利月水闭绝。”

《本草从新》:“治血虚发热……调经安胎。”

【临床应用】

1. 经事不调,四肢无力　参见全蝎条。

2. 月经先期　两地汤:大生地一两(酒炒),元参一两,白芍药五钱(酒炒),麦冬肉五钱,地骨皮三钱,阿胶三钱。水煎服。(《傅青主女科》)

3. 月经后期　参见延胡索条。

4. 经量过多　参见升麻条。

5. 妇人月水,连绵不绝　生地黄汤:生地黄捣取自然汁。上一味,每服三分一盏,入酒四分一盏,和匀煎令沸,放温服,日三。(《圣济总录》)

6. 血热肠枯,津液燥结引起的经脉不通,脉数涩者　二黄散:大黄(熬)一两,生地(熬)三两。上以水、酒二升,煮汁服之。(《普济方》)

7. 闭经溢乳综合征　参见石菖蒲条。

8. 月水不行,发热如瘵,脉虚微数,潮热　加味四物汤:生地五钱,当归三钱,川芎八分,炒白芍钱半,柴胡五分,酒炒黄芩钱半。水煎,去渣温服。(《女科指要》)

9. 肾阴虚型排卵期子宫出血　参见女贞子条。

10. 经行头痛　参见白芍条。

11. 经行眩晕　参见灯心草条。

12. 经行发热　参见水牛角条。

13. 肺肾阴虚型经行吐衄　地黄粥：生地黄 50 g，大米适量。生地黄水煎取药汁，大米煮粥，粥成后加入药汁及冰糖适量，再煮片刻，即可服食。(《妇产科疾病中医治疗全书》)

14. 经行烦躁　百合地黄汤合小柴胡汤加味：百合 15 g，生地黄 15 g，知母 10 g，柴胡 9 g，半夏 10 g，炒黄芩 9 g，党参 12 g，炙甘草 5 g，生姜 4 片，大枣 5 个。(《妇科证治经方心裁》)

15. 经行口糜　参见天冬条。

16. 经前痤疮　参见栀子条。

17. 经脉不匀，气血壅滞，肺有风热，遂令遍身瘾疹，红紫成片，肌肉顽痹，皮肤粗涩，或时瘙痒　参见乌梢蛇条。

18. 经前面部皮损　参见苦参条。

19. 经行身痛　参见络石藤条。

20. 经后下肢烧灼感　参见木瓜条。

21. 经前乳房胀痛　参见沙参条。

22. 带下神方　枸杞一升，生地黄五升。以酒一斗，煮取五升，分三服。(《华佗神医秘秘传》)

23. 赤带　参见鬼箭羽条。

24. 抗心磷脂抗体阳性引起的滑胎　参见土茯苓条。

25. 胃热阴虚妊娠呕吐　鲜生地汁、鲜麦冬汁各 50 g，生姜 10 g，薏苡仁 15 g，粳米 100 g。薏苡仁、粳米置大火上煮沸，再换小火熬煮至米化汤稠，加入鲜生地汁、鲜麦冬汁、生姜末稍煮，加入调味品调味即成。每日 1 剂，分顿空腹温热服食。(《妇科病妙用中药》)

26. 妊娠酸心吐清水，腹痛不能饮食　小地黄丸：人参、干姜炮各等分，上为末，用生地黄汁丸桐子大。每服五十丸，食前服。(《女科百问》)

27. 子悬　参见杜仲条。

28. 阴血亏损之羊水过少　参见龟甲条。

29. 妇人怀娠，口渴烦躁，舌上生疮，两唇肿裂，大便干结，至数日不通，以致腹痛小产　生地饮：生地二两。水煎服。(《辨证录》)

30. 孕妇心痛闷绝，脉沉微数　束胎丸：生地六两，炒枳壳一两，木香一两。制为末，炼蜜丸，米饮下二三钱。(《女科指要》)

31. 妊娠瘾疹　麻黄连轺赤小豆汤加牛蒡子 10 g，防风 10 g，生地黄 15 g，荆芥 10 g，蝉蜕 5 g。(《妇科证治经方心裁》)

32. 妊娠痒疹　参见乌梢蛇条。

33. 妊娠合并风疹　参见山豆根条。

34. 妊娠伤寒，苦热不止，身上斑出，忽赤忽黑，小便如赤血。气欲绝，胎欲落　参见升麻条。

35. 妊娠微热　参见石斛条。

36. 妊娠腹痛　取鲜生地黄三斤，捣碎绞取汁，用清酒一升合煎，减半顿服。(《华佗神医秘传》)

37. 妊娠下血，时时漏血，血尽子死　生地黄汁三合，清酒三合。上相和，煎三四沸，空腹，分温温服。(《经效产宝》)

38. 漏胞　生地黄汁一升，酒四合，合煮三四沸，顿服之，不止频服。(《集验方》)

39. 安胎将堕欲死方　怀生地二两，酒炒砂仁末一两。水酒各二碗，煎一碗，分作二次服，立愈。(《先醒斋医学广笔记》)

40. 妊娠卒下血及子淋　地黄酒：生地黄一升，切。上以酒四升，煮取二升，分温三服。亦疗落身后血。(《妇人大全良方》)

41. 妊娠下肢酸　桑寄生 15 g，炒白芍 15 g，生地黄 12 g，鸡血藤 20 g，牡蛎 15 g，佛手柑 10 g，炙甘草 6 g。(《妇科用药 400 品历验心得》)

42. 妊娠合并贫血　生地白芍汤：生地黄，白芍。(《中医妇产科学》，刘敏如等主编)

43. 妊娠咽痛　生地黄 12 g，玄参 12 g，西青果 6 g，木蝴蝶 5 g，川石斛 12 g，生甘草 5 g。(《妇科用药 400 品历验心得》)

44. 妊娠，肺损咳嗽，喘促不思食　参见鹿角胶条。

45. 妊娠龈肿　参见枇杷叶条。

46. 妊娠若忽然心痛，闷绝欲死者，谓之中恶　参见木香条。

47. 妊娠中火　参见大黄条。

48. 妊娠气闭尸厥。其先必患腹痛秘结，猝然大叫昏死，面红，脉动有力　参见大黄条。

49. 妊娠高血压综合征，头晕头胀，下肢水肿，血压升高，小便尿蛋白等　参见天仙藤条。

50. 妊娠合并肝内胆汁淤积症　参见水牛角条。

51. 妊娠合并血小板减少　参见大青叶条。

52. 气阴两虚型妊娠合并糖尿病　参见太子参条。

53. 妊娠合并甲状腺功能亢进肝气郁结，肝火亢盛证　参见夏枯草条。

54. 妊娠脏躁，苦大便燥结，腹满努力难解　宜清燥汤：瓜蒌仁（炒研）、白芍（酒炒）、当归身各一钱半，枳壳（麸炒）、条芩各一钱，生地黄、麦门冬（去心）、麻仁（炒）各二钱，松子仁三钱。河水煎，入白蜜十匙服。（《竹林女科证治》）

55. 子烦　参见天冬条。

56. 妊娠便秘　生地黄 15 g，玄参 12 g，麦门冬 12 g，生白芍 20 g，炙甘草 6 g，生白术 30 g。（《妇科用药 400 品历验心得》）

57. 妊娠便血　参见白芍条。

58. 妊妇脏腑热极谵语　宜童便时时灌之，兼服生地黄连散，清其胎热，庶胎得安。（《秘珍济阴》）

59. 孕痈毒热炽盛证　参见玄参条。

60. 胎前七八个月阴肿，此乃胎气不能游动　参见荷叶蒂条。

61. 气血虚而胎死未下，胞衣不出，产后恶露不尽，留滞作痛　参见泽泻条。

62. 难产　参见苎麻根条。

63. 胞衣不出　生地黄汁一升，苦酒三合，相和暖服。（《必效方》）

64. 产后腹痛　生地、生姜各一两，炒焦为末，加酒服，每服二钱，每日 2 次。（《常见病验方研究参考资料》）

65. 产后便秘　参见天冬条。

66. 产后头痛眩晕　参见红花条。

67. 产后血晕危困　生地黄汁一大盏，当归一分（锉），赤芍一分（锉）。上水煎三五沸，温服，如觉烦热，当去当归，入童子小便半盏服之。（《云岐保命集》）

68. 产后余血不尽，奔冲心，烦闷腹痛　清酒一升，生地黄汁一升。上相和，煎一沸，分为两服。（《经效产宝》）

69. 产后心闷腹痛　生地黄汁一升，酒三合，和温服。（《僧深方》）

70. 产后血虚烦热，引饮不止　地黄散：生干地黄（焙）一两，熟干地黄（焙）四两。上二味，捣罗为散，每服三钱匕，温酒调下，温粥饮调亦得，日三。（《圣济总录》）

71. 产后发热　无忧散：琥珀一两（研），生地黄半斤（切）。上将地黄于银器中炒烟尽，合地中出火毒，乳钵内研为末，每一两，琥珀末二钱，和匀。用童子小便与酒中半，调下一钱。日三服。（《普济方》）

72. 产后块痛已止，或虚，或虚而有热，烦躁不宁　参见竹叶条。

73. 产后怔忡惊悸，素壮火盛者　参见黄连条。

74. 产后盗汗　乌骨鸡 1 只，生地黄 250 g，食糖适量。将鸡宰杀去毛及内脏，生地黄切碎与食糖和匀，置于鸡腹，蒸熟，单吃鸡肉。（《中医妇产科学》，刘敏如等主编）

75. （产后）声哑，此属肾虚　补肾之中，宜兼温通：元生地四钱，茯苓二钱，山药一钱五分炒，归身二钱，肉桂五分，远志肉五分（炒），水煎服。（《沈氏女科辑要》）

76. 产后小便出血　生地黄汁半升，生姜自然汁半合。上相和服之。（《证治准绳·女科》）

77. 产后中风，胁不得转　交加散：用生地黄五两（研汁），生姜五两（取汁），交互相浸一夕，次日各炒黄，浸汁干，乃焙为末。每酒服一方寸匕。（《济生方》）

78. 产后痉　参见防风条。

79. 产后恶露方行，忽然断绝，腰腹重痛，或流注腿股作痛　参见水蛭条。

80. 产后失音不语　参见红花条。

81. 产后月痨　大转回元膏：生地一两，熟地三两，当归三两，女贞四两，旱莲二两，阿胶二两，白菊一两五钱，白薇五钱，白及五钱，条芩一两五钱，沙参三两，地皮三两，化红八钱，龟胶一两，薏苡四两，紫菀一两，炙草一两。上药十七味，照前法制。用冬雪水熬汤二次，去渣，再熬成稀膏。加蒸熟白蜜四两和匀，磁罐收贮，加入锅内久蒸过。每服用大橘饼洗净糖，蒸汤调服八钱。（《妇科指归》）

82. 产后腿痛 参见车前子条。

83. 产后暑热不退 参见白薇条。

84. 产后发热逆传心包 参见牛黄条。

85. 热入血室 参见半夏条。

86. 结核性盆腔炎有包块者 参见玄参条。

87. 不孕 参见绿萼梅条。

88. 抗精子抗体、抗子宫内膜抗体、抗磷脂抗体、抗卵巢抗体阳性引起的免疫性不孕 参见苎麻根条。

89. 围绝经期综合征（潮热出汗烦躁） 参见防己条。

90. 绝经后骨质疏松症 参见胡桃仁条。

91. 性欲亢进 参见黄连条。

92. 妇人血风，心神烦闷，坐卧不安 参见地龙条。

93. 产后妒乳 生地黄汁以薄之。（《小品方》）

94. 乳衄肝经郁热证 参见栀子条。

95. 乳汁自出 参见续断条。

96. 高催乳素血症 参见山慈菇条。

97. 多囊卵巢综合征 参见川牛膝条。

98. 希恩综合征 干生地 90 g 切成碎片，加水约 900 mL，煮沸并不断搅拌 1 小时后滤得药液约 200 mL，1 次服完；身体衰弱或服药后轻度腹泻，用干地黄 45～50 g，炮姜 1.6 g，白术 8 g，日煎服。［《中西医结合杂志》，1985，5(8)：476－478］

99. 放环后阴道不规则出血 参见地榆条。

100. 妇科手术后便秘 参见白术条。

101. 血瘕 地黄散：生干地黄，乌贼骨。（《普济方》）

102. 妇人发热，欲成劳病，肌瘦食减，经候不调 地髓煎：干地黄一斤，为末，炼蜜丸梧子大。每酒服五十丸。（《杨氏家藏方》）

103. 风邪颠（癫）狂，或啼泣不止，或歌笑无度，或心神恐惧，或言语失常 参见独活条。

104. 黄褐斑 参见僵蚕条。

105. 梦交 参见莲子心条。

106. 阴虚内热型白塞综合征 地黄 50 g，煎汤取汁 500 mL，放大米适量，煮成粥，放入冰糖服食。（《中医妇产科学》，刘敏如等主编）

107. 血闭阴肿，寒热带下 参见白芷条。

108. 阴道干燥症 生地黄 30 g，麦冬 15 g，玄参 12 g，知母 10 g，北沙参 20 g。水煎服。（《妇产科疾病中医治疗全书》）

109. 外阴干燥瘙痒 生地黄 60 g，首乌藤 60 g。每剂水煎 3 次，合药液约 1 500 mL，凉后坐浴，不拘次数，每次 15 分钟。（《妇科用药 400 品历验心得》）

110. 交接出血 生地黄 30 g，生白芍 30 g，牡丹皮炭 10 g，水牛角 30 g，阿胶 10 g，槐花 10 g，墨旱莲 30 g，女贞子 12 g，重楼 30 g，党参 12 g。（《妇科用药 400 品历验心得》）

111. 阴蚀 参见干漆条。

112. 阴吹 参见石决明条。

113. 阴肿痛，或风热作痒 参见灯心草条。

114. 恶性滋养细胞肿瘤 参见重楼条。

115. 卵巢癌化疗后反应 参见石斛条。

116. 阴道转移癌灶性出血 参见人参条。

117. 子宫颈癌放射治疗后膀胱反应 参见土茯苓条。

【现代药理研究】 生地黄、炒生地黄炭和炒熟地黄炭均能缩短小鼠出血时间和凝血时间，具有一定止血作用。通过生地黄止血作用药效物质基础实验研究表明生地黄止血作用的药效活性物质与糖类、环烯醚萜苷类有关，具体作用机制还需进一步深入研究。［《中草药》，2021，52(6)：1772－1784］

【用法用量】 内服：煎汤，10～50 g；捣汁或熬膏。止血用可以切碎之后用黄酒浸泡水煎。外用：50～100 g，水煎外洗。

【使用注意】 胃虚食少，脾虚有湿者慎服。

地　榆

出《神农本草经》。又名酸赭、山枣参、山根枣红、黄瓜香、血箭草。为蔷薇科植物地榆 *Sanguisorba officinalis* L.或长叶地榆 *Sanguisorba officinalis* L. var. *longifolia* (Bert.) Yü et Li 的根。

【药性】 酸、苦，寒。入肝、大肠经。

【功效】 凉血止血，清热解毒。地榆生用，清热凉血之力较强；地榆炒炭之后，寒性减弱，更擅于止血；醋地榆其酸涩作用更强，止血收敛效果更佳。

【药论及医论】《名医别录》："止脓血……热疮……产后内塞……"

《药性论》："能治产后余瘀……"

《新修本草》："主带下十二病。"

《日华子》："治月经不止，血崩，产前后诸血疾……"

《本草正》：（治）"带浊痔漏，产后阴气散失。"

《证治准绳·女科》："地榆本血分之药，而其性寒，故凡血分有热而妄行者能止之，非涩剂也。"

【临床应用】

1. 经量过多　参见桑白皮条。

2. 经行不止者　四物汤加地榆、阿胶、荆芥。(《医部全录·妇科》)

3. 漏下赤色不止　地榆三两，上细锉，用醋一升，煮十余沸，去滓，食前稍热服一合。(《太平圣惠方》)

4. 经期便血　槐花 15 g，地榆 30 g。水煎，经前 3～5 日服，经行停服。(《妇产科疾病中医治疗全书》)

5. 赤白带下，骨立者　地榆二斤（洗，锉）。用水三升，煮至一半，去滓，再煎如稠饧，绞滤，空心服三合，日二服。(《妇人大全良方》)

6. 胎漏腹痛　地榆四两，白醋八两。将上药加水半碗同煎至一碗，分两次冷服，每隔三小时服一次。忌燥热食品。(《常见病验方研究参考资料》)

7. 妊娠患痢脓血，状如鱼髓，小腹绞痛难忍　薤白（切）一升，地榆、醋榴皮、黄连各三两，阿胶二两炙。上水七升，煎取二升半，分三服。(《经效产宝》)

8. 胞衣不出，腹内疼痛不可忍，心头妨闷，四肢昏沉，不欲言语　滑石汤：滑石、瞿麦、桂心、赤芍药、石韦、槟榔、炙甘草、葵子、赤茯苓、地榆各一分。上件药都锉，以水一大盏半，煎至一盏，入酒一小盏，更煎三五沸，去滓，分温三服。(《太平圣惠方》)

9. 产后恶露下多，心烦气短，减食多倦　地榆饮：地榆一两，当归、艾叶、人参各二两，生干地黄三两。上六味，粗捣筛，每服三钱匕，以水一盏，入生姜三片，同煎至七分，去滓空心温服。(《圣济总录》)

10. 产后出血　参见狗脊条。

11. 产后下痢，赤白有血　赤石脂、黄连、地榆各六分，当归四分，干姜、甘草各三分，厚朴十二分，葱白七茎。上水二升，煎取八合，空心，分作二服。(《妇人大全良方》)

12. 产后大便出血，有因大肠经热者　宜芩连四物汤加地榆、阿胶、荆芥穗（微炒），蜜制升麻，棕榈皮灰治之。(《妇科心法要诀》)

13. 产后闪伤　代赭石丸：丹皮，炮姜，发灰，酒白芍，醋，代赭石，醋地榆，酒生地。(《妇科玉尺》)

14. 产后脏中风冷，阴肿痛　当归汤：当归、独活、白芷、地榆各三两，败酱、矾石各三两。上锉碎，以水一斗半煮取五升，适冷暖洗阴，日三。(《济阴纲目》)

15. 恶性滋养细胞肿瘤　参见重楼条。

16. 乳痈诸疾　用地榆三两，蒲公英二两（俱酒洗炒），乳香、没药各一两（瓦上焙出汗）。每服三钱，食后白酒调下。(《姚氏手集》)

17. 放环后经期过长　生地榆 30 g，醋浸一夜水煎顿服。(《妇产科疾病中医治疗全书》)

18. 放环后阴道不规则出血　三地汤：生地榆，生地黄，地骨皮，白芍，黄柏，黄芩，炒栀子，黄芪，续断，杜仲。[《湖北中医杂志》，1987

(5)：15]

19. 交接出血　白及 12 g，肉桂 3 g，龟板胶 20 g，地榆 20 g，槐花 20 g，海螵蛸 20 g。(《妇科用药 400 品历验心得》)

20. 湿热下注型结核性盆腔炎　参见千里光条。

21. 夫妇交合，阴户痛甚　地榆煮酒服。(《慎斋遗书》)

22. 阴疮　地榆二分，甘草一分。水煮，适寒温，洗之良。(《范汪方》)

23. 肛裂便血　地榆 60 g。水煎 3 次，合药液坐浴。(《马大正 50 年临证验案自选集》)

24. 阴挺出下脱　当归三两，败酱二两，独活三两，白芷二三两，地榆三两，白矾三两。上件药细锉，以水一斗，煮至五升，去滓，稍热洗之。(《太平圣惠方》)

25. 宫颈糜烂　榆柏散：地榆 120 g，黄柏 120 g。共研极细末，和匀。直接将药粉喷入宫颈表面。每日 1 次，10 次为 1 个疗程。(《裘笑梅妇科临床经验选》)

26. 霉菌性阴道炎　地榆 60 g。每次加水 1 000 mL，煎取 500 mL，连煎 3 次，合药液，凉后先用冲洗器冲洗阴道再坐浴，不拘次数，每次 15 分钟。(《妇科用药 400 品历验心得》)

【现代药理研究】 许多体内外研究均表明地榆具有良好的止血作用，主要是鞣质类成分和地榆皂苷Ⅰ。地榆鞣质能够将蛋白质收敛成大分子化合物，而且该物质不会溶于水，而是凝结在黏膜表面，这也是地榆止血、保护黏膜的物质基础。[《世界科学技术-中医药现代化》，2022，24(1)：360－378]

【用法用量】 内服：煎汤，10～60 g；鲜品 30～120 g。外用：60 g，水煎外洗。

【使用注意】 脾胃虚寒，中气下陷，冷痢泄泻，血虚有瘀者均应慎用。

地肤子

出《神农本草经》。又名扫帚子、扫帚菜子、铁扫把子。为藜科植物地肤 *Kochia scoparia* (L.) Schrad.果实。

【药性】 甘、苦，寒。入肾、膀胱经。

【功效】 清湿热，利小便。

【药论及医论】 《神农本草经》："主膀胱热，利小便。"

《滇南本草》："利膀胱小便积热，洗皮肤之风，疗妇人诸经客热，清利胎热，妇人湿热带下用之良。"

【临床应用】

1. 治血崩服诸药不效　六合汤：杏仁(炒存性)、旧毡、红褐、旧棕、血余(壮者)、陈莲蓬、蟹壳各烧灰存性，地肤子(炒)。上末，每服三钱，取酸医草汁一钟，冲热酒一钟，空心服。初服时反觉多，后以渐而少，由紫而红至于无，即止。后服十全大补汤。(《秘传女科》)

2. 经行发风疹块　地肤子、白鲜皮各 9 g，蝉蜕 12 g，生地黄、茯苓各 15 g，荆芥、生甘草各 10 g，丹参 20 g，赤芍、芦根各 18 g，生大黄 5 g。(《全国名医妇科验方集锦》)

3. 月经疹　麻黄连轺赤小豆汤加减：麻黄 6 g，连翘 10 g，赤小豆 20 g，桑白皮 10 g，杏仁 10 g，生甘草 5 g，石膏 15 g，蚕沙 10 g，乌梢蛇 10 g，白鲜皮 20 g，地肤子 20 g。(《妇科证治经方心裁》)

4. 白带　(地肤子)为末酒服治白带。(《本草求原》)

5. 妊娠患子淋，小便数，出少或热疼痛，及子烦　地肤子三两。上细切，水四升，煮取二升半，去滓分三服，日三服。(《经心录》)

6. 妊娠痒疹　炙麻黄 6 g，连翘 10 g，赤小豆 20 g，桑白皮 10 g，杏仁 10 g，炙甘草 5 g，刺蒺藜 10 g，白鲜皮 10 g，地肤子 10 g，蝉蜕 5 g。(《妇科证治经方心裁》)

7. 妊娠肝损，母儿血型不合　益母草 10 g，桑寄生 15 g，半夏 9 g，白术 20 g，赤芍 10 g，茵陈蒿 10 g，炒栀子 10 g，苎麻根 20 g，茯苓 10 g，山药 15 g，土茯苓 10 g，炒黄芩 10 g，炒黄连 5 g，白鲜皮 12 g，地肤子 12 g。(《妇科用药 400 品历验心得》)

8. 妊娠期肝内胆汁淤积症　参见茵陈

蒿条。

9. 产褥热　地肤子五钱。水煎热服取汗。(《常见病验方研究参考资料》)

10. 产后风　红苗地肤子七钱,红花一钱半,青瓤黑豆三钱。水煎,温服。(《常见病验方研究参考资料》)

11. 剖宫产后瘢痕瘙痒疼痛　柴胡10 g,枳壳10 g,白芍10 g,败酱草10 g,大血藤15 g,樗白皮15 g,半枝莲15 g,土茯苓15 g,蒲公英15 g,大蓟15 g,小蓟15 g,萆薢15 g,生甘草6 g,白鲜皮12 g,地肤子10 g。(《妇科用药400品历验心得》)

12. 久奶有时发动胁痛如打　以六月、七月取地肤子干末,酒服方寸匕,日五六服。(《普济方》)

13. 吹乳　地肤子为末。每服三钱,热酒冲服,出汗愈。(《经验广集》)

14. 乳头瘙痒　甘草泻心汤加味:炙甘草10 g,黄芩10 g,黄连5 g,干姜3 g,大枣5个,党参10 g,半夏10 g,龙胆5 g,白鲜皮10 g,地肤子10 g,蝉蜕5 g,栀子10 g,苦参10 g。(《妇科用药400品历验心得》)

15. 人乳头瘤状病毒感染　参见野菊花条。

16. 白塞综合征外阴溃疡痛痒厉害　参见苍耳子条。

17. 子宫脱垂　明矾、地肤子各四钱。煎汤洗。(《常见病验方研究参考资料》)

18. 滴虫性阴道炎　狼毒三钱,地肤子一两,煎汤冲洗阴道。(《常见病验方研究参考资料》)

19. 霉菌性阴道炎,滴虫性阴道炎　参见木槿花条。

20. 阴虱　参见野菊花条。

21. 带下阴痒　地肤子50 g,苍耳子60 g。每次加水1 000 mL,煎取500 mL,连煎3次,合药液约1 500 mL,凉后先用冲洗器冲洗阴道再坐浴,不拘次数,每次15分钟。(《妇科用药400品历验心得》)

【现代药理研究】 用超临界萃取的地肤子油进行了抑菌的初步实验研究,对金黄色葡萄球菌、表皮葡萄球菌、链球菌、痢疾杆菌、大肠埃希菌、白色念珠菌、石膏样毛癣菌、红色毛癣菌、羊毛小孢子菌等均有一定的抑菌作用。用不同条件的地肤子超临界萃取物来治疗阴道滴虫,发现地肤子的抗滴虫活性成分为其脂溶性成分。[《现代中药研究与实践》,2016,30(1):84－86]

【用法用量】 内服:煎汤,10～30 g;或入丸、散。外用:50 g,煎水洗。

【使用注意】 内无湿热,小便过多者忌服。

地骨皮

出《神农本草经》。为茄科植物枸杞 *Lycium chinense* Mill.或宁夏枸杞 *Lycium barbarum* L.的根皮。

【药性】 甘,寒。入肺、肾经。

【功效】 清热,凉血,退虚热。

【药论及医论】 《医学启源》:"解骨蒸肌热,主消渴,风湿痹,坚筋骨。"

《本草纲目》引王好古:"泻肾火,降肺中伏火,去胞中火,退热,补正气。"

《刘奉五妇科经验》:"妇科可用于血热引起的月经先期。如清经汤、两地汤中均有地骨皮。或用于阴虚血热所引起的崩漏,或产后血虚、血热发热等。"

【临床应用】

1. 气血两亏型经血不调,子宫虚寒,经行腹痛,崩漏带下,产后失血过多等　参见乌骨鸡条。

2. 先期而至……虚热者　地骨皮饮:四物汤加丹皮、地骨皮。(《医垒元戎》)

3. 经如脓腐作臭者,乃胃中湿热流注胞络也　平胃骨皮汤:苍术(米泔制)、陈皮、厚朴(姜制)、甘草、骨皮、生地、连翘各一钱,白茯、白芍各一钱半,食后服。(《秘传女科》)

4. 崩漏　鲜地骨皮120 g(纱布包,干品用30 g),瘦猪肉120 g。慢火炖,少加盐,喝汤吃肉。(《中国妇产方药全书》)

5. 月经量过少　参见鳖甲条。

6. 肥盛痰凝壅滞,经络气虚血燥,致经不行,或下赤带　宜服地骨皮汤:地骨皮、当归、川芎、知母(酒炒)、麦冬(去心)各一钱,甘草五分。水煎空心服。(《竹林女科证治》)

7. 胞脉虚闭,月事不来,脉虚涩者　五补丸:熟地二两,人参二两,牛膝一两,茯苓一两,地骨皮一两。制为末,炼蜜丸,好酒温服三钱。(《女科指要》)

8. 经后发热者　六神汤:熟地、当归、白芍、川芎、黄芪、地骨皮各等分。水煎服。(《妇科冰鉴》)

9. 经前面部痤疮　泻白散加味:地骨皮、桑白皮、枇杷叶各 12 g,黄芩、连翘、牡丹皮各 9 g,桔梗 6 g,生甘草 4.5 g。(《妇产科疾病中医治疗全书》)

10. 经行咳血　参见桑白皮条。

11. 阴虚火旺经间期出血　两地膏:生地黄、地骨皮各 30 g,玄参、麦冬、白芍各 15 g,阿胶 30 g,白蜜 40 g,冰糖 40 g。将前 5 味药加水 500 mL 煎取浓汁 300 mL,阿胶烊化,兑入药汁,加白蜜、冰糖放文火上调匀,候凉装瓶。每次 1 汤匙,每日 3 次。(《中医临床妇科学》,夏桂成主编)

12. 带下脉数　枸杞根一斤,生地黄五斤。上二味,以酒一斗,煮取五升,分为三服。(《妇人大全良方》)

13. 胎动,脉弦虚数　加味逍遥散:柴胡五钱,炒白芍两半,炒白术两半,当归二两,茯苓两半,炒山栀两半,条芩两半,地骨皮二两,甘草五钱。制为散,水煎五钱,去渣温服。(《女科指要》)

14. 习惯性流产　鲜地骨皮 250 g,面淡无华、精神不振加红参、黄芪、当归,与老母鸡一只(去内脏)用文火共炖 3 小时,汤与鸡肉分 3 次服完,连用 2~3 次。(《中医妇科学》,成都中医学院编)

15. 妊娠外感　参见桑枝条。

16. 妊娠咳嗽　青黛(冲服)3 g,牡蛎 15 g,桑白皮 12 g,知母 10 g,地骨皮 10 g,石膏 15 g,北沙参 15 g,麦冬 12 g,苦杏仁 10 g,木蝴蝶 9 g,诃子 10 g,川贝粉(吞服)5 g,梨皮一具。(《马大正 50 年临证验案自选集》)

17. 妊娠心烦热闷　犀角散:犀角屑、地骨皮、黄芩、麦门冬、赤茯苓各一两,甘草(炙)半两。上为饮子,每服四钱,水盏半,煎八分,去滓,入竹沥一合,更煎数沸,温服不拘时。(《女科百问》)

18. 妊娠微热　参见沙参条。

19. 胎水　《局方》五皮汤:五加皮、地骨皮、大腹皮(黑豆水制净)、茯苓皮、生姜皮各等分。水煎服,每服三钱。(《胎产心法》)

上方加枣一枚,名五皮散,亦治产后风湿客伤脾经,气血凝滞,以致面目浮虚,四肢肿胀气喘。(《傅青主女科》)

20. 妊娠中湿　皮肤浮肿,头身重痛,喘满溏泻,外因病者用五皮汤:大腹皮、生姜皮、炒桑皮、茯苓皮、五加皮等分服。夹热加地骨皮。(《彤园妇人科》)

21. 湿痰壅肺型子痫,呼吸困难,咳嗽气急,吐出大量泡沫痰,冷汗淋漓,头昏痛,浮肿　参见葶苈子条。

22. 妊娠痒疹　参见乌梢蛇条。

23. 产后败血筑心　四物汤加地骨皮、芍药。(《医部全录》)

24. 产后寒热,脐下疼痛烦躁　参见牡丹皮条。

25. 产后有阴虚发热者,阴虚火甚而大热者宜加减一阴煎:生地黄、白芍、麦冬各二钱,熟地黄三五钱,炙甘草五七分,知母、地骨皮各一钱。水煎服。(《竹林女科证治》)

26. 产后阴虚迫津盗汗　人参 3 g,麦冬 10 g,太子参 10 g,山茱萸 10 g,地骨皮 10 g,五味子 10 g,煅牡蛎(先煎)20 g。(《中医临床妇科学》,夏桂成主编)

27. 产后风湿,客伤脾经,气血凝滞,以致面目虚浮,四肢肿胀气喘　五皮散:五加皮、地骨皮、大腹皮、茯苓皮、姜皮各一钱。水煎服。(《节斋公胎产医案》)

28. 虚劳羸瘦　参见秦艽条。

29. 产后血虚,齿龈宣露,摇动疼痛　地骨皮汤：地骨皮，柳枝，细辛，防风，杏仁，生地黄，盐，蔓荆子。上件细锉，如煮散，每用一两，以水一大盏，酒一盏，同煎取一盏，滤过，热含，就疼处浸良久吐之，含一盏尽为度，日用二度。（《王岳产书》）

30. 产后亡津液虚损，时自汗出，发热困倦，唇口干燥　犀角饮子：犀角、麦冬、白术各半两，柴胡、远志、人参、枳壳、地骨皮、生地黄、炒甘草、当归、茯苓、黄芩、黄芪各七钱。上㕮咀，每服四钱，姜三片，浮麦七十粒，水煎服。（《医部全录》）

31. 围绝经期综合征　参见蝉蜕条。

32. 心动火浮性欲亢进　参见莲子条。

33. 梦交　参见莲子心条。

34. 妇人口干舌燥，骨蒸夜热，遍体火焦，咳嗽吐沫，断难生子　参见白芥子条。

35. 大五补丸服之有子　天冬，麦冬，菖蒲，茯苓，枸杞，人参，益智，地骨皮，远志肉，熟地黄。（《医部全录·妇科》）

36. 放环后阴道不规则出血　参见地榆条。

37. 结核性盆腔炎有包块者　地骨皮、白芍、牡丹皮、生地黄各 9 g，白薇 6 g，生牡蛎 30 g，炙鳖甲、龟甲各 15 g，海螵蛸、玄参 12 g。（《中医妇科临床手册》）

38. 前庭大腺炎　枸杞根煎汤频洗。（《妇产科疾病中医治疗全书》）

39. 阴冷　五加皮、干姜、丹参、蛇床子、熟地黄、杜仲各三两，钟乳粉四两，天门冬一两，地骨皮二两，酒十五升，渍二宿，每服一盏，空心食前饮之。（《医部全录·妇科》）

40. 阴疮　蛇床子、地骨皮煎汤熏洗。（《胎产救急方》）

41. 凡产后归房早，多有此阴疮　蛇床子，地骨皮。上煎汤熏洗。（《普济方》）

42. 阴痒方　枸杞根一斤，切。以水三升，煮，适寒热，洗之即愈。（《古今录验方》）

43. 经断复来，老妇阴道炎，泌尿系感染，早期宫颈癌。症见赤白带下，黏物腥臭，小腹时痛，腰酸，便秘　参见瓜蒌子条。

【现代药理研究】　地骨皮的乙醇提取物、水提取物及乙醚残渣水提取物灌服或注射对热原发热家兔有显著解热作用。地骨皮注射（100％浓度）对未孕大鼠与小鼠的离体子宫有显著兴奋作用，其 1 mL 约相当于 0.054 单位垂体后叶素之效力。（《中华本草》）

【用法用量】　内服：煎汤，10～20 g；外用：单味 30～60 g，水煎外洗。

【使用注意】　脾胃虚寒者慎服。

地锦草

出《嘉祐补注神农本草》。又名草血竭、血见愁、奶浆草、粪脚草、铺地锦。为大戟科植物地锦地锦 *Euphorbia humifusa* Willd.或斑地锦 *Euphorbia maculata* L.的全草。

【药性】　辛，平。入肝、大肠经。

【功效】　清热解毒，活血，止血，利湿，通乳。

【药论及医论】　《名医别录》："女子阴疝血结。"

《本草纲目》："主痈肿恶疮……崩中。"

《大观本草》："地锦主产后血结，妇人瘦损，不能饮食，腹中有块，淋漓不尽，赤白带下。"

【临床应用】

1. 血崩　草血竭嫩者蒸熟，以油、盐、姜腌食之，饮酒一二杯送下，或阴干为末，姜、酒调服一二钱。（《世医得效方》）

2. 经水涩少　宜四物汤内加葵花煎。又加红花、血见愁。（《普济方》）

3. 功能失调性子宫出血　地锦草熬膏服。（《中草药新医疗法资料选编》）

4. 崩漏，子宫出血，妇科炎症引起的出血，月经不调，经血过多，阴道炎，附件炎，宫颈糜烂，卵巢囊肿　地锦草片一次 6～10 片，每日 3 次。

5. 产后下奶　漏芦散：漏芦、地锦、蔓荆子各等分。上件三味，同杵罗为末，每服温酒调下。（《普济方》）

6. 妇人血结腹痛，阴疝热瘕诸疾　地锦草，捣汁一碗，和热酒饮之。（《本草汇言》）

7. 乳水不足诸症　地锦片：由地锦草一味制成。(《中药制剂汇编》)

8. 外阴湿疹　阴疹散：地锦草、地稔各100 g，黄柏、生川大黄、五倍子各50 g，雄黄、密陀僧、青黛各20 g，冰片8 g，炉甘石、轻粉各10 g。共研极细末，过120目筛，和匀。取药末适量，加入蜂蜜调和成稀糊状，涂搽局部，每日2～3次，5日为1个疗程。(《集验中成药》)

【现代药理研究】 采用U_{14}宫颈癌移植瘤小鼠模型，研究地锦草中黄酮醇的抗肿瘤活性，结果肿瘤组织中突变型*p53*、*Bcl-2*、*Cerb B-2*和*Ki-67*基因表达的阳性细胞百分率下降，其中，高、低剂量的肿瘤抑制率分别为40.17%、55.06%。在人宫颈癌HeLa细胞体外试验中，细胞中Caspase-8和Caspase-3的活性上升；阻滞细胞G0/G1期，抑制细胞正常分裂、增殖，导致肿瘤细胞凋亡。以人宫颈癌HeLa细胞株为研究对象，采用MTT法检测，AO/EB染色法荧光倒置显微镜观察，地锦草药物浓度为200 μg/mL时，HeLa细胞的体外增殖抑制率61.1%。[《华西药学杂志》，2020，35(2)：218-224]

【用法用量】 内服：水煎，9～15 g(鲜品30～60 g)。外用：适量。

西红花

出《本草品汇精要》。又名番红花、番栀子蕊、撒馥兰、撒法朗、藏红花。为鸢尾科植物番红花*Crocus sativus* L.的柱头。

【药性】 甘，平。入心、肝经。

【功效】 活血祛瘀，散郁开结，凉血解毒。

【临床应用】

1. 膜样痛经，子宫内膜异位症痛经　藏红花3 g(或杜红花10 g)，广木香6 g，吴茱萸3 g，全当归10 g，桂枝10 g，制香附10 g，川牛膝10 g，延胡索10 g，台乌药6 g，小茴香6 g，紫丹参15 g，脱膜散(三棱粉30 g，莪术粉30 g，五灵脂粉30 g，安桂粉10 g，共调匀)，每日2次，每次3 g，吞服。用法：水煎服。脱膜散经前5～7日起服。经期改每日3次，每次3 g吞服。(《中医妇科名家经验心悟》孙宁铨方)

2. 月经不调　鸡蛋1个，藏红花1.5 g。在蛋上打一小孔，放入藏红花蒸熟。月经期每日吃1个，连服数月。(《中华民间秘方大全》)

3. 月经不调　番红花3 g，黑豆150 g，红糖90 g。水煎服。(《青岛中草药手册》)

4. 经闭，经痛，产后腹痛　番红花2 g，丹参15 g，益母草30 g，香附12 g。水煎服。(《青岛中草药手册》)

5. 经期吐血，衄血　红榔丸：西红花3 g，槟榔片9 g，香附9 g，牛膝9 g。上药共研细末，和匀，炼蜜为丸，每丸重6 g。每日早、晚各服1丸，白开水送下。(《民间秘方治百病》)

6. 产后瘀血　牡丹皮、当归各6 g，大黄4.5 g，番红花2 g，干荷叶6 g。研末。调服，每日3次，每次6 g，温开水送下。(《青岛中草药手册》)

7. 产后恶露不净，癥瘕，经闭不通　妇科散瘀丸：炙黄芪八两，川附子四两，桃仁四两，川芎二两，五灵脂四两，小茴香三两四钱，炮姜三两四钱，郁金二两四钱，没药四两，当归四两，沉香二两四钱，白芍二两，藏红花四两，吴茱萸三两四钱，姜黄三两四钱，炙甘草二两六钱。上为极细末，炼蜜为丸，二钱重。每服1丸，黄酒送下。(《全国中药成药处方集》)

8. 血瘀气逆引起的血晕　藏红花末10 g，童便调服。(《中医妇产科学》，刘敏如等主编)

9. 封闭抗体缺乏复发性流产　西红花泡酒治疗，方剂构成为500 g西红花浸泡在500 mL 38°白酒容器内，10分钟后，酒颜色改变如下：透明、红色、金黄色。口服：每次10 mL，每日2次，疗程3个月。经期停药，一旦发现妊娠，停药。治疗总有效率为93.33%(28/30)，封闭抗体转阳成功率为90.00%。[《临床研究》，2017，1(25)：155-152]

10. 不孕　取新鲜鸡蛋1个，打1个口，放入藏红花1.5 g，搅匀蒸熟即成。经期临后1日开始服蛋。每日吃1个，连吃9个，然后等下1个月经周期的临后1日再开始服，持续3～4个

月经周期。(《妇产科疾病中医治疗全书》)

11. 久不生育　鹿胎冷香丸：鹿胎一具，鹿茸一两，党参四两，琥珀五钱，藏红花五钱，柴胡一两七钱，白芍三两，坤草八两，石脂二两，白蔹二两，川芎八钱，益智一两五钱，延胡索一两五钱，元肉三两，薄荷八钱，鳖甲三两，香附三两，牡蛎二两，当归三两，桃仁一两，甘草二两，菊花炭二两，川楝子五钱，乌梅炭二两，鹿角霜四钱，条参四两，沉香一两，东参一两，黄芪四两，鸡血藤一两，蚕茧炭五钱，白全参三两。上用黄酒、乳汁为丸，如梧子大。(《全国中药成药处方集》)

12. 输卵管积水不孕　消水口服液：生黄芪、茯苓、猪苓、泽泻、路路通各 15 g，延胡索、怀牛膝、牡丹皮、木通、藏红花、砂仁各 10 g，生甘草 8 g。制成每毫升内含生药 2 g 的口服液。每次服 20 mL，每日服 3 次。10 日为 1 个疗程。间隔 2～3 日，再服第 2 个疗程。(《集验百病良方》)

13. 人流后宫腔粘连　蜕膜汤：益母草，川芎，丹参，山甲片，川牛膝，桃仁，藏红花，当归，蝉蜕，香附，麝香。(《中医妇产科学》，刘敏如等主编)

【现代药理研究】　煎剂对小鼠、豚鼠、兔、犬及猫的离体、在体子宫均有兴奋作用。可引起子宫节律性收缩，提高子宫的紧张性与兴奋性，大剂量时可出现痉挛性收缩，已孕子宫更为敏感。藏红花热水提取物具有显著的抗血凝作用。(《中华本草》)

【用法用量】　内服：煎汤，1～3 g；冲服或浸酒炖服。

【使用注意】　孕妇禁服。

西洋参

出《本草纲目拾遗》。又名洋参、西参、花旗参。为五加科植物西洋参 *Panax quinquefolium* L. 的根。

【药性】　甘、微苦，凉。入肺、胃、心、肾经。

【功效】　滋阴清水，养胃生津。

【药论及医论】　《本草从新》："治肺火旺，咳嗽失血，劳伤，固精安神，生产诸虚。"

《药性考》："被阴退热，姜制益元，扶正药配。"

《医学衷中参西录》："能补助气分，兼能补益血分。"

【临床应用】

1. 大崩不止　西洋参 50 g，水煎连渣服下，再用黑母鸡肉炖棕根服。(《奇法妙术》)

2. 漏下　生脉散加味：西洋参 6 g，五味子 5 g，麦冬 10 g，墨旱莲 20 g，炒白术 20 g，仙鹤草 20 g，荆芥炭 10 g，山茱萸 15 g，侧柏 10 g。(《妇科用药 400 品历验心得》)

3. 经行音哑　西洋参切片泡茶，或含服。(《妇科名医证治精华》)

4. 白带　西洋参 6 g，薏苡仁 30 g，炒白术 10 g，芡实 30 g，金樱子 30 g，苍术 10 g，海螵蛸 30 g，土茯苓 15 g，诃子 10 g。(《妇科用药 400 品历验心得》)

5. 赤带　西洋参 6 g，生白术 30 g，山海螺 30 g，白扁豆 20 g，草薢 10 g，仙鹤草 30 g，槐花 20 g。(《妇科用药 400 品历验心得》)

6. 妊娠恶阻　半夏洋参汤：姜半夏、茯苓、大枣、西洋参各 9 g，生姜 3 g，伏龙肝、姜柿蒂各 15 g，陈皮 4.5 g。(《中国中医秘方大全》)

7. 胎漏，胎动不安，血下鲜红，口干咽燥　西洋参，桑叶，竹茹，生地黄炭，墨旱莲，生白芍，黄芩炭，仙鹤草，苎麻根。(《中医妇科名家经验心悟》)

8. 助产　吾乡恒以龙眼肉拌人参或别直参、西洋参，久久饭上蒸透，作临产必须之助。(《沈氏女科辑要笺正》)

9. 产后虚渴　西洋参 6 g，麦冬 9 g，五味子 6 g，淡竹叶 10 g，天花粉 10 g，蛤壳 30 g。(《妇科用药 400 品历验心得》)

10. 产后下亏，淋带瘕瘕，胞宫虚寒无子，数数殒胎，或少年生育过多，年老腰膝尻胯酸痛　参见乌骨鸡条。

11. 产后自汗不止　西洋参、防风各 6 g，黄芪、浮小麦各 30 g，麦冬、五味子、杭芍各 10 g，

白术12 g,煅牡蛎15 g,朱砂3 g(冲)。(《全国名医妇科验方集锦》)

12. 产后肠脱,子宫虚冷,赤白带下　西洋参、蜜升麻、棕榈子、阿胶粉、炙甘草各3 g,川芎、白芍、当归、北芪、白术、茯苓各6 g,生姜3片,银杏7粒。用水煎汤,炖赤肉120 g,酒少许,空腹服下。(《中国中医秘方大全》)

13. 产后中暑　清暑益气汤:西洋参,石斛,麦冬,黄连,竹叶,荷叶梗,甘草,知母,粳米,西瓜翠衣。(《中国医学百科全书·中医妇科学》)

14. 绝经前后诸症肾气虚证　健延龄胶囊:熟地黄,何首乌,黄精,黄芪,西洋参,珍珠,琥珀。(《中医妇产科学》,刘敏如等主编)

【用法用量】　内服:煎汤(另煎汁和服),5～10 g;或入丸、散。

【使用注意】　中阳虚衰,寒湿中阻及湿热郁火者禁服。

百　合

出《神农本草经》。又名药百合。为百合科植物卷丹 *Lilium lancifolium* Thunb.、百合 *Lilium brownii* F. E. Brown var. *viridulum* Baker 或细叶百合 *Lilium pumilum* DC.等的干燥肉质鳞叶。

【药性】　甘、微苦,微寒。入肺、心经。

【功效】　清心安神,润肺止咳。

【药论及医论】　《名医别录》:"除浮肿……及乳难……"

《日华子》:"安心,定胆,益志,养五脏……并治产后血狂运。"

《本草纲目拾遗》:"清痰火,补虚损。"

【临床应用】

1. 妇人血分,头面浮肿,胸胁妨闷,四肢烦疼,经络不通　芍药汤:赤芍药一分半,桃仁、枳实、百合、当归、赤茯苓、牵牛子、槟榔各一两。上粗捣筛,每服四钱,水一盏半,入生姜半分切,同煎至八分去滓,空心温服,逐日以利为效,未利再服。(《普济方》)

2. 经期过长　百合20 g,生地黄20 g,生白芍20 g,炙甘草6 g,水牛角30 g,天冬20 g,川石斛10 g,墨旱莲20 g,阿胶10 g,仙鹤草30 g。(《妇科证治经方心裁》)

3. 经行咳血　参见桑白皮条。

4. 倒经　参见白及条。

5. 经前精神异常　炒百合、生地黄各12 g,黄连3 g,莲子心4.5 g,黄芩9 g。(《中医妇科临床手册》)

6. 经行懊侬　百合20 g,鸡子黄(打冲)1枚,知母12 g,酸枣仁10 g,夜交藤20 g,合欢皮10 g,炒栀子10 g。(《妇科证治经方心裁》)

7. 心阴偏虚型经行不寐　鲜百合(用清水浸一昼夜),生熟酸枣仁各15 g。用生熟酸枣仁水煎去渣澄清,将百合煮熟连汤食。(《妇产科疾病中医治疗全书》)

8. 白带　百合捣如泥,滚酒泡服,或炒猪肉吃。(《秘珍济阴》)

9. 妊娠痰饮呕逆,恶心　利膈丸:半夏三两,前胡一两,赤茯苓、槟榔、百合、陈橘皮、诃黎勒、桔梗、枳壳、人参各半两。上为细末,水煮面糊和丸如梧桐子大,每服十五丸,食温生姜汤下。(《普济方》)

10. 子烦　百合15 g,鸡子黄(打冲)1枚,炒栀子10 g,淡豆豉10 g,木蝴蝶4 g,佛手柑10 g,甘松10 g,八月札10 g(《妇科证治经方心裁》)

11. 妊娠咳嗽　百合、款冬花各9 g,煎后冲蜂蜜30 g服。(《妇女病饮食法》)

12. 肺阴虚子嗽　百合固金汤:生地黄,熟地黄,麦冬,百合,芍药,当归,贝母,生甘草,玄参,桔梗。(《中国医学百科全书·中医妇科学》)

13. 妊娠七八月,伤寒烦热喘咳,不欲饮食　百合散:百合、桔梗、贝母、赤芍药、紫菀、桑根白皮、前胡、赤茯苓各一两,炙甘草三分。上捣筛为散,每服三钱,水一盏,入生姜半分,煎至六分去滓,不计时候,温一服,热一服。(《普济方》)

14. 妊娠心悸寐浅　百合20 g,鸡子黄(打

冲)1枚,酸枣仁15 g,川芎5 g,知母12 g,甘草5 g,茯苓10 g。(《妇科证治经方心裁》)

15. 妊娠胃痛　参见木蝴蝶条。

16. 临产,胞伤风冷,腹痛频并,不能分娩　催生方:王不留行、京三棱、牵牛子、百合、当归、威灵仙各一两半,雷丸、大黄、天雄各一两,桂、炙甘草各三分,大腹二两。每服五钱,水一盏半,煎八分去滓,温服。(《普济方》)

17. 产后血运,狂言　百合水煎,童便兑。(《秘珍济阴》)

18. 产后虚羸　黄雌鸡一只(去毛,背上破),生百合(煨)三枚,白粳米半升。上依寻常着五味调和,缝背,合五味汁煮令熟,开腹取百合,并饭相和,汁作羹,食之,肉亦食尽。(《妇人大全良方》)

19. 产后咳嗽气喘　百部根、苦梗各六分,桑白皮二十分,百合、赤茯苓各八分。上㕮咀,水二升煮取七合去滓,食后,分三服。(《普济方》)

20. 肾水不足,心神失养型失眠　百合饮:百合45 g,蜂蜜适量。用蜂蜜将百合伴匀,用文火蒸熟,于睡前服15 g,隔夜加热服食。(《中医食疗文论》)

21. 围绝经期综合征　鲜百合50 g,生熟枣仁各15 g。百合用清水浸泡一夜,取生熟酸枣仁水煎去渣,用其汁将百合煮熟,连汁吃饮。(《偏方大全》)

22. 肝肾阴虚之脏躁证　百合地黄粥:川百合15 g,干地黄10 g,粳米100 g。将地黄洗净切片,入百合与粳米同煮粥。日分2次服。(《中医临床妇科学》,夏桂成主编)

23. 服避孕药及其他原因引起的面部褐斑、黑斑、雀斑　百合15 g,子芩、川芎各12 g,当归、白芷、冬瓜仁、杏仁各9 g,菊花6 g。(《全国名医妇科验方集锦》)

24. 乳痈,肿未穴,痛不可忍,及已成疮,久不瘥　薰陆香散:薰陆香半两,百合半分,雄鼠粪半分,盐半钱。上件药捣细罗为散,用醋调涂贴。(《太平圣惠方》)

25. 交接后淋证　百合20 g,滑石15 g,茯苓皮30 g,猪苓10 g,泽泻10 g,阿胶10 g,炒栀子15 g,黄柏10 g,炙甘草6 g,白术10 g,海金沙10 g。(《妇科证治经方心裁》)

26. 阴道干燥症　参见沙参条。

27. 胃脘疼痛　百合30 g,乌药10 g,甘松10 g,佛手柑10 g,紫苏梗10 g,九香虫10 g。(《妇科用药400品历验心得》)

【现代药理研究】 小鼠灌服百合水提取液20 g/kg,显著延长戊巴比妥钠睡眠时间,并使阈下剂量戊巴比妥钠睡眠率显著提高。(《中华本草》)

【用法用量】 内服:煎汤,10～50 g;或入丸、散;亦可蒸食或煮粥食。

【使用注意】 风寒咳嗽及中寒便溏者禁服。

百　部

出《本草经集注》。又名嗽药、白条根、药虱药。为百部科植物直立百部 *Stemona sessilifolia* (Miq.) Miq.、蔓生百部 *Stemona japonica* (Bl.) Miq.或对叶百部 *Stemona tuberosa* Lour.的块根。

【药性】 甘、苦,微寒,有小毒。入肺经。

【功效】 润肺止咳,灭虱杀虫止痒。

【临床应用】

1. 经行咳嗽　厚朴10 g,炙麻黄5 g,杏仁10 g,石膏10 g,半夏9 g,细辛3 g,干姜3 g,小麦10 g,五味子3 g,浙贝母10 g,百部10 g。(《妇科证治经方心裁》)

2. 子嗽　炙麻黄5 g,干姜3 g,细辛2 g,五味子5 g,茯苓10 g,杏仁10 g,百部10 g,款冬10 g,紫菀10 g,炙甘草6 g,半夏10 g。(《妇科证治经方心裁》)

3. 产后咳嗽气喘　百部根、苦梗各六分,桑白皮二十分,干百合、赤茯苓各八分。上㕮咀,水一升,煮取七合,去滓,食后分二服。(《妇人大全良方》)

4. 暖宫种子丹　五味、百部(溢浸)一两,菟丝子(酒蒸,研),肉苁蓉(溢浸),杜仲(炒),巴戟

(去心),远志(去心),白茯苓,山药,枸杞子,蛇床子(另研),防风。以上各二两为末,炼蜜成丸,如梧子大。每服五十丸,空心温酒、盐汤任意下。(《妇科秘兰全书》)

5. 下奶　涌泉散:漏芦、百部、麦门冬(炒去心)、没药、乳香各一分研。上以前三味、后二味研细为末,每服一大钱,热酒调下并两服。上手梳左乳四十九度,左手梳右乳四十九度,大效。(《产宝诸方》)

6. 吹乳　百奶根(百部的异名)酒浆板捣敷。(《孕育玄机》)

7. 乳疖方　鸡蛋壳(炙)、百部(炒)等分。研末,水泛为丸,如桐子大,每服三钱。用福珍酒,空心送下。(《绛囊撮要》)

8. 结核性盆腔炎　701片:丹参,黄芩,百部。每日3次,每次5片。(《中医妇科临床手册》)

9. 子宫颈炎　地榆,百部,川连,桔梗。煎成浓汁,用纱布裹棉花团浸透药汁塞入阴道内。连续数次。(《朱小南妇科经验选》)

10. 宫颈阿米巴病　参见射干条。

11. 阴痒　百部、蛇床子、地肤子各30 g。煎汤熏洗。(《常见病验方研究参考资料》)

12. 霉菌性阴道炎　生百部、苦参、土茯苓、蛇床子各30 g,白鲜皮、地肤子、土槿皮各15 g,花椒10 g,龙胆草、明矾各9 g。水煎坐浴。(《当代中医实用临床效验方》)

13. 滴虫性阴道炎　蛇床子200 g,水煎,外洗阴部。(《中国民间小单方》)

14. 阴虱　百部捣烂,按1∶5比例浸于75%乙醇或米醋中12小时,取出浸液涂患处。(《福建药物志》)

【现代药理研究】

(1) 体外抗菌试验试验表明,百部乙醇浸液对金黄色葡萄球菌、白色葡萄球菌……人型结核杆菌有抗菌作用。百部水浸液(1∶3)对多种皮肤真菌显抑制作用,此液20%浓度时能抑制星奴卡菌生长,40%浓度时能抑制堇色毛癣菌、许兰黄癣菌、奥杜盎小芽孢癣菌和羊毛样小芽孢癣菌生长。百部生物碱能降低动物呼吸中枢的兴奋性,抑制咳嗽反射。(《中华本草》)

(2) 乙醇浸液和水浸液对阴虱等有杀灭作用。(《中药大全》)

【用法用量】 内服:煎汤,3～10 g。外用:适量,煎水洗;或研末外敷;或浸酒涂擦。

【使用注意】 脾胃虚弱者慎服。

当　归

出《神农本草经》。又名十归、秦归。为伞形科植物当归 *Angelica sinensis* (Oliv.) Diels 的根。

【药性】 甘、辛,温。入心、肝、脾经。

【功效】 补血和血,调经止痛。炒当归可防滑肠;酒当归多用于闭经、痛经;当归炭用于崩中漏下。

【药论及医论】 《韩氏医通》:"要之,血药不容舍当归,故古方四物汤以为君,芍药为臣,地黄分生熟为佐,川芎为使,可谓典要云。"

《本草正》:"若妇人经期血滞,临产催产,及产后儿枕作痛,具当以此为君……"

《医学衷中参西录》:"女子产后受风发搐,尤宜重用当归,因产后之发搐,半由于受风,半由于血虚,当归既能活血以祛风,又能生血以补虚,是以愚治此等证,恒重用当归一两,少加散风之品以佐之,即能随手奏效。"

【临床应用】

1. 月经不调,功能失调性子宫出血　参见大枣条。

2. 月经欲来前后腹中痛　当归(米醋微炒)、延胡索、红花、没药等分。为末,每服二钱,温酒调下。(《卫生易简方》)

3. 膜样痛经,子宫内膜异位症痛经　参见西红花条。

4. 血崩气痛　备金散:香附、归尾、灵脂炒。共为末,醋汤调下。(《女科一盘珠》)

5. 功能失调性子宫出血　炒当归50 g,随证加减。(《现代中医药应用与研究大系》)

6. 经量过少　当归20 g,川芎20 g,益母草30 g,三七6 g,丹参15 g,香附10 g,蒲黄10 g,

五灵脂 10 g。(《妇科用药 400 品历验心得》)

7. 经前乳房胀痛　参见沙参条。

8. 经行水肿　参见泽兰条。

9. 先经断,后浮肿,血化为水,名曰血分　参见五灵脂条。

10. 室女经闭　当归尾、没药各一钱,为末,红花浸酒,面北饮之,一日一服。(《普济方》)

11. 寒凝血瘀闭经　当归 30 g,生姜 15 g,羊肉 250 g。共煮汤,烂熟后调味服食。每日 1 次,每月连服 4～5 日。(《中华民间秘方大全》)

12. 子宫内膜生长不良的闭经　参见山药条。

13. 血瘀型排卵期子宫出血　当归 9 g。将当归研细末调酒服。(《中国民间小单方》)

14. 月经逆行,从口鼻出　先以京墨磨汁服,止之。次用当归尾、红花各三钱,水一钟半,煎八分,温服,其经即通。(《简便方》)

15. 肝经郁热的月经先期,经前乳胀,经行发热等症　参见牡丹皮条。

16. 经行感冒　参见薄荷条。

17. 血瘀阻滞型经行头痛,经行身痛　参见独活条。

18. 经后眉棱骨痛　参见菊花条。

19. 寒湿夹血瘀经行身痛　参见五加皮条。

20. 经行失寐　参见牡丹皮条。

21. 经行口糜　参见板蓝根条。

22. 经前面部皮损　参见苦参条。

23. 经脉不匀,气血壅滞,肺有风热,遂令遍身瘾疹,红紫成片,肌肉顽痹,皮肤粗涩,或时瘙痒　参见乌梢蛇条。

24. 经来寒热,四肢厥冷,呕吐蛔虫　参见乌梅条。

25. 带下　赤小豆当归散合桔梗汤加味:赤小豆 30 g,当归 9 g,桔梗 12 g,生甘草 6 g,菝葜 20 g,土茯苓 15 g,樗白皮 20 g。(《妇科证治经方心裁》)

26. 元气虚弱,女人赤白带下,子宫虚冷,血山崩等证　参见马钱子条。

27. 妊娠胎动,腹痛下血　当归饮:当归(切焙)一两,葱白(细切)一握。上二味拌匀,每服五钱匕,酒一盏半,煎至八分,去滓温服。(《圣济总录》)

28. 滑胎　参见大黄条。

29. 胎前产后血气不和,腹胀痛　参见乌药条。

30. 胎前产后诸病　当归流浸膏:由当归一味制成。每次 2～8 mL,日服 2 次。(《中药制剂汇编》)

31. 妊娠腰痛,骨盆疼痛　参见防己条。

32. 妊娠胞中虚,胎不荣长,致命萎燥　当归汤:当归(切焙)、甘草(炙锉)、干姜(炮)、芎䓖各一两,白术二两。上五味,粗捣筛,每服三钱匕,以水一盏,入大枣三枚擘破,同煎至七分,去滓空心温服。(《圣济总录》)

33. 孕妇中虚。因平日气虚,复烦劳过度,或忍饥受饿,致清阳不伸。气脱昏死,四肢不收,面白唇红,口张,脉微细无力　参见人参条。

34. 妊娠中恶,心腹疠痛　参见吴茱萸条。

35. 虚寒尸厥。脉微细动而无力,肢冷唇缓,面白无气,状类死尸者　参见人参条。

36. 肝胃不和,肝克脾胃之妊娠恶阻　参见蚕沙条。

37. 孕妇大便不通　孕妇风秘方:川当归、炒枳壳、炙甘草各 30 g,上件为末,每服 6 g,水 100 mL,煎至 70 mL,去滓,空心午前服,如未通少加防风即通。(《古代验方大全》引《传信适用方》)

38. 孕妇下痢,脉数涩　归芩汤:酒炒黄芩钱半,归身三钱,糯米一合。水煎,去渣温服。(《女科指要》)

39. 孕痈脓肿已成型　参见瓜蒌子条。

40. 妊娠咳嗽见红　参见小蓟条。

41. 妊娠斑疹,口舌生疮,齿龈腐烂出血　参见升麻条。

42. 妊娠瘾疹　升麻 9 g,当归 6 g,甘草 6 g,鳖甲 10 g,蝉蜕 5 g。(《妇科证治经方心裁》)

43. 子烦　参见朱砂条。

44. 妊娠脏躁,苦大便燥结,腹满努力难解　参见地黄条。

45. 妊娠谵语,为脏腑热极之候　参见黄连条。

46. 妊娠失调，胎气不安，上疠作痛，名曰子悬，并治临产气结不下等症　参见大腹皮条。

47. 妊娠血虚头痛，属阴痛甚者　加味四物汤：当归、熟地、川芎、炒芍各二钱，酒炒芥穗、天麻各钱半。（《彤园妇人科》）

48. 胎妇转胞下坠，小水不通　参见升麻条。

49. 子淋心烦闷乱，因膀胱小肠虚热，致令肾燥、肺燥、血燥，烦闷　参见灯心草条。

50. 羊水过多　参见桂枝条。

51. 妊娠水肿　参见黄芪条。

52. 妊娠高血压综合征，头晕头胀，下肢水肿，血压升高，小便尿蛋白等　参见天仙藤条。

53. 妊娠合并甲状腺功能亢进肝气郁结，肝火亢盛证　参见栀子条。

54. 妊娠合并血小板减少　参见大青叶条。

55. 胎前七八个月阴肿，此乃胎气不能游动　参见荷叶蒂条。

56. 妊娠疟疾　参见何首乌条。

57. 过期不产，宫缩乏力，产程滞延，重度妊娠中毒症需提早引产者　益母芎归汤：当归 30 g，川芎、川朴、红花、桃仁、怀牛膝各 10 g，丹参、益母草各 15 g。（《中国中医秘方大全》）

58. 难产三日不出　当归为末，酒调方寸匕服。（《妇人大全良方》）

59. 倒产子死不出　当归末，酒服方寸匕。（《子母秘录》）

60. 妊娠堕胎后，血不出，小腹满痛　以当归二两酒煮下。（《普济方》）

61. 产后胎衣不下，血闷冲心　参见醋条。

62. 月水不调，及产后恶露不下，狂语闷乱，口干，寒热往来，腹中疼痛　参见王瓜根条。

63. 产后出血　归身炭 30 g，荆芥炭 15 g。水煎服。（《中华民间秘方大全》）

64. 产后血晕　参见龙骨条。

65. 产后舌干鼻衄，绕项生点，因败血流入五脏　可用当归一钱，陈酒半盅，煎汤，入童便三分，和药服。（《产后十八论神奇验方》）

66. 产后病眼　参见石决明条。

67. 产后厥阴感邪呕吐，两胁胀满者，必便血不治　参见麦冬条。

68. 产后血胀，腹痛引胁　当归二钱，干姜炮五分，为末。每服三钱，水一盏，煎八分，入盐、醋少许，热服。（《妇人大全良方》）

69. 产后腹中如弦，常绞痛无聊赖者　当归屑二匕，内白蜜一升煎，顿服之。（《补阙肘后百一方》）

70. 产后腹中疠痛　当归生姜羊肉汤（当归三两，生姜五两，羊肉一斤）主之，并治腹中寒疝，虚劳不足。（《金匮要略》）

71.（产后心痛）若败血凝聚，气上冲心　宜当归失笑散：当归五钱，五灵脂（炒令烟尽）、蒲黄（炒）各一钱。水煎热服。（《竹林女科证治》）

72. 产后咳嗽，若因瘀血上冲入肺而嗽者　参见苦杏仁条。

73. 产后喘促有肺无寒邪，而但见喘促者　宜贞元饮：参见熟地黄条。

74. 产后头疼　一奇散：取当归、川芎为细末。每服二钱。水一盏，煎七分，温服。（《妇人大全良方》）

75. 产后痉　参见防风条。

76. 产后中风，不省人事，口吐涎，手足瘛疭　荆芥散：当归、荆芥穗等分。上为细末，每服二钱。水一盏，酒少许，煎至七分灌之。（《专治妇人方》）

77. 产后块痛已止，或虚，或虚而有热，烦躁不宁　参见竹叶条。

78. 产后癫狂　参见五味子条。

79. 产后怔忡惊悸　参见紫石英条。

80. 产后言语颠狂，眼见鬼神，乃散血攻心所致　急服此药，用当归一钱、酒半盅，煎服，入童便三分，和药服。（《产后十八论神奇验方》）

81.（产后）瘀血腰痛　如神汤：延胡、当归、肉桂等分，水煎服。（《沈氏女科辑要》）

82. 产后各关节疼痛　当归三钱。水煎服。（《常见病验方研究参考资料》）

83. 产后大小便不通，脐下妨闷兼痛　参见石韦条。

84. 产后四肢浮肿者，乃败血乘虚流注　参见蒲黄条。

85. 产后血栓性静脉炎　参见水蛭条。

86. 产后补虚益血　当归散：当归、羌活各一两，延胡索半两。上为细末，用猪腰子一只切作片，以水一盏，入药末二钱，同煎至七分，同腰子吃。(《妇人大全良方》)

87. 产后寒热似疟　参见草果条。

88. 产后七八日，阴虚发热　贞元饮：熟地黄、砂仁、当归各五钱，甘草二钱。(《女科一盘珠》)

89. 产后血脱，烦躁引饮，昼夜不息，脉洪大而虚，重按全无者　当归补血汤：当归二钱，黄芪炙一两。上锉作一服，水煎服。(《济阴纲目》)

90. (产后)气血虚热，盗汗不止　参见黄柏条。

91. 产后月痨　参见女贞子条。

92. 产后失音不语　参见红花条。

93. 产后肠痈　参见瓜蒌皮条。

94. 产后霍乱吐利，腹痛转筋　参见藿香条。

95. 产后积聚癥瘕　参见马鞭草条。

96. 产后目痛赤肿　参见连翘条。

97. 热入血室　参见红花条。

98. 妇人癥瘕痞块及卵巢肿瘤　参见芫花条。

99. 恶性滋养细胞肿瘤　参见重楼条。

100. 排卵障碍　参见大腹皮条。

101. 妇人血风瘙痒　参见乌梢蛇条。

102. 血风走疰疼痛　参见五灵脂条。

103. 妇人血风攻心烦闷，腹内疼痛　参见牡丹皮条。

104. 性欲亢进　参见黄连条。

105. 梦交　参见紫石英条。

106. 围绝经期综合征　参见巴戟天条。

107. 希恩综合征　参见鹿角条。

108. 多囊卵巢综合征　参见海藻条。

109. 子宫发育不良　参见凤仙透骨草条。

110. 妇人浑身疼，血气风脾寒骨蒸　参见马鞭草条。

111. 血虚缺乳　西瓜子 60 g，当归 15 g。水煎服。(《中华民间秘方大全》)

112. 产妇乳汁不通　参见赤芍条。

113. 急性乳腺炎　全瓜蒌、丝瓜络各一个，当归 24 g，酒少许，水煎服。(《常见病验方研究参考资料》)

114. 溢乳　参见牛膝条。

115. 乳衄肝经郁热证　参见栀子条。

116. 回乳　参见牛膝条。

117. 奶栗即乳栗，又名乳癖。破者少有生　参见丁香条。

118. 乳癖，乳腺癌，阴疮　参见马钱子条。

119. 乳腺大导管乳头状瘤　参见急性子条。

120. 乳疽，奶劳　参见乳香条。

121. 腹痛(慢性盆腔炎性疾病后遗症)　当归 9 g，川芎 9 g，炒白芍 10 g，茯苓 10 g，泽泻 10 g，炒白术 10 g，柴胡 10 g，枳壳 10 g，大血藤 20 g，蒲公英 15 g，白花蛇舌草 30 g，延胡索 10 g。(《妇科用药 400 品历验心得》)

122. 下部虚寒不孕　当归汤：当归 2 000～2 500 g。上药置大釜中煎，倾浴桶中浴之。(《日本历代名医秘方》)

123. 不孕(未破裂黄素化卵巢综合征)　川牛膝 30 g，急性子 30 g，石见穿 30 g，桃仁 10 g，泽兰 12 g，延胡索 10 g，茺蔚子 12 g，当归 8 g，川芎 8 g，䗪虫 10 g，刘寄奴 10 g，香附 10 g。(《妇科用药 400 品历验心得》)

124. 抗精子抗体、抗子宫内膜抗体、抗磷脂抗体、抗卵巢抗体阳性引起的免疫性不孕　参见苎麻根条。

125. 黄褐斑　参见僵蚕条。

126. 人流后宫腔粘连　参见西红花条。

127. 绝育术后腹痛　参见皂角刺条。

128. 妇科术后身冷　参见五加皮条。

129. 取环后出血不止　参见阿胶条。

130. 术后头痛　参见川芎条。

131. 冲任虚损引起的经量过少、月经后期、闭经、不孕、阴部下坠　参见紫河车条。

132. 子宫脱垂 嫩黄芪二两,当归一两,升麻五钱。共研末和糯米三两,入猪脬中炖服。(《常见病验方研究参考资料》)

133. 阴蚀 参见干漆条。

134. 阴冷 参见淫羊藿条。

135. 气血虚弱阴肿 参见人参条。

136. 交接阴痛 参见延胡索条。

137. 妇人阴痛阴痒 此肝经湿热也,宜龙胆泻肝汤加苍术、白芷、升麻之类。

138. 阴茧 赤小豆 45 g,当归 9 g,天花粉 15 g,牡蛎 20 g,金银花 15 g,蒲公英 15 g,紫花地丁 15 g。水煎内服。同时用地骨皮 60 g,水煎坐浴。(《妇科证治经方心裁》)

139. 白塞综合征,正虚邪恋,阴道溃疡久不愈合 参见土茯苓条。

140. 子宫颈癌放射治疗后直肠反应 参见白头翁条。

141. 产后玉门不闭 参见龟甲条。

142. 肝肾阴虚型阴吹 参见白芍条。

143. 女人交肠 参见人参条。

【现代药理研究】

(1) 动物实验证明,当归具有抗维生素 E 缺乏的作用,其安胎作用可能与此有关。(《中药药理与应用》)

(2) 当归挥发油可以抑制生理或病理性的子宫平滑肌痉挛,并且可以恢复催产素所导致的子宫平滑肌剧烈收缩。当归中的水提取物对子宫有着兴奋的作用,而挥发油中的酸性部位与酚性部位可以对子宫有双向的作用,只是在剂量上的不同而发挥相反的作用,酸性部位在 0~160 mg/L 浓度和酚性部位在≤10 mg/L 浓度时呈现兴奋作用;但是酸性部位仅在 320 mg/L浓度和酚性部位在≥20 mg/L 浓度时呈现抑制作用。[《中医药学报》,2022,50(1):111-114]

【用法用量】 内服:煎汤,6~30 g;或入丸、散,或浸酒,熬膏。

【使用注意】 热盛出血患者禁服,湿盛中满及大便溏泄者慎服。

肉 桂

出《新修本草》。又名牡桂、玉桂、官桂。为樟科植物肉桂 *Cinnamomum cassia* Presl 的树皮,除去栓皮者名桂心。

【药性】 辛、甘,大热。入肾、脾、肝经。

【功效】 补元阳,暖脾胃,除积冷,通血脉。

【药论及医论】 《名医别录》:"(桂),主温中……心腹寒热……能堕胎……"

《药性论》:"主破血,通利月闭……治胞衣不下……止腹内冷气,痛不可忍……"

《日华子》:"破痃癖癥瘕,消瘀血……"

《医学启源》:"补下焦火热不足,治沉寒痼冷之病,及表虚自汗。"

《本草汇》:"肉桂,散寒邪而利气,下行而补肾,能导火归原以通其气,达子宫而破血堕胎,其性慓悍,能走能守之剂也。"

《本草利害》:"大忌于血崩……产后去血过多,产后血虚发热,小产后血虚寒热……妇人阴虚……妇人血热,经行先期,妇人阴虚内热经闭,妇人阴虚,寒热往来,口苦舌干,妇人血热,经行作痛……三十余症,法并忌之。误投则祸不旋踵。谨察病因,用舍在断,行其所明,无行其所疑,其慎毋尝试也。"

【临床应用】

1. 月经至绞痛欲死 茯苓汤:茯苓三两,甘草二两,芍药二两,桂心二两。凡四物,切,以水七升,煮取二升半,分三服。(《僧深方》)

2. 膜样痛经,子宫内膜异位症痛经 参见西红花条。

3. 妇人血分,四肢浮肿,喘促,小便不利 参见防己条。

4. 月经错后 肉桂 6 g,当归 30 g,用甜酒 500 g,浸泡 1 周以上,每次 30 g,每日 1~2 次。(《常见病验方选编》)

5. 因食生冷而经闭者 宜君以官桂,佐以干姜、木香、香附、厚朴、山楂、红花、桃仁、当归、牛膝,好酒煎服。(《胎产证治》)

6. 血虚内热,血不归源而崩 神应散:用

桂心炒，存性为末，每服一钱，空心米饮调下。(《秘传内府经验女科》)

7. 血崩不止　神应散：桂心，不拘多少，坩埚内煅，微存性。为末，每服一二钱，米饮调下。(《妇人大全良方》)

8. 经行泄泻　赤芍、白芍、藿香各钱半，当归、肉桂各八分。(《济阴近编》)

9. 经多心悸　炙甘草汤加味：炙甘草 9 g，党参 15 g，肉桂 4 g，干姜 4 g，麦门冬 10 g，生地黄 12 g，阿胶 10 g，火麻仁 10 g，炙黄芪 12 g，茯苓 12 g，柏子仁 10 g，大枣 6 个，黄酒一匙。(《妇科用药 400 品历验心得》)

10. 经行腰痛腹冷　干姜 10 g，淡附片 12 g，葱白 6 条，肉桂 5 g，鹿胎膏 20 g，菟丝子 15 g，淫羊藿 10 g，五加皮 10 g。(《妇科用药 400 品历验心得》)

11. 妇人经来，遍身肢节、筋骨疼痛　当归、上上安桂心、元胡各等分，为末，陈酒调下三钱。如用蜜丸，酒吞三钱亦可，务用陈好酒随量下。(《仁寿镜》)

12. 经行吐衄　参见赭石条。

13. 经行口吐清水　当归、白术、干姜、肉桂、砂仁各钱半，滑石三钱。(《济阴近编》)

14. 赤白带下，脉沉微腹痛，或阴中痛　元戎四物汤：四物汤四钱，肉桂、附子(炮)各五分。上锉，水煎，食前服。(《济阴纲目》)

15. 带下如鸡子白，脾肾虚惫也　宜补骨脂丸加肉桂。(《妇科玉尺》)

16. 白崩久不止　参见禹余粮条。

17. 痛经、月经失调、不孕、滑胎等　参见没药条。

18. 妊娠恶阻，呕吐颠倒垂死，不自胜持　《小品》茯苓丸：茯苓、人参、肉桂、炙甘草、炙枳实。服之即效验方。(《补阙肘后百一方》)

19. 妊娠胃痛　花椒 3 g，干姜 5 g，党参 15 g，饴糖 30 g，半夏 10 g，砂仁 5 g，肉桂 4 g，甘松 10 g，紫苏梗 10 g。(《妇科用药 400 品历验心得》)

20. 胎动因热　芩芍汤：黄芩，白芍，白术，肉桂。(《妇科玉尺》)

21. 妊娠诸痛　安胎四物饮：四物汤加肉桂、厚朴、枳壳、槟榔。(《妇科玉尺》)

22. 下焦虚寒，逼胎上撑，气冷面白，心痛垂死者　用附子、肉桂各二分为末，炒盐和匀，乘热罨脐中，更更服仓公下气汤。(《济阴近编》)

23. 转胞　知柏地黄汤加肉桂 3 g、车前子 10 g。(《妇科用药 400 品历验心得》)

24. 子淋　滋肾丸：黄柏(酒焙)、知母(酒焙)各二两，肉桂二钱为末，熟水丸，百沸汤下。(《女科心法》)

25. 孕后有水从阴户出不止　千金鲤鱼汤加肉桂。(《女科一盘珠》)

26. 妊娠心腹胀满，两胁妨闷，不下饮食，四肢无力　参见大腹皮条。

27. 娠妇有畏寒腹痛，因而落胎者　加味参术汤：人参一两，白术五钱，甘草一钱，肉桂一钱，白扁豆三钱。水煎服。(《辨证录》)

28. 孕妇体虚，或因久病积弱成瘘　参见人参条。

29. 胞衣不下　桂心散：肉桂为末。每服二钱，温酒调汤服尤好。童子小便亦得。(《普济方》)

30. 难产数日不下至危急　官桂去粗皮，锉碎，略炒，碾为细末，每服三钱，白汤调下。(《普济方》)

31. 子死腹中　桂末一钱，童便调下，名救苦散。(《女科百效全书》)

32. 产后腹瘕痛　末桂，温酒服方寸匕，日三。(《医心方》)

33. 产后腹胀　(四物汤)加枳壳、肉桂。(《妇科玉尺》)

34. 产后两胁胀满，小腹疼痛，不思饮食　参见桔梗条。

35. 产后恶露不行，上攻心呕　牡桂五钱，玄胡索、五灵脂、当归、红花、陈皮各二钱，水煎服。(《本草汇言》)

36. 恶露不止　磨块四物汤：四物汤加延胡索、桃仁、肉桂、熟大黄。(《妇科玉尺》)

37. 产后月水不通　桂心为末，酒服方寸匕。(《医心方》)

38. 产后去血过多，阴虚内热　人参当归散：人参，当归，熟地，麦冬，白芍，肉桂，姜，竹叶。（《妇科玉尺》）

39. 产后大虚，心悸，志意不安，不自觉。恍惚恐畏，夜不得眠，虚烦少气　参见人参条。

40. 产后呕逆不止　肉桂半两，桃仁（炒）、草豆蔻各三两，甘草（炙）一分。上四味，粗捣筛，每服三钱匕，水一盏，入生姜七片，煎七分，去滓温服。（《圣济总录》）

41.（产后）呃逆……下焦真气逆冲　参见五味子条。

42. 产后霍乱，吐利不止，手足逆冷　参见丁香条。

43. 产后痢疾　参见巴豆条。

44. 产后吐蛔虫　参见白薇条。

45. 产后因伤冷物，胃脘作痛　生化立效方：川芎二钱，当归四钱，桃仁十粒，干姜（炙黑）、炙草各五分，肉桂、吴萸各四分。（《妇科秘方》）

46. 产后尿潴留　桂车汤：肉桂末 1.2 g（吞），车前子 15 g（包），生黄芪 12 g，冬葵子 9 g。（《中国秘方全书》）

47. 产后小便不止　厚肉桂一两，丁香三钱。为末，作饼放脐上，即止。（《外治寿世方》）

48. 产后腿痛甚者　四物汤共一两，加羌活、肉桂二钱煎服。（《慎斋遗书》）

49. 产后瘀血腰疼　如神汤：延胡、当归、桂心等分，上水煎。（《广嗣全诀》）

50. 产后四肢浮肿者　乃败血乘虚流注：参见蒲黄条。

51. 产后气实，腹中坚硬，两胁胀满，心中烦热，渴欲饮水，欲成刚痉、中风之疾　参见败酱草条。

52. 产后余血作疹痛兼块者　桂心、姜黄。上等分为末，酒服方寸匕，血下尽妙。（《经效产宝》）

53. 产后咳逆三日不止、欲死　桂心半两，姜汁三合。上同煎，取二合，以火先炙背，摩令背热时，涂药汁。（《妇人大全良方》）

54. 产后喉中气急喘促，若中气虚寒　参见炮姜条。

55. 产后郁冒（产褥中暑）　参见太子参条。

56. 产后恶血冲心痛，气闷欲绝　桂心三两。上捣罗为散，狗胆汁和丸，如樱桃大，不计时候，用热酒研下三丸。（《太平圣惠方》）

57. 产后血晕，败血冲肝也　参见山楂条。

58. 产后气虚，至夜发热，小腹腰胁呼气即痛　宜四物汤加黄芪三钱，肉桂一钱。产后尺部脉弦，为阴气不足，夜间发热，服四物汤不应，宜用六味地黄汤加肉桂以摄之。（《女科一盘珠》）

59. 产后气弱血滞，经脉拘挛疼痛　趁痛散：当归，白术，牛膝，黄芪，生姜，肉桂，薤白，独活，桑寄生。（《妇科玉尺》）

60. 产后中风，四肢顽痹不仁，心腹疼痛　参见乌梢蛇条。

61. 产后卒中风，发疾口噤，瘛疭，闷满不知人；并缓急诸风，毒痹，身体痉强；及挟胎中风，妇人百病　参见白石英条。

62. 产后乳汁自出　参见金樱子条。

63. 妇人血风瘙痒　参见乌梢蛇条。

64. 妇人血风，气攻心烦闷，头目昏重　参见鲤鱼条。

65. 胎前产后血气攻心腹痛　玄胡散：当归，川芎，赤芍，熟地，桃仁，枳壳，木香，官桂，玄胡。姜三片，水煎，食前服。（《女科万金方》）

66. 蓐劳　补虚汤：人参，黄芪，肉桂，炙甘草，川芎，当归，白芍，姜，枣。（《妇科玉尺》）

67. 妇人血风，走疰疼痛　参见白芥子条。

68. 妇人骨蒸劳，月水不通，胁下痃癖，继之腹痛　参见王瓜根条。

69. 患盘肠生，恐防再犯者　宜于此后无孕时多服地黄丸加五味子一两，肉桂一两，以固下元之关键。（《济阴纲目》）

70. 阳虚血走（鼻衄），脉细数者　理阴煎：熟地五钱，当归三钱（醋炒），炮姜五分（盐水炒），肉桂五分（盐水炒）。水煎，去渣温服。（《女科指要》）

71. 经水不调，不孕　调经种玉汤：熟地，香附，当归，吴萸，川芎，官桂，熟艾。（《万氏妇人科》）

72. 一妇生子不育，经行常先期三日，性急用补中益气汤使气旺得以卫血，加肉桂、白芍以平肝木。盖木得桂而柔，白芍泻肝气，二物所以治性急也。(《秘传女科》)

73. 围绝经期肾阳虚腰痛　杜仲(炒去丝)、木香各 12 g，官桂 30 g。上药共为末。每服 6 g，空腹时温酒调下。(《民间单验方》)

74. 鬼胎，腹内疞痛，日夜不止　参见水蛭条。

75. 梦交　参见黄连条。

76. 卵巢肿瘤　参见白芥子条。

77. 妇人风邪癫狂，发作无时　参见牛黄条。

78. 乳痈　桂心、甘草各二分，乌头一分(炮)。捣为末。和苦酒，涂纸覆之，脓化为水，则神效。(《肘后方》)

79. 乳腺癌　参见瓜蒌皮条。

80. 产后或剖腹产后外阴及腹壁创口不合　创伤愈合散：白及末 3 g，肉桂末 3 g，吞服。(《裘氏妇科临证医案精华》)

81. 交肠　参见猪苓条。

82. 交接出血　桂心、伏龙肝各五钱。上为末，酒服方寸匕，瘥止。(《济阴纲目》)

83. 寒凝肝经型阴痛　川椒、吴茱萸、肉桂各等分。研末炒热敷关元穴。每日 1～2 次。(《中医妇科验方选》)

84. 阴挺出下脱　桂心一两，吴茱萸一两(生用)，戎盐二两。上件药，并熬令色变，捣罗为末，以绵裹如指大，纳阴中，日再易之。(《太平圣惠方》)

85. 女人阴中冰冷方，气血虚也　蛇床子二钱，五味子二钱，丁香二钱，桂心二钱。上为末，用绢作小袋，纳阴中。(《香奁润色》)

【现代药理研究】

(1) 肉桂是一种有效的宫缩抑制剂，可以用于缓解痛经或预防妊娠早期不必要的子宫活动。肉桂醛在体内外对多种肿瘤细胞也具有明显的杀伤、抑制或细胞毒作用，其作用机制亦不同，如宫颈癌、乳腺癌、白血病、卵巢癌、肝癌、结肠癌、肺癌等。[《现代中西医结合杂志》，2018，27(4)：448－451]

(2) 体外实验证明，桂皮醛具有很强的杀真菌作用，尤以对皮肤真菌作用最强。(《中华本草》)

【用法用量】　内服：煎汤，2～5 g，不宜久煎；研末，0.5～1.5 g；或入、丸散。外用：适量。

【使用注意】　阴虚火旺，里有实热，血热妄行出血证及孕妇均禁服。

肉苁蓉

出《神农本草经》。又名地精、大芸、金笋、寸芸。为列当科植物肉苁蓉 *Cistanche deserticola* Y. C. Ma 或管花肉苁蓉 *Cistanche tubulosa* (Schrenk) Wight 的带鳞叶的肉质茎。

【药性】　甘、咸，温。入肾、大肠经。

【功效】　补肾，益精，润燥，滑肠。

【药论及医论】　《神农本草经》："养五脏，强阴，益精气，多子，妇人癥瘕。"

《药性论》："治妇人血崩，壮阳，大补益，主赤白带下。"

《本草汇言》："妇人冲任失调而阴气不治，此乃平补之剂，温而不热，补而不峻，暖而不燥，滑而不泄，故有从容之名。"

《济阴纲目》："肉苁蓉是下部阳药，有益坎中之阳，而补真火。"

《中药大全》："肉苁蓉可治肾虚阳痿、早泄、妇女不孕、崩漏带下，峻补之力虽不足，但药性温和，配伍补骨脂、菟丝子、沙苑子、山茱萸后，仍能发挥壮阳作用。"

《黄河医话》："肉苁蓉是专治肾虚型白带的有效单方。"

【临床应用】

1. 寒性痛经　肉苁蓉嫩者刮去鳞，用酒洗，煮熟后切薄片，与大米、羊肉同煮粥，调味服食。三者适量。(《世界传统医学大系·世界传统医学妇科学》)

2. 冲任本虚，血海不足，不能流通经络，月水不调，赤白带下　参见卷柏条。

3. 血枯而不能行者，滋而通之　人参，肉苁

蓉，五味子，黄芪，当归，川芎，白芍，熟地。上水煎，空心服。(《宋氏女科撮要》)

4. 月经后期，月经过少，闭经，不孕　肉苁蓉、菟丝子、覆盆子、淫羊藿、巴戟天、当归、山茱萸各 12 g，枸杞子 15 g，五味子、胎盘粉各 10 g（吞服）。(《全国名医妇科验方集锦》)

5. 血崩　苁蓉四两，水煮令烂，薄切细研，精羊肉分四度，五味米煮粥空心服。(《普济方》)

6. 经间期出血　参见巴戟天条。

7. 赤白带下，脉弦浮数者　苁蓉菟丝丸：苁蓉一两（酒洗，蒸），菟丝二两（焙），覆盆一两（炒），蛇床一两（炒），当归二两（焙），白芍一两（炒），川芎一两（焙），牡蛎一两（煅），乌贼骨一两（煅），黄芩一两（炒），防风六钱（炒），五味五钱（炒），艾叶五钱（炒）。制为末，炼蜜丸，盐汤下三钱。(《女科指要》)

8. 劳伤带浊　内金鹿茸丸：鹿茸，黄芪，五味，鸡内金，肉苁蓉，远志，牡蛎，桑螵蛸，龙骨，附子。等分，蜜丸。(《妇科玉尺》)

9. 妊娠便秘　当归芍药散加何首乌 30 g，小麦 30 g，肉苁蓉 30 g。(《妇科用药 400 品历验心得》)

10. 脾肾阳虚型羊水过多　羊腰羹：羊腰 2 具（洗净切片），肉苁蓉 20 g，胡椒 5 g，陈皮、草果各 5 g，葱姜适量，盐少许。将上药及佐料装入纱布袋内扎口，与羊腰同煮熬汤。去药取汤，以汤煮面条，作羹食用。(《中医妇产科学》，刘敏如等主编)

11. 产后潮热有汗，大便不通　养正通幽汤：苁蓉五钱，广橘皮四分，川芎二钱五分，甘草五分（炙），桃仁五粒（炒去皮尖），火麻仁三钱（炒研）。(《高淑濂胎产方案》)

12. 产后蓐劳，寒热进退，头目眩痛，百骨节疼酸，气力羸乏　黄芪丸：黄芪、鳖甲、当归各一两，桂心、续断、白芍药、川芎、牛膝、苁蓉、沉香、柏子仁、枳壳各三分，北五味、熟地黄各半两。上为细末，炼蜜丸如梧桐子大。食后粥饮吞下四十丸。(《妇人大全良方》)

13. 脾肾阳虚型产后蓐劳　肉苁蓉羊肉粥：肉苁蓉 50 g，羊肉 200 g，鹿角胶 15 g，粳米 15 g。肉苁蓉煎水取汁，羊肉切细，鹿角胶溶化；后以肉苁蓉汁同羊肉、粳米煮粥，粥熟时放入鹿角胶煮沸，加盐、姜调味。分 2 次吃。(《中医妇产科学》，刘敏如等主编)

14. 产后风虚　泽兰散：泽兰，干地黄，石膏，赤石脂，肉苁蓉，鹿茸，白芷，芎䓖，藁本，蜀椒，柏子仁，白术，桂，甘草，当归，干姜，芜荑，细辛，厚朴，人参，禹余粮，防风。(《医部全录·妇科》)

15. 血虚津亏型产后大便难　当归 20 g，火麻仁 15 g，郁李仁 15 g，肉苁蓉 30 g，蜂蜜 30 g（冲服）。(《全国名医妇科验方集锦》)

16. 血枯　苁蓉丸：苁蓉，熟地，茯苓，菟丝子，附子，当归，白石英，五味子，禹余粮，乌贼鱼骨，人参。(《妇人大全良方》)

17. 妇人遗尿失禁　参见石斛条。

18. 希恩综合征　参见鹿角条。

19. 子宫发育不全　参见珍珠条。

20. 肾虚型性欲低下及性厌恶　肉苁蓉羹：嫩肉苁蓉 200 g，山芋 50 g，羊肉 100 g。将肉苁蓉刮去鳞，用酒洗，去黑汁，切成薄片，山芋、羊肉各切薄片，然后放锅中水煮，加适量调料，羹成后食用。每日 2 次，连服 10～15 日为 1 个疗程。水煎服。(《中国性科学》)

21. 便秘，不孕　肉苁蓉 10～15 g 切细煎汁去渣，加入精羊肉、粳米 100 g，煮沸加入细盐少许，葱白 2 茎，生姜 3 片。(《养生康复粥谱》)

22. 阴冷　参见淫羊藿条。

23. 外阴白色病变　活血通精丸：全当归、补骨脂各 20 g，鸡血藤、川牛膝各 15 g，制首乌、益母草、肉苁蓉、黑芝麻各 30 g。共研细末，和匀，水泛为丸。每次服 9 g，每日服 2 次，温开水送服。半个月为 1 个疗程。(《名医治验良方》)

【现代药理研究】　采用雷公藤多苷建立卵巢早衰大鼠模型，实验结果显示，与模型组比较，给药各组性激素促卵泡激素水平降低，雌激素和抗苗勒管激素水平升高；TNF－α、干扰素－γ、*Bax* 基因表达降低；*Bcl－2* 基因表达明显增加。说明肉苁蓉可以增强卵巢早衰大鼠的免疫功能，以减缓卵巢衰竭速度。采用皮下注射氢化泼尼松致肾阳虚小鼠疲劳模型，实验结果显示,给肉苁蓉水煎液后,肾阳虚小鼠的体质量明显增加,自主活动次数增多,小鼠运动时间显著延长,运动后血乳酸、尿素氮含量降低。说明肉苁蓉水煎液对肾阳虚小鼠具有明显的抗疲劳作用。[《中医药学报》,2021,49(2):93-97]

【用法用量】 内服:煎汤,10～30 g;或入丸、散,或浸酒。

【使用注意】 相火偏旺,大便滑泄,实热便结者禁服。

肉豆蔻

出《药性论》。又名肉果、玉果。为肉豆蔻科植物肉豆蔻 *Myristica fragrans* Houtt.的种仁。

【药性】 辛,温,有小毒。入脾、胃、肾经。

【功效】 温中,下气,止血,固肠。炒炭止血。

【药论及医论】 《日华子》:“调中下气,止泻痢,开胃消食。”

《开宝本草》:“温中,治积冷心腹胀痛,霍乱中恶,冷疰,呕沫冷气,消食止泄……”

【临床应用】

1. 月经过多　肉果炭、党参、黄芪、白术各9 g,炙甘草、升麻各3 g,远志4.5 g,怀山药、赤石脂、补骨脂各12 g,仙鹤草15 g。(《中医妇科临床手册》)

2. 肾虚经行泄泻　四神丸(补骨脂、五味子、肉豆蔻、吴茱萸、生姜、大枣)合健固汤(人参、白茯苓、白术、巴戟天、薏苡仁)。(《中国医学百科全书·中医妇科学》)

3. 脾胃虚寒、痰湿内阻之经行眩晕　豆蔻粥:肉豆蔻5～10 g,生姜3片,粳米100 g。先将肉豆蔻捣碎研为细末,用粳米煮粥,待煮沸后加入豆蔻末及生姜同煮粥。(《中医临床妇科学》,夏桂成主编)

4. 白带下,腹内冷痛　肉豆蔻丸:肉豆蔻一两,附子二两,白石脂二两。上件药,捣细罗为末,炼蜜和丸,如梧桐子大,每于食前,以热酒下三十丸。(《太平圣惠方》)

5. 妇人有胎虽不动,腹亦不疼,然时常有血流出　摄血丹:黄芪、白术各五钱,人参二钱,甘草、荆芥、破故纸各一钱,续断二钱,肉果一枚。水煎服。(《辨证录》)

6. 恶阻　肉豆蔻1枚,藏于红枣内(去核),加生姜,灰中煨热,用竹茹汤送服。(《中医妇科临床手册》)

7. 妊娠腹泻　肉豆蔻5 g,藿香9 g,佩兰9 g,神曲10 g,苍术10 g,独活9 g。(《妇科用药400品历验心得》)

8. 妊娠心痛,时多痰逆,饮食无味,腹胁胀满　肉豆蔻汤:肉豆蔻仁、附子、缩砂各半两,木香一分,白术、芎䓖各一两。上六味,锉如麻豆,每服二钱匕,水一盏,生姜三片,煎七分,去滓温服,不拘时。(《圣济总录》)

9. 妊娠脏气本虚,脾胃少弱,脏腑虚滑,腹脐疼痛,日夜无度　草果饮:厚朴姜制二两,肉豆蔻一个(面裹煨)。上㕮咀,每服三钱,姜三片,水同煎。(《证治准绳·女科》)

10. 产后服不生百病,极治儿枕痛神效　豆蔻散:肉豆蔻一个,用小刀剜开一小窍,入乳香一皂子大。上用面裹煨熟,去面为末。才产了温酒调一服下。儿枕痛用童子小便煎,热服。(《产宝诸方》)

11. 产后疟疾多寒　生熟饮子:肉豆蔻,草果仁,厚朴,半夏,陈皮,甘草,大枣,生姜。食前一服,食后一服。(《妇人大全良方》)

12. 产后冷泻不止　肉豆蔻散:肉豆蔻一两,生姜汁二合,细面二两。上三味,捣罗二味,用姜汁调作饼子,慢火炙干再焙,捣罗为散,每服二钱匕,米饮调下,空腹日三。(《圣济总录》)

13. 产后痢疾　真人养脏汤,即人参、白术、白芍药、肉桂、肉豆蔻、诃子、木香、甘草、罂粟壳同煎服也。(《妇科心法要诀》)

14. 产后遗粪　补中益气汤为主。虚寒加肉豆蔻、补骨脂或四神丸。(《医部全录·妇科》)

15. 产后便血,肠胃虚寒　六君加肉豆蔻、木香。(《医部全录·妇科》)

16. 产后心腹疼痛,呕吐清水,不下饮食　肉豆蔻散:肉豆蔻、槟榔、人参、桂心各半两。

上件药，捣细罗为散，不计时候，以粥饮调下一钱。(《太平圣惠方》)

17. 产后遗屎、遗尿　参见五味子条。

18. 新产之后，乳汁全少，或因动气烦恼，乳汁少者，或因久病结过无者，并宜服之　涌泉散：肉果一枚，生芝麻一合退皮，山甲十片(炙)，胡桃七个(去皮)。上为末，除胡桃仁、芝麻外，二味为细末，再入胡桃仁、芝麻一同捣为膏，每服一匙，好酒调下，合面睡一时，后用猪蹄汤投之，又用木梳两个梳两乳千余遍，其乳自下如涌泉。隔日再进一服。(《普济方》)

19. 乳汁不通　涌泉散：穿山甲、白僵蚕、肉豆蔻各四钱，皂角五钱，胡桃仁四两，芝麻(炒)半斤。上为细末，每服不拘多少，温酒调下，任意饮之。(《济阴纲目》)

20. 不孕　培土散：肉桂一钱，茯苓三钱，蛇床子二钱，肉豆蔻一枚，北五味子一钱，陈皮五分，神曲一钱，人参、白术各五钱，肉苁蓉三钱。水煎服。(《辨证录》)

21. 宫冷不孕　内药续生丸：母丁香、附子、肉豆蔻、枯矾、乌鱼骨，上为末，糊为软丸，绵裹纳阴中。(《济阴纲目》)

22. 阴阳交合经脉行　(四物汤)加赤石脂、黄芪、肉桂、百草霜、藕节、败棕灰、肉豆蔻、当归、木香、龙骨、白茯苓、白术、地榆。(《济阴纲目》)

【现代药理研究】 本品煎剂对正常家兔离体回肠有轻度兴奋作用，使收缩略有加强；高浓度表现短时间兴奋随即转入抑制。(《中华本草》)

【用法用量】 内服：煎汤，3～12 g；或入丸、散。

【使用注意】 湿热泻痢及阴虚火旺者禁服。用量过大可引起中毒，甚至死亡。

朱　砂

出《本草经集注》。又名丹砂、辰砂。为硫化物类矿物辰砂族辰砂，主含硫化汞(HgS)。

【药性】 甘，微寒，有小毒。入心经。

【功效】 安神定惊，解毒。

【临床应用】

1. 经来如牛膜片，便昏迷倒地　此属气血凝聚。可云无事，宜服朱雄丸即安。朱砂水飞一钱，雄黄一钱，白茯苓二两。上为末，陈米糊丸，淡姜汤下。(《秘传内府经验女科》)

2. 血脉不通，脉弦涩滞　当归散：当归三两，蒲黄三两，炙甲片两半，辰砂六钱，麝香六钱。为散，热酒煎下三钱。(《女科指要》)

3. 虫证经闭腹痛　雄砂丸：鹤虱，芜荑，干漆，僵蚕，贯众，酸石榴皮，朱砂，雄黄，雷丸，甘遂。(《医部全录·妇科》)

4. 崩漏虚损，带下虚冷，胎脏无子　震灵丹：朱砂，滴乳香，五灵脂，没药，紫石英，禹余粮，代赭石，赤石脂。(《太平惠民和剂局方》)

5. 室女经脉将行，惊邪蕴结　抱胆丸：黑铅，水银，朱砂，乳香。(《医部全录·妇科》)

6. 经行精神异常　磁朱丸(磁石、朱砂)、牡丹皮、栀子、菊花、朱茯神、竹茹各 9 g，珍珠母、龙齿各 30 g，黄连 3 g，远志 4.5 g。(《中医妇科临床手册》)

7. 经来呕吐　乌梅丸：乌梅(去核)十枚，辰砂(水飞)一钱，雄黄、木香、草果各一钱，硼砂、乳香(去油)一钱，没药(去油)一钱，胡椒、绿豆各十三枚。上为末，捣乌梅，丸枣核大，时含化一丸。(《秘传内府经验女科》)

8. 室女带下　琥珀朱砂丸：琥珀、木香、当归、没药各四钱，乳香一钱，麝香、朱砂各二分半。上为末，水丸如龙眼核大，每用一丸，温酒磨服。(《医部全录·妇科》)

9. 赤白带下　二气丹：硫黄，朱砂，官桂，干姜，附子，鹿茸，麝香。(《医部全录·妇科》)

10. 子烦　安神丸：朱砂，黄连，生姜，当归，甘草。(《妇科玉尺》)

11. 子痫　琥珀寿星丸：天南星，琥珀，朱砂。(《胎产心法》)

12. 胎前怔忡　朱砂汤：朱砂，猪心。(《妇科秘方》)

13. 妊娠吐血衄血，心经有热者　朱砂安神丸：朱砂(飞过)五钱，黄连六钱，炙甘草五分，

生地、当归各一钱五分。蜜丸，小豆大，每服一钱，滚白水下。(《孕育玄机》)

14. 妊娠误食毒药如硝石、巴豆、砒霜、乌附等味，毒物如野菌及无名草药酿酒、病死牛羊鸡豚等。内则伤胎气，血下不止，甚则牙闭口噤，身热汗出，心神昏冒，状类癫痫　治法非寻常安胎之药可疗，当以清胎解毒为主，可服解毒回生丹：黑小豆，绿豆，生甘草，连翘，天花粉，黄芩，麝香，金箔，辰砂，雄黄，山慈菇，白扁豆。(《陈素庵妇科补解》)

15. 胎死腹中　朱砂末一钱，和鸡子白三枚，搅匀顿服，胎死即出，未死即安。(《医部全录·妇科》)

16. 临产前先见红　催生如意散：人参、乳香各一钱，辰砂五分。鸡子清调姜汤下。(《妇科玉尺》)

17. 横生倒产　参末、乳香末各一钱，丹砂末五分，研匀，鸡子白一枚，入姜汁三匙，搅匀冷服。(《济阴近编》)

18. 难产　乳香、朱砂等分。为细末，麝香、酒调下。(《证治准绳·女科》)

19. 产后血晕　辰砂合剂：朱砂 1.5～3 g，研末，用适量醋或童便拌匀灌服。[《新中医》，1975(5)：27]

20. 产后失寐　朱砂 1.5 g，猪心 1 只。(《中医妇科临床手册》)

21. 产后血虚惊悸少寐及产后败血停留少腹作痛　辰砂、琥珀、没药俱另研细，当归等分。上为末，每服二钱，空心，日午、临卧用白汤调下。(《孕育玄机》)

22. 产后癫狂　《灵苑》方：乳香五钱，辰砂三钱，酸枣仁一两，炒为末，酒调服。(《女科指掌》)

23. 产后狂言谵语，乃心血虚也　用朱砂末酒调下龙虎丹参丸。(《医部全录·妇科》)

24. 产褥感染热入心包证　参见牛黄条。

25. 产后中风，恍惚语涩，四肢不随　天麻丸：天麻，朱砂，防风，羌活，干蝎，白附子，五灵脂，僵蚕，雄雀粪，牛黄。(《医部全录·妇科》)

26. 产后不语　七珍散：人参、石菖蒲、生地、川芎各一钱，细辛三钱，防风五分，辰砂(研)五分，水煮，调辰砂，食后服。(《万氏妇人科》)

27. 产后目闭　琥珀散：琥珀，花蕊石，郁金，朱砂。研极细末，童便酒调服一钱。(《女科指掌》)

28. 产后淋　加味导赤散主之：生地、赤芍、木通(去皮)、甘草梢、麦冬、黄柏、知母、桂心各一钱，灯心四十七寸，水浸，调益元散二钱服。(《万氏妇人科》)

29. 产后呕不止　香灵丸：辰砂(另研)、丁香各六分，五灵脂一钱。上香、脂先研为末，后入辰砂，和匀，猪胆汁为丸，芡实大，每服一丸，生姜陈皮汤下。(《广嗣全诀》)

30. 血闷　煎乌梅汤，研朱砂下。(《证治准绳·女科》)

31. 热入血室，发狂不认人者　牛黄膏：牛黄二钱半，朱砂、郁金、牡丹皮各三钱，脑子、甘草各一钱。上为细末，炼蜜丸，如皂角子大。每服一丸，新水化下。(《济阴纲目》)

32. 经前期紧张症、围绝经期综合征　参见磁石条。

33. 脏躁　红黄安神羹：鲜鸡蛋(去清留黄)2 枚，灯心草 9 g，朱砂(研面)3 g。将灯心草放入砂锅内加水 100 mL，慢火煎煮 30 分钟，然后滤入碗内，加入蛋黄及朱砂面拌匀，隔水蒸后服用。每晚服 1 次，7 日为 1 个疗程。(《妇产科疾病中医治疗全书》)

34. 鬼胎　参见天竺黄条。

35. 梦与鬼交　桃仁丸：辰砂、槟榔、当归、桃仁各三钱，阿魏一钱，沉香、麝香一钱。炼蜜丸梧子大，酒服十丸。(《女科指掌》)

36. 围绝经期妇女心悸、烦躁　猪心 1 个，朱砂 2 g。先将猪心洗净去尽血水，把朱砂灌入猪心内，用水炖熟至烂，吃肉喝汤。有良好效果。(《妇产科疾病中医治疗全书》)

37. 阴痒不止　藜芦二钱半，蚺蛇胆、雄黄、硫黄、朱砂、硝石、芜荑各半两。上为细末研停，以腊月猪脂和如膏，用故布作缠子，如指长一寸半，以药涂上，内阴中，日一易之。(《广济方》)

38. 宫颈糜烂，可见少数颗粒及乳头大糜烂面，边缘清晰者　硼砂 19.74%，硇砂 6.58%，朱砂 19.74%，炉甘石 19.74%，冰片 32.88%，麝香 0.66%，珍珠 0.66%。上药研极细，局部外用。（《当代中医实用临床效验方》）

39. 阴挺　参见穿山甲条。

40. 痰瘀互结之未破溃之乳痈、阴肿等　参见礞石条。

41. 梅毒　参见珍珠条。

【现代药理研究】 朱砂对中枢神经系统有一定的抑制作用。雌性鼠灌服朱砂后可使小鼠受孕率降低，朱砂中的汞可通过胎盘屏障影响仔鼠。（《现代中药药理与临床》）

【用法用量】 内服：研末水飞，0.3～0.9 g；或拌他药同煎。水飞与他药配伍外用。

【使用注意】 内服不宜过量和久服，以防汞中毒。不可火煅，见火则析出水银，有剧毒。

竹　叶

出《名医别录》。为禾本科植物淡竹 *Phyllostachys nigra*(Lodd.) Munro var. *henonis* (Mitf.) Stapf ex Rendle 等的叶。

【药性】 甘、淡，寒。入心、胃经。

【功效】 清热除烦，生津利尿。

【药论及医论】 《名医别录》："主胸中痰热，咳逆上气。"

《日华子》："消痰，治热狂烦闷，中风失音不语，壮热，头痛头风，并怀妊人头旋倒地，止惊悸……"

《本草正》："退虚热烦躁不眠，止烦渴，生津液，利小水……"

【临床应用】

1. 血热暴崩　凉膈散：连翘四两，大黄、甘草、黄芩、薄荷、朴硝、山栀各一两。上粗末，每服三五钱，水一盏，入蜜竹叶，煎三五沸，去滓，温服无时。（《太平惠民和剂局方》）

2. 漏下　竹叶石膏汤合生脉散加减：竹叶 10 g，石膏 30 g，麦冬 10 g，太子参 10 g，炙甘草 6 g，五味子 5 g，生黄芪 12 g，生白芍 20 g。（《妇科证治经方心裁》）

3. 心火上炎经行口糜　导赤散(生地黄、木通、竹叶、甘草梢)加花粉、麦冬。（《中国医学百科全书·中医妇科学》）

4. 经前面部痤疮　参见桑叶条。

5. 子烦　竹叶汤：防风、黄芩、麦门冬各三两，白茯苓四两。上㕮咀每服四钱。水一盏，竹叶数片，煎至七分，去滓温服。（《三因极一病证方论》）

6. 妊娠身热烦躁，口干食少　人参黄芪散：人参、黄芪、家葛根、麦门冬、赤茯苓、秦艽各一两，知母七钱半，甘草半两。上，每服四钱，姜水竹叶煎服。（《医部全录·妇科》）

7. 妊娠小便涩痛频数　子淋散：麦门冬、大腹皮、木通、赤茯苓、甘草、淡竹叶各味分两随宜。上剉，水煎服。（《医部全录·妇科》）

8. 妊妇伤寒，头疼腹痛　竹叶汤：升麻、黄芩各六分，家干葛、大青、石膏、甘草各三分，苦竹叶一握，并细锉。上用水一升半，先煮苦竹叶、干葛，减一半，入诸药再煮至六合，去滓温服。（《妇人大全良方》）

9. 妊娠燥咳　竹叶石膏汤加味：竹叶 10 g，石膏 15 g，半夏 5 g，麦冬 12 g，北沙参 12 g，炙甘草 6 g，粳米 30 g，竹茹 10 g，枇杷叶 12 g，芦根 15 g。（《妇科证治经方心裁》）

10. 妊娠脏躁　参见灯心草条。

11. 妊妇汗下后，热不除者，虚也，此方主之　加味竹叶汤：人参、麦门冬、生地黄、阿胶、炙甘草各一钱。上加竹叶十二片，粳米一合，煎服。（《济阴纲目》）

12. 妊娠患疟，热者可服　常山、竹叶各半两，人参、石膏各一两(研)，糯米一百粒。上为㕮咀，每服三钱，水盏半，煎八分，去滓，通口服，不拘时。（《女科百问》）

13. 误食毒物毒药胎动　黑豆汤：黑豆三合，淡竹叶二十片，甘草三钱。（《妇科玉尺》）

14. 产后中风，发热，面正赤，喘而头痛　竹叶汤：竹叶一把，葛根三两，防风、桔梗、桂枝、人参、甘草各一两，生姜五两，大枣十五枚，附子一枚，炮。上十味，以水一斗，煮取二升半，分温三服，温覆使汗出。（《金匮要略》）

15. 产后血气暴虚，汗出　淡竹叶，煎汤三

合，微温服之，须臾再服。（《经效产宝》）

16. 产后短气欲绝，心中烦闷　竹叶汤：竹叶、麦门冬、小麦各一升，甘草一两，生姜二两，大枣十二枚。上切，以水一斗，煮竹叶、小麦至八升，去渣纳余药，煮取三升，去渣温服。（《证治准绳·女科》）

17. 产后虚渴　竹叶汤：竹叶一两，甘草（炙）、人参各半两，小麦一两，白茯苓半两，半夏（姜汁制切）一分，麦门冬二两。上七味，粗捣筛，每服三钱匕，水一盏，煎至七分，去滓温服，不拘时候。（《圣济总录》）

18. 产后块痛已止，或虚，或虚而有热，烦躁不宁　人参当归汤：人参、当归（酒浸）、熟地、麦冬各二钱，肉桂四分，白芍一钱，生地八分，竹叶十片。水煎服。（《胎产心法》）

19. 产后伤风，发热面赤，喘而头痛　竹叶防风汤：淡竹叶半把，防风、人参、桂枝、苦梗、甘草各半两，葛根两半。上㕮咀，每服三钱。水一盏，姜三片，枣一枚，煎至七分，去滓温服，使汗出。（《妇人大全良方》）

20. 产后暑热　竹叶 9 g，生石膏 15 g，麦冬 9 g，党参 9 g，制半夏 9 g，甘草 3 g，知母 9 g，荷叶 9 g，碧玉散 9 g。（《妇科名医证治精华》）

21. 围绝经期综合征　参见巴戟天条。

22. 妊娠，产后湿疹　参见白鲜皮条。

23. 虚烦不得眠　竹叶，人参。（《女科万金方》）

24. 心火亢盛型梦交　竹叶灯心茶：竹叶 3 g，灯心 2 g，绿茶适量。沸水冲泡频饮，不拘时间。（《中医妇产科学》，刘敏如等主编）

25. 阴虚火旺、心神浮动性欲亢进　加味麦冬粥：麦冬 10 g，鲜竹叶心 20～30 根，莲子 10 g，粳米 100 g。将鲜竹叶心、麦冬、莲子用清水洗净，粳米淘净。先煎竹叶心、麦冬，取汁去渣，再与莲子、粳米同煮为稀粥服食。（《百病饮食自疗》）

26. 阴肿痛，或风热作痒　清肝渗湿汤：滑石二钱，川芎、当归、白芍、生地、山栀、黄连、连翘、胆草各一钱，银柴胡、泽泻、木通各六分，芦荟五分，甘草三分，防风八分。上，水二钟，淡竹叶、灯心各二十件，煎八分，食前服。（《外科正宗》）

27. 子宫颈癌放射治疗后膀胱反应　参见土茯苓条。

【用法用量】　内服：煎汤，10 g。

竹　沥

出《本草经集注》。又竹汁、竹油、淡竹沥。为禾本科植物淡竹 *Phyllostachys nigra* (Lodd.) Munro var. *henonis* (Mitf.) Stapf ex Rendle 的茎用火烤灼而流出的液汁。

【药性】　甘，寒。入心、肝、肺经。

【功效】　清热除烦，滑痰利窍镇惊。

【药论及医论】　《本草汇言》："……或产后阴虚发热……并皆治之。"

《妇科用药 400 品历验心得》："在讨论竹沥时，首先要提及唐代昝殷的《经效产宝》，在此书中，竹沥的使用可谓到了极致，涉及子烦、妊娠为夫所伤、产后闷绝、产后虚羸多汗、产后发痉、产后中风等。大概迨唐迄今没有一本妇科书籍能够如此广泛地巧用竹沥。"

【临床应用】

1. 崩中，热者，脉洪，四肢温，心烦口苦，燥热血沸而成　清心莲子饮加竹沥、生地黄汁。（《济阴纲目》）

2. 痰热上扰型经行情志异常　鲜竹沥 30 g，地龙粉 1～2 g，粳米 100 g。先煮粳米，粥成入竹沥水、干地龙粉。每日 1～2 次。（《中医妇产科学》，刘敏如等主编）

3. 经行抽搐　参见全蝎条。

4. 妊娠腹痛　竹沥胶囊 4 粒，白芍 15 g，炙甘草 6 g，莲房 10 g，续断 10 g，山药 15 g，杜仲 12 g。（《妇科用药 400 品历验心得》）

5. 妊娠腰痛　竹沥胶囊 4 粒，苎麻根 20 g，玉米须 30 g，白芍 10 g，墨旱莲 20 g。（《妇科用药 400 品历验心得》）

6. 妊娠外感咳嗽　麻黄杏仁甘草石膏汤加竹沥 20 mL，冬瓜子 20 g，黄芩 9 g，瓜蒌皮 10 g，桔梗 6 g。（《妇科用药 400 品历验心得》）

7. 子烦　时时服竹沥，随多少，良。（《集验方》）

8. 子痫　脾郁痰滞，二陈加竹沥、姜汁。（《女科经纶》）

9. 胎前瘛疭，若风痰上涌　钩藤汤加竹沥、南星、半夏。（《证治准绳・女科》）

10. 妊娠因夫所动困绝　取竹沥饮一升，立愈。（《经效产宝》）

11.（产后）血气烦闷　生藕汁饮二升，效，竹沥亦得。（《济阴纲目》）

12. 产后虚汗　淡竹沥三合，暖服，须臾再服。（《经效产宝》）

13. 产后忽冒闷，汗出不识人者，暴虚故也若产后去血多者，又增此疾，与鸡子不醒者，可急作竹沥汁一服五合，须臾不定。再与五合，频与三五服，瘥。（《证治准绳・女科》）

14. 产后忽痉口噤，面青手足强反张　竹沥汁一升即醒，中风者尤佳。（《小品方》）

15. 产后痉证　参见僵蚕条。

16. 产后恶寒壮热，一夜三五度，发恶语，口中疮生，时时干呕，困乏欲绝　人参，独活，白鲜皮，葛根，防风，青竹茹，远志，茯神，白蔹，元参，竹沥。（《经效产宝》）

17. 产后发热烦渴　竹沥饮一杯，甚妙。（《医部全录・妇科》）

18. 产后中风，心忪悸，或志意不定恍惚，言语错乱　人参，茯神，麦门冬，羚羊角，黄芩，白鲜皮，甘草，石膏，淡竹沥。（《经效产宝》）

19. 产后恶露方行，忽然断绝，腰腹重痛，或流注腿股作痛　五香连翘汤：木香、沉香、丁香、乳香、升麻、独活、麝香、连翘、木通、桑寄生各二两。水二盏，煮取一盏，去滓，入竹沥许，温服。（《医部全录・妇科》）

20. 产后尿血　膀胱经有热也。服四物加川连、山栀、竹沥等凉盼药治之。（《郑氏家传女科万金方》）

21. 夹痰脏躁　参见地龙条。

22. 梅核气　半夏 9 g，川朴 3 g，紫苏梗 6 g，茯苓 12 g，橘络 6 g，竹沥 1 支，瓜蒌皮 12 g，佛手柑 9 g，旋覆花 10 g，代赭石 15 g，生姜 2 片，大枣 6 个。（《妇科用药 400 品历验心得》）

【现代药理研究】　鲜竹沥当中的丁香醛、香草醛、芥子醛能显著延长豚鼠咳嗽潜伏期，减少咳嗽次数和减轻支气管组织炎症反应。［《光明中医》，2023，38(8)：1602－1605］

【用法用量】　内服：冲服，10～20 mL。或竹沥胶囊每次 2 粒，每日 3 次吞服。

【使用注意】　寒嗽及脾虚便溏者忌服。

竹　茹

出《本草经集注》。又名竹皮、竹二青、淡竹茹。为禾本科植物青秆竹 *Bambusa tuldoides* Munro、大头典竹 *Sinocalamus beecheyanus* (Munro) McClure var. *Pubescens* P. F. Li 或淡竹 *Phyllostachys nigra* (Lodd.) Munro var. *henonis* (Mitf.) Stapf ex Rendle 的茎秆的干燥中间层。

【药性】　甘，凉。入肺、胃、胆经。

【功效】　清热，凉血，化痰，止吐。竹茹经过姜汁炒后，便成姜竹茹，减其寒凉之性，增其和胃降逆作用；竹茹经麦麸炒后，便成炒竹茹，寒凉之性可以减轻。

【药论及医论】　《名医别录》："主呕啘，温气寒热，吐血，崩中，溢筋。"

《医学入门・本草》："治虚烦不眠，伤寒劳复……妊娠因惊心痛，小儿痫口噤，体热。"

《本草纲目》："淡竹茹治小儿热痫，妇人胎动。"

《本草汇言》："清热化痰，下气止呃。"

《本草正》："治妇人血热崩淋。"

《本草述》："除胃烦不眠，清阳气，解虚热，疗妊娠烦躁。"

《脏腑药式补正》："竹茹，竹之脉络也……以竹之脉络而通人之脉络也。"

【临床应用】

1. 月水不断　竹茹汤：青竹茹（微炒）三两。上一味，为粗末。每服三钱匕，水一盏，煎至七分，去滓温服。（《圣济总录》）

2. 崩中血盛　牡丹皮汤：牡丹皮、干地黄、斛脉各三两，禹余粮、艾叶、柏叶、龙骨、厚朴、白芷、伏龙肝、青竹茹、芎䓖、地榆各二两，阿胶一两，芍药四两。以水一斗五升，煮取五升，分五服，相去如人行十里久，再服。(《医部全录·妇科》)

3. 血热引起吐血、衄血、崩中，以及胃热呕吐及呕逆　竹茹浸膏片：由竹茹一味制成。每次服1～3片。(《中药制剂汇编》)

4. 经行神志失常，狂躁不眠　温胆汤(法夏、橘红、茯苓、炙甘草、竹茹、枳实)加大黄、青礞石、菖蒲、郁金。(《实用中医妇科学》)

5. 经行眩晕　参见佩兰条。

6. 经行腿痛　参见白芍条。

7. 崩中　参见龙胆条。

8. 恶阻　竹茹一两，水煎服，治妊娠虚烦，嘈杂不安。(《常见病验方研究参考资料》)

9. 妊娠恶阻口糜　芦根20 g，竹茹10 g，枇杷叶10 g，木瓜10 g，佛手柑10 g，半夏10 g。(《妇科用药400品历验心得》)

10. 妊妇心痛　刮取青竹皮，以水煮令浓，绞去滓，服三升。(《医心方》)

11. 妊娠霍乱吐泻，心躁腹痛　参见白扁豆条。

12. 习惯性流产　参见丝瓜络条。

13. 妊身由于顿仆及举重去血　取生青竹，薄刮取上青皮，以好酒一升和三合许，一服。(《僧深方》)

14. 子悬方　紫苏、橘红、麦冬去心，等分为末，每服四钱，用枇杷叶三大片，竹茹一钱五分，煎汤调服。(《济阴近编》)

15. 妊娠烦躁，或胎不安　竹茹汤：淡青竹刮茹一两。上以水一大升，煮取四合，徐徐服尽为度。(《妇人大全良方》)

16. 妊娠脏躁，悲伤或作虚烦　淡竹茹汤：麦门冬，天门冬，小麦，半夏，人参，茯苓，竹茹，甘草，姜，枣。(《济阴近编》)

17. 妊娠怔忡　竹茹9 g，枳壳4 g，陈皮5 g，半夏6 g，茯苓9 g，远志6 g，五味子4 g，秫米10 g，牡蛎15 g，生甘草5 g。(《妇科用药400品历验心得》)

18. 妊娠高血压综合征　参见桑叶条。

19. 孕中忽然口噤吐沫，不省人事，言语错乱　本方(四物汤)合二陈汤加麦冬、竹茹、远志、石菖蒲之类。(《医部全录·妇科》)

20. 妊娠误有失坠，忽推筑著疼痛　新青竹一竿，轻刮，取二合。上以好酒煮茹二五沸，分作三度服。(《产书》)

21. 母有劳热，动胎，胎不安，去血，手足烦　生甘竹皮二升，当归二两，芎䓖一两，黄芩半两。以水一斗，煮竹皮取六升，去滓，内煎取三升，分三服。(《小品方》)

22. 妊娠身伤寒，头痛壮热，肢节烦痛　前胡，石膏，大青，子芩，知母，山栀，葱白，竹茹。(《经效产宝》)

23. 妊娠咳嗽不止，胎不安　紫菀汤：桔梗半两，甘草、杏仁、桑白皮各二钱半，天门冬、紫菀各一两。上㕮咀，每服三钱，竹茹一团，水煎去滓，入蜜半匙，再煎一二沸，温服。(《医部全录·妇科》)

24. 妊娠转筋　忍冬藤15 g，桑寄生15 g，竹茹10 g，炒白芍15 g，炙甘草6 g，牡蛎20 g。(《妇科用药400品历验心得》)

25. 妊娠身痛　忍冬藤15 g，木瓜10 g，牡蛎20 g，桑寄生15 g，竹茹10 g。(《妇科用药400品历验心得》)

26. 妊娠胸痹　瓜蒌薤白白酒汤加竹茹10 g，枳壳6 g，佛手柑10 g，黄连1.5 g，炒栀子8 g，绿萼梅5 g，玫瑰花4 g，木蝴蝶4 g，丝瓜络10 g。(《妇科用药400品历验心得》)

27. 妊娠癥瘕　炒白芍15 g，龟甲胶10 g，龙骨20 g，牡蛎20 g，鳖甲10 g，鸡子黄1枚，桑寄生12 g，丝瓜络10 g，竹茹10 g。(《马大正中医妇科医论医案集》)

28. 孕妇中痰火，脉滑数有力，形气强者　参见天麻条。

29. 妊娠痰迷尸厥。脉动而滑，昏死流涎，喉中时作水鸣声　涤痰汤：真胆星、法半、陈皮、人参、茯苓各钱半，炒枳实、石菖蒲、竹茹、甘草各八分，生姜三片。(《彤园妇人科》)

30. 恶露不绝　防风10 g，荆芥炭10 g，桑

叶 12 g，竹茹 10 g。（《妇科用药 400 品历验心得》）

31. 产后烦渴　蛤壳 60 g，陈皮 10 g，竹茹 12 g，党参 12 g，甘草 5 g，生姜 4 片，大枣 5 个。（《妇科证治经方心裁》）

32. （产后）气逆心烦满　生竹皮一斤，水三升，煮取一升半，分为再服。（《补阙肘后百一方》）

33. 产后发热　竹茹 10 g，石膏 10 g，桂枝 6 g，甘草 6 g，白薇 10 g，知母 10 g，大枣 5 个，粳米 30 g，川石斛 12 g。（《妇科证治经方心裁》）

34. 产后一切呃逆　参见沙参条。

35. 梅核气　参见柴胡条。

36. 妇人乳中虚，烦乱，呕逆　竹皮大丸：生竹茹，石膏，桂枝，甘草，白薇。（《金匮要略》）

37. 腹股沟痛　参见川楝子条。

38. 脏躁属痰火交炽者　温胆汤（法夏、橘红、茯苓、炙甘草、竹茹、枳实）加黄连、远志、贝母、郁金。（《中国医学百科全书·中医妇科学》）

39. 性交呕吐　参见半夏条。

【用法用量】　煎汤，5～30 g，或入丸、散、制片服。

【使用注意】　寒痰咳喘、胃寒呕逆及脾虚泄泻者慎服。

伏龙肝

出《雷公炮炙论》。又名灶中黄土、灶心土。为土灶内久经柴草熏烧的焦土块。其有效成分主要由硅酸、氧化铝及氧化铁所组成；此外，尚含氧化钠、氧化钾、氧化镁、氧化钙等。

【药性】　辛，微温。入脾、胃经。

【功效】　温中燥湿，止呕止血。

【药论及医论】　《名医别录》："主妇人崩中。"

《日华子》："（治）带下血崩……催生下胞。"

《本草纲目》："妊娠护胎。"

《乞法全书·释药分类》："伏龙肝祛湿之药也。产后呕恶不止，研末二钱或三钱，益母草汤送下，立效。若阴虚者，忌。"

《名医临证经验丛书·妇科病》："伏龙骨在城市不易取得，刘云鹏常以红砖或瓦片代替。用时取手掌大小数块，置于炭火之中煅至通体炽红，另用冷开水一大碗（碗须洁净，无油渍），用铁钳夹取煅红的砖瓦，投淬水中，再烧再淬，反复数次，然后将水澄清，其清者即是伏龙肝汤（治疗妊娠恶阻）。"

《妇科证治经方心裁》："现代药理分析，灶心黄土的成分主要由硅酸铝、氧化铝和氧化铁组成，另含氧化钠、氧化钾、氧化镁、氧化钙等；赤石脂的主要成分也是硅酸铝，另外含铁、锰、镁、钙的氧化物等，两者的组成成分十分相近，这是它们可以互相代替的药理基础。"

【临床应用】

1. 月水不调，或前或后，或多或少，乍白乍赤　参见阳起石条。

2. 血山崩　如圣无比散：晚蚕沙一两，伏龙肝半两，同为细末，酒调二钱匕。（《妇人大全良方》）

3. 血热型倒经　大蓟 50 g，灶心土（打碎）15 g，水煎服，每日 2 次。（《民间方》）

4. 带下　以灶下黄土，水和泥作弹子丸百枚，曝干，以烧热彻，以三年醋渍一丸，绵裹内玉门中，唯深，待冷即易之。新患者三十丸瘥，久者五十丸，余皆日知。即佳。（《普济方》）

5. 崩中去赤白，或如豆汁　参见生姜条。

6. 白崩　芎䓖、桂心、阿胶、赤石脂、小蓟根各二两，干地黄四两，伏龙肝如鸡子大七枚。以酒六升，水四升，合煮取三升，去滓，内胶令烊尽，分三服，日三。（《医部全录·妇科》）

7. 恶阻　伏龙肝一两半至四两。水煎，澄清服。（《常见病验方研究参考资料》）

8. 孕妇中恶心痛　以灶心土为末，每服二钱，白汤调。（《广嗣全诀》）

9. 妊娠劳热，胎动不安，下血腹痛不止，手足烦闷　当归散：当归一两，川芎一两，黄芩半两，熟干地黄一两半，伏龙肝一两。上件药，捣筛为散，每服四钱，以水一中盏，入淡竹茹一分，煎至六分，去滓，不计时候温服。（《太平圣惠方》）

10. 胎动下血，或胎已死　百草霜二钱，棕灰一钱，伏龙肝五钱。为末，每服一二钱，白汤入酒及童尿调下。(《杂兴方》)

11. 子死腹中，母气欲绝　龙肝散：用伏龙肝为末，熟水调下，童子小便调尤妙。(《普济方》)

12. 妊妇时病令子不落　灶中黄土水和涂脐，方五寸，干复涂之。(《医心方》)

13. 妊娠热病六七日，热入腹，大小便秘涩，烦热　伏龙肝，捣罗细研，不计时候，以水调下一钱。(《太平圣惠方》)

14. 日月未至欲产　灶中黄土末，以鸡子白丸如梧子，吞一丸。(《常见病验方研究参考资料》)

15. 难产，虑胎在腹已死　真珠半两，伏龙肝一两。上件药，捣细研为散，不计时候，以暖酒调下一钱。(《太平圣惠方》)

16. 胞衣不出　灶下土一大寸，研碎。上用好醋调令相和，内于脐中，续取生甘草汤三四合服。(《经效产宝》)

17. 恶露过多不止　伏龙肝二两，煎汤澄清，化入阿胶一两服。(《沈氏女科辑要》)

18. 产后崩中，下血不止　艾叶(微炒)一握，伏龙肝一鸡子大。上件药相和，以酒一大盏，煎至六分，去滓，食前分温二服。(《太平圣惠方》)

19. 产后呃逆　丁香豆蔻散：丁香、白豆蔻、伏龙肝为末，用桃仁、吴茱萸煎汤冲服。(《妇科心法要诀》)

20. (产后)吐逆不受汤药　伏龙肝为细末，每服三钱，米饮下。(《济阴纲目》)

21. 产后心烦，咳瘾不止　丁香散：丁香半两，伏龙肝一两(细研)，白豆蔻半两。上件药，捣细罗为散，每服，煎桃仁吴茱萸汤，调下一钱，如人行三五里再服。(《太平圣惠方》)

22. 胎前下痢产后不止，及元气大虚，瘀积小腹结痛，不胜攻击者　伏龙肝汤丸：山楂肉一两(炮黑)，黑糖二两(熬枯)。二味，一半为丸，一半为末，用伏龙肝二两，煎汤代水。煎前末二钱，送前丸二钱，日三夜二服，一昼夜令尽。(《张氏医通》)

23. 产后风痉　黄土酒：灶中黄土、干姜炮。上二味等分，捣罗为散，以温酒调一指撮服。(《圣济总录》)

24. 产后败血冲心疼痛，面青足冷　乌金散：赤鲤鱼皮二两，室女头发二两，伏龙肝一两，腊月猪脂、水蛭一两，香墨一两。以上六味，入固济了，瓷瓶子内密封泥，候干，用炭火断令通赤，候冷取出细研，入后药：桂心一两，当归(锉，微炒)一两，麝香(细研)一分。上件药，捣细罗为散，入前烧了药，同研令匀细，每服，以豆淋酒调下一钱。(《太平圣惠方》)

25. 产后血气攻心痛，恶物不下　灶中心土研末，酒服二钱。(《本草纲目》)

26. 产后中风，口噤不能语，腰背着床不得　伏龙肝散：伏龙肝一两半，干姜半两(炮裂，锉)。上件药捣细罗为散，不计时候，以酒调下二钱。(《太平圣惠方》)

27. 经水不利，绝产　龙骨散：龙骨三两，黄柏、半夏、灶中黄土、桂心、干姜各二两，石韦、滑石各一两，乌贼骨、代赭石各四两，白僵蚕五枚。上十一味，治下筛，酒服方寸匕，日三服。(《医部全录·妇科》)

28. 胞气虚寒，小便白浊　伏龙肝散：伏龙肝、熟地、当归、麦冬(去心)，赤石脂、茯苓各二钱，艾叶、川芎各一钱，肉桂、干姜各五分。上为末，每服二钱，空心米饮下。(《秘传内府经验女科》)

29. 妇人风邪，癫狂大叫奔走　伏龙肝(取灶心赤者良)。上件药，研令极细，每服，以东流水调下一钱，日二服。(《太平圣惠方》)

30. 交接辄血出　桂心、伏龙肝各二分。上为末，酒服方寸匕，差止。(《妇人大全良方》)

31. 热毒吐血　伏龙肝。上研令极细，每服二钱。新汲水调下，频服取效。(《妇人大全良方》)

32. 乳痈　灶中黄土以鸡子黄和，涂之，(《范汪方》)

【用法用量】 内服：水煎，30～60 g，布包煎。或煎汤代水煎药。

延胡索

出《本草拾遗》。又名元胡、延胡、元胡索、玄胡索。为罂粟科植物延胡索 *Corydalis yanhusuo* W. T. Wang 的块茎。

【药性】 苦、微辛，温。入肝、胃经。

【功效】 活血，散瘀，理气，止痛。

【药论及医论】《日华子》："除风，治气，暖腰膝，破癥癖，扑损瘀血，落胎及暴腰痛。"

《海药本草》："主肾气，破产后恶露及儿枕。"

《开宝本草》："主破血，产后诸病因血所为者，妇人月经不调，腹中结块，崩中淋露，产后血晕，暴血冲上，因损下血。"

【临床应用】

1. 经水先期而至，血涩少，其色赤者　参见姜黄条。

2. 气血两亏型经血不调，子宫虚寒，经行腹痛，崩漏带下，产后失血过多等　参见乌骨鸡条。

3. 临行时先腹痛者，气滞血实也　宜四物加延胡索、炒枳壳、蓬术、木香、桃仁。（《妇科玉尺》）

4. 室女血气相搏，腹中刺痛，痛引心端，经行涩少，或经事不调，以致疼痛　三神丸：玄胡索，当归，橘红。（《济生方》）

5. 崩漏　延胡索、五灵脂各三钱。醋炒成炭，一次顿服，温开水送下，可连服三剂。（《常见病验方研究参考资料》）

6. 经期过长　延胡索 15 g，香附炭 10 g，益母草 15 g，代赭石 20 g，赤石脂 20 g，蒲黄炭 10 g，鹿衔草 15 g，五灵脂 10 g。（《妇科用药400品历验心得》）

7. 月经后期　延胡索 20 g，荔枝核 12 g，徐长卿 20 g，生地黄 15 g，赤芍 15 g，射干 10 g，地龙 20 g。（《妇科用药400品历验心得》）

8. 经闭，由过食生冷酸涩　破结丸：琥珀、延胡索、降香、五灵脂、莪术、生膝各五钱，桃仁、归尾各一两，肉桂心、血竭各三钱。（《妇科玉尺》）

9. 先经断，后浮肿，血化为水，名曰血分　参见五灵脂条。

10. 经行腿痛　参见白芍条。

11. 经行腰痛　参见白芥子条。

12. 经行阴痛　柴胡 10 g，白芍 10 g，枳壳 6 g，白术 10 g，益母草 10 g，延胡索 10 g，川楝子 10 g，路路通 10 g，香附 10 g，茯苓 10 g，生甘草 5 g。（《妇科用药400品历验心得》）

13. 大寒带下　延胡苦楝汤：延胡索、苦楝子各二分，黄柏一分，附子、肉桂各三分，炙草五分，熟地一钱。（《妇科玉尺》）

14. 赤白带下并五淋　参见红娘子条。

15. 双身心腹痛不可忍者，及腰腿痛　延胡索散：用延胡索二两。肥者为末，每服三钱，以温酒调下，食前。（《普济方》）

16. 胎前心痛　手拈散：延胡、五灵脂（炒）、没药、草蔻（炒），各等分。上为末，每服三钱，热酒调下。（《秘传内府经验女科》）

17. 热毒炽盛，瘀血凝结之孕痈　参见大血藤条。

18. 习惯性流产　延胡索 12 g，血余炭 3 g。研末，作 2 日分量分服。（《常见病验方研究参考资料》）

19. 临产腰疼　七圣散：延胡索、没药、白矾、白芷、姜黄、当归、桂心各等分。上为末，临产阵痛时，烧铧刃铁令通赤，淬酒调下三钱，服一两杯立产。（《证治准绳·女科》）

20. 胞衣不下　牛膝汤：延胡索五钱，牛膝、当归各三钱。酒煎。（《妇科玉尺》）

21. 月水不调，及产后恶露不下，狂语闷乱，口干，寒热往来，腹中疼痛　参见王瓜根条。

22. 产后恶露下不尽，腹内痛　上取延胡索末，以温酒调下一钱。（《太平圣惠方》）

23. 产后脐下痛　延胡索散：延胡索、桂心各半两，当归一两。上为细末，热酒调下二钱。（《妇人大全良方》）

24. 产后忽然心气痛不可忍者　宜服守拈散：枳壳、玄胡索、小茴香各一钱一分，白芍药、乳香、没药各一钱，甘草六分。水煎服。（《女科

万金方》)

25. 产后恶血攻心，时发躁　金黄散：蒲黄半两，延胡索一两，桂心一分，上三味杵为细末。每服一钱，用乌梅汤，放冷调下。(《博济方》)

26. 产后瘀血上冲入肺而嗽　当归，川芎，桃仁，红花，杏仁，川贝，延胡索。(《妇科玉尺》)

27. 产后血渴不止　延胡散：延胡索、郁金、干葛、桂心、青皮、枳壳制，等分。上并以好醋浸一宿，焙干，杵为细末。每服一钱，冷橘皮汤调下。(《博济方》)

28. 产后心闷，手足烦热，气力欲绝，血晕，心头硬，及寒热不禁　用延胡索炒捣为末，酒服一钱，亦治秽污不尽，腹满。(《普济方》)

29. 产后失音不语，是七孔九窍多被败血冲闭所致　元胡索、棕皮各一钱，煎汤，入陈酒三分，和药服。(《产后十八论神奇验方》)

30. 产后遍身疼痛……若瘀血不尽流于遍身，则肢节作痛　宜如神汤：当归、延胡索、桂心各等分。水煎服。(《竹林女科证治》)

31. 产后两胁胀满，小腹疼痛，不思饮食　参见桔梗条。

32. 产后血栓性静脉炎　参见虻虫条。

33. 产后积聚癥瘕　参见马鞭草条。

34. 卵巢肿瘤　参见牵牛子条。

35. 肾虚血瘀型子宫内膜异位症、盆腔淤血症　参见水蛭条。

36. 血风走疰疼痛　参见自然铜条。

37. 排卵障碍　参见石见穿条。

38. 气滞血瘀型的子宫内膜异位症、盆腔炎、输卵管积水、输卵管通而欠畅、盆腔粘连等引起的不孕症　参见马鞭草条。

39. 输卵管结扎后腹痛　参见川楝子条。

40. 妇科术后盆腔粘连　参见大腹皮条。

41. 肝着，先宜宣络，后补八脉　参见两头尖条。

42. 血风惊悸　琥珀散：琥珀、没药、木香、当归、芍药、白芷、羌活、干地黄、延胡索、川芎各半两，土瓜根、牡丹皮、白术、桂心各一两。上为末，每服一钱，水一盏，煎至七分，加酒一分，再煎少时，热服。(《证治准绳·女科》)

43. 石瘕　炮附四钱，鬼箭羽、紫石英各三钱，泽泻、肉桂、延胡索、木香各二钱，血竭钱半，水蛭、槟榔二钱半，桃仁三十个，三棱五钱，大黄七钱。(《妇科玉尺》)

44. 鬼胎，腹内疞痛，日夜不止　参见水蛭条。

45. 急性、亚急性盆腔炎　大血藤、败酱草、蒲公英、鸭跖草、半枝莲各 15 g，生大黄、牡丹皮各 9 g，木香 8 g，延胡索 12 g。(《全国名医妇科验方集锦》)

46. 交骨疼痛　参见小茴香条。

47. 交接阴痛　川楝子 20 g，延胡索 10 g，橘核 10 g，荔枝核 10 g，乌药 10 g，小茴香 5 g，吴茱萸 3 g，香附 10 g，当归 9 g。(《妇科用药 400 品历验心得》)

48. 慢性盆腔炎性疾病后遗症、附件炎、阴痛、带下等属于气机阻滞，湿热壅遏者　参见大腹皮条。

49. 茄病　二萸散：吴萸、山萸、川楝子各一钱，白蒺藜九分，海藻、延胡索、桔梗、青皮各八分，小茴、五味各七分，茯苓五分。米汤下。(《妇科玉尺》)

50. 硬化性萎缩性苔藓、非特异性女阴炎、非典型增生、女阴神经性发炎、女阴湿疹等见皮肤粗厚　参见血竭条。

51. 子宫颈糜烂　冰茶散：青黛、延胡索各 210 g，冰片 21 g，煅龙骨 18 g，海螵蛸、桔梗各 75 g，青皮 30 g，儿茶 63 g，血竭、黄柏各 78 g。共研细末。喷于子宫颈糜烂面，每周上药 2～3 次，6 次为 1 个疗程。(《中医妇科临床手册》)

【现代药理研究】　延胡索乙素，即消旋四氢帕马丁(dl - tetrahydropalmatine，dl - THP)为主要镇痛物质基础，其左旋体止痛作用较右旋体强，对慢性持续性钝痛效果最佳，其镇痛程度甚至能达到典型镇痛药吗啡的 40%。[《中医药信息》，2021，38(7)：78 - 82]

【用法用量】　内服：煎汤，10～20 g；研末服，1.5～3 g；或入丸、散。

【使用注意】　孕妇禁服，体虚者慎服。

自然铜

出《雷公炮炙论》。又名石髓铅、方块铜。为天然黄铁矿的矿石。

【药性】 辛,平。入肝经。

【功效】 散瘀止痛,续筋接骨。

【药论及医论】 《日华子》:"治产后血邪,安心,止惊悸。"

【临床应用】

1. 妇人产后恶露不快,腰腹疼痛　青金散:当归一两(焙),甘草半两(炒),没药、自然铜三两醋淬。上为末,每服一钱,热醋食前调下。(《普济方》)

2. 妇人产血昏迷不省人事,血块疼痛,恶血不通　大乌金散:乌金石(即铁炭)三两,自然铜(金色者)碎末醋熬二两,川大黄(童子小便浸一宿,腊月阴干)、川当归(焙)各一两。上为细末,每服二钱,煎红花酒半盏,童子小便半盏,同调下。食前,日进二服。醒静血行,止服。(《普济方》)

3. 产后血邪,安心,止惊悸　用自然铜以酒磨服之。(《普济方》)

4. 产后休息痢　橡斗子散:橡斗子灰二钱,白矾灰、密陀僧半钱,自然铜半钱,龙骨半钱,乱发灰二钱,麝香半钱细研。上为末,每服半钱,食前,粥饮调下。(《普济方》)

5. 妇人久积瘀血在腹内,疼痛不可忍　胜金丸方。水银二两,硫黄一两以上,二味同结成砂子细研,棕榈皮一两烧灰,干漆一两(捣碎炒令烟出),鲤鱼鳞一两(烧灰),自然铜一两(细研),狗胆一枚干者,麒麟竭一两,当归一两(锉微炒),延胡索半两,水蛭一分(炒令微黄),虻虫一分(微炒令黄,去翅足),乌蛇一两(酒浸去皮,骨炙微黄),桂心半两,乱发一两(烧灰),没药半两。上件药,捣罗为末,都研令匀,以酒煮面糊和丸,如梧桐子大,不计时候,以热酒下十丸。(《太平圣惠方》)

6. 血风走疰疼痛　大效虎骨散:虎骨,败龟,当归,桂心,地龙,牛膝,漏芦,威灵仙,延胡索,自然铜。上各等分为末,每服二钱。热酒调下,每日一服。(《妇人大全良方》)

7. 吹乳痈疼痛不可忍者　鲮鲤角散:鲮鲤角一两,木通一两,自然铜半钱生用。上捣罗为散,温酒下一钱,服不拘时。(《普济方》)

【现代药理研究】 自然铜对多种病原性真菌均有不同程度的抑制作用,尤其对石膏样毛癣病、土曲霉菌等丝状真菌作用较强,而且自然铜对豚鼠实验性体癣也有一定的治疗效果。[《中药与临床》,2016,7(4):54-56]

【用法用量】 内服:煎汤;10～15 g;或入散剂,每次 0.3 g。外用:适量,研末调敷。

血　竭

出《雷公炮炙论》。又名麒麟竭。为棕榈科植物麒麟竭 *Daemonorops draco* Bl.果实渗出的树脂经加工制成。

【药性】 甘、咸,平。入心、肝经。

【功效】 散瘀定痛,止血生肌。

【药论及医论】 《新修本草》:"主五脏邪气,带下,止痛,破积血,金疮生肉。"

《珍珠囊补遗药性赋》:"除血晕。"

《本草纲目》:"散滞血诸痛,妇人血气……"

《黄绳武妇科经验集》:黄绳武治疗术后粘连痛经案中用血竭 9 g,"用来剥离组织粘连,化血结,屡治屡效,此乃经验之得"。

【临床应用】

1. 血瘀气滞型月经不调　参见两头尖条。

2. 痛经　血竭末温开水冲服,每次 1.5 g,每日 2 次。化瘀止痛较好。(《罗元恺妇科经验集》)

3. 经行作痛,及经闭不通,及痛经、难产,及经脉不通,遍身作痛,中风瘫痪　参见两头尖条。

4. 经候结滞不通　麒麟竭散:麒麟竭、鲮鲤甲(炙焦)、水蛭(炒)、虻虫(去翅足炒)各半两。每服一钱匕。煎当归酒,温调下,空心食前。(《圣济总录》)

5. 崩漏　血竭一钱,百草霜一至二钱。共

研细末，用温水一次冲服。(《常见病验方研究参考资料》)

6. 妇人血崩不止　当归、莲花心、白绵子、红花、茅花各一两。上锉如豆大，白纸裹定，泥固，炭火烧灰存性，为细末，如干血气，研血竭为引，好温酒调服，加轻粉一钱。如血崩不止，加麝香为引，好温酒调服。(《兰室秘藏》)

7. 经期过长　蒲黄 10 g，五灵脂 10 g，血竭 4 g，益母草 12 g，香附 10 g，荆芥 10 g，防风 10 g，木贼 12 g，侧柏 10 g。(《妇科用药 400 品历验心得》)

8. 经行腰痛　苏木 15 g，血竭 5 g，白芥子 10 g，延胡索 10 g，茺蔚子 10 g，香附 10 g，蒲黄 10 g，五灵脂 10 g。(《妇科用药 400 品历验心得》)

9. 经行腿痛　参见白芍条。

10. 带下　马鞭草 45 g，苍术 10 g，泽兰 10 g，血竭 5 g，黄酒 50 mL，益母草 30 g，川牛膝 30 g。(《妇科用药 400 品历验心得》)

11. 妇人血伤，赤白带下　麒麟竭汤：麒麟竭、地榆、黄柏各一两，禹余粮(煅)、赤芍药(炒)各一两半，熟干地黄(炒)四两。上六味，粗捣筛，每服三钱匕，水一盏，煎至七分，去滓温服，不拘时。(《圣济总录》)

12. 胎物残留　参见鹿衔草条。

13. 恶露早断，瘀血上逆　生五灵脂五钱，水煎后送服血竭末一钱。(《常见病验方研究参考资料》)

14. 产后恶露不绝　麒麟竭一两，当归二两。上捣罗研为末，每服食前，以温酒调下二钱。(《普济方》)

15. 胎死腹内不下　麒麟竭一两，蒲黄三分，赤芍药三分。上件药，捣细罗为散，每服，以温酒调下二钱半，频服即效。(《太平圣惠方》)

16. 产后呕吐不止　韭汁、姜汁、童便调血竭末服。(《济世全书》)

17. 产后血冲心胸满喘，命在须臾　血竭、没药各一钱，研细，童便和酒调服。(《医林集要》)

18. 产后血晕，不知人及狂言　用血竭研细，酒下二钱。(《济阴近编》)

19. 产后血晕，血入心经，语言颠倒，健忘失志，及产后百病　夺命散：没药、血竭各等分。上研细为末，才产下便用童便、细酒各半盏，煎一两沸，调下二钱，良久再服。(《证治准绳·女科》)

20. 产后百疾　血竭散：血竭、没药等分共研细末，每服二钱，用小便合细酒半大盏煎一沸，温调下。(《产育宝庆方》)

21. 妇人血风流注，腰脚疼痛不可忍　参见没药条。

22. 子宫不收敷药方　血竭五分，人参三分，药珠一分，冰片二厘。其研极细末渗之。(《仁寿镜》)

23. 产后肠出不收　血竭、乳香。上烧烟熏即入。(《普济方》)

24. 专治妇人赤白带下，及妇人经脉不调，久不受孕者　兜肚方：白檀香一两，零陵香五钱，马蹄香五钱，香白芷五钱，马兜铃五钱，木鳖子八钱，羚羊角一两，甘松五钱，升麻五钱，丁皮七钱，血竭五钱，麝香九分。分作三个兜肚内。以上共十二味，用蕲艾、絮绵，装白绫兜肚内。初带者，用三日后一解，至第五日复带，至一月后常带。(《广嗣要语》)

25. 腹痛(亚急性盆腔炎)　制大黄 10 g，牡丹皮 10 g，桃仁 10 g，冬瓜子 30 g，玄明粉 10 g，延胡索 10 g，蒲公英 20 g，大血藤 20 g，血竭 4 g。(《妇科用药 400 品历验心得》)

26. 子宫内膜异位症　参见石见穿条。

27. 积年血癥块不消，发歇疼痛　硇砂、硫黄、麒麟竭各三分，巴豆一分。上件药，都细研，用糯米饭和丸，如黍粒大，每服空心，以当归酒下五丸。(《太平圣惠方》)

28. 宫外孕血肿包块　参见麝香条。

29. 外敷治疗乳癌初起，经治后乳中核自脱，用该膏外用敛口　参见轻粉条。

30. 阴挺　宜用龙胆泻肝汤加血竭研末调服，十余剂除其痛。(《妇科百辨》)

31. 重度宫颈糜烂，久不受孕　宫糜散：珍珠粉 30 g，枯矾 30 g，乳香 20 g，没药 20 g，蛇床子 30 g，雄黄 30 g，硼砂 15 g，儿茶 30 g，血竭 15 g，梅片 15 g，麝香 1.5 g。共研极细末，和匀。隔日喷撒宫颈糜烂面 1 次，每次 1～1.5 g。(《名医治验良方》)

32. 硬化性萎缩性苔藓、非特异性女阴炎、非典型增生、女阴神经性发炎、女阴湿疹等见皮肤粗厚　治白膏：血竭 40%，马齿苋 20%，生蒲黄 20%，樟丹 10%，延胡索 5%，枯矾 5%。共研极细末，制成软膏。每日涂 1 次。(《中国中医秘方大全》)

33. 外阴溃疡　血竭 20 g，蛤粉 50 g，冰片 5 g。研细末外用。(《全国名医妇科验方集锦》)

34. 霉菌性阴道炎　黄柏 60 g，血竭 6 g。每次加水 1 000 mL，煎取 500 mL，连煎 3 次，合药液约 1 500 mL，凉后先用冲洗器冲洗阴道再坐浴，不拘次数，每次 15 分钟。(《妇科用药 400 品历验心得》)

【现代药理研究】 活血与止血双向调节作用：血竭可抑制血栓形成，同时具备收敛止血的双向调节作用。血竭乙醇提取物具有提高血栓形成小鼠存活率的作用，可显著降低纤维蛋白原，延长凝血酶原时间和部分促凝血酶原激酶时间；并通过抑制血小板聚集和延长抗凝活性发挥抗血栓作用。血竭素高氯酸盐能抑制白念珠菌生长，且呈剂量依赖性，最小抑菌浓度为 64 μmol/L。血竭素高氯酸盐通过促进成纤维细胞的增殖，进而促进大鼠皮肤创面愈合。[《中国现代应用药学》，2019，36(20)：2605－2611]

【用法用量】 内服：研末，3～5 g，或入丸剂。外用：适量，研末外搽。

【使用注意】 无瘀血者慎服。

血余炭

出《本草蒙筌》。又名乱发、发灰、血余、人退、头发、人发灰。为人发制成的炭化物。

【药性】 苦，温。入肝、肾经。

【功效】 消瘀，止血。

【药论及医论】 《药性论》："能消瘀血。"

《日华子》："止血闷血运……"

【临床应用】

1. 经来小腹结成一块如皂角一条横过疼痛　元胡散：元胡四钱，发灰三钱，共为末酒调服。(《妇科秘方》)

2. 血瘀型经量过多　参见白及条。

3. 漏下不止　乱发烧灰。上细研为散，每于食前以温酒调下一钱。(《太平圣惠方》)

4. 崩中漏下，赤白不止，气虚竭　烧乱发，酒和服方寸匕，日三。(《备急千金要方》)

5. 月经先期　参见莲子心条。

6. 月水不通　童男、童女发各三两烧灰，斑蝥二十一枚糯米炒黄，麝香一钱，为末。每服一钱，食前热生姜酒下。(《太平圣惠方》)

7. 月经后期　血余 15 g，当归 12 g，川芎 12 g，赤芍 15 g，茜草 12 g，益母草 15 g。(《妇科用药 400 品历验心得》)

8. 经行吐衄　取乱发烧灰细研，以竹管吹鼻中，立止。(《妇产科疾病中医治疗全书》)

9. 赤白带下　白芷一两，海螵蛸(烧)二个，胎发(煅)一团。上为细末，空心，温酒调下二钱。(《妇人大全良方》)

10. 先兆流产　党参 30 g，白术、茯苓、当归、侧柏炭、荆芥炭各 10 g，黄芪 15 g，川续断、杜仲、桑寄生、血余炭各 12 g，升麻炭、炙甘草各 5 g。(《全国名医妇科验方集锦》)

11. 习惯性流产　参见延胡索条。

12. 孕妇小便不通　赤茯苓、葵子各二钱五分、发灰五分。上二味水煎，入发灰服。(《广嗣全诀》)

13. 妊娠石淋　参见金钱草条。

14. (妊娠)大小便涩　冬葵子散：冬葵子三分，赤苓去皮，一分，为末，每服三钱，不时米汤下，小利则佳。饮如不利，恐是转胞，加发灰少许即效。(《茅氏女科秘方》)

15. 胎肥气逆，临蓐难产　保生无忧散：酒浸当归、盐枳壳、川芎、木香、白芍、炙草各钱半，血余炭(另研)、乳香(另研)各五分。水煎。入二末。不拘时服。(《妇科玉尺》)

16. 产时尚未落，胞水先放尽　无忧散：当归，川芎，木香，白芍，甘草，血余，乳香。酒煎服。(《女科万金方》)

17. 恶露不尽，腹胀痛　取乱发如鸡子大，灰汁洗尽，净烧为末，酒调服二钱。(《妇人大全良方》)

18. 产后大小便血痢　用发灰为末，米饮调一钱，空心服。(《普济方》)

19. 产后小便出血　乱发灰、滑石，同研令均，每服，以生地黄汁调下一钱。(《太平圣惠方》)

20. 产后尿潴留　血余 10 g，洗净晒干，炒炭存性，研为细末，温开水一次冲服。(《中华本草》)

21. 产后血晕绝，不识人　芍药汤：芍药半两，乱发一两烧灰。上相和研令匀，每服二钱，以热酒调服之。须臾再服之，立效也。(《普济方》)

22. 产后败血停积，营卫阻滞，运行失度，以致四肢、面目浮肿　宜芎归汤，加血余灰、荆芥、牛膝、瞿麦之类。(《仁寿镜》)

23. 胎产便血　一发灰，每饮服二钱。(《本草纲目》)

24. 妇人血风，气攻心烦闷，头目昏重　参见鲤鱼条。

25. 产后玉门不闭　参见龟甲条。

26. 阴吹　猪膏发煎：用猪膏半斤，乱发鸡子大三枚，和煎，发消药成矣。分再服，病从小便中出也。(《金匮要略》)

27. 童女始交接，阳道违理，及为他物所伤。血流离不止方　烧发，并青布末，为粉，粉之，立愈。(《医心方》)

28. 妇人鼻衄，出血数升，不知人事　取乱发烧灰细研，以竹管吹鼻中立止。(《太平圣惠方》)

29. 妇人忍小便，不得时起，致令脬转，经过五日，困顿欲死　滑石二两，乱发灰一两。上件药，细研为散，取桃白皮一斤，熟捣，以水三大盏，绞取汁，不计时候，温半盏调下二钱。(《太平圣惠方》)

30. 乳中结塞，肿硬如石　蔓荆子一两，乱发灰半两，蛇蜕皮半两。上件药，捣细罗为散，每于食后，以温酒调下一钱。(《太平圣惠方》)

31. 乳腺癌等体表癌瘤　皮癌净：信石 2 g，指甲、头发各 1.5 g，大枣 1 枚，碱发面 30 g 煅制成极细粉，用麻油调成糊状外涂。每次 0.5～1 g。每日或隔日 1 次。(《中药制剂汇编》)

32. 宫颈癌局部外敷，有止血收敛防腐的功效　黑绛丹：熟鸡蛋黄 500 g，人头发 75 g，放锅内同炒，用微火炒至出油，全部熔化即成。(《中药制剂汇编》)

【现代药理研究】 将血余炭分别制备成水提取液和醇提取液，通过动物实验发现均可诱发大白鼠的血小板聚集并缩短凝血、出血和血浆再钙化时间，具有内源性系统凝血功能。中青年的头发所制血余炭止血效果最佳，男性老年者最差，头发生品水煎液及醇提液均无止血作用。[《中国药事》，2020，34(5)：585－588]

【用法用量】 内服：煎汤，5～10 g；研末，每次 1.5～3 g。

【使用注意】 胃弱者慎服。

全　蝎

出《蜀重广英公本草》。又名全虫、蝎子。为钳蝎科动物东亚钳蝎 *Buthus martensii* Karsch 的干燥全体。

【药性】 咸、辛，平，有毒。入肝经。

【功效】 息风解痉，祛风止痛，解毒散结。

【药论及医论】 《医学发明》："治疝气，带下。"

《本草纲目》："主治……诸风疮，女人带下，阴脱。"

《医林纂要·药性》："主治诸风，兼能益心，下清肾水。"

【临床应用】

1. 经事不调，四肢无力　甘草梢，丁香，甘草，生地黄，熟地黄，当归，全蝎，人参，升麻，黄柏，五味子，知母，羌活，白芍，黄芪，柴胡。(《女

科万金方》）

2. 临经先腰脐痛甚，则腹中亦痛，经缩三两日　柴胡丁香汤：生地黄二分，丁香四分，当归身、防风、羌活各一钱，柴胡一钱五分，全蝎一个。上件都作一服，水二盏，煎至一盏，去渣食前稍热服。（《兰室秘藏》）

3. 血瘀痛经剧烈症　内异止痛散：全蝎粉、蜈蚣粉、钩藤各15 g，紫贝齿、当归、赤芍、五灵脂、延胡索、莪术、续断各10 g，肉桂3 g，广木香5 g。共研极细末，和匀。每次服9 g，每日服3次，温开水冲服。于经前1～2日开始服用，至经净后停服。（《名医治验良方》）

4. 月经前后头痛　全蝎、蜈蚣、细辛各3 g。研成细末，每日2次，每次1.5 g吞服。（《中医妇科临床手册》）

5. 经期头颈疼痛　葛根15 g，炙麻黄5 g，桂枝5 g，白芍12 g，炙甘草6 g，半夏10 g，生姜4片，大枣6个，蔓荆子10 g，白僵蚕10 g，白芷10 g，全蝎4 g。（《妇科用药400品历验心得》）

6. 经前乳痛　露蜂房12 g，刺蒺藜12 g，郁金10 g，八月札10 g，路路通10 g，夏枯草10 g，山慈菇12 g，漏芦12 g，全蝎6 g，浙贝母10 g，麦芽20 g，青皮10 g。（《妇科用药400品历验心得》）

7. 经行抽搐　定痫丸：天麻、川贝母、胆星、菖蒲、朱茯神、丹参各9 g，制半夏、陈皮、远志各4.5 g，全蝎粉、僵蚕粉、琥珀粉各1.5 g（吞），竹沥1支，姜汁1匙。（《中医妇科临床手册》）

8. 脐下冷痛赤白带下　当归附子汤：当归二分，炒盐三分，蝎梢、升麻各五分，甘草六分，柴胡七分，黄柏（少许为引用）、附子一钱，干姜、良姜各一钱。用法：上为粗末，每服五钱，水五盏，煎至一盏，去渣，稍热服。或为细末，酒面糊为丸亦可。（《兰室秘藏》）

9. 带下　坐药龙盐膏：玄胡索五钱，厚朴三钱，当归、茴香、炒黄盐、酒防己、肉桂、红豆、龙骨各二钱，川乌头（炮）、丁香、木香各一钱半，良姜、木通各一钱，全蝎五枚，枯矾五分。上为末，炼蜜丸，如弹子大。绵裹留丝在外，纳阴户内。（《兰室秘藏》）

10. 因损娠，下恶血不止　取桑蝎虫，烧灰细研，于食前以温酒调下一钱。（《太平圣惠方》）

11. 子痫，面色青白，口吐涎沫，唇缓音微，脉来沉细，此为脏寒阴痫，痰入心包也　人参、炙术、茯苓、法半、炙草、陈皮、天麻、胆星各一钱，炒僵蚕、制全蝎、木香各五分，陈米一撮，姜三片。（《彤园妇人科》）

12. 产后发痉抽搐　当归、川芎各三钱，全蝎八分，蜈蚣三条。水煎服。（《常见病验方研究参考资料》）

13. 产后中风口噤　天麻散：天麻七钱半、白附子（炮）、天南星（炮）、半夏、干蝎（炒）各半两。上为细末，每服一钱，生姜、薄荷、酒调下。斡开口灌之，不拘时。（《证治准绳·女科》）

14. 心脾经受风，言语蹇涩，舌强不转，涎唾溢盛，及疠淫邪搏阴，神内郁塞，心脉闭滞，暴不能言　神仙解语丹：白附子，石菖蒲，远志，甘草，天麻，全蝎，羌活，白僵蚕，南星，木香。（《证治准绳·女科》）

15. 妇人手足疼痛，风走注痛不可忍　通灵丸：白附子、僵蚕各一两，全蝎半两，麝香一字。上为细末，炼蜜和丸，如梧子大。每服二三十丸，温酒送下，日进三服，不拘时。（《证治准绳·女科》）

16. 妇人血风走疰，痛无常处　漏芦半两，干蝎半两，没药半两，芸薹子半两。上件药捣细罗为散，每服不计时候，以温酒调下半钱。（《太平圣惠方》）

17. 妇人血风瘙痒　乌蛇散：乌蛇二两，白蒺藜、蛇床子、桂心、防风、独活、当归、藁本、细辛、枫香、凌霄花、牛蒡子、枳壳各三分，莽草二三分，干蝎半两。上件药，捣细罗为散，不计时候，以温酒调下一钱。（《太平圣惠方》）

18. 妇人风邪癫狂，发作无时　参见牛黄条。

19. 肾经虚弱，风寒所侵，以致腰脚疼痛，不能步履　养肾散：苍术一两，干蝎三钱，天麻、草乌头、黑附子各二钱。上为末，每服一钱，酒调服，麻痹少时随愈。（《证治准绳·女科》）

20. 垂体肿瘤　全蝎粉每次 3 g，每日 2 次，吞服。（《妇产科疾病中医治疗全书》）

21. 子宫内膜异位症　参见虻虫条。

22. 梅核气兼胃气上逆　代赭石 3 g，全虫 0.3 g，共研细末，含服。同时对症用药。（《中医妇科临床手册》）

23. 子肠不收　蜥蜴散：全蝎不以多少。上为细末，口噙水，鼻内搐之，立效。（《普济方》）

24. 膈奶乳少　催乳方：穿山甲（土炒）、全蝎、僵蚕各九钱（净末），大黄末（生）三两。上共合一处，每服一钱，黄酒调服。（《良朋汇集》）

25. 乳痈　热馒头 1 个，全蝎 2 只，用热馒头将全蝎包入，饭前吞服。［《中医杂志》，1986（1）：40］

26. 乳癖　全蝎每日 5 g，研末饭后冲服。［《江西中医药》，1994，25（1）：61］

27. 乳癌初起，坚硬如鸡子大　核桃一个开二半，一半去仁，放全蝎 6 g，蜈蚣一条入内捆住，放火上烧，冒过青烟为度，研末，温开水冲服。（《常见病验方研究参考资料》）

28. 盆腔结核性包块　蜈蚣、全蝎、䗪虫各 10 g。药研细末，混匀后装胶囊中，每服 2.5 g，每日 2 次，温开水下，10 日为 1 个疗程。（《中国民间医术绝招・妇科部分》）

29. 糜烂型宫颈癌　龙胆草 15 g，全蝎、黄连、露蜂房各 9 g，水蛭、虻虫、人指甲、黄柏、没药各 6 g，白花蛇 2 条，海龙 1 条，雄黄 30 g。药研细末，用金银花 30 g，浓煎取液，揉制成丸，雄黄末为衣，每服 3 g，每日 2 次。3 个月为 1 个疗程。（《中国民间医术绝招・妇科部分》）

30. 面部生疮，或鼻脸赤、风刺、粉刺　生硫黄、香白芷、栝楼子仁、腻粉各半钱，全蝎七枚，蝉蜕五枚，芫青七枚。上为细末，麻油、黄蜡约度，如合面油多少，熬滚取下、离火，入诸药在内，每用少许涂面上。（《妇人大全良方》）

【现代药理研究】

（1）马氏钳蝎中提取的蝎毒对宫颈癌细胞有明显的生长抑制及杀伤作用。使用不同工艺提取全蝎成分，并比较全蝎提取物对凝血因素及静脉血栓的影响，结果表明各种工艺提取的全蝎成分均具有抗凝血及溶栓作用，且通过仿生酶解法得到的全蝎提取物结果最优。［《辽宁中医药大学学报》，2020，22（12）：216－220］

（2）蝎身及蝎尾制剂，不论灌胃或静注，对动物皮肤痛（热辐射甩尾法）或内脏痛（醋酸扭体法）均有显著镇痛作用。（《中华本草》）

【用法用量】　内服：煎汤，2～5 g；研末入丸、散，每次 0.5～1 g；蝎尾用量为全蝎的 1/3。外用：适量，研末掺、熬膏或油浸涂敷。

【使用注意】　血虚生风者及孕妇禁服。

合欢皮

出《本草拾遗》。又名合昏皮、夜合皮。为豆科植物合欢 *Albizia julibrissin* Durazz. 的树皮。

【药性】　甘，平。入心、肝经。

【功效】　解郁，理气，安神，活络。

【药论及医论】　《萃金裘本草述录》：“补阴气，宁心志，解郁结。”

《饮片新参》：“平肝开胃，安神止汗。”

【临床应用】

1. 经前胸闷乳胀　经前乳胀方：娑罗子，路路通，香附，合欢皮，郁金，焦白术，乌药，陈皮，枳壳。（《中草药学》，上海中医学院编）

2. 经前不寐　合欢皮 12 g，酸枣仁、知母、朱茯苓、栀子、郁金各 9 g，川芎、炙甘草各 4.5 g。（《中医妇科临床手册》）

3. 经行懊侬　百合 20 g，鸡子黄（打冲）1 枚，知母 12 g，酸枣仁 10 g，首乌藤 20 g，合欢皮 10 g，炒栀子 10 g。（《妇科用药 400 品历验心得》）

4. 经期头痛　参见凌霄花条。

5. 经间及经行期狂躁　参见天竺黄条。

6. 经前烦躁经后失眠　参见防己条。

7. 带下　木蝴蝶 9 g，合欢皮 20 g，石韦 30 g，土茯苓 20 g，萆薢 10 g，桔梗 6 g。（《妇科用药 400 品历验心得》）

8. 梅核气　参见佛手条。

9. 脏躁　参见天竺黄条。

10. 不孕　参见绿萼梅条。

11. 阴茧(巴氏腺囊肿)　合欢皮 60 g,龙胆 30 g,皂角刺 30 g,败酱草 50 g。水煎三次,合药液坐浴。(《妇科用药 400 品历验心得》)

12. 盗汗　合欢皮 15 g,柏子仁 20 g,五味子 5 g,龙骨 30 g,牡蛎 30 g,炒黄柏 6 g。(《妇科用药 400 品历验心得》)

【用法用量】 内服:煎汤,10～15 g;或入丸、散。外用:适量。

【使用注意】 风热自汗,外感不眠者禁用。

合欢花

出《本草衍义》。又名夜合花。为豆科植物合欢 *Albizia julibrissin* Durazz.的花序。

【药性】 甘、苦,平。入心、脾经。

【功效】 解郁,理气,安神,活络。

【药论及医论】 《饮片新参》:"和心志,开胃,理气解郁,治不眠。"

《国医大师班秀文学术经验集成》:"该药虽甘苦而微香,香能疏理肝气,故又有升发阳气之功,是治疗心、肝、脾俱病之经病、带病的良好辅助药物。合欢花常用于治疗月经不调,带下绵绵,伴有口苦心躁、健忘失眠、性情郁闷、思想负担较重之人,也用于因心肝脾俱病而见带下淋沥、月经量少、性欲淡漠、青春早逝之人。"

【临床应用】

1. 经前乳痛　合欢花 10 g,玫瑰花 10 g,刺蒺藜 10 g,郁金 10 g,路路通 10 g,八月札 10 g。(《妇科用药 400 品历验心得》)

2. 阴血虚心肝气郁之经行前后诸证　合欢花蒸猪肝:干合欢花 10～12 g,猪肝 100～150 g,食盐少许。将干合欢花放碟中,加清水少许浸泡 4～6 小时,再将猪肝切同放碟中,加食盐少许调味,隔水蒸熟,食猪肝。(《百病饮食自疗》)

3. 经行精神异常　木蝴蝶 4 g,绿萼梅 4 g,合欢花 10 g,佛手柑 10 g,八月札 10 g,郁金 10 g,路路通 10 g,远志 10 g,石菖蒲 8 g,龙齿 15 g,小麦 20 g。(《妇科用药 400 品历验心得》)

4. 带下　合欢花 15 g,玫瑰花 10 g,刺蒺藜 10 g,萆薢 15 g,车前子 12 g,樗根皮 15 g,海螵蛸 20 g。(《妇科用药 400 品历验心得》)

5. 妊娠恶阻　合欢花 10 g,小茴香 5 g,白豆蔻 5 g,半夏 10 g,肉豆蔻 6 g。(《妇科用药 400 品历验心得》)

6. 妊娠胃痛　娑罗子 6 g,砂仁 5 g,佛手柑 6 g,紫苏梗 10 g,桑寄生 12 g,合欢花 10 g。(《妇科用药 400 品历验心得》)

7. 妊娠腰痛　合欢花 15 g,桑寄生 12 g,续断 12 g,杜仲 12 g,山药 15 g,菟丝子 15 g。(《妇科用药 400 品历验心得》)

8. 妊娠失寐　酸枣仁 20 g,茯苓 10 g,川芎 4 g,知母 10 g,生甘草 5 g,百合 20 g,鸡子黄(打冲)1 枚,小麦 30 g,大枣 5 个,半夏 10 g,秫米 30 g,合欢花 10 g,龙齿 20 g。(《妇科证治经方心裁》)

9. 产后精神病、围绝经期精神障碍　小麦合欢粥:小麦 60 g,鲜合欢花 30 g(干品 15 g),大枣 10 g,甘草 10 g。每日 1 剂,分顿温热服食。(《妇科病妙用中药》)

10. 围绝经期综合征　合欢花、当归身、白芍、枸杞子各 12 g,醋柴胡、醋香附、甘草各 9 g,川楝子 8 g,沉香、路路通各 6 g,熟地 18 g,川芎 5 g。[《河北中医》,1984(4):13]

11. 脏躁　合欢花 30 g,合欢皮 30 g,郁金 12 g,百合 30 g,天竺黄 12 g。(《黄河医话》)

12. 肝气郁结引起的经前胸闷痞塞、抑郁寡欢诸症　参见蒺藜条。

13. 梅核气　绿萼梅 6 g,玫瑰花 6 g,娑罗子 10 g,八月札 10 g,甘松 10 g,佛手 10 g,郁金 10 g,紫苏梗 10 g,合欢花 10 g。(《妇科用药 400 品历验心得》)

【现代药理研究】 合欢花水煎液对在外界刺激下的小鼠具有镇静催眠的功效。合欢花中黄酮类成分的抗抑郁机制主要通过减少氧化应激,抑制炎症产生,保护海马神经元,抑制单胺氧化酶活性等。[《天津药学》,2022,34(2):66－71]

【用法用量】 内服：煎汤，10～30 g；外用：适量。

【使用注意】 孕妇禁服，气血虚弱、脾虚作泄者慎服。

冰　片

出《中药材手册》。又名龙脑、龙脑香、脑子、冰片、片脑、冰片脑、梅花脑、天然冰片、老梅片、梅片。为龙脑香科植物龙脑香树 *Dryobalanops aromatica* Gaertn. f.的树脂中析出的天然结晶化合物。

【药性】 辛、苦，温，有毒。入心、肺经。

【功效】 回苏开窍，消肿止痛。

【药论及医论】《本草汇言》："主……交骨不开，胎产难下……此药辛香芳烈，善散善通，为效极捷。"

【临床应用】

1. 痛经　田七痛经散：蒲黄，五灵脂，田七末，延胡索，川芎，小茴香，木香，冰片。（《当代中医实用临床效验方》）

2. 治其经闭，带下不断或脓淋，下疳腐臭不可近，阴中突出如菌子，如鸡冠，不堪焮痛　桃仁，大黄，矾石，龙脑。上为细末，绢袋盛之，大如指束，纳阴中，坐卧随意。急走或小便时取出，更安新者。（《后藤家方》）

3. 经前口疳　参见胡黄连条。

4. 赤白带下，久患不瘥，肌瘦黄瘁，多困乏力　棕榈烧灰，伏龙肝，屋梁上尘。上三味等分，碾和令停，入龙脑、麝香各少许，每服二钱，温酒调下。（《妇人大全良方》）

5. 白带　花生仁 120 g，冰片 1 g。花生仁浸泡后与冰片共捣为泥。分两日于早晨空腹时温开水送下。（《中华民间秘方大全》）

6. 子痫发作昏迷抽搐　安宫牛黄丸：牛黄，郁金，犀角，黄连，朱砂，冰片，栀子，雄黄，黄芩，麝香。（《中医妇科临床手册》）

7. 妊娠中风，心神恍惚，狂言乱语，惊悸烦乱，不得睡卧　铁精丸：铁精、龙齿、犀角屑、茯神、生干地黄各一两，天竹黄、人参、远志、防风、菖蒲、白鲜皮各三分，麦门冬一两半，金箔（研入）二十一片，银箔（研入）二十一片，龙脑（研入）半分。上捣细罗为末，入研了药令匀，炼蜜和捣三二百杵，丸如桐子大，每服不计时候，以竹叶汤放冷，下二十丸。（《太平圣惠方》）

8. 孕痈　参见大青叶条。

9. 难产　取龙脑少许，以新汲水调服。（《普济方》）

10. 产后心虚惊悸，梦寐不安　远志汤：远志、龙脑、人参、茯神、桂皮、芍药、黄芪、麦门冬各半两。上粗捣筛，每服二钱匕，水一盏，煎七分去滓，温服，不拘时候。（《普济方》）

11. 产后血邪攻心，言语无度，烦闷不安　麝香散：麝香一分，牛黄一分，雄黄一分，朱砂三分，龙脑三分，麒麟竭半两。上件药都细研为散，不计时候，以豆淋酒调下一钱。（《太平圣惠方》）

12. 产后中风口噤，身体如角弓反张，迷闷　龙脑散：龙脑，腻粉，干蝎，白矾灰，天麻，天雄，天南星，天竺黄。（《太平圣惠方》）

13. 产后乍见鬼神　但服调经散：没药、琥珀并细研，桂心各一钱，芍药、当归各一分，麝香研、细辛各半钱。每服加龙脑一捻，得睡即安。（《妇人大全良方》）

14. 产褥感染热入心包证　安宫牛黄丸：牛黄、郁金、黄连、朱砂、梅片、麝香、珍珠、栀子、雄黄、黄芩、金箔衣等。（《全国名医妇科验方集锦》）

15. 热入血室，发狂不认人　冰片二分，牛黄三分，甘草一钱，朱砂、姜黄、牡丹皮各三钱，共为极细末，炼蜜丸，如皂角大。每服一丸，灯心汤化下。（《万病回春》）

16. 慢性盆腔炎性疾病后遗症　参见麻黄条。

17. 急性乳腺炎　青黛、樟脑各等分，冰片少许，以醋调敷。（《常见病验方研究参考资料》）

18. 乳中结核　冰蛳散：大田螺五枚，去壳线穿，日中晒干，冰片一分，白砒一钱二分，面裹煨熟，硇砂三分。制成散依法外用。（《医部全录・妇科》）

19. 乳腺癌　参见甘遂条。

20. 乳头裂痛，疮肿痛症　荸荠5枚，冰片0.3 g。将荸荠捣烂，用纱布挤汁，汁内放入冰片调匀，涂擦患处。(《偏方大全》)

21. 子宫久冷，赤白带下　搐鼻香：牡蛎(煅)、黄狗头骨(煅)、紫梢花、韶脑、母丁香、蛇床子、破故纸、桂心等分，上为细末，炼蜜丸如鸡头大。临事用一粒。(《妇人大全良方》)

22. 阴挺　铁精粉一钱，龙脑半钱研，水调刷产门。(《医部全录·妇科》)

23. 痰瘀互结未破溃之乳痈、阴肿等　参见礞石条。

24. 外阴溃疡　外阴粉：青黛、滑石各30 g，冰片3 g。研末外搽。(《中医妇科临床手册》)

25. 梅毒　参见珍珠条。

26. 外阴瘙痒症　苦参外洗方：白鲜皮、苦参、蛇床子各30 g，冰片3 g，防风15 g，荆芥10 g，花椒20 g，透骨草35 g。水煎外洗。[《浙江中医杂志》，1986(7)：304]

27. 外阴湿疹　参见一枝黄花条。

28. 阴虱　参见蛇床子条。

29. 慢性子宫颈炎　花生仁120 g，梅片0.9 g。将药共捣如泥，分两日于早晨空腹时温开水送下。(《中医秘单偏验方妙用大全》)

30. 宫颈糜烂　治糜灵：儿茶25 g，苦参25 g，黄柏25 g，枯矾20 g，冰片5 g。共研极细末，和匀。用带线棉球蘸放在清洗后的糜烂面上，24小时后取出。每隔2日上药1次，10次为1个疗程。(《临床妇科治疗学》)

31. 宫颈癌瘤组织脱落后消肿散敷　宫颈癌Ⅱ号：冰片6 g，黄连、黄柏、苦参各15 g，硼砂30 g。研末外敷。(《肿瘤临床手册》)

32. 霉菌性阴道炎、滴虫性阴道炎、外阴瘙痒等　三黄粉：黄连60 g，黄芩60 g，黄柏60 g，紫草根60 g，枯矾120 g，硼砂120 g，冰片2 g。上药烘干，共研极细末，过120目筛，和匀。取此散2 g撒在阴道内，并在阴道口、大阴唇、小阴唇均扑布本药粉，每日1次。5～7日为1个疗程。(《中国中医秘方大全》)

【现代药理研究】　冰片有较强的镇痛和抗炎作用。体外实验证明，冰片对多种细菌和真菌有效。冰片、龙脑、异龙脑对金黄色葡萄球菌、链球菌、肺炎球菌等均有明显的抗菌作用。电镜观察冰片可破坏真菌细胞的结构，导致真菌溶解死亡。(《现代中药药理与临床》)

【用法用量】　内服：研末，0.1～0.3 g，多入丸、散，不入汤剂。外用：适量。

【使用注意】　孕妇慎用。

刘寄奴

出《新修本草》。又名六月霜、化食丹、南刘寄奴。为菊科植物奇蒿 *Artemisia anomala* S. Moore 的全草。

【药性】　苦、辛，温。入心、肝、脾经。

【功效】　破血通经，止痛。

【药论及医论】　《日华子》："治心腹痛，下气水胀、血气，通妇人经脉癥结，止霍乱水泻。"

《开宝本草》："疗金疮，止血为要药；产后余疾，下血、止痛极效。"

【临床应用】

1. 月经先期　刘寄奴20 g，与猪肉100 g炖服。(《中国民间小单方》)

2. 血瘀型月经后期量少　刘寄奴30 g，穿山甲12 g，路路通10 g，水煎服。(《妇产科疾病中医治疗全书》)

3. 月经不通，瘀积腹痛　刘寄奴9～12 g煎服。也可配合桃仁、当归、川芎等。(《上海常用中草药》)

4. 室女经闭浮肿　三棱(醋炒)、莪术(醋炒)、当归(酒洗)、川芎、赤芍、芫花、穿山甲(炒)、刘寄奴，粳米糊丸，酒下。(《竹林女科证治》)

5. 经血下不止　刘寄奴汤：刘寄奴，赤芍药，白茯苓，芎䓖，当归，艾叶。空心食前，日再。(《圣济总录》)

6. 经前腹胀痛……若痛过于胀，是血凝其气也　琥珀散：三棱、莪术、赤芍、当归、刘寄奴、丹皮、熟地、官桂、乌药、延胡索各一两。上前五味，用乌豆一升、生姜半斤，切片，米醋四升同煎，豆炼为度，焙干，入后五味，同为细末。每服二钱，温酒调下，空心食前服。(《妇科冰鉴》)

7. 经前腹泻　徐长卿 10 g，补骨脂 10 g，五味子 6 g，吴茱萸 3 g，肉豆蔻 5 g，苍术 9 g，厚朴 10 g，刘寄奴 15 g。(《妇科用药 400 品历验心得》)

8. 经行肛门疼痛　参见半枝莲条。

9. 白带　白芷一两，刘寄奴一束，炖猪肠服。(《常见病验方研究参考资料》)

10. 难产逆生，胎死腹中　参见王不留行条。

11. 恶露不行，发狂谵语　干荷叶二两，刘寄奴、生蒲黄、桃仁(炒)各三钱。水煎服。(《常见病验方研究参考资料》)

12. 产后恶露不绝　缩宫逐瘀汤：益母草、枳壳、焦山楂各 20～40 g，当归、川芎、桃仁、刘寄奴、蚤休各 9 g，炮姜、甘草各 4.5 g。(《中国中医秘方大全》)

13. 产后积血不散，结聚成块；或时寒热，不思饮食　京三棱、熟地黄、鳖甲各一两，桂心、当归、川芎、牡丹皮、刘寄奴、赤芍药各半两，大黄炒、桃仁、牛膝各三分。上为粗末，每服三钱。水一大盏，姜三片，煎至七分，去滓温服。(《妇人大全良方》)

14. 血运欲狼狈，兼主产后万病方　刘寄奴一两，甘草一两(炮)。上以水一升半，煎取半升，入酒半升，又煎只取半升，分温作二服。(《产书》)

15. 产后痢　刘寄奴一两。上捣罗为末，每服，以陈米粥饮调下二钱，日三四服。(《太平圣惠方》)

16. 产后恶血攻刺，小腹疼痛　刘寄奴、芫花(醋拌炒令干)、当归(锉微炒)、桂心以上各一两。上件药，捣细罗为散，不计时候，以热酒调下一钱。(《太平圣惠方》)

17. 血气胀满　刘寄奴、穗实为末，每服三钱，酒煎服。(《卫生易简方》)

18. 血瘕血结　刘寄奴为末，每食前一钱，酒调服，渐渐化解。(《本草汇言》)

19. 卵巢囊肿　参见马鞭草条。

20. 癥瘕(异位妊娠包块)　卷柏 30 g，瓦楞子 50 g，刘寄奴 15 g，赤芍 12 g，鬼箭羽 15 g，牡丹皮 12 g。(《妇科用药 400 品历验心得》)

21. 癥瘕(卵巢子宫内膜囊肿)　参见刘寄奴条。

22. 排卵障碍　参见大腹皮条。

23. 乳痈肿痛　刘寄奴 30～60 g，煎汁分 2 次服。(《上海常用中草药》)

24. 急性乳腺炎　刘寄奴、蒲公英各 30 g，红花 9 g。水煎熏洗患乳。每日 1～2 次，每次 20 分钟。(《妇产科疾病中医治疗全书》)

25. 子宫肌瘤　刘寄奴、鳖甲、昆布、海藻、丹参各 15 g，当归、川芎、地黄、白芍、桃仁、红花、三棱、莪术、䗪虫各 9 g。(《全国名医妇科验方集锦》)

26. 卵巢囊肿　石见穿、刘寄奴各 150 g，半枝莲、海藻各 100 g，黄独、三棱、天葵子、败酱草各 75 g，党参、当归、桃仁、炒黑丑、生山楂肉各 45 g，川芎、蛇床子、牡丹皮、青皮、陈皮各 30 g。药研细末，水泛为丸，每服 6 g，每日 2 次，1 剂为 1 个疗程。(《中国民间医术绝招·妇科部分》)

27. 外阴黏膜损伤　刘寄奴 20 g，研细末局部外抹。(《妇科用药 400 品历验心得》)

【现代药理研究】 对南、北刘寄奴在活血化瘀方面的药理作用进行了比较研究，两者对正常实验动物的凝血时间、血浆复钙凝结时间、凝血酶凝结时间、体外血栓形成长度、聚集指数等指标，与生理盐水组相比较，均有显著差异。[《成都中医药大学学报》，1997，20(3)：51－55]

【用法用量】 内服：煎汤，10～30 g；外用：适量。

【使用注意】 孕妇禁服，气血虚弱、脾虚作泄者慎服。

决明子

出《神农本草经》。又名草决明、马蹄决明、假绿豆。为钝叶决明 *Cassia obtusifolia* L.或小决明 *Cassia tora* L.的种子。

【药性】 苦、甘、咸,微寒。入肝、肾、大肠经。

【功效】 清肝,通便。

【药论及医论】 《生草药性备要》:“能擦癣癞。”

《常用中草药手册》(广州部队编):“清肝明目,利水通便。”

《妇科用药400品历验心得》:“以决明子疗妇科血证未之闻也。诸本草无载,众方书未录。我用决明子疗经期过长、交接出血,既取其清肝之热,又取其润下大便,血热得清,除努责之苦,出血易止。血热者常与生地黄、生白芍、水牛角配伍;湿热者常与地榆、槐花、贯众配伍;阴虚者常与生地黄、天冬、玄参配伍。”

【临床应用】

1. 经期过长 决明子30 g,女贞子30 g,生地黄15 g,玄参12 g,天冬12 g。(《妇科用药400品历验心得》)

2. 肥胖,闭经 参见番泻叶条。

3. 经行头痛 菊花1 000 g,决明子1 000 g,磁石(杵细)2 000 g。混合后做成药枕枕头。(《马大正中医妇科医论医案集》)

4. 带下 白鸡冠花30 g,垂盆草20 g,决明子20 g,土茯苓15 g,萆薢10 g,樗白皮15 g,贯众15 g,茵陈蒿15 g,海螵蛸20 g。(《妇科用药400品历验心得》)

5. 预防妊娠便秘 决明子3～6 g,泡水代茶饮。(《中国中医秘方全书》)

6. 妊娠头痛 石决明20 g,菊花10 g,决明子10 g,首乌藤15 g,钩藤10 g,白芍10 g,白僵蚕10 g,合欢花10 g。(《妇科用药400品历验心得》)

7. 先兆子痫 白术,茯苓皮,生姜皮,大腹皮,陈皮,草决明,羚羊角,钩藤,天麻。(《中医妇科学》,成都中医学院编)

8. 产后病眼 (四物汤)加北细辛、羌活、荆芥、菊花、甘草、木贼、石决明、草决明。(《证治准绳·女科》)

9. 脾湿痰浊型肥胖症 参见防己条。

10. 交接出血 积雪草20 g,决明子20 g,贯众15 g,菝葜15 g,垂盆草20 g,地榆15 g。(《妇科用药400品历验心得》)

11. 初期乳痈 决明子25～100 g,水煎服。[《山东中医杂志》,1983(6):38]

12. 阴痒 决明子30 g,煮沸15分钟,坐浴,每次15～20分钟,10日为1个疗程。(《中医妇科学》,成都中医学院编)

13. 各型阴痒 川椒30 g,决明子30 g。布包水煎。熏洗、坐浴。每日2次,每日1剂。(《中医妇科验方选》)

14. 霉菌性阴道炎 决明子30 g。加水适量,煮沸20分钟,先熏后洗外阴及阴道,每日1次,每次15分钟。(《中国民间医术绝招·妇科部分》)

【现代药理研究】 决明子水、醇提物具有明显的降血压作用。决明子对大肠埃希菌、产气杆菌、金黄色葡萄球菌、肺炎球菌、青霉等具有较强的抑菌活性,其中蒽醌类成分大黄素对金黄色葡萄球菌、肺炎球菌有强抑制作用,大黄酚和大黄素甲醚除抑菌作用外还有一定的免疫调节作用。此外决明子水浸物对某些皮肤真菌有抑制作用,其醇提取物可抑制金黄色葡萄球菌、伤寒及副伤寒杆菌及白喉杆菌。[《中草药》,2021,52(9):2719-2732]

【用法用量】 内服:煎汤,10～15 g,大剂量可用至30 g;或研末;或泡茶饮。外洗:60 g;做成药枕,可用至1 000 g。

【使用注意】 脾胃虚寒及便溏者慎服。

羊 肉

出《本草经集注》。为牛科动物山羊 *Capra hircus* L.或绵羊 *Ovis aries* L.的肉。

【药性】 甘,热。入脾、肾经。

【功效】 温中健脾,补肾壮阳,益气养血。

【药论及医论】 《名医别录》:“主缓中,字乳余疾……虚劳寒冷,补中益气,安心止惊。”

《千金·食治》:“主暖中止痛,利产妇。”

《日用本草》:“治腰膝羸弱,壮筋骨,厚肠胃。”

《乞法全书·释药分类》:“羊肉最益气血,补虚劳,缓中止痛。而又以浊走浊,故利产妇而止痛。”

【临床应用】

1. 气血虚弱型痛经　羊肉500 g切块,当归60 g,黄芪30 g,生姜5片。共炖汤,盐调味,吃肉喝汤。(《妇产科疾病中医治疗全书》)

2. 肾阳虚月经无定期　熟附子、怀山药、当归各9 g,羊肉90 g。把羊肉治净,与其他各味一同煎汤。调味后吃肉喝汤,于月经前服食数日。(《中华民间秘方大全》)

3. 气滞血瘀月经后期　参见淡豆豉条。

4. 崩中垂死　肥羊肉三斤,水二斗,煮一斗三升,入生地黄汁二升,干姜、当归各三两,煮三升,分四服。(《本草纲目》)

5. 经期过长　当归6 g,炮姜6 g,羊肉30 g,仙鹤草30 g,炙黄芪12 g,党参15 g,荆芥炭10 g,阿胶10 g。(《妇科证治经方心裁》)

6. 带下　羊肉二斤,淡豆豉、大蒜各三两,水一斗,煮减半,去渣,入酥一升,更熬至二升,频服。(《四科简效方》)

7. 虚寒型妊娠腹痛　四仙羊肉汤:羊肉500 g,黄芪30 g,当归30 g,生姜10 g。将当归、黄芪装入布袋内,扎紧口,与洗净之羊肉、生姜共放入砂锅内,加水适量,武火烧沸后,再用文火煨炖。至羊肉烂熟时,取出药袋,放少许盐,分多次饮汤食肉。(《中医妇产科学》,刘敏如等主编)

8. 子嗽　鲜羊肉、大红枣各四两。水炖服。(《常见病验方研究参考资料》)

9. 血虚有寒型胎儿宫内生长迟缓　当归10 g,生姜10 g,羊肉250 g。上味同时加入锅内,加水1 500 mL,煎至肉烂,再加入适量盐调味,即可食肉饮汤,每周1次,宜常服。(《现代中西医妇科学》)

10. 产后腹中㽲痛,当归生姜羊肉汤主之。并治腹中寒疝,虚劳不足。当归三两,生姜五两,羊肉一斤。上三味,以水八升,煮取三升,温服七合,日三服。(《金匮要略》)

11. 人工流产后脐腹疼痛　当归9 g,羊肉30 g,炙黄芪15 g,桂枝6 g,炒白芍12 g,炙甘草6 g,生姜5片,大枣6个,饴糖30 g,小茴香6 g。(《妇科证治经方心裁》)

12. 气脱产后出血　羊肉500 g,党参、黄芪、当归各25 g,葱、姜、盐、料酒、味精各适量。将羊肉洗净切块,药物用布包好,同用武火烧沸,再改文火煨炖,到羊肉烂熟时,放入调味品。分2次服,每日1次,连服3～4日。(《中华民间秘方大全》)

13. 产后气虚阳弱之自汗　黄芪羊肉汤:黄芪15 g,羊肉90 g,桂圆肉10 g,怀山药15 g。将羊肉用沸水稍煮片刻,捞出后用冷水浸泡以除膻味。用砂锅将水煮开,放入羊肉和三味药同煮汤。食时调好味,可饮汤吃肉。(《百病饮食自疗》)

14. 产后贫血　当归、生姜各15 g,羊肉250 g,山药30 g。将羊肉洗净切块,当归用纱布包好,同山药、姜片共炖汤,烂熟后放调味品。饮汤食肉。每周3～4次,连服30日。(《中华民间秘方大全》)

15. 产后大虚,羸瘦无力,腹肚痛,冷气不调,又脑中风汗自出　羊肉方:白羊肉一斤,如常法调和,腌腊食之。(《普济方》)

16. 产后带下,产后中风,绝孕,带下赤白　用羊肉二斤,香豉、大蒜各三升,水一斗三升,煮五升,纳酥一升,更煮三升,分温三服。(《本草纲目》)

17. 妇人无子　壬子丸:吴茱萸(炒)、白茯苓、白蔹(炒)、当归(酒洗)、白及(去皮)、牛膝(酒洗),各一两,桂心、秦艽、乳香、没药各四钱,细辛(去叶)、石菖蒲、附子(盐水浸炒)、厚朴(姜制),各四钱,人参四两,戍羊肉壬子日修合,要服待子时起,酒下。有胎即止。忌生冷、葱蒜、火熏、酒椒、犬肉。(《女科万金方》)

18. 肾阳虚型围绝经期综合征　羊肉60 g,栗子18 g,枸杞15 g。将羊肉洗净切块,加水2 000 mL,用武火煮开锅后用文火煮至半熟时加入去壳栗子、枸杞,再煎20分钟,加佐料服食,每晚1剂,连服1个月。(《现代中西医妇科学》)

19. 血虚　当归15 g,生姜5片,羊肉

100 g,炙黄芪 20 g,党参 20 g,炒白术 10 g,龙眼肉 10 个,红糖 2 匙。(《妇科证治经方心裁》)

20. 缺乳 豆腐炖羊肉食。(《常见病验方研究参考资料》)

21. 乳汁不下 鼠肉五两,羊肉六两,獐肉八两。上三物作臛啖之,勿令食者知。

【现代药理研究】 羊瘦肉含水分 63%,蛋白质 11.3%,脂肪 13.6%,碳水化合物 0.5%,灰分 1%,钙 15 mg,磷 163 mg,铁 3 mg。此外,尚含硫胺素 0.07 mg,核黄素 0.03 mg,烟酸 4.9 mg,胆甾醇 70 mg。(《吃的营养和健康》)

【用法用量】 内服:煎汤代水,30～100 g。

【使用注意】 外感时邪或内有宿热者忌服。

羊 蹄

出《神农本草经》。又名土大黄、东方宿、羊蹄大黄等。为蓼科植物羊蹄 *Rumex japonicus* Houtt.、尼泊尔酸模 *Rumex nepalensis* Spr. 的根。

【药性】 苦,寒。入心、肝、大肠经。

【功效】 清热通便,凉血止血,杀虫止痒。

【药论及医论】 《神农本草经》:"主头秃疥瘙,除热,女子阴蚀。"

《日华子》:"治癣,杀一切虫,肿毒,醋磨贴。"

《本草衍义》:"治产后风秘。"

《全国中草药汇编》:"主治……功能失调性子宫出血……急性乳腺炎……"

【临床应用】

1. 功能失调性子宫出血 尼泊尔羊蹄干品 30 g,煎汤分 3 次服。(《中华本草》)

2. 产后大小便秘涩,坐卧不安 羊蹄根一两(锉)。上以水一大盏,煎至六分,去滓,分为二服,食前服之。(《太平圣惠方》)

3. 妇人血风,皮肤瘙痒不可禁止 白蒺藜汤:白蒺藜、防风、道人头、蛇床子、卷柏、黄芪、漏芦各一两半,羊蹄根二两,蒴藋根三两。上件药细锉,以水一斗,煎至五升,去滓,看冷暖,于避风处洗之。(《太平圣惠方》)

4. 急性乳腺炎 羊蹄捣烂敷。(《中医大辞典》)

5. 女人阴蚀疼痛 羊蹄根,煎汤揉洗。(《本草汇言》)

【现代药理研究】 羊蹄的根及茎含结合和游离的大黄素。根的水煎液体外对金黄色葡萄球菌、炭疽杆菌、乙型溶血性链球菌和白喉杆菌有不同程度抑制作用。(《中华本草》)

【用法用量】 内服:煎汤,9～15 g。外用:适量,捣敷;磨汁涂;或水煎洗。

【使用注意】 脾胃虚寒者禁服。

米

粳米为禾本科植物 *Oryza sativa* L.脱壳的颖果。糯米为禾本科植物 *Oryza sativa* L. var. *glutinusa* Mastum 脱壳的颖果。

【药性】 (粳米)甘,平。(糯米)甘,温。

【功效】 (粳米)补中,养气,益血,生津,填髓,充肌。(糯米)补肺气,充胃津,暖水脏。炒香焦黄,暖脾开胃。

【药论及医论】 《茅氏女科秘方》:"妊妇胎动痛异常……糯米加煎最效良。""妊妇欲产先晕闷……散中糯米必须增。"

【临床应用】

1. 月水不断 侧柏叶、木贼炒微焦,各等分为末,每服二钱,米饮下。(《医部全录·妇科》)

2. 月经不调,痛经,胎漏难产,产后血晕,瘀血腹痛 新鲜益母草 120 g(干品 60 g)去根洗净,切碎,煎取浓汁约 200 mL,入粳米、红糖,煮为稀粥,每日 2 次,温热服食。(《中华民间秘方大全》)

3. 脾虚型排卵期子宫出血 参见苍术条。

4. 经血逆行 用鱼胶切炒,新绵烧灰,每服二钱,米饮调下即愈。(《多能鄙事》)

5. 经前眩晕、呕吐、头痛、咳、喘、吐血、衄血等症 参见赭石条。

6. 脾虚经行水肿 参见冬瓜子条。

7. 风湿性经行身痛以头痛为主 参见防风条。

8. 经断而后肿，用此调经则水自消　葶归丸(当归、人参、大黄、桂心、瞿麦、赤芍、白茯苓、葶苈)，每十五丸，空心米饮下。(《医部全录·妇科》)

9. 白带　鲜萹蓄 90，细叶艾根 45 g，粳米 90 g，白糖 30 g。先将粳米煮取米汤，再入各药，煎汁，去滓，加白糖。空腹服，每日 1 剂。(《浙南本草新编》)

10. 带下　莲子 100 g，芡实 100 g，荷叶 15 g，糯米 50 g。荷叶煎汤代水，加入其他 3 味共煮成粥，再加白砂糖适量食用。(《妇科用药 400 品历验心得》)

11. 赤白带　参见乌骨鸡条。

12. 女人白淫　糙糯米、花椒等分，炒为末，醋糊丸梧子大。每服三四十丸，食前醋汤下。(杨起《简便方》)

13. 恶阻　糯米四两。每次用糯米一两，水熬饮服，一日四次。忌硬冷食物。(《常见病验方研究参考资料》)

14. 妊娠吐酸水，心腹痛，不能饮食　人参、干姜(炮)等分为末，以生地黄汁和丸梧子大，每服五十丸，米饮下。(《太平惠民和剂局方》)

15. 妊娠数月未满，损动　葱粥：葱三茎，糯米三合。上以葱煮糯米粥食之，如产后血运，用之亦效。(《寿亲养老书》)

16. 胎气不固　南瓜蒂煅存性研，糯米汤下。(《随息居饮食谱》)

17. 妊身胎动不安　宜吃糯米阿胶粥：糯米三合，阿胶四分(炙，捣末)。上煮糯米粥，投阿胶末调和，空心食之。(《食医心鉴》)

18. 滑胎　参见大黄条。

19. 妊娠腰痛　杜仲 10 g，莲子 30 g，红枣 10 个，糯米 100 g。杜仲水煎后去滓，入其余三味熬成粥，分两次食用。(《妇科用药 400 品历验心得》)

20. 胎萎不长　红枣 10 枚，糯米 50 g。枣与米共煮成粥，分两次服完。连续服食 1 个月。(《中国民间医术绝招·妇科部分》)

21. 妊娠小便不禁　桑螵蛸散：桑螵蛸二十枚，酒炙黄。上为细末，每服二钱，空心米饮调下。(《医部全录·妇科》)

22. 妊娠泄泻　久泄单方：糯米一升，炒熟。每日嚼一二盏，即止，真神妙。(《女科一盘珠》)

23. 妊娠肿胀　糯米、小麦芽各等量，磨粉做成团子(约 20 g 重)，蒸熟。每日分两次各吃 4～6 个，连服 7 日。(《中医妇产科学》，刘敏如等主编)

24. 妊娠尿血　豆酱一大盏熬干，生地黄二两为末，每服一钱，米饮下。(《普济方》)

25. 子痫昏冒　缩砂和皮炒黑，热酒调下二钱，不饮酒者，米饮下。(《医部全录·妇科》)

26. 妊妇霍乱吐泻，心烦，闷乱作渴　止渴饮：糯米一合，泡令净，细研，以水一大盏，研滤取汁，入蜜一合，生姜汁半合相和。渴即顿服，立止。(《妇人大全良方》)

27. 妊娠脏燥，自悲自哭自笑　用红枣烧存性，米饮调下。(《医部全录·妇科》)

28. 妊娠吐衄不止　马钱末，浓米饮服半钱。(《太平圣惠方》)

29. 孕妇伤暑热，脉虚发渴，身热自汗，喘促气逆，虚热作吐，气乏者　竹叶石膏汤：竹叶、人参、法半、炙草各一钱，石膏末、制麦冬、粳米各二钱，生姜三片。(《彤园妇人科》)

30. 胎冷　参见高良姜条。

31. 腹痛未产之前，如饥　则与稀粥少许，勿忍饥忍渴。(《孕育玄机》)

32. 产后气血俱虚作渴，头眩脚弱，饮食无味者　用人参二钱，麦门冬一钱半，熟地七分，天花粉三钱，甘草五分，糯米姜枣煎服。(《医部全录·妇科》)

33. 产后呕吐　参见降香条。

34. 产后日久不食，服药即吐　必须独参二三钱，着姜三片，白米一大撮，水煎服以安胃气。(《宁坤秘笈》)

35. 产后伤食痛或胁痛，误服消导方，多绝谷食　独用饭锅焦为粉，再用人参三钱，姜一片煎汤，调饭焦粉饮下。(《朱丹溪先生胎产秘书》)

36. 产后痢久不瘥　仓米一合，当归一两。上以水一大盏，煎六分去滓，分为二服。(《普济方》)

37. 产后汗症 黄芪建中汤：黄芪(蜜炙)二钱，白芍(酒炒)钱半，炙甘草钱半，肉桂五分，糯米一钟，炒黄为引。(《女科一盘珠》)

38. 产后汗出 粳米粉散：牡蛎、白粳米粉各150 g，附子50 g。将药研细，混匀，汗出时外扑。(《妇产科疾病中医治疗全书》)

39. 产后气短欲绝，心中烦闷，少气力 竹叶汤：竹叶、麦门冬、小麦各一升，甘草一两，生姜二两，大枣十二枚，糯米五合。上切，以水一斗，煮竹叶小麦至八升，去滓，纳余药煮取三升，去滓温服。(《医部全录·妇科》)

40. 产后诸虚不足，发热盗汗 人参汤：人参、当归各等分。上为末，以猪腰子一个去脂膜，切小片子，以水三升，糯米半合，葱白两条，煮米熟，取清汁一盏，入药二钱，煎至八分，温服，不拘时。(《医部全录·妇科》)

41. 肝肾阴亏、精血不足所致围绝经期综合征 参见黑芝麻条。

42. 固下元 补宫丸：白芍(酒炒)、山药、龙骨(煅)、赤石脂各等分，干姜(炒)减半。上醋糊丸，空心米饮下。(《医部全录·妇科》)

43. 痰湿内阻面部黄褐斑 参见干姜条。

44. 下乳汁 立效散：粳米、糯米各半合，莴苣子一合并淘净，生甘草半两。上煎汁一升，研药令细，去滓，分作三服，立下。(《拔粹方》)

45. 乳痈及妒乳，作寒热疼痛 参见鸡蛋条。

【用法用量】 内服：煎汤或煮粥，30～90 g。

灯心草

出《开宝本草》。又名虎须草、赤须、灯心、灯草、碧玉草、水灯心、铁钉心、猪矢草、洋牌洞、虎酒草、曲屎草、秧草。为灯心草科植物灯心草 *Juncus effusus* L. 的干燥茎髓。

【药性】 微寒，甘、淡。入心、肺、小肠、膀胱经。

【功效】 利水通淋，清心降火。

【临床应用】

1. 经行情志异常心肝火旺证 清热镇惊汤：柴胡，薄荷，麦冬，栀子，黄连，龙胆草，茯神，钩藤，木通，生甘草，灯心草，竹叶。(《中医妇产科学》，刘敏如等主编)

2. 经行眩晕 生牡蛎30 g，炙鳖甲、钩藤、女贞子、墨旱莲各12 g，炙龟甲、生地黄各15 g，枸杞子、赤芍各9 g，朱灯心3扎，远志4.5 g。(《中医妇科临床手册》)

3. 经闭容枯 麦冬六斤，去心，熬成膏，此方惟血热及冲任伏热甚，用灯心七根，冲汤调服。(《家用良方》)

4. 阴胞不净，为淋、为浊、为带，诸垢秽宿疾 泽泻一两，瞿麦、猪苓各五两，滑石三钱，甘草一钱，灯心五十枚，水煎，和生白果肉汁半盏服。(《本草汇言》)

5. 子淋心烦闷乱，因膀胱小肠虚热，致令肾燥、肺燥、血燥，烦闷 安荣散：沙参、麦冬、当归、滑石末各二钱，木通、甘草梢、北细辛各一钱，灯心引。(《彤园妇人科》)

6. 妊娠卒不得小便 杏仁二十个，去皮尖，熬令变色。上一味，捣丸如大豆，灯心煎汤，吞七粒，立得利。(《妇人大全良方》)

7. 妊娠膀胱虚，小便淋漓 安荣散：麦冬、木通、滑石、人参、细辛各二钱，当归(酒浸)、甘草各五钱，灯心三钱。冬汤调服。(《女科心法》)

8. 妊娠心腹胀痛，而胁肋闷，饮食不下，四肢无力 苍公下气散治之。苍公下气散：官桂，槟榔，桑皮，赤芍，青皮，陈皮，羌活，紫苏，半夏，甘草，大腹皮，赤苓，灯心，姜枣。(《郑氏家传女科万金方》)

9. 胎气冲肝，腰脚痹，行步艰难 (四物汤)加枳壳、木通、连翘、荆芥、地黄、羌独、山栀、甘草、灯心，空心服。(《济阴纲目》)

10. 孕妇瘟疫发表之后，毒甚不解，邪传入里者 参见马勃条。

11. 孕妇寒湿暑邪凝结中脘，不得吐泻，腹中绞痛，烦渴尿秘热盛者 桂苓甘露饮：茯苓、炙术、猪苓、泽泻各钱半，熟石膏、寒水石、滑石末各三钱，桂心五分，灯心引。(《彤园妇人科》)

12. 妊妇尝病自汗，或因下痢后，小便短少不痛者，此津液不足也 生津汤：当归、炙甘草各五钱，麦门冬、通草、滑石各三钱，人参、细辛

各一钱。上为细末，每服六七钱，灯心煎汤，空心调服。(《济阴纲目》)

13. 产一二日间，艰难者　只以加减五苓散主之。猪苓、泽泻、白术、茯苓、桂心、车前子、木通、枳壳、槟榔、甘草各一钱，滑石末二钱，灯心四十九寸，长流水顺取，煎服，连进。以子生为度。(《妇科备考》)

14. 产后口眼㖞斜　人参，当归，白术，半夏，灯心，陈皮，防风，天麻，瓜蒌，贝母，升麻，羌活，姜三片。食前服。(《女科万金方》)

15. 产后不寐　灯心2扎，磁石60 g。(《中医妇科临床手册》)

16. 产后失血过多，心神不安，昏闷语涩，不得卧　宁志膏：辰砂、枣仁(炒)、人参、茯神、琥珀、滴乳香各一钱。上为末和停，每服一钱，浓煎灯心枣汤空心调下。(《医部全录・妇科》)

17. 产后大小便闭　八正散：滑石，萹蓄，木通，山栀，瞿麦，车前，甘草，大黄。河水二钟，灯心一结。不拘时服。(《女科万金方》)

18. 产后淋　加味导赤散主之：生地、赤芍、木通(去皮)、甘草梢、麦冬、黄柏、知母、桂心各一钱，灯心四十七寸，水浸，调益元散二钱服。(《万氏妇人科》)

19. 产后尿血　小蓟汤：小蓟根、生地、赤芍、木通、蒲黄、淡竹叶、甘草梢各一钱，滑石二钱，灯心引。(《妇科秘书》)

20. 产后通身浮肿，及治妇人大病后脾气虚弱，中满腹胀等症　正脾散：莪术、香附、茴香(炒)、甘草(炙)、陈皮各等分。上为细末，每服二钱，煎灯心木瓜汤调下。(《杨氏家藏方》)

21. 热入血室，发狂不认人　冰片二分，牛黄三分，甘草一钱，朱砂、姜黄、牡丹皮各三钱，共为极细末，炼蜜丸，如皂角大。每服一丸，灯心汤化下。(《万病回春》)

22. 妇人噫嗝　岔气散：木香，丁香，人参，麦冬，厚朴，甘草，藿香，槟榔，桑皮，草果，桔梗，白术，香附，紫苏，陈皮。每服三钱，姜三片，枣二枚，灯心一结。(《女科万金方》)

23. 妊娠脏躁　三心宁脏汤：莲子心，灯心草，竹叶卷心，大枣，浮小麦，生甘草，炙甘草，煅磁石。(《中医妇产科学》，刘敏如等主编)

24. 心火亢盛型梦交　竹叶灯心茶：竹叶3 g，灯心2 g，绿茶适量。沸水冲泡频饮，不拘时间。(《中医妇产科学》，刘敏如等主编)

25. 阴肿痛，或风热作痒　清肝渗湿汤：滑石二钱，川芎、当归、白芍、生地、山栀、黄连、连翘、胆草各一钱，银柴胡、泽泻、木通各六分，芦荟五分，甘草三分，防风八分。上，水二钟，淡竹叶、灯心各二十件，煎八分，食前服。(《外科正宗》)

26. 阴疮　清肝渗湿汤：川芎、当归、白芍、生地、山栀、黄连、连翘、龙胆草各一钱，银柴胡、泽泻、木通各六分，滑石二钱，芦荟五分，甘草三分，防风八分。用法：水二钟，淡竹叶、灯心各二十件，煎八分，食前服。(《外科正宗》)

【现代药理研究】 文献报道5-甲酰基-2,7-羟基-1-甲基-9,10-二氢菲(21)和juncuenin E(43)对人乳腺癌MCF-7细胞、人宫颈癌HeLa细胞具有明显的抑制增殖作用。[《中草药》，2021，52(21)：6701-6716]

【用法用量】 内服：煎汤，1～3 g，鲜草15～30 g；或入丸、散。治心烦不眠，朱砂拌用。外用：适量，煅存性研末撒；或用鲜品捣烂敷、扎把外擦。

【使用注意】 下焦虚寒，小便不禁者禁服。

安息香

出《新修本草》。又名拙贝罗香。为安息香科植物白花树 *Styrax tonkinensis* (Pierre) Ccraib ex Hart.的干燥树脂。

【药性】 辛、苦，平。入心、肝、脾经。

【功效】 开窍，辟秽，行气血。

【药论及医论】 《本草便读》："研服行血下气，安神。"

《中医大辞典》："治卒中暴厥，卒然昏迷，心腹诸痛，产后血晕……"

【临床应用】

1. 冲任不足，下焦久寒，脐腹㽲痛，月事不匀，或来多不断，或过期不来，或崩中去血，或带下不止　安息活血膏：柏子仁，附子，山茱萸，杜仲，延胡索，虎杖，吴茱萸，安息香，桃仁，当归，木香，泽兰叶，黄芪，丹皮，肉桂，干姜，艾叶，肉苁蓉，厚朴。（《太平惠民和剂局方》）

2. 月水不通，无子，由子宫风冷，积血滞于膀胱，故致腰胯疼痛，手脚心热，背膊妨闷，经络不调，腹内多气，四肢乏力，面无血色　宜服桃花丸：桃花，苏合香，安息香，木香，槟榔，川芒硝，水蛭，虻虫，鳖甲，麒麟竭，附子，柴胡，卷柏，当归，辛夷，白芷，紫石英，禹余粮，芎䓖，牡丹，细辛，麦门冬，羌活，桂心，肉豆蔻。（《太平圣惠方》）

3. 带下并脚弱　补骨脂煎：补骨脂（炒）、安息香（研）各一两，胡桃仁二两。上三味，捣研极细，炼蜜调如稀饧，每服半匙，空心温酒调下。（《圣济总录》）

4. 赤白带下不止　瑇瑁丸：瑇瑁、续断各一两，安息香、麒麟竭、乳香、没药各半两，故锦灰七钱半。上为细末，以蜜及安息香熬和药末，丸如绿豆大，每服二十丸，食前温酒送下。（《医部全录·妇科》）

5. 子痫发作昏迷不醒　苏合香丸：安息香，白术，青木香，乌犀屑，香附，朱砂，诃黎勒，白檀香，沉香，荜茇，龙脑，苏合香油，熏陆香。（《中医妇科临床手册》）

6. 产后血晕　以童子小便，磨安息香服，亦妙。（《圣济总录》）

7. 梦交　以安息香和硫黄等分合为丸，烧熏丹田穴。（《妇产科疾病中医治疗全书》）

8. 癥瘕冷气，或时攻心腹痛，不能食，四肢瘦弱　鳖甲丸：鳖甲，木香，川大黄，当归，安息香，桂心，附子，阿魏。（《太平圣惠方》）

9. 梦与鬼交　苏合香丸：白术，青木香，乌犀角屑，香附子，朱砂，诃黎勒，白檀香，丁香，安息香，沉香，麝香，荜茇，龙脑，苏合香，熏陆香。（《医部全录·妇科》）

10. 妇人夜梦鬼交　以安息香和臭黄合为丸，烧熏丹田。（《普济方》）

11. 妇人痨瘵　养正膏：鳖甲，青蒿，淡豉，葱白，安息香，桃柳，桑枝，桃仁，天灵盖。（《妇人大全良方》）

12. 血风走疰，肢节疼痛，发时来往不定　没药散：没药，乳香，芎䓖，当归，桂心，漏芦，木香，白芷，琥珀，地龙，安息香，麝香。（《证治准绳·女科》）

13. 乳痈穿穴，脓水不住，年月深远，蚀肉伤筋。或时碎骨疮中自出，肉冷难生，疼痛不可忍　芎䓖丸：芎䓖，当归，桂心，黄芪，沉香，安息香，附子，白芷，麒麟竭，丁香，木香，枳壳，羌活，赤芍药。上件药罗为末，炼蜜和捣三五百杵，丸如梧桐子大，每日空心午时、晚食前以甘草酒下一（二）十丸。（《太平圣惠方》）

【现代药理研究】 安息香能显著增加大鼠血清雌二醇、孕酮水平及子宫、卵巢湿重，推测安息香可能直接作用于卵巢，从而显著升高黄体期未孕大鼠、小鼠的雌激素和孕激素水平，影响内分泌；还可通过阻断孕妊大鼠在体子宫平滑肌的前列腺受体、部分阻断缩宫素受体而抑制子宫平滑肌运动。[《中药材》，2020，43(1)：243－248]

【用法用量】 内服：研末服，0.3～1.5 g，或入丸剂。忌见火。

阳起石

出《神农本草经》。又名白石、羊起石。为石棉类矿石。

【药性】 咸，温。入肾经。

【功效】 温补命门。

【药论及医论】《神农本草经》："主崩中漏下，破子脏中血，癥瘕结气，寒热腹痛……"

《药性论》："能暖女子子宫久冷，冷癥寒瘕，止月水不定。"

《日华子》："治带下……"

王好古："补命门不足。"

【临床应用】

1. 冲任不交，虚寒之极，崩中不止，变生他证　阳起石丸：阳起石（火煅红，别研，令极细）二两，鹿茸（去毛，醋炙）一两。上为细末，醋煎艾汁，打糯米糊为丸，如梧桐子大。每服百丸，空心食前，米饮送下。（《重订严氏济生方》）

2. 月水不调，或前或后，或多或少，乍白乍赤　阳起石汤：阳起石，甘草，续断，干姜，人参，桂心，附子，赤石脂，伏龙肝，生地黄。(《备急千金要方》)

3. 血海冷败，脱血带下，诸虚冷疾　阳起石汤：阳起石二两，白茯苓、人参、炙甘草、赤石脂、龙骨各三两，伏龙肝五两，生地黄一升，附子一两，续断三两。上㕮咀，每服三钱，水一盏煎至七分去滓，温服，早晨日午晚后各一服。(《普济方》)

4. 妊娠数堕胎。皆因气血虚损，子脏风冷，致胎不坚固，频有所伤　宜服卷柏丸。卷柏，钟乳粉，鹿角胶，紫石英，阳起石，桑螵蛸，禹余粮，熟地黄，桂心，川牛膝，桑寄生，北五味，蛇床子，牡丹皮，杜仲，川芎，当归。炼蜜丸如梧桐子大。每服三四十丸，空心，温酒吞下。(《妇人大全良方》)

5. 血海久积虚冷，无子　阳起石丸：阳起石二两，炮干姜三分，白术三分，熟干地黄一两，吴茱萸三分，牛膝三分。上件药捣罗为末，炼蜜和捣三二百杵，丸如梧桐子大，每于空心及晚食前，温酒下三十丸。(《太平圣惠方》)

6. 种子　四奇毓麟丸：粉龙骨一钱，阳起石三钱，白芷三钱，蓖麻四十九粒，黄春季桂五钱，砂仁一钱，闹杨花一钱，参芦五钱，枸杞子一钱，麝香一钱，紫梢花一钱，北细辛三钱，肉苁蓉一钱，真肉桂二钱，旱地浮萍二钱，吴茱萸二钱，石榴皮一钱，川椒一钱，真鸦片膏一钱，锁阳三钱，象皮一钱。上药二十一味各研极细末，称足，用半生蜜为丸如龙眼核大，外用丁香油为衣，再加蜡壳，每遇红尽之日去壳，将丸放入户内约一顿饭时，药化可行，无不灵验。(《宁坤秘笈》)

7. 肾阳虚型性欲低下及性厌恶　阳起石12 g煅烧成灰研成细末，用淡盐水或酒服，每次1 g。(《中国民间小单方》)

8. 肾阳虚型性交疼痛　牛肾粥：牛肾1枚(去筋)，阳起石120 g(布包)，粳米60 g。阳起石加水1 000 mL，煮30分钟后去石，加入粳米及牛肾、葱少许煮作粥，空腹食用，每日1次。(《中医妇产科学》，刘敏如等主编)

【用法用量】 内服：10～20 g；或入丸、散，3～5 g。

【使用注意】 阴虚火旺者忌服。

防　己

出《神农本草经》。又名汉防己、白木香、倒地拱。为防己科植物粉防己 *Stephania tetrandra* S. Moore 的根。

【药性】 苦、辛，寒。入膀胱、肺、脾经。

【功效】 利水消肿，祛风止痛。

【药论及医论】 《名医别录》："疗水肿，风肿，去膀胱热……"

《医林纂要·药性》："泻心，坚肾，功专行水决渎，以达于下。"

《本草再新》："利湿，除风，解火破血。"

【临床应用】

1. 痛经　木防己根15 g，水煎服。(《浙江民间常用草药》)

2. 妇人血分，四肢浮肿，喘促，小便不利　汉防己散：汉防己、当归、桂心、羚羊角屑、青橘皮、赤芍药各半两，赤茯苓、大腹皮、前胡、木通各三分，桑根白皮、槟榔、炒川大黄各一两。上件药捣筛为散，每服四钱，以水一中盏，煎至六分，去滓，食前温服。(《太平圣惠方》)

3. 经前烦躁经后失眠　防己10 g，生地黄20 g，桂枝3 g，防风10 g，甘草5 g，小麦30 g，大枣5个，炒栀子10 g，淡豆豉10 g，首乌藤30 g，合欢皮10 g。(《妇科证治经方心裁》)

4. 妊娠腰痛，骨盆疼痛　十三太保方(当归4.5 g，川芎4.5 g，炒白芍6 g，厚朴2 g，艾叶2 g，黄芪3 g，荆芥3 g，川贝母3 g，菟丝子3 g，枳壳2 g，羌活2 g，甘草2 g)加草薢10 g、桑寄生20 g、防己10 g。(《妇科用药400品历验心得》)

5. 若(妊娠)水停心下微吐逆者　(四物汤)加猪苓、茯苓、防己。(《医部全录·妇科》)

6. (妊娠)两脚肿甚者　宜白术、茯苓、防己、木瓜主之。(《医部全录·妇科》)

7. 孕妇脉浮数，发热恶寒，两腿膝胫肿痛火热，症似伤寒　加味苍柏散：制苍术，白术，黄柏，川芎，羌活，独活，生地黄，当归，赤芍，木通，知母，防己，木瓜，薏苡仁，甘草，生姜，葱白。温服取汗。(《彤园妇人科》)

8. 胎水肿满，羊水过多　防己、茯苓、陈皮、大腹皮、木瓜、茵陈、枳壳、神曲各 15 g，白术 20 g。(《全国名医妇科验方集锦》)

9. 妊娠身体浮肿，小便不利，洒淅恶寒　葵子散：葵子二两，赤茯苓二两，汉防己二两。上件药捣细罗为散，每于食前，以粥饮调下一钱。(《太平圣惠方》)

10. 柔痉症。孕妇脉浮有汗，不恶寒但发热。头摇口噤，项背强直，身体重痛，颈不得伸。此太阳兼阳明虚邪，风湿偏盛，法当两解　加味桂枝汤：桂枝、葛根、酒芍、当归各二钱，川芎、防己、炙草各一钱，姜、枣引。(《彤园妇人科》)

11. 通治妊娠肩背痛，随证加引　羌活胜湿汤：羌活、独活各二钱，川芎、藁本、防风、炙草各一钱，蔓荆子八分。如身重腰中沉沉然，中有寒湿也，加酒洗防己、附片。(《彤园妇人科》)

12. 妊娠中风口噤，四肢强直，角弓反张　防己五钱，羌活一钱。上为细末，别用黑豆一合炒焦黑，投好酒中，沸定去豆，调药末，擀开口灌之，稍醒再灌，有效。(《医学正传》)

13. 妊娠咳嗽，喘满短气　防己汤：防己、白药子各一两。上二味，粗捣筛，每服三钱匕，水一盏，煎七分，去滓温服。未效再服。(《圣济总录》)

14. 羊水过多　参见椒目条。

15. 产后腰痛　桑寄生、续断、杜仲、巴戟天、金狗脊、补骨脂、怀牛膝、当归、威灵仙、防己各 12 g，鸡血藤、络石藤各 15 g。(《妇科名医证治精华》)

16. 风热壅盛　泻肝四物汤：四物汤加秦艽、连翘、防己、龙胆草。(《妇科玉尺》)

17. 产后中风发热，面赤气喘，头痛　羚羊角散：羚羊角屑、生干地黄、汉防己、当归、赤芍药、桂心各一两，石膏二两，麻黄二两，炙甘草半两。上件药捣筛为散，每服四钱，以水一中盏，入竹叶二七片，生姜半分，煎至六分，去滓，不计时候温服。(《太平圣惠方》)

18. 产后中风，发则仆地，不省人事，及妊娠挟风，兼治蓐草之间诸般病证　大豆汤：大豆五升(炒黄)，独活、葛根各八两，防己六两。上㕮咀，每服五钱，酒二盏，煎至一盏半，去滓温服。不拘时，日三服。(《医部全录·妇科》)

19. 产后中风，四肢筋脉挛急，身体麻痹　防己膏：汉防己(去皮)半斤，茵芋五两。上㕮咀，用酒五升浸药一宿，取猪脂肪一斤，文武火熬，三上三下成膏，摊在纸花上，贴病人患处，以热手不住摩膏上千遍。(《济阴纲目》)

20. 产后血虚，风肿水肿　泽兰叶、防己各等分。上为末，每服二钱，温酒调下。(《妇人大全良方》)

21. 脏躁　防己 10 g，生地黄 15 g，桂枝 3 g，防风 10 g，甘草 5 g，小麦 30 g，大枣 6 个，炒栀子 10 g，淡豆豉 10 g，连翘 10 g。(《妇科用药 400 品历验心得》)

22. 围绝经期综合征(潮热出汗烦躁)　防己地黄汤加味：防己 10 g，桂枝 3 g，防风 10 g，甘草 5 g，生地黄 20 g，龟板胶 10 g，鳖甲 12 g，石斛 15 g，麦冬 10 g，天冬 10 g，知母 10 g，糯稻根 30 g，浮小麦 30 g。(《妇科证治经方心裁》)

23. 卵巢过度刺激综合征　防己 10 g，生黄芪 15 g，白术 20 g，生甘草 5 g，生姜 5 片，大枣 6 个，桑白皮 10 g，陈皮 12 g，大腹皮 15 g，茯苓皮 30 g，赤小豆 45 g，当归 9 g，天仙藤 9 g，乌药 9 g。(《妇科证治经方心裁》)

24. 输卵管积水　防己 12 g，花椒 5 g，葶苈子 12 g，炙大黄 9 g，柴胡 12 g，炒白芍 10 g，枳壳 10 g，炙甘草 6 g，三七 4 g，大血藤 20 g，蒲公英 20 g，败酱草 15 g。(《妇科证治经方心裁》)

25. 产后妒乳，肿痛壮热，欲结成痈　连翘散：连翘、川升麻、汉防己、黄芩、炒川大黄、芒硝、柴胡、甘草、犀角屑、杏仁各一两，赤芍药二两。上件药捣粗罗为散，每服三钱，以水一中盏，煎至六分，去滓，每于食后温服。(《太平圣惠方》)

26. 脾湿痰浊型肥胖症　防己、薏苡仁、草决明、茯苓、泽泻各 15 g，白术、荷叶各 12 g，陈皮 10 g。每日 1 剂，水煎两次，早晚分服，15 日为 1 个疗程。(《中国民间医术绝招·妇科

部分》)

【现代药理研究】

(1) 粉防己碱对小鼠致痛有明显的镇痛作用,并且能减轻炎症的各项病理改变。[《湖北农业科学》,2019,58(20):5-8,20]

(2) 粉防己 10 g/kg 灌胃,能明显增加大鼠排尿量。粉防己碱对大鼠子宫平滑肌有抑制作用。粉防己碱可减弱催产素和 Ca^{2+} 对大鼠子宫平滑肌的收缩作用……粉防己碱可降低输卵管腔内压,抑制兔卵管通过输卵管的运行。在排卵后 48 小时内,卵运行明显延缓,并可拮抗环戊烷丙酸雌二醇(ECP)加快卵子运行的作用。(《中华本草》)

【用法用量】 内服:煎汤,6～12 g;或入丸、散。

【使用注意】 食欲不振及阴虚无热者禁服。

防 风

出《神农本草经》。又名屏风、关防风。为伞形科植物防风 *Saposhnikovia divaricata* (Turcz.) Schischk.的根。

【药性】 辛、甘,微温。入膀胱、肺、肝、脾经。

【功效】 祛风,胜湿,调气止痛。防风炭适用于崩漏出血。

【药论及医论】《神农本草经》:"主大风头眩痛,恶风,风邪……风行周身,骨节疼痹……"

《名医别录》:"字乳,金疮,内痉。"

《本草正》:"若随实表补气诸药,亦能收汗,升举阳气,止肠风下血崩漏。"

《长沙药解》:"断漏下、崩中。"

《裘氏妇科临证医案精华》:"荆芥、防风、路路通常用于治疗输卵管炎症引起的不通,每每获效。"

《妇科用药 400 品历验心得》:"防风本草少有言其可入血分者。《长沙药解》说防风'断漏下、崩中'。《经验方》独圣散即防风炒炭研末服,用于崩漏,前人评价'此药累经效验'。因防风性味偏温,又需炒黑,故对于出血色淡,阳气下陷的崩漏、经期过长、赤带、恶露不绝更加合适,常与荆芥炭、艾叶炭、仙鹤草配伍;如属湿热,与地榆、槐花、贯众炭配伍。调经升阳除湿汤是代表方剂。"

【临床应用】

1. 漏下恶血,月事不调 参见藁本条。

2. 月经先期,体虚而兼寒者 参见沙参条。

3. (月经)色变紫黑者,血热也 大概紫者,四物汤加防风、白芷、荆芥。(《医部全录·妇科》)

4. 经血不止 防风散:防风去叉不以多少生用。上一味,捣罗为散,酒调下二钱匕。(《圣济总录》)

5. 经前血气腹痛 耆婆方:防风,厚朴,枳实,白术,桔梗,甘草,生姜。(《医心方》)

6. 经行头痛 川芎茶调散:川芎,荆芥,白芷,羌活,甘草,细辛,防风,薄荷。(《中医妇科临床手册》)

7. 风湿性经行身痛以头痛为主 防风粥:防风 10～15 g,葱白 2 茎,粳米 50～100 g。取防风、葱白煎取药汁,去渣,粳米煮粥,待粥将熟时加入药汁,煮成稀粥食用。(《千金月令》)

8. 经行风疹块血虚外感证 荆防四物汤:荆芥,防风,当归,芍药,地黄,川芎。(《中医妇产科学》,刘敏如等主编)

9. 经前面部痤疮 参见轻粉条。

10. 经前面部皮损 参见苦参条。

11. 经行眉棱骨痛 参见菊花条。

12. 经行咳嗽,妊娠咳嗽,产后咳嗽 参见苦杏仁条。

13. 经行泄泻属于木横侮土者 用痛泻要方:白术,白芍,陈皮,防风。(《中国医学百科全书·中医妇科学》)

14. 赤白带下,阴户痛,控心急痛,身重如山,身黄皮缓,阴中如冰 升阳燥湿汤:防风、良姜、干姜、郁李仁、甘草各一钱,陈皮、黄芪各五分,白葵花、柴胡、升麻各三分。(《仁术便览》)

15. 胎漏下血 防风丸:肝经有风,血因安

动而不归经。防风为末，每服一钱，白汤调下。（《赤水玄珠》）

16. 妊娠腰痛不可忍，或连髈痛　参见狗脊条。

17. 妊娠咽痛　参见升麻条。

18. 妊娠伤寒，中风湿之气，肢节烦疼，脉浮而热，头痛，太阳标病也　宜风湿六合汤，用四物汤四两，防风、苍术制各七钱。（《医部全录·妇科》）

19. 妊娠瘾疹　麻黄连轺赤小豆汤加牛蒡子 10 g、防风 10 g、生地黄 15 g、荆芥 10 g、蝉蜕 5 g。（《妇科用药 400 品历验心得》）

20. 妊娠头痛　荆芥 10 g，防风 10 g，白芷 10 g，藁本 10 g，刺蒺藜 10 g，白僵蚕 10 g，白芍 10 g，蔓荆子 10 g，菊花 10 g，决明子 10 g，珍珠母 12 g，天麻 10 g。（《妇科用药 400 品历验心得》）

21. 妊娠眩晕　防风 10 g，党参 12 g，茯苓 12 g，炒白术 12 g，生姜 4 片，枳壳 5 g，陈皮 10 g，天麻 10 g。（《妇科用药 400 品历验心得》）

22. 子痫　参见川芎条。

23. 妊娠自汗　生黄芪 10 g，白术 10 g，防风 10 g，五味子 5 g，芡实 20 g，牡蛎 10 g，金樱子 15 g，白薇 10 g。（《妇科用药 400 品历验心得》）

24. 妊娠吐衄，若肝经风热　宜防风子芩丸：防风二两（砂糖拌，炒黑），子芩四两。制为末，蜜丸，藕汁下三钱。（《竹林女科证治》）

25. 肝经有风热致血崩，便血尿血　参见黄芩条。

26. 妊娠心惊胆怯，终日烦闷，子烦　竹叶汤：白茯苓三钱，麦门冬（去心）、防风、黄芩各二钱。上作一服，加竹叶十片，水煎服，无时。（《济阴纲目》）

27. 羊水过多　参见桑寄生条。

28. 子气　防风一钱，桑皮、赤苓、紫苏各二钱，木香五分，或加木瓜。（《胎产证治》）

29. 妊娠中风，口噤，四肢强直反张　防风汤：防风三分，羌活一分半。上为细末，以黑豆一合炒焦火烟出，投无灰酒，候沸定，以酒调药斡开口灌下。稍苏，再灌。（《普济方》）

30. 妊娠泄泻，若水谷不化，泻痛不止者　宜白术防风汤：白术（蜜炙）三钱，白芍（炒）二钱，陈皮（炒）一钱五分，防风一钱。水煎，食前服。（《竹林女科证治》）

31. 孕妇风气，大便秘涩　枳壳防风散：枳壳三两（麸炒），防风一两，炙甘草一两。上为末，每服一二钱，空心用白汤调，一日三服。（《广嗣全诀》）

32. 孕妇大小便不通，腹肠痞闷，不思饮食　生熟诃黎勒散：诃黎勒四个（去核，半生半煨）、大黄（炒）、木通、槟榔各一两，枳壳（麸炒）三钱，大腹子三枚。上为末，以葱白二寸，童便一盏，煎六分，调二钱服。（《广嗣全诀》）

33. 妊娠肠风下血　防风黄芩二物汤：防风一两，黄芩三两。煎至一碗，入阿胶五钱，热服。（《陈素庵妇科补解》）

34. 妊娠谵语，为脏腑热极之候　参见黄连条。

35. 妊娠合并肝内胆汁淤积症　参见水牛角条。

36. 妊妇目赤痛者　参见木贼条。

37. 妊娠肝经风热，上攻眼目，带吊失明　参见茺蔚子条。

38. 胎热　参见天冬条。

39. 恶露不绝　防风丸：防风一味为末。每服一钱，白汤调服。（《孕育玄机》）

40. 难产久坐，风入胞门，而腹痛欲绝，脉浮而弦　续断一两，防风五钱，服之立愈。（《女科经纶》）

41. 产后血晕，败血冲肝也　丹皮散：丹皮、防风等分为末。每服一钱。温酒或盐汤调服。（《张氏妇科》）

42. 产后头痛，血虚痰癖、寒热，皆能令头痛　参见苍术条。

43. 产后中风，发热头疼，喘而面赤　竹叶防风汤：竹叶一把，葛根三两，防风、桔梗、桂枝、人参、甘草各一两，大枣十五枚，生姜五两。上㕮咀，以水一斗，煮取二升半，分温三服，温覆使汗出。（《医部全录·妇科》）

44. 袭风腰痛，脉浮弦涩　寄生防风汤：独活钱半，防风钱半，续断三钱，酒炒白芍钱半，桂心钱半，生姜三片，川芎钱半，当归三钱，酒炒桑寄生三钱。水煎，去渣温服。(《女科指要》)

45. 产后气实，腹中坚硬，两胁胀满，心中烦热，渴欲饮水，欲成刚痉、中风之疾　参见败酱草条。

46. 产后头风　愈风四物汤：四物汤加荆芥、细辛、麻黄、防风、甘草。(《妇科玉尺》)

47. 产后痉　防风当归散：防风、当归、川芎、生地各一两。每咀片一两。水煎。(《妇科玉尺》)

48. 产后心虚惊悸，神思不安　熟干地黄二两，黄芪、白薇、龙齿各一两，人参、茯神、羌活、远志各七钱半，桂心、防风、炙甘草各半两。上㕮咀，每五钱。水一大盏半，生姜五片，枣三枚，煎至一大盏，去滓温服，不拘时。(《医部全录·妇科》)

49. 产后不语，(因)大肠风热　加味逍遥散加防风、白芷。(《医部全录·妇科》)

50. 产后失音不语　参见红花条。

51. 产后如虚出汗　防风不以多少，麸炒赤色，碾为细末，煎猪皮汤调下。(《叶氏录验方》)

52. 产后虚羸，不能饮食，及风虚劳等　参见卷柏条。

53. 产后便秘，胀满燥结　调导散：当归三钱，川芎二钱，肉防风、炒香附、炒枳壳各一钱，甘草八分，姜引。(《彤园妇人科》)

54. 产后阴肿　羌活、防风各一两，煎汤熏洗，极效。(《华佗神医秘传》)

55. 产后生肠不收　八物汤加防风、升麻，须用酒炒黄芪为君；外以荆芥、藿香、樗皮煎汤熏洗。(《医部全录·妇科》)

56. 产后阴魋脱下，玉门不收　用石灰一升，炒令极热能烧草，置溷桶中，再用荆芥、防风，不拘多少，煎百沸汤沃之，令产妇坐桶上，使气熏入阴户，待温和坐浸其中。(《妇科百辨》)

57. 围绝经期综合征(潮热出汗烦躁)　参见防己条。

58. 妇科手术后腹胀　防风 10 g，厚朴 20 g，枳实 20 g，白术 10 g，桔梗 5 g，生姜 3 片，荔枝核 10 g，青皮 10 g。(《妇科用药 400 品历验心得》)

59. 盆腔炎　参见天花粉条。

60. 破伤风　防风、天南星，等分为末，酒服，仍以滓傅伤处。(《胎产救急方》)

61. 肥盛妇人，禀受甚厚，恣于酒食，经水不调，不能成胎，谓之躯脂满溢，闭塞子宫　宜行湿燥痰，用星、夏、苍术、川芎、防风、羌活、滑石或导痰汤之类。(《医部全录·妇科》)

62. 悲伤肝痛，两胁肋痛　平肝饮：防风，桔梗，木香，槟榔，枳壳，官桂，白芍，人参，甘草，当归，陈皮，川芎。食前服。(《女科万金方》)

63. 风邪颠狂，或啼泣不止，或歌笑无度，或心神恐惧，或言语失常　参见独活条。

64. 体虚乳汁流出不止　黄芪、防风各五钱，白芷二钱，水煎服。(《常见病验方研究参考资料》)

65. 乳衄肝经郁热证　参见栀子条。

66. 乳痈　防风散：防风(去叉)半两，牵牛子(炒令香)二两。上捣罗为末，每服二钱，空心用沸汤调下，取微利为度，未利再服，渐减服之即瘥。(《普济方》)

67. 乳疖初起　参见夏枯草条。

68. 乳悬　参见白蔹条。

69. 妇人风虚，大便后时时下血　防风如神散：防风、枳壳等分，上㕮咀，每服三钱。水一盏，煎至七分，去滓空心服。(《妇人大全良方》)

70. 妇人血风，皮肤瘾疹痒痛，或有细疮　防风丸：防风、苍耳(炒)、苦参、蒺藜子(炒)各二两，枳壳(去瓤麸炒)一两。上五味，捣罗为末，炼蜜丸如梧桐子大。每服二十丸，温酒下。(《圣济总录》)

71. 交接出血　参见威灵仙条。

72. 风入胞门，忽下鲜血，阴户作痒　独圣散：北防风炒，研末。酒调下。(《女科一盘珠》)

73. 阴中肿痛不可忍洗法　艾叶五两，防风三两，大戟二钱。上锉，水煎，热洗。切宜避风冷。(《寿世保元》)

74. 时常阴痛者　四物汤加藁本、防风。

(《医部全录·妇科》)

75. 血风劳,四肢疼痛,心腹胀满吐逆,面无颜色,经脉不调 参见猪肝条。

76. 脐下冷撮痛,阴冷,大寒,带下 参见桂枝条。

77. 前庭大腺炎 参见龙胆条。

78. 外阴瘙痒 防风 30 g,蝉蜕 10 g,生甘草 2.5 g,泽泻 10 g。水煎 20 分钟,煎汁 250 mL,50 mL 口服,200 mL 熏洗外阴,每日 1 剂,15 日为 1 个疗程。(《妇科病特色方药》)

79. 霉菌性阴道炎 防风、大戟、艾叶各 15 g。水煎,熏洗,每日 1 次。(《单方验方新医疗法》)

【现代药理研究】

(1) 有研究表明,防风 CO_2 超临界流体提取物可缩短小鼠出血时间,缩短大鼠凝血酶原时间及活化部分凝血活酶时间,体现出促凝血作用。根据其延长大鼠优球蛋白溶解时间的趋势,提示其可能有降低纤溶活性的作用。另有研究,防风正丁醇提取物对大鼠血液流变学的影响,结果表明防风正丁醇提取物可减低大鼠全血高切黏度、低切黏度、血浆黏度、纤维蛋白原含量、红细胞压积及全血还原黏度,证明防风正丁醇提取物有一定的活血化瘀作用。还发现防风多糖能够提高切除卵巢后骨质疏松大鼠的骨密度,其可能通过调节肿瘤坏死因子-α、IL-6水平而发挥作用。[《中国现代中药》,2022,24(10):2026-2039]

(2) 防风新鲜汁对铜绿假单胞菌、金黄色葡萄球菌、羊毛样小芽孢癣菌有抑制作用。防风正丁醇萃取物具有活血化瘀作用。(《现代中药药理与临床》)

【用法用量】 内服:煎汤,5～10 g;或入丸、散。外用:适量,煎水熏洗。

【使用注意】 血虚发痉及阴虚火旺者慎服。

红 花

出《本草图经》。又名红蓝花、刺红花、草红花。为菊科植物红花 *Carthamus tinctorius* L. 的花。

【药性】 辛,温。入心、肝经。

【功效】 活血通经,祛瘀止痛。

【药论及医论】 《医要集览·珍珠囊》:"其用有四,逐腹中恶血,而补血虚之虚;除产后败血,而止血晕之晕。"

《本草蒙筌》:"惟入血分,专治女科。"

《本草汇言》:"主胎产百病,因血为患,或血烦血晕,神昏不语,或恶露抢心,脐腹绞痛;或沥浆难生,蹊跁不下,或胞衣不落,子死腹中。是皆临产诸证,非红花不能治。若产后血晕,口噤指搦,或邪入血室,谵语发狂,或血闷内胀,僵仆如死,是皆产后诸证,非红花不能定。又如经闭不通而寒热交作,或过期腹痛而紫黑淋漓,或跌扑损伤而气血瘀积,或疮疡痛痒而肿溃不安,是皆气不和之证,非红花不能调。"

《本草衍义补遗》:"多用破血,少用养血。"

《本草再新》:"安生胎,堕死胎。"

【临床应用】

1. 寒瘀型痛经 红花 10 g,红糖 30 g。水煎,经来即服,每日 1 次,连服 3 日。(《家用便方》)

2. 月经不调、月经闭止、行经腹痛及水肿等症 参见鸡血藤条。

3. 血瘀经闭 红花 50 g,黄酒 1 000 mL。浸泡 1 周。每次服用 50 mL,每日 2 次。连服 6～7 日。(《中华民间秘方大全》)

4. 青春期功能失调性子宫出血及月经过多 栀母霜汤:鸡血藤、益母草、白茅根各 30 g,炒栀子 15 g,红花炭 9 g,川楝子、生甘草各 12 g,鹿角霜 10 g。(《中国中医秘方大全》)

5. 经行三四日不止 红花煮酒,每临卧常饮二三杯效。(《妇科秘方》)

6. 崩漏 胶红饮:阿胶、当归各 30 g,红花、冬瓜子各 12 g。(《增广灵验方新编》)

7. 经从口鼻中出,不行下而行上 红花散:红花、苏木各八分,黄芩、花粉各六分。水煎空心服。(《妇科秘方》)

8. 经逆咳嗽 经不下流,反从上逆,便五心烦热，咳嗽气紧，因过食热物，内兼肺火。治宜推血下行，先用红花散顺其血，次服款冬散止其嗽，自当热退经流。红花散：红花，苏木，黄芩，花粉。款冬花散：款冬二钱，知母、桑皮（蜜炙）、阿胶（溶）、贝母（去心，研）、黄芪（蜜炙）、半夏、杏仁（去皮尖，十粒），炙草五分。（《秘传内府经验女科》）

9. 经行呕吐　红花 60 g 浸酒，浸 2 周后每次喝一小盅。（《妇科名医证治精华》）

10. 经期头痛　当归、赤芍、桃仁、红花各 10 g，川芎、广郁金各 6 g，青风藤 15 g，炙蜈蚣 3 g，干地龙 10 g，全蝎 5 g。（《中医临床妇科学》，夏桂成主编）

11. 经未尽潮热　经来余血未尽，便觉口渴，小腹痛甚，遍身潮热，因食伤生冷，血滞不通，不宜用补，宜服莪术散。经行热去，自然痛止潮安。莪术散：莪术（醋炒）一钱，三棱（醋炒）一钱，红花一钱，苏木一钱。上为粗末，每服一钱，水一碗煎，空心服。（《秘传内府经验女科》）

12. 经前癫狂　参见大黄条。

13. 白带　墓头回六钱，红花一钱半。用东酒、童便各一钟，煎八分，温服。（《良朋汇集》）

14. 赤带　补中益气汤加赤芍、红花。（《慎斋遗书》）

15. 孕妇胎不安　保胎神效丸：白茯苓二两，条芩（酒拌炒）、白术（土炒）、香附（米、童便浸）、延胡索、红花（烘燥）、益母草（净叶）各一两，没药三钱。上各制度为末，蜜丸桐子大，每日空心白汤服七丸。（《冯氏锦囊·杂症》）

16. 妊娠血枯便闭　滋血润肠汤：大黄（煨）三钱，桃仁（去尖）十二粒，当归、枳壳、麻仁、红花、赤芍各一钱，韭汁一匙。水煎，入白蜜一匙。（《秘传内府经验女科》）

17. 妊妇半产，若不调治，恐再孕复然　宜用全生活命汤：生地、熟地、白芍各二钱，柴胡五分，升麻五分，红花五分。（《秘传内府经验女科》）

18. 通治妊娠肩背痛，随证加引　羌活胜湿汤：羌活、独活各二钱，川芎、藁本、防风、炙草各一钱，蔓荆子八分。血瘀夜痛不止，加姜黄、红花。（《彤园妇人科》）

19. 母儿血型不合、新生儿溶血病瘀热互结证　二丹茜草汤：当归，牡丹皮，青皮，栀子，茜草，丹参，茵陈，益母草，蒲公英，生地黄，赤芍，红花。[《湖北中医杂志》，1985(3)：19]

20. 过期妊娠　参见川牛膝条。

21. 临产沥浆难生，或胞衣不落，或子死腹中　红花二两，当归、川芎各三钱。（《本草汇言》）

22. 经日不产，下体已冷，无药甚窘　红花数两，速浓煎汤，扶女于凳上，以绵帛熬水遏之，人以水洗帛上两头，仍以器盛水，又暖又淋，久而苏，遂生男子。（《普济方》）

23. 产后胎衣不下，血闷冲心　参见醋条。

24. 产后恶露不行，小便不通　加味五苓散：猪苓、泽泻、白术、茯苓、桂心各一钱，桃仁、红花各二钱。水煎服。（《胎产心法》）

25. 四十五日后，因怒气恶露不止，如米粒，淡红色，此方甚妙　当归，川芎，芍药，熟地，丹皮，甘草，青皮炒黑，蒲黄炒黑，红花，黄芩炒黑。水煎服。（《孕育玄机》）

26. 恶血不尽之绞痛及胎死腹中，经闭　川红花浸膏溶液：由川红花一味制成。每次 2～6 mL，每日 2 次。（《中药制剂汇编》）

27. 热病胎死　红花酒煮，饮二三盏。（《妇人良方补遗》）

28. 胞衣不下　红花酒煮，饮二三盏。（《产乳集验方》）

29. 恶露不来，败血停滞，闭塞水渎，小便不通，其症小腹胀满刺痛，乍寒乍热，烦闷不宁　加味五苓散主之。猪苓、泽泻、白术、茯苓、桂心各一钱，桃仁去皮尖、红花各二钱，水煎服。（《妇科备考》）

30. 产后腹痛　山楂二两、红花一钱，酒、水各半煎服。（《常见病验方研究参考资料》）

31. 小产瘀血，心腹疼痛，或发热恶寒等症　补血定痛汤：当归、川芎、酒炒白芍、熟地各一钱，延胡索七分，桃仁（去皮尖，研）、红花各三分，香附五分，青皮五分，泽兰五分，丹皮五分，

乌药五分。上锉，水一盅，入童便、老酒各半杯煎，温服。（《宋氏女科撮要》）

32. 血晕、绝不识人，烦闷，言语错乱，恶血不尽，腹中绞痛，胎死腹中　红蓝花酒：红花一两。上为末，分二服。每服酒二盏，童子小便二盏，煮取盏半，候冷，分为二服，留滓再并煎。（《妇人大全良方》）

33. 产后血晕，败血冲肝也　参见山楂条。

34. 产后风　参见地肤子条。

35. 产后泄泻……或因瘀血流入大肠而泄泻者　黑姜，官桂，山楂，红花，桃仁。（《张氏妇科》）

36. 产后瘀血胁痛，手不可按　芎归泻肝汤：归尾一钱，川芎、香附（童便制）各八分，青皮、枳壳（麸炒）各六分，桃仁八粒，红花四五分。水煎熟，去滓，入酒、童便服。（《胎产心法》）

37. 产后频频作晕，遍身麻木，手足厥冷多服参、芪、归、芎、姜、桂不效者，此瘀血阻住，不得流通，急用红花一两，大黄三四钱，水煎频服，自效。（《宋氏女科撮要》）

38. 产后失音不语　逐血补心汤：红花，赤芍药，生地黄，桔梗，苏叶，前胡，茯苓，防风，胆南星，黄连，粉葛，当归，薄荷，人参，升麻，半夏，甘草。（《证治准绳·女科》）

39. 产后头痛眩晕　当归，川芎，地黄，红花，人参，黄芪，白术，陈皮，甘草，姜三片。（《女科万金方》）

40. 产后烦渴不止　参见蓖麻子条。

41. 妇人血风，气攻心烦闷，头目昏重　参见鲤鱼条。

42. 干血气　参见鸡冠花条。

43. 大便燥结不通　润肠丸：生地黄一钱，生甘草、大黄（煨）、归梢、升麻、桃仁、麻仁各二钱，红花三钱。食后温服。（《钱氏秘传产科方书名试验录》）

44. 慢性盆腔炎性疾病后遗症　参见海藻条。

45. 血积癥瘕，经络涩滞　大红花丸：川大黄、红花各二两，虻虫十个去翅足。上取大黄七钱，醋熬成膏，和药，丸如桐子大。每服五七丸，食后温酒下，日三服。（《济阴纲目》）

46. 受气腹内有块，不时作痛，寒热　调中愈痛汤：青皮，红花，丹皮，牛膝，陈皮，桔梗，甘草，人参，乌药，香附，蓬术，半夏。水二钟，姜五片，食后服。孕妇去半夏。（《女科万金方》）

47. 黄褐斑　参见僵蚕条。

48. 产乳方　用红花酒煮浓汁服。（《普济方》）

49. 产后乳汁自出者……若食少乳多，欲回其乳者　免怀散：红花，赤芍，归尾，牛膝。上锉，水煎服。（《妇科冰鉴》）

50. 回乳　参见牛膝条。

51. 产后乳房结块，红热疼痛，乳腺增生，乳腺炎早期　参见鹿角条。

52. 种子方　红花、桃仁、玄胡、香附各二钱，小茴、枳壳、牛膝各一钱，山楂三十粒，莪术八分，官桂三分。（《张氏妇科》）

53. 热入血室　宜小柴胡汤加丹皮、红花、当归。（《医部全录·妇科》）

54. 瘀血经闭，小腹疼痛，骨蒸潮热　参见巴豆条。

55. 新室嫁孔痛　宜舒郁和血，四物加香附、红花。（《医部全录·妇科》）

【现代药理研究】

（1）红花煎剂对小鼠、豚鼠、兔与犬的离体子宫均有兴奋作用。麻醉动物实验表明，煎剂静脉注射对小鼠、猫与犬的在位子宫也都有兴奋作用。无论离体或在位子宫给药后紧张性或（和）节律性明显增加，有时兴奋作用剧烈，可引起痉挛。对已孕子宫的作用比未孕者更为明显。另有报道，在摘除卵巢小鼠的阴道周围注射红花煎剂，可使其子宫重量明显增加，提示有雌激素样作用。（《中药药理与应用》）

（2）红花有效成分红花黄色素和红花醌苷能有效降低血瘀模型小鼠的血栓长度；延长凝血酶及凝血酶原的作用时间，升高纤溶活性，起到抗凝血和抗血栓形成，改善微循环的作用；红花中的红花黄色素能够阻断血小板活化因子，抑制五羟色胺的释放，降低血管的外周阻力，扩张心脑血管，抑制血小板的聚集，显著降低血黏度、血浆黏度和红细胞聚集指数，使血瘀模型的血小板聚集减少，明显改善微循环障碍，推迟凝血酶原时间。[《中华中医药杂志》，2021，36（11）：6608－6611]

【用法用量】 内服：煎汤，3～20 g。养血和血宜少用；活血祛瘀宜多用。

【使用注意】 孕妇及月经过多者禁服。

红 糖

出《随息居饮食谱》。又名赤沙糖、紫沙糖、黑沙糖、黄糖。为禾本科植物甘蔗 *Saccharum sinensis* Roxb.茎中的液汁，经精制而成的赤色结晶体。我国南方各地均有栽培。

【药性】 甘，温。入肝、脾、胃经。

【功效】 补脾缓肝，活血散瘀。

【药论及医论】 《妇科用药400品历验心得》："红糖为药却少入药典，它具有独特的滋补保健功效，故社会流传女人不可'百日无红糖'的说法……从中医的角度来说，红糖还具有散瘀、暖肝、祛寒和甘缓止痛的作用，这些作用尤其适用于产妇。用红糖补虚祛风散寒，至今江南仍保留产后服食生姜红糖粥之风尚。"

【临床应用】

1. 肾虚血瘀月经无定期　月季花9 g，核桃仁30 g，红糖、甜酒各60 g。水煎。月经前冲甜酒饮，连服数日。（《常见病验方研究参考资料》）

2. 痛经　炒艾叶三钱，加红糖，用开水煎煮数沸后温服。（《常见病验方研究参考资料》）

3. 肝肾不足之闭经或月经过少症　参见黑大豆条。

4. 肝阴不足经前期紧张征　参见龟板胶条。

5. 闭经　益母草二两。水煎去渣，加红糖二两煎服，每日1次，可连服二三次。（《常见病验方研究参考资料》）

6. 虫证经闭腹痛　万应丸：槟榔五钱，大黄八两，黑丑四两，皂角十锭，苦楝根皮一斤。上将槟榔、大黄、黑丑为末，将皂角、苦楝根皮煎汁熬膏，为丸梧子大，先用沉香为衣，后用雷丸、木香为衣，每三丸，四更时沙糖水送下，善下诸虫。（《医部全录·妇科》）

7. 通经　用砂糖少许和茶清露天一夜，服之即通。（《普济方》）

8. 崩漏　木耳四两煮熟，加红糖二两拌匀，一次服完。（《常见病验方研究参考资料》）

9. 肾阴虚型排卵期子宫出血　参见女贞子条。

10. 经行泄泻　生姜5片，红糖30 g，煎服。（《妇产科疾病中医治疗全书》）

11. 血虚夹血瘀之经行身痛　参见鸡血藤条。

12. 白带　多年高粱根适量（炒）。研末用红糖水或米汤送下。（《常见病验方研究参考资料》）

13. 恶阻　红糖二两，鲜姜二钱。水煎服。（《常见病验方研究参考资料》）

14. 安胎　安胎铁罩散：白药子一两，白芷半两。上为细末，每服二钱，紫苏汤调下，或胎热心烦闷，入砂糖少许，煎。（《普济方》）

15. 妊娠漏血　荷叶一至二张，加红糖煎服，一日2～3次。（《常见病验方研究参考资料》）

16. 妊娠咳嗽热病，及治腹痛　用贝母去滓，锉炒令黄为末，砂糖研细，拌和匀，丸如鸡头子大，每服一丸，含化神效。（《普济方》）

17. 脾肾虚型妊娠水肿　参见黑大豆条。

18. 肾虚气滞转胞　参见黑大豆条。

19. 恶露不下腹痛　红糖一钱，茶叶少许。热黄酒冲服。（《常见病验方研究参考资料》）

20. 恶露不绝　山楂50 g，红糖30 g。（《妇科用药400品历验心得》）

21. 产后小腹大痛，有块坚硬，小便不利，脉芤而涩　红砂糖半杯，滚汤冲服。（《彤园妇人科》）

22. 产后血块痛　用山楂浓煎汁，入沙糖少许，再煎热服。（《医部全录·妇科》）

23. 产后中风，诸风皆治之　全蝎散：全蝎，麝香，砂糖，朱砂。上为末，用颈白地龙捣如泥，以井花水调前药服之。（《普济方》）

24. 产后贫血或血象偏低等　参见大枣条。

25. 产后癃闭　参见蝉蜕条。

26. 乳痈初觉有异　黄芩、甘草、防风、赤芍药、黄芪各五两，通草十分，桑寄生、麦门冬各六分，大枣五枚。上细切，以水一升，煮取九合，去滓，入乳糖六分，分为四服。(《妇人大全良方》)

27. 乳无汁　漏芦散：漏芦半两，石钟乳、栝楼根各一两，蛴螬三合。上治下筛，先食糖水，服方寸匕，三日。(《普济方》)

28. 乳癌初起，坚硬如鸡子大　参见白蔹条。

29. 失血性贫血　当归15 g，生姜5片，羊肉(水煎，代汤)100 g，炙黄芪20 g，党参20 g，炒白术10 g，桂圆10个，红糖2匙。(《马大正50年临证验案自选集》)

30. 腰膝酸软、小便余沥、妇女白带、小腹冷痛、月经不调等症　参见木耳条。

【现代药理研究】　一公斤红糖含钙900 mg、铁100 mg，红糖还含有十分丰富的微量元素成分，其中有些微量元素具有强烈的刺激机体造血功能。此外，红糖含有多种人体必需氨基酸，如赖氨酸等，还有苹果酸、柠檬酸等，是合成人体蛋白质、支持新陈代谢、参与人体生命活动必不可少的基础物质之一。(《妇科用药400品历验心得》)

【用法用量】　内服：15～60 g，烊后冲服。

【使用注意】　内热、泛酸者慎服。

红娘子

出《本草图经》。又名樗鸡、红娘虫。为蝉科动物红娘子 *Huechys sanguinea* De Geer 的干燥全虫。

【药性】　苦、辛、平，有毒。入心、肝、胆经。

【功效】　活血破瘀，攻毒散结。

【临床应用】

1. 闭经　通经下取方：海蛤粉，苦葶苈，牙皂，巴豆，天花粉，苦丁香，红娘子，麝香，上为细末。每用一钱，葱汁同捣为丸。薄绵裹，以五寸竹管纳阴户中，候热时，先通黄水，次则经行。(《济阴纲目》)

2. 通经　通经下取方：海蛤粉五钱，苦葶苈、牙皂各二钱半，巴豆(略去油)、天花粉五钱，苦丁香、红娘子各一钱半，麝香少许。上为细末，每一钱葱汁同捣丸，薄绵裹，以五寸竹管纳阴中，候热时，先通黄水，次则经行。(《医学正传》)

3. 赤白带下并五淋　海蛤丸：舶上茴香、半夏、芫花(醋炒令干)、红娘子(去翅头足略炒)、玄胡索、川苦楝、硇砂、海蛤、羌青各等分。上件药味一处，杵罗为末，醋煮面糊丸桐子大，用朱砂为衣，每服十丸，盐汤下，妇人醋汤下，心气痛，生姜醋汤下，取恶物为效。(《普济方》)

4. 赤白带下　川乌(炮制)、生白矾各一钱，红娘子三个，斑蝥十个。炼蜜为丸如皂子大，绵裹坐之。(《兰室秘藏》)

5. 妊妇将产，横生倒出者　顺胎散：麝香五分，肉桂、归尾、丑末各一分，滑石、牛膝各一分，红娘子五分，斑蝥十二个，炒为末，共作一服，温茶下，食前服。(《茅氏女科秘方》)

6. 产后手足抽掣，恶露甚少　怀牛膝一两，生杭芍六钱，丹参五钱，玄参五钱，苏木三钱，桃仁三钱(去皮)，红花二钱，土鳖虫五大个捣，红娘虫六大个捣。(《医学衷中参西录》)

7. 产后吃硬食，变作血气食块　朱砂斑蝥丸：皂角末三分，巴豆四枚(去油)，硇砂一皂子大块，干蝎、斑蝥十个，红娘子五个，水蛭三个，朱砂一钱。上为末，蜜和丸都分作十五丸，每服一丸至二丸、三丸，以温酒下。(《普济方》)

8. 血瘕、血块及产后秽露不尽，儿枕急痛，积聚疼痛，渐成劳瘦　凌霄花散：凌霄花，牡丹皮，山栀子仁，赤芍药，紫河车，血竭，没药，硇砂，地骨皮，五加皮，甘草，红娘子，桃仁，红花，桂心，延胡索，当归。(《妇人大全良方》)

9. 产后积聚，瘀血成块　宜破紫血丸：红娘子一钱(微炒)，蒲黄三钱，归尾(酒浸)、斑蝥(去头足，焙)七分，雄黄、血竭一钱。(《妇科秘方》)

10. 子宫虚寒，下元虚，月水不调，或闭或漏，或崩中带下，或产后败血未尽，内结不散，无子　红娘子六十枚，大黄、皂荚、葶苈各一两，巴豆一百二十枚。上为末，枣肉为丸弹子大，以绵裹留系，用竹筒送入阴户，一时许发热，渴用熟汤一二盏解之，后发寒静睡，要安三日，方取出。每日空心以鸡子三枚、胡椒末二分（炒食酒下）以补之，久则子宫暖矣。（《医部全录·妇科》）

【用法用量】 内服：炒炙后研末入丸、散剂，0.15～0.3 g。外用适量，研末贴敷或调涂。

【使用注意】 体弱者及孕妇忌服，内服宜慎。

七　画

麦　冬

出《神农本草经》。又名不死药、禹余粮、麦门冬。为百合科植物麦冬 *Ophiopogon japonicus* (L.f) Ker-Gawl.的根块。

【药性】 甘、微苦，寒。入心、肺、胃经。

【功效】 养胃，益阴，生津，润燥。

【药论及医论】 《名医别录》："（主）……口干燥烦，止呕吐……"

《医学启源》："《主治秘要》云，治经枯，乳汁不下。"

《药品化义》："主血妄行，及经水枯，乳汁不下。（张元素）女人经水枯，乳不下，皆宜用之。"

《用药心法》引《汤液本草》："补心气不足，及治血妄行。"

《本草衍义》："治心肺虚热。"

【临床应用】

1. （月经）先期而少　参见玄参条。

2. 月经过多、崩漏　参见沙参条。

3. 经水不时下，亦暴下不止　六味丸加黄连、麦冬。（《妇科玉尺》）

4. 经闭容枯　麦冬六斤，去心，熬成膏，此方惟血热及冲任伏热甚，用灯心七根，冲汤调服。（《家用良方》）

5. 经前乳房胀痛　北沙参 10 g，麦冬 10 g，枸杞子 10 g，鸡蛋 1 个。上四味用文火煎至半小时后，将鸡蛋壳敲碎再煮 15 分钟，吃蛋渴汤。（《妇科用药 400 品历验心得》）

6. 经行昏厥　参见荷叶条。

7. 经前眩晕、呕吐、头痛、咳、喘、吐血、衄血等症　参见赭石条。

8. 肺胃阴虚型倒经　麦门冬粥：大麦冬 30 g，粳米 30 g。共煮为粥，每日 1 次服完。连服 1 周为 1 个疗程。（《中国食疗学・百病饮食自疗》）

9. 经行咳血　参见桑白皮条。

10. 经行音哑　参见木蝴蝶条。

11. 经前口疳　参见天冬条。

12. 阴虚经间期出血　参见天冬条。

13. 妊娠阻病，黄瘦方　人参、橘皮各八分，茯苓十二分，生姜十二分，甘草十二分，大枣十二枚，生麦门冬子二十分，去心。上水五升，煎取二升，分温三服。（《经效产宝》）

14. 妊娠胎漏，腹痛不止，心神虚烦　熟干地黄散：熟地黄、人参、川芎各二两，阿胶三两，白龙骨一两，当归三钱，麦冬三钱。上捣为散，每服四钱，以水一中盏，入枣三枚，煎六分去滓，食前温服。（《普济方》）

15. 妊娠腰痛　参见石斛条。

16. 妊妇心虚惊悸，脏躁悲伤不止　参见小麦条。

17. 妊娠惊胎，转动不定　阿胶汤：阿胶、桑寄生、大腹皮、黄芪、麦冬、防风、丹参、羚羊角屑、柏子仁、缩砂仁各半两，人参、白术各一两。上粗捣筛，每服三钱，以水一盏，煎至七分去滓，温服。（《普济方》）

18. 妊娠心惊胆怯，烦闷，名曰子烦　麦门冬汤：麦门冬（去心）、白茯苓、防风各三钱，人参一钱半。上作一服，水二盅，生姜五片，淡竹叶十叶，煎至一盅，去滓，不拘时服。（《证治准

绳·女科》)

19. 妊娠心热烦躁,口干舌涩,多渴　青竹茹一两,麦门冬一(半)两去心,甘草一分(炙,微赤锉)。上件药,以水一大盏,煎至七分,去滓,不计时候,分温二服。(《太平圣惠方》)

20. 妊娠发热　竹叶石膏汤加味:竹叶10 g,石膏15 g,半夏6 g,麦冬10 g,太子参12 g,炙甘草6 g,粳米20 g,牡丹皮10 g,青蒿10 g,紫草12 g。(《妇科证治经方心裁》)

21. 妊娠外感咳嗽　竹叶石膏汤加减:竹叶12 g,石膏15 g,半夏6 g,麦冬12 g,北沙参15 g,炙甘草5 g,炒栀子10 g,淡豆豉10 g,桔梗6 g,牛蒡子12 g,木蝴蝶4 g。(《妇科证治经方心裁》)

22. 妊娠冒暑,烦热甚而多饮　宜香茹饮加麦冬、黄芩、花粉、五味、山栀。(《妇科玉尺》)

23. 妊娠合并糖尿病阴虚血热证、阴吹　增液汤:麦冬,玄参,生地黄。(《中医妇产科学》主编,刘敏如等)

24. 妊娠合并甲状腺功能亢进肝气郁结、肝火亢盛证　参见夏枯草条。

25. 子淋　参见土茯苓条。

26. 孕妇转胞,脉沉数　参见桑白皮条。

27. 肝肾阴亏,虚阳上扰之子晕(妊娠高血压综合征)　参见鳖甲条。

28. 子悬　参见竹茹条。

29. 妊娠便秘　增液汤加味:生地黄15 g,玄参12 g,麦冬12 g,生白术30 g,生白芍20 g,炙甘草6 g。(《妇科证治经方心裁》)

30. 孕痈毒热炽盛证　参见玄参条。

31. 羊水过少　参见沙参条。

32. 孕妇中虚。因平日气虚,复烦劳过度,或忍饥受饿,致清阳不伸。气脱昏死,四肢不收,面白唇红,口张,脉微细无力　参见人参条。

33. 妊妇将临月,两眼忽然失明,灯火不见,头痛目晕,项腮肿满,不能转颈　参见玄参条。

34. 妊娠胎不长　参见黄芪条。

35. 半产后血下过多,心惊体颤,头目运转,或寒或热,脐腹虚胀疼痛　人参汤:人参、麦冬、生地黄、当归、芍药、黄芪、白茯苓、炙甘草各一两。上㕮咀,每服三钱,以水一盏,煎七分去滓,食前服。(《普济方》)

36. 产后烦闷,或血气不快　麦门冬汤:麦门冬二两,甘草(炙)、白茯苓、人参各一两。上四味,粗捣筛,每服三钱匕,水一盏,生姜三片,枣一枚,煎至七分,入竹沥半合,再煎数沸,去滓温服。(《圣济总录》)

37. 产后心虚惊悸,恍惚不安　麦门冬汤:麦门冬半两,熟干地黄(焙)一两,白茯苓、甘草(炙)各一两,芍药一两。上五味,粗捣筛,每服三钱匕,水一盏,入生姜五片,枣一枚(擘破),煎至七分,去滓温服,不拘时候。(《圣济总录》)

38. (产后)烦热　独圣汤:麦门冬、乌梅(去核)。上㕮咀,等分,用水一碗,煎至八分,露一宿,清晨服之。(《普济方》)

39. 产后郁冒(产褥中暑)　参见太子参条。

40. 产后中风,心忪悸,志意不定,恍惚,语言错乱　参见白鲜皮条。

41. 血虚产后痉症　参见牡蛎条。

42. 产后太阳感风,大喘大吐大呕　转气救产汤:人参,麦冬,白术,当归,川芎,荆芥,桂枝。(《妇科玉尺》)

43. 产后阳明感风,而大喘大汗　补虚降火汤:麦冬,人参,元参,桑叶,苏子。(《妇科玉尺》)

44. 产后咳嗽……有阴虚火盛,上烁肺金者宜麦味地黄汤:熟地黄、山药、山萸肉、丹皮、茯苓、泽泻、麦冬、五味子,以滋其化源。(《竹林女科证治》)

45. (产后)气喘　苏木汤:苏木,人参,麦冬。(《妇科玉尺》)

46. 产后厥阴感邪呕吐,两胁胀满者,必便血不治　宜平肝救血汤:当归、麦冬各一两,川芎五钱,三七(研)一钱。水煎服。(《竹林女科证治》)

47. 产后虚渴等症　熟地黄汤:人参四钱,花粉六钱,炙草一钱,麦冬二钱,熟地五钱,姜、枣。(《妇科玉尺》)

48. 产后便秘　参见天冬条。

49. 产后小便不通　参见黄芪条。

50. 产后腹痛　参见阿胶条。

51. 围绝经期干燥综合征　参见芦根条。

52. 梅核气　参见佛手条。

53. 梦交　参见莲子心条。

54. 蝴蝶斑　参见冬葵子条。

55. 蓐劳　人参鳖甲散：鳖甲、黄芪各一两，牛膝七钱半，人参、茯苓、当归、白芍、麦冬、熟地、桃仁、桂心、甘草、桑寄生各五钱，川断二钱半。先煮猪腰一对，姜五枣三，取汁，入药末二钱，葱白三寸，乌梅一个，荆芥五穗，煎服。(《妇科玉尺》)

56. 阴虚血热型结核性盆腔炎　参见丹参条。

57. 卵巢癌化疗后反应　参见石斛条。

58. 耳鸣牙痛　参见骨碎补条。

59. 风邪颠狂，或啼泣不止，或歌笑无度，或心神恐惧，或言语失常　参见独活条。

60. 腹股沟痛　参见川楝子条。

61. 阴虚火旺、心神浮动性欲亢进　参见竹叶条。

62. 下乳汁　通草十分，钟乳粉、麦门冬各六分。上为细末，食后，酒服方寸匕。日三二服效。(《妇人大全良方》)

63. 产门不闭，若暴怒伤肝而动火者　宜龙胆泻肝汤：参见龙胆条。

64. 肝火偏旺性交阴道阵发性吊痛　二冬枣仁粥：天冬、麦冬(连心)、酸枣仁(微炒)各10 g，粳米100 g，白蜜适量。先煎煮前3味，取汁与粳米煮粥。粥熟调入白蜜稍煮即可。每日1次或分2次服。(《百病饮食自疗》)

65. 阴痛　川木通5 g，川楝子20 g，郁金10 g，刺蒺藜10 g，车前子10 g，八月札15 g，麦门冬10 g，北沙参12 g。(《妇科用药400品历验心得》)

66. 阴道干燥症　参见龙眼肉条。

【现代药理研究】　麦冬水、醇、石油醚提取物均可明显降低血小板聚集率，且优于阿司匹林，有明显的活血化瘀作用。实验证明麦冬可改善微循环、抗血栓形成，有效防治血栓性疾病。[《中医药信息》，2020，37(4)：130－134]

【用法用量】　内服：煎汤，6～20 g；或熬膏；或入丸、散。

【使用注意】　虚寒泄泻、湿浊中阻、风寒或寒痰咳喘者禁服。

麦　芽

出《本草纲目》。又名麦蘖、大麦芽。为禾本科植物大麦 *Hordeum vulgare* L.的成熟果实经发芽干燥而得。

【药性】　甘，平。入脾、胃经。

【功效】　消食，和中，疏肝，回乳。

【药论及医论】　《药性论》："消化宿食，破冷气，去心腹胀满。"

《日华子》："……破癥结，能催生落胎。"

《滇南本草》："宽中，下气，止呕吐，消宿食……并治妇人奶乳不收，乳汁不止。"

《医学衷中参西录》："虽为脾胃之药，而实善舒肝气。"

《中华本草》："麦芽的回乳和催乳的双向作用关键不在于生炒与否，而在用量的差异，即小量催乳、大剂量抑乳，临床上用于抑制乳汁分泌的用量应在30 g以上。"

《现代名中医妇科绝技》：(郑长松)将麦芽作为肝郁无子的惯用药。实践证明，均可提高疗效。但在应用时注意用量不宜过大，不宜久服，以免"久食消肾"。

【临床应用】

1. 月经后期　威灵仙15 g，丝瓜络30 g，五加皮15 g，麦芽30 g，山楂20 g，鸡内金10 g。(《妇科用药400品历验心得》)

2. 妇人病后，血枯经闭　用大王瞿麦、茴香、麦芽为末，好酒空心服，七日效。(《钱氏秘传产科方书名试验录》)

3. 高催乳素血症，出现乳房发胀、溢乳、月经后期或闭经、不孕　消乳饮：参见龙胆条。

4. 经前乳房胀痛　杏仁、川贝母、鲜皂角根皮各9 g，生麦芽12 g。(《常见病验方研究参考资料》)

5. 经行腹泻　金樱子30 g，芡实30 g，神曲

10 g,合欢皮 15 g,八月札 10 g,炒谷芽 10 g,炒麦芽 10 g。(《妇科用药 400 品历验心得》)

6. 妊娠恶阻　参见荷叶蒂条。

7. 妊娠泄泻,面食所伤　六君子加麦芽。(《女科经纶》)

8. 妊娠合并黄疸型肝炎　参见青蒿条。

9. 伤食呕吐,肚腹胀热,恶食吐酸,眼胞虚浮,潮热好卧　和胃汤:陈皮,法半,砂仁,苍术,炒朴,合香,香附,炙草,楂肉,炒曲,麦芽,苏叶,生姜。(《彤园妇人科》)

10. 产后遍身青肿疼痛及众疾　牛膝、大麦蘖各等分。上为细末,以新瓦罐子中填一重麦蘖,一重牛膝,如此填满,用盐泥固济,火煅过赤,放冷,研为散,但是产后诸疾,热酒调下二钱。(《妇人经验方》)

11. 产后伤面食　宜六君子汤加麦芽三钱。(《高淑濂胎产方案》)

12. 产后心胃痛,若因饮食停滞,中脘作痛,心恶食呕吐　宜二陈汤加神曲、麦芽、木香、砂仁。(《妇科心法要诀》)

13. 产后秘结,膩胀不通,转气急,坐卧不安　大麦蘖末一合,和酒服食,良久通转,验。(《普济方》)

14. 产后恶寒,发热无乳者,无子　当消乳,麦蘖二两(炒研末),汤调作四贴服。(《丹溪治法心要》)

15. 产后腹中鼓胀,气不转动,喘急,坐卧不安　以麦芽末一合和酒服。(《济阴近编》)

16. 产后右胁膨胀,有块如竖弦一条,着冷便疼　推气养血丸:香附二两,当归、川芎、白芍药、白术、青皮、陈皮、枳实、乌药、厚朴、神曲、干姜、白芥子各一两,三棱、莪术各八钱,炒麦芽、肉桂各六钱,木香三钱。上为末,醋糊和丸梧子大,空心,以米饮吞下百丸。(《医部全录·妇科》)

17. 乳不通　用麦芽煎洗,以木梳梳乳千遍,即通。(《外治寿世方》)

18. 气血方盛,乳房作胀,或无儿饮,痛胀寒热　用麦芽二三两炒熟,水煎服之立消。(《女科经纶》)

19. 乳房泌乳感　参见郁金条。

20. 各种证型溢乳症　参见山楂条。

21. 产后回乳,产妇无子食乳,乳不消,令人发热恶寒　用大麦蘖二两,炒为末。每服五钱,白汤下,甚良。(《丹溪纂要方》)

22. 产后气血两亏,乳少,乳汁不通　催乳丸:当归、生地黄、白芍药、漏芦、黄芪、鹿角霜各 400 g,麦芽 800 g,川芎、王不留行、木香、穿山甲各 200 g,通草 100 g。共研极细末,和匀,炼蜜为丸,每丸重 9 g。每次服 1 丸,每日服 2 次,温开水化服。(《集验中成药》)

23. 产后副乳腺肿痛　参见蒲公英条。

24. 各证型的乳腺增生病　参见僵蚕条。

25. 围绝经期综合征潮热出汗　加减镇肝息风汤:生龙骨 20～30 g,生牡蛎 20～30 g,生龟甲 12 g,生鳖甲 12 g,怀牛膝 15 g,代赭石 15 g,天冬 12 g,玄参 12 g,生白芍 15 g,浮小麦 15～30 g,白薇 12 g,生地黄 12～15 g。(《马大正中医妇科医论医案集》)

26. 血瘕,血瘕,食积痰滞　三棱煎:三棱、莪术各二两,青橘皮、半夏、炒麦芽各一两。上用好醋六升煮干,焙为末,醋糊丸如梧桐子大。每服三四十丸,淡醋汤下。(《选奇后集》)

【现代药理研究】 麦芽含有的 α 与 β 两种淀粉酶可使淀粉分解成麦芽糖与糊精。淀粉酶不耐高温,故将麦芽炒黄、炒焦或制成煎剂,效力都明显降低。因此麦芽宜用生品或微炒者研粉冲服。(《现代中药药理与临床》)

【用法用量】 内服:煎汤,10～30 g,大剂量可用至 120 g;或入丸、散。

【使用注意】 妇女哺乳期禁服,孕妇、无积滞者慎服。

远　志

出《神农本草经》。又名小草根、苦远志、远志筒。为远志科植物远志 *Polygala tenuifolia* Willd.或卵叶远志 *Polygala sibirica* L.的根。

【药性】 苦、辛,微温。入心、肺、肾经。

【功效】 安神,祛痰,杀虫,消痈。

【药论及医论】《日华子》:"主……妇人血噤失音……"

《药性通考》:"能交通心肾。"

《药品化义》:"若用水煎取浓汁,去渣重煎,合其汁浓若薄糊,以敷肿疼疮疡及乳痈甚效。"

《福建药物志》:"主治腹痛,泄泻,消化不良,乳腺炎……"

《朱小南妇科经验选》:"远志不仅可以安心宁神,也有止胞宫出血的功能。"

《刘奉五妇科经验》:"可用于治疗久郁伤心,精神疲惫,妇女脏躁症。"

【临床应用】

1. 月经过多　参见肉豆蔻条。

2. 劳伤心经崩漏　柏子仁汤:柏子仁、香附、川芎、鹿茸、茯神、当归各钱半,川断二钱,阿胶、远志各一钱,炙草五分,姜三片。(《妇科玉尺》)

3. 闭经(镇静药物所致)　半夏 10 g,茯苓皮 20 g,远志 9 g,胆南星 8 g,石菖蒲 8 g,丹参 15 g,陈皮 10 g,海浮石 20 g,桃仁 10 g,山楂 30 g,炒莱菔子 10 g,礞石滚痰丸 10 g。(《妇科用药 400 品历验心得》)

4. 闭经溢乳综合征　参见石菖蒲条。

5. 惊恐而致经病　菖蒲饮:人参、菖蒲各一钱,茯神、远志各钱半,麦冬、山药各二钱,真珠、琥珀各三分,金箔一片,胆星五分,牛黄二分,麝香五厘,天竺黄、雄黄、朱砂各二分。为末。薄荷姜汤下。(《妇科玉尺》)

6. 经行情志异常抑郁证　参见天南星条。

7. 经间及经行期狂躁　参见天竺黄条。

8. 经行眩晕　参见灯心草条。

9. 阴虚阳亢,心肾不交型经行不寐　远志 50 g,桑椹 50 g,冰糖适量,水煎服。每日 1 剂。(《百病食疗妙方》)

10. 经行抽搐　定痫丸:远志,天麻,川贝母,胆星,制半夏,菖蒲,陈皮,朱茯神,丹参,竹沥油,姜汁,全蝎粉,僵蚕粉,琥珀粉。(《中医妇科临床手册》)

11. 带下　白僵蚕 10 g,石菖蒲 9 g,远志 10 g,浙贝母 10 g,杏仁 10 g,半夏 10 g,茯苓 12 g,陈皮 10 g,海浮石 15 g。(《妇科用药 400 品历验心得》)

12. 白淫　参见芡实条。

13. 心脾气虚,胎动不安　寿脾煎:白术二三钱,当归、山药各二钱,枣仁钱半,炙草一钱,远志三五七分,炮姜一二钱,炒莲肉二十粒,人参一二钱,急者随症多加。(《妇科玉尺》)

14. 妊娠惊悸　定志丸:人参、茯苓、石菖、远志各一两。蜜丸,滚汤下。(《女科心法》)

15. 妊娠中风,心神恍惚,惊悸,胎动不安,言语失次,四肢抽掣　茯神散:茯神一两,麦门冬一两,人参三分,独活半两,防风三两,龙齿一两,生干地黄三两,桑寄生七分,犀角屑半两,钩藤半两,白鲜皮半两,远志半两,石膏一两,炙甘草半两。上件药,捣筛为散,每服四钱,以金银水一中盏,煎至六分,去滓,不计时候温服。(《太平圣惠方》)

16. 妊娠时气,五六日未得汗,口干狂语,如见鬼神,吃食不得　远志散:远志半两,麦门冬一两,薯蓣一两,葛根一两,炙甘草半两,石膏二两,麻黄半两,升麻一两。上件药捣筛为散,每服四钱,以水一中盏,入生姜半分,煎至六分,去滓,不计时候温服。(《太平圣惠方》)

17. 妊娠痰泻,痰壅气粗,脉来沉滑,时泻时止　涤痰汤:真胆星、法半、陈皮、人参、茯苓各钱半,炒枳实、石菖蒲、竹茹、甘草各八分,生姜三片。(《彤园妇人科》)

18. 湿痰壅肺型子痫,呼吸困难,咳嗽气急,吐出大量泡沫痰,冷汗淋漓,头昏痛,水肿　参见葶苈子条。

19. 产后冲任受伤,恶露不止　固阴煎:人参随宜,熟地三五钱,山茱萸一钱半,炒远志七分,炒山药二钱,炙甘草一二钱,五味子十四粒,菟丝子二三钱。水二钟,煎七分,食远温服。(《医部全录·妇科》)

20. 产后出血太多,肝虚火炎　泽兰汤:龙齿,茯神,生地,当归,牛膝,远志,枣仁,泽兰。(《妇科玉尺》)

21. 产后心虚惊悸,梦寐不安　远志汤:远志、龙齿、人参、茯神、桂、芍药、黄芪、麦门冬各

一两半。上八味,粗捣筛,每服二钱匕,水一盏,煎七分,去滓温服,不拘时候。(《圣济总录》)

22. 产后发狂　泽兰汤:煅龙齿四钱,辰茯神三钱,生地、当归各二钱,牛膝、远志各一钱,酸枣仁二钱,泽兰叶钱半,水煎服。(《妇科经验良方》)

23. 产后虚烦　四物汤加茯神、远志。(《证治准绳·女科》)

24. 产后精神异常　安神定志丸:朱茯神、远志、石菖蒲各 9 g,党参 12 g,生龙齿 18 g。(《中医妇科临床手册》)

25. 产后荒言乱语,皆由内虚,是血邪气攻心　柏子仁散:柏子仁、远志、人参、桑寄生、防风、琥珀、当归、熟干地黄、炙甘草各半两。上件药捣筛为散。每服以水一大盏,入白羊心一枚切,先煎至七分,去滓心,下药五钱,更煎至四分,去滓,不计时候温服。(《太平圣惠方》)

26. 产后不语　虚宜八珍汤加钩藤、菖蒲、远志。(《妇科心法要诀》)

27. 产后血晕　参见龙骨条。

28. 产后中风偏枯,手足不仁,或筋脉无力,不能自举,心下多惊　参见石决明条。

29. 败血冲心　妙香散:麝香一钱(另研),辰砂三钱(另研),木香二钱半(另研),姜山药、远志、茯苓、茯神各一两,人参、桔梗、甘草各五钱。酒下二钱。(《太平惠民和剂局方》)

30. 无病而不生育　远志一两,当归身二两。炒燥和匀,每用药一两,浸酒二壶。每日随量早晚饮之。(《本草汇言》)

31. 脏躁属痰火交炽　参见竹茹条。

32. 梦交　参见莲子心条。

33. 吹乳肿痛　远志焙研,酒服二钱,以滓敷之。(《袖珍方》)

34. 痰湿壅阻缺乳　参见土贝母条。

35. 乳癖、乳腺小叶增生、经前乳房胀痛或伴有心烦易怒等症状　远志 100 g,瓜蒌 20 g,浸酒饮用。(《全国名医妇科验方集锦》)

36. 乳腺癌　参见瓜蒌皮条。

37. 滴虫性阴道炎　生远志加工提取,制成粒剂,每粒含 0.75 g,加赋型剂,栓粒重 3～5 g,阴道内坐药,每日 1 粒,5～7 日为 1 个疗程。(《全国名医妇科验方集锦》)

38. 阴冷外宜温中坐药　远志、干姜、吴茱萸、蛇床子各等分。上为末,绵裹纳户内,一日二次换。(《妇科冰鉴》)

【现代药理研究】

(1) 远志具有显著的镇静催眠功效。通过给予小鼠远志醋酸乙酯提取成分探究对其中枢神经系统的抑制作用,发现用药后小鼠的入睡率和入睡时间均明显提升,站立数和爬梯数显著减少。[《国际药学研究杂志》,2020,47(7):483－495,513]

(2) 离体及在位试验证明,远志流浸膏可使豚鼠、兔、猫、犬的已孕和未孕子宫收缩增强,肌紧张力增加,此作用是由于远志皂苷对子宫肌的直接刺激所引起。(《中药药理与应用》)

【用法用量】　内服:煎汤,5～10 g;浸酒或入丸、散。外用:50 g,水煎冲洗坐浴。

【使用注意】　阴虚火旺、脾胃虚弱者及孕妇慎服。用量不宜过大,以免引起呕恶。

赤　芍

出《药品化义》。又名赤芍药、木芍药、红芍药、草芍药。为毛茛科植物芍药 *Paeonia lactiflora* Pall.或川赤芍 *Paeoma veitchii* Lynch 等的根。

【药性】　苦,微寒。入肝、脾经。

【功效】　清热凉血,活血祛瘀。

【药论及医论】　《药性论》:"治心腹坚胀,妇人血闭不通,消瘀血,能蚀脓。"

《日华子》:"主女人一切病并产前后诸疾,通月水……妇人血运……"

《本草汇言》:"……或妇人癥瘕腹痛,月经阻滞……"

《刘奉五妇科经验》:"佐黄芩可以治血瘀血热之痛经及盆腔炎腹痛、盆腔脓肿、产后静脉炎,以及血热经闭,均用赤芍开之。"

【临床应用】

1. 经闭发热小腹痛　鸡子六个,赤芍一两

八钱。鸡子去黄用清，每个鸡子内装赤芍末三钱蒸熟。每晚空腹服二个。（《常见病验方研究参考资料》）

2. 溢乳闭经　参见王不留行条。

3. 妇人血分，头面浮肿，胸胁妨闷，四肢烦疼，经络不通　参见百合条。

4. 经量过少　赤芍 20 g，制乳香 6 g，制没药 6 g，牡丹皮 12 g，丹参 20 g，泽兰 12 g，益母草 30 g，黄酒加至 100 mL。（《妇科用药 400 品历验心得》）

5. 崩漏，月经过多　参见急性子条。

6. 血崩不止，赤白带下　如神散：香附子、赤芍药各等分。上为细末，每服二钱。盐一捻，水一盏，煎至七分，温服无时候，日二服。（《妇人大全良方》）

7. 血崩脐腹痛　立效散：香附三两，当归一两，赤芍、良姜、五灵脂各五钱。每末三钱，酒一盏，童便少许煎。（《妇科玉尺》）

8. 先期经行，血盛且有热也　用归身、川芎、赤芍、生地、知母、麦冬、地骨皮、甘草之属。（《医部全录·妇科》）

9. 经前痤疮　牡丹皮 10 g，紫草 15 g，凌霄花 12 g，赤芍 10 g，连翘 12 g，忍冬藤 15 g，白芷 10 g，天花粉 12 g，蒲公英 15 g，紫花地丁 12 g。（《妇科用药 400 品历验心得》）

10. 经脉不匀，气血壅滞，肺有风热，遂令遍身瘾疹，红紫成片，肌肉顽痹，皮肤粗涩，或时瘙痒　参见乌梢蛇条。

11. 经行头痛　参见葛根条。

12. 经行眩晕　参见灯心草条。

13. 经行身痛　参见细辛条。

14. 经行口糜　参见板蓝根条。

15. 外在性子宫内膜异位症，见有痛经、肛坠、不孕、性交痛，妇检宫颈后壁有结节　克痛丸：党参 15 g，赤芍药 19 g，川芎 19 g，三七粉 9 g。共研极细末，和匀，水泛为丸。每次服 9 g，每日服 3 次，1 个月后改为每次服 6 g，每日服 2 次，温开水送服。3 个月为 1 个疗程。（《名医治验良方》）

16. 赤带下不止　赤芍药一两，熟干地黄一两。上件药，捣细罗为散，于每食前，以温酒调下二钱。（《太平圣惠方》）

17. 带下热盛者用此　四物加芩连汤：四物汤、赤芍、黄芩（炒）、黄连（炒）各一钱，甘草生五分。上，水煎服。（《医部全录·妇科》）

18. 妊娠下血及尿血　续断汤：当归、生地各一两，川断五钱，赤芍一钱半。每末二钱，空心葱白汤下。（《妇科玉尺》）

19. 损胎下血不止，头痛寒热耳鸣，气血劳伤所致　四物汤加黄芩、荆芥、生地黄、赤芍药、生姜。（《医部全录·妇科》）

20. 转胞　甚者，冬葵子、赤茯苓、赤芍等分水煎，入发灰少许。（《医部全录·妇科》）

21. 子悬而致遍身疼痛，或冲心欲死　白术汤：白术四钱，赤芍药三钱，黄芩（炒）二钱。上水煎。（《广嗣全诀》）

22. 妊娠中恶，心腹疠痛　赤芍药一两，槟榔一两。上件药，捣细罗为散，不计时候，以温酒调下一钱。（《太平圣惠方》）

23. 子淋　冬葵子汤：冬葵子、赤芍各二钱，黄芩、赤茯、车前子各二钱半。温服。（《女科心法》）

24. 妊娠血枯便闭　滋血润肠汤：大黄（煨）三钱，桃仁（去尖）十二粒，当归、枳壳、麻仁、红花、赤芍各一钱，韭汁一匙。水煎，入白蜜一匙。（《秘传内府经验女科》）

25. 孕痈　参见连翘条。

26. 妊娠心腹胀满，两胁妨闷，不下饮食，四肢无力　参见大腹皮条。

27. 妊娠合并肝内胆汁淤积症　参见水牛角条。

28. 妊娠合并风疹　参见大黄条。

29. 妊娠谵语，为脏腑热极之候　参见黄连条。

30. 妊娠气闭尸厥。其先必患腹痛秘结，猝然大叫昏死，面红，脉动有力　参见大黄条。

31. 妊娠三五个月，胎死在腹内不出　下死胎方：大腹子、赤芍、榆白皮各三两，当归一两，滑石七钱半，瞿麦、葵子、茯苓、粉草、子芩各半两。上为粗末，每服四钱，水一盏，煎至七分，去

滓，不拘时温服。(《医部全录·妇科》)

32. 休克型或不稳定型异位妊娠早期　丹参、赤芍各 15 g，桃仁 9 g。水煎服。(《中华民间秘方大全》)

33. 产后胎衣不下，血闷冲心　参见醋条。

34. 产后腹痛　益母草四两，赤芍、当归、广木香各一两。共为细末，白蜜为丸，米汤送下，每服二钱，早晚各一次。(《常见病验方研究参考资料》)

35. 产后恶露不下　赤芍、炒山楂、延胡索、郁金、牛膝、香附各 9 g，益母草 30 g。(《中医妇科临床手册》)

36. 产后瘀血不消，积聚作块，心腹切痛　四神散：川芎、当归、干姜(炮)、赤芍药各等分。上为细末，每服二钱，食远用温酒调服。(《证治准绳·女科》)

37. 产后身痛　参见络石藤条。

38. 产后两胁胀满，小腹疼痛，不思饮食　参见桔梗条。

39. 产后烦闷　知母汤：酒知母二钱，酒黄芩一钱，赤芍一钱二分，桂心八分。(《妇科玉尺》)

40. 产后血晕危困　生地黄汁一大盏，当归一分(锉)，赤芍药一分(锉)。上水煎三五沸，温服。(《妇人大全良方》)

41. 产后腹胀满闷，呕吐不定　抵圣汤：赤芍药、半夏、泽兰叶、人参、陈皮各一分，甘草一钱。上㕮咀，每服一剂，用水一碗，生姜(焙干)半两，煎至半碗，去滓，分热三服。(《妇人大全良方》)

42. 产后经脉不调，四肢烦疼，饮食全少，日渐羸瘦　琥珀散：琥珀、牛膝、生干地黄、当归、各一两，桃仁、赤芍药各半两。上为粗末，每服三钱，水一盏，姜三片，煎至六分，去渣服。(《证治准绳·女科》)

43. 产后咳嗽，若感冒风寒　旋覆花汤：荆芥穗，前胡，麻黄，杏仁，半夏，茯苓，赤芍，五味子，甘草，旋覆，姜，枣。(《妇科玉尺》)

44. 产后失音不语　逐血补心汤：红花、赤芍药、生地黄、桔梗、苏叶、前胡、茯苓、防风、胆南星、黄连、粉葛各二钱，当归三钱，薄荷、人参、升麻各一钱五分，半夏二钱五分，甘草一钱。上锉为散，分作二服，每服水一钟半，姜三片，煎至七分，空心服，滓再煎服。(《医部全录·妇科》)

45. 产后浮肿，因败血者　小调经散：归身、赤芍、桂心、没药、琥珀、麝香、细辛等分。为末，每服五分，姜汁酒调下。(《产育宝庆集》)

46. 产后血热　凉血饮：黄芩、赤芍、荆芥、川芎、麦冬、花粉各二钱，甘草一钱。(《妇科玉尺》)

47. 产后骨蒸血晕　参见黄药子条。

48. 产后日久虚劳发热，或微有寒热，脉沉而数，及热入血室等证　柴胡四物汤：川芎、当归、赤芍药、熟地黄各一钱半，柴胡八分，人参、黄芩、甘草、半夏各三钱。上为末，水煎服。(《医部全录·妇科》)

49. 产后中风，身体反张　羚羊角散：羚羊角屑、当归各七钱半，独活、防风、麻黄(去节)各一两，人参、赤芍药、细辛、桂心各半两。上每服八钱，水一大盏半，生姜五片，煎至一大盏，去滓温服，不拘时。(《证治准绳·女科》)

50. 产后目痛赤肿　参见连翘条。

51. 产后大小便不通，脐下妨闷兼痛　参见石韦条。

52. 妇人血风攻心烦闷，腹内疼痛　参见牡丹皮条。

53. 妇人血风攻疰，腰脚疼痛，经络滞涩，四肢烦疼　参见凌霄花条。

54. (不孕)服之百日有孕　加味益母丸：益母草半斤，当归、赤芍药、木香各二两。上为末，蜜丸梧子大，白汤下百丸。(《医部全录·妇科》)

55. 抗精子抗体、抗子宫内膜抗体、抗磷脂抗体、抗卵巢抗体阳性引起的免疫性不孕　参见苎麻根条。

56. 恶性滋养细胞肿瘤　参见重楼条。

57. 小腹癥瘕痞块，慢性盆腔炎性疾病后遗症及结核性包块　丹参、赤芍、三棱、莪术各 30 g，皂角刺 15 g。煎至 300 mL，保留灌肠。(《全国名医妇科验方集锦》)

58. 妇人癥瘕块痛　赤芍药，玄胡索，木香，干漆，莪术，五灵脂，肉桂。（《开元记事》）

59. 宫外孕不稳定型　宫外孕Ⅰ号方：赤芍、丹参各 15 g，桃仁 9 g。（《中医妇科临床手册》）

60. 防止输卵管绝育术后粘连　参见番泻叶条。

61. 慢性盆腔炎性疾病后遗症粘连及炎块较大者　参见黄药子条。

62. 肾虚血瘀型子宫内膜异位症，盆腔淤血症　参见水蛭条。

63. 鬼胎，腹内疠痛，日夜不止　参见水蛭条。

64. 妇人五心烦热　赤芍药、水仙、荷叶等分为末。每服二钱，白蜜汤调下。（《卫生易简方》）

65. 寡妇痨瘵　抑阴地黄丸：生地二两，赤芍一两，柴胡、黄芩、秦艽各五钱。蜜丸乌梅汤下。（《妇科玉尺》）

66. 黄褐斑　参见僵蚕条。

67. 产妇乳汁不通　加味四物汤：人参、归身、川芎、赤芍、生地、桔梗、甘草、麦冬、白芷各一两。水煎服。（《医部全录・妇科》）

68. 产后乳汁自出者　参见红花条。

69. 乳衄肝经郁热证　参见栀子条。

70. 回乳　赤芍 120 g，生甘草 120 g，水煎服，每日 1 剂。（《云南中草药》）

71. 急性乳腺炎　赤芍 30～60 g，生甘草 6 g。水煎服。（《单方验方调查资料选编》）

72. 乳痈膏　当归、赤芍药各八钱，用麻油半斤，浸二味一宿，次日慢火熬药紫黑色，又入柳枝二百寸，再同前药煎柳枝黑色，去其诸药，以绵滤过，入炒黄丹四两，油内煎，慢火煎，不住手用柳木棒打之，熬数沸略变黑色，入乳香一块如皂子大，再打，用滴在水中成珠子，即倾出，瓷合收。局部外用。（《吴氏集验方》）

73. 乳疖初起　参见夏枯草条。

74. 奶癣疮，经年不瘥　参见玄参条。

75. 乳癣　参见瓦楞子条。

76. 乳腺癌　参见瓜蒌皮条。

77. 阴茧　参见穿山甲条。

78. 阴挺脱出　炒赤芍四两，干姜、香附子二两。上细末，每服三钱，空心，酒下。（《类编朱氏集验医方》）

79. 阴道痉挛　赤芍药 30 g，当归 30 g，何首乌 15 g。水煎，先熏后洗。（《妇科病妙用中药》）

80. 阴痒　大黄散：大黄（微炒）、黄芩、黄芪（炙）各一两，赤芍药、元参、丹参、山茱萸、蛇床子各半两。上为细末，食前，温酒调二钱服。（《医部全录・妇科》）

81. 白塞综合征外阴溃疡痛痒厉害　参见苍耳子条。

82. 产后阴蚀五疳　参见黄芪条。

83. 子宫颈癌放射治疗后直肠反应　参见白头翁条。

【现代药理研究】　用芍药煎剂 15～20 g（生药）/kg 给大鼠灌胃，使血栓形成时间明显延长，长度缩短，重量减轻；凝血酶原时间和白陶土部分凝血酶时间延长，优球蛋白溶解时间缩短，表明对血凝有显著抑制作用……此外能激活纤溶酶原，使凝固的纤维蛋白溶解，因此赤芍通过抑制凝血酶和激活纤溶酶原而发挥抗血栓作用。（《中华本草》）

【用法用量】　内服：煎汤，10～30 g；或入丸、散。

【使用注意】　血虚无瘀之证及痈疽已溃者慎用。

赤小豆

出《神农本草经》。又名红豆、红小豆、朱赤豆。为豆科植物赤小豆 *Vigna umbellata* Ohwi et Ohashi 或赤豆 *Vigna angularis* Ohwi et Ohashi 的种子。

【药性】　甘、酸，微寒。入心、小肠、脾经。

【功效】　利水除湿，和血排脓，消肿解毒。

【药论及医论】　《食疗本草》："和鲤鱼烂煮食之，甚治脚气及大腹水肿。"

《医学入门・本草》："催难产，下乳汁及产后心闷烦满不食。乃行水通气健脾之剂。"

【临床应用】

1. 痛经　和血止痛汤：赤小豆24 g，川芎、丝瓜络(炒)各3 g，旋覆花、代赭石、土炒乌药、牛膝、当归、香橼、盐橘核、盐知母、盐黄柏、延胡索各9 g，牡丹皮、大腹皮各4.5 g，生牡蛎、萆薢各12 g，沙苑子(盐水炒)、白蒺藜(盐水炒)各6 g。(《中国妇产方药全书》)

2. 月经先期　参见莲子心条。

3. 月经后期　赤小豆当归散加味：赤小豆45 g，当归30 g，川牛膝30 g，丹参30 g，益母草30 g，路路通20 g。(《妇科证治经方心裁》)

4. 倒经　参见旋覆花条。

5. 经来举重，伤任脉下血；或经脉未断为房事，成血漏；及产后脏开经利，五贲之病　小牛角鰓散：牛角鰓一枚(烧令赤)，鹿茸、禹余粮、当归、干姜、续断各二两，阿胶三两，乌贼骨、龙骨各一两，赤小豆二升。上十味，治下筛，空腹，以酒服方寸匕，日三。(《医部全录·妇科》)

6. 经行水肿　赤豆红枣汤：赤小豆、红枣。(《中医妇科临床手册》)

7. 月经疹　麻黄连轺赤小豆汤加减：麻黄6 g，连翘10 g，赤小豆20 g，桑白皮10 g，杏仁10 g，生甘草5 g，石膏15 g，蚕沙10 g，乌梢蛇10 g，白鲜皮20 g，地肤子20 g。(《妇科证治经方心裁》)

8. 赤白带下，随宜酌用　瓜蒂散：瓜蒂、赤小豆各七十五个，人参、甘草各半两。上为细末，每服一钱或半钱，或二钱，量虚实加减用之，空心齑汁调服。(《医部全录·妇科》)

9. 带下　赤小豆30 g，当归9 g，桔梗12 g，生甘草6 g，菝葜20 g，土茯苓15 g，樗白皮20 g。(《妇科用药400品历验心得》)

10. 妊娠腹胀　赤小豆15 g，槟榔6 g，薤白10 g，谷芽10 g，木香5 g，紫苏梗10 g。(《妇科用药400品历验心得》)

11. 妊娠痒疹　麻黄连轺赤小豆汤加减。炙麻黄6 g，连翘10 g，赤小豆20 g，桑白皮10 g，杏仁10 g，炙甘草5 g，刺蒺藜10 g，白鲜皮10 g，地肤子10 g，蝉蜕5 g。(《妇科证治经方心裁》)

12. 妊娠手脚皆水肿挛急　小豆五升，好豉三升，以水一斗，煮取三升，分二服。(《集验方》)

13. 子肿，手脚肿者　用赤小豆、桑白皮等分煎服，重者加商陆。(《医部全录·妇科》)

14. 气血亏虚转胞　赤小豆鲫鱼汤：赤小豆30 g，鲫鱼250 g。将鲫鱼去鳞甲及内脏，洗净置陶罐内，放入赤小豆，加水500 g，武火隔水炖熟，放入少许姜、葱、盐等调味品，食鱼、豆及汤。(《百病饮食自疗》)

15. 血虚脾弱，羊水过多　参见草果条。

16. 妊娠水肿(妊娠高血压综合征)　参见牛膝条。

17. 数伤胎　赤小豆五升(湿地种之令生芽，干之)。上一物，下筛，怀身数月日，经水尚来，以温酒服方寸匕，日三，得效便停。(《小品方》)

18. 产难坐草数日，困乏不能生　赤小豆二升，胶三升。上水九升，煎令熟，去豆内胶，烊令清服之，须臾更一服。(《经效产宝》)

19. 产后腹痛　小茴香5 g，香附10 g，枳实10 g，大腹皮12 g，乌药10 g，荔枝核10 g，赤小豆20 g。(《妇科用药400品历验心得》)

20. 恶露不下腹痛　赤小豆三至四斤(微炒)。水煎，随意代茶饮。(《常见病验方研究参考资料》)

21. 血热恶露不绝　赤小豆、冬瓜皮各适量。微炒，水煎代茶饮。(《中华民间秘方大全》)

22. 人工流产后胎物残留　甘遂10 g，半夏12 g，炒白芍12 g，炙甘草6 g，旋覆花12 g，茜草12 g，葱14条，赤小豆30 g，当归10 g，川牛膝30 g，大腹皮15 g，益母草30 g。(《妇科证治经方心裁》)

23. 产后目闭心闷　赤小豆生研，东流水服方寸匕。不瘥更服。(《肘后方》)

24. 产乳晕绝　生赤小豆捣为末，取东流水和服方寸匕，不瘥再服。(《妇人大全良方》)

25. 产后烦闷，不能食，虚满方　赤小豆散：赤小豆三、七枚，烧作末，以冷水和，顿服之。(《妇人大全良方》)

26. 产后麻疹　麻黄 6 g,连翘 10 g,杏仁 10 g,赤小豆 20 g,桑白皮 10 g,甘草 6 g,石膏 20 g,牛蒡子 12 g,桔梗 6 g,瓜蒌皮 10 g,蝉蜕 5 g,薄荷 6 g。(《妇科证治经方心裁》)

27. 产后脱肛　三豆膏:大黑豆、绿豆、赤小豆各一钱,枯矾五分,共为末。蜜调涂肛门,用温草鞋托上即愈。(《高淑濂胎产方案》)

28. 妇科术后盆腔粘连　参见大腹皮条。

29. 卵巢过度刺激综合征　防己 10 g,生黄芪 15 g,白术 20 g,生甘草 5 g,生姜 5 片,大枣 6 个,桑白皮 10 g,陈皮 12 g,大腹皮 15 g,茯苓皮 30 g,赤小豆 45 g,当归 9 g,天仙藤 9,乌药 9 g,四磨汤口服液每次 1 支,每日 2 次。(《妇科证治经方心裁》)

30. 面部色素沉着,习惯性流产　扁鹊三豆饮:黑穞豆、赤小豆、绿豆各 15 g,金银花 9 g,生甘草 4.5 g。(《中医妇科临床手册》)

31. 梦与鬼交　茯神散:茯神,人参,赤小豆,石菖蒲。水煎服。(《女科指掌》)

32. 交接淋证　参见茵陈蒿条。

33. 乳汁不通　赤小豆煮汁饮之。(《产书》)

34. 少乳方　煮红豆,连汤带豆一起吃,乳出如泉涌,屡用皆效。(《古代验方大全》引《经验良方大全》)

35. 乳痈　赤小豆末,鸡子白和,薄之。(《僧深方》)

36. 阴茧　赤小豆 45 g,当归 9 g,天花粉 15 g,牡蛎 20 g,金银花 15 g,蒲公英 15 g,紫花地丁 15 g。同时用地骨皮 180 g,分 3 日水煎坐浴。(《妇科证治经方心裁》)

37. 宫颈糜烂　解毒丹:当归 30 g,赤小豆芽 90 g,肉苁蓉 90 g,山茱萸 30 g,川牛膝 30 g,香附 30 g,土茯苓 30 g,金银花 30 g,金银花叶 30 g。上药共研细末,和匀,炼蜜为丸,如梧桐子大。每次服 9 g,每日服 2 次,温开水送服。(《蒲辅周医疗经验》)

【用法用量】　内服:煎汤,15～45 g;或入散剂。

【使用注意】　阴虚津伤者慎服,过量可渗利伤津。

赤石脂

出《神农本草经》。又名红土、赤石土。为硅酸盐类矿物多水高岭石族多水高岭石,主含四水硅酸铝[$Al_4(Si_4O_{10})(OH)_8 \cdot 4H_2O$]。

【药性】　甘、涩、酸,温。入胃、大肠经。

【功效】　止血,收湿止带。

【药论及医论】《神农本草经》:“主……泄痢,肠澼脓血,阴蚀下血赤白……”

《名医别录》:“主……女子崩中,漏下,胞衣不出。”

《日华子》:“治……血崩,带下,吐血,衄血……”

《心印绀珠经》引李东垣:“其用有二,固肠胃,有收敛之能;下胎衣,无推荡之峻。”

【临床应用】

1. 痛经　制乌头 6 g,花椒 4 g,赤石脂 20 g,淡附片 5 g,桂枝 6 g,炙甘草 6 g,生姜 6 片,大枣 6 个。(《妇科证治经方心裁》)

2. 月水不调,或前或后,或多或少,乍白乍赤　参见阳起石条。

3. 经量过多　参见川芎条。

4. 崩漏　赤石脂蜜丸,服如梧子三丸,日三。(《医心方》)

5. 经行头痛　风引汤加减:干姜 3 g,龙骨 30 g,桂枝 3 g,甘草 6 g,牡蛎 30 g,寒水石 15 g,滑石 15 g,赤石脂 15 g,紫石英 15 g,石膏 15 g,蔓荆子 10 g,白僵蚕 10 g。(《妇科证治经方心裁》)

6. 带下极效方　赤石脂、海螵蛸、侧柏叶,等分为末,每服 6 g,米泔调下,日三服,极效。治疗赤白带下。(《古代验方大全》引《卫生易简方》)

7. 白漏不绝　参见龙骨条。

8. 胎前白带　闭白丸:龙骨、牡蛎(煅)、海蛸(去甲)、赤石脂各等分。上为末,米糊丸桐子大,每服三十丸,开水送下。(《秘传内府经验女科》)

9. 恶阻　半夏、青黛各 6 g,赤石脂 30 g。

(《常见病验方研究参考资料》)

10. 妊娠胎动，时有所下，腹胁疼痛　宜服阿胶散：阿胶三分，艾叶半两，当归三分，赤石脂半两，龙骨半两，川芎三分，黄芪一两，熟干地黄一两，干姜一分，炙甘草半两。上件药捣筛为散，每服四钱，用水一中盏，入生姜半分，枣三枚，煎至六分，去滓，不计时候稍热服。(《太平圣惠方》)

11. 妊娠胎动下血，心烦闷乱　艾叶散：艾叶一两，赤石脂一两半，白茯苓一两。上件药捣筛为散，每服三钱，以水一中盏，入生姜半分，枣三枚，煎至六分，去滓，不计时候温服。(《太平圣惠方》)

12. 妊娠吞酸　海浮石 15 g，茯苓 10 g，半夏 10 g，白豆蔻 5 g，青黛 3 g，赤石脂 10 g，佛手 10 g，紫苏梗 10 g。(《妇科用药 400 品历验心得》)

13. 妊娠腹泻　参见诃子条。

14. 妊娠痢白脓，腹内冷　干姜四两，赤石脂六两，粳米一升，炒令黄色。上水七升，煎取二升，分三服。(《经效产宝》)

15. 妊娠合并癫痫　参见半夏条。

16. 妇人有生产三四日，子已到门，交骨不开，子死而母未亡　救母丹：当归二两，川芎一两，人参一两，荆芥三钱，益母草一两，赤石脂末一钱。水煎服。(《辨证录》)

17. 产后恶露不绝，虚极少气，腹中疠痛，面无血色　续断丸：续断一两，桂心三分，熟干地黄一两半，赤石脂三分，艾叶三分，白术三分，卷柏、当归、炮附子、阿胶、川芎、炮干姜各半两。上件药捣罗为末，炼蜜和捣三二百杵，丸如梧桐子大，每服食前，以温酒下三十丸。(《太平圣惠方》)

18. 产后血崩　固经丸：艾叶、赤石脂(煅)、补骨脂(炒)、木贼、附子一个(炮)。上末，饭丸梧子大，每服二十丸，米饮下。(《孕育玄机》)

19. 胎死不下　救母丹：人参，当归，川芎，益母草，赤石脂，芥穗(炒黑)。(《傅青主女科》)

20. 产后久泻不止　赤石脂丸：赤石脂、人参各一两，干姜(炮)半两，龙骨三分。上四味，捣罗为末，面糊和丸，梧桐子大，每服三十丸，食前米饮下。(《圣济总录》)

21. 产后小便数　桑螵蛸散：桑螵蛸二十枚，人参三钱，黄芪三两，鹿茸、牡蛎、赤石脂各二两。共为末，每服二钱，大米汤送下。(《高淑濂胎产方案》)

22. 产后汗症　龙骨、牡蛎、赤石脂共研为粉末，以绢布包扑于身上，以止自汗。(《中医妇产科学》，刘敏如等主编)

23. 产后中风，口噤，手足搐掣，晕闷不知人事，及缓急诸风毒痹，身体强硬　紫石英散：紫石英、白石英、石膏、赤石脂、川芎、独活、葛根、桂心各一两，麻黄二两，赤芍药三分，炙甘草三分，黄芩三分。上件药捣粗罗为散，入研了药令匀，每服四钱，以水一中盏，入生姜半分，煎至六分，去滓，不计时候，拗开口灌之。(《太平圣惠方》)

24. 产后卒中风，发疾口噤，瘛疭，闷满不知人；并缓急诸风，毒痹，身体痉强；及挟胎中风，妇人百病　参见白石英条。

25. 产后脱肛　参见诃子条。

26. 潮热出汗(围绝经期综合征)　风引汤加减：干姜 3 g，龙骨 15 g，桂枝 3 g，甘草 6 g，牡蛎 15 g，寒水石 15 g，滑石 15 g，赤石脂 15 g，紫石英 15 g，石膏 10 g，糯稻根 20 g，鳖甲 10 g，酸枣仁 15 g，太子参 12 g。(《妇科证治经方心裁》)

27. 血气不足，崩漏虚损，带下虚冷，胎脏无子　震灵丹：乳香，五灵脂，没药，朱砂，禹余粮石，代赭石，紫石英，赤石脂。(《妇科玉尺》)

28. 交接出血　石脂末渗之。(《济阴纲目》)

29. 阴蚀证(外阴白斑)　千金散：杏仁 15 g，雄黄 15 g，明矾 6 g，麝香 2 g，赤石脂 10 g。研极细混合拌匀。以消毒棉签将药粉涂患处。(《名医治验良方》)

30. 疳疮瘙痒　先用葱椒汤频洗，后服赤石脂、龙骨、黑牵牛、菟丝子、黄芪、沙菀蒺藜之属。(《女科经纶》)

31. 湿烂诸疮，肉平不敛，及诸疮毒内肉既平而口有不收者　完疮散：滑石飞净一两，赤石脂飞净五钱，粉甘草三钱。上为末，或干掺，或麻油调敷。（《妇科备考》）

32. 脱肛　用五倍子煎汤洗，以赤石脂末掺上托入。（《证治准绳·女科》）

【用法用量】 内服：煎汤，10～30 g，打碎先煎；或入丸、散。外用：适量，研末撒或调敷。

【使用注意】 有湿热积滞者禁服，孕妇慎服。

芫花（附根）

出《神农本草经》。又名药鱼草、头痛花、老鼠花、癞头花、棉花条、芫条花、银腰带。为瑞香科植物芫花 *Daphne genkwa* Sieb. et Zucc. 的花蕾。

【药性】 辛、苦，温，有毒。入肺、脾、肾经。

【功效】 破癥，消痈。

【临床应用】

1. 血海风冷，月水每来，攻腹脐疼痛，面色萎黄，四肢无力　芫花散：芫花一分（醋拌炒令干），当归（锉微炒），木香各半两。上为散，不计时候，以酒调下一钱。（《普济方》）

2. 崩中下血不止　侧柏叶一两（微炒），芫花一两（分）（醋拌炒令干），大麻根十茎。上件药，捣粗罗为散，每服三钱，以水一中盏，煎至六分，去滓，不计时候温服。（《太平圣惠方》）

3. 妇人虚羸有鬼胎癥瘕，经候不通　芫花根三两（锉，炒黄为末），每服一钱，桃仁煎汤调下，当利恶物而愈。（《太平圣惠方》）

4. 先经断，后浮肿，血化为水，名曰血分　参见五灵脂条。

5. 血分，四肢浮肿，心腹气滞，不思饮食　芫花丸：芫花、大戟、甘遂、川大黄、青橘皮一两半。上件药，细锉，以米醋一中盏，慢火炒合醋尽，捣细罗为末，以面糊和丸，如梧桐子大，每服食前，以温酒下七丸。（《太平圣惠方》）

6. 结痰白带　小胃丹：甘遂、芫花、大戟各半两，黄柏（炒）一两，大黄（焙）一两半。上为末，以白术膏丸，如萝卜子大。临卧津液咽下五七丸，或白汤送下。（《济阴纲目》）

7. 赤白带下并五淋　参见红娘子条。

8. 妇人恶物不下　当归（炒），芫花（炒）。上细末，酒调三钱，又好墨，醋碎末之，小便、酒调下，妙。（《素问病机气宜保命集》）

9. 催生去胎　芫花根剥皮，以绵裹，点麝香，套入阴穴三寸，即下。（《摄生妙用方》）

10. 产后恶物不下　芫花、当归等分，炒为末。调一钱服。（《保命集》）

11. 产后大小便秘涩，坐卧不安　芫花丸：芫花半两，滑石一两，川大黄一两（炒）。上为末，炼蜜和丸如梧桐子大，每服二十丸，葱白汤下。（《普济方》）

12. 产后痢疾　参见巴豆条。

13. 产后恶血冲心，闷绝，及血气疼痛不可忍　参见没药条。

14. 产后心腹疼痛不可忍　芫花散：芫花一两，硇砂半两，当归半两，硫黄一分，没药一两。上件药，捣细罗为散，不计时候，以热酒调下一钱。（《太平圣惠方》）

15. 产后积聚癥块，腹胁疼痛　芫花丸：芫花（半醋拌炒，令干，捣罗为末）一两，巴豆（去皮心研，纸裹压去油）一分，硇砂（细研）三分。上件药，都研令匀，以醋煮面糊和丸，如绿豆大，每服，以醋汤下二丸，兼治败血冲心，煎童子小便下五丸。（《太平圣惠方》）

16. 血风走疰，腰膝骨节疼痛不可忍　芫花三两，柳蚛屑五合，汉椒二两，桂心一两，桑根白皮三两，芸薹子半斤。上件药，捣为末，用醋一升，拌和，蒸令热，用青布裹熨痛处。冷即更，入醋蒸用之。（《太平圣惠方》）

17. 妇人癥瘕痞块及卵巢肿瘤　穿山甲散：穿山甲，鳖甲（醋炙），赤芍，大黄（炒），干漆（炒），桂心，川芎，芫花（醋炒），当归，麝香。（《古今医统大全》）

18. 血气冲心欲死　芫花三钱，吴茱萸五钱。上为末，炒姜酒下。（《经验良方》）

19. 子脏风冷，致令无子　蛇床子、芫花各一两。上件药，捣罗为末，以绵裹药末如枣大，

纳产门中，候有恶物下即止。未效再用。(《太平圣惠方》)

20. 急性乳腺炎　鲜芫花根，刮去黄皮，剪断，打烂如泥，做成长圆形丸子，如枣核大，塞入鼻孔(双侧)，30～60 分钟，鼻孔内有热感，即行取出，每日 1～2 次。(《中医临床妇科学》，夏桂成主编)

21. 急性乳腺炎，深部脓肿　芫花 6～30 g，鸡蛋 3～5 个。二味同煮，蛋熟后去壳，刺数小洞放入同煮，至蛋发黑为度，吃蛋喝汤，每日 1～2 次，每次 1～2 个。(《江苏省中草药新医疗法展览会资料选编》)

【现代药理研究】 芫花提取物可通过使蜕膜退变坏死及内源性前列腺素分泌增加，进而引发较强烈的宫缩及胎儿宫内死亡，达到引产的目的。[《华西药学杂志》，2023，38(1)：108－112]

【用法用量】 内服：煎汤，3～5 g；研末，0.6～1 g。

【使用注意】 体质虚弱，或有严重心脏病、溃疡病、消化道出血者及孕妇禁服。反甘草。用量宜轻，逐渐增加，中病即止，不可久服。

芸薹子

出《备急千金要方·食治》。又名油菜籽。为十字花科植物油菜 *Brassica campestris* L. var. oleifera DC.的种子。

【药性】 辛、甘，平。入肝、大肠经。

【功效】 行血，破气，消肿，散结。

【药论及医论】《本草纲目》："行滞血，破冷气，消肿散结。治产难，产后心腹诸疾。"

《安徽药材》："治乳痈。"

【临床应用】

1. 经行腹痛，腰背痛　芸薹，牛膝，红花，吴茱萸，菴蕳，甘草，银器，灯心，热服。(《太平惠民和剂局方》)

2. 患血崩不止，累医无功　内补丹：黄连、山茱萸、干姜、当归、鳖甲、芫花、白芷、干漆、川乌头各一分，巴豆(和壳用)、乱发、桃仁各半两。以上十二味，同入一饼子内，用盐泥固济，顶上留一眼子，火煅烟白，急将出，候冷取药，细研。官桂一分，陈皮一分，芸薹一分，煅白龙骨一分。上四味为细末，同前研药都作一处，拌合，再研令匀，以炼蜜和丸如梧桐子大，每服十丸，临卧用温酒下。(《普济方》)

3. 妇人血气，攻刺小腹，痛不可忍　芸薹子、当归各一两。上件药，捣细罗为散，每服，以热酒调下一钱。(《太平圣惠方》)

4. 孕妇九窍出血或作晕欲死　芸薹散：芸薹子、当归(焙)，各一钱，白芍药、官桂各五分。上为末，用好酒、童便各半盏调服，仍多灌童便。(《广嗣全诀》)

5. 胞衣不下　芸薹(研)，水下。(《妇人大全良方》)

6. 产难子死腹中　分娩后吃芸薹粥良。(《妇人大全良方》)

7. 产后血气冲心，闷绝疼痛　芸薹子一两(微炒)，当归一两(锉，微炒)。上件药，捣细罗为散，不计时候，以热酒调下一钱。(《太平圣惠方》)

8. 产后恶露不下，血结冲心刺痛　芸薹散：芸薹子(炒)、当归、桂心、赤芍药各等分。酒服二钱。(《产乳集验方》)

9. 产后血晕　芸薹子、生地黄等分，为末。每服三钱，姜七片，酒、水各半盏，童便半盏，煎七分，温服即苏。(《海上仙方》)

10. 产后泻痢不止　芸薹子三两(微炒)。上捣细罗为散，每服，以粥饮调下一钱，日三四服。(《太平圣惠方》)

11. 血风腰痛　莪术散：莪术、川芎、当归、熟地黄、白芷、茴香、芍药、甘草各一两，芸薹子(无数量)。上为细末，每服二钱，盐酒调下。(《证治准绳·女科》)

12. 妇人血风、血气等疾　抽刀散：五灵脂一两，莪术、桂心、芸薹子各半两。上为末，每服二大钱。酒半盏，水半盏，煎至八分，疾作热服。(《妇人大全良方》)

13. 乳腺癌　天漏汤：天葵子、芸薹子、木馒头各 30 g，漏芦 15 g，八角莲、䗪虫、白蔹、金

雀花各 9 g。水煎服。配合化疗小剂量穴位注射。(《中国中医秘方大全》)

14. 血风走疰,痛无常处 漏芦半两,干蝎半两,没药半两,芸薹子半两。上件药,捣细罗为散,每服不计时候,以温酒调下半钱。(《太平圣惠方》)

15. 产育艰难,或一岁一产者,可以此少间之 用四物汤每服三钱,加芸薹子一撮,于经行后,空心服之。(《普济方》)

16. 避孕 干益母全草、芸薹子、当归身、牛膝、赤芍各 9 g,每月服 2 剂。(《福建中草药》)

【用法用量】 内服:水煎,4.5～9 g。

花 椒

出《日用本草》。又名川椒、蜀椒、点椒。为芸香科植物青椒 *Zanthoxylum schinifolium* Sieb. et Zucc 或花椒 *Zanthoxylum bungeanum* Maxim.的果皮。

【药性】 辛,温,有小毒。入脾、胃、肾经。

【功效】 温中散寒,除湿,止痛,杀虫。

【药论及医论】《名医别录》:"秦椒……去老血,产后余疾,腹痛……""蜀椒,除六腑寒冷……女子字乳余疾"。

《药性论》:"秦椒……主女子月闭不通,治产后恶血痢……"

《食疗本草》:"蜀椒下乳汁。"

《日华子》:"蜀椒,破癥结,开胃……产后宿血,治心腹气,壮阳,疗阴汗……"

《青藏高原药物图鉴》:"催产……"

【临床应用】

1. 寒性痛经 生姜 24 g,大枣 30 g,花椒 9 g。(《妇女病饮食疗法》)

2. 痛经 川椒、小茴香各 6 g,炒五灵脂 9 g,北细辛 3 g。四味共研细末,撮少许敷于脐部,外贴香桂活血膏。(《中医妇科临床手册》)

3. 月水不通 獭胆丸:干獭胆一枚,水蛭十枚,干狗胆、硇砂、川椒并目各一分。上为末,醋糊丸绿豆大,每服五丸,当归酒下,日一。(《医部全录·妇科》)

4. 先经断,后浮肿,血化为水,名曰血分 参见五灵脂条。

5. 经行胃痛 参见九香虫条。

6. 经来寒热,四肢厥冷,呕吐蛔虫 参见乌梅条。

7. 赤白带下,不能成孕 收带丸:香附四两,白芷二两,石硫黄(入豆腐煮一昼夜,取硫黄一两),花椒。共为末,蜜丸桐子大,每服二钱,红米酒酿下。(《妇科秘方》)

8. 女人白淫 糙糯米、花椒等分炒为末,醋糊丸梧子大。每服三四十丸,食前醋汤下。(《本草单方》)

9. 妇人白浊 参见猪肝条。

10. 子宫久冷,妊娠数堕胎 参见吴茱萸条。

11. 妊娠养胎 白术散:蜀椒、白术、芎䓖、牡蛎。(《金匮要略》)亦可用于妊娠腹痛。(《妇科证治经方心裁》)

12. 妊娠漏胎,血尽子死 赤小豆半升,蜀椒(去目并闭口炒出汗)十四枚,乌雌鸡一只(理如食法)。上三味,以水二升,同煮令熟,取汁,时时饮之,未差(瘥),更作服之。(《寿亲养老书》)

13. 治恶阻奇效 参见三棱条。

14. 妊娠胃痛 大建中汤加味:花椒 3 g,干姜 5 g,党参 15 g,饴糖 30 g,炒白芍 10 g,炙甘草 6 g,淡附片 6 g,佛手柑 10 g,甘松 10 g。(《妇科证治经方心裁》)

15. 妊娠腹泻 干姜 5 g,炒黄芩 10 g,黄连 5 g,党参 12 g,葛根 10 g,木香 5 g,槟榔 5 g,神曲 10 g,花椒 3 g,乌梅 5 g。(《妇科证治经方心裁》)

16. 妊娠小便日夜频数 椒菊丸:蜀椒二两,甘菊花、肉苁蓉、菖蒲各一两,巴戟天、远志、黄芪、附子炮各半两。上八味为细末。酒煮面糊和丸,如梧桐子大,每服二十丸,空心食前温酒下。(《圣济总录》)

17. 妊娠内积冷气,腹中切痛 沉香散:沉香(锉)半两,蜀椒(去闭口及目炒出汗)一分,甘草(炙)、乌药(锉)、当归(切焙)、芎䓖各一两。上六味,捣罗为末,每服二钱匕,温酒调下,热汤

亦得。不拘时。(《圣济总录》)

18. 血虚脾弱,羊水过多　参见草果条。

19. 临月服之,滑而易产　丹参膏:丹参半斤,当归各二两,川椒五合。上三味,以酒拌湿一夜,以熬成猪膏四升,微火煎膏,色赤如血。膏成,新布去渣,每取枣许,入酒服之,不可逆服,必至临月乃可服。(《妇科玉尺》)

20. 难产数日不生,子死腹内　真川椒二斤,分为二分,蒸之,以布裹,更互热熨产妇脐腹中,死胎便出。(《普济方》)

21. 产后恶露不绝、胎物残留　参见王不留行条。

22. 经日不产,下体已冷,无药甚窘　以椒、橙、茱萸等药,浓煎汤,可下手则和,脐腹人门处皆淋洗,即刻气温,血行遂产。(《普济方》)

23. 产后气血不和,心腹疠痛,痰逆,不思饮食　芍药散:赤芍药,川椒,半夏,当归,桂心,草豆蔻,甘草,生姜,大枣。(《太平圣惠方》)

24. 产后中风偏枯　参见荜茇条。

25. 肾虚型产后小便不通　川椒6 g,食盐250 g。川椒研末填脐,胶布封固,食盐炒热敷于脐上,冷后再炒再敷。(《中医妇产科学》,刘敏如等主编)

26. 不孕　毓麟珠:人参,白术,茯苓,甘草,当归,川芎,熟地,白芍,杜仲,鹿角霜,川椒。(《景岳全书》)

27. 妇人阴寒,十年无子　吴茱萸、川椒各一升为末,炼蜜丸弹子大,绵裹纳阴中,日再易之。(《经心录》)

28. 输卵管积水　参见防己条。

29. 妇人干血气　参见白附子条。

30. 血风走疰疼痛　参见五灵脂条。

31. 乳腺增生　红花6 g,花椒10粒。熬水。洗患处,每日2次。(《中华民间秘方大全》)

32. 回奶　花椒12 g,红糖30 g。水煎花椒,加红糖调服。(《中华民间秘方大全》)

33. 慢性盆腔炎性疾病后遗症有包块,内服不能显效者,配合用药　温通消块膏:川椒,大茴香,乳香,没药,降香末。共研细末,用干面粉调羹,高粱酒少许调湿摊铺于纱布。置于痛处,上用热水袋热敷,每日2次。(《中药贴敷疗法》)

34. 乳癣　先以槐枝煎水洗,后用松香二钱,川椒二十粒,研末,猪油和搽。(《家用良方》)

35. 阴挺出下脱　川椒半两生用,川乌头半两生用,白及半两。上件药,捣罗为末,绵裹一钱纳阴中,深三寸,腹中热即止,来日再用。(《太平圣惠方》)

36. 阴蚀　芜荑,蛇床子,硫黄,花椒,樟脑,枯矾。研细末,用丝瓜一条,去皮,蘸末,纳玉户深处。(《薛氏济阴万金书》)

37. 阴道痉挛　花椒、大盐适量,捣碎布包,绵裹如弹丸大小,纳入阴道。(《妇产科疾病中医治疗全书》)

38. 阴汗　蛇床子30 g,花椒15 g。每次加水1 000 mL,煎取500 mL,连煎3次,合药液约1 500 mL,凉后先用冲洗器冲洗阴道再坐浴,不拘次数,每次15分钟。(《妇科用药400品历验心得》)

39. 滴虫性阴道炎　苦楝根、百部各一两,花椒三钱。煎汤熏洗。(《常见病验方研究参考资料》)

40. 霉菌性阴道炎　用花椒油栓剂治疗。[《药学通报》,1988,23:291]

41. 阴痒不可忍,非以热汤泡洗有不能已者　椒茱汤:花椒、吴萸、蛇床子各一两,藜芦五钱,陈茶一撮,烧盐一两。水煎熏洗。(《医级》)

42. 湿热型女阴瘙痒　枯矾30 g,花椒10 g,土槿皮20 g。煎汤熏洗。(《中华民间秘方大全》)

【现代药理研究】 花椒所含的1,8-桉叶素可能是醚提取物镇痛抗炎的活性成分之一。花椒挥发油对11种皮肤癣菌和4种深部真菌均有一定的抑制和杀灭作用。(《中华本草》)

【用法用量】 内服:煎汤,3～6 g;或入丸、散。外用:15 g,煎水外洗。

【使用注意】 阴虚火旺者禁服,孕妇慎服。

花蕊石

出《嘉祐补注神农本草》。又名花乳石。为

变质岩类岩石蛇纹大理岩。主含碳酸钙($CaCO_3$)。

【药性】 酸、涩。平。入肝经。

【功效】 化瘀止血。

【药论及医论】《嘉祐补注神农本草》:“疗产妇血晕,恶血。”

《本草纲目》:“能下死胎,落胞衣。”

《玉楸药解》:“功专止血。治吐衄,崩漏,胎产,刀杖一切诸血。”

《蔡氏女科经验选集》:“现代药理研究,花蕊石一味对子宫内膜增生过长的子宫功能性出血,颇有效验。”

【临床应用】

1. 经来腹痛时多时少,色紫黯有块,块下则舒,块呈膜样状　血竭(吞)1.5 g,五灵脂、川芎、制没药各 10 g,延胡索、煅花蕊石、当归、赤白芍各 12 g,艾叶 6 g,生黄芪 15 g。(《全国名医妇科验方集锦》)

2. 经期过长　参见鼠妇条。

3. 崩漏　炒贯众、花蕊石各一两,水煎服。(《常见病验方研究参考资料》)

4. 经行吐衄方　花蕊石 9 g,干藕片 24 g,黄芩 9 g,侧柏 24 g,生地黄 18 g,白芍 9 g,白茅根 30 g,降真香 3 g。(《中医妇科名家经验心悟》)

5. 胎物残留　花蕊石 20 g,莲房 10 g,荷叶 15 g,卷柏 20 g,益母草 30 g,川牛膝 30 g。(《妇科用药 400 品历验心得》)

6. 产后血晕　花蕊石(火煅醋淬)45 g,研末,临睡时服 9 g,温开水冲服。(《常见病验方研究参考资料》)

7. 产后气欲绝,缘败血不尽,血迷、血晕,恶血奔心,胎死腹中,胎衣不下至死　花蕊石散:花蕊石一斤,上色硫黄四两。依法用之。(《妇人大全良方》)

8. 产后不语,若瘀血壅滞　琥珀散:琥珀、花蕊石、郁金、朱砂研末,童便好酒下一钱。(《盘珠集胎产证治》)

9. 妇人吐血　以童子小便和酒,调下真花蕊石散。(《证治准绳·女科》)

10. 子宫内膜异位症(子宫内膜囊肿)　内异散:忍冬藤,蒲公英,夏枯草,花蕊石,生山楂,大麦芽,鸡内金,皂角刺,丹参,鳖甲,桂枝。(《中医妇科名家经验心悟》)

11. 子宫肌瘤　加味消癥散:炒当归、赤白芍、石打穿、五灵脂各 10 g,蒲黄 6 g(包),制香附 9 g,花蕊石 15 g(先煎),血竭末、琥珀末各 4 g(吞),黄芪 10 g,党参 15 g。(《中医临床妇科学》,夏桂成主编)

12. 外阴黏膜破损　花蕊石 30 g,研极细末局部外涂。(《妇科用药 400 品历验心得》)

【现代药理研究】 花蕊石能缩短凝血时间和出血时间,减少出血量,并能显著增加外周血小板数目。另外,花蕊石能增加血中钙离子浓度,有防止血浆渗出和促进血液凝固的作用。[《中国中医药信息杂志》,2012,19(7):111-112]

【用法用量】 内服:煎汤,15～20 g;研末 3～10 g。外用:适量,研末掺患处。

【使用注意】 孕妇禁服。

苍　术

出《经史证类备急本草》。又名赤术、枪头菜。为菊科植物茅苍术 *Atractylodes lancea* (Thunb.) DC.或北苍术 *Atractylodes chinensis* (DC.) Koidz.的根茎。

【药性】 辛、苦,温。入脾、胃、肝经。

【功效】 健脾,燥湿。

【药论及医论】《珍珠囊》:“诸肿湿非此不能除,能健胃安脾。”

《本草纲目》:“治湿痰留饮,或挟瘀血成窠囊,及脾湿下流,浊沥带下,滑泻肠风。”

《本草求原》:“强脾止水泻,飧泄,伤食暑泻,脾湿下血。”

【临床应用】

1. 郁伤气滞,女人经病　越鞠丸:香附、苍术、川芎、山栀、山楂、神曲等分。神曲糊丸,食远,白汤下。(《妇科玉尺》)

2. 痰滞经病　星芎丸:南星四两,香附四

两，川芎、苍术各三两。(《妇科玉尺》)

3. 漏下恶血，月事不调　参见藁本条。

4. 月经后期　苍莎丸：苍术(米泔水浸)、香附(童便浸一日夜)各三两，条芩(酒炒)一两，共为末，汤浸蒸饼为丸。白汤下。(《万氏妇人科》)

5. 月经过少痰湿阻滞证　参见泽泻条。

6. 闭经　半夏 12 g，茯苓 12 g，生姜 6 片，礞石 15 g，炙大黄 10 g，炒黄芩 10 g，沉香 4 g，荷叶 15 g，苍术 10 g，丹参 15 g，益母草 12 g，川牛膝 30 g。(《妇科用药 400 品历验心得》)

7. 阴虚经脉久不通，小便短涩身疼者　四物加苍术、牛膝、陈皮、生甘草作汤。(《证治准绳·女科》)

8. 经行作痛，及经闭不通，及痛经、难产，及经脉不通，遍身作痛，中风瘫痪　参见两头尖条。

9. (月经不及期)痰多血虚有热　南星、白术、苍术、黄连、香附、川芎作丸。(《济阴纲目》)

10. 湿盛血崩　升阳除湿汤：苍术一分，升麻、柴胡、防风、神曲、泽泻、猪苓各五分，陈皮、甘草、麦芽各三分，姜、枣。(《妇科玉尺》)

11. 经水色鲜不止，头项脊骨强痛，不思饮食　柴胡调经汤：羌活、苍术各一钱，独活、藁本、升麻各五分，柴胡七分，干葛、当归、甘草各三分，红花少许。水煎热服取微汗。(《医学入门》)

12. (经色)如烟尘者　二陈汤加秦艽、防风、苍术。(《济阴纲目》)

13. 脾虚型排卵期子宫出血　苍术苡仁粥：苍术 15，生薏苡仁 50，粳米 50 g。苍术洗净，用纱布包好，与生薏苡仁、粳米同时放入锅内，加水适量，煮至粥熟，去药包，即可服食，分早晚空腹服，每日 1 剂，连服 7 日为 1 个疗程。(《民间验方》)

14. 经后腹泻　络石藤 20 g，防风 10 g，陈皮 10 g，炒白芍 10 g，苍术 10 g，前胡 15 g，神曲 10 g。(《妇科用药 400 品历验心得》)

15. 经来饮食即呕吐　参见山楂条。

16. 经行眩晕　参见佩兰条。

17. 赤带　参见白芷条。

18. 湿热带下　苍术散：苍术，黄柏。(《世医得效方》)

19. 肥人有带，多是湿痰　海石，半夏，南星，炒柏，青黛，苍术，川芎。(《济阴纲目》)

20. 有孕白带　苍术三钱，山茱萸、白芍药各二钱半，炒黄芩、白芷各二钱，炒樗根皮、炒黄连、炒黄柏各一钱半。上为末，糊丸，空心温酒下五十丸。(《证治准绳·女科》)

21. 妊娠恶阻　草豆蔻 6 g，花椒 3 g，吴茱萸 3 g，佩兰 9 g，藿香 9 g，苍术 10 g，益智仁 10 g。(《妇科用药 400 品历验心得》)

22. 孕妇心胃作痛者，多因伤食停滞　宜平胃散(陈皮、厚朴、苍术、甘草)加草果、枳壳、神曲以消之。(《妇科心法要诀》)

23. 妊妇伤湿泄泻　不换金正气散：苍术、厚朴、陈皮、藿香、半夏各一钱，甘草五分。上加姜、枣，煎服。(《济阴纲目》)

24. 妊娠霍乱　参见泽泻条。

25. 妊娠中恶初起，气逆虚喘，心腹胀痛，猝然昏倒　参见厚朴条。

26. 胎前四五个月，身体困倦，气急发热，饮食无味，贪睡头晕等证　保胎和气饮：枳壳四钱，厚朴、香附子各三钱，砂仁、苍术、橘红各二钱，苏叶一钱，甘草九分，小茴香一钱半。上锉，分作三服，每服用水一盅半，煎七分服。(《济阴纲目》)

27. 先兆子痫　参见木瓜条。

28. 妊娠伤寒，头痛，身体壮热　升麻散：升麻、苍术、麦门冬、麻黄各一两，黄芩、大青各半两，石膏二两。每服四钱。水一盏，姜半分，淡竹叶二、七片，煎至六分，去滓，无时温服。(《妇人大全良方》)

29. 妊娠痞疾　人参养胃汤：半夏、厚朴、橘红各八分，苍术一钱，藿香叶、草果、茯苓、人参各五分，炙草三分，姜七片，乌梅一个。水煎服。(《妇科玉尺》)

30. 通治妊娠肩背痛，随证加引　羌活胜湿汤：羌活、独活各二钱，川芎、藁本、防风、炙草各一钱，蔓荆子八分。湿郁痛则重坠，加白术、

苍术。(《彤园妇人科》)

31. 妊娠趾缝渗水瘙痒　参见白矾条。

32. 死胎不下,指甲青舌青,胀闷,口中作屎臭　平胃散:苍术、厚朴、陈皮各一钱,炙草五分。水酒煎好,入朴硝五钱,再煎三四沸,温服。(《妇科玉尺》)

33. 产后腹胀　加味平胃散:厚朴、苍术、陈皮、炙甘草、人参各一钱。上锉,水煎服。(《济阴纲目》)

34. 湿热或湿浊内阻产后腹痛　参见马鞭草条。

35. 产后头痛,血虚痰癖、寒热,皆能令头痛　川芎、当归、羌活、防风、香附、白芷、甘草各一两,苍术一两五六钱,石膏二两半,细辛一两半。每粗末一两,水煎。(《妇科玉尺》)

36. 产后寒热似疟　参见草果条。

37. 产后肿　必用大补气血为主,少佐以苍术、茯苓,使水自利。(《济阴纲目》)

38. 产后关节红肿热痛之热痹者　苍术白虎汤加减:苍术、知母、防己、生甘草、赤芍各 9 g,石膏、鸭跖草各 30 g,西河柳 15 g。(《中医妇科临床手册》)

39. 妊娠,产后湿疹　三仁汤去竹叶、滑石,加蝉蜕 6 g,白鲜皮 10 g,僵蚕 10 g,蕲蛇 10 g,苍术 10 g。(《妇科用药 400 品历验心得》)

40. 败血冲心　当术散:苍术不以多少炒黑为末,入当归少许,每服二钱,酒一盏,煎至七分。(《产宝诸方》)

41. 产后腹泻　参见佩兰条。

42. 流产后腰痛　萆薢 20 g,苍术 10 g,炒白术 20 g,炒薏苡仁 30 g,狗脊 12 g,茯苓 10 g。(《妇科用药 400 品历验心得》)

43. 痰湿阻滞型多囊卵巢综合征　参见礞石条。

44. 鬼胎　参见薏苡仁条。

45. 肥盛妇人,禀受甚浓,恣于酒食之人,经水不调,不能成胎,谓之躯脂满溢,闭塞子宫宜行湿燥痰,用星、半、苍术、台芎、防风、羌活、滑石。(《济阴纲目》)

46. 子宫虚冷累细,经半生,瘀血内泊　胜灸丹:艾叶、吴茱萸、苍术、陈皮各二两,上药醋浸一伏慢火煮,杵烂为丸桐子大。空心温酒或饮下三十粒,晚再服。(《产宝诸方》)

47. 湿热下注型结核性盆腔炎　参见千里光条。

48. 妇科手术后肠胀气　参见枳壳条。

49. 梅核气　厚朴 9 g,苍术 10 g,半夏 10 g,沉香 4 g,茯苓 10 g,佛手柑 10 g。(《妇科用药 400 品历验心得》)

50. 脾虚痰湿偏盛肥胖　苍术粥:苍术 30 g,粳米 30～60 g。先将苍术洗净水煎,去渣取汁,待米粥八成熟时入药汁,共煮至熟,每日 1 料,可连续服用。(《百病饮食自疗》)

51. 痰湿壅阻缺乳　参见土贝母条。

52. 湿热腰腿疼痛　苍术汤:防风,黄柏,柴胡,苍术。水煎,空心服。(《钱氏秘传产科方书名试验录》)

53. 人乳头瘤状病毒感染　参见三棱条。

54. 子宫颈癌　参见白花蛇舌草条。

55. 脐下冷撮痛,阴冷,大寒,带下　参见桂枝条。

56. 妇人阴痛阴痒　此肝经湿热也,宜龙胆泻肝汤加苍术、白芷、升麻之类。

57. 外阴湿疹溃疡　龙胆条。

58. 前庭大腺炎　参见天花粉条。

59. 阴虱　参见蛇床子条。

60. 阴痒阴汗　苍术 50 g,黄柏 30 g。每次加水 1 000 mL,煎取 500 mL,连煎 3 次,合药液,凉后先用冲洗器冲洗阴道再坐浴,不拘次数,每次 15 分钟。(《妇科用药 400 品历验心得》)

61. 霉菌性阴道炎　苍术 80 g。每次加水 1 000 mL,煎取 500 mL,连煎 3 次,合药液,凉后先用冲洗器冲洗阴道再坐浴,不拘次数,每次 15 分钟。(《妇科用药 400 品历验心得》)

【现代药理研究】 β-桉叶醇在胃肠运动功能正常或低下时,能促进胃肠运动,又在脾虚泄泻或胃肠功能呈现亢进时,则显示出明显的抑制作用。对苍术的萃取物进行了系统的多梯度体验外抑菌实验,结果显示苍术对 15 种真菌有不同程度的抑制作用，并且作用效果优于土槿皮、元柏等中药。[《中国中药杂志》，2016，41(21)：3904－3913]

【用法用量】 内服：10～20 g。外用：煎汤外洗，50～80 g。

【使用注意】 阴虚内热，气虚多汗者禁服。

苍耳子(附草)

出《备急千金要方·食治》。又名葈耳实、苍子、苍棵子、牛虱子。为菊科植物苍耳 *Xanthium sibiricum* Patr.带总苞的果实(或全草)。

【药性】 甘、苦、辛，温，有小毒。入肺、肝经。

【功效】 祛湿，杀虫。

【药论及医论】 《日华子》："治瘰疬，疥癣及瘙痒。"

《本草蒙筌》："止头痛，善通顶门，追风毒任在骨髓，杀疳虫湿䘌。"

【临床应用】

1. 血崩　四物汤调苍耳灰服之。(《丹溪治法心要》)

2. 功能失调性子宫出血　苍耳草 60 g(干的 30 g)，煎服，每日 1 剂。(《中药大辞典》)

3. 阴虚经脉久不通，小便涩，身体疼痛　以四物加苍术、牛膝、陈皮、生甘草；又用苍莎丸加苍耳、酒芍药为丸，就煎前药吞下。(《证治准绳·女科》)

4. 经行瘾疹　麻黄连轺赤小豆汤加苍耳子 10 g，白鲜皮 15 g，地肤子 10 g，白僵蚕 10 g，蛇床子 10 g，荆芥 10 g。(《妇科用药 400 品历验心得》)

5. 带下，鼻渊　苍耳子散加味：苍耳子 10 g，白芷 10 g，辛夷 10 g，细辛 3 g，防风 10 g，荆芥 10 g，苍术 10 g，藁本 10 g，羌活 10 g。(《妇科用药 400 品历验心得》)

6. 妊娠外感　淡豆豉 10 g，葱白 5 条，荆芥 10 g，防风 10 g，白芷 10 g，苍耳子 10 g。(《妇科用药 400 品历验心得》)

7. 妊娠头眩目晕，视物不见，腮项肿核者　四物汤定头目安胎：当归，川芎，白芍，荆芥，防风，天冬，菊花，羌活，甘草，陈皮，附米，黄芪，柴胡，白芷，黄连，茶叶，苍耳草，蔓荆子。(《妇科秘兰全书》)

8. 妊娠痒疹　参见乌梢蛇条。

9. 妊娠过敏性皮炎　苍耳子 30 g，蚕沙 30 g，苦参 50 g，白鲜皮 50 g，地肤子 50 g。水煎外洗。(《马大正 50 年临证验案自选集》)

10. 产后诸痢　苍耳叶捣绞汁，温服半酒盏，日三四服。(《太平圣惠方》)

11. 妇人血风，皮肤瘾疹痒痛，或有细疮　参见防风条。

12. 女人风痒、瘾疹不止　苍耳花、叶、子各等分。上为细末，用豆淋酒调下二钱。(《妇人大全良方》)

13. 邪毒浸淫型梅毒　土茯苓合剂：土茯苓 30～60 g，金银花 15 g，威灵仙 12 g，白鲜皮 10 g，苍耳子 15 g，生甘草 6 g。送服升丹丸。(《中医临床妇科学》，夏桂成主编)

14. 霉菌性阴道炎　苍耳子 60 g，蛇床子 30 g。每次加水 1 000 mL，煎取 500 mL，连煎 3 次，合药液，凉后先用冲洗器冲洗阴道再坐浴，不拘次数，每次 15 分钟。(《妇科用药 400 品历验心得》)

15. 外阴瘙痒　苍耳草 60 g，硫黄末 6 g，煎汤熏洗。(《常见病验方研究参考资料》)

16. 外阴瘙痒症　苍耳子、千里光各 60 g，煎汤坐浴。(《百病良方》)

17. 外阴湿疹　苍耳子 60 g。每剂水煎 3 次，合药液约 1 500 mL，凉后先用冲洗器冲洗阴道再坐浴，不拘次数，每次 15 分钟。(《妇科用药 400 品历验心得》)

18. 白塞综合征外阴溃疡痛痒厉害　地肤子、苍耳子、生地黄、带皮茯苓、生薏苡仁、乌苏散各 12 g，紫草 15 g，丹参、赤芍、牡丹皮、生大黄、白术、黄芩、龙胆草、萆薢、泽泻、知母、黄柏各 9 g，黄连 3 g。(《中医妇科临床手册》)

19. 滴虫性阴道炎　苍耳子、蒲公英各一两。煎汤频洗，一日三四次。(《常见病验方研究参考资料》)

【现代药理研究】　苍耳子试于红色发癣菌，表明有抗真菌作用。(《中药药理与应用》)

【用法用量】　内服：煎汤，3～10 g；或入丸、散。外用：30～60 g 煎水洗。

【使用注意】　头痛、痹痛属血虚者禁服。

芡　实

出《本草纲目》。又名鸡头、鸡头米、刺莲蓬实。为睡莲科植物芡 *Euryale ferox* Salisb. 的种仁。

【药性】　甘、涩，平。入脾、肾经。

【功效】　健脾，固涩。

【药论及医论】　《滇南本草》："止渴益肾。治小便不禁，遗精，白浊，带下。"

《本草从新》："补脾固肾，助气涩精……疗带浊泄泻、小便不禁。"

《傅青主女科》："盖山药、芡实专补任脉之虚，又能利水。"

《随息居饮食谱》："耐饥渴，止崩淋、带浊。"

【临床应用】

1. 脾虚月经不调　薏苡仁、莲子、扁豆、芡实各 500 g 共研细末，煮稀粥，一小碗中加药粉一汤匙煮熟后食用。(《全国名医妇科验方集锦》)

2. 经期过长　金樱子 50 g，芡实 20 g，太子参 15 g，巴戟天 12 g，生白术 30 g，血余 10 g。(《妇科用药 400 品历验心得》)

3. 脾虚型经行泄泻　芡实、百合各 60 g，煮稀饭共食。(《妇产科疾病中医治疗全书》)

4. 经行腹泻　金樱子 30 g，芡实 30 g，首乌藤 30 g，神曲 10 g，炒谷芽 10 g，炒麦芽 10 g。(《妇科用药 400 品历验心得》)

5. 经行遗尿　补中益气汤加芡实 15 g，补骨脂 10 g，莲须 15 g，煅龙骨、煅牡蛎各 15 g，五味子 4 g，枳壳 30 g。(《妇科用药 400 品历验心得》)

6. 经行盗汗　山茱萸 30 g，五味子 5 g，浮小麦 20 g，芡实 30 g，金樱子 30 g，山药 20 g。(《妇科用药 400 品历验心得》)

7. 带下　水陆二仙丹：芡实，金樱子。(《证治准绳·女科》)

8. 赤白带下　芡实、海螵蛸各 60 g，共研细，每服 6～15 g，温开水送下。(《常见病验方研究参考资料》)

9. 白淫　白龙骨，桑螵蛸，湖莲，芡实，茯苓，茯神，金樱子，覆盆子，远志肉。蜜丸。(《沈氏女科辑要》)

10. 先兆流产，习惯性流产　参见莲子条。

11. 子悬　参见猪蹄条。

12. 胎动不安，胎漏，带浊　秘元煎：远志(炒)八分，山药(炒)二钱，芡实(炒)二钱，枣仁(炒，捣碎)二钱，白术(炒)、茯苓各钱半，炙甘草一钱，人参一二钱，五味(畏酸者去之)十四粒，金樱子(去核)二钱。水二钟，煎七分，食远服。(《景岳全书》)

13. 妊娠肿胀　白果芡实糯米粥：白果 10 粒，芡实 50 g，糯米 50 g。白果去壳取肉，与芡实、糯米加水共煮调味。每日食用 3 次。(《中医妇产科学》，刘敏如等主编)

14. 怀孕三四月，内热体倦，腰腿酸痛，白带淋漓，小便频数，饮食少思，名为子淋　宜服固真饮：白术(土炒)、条芩、续断(盐水炒)、白莲须、芡实炒、陈皮各一钱，杜仲(盐水炒)、怀山药各一钱五分，麦冬(去心)二钱，加建莲五颗(不去心，打碎)，天泉煎服。(《仁寿镜》)

15. 妊娠腹泻　参见龙骨条。

16. 妊娠胎膜早破　参见黄芪条。

17. 将产而痢不止者　宜四君子汤加白芍、杜仲、赤石脂、菟丝子、建莲、山药、芡实、砂仁。(《妇科玉尺》)

18. 产后四肢浮肿　转气汤：人参三钱，茯苓三钱，白术三钱，当归五钱，白芍五钱，熟地一两，山萸三钱，山药五钱，芡实三钱，柴胡五分，故纸一钱。水煎服。(《傅青主女科》)

19. 产后肉线出　两收汤：人参一两，白术二两，川芎三钱，熟地二两，山药一两，山萸四钱，芡实五钱，扁豆五钱，巴戟三钱，杜仲五钱，白果十枚。水煎。(《傅青主女科》)

20. 产后漏乳　参见党参条。

【用法用量】 内服：煎汤，15～50 g；或入丸、散，亦可适量煮粥食。

【使用注意】 大小便不利者禁服；食滞不化者慎服。

苎麻根

出《药性论》。又名苎根。为荨麻科植物苎麻 *Boehmeria nivea* (L.) Gaud.的根及根茎。

【药性】 甘，寒。入肝、心、膀胱经。

【功效】 凉血止血，清热安胎，利尿，解毒。

【药论及医论】 《新修本草》："《别录》云，根安胎……"

《本草拾遗》："破血，渍苎与产妇服之；将苎麻与产妇枕之，止血晕；产后腹痛，以苎安腹上则止……"

《日华子》："治……漏胎下血，产前后心烦闷……"

《医学入门·本草》："治……乳痈初起……"

《纲目拾遗》："治诸毒，活血，止血。功能发散，止渴，安胎。通蛊胀，崩淋……"

《乞法全书·释药分类》："苎根，解热散瘀之药也，能治胎前心烦，能止胎漏下血。青苎亦然。"

《中医妇科名家经验心悟》："苎麻根且能通便，胎热便结者尤宜，用量在15～30 g，故素体脾虚便溏，孕后无胎漏下血者亦应慎用。"

【临床应用】

1. 血热崩漏　苎麻干根 30 g。(《福建中草药》)

2. 经期过长　苎麻根 30 g，炒栀子 15 g，龟板胶 20 g，墨旱莲 30 g，仙鹤草 30 g，海螵蛸 30 g。(《妇科用药400品历验心得》)

3. 月水不通　(四物汤)加野苎根、牛膝、红花、苏木，旧酒水同煎。(《济阴纲目》)

4. 湿热白带，气味腥臭　鲜苎麻根一斤，鲜绿豆芽四斤，黄砂糖半斤。熬膏，加生姜汁二两，和匀，每次服三汤匙，早晚空腹时用开水冲服。(《常见病验方研究参考资料》)

5. 带下　苎麻根 15 g，地肤子 10 g，龙胆 6 g，炒黄柏 10 g，苦参 10 g，钩藤 20 g，海螵蛸 20 g，樗根皮 15 g，贯众 15 g。(《妇科用药400品历验心得》)

6. 妊娠胎动，忽下黄汁如胶，或如小豆汁，腹痛不可忍者　苎麻根，银。(《梅师集验方》)

7. 习惯性流产　苎麻干根 30 g，莲子 15 g，怀山药 15 g。(《福建中草药》)

8. 妊娠中恶恶气伤胎。胎动作痛，手不可近，不能饮食者　参见紫苏梗条。

9. 妊娠惊胎　苎麻散：苎麻根一握，诃黎勒、茯神各一两，山芋一两，人参二两。上为散，每服二钱，以米饮调下，不拘时。(《普济方》)

10. 妊娠咽痛　参见白毛藤条。

11. 妊娠暑热　苎麻根 45 g，蛇莓 45 g，大青叶 10 g，寒水石 30 g，淡豆豉 10 g，六一散 20 g，香薷 10 g，薄荷 6 g，金银花 15 g。(《妇科用药400品历验心得》)

12. 妊娠鼻衄　地骨皮 12 g，炒栀子 10 g，生地黄 12 g，苎麻根 15 g，升麻 6 g，墨旱莲 20 g，生白芍 12 g，荆芥炭 10 g。(《妇科用药400品历验心得》)

13. 妊娠腹痛口渴　当归芍药散合寿胎丸加苎麻根 30 g、莲房 10 g。(《妇科用药400品历验心得》)

14. 妊娠肿胀，全身水肿　苎麻根、赤小豆各 30 g，蒴藋叶 9 g。(《全国名医妇科验方集锦》)

15. 妊娠石淋　苎麻根 30 g，墨旱莲 30 g，小蓟 15 g，大蓟 15 g，车前子 10 g，侧柏叶 20 g。(《妇科用药400品历验心得》)

16. 孕痈湿热内蕴证　参见紫花地丁条。

17. 胎动停止，胎萎不长　参见玫瑰花条。

18. 难产　苎麻子根饮：干苎麻根、陈皮、炙甘草、生干地黄、乌梅肉、人参各二两。上粗筛，每服二钱，水一盏，姜三片，同煎至七分，去滓温服，日夜各一。(《普济方》)

19. 产后血气未和，心烦呕逆，不下饮食　人参散：人参三分，苎麻一两，红蓝花一两，生地黄三分，甘草半两，葛根三分。上为散，每服四钱，水一中盏，生姜半分，煎六分去滓，不拘时

候。(《普济方》)

20. 临产用力太过，气血运闷，不省人事 来苏散：木香、神曲、橘红、黄芪、白芍药、阿胶、麦蘖、生姜各一钱，糯米一撮，苎根一钱半，炙甘草五分。上作一服，水二钟，煎至一钟，斡开口灌下，连进为愈。(《医部全录·妇科》)

21. 产后血晕 以苎麻与产妇枕之。(《普济方》)

22. 产后腹痛 用苎麻安产妇腹上则止。(《普济方》)

23. 胎衣不下 苎根水浓煮，温服二碗即下。(《普济方》)

24. 恶露不绝 狗脊 12 g，鮸鱼鳔 30 g，仙鹤草 30 g，党参 15 g，荆芥炭 10 g，何首乌 30 g，桑椹子 30 g，侧柏叶 10 g，苎麻根 20 g。(《妇科用药 400 品历验心得》)

25. 绝经后出血 苎麻根饮：鲜苎麻根 250 g，黄砂糖冲服，每日 3 次，每次 15 mL。连服血净为止。(《重庆·医学采风录》)

26. 抗精子抗体、抗子宫内膜抗体、抗磷脂抗体、抗卵巢抗体阳性引起的免疫性不孕 AsAb 方：生地黄 15 g，苎麻根 15 g，牡丹皮 9 g，桃仁 10 g，赤芍 10 g，菟丝子 15 g，续断 10 g，炒白术 10 g，何首乌 15 g，墨旱莲 15 g，当归 6 g，茯苓 10 g。(《马大正中医妇科医论医案集》)

27. 子宫脱垂 鲜苎麻根一握，切碎捣烂，煎水熏洗，每日 2～3 次。(《中国中医秘方全书》)

28. 乳痈 捣苎根，薄之。(《僧深方》)

29. 乳头裂破 上用苎麻根，捣傅之。(《普济方》)

30. 宫颈癌见赤白带下，腥臭异常 参见木槿花条。

【用法用量】 内服：煎汤，10～50 g；或捣汁饮。

【使用注意】 无实热者慎服。

芦 荟

出《开宝重定本草》。又名草芦荟。为百合科植物库拉索芦荟 *Aloe barbadensis* Miller、好望角芦荟 *Aloe ferox* Miller 或其他同属近缘植物叶的汁液浓缩干燥物。

【药性】 苦，寒。入肝、胃、大肠经。

【功效】 泻热通便，清肝，消积杀虫。

【药论及医论】《刘奉五妇科经验》："常用于治疗妇女经闭不通属于肝火上逆者，以及经前期、围绝经期肝火上逆所引起的头晕、头痛等症。对于肝阳外泄之实热汗出者也可选用。"

【临床应用】

1. 闭经 牛膝 30 g，红花、芦荟各 15 g。水煎，空腹顿服，老酒送下。(《常见病验方研究参考资料》)

2. 肝火亢盛，肠腑积滞之月经不调 当归龙荟丸：当归，龙胆草，芦荟，黄芩，栀子，黄连，黄柏，大黄，青黛，木香，麝香。(《中医临床妇科学》，夏桂成主编)

3. 伤中赤白带下 芦荟丸：芦荟半两，赤石脂、樗皮、地榆各一两，牛角鰓(炙)三分，禹余粮、阿胶各半两，侧柏一两一分。上为末，研匀，炼蜜丸如梧桐子大，每服二十丸，陈米饮下。(《太平圣惠方》)

4. 阴疮，阴中突出如蛇，或似鸡冠菌样者 芦荟丸：胡黄连、黄连、芦荟、白芜荑、白雷丸、青皮、鹤虱草各一两，麝香一钱，木香三钱。上为末，蒸饼糊丸如麻子大，每服一钱，空心清米汤下。(《医部全录·妇科》)

5. 阴肿痛，或风热作痒 参见灯心草条。

6. 前庭大腺炎 芦荟、黄柏、苦参、蛇床子、荆芥穗、防风、花椒、明矾各 20 g，煎水熏洗。(《实用中西医结合诊断治疗学》)

7. 滴虫性阴道炎 芦荟 60 g，蛇床子、黄柏各 15 g。水煎，用带线棉球塞阴道内，连用 3 次，每晚 1 次。(《常见病验方研究参考资料》)

8. 阴虱 水银(铅制)、轻粉、杏仁(去皮尖，捣为膏)、芦荟、雄黄、狼毒各 3 g，麝香 0.3 g，上药除水银、杏仁膏外，余药共研，筛细，再入水银、杏仁膏同研匀。治疗时先以石菖蒲煎汤洗患处，再用本散外扑。(《妇产科疾病中医治疗全书》)

【现代药理研究】 芦荟大黄素能够抑制乳腺MDA-MB-231细胞侵袭重组基底膜能力，降低纤维连接蛋白和层连蛋白的黏附能力，抑制MDA-MB-231细胞的侵袭和迁移过程，该研究提示芦荟大黄素在抗乳腺癌转移方面有极大的潜能。[《中国药房》，2016，7(10)：1418-1421]

【用法用量】 内服：入丸、散服，每日量0.6～1.5 g。

芦　根

出《本草经集注》。又名苇根、芦柴根、芦通、芦芽根、甜梗子。为禾本科植物芦苇 *Phragmites communis* Trin. 的根茎。

【药性】 甘，寒。入肺、胃、膀胱经。

【功效】 清热，生津，除烦，止呕。

【药论及医论】 《日华子》："治寒热时疾烦闷，妊孕人心热……"

《药性论》："能解大热，开胃，治噎哕不止。"

《玉楸药解》："清降肺胃，消荡郁烦，生津止渴，除呕下食，治噎哕懊侬之证。"

《新修本草》："疗呕逆，不下食，胃中热……"

【临床应用】

1. 经行音哑　参见沙参条。

2. 白带　芦根(干)15 g，五指毛桃根30 g。煎服。(《广东省惠阳地区中草药》)

3. 妊娠恶阻　新鲜芦根100～150 g，竹茹15～20 g，煎汁去渣，入粳米100 g煮粥，将熟，加入生姜2片。(《养生康复粥谱》)

4. 妊娠呕吐不食，兼吐痰水　生芦根十分，橘皮四分，生姜六分，槟榔二分。上以水二升，煎取七合，空腹热服。(《经效产宝》)

5. 胎漏　清胎汤：生牡蛎15 g，鲜芦根、藕各30 g，莲子心、菟丝子(盐水炒)各6 g，盐知母、盐黄柏、生龙齿、盐芡实、血余炭、蒲黄炭、火麻仁各9 g，竹茹、萆薢各12 g，桑寄生、瓜蒌各24 g，盐砂仁、丝瓜络各3 g。(《中国妇产方药全书》)

6. 血热型习惯性流产　母鸡1只，鲜芦根60 g，盐水少许。先将母鸡剖好，去内脏，洗净茅根，放锅内加水适量，炖煮至烂熟，加入盐调味，吃肉喝汤，宜常服。(《妇科病饮食疗法》)

7. 妊娠热病，壮热头痛，呕吐不止，不食，心胸烦闷　葱白芦根汤：竹茹、家葛根各一两，芦根二两，麦门冬一两半，知母三分。上吹咀，每服四钱。水一盏，连根葱白三寸，煎至七分，去滓温服。(《妇人大全良方》)

8. 妊娠七八月，伤寒烦热，心胸妨闷，咳嗽呕逆，不下饮食　芦根散：芦根一两，前胡一两，陈橘皮一两，炙甘草半两，赤茯苓一两，半夏二两。上件药捣筛为散，每服三钱，以水一中盏，入生姜半分，枣三枚，煎至六分，去滓，不计时候温服。(《太平圣惠方》)

9. 妊娠燥咳　竹叶10 g，石膏15 g，半夏5 g，麦冬12 g，北沙参12 g，炙甘草6 g，粳米30 g，竹茹10 g，枇杷叶12 g，芦根15 g。(《妇科用药400品历验心得》)

10. 妊娠鼻衄　芦根30 g，马勃10 g，糯稻根30 g，墨旱莲15 g，荆芥炭10 g。(《妇科用药400品历验心得》)

11. 妊娠霍乱吐泻，心烦　芦根饮子：芦根三二两，人参二一两，藿香三分，枇杷叶十片，炙甘草半两。上件药细锉和匀，每服一分，以水一中盏，入薤白七寸，生姜半分，煎至六分，去滓，不计时候稍热服。(《太平圣惠方》)

12. 妊娠淋，小便数而少，涩痛，手足烦疼　地肤草、芦根、大麻子各一两。上件药捣筛为散，每服四钱，以水一中盏，入葱白七寸，煎至六分，去滓，不计时候温服。(《太平圣惠方》)

13. 妊娠合并肝内胆汁淤积症　参见水牛角条。

14. 妊娠合并肾炎风邪侵袭证　参见金银花条。

15. 产后大渴不止　芦根(切)一升，瓜蒌、人参、甘草、茯苓各三两，大枣二十枚，麦门冬(生)四两。上以水九升，煮取三升，分三服，顿服。(《妇人大全良方》)

16. 产后吐利，霍乱，心腹痛　芦根饮：芦根一两，人参、枇杷叶各一两。上捣筛，每服五

钱，水一盏半，煎八分去滓，温服，不拘时。（《普济方》）

17. *产后咳逆呕吐*　枇杷叶、茅根各五钱，煎浓汤，入芦根汁半盏和匀服。（《证治准时·女科》）

18. *围绝经期干燥综合征*　五汁饮：梨汁、荸荠汁、鲜苇根汁、麦冬汁、藕汁或蔗浆。临时斟酌多少，和匀凉服，或隔水饨温服。（《中医临床妇科学》，夏桂成主编）

19. *产后气血虚，津液少，令乳无汁*　木通散：木通二两，栝楼根一两，漏芦一两，麦门冬一两半，芦根三分，人参半两，赤茯苓半两，大腹皮一两，陈橘皮半两，茅根三分，炙甘草一分。上件药捣粗罗为散，每服四钱，以水一中盏，入葱白五寸，煎至五分，去滓，不计时候温服。（《太平圣惠方》）

20. *卵巢囊肿*　加减苇茎汤：芦根 30 g，桃仁 9 g，冬瓜仁 15 g，薏苡仁 15 g，鱼腥草 30 g，败酱草 30 g，玄参 9 g，木香 6 g，郁李仁 9 g。（《专科专病名医临证经验丛书·妇科病》）

21. *卵巢癌化疗后反应*　参见石斛条。

【用法用量】　内服：煎汤，15～30 g，鲜品 60～120 g；或鲜品捣汁。

【使用注意】　脾胃虚寒者慎服。

苏　木

出《医学起源》。又名红柴、赤木、苏枋、苏方木。为豆科植物苏木 *Caesalpinia sappan* L. 的干燥心材。

【药性】　甘、咸、微辛，平。入心、肝、脾经。

【功效】　行血，破瘀，消肿，止痛。

【药论及医论】　《新修本草》："主破血，产后血胀闷欲死者。"

《日华子》："治妇人血气心腹痛、月候不调及蓐劳，排脓止痛，消痈肿、扑损瘀血，女人失音血噤……"

《心印绀珠经》："除产后败血，有此立验。"

《本草求原》："疗产后血肿血晕，产后气喘面黑欲死……"

《宋氏女科撮要》："产后破血，宜丹皮、灵脂、桃仁、红花、延胡索，不可用苏木，恐发晕也。"

《现代实用中药》："为收敛止血药。适用于女子子宫出血，产后流血过多，头晕目眩……对于妇女子宫炎、赤白带下，可作煎剂灌洗之。"

【临床应用】

1. *气滞血虚型痛经*　香附 30 g，苏木 60 g，桃仁 30 g。先把苏木、香附，烘干，研为细末，过筛；再把桃仁研为细末，混合，调均匀，用黄酒调成膏，烘热。趁热敷阿是、气海、关元穴（下垫纱布一层）。外盖纱布，胶布固定。再加热敷。每日 3 次，每次 30～60 分钟。（《中华民间秘方大全》）

2. *月水不通，烦热疼痛*　苏枋木煎：苏枋木二两，硇砂半两，川大黄末一两。上件药，先以水三大盏，煎苏木至一盏半，去滓，入硇砂、大黄末，同熬成膏，每日空心，以温酒调下半大匙。（《太平圣惠方》）

3. *崩漏*　苏木 10 g，刘寄奴 10 g，鬼箭羽 10 g，益母草 20 g，香附 10 g，丹参 15 g。（《妇科用药 400 品历验心得》）

4. *妇人五十外行经不止，作败血论，此方最良*　茜根、苏木、生地各一两，侧柏叶（炙黄）、条芩各五钱，阿胶（蛤粉炒）五钱（成珠），胎发一团（烧灰存性）。前药每作六剂，水煎，将发灰作六次投入服之。（《仁寿镜》）

5. *肾虚血瘀月经无定期*　黑豆 60 g，苏木 30 g，红糖适量。黑豆、苏木加水适量炖至黑豆烂熟，去苏木，加红糖调味服食数日。（《中华民间秘方大全》）

6. *经行腰痛*　苏木 15 g，血竭 5 g，白芥子 10 g，延胡索 10 g，茺蔚子 10 g，香附 10 g，蒲黄 10 g，五灵脂 10 g。（《妇科用药 400 品历验心得》）

7. *倒经*　参见丝瓜络条。

8. *经逆咳嗽*　经不下流，反从上逆，便五心烦热，咳嗽气紧，因过食热物，内兼肺火。治宜推血下行，先用红花散顺其血，次服款冬散止其嗽，自当热退经流。红花散：红花，苏木，黄芩，花粉。款冬花散：款冬二钱，知母、桑皮（蜜炙）、阿胶（溶）、贝母（去心，研），黄芪（蜜炙）、半夏、杏仁（去皮尖）十粒，炙草五分。（《秘传内府经验女科》）

9. 经未尽潮热，经来余血未尽，便觉口渴，小腹痛甚，遍身潮热，因食伤生冷，血滞不通，不宜用补，宜服莪术散。经行热去，自然痛止潮安　莪术散：莪术（醋炒）一钱，三棱（醋炒）一钱，红花一钱，苏木一钱。上为粗末，每服一钱，水一碗煎，空心服。（《秘传内府经验女科》）

10. 带下　苏木 60 g。水煎 3 次，合药液约 1 500 mL，凉后先用冲洗器冲洗阴道再坐浴，不拘次数，每次 15 分钟。（《妇科用药 400 品历验心得》）

11. 妇人有跌闪失足，以致伤损胎元，因而疼痛　救损汤：归身五钱，白芍三钱，白术五钱，人参一钱，生地一两，甘草一钱，苏木三钱，乳香末一钱，没药末一钱。水酒煎服。（《辨证录》）

12. 两月孕身，要行取动者　对节草一握，牛膝草根一握。上入苏木好酒，封瓶口，火温，早晨服，二朝方入狗骨灰一大钱，酒调下，便行。（《普济方》）

13. 孕妇伤寒，时行洒淅寒振或兼啰者　苏木汤：赤芍药、橘红、黄芩（炒）、黄连、甘草、苏木各五分。上水煎服。如胎不安，兼服阿胶汤。（《广嗣全诀》）

14. 妊娠大腑寒温不等，或秘或泻，腹中气滞，饮食减少，心头妨满，两胁胀逆，四体不安　桑寄生、黄橘皮、大腹皮、青枳壳、人参、桔梗、苏木、川芎各一分，藿香三钱。上细杵罗为末，每服二钱，水一盏煎取一分，食后去滓服。（《普济方》）

15. 胎死腹内不下　苏枋木一斤，水银一两。上件药以水五大盏，煎苏木至一大盏，每服，取二分下水银一分，如人行三五里再服。（《太平圣惠方》）

16. 恶露不绝　鸭蛋 1 个，苏木 6 g，藕节 30 g。煎汤去渣，加入去壳熟鸭蛋共煮片刻食用。（《中华民间秘方大全》）

17. 恶露不行　苏木一两。酒、水各半煎服。（《常见病验方研究参考资料》）

18. 胎衣不下　破灵丹：红花一两，苏木五钱。生酒煎服。（《妇科秘方》）

19. 产后儿枕腹痛　楂苏汤：山楂一两，苏木三钱。（《妇科玉尺》）

20. 产后腰痛　桃仁汤：桃仁、苏木、生地黄各半两，虻虫、水蛭各三十个。上为粗末，每服三钱。水一盏，煎至六分，去滓温服，无时候。恶露下，即住服。（《妇人大全良方》）

21. 产后血运　苏方木三两，水五升，煎取二升，分再服。（《肘后方》）

22. 产后癫狂　逍遥散外加远志、桃仁、苏木、红花，每服一钱重。服后再服平胃散安。（《普济方》）

23. 产后虚脱，兼防血晕　宜人参、鹿角胶、苏木煎。入童便服。（《妇科玉尺》）

24. 产后气喘面黑欲死，乃血入肺也　苏木二两，水两碗，煮一碗，入人参末一两服。随时加减，神效不可言。（《胡氏方》）

25. 产后在蓐内，烦渴狂语　苏枋木一两。上以水二大盏，煎至一盏，去滓，放温，渐渐服尽，其渴立止。（《太平圣惠方》）

26. 产后恶露方行，忽然断绝，腰腹重痛，或流疰腿股作痛　参见水蛭条。

27. 子宫肌瘤　炙鳖甲、七叶一枝花、苏木各 15 g，白花蛇舌草、石见穿、牡蛎各 30 g，海藻 9 g，玄明粉 3 g。经净后服用。（《中医妇科临床手册》）

28. 外阴白色病变　苏甲马鞭汤：苏木、炙鳖甲、马鞭草各 15 g，生地黄 30 g，龙胆草 9 g。水煎分服，每日 1 剂。（《妇科名医证治精华》）

29. 宫颈癌　苏木 10 g，斑庄根 30 g，小红参 30 g，香附 15 g，马鞭草 15 g。水煎服。（《云南抗癌中草药》）

【现代药理研究】 从苏木中分离出的多种活性成分均对肿瘤坏死因子-α（TNF-α）和白细胞介素-6（IL-6）等促炎细胞因子有良好的抑制作用。巴西苏木素对人乳腺癌 MDA-MB-231 细胞迁移和侵袭具有抑制作用。［《中

国现代中药》,2020,22(5):810－826]

【用法用量】 内服:煎汤,10～20 g;或研末。外用:60 g,水煎冲洗坐浴。

【使用注意】 血虚无瘀者不宜使用,月经过多及孕妇亦禁服。

杜　仲

出《神农本草经》。又名木棉、思仲、丝棉皮、扯丝皮。为杜仲科植物杜仲 *Eucommia ulmoides* Oliv.的树皮。

【药性】 甘、微辛,温。入肝、肾经。

【功效】 补肝肾,安胎。

【药论及医论】 《神农本草经》:"主腰膝痛,补中,益精气,坚筋骨,强志,除阴下痒湿,小便余沥……"

《医学入门·本草》:"治妇人胎脏不安,产后诸疾。"

《本草正》:"暖子宫,安胎气。"

《本草求真》:"杜仲,入肝而补肾,子能令母实也……胎滑梦遗切要……在肾经虚寒者,固可用此温补以固胎元。"

《归砚录》:"杜仲、续断二味,举世用以安胎……故胎坠而尺强寸弱者,动作少气者,表虚恶风汗时出者,心下悬饥得食则止者,一身之气尽欲下坠者,皆在禁例……岂知杜仲、续断原或因于跌仆,或下寒挟瘀而胎动者之妙剂,苟不知审顾区别而妄用之,则不但不能安胎,反能催胎、坠胎,甚有殒其母命者,可不戒哉!"

【临床应用】

1. 经行先期　参见枇杷叶条。

2. 子宫内膜异位症引起痛经　参见九香虫条。

3. 崩漏　益母草三钱,棕炭、百草霜各五钱,杜仲炭三钱。共为细末,每服二至三钱,黄酒冲服。(《常见病验方研究参考资料》)

4. 肾虚型月经过少　参见猪肾条。

5. 肾阳虚型闭经　猪腰1对,杜仲30 g,核桃肉30 g。猪腰去白筋,与杜仲、核桃肉共入砂锅,加水500 mL煮熟,去杜仲,食猪腰、核桃,喝汤。每日1次。(《食疗大全》)

6. 经水行后作痛,腰背腿皆疼,气血两虚故也。行尽时服之　熟地三钱,当归三钱,茯苓二钱,杜仲(姜制)一钱五分,白术七分二钱,党参二钱,川芎四分,甘草三分。水、酒各半煎,食远服。(《仁寿镜》)

7. 肾虚带下　杜仲腰花:杜仲30 g,粳米30～60 g。共煮为粥,去药渣食粥(原书可能遗腰花)。(《本草权度》)

8. 止带丸　当归,川芎,白术,人参,山药,杜仲,香附,破故纸,牡蛎,椿根皮,续断,青黛。(《济阴纲目》)

9. 白带白淫　参见诃子条。

10. 怀孕三四月,内热体倦,腰腿酸痛,白带淋漓,小便频数,饮食少思,名为子淋　宜服固真饮:白术(土炒)、条芩、续断(盐水炒)、白莲须、芡实(炒)、陈皮各一钱,杜仲(盐水炒)、怀山药各一钱五分,麦冬(去心)二钱,加建莲五颗(不去心,打碎,天泉煎服)。(《仁寿镜》)

11. 胎动不安　杜仲丸:杜仲(去皮,锉,姜汁浸,炒去丝),续断(酒浸)各一两。上为细末,枣肉煮烂,杵和为丸,如梧桐子大。每服七十丸,空心,用米饮送下,日二服。(《重订严氏济生方》)

12. 妊娠腰痛　杜仲15 g,川续断12 g,水煎服。(《妇产科疾病中医治疗全书》)

13. 妊娠转筋　桑寄生15 g,竹茹10 g,白芍20 g,生甘草9 g,忍冬藤15 g,杜仲10 g。(《妇科用药400品历验心得》)

14. 妊娠期间坐骨神经痛　龟肉250 g,核桃仁100 g,杜仲15 g,入锅共煮熟,去杜仲食之,每日2次。(《妇产科疾病中医治疗全书》)

15. 胎萎不长　参见菟丝子条。

16. 频惯堕胎,或三四月即堕者　于两月前,用杜仲焙研枣肉为丸,糯米饮下。(《简便方》)

17. 羊水过多　补肾鲤鱼汤:杜仲30 g,枸杞子30 g,干姜10 g,鲤鱼1条(约500 g)。将鲤鱼去鳞腮及内脏,余药洗净用干净纱布包裹,与鲤鱼同煮1小时,去药包,饭前空腹吃鱼饮汤。

(《中医妇产科学》,刘敏如等主编)

18. 阴虚肝旺型妊娠高血压　地母散：生地黄 30 g,菊花 15 g,白芍 30 g,女贞子 30 g,墨旱莲 30 g,黄芩 12 g,桑寄生 30 g,杜仲 30 g,菌灵芝 30 g,珍珠母 30 g。共研极细末,和匀。每次 9～15 g,每日 2 次,温开水冲服。(《集验中成药》)

19. 子痫清醒之后服用　生牡蛎、杜仲、生石决明各 30 g,生龙齿、女贞子各 18 g,夏枯草、桑寄生、茯苓各 15 g,白芍、泽泻各 12 g。(《中医妇科临床手册》)

20. 妊娠期肝内胆汁淤积症　参见金钱草条。

21. 妊娠合并甲状腺功能亢进　参见海藻条。

22. 子悬　人参、茯苓各二钱,白术、白芍各五钱,黄芩、生地各三钱,杜仲一钱,熟地一两,归身二钱,水煎服。(《医部全录・妇科》)

23. 经行咳嗽,妊娠咳嗽,产后咳嗽　参见苦杏仁条。

24. 产后肾虚腰痛。川续断 25 g,杜仲 30 g,猪尾 1～2 条。将猪尾去毛皮洗净,与另二味共入瓦罐煮汤,用精盐、生姜、葱花、味精调味,适量服用。(《饮食疗法》)

25. 产后脚气　独活寄生汤：独活三两,桑寄生、杜仲、白茯苓、牛膝、官桂、细辛、防风、川芎、当归、人参、熟地、芍药、秦艽各二两,炙甘草一两。上㕮咀,每服四钱,姜五片,水煎温服。(《医部全录・妇科》)

26. 产后肾虚腰痛　猪腰子 1 只(去脂膜)与杜仲 30 g 共炖熟,随意服,为 1 日量。(《中医妇产科学》,刘敏如等主编)

27. 产后诸疾及胎脏不安　杜仲去皮,瓦上焙干,木臼捣末,煮枣肉和,丸弹子大。每服一丸,糯米饮下,日二服。(《胜金方》)

28. 不孕　杜仲、菟丝子、覆盆子、杭芍、当归各 12 g,熟地黄、续断、紫石英各 15 g,小茴 9 g,甘草 6 g。(《全国名医妇科验方集锦》)

29. 肝郁脾虚型慢性盆腔炎性疾病后遗症　参见九香虫条。

30. 输卵管结扎后腹痛　参见川楝子条。

31. 放环后阴道不规则出血　参见地榆条。

32. 绝经后骨质疏松症　参见胡桃仁条。

33. 肾气不固阴挺　大补元煎：人参,山药,山茱萸,熟地黄,杜仲,当归,枸杞,炙草。(《中国医学百科全书・中医妇科学》)

34. 妇人癖瘦阴冷　五加皮浸酒方：五加皮,熟地黄,丹参,杜仲,蛇床子,干姜,天冬,钟乳,地骨皮。(《太平圣惠方》)

35. 产后玉门不闭　参见续断条。

36. 阴汗　杜仲 60 g。每剂水煎 3 次,合药液约 1 500 mL,凉后坐浴,不拘次数,每次 15 分钟。(《妇科用药 400 品历验心得》)

【现代药理研究】 杜仲可以双向调节血压,且几乎没有不良反应,是其他化学降压药不能比拟的。对杜仲盐炙的炮制程度和不同部位进行研究,发现对于非妊娠大鼠离体子宫平滑肌,中度盐炙和水部浓缩物的抑制作用更加显著。盐炙杜仲可以治疗去卵巢大鼠的骨质疏松,并推断杜仲对绝经后骨质疏松具有疗效,且杜仲高剂量组(6 g/kg)对大鼠血清骨转换指标具有显著改善作用。[《中医药信息》,2021,38(6):73－81]

【用法用量】 内服：煎汤,6～20 g;浸酒或入丸、散。外用：60 g,水煎坐浴。

【使用注意】 阴虚火旺者慎用。

豆　蔻

出《本草拾遗》。又名白蔻、白蔻仁、白豆蔻、蔻米。为姜科植物白豆蔻 *Amomum kravanh* Pierre ex Gagnep. 或爪哇白豆蔻 *Amomum compactum* Solamd ex Maton 的干燥成熟果实。

【药性】 辛,温。入肺、脾、胃经。

【功效】 行气,暖胃,消食,宽中。

【药论及医论】《开宝本草》："主积冷气,止吐逆,反胃,消谷下气。"

《本草述钩元》："治妇人一切气逆不和。"

《本草蒙筌》："温脾土却疼,消积食膨。"

【临床应用】

1. 月经不调,经期腹痛,赤白带下　参见拳参条。

2. 带下　白豆蔻，砂仁，香附。等分炒为末，米酒调服二钱。(《女科指掌》)

3. 恶阻　白蔻仁(去壳)频频细嚼吞下，每日五至十粒。(《常见病验方研究参考资料》)

4. 妊娠中气　参见木香条。

5. 妊娠中恶初起。气逆虚喘，心腹胀痛，猝然昏倒　参见厚朴条。

6. 妊娠胃痛嗳气　佛手柑 10 g，甘松 10 g，白豆蔻 5 g，炒白芍 10 g，炙甘草 5 g，蜂蜜 30 mL。(《妇科用药 400 品历验心得》)

7. 妊娠泛酸　参见蛤壳条。

8. 妊娠腹满，饮食迟化　白豆蔻丸：白豆蔻，枳壳，陈橘皮，诃黎勒，木香，当归。上六味，捣罗为末，丸如梧桐子大，每服二十丸至三十丸，切生姜入盐炒焦黑色，煎汤下。(《圣济总录》)

9. 妊娠便秘　天冬 12 g，麦冬 12 g，玄参 10 g，生地黄 10 g，小麦 30 g，生白术 45 g，胡桃仁 30 g，佛手柑 10 g，白豆蔻(冲)5 g。(《妇科用药 400 品历验心得》)

10. 妊娠下痢，腹痛肠鸣　白豆蔻汤：白豆蔻(一半生一半熟)、陈橘皮(去白炒，细切)、诃黎勒(半生半熟)、桂(去粗皮)、当归(切焙)各二两，枳壳(去瓤浆水煮，软麸)炒半斤。上六味，粗捣筛，每服三钱匕，水一盏，生姜五片，枣二枚擘，同煎至七分，去滓稍热服。(《圣济总录》)

11. 子嗽　白蔻仁、砂仁、陈皮各等分。共为细末，每次二钱，温开水送下。(《常见病验方研究参考资料》)

12. 产后呃逆　白豆蔻、丁香各半两，研细，桃仁汤服一钱，少顷再服。(《乾坤生意》)

13. 产后脾胃气寒，呕逆，不纳饮食，四肢乏力，不能运动　白豆蔻散：白豆蔻、人参、白术、黄芪、当归、炮附子、白茯苓各三分，半夏半两，陈橘皮一两，炙甘草一分，炮干姜半两，川芎半两。上件药捣粗罗为散，每服三钱，以水一中盏，入生姜半分，枣三二枚，煎至六分，去滓，不计时候温服。(《太平圣惠方》)

14. 产后霍乱吐利，腹中疠痛　当归散：当归、白豆蔻、木香、白术、高良姜、白芍药、炙甘草各半两，厚朴一两，吴茱萸一分。上件药捣细罗为散，不计时候，以粥饮调下二钱。(《太平圣惠方》)

15. 产后湿阻　藿香 9 g，厚朴 9 g，半夏 10 g，茯苓 10 g，白豆蔻(冲)4 g，炮姜 4 g，陈皮 10 g，佩兰 6 g，煅瓦楞子 20 g，佛手 10 g。(《马大正中医妇科医论医案集》)

16. 产后心烦，咳噫不止　丁香散：丁香、白豆蔻各半两，伏龙肝一两。上为细末，每服一钱，煎桃仁、吴茱萸汤调下，如人行五里再服。(《妇人大全良方》)

17. 产后脏腑气虚，两胁胀满，不思饮食，四肢无力　白豆蔻散：白豆蔻，人参，桂心，半夏，白术，陈橘皮，枳壳，甘草，生姜，大枣。(《太平惠民和剂局方》)

18. 产后湿阻　藿香 9 g，厚朴 9 g，半夏 10 g，茯苓 10 g，白豆蔻 4 g，炮姜 4 g，陈皮 10 g，佩兰 6 g，佛手柑 10 g。(《妇科用药 400 品历验心得》)

19. 妊娠，产后湿疹　三仁汤去竹叶、滑石，加蝉蜕 6 g、白鲜皮 10 g、僵蚕 10 g、蕲蛇 10 g、苍术 10 g。(《妇科用药 400 品历验心得》)

20. 血风攻脾不能食　进食散：青皮、陈皮、粉草、良姜、桂心各一分，川乌(炮)、草豆蔻仁各三个，诃子五个。上为细末，每服一钱。水一盏，姜二片，煎至七分温服。(《妇人大全良方》)

【现代药理研究】 豆蔻属植物大多具有健胃消食的传统药理功效，用于胃肠相关疾病，有利于胃肠保护。[《天然产物研究与开发》，2019，31：1831－1836]

【用法用量】 内服：煎汤，3～6 g，后下；或入丸、散。

【使用注意】 阴虚血燥者禁服。

两头尖(竹节香附)

出《本草品汇精要》。又名红背银莲花、红被银莲花、草乌喙、关东银莲花、多被银莲花。

为毛茛科植物多被银莲花 *Anemone raddeana* Regel.的根茎。

【药性】 辛，热，有毒。

【功效】 祛风湿，消痈肿。

【药论及医论】《邵兰荪医案》："其便结系是腑气不用，故用两头尖以导浊。"

【临床应用】

1. 经行作痛，经闭不通，痛经，难产，及经脉不通，遍身作痛，中风瘫痪　女宝丹：何首乌二两(去皮)，川乌、草乌各四两(湿纸包煨，去黑皮，切厚片，酒煮至不麻为度)，苍术(泔水浸润，酒拌炒)四两，当归(酒洗)、两头尖各二两，桔梗、粉草、防风、白芷、川芎、人参、天麻、茴香、荆芥、白术、麻黄各四两，木香、血竭、细辛各一两。炼蜜丸如弹子大。(《济阴近编》)

2. 经迟，既通两日骤止。新婚未及半月，溲溺痛，腹中有形，恐延淋带。当通阳宣浊　老韭白，两头尖，炒黑小茴香，杜牛膝，当归须，益母草。(《扫叶庄医案》)

3. 月经不通，癥瘕血块，脐腹作痛　参见丁香条。

4. 血瘀气滞型月经不调　乳香、没药、血竭、沉香、丁香各 15 g，青盐、五灵脂、两头尖各 18 g，元寸(另研)1 g。元寸另研外，其余混合粉碎为末过筛。先取元寸 0.2 g，放神阙穴，再取药末 15 g，撒布元寸上面，盖以槐皮，槐皮上预先钻一小洞，穴周围用面糊圈住，以艾绒捏炷，放槐皮上点燃灸之，每日 1 次。(《中华民间秘方大全》)

5. 倒经　小茴香二钱，两头尖二钱，桃仁三钱，降香末三钱，韭白汁三茶匙，紫石英三钱，归须二钱，川楝子三钱，琥珀(研细冲)三分。(《吴鞠通医案》)

6. 元气虚弱，女人赤白带下，子宫虚冷，血山崩等证　参见马钱子条。

7. 产后动怒，气血皆逆，痛呕不卧，俯不能仰，面冷肢冷，口鼻气寒，痛必自下冲上。此属疝瘕厥痛　淡吴萸，韭白，两头尖，川楝子，桂枝木，茯苓。(《临证指南医案》)

8. 小溲癃闭已通，恶露瘀凝未下，少腹板痛　肉桂，延胡索，红花，桃仁，丹参，归尾，山楂炭，牛膝，炮姜炭，冬葵子，两头尖，车前子。(《王旭高临证医案》)

9. 肝着，先宜宣络，后补八脉　新绛纱三钱，归须二钱，广郁金二钱，旋覆花三钱，炒桃仁三钱，两头尖(拣净两头圆)三钱，降香末三钱，丹皮(炒)三钱，元胡索二钱。(《吴鞠通医案》)

10. 癃闭，怒郁，少腹胀大如斗，小便点滴全无，与开经络　降香末三钱，香附米三钱，广郁金二钱，龙胆草三钱，青皮二钱，韭白汁(冲)三匙，归须三钱，琥珀五分，两头尖三钱，麝香五厘。(《吴鞠通医案》)

11. 结块坚大如盘，推之不移。气寒血滞，与肠胃汁沫相抟，未可轻视　川桂木，延胡，香附，白术，炒蓬术，两头尖，归须，乌药，楂炭，野水红花子。(《张聿青医案》)

12. 一切痞块　阿魏膏：羌活，独活，元参，官桂，赤芍药，穿山甲，生地黄，大黄，白芷，天麻，两头尖，红花，木鳖子，槐柳桃枝，乱发，香油，黄丹，芒硝，阿魏，苏合油，乳香，没药，麝香。成膏摊贴患处。(《济阴纲目》)

13. 乳腺囊性增生症　化癖三联汤：大贝，海藻，甘草，柴胡，两头尖，当归，没药，肉桂，半夏，青皮，白芥子，䗪虫，淫羊藿叶，功劳叶。[《吉林中医药》，1987(7)：12]

14. 乳腺癌已溃烂　参见蜂房条。

【现代药理研究】 两头尖总皂苷能抑制癌的生成。口服总皂苷 200 mg/kg 对艾氏腹水癌、肉瘤 180、宫颈癌的抑制率分别为 49%、59%、84%以上。[《时珍国医国药》，2007，18(5)：1239－1241]

【用法用量】 内服：煎汤 1.5～3 g；或入丸、散。外用适量，研末撒膏药上敷贴。

【使用注意】 孕妇禁用。

连　翘

出《神农本草经》。又名大翘子、连壳、落翘。为木犀科植物连翘 *Forsythia suspensa* (Thunb.) Vahl 的果实。

【药性】 苦，微寒。入肺、心、胆经。

【功效】 清热，解毒，散结，消肿。

【药论及医论】 《神农本草经》："主寒热……痈肿恶疮……"

《药性论》："主通利五淋，小便不通，除心家客热。"

《日华子》："通小肠，排脓，止痛，通月经。"

《医林纂要》："活血止痛生肌。"

《刘奉五妇科经验》："常用于治疗妇科盆腔炎急性发作和产后高热，取其清热解毒散结之功。"

【临床应用】

1. 经水时腹痛甚，数年不愈。及产后瘀血不下等症　痛经三棱散：三棱、莪术、芍药、延胡索、连翘各31.5 g，黑大豆、生姜各30 g(豆姜二物用醋煮之，豆煮烂时取出炙干)，牡丹皮、肉桂、当归、干地黄、乌药、黄菊花各29.4 g。上13味各别为细末，混合。每次用1.5 g，和温酒或白汤醋服之。(《疗治茶谈》)

2. (经行)紫黑成块者　四物加生地、芩、连、连翘、香附、五灵脂、姜黄、木香。(《济阴近编》)

3. 下鲜血过多　宜止血。十灰散：藕节，连翘，大小蓟，艾茸，棕，侧柏叶，干姜，干漆，人发，各味俱烧灰，共为细末。童便、酒水调匀服之，每服三钱。(《女科一盘珠》)

4. 热结血闭　三和汤：生地、白芍、川芎、当归、连翘、大黄、朴硝、薄荷、黄芩、山栀、甘草各七分。(《妇科玉尺》)

5. 经期过长　连翘15 g，土茯苓20 g，马齿苋30 g，三七3 g，丹参炭10 g，益母草10 g，蚤休20 g，地榆20 g，槐花20 g。(《妇科用药400品历验心得》)

6. 妇人经水崩漏不止　黄连解毒汤：川连，黄柏，黄芩，山栀，连翘。水煎，食前服。(《郑氏家传女科万金方》)

7. 脾湿下流于肾，与相火合为湿热，迫经下漏，紫黑臭腐　四物坎离丸：生地两半，酒浸熟地、当归身二两，酒白芍两半，酒黄柏、知母各一两，槐子、侧柏叶各一两(同炒)，连翘六钱。蜜丸。(《妇科玉尺》)

8. 脾虚湿热，经水如泥色黄水　连翘白术汤：连翘，白术，茯苓，甘草，芍药，生地，升麻，地骨皮，黄连，山药。(《济阴近编》)

9. 脾胃湿热，流于胞中，经水脓腐作臭　加味平胃散：苍术，厚朴，陈皮，赤芍，生地，条芩，连翘，地骨皮，茯苓，滑石，甘草。(《济阴近编》)

10. 经前乳房胀痛　绿萼梅10 g，合欢皮20 g，郁金10 g，甘松10 g，夜交藤30 g，荔枝核20 g，冬葵子30 g，通草5 g，麦芽20 g，连翘10 g。(《妇科用药400品历验心得》)

11. 经行发热　外感风寒发热经验方：金银花，连翘，生地，白芍，当归，柴胡，生甘草。(《中医妇科治疗手册》)

12. 经逆上出　犀角地黄汤：暹罗犀角(镑，先煎)三钱，生地五钱，连翘三钱，甘草五分。(《秘传内府经验女科》)

13. 经行口糜　参见薄荷条。

14. 经前痤疮　牡丹皮10 g，紫草15 g，凌霄花12 g，赤芍10 g，连翘12 g，忍冬藤15 g，白芷10 g，天花粉12 g，蒲公英15 g，紫花地丁12 g。(《妇科用药400品历验心得》)

15. 带下　野菊花12 g，连翘15 g，忍冬藤20 g，鸡血藤15 g，鱼腥草15 g，半枝莲15 g，白花蛇舌草15 g，虎杖20 g。(《妇科用药400品历验心得》)

16. 体瘦恶阻，火必多　宜二陈汤加山栀、连翘。(《妇科玉尺》)

17. 胎气冲肝，腰脚痹，行步艰难　(四物汤)加枳壳、木通、连翘、荆芥、地黄、羌独、山栀、甘草、灯心，空心服。(《济阴纲目》)

18. 子淋　龙胆泻肝汤：柴胡、青皮、龙胆草、山栀、大黄、白芍药、木通、连翘、黄连、滑石各等分。上水煎。(《广嗣全诀》)

19. 妊娠过敏性皮炎　参见苦参条。

20. 妊娠痒疹　参见乌梢蛇条。

21. 妊娠外感　连翘12 g，金银花12 g，生地黄15 g，牛蒡子10 g，桔梗6 g，蝉蜕5 g，玄参12 g，天花粉10 g，生甘草5 g。(《妇科用药400品历验心得》)

22. 妊娠风热头痛，口渴心烦，痛无休止，唇红脉数　消风散热汤：羌活、防风、当归、川芎、

炒牛蒡、栀子、知母各五分。(《彤园妇人科》)

23. 孕妇瘟疫发表之后，毒甚不解，邪传入里者　参见马勃条。

24. 妊娠中火　参见大黄条。

25. 妊娠合并风疹　参见山豆根条。

26. 妊娠伤寒，下后过经不愈，温毒发斑如锦纹　宜升麻六合：四物汤四两，升麻、连翘各七钱。(《证治准绳・女科》)

27. (妊娠)胃中蕴热，斑疹，口舌生疮，齿龈腐烂出血　加味清胃散：生地四钱，丹皮五钱，当归、川连酒蒸、连翘去心各二钱，升麻、生草各一钱五分。为散，分三服，水煎去滓，冲犀角磨汁三四分，入药服之。(《胎产心法》)

28. 妊娠患疟，发时憎寒壮热，口干多吃冷水，腹内疠刺，疼痛不止　松罗散：松罗半两，鳖甲半两，恒山半两，乌梅肉七枚，朱砂、汉防己各一两，泽泻半两，麦门冬一两，知母、连翘各半两，黄丹、石韦、虎杖各一分，生干姜一两。右捣细罗为散，每服不计时候，以温酒调下二钱。(《普济方》)

29. 痰火型子痫　参见天竺黄条。

30. 孕妇有热病，如目赤、口舌疮之类　各随其症加减用之：黄芩、黄连、山栀仁均酒炒，连翘去心、桔梗、生草各等分，薄荷叶少许。(《妇科秘书》)

31. 产后血栓性静脉炎　参见虻虫条。

32. 产后腰痛　参见丁香条。

33. 孕痈　金银花、连翘、瓜蒌仁、陈皮、青皮、甘草、蒲公英、紫花地丁、丹皮、赤芍。(《中国医学百科全书・中医妇科学》)

34. 产后恶露不绝　五香连翘汤：木香、沉香、丁香、乳香、麝香、升麻、独活、桑寄生、连翘、木通各二两。上为粗散，每服五钱，水二盏，入竹沥少许搅停，去滓温服。(《普济方》)

35. 产后久病赤白痢　连翘丸：连翘、陈皮、三棱各钱半，肉桂、槟榔、牵牛子、蓬术、青皮各一钱，肉豆蔻、好墨各半钱。上为细末，面糊丸如桐子大，每服三十丸，米饮下。(《济阴纲目》)

36. 产后败血成痈　生化汤加连翘、金银花、甘草节、乳香、没药治之。(《妇科心法要诀》)

37. 产后目痛赤肿　宜服生化汤，去桃仁，加荆芥、白芷、连翘、实芩、赤芍、白菊、蝉蜕、瓜霜、香附、芍药等。(《妇科指归》)

38. 产后发热逆传心包　参见牛黄条。

39. 输卵管不通或通而不畅及慢性附件炎、盆腔炎之不孕症　参见丹参条。

40. 包块型宫外孕　宫外除孕汤：丹参 25 g，赤芍、天花粉各 20 g，乳香、没药、鳖甲、桃仁各 15 g，连翘 30 g，苏木 10 g。(《中国妇产方药全书》)

41. 急性盆腔炎、产后发热等　银花红酱解毒汤：金银花、连翘、大血藤、败酱草各 20 g，丹皮、川楝子各 9 g，生山栀、元胡、赤芍、桃仁、薏苡仁各 12 g。(《中医妇科临床手册》)

42. 高热，腹痛，腹胀，恶露臭秽　解毒口服液：金银花 30 g，连翘 30 g，紫黄地丁各 24 g，天花粉 15 g，白芷 9 g，丹皮 15 g，赤芍药 15 g，生薏苡仁 24 g，大血藤 15 g，败酱草 24 g，三妙丸 12 g 包煎。制成每毫升内含生药 2 g 的口服液。每次服 20～30 mL，每日服 3 次。(《中国丸散膏丹方药全书・妇科病》)

43. 妇科手术后紧张烦躁　甘松 15 g，小麦 30 g，炙甘草 5 g，大枣 10 个，夜交藤 30 g，败酱草 30 g，柏子仁 20 g，酸枣仁 20 g，石菖蒲 10 g，连翘 10 g。(《妇科用药 400 品历验心得》)

44. 产后血气盛实，乳汁不通　通草散：桔梗二钱，瞿麦、柴胡、天花粉各一钱，通草七分，青皮、白芷、赤芍药、连翘、木通、甘草各五分。上锉一剂，水煎细饮，更摩乳房。(《济阴纲目》)

45. 乳汁不通，人盛者　用桔梗二钱，瞿麦、柴胡、天花粉各一钱，赤芍、连翘、甘草各五分，上锉，水煎顿服，更摩乳房。(《宋氏女科撮要》)

46. 产后乳汁不下　通草、瞿麦、桔梗、青皮、白芷、木通、赤芍药、天花粉、连翘、甘草。食后服。(《女科万金方》)

47. 乳衄肝经郁热证　参见栀子条。

48. 乳痈、乳核　连翘、雄鼠屎、蒲公英、川贝母。(《玉樵医令》)

49. 乳痈乳岩热毒有余之证　连翘金贝煎：金银花、土贝母、蒲公英、夏枯草各三钱，大血藤

七八钱,连翘一两或五七钱。右用好酒二碗,煎一碗服,服后暖卧片时。(《景岳全书》)

50. 乳中结核　升麻、连翘、青皮、甘草节各二钱,栝楼仁三钱。上作一服,水煎,食后细细呷之。(《济阴纲目》)

51. 乳栗破则少有生者,必大补,或庶几耳　人参、黄芪、白术、当归、川芎、连翘、白芍、甘草节。上锉,水煎服。(《济阴纲目》)

52. 乳痈乳疽,结肿疼痛,勿论新久,但未成脓者　参见牛蒡子条。

53. 宫颈炎　宫颈炎散:墓头回 60 g,连翘 60 g,枯矾 30 g,苦参 15 g,冰片 5 g。共研极细末,和匀。阴道给药,每次根据糜烂面的大小,分别给上药粉 1 g 左右,每隔 2 天上药 1 次,3 次为 1 个疗程。(《集验中成药》)

54. 阴肿痛,或风热作痒　清肝渗湿汤:滑石二钱,川芎、当归、白芍、生地、山栀、黄连、连翘、胆草各一钱,银柴胡、泽泻、木通各六分,芦荟五分,甘草三分,防风八分。右,水二钟,淡竹叶灯心各二十件,煎八分,食前服。(《医部全录・妇科》)

55. 阴疮　内疏黄连汤:木香、黄连、山栀、当归、黄芩、白芍药、薄荷、槟榔、桔梗、连翘各一钱,甘草五分,大黄二钱。右,水二茶钟,煎八分,食前服,临服加蜜二匙亦可。(《医部全录・妇科》)

56. 霉菌性阴道炎　连翘 30 g。每次加水 1 000 mL,煎取 500 mL,连煎 3 次,合药液,凉后先用冲洗器冲洗阴道再坐浴,不拘次数,每次 15 分钟。(《妇科用药 400 品历验心得》)

57. 菜花型已溃宫颈癌　参见瓦松条。

【现代药理研究】　连翘是一种广谱而有效的抗微生物药物,体外试验对许多种细菌有抑制作用,对其最敏感的细菌有金黄色葡萄球菌、溶血性链球菌、卡他球菌、铜绿假单胞菌、猪霍乱杆菌、炭疽杆菌、白喉杆菌……连翘对某些真菌也有抑制作用,如许兰黄癣菌、堇色毛癣菌、须癣毛菌、石膏样小芽孢癣菌、犬小孢子菌、絮状表皮癣菌、紧密着色芽生菌和星形奴卡菌。连翘的抗微生物主要成分为连翘脂苷和连翘酚。(《中华本草》)

【用法用量】　内服:煎汤,6～20 g。外用:水煎外洗,30～50 g。

【使用注意】　脾胃虚寒者慎服。

吴茱萸

出《神农本草经》。又名吴萸、茶辣。为芸香科植物吴茱萸 *Evodia rutaecarpa* (Juss.) Benth.、石虎 *Evodia rutaecarpa* (Juss.) Benth. var. *officinalis* (Dode) Huang 或疏毛吴茱萸 *Evodia rutaecarpa* (Juss.) Benth. var. *bodinieri* (Dode) Huang 的干燥近成熟果实。

【药性】　辛、苦,热,有小毒。入肝、胃经。

【功效】　温中,止痛,理气,燥湿。

【药论及医论】《神农本草经》:"主温中下气,止痛……"

《日华子》:"治腹痛,肾气,脚气,水肿,下产后余血。"

《本草纲目》:"开郁化滞。治吞酸,厥阴痰涎头痛,阴毒腹痛……"

《中医妇科名家经验心悟》:钱伯煊用陈吴茱萸焙干研粉 1.2～3 g,与肉桂末 0.6 g 配合冲服。治疗肝气犯胃导致的胃脘胀痛,呕恶泛酸等疾。先生常治疗妇人产后、半产漏下后脾胃不和的胃胀、胃痛等症。

【临床应用】

1. 经行腹痛　吴茱萸 9 g,丹参 15 g,水煎服。(《陕甘宁青中草药选》)

2. 痛经散　吴茱萸、小茴香各 20 g,肉桂、香附、延胡索、桃仁、红花各 15 g,芍药、桂枝、柴胡各 10 g。药混匀碾成细末,过 100 目筛。取少许炒热,敷肚脐眼上,用伤湿止痛膏粘贴或敷料固定。月经前 3 日开始敷用,直到本次月经干净。连用 3 次经期为 1 个疗程。(《现代名中医妇科绝技》)

3. 膜样痛经、子宫内膜异位症痛经　参见西红花条。

4. 月经先期　二萸汤:吴茱萸 4.5 g,山茱萸、菟丝子、巴戟天、制香附、补骨脂、艾叶、乌药各 9 g,阿胶珠 15 g,炙甘草 3 g。(《中国妇产方

药全书》)

5. 先经断,后浮肿,血化为水,名曰血分 参见五灵脂条。

6. 闭经 温经汤加味:吴茱萸 5 g,桂枝 5 g,川芎 6 g,当归 6 g,炒白芍 10 g,牡丹皮 10 g,生姜 5 片,半夏 10 g,麦冬 10 g,党参 12 g,炙甘草 5 g,阿胶 10 g,菟丝子 15 g,淫羊藿 12 g。(《妇科用药 400 品历验心得》)

7. 崩漏 四物汤一两,人参二钱,吴茱萸一钱。上锉碎,每服半两,姜枣煎服,食前五六服寒热腹痛皆退。(《证治准绳·女科》)

8. 月水不调,或多或少,腹中冷痛 吴茱萸汤:吴茱萸,生姜,桂,大枣,牛膝,芍药,甘草(炙),小麦,牡丹皮,半夏,桃仁。水半盏,酒半盏,煎至七分,去滓温服。(《圣济总录》)

9. 经前腹泻 徐长卿 10 g,补骨脂 10 g,五味子 6 g,吴茱萸 3 g,肉豆蔻 5 g,苍术 9 g,厚朴 10 g,刘寄奴 15 g。(《妇科用药 400 品历验心得》)

10. 五色带下不止 三良散:吴茱萸(黑豆同炒)、寒食面、干姜(炮)各一两。上三味,捣罗为散,每服二钱匕,食前温酒调下,日三。(《圣济总录》)

11. 下焦虚冷,脐腹疼痛,带下五色,月水崩漏,淋沥不断 杜仲(炒去丝)、吴茱萸(汤洗七遍)、蛇床子、丁香皮、五味子各一两,木香半两,丁香半两。上锉,如麻豆大。每用半两,以生绢袋盛,水三大碗,煎数沸,乘热熏下部,通手淋浴,早晚二次熏洗。(《杨氏家藏方》)

12. 恶阻 橘红三钱,竹茹一团,吴萸八分。上药以伏龙肝水煎服。(《常见病验方研究参考资料》)

13. 妊娠恶阻 吴茱萸 5 g,党参 15 g,半夏 15 g,黄连 5 g,紫苏叶 10 g,丁香 2 g。共研末,取生姜汁适量,调和上述药末,敷脐。(《马大正 50 年临证验案自选集》)

14. 妊娠肝火燥甚,左胁刺痛,吞酸吐水,或筋疝痞结 参见黄连条。

15. 妊娠腹痛 川芎 3 g,花椒 1.5 g,白术 10 g,牡蛎 10 g,吴茱萸 3 g,杜仲 12 g,砂仁(杵冲)3 g。(《妇科用药 400 品历验心得》)

16. 胎动不安 吴茱萸 6 g。研细末,加水调和,贴敷双足心,加盖塑料纸,胶布固定,胎安去药。(《中国民间医术绝招·妇科部分》)

17. 妊娠身冷 桂枝 6 g,炒白芍 6 g,茯苓 10 g,干姜 5 g,炒白术 12 g,吴茱萸 2 g,炙甘草 6 g,红枣 6 个。(《妇科证治经方心裁》)

18. 妊娠头痛 吴茱萸 3 g,党参 12 g,生姜 4 片,大枣 5 个,半夏 10 g,天麻 10 g,白术 10 g。(《妇科用药 400 品历验心得》)

19. 子宫久冷,妊娠数堕胎 吴茱萸丸:吴茱萸(焙)、蜀椒各三两,高良姜、附子(炮)各一两,青橘皮一两半,白术二两。上六味,捣罗为末,用干柿二十枚,以好酒浸令软,研膏和捣得所,丸如梧桐子大,每服十丸至十五丸,空心临卧,温热水下。(《圣济总录》)

20. 子悬 吴萸五钱,鲜姜一两。捣敷足心。(《常见病验方研究参考资料》)

21. 妊娠霍乱,吐泻转筋闷绝 木瓜煎:淡吴萸、生姜各七分半,木瓜一两半。分三服。(《资生集》)

22. (胎前)霍乱转筋肚痛 木瓜散:木瓜、吴茱萸汤泡七次,一两五钱,生姜一两。(《女科万金方》)

23. 胎前脚气 鸡鸣散:苏叶、木瓜、广皮、吴萸水泡,各二钱,生姜三钱,桔梗、槟榔各一钱。上为粗末,水二碗,煎五分,去滓,次早五更冷服。(《秘传内府经验女科》)

24. 妊娠泄泻,若五更泄泻,乃脾肾虚弱 宜五更时服四神丸:破故纸,五味子,肉豆蔻,枣,生姜。午间服白术散。(《竹林女科证治》)

25. 妊娠中恶,心腹疠痛 吴茱萸半两浸七遍焙干微炒,当归一两(锉)微炒。上件药,捣细罗为散,不计时候,以醋汤调一钱。(《太平圣惠方》)

26. 孕妇专以清热为主。目、鼻、咽喉、唇口诸病多属热也 用吴茱萸五钱研末,好温醋调敷两足心,用布包好,过一日夜,足心如觉发热即愈。(《验方新编》)

27. 妇人临产,数日不下,半身俱冷,贫窘无药 令取花椒叶、橙叶、吴萸,共煎汤一盆,令产

妇以小凳坐盆内；熏洗良久，小腹皆暖，气温血行，遂生。(《女科一盘珠》)

28. 恶露不绝　吴茱萸汤改生姜为炮姜，加仙鹤草 30 g、阿胶 10 g。(《妇科证治经方心裁》)

29. 产后恶血，疼痛极甚　吴茱萸二(一)分汤浸七遍焙干微炒。上以酒一大盏，煎至六分，分温二服。(《太平圣惠方》)

30. 产后呃逆　参见伏龙肝条。

31. 引产清宫后呃逆　参见丁香条。

32. 产后呕吐　参见降香条。

33. 产后霍乱，吐利不止，手足逆冷　参见丁香条。

34. 产后因伤冷物，胃脘作痛　生化立效方：川芎二钱，当归四钱，桃仁十粒，干姜炙黑、炙草各五分，肉桂、吴茱萸各四分。水煎服。(《胎产心法》)

35. 产后遗屎、遗尿　参见五味子条。

36. 产后中风腹痛　吴茱萸饮：吴茱萸汤(洗干炒)四两。上一味，每服半两，水一盏半，煎至一盏，去滓温服，不拘时。(《圣济总录》)

37. 产后肺感寒，咳嗽不已　吴茱萸汤：吴茱萸(炒)三分，桂一两，细辛一两一分，当归三分，杏仁半两。上五味，粗捣筛，每服三钱匕，水一盏，煎七分，去滓温服，不拘时。(《圣济总录》)

38. 产后赤白痢日久，脐腹冷疼　茱萸丸：吴茱萸一两(黑豆汁浸炒干)，黄连一两半。上二味，捣罗为末，炼蜜和丸，如梧桐子大，每服二十丸，煎芍药汤下，空心食前服。(《圣济总录》)

39. 产后赤白下久不断，身面悉肿方　参见小麦条。

40. 产后盗汗　吴茱萸三两，清酒三升，渍一宿，煮取三升，去滓，半分之，顿服一升，日再。间日再作服。(《华佗神医秘传》)

41. 产后交骨疼痛　熟地黄 40 g，茯苓 15 g，怀山药 20 g，山茱萸 20 g，泽泻 15 g，牡丹皮 15 g，吴茱萸 25 g。(《妇产科疾病中医治疗全书》)

42. 产后恶露不净，癥瘕，经闭不通　参见西红花条。

43. 血风劳，四肢疼痛，心腹胀满吐逆，面无颜色，经脉不调　参见猪肝条。

44. 小腹寒冷　参见小茴香条。

45. 鬼胎如抱一瓮　参见巴戟天条。

46. 肠粘连腹痛　参见木香条。

47. 虚寒型盆腔炎　参见艾叶条。

48. 多囊卵巢综合征　参见海藻条。

49. 阴寒十年无子　茱萸丸：吴茱萸一升，蜀椒一升(去目炒出汗为末)。上为末，蜜丸如弹子，丝裹导子肠中，日再易，无所下，但开子脏，令阴温即有子也。(《普济方》)

50. 性交呕吐　参见半夏条。

51. 妇人脚气冲心，闷乱不识人　紫苏茎叶，吴茱萸，陈橘皮，槟榔，松木节，木瓜。(《太平圣惠方》)

52. 乳疽及妒乳，作寒热疼痛　以醋和吴茱萸末，或捣生姜，或小蒜和傅之并良。(《普济方》)

53. 交接阴痛　参见青皮条。

54. 寒凝肝经型阴痛　参见肉桂条。

55. 子肠脱出　茱萸三升，酒五升，煎二升，分三服。(《兵部手集》)

56. 子宫脱垂　取吴茱萸适量研细，陈醋少许调成糊状，贴百会穴，胶布固定。每日 1 次，7 日为 1 个疗程。(《妇产科疾病中医治疗全书》)

57. 产后冷，玉门开不闭　硫黄洗方：石硫黄、蛇床子各四分，菟丝子五分，吴茱萸六分。上四味，捣散，以汤一升，投方寸匕，以洗玉门，差止。(《集验方》)

58. 阴肿　菖蒲散：石菖蒲、当归、秦艽、吴茱萸。上锉，葱白五寸，水煎，空心服。(《寿世保元》)

59. 肝阳虚型阴道疼痛　当归、吴茱萸各 20 g，白芍 25 g，干姜 10 g。(《全国名医妇科验方集锦》)

60. 阴冷痒　蛇床子一两，吴茱萸一两半生用。上件药，捣罗为末，炼蜜和丸，如酸枣大，以绵裹纳阴中，下恶物为度。(《太平圣惠方》)

61. 阴下湿痒　吴茱萸一升，水三升煮三

沸，去滓，洗痒瘥。(《普济方》)

62. 慢性宫颈炎　龙胆草、五倍子、蛇床子、苦参、吴茱萸，上药制成粉末，掺和调匀，用带线棉球蘸药粉置于宫颈糜烂部位，次日取出，隔日上药一次。[《中医药信息》，1986(4)：15]

63. 霉菌性阴道炎　吴茱萸 10 g。每剂水煎 3 次，合药液约 1 500 mL，凉后先用冲洗器冲洗阴道再坐浴，不拘次数，每次 15 分钟。(《妇科用药 400 品历验心得》)

【现代药理研究】 吴茱萸从水溶性部分中分离的微量成分对羟基福林能使小鼠离体子宫肌松弛。由吴茱萸次碱分解得到的芸香胺对离体子宫有收缩作用。近年来将吴茱萸碱性组分通过阴离子交换树脂柱层析，除去对羟基福林后的部分，对大鼠子宫呈现明显的收缩作用。子宫阵缩无力和出血，用吴茱萸 6～12 g，做成煎剂或散，分 3 次服。(《中药药理与应用》)

【用法用量】 内服：煎汤，1.5～5 g；或入丸、散。外用：适量，煎水外洗。

【使用注意】 不宜多服久服，无寒湿滞气及阴虚火旺者禁服。

牡　蛎

出《神农本草经》。又名蚝壳、海蛎子壳、左壳、左牡蛎、蛎蛤。为牡蛎科动物长牡蛎 *Ostrea gigas* Thunber、大连湾牡蛎 *Ostrea talienwhanensis* Crosse 或近江牡蛎 *Ostrea rivularis* Gould 的贝壳。

【药性】 咸、涩，凉。入肝、肾经。

【功效】 收敛固涩，平肝潜阳，重镇安神，软坚散结。

【药论及医论】 《神农本草经》："主……女子带下赤白。"

《名医别录》："……止汗，心痛气结，止渴，除老血……"

《药性论》："主治女子崩中，止盗汗……"

《珍珠囊》："软痞积。又治带下……为软坚收涩之剂。"

《现代实用中药》："为制酸剂，有和胃镇痛作用。治胃酸过多，身体虚弱，盗汗及心悸动惕、肉瞤等。对于怀孕妇及小儿钙质缺乏与肺结核等有效。"

【临床应用】

1. 月水不止　蛎粉散：牡蛎火煅成粉，研细，再用酽米醋搜成团，再煅过，通红，候冷，研细，却用研米醋调艾叶末熬成膏，和丸如梧桐子大。每服四十丸，醋艾汤下。(《普济方》)

2. 脾气虚弱型月经先期　参见莲子条。

3. 经闭不通，不欲饮食　牡蛎丸：牡蛎四两，大黄一斤，柴胡五斤，干姜三两，芎䓖、茯苓各二两半，蜀椒十两，葶苈子、芒硝、杏仁各五合，水蛭、虻虫各半两，桃仁七十枚。上十三味为末，蜜丸梧子大，饮服七丸，日三。(《医部全录·妇科》)

4. 经行吐衄　参见石膏条。

5. 经行眉棱骨痛　参见菊花条。

6. 经行眩晕　生牡蛎 30 g，炙鳖甲、钩藤、女贞子、旱莲草各 12 g，炙龟甲、生地黄各 15 g，枸杞子、赤芍各 9 g，朱灯心 3 扎，远志 4.5 g。(《中医妇科临床手册》)

7. 经行肛门疼痛　参见半枝莲条。(《妇科用药 400 品历验心得》)

8. 经间及经行期狂躁　参见天竺黄条。

9. 白带不止　槐花(炒)、牡蛎(煅)等分为末，每酒服三钱，取效。(《摘元方》)

10. 赤白带下等　牡蛎(生)浸膏片：由一味牡蛎制成。每次 2～5 片，每日 2 次。(《中药制剂汇编》)

11. 白崩　参见淫羊藿条。

12. 妊娠胎动下血不止，脐腹疼痛，迷闷昏塞　参见木贼条。

13. 妊娠恶阻　参见龙骨条。

14. 妊娠养胎　白术散(白术四分，川芎四分，蜀椒三分，牡蛎二分)主之。(《金匮要略》)

15. 妊娠遗尿　白矾、牡蛎等分。为细末，温酒调二钱。(《妇人大全良方》)

16. 妊娠下肢抽筋　牡蛎 30 g，当归、炙甘草各 9 g，白芍、鸡血藤各 15 g。(《中医妇科临床手册》)

17. 痰火型妊娠心烦　莲子 30 g,生牡蛎 30 g,芦根 30 g,白糖一匙。将生牡蛎、芦根煎汁一大碗,去渣,加莲子同煮汤,调入白糖适量,每日 1 剂,7～10 日为 1 个疗程。(《中医妇产科学》,刘敏如等主编)

18. 肝肾不足型妊娠眩晕　生地黄,麦冬,炙龟甲,炙鳖甲,生牡蛎,白蒺藜,生石决明,钩藤,白芍,栀子。(《中医妇产科学》,刘敏如等主编)

19. 子痫醒后服用　生牡蛎、钩藤、生石决明、珍珠母、夏枯草、生龙骨各 30 g,生栀子、黄芩、桑寄生、杜仲各 9 g,怀牛膝 15 g。(《中医妇科临床手册》)

20. 妊娠合并癫痫　参见半夏条。

21. 妊娠合并甲状腺功能亢进肝气郁结、肝火亢盛证　参见夏枯草条。

22. 阴血亏损之羊水过少　参见龟甲条。

23. 妊娠身痛　参见木瓜条。

24. 产后恶露不绝　牡蛎散:牡蛎一两(烧),龟甲一两(涂酥炙令黄)。上捣细罗研为散,每服食前以温酒调下二钱。(《普济方》)

25. 妇人产后,头疼身体发热,腹内拘急疼痛　宜桂心牡蛎汤:桂心三两,牡蛎(煅)、白芍药、干地黄各五两,黄芩二两。上剉如豆大,每服五钱,以水一盏半,煎至一盏,去滓,温服。(《活人书》)

26. 产后风　龙骨、煅牡蛎各 6 g,黑附片 4.5 g,生姜 2 片,大枣 12 枚。(《常见病验方研究参考资料》)

27. 产后卒中风,发疾口噤,倒闷吐沫,瘛疭,眩冒不知人　五石汤:钟乳,赤石脂,石膏,白石英,牡蛎,人参,黄芩,白术,甘草,栝楼根,川芎,桂心,防己,当归,干姜,葛根,独活,紫石英。(《医部全录·妇科》)

28. 血虚产后痉症　三甲复脉汤(白芍、阿胶、龟甲、鳖甲、牡蛎、麦冬、生地黄、炙甘草、麻仁)加天麻、钩藤、石菖蒲。频频灌服。(《中国医学百科全书·中医妇科学》)

29. 产后渴不止,饮水,小便数多　土瓜根、栝楼根、人参、甘草、牡蛎粉各二两,大枣十二枚。上水九升,煮取三升,分温三服。(《经效产宝》)

30. 产后恶露淋漓不绝,心闷短气,四肢乏弱,头目昏重,烦热,不思饮食,面黄体瘦　牡蛎散:牡蛎(煅)、川芎、熟地、白茯苓、龙骨各一钱,续断、当归、艾叶(酒炒)、人参、五味子、地榆各半两,甘草三钱半。上为末,每服二钱,水一中盏,生姜三片,枣一枚,煎至六分,去渣,食前服。(《医部全录·妇科》)

31. 产后遗尿,不知出　矾石、牡蛎等分,下筛,酒服方寸匕,日三。(《小品方》)

32. 产后遗粪　矾石(枯)、牡蛎(熬)各等分。上为末,酒饮服方寸匕,每日服三次。(《普济方》)

33. 产后盗汗不止　止汗散:牡蛎(煅,研细)、小麦(麸炒令黄色),碾为细末。上等分研细,煮生猪肉汁调下二钱,无时候。(《妇人大全良方》)

34. 产后汗出　牡蛎粉适量扑身。(《中医妇科临床手册》)

35. 经脉方来,热入血室,寒热如疟,或狂言见鬼　参见干姜条。

36. 围绝经期综合征出现的潮热、出汗　参见女贞子条。

37. 围绝经期忧郁症、脏躁症　参见甘草条。

38. 女子梦交　参见龙骨条。

39. 小儿咬伤乳头乳疮　牡蛎磨白醋搽。(《常见病验方研究参考资料》)

40. 乳妇气脉壅塞,乳汁不行　用牡蛎煅为末,酒调二钱服。(《普济方》)

41. 乳痈初发,痛结硬,欲成脓,令一服瘥　牡蛎散:牡蛎取脑头厚处生用。上细研为散,每服二钱,研淀花冷酒调下。如痈盛已溃者,以药末傅之,仍更服药,一日三服。(《普济方》)

42. 乳癖　参见瓦楞子条。

43. 乳腺癌　参见石见穿条。

44. 中气下陷,子宫脱垂　升麻 6 g,牡蛎 16 g。共研细末。分 2 次服。10 日为 1 个疗程。(《中华民间秘方大全》)

45. 结核性盆腔炎有包块者　参见玄参条。

46. 子宫脱垂　五倍子二钱，龙骨一两，牡蛎一两，孩儿茶三钱。煎汤洗子宫脱出和阴部糜烂处，每日2次。(《常见病验方研究参考资料》)

47. 卵巢囊肿　参见海浮石条。

48. 卵巢子宫内膜囊肿，子宫肌瘤　参见三棱条。

49. 癥瘕(卵巢肿瘤)　参见海螵蛸条。

50. 子宫肌瘤　白花蛇舌草、石打穿、生牡蛎各30 g，二面针、铁刺苓各13 g，夏枯草15 g，三棱、莪术、党参、白术各9 g。(《中医妇科临床手册》)

51. 子宫肌瘤，卵巢囊肿，子宫内膜异位症，盆腔炎症性包块，陈旧性宫外孕，子宫内膜息肉　参见半枝莲条。

52. 产后伤水，阴肿如斗　牡蛎粉傅之。(《普济方》)

53. 女阴湿疹　参见附子条。

54. 盗汗阴汗　参见麻黄根条。

55. 阴烂　牡蛎(煅)、滑石(飞)各9 g，陈蚌壳(煅)6 g，冰片0.6 g，龙骨(煅)4.5 g。共研末敷患处。(《中华民间秘方大全》)

56. 早期宫颈癌及糜烂菜花型宫颈癌　参见重楼条。

【现代药理研究】 牡蛎具有镇静作用，小鼠灌服牡蛎悬浊液0.5 g/kg，可延长环已巴比妥睡眠时间。牡蛎壳珍珠层的水溶性物质在体外对MRC-5纤维母细胞和骨髓细胞的碱性磷酸酶的活性和细胞增殖具有促进作用。其钙盐可降低毛细血管的通透性，在胃中与胃酸作用形成可溶性钙盐，吸收后可调节水电解质平衡，抑制神经肌肉的兴奋性。(《现代中药药理与临床》)

【用法用量】 内服：煎汤，12～45 g，先煎；或入、散。

【使用注意】 多服、久服易引起便秘和消化不良。

牡丹皮

出《珍珠囊》。又名丹皮、粉丹皮。为毛茛科植物牡丹 *Paeonia suffruticosa* Andr.的根皮。

【药性】 辛、苦，微寒。入心、肝、肾经。

【功效】 清热，凉血，和血，消瘀。炒炭消瘀止血。

【药论及医论】《药性论》："治女子经脉不通，血沥腰痛。"

《日华子》："通月经……落胎下胞，产后一切冷热血气。"

《医学入门》："破血，行(血)，消癥瘕之疾，除血分之热。"

《刘奉五妇科经验》："妇科常用于治疗月经先期、频至，产后发热，急性盆腔炎，产后栓塞性静脉炎，乳痈等。"

《国医大师班秀文学术经验集成》："湿毒引起的带下，色黄臭秽，甚则如豆腐渣或带有脓血，阴道灼热痒痛，常用五味消毒饮配二妙散加土茯苓、槟榔以清热利湿、解毒杀虫，并配加凌霄花、白茅根、丹参、牡丹皮、马鞭草、土牛膝之类以活血化瘀，凉血解毒，其效较为显著。"

【临床应用】

1. 月经成片、成块，热极　生芩汤：生地、黄芩、红花、元胡各一钱，白芍、蒲黄各二钱，甘草、丹皮各五分。食远服。(《秘传女科》)

2. 经将来，腹中阵痛，乍作乍止者，血热气实也　四物加川连、丹皮。(《沈氏女科辑要》)

3. 痛经(盆腔淤血综合征)　参见虻虫条。

4. 天癸过期，肝血虚热　四物加柴、栀、丹皮。(《医部全录·妇科》)

5. 血滞经闭　牡丹皮浸膏溶液：由牡丹皮一味制成。每次1～3 mL，每日2次。(《中药制剂汇编》)

6. 妇人骨蒸，经脉不通，渐增瘦弱　牡丹汤：牡丹皮，桂，木通，芍药，鳖甲，土瓜根，桃仁。(《圣济总录》)

7. 肝经郁热的月经先期，经前乳胀，经行发热等症　丹栀逍遥散：牡丹皮，炒栀子，柴胡，白芍，当归，白术，茯苓，薄荷，甘草。(《中医妇产科学》，刘敏如等主编)

8. 血热型经量过多、崩漏　凉血清海汤：水牛角30～45 g，生地黄15～45 g，生白芍15～45 g，牡丹皮炭9 g，桑叶30 g，海螵蛸10～20 g，

仙鹤草 30 g，阿胶（烊冲）10 g，荆芥炭 10 g。（《马大正中医妇科医论医案集》）

9. 热入血室，不实满者　小柴胡加牡丹皮主之。（《医部全录・妇科》）

10. 经行头痛　参见大黄条。

11. 经期精神异常　牡丹皮 50 g，柴胡、黄芩、半夏、桂枝、茯苓、赤芍、牛膝、三棱、莪术、桃仁、红花各 10 g，陈皮 6 g，甘草 3 g。水煎，每日 1 剂，每日 2 次。（《中国民间医术绝招・妇科部分》）

12. 经行失寐　牡丹皮 10 g，炒栀子 10 g，柴胡 10 g，白芍 10 g，当归 6 g，白术 10 g，茯苓 10 g，薄荷 4 g，酸枣仁 30 g，夜交藤 20 g，合欢皮 12 g，远志 10 g，石菖蒲 8 g，生甘草 5 g。（《妇科用药 400 品历验心得》）

13.（经行）咳血　（四物汤）加生地、栀子、牡丹皮。（《医部全录・妇科》）

14. 经行吐衄　参见龙骨条。

15. 经行口糜，牙龈肿痛　参见升麻条。

16. 经行音哑　参见沙参条。

17. 赤带　用四物汤加芩、连，再加升麻、丹皮主之，兼服三补丸。（《医部全录・妇科》）

18. 产前白带　黑豆三合，煎汤二碗，先用一碗，入白果十个，红枣二十个，熟地一两，山茱萸、薏苡仁、山药各四钱，茯苓三钱，泽泻、丹皮各二钱，加水二碗，煎服。（《医部全录・妇科》）

19. 妊娠血热血漏　芍药、麦冬各二钱，丹皮、茯苓、黄芩、生地各二三钱，石斛一钱。水一钟半，煎七分，食远温服。（《医部全录・妇科》）

20. 抗心磷脂抗体（ACA）阳性、母儿血型不合等因素引起的自然流产或习惯性流产　参见土茯苓条。

21. 胎前口鼻流血　丹皮、白芍、黄芩、侧柏叶（炒）各八分，蒲黄一钱炒黑。共为末，米糊为丸，滚汤下。（《妇科秘方》）

22. 妊娠怒动肝气兼火，胎气不安　化肝煎：青皮、陈皮、芍药各二钱，栀子（炒）、丹皮、泽泻各钱半，土贝母二三钱。水一钟半，煎七八分，食远温服。（《医部全录・妇科》）

23. 妊娠高血压综合征，头晕头胀，下肢浮肿，血压升高，蛋白尿等　参见天仙藤条。

24. 妊娠合并肝内胆汁淤积症　参见水牛角条。

25. 妊娠合并甲状腺功能亢进肝气郁结，肝火亢盛证　参见栀子条。

26. 妊娠合并血小板减少　参见大青叶条。

27. 热毒炽盛，瘀血凝结之孕痈　参见大血藤条。

28.（妊娠）胃中蕴热，斑疹，口舌生疮，齿龈腐烂出血　加味清胃散：生地四钱，丹皮五钱，当归、川连（酒蒸）、连翘各三钱，升麻、生草各一钱五分。（《妇科秘书》）

29. 妊娠微热　青蒿 10 g，黄芩 6 g，北沙参 12 g，牡丹皮 6 g，白薇 10 g，地骨皮 10 g，樗白皮 10 g，茵陈蒿 10 g，紫草 10 g，生地黄 10 g，川石斛 12 g。（《妇科用药 400 品历验心得》）

30. 妊娠痒疹　参见乌梢蛇条。

31. 妊娠合并风疹　参见山豆根条。

32. 子淋　参见土茯苓条。

33. 妇人因跌扑闪损，遂至小产，血流紫块，昏晕欲绝　理气止瘀汤：人参一两，黄芪一两，当归五钱，红花一钱，丹皮三钱，炒黑干姜五分。水煎服。（《辨证录》）

34. 产后肠头如以针刺，连谷道；又如痔痛，小便如淋状，或寒热……恐成肠痈　瓜子汤：薏苡仁四两，桃仁（去皮尖）、牡丹皮、栝楼子各一两。上为粗末，每服五钱。水二盏，煎至一盏，去滓温服。（《妇人大全良方》）

35. 产后血块痛，发热　炒五灵脂四钱，牡丹皮、没药、滑石。上研细，分五帖，豆淋酒下之，食前服。（《济阴纲目》）

36. 月水不调，及产后恶露不下，狂语闷乱，口干，寒热往来，腹中疼痛　参见王瓜根条。

37. 产后胞衣不下　夺命丹：牡丹皮、大黄各四钱，附子三钱，干姜一钱。上为末，鸡子清为丸，土牛膝汤下。（《妇科秘方》）

38. 小产后，瘀血心腹痛或发热恶寒　当归川芎汤：当归、川芎、熟地黄、白芍药（炒）、玄胡索（炒）、红花、香附、青皮（炒）、泽兰、牡丹皮、桃

仁各五分。上水煎，入童便、酒各小半盏服。(《广嗣全诀》)

39. 产后血晕　红花散：干荷叶，牡丹皮，当归，红花，蒲黄。(《素问病机气宜保命集》)

40. 产后血晕，败血冲肝　丹皮散：丹皮、防风等分为末。每服一钱，温酒或盐汤调服。(《张氏妇科》)

41.（产后）血渴　四物，白术，麦门，丹皮。(《医部全录·妇科》)

42.（产后）瘛疭　八珍散加丹皮、钩藤。(《医部全录·妇科》)

43. 产后败血冲心，发热，狂言奔走，脉虚大　干荷叶、生地黄干、牡丹皮等分，不以多少。上三味浓煎汤，调生蒲黄二钱匕，一服即定。(《妇人大全良方》)

44. 产后恶血入肝，手足筋搐，血晕似风，面热带青　宜用丹皮散为先：丹皮三钱，防风一钱，赤芍三钱，郁金三钱，香附三钱，栀炭二钱，条芩二钱，共为细末。每服用热酒调下一钱五分。(《妇科指归》)

45. 产后伤动脬破，终日不小便，但淋沥不干　补脬饮：生熟绢黄色者一尺，白牡丹根皮、白及各二钱。上用水一碗，煎至绢烂如饧，服之。(《济阴纲目》)

46. 产后鼻衄　犀角地黄汤：芍药七钱半，生地黄半斤，犀角屑一两，牡丹皮净一两。每服五钱，水煎服。(《医部全录·妇科》)

47. 产后喘促　参见干漆条。

48. 产后发热逆传心包　参见牛黄条。

49. 产后有火证发热者，或火之甚而势之急者　宜徙薪饮：陈皮八分，黄芩二钱，麦冬、白芍、黄柏、茯苓、丹皮各一钱五。分水煎，温服。(《竹林女科证治》)

50. 产后寒热，脐下疼痛烦躁　牡丹皮散：牡丹皮、地骨皮、天台乌药、海桐皮、青皮、陈皮各一两。上为末，入研了没药二钱半，再罗过，每服二钱，水一盏，煎至七分。(《卫生宝鉴》)

51. 产后潮热　四物汤加白术、北柴胡、甘草、牡丹皮、地骨皮。(《医部全录·妇科》)

52. 产后血栓性静脉炎　参见虻虫条。

53. 产褥感染　连翘、金银花各 15 g，生地黄、丹皮、当归、赤芍、山楂各 10 g，大青叶、益母草各 15 g，玄参 10 g，大血藤、败酱草各 30 g，大黄 6 g，生薏苡仁 15 g。(《中医临床妇科学》，夏桂成主编)

54. 产后乳汁自出　参见钩藤条。

55. 妇人口干舌燥，骨蒸夜热，遍体火焦，咳嗽吐沫，断难生子　参见白芥子条。

56. 鬼胎，腹内疠痛，日夜不止　参见水蛭条。

57. 寡居独阴，寒热类疟等证，女人经病　柴胡抑肝汤：柴胡二钱半，赤芍药、牡丹皮各一钱半，青皮二钱，连翘、生地各五分，地骨皮、香附、苍术、山栀仁各一钱，川芎七分，甘草三分，神曲八分。上水煎，空心或临卧时服。(《医部全录·妇科》)

58. 妇人无子　玉钥启荣丸：香附子、当归、白芍药、川芎、赤石脂、藁本、人参、牡丹皮、白茯苓、白薇、桂心、白芷、白术、延胡索、没药。(《广嗣方》)

59. 抗精子抗体、抗子宫内膜抗体、抗磷脂抗体、抗卵巢抗体阳性引起的免疫性不孕　参见苎麻根条。

60. 排卵障碍致不孕　参见龟甲条。

61. 血风　参见羌活条。

62. 妇人血风攻心烦闷，腹内疼痛　牡丹汤：牡丹皮一两，大黄(锉炒)、赤芍药、当归(切焙)各半两，干荷叶一两。上五味。粗捣筛。每服三钱匕，水一盏，煎至七分，去滓温服，不拘时候。(《圣济总录》)

63. 腰痛如折　杜仲散：杜仲(去皮杵烂，酒浸一宿，焙)一两，官桂、牡丹皮各一两。上为细末，温酒调二钱，不拘时服。(《女科百问》)

64. 面部潮热(围绝经期综合征)　怀牛膝 15 g，生白芍 10 g，代赭石 20 g，龙骨 15 g，牡蛎 15 g，玄参 12 g，天冬 10 g，川楝子 10 g，生麦芽 10 g，茵陈蒿 10 g，生甘草 5 g，龟甲胶 10 g，浮小麦 30 g，白薇 10 g，牡丹皮 10 g，珍珠母 20 g。(《妇科用药 400 品历验心得》)

65. 性欲亢进　参见龟甲条。

66. 慢性盆腔炎性疾病后遗症粘连及炎块较大者　参见黄药子条。

67. 输卵管积水不孕　参见西红花条。

68. 结核性盆腔炎有包块者　参见玄参条。

69. 恶性滋养细胞肿瘤　参见重楼条。

70. 妇人宿有癥病，经断未及三月，而得漏下不止，胎动在脐上者，为癥痼害　桂枝茯苓丸：桂枝、茯苓、牡丹、桃仁、芍药各等分。（《金匮要略》）

71. 多囊卵巢综合征　抑亢汤：炒栀子10 g，生地黄 10 g，龙胆 5 g，柴胡 10 g，牡丹皮9 g，川牛膝 30 g，枇杷叶 15 g，茜草 10 g，制大黄6 g，紫草 20 g，香附 5 g，丹参 15 g。（《马大正中医妇科医论医案集》）

72. 乳衄　牡丹皮 24 g，白术 10 g，栀子、香附各 12 g，柴胡、郁金、党参、茯苓、侧柏叶各15 g，甘草 6 g。（《现代名中医妇科绝技》）

73. 产后乳房结块，红热疼痛，乳腺增生，乳腺炎早期　参见鹿角条。

74. 乳腺大导管乳头状瘤　参见急性子条。

75. 乳腺癌　参见僵蚕条。

76. 乳痈　连翘 15 g，瓜蒌皮 10 g，全蝎6 g，天花粉 12 g，牛蒡子 12 g，蒲公英 15 g，浙贝母 10 g，皂角刺 15 g，赤芍 10 g，忍冬藤 15 g，丝瓜络 10 g，牡丹皮 10 g，露蜂房 15 g。（《妇科用药 400 品历验心得》）

77. 交接出血　生地黄 30 g，生白芍 30 g，牡丹皮炭 10 g，水牛角 30 g，阿胶 10 g，槐花10 g，墨旱莲 30 g，女贞子 12 g，蚤休 30 g，党参12 g。（《妇科用药 400 品历验心得》）

78. 放环后阴道不规则出血　参见蒲黄条。

79. 阴肿痛者　四物汤加柴、栀、丹皮、胆草。（《医部全录・妇科》）

80. 白塞综合征外阴溃疡痛痒厉害　参见苍耳子条。

81. 子宫颈癌放射治疗后膀胱反应　参见土茯苓条。

【现代药理研究】

（1）牡丹酚 21～23 mg/只，在妊娠第 6 日腹腔注射，对小鼠抗早孕率为 88.76%。（《中华本草》）

（2）丹皮酚是牡丹皮中发挥抗炎作用的主要成分。牡丹皮 10～40 g/kg 能使内毒素、酵母和 2，4－二硝基酚所致的发热消退。牡丹皮水提取物能抑制从花生烯酸 AA 至前列腺素 H_2 的环氧化酶反应。家兔静脉注射丹皮酚50 mg/kg，能抑制凝血酶诱导的血小板聚集。丹皮酚可以通过降低全血表观黏度，使红细胞压积降低，同时降低红细胞聚集性和血小板黏附性，使红细胞的变形能力显著增强，从而影响血液流变学指标。［《中草药》，2022，53（16）：5215－5224］

【用法用量】　内服：煎汤，6～20 g；或入丸、散。

【使用注意】　血虚、虚寒诸证及妇女月经过多者禁服。

何首乌

出《日华子》。又名首乌、地精、红内消、赤首乌、小独根。为蓼科植物何首乌 *Polygonum multiflorum* Thunb.的块根。

【药性】　苦、甘、涩，微温。入肝、肾经。

【功效】　（制首乌）补肝益肾，养血涩精，祛风。（生首乌）润肠通便解毒，截疟。

【药论及医论】　《开宝本草》："治妇人产后及带下诸疾。"

《日华子》："久服令人有子，治腹脏宿疾……"

《何首乌传》："治……妇人恶血痿黄，产后诸疾，赤白带下……"

《滇南本草》："治赤白癜风，疮疥顽癣，皮肤瘙痒。"

《药品化义》："益肝，敛血，滋阴。治腰膝软弱，筋骨酸痛……除崩漏。"

《药性通考》："养血祛风。"

【临床应用】

1. 血崩　二圣汤：何首乌切五钱，甘草三钱。上用黄酒一碗煎至八分，取出入刺刺芽汁一盏，同服。（《医部全录・妇科》）

2. 经期过长　何首乌 20 g，仙鹤草 30 g，杜仲 20 g，枸杞子 20 g，巴戟天 15 g，阿胶 10 g，五

味子 5 g。(《妇科用药 400 品历验心得》)

3. 冲任虚损引起的经量过少、月经后期、闭经、不孕　参见龟板胶条。

4. 经间期出血　参见巴戟天条。

5. 闭经　熟地、怀山、桑椹子、石南叶、淫羊藿各 12 g,当归、白芍、枸杞子、何首乌各 9 g,炙甘草 4.5 g。(《中医妇科临床手册》)

6. 经行眩晕　参见白芍条。

7. 血虚型经行头痛　何首乌 60 g,鸡蛋 2 只,加水同煲,鸡蛋煮熟后去壳取蛋再煮片刻,吃蛋饮汤。(《中医妇产科学》,刘敏如等主编)

8. 经脉不匀,气血壅滞,肺有风热,遂令遍身瘾疹,红紫成片,肌肉顽痹,皮肤粗涩,或时瘙痒　参见乌梢蛇条。

9. 经行作痛,及经闭不通,及痛经、难产,及经脉不通,遍身作痛,中风瘫痪　参见两头尖条。

10. 带下　何首乌 50 g,鸡蛋 2 个。上二味用文火煎至半小时后,将鸡蛋壳敲碎再煮 15 分钟,早晚分吃 1 个鸡蛋。(《妇科用药 400 品历验心得》)

11. 血虚型妊娠腹痛　制何首乌 30 g,大枣 3 枚,冰糖适量,粳米 50 g。先用制何首乌入砂锅内取浓汁去渣,再加入大枣、冰糖、粳米煮粥,供早晚服用。(《中医妇产科学》,刘敏如等主编)

12. 妊娠腰痛　当归 6 g,川芎 5 g,炒白芍 15 g,白术 10 g,茯苓 10 g,泽泻 10 g,穞豆衣 20 g,黄精 15 g,何首乌 20 g,桑椹子 20 g。(《妇科用药 400 品历验心得》)

13. 羊水过少气血虚弱证　参见桑椹条。

14. 妊娠转筋　鸡血藤 15 g,炒白芍 30 g,甘草 6 g,牡蛎 15 g,桑椹子 30 g,何首乌 15 g,胡桃仁 30 g。(《妇科用药 400 品历验心得》)

15. 妊娠大便干结难解　生何首乌、冬瓜仁各 12 g,生地黄 15 g,胖大海 6 g。(《全国名医妇科验方集锦》)

16. 妊娠疟疾　久疟首乌用三钱,当归、白术一同煎,茯苓四味同等分,煨姜黑枣自然痊。(《女科一盘珠》)

17. 妊娠斑　何首乌 15 g,水稻清 6 g,用米汤煎服。(《云南中草药》)

18. 恶露不绝　狗脊 12 g,鮸鱼鳔 30 g,仙鹤草 30 g,党参 15 g,荆芥炭 10 g,何首乌 30 g,桑椹子 30 g,侧柏叶 10 g,苎麻根 20 g。(《妇科用药 400 品历险必得》)

19. (产后)便秘　当用当归、肉苁蓉、生首乌、麻仁、杏仁。不应,用麻仁丸四五十丸。(《沈氏女科辑要》)

20. 人流后盗汗　何首乌 40 g,研细末,取部分加水调成糊状,分多次外敷脐部,每日 1 换。(《马大正 50 年临证验案自选集》)

21. 产后不寐　何首乌(研末)20～30 g,好粳米 50 g,红枣 2 枚,白糖适量。先将后 3 味煮成稀粥,然后和入何首乌粉,轻轻搅匀,用文火烧至数滚,焖 5 分钟,早晚餐温热顿服。(《妇产科疾病中医治疗全书》)

22. 产后痉症　参见鸡血藤条。

23. 虚劳　参见鹿胎条。

24. 癌症化疗后脱发,或伴有身体虚弱,全身乏力,性欲减退等症　参见仙茅条。

25. 刮宫术后头晕耳鸣　参见川牛膝条。

26. 妇人血风,皮肤瘙痒,心神烦闷,及血风游走不定　参见天麻条。

27. 妇人久无子,有经事不调,及数堕胎　何首乌雌雄各半斤,铜刀刮去粗皮为片,米泔水浸,夏一宿,春秋二宿,冬三宿,取出晒干为末。无火病以枣肉为丸,否则蜜丸。清晨盐汤下,或酒下尤佳。(《广嗣要语》)

28. 抗精子抗体、抗子宫内膜抗体、抗磷脂抗体、抗卵巢抗体阳性引起的免疫性不孕　参见苎麻根条。

29. 痰多咳嗽,脉弦滑尺濡者　新制苏子降气汤:首乌四钱(土炒),苏子三钱(油炒),川贝三两(去心),橘红钱半,丹参钱半,米仁四两(炒),茯苓钱半。水煎,去渣温服。(《女科指要》)

30. 急性乳腺炎　何首乌 9 g,凤尾草 15 g,同蜜捣敷。(《常见病验方研究参考资料》)

31. 交接出血　何首乌 30 g,补骨脂 12 g,仙鹤草 30 g,龟板胶 10 g,山茱萸 15 g,茯苓 20 g,五味子 6 g,珍珠母 30 g。(《妇科用药 400

品历验心得》)

32. 子宫脱垂，痔疮和脱肛　首乌鸡汤：何首乌 20 g，老母鸡 1 只，盐少许。老母鸡宰杀去毛及内脏，洗净，将何首乌装鸡腹内，加水适量煮至肉烂，饮汤吃肉。(《偏方大全》)

33. 阴道干燥　生地黄 15 g，熟地黄 15 g，白芍 10 g，黄芩 6 g，黄柏 6 g，川续断 10 g，山药 15 g，生甘草 5，何首乌 12 g，桑椹子 15 g，覆盆子 15 g，龟板胶 10 g。(《妇科用药 400 品历验心得》)

34. 外阴瘙痒　补骨脂 50 g，何首乌 60 g，刺蒺藜 50 g。每次加水 1 000 mL，煎取 500 mL，连煎 3 次，合药液，凉后先用冲洗器冲洗阴道再坐浴，不拘次数，每次 15 分钟。(《妇科用药 400 品历验心得》)

35. 阴肿痛　温肝汤：柴胡、白芍、川芎各一钱，当归、首乌、白术、薏苡仁各三钱，葱白七枚。外以蛇床子煮汤洗之。(《重订产孕集》)

36. 老年女阴干涩　何首乌 10～20 g(布包)，大米 100 g，放砂锅内煮粥，每日 1 剂，供早晚餐服用。(《中医妇产科学》，刘敏如等主编)

37. 外阴白色病变　补骨脂 50 g，何首乌 60 g，刺蒺藜 50 g。每次加水 1 000 mL，煎取 500 mL，连煎 3 次，合药液，凉后先用冲洗器冲洗阴道，再坐浴，不拘次数，每次 15 分钟。(《马大正 50 年临证验案自选集》)

38. 妇女疮疥久不愈，肌肤粗裂　换肌散：土茯苓，银花，荆芥，熟地，制首乌。共为末，蜜丸。(《女科切要》)

【现代药理研究】　何首乌富含卵磷脂，这是构成神经组织，尤其是脑的主要成分，也是血细胞及其他细胞膜的重要组成成分，故有促进血细胞新生发育的作用。在外周血给何首乌后网织红细胞比例上升……说明何首乌对造血系统的作用比较全面。(《现代中药药理与临床》)

【用法用量】　内服：煎汤，10～50 g；熬膏、浸酒或入丸、散。外用：60 g，水煎外洗。

【使用注意】　大便溏泄及有湿痰者慎服。忌铁器。生、制何首乌均具有肝毒性，且生何首乌肝毒性大于制何首乌，制何首乌醇提物肝毒性大于水提物大于丙酮提取物。

皂角刺

出《本草衍义补遗》。又名天丁、皂荚刺、皂刺、皂角针、皂针。为豆科植物皂荚 *Gleditsia sinensis* Lam.的棘刺。

【药性】　辛，温。入肝、肺、胃经。

【功效】　搜风，拔毒，消肿，排脓。

【药论及医论】　《本草纲目》："治痈肿，妒乳……胞衣不下，杀虫。"

《本草崇原》："败毒攻毒。"

《四川中药志》："能通乳。"

【临床应用】

1. 闭经　鬼箭羽 15 g，瓦楞子 50 g，刘寄奴 15 g，海浮石 30 g，三棱 15 g，莪术 15 g，皂角刺 15 g，益母草 20 g。(《妇科用药 400 品历验心得》)

2. 经行肛门疼痛　参见半枝莲条。(《妇科用药 400 品历验心得》)

3. 经行腿痛　参见白芍条。

4. 带下　枳实 10 g，生芍药 10 g，桔梗 9 g，甘草 6 g，生姜 4 片，大枣 6 个，浙贝母 10 g，皂角刺 12 g，贯众 15 g，蒲公英 15 g，薏苡仁 30 g，苍术 10 g，海螵蛸 20 g。(《妇科证治经方心裁》)

5. 孕痈湿热内蕴证　金银花，败酱草，大血藤，皂角刺，桃仁，大黄，丹皮，甘草。(《中医妇产科学》，刘敏如等主编)

6. 胎衣不下　皂角刺烧为末。每服一钱，温酒调下。(《熊氏补遗》)

7. 落死胎方　斑蝥七个，麝五分，汞二钱，铅制，角刺、雄黄一钱，金箔七叶，韶粉五分。米饭为丸。至晚将一大丸安鼻孔内，再以糖汤下米大者四十丸，立效。(《女科万金方》)

8. 痛风，妇人血风，身上瘙痒　生附子一两，皂角刺二十一个，黑豆一合。上三味细锉，分为二处，用好酒二瓶，入上件药。慢火，候干至半瓶，却合作一处，蜜缚泥头，经二宿。每服一盏，温服，无时候。(《妇人大全良方》)

9. 输卵管阻塞不孕症，慢性盆腔炎性疾病后遗症，盆腔淤血症　三七红藤汤：三七 4 g，大血藤 30 g，莪术 12 g，三棱 12 g，皂角刺 15 g，制乳香 5 g，制没药 5 g，水蛭 10 g，蒲公英 20 g，败酱草 20 g，丹参 15 g，石见穿 30 g，路路通 12 g。（《马大正中医妇科医论医案集》）

10. 气滞血瘀型的子宫内膜异位症、盆腔炎、输卵管积水、输卵管通而欠畅、盆腔粘连等引起的不孕症　参见马鞭草条。

11. 肾虚痰实型多囊卵巢综合征　参见昆布条。

12. 妇人干血劳，并赤白带下，种子如神　参见巴豆条。

13. 吊脚肠痈（即产后肠痈）　黄芪、皂角、甲片、陈皮、当归，加葵根酒水煎服。（《评注产科心法》）

14. 乳癖　皂刺 60 g，赤芍、香附、茯苓各 15 g，当归、川芎、半夏、白术、远志、紫苏叶、桔梗、青皮各 10 g，浙贝母、木通、甘草各 6 g。每日 1 剂，水煎两次，早晚分服。20 剂为 1 个疗程。（《中国民间医术绝招·妇科部分》）

15. 乳汁不通　鲜豆腐一斤，鲜皂刺三钱。水煎服，并食豆腐数次。（《常见病验方研究参考资料》）

16. 产后乳汁不泄，结滞不消热肿　二灰散（蔓荆实烧存性、皂荚刺烧存性各一两）。上二味，合研为散，每服二钱匕，温酒调下，不拘时。（《圣济总录》）

17. 乳腺增生，乳房胀痛　参见地龙条。

18. 乳痈　天南星、生半夏、皂角刺烧带生各二分，白芷、草乌、僵蚕焙各一分。上细末，多用葱白研，取汁，入蜜调傅。（《直指方》）

19. 乳痈不消　嫩皂荚刺二两（黄色煮微炒）。上捣细罗为散，以温酒调下二钱，立差（瘥）。（《太平圣惠方》）

20. 乳痈乳疽，结肿疼痛，勿论新久，但未成脓者　参见牛蒡子条。

21. 乳腺癌　参见预知子条。

22. 乳痈及盆腔炎　仙方活命饮：金银花，防风，白芷，当归，陈皮，芍药，天花粉，贝母，乳香，没药，炮山甲，皂角刺，生草，黄酒。（《中医妇产科学》，刘敏如等主编）

23. 盆腔炎有包块　皂角刺粥：皂角刺 30 g，大枣 10 枚，煎水后弃渣，再放糯米适量煮成粥。（《女性性器官出血》）

24. 子宫肌瘤、卵巢囊肿、子宫内膜异位症、盆腔炎症性包块、陈旧性宫外孕、子宫内膜息肉等　参见半枝莲条。

25. 绝育术后腹痛　槟榔、香附、黄芪各 15 g，当归、玄明粉各 12 g，八月札 3 g，皂角刺 30 g。（《中医妇科临床手册》）

26. 交接疼痛　参见半枝莲条。

27. 湿热火毒蕴结型前庭大腺囊肿　皂荚刺皮（一两为末），乳香（研，二钱）。上二味末和匀，每服二钱匕，酒一盏，煎七分温服。（《现代中西医妇科学》）

28. 霉菌性阴道炎　藿香 30 g，皂角刺 15 g，煎水 1 500 mL，坐浴或阴道冲洗。（《女性性器官出血》）

29. 外阴瘙痒，外阴白斑，阴肿　阴痒洗方：苦参 50 g，白鲜皮、防风、蛇床子、刺蒺藜各 25 g，皂刺 20 g。水煎，外洗。（《中国妇产方药全书》）

【现代药理研究】　皂角刺中分离的皂苷、黄酮、香豆素类化合物通过促使癌细胞凋亡的方式发挥其细胞毒性。对李斯特菌、大肠埃希菌、肠道沙门菌、金黄色葡萄球菌和铜绿假单胞菌均有明显的抑菌活性，且浓度达到一定程度就能完全阻止其生长繁殖。[《生物质化学工程》，2023，57(2)：89－98]

【用法用量】　内服：煎汤，10～30 g；或入丸、散。

【使用注意】　痈疽已溃者不宜服，孕妇忌服。

佛手（附花）

出《滇南本草》。又名佛手、佛手香缘、五指柑、福寿柑。为芸香科植物佛手 *Citrus medica* L.var. *sarco dactylis* Swingle 的果实。

【药性】 辛、苦，温。入肝、脾、肺经。

【功效】 疏肝理气，和胃化痰。

【药论及医论】 《滇南本草》："补肝暖胃，止呕吐，消胃家寒痰，治胃气疼……"

《本草再新》："治气舒肝，和胃化痰，破积。"

《国医大师班秀文学术经验集成》："佛手花又名佛柑花，是芸香科植物佛手的花朵和花蕾，体轻气香，味微苦，最善理气化痰，醒悦肝脾之气，故善治妇人带下、痰重兼有心腹疼痛之疾者。"

【临床应用】

1. 月经不调，痛经，乳癖　佛手、沉香曲、香附、郁金、当归各 10 g，九香虫、绿萼梅、玫瑰花、降香、枳壳各 6 g，香橼 9 g。(《全国名医妇科验方集锦》)

2. 气滞血瘀经期过长　佛手糖茶：佛手 10，红糖 10 g。将佛手清水洗净，与红糖同放茶杯内，用开水浸泡 15 分钟，即可饮用。频频服用。每日 1 剂。连用 3～5 日为 1 个疗程。(《现代中西医妇科学》)

3. 经行精神异常　黛玉疏肝散加减：木蝴蝶 4 g，绿萼梅 4 g，合欢花 10 g，佛手柑 10 g，八月札 10 g，郁金 10 g，路路通 10 g，远志 10 g，石菖蒲 8 g，龙齿 15 g，小麦 20 g。(《妇科用药 400 品历验心得》)

4. 肝气郁结引起的经前胸闷痞塞、抑郁寡欢诸症　参见刺蒺藜条。

5. 白带　佛手 15～30 g，猪小肠 0.3 米，水煎服。(《闽南民间草药》)

6. 带下　佛手 20 g，苍术 10 g，荷叶 6 g，薏苡仁 30 g，海螵蛸 20 g，升麻 10 g。(《妇科用药 400 品历验心得》)

7. 妊娠恶阻　佛手片 3 g，茯苓 9 g，姜半夏、紫苏叶各 6 g。水煎服。(《常见病验方选编》)

8. 妊娠泛酸　参见蛤壳条。

9. 妊娠胃痛　佛手 10 g，甘松 10 g，炒白芍 10 g，炙甘草 6 g。(《妇科用药 400 品历验心得》)

10. 妊娠胸痹　参见瓜蒌皮条。

11. 妊娠咳嗽　淡竹叶 10 g，北沙参 10 g，川贝母 3 g，茯苓 10 g，佛手柑 10 g，半夏 10 g，白豆蔻 3 g。(《妇科用药 400 品历验心得》)

12. 子烦　百合 15 g，鸡子黄 1 枚，炒栀子 10 g，淡豆豉 10 g，木蝴蝶 4 g，佛手柑 10 g，甘松 10 g，八月札 10 g。(《妇科用药 400 品历验心得》)

13. 气滞型孕痛　参见败酱草条。

14. 产后偶因忿怒伤肝，气逆不舒，胸膈遯闷，阻血作痛　先用生化汤加香附三分，摩木香三分，或摩干佛手四五分，或酒摩川郁金三四分为引，服至块化气散去引。(《妇科指归》)

15. 产后湿阻　参见半夏条。

16. 排卵后痞证　参见半夏条。

17. 梅核气　香附、白芍各 12 g，香橼皮、橘叶、橘核、郁金、八月札、石斛、麦冬各 9 g，合欢皮、佛手各 6 g，玫瑰花、玳玳花各 3 g，玄参、夏枯草各 15 g。(《中医妇科临床手册》)

18. 化疗放疗后食欲不振、胸闷　佛手柑粥：佛手柑 10～15 g，大米 50 g。将佛手柑加水 600 mL 煎汤取汁，加大米煮粥服食，每日 1 次。(《宦游日札》)

19. 肝郁气滞型性欲淡漠　佛手花茶：佛手花 2 g，玉蝴蝶 1.5 g，白糖适量，沸水浸泡，代茶频饮。(《中医妇产科学》，刘敏如等主编)

20. 心烦胸闷(围绝经期综合征)　栝楼皮 12 g，薤白 10 g，半夏 12 g，白酒 1 匙，枳实 10 g，龙骨 30 g，牡蛎 30 g，代赭石 15 g，糯稻根 30 g，琥珀 4 g，天花粉 12 g，甘松 10 g，佛手柑 10 g。(《妇科证治经方心裁》)

21. 乳房抽痛　佛手 12 g，小麦 15 g，大枣 10 个，玉竹 10 g，山海螺 15 g，粳米 60 g。先将玉竹、佛手、山海螺煎汤代水，加入小麦、大枣、粳米煮粥吃。(《妇科用药 400 品历验心得》)

22. 溢乳　参见川牛膝条。

23. 肝郁气滞型缺乳　山甲猪蹄通乳汤：穿山甲珠 30 g，丝瓜络 15 g，佛手 10 g，猪蹄筋 250 g，放砂锅内煲至烂熟，加盐、姜小许调味，分次喝汤吃肉。(《妇产科疾病中医治疗全书》)

24. 气滞乳腺增生　柴胡 15 g，郁金 20 g，当归 20 g,白芍 15 g,白术 15 g,丹参 30 g,青皮 15 g,昆布 20 g,茯苓 20 g,香附 20 g,甘草 15 g,佛手 20 g,木香 10 g。(《北方医话》)

【现代药理研究】 佛手醇提取物对大鼠、兔离体肠管有明显解痉作用。(《中华本草》)

【用法用量】 内服:煎汤,6～20 g;或泡茶饮。

【使用注意】 阴虚有火,无气滞者慎服。

谷　芽

出《本草纲目》。又名谷糵、稻糵、稻芽。为禾本科植物粟 *Setaria italica* (L.) Beauv.的成熟果实经发芽干燥而得。

【药性】 甘,平。入脾、胃经。

【功效】 消食化积,健脾开胃。

【临床应用】

1. 经行腹泻　金樱子 30 g,芡实 30 g,神曲 10 g,八月札 10 g,炒谷芽 10 g,炒麦芽 10 g。(《妇科用药 400 品历验心得》)

2. 经前乳胀　柴胡 10 g,枳壳 10 g,白芍 10 g,蒲公英 15 g,生甘草 6 g,谷芽 30 g。(《妇科用药 400 品历验心得》)

3. 经脉不调,赤白带下　乌金丸:阿胶四两,熟艾一斤,谷芽、麦芽、苏木各二两,龙衣一条完全。为丸服。(《竹林女科证治》)

4. 妊娠恶阻　炙甘草 6 g,干姜 6 g,茯苓 10 g,炒白术 10 g,半夏 12 g,陈皮 10 g,煅瓦楞子 30 g,炒谷芽 10 g,炒麦芽 10 g。(《妇科用药 400 品历验心得》)

5. 妊娠泄泻,若米食所伤　六君子加谷芽。(《女科经纶》)

6. 儿不下　取鲤鱼一尾,同药再煎,入醋一杯,服乌金丸:阿胶四两,艾叶二两,谷芽二两,麦芽二两,蛇壳一条,五味一两。上为末,醋糊丸,如弹子大,每服一丸。(《女科切要》)

7. 产后泻痢　若米食所伤,用六君加谷芽。(《产鉴》)

【用法用量】 内服:煎汤,15～45 g;或入散剂。

【使用注意】 阴虚津伤者慎服,过量可渗利伤津。

龟　甲

出《神农本草经》。又名神屋、龟壳、败龟甲、龟板。为龟科动物乌龟 *Chinemys reevesii* (Gray)的背甲及腹甲。

【药性】 咸、甘,微寒。入肝、肾、心经。

【功效】 滋阴潜阳,补肾健骨,补心安神,固经止血。

【药论及医论】《神农本草经》:"主漏下赤白,破癥瘕……"

《名医别录》:"主……女子阴疮……骨中寒热,伤寒劳复,或肌体寒热欲死。"

《本草衍义补遗》:"补阴之功力猛,而兼去瘀血,续筋骨,治劳倦。"

《本草纲目》:"治腰脚酸痛。补心肾……主难产……"

【临床应用】

1. 脾肾两虚,月经先期　龟鹿补冲汤:党参,黄芪,鹿角胶,艾叶,龟甲,白芍,炮姜,乌贼骨,炙甘草。(《中医妇产科学》,刘敏如等主编)

2. 经水过多不止,平日瘦弱,常发热者,由火旺也　宜龟板丸:龟板、黄芩、白芍、椿根皮各一两,炙黄柏三钱。蜜丸。淡醋汤下。(《妇科玉尺》)

3. 漏下赤色不止,令人黄瘦虚渴　龟甲(涂醋炙令黄)半两,牡蛎(烧为粉)半两。上件药,捣细罗为散,每于食前,以温酒调下二钱。(《太平圣惠方》)

4. 月经后期　龟甲 20 g,连翘 20 g,川木通 5 g,车前子 20 g,川牛膝 20 g,丹参 15 g。(《妇科用药 400 品历验心得》)

5. 血枯经闭……骨蒸劳热,或多盗汗者　地龟都气汤:熟地四钱,山药二钱,山茱萸二钱,白苓、丹皮、泽泻各一钱五分,龟板一枚,地骨皮一钱,五味一钱。水煎温服。(《妇科冰鉴》)

6. 经间期出血　生地黄 12 g,熟地黄 15 g,山茱萸 15 g,怀山药 25 g,女贞子 15 g,墨旱莲

15 g，生龟板（先煎）30 g，阿胶 10 g，白芍 15 g，五味子 3 g。（《全国名医妇科验方集锦》）

7. 经断复来，阴虚血热，脉沉细者　益阴煎：生地三钱，醋炙龟板四钱，盐水炒黄柏、知母各二钱，炙草、砂仁末各一钱。（《彤园妇人科》）

8. 经行眩晕　参见灯心草条。

9. 赤白带　龟板（涂酒炙）二两，炒黄柏一两，炒干姜一钱，枳子二钱半。上为末，酒糊为丸，日二服，每服七十丸。（《医部全录·妇科》）

10. 阴血亏损之羊水过少　三甲复脉汤：牡蛎、龟板、鳖甲各（先煎）30 g，炙甘草 6 g，生地黄 20 g，麦冬、白芍、麻仁各 10 g，阿胶（烊化，冲）12 g。（《中医临床妇科学》，夏桂成主编）

11. 妊娠下痢　败龟一枚（用米醋炙）。上一味，捣罗为散，米饮调下二钱，食前服。（《圣济总录》）

12. 肝肾阴亏，虚阳上扰之子晕（妊娠高血压综合征）　参见鳖甲条。

13. 妊娠临月，数日不产，觉不安　烧龟甲成灰，研，以新汲水调下一钱。立效。（《太平圣惠方》）

14. 过期妊娠，滞产、胎盘残留　参见郁金条。

15. 气虚血瘀型胎死不下　参见阿魏条。

16. 交骨不开，不能生产　龟壳散：川芎、当归各一两，自死龟板一枚（酥炙），妇人头发生男女多者，一握，烧存性。上为散，每服五钱，水煎服。（《证治准绳·女科》）

17. 难产并胞衣不出　烧龟甲屑，服方寸匕。（《圣济总录》）

18. 产后恶露不绝　牡蛎散：牡蛎（烧）一两，龟甲（涂醋炙令黄）一两。上件药，捣细罗，研为散，每服食前，以温酒调下二钱。（《太平圣惠方》）

19. 产后产前痢　败龟一枚，米醋捣为末，米饮调下。（《普济方》）

20. 血虚产后痉症　三甲复脉汤（白芍、阿胶、龟板、鳖甲、牡蛎、麦冬、生地黄、炙甘草、麻仁）加天麻、钩藤、石菖蒲。频频灌服。（《中国医学百科全书·中医妇科学》）

21. 产后下亏，淋带癥瘕，胞宫虚寒无子，数数殒胎，或少年生育过多，年老腰膝尻胯酸痛　参见乌骨鸡条。

22. 堕胎仙方　用败龟板甲，炙黄为末，每一钱，空心酒下，取下为验。（《修月鲁般经后录》）

23. 排卵障碍致不孕　龟贞散：龟板、女贞子、山药各 15 g，紫河车 13 g，熟地黄、墨旱莲、茯苓各 12 g，山茱萸、泽泻、丹皮、五味子、鹿角胶各 9 g。共研极细末，和匀，每次服 9 g，每日服 2 次，温开水冲服。半个月为 1 个疗程。（《集验中成药》）

24. 交接出血　龟甲 20 g，白及 20 g，五倍子 10 g，赤石脂 20 g，炒白术 20 g，血余 10 g。（《妇科用药 400 品历验心得》）

25. 性欲亢进　知柏地黄丸加龟板 10 g、鳖甲 10 g、墨旱莲 15 g、菟丝子 15 g。（《妇科用药 400 品历验心得》）

26. 肾阴不足，天癸衰少，阴道干涩之性冷淡　参见鳖甲条。

27. 妇人血风流注，腰脚疼痛不可忍　参见没药条。

28. 乳毒　败龟板一枚烧研，酒服四钱。（《小品方》）

29. 乳癌初起，坚硬如鸡子大　龟板数枚炙黄研细，以枣肉捣和成丸，每服 9 g，金橘叶煎汤下，或用酒、糖各半调服，或用温开水送下。（《常见病验方研究参考资料》）

30. 结核性盆腔炎包块形成　龟板、炙鳖甲各 15 g，白芍、地骨皮、生地黄、牡丹皮各 9 g，生牡蛎 30 g，海螵蛸、玄参各 12 g。（《中医妇科临床手册》）

31. 夜尿多　桑螵蛸 9 g，生龟板 30 g，敛肾涩精。（《中医妇科名家经验心悟》）

32. 老年女阴干涩，肝肾精血不足证　二甲地黄汤：炙龟甲，炙鳖甲，干地黄，怀山药，山茱萸，炒牡丹皮，茯苓，天冬，麦冬，首乌藤，莲子心。（《中医妇产科学》，刘敏如等主编）

33. 阴虚或偏阴虚围绝经期综合征　龟甲

散：龟板60 g，阿胶60 g，蛤粉适量。先把龟板醋炒至脆，阿胶蛤粉炒成珠，共研极细末。每次3～6 g，每日3次。(《百病饮食自疗》)

34. 产后玉门不闭　自死龟板(炙酥)、妇人头发(煅烧存性)、川芎各3 g，当归8 g。(《妇产科疾病中医治疗全书》)

35. 产后玉户不敛　乌龟壳入干夜合草于内塞满，烧烟熏之自合。(《万氏妇人科》)

36. 阴隐疮及骨节中寒热　以龟壳作汤，浴渍之。(《普济方》)

37. 一切杨梅恶疮　紫霞丹：龟板(醋炙)470 g，石决明(炙)140 g，朱砂飞90 g。共为细末，水垒为丸，每服3 g，每日2～3次，土茯苓煎汤送服。(《现代中西医妇科学》)

38. 湿热阴虚型宫颈糜烂　蛤龟散：蛤粉30 g，冰片15 g，樟丹15 g，雄黄15 g，乳香6 g，没药6 g，龟甲粉15 g，钟乳石24 g。共研极细末，和匀，带线棉球蘸药粉贴糜烂面处。每日或隔日上药1次。5次为1个疗程。(《名医治验良方》)

【现代药理研究】　100%龟甲煎剂10～30 mg/mL对大鼠、豚鼠、家兔和人的离体子宫均有明显的兴奋作用。将5 g/kg龟甲煎剂灌胃，对家兔在体子宫亦显示兴奋作用。(《中华本草》)

【用法用量】　内服：煎汤，10～30 g，先煎；熬膏或入丸、散。

【使用注意】　脾胃虚寒及孕妇禁服。

龟板胶

出《本草崇原》。又名龟胶、龟版膏、龟版胶。为龟科动物乌龟 *Chinemys reevesii* (Gray)的甲壳经水煎煮、浓缩制成的固体胶。

【药性】　甘、咸，平。入肝、肾经。

【功效】　滋阴，补血。

【药论及医论】　《本草汇言》："主阴虚不足，发热口渴……妇人崩带淋漏，赤白频来，凡一切阴虚血虚之证，并皆治之。"

《本草正》："龟版膏，功用亦同龟版，而性味浓厚，尤属纯阴，能退孤阳。阴虚劳热，阴火上炎，吐血、衄血、肺热咳喘、消渴、烦扰、热汗、惊悸、谵妄、狂躁之要药。"

《浙江中药手册》："滋养止血。"

【临床应用】

1. 经期过长　龟板胶20 g，苎麻根30 g，玉米须45 g，生地黄炭15 g，白茅根30 g，墨旱莲30 g，侧柏10 g。(《妇科用药400品历验心得》)

2. 漏下　龟板胶20 g，白毛藤20 g，樗白皮20 g，土茯苓15 g，槐花15 g，地榆15 g。(《妇科用药400品历验心得》)

3. 肝阴不足经前期紧张征　枸杞子9 g，陈皮6 g，龟板胶15 g。把枸杞子、陈皮煎汤，冲龟板胶与红糖饮。月经前连服4～5剂。(《中华民间秘方大全》)

4. 阴虚内热型排卵期子宫出血　生地黄30 g，龟板胶(烊冲)10 g。(《妇产科疾病中医治疗全书》)

5. 淋带赤白不止　龟胶三钱。酒溶化，每日清晨调服。(《本草汇言》)

6. 胎漏　木贼10 g，桑叶12 g，苎麻根15 g，生白术30 g，黄芩炭10 g，龟板胶10 g。(《妇科用药400品历验心得》)

7. 妊娠瘾疢　炒白芍15 g，龟甲胶10 g，龙骨20 g，牡蛎20 g，鳖甲10 g，鸡子黄1枚，桑寄生12 g，丝瓜络10 g，竹茹10 g。(《马大正中医妇科医论医案集》)

8. 恶露不绝　龟板胶10 g，墨旱莲20 g，女贞子10 g，萆薢10 g，海螵蛸12 g，樗白皮12 g，山药15 g。(《妇科用药400品历验心得》)

9. 产后月痨　大转回元膏：生地一两，熟地三两，当归三两，女贞四两，旱莲二两，阿胶二两，白菊一两五钱，白薇五钱，白及五钱，条芩一两五钱，沙参三两，地皮三两，化红八钱，龟胶一两，薏苡四两，紫菀一两，炙草一两。上药十七味，照前法制。用冬雪水熬汤二次，去渣，再熬成稀膏。加蒸熟白蜜四两和匀，磁罐收贮，加入锅内久蒸过。每服用大橘饼洗净糖，蒸汤调服八钱。(《妇科指归》)

10. 刮宫术后头晕耳鸣　参见川牛膝条。

11. 宫颈激光术后出血　代赭石20 g，马齿

苋 30 g,木贼 20 g,白芷 10 g,白及 10 g,龟板胶 20 g。(《妇科用药 400 品历验心得》)

12. 垂体手术后身冷背热　桂枝加黄芪汤加味:生黄芪 15 g,桂枝 6 g,炒白芍 6 g,炙甘草 6 g,生姜 5 片,大枣 6 个,龟板胶 10 g,鹿角胶 10 g,紫石英 15 g,酸枣仁 12 g,远志 10 g,石菖蒲 6 g。(《妇科证治经方心裁》)

13. 冲任虚损引起的经量过少、月经后期、闭经、不孕　补胞汤:熟地黄 20 g,紫河车(研粉吞)10 g,何首乌 30 g,菟丝子 30 g,巴戟天 12 g,淫羊藿 15 g,鹿角胶 20 g,龟板胶 20 g,当归 15 g,桑寄生 30 g,黄精 30 g,鸡血藤 30 g。(《妇科用药 400 品历验心得》)

14. 月经后期,崩漏,绝经前后诸症,绝经后骨质疏松症,外阴白色病变　左归丸:熟地,山药,杞子,萸肉,川牛膝,龟板胶,鹿角胶,菟丝子。(《中医妇产科学》主编,刘敏如等)

15. 烦躁寐差(围绝经期综合征)　参见苦参条。

16. 围绝经期综合征潮热出汗,性欲亢进　参见天冬条。

17. 肾阴虚型性欲淡漠　熟地,山药,山茱萸,枸杞子,川牛膝,菟丝子,鹿角胶,龟板胶。(《中医妇产科学》,刘敏如等主编)

18. 血淋　参见玉米须条。

19. 交接出血　龟板胶 20 g,黄柏炭 10 g,贯众 12 g,地榆 20 g。(《妇科用药 400 品历验心得》)

20. 不孕,阴部下坠　参见紫河车条。

21. 阴道干燥　参见何首乌条。

【用法用量】　内服,10～20 g,开水或黄酒化服。

【使用注意】　胃有寒湿者忌服。

羌　活

出《神农本草经》。又名羌青、扩羌使者、胡王使者、羌滑、退风使者、黑药。为伞形科植物羌活 *Notopterygium incisum* Ting ex H. T. Chang 或宽叶羌活 *Notopterygium franchetii* H.de Boiss.的根茎和根。

【药性】　辛、苦,温。入膀胱、肾经。

【功效】　祛风,除湿,行气,止痛。

【药论及医论】　《珍珠囊》:"太阳经头痛,去诸骨节疼痛……"

《本草备要》:"泻肝气,搜肝风,治风湿相搏,本经头痛,督脉为病……"

《刘奉五妇科经验》:"羌活具有散风活血通络、疏肝解郁的功用……由于羌活有活血的作用,可以行脏腑之气血。妇科得生丹中的羌活,取其行气疏肝解郁之力,而治疗月经不调、经期后错、痛经、腰腿疼痛等。佐柴胡可以治肝气郁结;合益母草可以调经。"

【临床应用】

1. 先期经行,脉或洪数,下血多而色红亮。并治胎前产后血热等症　参见秦艽条。

2. 经血不调,血瘀腹痛　得生丹:益母草,白芍,当归,羌活,木香,柴胡。(《全国中药成药处方集》)

3. 经期过长　羌活 6 g,荆芥 10 g,防风 10 g,白芷 6 g,蔓荆子 10 g,海螵蛸 20 g,太子参 20 g,仙鹤草 30 g。(《妇科用药 400 品历验心得》)

4. 女人血崩　此症由于肾水亏涸,阴分大虚,不能镇胞络相火,故血走而崩漏。凉血地黄汤:黄芩、荆芥、蔓荆子、黄柏、知母、藁本、川芎各二分,黄连、羌活、柴胡、升麻、防风各三分,生地、当归各五分,生甘(草)三分,红花一分。水煎服。细辛二分。(《仁寿镜》)

5. 经行四肢麻木　当归、芍药、陈皮、薄荷、羌活各一钱。(《济阴近编》)

6. 经期体痛……若血脉壅滞者　羌桂四物汤:四物汤内加羌活、桂枝各一钱五分。(《妇科冰鉴》)

7. 经行头痛　川芎 6 g,荆芥 10 g,防风 10 g,细辛 4 g,白芷 10 g,羌活 9 g,全蝎 4 g,白僵蚕 10 g,刺蒺藜 10 g,珍珠母 15 g,菊花 10 g,地龙 10 g,蔓荆子 10 g,茺蔚子 10 g,天麻 10 g。(《马大正中医妇科医论医案集》)

8. 经行腹泻　参见月季花条。

9. 赤带　参见白芷条。

10. 夏月带下脱漏，及饮食劳倦，暴崩不止等证　升阳调经汤：独活五分，蔓荆子七分，当归、防风、甘草、升麻、藁本各一钱，柴胡、羌活、苍术、黄芪各一钱半。上，空心水煎服，以饭压之。(《医部全录·妇科》)

11. 安胎，催产　保产神效方：当归，厚朴，川芎，菟丝子，川贝，枳壳，羌活，荆芥穗，黄芪，蕲艾，炙草，白芍，生姜。未产能安，临产能催。(《傅青主女科》)

12. 妊娠外感风寒　加味芎苏散：紫苏、羌活、陈皮、麦冬各一钱，川芎、白芍各八分，干姜、生甘草各五分，生姜二片，水煎服。(《胎产秘书》)

13. 妊娠身痛　络石藤 15 g，忍冬藤 15 g，木瓜 10 g，羌活 9 g，刺蒺藜 10 g，防风 10 g，生甘草 6 g。(《妇科用药 400 品历验心得》)

14. 子痫，兼用产后逐恶血，下胞衣　芎活汤：川芎、羌活各等分。上锉，水煎入酒少许，温服。(《济阴纲目》)

15. 妊娠浮肿　羌活、萝卜子同炒香，只取羌活为末，每服三钱，温酒调下，一日一服，二日二服，三日三服。(《本事方》)

16. 羊水过多　参见桑寄生条。

17. 孕妇泄泻，脉浮缓　升阳除湿汤：羌活钱半，葛根钱半，防风钱半，藁本钱半，柴胡钱半，白芷钱半，炒黑苍术钱半，甘草钱半，葱白三枚。水煎，去渣温服。(《女科指要》)

18. 妊娠便秘　羌活 10 g，石韦 20 g，炒白芍 15 g，桑椹子 20 g，枸杞子 20 g，槟榔 6 g。(《妇科用药 400 品历验心得》)

19. 妊娠热在脏腑，大便秘涩　羌活丸：羌活二两半，大麻仁(别研)三两，槟榔五枚，防风、枳壳(炒)各一两，大黄(炒)一两半，木香一两。上七味捣罗六味为末，与麻仁同研匀，炼蜜和丸，如梧桐子大，每服二十丸，温水下，食前服，日三。以微利为度。(《圣济总录》)

20. 妊娠心腹胀满，两胁妨闷，不下饮食，四肢无力　参见大腹皮条。

21. 妊娠因洗头中风，身体强硬，牙关紧急，失音不语　独活散：独活、赤箭、麻黄各一两，乌犀角屑、羌活、防风、天蓼木各三两，白附子三分，汉防己、桂心、川芎、白僵蚕各半两，阿胶、龙脑各一两。上件药捣细罗为散，入研了药令匀，每服，不计时候，以薄荷汤调下二钱。(《太平圣惠方》)

22. 妊妇目赤痛者　参见木贼条。

23. 妊娠肝经风热，上攻眼目，带吊失明　参见茺蔚子条。

24. 胎热　参见天冬条。

25. 产前安胎，产后恶血不尽及胎衣不下　二圣散：羌活、川芎等分。上为细末，每服二大钱。酒少许，水七分，沸调温服。(《产育宝庆方》)

26. 产后腹中绞刺痛　羌活二大两。上酒二升，煎取一升，去滓，分为两服。(《经效产宝》)

27. 产后血晕，面色深赤，体如醉，见屋旋倒，头痛头重不安　参见射干条。

28. 产后恶血冲心，闷绝不语　刘寄奴散：刘寄奴一两，麝香一分，当归、川芎、桂心、牛膝、益母草、羌活、生干地黄、延胡索各三分。上件药捣细罗为散，研入麝香令匀，不计时候，以温生姜童子小便，调下二钱。(《太平圣惠方》)

29. (产后)呃逆　羌活散：羌活、附子(炮)、茴香(炒)各半两，木香、白姜(炮)各二钱半。上为末，每服二钱，水一盏，盐一捻，煎十数沸，热服，一服止。(《济阴纲目》)

30. 产后寒热似疟　参见草果条。

31. 产后七日内外发热　虽明知感有外邪，其生化汤内芎、姜亦能散之，否则辛散生化汤：川芎一钱半，当归三钱，炙草、干姜(炙黑)、羌活、防风各四分，桃仁十粒，亦可。(《妇科秘书》)

32. 产后中风，语涩，四肢拘急　羌活三两，为末，每服五钱，水、酒各半盏，煎去滓，温服。(《小品方》)

33. 产后气实，腹中坚硬，两胁胀满，心中烦热，渴欲饮水，欲成刚痉、中风之疾　参见败酱草条。

34. 产后头痛，血虚痰癖、寒热，皆能令头痛　参见苍术条。

35. 产后身痛 羌活、独活、桂枝、秦艽、当归、荆芥各 9 g，川芎、木香、防风各 6 g，海风藤、桑枝各 30 g。(《中医妇科临床手册》)

36. 产后腿痛甚者 四物汤共一两，加羌活、肉桂二钱煎服。(《慎斋遗书》)

37. 产后风虚，头面四肢浮肿，坐卧不稳 郁李仁散：郁李仁、赤茯苓、商陆各一两，防风、羌活、泽泻各三分，汉防己、木香、槟榔各半两。上件药捣筛为散，先用赤小豆一升，以水五升，煮小豆烂，取汁二升，每服，用药三钱，小豆汁一中盏，煎至六分，去滓温服，日三服。(《太平圣惠方》)

38. 产后口眼歪斜 人参，当归，白术，半夏，灯心，陈皮，防风，天麻，瓜蒌，贝母，升麻，羌活，姜三片。食前服。(《女科万金方》)

39. 产后中风口噤，四肢顽痹不仁，或如角弓张 羌活、防风各三两，大豆一升，炒令皮拆。上酒五升，先浸两味经宿，将炒豆热投酒中搅匀，密封一日，以汤煮瓶良久，服八合，覆衣取汗急速，且以豆淋服羌活、防风亦佳。(《经效产宝》)

40. 产后病眼 (四物汤)加北细辛、羌活、荆芥、菊花、甘草、木贼、石决明、草决明。(《证治准绳·女科》)

41. 产后呃逆 参见小茴香条。

42. 妇人风邪癫狂，发作无时 牛黄散：牛黄半两，麝香、干蝎各一分，琥珀、雄黄、铅霜各二分，桂心半两，赤箭、白附子、朱砂、羚羊角屑、虎头骨、犀角屑、茯神、人参、羌活各三分，金箔、银箔各五十片。上件药捣细罗为散，入研了药，同研令匀，每服不计时候，以温酒调下一钱。(《太平圣惠方》)

43. 血风 油钱散：五加皮、牡丹皮、芍药各半两，当归、羌活各一分。上为末，每服一钱，水一盏，蘸油入铫内，煎七分温服。(《产宝诸方》)

44. 目赤暴发作云翳，痛不可忍 参见龙胆条。

45. 慢性盆腔炎性疾病后遗症 参见川乌头条。

46. 急性乳腺炎 羌活 6 g，陈酒 60 g，炖服。(《常见病验方研究参考资料》)

47. 吹乳 外用荆芥、羌活，煎汤熏洗。(《济阴近编》)

48. 乳痈初起 参见夏枯草条。

49. 乳悬 参见白蔹条。

50. 产肠脱出 羌活二两煎，酒服。(《子母秘录》)

51. 脐下冷撮痛，阴冷，大寒，带下 参见桂枝条。

52. 阴汗 羌活 50 g。每次加水 1 000 mL，煎取 500 mL，连煎 3 次，合药液，凉后先用冲洗器冲洗阴道再坐浴，不拘次数，每次 15 分钟。(《妇科用药 400 品历验心得》)

53. 阴户肿痛 羌活、独活、防风、葱白各 30 g，煎汤熏洗。(《常见病验方研究参考资料》)

【现代药理研究】 研究发现灌胃大剂量的羌活挥发油(1.328 mL/kg)和腹腔注射(0.133 mL/kg)都可使酵母引起发热的小鼠的体温明显降低；羌活中的醋酸乙酯提取部分具有镇痛作用，且证明了其有效单体化合物为紫花前胡苷。即羌活具有一定的解热镇痛作用。[《中草药》，2021，52(19)：6111－6120]

【用法用量】 内服：煎汤，3～10 g；或入丸、散。外用：适量，水煎坐浴。

【使用注意】 气血亏虚者慎服。

沙 参

出《神农本草经》。分为北沙参和南沙参。北沙参：为伞形科植物珊瑚菜 *Glehnia littoralis* Fr.Schmidt ex Miq.的根。南沙参：为桔梗科植物轮叶沙参 *Adenophora tetraphylla* (Thunb.) Fisch 或沙参 *Adenophora stricta* Miq.的根。

【药性】 (北沙参)甘、微苦，微寒。入肺、胃经。(南沙参)甘，微寒。入肺、胃经。

【功效】 (北沙参)养阴清肺，益胃生津。(南沙参)养阴清肺，化痰，益气。

【药论及医论】《滇南本草》:“补肺气以及六腑之阴气。”

《药性通考》:“补阴泻火,专补肺气,清肺养肝,兼益脾胃。”

《刘奉五妇科经验》:“北沙参妇科常用于阴虚血热所引起的月经淋漓、月经先期。”

【临床应用】

1. 妇人月水不利,累月不快,身热烦热,骨节沉重,日渐羸瘦　泽兰叶、钟乳、细辛、黄芪、紫石英各三分,大黄、熟地黄、远志、白芷、苦参、柏子仁、蜀椒、白术、川芎、炮附子、炒麦蘖、吴茱萸、炮陈面、前胡、大枣(去核炒)各半两,丹参、枳壳、芍药、桔梗、秦艽、当归、沙参、桂、厚朴、石斛、麦门冬各三分,人参半两。上为细末,炼蜜和丸如梧桐子大,每服二十丸,空心服,温酒下,渐加至三十丸。(《普济方》)

2. 月经量过少　参见鳖甲条。

3. 月经过多,崩漏　沙参 60 g,麦冬、女贞子、夏枯草各 20 g,仙鹤草、糯米草根各 30 g,五味子 10 g,墨旱莲、赤石脂各 12 g,海螵蛸 15 g。(《全国名医妇科验方集锦》)

4. 血崩之后,口舌燥裂,不能饮食者死　上下相资汤:熟地、麦冬各一两,山茱萸、牛膝、沙参、当归、葳蕤各五钱,人参、元参各三钱,北五味二钱,车前子一钱,水煎服。(《医部全录·妇科》)

5. 月经先期,体虚而兼寒者　川续断、黄精各 9 g,沙参 15 g,防风 6 g。每月连服 10 日。(《中医妇科学》,成都中医学院编)

6. 年未老经水断　益经汤:大熟地,白术,山药,当归,白芍,生枣仁,丹皮,沙参,柴胡,杜仲,人参。(《傅青主女科》)

7. 阴虚肝旺型经行不寐　沙参玉竹煲老鸭:沙参 20 g,玉竹 15 g,老鸭 250 g。先煲老鸭至将烂,加入沙参、玉竹续煲至烂,调淡咸味作饭菜食。宜常服。(《中国药膳大全》)

8. 月经先后无定期肝郁证,经行乳房胀痛肝肾阴虚证,经行眩晕阴虚阳亢证,子痫阴虚肝旺证,绝经前后诸症(围绝经期综合征)肾气虚证,老年女阴干涩　方用一贯煎:北沙参,麦冬,当归身,生地黄,甘杞子,川楝子。(《中医妇产科学》,刘敏如等主编)

9. 经前乳房胀痛　北沙参 10 g,麦冬 10 g,枸杞子 10 g,鸡蛋 1 个。上四味用文火煎至半小时后,将鸡蛋壳敲碎再煮 15 分钟,吃蛋渴汤。(《妇科用药 400 品历验心得》)

10. 经行音哑　沙参、黄芪、玄参、丹皮各 9 g,太子参、生地黄、天花粉、芦根、白茅根各 12 g,麦冬 6 g,五味子 4.5 g。(《中医妇科临床手册》)

11. 经行吐衄　参见龙骨条。

12. 白带　沙参为末,每服二钱,米汤调下。(《家用良方》)

13. 妊娠恶阻　沙参、党参、麦冬、生地黄、石斛、姜竹茹各 9 g,五味子 4.5 g,乌梅 3 g。(《中医妇科临床手册》)

14. 妊娠烦渴　文蛤散合瓜蒌牡蛎散加味:蛤壳 50 g,天花粉 15 g,牡蛎 20 g,川石斛 12 g,芦根 15 g,北沙参 15 g。(《妇科证治经方心裁》)

15. 妊娠外感燥邪　生地黄 12 g,麦冬 10 g,玄参 10 g,北沙参 12 g,天花粉 10 g,知母 10 g,川石斛 12 g。(《妇科用药 400 品历验心得》)

16. 妊娠微热　青蒿 10 g,黄芩 6 g,北沙参 12 g,牡丹皮 6 g,白薇 10 g,地骨皮 10 g,樗白皮 10 g,茵陈蒿 10 g,紫草 10 g,生地黄 10 g,川石斛 12 g。(《妇科用药 400 品历验心得》)

17. 妊娠咳嗽　沙参、党参、白术、款冬花各 9 g,麦冬 6 g,五味子 4.5 g,黄芪 12 g,川贝粉 3 g。(《中医妇科临床手册》)

18. 妊娠腰痛　参见石斛条。

19. 羊水过少　北沙参 12 g,黄精 12 g,玉竹 12 g,山药 15 g,生黄芪 15 g,枸杞子 15 g,覆盆子 15 g,续断 12 g,桑椹子 15 g,杜仲 12 g,桑寄生 15 g,红枣 10 枚,麦冬 10 g。(《马大正中医妇科医论医案集》)

20. 子淋心烦闷乱,因膀胱小肠虚热,致令肾燥、肺燥、血燥,烦闷　安荣散:沙参、麦冬、当归、滑石末各二钱,木通、甘草梢、北细辛各一

钱,灯心引。(《彤园妇人科》)

21. 产后不语失音 (四物汤)加生诃子、人参、沙参、百药煎、蜜。(《妇科玉尺》)

22. 产后一切呃逆 济阴方:沙参、竹茹、陈皮、炙草、柿蒂、丁香。(《彤园妇人科》)

23. 产后无乳 南沙参根12 g。煮猪肉食。(《湖南药物志》)

24. 产后月痨 参见墨旱莲条。

25. 妇人口干舌燥,骨蒸夜热,遍体火焦,咳嗽吐沫,断难生子 参见白芥子条。

26. 潮热出汗(围绝经期综合征) 生脉散加味:北沙参15 g,麦冬12 g,五味子5 g,鳖甲20 g,龟甲20 g,牡蛎20 g,川石斛20 g,天花粉10 g,糯稻根30 g,白薇10 g,浮小麦15 g。(《妇科用药400品历验心得》)

27. 月经无病者服此药七日即孕,孕后忌服 螽斯丸:白薇、半夏、香附、白茯苓、杜仲、厚朴、当归、秦艽各三两,防风、肉桂、干姜、牛膝、沙参各二两五钱,细辛、人参各四钱。上为末,蜜丸梧子大,每服五丸,加至十丸,温酒下。瘦人忌服,已有孕勿再服。(《广嗣全诀》)

28. 妇人风瘙,瘾疹遍身瘙痒,状若虫行,或发或歇 莽草散:莽草一两,麻黄、沙参、白蒺藜、天门冬各三分,独活、黄芪、防风、川芎、犀角屑、凌霄花、炙甘草各半两。上件药捣筛为散,每服三钱,以水一中盏,煎至六分,去滓,不计时候温服。(《太平圣惠方》)

29. 结核性盆腔炎 当归、沙参、麦冬、白术、丹皮、银柴胡、黄芩各9 g,生地黄、地骨皮、丹参各12 g,陈皮、炙甘草各6 g。(《中医妇科临床手册》)

30. 腹股沟痛 一贯煎(北沙参10 g,麦冬10 g,当归6 g,生地黄12 g,枸杞子10 g,川楝子20 g)加忍冬藤20 g,丝瓜络10 g,竹茹10 g。(《妇科用药400品历验心得》)

31. 梦交 参见莲子心条。

32. 阴道干燥症 沙参天冬猪肤羹:沙参30 g,天冬50 g,百合20 g,乌梅10个,猪皮(去内脂层)1 kg,姜2.5 kg,料酒50 mL。共入砂锅,文火炖3小时。待猪肤烂后入盐少许(以微有盐味为度),冷却后结猪皮冻。3日食完,隔3日再如法制作,连制作4~5次。(《妇产科疾病中医治疗全书》)

33. 阴痛 川木通5 g,川楝子20 g,郁金10 g,刺蒺藜10 g,车前子10 g,八月札15 g,麦门冬10 g,北沙参12 g。(《妇科用药400品历验心得》)

【现代药理研究】 按1 g/kg剂量给家兔灌服沙参煎剂表明具有一定的祛痰作用,其作用可持续4小时以上。(《中华本草》)

【用法用量】 内服:煎汤,10~30 g,鲜品15~30 g,或入丸、散。

【使用注意】 风寒咳嗽者禁服。

沙苑子

出《本草纲目》。又名潼蒺藜、沙苑蒺藜、潼沙苑。为豆科植物扁茎黄芪 *Astragalus complanatus* R.Br.的种子。

【药性】 甘,温。入肝、肾经。

【功效】 补肾固精,益肝明目。

【药论及医论】 《本草汇言》:“补肾固精,强阳有子,兼止小便遗沥。”

《本草从新》:“补肾,强阴,益精,明目。治虚劳腰痛遗精,带下,痔瘘……”

【临床应用】

1. 子宫发育不良、初潮较晚,月经后期量少 参见锁阳条。

2. 虚寒崩漏 益智仁、沙苑子各20 g,焦艾叶30 g。前两味烘干,研为细末,过筛取药末适量,用艾叶浓煮汁,调成膏。纱布包裹,敷神阙穴,胶布固定。1日换药1次。(《中华民间秘方大全》)

3. 肾虚带下 内补丸:沙苑蒺藜,鹿茸,肉桂,菟丝子,黄芪,白蒺藜,肉苁蓉,桑螵蛸,熟附子,紫菀茸。(《妇科切要》)

4. 锦丝带 参见鹿角霜条。

5. 胎漏,胎动不安 潼蒺藜、归身、杭白芍、焦冬术、桑寄生、苎麻根各10 g,党参、藕节各15 g,阿胶珠、杜仲各12 g,炙艾炭2 g,黄芩5 g,

糯米一撮。水煎服。(《全国名医妇科验方集锦》)

6. 妊娠腰痛　沙苑蒺藜 20 g,补骨脂 10 g,山药 20 g,五加皮 10 g,胡桃仁 30 g,桑椹子 30 g。(《妇科用药 400 品历验心得》)

7. 产后下亏,淋带癥瘕,胞宫虚寒无子,数数殒胎,或少年生育过多,年老腰膝尻胯酸痛　参见乌骨鸡条。

8. 产后小便失禁　潼蒺藜、桑螵蛸、鹿角片、枸杞子、茯苓、肉苁蓉各 9 g,煅龙骨 30 g。(《中医妇科临床手册》)

9. 气虚型腹部术后尿潴留　关沙苑 60 g,黄芪 30 g,水 2.5 碗,煎至 1 碗,温服。(《妇产科疾病中医治疗全书》)

10. 不孕症　沙苑子、菟丝子、枸杞子、女贞子、覆盆子、香附子、茺蔚子各 15 g。(《全国名医妇科验方集锦》)

11. 不孕症见有子宫发育欠佳、月经量少、后期者　参见巴戟天条。

12. 痈疮　先用胡椒葱白作汤,一日两三度淋洗,却服后药:赤石脂,龙骨,黑牵牛(炒),菟丝子(酒浸蒸),黄芪(盐水炙)、沙苑蒺藜(炒)。上为末,蜜丸梧桐子大,每服二十丸,燕窝蒸酒,澄上清者吞下。(《医部全录·妇科》)

【现代药理研究】　沙苑蒺藜灌服可显著减少小鼠尿量,作用持续 4 小时以上。(《中华本草》)

【用法用量】　内服:煎汤,6～9 g;或入丸、散;或熬膏。

【使用注意】　膀胱湿热之淋浊带下者禁服。

没　药

出《药性论》。又名末药。为橄榄科植物地丁树 *Commiphora myrrha* Engl.或哈地丁树 *Commiphora molmol* Engl.的胶树脂。

【药性】　苦,平。入心、肝、脾经。

【功效】　散血祛瘀,消肿定痛,生肌。

【药论及医论】　《海药本草》:"《近效》,堕胎,心腹俱痛及野鸡漏痔,产后血气痛,并宜丸、散中服。"

《日华子》:"破癥结宿血,消肿毒。"

《本草纲目》:"散血消肿,定痛生肌。"

《本草汇言》:"产后恶血,宿垢不行,变态诸患,咸宜服之……产后血结伤,痈疡肿痛伤,咸需之耳。"

《仁寿镜》:"四物汤,妇人调经总司之要药,照后随症增减。月事不来……肥人加没药。"

《医学衷中参西录》:"乳香、没药不但流通经络之气血,诸凡脏腑中,有气血凝滞,二药皆能流通之。医者但知其善入经络,用之以消疮疡,或外敷疮疡,而不知用之以调脏腑之气血,斯岂知乳香、没药者哉。"

【临床应用】

1. 痛经、月经失调、不孕、滑胎等　少腹逐瘀汤:小茴香,干姜,元胡,没药,当归,川芎,官桂,赤芍,蒲黄,五灵脂。(《医林改错》)

2. 治经闭作痛,服之经行痛止　经验没药散:没药二钱五分,桃仁、红花各七分。为末,酒调下,立止。(《仁寿镜》)

3. 经闭,干血痨　当归二两,牛膝五钱,炒没药一两,炒茺蔚子二钱。水煎服。(《常见病验方研究参考资料》)

4. 月水不利,脐腹疼痛不可忍　没药散:没药、当归、延胡索、鬼箭羽、琥珀、菴蕳子各一两。上件药捣细罗为散,不计时候,以热酒调下一钱,产后败血攻刺,心腹疼痛,服之亦效。(《太平圣惠方》)

5. 经行肛门疼痛　参见半枝莲条。

6. 经量过多　参见川芎条。

7. 崩漏　没药、乳香各 3 g,蒲黄炭、炒五灵脂、血余炭各 9 g,共为末,陈醋为丸,每服 9 g。(《常见病验方研究参考资料》)

8. 赤带下不止　玳瑁丸:玳瑁一两,麒麟竭半两,乳香半两,没药半两,须灰(故锦)三分,续断一两,安息香半两。上件药捣罗为末,以蜜及安息香熬炼,和诸药末,丸如绿豆大,每于食前,以温酒调下二钱。(《太平圣惠方》)

9. 胎前心痛　手拈散:延胡、五灵脂(炒)、

没药、草蔻(炒),各等分。上为末,每服三钱,热酒调下。(《秘传内府经验女科》)

10. 热毒炽盛,瘀血凝结之孕痈　参见大血藤条。

11. 难产　开骨膏:乳香研细,滴水丸如芡实大。每服一粒,无灰酒吞下。(《证治准绳·女科》)

12. 妊娠堕胎后,败血不出　墨三两,没药一两。上二味,合研令极细,再罗过,每服二钱匕,以煎醋调下,不拘时。(《圣济总录》)

13. 血运及脐腹攻刺疼痛　没药一两。上研令极细,不计时候,以温酒调下一钱。(《太平圣惠方》)

14. 产后忽然心气痛不可忍者　宜服守拈散:枳壳、玄胡索、小茴香各一钱一分,白芍药、乳香、没药各一钱,甘草六分。水煎服。(《女科万金方》)

15. 胞衣不下　古没竭散:没药、血竭各三钱为末。调服。(《医林改错》)

16. 产后恶血冲心,闷绝,及血气疼痛不可忍　没药丸:没药、麒麟竭、当归、芫花、姜黄、金罗藤、凌霄花各半两,麝香(细研)一钱,狗胆(干者)二枚。上件药捣细罗为散,入研了药令匀,以醋煮面糊和丸,如梧桐子大,不计时候,以温酒下十丸。(《太平圣惠方》)

17. 恶露不绝(胎物残留)　冬葵子 30 g,滑石 15 g,花蕊石 20 g,川牛膝 15 g,荷叶 15 g,蒲黄 10 g,益母草 20 g,制没药 5 g,茺蔚子 10 g。(《妇科用药 400 品历验心得》)

18. 恶血攻心所致产后拘挛　血竭、没药各 6 g。药研末混匀,每取 5 g,加童便、黄酒各半,煎沸冲服,4 小时服 1 次,每日 1 剂。(《中国民间医术绝招·妇科部分》)

19. 产后恶血腹痛　没药浓浸酊:没药一味加工制成。每日 0.5～3 mL,2 次分服。(《中药制剂汇编》)

20. (产后)消血块　滑石二钱,没药一钱,麒麟竭一钱,为末,醋糊作丸。(《金匮钩玄》)

21. 产后血气未复,而有房事及劳役损伤,致血暴崩,或淋沥不止　固经丸:没药、赤石脂、补骨脂、木贼各半两,附子一只(炮,去皮脐)。上为细末,米糊为丸,如梧桐子大。每服二十丸,温酒下,或陈米饮下。(《医学正传》)

22. 产后下痢不止,腹胃疼痛　没药散:没药一两,木香二两,阿胶一两(捣碎炒令黄燥)。上件药,捣细罗为散,每服,以粥饮调下二钱,日三四服。(《太平圣惠方》)

23. 火毒型产后发热　参见野菊花条。

24. 产后肠痈　神效瓜蒌散:大瓜蒌一个(捣),甘草、川归各五钱,没药、乳香各一钱。上酒三碗,煎二碗,分三次,食后服,渣盦患处。(《孕育玄机》)

25. 产后血虚惊悸少寐及产后败血停留少腹作痛　参见朱砂条。

26. 产后血虚,惊气入心,及癫痫风狂,或室女经脉通行,惊邪蕴结　抱胆丸:水银,黑铅,朱砂,乳香。(《证治准绳·女科》)

27. 产后血冲心胸满喘,命在须臾　参见血竭条。

28. 人流宫腔粘连瘀阻胞宫证　参见水蛭条。

29. 输卵管阻塞性不孕,慢性盆腔炎性疾病后遗症,盆腔淤血综合征瘀重于湿热者　参见大血藤条。

30. 妇人血风流注,腰脚疼痛不可忍　藁本散:藁本一两半,狗脊一两,没药、天麻、麒麟竭、蝉壳、骨碎补、桂心各一两,虎胫骨、败龟、穿山甲各二两,麝香(研入)半两。上件药捣细罗为散,每服,以炒生姜、黑豆淋酒下二钱,空心及食前服。(《太平圣惠方》)

31. 妇人腹痛内伤疠刺　没药末一钱,酒服便止。(《图经本草》)

32. 乳岩,横痃,瘰疬,痰核,流注,肺痈,小肠痈　参见牛黄条。

33. 乳癖、乳腺癌、阴疮　参见马钱子条。

34. 乳硬痛　当归、甘草各三钱,没药一钱。上锉作一服,水煎,入酒少许,热饮。(《济阴纲目》)

35. 乳结颗块,脓水宿滞,恶血,疼痛不瘥,血脉壅闭　无名异散:无名异、木香、人参、赤茯苓、白芷、当归、生干地黄、黄芩、黄芪、牡丹、桂心各半两，没药、麒麟竭、虎杖各三分。上件药捣细罗为散，每服空腹，及晚食前，以温酒调下二钱。(《太平圣惠方》)

36. 急性乳腺炎　立效散：制没药、制乳香、生甘草各 6 g，当归、青皮、瓜蒌仁各 10 g。(《当代中医实用临床效验方》)

37. 乳疽，奶劳　参见乳香条。

38. 子宫肌瘤，卵巢囊肿，子宫内膜异位症，盆腔炎症性包块，陈旧性宫外孕，子宫内膜息肉　参见半枝莲条。

39. 理五积气癖及惊悟血积，癥癖，血瘕　没药丸：芫花，木香，没药，当归，桂心，荜茇，槟榔，肉豆蔻，斑蝥，附子。初服一丸，用醋炒萝卜子令焦黑，以酒浸，同煎一二沸，放温吞下。渐加至五丸、七丸即止。(《妇人大全良方》)

40. 盆腔炎性包块　盆腔炎清热汤：制乳香、制没药各 9 g，金银花、连翘、败酱草各 24 g，牡丹皮 10 g，栀子、赤芍、桃仁、川楝子、冬瓜仁各 12 g，薏苡仁、延胡索各 15 g。[《湖北中医杂志》，1983(5)：36]

41. 卵巢囊肿　参见海浮石条。

42. 卵巢子宫内膜囊肿，子宫肌瘤　参见三棱条。

43. 痰瘀互结之未破溃之乳痈、阴肿等　参见礞石条。

44. 女阴溃疡(阴蚀)　参见琥珀条。

45. 宫颈糜烂　乳没膏：乳香 15 g，没药 15 g，儿茶 15 g，铜绿 15 g，樟丹 9 g，轻粉 6 g，冰片 3 g。共研极细末，和匀，用液体石蜡调和成软膏状。用带线棉球蘸药膏塞入糜烂面处，6 小时后牵出棉球。每日 1 次。(《中国丸散膏丹方药全书·妇科病》)

46. 子宫颈癌　阿魏 10 g，蟾酥 0.6 g，麝香 0.15 g，砒石、硇砂各 8 g，铜绿 5 g，三棱 3.5 g，莪术、乳香、没药各 15 g。研末外敷。(《中国中医秘方大全》)

47. 霉菌性阴道炎　没药 10 g，土茯苓 60 g。每次加水 1 000 mL，煎取 500 mL，连煎 3 次，合药液，冲洗阴道再坐浴，不拘次数，每次 15 分钟。(《妇科用药 400 品历验心得》)

【现代药理研究】　没药水浸剂(1∶2，即 50%浓度)在试管内对堇色毛癣菌、同心性毛癣菌、许兰黄癣菌等多种致病真菌有不同程度的抑制作用。(《中华本草》)

没药三萜中的 7 个环木菠萝烷型三萜，对 PC3 和 DU145 人乳腺癌细胞具有中等强度的细胞毒性，C_{50} 值为 10.1～37.2 μmol/L。没药的水提液及挥发油与空白对照比较均具有明显抑制血小板聚集活性($P<0.05$)。没药中的倍半萜成分，呋喃桉烷-1,3-二烯和莪术烯可作用于中枢神经系统阿片受体，有镇痛活性，其作用可被吗啡拮抗纳洛酮阻断。[《亚太传统医药》，2015,11(3)：38-42]

【用法用量】　内服：煎汤，3～10 g；或入丸、散。外用：10～20 g，水煎冲洗坐浴。

【使用注意】　胃弱者，孕妇及虚证无瘀者慎用。

沉　香

出《名医别录》。又名蜜香、沉水香。为瑞香科植物白木香 *Aquilaria sinensis* (Lour.) Gilg 含有树脂的木材。

【药性】　辛、苦，温。入肾、脾、胃经。

【功效】　降气温中，暖肾。

【药论及医论】　《海药本草》：“主心腹痛……”

《日华子》：“调中，补五脏，益精壮阳，暖腰膝……破癥癖……”

《本草经疏》：“治冷气、逆气、气郁、气结，殊为要药。”

《本草再新》：“治肝郁，降肝气，和脾胃，消湿气，利水开窍。”

【临床应用】

1. 痛经　沉香、乌药各 6 g，肉桂、吴茱萸各 3 g，刘寄奴、延胡索各 9 g。(《全国名医妇科验方集锦》)

2. 妇人一切血气刺痛不可忍者　沉香散：沉香，木香，当归，白茯苓，白芍药，陈皮，乳香，

没药。(《瑞竹堂方》)

3. 经水不调，少腹刺痛　沉香降气丸：沉香，甘草，缩砂仁，香附子。(《太平惠民和剂局方》)

4. 血崩　沉香降气汤加入百草霜，米饮调下。(《医部全录·妇科》)

5. 闭经　代赭石 30 g，丁香 1 g，沉香 6 g，降香 5 g，旋覆花 10 g，川牛膝 30 g。(《妇科用药 400 品历验心得》)

6. 室女经闭成劳　沉香、炙甘草、槟榔各三分，木香一两，鳖甲一两半，常山、当归、柴胡、人参、半夏、桂心、生地黄、白茯苓、青皮、陈皮各一两。上为细末，每服二钱。水一盏，生姜三分，煎至七分，温服，空心，日三服。(《妇人大全良方》)

7. 逆经妄行……气逆载血者，以抑气清热为主　抑气凉血饮：生地五钱，白芍三钱，黄芩钱五分酒炒，丹皮二钱，沉香三分(末调)，柏叶一钱。水煎服。(《妇科冰鉴》)

8. 经来胁内有一块如杯作痛，其血淡黑色，宜治块为先　四物玄胡汤：熟地黄、当归、白芍、川芎各七钱五分，玄胡索四两，沉香五钱。每服三钱，水煎服。(《竹林女科证治》)

9. 经行昏厥　沉香末 3 g(吞)，乌药、藿香各 9 g，木香、枳实、檀香各 4.5 g。(《中医妇科临床手册》)

10. 经行欲呕　香附 10 g，紫苏叶 6 g，陈皮 10 g，代赭石 20 g，檀香 4 g，乌药 6 g，当归 6 g，川芎 6 g，炒白芍 10 g，炙甘草 6 g，半夏 15 g，沉香 4 g。(《妇科用药 400 品历验心得》)

11. 带下　椒目 5 g，苍术 10 g，半夏 10 g，茯苓 10 g，陈皮 10 g，海浮石 20 g，代赭石 20 g，草果 5 g，香附 10 g，沉香 5 g。(《妇科用药 400 品历验心得》)

12. 元气虚弱，女人赤白带下，子宫虚冷，血山崩等证　参见马钱子条。

13. 妊娠恶阻　沉香 5 g，佛手柑 10 g，甘松 10 g，紫苏梗 6 g，藿香梗 6 g，半夏 12 g，茯苓 10 g，太子参 12 g，旋覆花 10 g。(《妇科用药 400 品历验心得》)

14. 妊娠心痛，痰逆不思饮食　沉香汤：沉香，白豆蔻，草豆蔻，白术，人参，白茯苓，厚朴，半夏，陈橘皮，木香，干姜，甘草(炙)。上一十二味，粗捣筛，每服三钱匕，水一盏，生姜三片，枣一枚(擘)，同煎至七分，去滓稍热食前服。(《圣济总录》)

15. 子悬　沉香 3 g，紫苏梗、当归、炒白芍、大腹皮、旋覆花、制香附各 10 g，木香、降香各 6 g，代赭石 12 g，炒枳壳 9 g。(《全国名医妇科验方集锦》)

16. 妊娠作喘　生脉散、补中汤去升、柴，加沉香、补骨主之。(《女科经纶》)

17. 妇人胎症……喘促，祛痰散寒为要　药宜甘草、桔梗、陈皮、沉香、乌梅为主。(《钱氏秘传产科方书名试验录》)

18. 胞转不通，或过忍小便所致　沉香、木香各二钱，为末。白汤空腹服之，以通为度。(《医垒元戎》)

19. 妇人遗尿失禁　鹿茸丸：鹿茸、椒红、桂心、附子、牡蛎、补骨脂、石斛、苁蓉、鸡胜胵、沉香各一两，桑螵蛸三分。上为细末，酒煮面糊丸梧桐子大。空心，温酒下三十丸。(《妇人大全良方》)

20. 产后利下赤白，里结后重，疠刺疼痛等证　沉香桃胶散：桃胶(瓦上焙干)、沉香、蒲黄(纸隔炒)各等分。上为末，每服二钱，陈米饮调下，空心服。(《产育宝庆集》)

21. 产后腰痛　五香连翘汤：木香、沉香、丁香、乳香、麝香、升麻、独活、桑寄生、连翘、木通各二两。上为粗散，每服五钱。水二盏，煎至一盏，入竹沥少许，搅停去滓，温服。(《妇人大全良方》)

22. 产后气短，呼吸促迫　地黄饮：熟地黄、当归、人参、白术、白茯苓、乌药、沉香、青皮、甘草、桂各一两。上㕮咀，如麻豆大，每服五钱，水一盏半，姜三片，枣二枚擘，煎八分去滓，不拘时，日三。(《普济方》)

23. 产后取重物伤，膀胱堕落出外不收者　服收敛散：升麻、熟地、白术、枳壳各三钱，沉香(另磨)、人参(另煎)、陈皮各三钱，肉桂、茱萸、甘

草各一钱。分四帖，煎热服。(《女科万金方》)

24. 产后流注　五香饼灸法：参见丁香条。

25. 产后腰痛　参见丁香条。

26. 围绝经期综合征　参见合欢花条。

27. 治疗与预防卵巢过度刺激综合征　卵巢过度刺激方：茯苓皮 30 g，猪苓 20 g，白术 30 g，泽泻 10 g，桂枝 6 g，大腹皮 20 g，陈皮 9 g，桑白皮 10 g，赤小豆 45 g，车前子 10 g，槟榔 10 g，天仙藤 10 g，四磨饮(方中有沉香一味)口服液 2 支。(《马大正中医妇科医论医案集》)

28. 梅核气　沉香、苏子、莱菔子、降香各 96 g，木香、乌梅肉各 126 g，栀子仁 156 g。上药共为细末，加红糖、白糖各 500 g，用小火熬成稠膏。每次 3 g，每日 2 次，含化。(《妇产科疾病中医治疗全书》)

29. 性交呕吐　参见半夏条。

30. 鬼交　苏合香丸：白术，青木香，乌犀角屑，香附子，朱砂，诃黎勒，白檀香，丁香，安息香，沉香，麝香，荜茇，龙脑，苏合香，安息膏，熏陆香。(《医部全录・妇科》)

31. 奔豚气　乌药 6 g，槟榔 10 g，枳壳 6 g，赤小豆 15 g，大腹皮 8 g，沉香 4 g，茯苓 10 g，降香 4 g，石菖蒲 8 g，四磨汤口服液 2 支。(《马大正中医妇科医论医案集》)

32. 乳痈肿　蝉蜕 4 个，沉香 0.9 g，二味同研为末，好酒调服。(《古代验方大全》引《菉竹堂集验方》)

33. 血冷不育　沉香(磨末)一两，鹿茸一对，黄芪、白术、枸杞子、怀熟地、山茱萸、覆盆子、补骨脂、北五味子、九制何首乌、当归、川芎，俱酒洗炒，各四两，磨为末，以黑豆浓汁煮紫河车二具，捣烂成膏，为丸如黍米大。每早服五钱，酒下。(《本草汇言》)

34. 宫寒血瘀不孕症　沉香 3 g，松香 3 g，豆蔻 3 g，制川乌 3 g，细辛 3 g，甘草 3 g。用蜜为丸，每丸 3 g。每日 2 次，早晚各 1 丸。(《中华民间秘方大全》)

35. 妇科手术后肠胀气　沉香末 3 g，分 2 次吞。(《全国名医妇科验方集锦》)

36. 月经不通，癥瘕血块，脐腹作痛　参见丁香条。

37. 经断复来，老妇阴道炎，泌尿系感染，早期宫颈癌。症见赤白带下，黏物腥臭，小腹时痛，腰酸，便秘　参见瓜蒌子条。

【现代药理研究】 沉香总提物和沉香正丁醇部分均有明显的镇痛活性。沉香精油对人乳腺癌细胞(MCF－7)的抑制作用很强。[《中国野生植物资源》，2022，41(12)：61－66]

【用法用量】 内服：煎汤，2～5 g，后下；研末，0.5～1 g 吞服，或磨汁服。

【使用注意】 阴虚火旺，气虚下陷者慎服。

诃　子

出《本草图经》。又名诃黎勒。为使君子科植物诃子 *Terminalia chebula* Retz.或绒毛诃子 *Terminalia chebula* Retz. var. *tomentella* Kurt. 的果实。

【药性】 苦、酸、涩，平。入肺、大肠、胃经。

【功效】 收敛固涩。

【药论及医论】 《日华子》：(治)"崩中带下，五膈气。怀孕未足月漏胎及胎动欲生，胀闷气喘……产后阴痛，和醋烧熏及热煎汤熏洗。"

《长沙药解》："其治崩中、带下、便血、堕胎者，皆疏郁升陷之功也。"

《乞法全书・释药分类》："诃黎勒善于行气，而性收敛，故产妇阴痛，宜和蜡烧烟熏之，或煎汤洗。"

【临床应用】

1. 室女禀受怯弱，月水不调，或来或止，身体疼痛，时有寒热　参见苦参条。

2. 崩中下血　诃子，白芷，牡蛎，龙骨，芍药，赤石脂，阿胶，当归，川芎，龟甲，乌贼骨，人参，艾叶，干地黄，干姜，黄芪。上为细末，酒调服。(《妇人大全良方》)

3. 崩中带下　诃黎勒和蜡，烧烟熏之，及煎汤熏洗。(《医部全录・妇科》)

4. 白带白淫　诃黎勒，白术，黄芪，当归，杜仲，蛇床子，北五味子，山茱萸肉。(《医林集要》)

5. 妊娠心烦，头目眩闷，闻食气即呕逆　诃黎勒丸：诃黎勒皮，人参，赤茯苓，半夏，白术，葛根，甘草，枳壳。（《太平圣惠方》）

6. 妊娠胎气不和，饮食少进　白术散：白术炒、紫苏各一钱，人参二钱，青皮（去白）、诃子肉、川芎各八分，甘草（炙）半钱。上作一服，水二盅，姜三片，煎至一盅，不拘时服。（《证治准绳·女科》）

7. 妊娠身体浮肿，四肢胀急，小便不利　木通散：木通、香薷、紫苏茎叶各一钱，枳壳（面炒）、槟榔、条芩各五分，木香、诃子皮各三分。上锉，加生姜三片，水煎，食前服。（《济阴纲目》）

8. 胎前七八个月阴肿，此乃胎气不能游动　参见荷叶蒂条。

9. 妊娠腹泻　诃子 15 g，赤石脂 20 g，炮姜 9 g，炒粳米 30 g，党参 12 g，炒白术 10 g，炙甘草 6 g。（《妇科用药 400 品历验心得》）

10. 孕妇大便秘结，脉沉实大　通闭方：大黄三两，槟榔两半，赤苓二两，炒枳壳两半，炒诃子三两，腹绒两半。为散，葱白汤煎，去渣温服二三钱。（《医略六书》）

11. 妊治妊娠喘满，脉弦者　诃黎勒散：诃子一两（炒），前胡一两，白术两半（炒），桑皮一两，川芎六钱，枳壳八钱（炒），茯苓一两，大腹绒一两，陈皮一两，生姜三片。制为散，砂仁汤下三钱。（《女科指要》）

12. 子嗽　诃子 10 g，木蝴蝶 5 g，桑白皮 10 g，川贝母 3 g，杏仁 10 g，芦根 15 g，北沙参 12 g。（《妇科用药 400 品历验心得》）

13. 妊娠惊胎　苎麻散：苎麻根一握（锉），诃黎勒（煨去核）、山芋、茯神（去木）各一两，人参二两。上五味，捣罗为散，每服二钱匕，以米饮调下，不拘时。（《圣济总录》）

14. 胎前阴门肿，此乃胎不运动所致　顺气散：诃子一个，水一钟，煎六分，温服。（《妇科备考》）

15. 胎气本怯，不宜用瘦胎药，宜服此以安胎益气，坐草乃易　益气救生散：人参、白术、陈皮、诃子、神曲各等分。上为末，每服二钱，水煎。（《广嗣全诀》）

16. 产后胃气不和，呕逆不止，全不纳食　开胃散：诃黎勒皮一两半，人参一两，甘草（炙）半两。上件药，捣细罗为散。别以半夏半分，生姜一分，薤白二七茎，水一大盏，煎至六分，去滓，分为二服。（《太平圣惠方》）

17. 产后不语失音　（四物汤）加生诃子、人参、沙参、百药煎、蜜。（《妇科玉尺》）

18. 产后血运，气乘虚上冲，心闷绝　红蓝花汤：红蓝花、生干地黄（焙）各一两，诃黎勒皮煨黄色五枚。上三味，粗捣筛，每服二钱匕，以水酒共一盏，煎至七分，去滓温服。（《圣济总录》）

19. 产后痢无不差方　诃黎勒一两（用皮酥炒微黄）。上件药，捣罗为末，每服，以温酒下二钱，日三四服。（《太平圣惠方》）

20. 产后气痢　木香一两，诃黎勒二两（煨用皮）。上件药，捣细罗为散，每服，以粥饮调下二钱，日三四服。（《太平圣惠方》）

21. 产后咳嗽痰盛，头目不利　参见猪牙皂条。

22. 产后虚肿喘促，利小便则愈　夺魂散：生姜三两（取汁），白面三两，大半夏七枚。上以生姜汁搜面裹半夏，为七饼子，煨焦熟为末，水调一盏，小便利为效。（《证治准绳·女科》）

23. 妇人痃癖气，心腹疼痛，饮食不消　四等丸：大黄（锉碎微妙）、诃黎勒（去核）、槟榔、木香各等分。上为细末，酒煮面糊和丸，如桐子大，每食前以生姜橘皮汤下十五丸，温酒亦可。（《济阴纲目》）

24. 产后阴痛　以诃黎勒和蜡烧熏，及热煎汤熏，通手后洗。（《普济方》）

25. 产后脱肛　诃子肉（去油）、花龙骨、赤石脂各等分，共研细末，涂抹脱肛部位。（《妇产科疾病中医治疗全书》）

26. 子宫脱垂　丹参 15 g，五倍子 9 g，诃子肉 9 g。煎水趁热熏洗。（《中医妇科学》，罗元恺主编）

27. 腹胀　枳实 50 g，制大黄 6 g，厚朴 10 g，诃子 30 g，大腹皮 15 g，麦芽 30 g，赤小豆 30 g。（《马大正 50 年临证验案自选集》）

28. 阴上中毒　诃子(煨),黄柏(煨)。上等分为末,盐浆水含洗贴。(《产宝诸方》)

29. 气虚肝郁阴吹　诃黎勒散:诃子、陈皮、厚朴各9 g。(《中医妇科验方选》)

30. 阴痒　诃子(杵碎)50 g。每次加水1 000 mL,煎取500 mL,连煎3次,合药液,凉后先用冲洗器冲洗阴道再坐浴,不拘次数,每次15分钟。(《妇科用药400品历验心得》)

31. 宫颈癌镭疗后直肠反应　参见败酱草条。

【现代药理研究】 毛诃子提取物主要通过抑制肿瘤细胞增殖、诱导肿瘤细胞凋亡和促进肿瘤细胞周期阻滞来发挥抗肿瘤作用。毛诃子的乙酸乙酯部位对人乳腺细胞的抑制作用最为明显,其次是水提取部位。[《中国现代中药》,2023,25(1):216-226]

【用法用量】 内服:煎汤,5～20 g;或入丸、散。外用:水煎外洗坐浴,50 g。

【使用注意】 外邪未解,内有湿热积滞者慎服。

补骨脂

出《雷公炮炙论》。又名破故纸、胡韭子、补骨鸱。为豆科植物补骨脂 *Psoralea corylifolia* L.的果实。

【药性】 辛、苦,温。入肾、脾经。

【功效】 补肾助阳。

【药论及医论】 《日华子》:"兴阳事,治冷劳……"

《开宝本草》:"主五劳七伤,风虚冷……及妇人血气堕胎。"

《玉楸药解》:"温暖水土,消化饮食,升达肝脾,收敛滑泄,遗精、带下、溺多、便滑诸证。"

《乞法全书·释药分类》:"补骨脂能逐冷气而暖丹田,故宜于妇人血气病。"

【临床应用】

1. 月经先期　参见吴茱萸条。

2. 肝肾亏虚型闭经　参见太子参条。

3. 经水过多　赤石脂、破故纸各二钱。研末,每服一钱,温开水送服。(《常见病验方研究参考资料》)

4. 血崩　固经丸:艾叶、煅赤石脂、炒补骨脂、木贼各半两,炮附子一枚。上为末,陈米饭和丸如梧子大。每服二十丸,食前温酒下,米饮亦可。(《证治准绳·女科》)

5. 经行腰痛　参见白术条。

6. 经行遗尿　补中益气汤加枳壳30 g,鸡内金6 g,桑螵蛸12 g,益智仁12 g,乌药6 g,山药15 g。(《妇科用药400品历验心得》)

7. 经行腹泻　肉豆蔻10 g,补骨脂10 g,月季花12 g,荜茇5 g,防风10 g,羌活10 g,苍术10 g,薤白10 g。(《妇科用药400品历验心得》)

8. 赤白带下　破故纸散:破故纸、石菖蒲等分,并锉,炒。上为末,每服二钱。用菖蒲浸酒调,温服。(《妇人大全良方》)

9. 年老人久带　补骨脂丸:补骨脂、杜仲、醋牡蛎、五味子各三两,车前子二两,艾叶一两。(《妇科玉尺》)

10. 胎动不安　狗脊20 g,补骨脂10 g,菟丝子20 g,山药20 g,炒白术20 g,莲房10 g,猪肾1只,鹿角胶10 g。(《妇科用药400品历验心得》)

11. 妊娠腰痛,状不可忍　通气散:破故纸不以多少,瓦上炒令香熟,为末,嚼核桃肉半个。空心,温酒调下二钱。(《妇人大全良方》)

12. 妊娠夜泻　补骨脂10 g,吴茱萸5 g,肉豆蔻6 g,五味子5 g,炒芡实20 g,炒白扁豆20 g,炒白术10 g,木香5 g。(《妇科用药400品历验心得》)

13. 妊娠作喘　参见沉香条。

14. 胎未满月,先破水,腰不痛,名试水症,非产也　宜服八珍汤加杜仲、故纸、益母草数贴,俟月足自易产。(《秘珍济阴》)

15. 胎萎不长　参见菟丝子条。

16. 产后血崩　固经丸:艾叶、赤石脂(煅)、补骨脂、木贼各半两,附子一个(炮)。上为末,陈米饮和丸如梧桐子大,食前,温酒下二十丸,米饮亦可。(《妇人大全良方》)

17. 产后寒气入于小腹,而为寒疝,非若血滞之作胀而有形影者　金铃子散:川楝子(去

核)、小茴香(炒)、补骨脂、桂心各一钱。姜引。水煎。加木香一钱,水磨汁,和匀,食前热服。(《胎产心法》)

18. (产后)肝肾虚腰痛　宜当归、杜仲、补骨脂之类。(《沈氏女科辑要》)

19. (产后)脾肾虚弱,大便不实,或五更作泻　四神丸:破故纸、吴茱萸(炒)各四两,肉豆蔻(生用)、五味子各一两,大红枣四十九枚,生姜四两。每服五十丸,空心盐汤下。(《济阴纲目》)

20. 产后遗尿,若脾肾虚弱　用还少丹,仍以补中益气汤为主。虚寒加肉豆蔻、补骨脂,或四神丸。(《证治准绳·女科》)

21. 产后小便频数　巩提丸:补骨脂,熟地,菟丝子,炒白术,五味子,山药,制附子,茯苓,炒韭子。(《中医妇科学》,成都中医学院编)

22. 产后下亏,淋带癥瘕,胞宫虚寒无子,数数殒胎,或少年生育过多,年老腰膝尻胯酸痛　参见乌骨鸡条。

23. 不孕症,子宫发育不良,初潮较晚,月经后期量少　参见锁阳条。

24. 围绝经期综合征　参见莲子心条。

25. 绝经后骨质疏松症　参见胡桃仁条。

26. 遗尿(围绝经期综合征)　胡桃仁 30 g,益智仁 12 g,生黄芪 30 g,白果 10 g,补骨脂 12 g,五味子 5 g,桑螵蛸 20 g,覆盆子 20 g,山茱萸 12 g。(《妇科用药 400 品历验心得》)

27. 石瘕　温经汤:归身梢一钱,川芎一钱,赤芍一钱,莪术一钱,人参一钱,牛膝一钱,故纸一钱,小茴一钱,炙甘草五分。加姜枣。更宜频服香附丸。(《胎产指南》)

28. 肾虚血瘀型子宫内膜异位症,盆腔淤血症　参见水蛭条。

29. 妇科术后腹泻　参见藿香条。

30. 上环,服避孕药,人流术后阴道出血　补骨脂 18 g。加水浓煎,去渣取液,每日 3 次。(《中国民间医术绝招·妇科部分》)

31. 交接出血　何首乌 30 g,补骨脂 12 g,仙鹤草 30 g,龟板胶 10 g,山茱萸 15 g,茯苓 20 g,五味子 6 g,珍珠母 30 g。(《妇科用药 400 品历验心得》)

32. 交接阴痛　参见青皮条。

33. 性交后小腹疼痛　参见益智仁条。

34. 面皯　菟丝子 20 g,生蒲黄 10 g,补骨脂 10 g,䗪虫 10 g,藁本 10 g,山慈菇 10 g,刺蒺藜 10 g,淫羊藿 12 g。(《妇科用药 400 品历验心得》)

35. 阴汗　补骨脂 60 g。每次加水1 000 mL,煎取 500 mL,连煎 3 次,合药液,凉后坐浴,不拘次数,每次 15 分钟。(《妇科用药 400 品历验心得》)

36. 外阴白色病变　补骨脂 500 g。水煎两次,取液浓缩成浸膏 250 g,清洗患处后涂擦,隔日 1 次,10 剂为 1 个疗程。(《中国民间医术绝招·妇科部分》)

37. 滴虫性阴道炎　远志丸:远志、补骨脂、大黄按 0.5∶1∶1 比例,配制成栓剂。取 1 粒塞入阴道内,每日 1 次。(《中国中医秘方大全》)

【现代药理研究】 异补骨脂素、补骨脂酚对小鼠有显著的抗着床作用,其半数有效量分别为 58 mg/kg,和 0.37 mL/kg。雌鼠分别宫内注射 10 mg 异补骨脂素和 0.001 25～0.005 mL 补骨脂酚,均有较明显的抗早孕作用,但补骨脂酚的毒性反应较强。补骨脂干粉,给予成年正常和切除卵巢的雌鼠,能增加阴道角化。补骨脂酚对去卵巢雌鼠可引起动情期变化,使子宫重量明显增加,有较强的雌激素样作用。以果实干粉饲喂成年雌鼠 37～77 日,能伤害其生育能力,但改为正常饲料 1 周后即可恢复。补骨脂提取物使豚鼠离体子宫松弛。另据报道,补骨脂具有明显的兴奋离体子宫的作用。(《中药药理与应用》)

【用法用量】 内服:煎汤,6～15 g;或入丸、散。外用:60 g,水煎外洗。

【使用注意】 阴虚内热者禁服。

阿　胶

出《神农本草经》。又名驴皮胶。为马科动

物驴 *Equus asinus* L.的干燥皮或鲜皮经煎煮、浓缩制成的固体胶。

【药性】 甘,平。入肺、肝、肾经。

【功效】 补血,止血,安胎。

【药论及医论】 《神农本草经》:"主……女子下血。安胎。"

《日华子》:"治……崩中带下。"

《本草元命苞》:"补血安胎,止女子崩中下血……"

《本草纲目》:"疗……女人血痛、血枯,经水不调,无子,崩中,带下,胎前产后诸疾。"

《张氏妇科》:"阿胶安胎,乃止血养血之药,治血虚胎动。"

《乞法全书·释药分类》:"阿胶,益阴清热、息风润燥之药也,最安胎。"

《裘氏妇科临证医案精华》:"闭经临证尽量选用一些冲任奇经药及被现代实验证实有促性腺功能或对生殖器官有亲和性药物,如鹿角胶、阿胶、紫河车等,以提高疗效。"

【临床应用】

1. 月信不调　阿胶炒成珠,为末,酒调一钱服。(《卫生易简方》)

2. 经行先期　凉血丸:枇杷叶,白芍,五味子,生地,青蒿,甘草,山萸,黄柏,川断,杜仲,阿胶。山药打糊丸。(《妇科玉尺》)

3. 取环后出血不止　党参 30 g,生黄芪 30 g,白术 12 g,当归 5 g,枳壳 30 g,升麻 6 g,柴胡 5 g,阿胶(烊冲)10 g,荆芥炭 10 g,茜草炭 10 g,炙甘草 6 g。(《妇科用药 400 品历验心得》)

4. 经行后期太甚　胶艾丸:香附,生地,枳壳,白芍,砂仁,艾叶,阿胶。山药糊丸。(《妇科玉尺》)

5. 子宫内膜生长不良的闭经　参见山药条。

6. 漏下不止　阿胶,鹿茸,乌贼骨,当归,蒲黄。(《备急千金要方》)

7. 经行口渴　猪苓汤合文蛤散:猪苓 10 g,茯苓 10 g,泽泻 10 g,阿胶 10 g,滑石 15 g,蛤壳 45 g。(《妇科证治经方心裁》)

8. 赤带　胶艾四物汤:四物汤加阿胶、艾叶。(《妇科玉尺》)

9. 老年白带　黄柏、五味、杜仲各四钱,萸肉五钱,补骨脂、牡蛎各三钱,醋香附八钱,砂仁、川椒、川芎、茯苓、车前子各二钱,醋炒艾叶一钱,醋化阿胶五钱,白芍六钱。鹿角胶丸,盐汤下。(《妇科玉尺》)

10. 滑胎　参见大黄条。

11. 营血不足胎动不安　阿胶 30 g 捣碎炒黄为末,糯米约 50 g 煮粥,临熟,下阿胶末搅匀,晨起或临睡前食之。(《养生康复粥谱》)

12. 妊娠无故卒下血,出不绝　阿胶三两,炙。上清酒一升半,煎取一升,顿服。(《经效产宝》)

13. 妊娠腰痛　当归散:当归一两,阿胶一两,炙甘草一两。上件药捣筛为散,每服四钱,以水一中盏,入葱白七寸,煎至六分,去滓,不计时候温服。(《太平圣惠方》)

14. 阴血亏损之羊水过少　参见龟甲条。

15. 妊娠胎萎燥,全不转动　阿胶汤:阿胶(炙燥)一两半,当归(切焙)一两,甘草(炙锉)三分,白术二两。上四味,粗捣筛,每服三钱匕,以水一盏,煎至七分,去滓温服,日三。(《圣济总录》)

16. 妊娠音哑阴虚肺燥证　参见知母条。

17. 胎上冲心　阿胶散:熟地二两,白芍、艾叶、当归、甘草、阿胶、黄芪各一两。每粗末五钱。加姜三枣一煎。(《妇科玉尺》)

18. 子烦　参见桑寄生条。

19. 子悬　参见葱白条。

20. 妊娠心悸　黄连 3 g,阿胶 10 g,鸡子黄 1 个,炒白芍 30 g,炒黄芩 5 g,当归 6 g,炒白术 10 g,川芎 5 g,红参 12 g,牡蛎 15 g,花椒 3 g。(《妇科证治经方心裁》)

21. 妊娠中风,语涩心烦,项强背拘急,眼涩头疼,昏昏多睡　阿胶饮子:阿胶半两(捣碎炒令黄爆),竹沥五合,荆沥三合。上件药相和命匀,每服温饮一小盏。(《普济方》)

22. 妊娠尿血　阿胶一两(捣碎炒令黄燥)。上件药捣细罗为散,每于食前,以粥饮调下二

钱。(《太平圣惠方》)

23. 妊娠石淋　参见金钱草条。

24. 妊娠血痢　阿胶二两，以酒一升半，煮一升，顿服。(《证治准绳·女科》)

25. 妊娠虚羸大便秘　枳壳、阿胶等分为丸。(《妇人大全良方》)

26. 胎前鼻衄　瓜蒌仁，桔梗，黄芪，生地，白芍药，当归，阿胶，赤茯苓。(《女科万金方》)

27. (妊娠)咳嗽痰血　鸡苏散：阿胶，甘草，桔梗，生地，黄芪，麦冬，贝母，薄荷，茅根，加姜五片，煎服。(《女科万金方》)

28. 妊娠心胸妨闷，两胁微疼，烦渴咳嗽　阿胶散：阿胶、麦门冬、款冬花、贝母、秦艽各一两，炙甘草半两。上件药，捣筛为散，每服三钱。以水一中盏，煎至六分，去滓，不计时候温服。(《太平圣惠方》)

29. 转胞尿闭，用前方法胎举而尿仍不利者，则是停饮阻隔　加味五苓散：赤苓、猪苓、炙术、泽泻、阿胶各钱半，桂心五分。(《彤园妇人科》)

30. 临月宜常服数剂，以便易生　阿胶八两，滑石三两，车前子一升。每末方寸匕，米饮下。日二服，至生月，乃服此药。(《妇科玉尺》)

31. 胎死腹中干燥　葵子一升，阿胶五两。上二味，以水五升，煮取二升，频服之。未出再煮服。(《普济方》)

32. 横倒生　明阿胶(炒)、滑石末各一两，葵子二两。上水一盏半，煎至一盏，去滓分二服。(《证治准绳·女科》)

33. 产后血崩如豆汁，紫黑过多者　加味四物汤：四物汤加蒲黄、阿胶、蓟根、白芷。(《妇科玉尺》)

34. 产后腹痛　肠宁汤：当归一两(酒洗)，熟地一两(九蒸)，人参三钱，麦冬三钱(去心)，阿胶三钱(蛤粉炒)，山药三钱(炒)，续断二钱，甘草一钱，肉桂二分(去粗，研)。(《傅青主女科》)

35. 产后中风，恍惚语涩，口角涎出　参见乳香条。

36. 血虚产后痉症　大定风珠：阿胶、白芍、龟板、生地、麻仁、五味子、牡蛎、麦冬、炙甘草、鳖甲、鸡子黄。频频灌服。(《中国医学百科全书·中医妇科学》)

37. (产后)眩晕昏冒，去血过多者　宜重用阿胶，水化，略加童便服。(《沈氏女科辑要》)

38. 产后虚羸，大便秘涩　阿胶枳壳丸：阿胶、枳壳面炒去瓤等分。上为末，蜜丸如梧子大，别研滑石为衣，温水下二十丸。半日来未通再服。(《产育宝庆方》)

39. 产后月痨　参见墨旱莲条。

40. 产后贫血　瘦猪肉 100 g，阿胶 10 g。先将瘦猪肉文火炖熟后，入阿胶炖化。调味饮汤食肉。隔日 1 次，连服 20 日。(《中华民间秘方大全》)

41. 阴虚或偏阴虚围绝经期综合征　参见龟甲条。

42. 希恩综合征　参见鹿角条。

43. 妇人鼻衄，出血数升，不知人事　阿胶散：阿胶一两，桂心半两，龙骨半两，细辛半两，当归半两，乱发灰一两，蒲黄一两。上件药捣细罗为散，每服不计时候，以温酒调下二钱。(《太平圣惠方》)

44. 取节育环后子宫出血　紫参汤加味：拳参 20 g，生甘草 6 g，阿胶 10 g，侧柏叶 10 g，地榆 20 g，槐花 20 g。(《妇科证治经方心裁》)

45. 子宫碘油造影后出血　黄芩汤加味：黄芩炭 10 g，生白芍 20 g，炙甘草 6 g，大枣 5 个，蚤休 20 g，侧柏叶 10 g，阿胶 10 g，荆芥炭 10 g。(《妇科证治经方心裁》)

46. 交肠　参见黄连条。

47. 中期妊娠引产后子宫出血　参见三七条。

48. 气血两虚型缺乳　参见太子参条。

【现代药理研究】　阿胶具有提高红细胞数和血红蛋白，促进造血功能的作用。阿胶补血机制可能与其含有氨基酸、富含铁和微量元素、含有较高的动物蛋白等因素有关。实验证明，口服阿胶能非常显著地促进家兔的凝血过程，使凝血时间缩短。阿胶中钙含量较高，服用后可增加体内钙的摄入量……临床有将其用于治疗手足搐搦的案例。将精制阿胶溶液给失血性休克或组胺休克猫静脉输入，可使血压很快恢复。(《中华本草》)

【用法用量】 内服：烊化兑服，5～20 g；炒阿胶可入汤剂或丸、散。

【使用注意】 脾胃虚弱，消化不良者慎服。

阿　魏

出《新修本草》。又名熏趋、魏去疾、哈昔泥、五彩魏、臭阿魏。为伞形科植物新疆阿魏 *Ferula sinkiangensis* K. M. Shen 或阜康阿魏 *Ferula fukanensis* K.M.Shen 的树脂。

【药性】 辛、平，温。入肝、脾、胃经。

【功效】 消积，散瘀。

【药论及医论】 《本草汇言》："化积，堕胎，杀虫，疗蛊。"

【临床应用】

1. 月水不断，吃食减少，四肢黄瘦　艾叶散：艾叶、阿魏、炮干姜、当归、龙骨、黄芪、川芎、熟干地黄各二两，炙甘草半两。上件药捣粗罗为散，每服三钱，以水一中盏，入枣三枚，煎至六分，去滓，每于食前温服。(《太平圣惠方》)

2. 经闭，腹内血滞痞块　鲜臭梧桐皮五斤，阿魏三两。先将桐皮煎熬去渣取汁，再入阿魏熬成膏，涂在布上贴腹部 2～3 日可能下血，如腹内仍有硬块者，再贴一张。(《常见病验方研究参考资料》)

3. 元气虚弱，女人赤白带下，子宫虚冷，血山崩等证　参见马钱子条。

4. 妊娠腹满，喘逆胀闷　阿魏丸：阿魏(面裹煨熟细研)、丁香、木香、茴香子(微炒)、白芷、陈橘皮汤(洗去白焙)、槟榔(锉)、香附子(炒)各一分，甘草(炙锉)、生姜(去皮薄切暴干)各半两。丸如樱桃大，每服一丸烂嚼，煎萝卜汤下，温酒或盐汤、生姜汤下亦得。(《圣济总录》)

5. 产后鼻衄　阿魏吹在鼻中，血定。(《注解胎产大通论·产后三十六论》)

6. 气虚血瘀型胎死不下　阿魏研末 0.5 g，纳入脐孔中。另将人参、当归、川芎各 15 g，牛膝、车前子、龟甲、益母草各 12 g，共为细末，取 15 g 再填入脐中，纱布覆盖固定。嘱产妇闭目静卧，1～2 小时死胎可娩下。(《妇产科疾病中医治疗全书》)

7. 腹壁切口子宫内膜异位症经行疼痛　阿魏化痞膏，局部外贴。(《马大正 50 年临证验案自选集》)

8. 妇人血气，攻刺小腹，痛不可忍　麒麟竭一分，阿魏一分，桂心半两。上件药，捣细罗为散，每服不计时候，以热酒调下一钱。(《太平圣惠方》)

9. 梦与鬼交　桃仁丸：辰砂、槟榔、当归、桃仁各三钱，阿魏一钱，沉香、麝香一钱。炼蜜丸梧子大，酒服十丸。(《女科指掌》)

10. 乳痈　夜明砂，瓜蒌炒，阿魏。上为末，饭丸，酒吞下。(《济阴纲目》)

11. 异位妊娠未破损期或陈旧性异位妊娠　阿魏消痞膏，外敷。(《现代中西医妇科学》)

12. 妇人脏气久虚，腹胀不能食　阿魏丸：阿魏三分，木香一两，槟榔一两，肉豆蔻半两，青橘皮三分，当归一两，诃黎勒一两，桃仁三两，丁香半两，附子半两，桂心半两，白术三分。上件药捣罗为末，用童子小便，煎阿魏、桃仁成膏，入煎药末，和捣三五百杵，丸如梧桐子大，不计时候，以温生姜酒下二十丸。(《太平圣惠方》)

13. 瘀血成块年久不散作痛者　用真阿魏一两，干烧酒一钟，调化，贯入猪尿泡内。量其块长大，铺贴患处，用细带缚紧，慢慢揉擦，不可住手。俟酒干，再添酒润揉擦，俟块散方止。(《妇科指归》)

14. 妇人痃癖，冷气兼疰气，心腹痛不可忍　麝香丸：麝香半两(别研)，阿魏一分(面裹煨，令面熟)，五灵脂、桃仁、三棱各三分，芫花(醋炒)、槟榔各一两，莪术、桂心、没药、木香、当归各半两。上为细末，入麝香令停，用粳米软饭为丸，如梧桐子大，每服十丸。无时，淡醋汤下。(《妇人大全良方》)

15. 卵巢肿瘤　阿魏化痞膏贴下腹患处。

(《妇产科疾病中医治疗全书》)

16. 外阴溃疡　阿魏和海螵蛸等分研粉拌合,敷于伤处,过2～3日,肿消痛退,再敷几次,即可痊愈。(《中国秘方全书》)

17. 子宫颈癌　阿魏、雄黄、一见喜各15 g,蛇六谷、芙蓉叶各30 g。制成锭剂或栓剂放在宫颈癌病灶上及颈管内。(《中医妇科临床手册》)

【现代药理研究】 阿魏具有一定的终止妊娠的作用。阿魏脂溶性成分经硅胶层析获得一种油状物质,给妊娠7日小鼠灌胃,其终止妊娠率达100%;给妊娠11日小鼠灌胃,妊娠终止率分别为90%。[《世界中医药》,2020,15(24):3387-3394]

【用法用量】 内服:入丸、散,0.9～1.5 g。外用:适量,熬制药膏或研末入膏药内敷贴。不入汤剂。

【使用注意】 孕妇忌服。

陈　皮

出《食疗本草》。又名橘皮、贵老、黄橘皮。为芸香科植物橘 *Citrus reticulata* Blanco 及其栽培变种的成熟果皮。

【药性】 苦、辛,温。入脾、胃、肺经。

【功效】 理气降逆,调中开胃,燥湿化痰。

【药论及医论】 《名医别录》:"下气,止呕咳……"

《日用本草》:"快膈通神,和中顺气。"

《本草纲目》:"疗呕哕反胃嘈杂,时吐清水,痰痞……妇人乳痈。"

《黄绳武妇科经验集》:"陈皮是醒脾行气的,对脾虚者不可用得太多,最多6 g,它不是补养的药。"

《名医临证经验丛书·妇科病》:"(李广文治疗先兆流产时)理气安胎药中,常选用陈皮、香附。现代药理研究证实,二药有抑制子宫收缩的作用,安胎效果好。"

【临床应用】

1. 室女血气相搏,腹中刺痛,痛引心端,经行涩少,或经事不调,以致疼痛　三神丸:橘红二两,玄胡索(去皮,醋煮)一两,当归(去芦,酒浸锉,略炒)一两。上为细末,酒煮米糊为丸,如梧桐子大,每服七十丸,加至一百丸,空心,艾汤送下,米饮送下。(《济生方》)

2. 经年积血,腹中常痛,月经不调　参见乌药条。

3. 过期不至……色淡黄者,痰湿也　芎归二陈汤:陈皮钱五分,半夏二钱(姜制),白苓二钱,炙草八分,川芎钱五分,当归二钱(酒洗)。水煎服。(《妇科冰鉴》)

4. 经量过少　乌药9 g,陈皮9 g,当归9 g,川芎9 g,香附10 g,益母草20 g,丹参15 g,王不留行12 g,刘寄奴12 g,泽兰10 g。(《妇科用药400品历验心得》)

5. 妇人血分,四肢浮肿,喘促,小便不利　参见防己条。

6. 闭经　鲜橘皮30 g,大蒜6 g,夏枯草30 g,红糖20 g。(《中国民间草药方》)

7. 风冷血崩　不换金正气散:厚朴、陈皮、藿香、半夏、苍术各一钱,甘草五分,姜三片,枣一枚。(《济阴纲目》)

8. 经候不调,腹中刺痛方　元胡索(醋炒)、当归(酒炒)一两,橘皮二两。为末,酒煮米醋,丸梧子大。每服丸。空心,艾醋汤下。(《薛氏济阴万金书》)

9. (经行)成块　四物加香附、延胡、陈皮、枳壳。(《医部全录·妇科》)

10. 经前乳房胀痛　陈皮15 g,鹿角霜9 g。(《常见病验方研究参考资料》)

11. 经前精神异常　参见甘松条。

12. 经间及经行期狂躁　参见天竺黄条。

13. 经行抽搐　参见全蝎条。

14. 经行欲呕　香附10 g,紫苏叶6 g,陈皮10 g,代赭石20 g,檀香4 g,乌药6 g,当归6 g,川芎6 g,炒白芍10 g,炙甘草6 g,半夏15 g,沉香4 g。(《妇科用药400品历验心得》)

15. 经行腹泻　陈皮10 g,炒白术10 g,炒白芍10 g,防风10 g,柴胡10 g,枳壳10 g,炙甘草5 g,益智仁10 g,补骨脂10 g。(《妇科用药400品历验心得》)

16. 经前肿胀　桂枝 6 g,茯苓皮 30 g,白术 12 g,泽泻 12 g,猪苓 12 g,大腹皮 12 g,陈皮 12 g,桑白皮 10 g,益母草 30 g。(《妇科用药 400 品历验心得》)

17. 月经先期,经行发热　参见柴胡条。

18. 白带淫水不绝,精神虚损　宜八珍汤加升麻、南星、半夏、陈皮、香附。(《济阴纲目》)

19. 带下赤白　参见瓦楞子条。

20. 子宫久冷,妊娠数堕胎　参见吴茱萸条。

21. 妊娠恶阻呕吐,不下食汤　青竹茹、橘皮各五两,生姜、茯苓各四两(汤洗)。上五味,切,以水六升,煮取二升半,分三服,不差(瘥)频作。(《集验方》)

22. 妊娠胃脘烧灼感　参见海螵蛸条。

23. 孕妇心胃作痛者,多因伤食停滞　参见苍术条。

24. 妊娠胎不安,腹中疼痛,宜常食　生苎麻根一两,净洗煮取汁二合,白糯米二合,大麦面一合,陈橘皮(浸去白炒)半两末。上四味,以水同煮为粥,令稀稠得所,熟后,入盐少许,平分作二服,空腹热食之。(《寿亲养老书》)

25. 妊娠左胁痛　参见川芎条。

26. 妊娠肩背痛,随证加引　参见木香条。

27. 妊娠心痛　橘皮三两,豆豉二两。上为细末,炼蜜丸如梧桐子大。温水下二七丸,无时候。(《妇人大全良方》)

28. 孕妇胃寒气实,胎气上逼　和胃饮:厚朴、陈皮各钱半,炮姜一二钱,炙草一钱。(《妇科玉尺》)

29. (妊娠)中气不和,霍乱吐泻。但一点胃气存者,服之回生　回生散(陈皮去白、藿香各五分)。上为末,水煎,温服。(《济阴纲目》)

30. 血虚脾弱,羊水过多　参见草果条。

31. 胎前七八个月阴肿,此乃胎气不能游动　参见荷叶蒂条。

32. 妊娠心腹胀满,不欲饮食　白术散:白术、黄芩各一两,陈橘皮(汤浸去白瓤焙)二两。上捣筛为散,每服四钱,以水一中盏,入生姜半分,枣三枚,煎至六分去滓,不计时候,温服。(《普济方》)

33. 怀孕三四月,内热体倦,腰腿酸痛,白带淋漓,小便频数,饮食少思,名为子淋　参见芡实条。

34. 脾虚肝旺型妊娠高血压　参见陈壶卢瓢条。

35. 妊娠合并甲状腺功能亢进　参见海藻条。

36. 妊娠头晕　半夏 9 g,天麻 15 g,茯苓 10 g,陈皮 9 g,炒白术 10 g,炙甘草 5 g。(《妇科用药 400 品历验心得》)

37. 子肿　白术散:白术二钱半,茯苓皮钱半,陈皮、姜皮、桑皮、大腹皮各一钱。(《妇科玉尺》)

38. 子烦　小麦 30 g,生甘草 5 g,大枣 6 个,半夏 10 g,陈皮 10 g,茯苓 10 g,竹茹 10 g,枳壳 5 g,炒栀子 10 g,淡豆豉 10 g,甘松 12 g。(《妇科用药 400 品历验心得》)

39. 妊娠下痢赤白　香连化滞丸:青皮,陈皮,厚朴,枳实,黄芩,黄连,当归,白芍,滑石,木香,甘草,槟榔。(《妇科玉尺》)

40. 妊娠痞疾　参见青皮条。

41. 妊娠伤寒　香苏散:香附、紫苏各二钱,陈皮一钱,甘草五分,加姜三葱五煎。(《妇科玉尺》)

42. 妊娠中恶　参见前胡条。

43. 孕妇中痰火,脉滑数有力,形气强者　参见天麻条。

44. 妊娠痰迷尸厥。脉动而滑,昏死流涎,喉中时作水鸣声　参见天南星条。

45. 妊娠咳嗽　半夏 10 g,茯苓 10 g,竹茹 10 g,陈皮 10 g,枳壳 6 g,甘草 5 g,芦根 20 g,瓜蒌皮 10 g,枇杷叶 12 g,桔梗 6 g,鱼腥草 15 g。(《妇科用药 400 品历验心得》)

46. 气虚性转胞　参见人参条。

47. 妊娠便秘　参见厚朴条。

48. 胎热　参见荆芥条。

49. 胎动停止,胎萎不长　参见玫瑰花条。

50. 孕痈　参见连翘条。

51. 临期腹胁胀满,心胸刺痛　壮气四物

汤：四物汤加木香、青皮、陈皮、枳壳、甘草。(《妇科玉尺》)

52. 胞衣不下　参见人参条。

53. 难产　参见苎麻根条。

54. 死胎不下，指甲青舌青，胀闷，口中作屎臭　平胃散：苍术、厚朴、陈皮各一钱，炙草五分。水酒煎好，入朴硝五钱，再煎三四沸，温服。(《妇科玉尺》)

55. 产后败血上冲，发为血晕，顷刻将死　用陈皮煎汤，加醋服之。(《钱氏秘传产科方书名试验录》)

56. 产后逆气　参见青皮条。

57. 产后呃逆　参见柿蒂条。

58. 产后湿阻　参见半夏条。

59. 产后呕吐　抵圣汤：赤芍、半夏、泽兰、陈皮、人参各一钱。(《妇科玉尺》)

60. 产后气逆食滞，胀痛等症　排气饮：陈皮、藿香、枳壳各钱半，厚朴一钱，泽泻、乌药、香附各二钱，木香七分至一钱。热服。(《妇科玉尺》)

61. 产后小便不通　陈皮一两(去白)。上为末，空心，温酒调二钱，一服便通。(《妇人大全良方》)

62. 产后大小便不通　参见枳壳条。

63. 产后血痛如刀刺　熟干地黄、橘皮等分。上为末，每服一钱，粥饮调下。寻常痛发可常服。(《产育宝庆集》)

64. 产后两胁胀满，小腹疼痛，不思饮食　参见桔梗条。

65. 产后肌浮，以此行气　橘皮酒：橘皮为末，每服二钱，酒调服。(《济阴纲目》)

66. 产后寒热似疟　参见草果条。

67. 产后感风咳嗽　参苏饮：人参，苏叶，半夏，葛根，前胡，桔梗，枳壳，陈皮，茯苓，甘草，木香，姜，枣。(《妇科玉尺》)

68. 产后上气喘急，满闷　参见大腹皮条。

69. 产后积聚癥瘕　参见马鞭草条。

70. 肝郁脾虚型慢性盆腔炎性疾病后遗症　参见九香虫条。

71. 肝气郁结，情怀不畅之性欲低下　柴胡疏肝散：柴胡，芍药，枳壳，陈皮，甘草，川芎，香附。(《中医临床妇科学》)

72. 性交呕吐　参见半夏条。

73. 纳呆　参见鸡内金条。

74. 梅核气　陈皮、甘草各 15 g，水煎服。(《妇产科疾病中医治疗全书》)

75. 脏躁　黄连 3 g，半夏 10 g，茯苓 10 g，枳壳 8 g，竹茹 10 g，陈皮 8 g，小麦 30 g，合欢花 10 g，酸枣仁 10 g，甘松 10 g，龙齿 15 g，生甘草 5 g，鸡子黄 1 个，红枣 5 个。(《妇科用药 400 品历验心得》)

76. 幼稚子宫及子宫发育不良的不孕症　参见川芎条。

77. 输卵管积水　参见牵牛子条。

78. 鬼胎　参见薏苡仁条。

79. 脾湿痰浊型肥胖症　参见防己条。

80. 卵巢过度刺激综合征　参见大腹皮条。

81. 各种妇产科腹部手术后胃腹胀气者　参见木香条。

82. 气滞型腹部术后尿潴留　陈皮 30 g(去外皮)研末饭前温酒服，每服 9 g。(《妇产科疾病中医治疗全书》)

83. 子宫脱垂气血两虚，久不痊愈者　益母草一斤，何首乌半斤，黄芪四两，陈皮半斤。加水十斤，熬至四斤，每日 3 次，每服一至二两。(《常见病验方研究参考资料》)

84. 阴肿如石，痛不可忍，二便不利　枳橘熨：枳实、陈皮各四两。上二味，炒令香热，以绢袋盛之。遍身从上至下，及阴肿处，频频熨之。冷则又换，直至喉中觉枳实气，则痛止肿消便利矣。(《济阴纲目》)

85. 乳腺癌　参见僵蚕条。

86. 回奶　陈皮 30 g，甘草 3 g。(《妇产科疾病中医治疗全书》)

87. 断乳后乳房胀痛　陈皮 30～40 g，柴胡 10 g。水煎服，每日 1 剂，连服 2～3 日。[《江苏中医杂志》，1984(5)：29]

88. 吹乳结实疼痛　陈皮一两，甘草一钱，水二碗，煎一碗，分二次服。(《世医得效方》)

89. 乳腺炎　陈皮煎汤，趁热用毛巾外敷。

(《中国中医秘方全书》)

90. 阴吹　参见川芎条。

91. 乳痈乳疽,结肿疼痛,勿论新久,但未成脓者　参见牛蒡子条。

92. 前庭大腺炎　参见天花粉条。

【现代药理研究】 陈皮所含挥发油对肠道有温和的刺激作用,可促进消化液的分泌,排除肠管内积气。橘皮煎剂对小鼠离体子宫有抑制作用,高浓度时可使其完全松弛。(《中华本草》)

【用法用量】 内服:煎汤,6～30 g;或入丸、散。

【使用注意】 气虚证、阴虚燥咳、吐血及内有实热者慎服。

陈壶卢瓢

出《本草纲目》。又名陈壶卢、旧葫芦瓢、破瓢、败瓢、葫芦壳、葫芦瓢、抽葫芦。为葫芦科植物瓢瓜 *Lagenaria siceraria* (Molina) Standl. var. *depressa* Ser.或苦葫芦 *Lagenaria siceraria* (Molina) Standl. var. *gourda* Ser.的陈旧的老熟果皮。

【药性】 甘、苦,性平。

【功效】 利水,消肿,止血。

【临床应用】

1. 血崩　用葫芦去子穰,实荆芥穗烧存性,饮汤调服。(《证治准绳·女科》)

2. 赤白崩中　旧壶芦瓢(炒存性)、莲房(煅存性)等分。研末。每服二钱,热水调服,三服,有汗为度,即止,甚者五服止。(《海上方》)

3. 经行水肿脾虚证　葫芦汤:干葫芦200 g(鲜葫芦 400 g),生黄芪 10 g,白术 6 g。(《中医妇科经验方选》)

4. 白带沙淋　白鸡冠花、苦壶卢等分,烧存性,空心火酒服之。(《摘元方》)

5. 漏胎　椿根皮一两,白葫芦一个。水煎服,红糖为引。(《常见病验方研究参考资料》)

6. 胎动不安　葫芦壳 9 g,益母草 9 g,水煎服。(《湖南药物志》)

7. 脾虚肝旺型妊娠高血压　参葫散:人参3 g,白术 15 g,白芍药 15 g,茯苓 9 g,陈皮 6 g,石决明 30 g,黄芩 9 g,牡蛎 30 g,车前子 9 g,干葫芦 25 g,枯碧竹 8 g。共研极细末,和匀。每次服 9 g,每日服 2～3 次,温开水冲服。(《集验中成药》)

8. 羊水过多　冬瓜皮 100 g,葫芦干 10 g,鲤鱼 1 条(500 g 左右)。鱼去鳞,与药共煮,加姜、葱、盐佐料,每日 1 剂,分两次服。20 日为 1 个疗程。(《中国民间医术绝招·妇科部分》)

9. 死胎不下　苦葫芦(烧存性)研末。每服一钱,空心热酒下。(《海上名方》)

10. 产后出血　白葫芦 120 g,水加红糖送下。(《常见病验方研究参考资料》)

11. 子宫脱垂　升麻五钱,甘草二钱,缩葫芦一个。水煎,连服数剂。(《常见病验方研究参考资料》)

【用法用量】 内服:煎汤,10～30 g;或烧存性研末。外用:适量,烧存性研末调敷。

【使用注意】 虚寒滑泄者慎服。

附　子

出《神农本草经》。为毛茛科植物乌头 *Aconitum carmichaeli* Debx.的子根的加工品。

【药性】 辛、甘,热,有毒。入心、脾、肾经。

【功效】 回阳救逆,温脾肾,散寒,止痛。

【药论及医论】 《神农本草经》:"破癥坚积聚,血瘕。"

《名医别录》:"堕胎,为百药长。"

《本草纲目》引李东垣:"除脏腑沉寒,三阴厥逆,湿淫腹痛,胃寒蛔动;治闭经……"

《本草正》:"夫人参、熟地、附子、大黄,实乃药中之四维……人参、熟地者治世之良相也;附子、大黄者,乱世之良将也。"

【临床应用】

1. 经血不调,血脏冷痛　小温经汤:当归、附子炮,各等分。上锉散,每服三钱,水一盏半煎,空心温服。(《世医得效方》)

2. 经量过多　参见党参条。

3. 经间期出血　参见巴戟天条。

4. 血崩吐血，盈盆盈桶，面色青惨，六脉欲绝，四肢厥冷，或自汗出，危极者　制附子五钱，人参一两，姜炭八钱，水二大碗，煎八分，温和服。（《本草汇言》）

5. 闭经　淡附片 9 g，茯苓 12 g，炒白术 12 g，炒白芍 12 g，生姜 6 片，益母草 30 g，丹参 15 g。（《马大正 50 年临证验案自选集》）

6. 经行水肿　真武汤加味：茯苓 20 g，白术 30 g，白芍 12 g，淡附片、生姜各 9 g，巴戟天 10 g。（《妇产科疾病中医治疗全书》）

7. 先经断，后浮肿，血化为水，名曰血分　参见五灵脂条。

8. 经行身冷　乌头桂枝汤合甘姜苓术汤：川乌 6 g，桂枝 6 g，炒白芍 6 g，炙甘草 6 g，生姜 5 片，大枣 6 个，干姜 5 g，茯苓 10 g，炒白术 10 g。（《妇科证治经方心裁》）

9. 经后下肢烧灼感　参见木瓜条。

10. 经行腰痛腹冷　参见肉桂条。

11. 经来寒热，四肢厥冷，呕吐蛔虫　参见乌梅条。

12. 白带腥臭，多悲不乐，大寒　桂附汤：肉桂一钱，附子三钱，黄柏半钱为别用，知母半钱。（《兰室秘藏》）

13. 白漏不绝　马蹄屑汤：白马蹄、赤石脂各五两，禹余粮、乌贼骨、龙骨、牡蛎各四两，白僵蚕一两，附子、干地黄、当归各三钱，甘草二两。以水二斗，煮取九升，分六服，日三。（《医部全录·妇科》）

14. 白崩经久，脉微　参见白附子条。

15. 赤带　参见炮姜条。

16. 子宫久冷，妊娠数堕胎　参见吴茱萸条。

17. 妊娠恶阻　附子粳米汤加味：淡附片 5 g，炒粳米 30 g，半夏 12 g，炙甘草 5 g，大枣 5 个，陈皮 10 g，枳壳 5 g，生姜 6 片。（《妇科证治经方心裁》）

18. 妊娠胃痛　大建中汤加味：花椒 3 g，干姜 5 g，党参 15 g，饴糖 30 g，炒白芍 10 g，炙甘草 6 g，淡附片 6 g，佛手柑 10 g，甘松 10 g。（《妇科证治经方心裁》）

19. 下焦虚寒，逼胎上撑，气冷面白，心痛垂死者　用附子、肉桂各二分为末，炒盐和匀，乘热罨脐中，更更服仓公下气汤。（《济阴近编》）

20. 孕妇吐泻，汗多，脉细　浆水散：半夏二两，炮附子半两，干姜五钱，良姜二钱半，桂五钱，炙甘草五钱。为散，浆水煎五钱，去渣冷服。（《素问病机气宜保命集》）

21. 妊娠腰痛　参见山茱萸条。

22. 妊娠腰腹寒冷　白通汤加味：淡附片 3 g，干姜 5 g，葱白 4 条，莲房 10 g，鹿角胶 10 g，杜仲 10 g。（《妇科证治经方心裁》）

23. 妊娠胎漏色暗身冷　鹿角胶 10 g（烊冲），炮姜 5 g，淡附片 5 g，淫羊藿 12 g，仙茅 10 g，菟丝子 12 g，红参 10 g（调冲），炒白术 10 g。（《马大正 50 年临证验案自选集》）

24. 脾肾阳虚妊娠水肿　熟附子 12 g，冬瓜皮 60 g，玉米须 30 g，水灯草 15 g。水煎服。（《中华民间秘方大全》）

25. 转胞　参见泽泻条。

26. 阴虚热盛型妊娠合并糖尿病　瓜蒌羹：鲜栝楼根 250 g，冬瓜 250 g，淡豆豉、精盐适量。将鲜栝楼根、冬瓜分别洗净去皮，冬瓜去籽切成片，与豆豉同放锅内加水煮至瓜烂时加盐少许即成。适量食之，连服 3～4 周。（《中医妇产科学》，刘敏如等主编）

27. 妊娠外感　竹叶汤：竹叶 10 g，葛根 10 g，防风 10 g，桔梗 6 g，桂枝 6 g，党参 10 g，甘草 5 g，淡附片 6 g，生姜 4 片，大枣 5 个。（《妇科证治经方心裁》）

28. 妊妇临月，忽感少阴证　全生救难汤：人参、白术各一两，附子一钱，甘草五分。（《妇科玉尺》）

29. 胎望上撑，不得过，甚至气冷面白将死。此因或泻或冷，下焦虚寒而然也　附子二分，为末炒盐匀，肉桂三分，乘热罨脐，立下。（《秘传女科》）

30. 胞衣不下　黑附子半两（炒），牡丹皮一两，干漆二钱半（研细，炒烟尽为度）。上为细末，用米醋一升，大黄末一两，同煮成膏，和前药末为丸，如梧桐子大，每服五七丸，温酒下。

(《医学正传》)

31. 子死腹中，产宫气寒，胎血凝沍，死子难下，破寒堕胎　附子汤：附子端正紧实(大者一枚，生去皮脐，切作一十片)。上一味，不得捣碎，都用水二盏，生姜五片，同煎取一盏，去滓不用，将药汁滤清，分温二服。如经时不下，更服后桂心汤。(《圣济总录》)

32. 病欲下胎　生附子为末，醇酒和涂右足心。胎下即去之。(《集元方》)

33. 妇人有儿已到门，儿门不开，竟不能产　突门散：黄芪二两，败龟板一个(捣碎)，牛膝、川芎各五钱，附子三分。水煎服。(《辨证录》)

34. 如遇产妇临盆，胎未下而胞衣先下者　急赴药铺买附子二两，切片炒热，用绸绢包好，乘热放产妇脚心，其胎立下。(《仁寿镜》)

35. 盖儿已身斜，非用提挈则头不易转　然既转其头，非用下行，则身不速降，二者并用，非加附子则不能无经不达，使气血之迅达推生也。(《辨证录》)

36. 产后腹痛　黑金散：川芎，附子。(《医略六书》)

37. 恶露不绝　参见赤石脂条。

38. 产后血崩　固经丸：艾叶、赤石脂、炒补骨脂、木贼各半两，炮附子一枚。上为末，陈米饮和丸桐子大，食前温酒下二十丸，米饮亦得。(《产育宝庆集》)

39. 产后血晕者，乃下血过多而眩晕也，不省人事者　气血大脱而神不用也，故用人参，锉两剂，水煎温服……身寒气弱者，加大附子三钱。(《寿世保元》)

40. 产后发热　当归六钱，川芎四钱，川姜一钱半，黑附子一钱，炙甘草五分。水煎服。(《常见病验方研究参考资料》)

41. 产后败血作梗，头痛，诸药不效　芎附散：大附子一枚，酽醋一碗，用火四畔炙透，蘸醋令尽，去皮脐；川芎一两，并为细末。每服二钱，茶清调下。(《妇人大全良方》)

42. 产后霍乱四逆　四正汤：干姜(炮)、附子(炮)、人参、甘草(炙)各一两。上四味，锉如麻豆，每服三钱匕，水一盏，煎七分，去滓食前温服。(《圣济总录》)

43. (产后)呃逆……若脾虚胃冷者　丁香豆蔻散。如不应，当以参附汤：人参一两，附子五钱(炮)。峻补之。(《妇科冰鉴》)

44. 产后喉中气急喘促　用六君、桔梗；若阳气虚脱，更加附子。(《医部全录·妇科》)

45. 产后泄泻不止，脐腹撮痛　白矾(烧汁尽)、附子(炮裂，去皮脐)各二两。上二味，捣罗为末，炼蜜和丸，如梧桐子大，每服十丸，温米汤下，食前服。(《圣济总录》)

46. (产后)大便不通，不问老幼皆可服　中和散：附子一两(一半生，一半炒)，大黄一两(一半生，一半炒)。上同碾为散，每服二钱，以温米饮调下。临卧服。(《圣济总录》)

47. 产后四五日忽感风寒发厥，乃阳气既虚而阴血又耗，复感寒邪以成之者也　宜转厥安产汤：人参，附子(制)。水煎服。(《竹林女科证治》)

48. 产后汗多变痉　小续命汤：麻黄、防己、人参、黄芩、桂心、白芍药、甘草、川芎、杏仁各一两，防风一两半，附子一枚，生姜五两。(《备急千金要方》)

49. 产后腰痛　用当归黄芪汤或十全大补为主，佐以寄生汤；如不应，用十全大补加附子。(《医部全录·妇科》)

50. (产后)自汗、眼花、视小为大，是将脱也　参附汤：人参一两，附子一钱或二钱、三钱。(《万氏妇人科》)

51. (产后)汗不止　扑肌散：黑附子(炮)二钱半，牡蛎(盐泥煅)半两，糯米(炒)二两。上为末，以绢袋盛，身上扑之。(《普济方》)

52. 产后足冷　桂枝 15 g，淡附片 15 g，吴茱萸 10 g，细辛 10 g，威灵仙 10 g，独活 15 g，制乳香 10 g，制没药 10 g，红花 10 g。水煎泡脚。(《马大正 50 年临证验案自选集》)

53. 产后不语，气血俱虚　八珍汤；如不应，用独参汤；更不应，急加附子补其气而生其血。(《医部全录·妇科》)

54. 产后口鼻起黑气及鼻衄，诚胃虚肺损气脱血死之证　急用二味参苏饮加附子五钱，亦

有得生者。(《医部全录·妇科》)

55. 产后中风，四肢缓弱，举体不仁者　参见石斛条。

56. 痛风，妇人血风，身上瘙痒　参见皂角刺条。

57. 血风走疰，腰胯脚膝疼痛　参见川乌头条。

58. 月事不调，不成孕育，崩漏下血，赤白带下，并皆治之　暖宫丸：生硫黄六两，煅赤石脂、炮附子、海螵蛸各三两，禹余粮九两。上为细末，醋糊为丸如梧桐子大，每服三十丸，空心用温酒或醋汤送下。(《证治准绳·女科》)

59. 妇人干血气　参见海金沙条。

60. 妇人遗尿失禁　参见石斛条。

61. 休克型异位妊娠　制附子、红参、茯苓、牡丹皮、丹参、赤芍、桃仁各 9 g，干姜、炙甘草、桂枝、红花、制乳香、制没药各 4.5 g，香附 12 g。(《中医妇科临床手册》)

62. 卵巢肿瘤　参见白芥子条。

63. 癥瘕(卵巢囊肿)　薏苡附子败酱散加味：薏苡仁 30 g，淡附片 6 g，败酱草 30 g，白花蛇舌草 20 g，半枝莲 20 g，石见穿 15 g，皂角刺 15 g，益母草 15 g，牡蛎 20 g，蛇莓 15 g，海藻 20 g，夏枯草 15 g。(《妇科用药 400 品历验心得》)

64. 鬼胎　八仙丹：巴霜钱半，皂角、附子、朱砂各二钱，轻粉一钱，丁香、木香、天竺黄各三钱，醋浸蒸饼丸莱菔子大，朱砂为衣。欲渐去者，每服五七丸。欲骤行者，每服一二十丸。(《妇科玉尺》)

65. 围绝经期综合征肾阳虚水湿泛滥水肿　附子鲤鱼汤：制附片 15 g，鲤鱼一尾 500 g。先用清水蒸煮附片 1～2 小时，再将药汁煮常规整理好的鲤鱼，食时入姜末、葱花、盐、味精等。(《百病饮食自疗》)

66. 乳痈肿消核……并疗颐下气结瘰疬　参见昆布条。

67. 阴冷　熟地黄八两杵膏，山茱萸肉、干山药各四两，牡丹皮、茯苓、泽泻各三两，肉桂、附子各一两。上为末，和地黄膏加炼蜜，丸桐子大，每服七八十丸，空心食前滚汤下。(《医部全录·妇科》)

68. 阳虚子宫脱垂　白胡椒、附子、肉桂、白芍药、党参各 20 g。共研细末，加红糖 60 g，均匀分成 30 包。每日早晚空服 1 包，温开水送下。服药前先饮少量黄酒，或 1 小杯白酒。15 日为 1 个疗程。(《中华民间秘方大全》)

69. 子宫脱垂　提宫散：制川乌、制草乌各 30 g，白及 60 g，研细过筛混匀。取药末 1.2 g，盛入绢制小袋内(袋约拇指头大小)，做成烟荷包式样，袋口用衣线绕一圈，留一段约 16 cm 长的线头，可使袋口收放，然后放入阴道后穹窿处。每日 1 袋。留药时间依感应情况而定，最短 3 小时，最长 12 小时，一般 6～8 小时。(《中国中医秘方大全》)

70. 阴疮　芜荑、芎䓖、黄芩、甘草、矾石、雄黄、附子、白芷、黄连各六铢。上㕮咀，取猪膏四两，合煎敷之。(《医部全录·妇科》)

71. 女阴湿疹　阴疮膏：米粉 1 酒杯，芍药 25 g，黄芩 25 g，牡蛎 25 g，附子 25 g，白芷 25 g。上 6 味药，以不入水猪脂 500 g 煎熬之，微火上，三上三下，候白芷色黄、去渣收膏。取膏涂敷患部。日涂 2 次。(《中国膏药学》)

72. 宫颈癌及乳癌　参见黄药子条。

73. 子宫颈癌　参见鸦胆子条。

74. 阴道转移癌灶性出血　参见人参条。

【现代药理研究】

(1) 对某些肾上腺皮质功能不全的患者，附子具有肾上腺皮质激素样的作用。[《中医药研究》,1993(6)：59－60]

(2) 采用热板法测定附子煎剂 10 g/kg、20 g/kg 灌胃，或腹腔注射 15 g/kg、10 g/kg、5 g/kg、2.5 g/kg、1.25 g/kg，小鼠痛阈明显提高，镇痛强度与剂量呈正相关，测得药效消除相半衰期为 11.05 h。(《现代中药药理与临床》)

【用法用量】　内服：附子煎汤，5～30 g(炮制品)，回阳救逆可用 18～30 g；乌头煎汤，3～6 g。或入丸、散。

【使用注意】 附子阴虚阳盛，真热假寒者禁服；乌头阴虚阳盛，热证疼痛及孕妇慎用。

忍冬藤

出《本草经集注》。又名银花藤、金银藤、鹭鸶藤、忍寒草、右旋藤、二花秧。为忍冬科植物忍冬 *Lonicera japonica* Thunb.的茎叶。

【药性】 甘，寒。入心、肺经。

【功效】 清热，解毒，凉血，通络。

【药论及医论】 《本草纲目》："一切风湿气及诸肿毒，痈疽疥癣，杨梅恶疮，散热解毒。"

《药性切用》："清经活络良药，痹症挟热者宜之。"

《萃金裘本草述录》："脏腑经络内里之热，并能清化。"

《国医大师班秀文学术经验集成》："在体虚与湿瘀俱重的带下病之中，忍冬藤为首选药物，该药清中寓通，且能扶正，用之得当，最善消除盆腔湿瘀之包块，使络通脉畅，瘀祛新生，而顽带得愈。"

【临床应用】

1. 崩中去血及产余疾　丹参酒：丹参、艾叶、地黄、忍冬、地榆各五斤。上锉熟舂，以水渍三宿出滓，煮取汁，以黍米一斛，炊饭酿酒，酒熟榨之，初服四合，后稍稍添之。(《医部全录·妇科》)

2. 月经先期、量多或崩漏　三黄忍冬藤汤：黄芩、黄柏各 9 g，黄连 4.5 g，忍冬藤 15 g，贯众 12 g。(《裘笑梅妇科临床经验选》)

3. 经行尿感　忍冬藤 120 g，水煎服。(《妇产科疾病中医治疗全书》)

4. 经后下肢烧灼感　参见木瓜条。

5. 赤带　大青叶 10 g，大蓟 12 g，忍冬藤 12 g，白及 10 g，荆芥炭 10 g，木贼 12 g。(《妇科用药 400 品历验心得》)

6. 妊娠若忽然心痛，闷绝欲死者，谓之中恶　用金银藤一味，煎汤饮之。(《孕育玄机》)

7. 子淋湿热下注证　通关丸加味：黄柏，知母，蒲公英，忍冬藤，白花蛇舌草，肉桂，竹叶。(《中医妇产科学》，刘敏如等主编)

8. 妊娠腹泻　忍冬藤 15 g，炒黄芩 10 g，苍术 10 g，神曲 10 g，槟榔 5 g，薤白 10 g。(《妇科用药 400 品历验心得》)

9. 血虚兼热的妊娠下肢抽筋　忍冬藤 15 g 水煎去渣，加入猪蹄 1 只，煮烂后吃蹄喝汤。(《妇产科疾病中医治疗全书》)

10. 产后血晕　金银花藤二两。酒煎，加入童便少许服。(《常见病验方研究参考资料》)

11. 产后急性血栓性静脉炎　解毒通脉汤：桃仁三钱，大黄二钱，水蛭二钱，虻虫二钱，忍冬藤一两，生石膏八钱，丹皮二钱，连翘五钱，栀子三钱，黄芩三钱，延胡索二钱，赤芍二钱。(《刘奉五妇科经验》)

12. 产后身疼，关节红、肿、灼痛等症　清热除痹汤：金银藤、桑枝各 30 g，威灵仙、防己、追地风各 9 g，清枫藤、海风藤、络石藤各 15 g。(《刘奉五妇科经验》)

13. 子宫内膜异位症(子宫内膜囊肿)　参见花蕊石条。

14. 气滞血瘀型的子宫内膜异位症、盆腔炎、输卵管积水、输卵管通而久畅、盆腔粘连等引起的不孕症　参见马鞭草条。

15. 乳痈　蒲公英，忍冬藤，酒。(《本草衍义补遗》)

16. 乳痈肿毒　龙舌草、忍冬藤研烂，蜜和敷之。(《多能鄙事》)

17. 子宫内膜异位症合并盆腔炎　忍冬藤、马鞭草各 30 g，鸡血藤 15 g，莪术、皂角刺各 9 g。水煎保留灌肠。(《全国名医妇科验方集锦》)

18. 湿热蕴结型盆腔炎　忍柏散：忍冬藤 20 g，生薏苡仁 20 g，车前子 15 g，白豆蔻 6 g，萆薢 9 g，厚朴 9 g，泽兰 9 g，黄柏 9 g，苍术 9 g。共研极细末，和匀。每次服 9 g，每次服 3 次，温开水冲服。15 日为 1 个疗程。(《集验中成药》)

19. 产后阴挺　白矾一钱，防风三钱，艾叶二钱，五倍子四钱，忍冬藤五钱。煎汤熏洗。(《医方简义》)

20. 阴茧(巴氏腺囊肿)　仙方活命饮去金

银花，加忍冬藤 30 g。同时使用泽兰 50 g，每剂水煎 3 次，合药液约 1 500 mL，温后坐浴，不拘次数，每次 15 分钟。(《妇科用药 400 品历验心得》)

21. 外阴灼热　参见青黛条。

22. 外阴、阴道炎　忍冬藤、大黄、百部、薄荷各 30 g。水煎坐浴。(《全国名医妇科验方集锦》)

23. 霉菌性阴道炎(需要配伍外用药物)　银藤丸：忍冬藤、生鳖甲、蒲公英、薏苡仁、茵陈、黄柏、大血藤、千里光各 30 g，琥珀 15 g。共研细，加蜂蜜适量制丸，每丸含生药 10 g，每服 1 丸，每日服 2～3 次。(《当代中医实用临床效验方》)

【现代药理研究】　忍冬藤所含的木犀草素有显著的抗炎活性。抑制巨噬细胞的激活及自由基的生成可能也是木犀草素抗炎作用机制之一。(《现代中药药理与临床》)

【用法用量】　内服：煎汤，10～30 g；或入丸、散；或浸酒。外用：60～100 g，煎水坐浴外洗。

【使用注意】　脾胃虚寒者慎用。

鸡蛋(附蛋黄)

出《神农本草经》。又名鸡卵、鸡子。鸡蛋为雉科动物家鸡 *Gallus gallus domesticus* Brisson 的卵，鸡子黄即其卵黄。

【药性】　(鸡蛋)甘，平。入肺、脾、胃经。(鸡子黄)甘，平。入心、肾经。

【功效】　(鸡蛋)滋阴润燥，养血安胎。(鸡子黄)滋阴养血，润燥息风。

【药论及医论】　《名医别录》："(鸡子白)疗……妇人难产，胞衣不出。"

《本草纲目》："(鸡子白)和赤小豆末涂一切热毒、丹肿、腮痛。"

《药性论》："(鸡子黄)醋煮，治产后虚及痢……煎服，主痢，除烦热。"

《本草纲目》："(鸡子黄)补阴血，解热毒，治下痢。"

【临床应用】

1. 痛经　益母草 40 g，延胡索 20 g，鸡蛋 2 个，同煮，鸡蛋熟后去壳再煮，去药滓。经前每日 1 次，喝药吃蛋，连服 7 日。(《妇科用药 400 品历验心得》)

2. 血瘀型月经先期　参见益母草条。

3. 月经不调，经闭，痛经　参见川芎条。

4. 经期过长　艾叶 10 g 煎成后入鸡蛋 2 枚，蛋熟后敲碎壳再煮，分 2 次食。(《妇科用药 400 品历验心得》)

5. 放环后月经过多，经期延长，下腹疼痛　参见马齿苋条。

6. 崩久体虚　鸡子汤：鸡子三个，葱三根，姜一两，共捣如泥，以麻油锅内炒热八两老酒，去滓热服。(《妇科秘方》)

7. 经行乳胀　北沙参 10 g，麦冬 10 g，枸杞子 10 g，鸡蛋 1 个。(《马大正 50 年临证验案自选集》)

8. 崩漏过久气血虚　鸡腹内蛋 1 副、姜 30 g。共捣如泥，用麻油在锅内同炒。去姜葱，绍兴酒热服。(《中华民间秘方大全》)

9. 倒经　参见白及条。

10. 经行懊侬　百合 20 g，鸡子黄 1 枚，知母 12 g，酸枣仁 10 g，首乌藤 20 g，合欢皮 10 g，炒栀子 10 g。(《妇科用药 400 品历验心得》)

11. 血虚型经行头痛　参见何首乌条。

12. 经前面部痤疮　参见白石脂条。

13. 白带　用酒及艾叶煮鸡卵，日日食之。(《袖珍方》)

14. 白带　魏元君济生丹：荞麦粉、鸡蛋清二味为丸，白汤下。如腹痛者，加吴茱萸。(《仁寿镜》)

15. 赤白带下　琥珀膏：白扁豆花、香附盐炒各一两，小茴香(盐炒)、硫黄各五钱，甘草三钱，乳香、没药各二钱。为末，鸡子去清留黄，入药末五分和匀，蒸食之。(《济阴近编》)

16. 白淫　苦参 40 g，鸡蛋 2 枚，红糖 60 g。水煎去渣取液，再加入打碎鸡蛋与红糖，煮熟后食蛋饮汤，每日 1 次。6 次为 1 个疗程。(《中国民间医术绝招・妇科部分》)

17. 妊娠恶阻　鸡蛋 1 个，白糖 30 g，米醋 60 mL。先将米醋煮沸，加入白糖使溶解，打入

鸡蛋，待蛋半熟后，全部食之，每日 2 次。(《妇科用药 400 品历验心得》)

18. 妊娠胎不安　鸡子羹：鸡子一枚，阿胶(炒令燥)一两。上取好酒一升，微火煎胶令消后，入鸡子并盐一钱和之，分作三服，相次食之。(《寿亲养老书》)

19. 妊娠血下不止　鸡子酒：鸡子五枚，取黄。上取好酒一盏，同煎如稀饧，顿服之，未差(瘥)，更作服之，以差(瘥)为度。(《寿亲养老书》)

20. 妊娠心烦　黄连，阿胶，黄芩，芍药，鸡子黄。(《中医妇产科学》，刘敏如等主编)

21. 妊娠心悸寐浅　百合 20 g，鸡子黄(打冲)一枚，酸枣仁 15 g，川芎 5 g，知母 12 g，甘草 5 g，茯苓 10 g。(《妇科证治经方心裁》)

22. 怀身下痢赤白，绞刺疼痛　鸡黄散：鸡子一个(乌者尤妙，就头作窍，倾出青者，留黄)，黄丹一钱(入前鸡子壳内，打令黄匀，以厚纸裹，黄泥固济，火上煨，取焙干)。上为末，每服二钱，米饮调下。(《三因极-病证方论》)

23. 孕妇赤白痢，脉弦　鸡蛋汤：生姜八两(捣自然汁)，鸡子二枚(去壳)。鸡子同姜汁搅匀，入红花末三分，煎沸服。(《女科指要》)

24. 妊娠瘛疭　炒白芍 15 g，龟板胶 10 g，龙骨 20 g，牡蛎 20 g，鳖甲 10 g，鸡子黄 1 枚，桑寄生 12 g，丝瓜络 10 g，竹茹 10 g。(《马大正中医妇科医论医案集》)

25. 疗胎死　参见淡豆豉条。

26. 催生方　好醋、井水、香油各三分，鸡蛋清一枚，上将异簪调服。(《郑氏家传女科万金方》)

27. 产妇发热欲投水者　鸡蛋打一孔，入白盐三分，烧熟食之。(《良朋汇集》)

28. 产后心痛　鸡子煮酒，食即安。(《本草纲目》)

29. 产后血虚腹痛　红糖适量，煮鸡蛋 1～2 个，食之。(《中医临床妇科学》，夏桂成主编)

30. 产后口干舌缩　用鸡子一枚打破，水一盏搅服。(《经验后方》)

31. 产后血不止　以鸡子三枚，醋半升，好酒二升，煎取一升，分为四服，如人行三二里，微暖进之。(《大全本草》)

32. 产后血闭不下　鸡子取一枚，打开取白，酽醋如白之半，搅调吞之。(《大全本草》)

33. 产后血晕，身痉直，戴眼，口角与目外眦向上牵急，不知人　鸡子一枚，去壳分清，以荆芥末二钱调服。(《本草衍义》)

34. 产后下亏，淋带癥瘕，胞宫虚寒无子，数数殒胎，或少年生育过多，年老腰膝尻胯酸痛　参见乌骨鸡条。

35. 产后风　鸡蛋 2 枚，生姜汁 1 小杯，芝麻油 15 滴。鸡蛋去黄留白，加入生姜汁、麻油共搅匀，置热水上加温，在加温过程中仍继续搅，待温即服。过热则硬固不能服。每日 1～3 次。(《中华民间秘方大全》)

36. 产后低迷不醒，唇口冷，脉已绝，面青不语，此为鬼神所侵，血气上冲心　可用酽醋二合，鸡子一枚，先煎醋一二沸，投之于鸡子碗中，匀熟搅服之，眼开别用药治之。(《产书》)

37. 血虚产后痉证　参见阿胶条。

38. 热入血室　参见滑石条。

39. 脏躁　黄连 3 g，半夏 10 g，茯苓 10 g，枳壳 8 g，竹茹 10 g，陈皮 8 g，小麦 30 g，合欢花 10 g，酸枣仁 10 g，甘松 10 g，龙齿 15 g，生甘草 5 g，鸡子黄 1 个，红枣 5 个。(《马大正中医妇科医论医案集》)

40. 烦躁寐差(围绝经期综合征)　参见苦参条。

41. 心肾不交型围绝经期综合征　百合生地煮粥：百合 60 g，鲜生地黄 30 g，鸡蛋黄 2 枚，白糖适量。先将生地黄洗净切碎，加水 3 000 mL，煎至 2 000 mL 时去渣，加洗净捣碎的百合，煮至糊状后，入捣烂的鸡蛋黄伴匀，煮沸，加入白糖，分 2 次温服。(《中医食疗文论》)

42. 精血不足不孕　鸡胚蛋 2～3 个，生姜 10 g，糯米酒 50 mL。将鸡胚蛋打破，去壳；生姜洗净，切薄片。起油锅，下生姜炒至微黄，再下鸡胚蛋，煎至刚熟，加糯米酒及清水 1 小碗，加盖煮沸，调味即可，随量食用。(《妇产科疾病中医治疗全书》)

43. 肾虚宫寒型子宫发育不全　参见黑大豆条。

44. 虚证乳少　酒酿蒸鸡蛋方：以甜酒酿半碗蒸鸡蛋，放少量葱、姜，食用。（《中医临床妇科学》，夏桂成主编）

45. 乳痈及妒乳，作寒热疼痛　米粉一合，鸡子白三枚。上件药相和，涂帛上，帛上开一小眼，燥即易之。（《太平圣惠方》）

46. 乳头破裂　取熟鸡蛋黄1只，文火煎熬沥油。取油涂乳头破裂处。（《妇产科疾病中医治疗全书》）

47. 乳疖方　参见木芙蓉条。

48. 乳癖　参见蜈蚣条。

49. 乳癌　参见斑蝥条。

50. 少腹隐痛（慢性盆腔炎性疾病后遗症）凤尾草15 g，生黄芪10 g，香附10 g，甘草3 g，大黄6 g，当归9 g，赤芍10 g，月季花9 g，鸡蛋2枚。文火煎至半小时后，将鸡蛋壳敲碎再煮15分钟，吃蛋、喝汤。（《妇科用药400品历验心得》）

51. 子宫脱垂　升举汤：鸡蛋1个（钻一黄豆大圆孔），放入升麻4 g（研末），搅匀，取白纸一块蘸水将孔盖严，口向上平放于蒸笼内蒸熟，去壳内服。早晚各1次，10次为1个疗程。1个疗程结束后，停药2日再服。（《中国中医秘方大全》）

52. 子宫颈糜烂　鸡蛋白敷患处，需连续敷七八次。（《常见病验方研究参考资料》）

53. 宫颈癌局部外敷，有止血收敛防腐的功效　参见血余炭条。

54. 滋养细胞肿瘤　参见蓖麻子条。

55. 老年性阴道炎　取鲜鸡蛋2个，一端开1小口，倒出蛋清少许；白矾2 g研末，分放鸡蛋中调匀，用8层湿纸封蛋口，细线固定后放青瓦上微火焙熟。每晚吃完。［《浙江中医杂志》，1990，25（10）：448］

56. 阴道干燥症　将煮熟蛋黄3～4个放入锅内用文火煎熬，炸枯去渣。取蛋黄油涂抹于阴道壁。每日1次，10日为1个疗程。（《妇产科疾病中医治疗全书》）

57. 寒凝下焦型阴冷　参见艾叶条。

58. 外阴溃疡　鸡蛋3个加水煮熟，去白取黄，置铁勺中烤至出油，清洗患处，去除坏死组织后涂抹蛋黄油，每日2次。（《中国民间医术绝招·妇科部分》）

59. 外阴黏膜下脂肪囊肿感染　桃仁100 g碾成泥，用鸡子白调匀，局部外敷。（《妇科用药400品历验心得》）

【用法用量】 鸡蛋内服：常与药物同煮后食，每日2枚；鸡子黄，常冲药服，每日1～2枚。

【使用注意】 多食则滞。

鸡内金

出《本草蒙筌》。又名鸡肫皮、鸡黄皮、鸡肶胵。为雉科动物家鸡 *Gallus gallus domesticus* Brisson 的沙囊内壁。

【药性】 甘，平。入脾、胃、肾、膀胱经。

【功效】 活血，消癥。

【药论及医论】 《名医别录》："主小便利，遗尿……"

《日华子》："止……崩中、带下、肠风、泻痢。"

《医学衷中参西录》："善化瘀积，治痃癖癥瘕，通经闭。""女子干血劳之证，最为难治之证也，是以愈者恒少。惟善用鸡内金者，则治之多能奏效。愚向为妇女治病，其廉于饮食者，恒白术与鸡内金并用。"

【临床应用】

1. 痛经或膜状痛经　丹参30 g，赤芍、鸡内金、延胡索各15 g，细辛6 g，三棱、莪术、牛膝各9 g，肉桂3 g。（《全国名医妇科验方集锦》）

2. 月经后期　鸡内金15 g，王不留行30 g，赤芍30 g，牡丹皮10 g，茜草30 g，川牛膝30 g，玫瑰花12 g。（《妇科用药400品历验心得》）

3. 闭经　鸡内金、山楂各9 g，研末。每服6 g，温开水送下，宜久服。（《常见病验方研究参考资料》）

4. 消癥瘕兼通经闭　炒白术、天冬、生鸡内金等分，为细末。每服三钱，开水送下，日再服。

若用山楂片三钱煎汤，冲化红蔗糖三钱，以之送药，更佳。(《医学衷中参西录》)

5. 经量过少　山楂 30 g，鸡内金 10 g，炮山甲 6 g，王不留行 15 g，茺蔚子 10 g，青皮 15 g。(《妇科用药 400 品历验心得》)

6. 崩漏，月经过多　参见急性子条。

7. 漏下　鸡内金 10 g，仙鹤草 20 g，阿胶 10 g，香附炭 6 g，艾叶炭 6 g，侧柏 10 g。(《妇科用药 400 品历验心得》)

8. 经行遗尿　补中益气汤加枳壳 30 g、鸡内金 6 g、桑螵蛸 12 g、益智仁 12 g、乌药 6 g、山药 15 g。(《妇科用药 400 品历验心得》)

9. 劳伤带浊　内金鹿茸丸：鹿茸，黄芪，五味，鸡内金，肉苁蓉，远志，牡蛎，桑螵蛸，龙骨，附子，等分，蜜丸。(《妇科玉尺》)

10. 带下　鸡内金 15 g，芡实 30 g，金樱子 30 g，海螵蛸 20 g，苍术 10 g，血竭 5 g，白扁豆 20 g。(《妇科用药 400 品历验心得》)

11. 妊娠遗尿　鸡肶胵散：鸡肶胵，熟干地黄，当归，牡蛎粉，黄芪，厚朴。(《圣济总录》)

12. 经闭或产后恶露不尽，结为癥瘕　理冲汤：生鸡内金、生黄芪、三棱、莪术各三钱，党参、于术各二钱，生山药五钱，天花粉、知母各四钱。(《医学衷中参西录》)

13. 产后溺床失禁　鸡内金散：用雄鸡肶胵一具并肠洗，烧为末，温酒调服方寸匕。(《济阴纲目》)

14. 产后癥瘕　用鸡内金，生者晒干，轧细，每服钱半，天冬、党参各二钱，煎汤送下，早晚各服一次。(《妇科经验良方》)

15. 癥瘕(卵巢肿瘤)　参见益母草条。

16. 子宫内膜异位症(子宫内膜囊肿)　参见花蕊石条。

17. 经闭，干血痨　参见山药条。

18. 产后乳肿痛　鸡肫皮，煅存性，醋调皮末如厚糊，敷之，二三次愈。(《孕育玄机》)

19. 湿盛食滞型缺乳　参见山楂条。

20. 宫颈癌及乳腺癌　参见黄药子条。

21. 纳呆　香砂六君子汤加炒薏苡仁 15 g、白扁豆 15 g、鸡内金 6 g、炒谷芽 10 g。(《妇科用药 400 品历验心得》)

22. 子宫脱垂　内脂散：鸡内金 4.5 g，赤石脂 9 g，五倍子 6 g，冰片 1 g。共研极细末，和匀。取药粉适量，外敷宫体，后将宫体纳入阴道。(《千家妙方》)

23. 外阴溃疡，会阴创口感染及宫颈炎　孩儿茶、焦内金各一钱，轻粉五分，冰片三分。研极细末，干掺患处。(《常见病验方研究参考资料》)

24. 晚期宫颈癌体质虚弱者　参见桃仁条。

【现代药理研究】 鸡内金各炮制品与生品的混悬液均可升高小鼠胃中的游离酸、总酸度和胃蛋白酶活力，以砂烫品和烘品效果明显。[《江苏中医药》，2012，53(1)：77－81]

【用法用量】 内服：煎汤，6～20 g；研末每次 1.5～3 g；或入丸、散。

【使用注意】 脾虚无积者慎服。

鸡血藤

出《本草纲目拾遗》。又名血风藤。为豆科植物密花豆 *Spatholobus suberectus* Dunn 的藤茎。

【药性】 苦、微甘，温。入肝、肾经。

【功效】 养血，活血，通络。

【药论及医论】 《本草纲目拾遗》："大补气血，与老人、妇女更为得益。""治……妇人经水不调，赤白带下，妇女干血劳及子宫虚冷不受胎""统治百病；能生血、和血、补血、破血；又能通七孔，走五脏，宣筋络。"

《现代实用中药》："为强壮性之补血药，适用于贫血性神经麻痹证，如肢体及腰膝酸痛、麻木不仁等。又用于妇女月经不调、月经闭止等，有活血镇痛之效。"

《国医大师班秀文学术经验集成》："鸡血藤集补通于一身，补不滞邪，通不伤正，且性属温和，可益肝阳之气……其适用于带病日久，缠绵不愈，或黄带淋沥，或赤带时作，伴见小腹隐痛、腰膝如折、月经不调，伴有瘀血、经色紫暗之人。"

《王渭川临床经验选》:“适用于气虚、血虚、脾胃虚弱、消化功能不良引起的水肿。”

【临床应用】

1. 月经不调,贫血等　鸡血藤片:由鸡血藤一味制成。每次4～6片,每日3次。(《中药制剂汇编》)

2. 月经不调、月经闭止、行经腹痛及水肿等症　活血通经丸:由鸡血藤清膏500 g,益母草93.75 g,制香附93.75 g,红花31.25 g制成丸。(《中药制剂汇编》)

3. 经后腹痛　鸡血藤30 g,三七粉3 g,川芎6 g,制乳香5 g,制没药5 g,延胡索10 g,益母草15 g,鹿衔草20 g。(《妇科用药400品历验心得》)

4. 冲任虚损引起的经量过少、月经后期、闭经、不孕　参见龟板胶条。

5. 闭经　鸡血藤90～120 g,水煎服。(《常见病验方研究参考资料》)

6. 倒经　参见旋覆花条。

7. 血虚夹血瘀之经行身痛　鸡血藤、红糖适量。熬成鸡血藤膏,每次1匙,每日2次。(《中医临床妇科学》,夏桂成主编)

8. 腰痛,白带　鸡血藤30 g,金樱根、千金拔、杜仲藤、墨旱莲各15 g,必要时加党参15 g。每日1剂,2次服。(《全国中草药汇编》)

9. 赤带　鸡血藤20 g,茜草炭10 g,海螵蛸20 g,草薢10 g,贯众炭15 g,地榆20 g,槐花20 g,土茯苓12 g,仙鹤草20 g,白芷10 g。(《妇科用药400品历验心得》)

10. 妊娠下肢抽筋　牡蛎30 g,鸡血藤、白芍各15 g,当归、炙甘草各9 g。(《中医妇科临床手册》)

11. 产后腹痛　益母草配鸡血藤,水煎服。(《常见病验方研究参考资料》)

12. 产后下肢疼痛　鸡血藤30 g,木瓜、石斛、地龙各15 g,茯苓12 g,黄连、竹茹、当归、枳实、制半夏各10 g,陈皮6 g,大黄5 g,甘草3 g。每日1剂,水煎两次,取液混合,早晚分服。(《中国民间医术绝招·妇科部分》)

13. 产后痉证　鸡血藤、何首乌各24 g,黄芪15 g,白芍、木瓜、当归、桂枝各10 g,木通、炙甘草各6 g,细辛5 g,生姜3片,大枣3枚。水煎,每日1剂,服2次。(《中国民间医术绝招·妇科部分》)

14. 虚证缺乳　鸡血藤30 g,银耳15 g,黑豆20 g,红糖30 g。水煎服。(《中华民间秘方大全》)

15. 希恩综合征　参见鹿角条。

16. 乳痈　鸡血藤、鱼腥草各60 g,山楂、莱菔子各12 g。将药物研细末,调拌蜂蜜冲服,每日3次。(《中国民间草药方》)

17. 产后乳房结块,红热疼痛,乳腺增生,乳腺炎早期　参见鹿角条。

18. 月经不调,痛经,以及附件炎,盆腔炎,子宫内膜炎　妇炎净胶囊:苦玄参、地胆草、当归、鸡血藤、两面针等。(《中国药品实用手册》)

19. 子宫发育不良　鸡血藤、生黄芪各30 g,当归、透骨草各15 g,川芎10 g。水煎,服3次,经前5日,每日1剂。(《中国民间医术绝招·妇科部分》)

20. 交骨疼痛　参见小茴香条。

21. 慢性盆腔炎性疾病后遗症、附件炎、阴痛、带下等属于气机阻滞,湿热壅遏者　参见大腹皮条。

【现代药理研究】　从鸡血藤乙酸乙酯部位中分离得到的儿茶素具有一定的促进造血细胞增殖的作用,且其刺激增殖活性相对最强,对各系造血祖细胞均有明显刺激作用,是鸡血藤补血活血的主要物质基础。[《江西中医药大学学报》,2014,26(4):89-92]

【用法用量】　内服:煎汤,15～60 g;或浸酒。

鸡冠花

出《滇南本草》。又名鸡髻花、鸡冠头。为苋科植物鸡冠花 *Celosia cristata* L.的花序。全国各地均栽培。

【药性】　甘、涩,凉。入肝、大肠经。

【功效】　凉血,止血,止带。

【临床应用】

1. 经水不止　红鸡冠花一味，晒干为末。每服二钱，空心酒调下。忌鱼腥、猪肉。(《集效方》)

2. 崩漏　红鸡冠花或白鸡冠花(烧灰存性)，温开水或黄酒送服三至四钱。(《常见病验方研究参考资料》)

3. 月经不调　红鸡冠花、白鸡冠花各 9 g。水煎，每日 1 剂，月经来潮前 6 日，每日 2 次。(《中国民间医术绝招・妇科部分》)

4. 干血气　红鸡冠花二钱，益母草二钱，大黄二钱，红花一钱。水酒各半碗，煎八分，去渣，加蜜一匙。(《身经通考》)

5. 脾虚带下，月经过多　参见山海螺条。

6. 白带　白鸡冠花晒干为末，每旦空心酒服三钱。赤带，用红者。(《集效方》)

7. 白带　鸡冠花(醋炙)、红花(酒炒)、荷叶炭、白术、茯苓、陈壁土、车前子各一钱。为末，酒或米汤调敷脐上，可利湿热。(《外治寿世方》)

8. 赤带　参见半枝莲条。

9. 漏胎　白鸡冠花 30 g(烧存性)，龙眼肉 10 个，水、酒各半煎服。(《常见病验方研究参考资料》)

10. 围产期痔疾　鸡冠花、地榆各 15 g，仙鹤草 6 g。水煎服。(《妇产科疾病中医治疗全书》)

11. 产后血痛　白鸡冠花，酒煎服之。(《本草纲目》)

12. 恶露不绝　参见泽兰条。

13. 产后出血　鸡冠花 30 g，茜草、墨旱莲各 15 g。水煎，每日 1 剂，每日 2 次。(《中国民间医术绝招・妇科部分》)

14. 交接出血　红鸡冠花 30 g，墨旱莲 30 g，女贞子 12 g，龟板胶 20 g，仙鹤草 30 g，侧柏 10 g，贯众炭 30 g。(《妇科用药 400 品历验心得》)

15. 人流后感染　双花汤：鸡冠花，金银花，全当归，泽兰。(《中医妇科经验方选》)

16. 子宫脱垂　木槿花根、白鸡冠花各三钱。共研末，每日加甜酒分两次服。(《常见病验方研究参考资料》)

17. 腹泻　鸡冠花 20 g，土茯苓 15 g，樗白皮 20 g，苍术 10 g，厚朴 10 g，木香 10 g，神曲 10 g。(《妇科用药 400 品历验心得》)

【现代药理研究】　鸡冠花提取物的止血作用是通过影响凝血系统和抑制纤溶酶活性而产生的，并且止血部位为鸡冠花正丁醇部位和乙酸乙酯部位；鸡冠花具有强大的抗阴道毛滴虫作用，并且其最低有效浓度为 5 mg/mL。[《中医药信息》，2017，34(3)：120－131]

【用法用量】　内服：煎汤，10～30 g。

鸡屎藤

出《生草药性备要》。又名臭藤、皆治藤、毛葫芦、甜藤、牛皮冻。为茜草科植物鸡矢藤 *Paederia scandens* (Lour.) Merr.的全草或根。

【药性】　甘、微苦，平。

【功效】　补脾肾，活血止痛，解毒消肿，止带。

【药论及医论】　《福建药物志》："主治……闭经，乳腺炎……"

【临床应用】

1. 月经后期　鸡屎藤 30 g，土牛膝 30 g，丹参 20 g，牡丹皮 10 g，桃仁 10 g，益母草 20 g，茜草 20 g，虎杖 20 g，大腹皮 10 g，黄酒 50 mL。(《妇科用药 400 品历验心得》)

2. 妇女虚弱咳嗽，白带腹胀　鸡屎藤根 120 g，红小芭蕉头 120 g。炖鸡服。(《重庆草药》)

3. 体虚白带　鸡屎藤单味或配紫茉莉根煎服。(《浙南本草新编》)

4. 慢性盆腔炎性疾病后遗症　五藤散：忍冬藤 30 g，大血藤 30 g，鸡血藤 30 g，鸡屎藤 30 g，安痛藤 30 g，透骨草 30 g，败酱草 30 g，蒲公英 30 g，乳香 10 g，没药 10 g，水蛭 10 g。共研为末，和匀，装入布袋封口，冷水浸泡，以湿透为度。将上药袋隔水蒸 30 分钟，外敷患处，每日 1 次，1 剂药可连用 7 日。14 日为 1 个疗程。(《集验中成药》)

5. 输卵管结扎后腰痛　鸡血藤、鸡屎藤、益母草各 20 g,大血藤、七叶莲、千斤拔各 15 g,香附 6 g。水煎,每日 1 剂,每日 3 次。(《中国民间医术绝招·妇科部分》)

【现代药理研究】 兔、豚鼠、大白鼠的离体子宫试验中,鸡屎藤注射液和鸡屎藤乙醚提取液对乙酰胆碱和催产素所引起的子宫痉挛性收缩均无显著的对抗作用。对产科 165 例的临床观察,发现鸡屎藤注射液能解除不协调的宫缩,且能扩张子宫下段,加速产程进展,特别是第一产程进展效果良好,有效率达 92.12%。使用鸡屎藤后对产妇与胎儿均无不良影响。(《中药药理与应用》)

【用法用量】 内服:煎汤,10～30 g(大剂量 30～60 g),或浸酒。

八 画

青 皮

出《珍珠囊》。又名小青皮、青橘皮、青柑皮。为芸香科植物橘 *Citrus reticulata* Blanco 及其栽培变种的幼果或未成熟果实的果皮。

【药性】 苦、辛,温。入肝、胆、胃经。

【功效】 疏肝破气,散结消痰。

【药论及医论】 《本草图经》:"主气滞,下食,破积结及膈气。"

《本草蒙筌》:"消坚癖小腹中……破滞气左胁下,郁怒痛甚者须投;劫疝疏肝,消食宽胃。"

《本草纲目》:"治胸膈气逆,胁痛,小腹疝气,消乳肿,疏肝胆,泻肺气。"

《女科经纶》:"方约之曰,妇人以血用事,气行则无病。故古人治妇人病,多用香附、砂仁、木香、青皮、枳壳者,行气故也。凡妇人病,多是气血郁结,故治以开郁行气为主。郁开气行,而月候自调,诸病自瘥矣。"

【临床应用】

1. 无故经水不行,腹胀如臌,非病,非孕,饮食如常,精神亦平者,此名气分　青皮四两,白术六两,砂仁一两。共为末,饴糖为丸,梧桐子大。每早空心服五钱,酒送。(《本草汇言》)

2. 月经不调属肝郁气滞者　小茴香 30 g,青皮 30 g,泡黄酒 500 g。每日 2 次,早晚温服,每次约 20 g。(《妇科病妙用中药》)

3. 月经后期　参见大腹皮条。

4. 因感暴怒而经闭者　宜君以青皮,佐以官桂、木香、归梢、赤芍、红花、桃仁、山楂、蓬术、牛膝、苏木,好酒煎服。(《胎产证治》)

5. 经前乳胀作痛　柴胡、玫瑰花、绿萼梅各 3 g,郁金、乌梅肉、醋香附、当归、鸡血藤各 10 g,大白芍、川牛膝、泽泻各 12 g,广木香、青皮各 6 g。(《全国名医妇科验方集锦》)

6. 经将行腹痛,属气之滞　香附,青皮,桃仁,胡索,黄连。(《女科经纶》)

7. 经后腹痛,此虚中有滞也　宜服加味八物汤:八珍汤加木香、香附童便制、青皮。(《竹林女科证治》)

8. 暴怒伤阴崩漏　怒气伤肝血不藏,忽然崩下甚彷徨。青皮香附炮焦黑,白芍芎归及地黄。(《女科指掌》)

9. 子宫久冷,妊娠数堕胎　参见吴茱萸条。

10. 胎动不安,此方屡试屡验　若因恼怒,加青皮四分。四物安胎散:人参、归身、熟地黄各一钱,白术一钱二分,白芍药、川芎各八分,苏梗七分,砂仁四分,益母草三钱,条芩一钱五分。上水煎。(《广嗣全诀》)

11. 触恶胃气,伤胎肚痛,手不可近,不思饮食　散滞汤:青皮三钱,黄芩、芍药各二钱,归尾一钱半,川芎一钱,木香五分,炙草少许。上分二贴,水三盏,先煮苎根二大片,至二盏,去苎根,入前药同煎至一盏,热服。(《妇科秘书》)

12. 子悬　下气汤:苏叶,陈皮,桑皮,茯苓,青皮,白芍,大腹皮,甘草。(《女科指掌》)

13. 孕妇呕吐,百药不效,服此即愈　止呕安胎饮:人参、青皮五分,广皮、半夏、白茯苓各八分,吴茱萸汤(泡去黄水微炒)、炙草各三分,煨姜三片。水煎徐服。(《胎产心法》)

14. 孕妇泄泻，脐下阴冷　治中汤：即理中汤加青皮、陈皮。(《广嗣全诀》)

15. 子淋　参见连翘条。

16. 妊娠心腹胀满，两胁妨闷，不下饮食，四肢无力　参见大腹皮条。

17. 妊娠下痢赤白　香连化滞丸：青皮，陈皮，厚朴，枳实，黄芩，黄连，当归，白芍，滑石，木香，甘草，槟榔。(《妇科玉尺》)

18. 孕妇中恶。其脉紧细，心腹刺痛，昏死流涎，面白肢冷　当归散：公丁香、醋炒青皮、汤泡吴萸各五分，当归、川芎、茯神、炒芍各钱半，煎汤灌之。(《彤园妇人科》)

19. 妊娠疟疾　七宝散：常山，厚朴，青皮，陈皮，甘草，槟榔，草果。上等分，㕮咀，每服半两。(《妇人大全良方》)

20. 妊娠合并阑尾炎未成痈脓证　青陈皮，瓜蒌仁，连翘，甘草，金银花，紫花地丁，丹皮，赤芍(常规用量)。(《中国医学百科全书》)

21. 妊娠两胁俱痛，肝火盛而口苦嗌干，脉弦者　汗肠汤：柴胡、酒芍、川芎、附子、当归各钱半，炒青皮、枳壳、胆草、甘草、木香各五分，条芩、法半各一钱。(《彤园妇人科》)

22. 临产期心胸刺痛　宜壮气四物汤：熟地黄、当归、白芍、川芎、木香、青皮、陈皮、枳壳(麸炒)、炙甘草各一钱。水煎服。(《竹林女科证治》)

23. 死胎下坠，有败血冲心，闷绝，上气不停　牡丹散：牡丹、赤芍药、青皮、荷叶、当归、蒲黄、干姜、川大黄各一两。上为散，不计时候，以温酒调下二钱。(《普济方》)

24. 产后胎衣不下，血闷冲心　参见醋条。

25. 小产后瘀血心腹痛，或发热恶寒　当归川芎汤：当归、川芎、熟地黄、炒白芍药、玄胡索、红花、香附、青皮、泽兰、牡丹皮、桃仁各等分。上水煎，入童便、酒各小半盏服。(《证治准绳·女科》)

26. 产后恶露不尽，结聚，小腹疼痛　当归三分，香附子一两，琥珀、没药、青皮、赤芍药、木香、桂心各半两。上为细末，以豆淋酒调下一钱。(《妇人大全良方》)

27. 产后逆气　青橘皮为末，葱白、童子小便煎汤二钱服。(《经验后方》)

28. 产后气短，呼吸促迫　地黄饮：熟地黄、当归、人参、白术、白茯苓、乌药、沉香、青皮、甘草、桂各一两。上㕮咀，如麻豆大，每服五钱，水一盏半，姜三片，枣二枚擘，煎八分去滓，不拘时，日三。(《普济方》)

29. 产后瘀血胁痛，不可按　芎归泻肝汤：归尾一钱，川芎、香附童便制各八分，青皮、枳壳麦炒各六分，桃仁八粒，红花四五分，入童便、酒。(《妇科秘书》)

30. 产后血渴不止　延胡散：延胡索、郁金、干葛、桂心、青皮、枳壳等分。上并以好醋浸一宿，焙干，杵为细末。每服一钱，冷橘皮汤调下。(《博济方》)

31. (产后)脾胃虚寒，水反来侮，以致呕吐不食，或肚腹作痛，或大便不实，手足逆冷等症　钱氏益黄散：陈皮一两，青皮、诃子肉、甘草(炙)、丁香各二钱。上为粗末，每服四钱，水煎服。(《济阴纲目》)

32. 产后大便不通　利肠散：四物汤多加青皮。(《妇科百辨》)

33. 产后寒热，脐下疼痛，烦躁　牡丹皮散：牡丹皮、地骨皮、海桐皮、青皮、陈皮、天台乌药、没药二钱半。上件六味，罗为细末，后入没药再研匀，重罗过，每服抄二钱，水一盏，煎至七分，如寒多热服，如热多寒服。(《普济方》)

34. 产后水肿，风冷湿气伤表，无汗而肿　参见五加皮条。

35. 生产一个月，败血入经络，小腹痛，两腿酸疼，亦有满身紫块，乃瘀血留经　交加散：青皮，陈皮，川芎，白芍，枳壳，当归，干姜，官桂，茯苓，苍术，半夏，厚朴，人参，羌活，独活，柴胡，甘草，薄荷。姜三片，酒少许，水二钟，不拘时服。(《女科万金方》)

36. 脏躁　参见玫瑰花条。

37. 妇人血气攻心痛，发歇不定　乌药散：乌药、莪术、桂心、当归、桃仁、青皮、木香。上等分为末，每服二钱，热酒调下。(《妇人大全良方》)

38. 慢性盆腔炎性疾病后遗症、附件炎、阴痛、带下等属于气机阻滞，湿热壅遏者　参见大腹皮条。

39. 妇科手术后腹胀　防风 10 g，厚朴 20 g，枳实 20 g，白术 10 g，桔梗 5 g，生姜 3 片，荔枝核 10 g，青皮 10 g，郁李仁 20 g。（《妇科用药 400 品历验心得》）

40. 腹中常痛　三棱、莪术各四两，青皮、麦芽、半夏各四两。上醋六升，煮干，焙为末，醋糊丸，每服二十丸，醋汤或姜汤下。（《仙传济阴方》）

41. 气道不顺，胸膈壅塞　调气丸：青皮炒、陈皮（炒）、木香各一两。上各锉碎，用牵牛末四两（炒），牵牛末焦黄，筛去不用，以一二味为细末，蜜丸桐子大，每服五十丸，空心姜汤送下。（《女科百问》）

42. 癥瘕　大七气汤：藿香叶，益智仁，京三棱，蓬莪术，甘草，桔梗，青皮，陈皮，肉桂心，木香。（《妇科心法要诀》）

43. 癥瘕（卵巢囊肿）　参见小茴香条。

44. 卵巢肿瘤　参见菝葜条。

45. 子宫内膜异位症　参见石见穿条。

46. 交接出血作痛　乱发、青皮。二味烧灰敷之。（《济阴纲目》）

47. 产后血气盛实，乳汁不通　参见连翘条。

48. 回乳后乳房疼痛　神曲 20 g，麦芽 50 g，枇杷叶 15 g，青皮 10 g，天花粉 12 g，浙贝母 10 g，蝉蜕 6 g。（《妇科用药 400 品历验心得》）

49. 乳房泌乳感　参见郁金条。

50. 溢乳　路路通 10 g，夏枯草 20 g，蒲公英 30 g，麦芽 60 g，神曲 10 g，当归 6 g，川芎 5 g，牛膝 15 g，红花 5 g，青皮 8 g。（《妇科用药 400 品历验心得》）

51. 乳衄　参见夏枯草条。

52. 吹奶，不痒不痛，肿硬如石　青橘皮二两（汤浸去白瓤焙）。上捣细罗为散，不计时候，以温酒调下二钱。（《太平圣惠方》）

53. 奶痈初发　用青皮焙干为末，热酒调下。（《事林广记》）

54. 乳疖初起　参见夏枯草条。

55. 产后副乳腺肿痛　参见蒲公英条。

56. 乳腺癌　参见僵蚕条。

57. 妇人百不如意，久积忧郁，乳房结核　单煮青皮饮：青皮 12 g，水煎，日三服。（《古代验方大全》引《东医宝鉴》）

58. 乳癌，不可治也　用青皮四钱，水一盏半，煎一盏，徐徐服之，日一服。或用酒服。（《本草纲目》）

59. 交骨疼痛　参见小茴香条。

60. 交接阴痛　吴茱萸 4 g，桂枝 5 g，川楝子 10 g，延胡索 10 g，小茴香 5 g，荔枝核 12 g，橘核 12 g，青皮 10 g，乌药 10 g，五加皮 10 g，补骨脂 10 g，益智仁 10 g。（《妇科用药 400 品历验心得》）

61. 玉门不闭　万应丸：知母（盐水炒）、青皮（醋炒），等分为末，炼蜜丸如弹子大，每服一丸，芎归汤化下，酒服亦得。（《女科指掌》）

62. 阴挺　属虚者，必重坠小便清长，宜补中益气汤加青皮、栀子。（《妇科心法要诀》）

【现代药理研究】 皮水煎剂能明显减小大鼠子宫平滑肌条收缩波的平均振幅（$\gamma=-0.6336$，$P<0.001$）减慢收缩频率（$\gamma=-0.4804$，$P<0.001$），且有明显剂量效应关系。但对子宫平滑肌条的张力无明显影响。青皮水煎剂对大鼠离体子宫平滑肌的自发收缩活动的抑制可能是通过作用于子宫平滑肌细胞膜的肾上腺素β受体而实现的。青皮对脑垂体后叶素引起的子宫紧张性收缩也有抑制作用。[《中草药》，2001，32(11)：1050－1052]

【用法用量】 内服：煎汤，6～20 g；或入丸、散。

【使用注意】 气虚者慎服。

青　蒿

出《神农本草经》。又名香蒿、苦蒿、草蒿。为菊科植物黄花蒿 *Artemisia annua* L.的干燥地上部分。

【药性】 苦、微辛，寒。入肝、胆经。

【功效】 清热，除蒸，解暑。

【药论及医论】 《本草拾遗》："主……妇人血气，腹内满，及冷热久痢。"

《玉楸药解》："清肝退热，泄湿，除蒸。"

《医林纂要·药性》："清血中湿热，治黄疸及郁火不舒之证。"

【临床应用】

1. 月经先期　清经散：丹皮，地骨皮，白芍，大熟地，青蒿，黄柏，白茯苓。（《傅青主女科》）

2. 气血两亏型经血不调，子宫虚寒，经行腹痛，崩漏带下，产后失血过多等　参见乌骨鸡条。

3. 崩漏　青蒿 10 g，玄参 15 g，生地黄 15 g，木贼 20 g，马齿苋 30 g，阿胶 10 g。（《妇科用药 400 品历验心得》）

4. 月候久不行，心忪体热，面颊色赤，不美饮食，脐下刺痛，腰胯肿疼　地黄汁、生姜汁、青蒿汁各一盏，麒麟竭、没药、延胡索、凌霄花、红蓝花各半两。上将五味各捣研为末，和匀，将前膏子丸如弹子大，每服一丸，烧秤锤投酒化下。（《普济方》）

5. 经行发热　牡丹皮，炒栀子，柴胡，白术，茯苓，白芍，薄荷，当归，青蒿，川楝子，生甘草。（《中国医学百科全书·中医妇科学》）

6. 经前乳头疼痛　月季花 12 g，麦芽 15 g，青蒿 10 g，刺蒺藜 10 g，郁金 12 g，山慈姑 12 g，漏芦 12 g，冬葵子 10 g。（《妇科用药 400 品历验心得》）

7. 胎动不安　参见菊花条。

8. 妊娠恶阻　青蒿、旋覆花、竹茹各 10 g，麦冬 15 g，芦根 30 g，砂仁 6 g。（《百病良方》）

9. 妊娠泛酸　参见蛤壳条。

10. 妊娠合并黄疸型肝炎　孕肝宁：青蒿 20～30 g，茵陈、金钱草各 30 g，黄芪 15 g，栀子、黄芩、菟丝子各 10 g，生大黄 3 g，生麦芽 20 g。（《中国中医秘方大全》）

11. 妊娠微热　胡黄连 5 g，白薇 10 g，秦艽 10 g，青蒿 10 g，葛根 12 g，太子参 10 g。（《妇科用药 400 品历验心得》）

12. 妇人有口渴出汗，大饮凉水，烦躁发狂，腹痛腰疼，以致胎动欲坠　止焚定胎饮：玄参二两，甘菊三钱，青蒿五钱，茯苓三钱，生地一两，知母二钱，白术五钱，人参三钱，天花粉二钱。水煎服。（《辨证录》）

13. 妊娠疟疾　青蒿 30 g，常山、熟地黄各 15 g，草果、甘草各 6 g，柴胡、川芎、陈皮各 9 g，当归、白芍、黄芩、白术各 12 g。[《江苏中医杂志》，1982(5)：30]

14. 产后排尿异常　鲜青蒿 200～300 g 捣细碎，不让汁流失，即时敷于脐部，上面覆盖 25 cm×30 cm 塑料薄膜皮棉垫各一块，胶布固定。敷后患者腹部有清凉感，一般 30～60 分钟即可排尿。（《中医妇产科学》，刘敏如等主编）

15. 产褥热　青蒿浸膏溶液：由一味青蒿加工制成，每次 2～8 mL，每日 2 次。（《中药制剂汇编》）

16. 产后一切虚热，淹延不解　青蒿叶、鳖甲、生熟地黄、牛膝、枸杞、麦门冬、北五味子各等分，水煎服。（《方脉正宗》）

17. 产后暑热不退　参见白薇条。

18. 产后暑湿中阻潮热不退　青蒿、白术、陈皮各 6 g，白薇、清水豆卷、茯苓各 9 g，蔷薇花、通草各 4.5 g，鸡苏散、生地黄各 12 g，鲜芦根 1 支。（《中医妇科临床手册》）

19. 性欲亢进（围绝经期综合征）　龟板胶 20 g，鳖甲 15 g，牡蛎 20 g，磁石 20 g，紫石英 20 g，炒黄柏 10 g，浮小麦 20 g，紫草 20 g，五味子 6 g，青蒿 12 g。（《妇科用药 400 品历验心得》）

20. 潮热盗汗（围绝经期综合征）　龟甲 20 g，鳖甲 20 g，牡蛎 30 g，白薇 10 g，地骨皮 12 g，青蒿 10 g，糯稻根 30 g。（《妇科用药 400 品历验心得》）

21. 狂证多实热，产后则虚热　宜收阳汤：人参、桑叶、麦冬、元参、青蒿各一钱。一剂汗止，二剂狂定，不得服三剂。（《竹林女科证治》）

22. 妇人服,能令多子　青蒿乌鸡丸：青蒿,香附子,蕲艾,当归,牡丹皮,地骨皮,白芍药,黄芪,茯苓,人参,白术,川芎,鳖甲,白毛乌骨雄鸡。(《济阴纲目》)

23. 妇人骨蒸劳热,四肢烦疼,日渐羸瘦　青蒿散：青蒿二两,龙胆三分半,栀子仁三分,知母三分,黄连一两,炙鳖甲二两,黄芪一两,桑根白皮一两,地骨皮半两,白术一两,炙甘草半两,柴胡一两半。上件药捣罗为散,每服四钱,以水一中盏,入生姜半分,煎至六分,去滓,不计时候温服。(《太平圣惠方》)

24. 妇人肢体倦疼,虚劳寒热　青蒿散：青蒿,八九月间成实时采,去枝梗,以蒿用童子小便浸三日,晒干为末。每服二钱。乌梅一个,煎至七分,温服。(《妇人大全良方》)

25. 乳痈　青蒿全草捣烂敷,或水煎服。(《湖南药物志》)

26. 急性盆腔炎壮热恶寒,小腹灼热,腹痛拒按　蒿蒲口服液：青蒿 12 g,牡丹皮 12 g,黄柏 12 g,蒲公英 30 g,白薇 20 g,丹参 20 g,连翘 20 g,赤芍药 15 g,桃仁 15 g,青皮 10 g,川楝子 10 g。(《名医治验良方》)

27. 外阴瘙痒症　苦参二黄汤：苦参、大黄、白芷、青蒿、艾叶各 20 g,黄连 10 g,桉树叶 30 g。水煎熏洗。(《当代中医实用临床效验方》)

28. 霉菌性阴道炎　青蒿 60 g,每次加水 1 000 mL,煎取 500 mL,连煎 3 次,合药液,凉后先用冲洗器冲洗阴道再坐浴,不拘次数,每次 15 分钟。(《妇科用药 400 品历验心得》)

29. 肝肾阴虚型外阴白色病损　鹿衔草、淫羊藿、覆盆子、青蒿各 50 g,加冷水 2 000 mL,浸泡 1～2 小时,再煮沸 20 分钟,去渣,1 剂分 4 次用,每日 2 次,每次 20 分钟,先熏后坐浴。(《妇产科疾病中医治疗全书》)

【现代药理研究】 青蒿素衍生物可在体外抑制宫颈癌 HeLa 细胞的增殖并促进其凋亡。青蒿中含有多个具有解热作用的成分,解热作用可能是其活性成分群整合作用的结果。[《中草药》,2019,50(14)：3461－3470]

【用法用量】 内服：煎汤,5～15 g;或入丸、散。外用：60 g,水煎外洗坐浴。

【使用注意】 脾胃虚寒者慎服。

青　黛

出《药性论》。又名靛花、青缸花、靛沫花。为爵床科植物马蓝 *Baphicacanthus cusia* (Nees) Bremek.、蓼科植物蓼蓝 *Polygonum tinctorium* Ait. 或十字花科植物菘蓝 *Isatis indigotica* Fort.的叶或茎叶经加工制得的干燥粉末或团块。

【药性】 咸,寒。入肝、肺、胃经。

【功效】 清热,凉血,解毒。

【药论及医论】 《本草衍义补遗》:“能收五脏之火,解热毒,泻肝,消食积。”

《本草纲目》:“去烦热,吐血,咯血,斑疮,阴疮,杀恶虫。”

《本经逢原》:“治温毒发斑及产后痢下重。”

《要药分剂》:“除热解毒,兼能凉血。”

【临床应用】

1. 经行口糜　青黛粉开水调,涂患处。(《班秀文临床经验辑要》)

2. 妇人形瘦,月经不调,有时疼,热痰嗽　青黛、瓜蒌仁、香附(童便浸,晒干)。上药为末,蜜丸。噙化。(《郑氏家传女科万金方》)

3. (带下)肥人多痰　宜南星、半复、海石、苍术、香椿皮、青黛;瘦人白带因多热,宜黄柏、滑石、海石、橙皮、川芎、蛤粉、青黛,作丸服之。(《钱氏秘传产科方书名试验录》)

4. 止带丸　当归(酒洗)、川芎、白术、人参、山药、杜仲(姜汁,酒炒去丝)、香附(醋炒)、青黛(减半)、牡蛎(火煅)、破故纸(酒炒)、续断、椿根皮(酒炒)各等分。上为细末,炼蜜为丸,如梧桐子大。每服五十丸,空心清米汤吞下。(《万病回春》)

5. 赤带　参见玉米须条。

6. 白淫　参见胡黄连条。

7. 妊娠恶阻　安胃饮：青黛、清半夏各三钱,赤石脂一两,加水煎浓,调入蜂蜜二两,徐徐

温服。每次只饮一口，半天之内服完一剂。(《医学衷中参西录》)

8. 孕妇心膈热痛，脉数　清中汤：黄连钱半，青黛三钱，花粉三钱，池菊三钱，会白钱半，甘草钱半，元参钱半，薄荷钱半，钩藤(迟入)五钱。水煎，去渣温服。(《女科指要》)

9. 子痫。妊娠风热相抟，时发昏眩　犀角散：犀角，人参，山栀，羌活，黄连，青黛，川芎，川芎，白芷，白茯，甘草。(《女科心法》)

10. 妊娠伤寒，骨节疼痛，壮热　葱白(切)一升，前胡、葛根、石膏各十分，青黛六分，升麻八分，栀子仁十二分。上以水七升，煮取二升半，分三服。(《经效产宝》)

11. 妊娠妇人产前诸风热，困倦，时发昏眩　拣参、犀角、山栀子、黄连、青黛、川芎、川羌活、吴白芷、炙甘草、茯苓各半两。上为粗末，每服五钱，水一盏半，生姜三片，竹叶五七叶，同煎至一盏去滓，温服食前。(《普济方》)

12. 妊娠伤寒，热郁阳明，热极而发紫黑斑，脉洪数者　青黛石膏汤：真青黛，鲜生地，生石膏，升麻，黄芩，焦栀子，葱头。(《重订通俗伤寒论》)

13. 子嗽　青黛 3 g，炒黄芩 9 g，浙贝母 10 g，瓜蒌皮 10 g，茯苓 10 g，杏仁 10 g，海浮石 15 g，炙甘草 6 g，炒莱菔子 5 g，前胡 10 g。(《妇科用药 400 品历验心得》)

14. 妊娠子淋　参见功劳木条。

15. 孕妇骨节疼痛，不急治则落胎　葛根升麻汤：葛根、石膏、升麻、前胡、青黛，加姜汁、竹沥。(《薛氏济阴万金书》)

16. 外治妊娠眉骨风、头风、目翳　碧云散：鹅不食草、川芎各五钱，北细辛、辛夷净仁各一钱，青黛五分。晒研极细，每用少许，频频搐鼻作嚏，能追出风邪，坠落风翳，常用自效。(《彤园妇人科》)

17. 产后发狂　四物汤加青黛，水煎服。(《本草纲目》)

18. 产后发斑　四物汤加青黛。(《摘元方》)

19. 产后暑热　参见竹叶条。

20. 产后冷热不调，大小便不通　木香煮散：木香(炮为末)、青黛(研)各一两。上再研令匀，每服二钱，以水半盏，麻油少许，同煎十余沸，去滓温服，少顷即通。(《普济方》)

21. 急性乳腺炎　鹿角 15 g，煅牡蛎、炙鳖甲各 6 g，青黛 1.5 g。共为细末，每服 9 g，白水送下。(《常见病验方研究参考资料》)

22. 急性乳腺炎　桃仁 30 g，朴硝 20 g，青黛 15 g。药捣烂，加蜂蜜适量调和，涂敷患处及其周围，纱布覆盖，胶布固定，日换 1 次。(《中国民间医术绝招・妇科部分》)

23. 乳疖　参见瓦楞子条。

24. 产后阴户生疮　青黛、黄丹、水粉、五倍子等分为末。用卖肉铺上拭肉巾，烧为末，和前药。先以荆芥、薄荷、柏叶煎汤，洗净后掺药。如疮干，可用油调末涂之。(《证治准绳・女科》)

25. 白塞综合征(狐惑病)所致的外阴溃疡　青黛 15 g，黄柏 30 g。共研细末，局部外敷。每日 1～2 次。(《全国名医妇科验方集锦》)

26. 宫颈糜烂　矾柏散：黄柏、枯矾、青黛各等分。共研极细末，和匀。以消毒棉球蘸饱药粉，用线系住，纳于阴道宫颈糜烂面。晚上用药，次晨取出。如能用喷撒器喷撒患处尤佳。(《名医治验良方》)

27. 子宫颈癌放射治疗后膀胱反应　参见土茯苓条。

28. 生殖器疱疹　青黛散：青黛 60 g，石膏 120 g，滑石 120 g，黄柏 60 g。研细末，和匀。局部外敷，每日 2 次。(《中医外科讲义》)

29. 二阴湿疮　马齿苋四两研碎，入青黛一两再研匀，涂疮上。(《医学纲目》)

30. 霉菌性阴道炎　青黛 30 g，水煎 3 次，合药液约 1 500 mL，凉后先用冲洗器冲洗阴道再坐浴，不拘次数，每次 15 分钟。(《妇科用药 400 品历验心得》)

31. 外阴灼热　忍冬藤 60 g，青黛 20 g。每次加水 1 000 mL，煎取 500 mL，连煎 3 次，合药液凉后先用冲洗器冲洗阴道再坐浴，不拘次数，每次 15 分钟。(《妇科用药 400 品历验心得》)

【现代药理研究】　青黛的抗真菌的活性成

分，对羊毛状小孢子菌、断发癣菌、石膏样小孢子菌、紫色癣菌、絮状表皮癣菌、红色癣菌等均有较强的抑制作用。[《安徽中医学院学报》，1997，16(2)：58－59]

【用法用量】 内服：煎汤，5～10 g，布包；研末，每次 1.5～6 g，或入丸剂。外用：20 g，水煎外洗，或适量局部涂抹。

【使用注意】 脾胃虚寒者禁服。

青葙子

出《神农本草经》。又名草决明、野鸡冠花子、狗尾巴子、牛尾巴花子。为苋科植物青葙 *Celosia argentea* L.的种子。

【药性】 甘、淡，寒。入大肠、小肠经。

【功效】 祛风湿，清肝火，明目退翳。

【临床应用】

1. 血崩　青葙子、夏蚕蛹灰、棕皮灰。上为末，用霹雳酒调下二钱，空心服。(《普济方》)

2. 赤白带下　青葙子一两。加糖，水熬，一日分两次服。(《常见病验方研究参考资料》)

3. 围绝经期头顶痛，偏头痛　青葙子、白蒺藜各 18 g，珍珠母 30 g，炒栀子、牛膝各 12 g，当归 15 g，香附 10 g。(《全国名医妇科验方集锦》)

4. 下部䘌疮　雄黄(研)、青葙子、苦参、黄连各三分，桃仁(去皮尖炒)一分。上为末，以生艾捣汁和如枣核，绵裹纳下部。(《普济方》)

【用法用量】 内服：水煎，3～15 g。外用：适量，研末调敷；捣汁灌鼻。

【使用注意】 动物试验结果显示，本品有降低血压的作用。青葙子油脂有扩瞳作用。

青葙花

出《草药新纂》。又名笔头花。为苋科植物青葙 *Celosia argentea* L.的花序。

【药性】 苦，凉。

【功效】 清肝除湿，凉血止血，明目。

【临床应用】

1. 月经不调　干青葙花 30 g，土牛膝干全草 30 g，豆腐酌量，水炖服。(《福建中草药》)

2. 血崩　红青葙花 15 g，水煎服，或炖猪瘦肉服。(《江西草药》)

3. 月经过多，白带　白青葙花 60 g，猪瘦肉 90 g。水煎，服汤食肉。(《江西草药》)

4. 妇人鼻衄，出血数升，不知人事　青葙草汁灌入鼻中。(《普济方》)

5. 子宫内膜炎，附件炎　黑面神合剂(Ⅰ)：黑面神、狗脊、青葙(花籽)各等量制成。每次 30 mL 口服。每日 1～2 次。12 日为 1 个疗程。(《中药制剂汇编》)

【用法用量】 内服：水煎，15～30 g(鲜品 30～60 g)。

玫瑰花

出《食物本草》。又名徘徊花、笔头花、刺玫花。为蔷薇科植物玫瑰 *Rosa rugosa* Thunb.的干燥花蕾。

【药性】 甘、微苦，温。入肝、脾经。

【功效】 理气解郁，和血散瘀。

【药论及医论】《本草正义》："玫瑰花香气最浓，清而不浊，和而不猛，柔肝醒胃，流气和血，宣通窒滞而绝无辛温刚燥之弊，断推气分药之中，最有捷效而最为驯良者，芳香诸品，殆无其匹。"

《百草镜》："玫瑰花。治乳痈初起，郁症宜此。"

《随息居饮食谱》："调中，活血，舒郁结，辟秽，和肝。酿酒可消乳癖。"

《国医大师班秀文学术经验集成》："既有温养血脉之力，又有舒发生机之功。药入五脏，血气兼治，温而不燥，疏不伤阴，扶正祛邪，适用于妇人气机郁滞、血脉不通之体，且食之芳香甘美，爽人肝脾，是治疗体虚兼郁、月经失调、带下日久不愈之疏肝运脾之良药。"

《中医妇科名家经验心悟》："朱南孙认为，玫瑰花偏入肝经，解郁疏肝，行气和血，玳玳花甘苦气香，疏肝和胃，理气宽胸，开胃止呕。合用于肝胃不和之恶阻，经行呕吐或妇人伴气郁。”

【临床应用】

1. 原发性痛经　月季花、玫瑰花各500 g，红糖300 g。煎熬浓缩收膏。分服。(《妇科病妙用中药》)

2. 痛经腹泻　鹿衔草15 g，丹参20 g，当归10 g，川芎10 g，蒲黄10 g，五灵脂10 g，延胡索10 g，川楝子10 g，香附10 g，益母草20 g，九香虫10 g，玫瑰花10 g，徐长卿20 g，白芥子10 g。(《妇科用药400品历验心得》)

3. 月汛不调　玫瑰膏：玫瑰花蕊三百朵，初开者去心蒂，新汲水砂铫内煎取浓汁，滤去渣，再煎，白冰糖一斤收膏，早晚开水冲服。如专调经，可用糖收膏。(《饲鹤亭集方》)

4. 月经过多，病情较轻浅　玫瑰花配益母草，水煎服。(《中药大全》)

5. 月经后期　参见鸡内金条。

6. 闭经　柴胡疏肝散加玫瑰花12 g，郁金15 g，鸡内金15 g。(《妇科用药400品历验心得》)

7. 溢乳闭经　参见王不留行条。

8. 经前乳房胀痛　玫瑰花、醋柴胡、当归、制香附、橘核各10 g，炒白芍、茯苓各15 g。(《全国名医妇科验方集锦》)

9. 白带　玫瑰花9 g，海螵蛸12 g，白鸡冠花9 g。水煎服。(《山东中草药手册》)

10. 妊娠恶阻　玫瑰花、白芍、紫苏叶各10 g，太子参、怀山各15 g，扁豆20 g，陈皮9 g，藿香6 g，竹茹30 g，煨姜3片。(《中药大全》)

11. 妊娠胸痹　瓜蒌10 g，薤白10 g，白酒1匙，竹茹10 g，枳壳6 g，佛手柑10 g，黄连1.5 g，炒栀子8 g，绿萼梅5 g，玫瑰花4 g，木蝴蝶4 g，丝瓜络10 g。(《妇科用药400品历验心得》)

12. 气滞型孕痈　参见败酱草条。

13. 胎动停止，胎萎不长　全当归9 g，川芎3 g，焦白术9 g，老紫苏梗9 g，陈皮4.5 g，砂仁2.4 g，云茯苓9 g，炒白芍4.5 g，苎麻根12 g，南瓜蒂5只，玫瑰花1.5 g。(《现代名中医妇科绝技》)

14. 脏躁　玫瑰花3 g，半夏、紫苏叶、茯苓、香附、合欢皮各9 g，厚朴、青皮、桔梗、姜竹茹各6 g，生姜4.5 g，大枣5枚。(《中医妇科临床手册》)

15. 梅核气　玫瑰花15 g，海蜇、地栗各360 g，核桃12枚，入高粱酒1 kg浸7日，每次半杯，每日2次饮服。(《妇产科疾病中医治疗全书》)

16. 肝气郁结引起的经前胸闷痞塞、抑郁寡欢诸症　参见刺蒺藜条。

17. 乳痈　玫瑰花初开者，阴干，燥者三十朵，去心、蒂，陈酒煎，食后服。(《百草镜》)

18. 乳痈　用玫瑰花五七朵，干者亦可。醇酒煎服，治疗乳痈。即以花瓣摘散，铺贴患处，三二次可愈。即已成硬块者，亦可消散。(《女科辑要》)

19. 乳癖　参见地龙条。

【用法用量】 内服：煎汤，6～15 g；浸酒或泡茶饮服。

苦　参

出《神农本草经》。又名苦骨、地骨、牛参、川参。为豆科植物苦参 *Sophora flavescens* Ait. 的根。

【药性】 苦，寒。入心、肺、肾、大肠经。

【功效】 清热，燥湿，杀虫。

【药论及医论】《神农本草经》：“主心腹结气，癥瘕积聚，黄疸，溺有余沥……”

《名医别录》：“……疗恶疮，下部䘌。”

《滇南本草》：“凉血，解热毒，疥癞，脓窠疮毒最良。疗皮肤瘙痒，血风癣疮……”

【临床应用】

1. 月事欲下，腹疼痛　苦参、牡丹、赤茯苓、赤芍药、当归、炒大黄各一两，吴茱萸、延胡索、五味子、炒荷叶各半两，槟榔五枚，桂三分。上为末，炼蜜和丸，捣令匀熟，丸如梧桐子大，每服空心酒下三十丸加至四十丸，以瘥为度。(《普济方》)

2. 崩漏　苦参30～50 g，将饮片炒至颜色变深为度，加红糖50 g。每日2剂，早晚水煎，

早温服。若药后恶心、呕吐，停服。（《中医妇产科学》，刘敏如等主编）

3. 腹中血结，月候不调　破血丸：牡丹皮、苦参、赤芍药、当归、炒大黄各一两，食茱萸、延胡索、五味子各一两，贝母一两半，槟榔十枚，莲叶一斤。上为细末，炼蜜丸如梧桐子大，每日空腹酒下三十丸，渐加至四十丸。（《普济方》）

4. 室女禀受怯弱，月水不调，或来或止，身体疼痛，时有寒热　赤芍药、熟干地黄、紫苏子各二两，贝母、桑寄生、人参、炙鳖甲、当归、川芎各一两半，苦参、煨诃黎勒、桂各一两。（《普济方》）

5. 经前面部皮损　何首乌 20 g，生地黄 15 g，当归 9 g，乌梢蛇 10 g，熟地黄 15 g，炒白芍 10 g，苦参 10 g，苍术 9 g，防风 10 g，蚕砂 10 g，白僵蚕 10 g，白蒺藜 10 g。（《妇科用药 400 品历验心得》）

6. 经后淋证　当归贝母苦参丸加味：当归 6 g，浙贝母 10 g，苦参 15 g，冬葵子 15 g，茯苓 30 g，猪苓 10 g，泽泻 10 g，六一散 30 g，车前子 10 g，石韦 20 g。（《妇科用药 400 品历验心得》）

7. 赤白带下　苦参二两，牡蛎粉一两五钱，为末。以雄猪肚一个，水三碗煮烂，捣泥和丸梧子大。每服百丸，温酒下。（《本草纲目》）

8. 妊娠小便难，饮食如故　当归贝母苦参丸主之。当归、贝母、苦参各四两。上三味，末之，炼蜜丸如小豆大，饮服三丸，加至十丸。（《金匮要略》）

9. 妊娠痒疹　参见蚕砂条。

10. 妊娠过敏性皮炎　紫草 30 g，连翘 30 g，苦参 50 g，蚕沙 30 g 加减，水煎外洗，不拘次数。（《妇科用药 400 品历验心得》）

11. 妊娠气血壅滞生疮　黄芪汤：黄芪、苦参、羌活、独活、恶实、炙甘草各一两。上粗捣筛，每服三钱匕，水一盏，煎至七分去滓，温服。（《普济方》）

12. 血邪攻心，癫狂不识人　赤马蹄（炒令焦黄）、白僵蚕（微炒）各一两。上件药捣细罗为散，不计时候，煎苦参汤调下一钱。（《太平圣惠方》）

13. 产后淋证　当归 5 g，浙贝母 10 g，苦参 10 g，冬葵子 20 g，茯苓皮 30 g，炒栀子 12 g，炒黄柏 10 g，金银花 15 g。（《妇科用药 400 品历验心得》）

14. 产后热毒痢　犀角散：犀角屑一两，苦参一两，黄连一两，黄柏一两。上件药捣细罗为散，每服，以粥饮调下二钱，日三四服。（《太平圣惠方》）

15. 妇人在草蓐自发露得风，四肢苦烦热头痛者，与小柴胡汤；头不痛但烦者，三物黄芩汤主之：黄芩一两，苦参二两，干地黄四两。上三味，以水六升，煮取二升，温服一升，多吐下虫。（《备急千金要方》）

16. 遍身皮肤瘙痒，或生疮疥，或生瘾疹。用手搔时，浸淫成疮，久而不差（瘥），愈而复作　参见黑芝麻条。

17. 妇人血膈　牡丹煎：牡丹皮，苦参，贝母，玄胡索，白芍药。上等分为细末，炼蜜丸如梧桐子大。每服十五、二十丸，米饮吞下，无时候。（《妇人大全良方》）

18. 妇人小腹疼，青黑或赤，不能喘息　以苦参一两，醋一升半煎八合，分二服。（《普济方》）

19. 烦躁寐差（围绝经期综合征）　百合 30 g，知母 10 g，鸡子黄 1 个，炒栀子 10 g，淡豆豉 9 g，龟板胶 10 g，墨旱莲 20 g，白薇 10 g，苦参 12 g，酸枣仁 20 g，龙骨 20 g，牡蛎 20 g。（《妇科用药 400 品历验心得》）

20. 腹泻　苦参 12 g，蛇莓 20 g，凤尾草 15 g，爵床 15 g，月季花 10 g，槟榔 10 g。（《妇科用药 400 品历验心得》）

21. 乳癌初起，坚硬如鸡子大　苦参 1 只，酒糟适量，共捣烂涂。（《常见病验方研究参考资料》）

22. 乳头瘙痒　甘草泻心汤加味：炙甘草 10 g，黄芩 10 g，黄连 5 g，干姜 3 g，大枣 5 个，党参 10 g，半夏 10 g，龙胆 5 g，白鲜皮 10 g，地肤子 10 g，蝉蜕 5 g，炒栀子 10 g，苦参 10 g。（《妇科用药 400 品历验心得》）

23. 时生疥癞，瘙痒难忍，时出黄水，及大风手足烂坏，眉毛脱落　苦参四两，荆芥（去梗）三

两。上为细末,水糊丸如桐子大,每服二十丸,好茶吞下,或荆芥汤,食后。(《女科百问》)

24. 子宫肌炎,子宫内膜炎,盆腔炎等 苦参根、败酱草、白花蛇舌草各 30 g,紫花地丁、蒲公英各 50 g。水煎至 100 mL,每次取 50 mL 加开水灌肠,每日 1 次,10 次为 1 个疗程。(《中国中医秘方大全》)

25. 子宫脱垂 苦参 60 g。水煎取液先熏后洗患部,每日 4 次。1 剂药用 2 日。5 剂为 1 个疗程。(《中国民间医术绝招·妇科部分》)

26. 子宫颈糜烂 治糜灵:儿茶、苦参、黄柏各 25 g,枯矾 20 g,烘干共研细末,过筛,后加冰片 5 g,用时以香油调成糊状。先用干棉球清拭阴道后,再将带线棉球蘸药糊放在糜烂面上,24 小时后将药棉球取出,每隔 2 日上药 1 次,10 次为 1 个疗程。(《中药贴敷疗法》)

27. 外阴单纯疱疹感染 生甘草 9 g,黄芩 10 g,党参 10 g,干姜 5 g,黄连 5 g,大枣 6 个,半夏 9 g,苍术 10 g,黄柏 10 g,川牛膝 10 g,苦参 15 g。(《妇科证治经方心裁》)

28. 淋病 苦参 30 g,黄柏 30 g,土茯苓 30 g,马齿苋 30 g,威灵仙 20 g,生甘草 10 g。水煎外洗,每日 2 次,每日 1 剂。(《现代中西医妇科学》)

29. 人乳头瘤状病毒感染 参见野菊花条。

30. 外阴肛周湿疹 参见黄连条。

31. 阴痒 搨痒汤:鹤虱草,苦参,威灵仙,归尾,狼牙,蛇床子。煎汤熏洗。(《疡医大全》)

32. 湿热甚所致的白塞综合征 苦参 45 g,生甘草 30 g,青黛 15 g,黄柏 30 g。前二味水煎坐浴,每日 1～2 次。后二味共研细末,在坐浴后,将此细粉撒在溃疡处。(《全国名医妇科验方集锦》)

33. 霉菌性阴道炎 苦参汤:苦参 40 g。每次加水 1 000 mL,煎取 500 mL,连煎 3 次,合药液,凉后先用冲洗器冲洗阴道再坐浴,不拘次数,每次 15 分钟。(《妇科用药 400 品历验心得》)

34. 阴道滴虫病 苦参栓:由一味苦参制成。(《中药制剂汇编》)

35. 滴虫性阴道炎 蛇床子一两,苦参一两,煎汤熏洗。(《常见病验方研究参考资料》)

36. 阴虱 参见蛇床子条。

37. 阴道溃疡 苦参二至三两。煎汤熏洗,每日早晚各 1 次。(《常见病验方研究参考资料》)

【现代药理研究】

(1) 苦参及其制剂具有广谱抑菌活性,对多种细菌和真菌均能发挥抑菌效能。苦参有抑制中枢神经、治疗失眠的作用。苦参提取物可引起小鼠自发活动减少、戊巴比妥钠入睡时间缩短、睡眠时间延长并能明显加强阈下剂量戊巴比妥钠的催眠作用。[《辽宁中医药大学学报》,2023,25(1): 152 - 156]

(2) 苦参碱、氧化苦参碱及混合生物碱对小鼠实体性宫颈癌(U_{14})有抑制作用。苦参醇浸膏每毫升 1 g 生药于体外能杀灭阴道滴虫,所需时间平均为 58 分钟。(《现代中药药理与临床》)

【用法用量】 内服:煎汤,6～15 g;或入丸、散。外用:50 g,煎水熏洗。

【使用注意】 脾胃虚寒者禁服。

苦杏仁

出《本草经集注》。又名杏仁。为蔷薇科植物山杏 *Prunus armeniaca* L. var. *ansu* Maxim.、西伯利亚杏 *Prunus sibirica* L.、东北杏 *Prunus mandshurica* (Maxim.) Koehne 或杏 *Prunus armeniaca* L.的成熟种子。

【药性】 苦,微温,有小毒。入肺、大肠经。

【功效】 润肠,杀虫。

【药论及医论】 《神农本草经》:"主咳逆上气雷鸣,喉痹,下气产乳金疮,寒心奔豚。"

《食疗本草》:"绵裹,内女人阴中治虫疽。"

《珍珠囊》:"除肺热,治上焦风燥,利胸膈气逆,润大肠气秘。"

【临床应用】

1. 月经不调,或一月再来,或两月、三月一来,或月前或月后闭塞不通 杏仁汤:杏仁二两,桃仁一两,大黄三两,水蛭、虻虫各三十个。

上五味㕮咀，以水六升，煮取二升，分三服。(《医部全录·妇科》)

2. 血崩不止　杏仁皮(烧灰存性，为末)每服三钱，空心好酒下，一服即止，三服除根矣。(《妇科秘方》)

3. 倒经　参见旋覆花条。

4. 经行咳嗽，妊娠咳嗽，产后咳嗽　杏仁、炒荆芥、炒防风、炙紫菀、炙款冬、桑白皮、桔梗、姜半夏、杜仲、川续断、罂粟壳各 9 g，桑寄生 12 g，带壳胡桃 3 只，生姜 3 片。(《全国名医妇科验方集锦》)

5. 经水不利，脏坚癖不止，中有干血，下白物　矾石丸：矾石三分(烧)，杏仁一分。上二味，末之，炼蜜和丸枣核大，纳脏中，剧者再纳之。(《金匮要略》)

6. 月经疹　麻黄 6 g，连翘 10 g，赤小豆 20 g，桑白皮 10 g，杏仁 10 g，生甘草 5 g，石膏 15 g，蚕沙 10 g，乌梢蛇 10 g，白鲜皮 20 g，地肤子 20 g。(《妇科证治经方心裁》)

7. 经前面部痤疮　参见白石脂条。

8. 经前乳房胀痛　参见麦芽条。

9. 带下　瓜蒌皮 15 g，浙贝母 10 g，半夏 10 g，茯苓 10 g，蛇床子 10 g，代赭石 15 g，杏仁 10 g，苍术 10 g，海浮石 30 g。(《妇科用药 400 品历验心得》)

10. 赤带久不止，必血虚　宜胶艾四物汤加麦冬、杏仁、牡蛎。(《妇科玉尺》)

11. 妊娠腹痛　参见龙胆条。

12. 妊娠腰痛不可忍，或连髂痛　参见狗脊条。

13. 妊娠恶阻　杏龙汤：杏仁泥 24 g，姜半夏、茯苓、佩兰、旋覆花(包)、沉香曲各 9 g，陈皮、佛手各 6 g，砂仁壳 4.5 g，灶心土 30 g。(《中国妇产方药全书》)

14. 妊娠热病，发斑变黑　栀子大青汤：黄芩、升麻、山栀各一钱，大青、杏仁各五分，葱白三茎。(《妇科玉尺》)

15. 妊娠咳嗽不止，胎不安　甘草、杏仁各一分，紫菀一两，桑白皮一分，苦梗三分，天门冬一两。上㕮咀，每服三钱。(《妇人大全良方》)

16. 妊娠卒不得小便　杏仁二十个，去皮尖，熬令变色，上一味，捣丸如大豆，灯心煎汤，吞七粒，立得利。(《妇人大全良方》)

17. 妊娠瘾疹　炙麻黄 5 g，连翘 5 g，赤小豆 20 g，桑白皮 10 g，杏仁 10 g，炙甘草 6 g，生姜 5 片，大枣 5 个，蕲蛇 10 g，荆芥 10 g，刺蒺藜 10 g，白鲜皮 10 g，地肤子 10 g，蝉蜕 5 g。(《妇科证治经方心裁》)

18. 妊娠霍乱吐泻，心躁腹痛　参见白扁豆条。

19. 妊娠大便不通，或由大肠气滞者　宜紫苏饮加杏仁、黄芩。(《妇科玉尺》)

20. 妊娠心痛非心痛也，乃胎气上升，壅塞胃口作痛　红枣膏：大红枣二个，乌梅一个，杏仁(去心)七粒。同捣膏服。(《竹林女科证治》)

21. 妊娠身肿有水气，心腹胀满，小便少　茯苓散：茯苓四两，杏仁、槟榔各三两，旋覆花、郁李仁各一两。上为粗末，以水六升，煮取二升，去滓，分温三服。(《妇人大全良方》)

22. 子痫　羚羊角散：防风，独活，杏仁，酸枣仁，五加皮，甘草，薏苡仁，茯苓，木香，羚羊角。(《妇科心法要诀》)

23. 妊娠音哑阴虚肺燥证　参见知母条。

24. 产后血气虚损，大肠闭涩，传导艰难　滋肠五仁丸：杏仁(去皮面炒)、桃仁(如上制)各一两，柏子仁五钱，松子仁一钱半，郁李仁一钱面炒，橘红四两为末。上五仁另研制为膏，合橘皮末和匀再研，炼蜜丸如桐子大。每服三十丸，加至五六十丸，食前清米饮下。(《济阴纲目》)

25. 在蓐中风，背强不得转动，名曰风痉　甘草汤：甘草、干地黄、麦门冬、麻黄各十两，川芎、栝楼根、黄芩各三两，杏仁五十枚，葛根半斤。(《医部全录·妇科》)

26. 产后麻疹　麻黄 6 g，连翘 10 g，杏仁 10 g，赤小豆 20 g，桑白皮 10 g，甘草 6 g，石膏 20 g，牛蒡子 12 g，桔梗 6 g，瓜蒌皮 10 g，蝉蜕 5 g，薄荷 6 g。(《妇科证治经方心裁》)

27. 产后咳嗽，若因瘀血上冲入肺而嗽者　宜佛手散加桃仁、红花、杏仁、川贝母、延胡索。

(《妇科心法要诀》)

28. 产后喘促,脉浮而厥　五味子汤:五味子、人参、杏仁各二钱,麦门冬、陈皮各一钱。上加生姜三片,枣二枚,水煎服。(《济阴纲目》)

29. 产后虚气　杏仁汤:杏仁、橘皮、白前、人参各二两,生姜十两,苏叶、半夏各一升,麦冬二两,桂心四两。上以水一斗二升,煮取二升半,去滓,分五服。(《医部全录·妇科》)

30. 产后阴中如虫行痒　烧杏仁作灰,绵裹内阴中,良。(《产经》)

31. 妊娠、产后湿疹　参见白鲜皮条。

32. 输卵管积水　参见大腹皮条。

33. 大小便不通　枳杏丸:杏仁一两,枳壳二两。上为细末,神曲糊为丸桐子大,每服四十或五十丸,食前米饮姜汤下。(《女科百问》)

34. 妇人不得小便　杏仁七粒,去皮尖。上一味,麸炒黄为细末,水调服。(《千金翼方》)

35. 产后妒乳并痈　连翘汤:连翘子、升麻、芒硝各十分,玄参、芍药、白蔹、防己、射干各半分,大黄十二分,甘草六分,杏仁八十枚,去皮尖。上以水九升,煎取三升,大黄次下,硝分三服。(《妇人大全良方》)

36. 乳汁蓄积　参见白蔹条。

37. 结核性盆腔炎(包括结核性输卵管炎、结核性子宫内膜炎、盆腔结核性炎性包块形成)参见白蔹条。

38. 交接出血　参见威灵仙条。

39. 阴虱　参见芦荟条。

40. 阴疮　杏仁,捣以涂之。(《医心方》)

41. 阴痒不可忍　杏仁烧作灰,承热绵裹内阴中,日二易之。(《妇人大全良方》)

42. 阴道滴虫病　带皮杏仁捣烂后,加水两倍,搅匀绞汁,以纱布浸透填塞阴道。每日1次,每次3~4小时。(《有毒中草药大辞典》)

43. 面皯　粉刺方:用杏仁末和鸡子白敷之,一宿即落。或涂之过一宿,次日泔洗之。(《叶氏录验方》)

【现代药理研究】 体外实验,杏仁热水提取物粗制剂对人子宫颈癌JTC-26株的抑制率为50%~70%。氢氰酸、苯甲醛、苦杏仁苷体外实验证明均有微弱的抗癌作用。(《中药药理与应用》)

【用法用量】 内服:煎汤,5~15 g;或入丸、散。外用:60 g,水煎外洗。

【使用注意】 阴虚咳嗽及大便溏薄者禁服。有小毒,不宜过量服用。

苦楝皮

出《经史证类备急本草》。又名楝皮、楝根木皮。为楝科植物川楝 *Melia toosendan* Sieb. et Zucc.或 *Melia azedarach* L.的根皮或树皮。

【药性】 苦,寒,有毒。入肝、脾、胃经。

【功效】 杀虫,疗癣。

【药论及医论】《本草汇言》:"去虫杀疥之药也。"

《药性能毒》:"治妇人心痛。"

《陕西中草药》:"清热燥湿,治阴道滴虫。"

【临床应用】

1. 妊娠体癣　苦楝皮45 g,水煎2次,浓缩成150 mL,涂抹局部,不拘次数。(《妇科用药400品历验心得》)

2. 白带　苦楝根皮12 g,苍术15 g,山楂15 g。水煎服。(《中华民间秘方大全》)

3. 阴道发痒　苦楝皮、黄柏等量,共研细粉,撒布患处。(《妇产科疾病中医治疗全书》)

4. 滴虫性阴道炎　蛇床子一两,苦楝皮四钱。煎汤熏洗阴道。(《常见病验方研究参考资料》)

5. 霉菌性阴道炎　苦楝皮30 g。每次加水1 000 mL,煎取500 mL,连煎3次,合药液,凉后先用冲洗器冲洗阴道再坐浴,不拘次数,每次15分钟。(《妇科用药400品历验心得》)

6. 宫颈阿米巴病　参见射干条。

7. 阴癣　苦楝皮60 g,水煎2次,浓缩成150 mL,涂抹局部,不拘次数。(《马大正50年临证验案自选集》)

8. 前庭大腺囊肿　当归15 g,楝树根10 g,白芍、茯苓各9 g,栀子6 g,柴胡3 g,白芥子6 g。水煎服。(《实用中西医结合诊断治疗学》)

【现代药理研究】 10%苦楝皮水浸液对多种致病性真菌有抑制作用。(《中华本草》)

【用法用量】 内服：煎汤，6～15 g；或入丸、散。外用：30 g，煎水外洗坐浴。

【使用注意】 体弱及肝肾功能障碍者慎服，孕妇、脾胃虚寒者禁服。

枇杷叶

出《名医别录》。为蔷薇科植物枇杷 *Eriobotrya japonica* (Thunb.) Lindl.的叶。

【药性】 苦、微辛，微寒。入肺、胃经。

【功效】 清肺和胃，降气化痰。

【药论及医论】 《日华子》："治呕秽不止，妇人产后口干。"

【临床应用】

1. 肝经郁热引起的高催乳素血症，出现乳房发胀、溢乳、月经后期或闭经、不孕等 参见龙胆条。

2. 经行先期 先期丸：枇杷叶一斤，白芍药半斤，生地黄六两，熟地黄、五味子、山茱萸、黄柏、续断各四两，生甘草(去皮)一两，青蒿子、阿胶各五两，杜仲(去皮)三两。上为细末，怀山药粉四两打糊，用炼蜜和丸如梧子大。每五钱空心淡醋汤吞，饥时更进一服。(《妙一斋医学正印种子编》)

3. 血崩，经事失期，或前或后，能令有子 枇杷叶丸：枇杷叶二斤(蜜炙)，枸杞子半斤，山药一斤，山茱萸半斤，吴茱萸一两。上各为末，炼蜜丸如梧桐子大。每服七八十丸，清米饮下。(《摄生众妙方》)

4. 经前口痦 参见天冬条。

5. 经前面部痤疮 枇杷叶 9 g，菊花 6 g，生石膏 15 g。水煎后取汁，加入粳米 60 g 煮粥吃。(《妇产科疾病中医治疗全书》)

6. 经后咳嗽 桑白皮 10 g，地骨皮 10 g，生甘草 5 g，川贝母粉 5 g，杏仁 10 g，芦根 15 g，枇杷叶 10 g，前胡 10 g。(《妇科用药 400 品历验心得》)

7. 胃阴不足型恶阻 枇杷叶 2 片，蜜 30 g。先将枇杷叶洗净，在火上稍烤后用手抹去绒毛，清水煎煮取汁入蜜，服药蜜。(《百病饮食自疗》)

8. 相火上冲，烦热呕吐 芦根汤：生芦根，橘红，生姜，大腹皮，枇杷叶。(《资生集》)

9. 妊娠口渴 北沙参 12 g，玄参 10 g，天花粉 10 g，麦冬 10 g，竹叶 10 g，枇杷叶 10 g。(《妇科用药 400 品历验心得》)

10. 妊娠心烦，头目昏重，不思饮食 柴胡散：柴胡，赤茯，麦冬，人参，橘红，枇杷叶，甘草。生姜煎。(《女科心法》)

11. 子嗽 炙枇杷叶、枸杞子、川贝母、百合各 12 g，沙参 15 g，炙紫菀、苎麻根各 10 g，生梨皮一具。(《全国名医妇科验方集锦》)

12. 子悬方 紫苏、橘红、麦冬(去心)，等分为末，每服四钱，用枇杷叶三大片，竹茹一钱五分，煎汤调服。(《济阴近编》)

13. 妊娠觑肿便秘 生地黄 20 g，玄参 15 g，炒栀子 10 g，女贞子 20 g，麦冬 10 g，枇杷叶 15 g，珠儿参 15 g，生甘草 6 g。(《妇科用药 400 品历验心得》)

14. 妊娠霍乱吐泻，心烦 芦根饮子：芦根三两，人参二两，藿香三分，枇杷叶十片，炙甘草半两。上件药细锉和匀，每服一分，以水一中盏，入薤白七寸，生姜半分，煎至六分，去滓，不计时候稍热服。(《太平圣惠方》)

15. 两月孕身，要行取动者 枇杷叶、乌头、何首乌、红花、麝香、当归、朱砂各等分。上为细末，空心温酒调下。(《普济方》)

16. 产后吐利，霍乱，心腹痛 芦根饮：芦根一两，人参、枇杷叶各一两。上捣筛，每服五钱，水一盏半，煎八分去滓，温服。(《普济方》)

17. 产后内热呕吐 以枇杷叶(去毛蜜炙)、茅根各五钱，煎浓汤，入芦根汁半盏和匀服。(《证治准绳・女科》)

18. 产后烦渴潮热 用五苓散、枇杷叶(去白毛蜜涂炙)、麦门冬二十粒(去心)，煎汤服。(《普济方》)

19. 产后血气壅滞，心烦呕逆，不下饮食 枇杷叶散：炙枇杷叶半两，红蓝花一两，桂心半两，当归三分，赤芍药一分，人参三分，芦根三分，白术一两，枳壳半两。上件药捣粗罗为散，每服四钱，以水一中盏，入生姜半分，煎至六分，去滓，不计时候温服。(《太平圣惠方》)

20. 产后伤寒，呕哕不止，虚烦渴躁　枇杷叶散：炙枇杷叶半两，麦门冬三分，厚朴半两，干葛根三分，陈橘皮半两，人参三分，炙甘草半两。上件药捣粗罗为散，每服四钱，以水一中盏，入生姜半分，煎至六分，去滓，不计时候温服。(《太平圣惠方》)

21. 产后气血双亏，多汗证　枇杷叶、糯米各适量。糯米用清水浸泡一夜，新鲜枇杷叶去毛洗净，水浸软，以叶包糯米为粽。蒸熟为食，每日1次，连食3日。(《偏方大全》)

22. 干燥综合征　参见甘草条。

23. 多囊卵巢综合征　抑亢汤：炒栀子10 g，生地黄10 g，龙胆5 g，柴胡10 g，牡丹皮9 g，川牛膝30 g，枇杷叶15 g，茜草10 g，制大黄6 g，紫草20 g，香附5 g，丹参15 g。(《马大正中医妇科医论医案集》)

24. 回乳　枇杷叶煎：枇杷叶60 g，加水700 mL，煎至400 mL，分2次服。(《男女科病千首妙方》)

25. 回乳后乳房疼痛　参见天花粉条。

26. 奶痈　枇杷叶煎汤洗。(《普济方》)

【现代药理研究】 枇杷叶炙品能显著延长小鼠和豚鼠咳嗽潜伏期，减少小鼠咳嗽次数，增加小鼠呼吸道排泌量，延长豚鼠喘息潜伏期。枇杷叶能明显降低顺铂所致小鼠呕吐模型脑组织中5-羟色胺(5-HT)及多巴胺(DA)的含量，说明枇杷叶具有较好的止吐作用。[《中医药导报》，2019，25(21)：60-66]

【用法用量】 内服：煎汤，10～20 g。

【使用注意】 胃寒呕吐及风寒咳嗽证禁服。

板蓝根

出《本草纲目》。又名靛青根。为十字花科植物菘蓝 *Isatis indigolica* Fort.的根。

【药性】 苦，寒。入心、肝、胃经。

【功效】 清热，解毒，凉血。

【药论及医论】 《本草便读》："凉血，清热，解毒，辟疫，杀虫。"

《中药志》："凉血止血。"

【临床应用】

1. 崩漏　板蓝根12 g，贯众炭15 g，石韦15 g，地榆15 g，槐花15 g，阿胶10 g，萆薢10 g，钩藤15 g，海螵蛸20 g。(《妇科用药400品历验心得》)

2. 经行口糜　温清饮：生地黄，当归，赤芍，川芎，黄连，黄芩，黄柏，栀子，板蓝根，人中黄。(《中医妇科治疗学》)

3. 带下　板蓝根30 g，天仙果、石豆兰各12 g，金樱子16 g。(《中国民间草药方》)

4. 习惯性流产　五味固胎散：大黄、芒硝、板蓝根、浮萍、海蛤粉各等分。共研细末，和匀。取此散30 g，以黄酒调为稠膏状，外敷于肚脐上，上盖敷料，胶布固定。隔日换药1次。(《集验中成药》)

5. 妊娠患时疾　黄芩、郁金各一两。上为末，每服一钱。板蓝根、地黄水下，汗出效，未得汗，再服即瘥。(《产育宝庆集》)

6. 孕妇瘟疫发表之后，毒甚不解，邪传入里者　参见马勃条。

7. 安胎，解烦热，极妙　浮萍、川朴硝、蛤粉、蓝根等分，大黄微炒。上为末，水调敷脐上。(《妇人大全良方》)

8. 妊娠发热　板蓝根12 g，薄荷5 g，淡豆豉10 g，炒栀子10 g，桔梗5 g，生甘草5 g，白薇10 g。(《妇科用药400品历验心得》)

9. 妊娠合并风疹　桑菊饮加板蓝根、大青叶。(《中医妇产科学》，刘敏如等主编)

10. 妊娠合并病毒性肝炎(湿热内蕴型)　茵陈、板蓝根、黄芩、金银花各30 g，栀子、白术、白芍、茯苓各15 g，六一散、茜草各20 g，制川大黄、紫苏叶各9 g，砂仁3 g。(《妇科名医证治精华》)

11. 妊娠合并肾炎风邪侵袭证　参见金银花条。

12. 产后发热逆传心包　水牛角15 g(另煎),牡丹皮、带心连翘、金银花各15 g,牛黄3 g,板蓝根15 g,生地黄、黄芪各10 g,升麻5 g,五灵脂10 g,败酱草30 g。(《中医临床妇科学》,夏桂成主编)

13. 乳痈　板蓝根、金银花、连翘各60 g,桔梗30 g。煎服,或药汁热敷患处。(《中国民间草药方》)

14. 急性乳腺炎　板蓝根30 g,金银花15 g,连翘、浙贝母各9 g。(《常见病验方研究参考资料》)

15. 外阴瘙痒　板蓝根60 g。每剂水煎3次,合药液约1 500 mL,凉后先用冲洗器冲洗阴道再坐浴,不拘次数,每次15分钟。(《妇科用药400品历验心得》)

16. 外阴尖锐湿疣　板蓝根、牡丹皮、香附、野菊花各30 g,莪术20 g。水煎洗。(《全国名医妇科验方集锦》)

17. 生殖器疱疹　马齿苋50 g,板蓝根50 g,紫草15 g,大血藤30 g,忍冬藤30 g,苦参30 g,黄柏20 g。水煎去渣熏洗、坐浴。每日1～2次,每次20分钟,每日1剂。(《现代中西医妇科学》)

18. 外阴白塞综合征　板蓝根30～100 g煎水冲洗患处。(《妇产科疾病中医治疗全书》)

【现代药理研究】 板蓝根抽提物能抑制病毒侵染并有抑制增殖作用。体外试验结果显示,100%板蓝根水煎液对金黄色葡萄球菌、表皮葡萄球菌有抑菌作用。(《中华本草》)

【用法用量】 内服:煎汤,15～30 g,大剂量可用60～120 g;或入丸、散。外用:50～100 g,煎汤熏洗。

【使用注意】 脾胃虚寒、无实火热毒者慎服。

刺猬皮

出《本草原始》。又名猬皮。为刺猬科动物刺猬 *Erinaceus europaeus* L.的皮。

【药性】 苦、涩,平。入胃、大肠、肾经。

【功效】 化瘀止痛,固精缩尿,收敛止血。

【药论及医论】《神农本草经》:“阴蚀下血,赤白五色血汁不止,阴肿痛引腰背。”

【临床应用】

1. 五崩身瘦……阴中肿如有疮状……漏下赤白青黄黑汁,大臭如胶污衣状　云母芎䓖散:云母、芎䓖、代赭、东门边木烧各一两,白僵蚕、乌贼骨、白垩、猬皮各六铢,鳖甲、桂心、伏龙肝、生鲤鱼头各十八铢。上十二味,治下筛,酒服方寸匕,日三夜一。(《医部全录·妇科》)

2. 经行疱疹,经前瘾疹　刺猬皮、当归、赤芍、红花、牡丹皮、地龙、僵蚕、炒荆芥、连翘各9 g,生地黄12 g。(《全国名医妇科验方集锦》)

3. 经行吐衄　以烧猬皮灰细研,如大豆许,绵裹纳鼻中塞之。(《妇产科疾病中医治疗全书》)

4. 赤白带下　刺猬皮(炒)、海螵蛸各15 g,共为细末,每服15 g,早、晚各1次服。(《常见病验方研究参考资料》)

5. 白带　刺猬皮15 g,水煎服,或鲜刺猬皮(带毛的)一张,炉火焙干为末,每日3次,每服6 g,白水送下。(《常见病验方研究参考资料》)

6. 白崩　参见牛角鳃条。

7. 产后出血　刺猬皮3 g(烧灰存性),加温酒或温开水服。(《常见病验方研究参考资料》)

8. 缺乳　刺猬皮9 g,丝瓜络1个,水煎去渣,加红糖30 g,临睡1次服完,俯卧出汗。(《草药知识与土单验方》)

9. 乳汁不通　刺猬皮6 g。焙研细末,用酒冲服取汗。(《常见病验方研究参考资料》)

10. 阴肿不收　麻黄,荆芥,五加皮,蛇床子,真杉木,刺猬皮。上为末敷,或煮水熏洗。(《普济方》)

11. 血滞阴挺,脉涩数者　当归散:当归三两,赤芍两半(醋拌炒黑),牡蛎三两(煅),黄芩两半(酒炒黑),猬皮三两(炒黑)。为散,醇酒温调三钱服。(《女科指要》)

12. 妇人痔疾久不止　皂荚刺丸:皂荚刺

(炒令黄)一两，野狸头(炒令黄)一枚，猬皮(炙烧灰)一片，乌蛇肉(酒拌炒令黄)一两，槐子仁(微炒)一两，榼藤子(去壳微炒)一两，麒麟竭半两，麝香(研入)一分。上为末，以面糊和丸如梧桐子大，每服食前以当归汤下二十丸。(《普济方》)

【用法用量】 内服：煎汤，3～10 g；研末吞，每次 1.5～3 g，每日 2～3 次。

【使用注意】 孕妇慎用。

郁 金

出《药性论》。又名马蒁、玉金。为姜科植物温郁金 *Curcuma wenyujin* Y. H. Chen et C. Lin，姜黄 *Curcuma longa* L.、广西莪术 *Curcuma kwangsiensis* S. G. Lee et C. F. Liang 或蓬莪术 *Curcuma phaeocaulis* Val.的块根。

【药性】 辛、苦，寒。入心、肝、胆经。

【功效】 行气解郁，凉血破瘀。

【药论及医论】 《药性论》："治女人宿血气心痛，冷气结聚。"

《本草纲目》："治血气心腹痛，产后败血冲心欲死……"

《本草备要》："行气，解郁，泄血，破瘀。凉心热，散肝郁。治妇人经脉逆行。"

《本草正》："止吐血、衄血，单用治妇人冷气血积，结聚气滞，心腹作痛。"

《本草述》："治……带下……"

【临床应用】

1. 痛经　郁金 10 g，月季花 15 g，香附 10 g，路路通 10 g，刺蒺藜 10 g，乌药 9 g。(《妇科用药 400 品历验心得》)

2. 血经有热，月脉凝滞，五心烦倦　秦艽散：麦门冬、秦艽各一两，生地黄、当归各半两，地骨皮、郁金、苏木各一分。上为细末，每服一钱半。水一盏，红花少许，同煎至七分，温服。(《妇人经验方》)

3. 月经不调，痛经，乳癖　参见佛手条。

4. 月经后期　参见大叶藜条。

5. 师尼室寡经闭……多属郁热　宜金兰逍遥散：当归(酒洗)，白芍(酒炒)，白术(土炒)，茯苓，柴胡，炙草，香附(醋炙)，生地(酒洗)，黄芩(酒炒)，薄荷，郁金，泽兰，加姜枣水煎温服。(《妇科冰鉴》)

6. 经血暴下，兼带下　蒲黄二两，郁金、熟干地黄焙各三分。上三味，捣罗为散，每服三钱匕，空心米饮调下。(《圣济总录》)

7. 经前乳胀　郁金 15 g，夏枯草 20 g，山慈姑 15 g，漏芦 15 g，浙贝母 10 g，八月札 10 g，刺蒺藜 10 g，丝瓜络 10 g，瓜蒌皮 10 g，连翘 10 g。(《妇科用药 400 品历验心得》)

8. 倒经　郁金研为细末，每次用韭菜汁或童便冲服一至二钱。(《常见病验方研究参考资料》)

9. 痰瘀气阻型经行不寐　郁金 12 g，明矾 12 g，共研细末，调拌蜂蜜为丸，每日 2 次，连服 7 日。(《中国民间小单方》)

10. 经期头痛　参见红花条。

11. 经行情志异常、抑郁症　参见天南星条。

12. 经间及经行期狂躁　参见天竺黄条。

13. 带下　徐长卿 30 g，茺蔚子 12 g，厚朴 15 g，木香 10 g，大腹皮 15 g，路路通 10 g，郁金 12 g，当归 10 g，川芎 10 g。(《妇科用药 400 品历验心得》)

14. 妊娠血淋　黄金散：生地黄、川郁金、生蒲黄、车前子各二钱。(《女科一盘珠》)

15. 妊娠急性重症黄疸性肝炎　参见大青叶条。

16. 妊娠合并肝内胆汁淤积症　参见金钱草条。

17. 妊娠高胆汁酸血症　柴胡 10 g，制大黄 20 g，枳壳 10 g，炒白芍 10 g，炒黄芩 10 g，川楝子 10 g，金钱草 30 g，茵陈 15 g，郁金 12 g，丹参 20 g，木香 12 g，大腹皮 15 g，矮地茶 15 g。(《马大正 50 年临证验案自选集》)

18. 妊娠左胁独痛，属血瘀者　芎枳散：面炒枳壳、郁金、甘草各八分，川芎、当归、赤芍、生

地各钱半，酒兑服。（《彤园妇人科》）

19. 子痫痰火上扰证　牛黄清心丸：牛黄，朱砂，黄连，黄芩，栀子，郁金。（《中医妇产科学》，刘敏如等主编）

20. 孕妇痧痛，脉沉涩者　宝花散：荆芥一两（盐水煮干），郁金一两（米饮煮干），细辛二钱（盐水煮干），降香五钱（米饮煮）。为散，薄荷汤下二三钱。（《女科指要》）

21. 产后恶露不下　参见赤芍条。

22. 恶露不绝　川木通 10 g，荷叶 15 g，莲房 12 g，花蕊石 15 g，郁金 10 g，枳壳 10 g，蒲黄 10 g，益母草 15 g。（《妇科用药 400 品历验心得》）

23. 产后恶血入肝，手足筋搐，血晕似风，面热带青　参见牡丹皮条。

24. 产后血渴不止　延胡散：延胡索、郁金、干葛、桂心、青皮、枳壳等分。上并以好醋浸一宿，焙干，杵为细末。每服一钱，冷橘皮汤调下。（《妇人大全良方》）

25. （产后）不能语，热痰迷心使然　胆星一钱，橘红一钱，半夏一钱五分，石菖蒲一钱，郁金一钱。水煎，入竹沥一调羹，生姜汁三小茶匙服。（《沈氏女科辑要》）

26. 产后心痛，血气上冲欲死　郁金烧存性，为末二钱，米醋一呷，调灌即苏。（《袖珍方》）

27. 产后血淋　车前子、瞿麦各四两，黄芩三两，郁金一两，末。上水六升，煮取二升，下郁金末，分三服。（《经效产宝》）

28. 产后血上冲心已死，并下胎　郁金散：郁金烧存性为末。每二钱，酽醋一合，调灌之，立活。（《济阴纲目》）

29. 产后汗出　郁金 20 g 研成细末，临睡时用蜜调和涂于两乳头上。哺乳前洗净。（《妇产科疾病中医治疗全书》）

30. 产后恶露不净，癥瘕，经闭不通　参见西红花条。

31. 卵巢囊肿　参见马鞭草条。

32. 凡产后偶因忿怒伤肝，气逆不舒，胸膈懑闷，阻血作痛　先用生化汤加香附三分，摩木香三分，或摩于佛手四五分，或酒摩川郁金三四分为引，服至块化气散去引。（《妇科指归》）

33. 过期妊娠，滞产、胎盘残留　郁金 40 g，当归、黄芪、党参各 30 g，川芎、枳壳各 6 g，冬葵子 10 g，车前子、龟甲各 20 g，牛膝、卷柏各 15 g。每日 2 剂，由少而多，频服。（《全国名医妇科验方集锦》）

34. 产褥感染热入心包证　参见牛黄条。

35. 热入血室，发狂不认人者　牛黄膏：牛黄二钱半，朱砂、郁金、牡丹皮各三钱，脑子、甘草各一钱。上为细末，炼蜜丸，如皂角子大。每服一丸，新水化下。（《济阴纲目》）

36. 气滞血瘀型的子宫内膜异位症、盆腔炎、输卵管积水、输卵管通而不畅、盆腔粘连等引起的不孕症　参见马鞭草条。

37. 脏躁　参见天竺黄条。

38. 梅核气　绿萼梅 6 g，玫瑰花 6 g，娑罗子 10 g，八月札 10 g，甘松 10 g，佛手 10 g，郁金 10 g，紫苏梗 10 g，合欢花 10 g。（《妇科用药 400 品历验心得》）

39. 肝经郁热引起的高催乳素血症，出现乳房发胀、溢乳、月经后期或闭经、不孕等　参见龙胆条。

40. 急性乳腺炎初期　郁金 9 g，冰片 3 g，大枣 3 枚。大枣用温水浸泡后去核，与前 2 药共捣成泥状，每取 1/4 揉成丸，塞入健康乳房一侧鼻孔中，每日 1 次。（《中国民间医术绝招·妇科部分》）

41. 乳疖初起　参见夏枯草条。

42. 乳癖（乳腺纤维腺瘤）　路路通 10 g，八月札 10 g，浙贝母 12 g，瓜蒌皮 12 g，薤白 15 g，天冬 10 g，山慈菇 12 g，漏芦 12 g，白蒺藜 10 g，橘核 10 g，野荞麦根 20 g，郁金 10 g。（《妇科用药 400 品历验心得》）

43. 高催乳素血症　参见山慈菇条。

44. 溢乳　参见川牛膝条。

45. 乳房泌乳感　柴胡 10 g，白芍 10 g，枳壳 10 g，路路通 10 g，白蒺藜 10 g，麦芽 15 g，青皮 10 g，香附 10 g，郁金 12 g，丝瓜络 10 g，生甘

草 5 g，僵蚕 10 g，麦芽 30 g，牛膝 15 g，蝉蜕 6 g。（《妇科用药 400 品历验心得》）

46. 乳衄　参见牡丹皮条。

47. 妇人胁肋胀满　郁金，木香，莪术，牡丹皮。（《女科方要》）

48. 男妇失心癫狂　郁金二枚，明矾泡汤磨服。（《本草汇言》）

49. 阴痛　川木通 5 g，川楝子 20 g，郁金 10 g，刺蒺藜 10 g，车前子（包）10 g，八月札 15 g，麦冬 10 g，北沙参 12 g。（《妇科用药 400 品历验心得》）

50. 霉菌性阴道炎　郁金 50 g，每次加水 1 000 mL，煎取 500 mL，连煎 3 次，合药液，凉后先用冲洗器冲洗阴道再坐浴，不拘次数，每次 15 分钟。（《妇科用药 400 品历验心得》）

【现代药理研究】

（1）温郁金抗早孕的作用与其所含蛋白质和氨基酸有关。灌胃或皮下注射温郁金水煎剂和煎剂乙醇沉淀物水溶液对小鼠早、中、晚期妊娠和家兔早期妊娠均有显著的终止作用，但口服无效，且无雌激素和抗雌激素活性。片姜黄具有终止动物妊娠作用，其抗早孕成分可能为蛋白质和氨基酸。郁金 70％乙醇提取物能明显抑制兔体内血小板的聚集，有明显的活血化瘀作用。温郁金中的莪术醇能延长凝血时间，莪术二酮有抗血小板聚集、抗血栓和抗凝血作用。郁金中的姜黄素类、倍半萜类成分能有效地舒张血管，而多糖类成分则具有收缩血管的作用。[《现代药物与临床》，2021，36(1)：204－208]

（2）郁金水浸剂(1∶3)在试管内对多种致病真菌有抑制作用。（《中华本草》）

【用法用量】　内服：煎汤，6～20 g；或入丸、散。外用：50 g，水煎外洗坐浴。

【使用注意】　阴虚失血及无气滞血瘀者禁服，孕妇慎服。

郁李仁

出《神农本草经》。为蔷薇科植物欧李 *Prunus humilis* Bge.、郁李 *Prunus japonica* Thunb. 或长柄扁桃 *Prunus pedunculata* Maxim.的成熟种子。

【药性】　辛、苦、甘，平。入脾、大肠、小肠经。

【功效】　润燥滑肠，下气利水。

【药论及医论】《神农本草经》："主大腹水肿，面目、四肢浮肿，利小便水道。"

《珍珠囊》："破血，润燥。"

【临床应用】

1. 痛经　丁香 1 g，肉桂 6 g，乌药 10 g，白芷 10 g，九香虫 10 g，茺蔚子 15 g，延胡索 10 g，蒲黄 10 g，五灵脂 10 g，香附 10 g，小茴香 6 g，威灵仙 15 g，郁李仁 10 g。（《妇科用药 400 品历验心得》）

2. 血风劳气，气块攻心，日渐黄瘦，经脉不行　牡丹丸：牡丹皮、郁李仁各二两，芍药、当归、芎䓖、桂心、苦参、大黄各一两，贝母半两。上为细末，炼蜜丸如梧桐子大。每服二十丸，食前温酒下，日二。（《圣济总录》）

3. 血分，气血壅滞，腹胁胀闷，四肢浮肿，坐卧气促　郁李仁散：郁李仁一两，桂心半两，槟榔三分，牵牛子一两（微炒），木香半两，青橘皮半两。上为细散，每服一钱，食前温酒调下。（《普济方》）

4. 白带常漏久　补经固真汤：人参二钱，橘皮半钱，干姜二钱，白葵花十六朵，柴胡、炙甘草、郁李仁、生黄芩各一钱。上除黄芩外，以水三大盏，煎至一盏七分，再入黄芩，同煎至一盏，去滓空心带热服。（《兰室秘藏》）

5. 妊娠恶阻，头旋呕吐，腰腹疞痛，胎动不安　桑寄生饮：桑寄生、阿胶、柴胡、麦门冬、人参、刺蓟各一两，郁李仁半两。上㕮咀，每服三钱，水一盏，煎至七分去滓，温服，不拘时候。（《普济方》）

6. 妊娠痰逆不思食　赤茯苓、前胡、白术、紫苏叶各一两，半夏、麦门冬、人参、大腹皮各半两。上为粗末，每服四钱。水一盏，姜五片，煎至七分，去滓温服。（《妇人大全良方》）

7. 妊娠心痛，胸脘不利，呕吐冷痰　七宝汤：半夏半两，大腹皮、炙甘草、草豆蔻、诃黎勒、白术各一两，郁李仁一分，木香半两，干蝎半两，人参、白茯苓、川芎各一两。上粗捣筛，每服二钱，水一盏，生姜三片，枣一枚，同煎至七分去滓，温服。（《普济方》）

8. 妊娠大小便俱不通　车前子汤：车前子五两（生用），木通四两，黄芩三两，郁李仁二两半，大黄炒二两。上五味，粗捣筛，每服四钱匕，水一盏半，煎至八分，去滓食前温服。（《圣济总录》）

9. 妊娠心下急，气满切痛　赤茯苓六分，桑白皮五分，前胡四分，郁李仁、槟榔各三分。上为细末，以水一升，煮取一半，去滓，夜卧服。（《妇人大全良方》）

10. 妊娠胎气不和，怀胎迫上胀满疼痛，谓之子悬　紫苏散：当归三分，甘草一分，大腹皮、人参、川芎、陈橘皮、白芍药各半两，紫苏一两，姜四片，葱白七寸。（《妇人大全良方》）

11. 妊娠身肿有水气，心腹胀满，小便少　茯苓四两，杏仁（去尖）、槟榔仁三两，旋覆花、郁李仁各一两。上水六升，煮取二升，分温服，小便通即瘥。（《经效产宝》）

12. 妊娠胎气壅滞，咳嗽喘急　马兜铃散：马兜铃、苦梗、人参、甘草、贝母各半两，陈皮、大腹皮、紫苏、桑白皮各一两，五味子七分半，姜三片。（《妇人大全良方》）

13. 妊娠气壅攻腰，疼痛不可忍　大腹皮散：大腹皮一两，郁李仁一两，泽泻一两。上件药捣筛为散，每服四钱，以水一中盏，入生姜半分，煎至六分，去滓，不计时候温服。（《太平圣惠方》）

14. 产后肠胃燥热，大便秘涩　郁李仁饮：郁李仁、朴硝各一两，当归（焙）、生干地黄（焙）各二两。上四味，将二味粗捣筛，与别研者二味和匀，每服三钱匕，水一盏，煎至七分，去滓温服，未通更服。（《圣济总录》）

15. 产后浮肿，由于水气者　宣气汤：白术，郁李仁，葶苈，桑皮，炙草，赤苓，陈皮，川芎，当归，白芍，生地。（《妇科玉尺》）

16. 血脏久冷，腹胀疼痛，小便浓白如泔　姜黄散：姜黄二两，炮附子一两，赤芍药、柳桂、红蓝子、三棱各半两，牡丹皮、芫花、木香、郁李仁、没药各一分。上为细末，每服一钱，酒煎服。（《妇人大全良方》）

17. 妇科手术后腹胀　防风 10 g，厚朴 20 g，枳实 20 g，白术 10 g，桔梗 5 g，生姜 3 片，荔枝核 10 g，青皮 10 g，郁李仁 20 g。（《妇科用药 400 品历验心得》）

18. 妇人水气，腹胀，四肢肿，喘息促，小便不利　青橘皮三分，甘遂半两（煨令微黄），郁李仁半两。上件药捣细罗为散，每服空心，以温酒调下半钱，至午时当利，未利即再服，以大利为效。（《太平圣惠方》）

【现代药理研究】　郁李仁所含郁李仁苷对实验动物有强烈泻下作用。从郁李仁中提得的蛋白质成分 IR－A 和 IR－B 静脉给药有抗炎和镇痛作用。（《中华本草》）

【用法用量】　内服：煎汤，5～10 g；或入丸、散。

【使用注意】　孕妇慎用。

虎　杖

出《名医别录》。又名苦杖、斑杖、酸桶笋、斑根、酸汤杆、紫金龙、活血龙、阴阳莲、大叶蛇总管、九龙根。为蓼科植物虎杖 *Polygonum cuspidatum* Sieb. et Zucc.的根茎和根。

【药性】　苦、酸，凉。入肝、胆经。

【功效】　清热，通便，破瘀，通经。

【药论及医论】　《名医别录》："主通利月水，破留血癥结。"

《日华子》："治产后恶血不下、心腹胀满、排脓，主疮疖痈毒、妇人血晕……"

《滇南本草》："治……妇人赤白带下。"

【临床应用】

1. 月经后期　参见鸡屎藤条。

2. 经候不通　用虎杖捣以酒浸常服。（《普济方》）

3. 月信涩滞　虎杖三两，凌霄花、没药各一两为末，热酒每服一钱。（《太平圣惠方》）

4. 经期过长　水蛭 10 g，䗪虫 10 g，丹参

30 g，桃仁 10 g，当归 15 g，川芎 15 g，制大黄 12 g，虎杖 20 g，大腹皮 20 g。（《妇科用药 400 品历验心得》）

5. 赤带　虎杖 20 g，大蓟 15 g，小蓟 15 g，土茯苓 15 g，贯众炭 15 g，龟板胶 10 g。（《妇科用药 400 品历验心得》）

6. 白带，黄带　止带膏：怀山药 30 g，木槿花 30 g，白鸡冠花 30 g，马齿苋 30 g，虎杖根 15 g。上药共研细末，和匀，以米醋调和成软膏状。取药膏 30 g，外敷于两足心涌泉穴和肚脐上。上盖敷料，胶布固定。每日换药 1 次，5 次为 1 个疗程。（《中国丸散膏丹方药全书・妇科病》）

7. 妊娠患疟，发时憎寒壮热，口干多吃冷水，腹内疠刺，疼痛不止　松罗散：松罗半两，鳖甲半两，恒山半两，乌梅肉七枚，朱砂、汉防己各一两，泽泻半两，麦门冬一两，知母、连翘各半两，黄丹、石韦、虎杖各一分，生干姜一两。上捣细罗为散，每服不计时候，以温酒调下二钱。（《普济方》）

8. 孕痈　大血藤、虎杖、芒硝、大蒜，加水煮沸，稍冷却后，嘱患者仰卧位，再以干净毛巾浸入药液中，浸透取出，轻拧至不滴药液为度，湿敷于右下腹，每隔 30 分钟换一次，可持续用 1～2 日。（《中医妇产科学》，刘敏如等主编）

9. 产后瘀血血痛　虎杖根，研末，酒服。（《本草纲目》）

10. 产后月水不通　虎杖煎：虎杖一斤，土瓜根汁半斤，漆汁半斤。上以水五升，渍虎杖一宿，明旦煎至一升，纳二味汁搅令匀，入铜器中，熬如饧，食前以温酒调下一合。（《太平圣惠方》）

11. 产后恶露不下，狂语闷乱，口干，寒热往来，腹中疼痛　牡丹散：牡丹、土瓜根、牛膝、虎杖、桃仁、赤芍药、当归、炒川大黄、槟榔、荷叶、红蓝花、延胡索、蒲黄、虻虫、水蛭各半两。上件药捣细罗为散，每服不计时候，以当归酒调下二钱。（《太平圣惠方》）

12. 产后恶露不尽，心神烦热，四肢疼痛　琥珀散：琥珀三分，虎杖一两，赤芍药一两，桂心半两，土瓜根一两，川大黄一两，当归半两，红蓝花三分。上件药捣粗罗为散，每服三钱，以水一中盏，入生姜半分，煎至六分，去滓，不计时候温服。（《太平圣惠方》）

13. 产后恶露不下，狂语痫乱，口干，寒热往来，腹中疼痛　牡丹散：牡丹皮、土瓜根、牛膝、虎杖、赤芍药、当归、炒川大黄、桃仁、槟榔、荷叶、红蓝花、延胡索、蒲黄、虻虫、水蛭各半两。上为细散，每服不计时候，以当归酒调下一钱。（《普济方》）

14. 产后血晕，及儿枕疼痛，恶露不行，脐腹疼痛　虎杖散：牡丹皮、当归、白芍药、延胡索、炒干漆、羌活、独活、炒香附、红花、虎杖、干姜、蒲黄、肉桂、川芎、炙甘草、鬼箭各等分。上为细末，每服三钱，水酒各半盏，煎至七分，于食前温服。（《普济方》）

15. 产后中风，舌强不知人　芎䓖汤：芎䓖一两半，防风、人参、炮附子、芍药、当归、鬼箭羽、虎杖各半两，牛黄（别研）一分，炙甘草、槟榔各半两，生干地黄半两。上锉如麻豆，每服三钱，水七分，酒三分，同煎至七分，去滓温服，不拘时候。（《普济方》）

16. 产后痢赤如血，烦热渴躁，腹痛，不思饮食，渐加羸瘦　阿胶散：阿胶、黄连、黄柏、芍药、地榆、炙甘草、虎杖（酒浸）、艾叶各一两半。上为散，每服二钱，米饮调下，食前，日再服。（《普济方》）

17. 便秘　虎杖具有通便作用，适用于大便热结的各种疾病，尤其对于热结瘀阻的患者更加适宜。（《妇科用药 400 品历验心得》）

18. 妇人劳　犀角屑半两，柴胡一两，赤芍药三分，虎杖三分，红蓝花一两，黄芩半两，炙鳖甲一两，炙甘草三分，茯神三分，地骨皮二分，麦门冬三分，当归三分，枳壳三分。上件药捣粗罗为散，每服三钱，以水一中盏，入生姜半分，煎至六分，去滓，不计时候温服。（《太平圣惠方》）

19. 妇人乳结颗块，脓水宿滞，恶血，疼痛不瘥，血脉壅闭　无名异散：无名异半两，没药三分，麒麟竭三分，木香半两，人参半两，赤茯苓半两，白芷半两，当归半两，虎杖三分，黄芩半两，黄芪一两，牡丹半两，桂心半两，生干地黄半两。上件药捣细罗为散，每服空腹，及晚食前，以温酒调下二钱。(《太平圣惠方》)

20. 月水滞涩不通，结成癥块，腹肋胀大欲死　虎杖煎：虎杖五斤，土瓜根汁二斤，牛膝汁二斤。上件药以水二大斗，渍虎杖一宿，明旦煎取汁二升，纳土瓜根牛膝汁中，搅令调，以重汤煮如饧，每日空心及晚食前，以温酒调下一合。(《太平圣惠方》)

21. 慢性子宫内膜炎　虎杖 30 g，大血藤 30 g，乳香 10 g，没药 10 g，浓煎成 100 mL，保留灌肠。(《现代中西医妇科学》)

22. 慢性盆腔炎性疾病后遗症　三黄虎杖汤：黄芩、黄连、黄柏各 15 g，虎杖 30 g(有包块者加丹参 10 g)。水煎至 100 mL，作保留灌肠。每日 1 次，10 次为 1 个疗程，经期暂停。[《浙江中医杂志》，1985，20(10)：451]

23. 包块型宫外孕　虎杖、熟石膏、冰片，将上药研末做成药饼，外敷患侧下腹部。(《妇产科疾病中医治疗全书》)

24. Ⅰ、Ⅱ度子宫颈炎　虎胆散：虎杖、枯矾、猪胆汁各等分。将带尾棉球蘸药粉上于宫颈处，24 小时后自行取出。3 日上药 1 次。(《中国中医秘方大全》)

25. 霉菌性阴道炎　虎杖根 100 g，加水 1 500 mL，煎取 1 000 mL，过滤，待温坐浴 10～15 分钟，每日 1 次，7 日为 1 个疗程。[《四川中医》，1986(11)：26]

26. 阴痒　参见功劳木条。

【现代药理研究】

(1) 虎杖煎剂(200%)及白藜芦醇苷(10 mg/mL)在体内对金黄色葡萄球菌、白色葡萄球菌、卡他球菌、大肠埃希菌、变形杆菌、铜绿假单胞菌、福氏痢疾杆菌等均有抑制作用。白藜芦醇对导致顽癣、汗疱状癣的深红色发癣、趾间发癣、须发癣菌等有很强的抑制作用。(《中华本草》)

(2) 通过转基因酵母检测亦证实大黄素具有雌激素活性，进一步实验发现未结合的羟基是强活性的关键部位。这些化合物与人类受体有亲和力，可用于激素替代治疗。[《中草药》，2022，53(4)：1264－1276]

【用法用量】　内服：煎汤，10～30 g；浸酒或入丸、散。外用：60 g，水煎坐浴。

【使用注意】　脾胃虚寒、大便溏者慎服，孕妇禁服。

昆　布

出《吴普本草》。又名纶布、海昆布。为海带科植物海带 *Laminaria japonica* Aresch. 或翅藻科植物昆布 *Ecklonia kurome* Okam. 的叶状体。

【药性】　咸，寒。入肝、胃、肾经。

【功效】　软坚，行水。

【药论及医论】　《本草拾遗》："主癞卵肿。"

《玉楸药解》："泄水去湿，破积软坚。"

《食物本草》："主女人赤白带下。"

【临床应用】

1. 肾虚痰湿型闭经　鹿角霜散：鹿角霜 20 g，白术 20 g，当归 20 g，枳壳 20 g，生黄芪 25 g，川芎 10 g，香附 10 g，半夏 10 g，昆布 15 g，益母草 15 g。上药共研极细末，和匀。每次服 9 g，每日服 2～3 次，开水冲服。(《名医治验良方》)

2. 妇人血分，通身浮肿，胸膈不利，腹胁胀闷，喘息气粗，不能饮食　泽漆丸：泽漆、甜葶苈、桑根白皮、甘遂、牵牛子、槟榔、郁李仁各一两，昆布三分，枳实二两。上件药捣细罗为末，研入甜葶苈、郁李仁，令匀细，炼蜜和丸，如梧桐子大，每服食前，温酒下十丸。(《太平圣惠方》)

3. 肾虚痰实型多囊卵巢综合征　昆布、夏枯草、穿山甲、皂角刺、浙贝母、菟丝子、覆盆子、淫羊藿各 12 g，熟地黄、仙茅各 9 g。[《上海中医药杂志》，1981(6)：14]

4. 经前面部痤疮　参见海藻条。

5. 妊娠合并甲状腺功能亢进心慌，汗多者　蚝豉 100 g，甲鱼肉 50 g，柏子仁、昆布、酸枣仁、白芍各 25 g，大枣去核 10 个。以上诸味共煮汤

服。每日1次温服。(《中医妇产科学》,刘敏如等主编)

6. 乳痈证、乳腺囊性增生、乳腺纤维腺瘤、经前乳房胀痛　参见海藻条。

7. 乳腺增生病　乳腺Ⅰ号方：昆布、海藻各100 g,苍术、法半夏、白芥子、香附、橘核、荔枝核各90 g,制南星60 g,山慈菇50 g,夏枯草120 g,枸橘李150 g。上药共研末,水泛丸如梧桐子大,每日2次,每次9 g,温开水送下。(《当代中医实用临床效验方》)

8. 妇人癥瘕腹痛　蓬莪术丸：莪术三钱,当归、桂心、赤芍药、槟榔、枳壳、木香、昆布、琥珀各半两,桃仁、鳖甲、大黄各一两。上为末,炼蜜丸如梧桐子大,食前粥饮下二十丸。(《普济方》)

9. 结核性盆腔粘连或包裹性黏液　参见海藻条。

10. 乳痈肿消核　芍药散：芍药、通草、桂心、昆布、白薇、炮附子、黄芪、人参、海藻、木占斯各一两。上擣散,以清酒服一钱,日三,当先食,并疗颐下气结瘰疬。(《普济方》)

11. 子宫肌瘤　昆布、海藻、丹参、刘寄奴、鳖甲各15 g,当归、川芎、地黄、白芍、桃仁、红花、三棱、莪术、䗪虫各9 g。(《全国名医妇科验方集锦》)

12. 子宫内膜异位症痰湿血瘀证　妇痛宁：血竭,三棱,莪术,穿山甲,䗪虫,皂角刺,海藻,昆布,薏苡仁,贝母。(《中医妇产科学》,刘敏如等主编)

13. 癥瘕(卵巢囊肿)　参见小茴香条。

14. 瘀滞型盆腔炎性包块　鳖橘散：橘核12 g,鳖甲12 g,海蛤粉12 g,昆布10 g,海藻10 g,夏枯草10 g,当归10 g,赤芍10 g,川楝子10 g,延胡索10 g,茯苓10 g,白英15 g,香附6 g。共研极细末,和匀。每次服9 g,每日3次,温开水冲服。(《名医治验良方》)

15. 慢性盆腔炎性疾病后遗症灌肠　化瘀解毒汤：败酱草,三棱,莪术,赤芍,牡丹皮,大血藤,木香,槟榔,昆布,大黄。(《新编妇科秘方大全》)

16. 滴虫性阴道炎　昆椒汤：昆布150 g,青头白萝卜1 000 g,猪肚皮肉250 g,花椒20粒,食盐少量。加水炖汤,分两次服,每日1剂,连服3剂。[《新中医》,1981(11)：37]

【现代药理研究】 海带多糖能激活巨噬细胞,而巨噬细胞是体内非常重要的免疫细胞,经多糖激活之后具有细胞毒作用,可抑制肿瘤细胞增殖而杀死肿瘤,因而激活巨噬细胞在抗感染免疫和抗肿瘤免疫等方面都有重要作用,是海带多糖抗肿瘤作用的机制之一。[《中医药通报》,2007,6(4)：63－66]

【用法用量】 内服：煎汤,10～30 g;或入丸、散。

【使用注意】 脾胃虚寒者慎服。

败酱草

出《神农本草经》。又名泽败、鹿酱、苦菜、野苦菜。为败酱科植物黄花龙牙 *Patrinia scabiosaefolia* Fisch.或攀倒甑 *Patrinia villosa* Juss.等的根或全草。

【药性】 辛、苦,微寒。入胃、大肠、肝经。

【功效】 清热解毒,活血行瘀,排脓破瘀。

【药论及医论】《名医别录》:"除痈肿……产后疾痛。"

《日华子》:"治血气心腹痛,破癥结,催生落胞,血运,鼻衄吐血,赤白带下。"

《本草纲目》:"败酱乃手足阳明厥阴药也。善排脓破血,故仲景治痈及古方妇人科皆用之。乃易得之物,而后人不知用,盖未遇识者耳。"

《济阴纲目》:"败酱治多年凝血,产后诸病腹痛,则此亦去故生新药也。"

《刘奉五妇科经验》:"用于治疗急性盆腔炎、乳痈、产后感染、产后栓塞性静脉炎等。"

【临床应用】

1. 月经后期　天花粉30 g,败酱草30 g,大血藤30 g,麦冬10 g,地龙20 g,川牛膝30 g,益母草15 g。(《妇科用药400品历验心得》)

2. 痛经因瘀热者　红酱金灵四物汤：大血藤,败酱草,川楝子,五灵脂,乳香,没药,熟地

黄，白芍，当归，川芎。[《上海中医药杂志》，1982(12)：2]

3. 功能失调性子宫出血　败酱草叶茎30 g，水煎服。(《北方常用中草药手册》)

4. 经量过多　参见菜头肾条。

5. 湿热引起的经期过长或赤带　参见土茯苓条。

6. 漏下　败酱草30 g，土茯苓20 g，地榆20 g，槐花20 g，龟板胶20 g，贯众炭20 g，海螵蛸20 g。(《妇科用药400品历验心得》)

7. 经后腰痛　䗪虫10 g，九香虫10 g，丝瓜络15 g，桑寄生15 g，络石藤20 g，忍冬藤20 g，五加皮12 g，败酱草15 g，大血藤30 g。(《妇科用药400品历验心得》)

8. 白带　鲜败酱草一两，水煎服。(《常见病验方研究参考资料》)

9. 孕痈　败酱草15～120 g，水煎服。(《妇产科疾病中医治疗全书》)

10. 孕痈，痈脓已成　排脓散加减：黄芪15 g，当归、金银花各12 g，白芷、防风各6 g，瓜蒌仁10 g，川续断9 g，败酱草30 g，薏苡仁15 g，五灵脂10 g，蒲公英10 g。(《中医临床妇科学》，夏桂成主编)

11. 气滞型孕痈　佛手玫瑰花饮：佛手12 g，玫瑰花10 g，败酱草30 g，加水500 mL煎服，每日2次。(《妇科病饮食疗法》)

12. 妊娠合并急性黄疸型肝炎　参见茵陈蒿条。

13. 临产催生　败酱草二两，酒水共二碗，煎一碗服。(《本草汇言》)

14. 产后恶血攻心，腹疞痛　败酱散：败酱三分，牡丹半两，桂心三分，刘寄奴三分，木香半两，芎䓖半两。上件药捣粗罗为散，每服四钱，以水一中盏，煎至六分，次入酒一小盏，更煎三五沸，去滓，不计时候，稍热分为二服。(《太平圣惠方》)

15. 产后恶露下不尽，血气冲心，闷绝　败酱散：败酱三分，琥珀三分，枳壳三分，当归三分，桂心三分，赤芍药三分，赤鲤鱼鳞(烧灰)二两，乱发(烧灰)二两，釜底墨二两，麝香(细研)二两。上件药捣细罗为散，入后四味，更研令匀，不计时候，炒生姜酒调下二钱。(《太平圣惠方》)

16. 产后气实，腹中坚硬，两胁胀满，心中烦热，渴欲饮水，欲成刚痉、中风之疾　羚羊角饮子：羚羊角半两，防风、羌活、桔梗、败酱各八钱，桂心、柴胡、大黄(浸过煨)各一两二钱。(《证治准绳·女科》)

17. 产后腹痛如锥刺　败酱草五两，水四升，煮二升。每服二合，日三服，良。(《卫生易简方》)

18. 产后腰痛，乃血气流入腰腿，痛不可转　败酱、当归各八分，芎䓖、芍药、桂心各六分，水二升，煮八合，分二服。忌葱。(《广济方》)

19. 产后恶露七八日不止　败酱，当归，续断，芍药，芎䓖，竹茹，生地黄。(《外台秘要》)

20. 产后发热逆传心包　参见牛黄条。

21. 产后虚冷，血气流入腰腿，痛不可转　败酱、当归各八分，川芎、芍药、桂心各六分。上㕮咀，水三升，煮取八合，空心，分温二服。(《广济方》)

22. 多囊卵巢综合征　参见海藻条。

23. 妇科手术后紧张烦躁　甘松15 g，小麦30 g，炙甘草5 g，大枣10个，首乌藤30 g，败酱草30 g，柏子仁20 g，酸枣仁20 g，石菖蒲10 g。(《妇科用药400品历验心得》)

24. 放环后阴道不规则出血　参见蒲黄条。

25. 乳痈成疮，肿脓水，疼痛不可忍　木通散：木通一两半，黄芪二两，玄参一两，沉香三分，赤芍药二两，子芩一两，败酱一两，露蜂房一两，汉防己一两半，川朴硝二两。上为散，每服四钱，水一盏。煎至六分，去滓，不计时候温服。(《普济方》)

26. 输卵管积水　参见三棱条。

27. 输卵管阻塞症、慢性盆腔炎性疾病后遗症、盆腔淤血症　三七红藤汤：三七4 g，大血藤30 g，莪术12 g，三棱12 g，皂角刺15 g，制乳香5 g，制没药5 g，水蛭10 g，蒲公英20 g，败酱草20 g，丹参15 g，石见穿30 g，路路通12 g。(《马大正中医妇科医论医案集》)

28. 急性子宫内膜炎　败酱草30 g,大血藤30 g,蒲公英30 g,莪术10 g,三棱10 g,延胡索15 g。上药煎成100 mL,保留灌肠。(《中医妇科临床手册》)

29. 盆腔脓肿　败酱草、大血藤各12 g,水煎服。连服12剂至排黄水为止,若排血要继续服药,一般在经期前3～5日开始服药。(《浙江民间常用草药》)

30. 癥瘕(卵巢囊肿)　参见附子条。

31. 癥瘕(卵巢肿瘤)　参见海螵蛸条。

32. 宫颈癌镭疗后直肠反应　炒槐角、败酱草、陈皮各500 g,枯矾、罂粟壳各60 g,玉片、仙鹤草、炒黄芩、炒白芍、甘草各150 g,诃子120 g,番泻叶30 g。共研末,水泛为丸,每次9 g,每日3次。(《肿瘤临床手册》)

33. 阴挺出下脱　当归三两,败酱二两,独活、白芷、地榆、白矾各半两。上细锉,水一斗,煮取二升,去滓,稍热洗。(《妇人大全良方》)

34. 阴茧　活血透脓汤:当归、桃仁、炙山甲、白芷、白蔹、桔梗各9 g,薏苡仁24 g,败酱草30 g,王不留行12 g。(《中医妇科临床精华》)

35. 产后脏中风,阴肿痛　当归汤:当归、独活、白芷、地榆各三两,败酱、矾石各二两。上以水一斗半,煮取五升,通冷暖,稍稍洗阴,日三次。(《医部全录·妇科》)

36. 阴臭　败酱草50 g。每次加水1 000 mL,煎取500 mL,连煎3次,合药液,凉后先用冲洗器冲洗阴道再坐浴,不拘次数,每次15分钟。(《妇科用药400品历验心得》)

37. 湿热、湿毒所致的腰痛,小腹痛,带下病,阴痒,阴蚀　参见穿心莲条。

【现代药理研究】

(1) 败酱草的醇提取物有明显的镇静催眠作用。黄花龙芽酊剂有与缬草根相似的生理作用,用其治疗以失眠为主的神经衰弱。败酱草镇静作用比同属植物缬草强1倍以上。复方败酱草注射液进行小鼠扭体反应、热板致痛法试验,结果表明其有明显的镇痛作用,且有剂量差异,强度较硫酸四氢帕马丁弱。实验研究报道,黄花败酱草对金黄色葡萄球菌、福氏痢疾杆菌、宋氏痢疾杆菌、伤寒杆菌、铜绿假单胞菌、大肠埃希菌、炭疽杆菌、白喉杆菌、乙型溶血性链球菌均有抑制作用。白花败酱草对金黄色葡萄球菌、白色葡萄球菌、伤寒杆菌、链球菌、枯草杆菌、大肠埃希菌、变形杆菌等亦有抑制作用。(《现代中药药理与临床》)

(2) 败酱根热水提取物 5×10^{3} g/mL对人子宫颈癌细胞的抑制率为100%,对正常细胞反而有促进增殖的作用。(《中药药理与应用》)

【用法用量】　内服:煎汤,10～30 g。外用:50 g,水煎外洗。

【使用注意】　脾胃虚弱者及孕妇慎服。

知　母

出《神农本草经》。又名地参、羊胡子根、穿地龙。为百合科植物知母 *Anemarrhena asphodeloides* Bge.的根茎。

【药性】　苦,寒。入肺、胃、肾经。

【功效】　软坚,行水。

【药论及医论】　《药性论》:"主治心烦躁闷,骨热劳往来,生产后蓐劳……"

《本草纲目》:"安胎,止子烦……"

【临床应用】

1. 气血两亏型经血不调,子宫虚寒,经行腹痛,崩漏带下,产后失血过多等　参见乌骨鸡条。

2. 经水先期而来　宜凉血固经。先期汤:生地黄、当归、白芍药各二钱,黄柏、知母各一钱,艾叶、香附、炙甘草各七分,条芩、黄连、川芎、炒阿胶各八分。上,水二钟,煎一钟,食前温服。(《医部全录·妇科》)

3. 脾湿下流于肾,与相火合为湿热,迫经下漏,紫黑臭腐　四物坎离丸:生地两半,酒浸熟地捣膏、当归身二两,酒白芍两半,酒黄柏、知母各一两,槐子、侧柏叶各一两,连翘六钱。蜜丸。(《妇科玉尺》)

4. 月经量过少　参见鳖甲条。

5. 虚火血崩　补阴丸:熟地五两,黄柏、知母、龟板各三两,锁阳、天门冬、枸杞子、白芍各

二两，五味子一两，炒黑干姜三钱。上为末，猪脊髓和蜜丸梧子大，每七八十丸，空心盐汤下。（《医部全录·妇科》）

6. 经行懊侬　百合 20 g，鸡子黄 1 枚，知母 12 g，酸枣仁 10 g，首乌藤 20 g，合欢皮 10 g，炒栀子 10 g。（《妇科用药 400 品历验心得》）

7. 经闭骨蒸　大胡连丸：胡黄连、银柴胡、黄芩、当归、白芍、茯苓、陈皮、熟地、知母各一两，犀角二钱、人参、白术、川芎、桔梗、甘草、地骨皮、半夏、秦艽各八钱，制黄柏、五味子各一两半，炙黄芪一两二钱，牛黄三钱。上，蜜丸梧子大，每六七十丸，茶清下。（《医部全录·妇科》）

8. 经行发热　知母、青蒿、丹皮、白芍各 9 g，炙鳖甲、生地黄、地骨皮、女贞子、墨旱莲各 12 g，银柴胡 4.5 g。（《中医妇科临床手册》）

9. 倒经　参见旋覆花条。

10. 经前口疳　生石膏 30 g，知母、麦冬、黄芩各 9 g，生地黄、熟地黄、川牛膝各 12 g，黄连 3 g。（《中医妇科临床手册》）

11. 白带腥臭，多悲不乐，大寒　桂附汤：黄柏用为引、知母各五分，肉桂一钱，附子三钱。（《兰室秘藏》）

12. 白淫　参见胡黄连条。

13. 妊娠腹痛　参见龙胆条。

14. 胎动不安　参见菊花条。

15. 先兆流产或习惯性流产　参见藕节条。

16. 安胎清热　加减栀子五物汤：葛根，柴胡，香茹（薷），石膏，山栀，前胡，黄芩，葱白，陈皮，甘草，知母。（《妇科玉尺》）

17. 妊娠子烦，因服药致胎气不安，烦不得卧者　知母一两（洗焙）为末，枣肉丸弹子大。每服一丸，人参汤下。（《产乳集验方》）

18. 妊娠心烦口干　知母饮：知母，麦冬，黄芪，甘草，黄芩，茯苓，竹茹。（《妇科知要》）

19. 气阴两虚型妊娠合并糖尿病　知母人参茶：知母 15 g，人参 10 g。将知母、人参洗净，文火煮汤，代茶饮之。连服 2～3 周。（《中医妇产科学》，刘敏如等主编）

20. 妊娠合并风疹　参见大黄条。

21. 子悬　知母、苏叶各二钱，枳壳四钱，益母草、黄芩、滑石各五钱，白芍药二钱，甘草、香附各五钱。上用白水钟半，煎七分，空心温服，渣再煎。（《女科万金方》）

22. 妊娠失寐　酸枣仁 20 g，茯苓 10 g，川芎 4 g，知母 10 g，生甘草 5 g，百合 20 g，鸡子黄（打冲）1 枚，小麦 30 g，大枣 5 个，半夏 10 g，秫米 30 g，合欢花 10 g，龙齿 20 g，仙鹤草 20 g。（《妇科用药 400 品历验心得》）

23. 妊娠热疟，汤饮无度　济生石膏汤：石膏二钱，生地黄一钱，半夏、黄芩、人参、麦门冬、知母、干葛各一钱，甘草五分。上锉，作一贴，入乌梅一个，同煎服。（《医部全录·妇科》）

24. 妊娠伤寒，身热大渴，蒸蒸而烦，脉长而大者　宜石膏六合汤，用四物汤四两，石膏、知母各半两。（《医部全录·妇科》）

25. 妊娠微热　参见石斛条。

26. 子嗽　天门冬饮：天门冬、紫菀茸、知母、桑白皮各一钱半，五味子、桔梗各一钱。上锉，作一贴，水煎服。（《医部全录·妇科》）

27. 妊娠音哑阴虚肺燥证　养金汤：生地黄，阿胶，杏仁，知母，沙参，麦冬，桑白皮，白蜜。（《中医妇产科学》，刘敏如等主编）

28. 妊娠便秘　天冬 15 g，枸杞子 20 g，麦冬 12 g，知母 10 g，柏子仁 12 g，熟地黄 12 g，胡桃仁 30 g。（《妇科用药 400 品历验心得》）

29. 转胞　参见肉桂条。

30. 子淋、经断前后诸证、老年阴道炎、白塞综合征等　知柏地黄丸：知母，黄柏，地黄，山茱萸，怀山药，茯苓，泽泻，丹皮。（《中医妇产科学》主编，刘敏如等）

31. 妊娠肝经风热，上攻眼目，带吊失明　参见茺蔚子条。

32. 日月未足而痛，如欲产者。兼治产难及子烦　知母丸：知母一味，为细末，炼蜜丸如鸡头大。温酒嚼下，日三服。（《妇人大全良方》）

33. 难产痛闷　知母（焙干）三两。上一味，捣罗为末，炼蜜和丸，如樱桃大，每服一丸，温水嚼下，痛未止，再服。（《圣济总录》）

34. 产后恶露上攻，流入于肺经，咳嗽　二母散：知母、贝母、白茯苓、人参各半两，桃仁、

杏仁(并生,去皮、尖)各一分。上为细末,每服三钱。水一盏半,煎至八分,无时温服。(《妇人大全良方》)

35. 产后中暑　参见石斛条。

36. 产后乍寒乍热,通身温壮,胸心烦闷　知母汤:知母三两,芍药、黄芩各二两,桂心、甘草各一两。上水五升,煮取二升半,分三服。(《妇人大全良方》)

37. 产后头痛,如热厥头痛　加减四物汤加白芷三两,石膏三两,知母一两半。(《医部全录·妇科》)

38. 产后感异症,手足搐搦,涎潮昏闷　增损柴胡汤:柴胡三钱,黄芩一钱二分,人参、炙草、半夏各钱半,知母一钱,石膏二钱,黄芪二钱半。咀片,分二服。加姜三枣二。不拘时。(《妇科玉尺》)

39. 产后液枯,火盛消渴　止渴四物汤:四物汤加知母、黄柏、茯苓、黄芪。(《妇科玉尺》)

40. 产后汗出过多,津液大耗,唇舌干燥,甚则筋膜干涩而发痉　清燥养血汤:鲜生地,知母,当归,白芍,花粉,生甘草,新会皮,梨汁。(《妇科知要》)

41. 性欲亢进　参见龟甲条。

42. 妇女虚劳　加味逍遥散:柴胡,白芍,当归,白术,茯苓,甘草,知母,地骨皮,山栀,黄柏,桔梗,麦冬,生地。(《妇科玉尺》)

43. 下乳　二母散:牡蛎、知母、贝母为细末,以猪蹄汤调下。(《寿世保元》)

44. 乳汁不下　参见浙贝母条。

45. 赤淋　赤淋丸:茯苓,生地,知母,黄柏,续断,杜仲,丹参,甘草,白芍。(《妇科玉尺》)

46. 癃闭　肉桂 5 g,炒黄柏 10 g,知母 8 g,车前子 20 g,枳壳 30 g,生黄芪 30 g,大腹皮 15 g,琥珀粉 3 g,茯苓皮 30 g,猪苓 15 g,海金沙 15 g,川牛膝 15 g。(《妇科用药 400 品历验心得》)

47. 产后小户痛不可忍　万应丸:知母一味去皮,炒为末,炼蜜丸如弹子大。每服一丸,清酒一盏化下。(《济阴纲目》)

48. 产门不闭,若暴怒伤肝而动火者　宜龙胆泻肝汤:参见龙胆条。

49. 阴疮　消风散:当归、生地、防风、蝉蜕、知母、苦参、胡麻、荆芥、苍术、牛蒡子、石膏各一钱,甘草、木通各五分。上,水煎,食远服。(《医部全录·妇科》)

50. 消渴阴痒　参见玉米须条。

51. 白塞综合征外阴溃疡痛痒厉害　参见苍耳子条。

52. 霉菌性阴道炎　知母 50 g。每剂水煎 3 次,合药液约 1 500 mL,凉后先用冲洗器冲洗阴道再坐浴,不拘次数,每次 15 分钟。(《妇科用药 400 品历验心得》)

53. 子宫颈癌放射治疗后膀胱反应　参见土茯苓条。

54. 前庭大腺炎　参见龙胆条。

55. 阴吹　参见石决明条。

56. 阴道干燥症　参见地黄条。

【现代药理研究】

(1) 体外纸片法试验结果表明,100%知母水煎液对白念珠菌有抑制作用,抑菌圈为 10 mm。体外试管法试验结果显示,30%的知母水煎液对 10 种皮肤毛癣菌有抑制作用。(《现代中药药理与临床》)

(2) 从知母中分离出的顺-扁柏树脂酚在剂量 100 mg/kg 腹腔注射时能延长环己巴比妥引起的睡眠时间。(《中华本草》)

【用法用量】　内服:煎汤 6～12 g,或入丸、散。外用:50 g,水煎外洗坐浴。

【使用注意】　脾胃虚寒、大便溏泻者禁服。

垂盆草

出《四川中药志》。又名山护花、鼠牙半支、半支莲、狗牙草、佛指甲、瓜子草、狗牙半支、白蜈蚣、地蜈蚣草。为景天科植物垂盆草 *Sedum sarmentosum* Bunge.的新鲜或干燥全草。

【药性】　甘、淡、微酸,凉。入肝、肺、大肠经。

【功效】　清热利湿,解毒消肿。

【临床应用】

1. 崩漏　垂盆草 20 g,积雪草 20 g,贯众

20 g，樗白皮 15 g，地榆 20 g，槐花 20 g。（《妇科用药 400 品历验心得》）

2. 经行腹泻　垂盆草 30 g，樗白皮 30 g，凤尾草 15 g，爵床 15 g，秦皮 10 g，神曲 10 g。（《妇科用药 400 品历验心得》）

3. 带下　白鸡冠花 30 g，垂盆草 20 g，决明子 20 g，土茯苓 15 g，萆薢 10 g，樗白皮 15 g，贯众 15 g，茵陈蒿 15 g，海螵蛸 20 g。（《妇科用药 400 品历验心得》）

4. 妊娠肝损　垂盆草 30 g 煎汤服，每日 1 次。（《妇科名医证治精华》）

5. 妊娠合并病毒性肝炎　垂盆草：新鲜者 60 g 或干品 30 g，洗净煎汤，每日 2 次。（《妇科名医证治精华》）

6. 妊娠合并乙型病毒性肝炎活动期　参见金钱草条。

7. 妊娠咽痛　垂盆草 20 g，白毛藤 15 g，牛蒡子 10 g，薄荷 5 g（后入），玄参 10 g，生甘草 5 g，野荞麦根 20 g，苎麻根 20 g。（《妇科用药 400 品历验心得》）

8. 交接出血　积雪草 20 g，决明子 20 g，贯众 15 g，菝葜 15 g，垂盆草 20 g，地榆 15 g。（《妇科用药 400 品历验心得》）

9. 淋症　参见木槿花条。

10. 乳腺炎　鲜狗牙半支全草 60～120 g。洗净捣烂，加面粉少许调成糊状（或晒干研末，加凡士林适量调成软膏）。外敷患处，每日或隔日 1 次（如脓肿已溃，中间留一小孔排脓）。同时可用鲜狗牙半支全草 30～60 g 捣烂绞汁冲服。（《全国中草药汇编》）

11. 卵巢癌　垂盆草、金银花、白马骨、四方马兰各 60 g，半边莲、车前子、天花粉、赤小豆、茯苓各 30 g，枳实、鸡内金各 18 g，郁李仁 24 g，山慈姑 15 g。水煎，每日 2 次，1 剂药用 4 日。连服 6 剂，另用白花蛇舌草 30 g，每日 1 剂，水煎代茶饮。（《中国民间医术绝招·妇科部分》）

【现代药理研究】　垂盆草中的垂盆草苷和垂盆草总黄酮是其发挥保肝作用的主要成分。垂盆草提取物（SSBE）可使切除卵巢的大鼠免疫血清中三酰甘油的含量显著减少，抑制骨组织中胶原质含量的降低，对围绝经期妇女的生活起到调节的作用。[《中国中药杂志》，2020，45(18)：4341－4348]

【用法用量】　内服：煎汤，15～30 g，鲜品 50～100 g；或捣汁饮。外用：适量，捣敷、研末调搽、捣汁涂；或煎水湿敷。

【使用注意】　脾胃虚寒者慎服。

使君子

出《开宝重定本草》。又名留求子、五棱子、索子果、冬均子。为使君子科植物使君子 *Quisqualis indica* L.的果实。

【药性】　甘，温，有小毒。入脾、胃经。

【功效】　杀虫，消积，健脾。

【药论及医论】　《开宝本草》："杀虫……"

《本草纲目》："健脾胃，除虚热。治小儿百病疮癣。"

【临床应用】

1. 月经断绝　甜瓜蔓、使君子各半两，甘草六钱为末，每酒服二钱。（《医部全录·妇科》）

2. 经来吐蛔虫　使君子二十个，捶烂火煨茶送。（《妇科秘方》）

3. 产后阴户生虫　苦参 30 g，使君子 15 g。先将苦参用淘米水浸一宿后蒸熟晒干，与使君子共研末。每日空腹服 9 g。（《中华民间秘方大全》）

4. 顽固性阴痒（滴虫性阴道炎）　使君子肉 6 g，白薇 6 g，乌梅 6 g，当归 12 g，雷丸 1.5 g。水煎服。（《中华民间秘方大全》）

5. 霉菌性阴道炎　使君子（捣碎）50 g。每次加水 1 000 mL，煎取 500 mL，连煎 3 次，合药液，凉后先用冲洗器冲洗阴道再坐浴，不拘次数，每次 15 分钟。（《妇科用药 400 品历验心得》）

【现代药理研究】　使君子水浸剂 1∶3 在体外对堇色毛癣菌、同心性毛癣菌、奥杜盎小芽孢癣菌、铁锈色小芽孢癣菌、羊毛状小芽孢癣菌、腹股沟表皮癣菌、星形奴卡菌等皮肤真菌有

不同程度的抑制作用。(《中华本草》)

【用法用量】 内服：煎汤，6～20 g，或入丸、散。外用：60 g，研末外敷。

【使用注意】 久服、多服，易致胃脘不适及食欲减退。

侧柏叶

出《药性论》。又名柏叶、丛柏叶。为柏科植物侧柏 *Platycladus orientalis* (L.) Franco 的干燥枝梢及叶。

【药性】 苦、涩，微寒。入肺、肝、大肠经。

【功效】 凉血，止血。生品长于凉血止血；炒炭后偏于收敛止血。

【药论及医论】 《名医别录》："主吐血，衄血，痢血，崩中赤白。"

【临床应用】

1. 月经先期　参见莲子心条。

2. 月事不通　白芷散：白芷半两，当归(一半生一半炒)一两，侧柏(切炒)二两。上三味，捣罗为散，每服二钱匕，空心米饮调下。(《圣济总录》)

3. 经闭　小儿胎发一枚，烧存性，生地、茜根各一两，阿胶、侧柏叶、炒黄芩各五钱。上分六贴，每贴水一盏半，煎七分，入胎发灰服之。(《医部全录・妇科》)

4. 月水久不断　芍药汤：芍药，柏叶。(《圣济总录》)

5. 经量过多　参见山海螺条。

6. 崩中连日不止　用柏叶一握，水煎服，无时。(《卫生易简方》)

7. 倒经　侧柏叶 60～100 g，鲜藕 2 段，黄酒 20～30 mL。共捣烂，绞汁。分 2 次，用黄酒送服。(《中华民间秘方大全》)

8. 经行便血　侧柏叶炒炭，研成末。每日米汤调服 6～15 g。(《妇产科疾病中医治疗全书》)

9. 妇人鼻衄，出血数升，不知人事　石榴花，柏叶。分细研吹鼻中。(《普济方》)

10. 带下　侧柏叶一两，炖黄酒二碗，分 2 日温服。(《常见病验方研究参考资料》)

11. 赤带　参见冬瓜子条。

12. 胎前赤带，漏红如猪血水，日夜不止，其妇精神短少　侧柏叶丸：侧柏叶、黄芩各四两。炼蜜为丸。白滚汤送百粒即愈。(《宁坤秘笈》)

13. 胎前漏红　扁柏饮：扁柏炭一钱五分，当归三钱，川芎八分，条芩一钱，阿胶二钱，熟地二钱，炙草一钱六分。(《妇科指归》)

14. 胎动不安，腹痛漏下，或胎奔上刺心，短气　加减安胎饮：条参、嫩黄芪、芍药、大川芎、熟地黄、粉草、川续断、侧柏叶、阿胶、当归各等分。上每服四钱，水一盏半，生姜三片，金银煎之。(《普济方》)

15. 妊娠石淋　参见大蓟条。

16. 妊娠咳嗽　止嗽散加金沸草 10 g，茯苓 10 g，杏仁 10 g，侧柏叶 10 g。(《妇科用药 400 品历验心得》)

17. 胎前衄血　衄血丸：生地二钱，蒲黄一钱，扁柏炭一钱五分，黄芩一钱，桑皮一钱，白菊一钱五分，甘草六分，用雪水煎服。(《妇科指归》)

18. 半产后及下虚，数月崩漏不止　秘方龙骨丸：白牡蛎、赤石脂、代赭石、白龙骨、伏龙肝、海螵蛸、五灵脂、侧柏叶各等分，棕榈不拘多少烧灰，真蒲黄多加入。上为末，醋糊丸如梧桐子大，每服三十五丸，以十全大补汤三钱，加嫩鹿茸(去毛酒炙)，阿胶(蚌粉炒)各一钱半，姜三片，枣二枚，乌梅二个，煎，吞服。(《普济方》)

19. 恶露不绝　参见仙鹤草条。

20. 产后出血　参见丝瓜络条。

21. 产后血痢不止　牛鰓散：黄牛角鰓(烧灰)三两半，橡实(炒)一两，侧柏叶(炒)半两。上为散，每服二钱，米饮空心调下。(《普济方》)

22. 产后咳嗽　侧柏叶、桑叶(蜜水浸)、陈苏壳(用叶亦可)、鸭蛋二个。上方等分煮蛋服之。(《达生编》)

23. 子宫碘油造影后出血　参见白芍条。

24. 取节育环后子宫出血　拳参 20 g，生甘草 6 g，阿胶 10 g，侧柏叶 10 g，地榆 20 g，槐花

20 g。(《妇科用药400品历验心得》)

25. 孕痈　柏叶、大黄各6 g,黄柏、薄荷、泽兰各3 g。共为细末,用蜜糖适量调成糊状,敷患部,药干即换。(《妇产科疾病中医治疗全书》)

26. 乳头破裂　侧柏叶6 g,研末,人乳少许调搽。(《妇产科疾病中医治疗全书》)

27. 产后血不止,兼漏下　柏叶汤:柏叶二两,当归、禹余粮各一两半。上三味,粗捣筛,每服三钱匕,水一盏,入薤白二寸细切,同煎至七分,去滓食前温服。日三。(《圣济总录》)

28. 急性乳腺炎热毒炽盛证　蒲公英,全瓜蒌,连翘,当归,青皮,柏叶,川贝,柴胡,甘草。(《中医妇产科学》,刘敏如等主编)

29. 吹乳乳痈　用新柏叶一握洗净,以朴硝一勺,同入臼内杵之,旋加清水,扭取自然汁半碗,先以病人饮三两口,仍用鸡翎蘸汁扫于患处,中间留一眼,四边频频扫之,其肿自消。(《济阴纲目》)

30. 急性乳腺炎炎症期,包块型宫外孕的辅助治疗　双柏散:侧柏叶、大黄各60 g,黄柏、薄荷、泽兰各30 g。共研末,纱布包裹,蒸15分钟,趁热外敷,每日1～2次,10日为1个疗程。(《中医妇科学》,罗元恺主编)

31. 乳衄　参见牡丹皮条。

32. 妇人尿血不止　生干地黄散:生干地黄二两,柏叶、黄芩各半两,阿胶一两。上为粗末,每服三钱,水一盏,姜三片,煎七分,去滓温服。(《证治准绳·女科》)

33. 肠风下血　加减四物汤:侧柏叶(炒)、荆芥、槐花(炒)、甘草(炒)各五分,枳壳(麸炒)、生地黄、当归、川芎各一钱。上姜水煎服。(《证治准绳·女科》)

34. 交接出血　侧柏叶10 g,白术20 g,薏苡仁20 g,仙鹤草30 g,阿胶10 g,白及10 g。(《妇科用药400品历验心得》)

35. 产后阴户生疮　青黛、黄丹、水粉、五倍子等分为末。用卖肉铺上拭肉巾,烧为末,和前药。先以荆芥、薄荷、柏叶煎汤,洗净后掺药。(《证治准绳·女科》)

36. 产后阴蚀五疳　当归、甘草、枳壳、荆芥、薄荷、柏叶、苍术,煎汤熏洗。(《妇科秘兰全书》)

37. 阴道转移癌灶性出血　参见人参条。

38. 梳头发不落方　侧柏两片,如手指大,榧子肉三个,胡桃肉二个。上件研细,擦头皮极验。或浸水掠头亦可。(《香奁润色》)

【现代药理研究】 用小鼠剪尾法测定出血时间及用兔毛细血管法进行凝血试验,证明侧柏叶煎剂对小鼠出血时间及兔凝血时间均有明显缩短。其有效成分为槲皮苷和鞣质,两者的混合物能使小鼠出血时间缩短62%。炒侧柏叶(炒炭)和焖煅侧柏叶(焖煅炭)的止血作用较生侧柏叶(生品)强,侧柏叶焖煅炭可减少挥发油的损失,增加钙含量,加强止血作用。(《中华本草》)

【用法用量】 内服:煎汤,6～20 g,或入丸、散。外用:60 g,研末外敷。

【使用注意】 久服、多服,易致胃脘不适及食欲减退。

佩　兰

出《本草再新》。又名省头草、香草。为菊科植物佩兰 *Eupatorium fortunei* Turcz.的茎叶。

【药性】 辛,平。入脾、胃经。

【功效】 化湿和中,消暑,调经。

【药论及医论】 《本草衍义补遗》:"叶能散久积陈郁之气甚有力。"

《本草纲目》:"消痈肿,调月经……"

《全国中草药汇编》:"醒脾,化湿,清暑。"

【临床应用】

1. 痛经　佩兰根15 g,水煎冲红糖服。(《浙南本草新编》)

2. 癸来腹痛连腰,体虚气滞　当归,小茴,乌药,川楝子,炒五灵脂,川芎,香附,延胡,玫瑰花,杜仲,炒青皮,佩兰叶。(《邵氏医案》)

3. 经前乳痛　川芎30 g,刺蒺藜20 g,佩兰10 g,娑罗子12 g,玫瑰花20 g,浙贝母10 g,郁金10 g,青皮20 g。(《妇科用药400品历验

心得》)

4. 经前情绪异常　佩兰 10 g,刺蒺藜 10 g,郁金 10 g,月季花 10 g,玫瑰花 10 g,路路通 20 g,首乌藤 30 g,鸡血藤 30 g,茯苓皮 15 g。(《妇科用药 400 品历验心得》)

5. 经行眩晕　佩兰、制半夏、茯苓、胆南星、石菖蒲、厚朴、当归、苍术、竹茹各 9 g,陈皮、川芎各 6 g。(《中医妇科临床手册》)

6. 经行昏厥　参见荷叶条。

7. 暑热　佩兰 10 g,香薷 10 g,白扁豆 15 g,薄荷 6 g,六一散 20 g,青蒿 10 g,炒栀子 10 g。(《妇科用药 400 品历验心得》)

8. 经行暑厥苏醒后服用　佩兰、麦冬、扁豆花各 9 g,太子参 15 g,五味子 4.5 g,荷叶 1 角。(《中医妇科临床手册》)

9. 经行腹泻　防风 10 g,陈皮 10 g,炒白芍 10 g,炒白术 10 g,苍术 10 g,厚朴 10 g,藿香 10 g,佩兰 10 g,神曲 10 g。(《妇科用药 400 品历验心得》)

10. 带下　化湿消带汤:陈皮、炒苍白术各 3 g,制半夏、大腹皮、萆薢各 4.5 g,赤、白茯苓各 9 g,熟谷芽、炒薏苡仁各 12 g,佩兰梗 6 g,炒柴胡 1.5 g,砂仁壳 2.4 g,荷叶边 1 圈。(《中国妇产方药全书》)

11. 妊娠恶阻　半夏 12 g,茯苓 10 g,生姜 5 片,砂仁 5 g,紫苏梗 10 g,藿香 6 g,佩兰 6 g。(《妇科用药 400 品历验心得》)

12. 妊娠外感　佩兰 5 g,葱白 4 条,淡豆豉 10 g,荆芥 6 g,紫苏叶 6 g,藿香 5 g。(《妇科用药 400 品历验心得》)

13. 妊娠泄泻　藿香 15 g,佩兰 15 g,红枣 15 g,煎汤代茶,对暑天湿浊中阻者可常服。(《妇科名医证治精华》)

14. 产后腹泻　草豆蔻 5 g,苍术 12 g,厚朴 10 g,藿香 10 g,佩兰 6 g,炮姜 5 g,赤石脂 20 g,禹余粮 20 g,五味子 5 g。(《妇科用药 400 品历验心得》)

15. 产后湿阻　藿香 9 g,厚朴 9 g,半夏 10 g,茯苓 10 g,白豆蔻 4 g,炮姜 4 g,陈皮 10 g,佩兰 6 g,煅瓦楞子 20 g,佛手柑 10 g。(《妇科用药 400 品历验心得》)

16. 产后呕恶,三四日诸汤水不入,诸药不效　服抵圣散。陈皮、甘草各一钱,赤芍二钱半,人参、半夏、恹草(又名省头草),各二钱,生姜五钱。(《秘传女科》)

17. 妇科术后腹泻　参见藿香条。

18. 阴臭　佩兰 50 g。每次加水 1 000 mL,煎取 500 mL,连煎 3 次,合药液,凉后先用冲洗器冲洗阴道再坐浴,不拘次数,每次 15 分钟。(《妇科用药 400 品历验心得》)

19. 霉菌性阴道炎　藿香 30 g,佩兰 30 g。煎水冲洗阴道。(《中医妇科临床手册》)

【现代药理研究】 佩兰超临界 CO_2 挥发性萃取物对细菌、霉菌、酵母菌均有一定的抑菌作用,在碱性和酸性环境中尤为明显,作用机制可能由于佩兰挥发油成分的分子结构与生物膜分子结构相似,容易进入菌体内而抑制微生物的生长,从而发挥抑菌作用。[《中国中医药科技》,2015,22(3):349-350]

【用法用量】 内服:煎汤,6～10 g;鲜品可用 15～30 g。外用:煎汤外洗,60 g。

【使用注意】 阴虚血燥,气虚者慎服。

金箔(附金器)

出《本草蒙筌》。又名金薄。为用黄金锤成的纸状薄片。

【药性】 辛,苦,平。

【功效】 镇心,安神,解毒。

【临床应用】

1. 惊恐而致经病　菖蒲饮:人参、菖蒲各一钱,茯神、远志各钱半,麦冬、山药各二钱,真珠、琥珀各三分,金箔一片,胆星五分,牛黄二分,麝香五厘,天竺黄、雄黄、朱砂各二分。为末,薄荷姜汤下。(《妇科玉尺》)

2. 妊娠下如豆汁胎动腹痛　金银首饰,煎水酒各半服,愈。(《女科百效全书》)

3. 孕妇胎寒腹痛,胎热多惊,举动腰痛,腹满胞恙,卒有所下,或顿仆闪挫,或食毒物,或感冒时疾,寒热往来,致伤胎脏　保胎散:川芎、

枳壳（麸炒）各一钱五分，熟地黄三钱，糯米一合。上加姜、枣，入金银各三钱，煎服。（《广嗣全诀》）

4. 妊娠中风，心神恍惚，狂言乱语，惊悸烦乱，不得睡卧　铁精丸：铁精、龙齿、犀角屑、茯神、生干地黄各一两，天竹黄、人参、远志、防风、菖蒲、白鲜皮各三分，麦门冬一两半，金箔（研入）二十一片，银箔（研入）二十一片，龙脑半分（研入）。上捣细罗为末，入研了药令匀，炼蜜和捣三二百杵，丸如桐子大，每服不计时候，以竹叶汤放冷，下二十丸。（《普济方》）

5. 妊娠误食毒药如硝石、巴豆、砒霜、乌附等味，毒物如野菌及无名草药酿酒、病死牛、羊、鸡豚等。内则伤胎气，血下不止，甚则牙闭口噤，身热汗出，心神昏冒，状类癫痫　治法非寻常安胎之药可疗，当以清胎解毒为主，可服解毒回生丹：黑小豆，绿豆，生甘草，连翘，天花粉，黄芩，麝香，金箔，辰砂，雄黄，山慈菇，白扁豆。（《陈素庵妇科补解》）

6. 难产　用真金箔大者五片，小者七片，以小磁钟将水少许，去纸入箔，内指研匀，后再添水至半钟，一面先令人扶产母虚坐，又一人用两手大指按定产母两肩井穴，以前药温服，其胎即下，此催生圣药也。（《孕育玄机》）

7. 落死胎方　斑蝥七个，麝五分，汞二钱，铅制，角刺、雄黄一钱，金箔七叶，韶粉五分。米饭为丸。至晚将一大丸安鼻孔内，再以糖汤下米大者四十丸，立效。（《女科万金方》）

8. 孕妇欲产未产之时目翻口噤，面黑唇青，口中沃沫，子母之命在于顷刻　若两脸微红，子死母活，急用此药。霹雳夺命丹：蛇蜕一条，烧存性，金银箔各七片，乳香五钱（另研），草鞋灰行人弃于途中，左足者方用，南方乃有此，蚕退纸烧灰、发灰各一钱，黑铅一钱五分，熔化离火，入水银七分，炒成砂。上为细末，以豮猪心血为丸梧子大，每服二丸，回溜水送下。如不能服，以滚水化开灌之。（《广嗣全诀》）

9. 产后血邪攻心，迷闷，气不足，脏腑虚弱，令人如癫邪，恒惊怕，或啼或笑，或惊或恐，言无准凭，状如鬼魅　丹砂丸：光明朱砂二两，白矾二两，金箔五十片。上件药，捣光明砂并矾，纳瓷瓶子中，封闭了，于甑上每日两度蒸，半月日取出，和前金箔细研，以粟米软饭和丸，如绿豆大，每服，不计时候，以麦门冬汤下七丸。（《太平圣惠方》）

10. 妇人败血冲心，或歌舞谈笑，怒骂坐卧，甚者逾垣上屋，口咬打拳，神名佛号，无有不能，似祸祟之状　龙齿清魂散：龙齿，远志，官桂，人参，当归，茯苓，细辛，门冬，甘草，玄胡。姜五片，枣三枚，入金银器内煎百沸，入麝香一匙，不拘时服。（《女科万金方》）

11. 产后去血过多，肝心二脏失其所养，以致神魂外越　龙齿清魂散：龙齿（不见火，煎好入药）、延胡索、肉桂、人参、当归、麦冬、细辛三分，远志、甘草三分，茯神。先用金银器煎百沸汤，后入药，加姜枣煎服。（《郑氏家传女科万金方》）

12. 产褥感染热入心包证　安宫牛黄丸：牛黄，郁金，黄连，朱砂，梅片，麝香，珍珠，山栀子，雄黄，黄芩，金箔衣等。（《全国名医妇科验方集锦》）

13. 产后体虚，血邪攻心，狂语，或见鬼神　铁粉丸：铁粉一两，天竹黄半两，真珠末半两，蛇黄半两，牛黄一分，朱砂一分，麝香一分，琥珀半两，金箔三十片，银箔三十片。上件药都研如面，以粟米饭和丸，如梧桐子大，不计时候，以竹叶汤下五丸。（《太平圣惠方》）

14. 妇人风邪癫狂，发作无时　牛黄散：牛黄半两，麝香、干蝎各一分，琥珀、雄黄、铅霜各二分，桂心半两，赤箭、白附子、朱砂、羚羊角屑、虎头骨、犀角屑、茯神、人参、羌活各三分，金箔、银箔各五十片。上件药捣细罗为散，入研了药，同研令匀，每服不计时候，以温酒调下一钱。（《太平圣惠方》）

15. 妇人风邪，神识不安，癫狂，语言失次，如见鬼神　珍珠散：真珠三分，水精三分，铅霜三分，人参一两，茯神一两，朱砂一两，雄黄半两，金箔五十片，银箔五十片，琥珀一分。上件药，捣细罗为散，入研了药，令匀，每服不计时候，用薄荷汁调下半钱。（《太平圣惠方》）

【用法用量】　内服：金箔入丸、散。一般多作丸药挂衣；金器入水先煎，代水。外用：研末撒。

【使用注意】 阳虚气陷、下利清冷者忌服。

金果榄

出《百草镜》。又名金楛榄、地苦胆、金牛胆、金线吊葫芦、九牛子。为防己科植物金果榄 *Tinospora capillipes* Gagnep.和青牛胆 *Tinospora sagittat*(Oliv.)Gogn.的块根。

【药性】 苦，寒。入肺、胃经。

【功效】 清热解毒，消肿止痛。

【临床应用】

1. 经行音哑　金果榄、牡丹皮、泽泻、茯苓、山茱萸各 9 g，生地黄、怀山药各 12 g，五味子、胖大海各 4.5 g。(《中医妇科临床手册》)

2. 乳痈　地苦胆每次 6～9 g，开水泡服。或研末，适量外敷。(《全展选编・外科》)

【现代药理研究】 金果榄对金黄色葡萄球菌、白色葡萄球菌、变形杆菌有很强的抑制作用。金果榄有较广的抗菌谱，对金黄色葡萄球菌高度敏感，对洛菲不动杆菌中度敏感，对表皮葡萄球菌和八叠球菌一般敏感。[《中国药师》，2011，14(1)：132－134]

【用法用量】 内服：水煎，3～9 g。外用：适量，捣敷或磨汁涂。

金沸草

出《神农本草经》。又名旋覆梗。为菊科植物条叶旋覆花 *Irnula linariifolia* Turcz.或旋覆花 *Inula japonica* Thunb.的地上部分。

【药性】 咸，温。入肺、大肠经。

【功效】 散风寒，化痰饮，消肿毒，祛风湿。

【药论及医论】 《天宝本草》："清肺除热，散寒去火。治呕喘咳嗽，吐衄，开窍通淋。"

《南京民间药草》："苗，祛湿，拔毒，消肿，发散。"

【临床应用】

1. 妊娠恶阻　金沸草 10 g，太子参 12 g，佛手柑 10 g，半夏 10 g，白豆蔻 4 g，白术 10 g，生姜 4 片。(《妇科用药 400 品历验心得》)

2. 伤寒中脘有痰，令人壮热头痛，筋紧急，时发寒热，皆类伤风　金沸草散：荆芥穗四两，半夏、甘草、细辛各一两，赤茯苓二两，前胡、旋覆花各三两。上为细末，每服二钱。水一盏，生姜五片，枣一枚，煎至六分，热服。(《妇人大全良方》)

3. 妊娠咳嗽　茯苓杏仁甘草汤加味：茯苓 10 g，杏仁 9 g，甘草 6 g，百部 10 g，金沸草 10 g，款冬 10 g，紫菀 6 g。(《妇科用药 400 品历验心得》)

【用法用量】 内服：水煎，3～9 g。

金钱草

出《四川中药志》。又名神仙对坐草、地蜈蚣、蜈蚣草。为报春花科植物过路黄 *Lysimachia christinae* Hance 的全草。

【药性】 甘、微苦，凉。入肝、胆、肾、膀胱经。

【功效】 利水通淋，清热解毒，散瘀消肿。

【药论及医论】 《百草镜》："治……产后惊风……"

《贵阳民间药草》："治红崩带下。"

《陆川本草》："消肿止痛，破积。治妇人小腹痛。"

【临床应用】

1. 痛经　矮地茶 30 g，金钱草 30 g，木通 10 g，珠儿参 20 g，徐长卿 30 g，血竭 5 g，益母草 30 g，延胡索 10 g。(《妇科用药 400 品历验心得》)

2. 血热或湿热引起的月经后期或闭经　金平汤：金钱草 30 g，矮地茶 30 g，益母草 30 g，川牛膝 30 g，连翘 15 g，茜草 15 g，珠儿参 15 g，桃仁 10 g，牡丹皮 9 g，菝葜 30 g。(《妇科用药 400 品历验心得》)

3. 经期过长　金钱草 20 g，炒栀子 10 g，地榆 12 g，贯众炭 12 g，侧柏叶 12 g，阿胶 10 g。(《妇科用药 400 品历验心得》)

4. 白带　团经药 15 g，杜仲 9 g，木通 4.5 g。煎水加白糖服。(《贵阳民间药草》)

5. 子淋　金钱草、大青叶各 50 g，海金砂 25 g。(《全国名医妇科验方集锦》)

6. 母儿血型不合　茵陈蒿 15 g，炒栀子 12 g，苎麻根 10 g，黄芩 10 g，竹茹 10 g，金钱草 10 g，桑寄生 15 g，山药 15 g，益母草 10 g，白术 10 g，白扁豆 15 g，生白芍 12 g。(《妇科用药 400 品历验心得》)

7. 妊娠肿胀，全身水肿　车前草 30 g，金钱草 15 g，玉米须 15 g。水煎取汁，分早晚服。(《妊娠肿胀的中医调治》)

8. 妊娠合并黄疸型肝炎　金钱草、茵陈各 30 g，生麦芽 20 g，黄芪 15 g，青蒿、栀子、菟丝子各 10 g，黄芩 6 g，生大黄 3 g。每日 1 剂，水煎，服两次。(《中国民间医术绝招・妇科部分》)

9. 妊娠合并乙型病毒性肝炎活动期　茵陈蒿 15 g，炒栀子 8 g，扇叶铁线蕨 15 g，矮地茶 15 g，泽泻 10 g，神曲 10 g，金钱草 12 g，柴胡 8 g，茯苓 10 g，白术 10 g，山药 15 g，薏苡仁 20 g。(《妇科用药 400 品历验心得》)

10. 妊娠期肝内胆汁淤积症　金钱草 12 g，茵陈 10 g，矮地茶 12 g，扇叶铁线蕨 12 g，炒黄芩 9 g，柴胡 10 g，炒白芍 10 g，枳壳 6 g，木香 5 g，郁金 6 g，苎麻根 12 g，生甘草 5 g。(《马大正 50 年临证验案自选集》)

11. 妊娠高胆汁酸血症　柴胡 10 g，制大黄 20 g，枳壳 10 g，炒白芍 10 g，炒黄芩 10 g，川楝子 10 g，金钱草 30 g，茵陈 15 g，郁金 12 g，丹参 20 g，木香 12 g，大腹皮 15 g，矮地茶 15 g。(《马大正 50 年临证验案自选集》)

12. 妊娠期合并急性胰腺炎　柴胡 10 g，炒白芍 10 g，黄芩 10 g，制大黄 9 g，炒枳壳 10 g，姜半夏 9 g，木香 10 g，大腹皮 12 g，神曲 10 g，金钱草 15 g，佛手 12 g，檀香 5 g。(《马大正 50 年临证验案自选集》)

13. 妊娠石淋　金钱草 15 g，白茅根 20 g，泽泻 10 g，石韦 12 g，茯苓皮 15 g，猪苓 12 g，竹叶 10 g，阿胶 10 g，大蓟 15 g，小蓟 15 g，血余 10 g。(《妇科用药 400 品历验心得》)

14. 湿热性产后淋证或癃闭　车前海金饮：鲜车前草 30～60 g，海金砂 6～10 g(布包)。共煎汤饮，每日 2～3 次。(《百病饮食自疗》)

15. 阴痒　参见石菖蒲条。

16. 外阴湿疹　金钱草 90 g，白毛藤 60 g。每次加水 1 000 mL，煎取 500 mL，连煎 3 次，合药液，凉后坐浴，不拘次数，每次 15 分钟。(《妇科用药 400 品历验心得》)

17. 霉菌性阴道炎　金钱草 60 g，每次加水 1 000 mL，煎取 500 mL，连煎 3 次，合药液，凉后先用冲洗器冲洗阴道再坐浴，不拘次数，每次 15 分钟。(《妇科用药 400 品历验心得》)

【现代药理研究】 每日给大鼠灌服四川金钱草煎剂(5 g 生药)，6 周后其肝胆汁排出量较对照组动物明显增多。此外，四川金钱草还有防止尿石形成和促进溶解的作用。有报道，50%金钱草水煎液灌胃小鼠，每次 0.5 mL，每日 2 次，连续 5 日。金钱草能延迟小鼠皮肤移植排斥反应出现的时间，延长皮片存活时间，金钱草组最长存活 26 日，与环磷酰胺并用延迟(长)作用更明显，并用组最长活 33 日。(《现代中药药理与临床》)

【用法用量】 内服：煎汤，10～30 g，鲜品 30～60 g。外用：煎汤外洗坐浴，60～90 g。

金银花

出《履巉岩本草》。又名忍冬花、银花、双花、二宝花。为忍冬科植物忍冬 *Lonicera japonica* Thunb.的花蕾或带初开的花。

【药性】 寒。入肺、胃经。

【功效】 清热，解毒。生品用于清热解毒，疏风解表；炒金银花用于清热解毒，和胃止呕；金银花炭用于清热解毒，凉血止血。

【药论及医论】 《滇南本草》："清热，解诸疮、痈疽发背、无名肿毒、丹毒、瘰疬。"

《本草汇言》："驱风除湿，散热疗痹，消痈止痢。"

《刘奉五妇科经验》："金银花妇科常用于治疗毒热感染、盆腔脓肿，或产后感染。金银花炭可以凉血止血，治疗因血热而引起的崩漏。”

《妇科用药400品历验心得》：“《本草纲目》称金银花‘气甚芬芳’。故具有清热悦脾之功，可以治疗胃热引起的妊娠恶阻，常与枇杷叶、芦根、竹茹配伍。”

【临床应用】

1. 月经先期　参见黑大豆条。

2. 经期过长　金银花15 g，炒栀子12 g，蒲公英12 g，败酱草12 g，贯众20 g，土茯苓15 g。（《妇科用药400品历验心得》）

3. 经行发热　外感风寒发热经验方：参见连翘条。

4. 经后尿路感染　金银花30 g，生地黄、车前子各12 g，牡丹皮、萹蓄、栀子各9 g，木通6 g，滑石15 g，生甘草梢4.5 g。（《中医妇科临床手册》）

5. 湿热带下阴痒的子宫颈炎　蛇床子18 g，金银花20 g。水煎服。（《中华民间秘方大全》）

6. 面部色素沉着，习惯性流产　参见赤小豆条。

7. 妊娠恶阻　金银花6 g，西洋参5 g，石斛10 g，半夏10 g，陈皮10 g，茯苓10 g，瓦楞子20 g。（《妇科用药400品历验心得》）

8. 漏胎，无故下血，腹痛不可忍，或下黄汁，稠如漆，如小豆汁　苎麻汤：野苎麻根二两。上以酒一碗，水一碗，加金银花，煎一碗服。（《普济方》）

9. 妊娠腹痛　参见龙胆条。

10. 胎动不安　木贼、川芎等分。为末。每服三钱，水一盏，入金银花一钱，煎服。（《圣济总录》）

11. 小腹痛，近下处若肿胀浮薄发光者，孕痈也　黄芪八钱，当归、金银花各五钱，甘草二钱。（《女科一盘珠》）

12. 妊娠腹泻　金银花12 g，乌梅10 g，炒白术15 g，仙鹤草20 g，杜仲12 g。（《妇科用药400品历验心得》）

13. 子淋　金银花20 g，车前草20 g，冬葵子20 g，炒黄柏10 g，炒栀子10 g，连翘15 g，六一散30 g，竹叶10 g，石韦10 g。（《妇科用药400品历验心得》）

14. 妊娠外感风热　蛇莓20 g，大青叶10 g，金银花15 g，苎麻根30 g，寒水石20 g，桔梗6 g，牛蒡子10 g，淡豆豉10 g，生甘草5 g。（《妇科用药400品历验心得》）

15. 妊娠合并风疹　生大黄，生石膏，知母，金银花，野菊花，赤芍，白茅根。（《中医妇产科学》，刘敏如等主编）

16. 妊娠合并病毒性肝炎（湿热内蕴型）　参见板蓝根条。

17. 妊娠合并肾炎风邪侵袭证　金银花，黄芩，栀子，紫苏叶，荆芥，桔梗，板蓝根，云苓，绿豆衣，生甘草，鲜芦根。（《中医妇产科学》，刘敏如等主编）

18. 怀孕期间头痛眩晕，口舌生疮，咽喉红肿，暴发火眼，遍身发热，牙齿疼痛　孕妇金花丸：炒栀子，银花，川芎，黄柏，黄芩，当归，生白芍，生地黄，黄连。（《全国中药成药处方集》）

19. 阴虚肝旺之先兆子痫　三豆饮加味：黑豆、绿豆、赤小豆各30 g，甘草15 g，钩藤15 g，银花30 g。上药水煎代茶饮。（《中医妇科验方选》）

20. 妊娠筋挛　金银花15 g，生地黄12 g，白芍15 g，甘草6 g，竹茹10 g，苎麻根15 g。（《妇科用药400品历验心得》）

21. 妊娠龈肿　金银花30 g，水煎漱口，每日不拘时。（《妇科用药400品历验心得》）

22. 恶露不绝　金银花10 g，鱼鳔30 g，火麻仁15 g，女贞子15 g，墨旱莲20 g，血余10 g，荆芥炭10 g。（《妇科用药400品历验心得》）

23. 产后败血成痈　加味生化汤：生化汤加连翘、金银花、甘草节、乳香、没药治之。（《妇科心法要诀》）

24. 瘀热型产后腹痛　醋延胡索18 g，桃仁15 g，金银花30 g。水煎服。（《中华民间秘方大全》）

25. 产后发热热毒入营　连翘、金银花各15 g，生地黄、牡丹皮、当归、赤芍、山楂各10 g，大青叶、益母草各15 g，玄参10 g，大血藤、败酱

草各 30 g，大黄 6 g（后下），生薏苡仁 15 g。（《中医临床妇科学》，夏桂成主编）

26. 妇人生子每患惊风　当于怀孕三月成形之时服五花汤：土红花，靛青花，益母草花，净银花。水煎空心服。隔一二日再煎一服，如此四五次。（《妇科秘方》）

27. 产褥感染　银花 30 g，蒲公英 60 g，马齿苋 120 g，皂角刺 12 g。（《百病良方》）

28. 产后发热逆传心包　参见牛黄条。

29. 产后血栓性静脉炎　参见水蛭条。

30. 人流后感染　双花汤：鸡冠花，金银花，全当归，泽兰。（《中医妇科经验方选》）

31. 药物流产清宫后出血　参见小蓟条。

32. 产后面部色素沉着　扁鹊三豆饮：黑稆豆、赤小豆、绿豆各 15 g，银花 9 g，生甘草 4.5 g。（《中医妇科临床手册》）

33. 产后乳生痈未成脓　蒲公英八钱，金银花一两。酒煎饱服神效。（《宁坤秘笈》）

34. 生育之多，故服冷药　冷宫丸：滑石、金银花为丸。淡醋汤下。（《女科万金方》）

35. 无名肿毒　金银花、当归、甘草各八钱，陈酒二斤，煎滚服。（《女科万金方》）

36. 恶性滋养细胞肿瘤　参见重楼条。

37. 乳岩积久渐大，色赤出水，内溃深洞　银花汤：金银花，黄芪，当归，甘草，枸橘叶。（《竹林女科》）

38. 乳痈及盆腔炎　仙方活命饮：金银花，防风，白芷，当归，陈皮，芍药，天花粉，贝母，乳香，没药，炮山甲，皂角刺，生草，黄酒。（《中医妇产科学》，刘敏如等主编）

39. 阴疮热毒壅盛证　小败毒膏：金银花，蒲公英，木鳖子，天花粉，白芷，黄柏，当归，乳香，赤芍，大黄，陈皮，甘草。（《中国中成药优选》）

40. 杨梅结毒　忍冬汤：金银花，甘草，黑料豆，土茯苓。（《外科十法》）

41. 阴户肿痛　马鞭草二两，芒硝、金银花各一两。煎汤熏洗患处。（《常见病验方研究参考资料》）

42. 阴茧（巴氏腺囊肿伴感染）　参见赤小豆条。

43. 外阴疖肿　金银花 30 g，水浓煎，蘸纱布局部湿敷。（《妇科用药 400 品历验心得》）

44. 阴痒　参见白鲜皮条。

45. 宫颈糜烂　金银花（研粉）、甘草粉各半混合后，用棉花球蘸药粉塞入阴道，紧贴宫颈糜烂面，第 2 日早晨取出，10 次为 1 个疗程。（《百病良方》）

46. 人乳头瘤状病毒感染　参见野菊花条。

47. 霉菌性阴道炎　金银花 80 g，每次加水 1 000 mL，煎取 500 mL，连煎 3 次，合药液，冲洗阴道后坐浴，不拘次数，每次 15 分钟。（《妇科用药 400 品历验心得》）

【现代药理研究】　金银花在体外对多种致病性细菌有不同程度的抑制作用，少数报告在体内也有一定疗效，这些细菌包括金黄色葡萄球菌、溶血性链球菌、肺炎球菌、脑膜炎球菌，引起肠道急性感染的伤寒杆菌、副伤寒杆菌、志贺杆菌、福氏痢疾杆菌、施氏痢疾杆菌及大肠埃希菌、铜绿假单胞菌、变形杆菌、霍乱弧菌等。鸡胚试验于感染病毒前或后给药均能明显抑制流感病毒增殖，但对副流感病毒无效。对于酵母所致大鼠发热，20 g/kg 的多种产地的银花均具有显著的解热作用。多种不同产地的银花 30 g/kg 剂量均可显著缩短小鼠出血时间而呈止血效果。金银花经乙醇提取后的煎剂注射给药时有抗生育作用，腹腔注射对小鼠的早、中、晚孕皆有效。金银花可使早孕大鼠血浆孕酮水平明显降低，其抗早孕作用可被外源性孕酮、hCG 等所完全取消。（《现代中药药理与临床》）

【用法用量】　内服：煎汤，6～20 g；或入丸、散。外用：50～80 g，水煎冲洗坐浴。

【使用注意】　脾胃虚寒及疮疡属阴证者慎服。

金樱子（附根）

出《雷公炮炙论》。又名刺榆子、山石榴、野石榴、山鸡头子、糖刺果、刺头。为蔷薇科植物金樱子 *Rosa laevigata* Michx.的果实。

【药性】（金樱子）酸、涩，平。（金樱根）酸、涩，平。入脾、肾、膀胱经。

【功效】固涩收敛。

【药论及医论】《蜀本草》："疗脾泄下痢，止小便利，涩精气。"

《滇南本草》："治日久下痢，血崩带下……"

《本草正》："……生津液，收虚汗……"

【临床应用】

1. 崩漏　金樱子一两。水煎调红糖服。（《常见病验方研究参考资料》）

2. 经期过长　金樱子 50 g，芡实 20 g，太子参 15 g，巴戟天 12 g，生白术 30 g，血余 10 g。（《妇科用药 400 品历验心得》）

3. 妇女崩漏　金樱根二三两，猪瘦肉四两。加水同炖，去滓，服汤及肉。（《江西民间草药验方》）

4. 少女脾肾虚弱型月经先期　鹿衔草 30 g，金樱子 30 g。水煎服，连服 3～4 剂。（《中华民间秘方大全》）

5. 经行盗汗　山茱萸 30 g，五味子 5 g，浮小麦 20 g，芡实 30 g，金樱子 30 g，山药 20 g。（《妇科用药 400 品历验心得》）

6. 经行腹泻　金樱子 30 g，芡实 30 g，神曲 10 g，八月札 10 g，炒谷芽 10 g，炒麦芽 10 g。（《妇科用药 400 品历验心得》）

7. 白带　金樱果实一斤（刮光刺并去其子），加水三斤，煎至一斤，去渣再煎成流浸膏，每晚临睡前服一匙，宜加糖常服。（《常见病验方研究参考资料》）

8. 白淫　参见芡实条。

9. 腰痛，白带　鸡血藤 30 g，金樱根、千金拔、杜仲藤、墨旱莲各 15 g，必要时加党参 15 g。每日 1 剂，分 2 次服。（《全国中草药汇编》）

10. 脾肾气虚，胎动不安，兼带浊。亦治冲任气虚而胎漏者　秘元煎：人参、金樱子各一二钱，五味子十四粒，炙甘草一钱，炒远志八分，炒山药、炒芡实、炒枣仁各二钱，炒白术、茯苓各钱半。水二钟，煎七分，食远服。（《景岳全书》）

11. 妊娠尿失禁　金樱子膏，每日 2 次，每次一匙。（《中医妇科临床手册》）

12. 妊娠合并急性肾盂肾炎　三金片：金樱根，菝葜，羊开口，金沙藤，积雪草。（《中医妇科临证手册》）

13. 妊娠胎膜早破　参见黄芪条。

14. 妊娠腹泻　骨碎补 10 g，芡实 20 g，炒白扁豆 20 g，苍术 10 g，山药 15 g，茯苓 10 g，金樱子 20 g，藿香 6 g。（《妇科用药 400 品历验心得》）

15. 子嗽　金樱子 30 g，北沙参 12 g，川贝母粉 5 g，淡竹叶 10 g，杏仁 10 g，木蝴蝶 5 g，瓜蒌仁 10 g。（《妇科用药 400 品历验心得》）

16. 妊娠口渴　石斛 12 g，金樱子 15 g，天花粉 10 g，苎麻根 15 g，墨旱莲 15 g，桑寄生 12 g。（《妇科用药 400 品历验心得》）

17. 产后乳汁自出　金樱子、党参、黄芪各 12 g，白术、当归、熟地黄、芡实各 9 g，炙甘草、川芎各 6 g，肉桂 3 g。（《中医妇科临床手册》）

18. 人工流产后自汗，冷热不调　桂枝 6 g，炙甘草 6 g，龙骨 30 g，牡蛎 30 g，糯稻根 30 g，生黄芪 12 g，金樱子 15 g，芡实 20 g。（《妇科用药 400 品历验心得》）

19. 不孕　补肾种子方：金樱子，菟丝子，淫羊藿，桑寄生，何首乌，熟地黄，杞子，党参，砂仁。（《中医妇科学》，成都中医学院编）

20. 肾虚型子宫脱垂　金樱子 10 斤。冷水浸泡 1 日，煮半小时，过滤取汁，再加水煎半小时，去渣，两次滤液合并，加热浓缩成 5 000 mL。早晚各服 60 mL，3 日为 1 个疗程。间隔 3 日再连服 3 日。（《中华民间秘方大全》）

21. 子宫脱垂　金樱根四两，加水煎熬四至五小时，去滓取汁，临睡前加甜酒或三花酒二至四两冲服。[《广东中医》，1959，4(12)：490]

22. 盆腔炎，子宫内膜炎，宫颈炎　妇科千金片：千斤拔，单面针，金樱根，穿心莲，功劳木，党参，鸡血藤，当归。（《中国药品实用手册》）

23. 阴痒　金樱子 30 g，凤眼草 60 g，鸦胆子 6 个，大蒜 20 g。煎服或外搽。（《中国民间草药方》）

【用法用量】内服：煎汤，10～60 g；或入丸、散；或熬膏。

【使用注意】 有实火、邪热者慎用。

乳 香

出《名医别录》。又名乳头香、塌香、浴香。为橄榄科植物乳香树 *Boswellia carterii* Birdw. 及同属植物 *Boswellia bhaw-dajiana* Birdw.的胶树脂。

【药性】 辛、苦，微温。入心、肝、脾经。

【功效】 活血止痛，消肿生肌。

【药论及医论】 《本草拾遗》："疗……妇人血气……疗诸疮令内消。"

《珍珠囊》："定诸经之痛。"

《本草纲目》："活血定痛伸筋，治妇人产难……"

《本草正》："通血脉，止大肠血痢疼痛及妇人气逆血滞，心腹作痛。"

《医学衷中参西录》："乳香、没药不但流通经络之气血，诸凡脏腑中，有气血凝滞，二药皆能流通之。医者但知其善入经络，用之以消疮疡，或外敷疮疡，而不知用之以调脏腑之气血，斯岂知乳香，没药者哉。"

【临床应用】

1. 经行量少膜样痛经　刘寄奴，五灵脂，生蒲黄，延胡索，川楝子，柴胡，血竭末，三棱，莪术，制乳香，制没药。[《广西中医药》，1983，6(2)：3]

2. 经量过多　参见黄精条。

3. 经期过长　参见鼠妇条。

4. 崩漏　乳香、没药各一钱，蒲黄炭、炒五灵脂、血余炭各三钱。共为末，陈醋为丸(三钱重)，每服一丸。(《常见病验方研究参考资料》)

5. 血瘀气滞型月经不调　参见两头尖条。

6. 月经后期　参见五灵脂条。

7. 闭经　制乳香 6 g，制没药 6 g，牡丹皮 12 g，丹参 20 g，赤芍 20 g，泽兰 12 g，益母草 30 g，黄酒 100 mL。(《妇科用药 400 品历验心得》)

8. 经行肛门疼痛　参见半枝莲条。(《妇科用药 400 品历验心得》)

9. 经行头痛　参见蓖麻子条。

10. 赤白带下　乳香散：草果一个(去皮)，入乳香一小块，用面饼裹炮焦黄，留性，取出，和面用之为细末，每服二钱，陈米饮调下，重者二钱。(《普济方》)

11. 妊娠白痢　黄连丸：黄连、干姜、砂仁、川芎、阿胶、白术各一两，枳壳五钱，乳香三钱。(《妇科玉尺》)

12. 热毒炽盛，瘀血凝结之孕痈　参见大血藤条。

13. 瘦胎滑利易产，临入月服之，极有神效　产难神寝丸：通明乳香半两(别研)，枳壳一两。上为细末，炼蜜丸如梧子大。空心，温酒吞下三十丸，日一服。怀孕九个月以后方可服。(《妇人大全良方》)

14. 难产　开骨膏：乳香研细，滴水丸如芡实大，每服一粒，无灰酒吞下。(《证治准绳·女科》)

15. 子死胎中　黄明乳香不限多少。上于端午时，或岁除夜收猪心血，相和研为丸，如鸡豆大，以红绢袋盛挂于门上，如患者以冷酒磨下一丸。(《博济方》)

16. 产后忽然心气痛不可忍者　宜服守拈散：枳壳、玄胡索、小茴香各一钱一分，白芍药、乳香、没药各一钱，甘草六分。水煎服。(《女科万金方》)

17. 产后一切血疾，产难，胎衣不下，危急恶疾垂死者　参见五灵脂条。

18. 产后腹痛　当归、乳香各等分。研细末，每服二至三钱，黄酒送下。(《常见病验方研究参考资料》)

19. 产后腰痛　参见丁香条。

20. 产后崩中不止　白墡半两，乳香一分，阿胶半两。上件药捣细罗为散，每于食前，以粥饮调下一钱。(《太平圣惠方》)

21. 产后心气攻痛　七气手拈散：延胡、小茴香、芍药、干漆(炒)、枳壳各二钱，黄连、石菖蒲、香附、苏叶各一钱半，没药、乳香各一两，甘草六分。上锉散，分作二服，每服用水一盏半，生姜三片，煎至七分，空心服。(《医部全录·妇科》)

22. 血晕　血竭破棺丹：血竭，乳香，箭头巴豆。研为丸，冷酒下。(《妇科玉尺》)

23. 产后失血过多，心神不安，昏闷语涩，不得卧　宁志膏：辰砂、枣仁(炒)、人参、茯神、琥珀、滴乳香各一钱。上为末和停，每服一钱，浓煎灯心枣汤空心调下。(《医部全录·妇科》)

24. 产后中风，恍惚语涩，口角涎出　朱砂丸：朱砂一两，乳香半两，白附子半两，铅霜一分，赤箭一两，独活一两，桑螵蛸半两，阿胶三分，炮附子三分，琥珀半两，桂心半两，麝香一分。上件药捣罗为末，入研了药令匀，炼蜜和丸，如梧桐子大，不计时候，以竹沥酒下十五丸。(《太平圣惠方》)

25. 产后肠痈　神效瓜蒌散：大瓜蒌一个，捣，甘草、川归各五钱，没药、乳香各一钱。上酒三碗，煎二碗，分三次，食后服，渣盒患处。(《孕育玄机》)

26. 火毒型产后发热　参见野菊花条。

27. 产后脏腑不安，言语不得，咽喉作蝉声　用乳香一钱，煎汤，入陈酒三分，和药服。(《产后十八论神奇验方》)

28. 血风走疰，肢节疼痛，发时来往不定　参见安息香条。

29. 人流宫腔粘连瘀阻胞宫证　参见水蛭条。

30. 败血留内结成痈疽者　只宜用生化汤加连翘、金银花、甘草节、乳香、没药治之。(《医部全录·妇科》)

31. 慢性盆腔炎性疾病后遗症　仙方活命饮：金银花，防风，白芷，当归，陈皮，芍药，天花粉，贝母，乳香，没药，炮山甲，皂角刺，生草，黄酒。(《中医妇产科学》，刘敏如等主编)

32. 输卵管阻塞性不孕、慢性盆腔炎性疾病后遗症、盆腔淤血综合征瘀重于湿热者　参见大血藤条。

33. 妇人诸般淋　苦杖根，俗呼为杜牛膝，多取洗净锉碎，取一合，用水五盏，煎至一盏，去滓，用麝香、乳香少许调下。(《证治准绳·女科》)

34. 不孕　壬子丸：吴茱萸、白及、白蔹、白茯苓各一两，牛膝、细辛各五钱，石菖蒲、白附子、当归各少许，厚朴、桂心、没药、人参各四两，乳香三两。上为细末，梧子大十丸，空心好酒下，宜壬子日合。(《广嗣全诀》)

35. 产后吹奶，肿硬疼痛，欲结痈，轻则为吹奶、妒乳，重则乳痈　乳香一钱半，栝楼根末一两。上研命匀，温酒调二钱服。(《普济方》)

36. 乳痈及乳疼　皂角散：皂角一条烧灰，蛤粉三钱，乳香一钱末之，酒调下，以手揉乳令散。(《医部全录·妇科》)

37. 乳疽，奶劳　神效瓜蒌散：瓜蒌一个，去皮，焙研为末。如急用，只烂研。子多者有力，生粉草半两，当归(酒洗，去芦、焙)半两，乳香一钱，通明没药一分，二味并别研。上用无灰酒三升，同于银石器中慢火熬，取一升，清汁分作三服，食后良久服。(《妇人大全良方》)

38. 乳头皲裂　参见马勃条。

39. 乳癖，乳腺癌，阴疮　参见马钱子条。

40. 卵巢子宫内膜囊肿，子宫肌瘤　参见三棱条。

41. 卵巢囊肿　参见海浮石条。

42. 癥瘕(子宫肌瘤)　参见丹参条。

43. 子宫肌瘤，卵巢囊肿，子宫内膜异位症，盆腔炎症性包块，陈旧性宫外孕，子宫内膜息肉　参见半枝莲条。

44. 乳岩，横痃，瘰疬，痰核，流注，肺痈，小肠痈　参见牛黄条。

45. 痃癖癥瘕，心腹疼痛　活络效灵丹：当归，丹参，生明乳香，生明没药。(《医学衷中参西录》)

46. 输卵管妊娠包块已形成，或者血郁少腹已见化热之势　活络效灵汤：没药、丹参、金银花、蒲公英各 15 g，赤芍、桃仁各 12 g，乳香 10 g。随症加味。(《中国中医秘方大全》)

47. 子肠不收　血竭、乳香，烧，烟熏即入。(《胎产救急方》)

48. 宫颈糜烂　乳没膏：乳香 15 g，没药 15 g，儿茶 15 g，铜绿 15 g，樟丹 9 g，轻粉 6 g，冰片 3 g。共研极细末，和匀，用液体石蜡调和成软膏状。用带线棉球蘸药膏塞入糜烂面处，6

小时后牵出棉球，每日 1 次。(《中国丸散膏丹方药全书·妇科病》)

49. 促使子宫颈癌组织加速坏死脱落，促使创面愈合　参见儿茶条。

50. 产门肿痛　四季葱(即芽葱)入乳香末捣成饼，贴肿痛处，良久即愈。(《高淑濂胎产方案》)

51. 阴户两旁肿痛，手足不能舒伸者　用四物汤，入乳香末同捣成饼，安阴中立效。(《济阴纲目》)

52. 阴部湿淫疮　文蛤、乳香各五分，白矾一钱，铜绿少许，轻粉一字。上为极细末，洗净掺之。(《医部全录·妇科》)

53. 女阴溃疡　阴蚀黄连膏：乳香粉、青黛面各 50 g，黄连膏 100 g，调匀成膏。外敷患处。(《妇产科疾病中医治疗全书》)

【现代药理研究】 用体外血小板黏附率测定血小板黏附性，乳香及醋制前后均有较好的降低动物血小板黏附性。醋制后使乳香降低血小板黏附作用加强。乳香生用活血，醋制祛瘀。对小鼠腹腔注射冰乙酸，可明显减少小白鼠的扭体反应次数，从而表明有镇痛作用。其镇痛的有效成分为乙酸正辛酯。(《现代中药药理与临床》)

【用法用量】 内服：煎汤，3～10 g；或入丸、散。外用：适量，研末调敷。

【使用注意】 胃弱者慎服，孕妇及无瘀滞者禁服。

鱼　鳔

出《本草纲目》。又名鱼肚。为石首鱼科动物大黄鱼 *Pseudosciaena crocea* (Rich.)、小黄鱼 *Pseudosciaena polyactis* Bleeker 或鲟科动物中华鲟 *Acipenser sinensis* Gray 等的鱼鳔。

【药性】 甘，平。入肝、肾经。

【功效】 补肾益精，滋养筋脉，止血。

【药论及医论】 《海药本草》："主月蚀疮、阴疮、痔疮，并烧灰用。"

《本草纲目》："鳔胶，烧存性，治妇人难产、产后风搐、破伤风痉……"

《本草汇言》："善种子安胎，生精补肾，治妇人临产艰涩不下及产后一切血崩溃乱、血晕风搐。"

《随息居饮食谱》："止遗带……又治诸血证……"

【临床应用】

1. 经期过长　鱼鳔 30 g，海蛤壳 50 g，白花蛇舌草 15 g，地榆 30 g，炒白术 10 g。(《妇科用药 400 品历验心得》)

2. 赤白崩中　鱼鏇胶三尺，焙黄研末，同鸡子煎饼，好酒食之。(《本草纲目》)

3. 米鱼胶糯米散，治妇人白带　米鱼胶一斤(炒酥，研末)，糯米二升(炒熟，研粉)。拌好，温开水冲服。(《医学从众录》)

4. 经断复来　鱼鳔 30 g，木耳 60 g，火炒，共为面。每 15 g，黄酒送下。(《民间偏方秘方精选》)

5. 经血逆行　鱼胶，新绵烧灰，每服二钱，米饮调下。(《多能鄙事》)

6. 任脉虚而带下不摄　海鳔蛸一味为粉，广鱼鳔煮烂，杵丸绿豆大，淡菜汤下，久服无不收效。(《沈氏女科辑要》)

7. 胎动不安　鱼鳔 30 g，木贼 12 g，续断 12 g，山药 30 g，巴戟天 10 g，苎麻根 15 g。(《妇科用药 400 品历验心得》)

8. 催生　鱼鳔七寸，用香油炒为末，酒调下三钱。(《妇科秘方》)

9. 临产破水三五日不下，将死未绝　大鱼鳔三寸，香油，香油浸过，灯上烧之，滴下油入酒中，其灰研末，用酒调服。(《妇科秘方》)

10. 产后血气晕　用鳔胶烧灰存性为末，三五钱，童子小便调酒下。(《普济方》)

11. 产后抽搦强直，乃风入子脏，与破伤风同　鳔胶一两，以螺粉炒焦，去粉，为末。分三服，煎蝉蜕汤下。(《经效产宝》)

12. 产后风　鱼鳔(蛤粉炒焦)30 g，黑芥穗 30 g。共为细面，每服 6 g，因风所致者加防风、钩藤各 3 g，煎汤送下；因寒者用黄酒送下；因失血过多者加当归 9 g，煎汤送下。(《中华民间秘

方大全》)

13. 破伤风，幼妇初产，(产门)伤水，多有此证，杀人最急　鳔胶烧为末，酒服，滓傅伤处。(《胎产救急方》)

14. 恶露不绝　参见仙鹤草条。

15. 种子　鱼鳔一斤(切碎，以麦麸炒成珠，去麸)，黑芝麻一斤(另炒)。共为细末，将一半炼蜜为丸，一半米糊为丸，每早男妇和匀，各服五钱，好酒送下。(《妇科秘方》)

16. 宫颈癌　参见鹿角霜条。

【用法用量】 内服：煎汤，10～30 g；或研末入丸、散。

【使用注意】 纳呆多痰者忌服。

鱼腥草

出《履巉岩本草》。又名臭菜、侧耳根、紫蕺、肺形草、猪姆草、臭质草。为三白草科植物蕺菜 *Houttuynia cordata* Thunb.的全草。

【药性】 辛，微寒。入肺、膀胱、大肠经。

【功效】 清热解毒，排脓消肿，利尿通淋。

【药论及医论】《中国药用植物图鉴》："治梅毒、淋浊、便涩、尿道炎、水肿胀满、胃病及各种化脓性疾病，如蜂窝织炎、中耳炎、乳腺炎、肺脓疡、肺结核及子宫病等。"

【临床应用】

1. 漏下　忍冬藤 15 g，鱼腥草 20 g，樗白皮 15 g，贯众 15 g，土茯苓 15 g，墨旱莲 20 g。(《妇科用药 400 品历验心得》)

2. 热淋，白带　鱼腥草 24～30 g。水煎服。(《江西民间草药》)

3. 妊娠咳嗽　半夏 10 g，茯苓 10 g，竹茹 10 g，陈皮 10 g，枳壳 6 g，甘草 5 g，芦根 20 g，瓜蒌皮 10 g，枇杷叶 12 g，桔梗 6 g，鱼腥草 15 g。(《妇科用药 400 品历验心得》)

4. 妊娠便血　鱼腥草 60 g，每次加水 1 000 mL，煎取 500 mL，连煎 3 次，合药液坐浴，不拘次数，每次 15 分钟。(《妇科用药 400 品历验心得》)

5. 产后流血不止　鱼腥草根 30～60 g，水煎服。(《云南中草药》)

6. 产后腹痛　鱼腥草一把，酒煎服。(《常见病验方研究参考资料》)

7. 产褥感染　鱼腥草(后入)、野菊花、紫地丁各 30 g，紫背天葵 15 g，牡丹皮、赤芍各 12 g，生蒲黄、五灵脂各 10 g。(《百病良方》)

8. 缺乳　蒲公英、鱼腥草、薜荔果各 30 g，每日 1 剂，水煎服。(《常用中草药手册》)

9. 乳痈初期　取新鲜鱼腥草适量，洗净佐餐，随量拌成凉菜食用。(《中医妇产科学》，刘敏如等主编)

10. 鱼腥草注射液　由鱼腥草一味制成。肌内注射，每次 2～4 mL，每日 1～2 次。用于乳腺炎、宫颈炎、附件炎等。(《中药制剂汇编》)

11. 热毒内盛型急性子宫内膜炎　鱼腥草 30～60 g(鲜草加倍)，蒲公英 30 g，忍冬藤 30 g，水煎服。(《现代中西医妇科学》)

12. 结核性盆腔炎　当归 9 g，鳖甲 9 g，丹参 9 g，百部 12 g，怀牛膝 9 g，功劳叶 20 g，生地黄 9 g，熟女贞子 9 g，山海螺 15 g，鱼腥草 9 g。(《现代名中医妇科绝技》)

13. 子宫脱垂　鱼腥草煎汤熏洗数次。(《常见病验方研究参考资料》)

14. 慢性宫颈炎　以棉球蘸合成鱼腥草素水液于创面，或以片剂置于创面，次日取出，5 次为 1 个疗程。(《中药药理与应用》)

15. 湿热蕴结型前庭大腺炎　鱼腥草苡仁粥：鱼腥草 30 g，薏苡仁 15 g，大米 50 g。鱼腥草加水先煎，去渣取汁，放入薏苡仁、大米煮至粥熟，每日 2 次，连服 5～7 日为 1 个疗程。(《食物本草》)

16. 热毒蕴结型阴疮　鱼腥草饮：鱼腥草 20 g，白糖适量。先将鱼腥草洗净，水煎，适量白糖调服。(《中国药膳学》)

17. 外阴瘙痒　鱼腥草适量，煎汤熏洗。(《上海常用中草药》)

18. 滴虫性阴道炎　鱼腥草四两，煎汤温洗，连洗数次。(《常见病验方研究参考资料》)

19. 阴臭　鱼腥草 50 g，每次加水 1 000 mL，

煎取 500 mL，连煎 3 次，合药液，凉后先用冲洗器冲洗阴道再坐浴，不拘次数，每次 15 分钟。（《妇科用药 400 品历验心得》）

20. 痔疮　鱼腥草 60 g，水煎 3 次，合药液约 1 500 mL，先熏后坐浴，不拘次数，每次 15 分钟。（《妇科用药 400 品历验心得》）

【现代药理研究】 鱼腥草挥发油对多种革兰阴性菌和革兰阳性菌（大肠埃希菌、金黄色葡萄球菌、铜绿假单胞菌、粪肠球菌、化脓性链球菌、肺炎克雷伯菌、黏孢酵母和枯草芽孢杆菌）具有一定的抑菌活性。[《药物分析杂志》，2022，42(1)：108－120]

【用法用量】 内服：煎汤，15～30 g。外用：水煎外洗，60 g。

【使用注意】 虚寒证慎服。

狗　脊

出《神农本草经》。又名金毛狗、金狗脊。为蚌壳蕨科植物金毛狗脊 *Cibotium barometz* (L.) J. Sm.的根茎。

【药性】 苦、甘，温。入肝、肾经。

【功效】 补肝肾，除风湿。

【药论及医论】 《神农本草经》："主腰背强，关机缓急，周痹，寒湿膝痛。"

《名医别录》："疗……女子伤中……"

《药性论》："治男子女人毒风软脚，邪气湿痹，肾气虚弱……"

《玉楸药解》："治腰痛膝痛，足肿腿弱，遗精带浊。"

《本草正义》："能固摄冲带，坚强督任，疗治女子经带淋露，功效甚宏，诚虚弱衰老恒用之品。"

【临床应用】

1. 血崩　金狗脊根茎炒黑研末 9～15 g，泡开水服。（《福建中草药》）

2. 青春期功能失调性子宫出血　狗脊炭，党参，生地炭，炒白芍，煅龙骨，煅牡蛎，藕节炭，墨旱莲，冬桑叶，山茱萸，川续断炭。[《浙江中医杂志》，1983(8)：347]

3. 经水多去不能住　以三补丸（芩、连、柏）加莎根、龟板、金毛狗脊。（《证治准绳·女科》）

4. 闭经　参见茺蔚子条。

5. 血虚烦热，月水不调，赤白带下，渐成崩漏　参见白石脂条。

6. 经行阴痛　参见五加皮条。

7. 室女白带，冲任虚寒　鹿茸丸：金毛狗脊（燎去毛）、白蔹各一两，鹿茸（酒蒸焙）二两。为末，用艾煎醋汁打糯米糊，丸梧子大。每服五十丸，空心温酒下。（《济生方》）

8. 妊娠带下　白扁豆 20 g，莲子 20 g，茯苓 10 g，苍术 10 g，炒薏苡仁 20 g，海螵蛸 20 g。（《妇科用药 400 品历验心得》）

9. 胎漏，胎动不安　金狗脊，菟丝子，续断，杜仲，益智仁，补骨脂，党参，白术，阿胶，艾叶。（《中医妇科治疗学》）

10. 妊娠腰痛不可忍，或连髀痛，先服此散　五加皮散：杜仲四两，五加皮、阿胶、防风、金毛狗脊、川芎、芍药、细辛、萆薢各三两，杏仁八十枚。以水九升，煮取二升，去滓，下胶，作三服。服后，服五加皮丸。（《医部全录·妇科》）

11. 恶露不绝　参见何首乌条。

12. 产后出血　狗脊、党参、黄芪、白术、当归、熟地黄、阿胶、地榆炭各 9 g，赤石脂 15 g，伏龙肝 30 g，炙甘草 3 g。（《中医妇科临床手册》）

13. 产后身痛　参见络石藤条。

14. 产后余血未尽，攻腰间疼痛　没药散：没药，牛膝，桂心，琥珀，赤芍药，菴蕳子，当归，桃仁，狗脊。（《太平圣惠方》）

15. 流产后腰痛　萆薢 20 g，苍术 10 g，炒白术 20 g，炒薏苡仁 30 g，狗脊 12 g。（《妇科用药 400 品历验心得》）

16. 妇人血风流注，腰脚疼痛不可忍　参见没药条。

17. 妇人风痹，手足不遂，肢节急强　狗脊浸酒：狗脊、当归、川芎、桂心、防风、萆薢、淫羊藿各二两，牛膝五两，丹参三两，天蓼木半两，川椒一两。上以细锉，生绢袋盛用好酒二斗五升，浸经七日，每服温饮下一小盏，常令有酒气，每

取一升，即添酒一升，至五斗即住。(《普济方》)

18. *茄病，其色紫者可治，白者难治*　先用熏洗法。宜急以黄连、狗脊、五倍子、水杨根、枯矾各一钱。为末煎汤，先熏后洗，乘热轻轻托进。(《妇科玉尺》)

【现代药理研究】 狗脊各炮制品均有抑制血小板聚集作用，抗血小板聚集作用从高到低依次为砂烫品>盐制品>酒蒸品>单蒸品>生品。[《药物评价研究》，2016，39(3)：489－492]

【用法用量】 内服：煎汤，10～30 g；或浸酒。

【使用注意】 肾虚有热、小便不利，或短涩黄赤、口苦舌干者，均慎服。

饴　糖

出《本草经集注》。又名麦芽糖、胶饴。为米、大麦、小麦、粟或玉蜀黍等经发酵糖化制成的糖类。

【药性】 甘，温。入脾、胃、肺经。

【功效】 缓中，补虚，生津，润燥。

【药论及医论】 《名医别录》："主补虚乏，止渴，去血。"

《本草汇言》："饴糖之甘，以缓中也。如眩晕……如产妇失血过多，卒时烦晕……皆系中焦营气暴伤之故。"

《长沙药解》："补脾精，化胃气，生津，养血，缓里急，止腹痛。"

【临床应用】

1. *痛经*　乌头桂枝汤合大建中汤加味：乌头 6 g，桂枝 6 g，炒白芍 6 g，炙甘草 6 g，生姜 5 片，大枣 6 个，花椒 3 g，党参 12 g，干姜 6 g，饴糖 30 g，蒲黄 10 g，益母草 20 g。(《妇科用药400品历验心得》)

2. *阴虚内热型经期过长*　饴糖鸡：生地黄 30 g，母鸡 1 只，饴糖 100 g，姜葱盐适量。将母鸡去毛除内脏，洗净，把生地黄、姜、葱、盐放入鸡腹内，再灌入饴糖，缝合切口，鸡脯朝上放入锅内，加水适量，置武火上烧沸，后用文火炖熬至鸡肉熟即成。宜常食。(《现代中西医妇科学》)

3. *经量过多*　参见禹余粮条。

4. *崩漏*　小建中汤加味：桂枝 6 g，炒白芍 12 g，炙甘草 6 g，饴糖 30 g，炮姜 5 片，大枣 6 个，党参 15 g，荆芥炭 10 g，仙鹤草 30 g，赤石脂 15 g，补骨脂 10 g，阿胶 10 g。(《妇科证治经方心裁》)

5. *经行胃痛*　参见九香虫条。

6. *经行身痛*　若经行后或血去过多者，乃血虚不荣也，宜用黄芪建中汤(桂枝、白芍、甘草、姜、枣、饴糖、黄芪)以补之。(《妇科心法要诀》)

7. *白带如涕沫，极腥臭*　黄芪建中汤：黄芪、肉桂各七分，甘草一钱半，白芍三钱。上，姜枣煎，去滓，入饴糖少许再煎令熔，空心服。(《医部全录·妇科》)

8. *妊娠胃痛恶阻*　大建中汤(蜀椒二合，干姜四两，人参二两，胶饴一升)加味。(《妇科证治经方心裁》)

9. *妊娠腹痛*　桂枝 6 g，炒白芍 12 g，炙甘草 6 g，饴糖 30 g，生姜 4 片，大枣 5 个，莲房 10 g，杜仲 10 g。(《妇科用药400品历验心得》)

10. *恶露不绝*　炙黄芪 15 g，桂枝 6 g，炒白芍 12 g，炙甘草 6 g，炮姜 5 g，大枣 6 个，饴糖 30 g，阿胶 10 g，仙鹤草 30 g，侧柏 10 g，海螵蛸 20 g，荆芥炭 10 g。(《妇科证治经方心裁》)

11. *产后胃痛呕吐*　小建中汤加味：桂枝 6 g，炒白芍 12 g，炙甘草 6 g，干姜 5 g，吴茱萸 6 g，半夏 12 g，丁香 2 g，檀香 4 g，大枣 5 个，饴糖 30 g。(《妇科证治经方心裁》)

12. *产后腹中绞痛，脐下坠坚*　以清酒煮白饴，令如浓白酒，顿服二升。不瘥复作，不过三，神良。(《产经》)

13. *产后虚羸不足，腹中刺痛不止，吸吸少气，或苦少腹中急，摩痛引腰背，不能食饮*　产后一月，日得服四五剂为善，令人强壮宜。内补当归建中汤：当归四两，桂枝三两，芍药六两，生姜三两，甘草二两，大枣十二枚。上六味，以水一斗，煮取三升，分温三服，一日令尽。若大虚，加饴糖六两，汤成纳之，于火上暖令饴消。(《金匮要略方论》)

14. 胎坠不安　饴糖五钱，以砂仁泡汤化服。(《本草汇言》)

15. 术后腹痛　黄芪 15 g，桂枝 6 g，炒白芍 12 g，炙甘草 6 g，生姜 5 片，大枣 6 个，饴糖 30 g，枳实 10 g。(《妇科用药 400 品历验心得》)

16. 妇人腹中痛　小建中汤(桂枝三两，炙甘草三两，大枣十二枚，芍药六两，生姜三两，胶饴一升)主之。(《金匮要略》)

【用法用量】　内服：烊化冲入汤药中，30～60 g；熬膏或入丸剂。

【使用注意】　湿热内郁，中满吐酸者忌服。

京大戟

出《神农本草经》。又名邛钜、红芽大戟、紫大戟、下马仙、大戟、龙虎草、膨胀草、天平一枝香。为大戟科植物大戟 *Euphorbia pekinensis* Rupr.的根。

【药性】　苦，寒，有毒。入肺、脾、肾经。

【功效】　泻水逐饮，消肿散结。

【药论及医论】　《药性论》："下恶血癖块、腹内雷鸣，通月水，善治瘀血，能堕胎孕。"

《妇科用药 400 品历验心得》："读清代吴本立《女科切要》，称'肥人有带多是湿痰'，白带因'冤滞而病热不散，先以十枣汤下之'，还称'如结痰白带，以小胃丹'先服。小胃丹药有芫花、甘遂、大戟、制大黄、黄柏，也就是十枣汤去大枣，加大黄、黄柏而成。我选十枣汤治带下，以身体壮硕、带下黄稠如涕且臭为对象，只要选择准确，常一方中鹄。以十枣汤峻烈之剂泻胶结痰饮，绝带下之上源，带下顿愈。如此之症若易方改药，恐只能隔靴搔痒。芫花、甘遂、大戟入煎，可缓其攻逐之力。"

【临床应用】

1. 月经后期　大戟 6 g，溪黄草 30 g，刺蒺藜 20 g，路路通 15 g，益母草 30 g，延胡索 10 g，丹参 15 g。水煎内服。(《妇科用药 400 品历验心得》)

2. 室女月水不通　百草霜一两，大戟一分，麝香(细研)半两。上研令匀，每至五更，以温酒调下一钱，服药宜吃粥。(《普济方》)

3. 月经不利，渐结成块，腹胀如蛊　槟榔(面裹衣煨)七个，大戟半两，大黄(蒸)一两。上为细末，醋糊为丸如梧桐子大，每服半两重，临卧细嚼，茴香酒下，取下恶物。(《普济方》)

4. 经水才断，后辄病水，四肢浮肿　青橘皮、大戟、白茯苓、枳壳、当归、黄芪各一两，甘遂(炒)、桂各一两，牛膝一两，人参三分。上为细散，每服二钱，浓煎桑根白皮汤调下，日再服。(《普济方》)

5. 带下屈滞而病热不散　先以十枣汤(芫花、甘遂、大戟各等分，加大枣十枚)下之，后服苦楝丸，再以大元胡索散调之，热去湿除，病自愈矣。(《女科切要》)

6. 产后肿胀　控涎丹：大戟、甘遂、白芥子三药等量研细，炼蜜为丸，每丸重 5 g，晨起空腹服 1 丸。服后勿进食饮水，得泻后，略进糜粥。一下不瘥，可再服，或减量连续服用。(《现代名中医妇科绝技》)

7. 产后腹大坚满，喘不能卧　白圣散：樟柳根三两，大戟一两半，炒甘遂一两。上为极细末，每服二三钱，热汤调下，取大便宜利为度(《济阴纲目》)

8. 妇人水气，四肢浮肿，心胸痞满，痰毒壅滞，喘息稍急，小便不利，坐卧不安　大戟散：大戟、前胡、木通、赤茯苓、槟榔各一两，当归、桑根白皮、汉防己各半两，紫苏茎叶、陈橘皮各三分。上件药，捣粗罗为散，每服四钱，以水一中盏，入生姜半分，煎至六分，去滓，空心温服，以利为效，未利再服。(《太平圣惠方》)

9. 积聚痞块，血瘀经闭　水蓬膏：水蓬花，大黄，当归尾，芫花，大戟，三棱，莪术，秦艽，芦荟，血竭，肉桂。做成膏药外贴。(《中国丸散膏丹方药全书·妇科病》)

10. 阴中肿痛不可忍　防风三两，大戟二两，艾叶五两。上件药，细锉，以水二斗，煮取五升，去滓，稍热洗之，日可三度。(《太平圣惠方》)

11. 霉菌性阴道炎　参见防风条。

【现代药理研究】　京大戟具有的泻下作用，可能的作用机制是通过增加肠管细胞中水通道蛋白的 mRNA 表达含量来实现的。最终表现为促进肠道蠕动,促进肠内容物向下推进,增加对其水分吸收,减少其停留时间,最终达到泄水逐饮的作用。[《中国现代中药》,2019,21(1):129-138]

【用法用量】 内服:煎汤,0.5～3 g;或入丸、散。外用:适量,研末或熬膏外敷,或煎水熏洗。

【使用注意】 虚寒阴水患者及孕妇禁服。体弱者慎服。反甘草。

夜明砂

出《日华子》。又名蝙蝠屎、天鼠屎。为蝙蝠科动物蝙蝠 *Vespertilio superans* Thomas 或大耳蝠 *Plecotus auritus* L.的干燥粪便。

【药性】 辛,寒。入肝经。

【功效】 清肝明目,散瘀消积。

【药论及医论】 《本草备要》:“吴鹤皋曰,古人每用虻虫、水蛭治血积,以其善吮血耳。若天鼠矢,乃食蚊而化者也,当亦可以攻血积,《本草》称其下死胎,则其能攻血块也何疑。”

【临床应用】

1. 月水久不通,四肢状如枯木,上气咳嗽,背膊烦闷,涕唾稠黏,少食多睡　桂心丸:桂心三分,夜明砂三分,砒霜一分,斑蝥一分,硇砂三分,炙甘草三分,皂荚一分。上件药捣罗为末,用软饭和丸,如梧桐子大,每于食前,以温酒下三丸。(《太平圣惠方》)

2. 闭经　夜明砂三钱,陈酒冲服。(《常见病验方研究参考资料》)

3. 月经不调,经来发狂　五灵脂、延胡索各二钱,生大黄、桃仁、夜明砂各三钱,䗪虫七个。每剂水煎 2 次,每日早晚分服。(《常见病验方研究参考资料》)

4. 胎前遇疟疾,此病寒热不能治　急取夜明砂三钱,空心为末茶调服。(《海上仙方》)

5. 乳痈　夜明砂,瓜蒌(炒),阿魏。上为末,饭丸,酒吞下。(《济阴纲目》)

【用法用量】 内服:煎汤,3～9 g,包煎;或研末服,1～3 g。

【使用注意】 孕妇慎用。

卷 柏

出《神农本草经》。又名长生草、九死还魂草、万年松、回阳草、佛手草、老虎爪。为卷柏科植物卷柏 *Selaginella tamariscina* (Beauv.) Spring 或垫状卷柏 *Selaginella pulvinata* (Hook. et Grev.) Maxim.的干燥全草。

【药性】 辛,平。入肝、心经。

【功效】 生用破血,炒用止血。

【药论及医论】 《神农本草经》:“女子阴中寒热痛,癥瘕,血闭,绝子。”

《日华子》:“生用破血,炙用止血。”

【临床应用】

1. 痛经　卷柏 15 g,马鞭草 30 g,血竭 5 g,益母草 30 g,蒲黄 10 g,五灵脂 10 g,延胡索 10 g,鸡血藤 30 g,徐长卿 15 g。(《妇科用药 400 品历验心得》)

2. 经候微少,渐渐不通,手足骨肉烦疼,日渐羸瘦,渐生潮热,其脉微数　柏子仁丸:柏子仁(炒)、牛膝、卷柏各半两,泽兰叶、续断各二两,熟地黄三两。上为细末,炼蜜丸如梧桐子大。空心,饮下三十丸。(《妇人大全良方》)

3. 月经后期　参见牛膝条。

4. 冲任本虚,血海不足,不能流通经络,月水不调,赤白带下　卷柏丸:卷柏、当归、艾叶(炒)各二两,熟地黄、川芎、白芷、柏子仁、肉苁蓉、牡丹皮各一两。上为细末,炼蜜和丸,如梧桐子大,每服五十丸,用温酒或米饮送下,空心食前服。(《证治准绳·女科》)

5. 经期过长　生地黄 30 g,水牛角 30 g,生白芍 20 g,荆芥炭 10 g,仙鹤草 30 g,阿胶 10 g,卷柏炭 10 g,苎麻根 30 g,海螵蛸 30 g。(《妇科用药 400 品历验心得》)

6. 血崩,白带　卷柏 15 g。水煎服。(《湖南药物志》)

7. 经行吐衄　益母草 10 g,瓦楞子 20 g,川牛膝、当归各 10 g,炙卷柏 10 g。水煎分服,每

日1剂，经行即服。(《全国名医妇科验方集锦》)

8. 漏胎　卷柏一两。水煎，冲童便服。(《常见病验方研究参考资料》)

9. 妊娠数堕胎　卷柏丸：卷柏，钟乳粉，鹿角胶，紫石英，阳起石，桑螵蛸，禹余粮，熟地黄，桂心，川牛膝，桑寄生，北五味，蛇床子，牡丹皮，杜仲，川芎，当归。每服三四十丸，空心，温酒吞下。(《妇人大全良方》)

10. 过期妊娠，滞产、胎盘残留　参见郁金条。

11. 胎盘不下和催产　卷柏15 g，水煎服或泡酒服。(《云南中草药》)

12. 恶露不绝(胎物残留)　卷柏20 g，荷叶30 g，莲房15 g，当归10 g，川芎10 g，花蕊石20 g，炮姜5 g，桃仁10 g，蒲黄炭10 g。(《妇科用药400品历验心得》)

13. 产后宫缩无力流血　卷柏全草洗净晒干，每次15 g，开水浸泡后1次服。(《全国中草药新医疗法展览会资料选编》)

14. 产后所下过多，虚极生风　济危上丹：乳香、五灵脂、硫黄、大阴玄精石、陈皮(白去)、桑寄生、阿胶(炙)、生卷柏等分。产后温酒下二十丸。(《产育宝庆集》)

15. 产后虚羸，不能饮食，及风虚劳等　卷柏丸：卷柏、麦门冬、熟干地黄、牛膝、赤石脂各一两，泽泻、人参、黄芪、丹参、白茯苓各三分，当归、川芎、防风、牡丹、桂心、五味子、白术、细辛、羌活、薏苡仁、续断各半两。上件药捣罗为末，炼蜜和捣五七百杵，丸如梧桐子大，每服，以粥饮下三十丸，日三服。(《太平圣惠方》)

16. 血闭成瘕，寒热往来，子嗣不育　卷柏四两，当归三两(俱浸酒炒)，白术、牡丹皮各二两，白芍药一两，川芎五钱。分作七剂，水煎服或炼蜜为丸。每早服四钱，白汤送。(《本草汇言》)

17. 子脏冷，久无子，由风寒邪气，客于经血　卷柏丸：卷柏、牡蒙、藁本、当归、熟干地黄、柏子仁、炮干姜、禹余粮、白薇各一两，川芎、人参、石斛、桂心、附子、五味子、防风、吴茱萸、炙甘草、牛膝、桑寄生、川椒各三分。上件药捣罗为末，炼蜜和捣五七百杵，丸如梧桐子大，每于空心及晚食前，以温酒下三十丸。(《太平圣惠方》)

18. 妇人血风，皮肤瘙痒不可禁止　白蒺藜汤：白蒺藜、防风、道人头、蛇床子、卷柏、黄芪、漏芦各一两半，羊蹄根二两，蒴藋根三两。上件药细锉，以水一斗，煎至五升，去滓，看冷暖，于避风处洗之。(《太平圣惠方》)

19. 产后肠出不收　卷柏半两，锉碎，瓷瓶水煎，热熏温洗。(《普济方》)

20. 子宫肌瘤　生卷柏30 g，益母草15 g，归尾12 g，炒五灵脂、生蒲黄、没药、延胡、红花、桃仁各10 g，三棱、莪术各8 g，川芎、肉桂、小茴香各6 g。(《中国民间医术绝招·妇科部分》)

21. 癥瘕(异位妊娠包块)　卷柏30 g，瓦楞子50 g，刘寄奴15 g，赤芍12 g，鬼箭羽15 g，牡丹皮12 g。(《妇科用药400品历验心得》)

【现代药理研究】 用卷柏提取液给小鼠灌胃给药，以毛细玻璃管法测定凝血时间，以小鼠剪尾法测定出血时间，结果卷柏和垫状卷柏及其他炮制品均能显著地缩短出血时间，其水溶性部分效果最佳，并证明生品比炒炭后的炮制品效果好。[《辽宁中医药大学学报》，2008，10(12)：183－184]

【用法用量】 内服：煎汤，5～30 g。

【使用注意】 孕妇禁用。

炉甘石

出《本草品汇精要》。又名甘石、卢甘石、芦甘石、羊肝石、浮水甘石、炉眼石、干石。为碳酸盐类矿物方解石族菱锌矿，主含碳酸锌($ZnCO_3$)。

【药性】 甘，平。

【功效】 收湿敛疮。

【临床应用】

1. 乳痈日久溃烂不愈　黄柏、炉甘石、轻粉各等分。共为细末，外敷。(《常见病验方研究参考资料》)

2. 子宫颈糜烂　妙颈散：炉甘石、人中白各 90 g，月石 60 g，青果核 6 g，青黛 9 g，黄柏 70 g，西瓜霜、甘草各 30 g，石膏 15 g，冰片、黄连、硼砂各 1 g。上药共为细末，喷于子宫颈糜烂处，每日 1 次，10 次为 1 个疗程。（《中医妇科临床手册》）

3. 湿热下注型外阴白色病变 炉甘石 30 g，密陀僧 12 g，飞滑石 15 g，煅龙骨 9 g，煅石膏 9 g，皂荚 9 g（去子、筋），枯矾 6 g，炮山甲 6 g，共研末，用麻油或凡士林调匀，消毒后外用，每日 2～3 次。（《妇科名医证治精华》）

4. 阴道炎 蛇床子、苦参、黄柏、青黛各 6 g，炉甘石、樟脑、雄黄、硼砂各 2 g，冰片 1 g。各药分研细末，混匀调和，装胶囊中。每晚睡前冲洗阴道后，取药 2 粒塞入阴道深处。7 日为 1 个疗程。（《中国民间医术绝招・妇科部分》）

5. 外阴湿疹 参见地锦草条。

6. 阴汗湿痒 炉甘石一分，真蚌粉半分。研粉扑之。（《仁斋直指方》）

7. 下疳阴疮 炉甘石（火煅，醋淬五次）一两，孩儿茶三钱，为末，麻抽调敷。（《秘传经验方》）

【现代药理研究】 炉甘石为不溶于水的天然碳酸锌，广泛用于皮肤科，作为中度的防腐、收敛、保护剂治疗皮肤炎症或表面创伤。一般用 5%～10%水混悬液（洗剂），亦有用油膏者。（《中药大辞典》）

【用法用量】 外用：适量，研末撒敷。

泽 兰

出《神农本草经》。又名红梗草、甘露秧、虎兰、小泽兰、奶孩儿。为唇形科植物毛叶地瓜儿苗 *Lycopus lucidus* Turcz. var. *hirtus* Regel 的地上部分。

【药性】 苦、辛，微温。入肝、脾经。

【功效】 活血通经，利水。

【药论及医论】 《神农本草经》："主乳妇内衄……大腹水肿，身面四肢浮肿……"

《药性论》："主产后腹痛，频产血气衰冷，成劳瘦羸……主妇人血沥腰痛。"

《本草纲目》："养营气，破宿血，主妇人劳瘦，女科要药也。"

《日华子》："破宿血，消癥瘕，产前产后百病……妇人劳瘦。"

《医林纂要・药性》："主治妇人血分，调经去瘀。"

《济阴纲目》："泽兰理血气圣药。"

《本草新编》："泽兰气味和平，又善于解郁，尤宜于妇人，故为妇科妙药。"

《名医临证经验丛书・妇科病》："哈荔田认为，子痫患者应用活血化瘀药物，如血瘀指征不甚明显，则可酌用当归、泽兰之类养血和血，一般不会出现不良反应。"

【临床应用】

1. 经候不调 十味香附丸：香附（四制）一斤，当归、川芎、白芍药（炒）、熟地黄各四两，白术、泽兰叶、陈皮各二两，黄柏（盐水炒），甘草（炙）各一两。上为末，醋糊丸，如梧桐子大。每服七十丸，空心盐汤下。（《济阴纲目》）

2. 血崩有至昏眩，不省人事，急用此药，清血行经而晕自除矣 清血止晕汤：泽兰叶一钱，焦荆芥穗一钱，人参一钱，甘草一钱。上水一盅半，酒少许，煎服。（《宋氏女科撮要》）

3. 经量过少 参见三七条。

4. 月经后期 参见大腹皮条。

5. 闭经 鲜泽兰叶五至八钱（干者用三至五钱）。水煎加黄酒二两，加白糖，早晚饭后分服。（《常见病验方研究参考资料》）

6. 经闭腹痛 泽兰、铁刺菱各 9 g，马鞭草、益母草各 15 g，土牛膝 3 g。同煎服。（《浙江民间草药》）

7. 血虚有火，月经耗损，渐至不通，日渐羸瘦而生潮热，兼治室女思虑成痨，经闭 泽兰汤：泽兰三两，酒当归、白芍各一两，甘草五钱。每咀片五钱煎。（《妇科玉尺》）

8. 经行鼻衄 代赭石 30 g，白茅根 30 g，牡丹皮 12 g，瓦楞子 45 g，茜草 30 g，川牛膝 30 g，泽兰 10 g。（《妇科用药 400 品历验心得》）

9. 经行水肿 泽兰汤：泽兰叶，当归，芍药，甘草。（《中医临床妇科学》，夏桂成主编）

10. 带下　马鞭草 45 g，苍术 10 g，泽兰 10 g，血竭 5 g，黄酒 50 mL，益母草 30 g，川牛膝 30 g。(《妇科用药 400 品历验心得》)

11. 孕痛　参见侧柏叶条。

12. 数堕胎，由气不升降　四制香附丸：香附一斤，分四分，一分酒浸，一分醋浸，二分童便浸，一分盐水浸，各浸七日，取出焙干。上为细末，醋煮糊和丸梧子大，每服七十丸，空心温酒下。瘦人加泽兰叶、赤茯苓各二两。(《医部全录·妇科》)

13. 凡在蓐必须服泽兰丸补之，服法必七日外，不得早服也。(《医部全录·妇科》)

14. 小产心腹痛　和痛汤：四物各钱半加延胡索一钱，泽兰、香附、青皮各八分，桃仁、红花各五分，加酒、童便。(《妇科玉尺》)

15. 儿枕痛　鲜泽兰 50 g。每日 1 剂，水煎两次，加红糖少许，早晚分服。(《中国民间医术绝招·妇科部分》)

16. 妊娠堕胎，胞衣不出　泽兰汤：泽兰叶、滑石各半两，生麻油少许。上三味，以水三盏，先煎泽兰，至一盏半，去滓入滑石末并油，更煎三沸，顿服之，未下更服。(《圣济总录》)

17. 产后恶露不下，或下不尽，腹痛不除，小腹急痛　泽兰汤：泽兰叶一两，甘草(炙)一两，当归一两半，芍药二两半。上四味，粗捣筛，每服三钱匕，水一盏，入生姜三片，枣二枚(擘)，生地黄一分(切)，同煎至七分，去滓温服，早晨日晚各一服。(《圣济总录》)

18. 恶露不绝　双花汤：鸡冠花 15 g，金银花 15 g，全当归 10 g，泽兰 10 g。(《中医妇科验方选》)

19. 产后血晕，昏不知人　清魂散：泽兰叶、人参各一分，荆芥一两，川芎半两。上为末，用温酒、热汤各半盏，调一钱急灌之。(《妇人大全良方》)

20. 产后败血积于脾胃，腹胀呕逆　抵圣汤：人参、制夏、泽兰、陈皮、赤芍各二钱，炙草一钱。火焙生姜三片。水煎服。(《胎产心法》)

21. 产后风　荆芥、泽兰叶各三钱，川芎一钱半，党参六钱。水煎服。(《常见病验方研究参考资料》)

22. 产后血虚，风肿、水肿　泽兰叶、防己等分。上为末。每服二钱，温酒调下。不能饮者，醋汤调亦可。(《妇人良方》引张氏方)

23. 产后水肿，血虚浮肿　泽兰、防已等分，为末。每服二钱，醋汤下。(《随身备急方》)

24. 产后遍身疼痛，若以手按而痛益甚，是血瘀滞也　用四物、炮姜、红花、桃仁、泽兰补而散之。(《医部全录·妇科》)

25. 产后五六日狂乱胡言，持刀欲杀人，乃阴血暴崩，肝火虚炎也　宜泽兰汤：龙齿、茯神、生地黄、当归、牛膝、远志肉、酸枣仁、泽兰叶各一钱。水煎服。(《竹林女科证治》)

26. 产后出血太多，肝虚火炎　泽兰汤：龙齿，茯神，生地，当归，牛膝，远志，枣仁，泽兰。(《妇科玉尺》)

27. 冲任虚寒，胎孕不成，成多损坠　诜诜丸：泽兰叶，当归，熟地黄，川芎，白芍药，牡丹皮，玄胡索，石斛，白术，干姜(炮)，肉桂。(《济阴纲目》)

28. 排卵障碍　参见石见穿条。

29. 希恩综合征　参见鹿角条。

30. 珍珠积，因血气凝滞，经水数月不行，如孕子状，但腹痛，时用手按之有小团，或至年余不产，形体消瘦　宜服琥珀汤：琥珀一两，火砖烧红(焙，研末)，家生地一两(捣汁和调)，生泽兰二两。煎水酒兑服，即产下血珠、水珠，全愈。(《秘珍济阴》)

31. 乳痈初起结块　宜泽兰汤：泽兰一两，青皮三钱，白及五钱，枸橘叶三十片。水煎，入酒半钟服。(《竹林女科证治》)

32. 急性乳腺炎　泽兰 30 g，橘叶 15 g，青皮 9 g，白及 6 g。水煎服。(《常见病验方研究参考资料》)

33. 乳腺炎初起　芙蓉膏：黄柏、黄芩、黄连、芙蓉叶、泽兰叶、大黄各半斤，以上共研细面，过重罗，用凡士林调成 20% 软膏。外敷患处。(《赵炳南临床经验集》)

34. 异位妊娠包块　大黄 90 g，泽兰 30 g，

薄荷 30 g,侧柏 50 g。上药共研细末,热水调和,局部外敷。(《妇科用药 400 品历验心得》)

35. 湿热蕴结型盆腔炎　参见忍冬藤条。

36. 阴户肿痛　泽兰叶一至二两。煎汤洗患处,早、晚各一次。(《常见病验方研究参考资料》)

37. 产后阴翻,产后阴户燥热,遂成翻花　泽兰四两,煎汤熏洗二三次,再入枯矾煎洗之。(《濒湖集简方》)

38. 产后脱肛　泽兰叶 30 g,水煎,熏洗 1～2 次。(《妇产科疾病中医治疗全书》)

39. 茄子疾　茄皮,白矾,马椿头根,朴硝,泽兰,石灰(炒)少许。上煮,水熏洗。(《济阴纲目》)

40. 阴肿　泽兰 50 g。每次加水 1 000 mL,煎取 500 mL,连煎 3 次,合药液坐浴,不拘次数,每次 15 分钟。(《妇科用药 400 品历验心得》)

41. 阴茧　泽兰 50 g,每剂水煎 3 次,合药液约 1 500 mL,温后坐浴,不拘次数,每次 15 分钟。(《妇科用药 400 品历验心得》)

【现代药理研究】 泽兰水煎剂能明显延长凝血时间和凝血酶原时间,提示泽兰有抗凝血作用。泽兰能使部分凝血活酶时间明显延长,提示可能作用于内源性凝血途径;血浆凝血酶原时间延长,提示可能作用于外源性凝血途径,从而影响凝血因子 X 的激活;凝血酶时间显著延长,体内抗凝血酶(AT)活性升高,也为抗凝作用的一个重要方面。泽兰的两个品种均有增强小鼠离体子宫平滑肌的活动力,两者的作用强度虽有数值上的差异,但无统计学意义。[《辽宁中医药大学学报》,2008,10(1):23-24]

【用法用量】 内服:煎汤,10～20 g,或入丸、散。外用:50 g,煎水坐浴。

【使用注意】 血虚及无瘀滞证患者慎服。

泽　泻

出《神农本草经》。又名水泻、及泻、芒泻、天秃。为东方泽泻 *Alisma orientalis* (Sam.) Juzep.或泽泻 *Alisma plantago-aquatica* Linn. 的块茎。

【药性】 甘,淡,寒。入肾、膀胱经。

【功效】 利水,渗湿,泄热。

【药论及医论】《神农本草经》:"主风寒湿痹,乳难,消水……"

《日华子》:"主头旋,耳虚鸣……催生,难产,补女人血海,令人有子。"

《本草再新》:"泻肾经之邪火,利下焦之湿热,化痰理气,治便血溺血,崩中。"

《乞法全书·释药分类》:"泽泻,渗湿利窍之药也。乳亦湿类,自窍而通,泽泻渗湿利窍,故主乳难。"

【临床应用】

1. 月经过少痰湿阻滞证　北山楂,苍术,泽泻,枳壳,姜半夏。(《全国名医妇科验方集锦》)

2. 肥胖-闭经　参见番泻叶条。

3. 经期过长　参见滑石条。

4. 湿盛血崩　升阳除湿汤:苍术一分,升麻、柴胡、防风、神曲、泽泻、猪苓各五分,陈皮、甘草、麦芽各三分,姜、枣。(《妇科玉尺》)

5. 经前乳胀　牡蛎 30 g,泽泻 15 g,葶苈子 12 g,商陆 10 g,海藻 30 g,天花粉 15 g。(《妇科用药 400 品历验心得》)

6. 经行水肿　参见路路通条。

7. 经行口渴　猪苓 10 g,茯苓 10 g,泽泻 10 g,阿胶 10 g,滑石 15 g,蛤壳 45 g。(《妇科证治经方心裁》)

8. 阴胞不净,为淋、为浊、为带,诸垢秽宿疾　泽泻一两,瞿麦、猪苓各五两,滑石三钱,甘草一钱,灯心五十枚,水煎,和生白果肉汁半盏服。(《本草汇言》)

9. 产前白带　黑豆三合,煎汤二碗,先用一碗,入白果十个,红枣二十个,熟地一两,山萸、苡仁、山药各四钱,茯苓三钱,泽泻、丹皮各二钱。加水二碗煎服。亦通治妇人诸带。(《妇科玉尺》)

10. 妇人怀妊,腹中㽲痛　当归芍药散主之。当归三两,芍药一斤,茯苓四两,白术四两,泽泻半斤,川芎三两。上六味,杵为散,取方寸匕,酒和,日三服。(《金匮要略》)

11. 妊娠怒动肝气兼火，胎气不安　化肝煎：青皮、陈皮、芍药各二钱，栀子(炒)、丹皮、泽泻各钱半，土贝母二三钱。水一钟半，煎七八分，食远温服。(《医部全录·妇科》)

12. 妊娠恶阻，呕吐痰涎而又喜饮，少少饮之则舒者　猪苓散：猪苓、茯苓、白术各等分加味。(《妇科证治经方心裁》)

13. 妊娠霍乱　加减白术散：香薷，陈皮，厚朴，苍术，乌药，藿香，砂仁，干姜，竹茹，木瓜，人参，白术，茯苓，甘草，猪苓，泽泻。水煎服。(《医部全录·妇科》)

14. (妊娠)无故腹痛泻利清水，或发热胎动不安　本方(四物)加白术、茯苓、猪苓、泽泻、苍术、诃子、陈皮、砂仁、神曲、干姜之类。(《医部全录·妇科》)

15. 妊娠眩晕　泽泻汤：泽泻 15 g，炒白术 10 g，薏苡仁 20 g，茯苓 10 g，防风 10 g，党参 12 g。(《妇科证治经方心裁》)

16. 妊娠水肿(妊娠高血压综合征)　参见车前子条。

17. 羊水过多　猪苓、茯苓、白术、泽泻各 20 g，桑白皮、杜仲各 15，车前子、桂枝各 10 g。水煎，每日 1 剂，服两次，3 剂为 1 个疗程。(《中国民间医术绝招·妇科部分》)

18. 妊娠遍身洪肿方　泽泻三两，葶苈子三两，白术六两，枳壳(炙)、茯苓各六两。上制度服食如前。(《经效产宝》)

19. 子淋　猪苓汤：猪苓、茯苓、泽泻、阿胶、滑石加减。(《妇科证治经方心裁》)

20. 妊娠石淋　参见金钱草条。

21. 妊娠伤寒，小便不利，太阳本病　宜茯苓六合汤：四物汤四两，茯苓、泽泻各半两。(《医部全录·妇科》)

22. 妊娠痒疹　参见蕲蛇条。

23. 妊娠合并乙型病毒性肝炎活动期　参见金钱草条。

24. 胞衣不出令胞烂　泽泻叶三两，滑石五两，生麻油二合。上以水一升半，煮泽泻取七合，去滓，内滑石、生麻油，顿服之。(《普济方》)

25. 转胞　肾气丸：干地黄八两，薯蓣四两，山茱萸四两，泽泻三两，茯苓二两，牡丹皮三两，桂枝、附子各一两。上八味，末之，炼蜜和丸梧子大，酒下十五丸，加至二十五丸，日再服。(《金匮要略》)

26. 肾虚血瘀引起的痛经，妇人虚弱或邪思蓄注，邪随气结而不散，或冲任滞逆，脉道壅瘀而不行，致成鬼胎；或产后败血不散，流入阴中，而作寒热；胎气已动，势有难留。气血虚而胎死未下，胞衣不出，产后恶露不尽，留滞作痛；产难及胎气已动，势有难留　决津煎：当归三五钱，或一两，泽泻一钱半，牛膝二钱，肉桂一二三钱，熟地二三钱或五七钱，乌药一钱。(《景岳全书》)

27. 气滞血积，经脉不利，痛极拒按，及产后瘀血实痛　通瘀煎：归尾三五钱，山楂、香附、炒红花各二钱，乌药一二钱，泽泻、青皮各钱半，木香七分。水二钟，煎七分，加酒一二小钟，食前服。(《景岳全书》)

28. 产后中寒，遍身冷直，口噤不识人　白术一两，泽泻一两，生姜五钱，水一升，煎服。(《医部全录·妇科》)

29. 产后泄泻　君苓汤：人参，白术，茯苓，甘草，泽泻，猪苓。(《妇科玉尺》)

30. 产后气逆食滞，胀痛等症　大和中饮：陈皮一二钱，山栀、麦芽各二钱，枳实一钱，砂仁五分，厚朴、泽泻各钱半。食远温服。(《妇科玉尺》)

31. 产妇体实火甚，便实尿赤，无表证而发热者；亦治妊娠火盛，迫血妄行　抽薪饮：黄芩、石斛、木通、炒栀子、黄柏各一二钱，枳壳、泽泻各一钱半，细甘草三分。水一钟半，煎七分，食远温服。(《医部全录·妇科》)

32. 产后小便紧涩不通　滑石通淋散：赤茯苓、泽泻、木通、黄连、猪苓各八分，白术、瞿麦、山栀子、车前子各等分，滑石四分。上锉，加灯心十二茎，水煎，空心热服。(《济阴纲目》)

33. 产后大小便不通　参见栀子条。

34. 邪毒感染型产后发痉　白术、泽泻各 30 g，生姜 15 g。每日 1 剂，水煎两次，早晚分服。(《中国民间医术绝招·妇科部分》)

35. 产后血栓性静脉炎　参见水蛭条。

36. 久无孕育　加味地黄丸：熟地黄四两，山茱萸肉、山药各二两，白茯苓、牡丹皮各一两五钱，泽泻、香附子各一两，蕲艾五钱。上为末，炼蜜丸，如桐子大。每服七八十丸，滚汤下。(《济阴纲目》)

37. 输卵管积水　参见三棱条。

38. 排卵障碍致不孕　参见龟甲条。

39. 卵巢过度刺激综合征　卵巢过度刺激方：茯苓皮 30 g，猪苓 20 g，白术 30 g，泽泻 10 g，桂枝 6 g，大腹皮 20 g，陈皮 9 g，桑白皮 10 g，赤小豆 45 g，车前子 10 g，槟榔 10 g，天仙藤 10 g，四磨饮口服液 2 支。(《马大正中医妇科医论医案集》)

40. 交肠　参见猪苓条。

41. 脾湿痰浊型肥胖症　参见防己条。

42. 阴户忽然肿突作痛，因劳伤血分，湿火下流　宜四物汤加丹皮、泽泻、花粉、柴胡治之。(《医部全录·妇科》)

43. 阴中生疮淋涩　龙胆泻肝汤：龙胆草、泽泻各一钱，炒车前子、木通、生地黄、当归、炒山栀仁、炒黄芩、甘草各五分。上，水煎服。(《医部全录·妇科》)

44. 阴汗　泽泻 60 g。水煎 3 次，合药液约 1 500 mL，凉后坐浴，不拘次数，每次 15 分钟。(《马大正 50 年临证验案自选集》)

45. 白塞综合征外阴溃疡痛痒厉害　参见苍耳子条。

【现代药理研究】　泽泻具有利水渗湿功能，其利尿活性研究较多，并证实泽泻醇提物及水提物均有较好的利尿作用。泽泻的醇提物、水提物、24-乙酰泽泻醇 A(3)、23-乙酰泽泻醇 B(20)(0.64 mg/kg)均有良好的降血脂作用。[《中国中药杂志》，2020，45(7)：1578-1595]

【用法用量】　内服：煎汤，6～20 g；或入丸、散。

【使用注意】　无湿热者禁服。

降　香

出《本草纲目》。又名降真香、紫藤香。为豆科植物降香檀 *Dalbergia odorifera* T. Chen 树干和根的干燥心材。进口降香为印度黄檀 *Dalbergia sissoo* Roxb.的心材。

【药性】　辛，温。入心、肝、脾经。

【功效】　活血散瘀，止血定痛，降气，辟秽。

【药论及医论】　《本草再新》："止吐，和脾胃。"

【临床应用】

1. 痛经呕吐　降香 6 g，细辛 5 g，半夏 10 g，小茴香 5 g，肉桂 5 g，益母草 20 g，延胡索 10 g，蒲黄 10 g，五灵脂 10 g，九香虫 10 g。(《妇科用药 400 品历验心得》)

2. 月经后期　旋覆花 10 g，代赭石 20 g，沉香 6 g，丁香 2 g，降香 6 g，鸡内金 10 g，当归 15 g，川芎 15 g。(《妇科用药 400 品历验心得》)

3. 血崩久甚不愈　真紫降真香三钱，为细末，水二钟，煎八分。露至半夜，鸡鸣时热服之。出汗即愈。(《回生集》)

4. 经闭，由过食生冷酸涩　破结丸：琥珀、延胡索、降香、五灵脂、莪术、生膝各五钱，桃仁、归尾各一两，肉桂心、血竭各三钱。(《妇科玉尺》)

5. 倒经　苦辛通法。小茴香二钱，两头尖二钱，桃仁三钱，降香末三钱，韭白汁三茶匙，紫石英三钱，归须二钱，川楝子三钱，琥珀(研细冲)三分。(《吴鞠通医案》)

6. 孕妇痧痛，脉沉涩者　宝花散：荆芥一两，盐水煮干，郁金一两，米饮煮干，细辛二钱，盐水煮干，降香五钱，米饮煮。为散，薄荷汤下二三钱。(《女科指要》)

7. 子悬　沉香 3 g，紫苏梗、当归、炒白芍、大腹皮、旋覆花、制香附各 10 g，木香、降香各 6 g，代赭石 12 g，炒枳壳 9 g。(《全国名医妇科验方集锦》)

8. 产后呕吐　吴茱萸 6 g，党参 12 g，半夏 20 g，旋覆花 10 g，代赭石 12 g，炙甘草 5 g，陈皮 12 g，降香 4 g，生姜 6 片，大枣 5 个，炒粳米 20 g。(《妇科证治经方心裁》)

9. 产后气喘不止，咳嗽胸闷等　桃杏丹参汤：杏仁、丹参、山楂炭各 15 g，桃仁、当归各

10 g,降香 2.5 g。(《中国妇产方药全书》)

10. 热血冲心,产后神昏之危急之症　桃仁行瘀汤:丹参、茯苓、山楂炭各 15 g,桃仁、红花各 10 g,琥珀、降香各 2.5 g。(《中国妇产方药全书》)

11. 奔豚气　参见沉香条。

12. 梅核气　半夏厚朴汤加味:半夏 10 g,厚朴 9 g,生姜 5 片,紫苏叶 6 g,茯苓 10 g,沉香 5 g,降香 3 g,益智仁 10 g。(《妇科证治经方心裁》)

13. 癃闭。怒郁,少腹胀大如斗,小便点滴全无　与开经络。降香末三钱,香附米三钱,广郁金二钱,龙胆草三钱,青皮二钱,韭白汁(冲)三匙,归须三钱,琥珀五分,两头尖三钱,麝香五厘。(《吴鞠通医案》)

14. 乳痈已穿,未穿出脓,大止痛,敛疮口　降香节二钱,天竺黄、露蜂房各一钱,麝香、轻粉各少许。上为末干糁。(《普济方》)

15. 月经不调,痛经,乳癖　参见佛手条。

16. 寒凝型有包块的慢性盆腔炎性疾病后遗症　川椒 12 g,大茴香 12 g,乳香、没药各 9 g,降香末 12 g。共研细末,以面粉 3 匙,好高粱酒少许,调敷患处,再以热水袋温熨包块部位,每日 2 次。(《中华民间秘方大全》)

17. 输卵管阻塞、不完全阻塞及积液　通络方:皂角刺 15 g,王不留行子 9 g,月季花 9 g,广地龙 9 g,降香片 3 g。(《中医妇科名家经验心悟》)

【现代药理研究】 降香挥发油及其芳香水(降香挥发油饱和水溶液)均可明显抑制大鼠实验性血栓形成,明显提高兔血浆纤溶酶活性,大剂量时可提高孵育兔血小板中 cAMP 的水平,提示降香有抗血栓形成作用。[《中国现代中药》,2022,24(6):1149－1166]

【用法用量】 内服:煎汤 3～6 g;研末吞服 1～2 g;或入丸、散。

【使用注意】 阴虚火旺,血热妄行者禁用。

细　辛

出《神农本草经》。又名小辛、少辛、独叶草、金盆草、北细辛。为马兜铃科植物北细辛 *Asarum heterotropoides* Fr. Schmidt var. *mandshuricum* (Maxim.) Kitag.、汉城细辛 *Asarum sieboldii* Miq. var. *seoulense* Nakai 或华细辛 *Asarum sieboldii* Miq.的根及根茎。

【药性】 辛,温,有毒。入肺、肾经。

【功效】 祛风,散寒,止痛。

【药论及医论】 《名医别录》:"温中下气……下乳结,汗不出,血不行……"

《药性论》:"去皮风湿痒……主血闭、妇人血沥腰痛。"

《乞法全书·释药分类》:"细辛,散风湿水气之药也。故妇人风湿阻滞,或水气内壅,病成乳结者,此能以散其结者,下其乳汁。"

【临床应用】

1. 寒凝痛经　麻黄附子细辛汤:炙麻黄、淡附片、细辛加味。(《妇科证治经方心裁》)

2. 痛经　细辛 3 g,炒五灵脂 9 g,川椒、小茴香各 6 g,四味共研细末,撮少许敷于脐部,外贴香桂活血膏。(《中医妇科临床手册》)

3. 经行作痛,及经闭不通,及痛经、难产,及经脉不通,遍身作痛,中风瘫痪　参见两头尖条。

4. 经来寒热,四肢厥冷,呕吐蛔虫　参见乌梅条。

5. 漏下,日去数升　地黄散:生地黄三两,细辛一两。上件药,细锉,以水一大盏半,煎至一盏,去滓,食前分温三服。(《太平圣惠方》)

6. 月经不通,腹中痛　牛膝六分,大黄、桃仁、细辛各五分,川芎、当归各四分,水蛭三分。上为细末,炼蜜丸梧子大,每服二十丸,空心温酒下。(《证治准绳·女科》)

7. 经行身痛　细辛,独活,羌活,桂枝,秦艽,当归,川芎,赤芍,茯苓,肉桂,川牛膝,炙甘草。(《中医妇科临床手册》)

8. 经后眉棱骨痛　参见菊花条。

9. 月经前后头痛　全蝎、蜈蚣、细辛各 3 g。研成细末,每日 2 次,每次 1.5 g 吞服。(《中医妇科临床手册》)

10. 经来声哑　用天冬、地黄、苁蓉、归身等药,病益甚,张口指画,毫无一字可辨。即于此

方加细辛少许，以通少阴之络，药才入口，其声即出。(《沈氏女科辑要》)

11. 经行咳嗽　厚朴麻黄汤加味：厚朴 10 g，炙麻黄 5 g，杏仁 10 g，石膏 10 g，半夏 9 g，细辛 3 g，干姜 3 g，小麦 10 g，五味子 3 g，浙贝母 10 g，百部 10 g。(《妇科用药 400 品历验心得》)

12. 经行口糜　细辛 20 g，研粉敷脐。(《马大正 50 年临证验案自选集》)

13. 经行水肿　参见硫黄条。

14. 带下　细辛 10 g，蛇床子 30 g，煎水熏洗。(《中医妇产科学》，刘敏如等主编)

15. 带之为患，由于风冷停宿　官桂、干姜、细辛、白芷，先与散其寒邪，然后为封固，用二术、人参以补气。(《女科经纶》)

16. 妊娠恶阻，食即吐逆，头痛颠倒寒热　前胡饮：前胡、细辛、白茯苓、甘草炙、厚朴各半两。上五味，捣罗为粗末，每服二钱匕，水一盏，生姜一分(切)，同煎至六分，去滓温服，不拘时，日二服。(《圣济总录》)

17. 妊娠腰痛不可忍，或胯痛，先服此散　五加皮散：杜仲四两，五加皮、炙阿胶、防风、狗脊、川芎、白芍药、细辛、萆薢各三两，杏仁八十。上㕮咀，以水九升煮取二升，去滓下胶，作三服。(《济阴纲目》)

18. 孕妇体虚，风寒湿三邪袭入成痹　加减三痹汤：人参、黄芪、炙术、茯苓、当归、熟地、川芎、酒芍、续断、独活、炒杜仲、炒苡各一钱，秦艽、防风、细辛、炙草各八分，姜、枣引。(《彤园妇人科》)

19. 妊娠伤寒，头痛身热无汗，脉浮紧，太阳经病　宜表实六合：四物汤四两，麻黄、细辛各半两。(《证治准绳·女科》)

20. 外治妊娠眉骨风、头风、目翳　参见青黛条。

21. 妊娠痰饮壅滞　细辛五味子汤：细辛一两，五味子三两，白茯苓、人参、白术、甘草(炙)各一两，干姜一两(炮)。上为饮子，每服三钱，水盏半，煎八分，去滓温服，食后。(《女科百问》)

22. 子淋　安荣散：麦冬、通草、滑石、人参、细辛各三钱，当归(酒浸)、灯草、甘草各五钱。上为末，每服二钱，麦冬汤调下。(《资生集》)

23. 子喑　桔梗汤：桔梗，甘草，元参，麦冬，金石斛，细辛。(《女科证治约旨》)

24. 孕妇痧痛，脉沉涩者　宝花散：荆芥一两(盐水煮干)，郁金一两(米饮煮干)，细辛二钱(盐水煮干)，降香五钱(米饮煮)。为散，薄荷汤下二三钱。(《女科指要》)

25. 虚寒尸厥。脉微细动而无力，肢冷唇缓，面白无气，状类死尸者　参见人参条。

26. 妊妇将临月，两眼忽然失明，灯火不见，头痛目晕，项腮肿满，不能转颈　参见玄参条。

27. 产后余血上抢心痛　大岩蜜汤：生干地黄、当归、独活、吴茱萸、芍药、干姜、甘草、桂心、小草各一两，细辛半两。上为散，每服半两。水三盏，煎至一盏，去滓，稍热服。(《妇人良方大全》)

28. 产后血晕　调经散：没药、琥珀、桂心各一钱，芍药、当归各二钱半，麝香、细辛各半钱。上为末，每服半钱，生姜汁、温酒各少许调服。(《证治准绳·女科》)

29. 产后肺感寒，咳嗽上气，咽嗌不利，声重鼻塞　十味丸：当归、细辛各一两，桂三分，蜀椒一分，甘草(炙)、陈橘皮各一两，吴茱萸(焙炒)半两，人参三分，桑根白皮二两，干姜(炮)半两。上一十味，捣罗为末，炼蜜为丸，梧桐子大，每服二十丸，温酒下。不拘时。(《圣济总录》)

30. 妇人素有哮喘之疾，遇产而发者　参见罂粟壳条。

31. 产后头疼目暗　细辛、川当归、白术、芍药等分，上为末，每服二钱，白汤点服。(《普济方》)

32. 产后病眼　(四物汤)加北细辛、羌活、荆芥、菊花、甘草、木贼、石决明、草决明。(《证治准绳·女科》)

33. 产后浮肿　小调经散：当归、赤芍药、桂心各一两，没药、琥珀、甘草各一钱，细辛、麝香各五分。上为末，每服五分，温酒入姜汁调

服。(《济阴纲目》)

34. 血风劳,四肢疼痛,心腹胀满吐逆,面无颜色,经脉不调　参见猪肝条。

35. 产后身痛　参见乌梢蛇条。

36. 产后髋骨疼痛　独活寄生汤:独活10 g,桑寄生15 g,秦艽10 g,防风10 g,细辛4 g,熟地黄12 g,炒白芍10 g,当归6 g,川芎5 g,桂枝6 g,茯苓10 g,杜仲12 g,党参12 g,怀牛膝12 g,炙甘草5 g。(《妇科用药400品历验心得》)

37. 产后痉证　参见鸡血藤条。

38. 产后中风,身体反张　羚羊角散:羚羊角屑、当归各七钱半,独活、防风、麻黄各一两,人参、赤芍药、细辛、桂心各半两。上为㕮咀,每服八钱,水一大盏半,生姜五片,煎至一大盏,去滓温服,不拘时。(《证治准绳·女科》)

39. 产后不语　七珍散:人参、石菖蒲、生地黄、川芎各一两,细辛一钱,防风、辰砂各半两。上为极细末,每服一钱,薄荷汤调下,无时。(《证治准绳·女科》)

40. 产后乍见鬼神　调经散:没药、琥珀、桂心各一钱,芍药、当归各一分,麝香、细辛各半钱。上为末,每服半钱。生姜汁、温酒各少许调服。(《妇人良方大全》)

41. 全不产及断绪,服前荡胞汤恶物不尽坐导药:皂角、吴茱萸、当归各二两,细辛、五味子、炮干姜各一两,黄葵花、枯白矾、戎盐、蜀椒各半两。上为细末,以绢袋大如指,长三寸余,盛药令满,缚定,纳妇人阴中。(《证治准绳·女科》)

42. 绝孕　温内玉抱肚:川乌,细辛,良姜,天仙子,肉桂,牡蛎粉,胡椒,干姜。上为细末,醋糊调涂脐下,绵衣覆之。(《施圆端效方》)

43. 产后四肢浮肿者,乃败血乘虚流注　参见蒲黄条。

44. 癥瘕(卵巢肿瘤)　参见益母草条。

45. 妇人血风瘙痒　参见乌梢蛇条。

46. 术后头痛　侯氏黑散加减:菊花10 g,白术10 g,细辛5 g,茯苓10 g,牡蛎20 g,桔梗5 g,防风10 g,党参12 g,黄芩10 g,当归6 g,干姜5 g,川芎6 g,桂枝3 g。(《妇科用药400品历验心得》)

47. 乳病初起,红肿坚硬　白芷梢、小牙皂、北细辛各三钱。水煎热服,药渣同葱白捣烂敷上。(《女科一盘珠》)

48. 乳痈　乳痈四物胶薄贴方:胶(炙),大黄,莽草,细辛。上各等分,捣末,以鸡子白和涂纸上,贴肿,频易,昼夜贴之,割纸穿如钱大,出肿头。(《集验方》)

49. 小腹寒冷　当归四逆汤合白通汤:当归9 g,桂枝6 g,炒白芍6 g,细辛5 g,炙甘草6 g,通草5 g,大枣6个,淡附片6 g,干姜5 g,葱白4条。(《妇科用药400品历验心得》)

50. 产后肠出不收　细辛,麝香。上为末,搐鼻中,得喷嚏,则肠收矣。(《普济方》)

51. 阴挺出下脱　皂角、半夏、大黄、细辛各一两,蛇床子一两半。上为细末,薄绢袋盛如指长,内阴中,日二易之。(《广济方》)

52. 阴中生疮　雄黄散:雄黄,川芎,辰砂,藜芦,细辛,当归,川椒。上为末,绵裹纳阴中,又敷外疮上。(《证治准绳·女科》)

53. 阴汗,阴痒　细辛15 g。每剂水煎3次,合药液约1 500 mL,凉后坐浴,不拘次数,每次15分钟。(《妇科用药400品历验心得》)

【现代药理研究】　细辛煎剂给小鼠灌胃有镇痛作用。细辛挥发油0.5 mL/kg给家兔灌胃,对家兔由电刺激齿髓神经所致疼痛有镇痛作用,镇痛强度与安替比林0.5 g/kg相当。细辛的水或乙醇提取物能使速发型变态反应时总过敏介质释放量减少40%以上,而呈抗变态反应。细辛挥发油对大鼠离体子宫呈抑制作用。对兔离体子宫低浓度时使张力先增加后下降,振幅增加;高浓度时呈抑制。细辛挥发油无论通过挥发油气体熏或直接作用,都有抗真菌作用。(《中华本草》)

【用法用量】　内服:煎汤,1.5～6 g;研末,1～3 g。外用:15 g,水煎外洗。

【使用注意】　阴虚、血虚、气虚多汗及火升炎上者禁服。服量过大会出现不良反应。

贯　众

出《神农本草经》。又名贯节、贯渠、百头、虎卷、贯仲。为鳞毛蕨科植物粗茎鳞毛蕨 *Dryopteris crassirhizoma* Nakai.的干燥根茎及叶柄残基。

【药性】 苦、涩，微寒，小毒。入肝、肾经。

【功效】 清热，解毒，凉血，止血，杀虫。

【药论及医论】 《本草纲目》："治下血崩中，带下，产后血气胀痛。"

《玉楸药解》："止血行瘀，破积杀虫……治吐衄崩带……"

《蔡氏女科经验选集》："贯众一味既能入肝止血，又有化瘀清热之功。"

【临床应用】

1. 月经过多　参见石菖蒲条。

2. 血崩　以贯众去须锉碎，用酒醋三钱煎至七分，去滓，温服。(《普济方》)

3. 漏下　炒栀子10 g，炒黄柏10 g，炙甘草6 g，贯众炭30 g，地榆20 g，槐花20 g，阿胶10 g，侧柏叶10 g。(《妇科用药400品历验心得》)

4. 经期过长　蚤休20 g，贯众炭15 g，萆薢10 g，茜草炭10 g，海螵蛸30 g。(《妇科用药400品历验心得》)

5. 经行夹带　参见夏枯草条。

6. 妇人室女受寒，月事不来，恶血积结，坚硬如石　和血通经汤：当归五钱，熟地黄三钱，木香三钱，血竭一钱，肉桂三钱，红蓝花二钱，广术四钱，贯众、荆三棱五钱，苏木二钱。上件除血竭另研外，为末和匀，每服三钱，熟酒一盏调下。(《普济方》)

7. 虫症经闭腹痛　雄砂丸：鹤虱、芜荑、干漆、僵蚕各三钱，榴皮、贯仲各五钱，朱砂、雄黄、雷丸、甘遂各钱半。米粉糊丸。(《妇科玉尺》)

8. 赤白带下年深，诸药不能疗　用贯众状如刺猬者一个，全用不锉，只揉去毛及花萼，以好醋糊丸梧子大，每米饮下三四十丸。名独圣汤。(《本草纲目》)

9. 保胎散　贯众、丹参各60 g，上研末，粗渣另包。如平日三个月时小产，则于受胎两月时，每日用鸡蛋1个调药1 g，开水冲服。不可间断。过平日小产之期不动方止。若腹中略动，将粗末1.5 g用水煎服。(《古代验方大全》引《验方汇辑》)

10. 药物流产后胎物残留　参见枳壳条。

11. 恶露不绝　贯众醋蘸，炙干为末，每服二钱，米饮调下。(《孕育玄机》)

12. 产后心腹痛　贯众醋炙，研末服。(《秘珍济阴》)

13. 产后亡血过多，心腹彻痛，然后血下，久而不止。亦治赤白带下，年深诸药不能疗　独圣汤：贯众状如刺猬者一个，全用、不从锉断，只揉去毛，花萼用之。上用好醋蘸湿，慢火炙令香熟，候冷，为细末。用米饮调下二钱，空心、食前服。(《妇人大全良方》)

14. 产后或人流术后子宫复旧不全　缩宫散：益母草15 g，贯众10 g，炒蒲黄10 g，五味子6 g。研极细末，和匀。每次服9 g，每日服2～3次，温开水送服。(《名医治验良方》)

15. 产后下痢　黑散：麻黄、贯众、桂心各一两，甘草、干漆各三两，细辛二两。上治下筛，酒服五撮，日再，五日愈，麦粥下尤佳。(《普济方》)

16. 药物流产清宫后出血　参见小蓟条。

17. 产后阴户生疮　平胃散加贯众末，每二钱，熟煮猪肝拌药，纳阴户中。(《证治准绳·女科》)

18. 癥瘕(卵巢肿瘤)　参见海螵蛸条。

19. 阴户生疮，诸药不效　木通、防风、藁本、枳壳、贯众、白芷、甘松、荆芥、薄荷等分，水煎一碗，加朴硝三钱，洗之大效。(《慎斋遗书》)

20. 腹胀(慢性盆腔炎性疾病后遗症)　厚朴15 g，枳实9 g，炙大黄10 g，大血藤20 g，蒲公英15 g，败酱草12 g，延胡索10 g，川楝子10 g，贯众15 g，大蓟12 g，小蓟12 g。(《妇科用药400品历验心得》)

21. 交接出血　龟板胶20 g，黄柏炭10 g，贯众12 g，地榆20 g。(《妇科用药400品历验心得》)

22. 奶痈，未成结者　贯众一味为细末，外用敷肿上。内亦可服之。(《普济方》)

23. 子宫颈糜烂　参见一枝黄花条。

24. 子宫肌瘤　清瘀化癥汤：海藻、鬼箭羽各 20 g，生贯众、半枝莲、木馒头各 30 g，制何首乌、天葵子、紫石英各 15 g，党参 12 g，甘草 9 g。(《子宫肌瘤诊治》)

【现代药理研究】 用绵马贯众的提取液(含生药 250 g/L)作用于雌性大白鼠的离体子宫，观察其子宫平滑肌活动，结果发现用药前后大白鼠子宫平滑肌的收缩曲线有明显差异，该实验说明东北贯众提取液对雌性大白鼠的离体子宫平滑肌有明显的收缩作用。分别用绵马贯众、紫萁贯众、单芽狗脊贯众生品和炭品煎液给昆明种小鼠连续灌胃给药 3 日，第 3 日给药 1 小时后以毛细管法测定小鼠的凝血时间，比较发现炭品的凝血时间比生品短，说明炭品的止血作用比生品强。绵马贯众水煎剂可明显抑制去卵巢肥胖大鼠的体重增加，降低血清丙二醛(MDA)水平，降低血清胰岛素水平，升高血清雌激素水平。[《中国现代中药》，2014，16(12)：1043－1048]

【用法用量】 内服：煎汤，10～30 g；或入丸、散。

【使用注意】 脾胃虚寒、阴虚内热者及孕妇慎用。

九　画

珍　珠

出《本经逢原》。又名真珠、蚌珠、真珠子、药珠、珠子。为珍珠贝科动物马氏珍珠贝 *Pteria martensii* (Dunker)、蚌科动物三角帆蚌 *Hyriopsis cumingii* （Lea）或褶纹冠蚌 *Cristaria plicata* (Leach)等双壳类动物受刺激形成的珍珠。

【药性】 甘、咸，寒。入心、肝经。

【功效】 安神定惊，清肝明目，解毒生肌。

【药论及医论】《乞法全书・释药分类》："真珠，泄热之品，而能下死胎及胞衣。"

《中医妇科名家经验心悟》："钱伯煊常指导患者以珍珠粉 1.2～1.5 g 吞服，治疗妊娠综合征、妇女脏躁、失眠等症，具有显著效果。"

【临床应用】

1. 惊恐而致经病　菖蒲饮：人参、菖蒲各一钱，茯神、远志各钱半，麦冬、山药各二钱，真珠、琥珀各三分，金箔一片，胆星五分，牛黄二分，麝香五厘，天竺黄、雄黄、朱砂各二分。为末，薄荷姜汤下。（《妇科玉尺》）

2. 元气虚弱，女人赤白带下，子宫虚冷，血山崩等证　参见马钱子条。

3. 胎死胞衣不出　真珠一两。上研细，苦酒调服之。（《经效产宝》）

4. 子死腹中　真珠二两为末，酒调服尽，立出。（《证治准绳・女科》）

5. 难产，虑胎在腹已死，服之即下，胎活服之即安　真珠半两，伏龙肝一两。上件药捣细研为散，不计时候，以暖酒调下一钱。（《太平圣惠方》）

6. 产后体虚，血邪攻心，狂语，或见鬼神　铁粉丸：铁粉一两，天竹黄半两，真珠末半两，蛇黄半两，牛黄一分，朱砂一分，麝香一分，琥珀半两，金箔三十片，银箔三十片。上件药都研如面，以粟米饭和丸，如梧桐子大，不计时候，以竹叶汤下五丸。（《太平圣惠方》）

7. 推肠生子，子胀受风，风入腹内，不得其位，一日死去三五次　此症用牛黄七分，麝香二分，真珠一钱，辰砂三钱。上为细末，将升麻、柴胡、川芎、石菖蒲煎汤送前药末下，连日下四五服，乃愈。（《宋氏女科撮要》）

8. 产褥感染热入心包证　参见牛黄条。

9. 子宫发育不全　女贞子、当归、鹿角霜、紫河车、茺蔚子、紫珠、肉苁蓉、覆盆子各 500 g，紫石英 100 g，珍珠 25 g。药研细末，每服 10 g，每日 3 次，米汤水下，3 个月为 1 个疗程。（《中国民间医术绝招・妇科部分》）

10. 妇人风邪，神识不安，癫狂，语言失次，如见鬼神　珍珠散：真珠三分，水精三分，铅霜三分，人参一两，茯神一两，朱砂一两，雄黄半两，金箔五十片，银箔五十片，琥珀一分。上件药，捣细罗为散，入研了药，令匀，每服不计时候，用薄荷汁调下半钱。（《太平圣惠方》）

11. 新交房事伤而肿痛者　珍珠散、猪脊髓调搽。（《医部全录・女科》）

12. 阴蚀疮，或新嫁内伤痛甚者　用此搽极效。珍珠散：青缸花五分，珍珠一钱，不论大小，以新白为上，入豆腐内煮数滚，研为极细无声方用，真轻粉一两。上三味，共研千转，细如

飞面，方入罐收。(《外科正宗》)

13. 慢性子宫颈炎　珍珠粉末2 g，每日1次，局部上药，10日为1个疗程。(《现代中西医妇科学》)

14. 梅毒　五宝散：煅钟乳石，琥珀，朱砂，珍珠，冰片。(《中医妇产科学》，刘敏如等主编)

【现代药理研究】 珍珠粉组还可明显缩短创面长出新鲜肉芽组织的时间。(《中华本草》)

【用法用量】 内服：研末，每次0.3～1 g，多入丸、散，不入汤剂。外用：适量，研末干撒。

【使用注意】 孕妇慎服。

珍珠母

出《饮片新参》。又名真珠母。为珍珠贝科动物三角帆蚌 *Hyriopsis cumingii* (Lea)、褶纹冠蚌 *Cristaria plicata* (Leach)或珍珠贝科动物马氏珍珠贝 *Pteria martensii* (Dunker)的贝壳。

【药性】 甘、咸，寒。入心、肝经。

【功效】 平肝，潜阳，定惊，止血。

【药论及医论】《中国医学大辞典》："滋肝阴，清肝火。治……头眩，耳鸣，心跳……妇女血热，血崩。"

【临床应用】

1. 漏下　珍珠母30 g，墨旱莲50 g，女贞子20 g，生地黄20 g，党参20 g，龙骨30 g。(《妇科用药400品历验心得》)

2. 经期过长　珍珠母45 g，生地黄炭15 g，山茱萸20 g，墨旱莲30 g，女贞子10 g，龟板胶10 g，仙鹤草30 g，荆芥炭10 g，海螵蛸30 g。(《妇科用药400品历验心得》)

3. 月经过多，子宫出血，手术后或避孕药引起出血　参见重楼条。

4. 逆经　四炭止血散：鲜生地黄30 g，珍珠母30 g，牡丹皮炭12 g，焦栀子9 g，荆芥炭9 g，炒黄芩9 g，牛膝炭15 g，生甘草3 g。将鲜生地黄焙干，共研细末，和匀。每次服9 g，每日2次，温开水冲服，童为引。于吐衄前服药7日。(《名医治验良方》)

5. 经行头痛　山羊角、生牡蛎、珍珠母各30 g，川芎、谷精草、石菖蒲各10 g，粉葛根、罗布麻叶各6 g，决明子、生白芷各12 g。另吞蜈蚣、全蝎、地龙、白芷同研的细粉3 g。(《全国名医妇科验方集锦》)

6. 经行精神异常　珍珠母、龙齿各30 g，牡丹皮、菊花、栀子、朱茯神、竹茹、磁朱丸各9 g，黄连3 g，远志4.5 g。(《中医妇科临床手册》)

7. 妊娠头痛　荆芥10 g，防风10 g，白芷10 g，藁本10 g，刺蒺藜10 g，白僵蚕10 g，白芍10 g，蔓荆子10 g，菊花10 g，决明子10 g，珍珠母12 g，天麻10 g。(《妇科用药400品历验心得》)

8. 阴虚肝旺型轻度妊高征　菊花、桑叶、女贞子、黄芩、丹参各9 g，生地黄、白芍、墨旱莲各15 g，珍珠母30 g。(《妇科名医证治精华》)

9. 产后不寐　珍珠母、磁石、首乌藤各30 g，当归、赤芍、白芍、白术、茯苓、柴胡各9 g，炙甘草4.5 g，合欢皮15 g，朱灯心2扎。(《中医妇科临床手册》)

10. 围绝经期综合征　温下清上汤：淫羊藿18 g，当归、栀子各9 g，紫草15 g，珍珠母30 g。(《妇产科疾病中医治疗全书》)

11. 月经过多，子宫出血，手术后或避孕药引起出血　参见重楼条。

12. 交接出血　何首乌30 g，补骨脂12 g，仙鹤草30 g，龟板胶10 g(烊冲)，山茱萸15 g，茯苓20 g，五味子6 g，珍珠母30 g。(《妇科用药400品历验心得》)

【现代药理研究】 珍珠层粉混悬液500 mg/kg腹腔注射对家兔皮层电活动有抑制作用，对小鼠有镇静作用。豚鼠灌胃4.2 mL/kg，尚可使在体子宫兴奋收缩。(《现代中药药理与临床》)

【用法用量】 内服：煎汤，10～30 g，打碎先煎；研末每次1.5～3 g；或入丸、散。

【使用注意】 脾胃虚寒者慎服。

荆芥(附穗)

出《吴普本草》。又名假苏、稳齿菜、四棱杆蒿。为唇形科植物荆芥 *Schizonepeta tenuifolia* Brip.的全草;荆芥穗为荆芥的花穗。

【药性】 辛,温。入肺、肝经。

【功效】 祛风,理血。荆芥用于解表退热;荆芥炒炭后,减轻其辛散作用,且能引血归经,止血功能明显增强;荆芥穗即其花穗,其质轻性浮,多用于上部出血性疾病。

【药论及医论】 《神农本草经》:"主寒热……下瘀血,除湿痹。"

《本草拾遗》:"《新注》云,产后中风身强直,取末酒和服。"

《本草图经》:"治头风,虚劳,疮疥,妇人血风。"

《滇南本草》:"治便血,止女子暴崩……"

《雷公炮制药性解》:"凉血热,疗痛痒诸疮。其穗治产晕如神。"

《裘氏妇科临证医案精华》:"荆芥、防风、路路通常用于治疗输卵管炎症引起的不通,每每获效。"

【临床应用】

1. 经量过多　参见山海螺条。

2. 经期过长　参见大黄条。

3. 崩中,连日不止　荆芥散:用荆芥穗于灯盏,多着灯心,好麻油点灯,就上烧荆芥焦色,为细末。每服三钱,童便调下。(《妇人大全良方》)

4. 先期经行,脉或洪数,下血多而色红亮。并治胎前产后血热等症　参见秦艽条。

5. 经行后期,并半边头痛　川芎,当归,香附,白芍,蕲艾,熟地黄,麦冬,杜仲,橘红,甘草,青蒿,甘菊,藁本,荆芥,童便。(《妇科玉尺》)

6. 经行作痛,及经闭不通,及痛经、难产,及经脉不通,遍身作痛,中风瘫痪　参见两头尖条。

7. 经行吐衄　荆芥炭、当归、丹皮、沙参、茯苓、藕节炭各 9 g,生地黄 15 g,白芍 6 g,白茅根、川牛膝各 12 g。(《中医妇科临床手册》)

8. 经前瘾疹　荆芥、当归、白芍、黄芪、防风各 9 g,川芎、生甘草各 4.5 g,生地黄、白蒺藜、何首乌各 12 g。(《中医妇科临床手册》)

9. 经行头痛　蔓荆子 12 g,刺蒺藜 10 g,夏枯草 15 g,决明子 20 g,珍珠母 30 g,菊花 10 g,地龙 12 g,白僵蚕 10 g,生白芍 15 g,荆芥 10 g,防风 10 g,白芷 10 g,牛膝 15 g。(《妇科用药 400 品历验心得》)

10. 经行发热　参见水牛角条。

11. 经行感冒　人参败毒散。(《妇科用药 400 品历验心得》)

12. 白带清稀如水,量多　荆芥穗、柴胡各 3 g,椿根皮 12 g。(《刘奉五妇科经验》)

13. 赤带　参见大青叶条。

14. 漏胎　黑荆芥、黑地榆各二钱,桑寄生四钱。水一碗,煎半碗服。(《常见病验方研究参考资料》)

15. 妊娠腰痛,骨盆疼痛　参见防己条。

16. 胎热　消风散:荆芥,甘草,羌活,川芎,人参,茯苓,僵蚕,防风,藿香叶,蝉蜕,陈皮,厚朴。(《妇科玉尺》)

17. 妊娠鼻衄　墨旱莲 20 g,女贞子 10 g,生地黄 15 g,炒栀子 10 g,白茅根 20 g,荆芥 6 g,藕节 10 g,水牛角 10 g,玄参 10 g。(《妇科用药 400 品历验心得》)

18. 妊娠外感　参见佩兰条。

19. 妊娠暑热　香薷散加味:香薷 6 g,白扁豆 10 g,川朴 6 g,淡豆豉 12 g,炒栀子 10 g,桔梗 5 g,鸡苏散 18 g,蝉蜕 5 g,杏仁 10 g,石膏 10 g,荆芥 9 g。(《妇科用药 400 品历验心得》)

20. 孕妇痧痛,脉沉涩者　宝花散:荆芥一两(盐水煮干),郁金一两(米饮煮干),细辛二钱(盐水煮干),降香五钱(米饮煮)。为散,薄荷汤下二三钱。(《女科指要》)

21. 妊娠头痛　荆芥 10 g,防风 10 g,白芷 10 g,藁本 10 g,刺蒺藜 10 g,白僵蚕 10 g,白芍 10 g,蔓荆子 10 g,菊花 10 g,决明子 10 g,珍珠母 12 g,天麻 10 g。(《妇科用药 400 品历验心得》)

22. 妊娠瘾疹　炙麻黄 5 g,连翘 5 g,赤小豆 20 g,桑白皮 10 g,杏仁 10 g,炙甘草 6 g,生姜 5 片,大枣 5 个,蕲蛇 10 g,荆芥 10 g,刺蒺藜 10 g,白鲜皮 10 g,地肤子 10 g,蝉蜕 5 g。(《妇

科证治经方心裁》）

23. 子痫风痉　举轻古拜散：荆芥穗炒为末，汤下。（《妇科玉尺》）

24. 妊娠中风　防己散：防己、羌活、防风、麻黄、黄松木节、羚羊角、桂心、荆芥穗、薏苡仁、桑寄生、炙甘草各一两。上㕮咀，每服五钱，生姜五片，水煎温服，不拘时。（《济阴纲目》）

25. 妊娠七月，觉腹大重　清胎万全饮：阿胶（蛤粉炒）、熟地、酒白芍、酒黄芩各一钱，酒川断、当归（土炒）、川芎各钱半，炒茯苓、炒荆芥各八分，炙草五分。二服。（《妇科玉尺》）

26. 妊娠腹泻　荆芥 10 g，防风 10 g，茯苓 10 g，羌活 6 g，独活 6 g，柴胡 8 g，前胡 10 g，桔梗 4 g，生甘草 5 g，神曲 10 g，黄连 2 g，藿香 8 g。（《妇科用药 400 品历验心得》）

27. 妊娠期肝内胆汁淤积症　参见蝉蜕条。

28. 妊娠合并肾炎风邪侵袭证　参见金银花条。

29. 专治一切产症　便产神方：蕲艾、厚朴各七分，当归、川芎各钱半，白芍一钱二分，川贝母、菟丝子各一钱，荆芥穗、生黄芪各八分，羌活、甘草各五分，枳壳六分，生姜三片。（《妇科玉尺》）

30. 预防血晕　产儿下地时，用荆芥炭五分，童便调服，可预防血晕之患。（《妇科玉尺》）

31. 产后血晕　用荆芥穗为末，童便调下二三钱，极妙。（《济阴纲目》）

32. 血风眩晕，头痛，寒热唾痰　参见旋覆花条。

33. 产后风邪所干，心神恍惚，志意不定　白茯苓、生地黄各三两，远志、白薇、龙齿各二两五钱，防风、人参、独活各二两，荆芥二两，甘草一两二钱半。（《医部全录·妇科》）

34. 产后头痛　川芎、当归、荆芥穗各等分。上㕮咀，每服五钱，水煎热服。（《徐氏胎产方》）

35. 产后病眼　（四物汤）加细辛、羌活、荆芥、菊花、甘草、木贼草、草决明、石决明。（《妇科玉尺》）

36. 产后目痛赤肿　参见连翘条。

37. 产后鼻衄　荆芥穗研末，童子小便，服二钱。（《海上方》）

38. 产后身痛　荆芥、荆芥穗各 45 g，黄酒二碗煎至半碗温服。（《妇产科疾病中医治疗全书》）

39. 产后中风口噤，牙关紧急，手足瘛疭如角弓状。亦治血晕，四肢强直，不省人事；或筑心眼倒，吐泻欲死　愈风散：荆芥略焙为末。每服三钱，豆淋酒调下，用童子小便亦可，其效如神。（《妇人大全良方》）

40. 产后痉证　荆芥穗 12 g，全蝎、蜈蚣（分吞）各 4 g。（《妇产科疾病中医治疗全书》）

41. 产后感中风邪，憎寒壮热　当归一两，川芎五钱，荆芥一钱，肉桂一钱，益母草一钱。（《女科一盘珠》）

42. 产后太阳感风，大喘大吐大呕　转气救产汤：人参，麦冬，白术，当归，川芎，荆芥，桂枝。（《妇科玉尺》）

43. 产后咳嗽，若因起动太早，感冒风寒　旋覆花汤：荆芥穗，前胡，麻黄，杏仁，半夏，茯苓，赤芍药，五味子，甘草，旋覆，枣，姜。（《妇科心法要诀》）

44. 产褥热　荆芥穗（炒焦）五钱，薄荷二钱（后下）。水煎服。（《常见病验方研究参考资料》）

45. 产后高热　荆防败毒散：荆芥 30 g，柴胡、黄芪各 15 g，防风、薄荷、当归、白芍、陈皮各 10 g，党参 12 g。随辨证加用药味。[《中医杂志》，1986，6：17]

46. 产后恶露不绝　荆芥炭 9 g，温酒送服。（《中医妇科学》，成都中医学院编）

47. 产后出血　参见当归条。

48. 产后泄泻，恶露不行，此余血渗入大肠为泻，洞泄不禁，下青白黑色　的奇散：荆芥大者四五穗，于盏内烧灰，不得犯油火，入麝香研。汤三呷调下。（《证治准绳·女科》）

49.（产后）厥阴症下利厥逆，躁不得卧，或厥不止，俱是死症　参归汤：人参，当归，荆芥。（《石室秘录》）

50. 产后四肢虚肿　荆芥一两，甘草一两。上为细末，每服二钱，用清茶调。（《普济方》）

51. 产后小便不通　荆芥、紫苏、艾叶各15 g，香葱5根。煎汤熏洗。（《中医妇科学》，成都中医学院编）亦治妇科手术后尿潴留。（《中医妇科临床手册》）

52. 产后伤水，阴肿如斗　防风，荆芥，蛇床子。上煎汤熏洗。（《普济方》）

53. 产后大便出血　芩连四物汤，黄芩、黄连俱酒炒黑用，更加地榆、阿胶、荆芥穗微炒，蜜制升麻，棕榈皮灰治之。（《妇科心法要诀》）

54. 产后肠出不收　枳壳、荆芥煎汤熏洗，五倍子末粉肠上。（《普济方》）

55. 产后脱肛　鳖头膏：鳖头一个（煨），荆芥三钱，共为细末，蜂蜜调为稀膏。涂肛门上，用陈草鞋一只烤热，缓缓托上，鞋冷再烤，敷肛门，连三四次自愈。（《高淑濂胎产方案》）

56. 血风攻透，肢体疼痛　参见麻黄条。

57. 虚热　参见太子参条。

58. 交接出血　参见白及条。

59. 人工流产，放环后出血不止　参见党参条。

60. 取环后出血不止　参见阿胶条。

61. 子宫碘油造影后出血　参见白芍条。

62. 虚寒型盆腔炎　参见艾叶条。

63. 妇科手术后尿潴留　参见艾叶条。

64. 妇人浑身疼，血气风脾寒骨蒸　参见马鞭草条。

65. 吹乳结实肿痛　陈皮二两，甘草一钱。上锉，水煎，分两次服，用荆芥、羌活、独活煎汤，熏洗即散。（《济阴纲目》）

66. 滴虫性阴道炎，霉菌性阴道炎，老年性阴道炎，外阴湿疹等　参见龙胆条。

67. 非特异性外阴炎　荆芥穗、蛇床子各30 g，煎汤坐浴。（《妇产科疾病中医治疗全书》）

68. 阴痒　墙头烂茅、荆芥、牙皂等分煎水，频熏洗之。（《医部全录·妇科》）

69. 前庭大腺炎　参见龙胆条。

70. 阴疮　黄丹、枯矾、萹蓄、藁本、硫黄、白蛇皮、荆芥、蛇床为末，葱汤洗后掺之。（《女科经纶》）

【现代药理研究】　荆芥提取物可刺激小鼠外部血液凝固系统并激活纤维蛋白原系统，使其尾部出血和肝出血时间变短，从而起到止血作用。荆芥提取物可通过抑制丝裂原活化蛋白激酶（MAPK）/蛋白激酶B（Akt）信号通路，从而发挥止血作用。荆芥穗炭品及其乙酸乙酯提取物可通过影响大鼠的内、外源性凝血系统而发挥止血作用。[《中国药房》，2020，31（11）：1397－1402]

【用法用量】　内服：煎汤，6～15 g；或入丸、散。外用：50 g，煎水熏洗。

【使用注意】　表虚自汗，阴虚头痛者禁服。

茜　草

出《神农本草经》。又名茹藘、活血丹、血见愁、活血草。为茜草科植物茜草 *Rubia cordifolia* L.的根及根茎。

【药性】　苦，寒。入肝经。

【功效】　行血止血，通经活络。

【药论及医论】　《日华子》："止鼻洪，带下，产后血晕，乳结，月经不止……"

《要药分剂》引杨士瀛："专于行血活血，治女子经水不通。"

《本草纲目拾遗》："通经下胎……瘕痞。"

《乞法全书·释药分类》："茜草，能凉血、活血、行血，故治产后血晕。"

《现代实用中药》："适用于小儿及孕妇软骨病。"

【临床应用】

1. 崩漏　茜草一两，水煎服。（《常见病验方研究参考资料》）

2. 妇人五旬后复行经　茜草根、生地黄各一两，侧柏叶、黄芩各五钱，分作五贴，每贴水二碗，煎八分服。（《唐瑶方》）

3. 经量过少　参见三棱条。

4. 月经后期　参见川牛膝条。

5. 闭经　茜草一两。酒、水各半煎服。（《常见病验方研究参考资料》）

6. 经闭、干血痨　参见牵牛子条。

7. 经水不通　茜草一两，黄酒煎，空心服。(《经验广集》)

8. 经行鼻衄　代赭石 30 g，白茅根 30 g，牡丹皮 12 g，瓦楞子 45 g，茜草 30 g，川牛膝 30 g，泽兰 10 g。(《妇科用药 400 品历验心得》)

9. 白带　用白芷以煅石灰炒去皮，茜草少许，粥糊丸服。(《证治准绳·女科》)

10. 赤带　茜草炭 10 g，萆薢 12 g，海螵蛸 20 g，夏枯草 15 g，大青叶 10 g。(《妇科用药 400 品历验心得》)

11. 妊娠合并病毒性肝炎(湿热内蕴型)　参见板蓝根条。

12. 产后腹痛　茜草根一两。与甜酒同煮服。(《常见病验方研究参考资料》)

13. 产后腿痛　补骨四物汤：四物汤加川乌、茜草、菖蒲。(《妇科玉尺》)

14. 药物流产后胎物残留　旋覆花 12 g，茜草 15 g，葱 14 根，桂枝 6 g，茯苓 12 g，赤芍 12 g，牡丹皮 10 g，桃仁 10 g，川芎 10 g，当归 9 g，大血藤 30 g，益母草 30 g。(《妇科用药 400 品历验心得》)

15. 恶露不绝　补中益气汤加阿胶 10 g，荆芥炭 10 g，茜草炭 10 g。(《妇科用药 400 品历验心得》)

16. 产后出血　参见鸡冠花条。

17. 多囊卵巢综合征　抑亢汤：炒栀子 10 g，生地黄 10 g，龙胆 5 g，柴胡 10 g，牡丹皮 9 g，川牛膝 30 g，枇杷叶 15 g，茜草 10 g，制大黄 6 g，紫草 20 g，香附 5 g，丹参 15 g。(《马大正中医妇科医论医案集》)

18. 乳痈　茜草、枸橘叶各 9 g。水煎，酌加黄酒服。外用鲜茜草茎叶捣烂敷患处。(《河南中草药手册》)

19. 子宫脱垂　茜草根 30 g，茅梅根 30 g，醋浆草 30 g。(《上海常用中草药》)

20. 孕妇软骨病　适用于孕妇软骨病。(《现代实用中药》)

21. 人工流产、放环后出血不止　参见党参条。

22. 取环后出血不止　参见阿胶条。

23. 子宫颈电灼伤后瘢痕脱落大出血　茜草粉局部应用。(《中药药理与应用》)

24. 宫颈癌　参见鹿角霜条。

【现代药理研究】　茜草温浸液有明显的促进血液凝固作用，家兔实验表明复钙时间、凝血酶原时间及白陶土部分凝血活酶时间缩短，茜草还能纠正肝素所引起的凝血障碍。茜草根煎剂能对抗乙酰胆碱所致的离体肠痉挛，有解痉作用。茜草根的水提物对离体豚鼠子宫有兴奋作用，产后口服亦有加强子宫收缩作用。[《中医药信息》，2007，24(7)：21－23]

【用法用量】　内服：煎汤，10～30 g；或入丸、散；或浸酒。

【使用注意】　脾胃虚寒及无瘀滞者慎服。

荜　茇

出《雷公炮炙论》。又名荜菝、毕勃。为胡椒科植物荜茇 *Piper longum* L.近成熟或成熟果穗。

【药性】　辛，热。入胃、脾、大肠经。

【功效】　温中散寒，下气止痛。

【临床应用】

1. 无时月水来，腹痛　荜茇丸：荜茇(盐炒，去盐为末)、蒲黄各一两(炒)。上为细末，炼蜜丸如梧桐子大。每服三四十丸，食后用盐、米饮吞下。(《妇人大全良方》)

2. 经虚月候不时，肠滑下痢　附子荜茇丸：黑附子三分，荜茇、官桂、肉豆蔻各一两，大椒、炒良姜、炒吴茱萸、川姜(炮)、厚朴、白术、白茯苓、阳起石。上为细末，酒煮面糊为丸，如梧桐子大，每服四十丸，空心食前姜汤送下。(《普济方》)

3. 经水过多　荜菝(炒黑)四钱，蒲黄(炒黑)八钱，阿胶(烊化)五钱。水煎服。(《常见病验方研究参考资料》)

4. 崩漏　荜茇 5 g，炮姜 5 g，党参 45 g，山茱萸 30 g，鹿角胶 10 g，仙鹤草 30 g。(《妇科用药 400 品历验心得》)

5. 血寒经迟，陷气不足，生化失期，故过月也　宜服理阴扶阳四物汤：即四物汤加黑姜钱半，肉桂一钱，吴萸六分，荜茇五分。（《妇科秘书》）

6. 经行腹泻　肉豆蔻 10 g，补骨脂 10 g，月季花 12 g，荜茇 5 g，防风 10 g，羌活 10 g，苍术 10 g，薤白 10 g。（《妇科用药 400 品历验心得》）

7. 白带　六味大托叶云实散：大托叶云实，石榴子，肉桂，豆蔻，荜茇，红花。（《中国药品实用手册》）

8. 带下　回阳丹：羌活、全蝎、升麻根、甘松各二分，草乌头、水蛭各三分，大椒、三柰子、荜茇、枯矾各三分，柴胡、川乌各七分，炒黄盐、破故纸、蒜各一钱，虻虫三个（去翅足炒）。上为极细末，制如指尖大，用绵裹，纳阴户中，脐下觉暖为效。（《兰室秘藏》）

9. 妊娠恶阻　参见薤白条。

10. 妊娠呕吐脾胃虚弱证　佛手，陈皮，藿香，荜茇，生姜，黄芩，甘草。（《全国名医妇科验方集锦》）

11. 妊娠胃痛腹泻　桂枝 6 g，炒白芍 6 g，炙甘草 6 g，生姜 5 片，大枣 6 个，荜茇 5 g，高良姜 6 g，砂仁 5 g，檀香 5 g。（《妇科用药 400 品历验心得》）

12. 外治妊娠眉骨风，头风，目翳　荜茇散：荜茇五钱，晒研极细，用猪胆汁拌，再晒研，频搐取嚏。能追出风邪，坠落风翳，常用自效。（《彤园妇人科》）

13. 痛经，儿枕痛　荜茇 20 g，良姜、吴茱萸、肉桂、白芷、公丁香各 10 g，细辛 6 g，制乳香、制没药各 30 g。共研末放瓶内加白酒适量密封浸泡 7 日后备用。经前 2～3 日将棉球蘸药液放在脐中，每日 2 次，用到经净。同时口服，每次 10～20 mL，每日 3 次，直至经净为止，连用 3 个月。气血虚弱型不宜用。（《全国名医妇科验方集锦》）

14. 产后血羸，面色萎黄，恶血不尽，脐腹冷痛　琥珀煎：琥珀、牛膝、当归、防风、荜茇、桃仁、川芎各六两，桂四两，炮干姜一两，清酒一升，生地黄（汁）三升，蜜三两，酥六两。（《普济方》）

15. 产后中风偏枯　地黄汤：熟干地黄（焙）一两一分，荜茇三分，炮附子三分，炒干漆、麻黄、细辛、防风、羌活、当归各一两，炒蜀椒半两。上锉如麻豆，每服三钱，水一盏，煎至七分，去滓温服，不拘时。（《普济方》）

16. 理五积气癖及惊悟血积，癥癖，血瘕　没药丸：芫花，木香，没药，当归，桂心，荜茇，槟榔，肉豆蔻，斑蝥，附子。（《妇人大全良方》）

17. 阴疮不愈，脉缓　藿香养胃汤：藿香三钱，人参钱半，白术钱半，夏曲钱半，茯苓二钱，神曲钱半，乌药钱半，荜茇钱半，米仁五钱，甘草五分，砂仁八分，生姜二片，大枣二枚。水煎，去渣温服。（《证治准绳·女科》）

18. 滴虫性阴道炎　参见黄药子条。

【现代药理研究】 胡椒碱对人类阳性乳腺癌基因 *HER2* 过表达的乳腺癌细胞有预防和治疗作用，其机制可能是胡椒碱通过诱导半胱天冬酶（Caspase－3）的活化和聚腺苷二磷酸-核糖聚合酶（PARP）的裂解，抑制癌细胞增殖，促进细胞凋亡，并在转录水平上抑制 *HER2* 基因的表达，引起细胞外调节蛋白激酶（ERK1/2）阻断信号，显著降低 SREBP－1 和 FAS 的表达，从而起到治疗的目的。[《中国临床药理学杂志》，2017，33(6)：565－569]

【用法用量】 内服：煎汤，1～5 g；或入丸、散。

【使用注意】 阴虚火旺者禁服。

草　乌

出《药谱》。又名堇、芨、乌头、乌喙、奚毒、即子、鸡毒、毒公、耿子、土附子、草乌、竹节乌头、金鸦、五毒根、耗子头。为毛茛科植物北乌头 *Aconitum kusnezoffii* Reichb.的块根。

【药性】 辛、苦，热，大毒。入心、肝、脾经。

【功效】 祛风除湿，温经散寒，消肿止痛。

【临床应用】

1. 经行作痛，经闭不通，痛经，难产，经脉不通，遍身作痛，中风瘫痪　女宝丹：何首乌二两

(去皮),川乌、草乌各四两(湿纸包煨,去黑皮,切厚片,酒煮至不麻为度),苍术(泔水浸润,酒拌炒)四两,当归(酒洗)、两头尖各二两,桔梗、粉草、防风、白芷、川芎、人参、天麻、茴香、荆芥、白术、麻黄各四两,木香、血竭、细辛各一两。炼蜜丸如弹子大。(《济阴近编》)

2. 妇人干血气　掌中金丸:穿山甲,甘草,苦丁香,川椒,苦葶苈,白附子,猪牙皂角,草乌头,巴豆,上为细末,以生葱绞汁和丸弹子大。每用一丸,新绵包之,纳阴中,一日即白,二日即赤,三日即血,神效。(《古今医统大全》)

3. 元气虚弱,女人赤白带下,子宫虚冷,血山崩等证　参见马钱子条。

4. 带下　参见荜茇条。

5. 产后风寒,经络作痛,腰腿酸痛,崩漏带下　追风膏:虎骨 12 g,制马钱子 1 000 g,地龙 250 g,川乌、草乌、乳香、没药、肉桂、天麻各 60 g,当归 120 g。香油 7500 mL,熬枯去渣,入黄丹搅匀收膏。每 500 g 膏油,对麝香 0.6 g,冰片 9 g 和匀,摊膏。温热化开,贴敷丹田穴。(《中国膏药学》)

6. 不孕症见腰膝冷痛、手足欠温、遇寒则腹痛加剧,或痛而有块,或兼有阵痛如锥者　复孕散:制川乌 9 g,制草乌 9 g,细辛 3 g,丹参 15 g,益母草 15 g。除细辛外,均需用文火焙焦,然后与细辛共研极细末,分作 3 包。每次服 1 包,每日服 3 次,白酒为引送服。于月经来潮后 1 周左右服用。连服 2 料为 1 个疗程。如未奏效,可于下次月经来潮时如法服用。(《中国丸散膏丹方药全书・妇科病》)

7. 肾经虚弱,风寒所侵,以致腰脚疼痛,不能步履　养肾散:苍术一两,干蝎三钱,天麻、草乌头、黑附子各二钱。上为末,每服一钱,酒调服,麻痹少时随愈。(《证治准绳・女科》)

8. 血风头痛　七生丸:生川乌、生草乌、生南星、半夏、川芎、生石膏、生白芷等分。上为细末,研韭菜自然汁,丸如梧子大。每服七丸,加至十丸,嚼生葱,茶送下。(《妇人大全良方》)

9. 提宫散　制川乌、制草乌各 30 g,白及 60 g,研细过筛混匀。取药末 1.2 g,盛入绢制小袋内(袋约拇指头大小),做成烟荷包式样,袋口用衣线绕一圈,留一段约 16 cm 长的线头,可使袋口收放,然后放入阴道后穹窿处。每日 1 袋。留药时间依感应情况而定,最短 3 小时,最长 12 小时,一般 6～8 小时。(《中国中医秘方大全》)

10. 乳痈　天南星、生半夏、皂角刺烧带生各二分,白芷、草乌、僵蚕(焙)各一分。上细末,多用葱白研,取汁,入蜜调傅。(《直指方》)

11. 急性乳腺炎　生南星、生草乌、商陆根各等分。以米醋磨细涂患乳。(《妇产科疾病中医治疗全书》)

12. 乳房结块　川乌 6 g,草乌、丁香、蟾酥各 3 g,共研极细末,每次以上药末少许放膏药中间,贴核上,2 日一换,连贴 1 个月为 1 个疗程。(《常见病验方研究参考资料》)

13. 乳房纤维瘤外敷方　山慈菇、生半夏、大贝、生南星、僵蚕、生川乌、白芷、细辛、生草乌、白蔹、樟脑各 10 g,共为细末,用陈酒、鸡蛋清敷患处,1 日换 1 次。(《现代名中医妇科绝技》)

14. 乳癖,乳腺癌,阴疮　小金丹:白胶香、草乌、五灵脂、地龙、木鳖子各一两五钱,制乳香、制没药(各去油)、当归各七钱五分,麝香三钱,香墨炭一钱二分。上为细末,糯米粉打糊为丸,芡实大,每服一丸,陈酒送下,覆盖取汗。(《外科全生集》)

15. 乳腺癌初起　生南星、生草乌、商陆根各等分,以米醋磨细涂。(《常见病验方研究参考资料》)

【现代药理研究】

(1) 镇痛作用:乌头碱类生物碱是草乌头镇痛的主要有效成分。草乌头用甘草、黑豆炮制后毒性降低,但镇痛效力不受影响。(《中华本草》)

(2) 抗炎作用:北乌头煎剂 5 g/kg 可促进蛋清所致大鼠足趾水肿消退。(《中华本草》)

【用法用量】　内服:煎汤,3～6 g;内服须炮制后用,入汤剂应先煎 1～2 小时,以减低毒性;或入丸、散。外用:适量,研末调敷,或用醋、酒磨涂。

【使用注意】 阴虚火旺、各种热证者及孕妇禁服。老弱及婴儿慎服。反半夏、瓜蒌、天花粉、川贝母、浙贝母、白蔹、白及。酒剂,酒煎服,易致中毒,应慎服,内服过量可致中毒。

草　果

出《本草品汇精要》。又名草果仁、草果子、老蔻。为姜科植物草果 *Amomum tsao-ko* Crevost et Lemaire 的成熟果实。

【药性】 辛,温。入脾、胃经。

【功效】 燥湿温中,祛痰截疟。

【临床应用】

1. 妇人血气刺痛不可忍者,亦治诸般气痛　手拈散:草果(煨)、玄胡索(炒)、五灵脂(炒)各一两,没药五钱。上为末,酒调二三钱服。(《经验良方》)

2. 崩中　四君子汤加草果、丁香、木香以燥水健脾。(《医部全录·妇科》)

3. 经来呕吐　乌梅丸:乌梅(去核)十枚,辰砂(水飞)一钱,雄黄、木香、草果各一钱,硼砂、乳香(去油)一钱,没药(去油)一钱,胡椒、绿豆各十三枚。上为末,捣乌梅,丸枣核大,时含化一丸。(《秘传内府经验女科》)

4. 赤白带下　乳香散:草果一个(去皮),入乳香一小块,用面饼裹,火炮焦黄留性,取出和面用之。上为细末,每服二钱。陈米饮调下,重者三钱。(《妇人大全良方》)

5. 妊娠恶阻　人参养胃汤:半夏、厚朴、橘红各八分,藿香叶、草果、茯苓、人参各五分,炙甘草三分,苍术一钱。上,姜七片,乌梅一个,水煎服。(《医部全录·妇科》)

6. 孕妇心胃作痛者,多因伤食停滞　参见苍术条。

7. 胎前心痛　十指散:草果一个,元胡、没药各八分,酒煎服。(《妇科秘方》)

8. 孕妇痛泻,脉弦滞　草果散:炒草果一两,煨肉果二两,厚朴一两。为散,每服三钱,生姜三片,水煎,去渣温服。(《妇人良方》)

9. 妊娠脏气本虚,脾胃少弱,脏腑虚滑,腹脐疼痛,日夜无度　草果饮:厚朴二两,煨肉豆蔻一个。上㕮咀,每服三钱,姜三片,水同煎。(《证治准绳·女科》)

10. 孕妇疟疾,寒多热少　清疟饮:草果三分,青皮四分,人参、黄芩一钱,白术、当归二钱,紫苏、生甘草四分,藿香五分,乌梅二个,姜二片。(《薛氏济阴万金书》)

11. 血虚脾弱,羊水过多　鲤鱼羹:赤小豆 30 g,陈皮 5 g,花椒 2 g,草果 5 g,鲤鱼 1 条(约 250 g)。先将鲤鱼去鳞、腮及内脏,洗净备用。将其余药物洗净塞入鱼腹,放入姜、葱、盐少许,上笼煮熟,服鱼及汤。(《饮膳正要》)

12. 妊娠合并急性黄疸型肝炎　参见茵陈蒿条。

13. 产后脾胃虚发肿者　草果饮(草果,青皮,陈皮,厚朴,半夏,白茯苓,苏叶,柴胡,槟榔,乌梅,常山,黄芩,枳实,甘草)为主。(《郑氏家传女科万金方》)

14. 产后呕吐　香砂养胃汤:半夏一钱,白术、陈皮、茯苓、厚朴、香附子各八分,人参、藿香、砂仁、槟榔、草果各五分,甘草四分。上锉,加生姜三片,乌梅一个,水煎服。(《济阴纲目》)

15. 产后疟疾多寒　生熟饮子:肉豆蔻,草果仁,厚朴,半夏,陈皮,甘草,大枣,生姜。上八味,等分细锉和匀,一半生,一半用湿绵纸裹煨令香熟,去纸,与一半生者和匀,每服秤五钱重,水二盏,煎至七分,食前一服,食后一服。(《证治准绳·女科》)

16. 产后疟疾,寒热相半者,或多热者　草果饮子:半夏,赤茯苓,甘草(炙),草果(炮),川芎,陈皮,白芷,青皮,良姜,紫苏,干葛。当发日,侵早连进三服,无有不安。(《妇人大全良方》)

17. 产后寒热似疟　加减乌金散:厚朴、柴胡、黄芩、麻黄、羌活、草果、半夏各二钱,当归、川芎、白芍、熟地、陈皮、茯苓、桔梗各一钱半,桂枝、苍术、白芷、枳壳各一钱,甘草九分。上锉为

散，分作两服，每服用水一钟半，姜三片，葱三茎，煎至一钟，不拘时服。（《济阴纲目》）

18. 解伏热，除烦渴，消暑毒，止吐痢。霍乱之后，服热药太多致烦躁者，宜沉令水冷顿服　缩脾饮：草果仁四两，乌梅肉三两，甘草二两半。上㕮咀，每服半两。水一碗，生姜十片，煎至八分，浸以热水，温冷任意。（《妇人大全良方》）

19. 肥胖体质湿盛内阻型缺乳　参见路路通条。

20. 滴虫性阴道炎　苍术一两，草果五钱。煎汤熏洗，每日 2～3 次。（《常见病验方研究参考资料》）

【现代药理研究】 草果挥发油可使大鼠的胃液分泌、胃黏膜血流量和血清胃泌素增加，使超氧化物歧化酶活性升高，并使黏膜组织丙二醛含量降低。（《现代中药药理与临床》）

【用法用量】 内服：煎汤，3～6 g；或入丸、散。

【使用注意】 阴虚血少者禁服。

草豆蔻

出《雷公炮炙论》。又名草蔻、草蔻仁。为姜科植物草豆蔻 *Alpinia katsumadai* Hayata 的干燥近成熟种子。

【药性】 辛，温。入脾、胃经。

【功效】 温中，祛痰，行气，燥湿。

【药论及医论】 《名医别录》："主温中，心腹痛，呕吐，去口臭气。"

《开宝本草》："下气，止霍乱。"

《本草纲目》："治……妇人恶阻、带下，除寒燥湿，开郁破气。"

【临床应用】

1. 室女月水不利，攻刺腹痛　草豆蔻三枚，当归、厚朴、甘草、芍药各一两，枳壳、白茯苓、人参各三分。上粗捣筛，每服三钱，水一大盏，煎至七分去滓，温服不计时候。（《普济方》）

2. 妇人水分，遍身浮肿，烦闷喘渴，经水不调　黄芪、赤茯苓、木香各一两，草豆蔻、桂、当归、桑根白皮、防风、凌霄花根、炙甘草、续断、泽泻各三分，甘遂半两。上为末，每服三钱，水一盏半，入小豆半匙，生姜一块，捣碎，煎至七分去滓，温服，空心日午临卧各一服。（《普济方》）

3. 经水暴崩不止，掌中寒，脉沉细而缓……由平日心气不足，饮食不节得之　黄芪当归人参汤：黄连一分，生地黄三分，炒神曲、橘皮、桂枝各五分，草豆蔻仁六分，麻黄、炒黄芪、人参各一钱，杏仁五个，当归身一钱五分。上㕮咀，作二服，水二大盏半，煎麻黄令沸，去沫，煎至二盏，入诸药同煎至一盏，于巳午之间，食消尽服之，一服立止。（《医部全录·妇科》）

4. 带下　草豆蔻 6 g，苍术 10 g，炒白扁豆 20 g，炒薏苡仁 30 g，芡实 30 g，海螵蛸 20 g。（《妇科用药 400 品历验心得》）

5. 妊妇阻病，呕逆不食，甚者中满，口中无味，或作寒热　草豆蔻、厚朴各半两，干姜三分，甘草一两一分。上为细末，每服二大钱。水一大盏，枣二个，生姜三片，煎至八分，去滓呷服。（《妇人大全良方》）

6. 胎动不安，腰腹疼痛　大腹汤：连皮大腹，草豆蔻，陈橘皮。（《圣济总录》）

7. 胎动不安及胎前腹中胀满　顺气散：茯苓，甘草，紫苏，木香，草蔻，大腹皮，加苎根三寸，糯米一撮，姜三片，水煎服。气虚去大腹皮。（《茅氏女科秘方》）

8. 胎前心痛　手拈散：延胡、五灵脂（炒）、没药、草蔻（炒），各等分。上为末，每服三钱，热酒调下。（《秘传内府经验女科》）

9. （妊娠）脏腑虚寒腹痛，泄泻无度　草果散：厚朴（姜汁拌炒）三两，肉豆蔻十个（面煨），草豆蔻十个（煨）。上每服三钱，加生姜煎服。（《济阴纲目》）

10. 妊娠霍乱，吐逆不止，腹痛　白术散：白术三分，草豆蔻半两，益智子半两，枳壳三分，高良姜半两，陈橘皮三分。上件药捣筛为散，每服三钱，以水一中盏，入生姜半分，煎至六分，去滓，不计时候稍热服。（《太平圣惠方》）

11. 胎前疟疾。妊娠热多寒少,口苦咽干,胸满呕恶,不食而烦,脉来弦数 清脾饮:青皮,厚朴(醋炒),柴胡,黄芩,半夏(姜制),炙草,茯苓,白术(土炒),草果(煨),加姜煎。(《秘传内府经验女科》)

12. 产后心腹痛甚 高良姜散:高良姜,当归,草蔻仁。(《妇科玉尺》)

13. 产后呕逆,日渐成吐 木瓜汤:木瓜、白术、藿香叶、甘草、五味子、白茯苓、陈皮、草豆蔻、人参各一两,干姜半两。上捣筛,每服二钱,水一中盏,煎七分去滓,温服,不拘时候。(《普济方》)

14. 产后泻,洞泻危笃甚 豆蔻分气饮:藿香叶、草豆蔻仁、青橘皮各四两,甘草、丁香各半两,乌梅五十个,肉豆蔻十个。上㕮咀,每服四钱。水二盏,糯米一撮,煎七分,去滓温服。(《三因极一病证方论》)

15. 产后霍乱,吐泻不止 温中散:人参、白术、干姜(炮)、当归(微炒)、草豆蔻各一两,厚朴一两(生姜汁炙令香熟)。上件药,捣粗罗为散,每服三钱,水一中盏,煎至六分,去滓,不计时候温服。(《太平圣惠方》)

16. 产后气虚,心烦咳瘾 草豆蔻散:草豆蔻三分,桃仁三分,桂心半两,炙甘草一分。上件药捣粗罗为散,每服三钱,以水一中盏,入生姜半分,煎至六分,去滓,稍热频服。(《太平圣惠方》)

17. 产后蓐劳,日渐枯瘁,寒热往来,头疼体痛,口苦舌燥 桂心散:肉桂、芍药、厚朴、柴胡、桔梗、紫菀、高良姜、炮干姜、炒白芜荑、陈橘皮、炙鳖甲各半两,草豆蔻三枚。上捣罗为散,每服用猿猪肝十片,炙熟乘热拌和药,旋旋嚼,温酒下,日三。(《普济方》)

18. 湿阻 草豆蔻 5 g,苍术 10 g,藿香 6 g,佩兰 6 g,半夏 10 g,陈皮 10 g,炒薏苡仁 20 g,厚朴 10 g。(《妇科用药 400 品历验心得》)

19. 输卵管卵巢炎属痰湿者 苍术、半夏、赤芍各 9 g,茯苓 12 g,草豆蔻、香附各 6 g,丹参 15 g。制成片或水煎服。(《中国中医秘方大全》)

【现代药理研究】 草豆蔻对大鼠醋酸性胃溃疡有较好的治疗作用,其作用机制可能为清除自由基。草豆蔻提取物具有显著的促进胃肠动力作用。草豆蔻中的双苯庚酮类化合物为镇吐止呕的有效成分。[《辽宁中医药大学学报》,2017,19(3):60-63]

【用法用量】 内服:煎汤,3~6 g,宜后下;或 10 g 水煎漱口,或入丸、散。

【使用注意】 阴虚血少、津液不足者禁服,无寒湿者慎服。

茵 陈

出《神农本草经》。又名茵陈、绵茵陈。为菊科植物滨蒿 *Artemisia scoparia* Waldst. et Kit.或茵陈蒿 *Artemisia capillaris* Thunb.的地上部分。

【药性】 苦、辛,微寒。入肝、胆、脾经。

【功效】 清热利湿。

【药论及医论】 《日华子》:"(治)女人癥瘕。"

《本草再新》:"泻火,平肝,化痰,止咳,发汗,利湿消肿,疗疮火诸毒。"

《妇科用药 400 品历验心得》:"近代以茵陈蒿汤为基本方预防母儿 ABO 血型不合所致的流产取得成效,可在妊娠初期开始治疗,体现了中医治未病积极预防的医学思想。笔者创制的 ACA2 号方(药物组成参见益母草条)具有清热益肾、和血安胎的功效,方中含有茵陈蒿一味。该方还可以治疗抗心磷脂抗体(ACA)阳性引起的自然流产或习惯性流产。"

【临床应用】

1. 漏下 茵陈蒿 12 g,炒栀子 10 g,大黄炭 6 g,炒黄柏 6 g,侧柏叶 12 g,炮姜 4 g,艾叶炭 5 g,仙鹤草 20 g,海螵蛸 20 g,阿胶 10 g,地榆 20 g。(《妇科证治经方心裁》)

2. 经期过长 瓜蒌皮 10 g,浙贝母 10 g,冬瓜子 15 g,桔梗 5 g,竹茹 10 g,海浮石 20 g,茵陈蒿 10 g,樗根皮 10 g,贯众 20 g。(《妇科用药 400 品历验心得》)

3. 经前口疳 参见天冬条。

4. 经前痤疮　参见栀子条。

5. 瘦弱之妇，肾虚火旺，亦有患白带者，治之不可太燥　焦冬术，炒白芍，绵茵陈，阿胶珠，贯众炭，石韦，炒怀药，黑栀子，白茯苓，木耳炭，车前子。（《竹泉生女科集要》）

6. 青带　加减逍遥散：茯苓五钱，白芍酒炒五钱，甘草（生用）五钱，柴胡一钱，茵陈三钱，陈皮一钱，栀子三钱（炒）。水煎服。（《傅青主女科》）

7. 赤带　参见鬼箭羽条。

8. 妊娠热结膀胱，小便淋漓　山茵陈、淡竹叶各一钱，木通、滑石、炙甘草各一钱半，山栀仁、赤芍药、赤茯苓各二钱。温服。（《女科心法》）

9. 妊娠石淋　参见海金沙条。

10. 妊娠头旋目晕，视物不明，腮项肿核　消风散：石膏、山茵陈、菊花、防风、荆芥、螺粉各二钱，白芷、川芎、阿胶、甘草各二钱，木香、白术各半钱。锉作六服，水一盏入好茶半钱，煎八分，通口服，头微汗得瘥。（《普济方》）

11. 妊娠瘙痒症　茵陈蒿汤加味：茵陈、首乌藤、金钱草各 20 g，炒黄柏、栀子、制大黄、车前子、白鲜皮、泽泻各 10 g。（《妇产科疾病中医治疗全书》）

12. 妊娠合并急性黄疸型肝炎　川大黄茵陈汤：茵陈、败酱草各 30 g，生川大黄 9～15 g，厚朴、枳实、栀子、焦三仙各 9 g，草豆蔻 10 g。水煎服。服 5 剂后生川大黄减至 6 g，10 剂后减至 3 g，直至痊愈。（《中国中医秘方大全》）

13. 妊娠期肝内胆汁淤积症　茵陈蒿汤加味：茵陈、炒栀子、炒牡丹皮、当归、白芍、白术、茯苓、地肤子各 10 g，钩藤、白蒺藜各 15 g，炒柴胡、制大黄各 6 g。（《中医临床妇科学》，夏桂成主编）

14. 妊娠高胆汁酸血症　柴胡 10 g，制大黄 20 g，枳壳 10 g，炒白芍 10 g，炒黄芩 10 g，川楝子 10 g，金钱草 30 g，茵陈 15 g，郁金 12 g，丹参 20 g，木香 12 g，大腹皮 15 g，矮地茶 15 g。（《马大正 50 年临证验案自选集》）

15. 妊娠肝损　茵陈蒿 10 g，炒栀子 10 g，苎麻根 20 g，茯苓 10 g，山药 15 g，土茯苓 10 g，扇叶铁线蕨 15 g，矮地茶 15 g，垂盆草 15 g。（《妇科用药 400 品历验心得》）

16. 防治母儿血型不合的新生儿溶血症　茵陈汤：茵陈 15 g，黄芩 9 g，制大黄 3 g，甘草 1.5 g。制成冲剂（以上为 1 袋量）。每日 2～3 次，每次 1 袋。自确诊后服至分娩。（《中国中医秘方大全》）

17. 妊娠微热　青蒿 10 g，黄芩 6 g，北沙参 12 g，牡丹皮 6 g，白薇 10 g，地骨皮 10 g，樗白皮 10 g，茵陈蒿 10 g，紫草 10 g，生地黄 10 g，川石斛 12 g。（《马大正中医妇科医论医案集》）

18. 生产不正及难产　顺生散：山茵陈、淫羊藿各等分。上件为细末，每服三钱，童子小便并酒共半盏，温酒下。（《普济方》）

19. 产后眼花血晕，视物不见　消风散：京墨，石膏，茵陈，甘草，菊花，防风，荆芥，阿胶，白术，南木香。上各等分为细末，每二钱，水二盏，茶少许，煎至八分，温服，俟头上微汗出，立愈。（《普济方》）

20. 产后发黄　补虚散黄汤：白术一两，薏仁二两，车前子五钱，茯苓五钱，荆芥一钱，茵陈五分，水煎服。（《医部全录·妇科》）

21. 妇人血风，皮肤瘙痒，心神烦闷，及血游风不定　并宜服此何首乌散：何首乌半两，防风半两，白蒺藜半两，枳壳半两，天麻半两，胡麻半两，白僵蚕半两，茺蔚子半两，蔓荆子半两。上件药捣细罗为散，每服不计时候，煎茵陈汤调下一钱。（《太平圣惠方》）

22. 血风劳，四肢疼痛，心腹胀满吐逆，面无颜色，经脉不调　参见猪肝条。

23. 肥胖病伴发不孕　参见海藻条。

24. 交接淋证　冬葵子 20 g，茯苓皮 20 g，茵陈蒿 12 g，白术 12 g，泽泻 10 g，猪苓 10 g，桂枝 5 g，赤小豆 30 g，槟榔 12 g。（《妇科证治经方心裁》）

25. 围绝经期综合征潮热出汗　镇肝息风汤加味：参见天冬条。

26. 怀抱忧郁不清，致生内热，小水涩滞，大便秘结，及阴中火郁作痛，亦如涩淋　凉荣泻火汤：川芎、当归、白芍、生地、黄芩、黄连、山栀、木通、柴胡、茵陈、胆草、知母、麦门冬各一钱，甘草五分，大黄（酒炒）二钱。上，水二钟，煎八分，空心服。（《医部全录·妇科》）

27. 急性乳腺炎　茵陈、蒲公英各30 g，桔梗、白芷各9 g。（《常见病验方研究参考资料》）

28. 急性盆腔炎　银茵口服液：金银花25 g，茵陈25 g，丹参25 g，蒲公英30 g，车前草30 g，败酱草30 g，牡丹皮12 g，黄柏12 g，栀子10 g，乌药15 g，桃仁15 g，延胡索15 g。制成每毫升内含生药2 g的口服液。每次服20～30 mL，每日2次。（《名医治验良方》）

29. 霉菌性阴道炎　茵陈蒿60 g，每次加水1 000 mL，煎取500 mL，连煎3次，合药液，凉后先用冲洗器冲洗阴道再坐浴，不拘次数，每次15分钟。（《妇科用药400品历验心得》）

30. 早期宫颈癌及糜烂菜花型宫颈癌　参见重楼条。

【现代药理研究】

（1）从茵陈蒿中分离的多种成分有增加大鼠胆汁分泌的作用，利胆作用强度依次为茵陈蒿酸A，茵陈蒿酸B，6，7-二甲氧基香豆精，茵陈色原酮。四氯化碳所致肝损害大鼠每日皮下注射茵陈煎剂0.61 g，第8日作组织学检查，可见治疗组动物肝细胞肿胀、气球样变、脂肪变与坏死等均较对照组有不同程度的减轻；肝细胞糖原与核糖核酸含量有所恢复或接近正常，血清谷丙转氨酶（ALT）活性显著下降，似有保肝作用。（《中华本草》）

（2）茵陈水浸液（10%）、煎剂（10%）对离体家兔和豚鼠的子宫有兴奋作用，该兴奋作用能被苯海拉明所消除。茵陈蒿油做160 000倍稀释时，仍能抑制腹股沟表皮癣菌、石膏样小孢霉菌、星样发癣菌、趾间发癣菌、紫色发癣菌的生长。即使进一步对其抗真菌有效成分茵陈二炔酮做4 000 000倍稀释时，对紫色发癣菌仍可完全抑制，笔者认为该物质是已知抗真菌物质中效价最高的一种。茵陈蒿水煎液（含1 g生药/mL）有抗泌尿道沙眼衣原体（CT）的活性，CT对其有较高的敏感性，其最小抑制浓度（MIC_S）均值小于2 mg/mL生药，16株CT分离株对其全部敏感。（《现代中药药理与临床》）

【用法用量】　内服：煎汤，10～20 g；大剂量可用至30～60 g。或入丸、散。外用：60 g，水煎洗。

【使用注意】　脾胃虚寒者慎用。

茯苓（附皮）

出《神农本草经》。又名茯菟、白茯苓、云苓。为多孔菌科植物茯苓 *Poria cocos*（Schw.）Wolf的干燥菌核（或外皮）。

【药性】　甘、淡，平。入心、脾、肾经。

【功效】　渗湿利水，益脾和胃，宁心安神。

【药论及医论】　《药性论》："开胃，止呕逆，善安心神，主肺痿痰壅……疗心腹胀满，妇人热淋。"

《本草衍义》："行水之功多，益心脾。"

《乞法全书》："茯苓，渗湿而兼补脾之药也。感苍松之气而生，伏于土中，苗不出土，独得土气之全而暗长，如子居母腹而成胎，故主安胎。"

《黄绳武妇科经验集》："崩漏之时慎用淡渗利下之药，如茯苓等，虽能健脾，但淡渗利下，必致崩漏盈甚，临床用药又不可不知。"

【临床应用】

1. 痛经（盆腔淤血综合征）　参见虻虫条。

2. 气血两亏型经血不调，子宫虚寒，经行腹痛，崩漏带下，产后失血过多等　参见乌骨鸡条。

3. 月经后期　参见桑椹条。

4. 血瘀湿滞闭经　云苓50 g，红花6 g，红糖100 g。水煎云苓、红花，冲红糖温服。每日1剂，每月连服5～7剂。（《中华民间秘方大全》）

5. 肝经郁热的月经先期，经前乳胀，经行发热等症　参见牡丹皮条。

6. 经闭骨蒸　参见牛黄条。

7. 经行身冷　参见川乌头条。

8. 脾虚不能制湿，泄泻月闭，脉缓者　四苓汤：茯苓三钱，猪苓钱半，白术三钱（土炒），泽泻钱半。水煎，去渣温服。（《女科指要》）

9. 血枯　干地黄，泽兰叶，白茯苓，人参，五

味子，炮附子，禹余粮，当归。上等分，为粗末，每服三钱。姜五片，水一盏，煎至七分，空心温服。(《妇人大全良方》)

10. 经期过长　参见半夏条。

11. 崩漏　茯苓四逆汤加味：别直参 9 g，茯苓 10 g，淡附片 5 g，炮姜 6 g，炙甘草 5 g，侧柏叶 10 g，艾叶炭 9 g，赤石脂 10 g，补骨脂 10 g。(《妇科证治经方心裁》)

12. 血分　人参、当归、大黄、桂心、瞿麦穗、赤芍药、白茯苓各半两，炒葶苈一分。上为末，炼蜜丸如梧桐子大。空心，米饮下十五丸至二三十丸。(《妇人大全良方》)

13. 经行呕吐　参见人参条。

14. 脾虚经行水泻　参苓白术散。(《中国医学百科全书·中医妇科学》)

15. 经行浮肿　白术、茯苓皮各 30 g，陈皮 6 g，生姜皮 4.5 g，大腹皮、冬葵子各 12 g，当归 9 g。(《妇产科疾病中医治疗全书》)

16. 经行口渴　猪苓 10 g，茯苓 10 g，泽泻 10 g，阿胶 10 g，滑石 15 g，蛤壳 45 g。(《妇科证治经方心裁》)

17. 经前精神异常　参见甘松条。

18. 经行抽搐　参见全蝎条。

19. 经行头痛　参见半夏条。

20. 经行身痛　参见细辛条。

21. 经行阴痛　参见延胡索条。

22. 赤带　参见蜂房条。

23. 白带　双白丸：石灰一两，白茯苓二两。上为末，水丸如桐子大，每服三十丸，空心白水下。(《济阴纲目》)

24. 妇人血海久冷，白带、白漏、白淫，下部常湿，小便如米泔；或无子息　威喜丸：白苓四两(去皮作块，用猪苓二钱半同于磁器内煮二十余沸，取出晒干，不用猪苓)，黄蜡四两。上以白苓为末，炼黄蜡为丸，如弹子大。空心细嚼，满口生津，徐徐咽服，以小便清为度。(《太平惠民和剂局方》)

25. 妊娠呕哕，心下满，胸膈间有停水，停水心悸　赤茯苓汤：赤茯苓、人参、陈皮各一两，芎䓖、白术、半夏各半两。上为饮子，每服四钱，水盏半，姜五片，煎七分，去滓温服，不拘时。(《女科百问》)

26. 妊娠泛酸　参见蛤壳条。

27. 孕妇中恶。其脉紧细，心腹刺痛，昏死流涎，面白肢冷　参见丁香条。

28. 妊娠痰迷尸厥。脉动而滑，昏死流涎，喉中时作水鸣声　参见天南星条。

29. 妊娠霍乱吐泻，心躁腹痛　参见白扁豆条。

30. 有孕伤食　参见三棱条。

31. 妊娠痞疾　参见何首乌条。

32. 妊娠转筋　参见络石藤条。

33. 胎动不安，疗血流下方　桑寄生、白术各五分，茯苓四分，甘草十分。上切，以水五升，煮取二升半，分三服。(《妇人大全良方》)

34. 气虚血亏，冲任失濡之痛经、胎萎不长、产后发热等症　参见大枣条。

35. 抗心磷脂抗体(ACA)阳性、母儿血型不合等因素引起的自然流产或习惯性流产　参见土茯苓条。

36. 妊娠卒心痛，气欲绝方　川芎、当归、茯苓、厚朴各等分。上水六升，煎取二升，分为二服。(《妇人大全良方》)

37. 妊娠寐浅　百合 20 g，知母 10 g，茯苓 12 g，酸枣仁 12 g，山药 15 g。(《妇科用药 400 品历验心得》)

38. 妊娠胆虚神病，恐怕不能独卧　仁熟散：制柏子仁、北枸杞、茯神、当归、沙参各钱半，熟地三钱，五味子、净枣皮、白菊花各一钱，炒枳壳、桂心各五分，姜、枣引。(《彤园妇人科》)

39. 妊娠怔忡，心虚而神不安者　宜定志丸：人参、远志(制)各一两，蒲黄二两，茯苓三两。上为末，汤下。上为末，蜜丸，白汤下。(《竹林女科证治》)

40. 子烦　竹沥汤：茯苓三两，竹沥一升。上以水四升，煎取二升，分三服，不差再服。(《徐氏胎产方》)

41. 子悬　参见太子参条。

42. 妊妇心虚惊悸，脏躁悲伤不止　参见小麦条。

43. 妊娠腹胀痛　参见木瓜条。

44. 妊娠左胁痛　参见川芎条。

45. 妊娠合并乙型病毒性肝炎活动期　参见金钱草条。

46. 妊娠期肝内胆汁淤积症　参见茵陈蒿条。

47. 妊娠合并肾炎风邪侵袭证　参见金银花条。

48. 妊娠合并甲状腺功能亢进肝气郁结，肝火亢盛证　参见栀子条。

49. 妊娠纳呆　参见仙茅条。

50. 妊娠腹泻　炒山药 30 g，苍术 10 g，茯苓 10 g，藿香 9 g，佩兰 9 g，乌梅 9 g。(《妇科用药 400 品历验心得》)

51. 子淋　参见土茯苓条。

52. 妊娠小便不通　全生茯苓散：赤茯苓、冬葵子各等分。上㕮咀，每服五钱，水煎，空心服。(《济阴纲目》)

53. 妊娠石淋　参见金钱草条。

54. 妊娠水肿，小便不利，恶寒　赤茯苓(去皮)、葵子各半两，为末。每服二钱，新汲水下。(禹讲师方)

55. 妊娠阴肿　参见冬瓜皮条。

56. 羊水过多　参见泽泻条。

57. 妊娠高血压综合征，头晕头胀，下肢水肿，血压升高，小便尿蛋白等　参见天仙藤条。

58. 妊娠中湿，皮肤浮肿，头身重痛，喘满溏泻，外因病者　用五皮汤：大腹皮、生姜皮、炒桑皮、茯苓皮、五加皮等分服。夹热加地骨皮。(《彤园妇人科》)

59. 孕妇中痰火，脉滑数有力，形气强者　参见天麻条。

60. 妊娠肺壅咳嗽、喘急，不食　桔梗散：天门冬一两，桑白皮、苦梗、紫苏各半两，赤茯苓一两，麻黄三分，贝母、人参、甘草各半两。上㕮咀，每服四钱。水一盏，姜三片，煎至七分，去滓，不拘时候服。(《太平圣惠方》)

61. 妊娠头痛，此风邪入脑，阳气衰也　参见石膏条。

62. 胎热　参见天冬条。

63. 妊娠肝经风热，上攻眼目，带吊失明　参见茺蔚子条。

64. 妊娠痒疹　参见僵蚕条。

65. 产后头痛　参见独活条。

66. 产后腿痛　参见车前子条。

67. 产后血晕　黑龙丸：真琥珀、白茯苓等分为末，用黑豆一杯(炒焦)。以黄酒淬入锅内去入，将酒调煎服，灌之立醒。(《妇科秘方》)

68. 产后暑热不退　参见白薇条。

69. 产后风　参见马鞭草条。

70. 产后中风，心忪悸，志意不定，恍惚，语言错乱　参见白鲜皮条。

71. 产后无所苦，欲睡而不得睡　茯苓粥：白茯苓(去黑皮，取末半两)，粳米三合。上二味，以米淘净，煮粥半熟，即下茯苓末，粥熟任意食之。(《寿亲养老书》)

72. 产前胸中宿有痰饮，产后多致眩晕　半夏茯苓汤：半夏(汤洗)、白茯苓(去皮)、陈皮(去白)、白术各一两，丁香、缩砂各五钱，粉草三钱。上锉散，每服四钱，生姜三片，乌梅一个煎，食前温服。(《得效方》)

73. 产后咳嗽，若感冒风寒　参见赤芍条。

74. 产后虚惊，心气不安　茯神汤：茯神(去木)二两，人参、白茯苓各一两半，芍药、甘草(炙)、当归、桂各一两。上七味，粗捣筛，每服二钱匕，水一盏，煎至七分，去滓温服，不拘时候。(《圣济总录》)

75. 产后血邪，心神恍惚，言语失度，睡卧不安　茯神散：茯神一两(去皮木)、人参、龙齿(研)、虎(琥)珀(研)、赤芍药、黄芪、牛膝各七钱半，生地黄一两半，桂心半两。上为末，每服三钱，水一盏，煎至七分，不拘时，去渣温服。(《经效产宝》)

76. 产后呕吐　参见人参条。

77. (产后)呃逆……下焦真气逆冲　参见五味子条。

78. 产后痞气，胸膈不快，噎闷不进饮食　参见白芷条。

79. 产后便血，肠胃虚寒　参见肉豆蔻条。

80. 产后遗屎，遗尿　参见五味子条。

81. 产后恶露不行，小便不通　参见红花条。

82. 产后寒热似疟　参见草果条。

83. 产后湿阻　藿香 9 g，厚朴 9 g，半夏 10 g，茯苓 10 g，白豆蔻 4 g，陈皮 10 g，佩兰 6 g，佛手柑 10 g。(《妇科用药 400 品历验心得》)

84. 产后失音不语　参见红花条。

85. 产后水肿　参见人参条。

86. 产后乳汁自出　参见钩藤条。

87. 产后风虚劳损，四肢疼痛，心神虚烦，不饮食　参见枸杞子条。

88. 不孕　苍附导痰汤加味：苍术 10 g，香附 9 g，枳壳 6 g，陈皮 9 g，茯苓 10 g，胆南星 9 g，甘草 6 g，神曲 10 g，远志 9 g，石菖蒲 6 g。(《妇科用药 400 品历验心得》)

89. 输卵管积水　参见大腹皮条。

90. 排卵障碍致不孕　参见龟甲条。

91. 幼稚子宫及子宫发育不良的不孕症　参见川芎条。

92. 抗精子抗体、抗子宫内膜抗体、抗磷脂抗体、抗卵巢抗体阳性引起的免疫性不孕　参见苎麻根条。

93. 梅核气　参见瓜蒌皮条。

94. 梦交　参见莲子心条。

95. 痰湿内阻面部黄褐斑　参见干姜条。

96. 潮热出汗怕冷心悸(围绝经期综合征)　参见小麦条。

97. 肾阴不足，天癸衰少，阴道干涩之性冷淡　参见鳖甲条。

98. 交肠　参见猪苓条。

99. 鬼胎　参见薏苡仁条。

100. 多囊卵巢综合征　参见海藻条。

101. 卵巢过度刺激综合征　茯苓皮 30 g，猪苓 20 g，生白术 30 g，泽泻 10 g，桂枝 6 g，大腹皮 20 g，陈皮 9 g，桑白皮 10 g，赤小豆 45 g，车前子 10 g，路路通 10 g，天仙藤 10 g，益母草 30 g。(《妇科用药 400 品历验心得》)

102. 妇科手术后肠胀气　参见枳壳条。

103. 性交呕吐　参见半夏条。

104. 脾湿痰浊型肥胖症　参见防己条。

105. 失血过多，心神不安，言语失常，不得睡　宁志膏：辰砂、炒酸枣仁、人参、白茯神、琥珀各一分，滴乳一钱。上为末，和停。每服一钱，浓煎，灯心枣汤空心调下。(《妇人大全良方》)

106. 妇人风虚，与鬼交通，妄有所见闻，言语杂乱　茯神一两半，茯苓、人参、石菖蒲各一两，赤小豆半两。上㕮咀，每服三大钱。水一盏，煎至六分，去滓，食前温服。(《妇人大全良方》)

107. 面部黧黑斑　云茯苓粉涂擦患部，每日 2 次。(《妇产科疾病中医治疗全书》)

108. 血枯经闭……骨蒸劳热，或多盗汗　参见龟甲条。

109. 围绝经期失眠　茯神 15 g，用 1 杯半水煎取 1 杯，稍停，兑鸡子黄 1 枚，搅匀，临睡前先以温水洗足，然后乘热服下。(《民间秘验方》)

110. 回乳　参见川牛膝条。

111. 痰湿壅阻缺乳　参见土贝母条。

112. 乳衄　参见牡丹皮条。

113. 乳癖　参见白蔹条。

114. 乳腺大导管乳头状瘤　参见急性子条。

115. 慢性盆腔炎性疾病后遗症伴阴吹　参见乌药条。

116. 前庭大腺囊肿　参见苦楝皮条。

117. 阴户肿痛不闭，寒热溺涩，体倦少食者　补中益气汤加升麻、柴胡至一钱，量入茯苓、山栀。(《医部全录・妇科》)

118. 阴疮溃烂　逍遥散加减：炙甘草、炒当归、白芍药、白茯苓、白术各一钱，柴胡五分。上，水煎服。(《医部全录・妇科》)

119. 阴吹　参见厚朴条。

120. 白塞综合征，正虚邪恋，阴道溃疡久不愈合　参见土茯苓条。

121. 子宫颈癌放射治疗后直肠反应　参见白头翁条。

【现代药理研究】 茯苓总三萜和茯苓水溶

性多糖主要通过降低肾脏组织中水通道蛋白 1 的表达量来促进脾虚大鼠体内水液运输，茯苓总三萜和茯苓酸性多糖主要通过降低肾脏组织中水通道蛋白 2 的表达量来促进脾虚大鼠体内水液运输。[《中医药学报》，2023，51(1)：110－114]

【用法用量】 内服：煎汤，10～45 g；或入丸、散。

【使用注意】 阴虚而无湿热、气虚下陷者慎服。

荠　菜

出《备急千金要方》。又名香荠菜、菱角菜、荠草、护生草、上巳菜。为十字花科植物芥菜 *Capsella bursa-pastoris* (L.) Medic.的全草。

【药性】 甘、淡，凉。入肝、胃、膀胱经。

【功效】 利湿，止血。

【临床应用】

1. 阳盛血热证月经先期　芹菜 30 g，荠菜 90 g。将芹菜、荠菜拣洗干净，切成条状，清水下锅烧开后倒入，煮沸后捞起，拌适量猪油、精盐、味精服食。一般服 7～10 剂。(《中医妇产科学》，刘敏如等主编)

2. 血热妄行功能失调性子宫出血　荠菜花 30～45 g，生地黄 15 g。水煎，每日 1 次，连服 3～5 日。(《中华民间秘方大全》)

3. 崩漏及月经过多　荠菜 30 g，龙芽草 30 g。水煎服。(《广西中草药》)

4. 月经过多，胎盘残留出血　荠菜(干品) 60～90 g，水煎服，有收缩子宫、止血的作用。(《浙南本草新编》)

5. 带下　荠菜、板蓝根、金银花各 12 g，白茅根 30 g。(《北方常用中草药手册》)

6. 以水肿为主的妊娠高血压综合征　冬瓜茅根汤：冬瓜皮 10 g，白茅根 10 g，荠菜 15 g。(《妇科病妙用中药》)

7. 产后流血　鲜荠菜 30 g，水煎分 2 次服，每日 1 剂。(《中药大辞典》)

8. 肾虚宫寒型子宫发育不全　参见黑大豆条。

9. 女人血结不通，手发挛急，不知其数　荠菜一撮，顺流水挪汁。(《证治准绳·女科》)

10. 围绝经期综合征阴亏内热之出血　淮小麦荠菜汤：淮小麦 30 g，荠菜 30 g(鲜者为佳)，红枣 10 枚(或再加甘草 9 g)。煎汤服。(《女性性器官出血》)

【现代药理研究】 荠菜有类似麦角的作用。其浸膏试用于动物离体子宫或肠管，均呈显著收缩。全草的醇提取物有催产素样的子宫收缩作用。全草的有效成分，能使小鼠、大鼠离体子宫收缩。煎剂与流浸膏均能兴奋动物子宫，对大鼠离体子宫(未孕)、兔在体子宫(已孕及未孕)、猫在体子宫(未孕)都能加强其收缩。用相当于生药 0.08～0.8 g/kg 静脉注射于子宫造瘘兔，可见子宫收缩加强，肌紧张度及频率略增；煎剂灌胃(相当于生药 5.263 g/kg)亦如此。荠菜中含荠菜酸有止血作用。荠菜提取物(含草酸)静脉注射或肌内注射(每次 2～3 mL，隔 2～4 小时 1 次，每日最多用 15 mL)于各种出血患者，有明显止血作用。(《中药大辞典》)

【用法用量】 内服：煎汤，15～30 g。鲜品 60～120 g；或入丸、散。

茺蔚子

出《神农本草经》。又名益母草子、小胡麻。为唇形科植物益母草 *Leonurus japonicus* Houtt.的果实。

【药性】 辛、甘，微寒，有小毒。入肝、脾经。

【功效】 活血调经，清肝经。

【药论及医论】《日华子》："治产后血胀。"

《本草纲目》："调女人经脉，崩中带下，产后胎前诸疾。"

《本草经疏》："茺蔚子，为妇人胎产调经之要药。此药补而能行，辛散而兼润者也。"

《开宝本草》："作煎及捣绞取汁服之，下死胎也。"

《本草求原》："益精，通血脉，养肝，凡肝气虚而滞，致经脉不调，崩中、带下最宜。"

《医部全录・妇科》："天行不息，所以生生而无穷。茺蔚子活血行气，有补阴之妙，命名益母，以其行中有补也。故曰胎前无滞，产后无虚。"

【临床应用】

1. 痛经　茺蔚老姜汤：茺蔚子(益母草代亦可)30 g，煨老生姜 30 g，红糖 60 g。(《中国妇产方药全书》)

2. 经量过少　三七 10 g，丹参 20 g，泽兰 15 g，茺蔚子 10 g，王不留行 15 g，刘寄奴 15 g，香附 10 g。(《妇科用药 400 品历验心得》)

3. 月经后期　参见大叶藜条。

4. 闭经　养营通经汤：茺蔚子、当归、白术、杞子、河车大造丸各 9 g，川芎、陈皮各 4.5 g，熟地黄、金狗脊各 12 g，巴戟天 6 g。(《中医妇科临床手册》)

5. 经闭，干血痨　参见没药条。

6. 崩漏　乌梅炭四钱，炒莲房五个，炒茺蔚子三钱。共炒黑研细末，用醋八两煎开，把上药末放入醋内，久煎去渣，熬成膏，露一夜，清晨空腹服一汤匙，以醋、水各半冲服。(《常见病验方研究参考资料》)

7. 经期头痛　生地黄、枸杞子、桑椹、茺蔚子、绿豆衣各 15 g，白蒺藜、菊花、苦丁茶、钩藤各 10 g，白芍 12 g，川芎 6 g，紫贝齿 30 g，绿茶一撮。(《全国名医妇科验方集锦》)

8. 经行腰痛　苏木 15 g，血竭 5 g，白芥子 10 g，延胡索 10 g，茺蔚子 10 g，香附 10 g，蒲黄 10 g，五灵脂 10 g。(《妇科用药 400 品历验心得》)

9. 带下　茺蔚子 15 g，柴胡 10 g，莲房 10 g，樗白皮 15 g，土茯苓 15 g，萆薢 12 g。(《妇科用药 400 品历验心得》)

10. 妊娠肝经风热，上攻眼目，带吊失明　天门冬饮子：天门冬、知母、茺蔚子、五味子、防风、茯苓、川羌活、人参各一钱。上作一服，水二盅，生姜三片，煎至一钟，食后服。(《证治准绳・女科》)

11. 胎热　参见天冬条。

12. 难产逆生，胎死腹中　胜金散：茺蔚子，王不留行，酸浆草，白蒺藜，五灵脂，白花刘寄奴。(《普济方》)

13. 下死胎　用茺蔚子作煎，及捣取汁服之。(《普济方》)

14. 血瘀胎衣不下　鲜茺蔚子适量。将茺蔚子捣烂成汁(1 小盅)，饮服。(《中华民间秘方大全》)

15. 产后腹痛　川牛膝、丹参、当归、延胡索、茺蔚子各三钱。水煎服。(《常见病验方研究参考资料》)

16. 恶露不绝　冬葵子 30 g，滑石 15 g，花蕊石 20 g，川牛膝 15 g，荷叶 15 g，蒲黄 10 g，益母草 20 g，没药 5 g，茺蔚子 10 g。(《妇科用药 400 品历验心得》)

17. 产后血腹闷　以茺蔚捣汁服之。(《普济方》)

18. 妇人经事不调，临期腹痛，不能受孕　坤厚资生丸：九制熟地、当归酒蒸各四两，白芍(酒炒)三两，川芎(酒蒸)一两五钱，丹参(酒蒸)三两，茺蔚子(酒蒸)四两，香附四两(醋、酒、姜汁、盐水各炒一两)，白术四两(陈土炒)。上为末，以益母草八两，酒水各半，熬膏和蜜，炼为丸。每早开水下四钱。(《仁寿镜》)

19. 子宫发育不良性不孕症　促宫发育丸：当归 15 g，川芎 15 g，生蒲黄 15 g，五灵脂 15 g，淫羊藿 15 g，茺蔚子 20 g，巴戟天 15 g。共研细末，和匀，水泛为丸。每次服 6～9 g，每日服 2 次，温开水送服。(《名医治验良方》)

20. 排卵功能障碍　排卵汤：急性子 15 g，茺蔚子 12 g，丹参 15 g，三棱 12 g，莪术 12 g，王不留行 15 g，刘寄奴 12 g，当归 8 g，路路通 10 g，香附 10 g，大腹皮 15 g，䗪虫 10 g。(《马大正中医妇科医论医案集》)

21. 妇人血风，皮肤瘙痒，心神烦闷及血风游走不定　何首乌散：何首乌、防风、白蒺藜、枳壳、天麻、僵蚕、胡麻、茺蔚子、蔓荆子各等分。上为细末，每服二钱，煎茵陈汤调下，无时候。(《妇人大全良方》)

22. 妇人血风，举体痒如虫行皮肤上，搔之皮起欲成疮　蛇床子汤洗方：蛇床子三合，蒺藜皮三合，防风三两，茺蔚子二合，白矾二两。上件药，捣筛，以水一斗，煎至五升，次入酒二升，更煎十余沸，去滓，看冷暖，于避风处洗之。(《太平圣惠方》)

23. 乳痈恶痛　用茺蔚子捣敷及取汁服。(《普济方》)

24. 各型子宫脱垂　枳壳 15 g，茺蔚子 15 g。浓煎 100 mL，加糖适量，每日服 100 mL，一疗程 30 剂。(《中医精方荟萃》)

【现代药理研究】 通过比较茺蔚子总碱和水苏碱对经雌二醇处理的小鼠离体子宫的收缩作用，发现茺蔚子总碱和水苏碱对小鼠的离体子宫均有兴奋作用，其表现为张力增加，收缩力增强，频率加快。然而，当使用高浓度的茺蔚子总碱对离体小鼠子宫处理时，其兴奋作用减弱，或抑制子宫的自发性收缩，总碱的具体有效成分和作用机制尚不明确，有待进一步研究。[《中华中医药学刊》，2022，40(7)：39－43]

【用法用量】 内服：煎汤，6～10 g；或入丸、散。

【使用注意】 瞳孔散大者及孕妇禁服。

胡　椒

出《新修本草》。又名昧履支、浮椒、玉椒。为胡椒科植物胡椒 *Piper nigrum* L.的近成熟或成熟果实。药材商品有白胡椒和黑胡椒之分。

【药性】 辛，热。入胃、大肠经。

【功效】 温中，祛寒。

【药论及医论】

《新修本草》："主下气，温中，去痰，除脏腑中风冷。"

《本草蒙筌》："疗产后气血刺痛……"

【临床应用】

1. 血气滞涩，月经不行，呕逆酸水，心腹疞痛，不可忍者　干漆散：炒干漆一两，五灵脂二两，没药、桂、当归各半两，胡椒一分，麝香一钱。上为散，每服一钱，空心食前热酒或醋调下。(《普济方》)

2. 血崩　四种散：胡椒四粒，血柏树根一两嫩者，甘草半两，细辛、禾瓯根各一两。上㕮咀，每服二钱，酒煮三沸，通口服。(《普济方》)

3. 崩漏　阿茄陁丸：胡椒，紫檀，郁金，茜根，小柏皮(乃山石榴皮也)。上等分为细末，滴水丸如桐子大，阿胶汤化下二丸。(《普济方》)

4. 经行泄泻　胡椒 9 g 研粉末，过筛，填满脐眼，外贴麝香暖脐膏。(《妇产科疾病中医治疗全书》)

5. 白带　白胡椒籽 10 g，鸡蛋 10 个，面粉适量。将胡椒籽略焙燥，研成细末。取鸡蛋 1 个，钻一小孔，加入胡椒末 1 g，再用适量面粉加水调好，包在蛋外烤熟。剥壳后食之。10 日为 1 个疗程。(《中华民间秘方大全》)

6. 赤白带下　无忧散：黄芪、木通、桑白皮、陈皮各一两，胡椒、白术、木香各半两，牵牛头末四两。上为细末，每服三五钱，以生姜自然汁调下，食后。(《医部全录·妇科》)

7. 妊娠心痛，胸膈不利，不思饮食　如圣散：人参、白术各一两，炮干姜、炒丁香各半两，炒缩砂仁、檀香、炒桔梗各一两，炒胡椒一分，炙甘草一两。上捣罗为散，每服二钱，盐汤点服。(《普济方》)

8. 妊娠腹满胀急　丁香散：丁香一分，白术、苍术各一两，前胡、胡椒、炮高良姜、炮干姜、葛根、厚朴各半两，藿香、诃黎勒、旋覆花各一分，炙甘草二两。上捣罗为散，每服二钱匕，沸汤点服，不计时候。(《普济方》)

9. 妊娠下痢　木香散：木香、肉豆蔻、密陀僧(煅)、陈橘皮、没药、龙骨各一分，诃黎勒、当归、赤石脂、甘草各半两，胡椒、炮干姜各半分。上捣筛为散，每服二钱，米饮调下，日三服。(《普济方》)

10. 恶露不下　胡椒 20 g，黑砂糖 30 g，水 150 mL，煎取 120 mL，口服。(《中医妇产科学》，刘敏如等主编)

11. 产后血刺，连心疼痛　当归散：当归，胡椒，蓬莪术，白术，木香。(《太平圣惠方》)

12. *产后久不食，闻药即吐* 胡椒少许，乳汁一盅，热和匀微辣饮，加以独参汤，频频进之效甚。(《高淑濂胎产方案》)

13. *产后霍乱，吐利不止、腹痛* 胡椒汤：胡椒一分，干姜半两(炮)，诃黎勒皮一两(炒)，甘草三分(炙)。上四味，粗捣筛，每服三钱匕，水一盏，煎七分，去滓温服，空心食前。(《圣济总录》)

14. *腹部包块疼痛，或癥瘕* 胡椒 5 g，芒硝、桂枝各 9 g，茴香、薤白、乌药各 15 g，葱须 3～5 株。上药纱布包裹后煎煮热敷下腹。(《全国名医妇科验方集锦》)

15. *妇人不生者* 胡椒(为末)二两，艾(为末)一两，熟盐半两，花椒(为末)半两，砂仁、官桂、茴香各半两。上为末，装入猪肚内缝合，煮熟，每日清晨割二两，好酒三五盏服之。(《普济方》)

16. *吹乳* 以胡椒七粒，同百齿霜和丸，热酒下，得汗立愈。(《医部全录·妇科》)

17. *子宫脱垂* 收宫散：白胡椒、附片、元桂、白芍药、党参各 20 g。共研极细末，和匀。加红糖 60 g，混匀，分作 30 包。每次服 1 包，每日早、晚各服 1 次，白开水送下。服药前先饮少量黄酒或 1 小杯白酒。15 日为 1 个疗程。(《百病中医膏散疗法》)

18. *产后肠出不收* 蛇床子，韶脑，胡椒，紫菀梢。上等分为末，每服五钱，煎汤熏洗。(《普济方》)

19. *阴中小碎疮如痱子，痒不可当* 胡椒二十一粒。煎汤，洗之自愈。(《胎产心法》)

20. *痱疮* 先用胡椒、葱白作汤，一日两三度淋洗，却服后药(药略)。(《证治准绳·女科》)

21. *气滞型阴吹* 胡椒粉 15 g，茴香粉 15 g，葱白 8 根(去皮带须)。将前两味药放入葱白捣成糊状，寅酉二时敷气冲穴，纱布覆盖以固定。(《中医妇科验方选》)

【现代药理研究】 含有胡椒碱的胡椒乙醇提取物富含酰胺类生物碱，对人乳腺癌细胞 MCF-7 具有细胞毒性和抗增殖作用。[《中国实验方剂学杂志》，2020，26(6)：234-242]

【用法用量】 内服：煎汤，1～3 g；或入丸、散。外用：适量。

【使用注意】 热病及阴虚有火者禁服，孕妇慎服。

胡芦巴

出《嘉祐补注神农本草》。又名芦巴、苦豆、季豆、香豆子。为豆科植物胡芦巴 *Trigonella foenum-graecum* L.的种子。

【药性】 苦，温。入肾、肝经。

【功效】 温肾阳，逐寒湿。

【药论及医论】 《嘉祐补注神农本草》："主元脏虚冷气。"

《本草纲目》："治冷气疝瘕，寒湿脚气；益右肾，暖丹田。"

【临床应用】

1. *痛经* 温经散寒汤：胡芦巴、紫石英、五灵脂各 12 g，当归、赤芍、白术、川楝子、延胡索、香附各 9 g，川芎 4.5 g，小茴香 6 g，艾叶 3 g。(《中医妇科临床手册》)

2. *寒血滞引起的月经不调，经期腹痛，腹冷经闭，腰痛带下等* 参见拳参条。

3. *功能性子宫出血* 胡芦巴、仙茅、淫羊藿、锁阳、菟丝子、覆盆子、川续断各 12 g，制附子、鹿角片、右归丸各 9 g，肉桂 3 g。(《中医妇科临床手册》)

4. *经行环腰痛* 胡芦巴、补骨脂、杜仲、胡桃肉、炮山甲各 12 g，小茴香 4.5 g，莲子心 9 g，青盐少许。(《中医妇科临床手册》)

5. *带下* 胡芦巴 10 g，金樱子 30 g，芡实 50 g，桑螵蛸 15 g，沙苑蒺藜 20 g，海螵蛸 30 g，韭子 10 g。(《妇科用药 400 品历验心得》)

6. *一切虚冷，赤白带下，小便膏淋，变成虚损* 参见海藻条。

7. *白浊白淫* 金锁正元丹：肉苁蓉、巴戟、胡芦巴各一斤，补骨脂十两，五倍子半斤，茯苓六两，朱砂三两，龙骨二两。上为末，入药研令匀，酒和丸，如桐子大。每服二十丸，空心温酒

或盐汤任下。(《太平惠民和剂局方》)

8. 妊娠腰痛　胡芦巴10 g,桑螵蛸15 g,菟丝子15 g,生山药30 g,桑寄生20 g,杜仲12 g。(《妇科用药400品历验心得》)

9. 妊娠腰痛腹泻　补骨脂12 g,淫羊藿12 g,菟丝子15 g,续断12 g,仙茅6 g,山药15 g,胡芦巴10 g。(《妇科用药400品历验心得》)

10. 妊娠小便利,温气除寒　补下丸:胡芦巴、龙骨、菖蒲各半两,远志一两半,补骨脂、益智、肉苁蓉各一两。上七味,捣罗为细末,炼蜜和丸,如梧桐子大,每服三十丸,空心温酒下。(《圣济总录》)

11. 产后腰痛,起动不得　参见食盐条。

12. 宫冷不孕或慢性盆腔炎性疾病后遗症　暖宫定痛汤:胡芦巴、橘核、荔枝核、小茴香、延胡索、五灵脂、川楝子、制香附、乌药各9 g。(《刘奉五妇科经验》)

13. 乳汁不通　王不留行三钱,胡芦巴二钱,共研,酒冲服。(《常见病验方研究参考资料》)

14. 一切乳吹,乳痈　胡芦巴五钱,入羊肠内煮烂,对中切开,倒出再用净水煎汤服之。(《妇科秘方》)

15. 乳毒　胡芦巴焙燥,为末,一两,白芷三钱,乳香、没药各一钱,无灰酒调服。(《香奁润色》)

16. 乳房肿块数年不消　胡芦巴子120 g,盐水炒干研末,每服9 g,每日1次,食前黄酒冲服。(《常见病验方研究参考资料》)

17. 乳癌,乳痈　胡芦巴三钱,捣碎,酒煎服,渣敷之。末成散,已溃愈。(《蕙怡堂经验方》)

18. 小腹寒冷　胡芦巴15 g,小茴香6 g,吴茱萸5 g,干姜5 g,淡附片12 g,葱白5条。(《妇科用药400品历验心得》)

19. 带下阴冷　参见白芥子条。

20. 子肠下不收　寸金散:蛇床子、韶脑、胡芦巴、紫梢花各等分。上为末,每服五七钱,煎水半碗,淋洗之,三二遍为效。(《济阴纲目》)

【现代药理研究】　番木瓜碱对妊娠子宫(兔及豚鼠)及正常子宫(豚鼠),少量使之兴奋,大量使之麻痹。胡芦巴油含催乳成分,但无任何性激素样作用。(《中华本草》)

【用法用量】　内服:煎汤,3～15 g;或入丸、散。

【使用注意】　阴虚火旺或有湿热者禁服。

胡桃仁(附壳)

出《本草纲目》。又名胡桃肉、胡桃仁。为胡桃科植物胡桃 *Juglans regia* L.的种仁。

【药性】　甘,温。入肺、肾经。

【功效】　补肾强腰,温肺定喘,润肠。

【药论及医论】　《本草纲目》:“补气养血,润燥化痰,益命门,利三焦,温肺润肠。”

《随息居饮食谱》:“健腰脚……通血脉,补产虚,泽肌肤,暖水脏……”

【临床应用】

1. 肝肾不足月经先后无定期　四味薯蓣膏:胡桃肉、怀山药各240 g,枸杞子120 g,鹿胶、冰糖各60 g。鹿胶用蛤粉炒脆研末,余四味文火煮熟至极烂,入鹿胶粉,和拌共捣为膏,防腐备用。每次口服30 g,每日3次。(《百病饮食自疗》)

2. 血山崩　斗门散:大胡桃五介,烧烟尽为度。上为末,每服一钱,热酒调下。(《烟霞圣效方》)

3. 经行环腰痛　胡桃肉、补骨脂、杜仲、胡芦巴、炙山甲各12 g,小茴香4.5 g,莲子心9 g,青盐少许。(《中医妇科临床手册》)

4. 肝肾亏虚型经行不寐　核桃仁、黑芝麻、桑叶各50 g,共捣碎,早晚各服15 g。(《验方精选》)

5. 带下并脚弱　补骨脂煎:补骨脂(炒)、安息香(研)各一两,胡桃仁二两。上三味,捣研极细,炼蜜调如稀饧,每服半匙,空心温酒调下。(《圣济总录》)

6. 带下　胡桃肉30 g,巴戟天12 g,桑螵蛸20 g,鹿角霜15 g,益智仁、补骨脂各10 g。(《妇科用药400品历验心得》)

7. 妊娠腰痛不可忍　通气散：补骨脂不拘多少，瓦上炒为末，空心先嚼胡桃肉一个，酒调下。（《妇科玉尺》）

8. 子悬　参见柏子仁条。

9. 经行咳嗽，妊娠咳嗽，产后咳嗽　参见苦杏仁条。

10. 妊娠咳嗽　胡桃肉盐水炒，人参汤送服。（《中医妇科临床手册》）

11. 阴阳两虚型妊娠合并糖尿病　鲜奶玉露：牛奶 1 000 g，炸核桃肉 40 g，生核桃肉 20 g，粳米 50 g。粳米洗净，用水浸泡 1 小时，捞起沥干水分。将四物放在一起搅拌均匀，用小石磨磨细，再用细筛滤出细茸待用。锅内加水煮沸，将牛奶核桃茸慢慢倒入锅内，边倒边搅拌，稍沸即成。酌量服之，连服 3～4 周。（《中医妇产科学》，刘敏如等主编）

12. 妊娠便秘　天冬、麦冬各 12 g，玄参、生地黄各 10 g，生白术 45 g，小麦、胡桃仁各 30 g。（《妇科用药 400 品历验心得》）

13. 妊娠转筋　参见何首乌条。

14. 产后日久，气血两虚腰痛　加味大造丸：胡桃 12 个，破故纸 240 g，杜仲 300 g，为细末，炼蜜丸，淡醋汤送 60 丸。（《古代验方大全》引《妇婴良方》）

15. 产后气喘，为孤阳绝阴不治者　胡桃仁（不必去皮）、人参各等分。上吹咀，每服五钱，水二盏，煎七分，频频呷服。（《普济方》）

16. 产后便秘　胡桃肉适量捣碎冲豆浆。（《中医妇科临床手册》）

17. 产后足跟痛　盐水炒胡桃，每日 3～4 次，每次数枚嚼服。（《妇科名医证治精华》）

18. 围绝经期综合征　黄芪、首乌藤各 30 g，当归、桑叶各 12 g，三七 6 g，胡桃仁 10 g。（《当代中医实用临床效验方》）

19. 遗尿（围绝经期综合征）　胡桃仁、生黄芪各 30 g，益智仁、补骨脂、山茱萸各 12 g，白果 10 g，五味子 5 g，桑螵蛸、覆盆子各 20 g，鸡内金、乌药各 9 g。（《妇科用药 400 品历验心得》）

20. 绝经后骨质疏松症　密骨片：杜仲，胡桃肉，补骨脂，淫羊藿，干地黄，怀牛膝。（《中医妇产科学》，刘敏如等主编）

21. 脏躁　胡桃仁 30 g。捣碎，和糖开水冲服，每日 3 次。[《卫生杂志》，1936，4(1)：6]

22. 种子　核桃肉、黑小豆各八两，圆眼肉四两，当归一两，肉桂三钱，砂仁一两，生地一两，广木香五钱，枸杞一两，麦冬一两，白酒浆、好烧酒各五斤。上药用绢袋盛之，同二酒入坛内封固月余，随意饮之。（《妇科秘方》）

23. 卵巢良性肿瘤　海藻 60 g，核桃 4 只打碎（连壳及肉）。上 2 味加水 600 mL 共煮，食核桃肉喝汤，每日 1 剂，可连服。（《抗癌顾问》）

24. 血气游走　蓬术散：蓬术，干漆，胡桃。共末，酒下。（《妇科玉尺》）

25. 乳孔堵塞不通　桃肉五个捣烂，用黄酒冲服。（《常见病验方研究参考资料》）

26. 乳汁不行，脉濡涩者　胡桃散：胡桃肉一斤，穿山甲一两，炙为散，酒调五钱，温服。（《女科指要》）

27. 乳痈　胡桃肉并核，烧存性为末，酒调下。（《经验良方》）

28. 乳痈已成　胡桃膈瓦上焙燥研末，每服三钱，红糖调匀，温酒送下，三服，无不全愈。（《沈氏女科辑要》）

29. 乳癌初起，坚硬如鸡子大　毛茨菇 6 g，胡桃肉 3 枚，共捣烂，分 2 次用黄酒或温开水送服，每日 1 剂，久服见效。（《常见病验方研究参考资料》）

30. 卵巢肿瘤　胡桃壳 100 g，水煎，分 2 次服。（《妇产科疾病中医治疗全书》）

31. 津亏肠燥型阴吹　胡桃肉适量捣碎冲豆浆服。（《现代中西医妇科学》）

【现代药理研究】　含脂肪油 40%～50%，蛋白质 15.4%，碳水化合物 10%，钙 0.119%，磷 0.362%，铁 0.035%，胡萝卜素 0.17%，维生素 B_2 0.11%。尚含纤维素、维生素 C 等。（《吃的营养和健康》）

【用法用量】　内服：煎汤，10～30 g；单味嚼服，10～30 g；或入丸、散。

【使用注意】　痰火积热，阴虚火旺，以及大便溏泄者禁服。不可与浓茶同服。

胡黄连

出《新修本草》。又名割孤露泽、胡连、假黄连。为玄参科植物胡黄连 *Picrorhiza scrophulariiflora* Pennell 的根茎。

【药性】 苦，寒。入肝、胃大肠经。

【功效】 退虚热，消疳热，清热燥湿，泻火解毒。

【药论及医论】《万氏妇人科》："安胎胡连兮，在妊娠为最宜。"

《乞法全书·释药分类》："胡连，清热除湿之药也，能治妇人胎蒸。"

【临床应用】

1. 经闭骨蒸　大胡连丸：胡黄连、银柴胡、黄芩、当归、白芍、茯苓、陈皮、熟地、知母各一两，犀角二钱，人参、白术、川芎、桔梗、甘草、地骨皮、半夏、秦艽各八钱，制黄柏、五味子各一两半，炙黄芪一两二钱，牛黄三钱。上，蜜丸梧子大，每六七十丸，茶清下。（《医部全录·妇科》）

2. 经漏验方　海螵蛸 20 g，莲房炭 50 g，生地黄炭 50 g，当归 10 g，胡黄连 10 g，知母 15 g，升麻 10 g，白芍 20 g，木香 10 g，牡蛎 20 g，甘草 20 g，大枣 10 枚。（《现代名中医妇科绝技》）

3. 经前发热者　加味地骨皮饮：生地、当归、白芍各二钱，川芎、丹皮、地骨皮各三钱，胡黄连一钱。水煎服。（《妇科冰鉴》）

4. 经前口疳　金不换口疳散：胡黄连，黄柏，甘草，白及，青黛，轻粉，海螵蛸，人中白，飞硼砂，冰片，龙骨。共为散，外敷。（《中医妇科临床手册》）

5. 妊娠微热　参见青蒿条。

6. 产后发热　参见银柴胡条。

7. 产后骨蒸　柴前梅连丸：柴胡、前胡、胡黄连、乌梅（去核），各二钱，猪脊髓一条，猪胆二个，韭菜白十根，各长一寸。将前四味为末，另将猪髓、胆、韭白，酒捣成泥，入童便一酒盏，熬如稀糊，入药末，再捣为丸，如绿豆大。每服三四十丸，清汤下。（《节斋公胎产医案》）

8. 蓐劳，四肢无力，睡而汗出，日晡潮热，口干，五心如炙　四物汤一两，入胡黄连、秦艽、青蒿各半钱。（《证治准绳·女科》）

9. 围绝经期潮热出汗　参见秦艽条。

10. 血虚发热，或口舌生疮，或昼安夜热　四物二连汤：当归、川芎、熟地黄、芍药、胡黄连、宣黄连各一钱。上作一剂，水煎服。（《证治准绳·女科》）

11. 骨蒸劳，退热解肌，进食　参见鳖甲条。

12. 白淫　知母、胡黄连各 6 g，青黛 3 g。药研细末，装胶囊中，每晚睡前取两粒塞入阴道中。（《中国民间医术绝招·妇科部分》）

13. 阴疮　芦荟丸：胡黄连、黄连、芦荟、白芜荑、白雷丸、青皮、鹤虱草各一两，麝香一钱，木香三钱。上为末，蒸饼糊丸如麻子大，每服一钱，空心清米汤下。（《医部全录·妇科》）

14. 下疳阴疮　外科用孩儿茶末，米泔洗净，敷之神效。或加胡黄连等分。（《本草纲目》）

15. 滴虫性阴道炎　胡黄连 6%（水浸剂）用带线棉球浸透后放入阴道，再冲洗。（《常见病验方研究参考资料》）

【用法用量】 内服：煎汤，6～9 g；或入丸、散。外用：适量，研末调敷。

【使用注意】 脾胃虚弱者慎服。

荔枝核（附荔枝、荔枝壳）

出《本草衍义》。又名荔仁、枝核。为无患子科植物荔枝 *Litchi chinensis* Sonn.的种子。

【药性】 甘、涩，温。入肝、肾经。

【功效】 温中，理气，止痛。生品用于肝郁气滞的胃痛；炒荔枝核多用于寒凝气滞引起的胃痛、痛经及产后腹痛；盐荔枝核多用于疝气疼痛。

【药论及医论】《本草纲目》："行散滞气。治……妇人血气刺痛。"

《本草汇言》："疏肝郁。"

《本草求原》："辟寒以散阳滞，活血通经络，破血，主癥疝卵肿如斗。"

《刘奉五妇科经验》："此药男子引药入睾

丸，女子引药入卵巢，所以合小茴香、胡芦巴、白芷、荆芥穗，能温散寒湿，可用于治疗妇女输卵管积水。”

【临床应用】

1. 血气刺痛　蠲痛散：荔枝核(烧存性)半两，香附子(去毛，炒)一两。上为细末，盐汤、米饮调下二钱，不拘时候服。(《妇人大全良方》)

2. 月经后期　荔枝核 10 g，橘核 10 g，青皮 10 g，王不留行 15 g，香附 10 g，郁金 10 g，玫瑰花 10 g。(《妇科用药 400 品历验心得》)

3. 脾虚崩漏　荔枝干 20 粒，莲子 60 g。蒸熟服。(《妇女病饮食疗法》)

4. 崩漏　荔枝核 20 g，香附炭 10 g，白芷 10 g，防风 10 g，血余 10 g，党参 15 g，仙鹤草 20 g，鹿角胶 10 g，荆芥炭 10 g。(《妇科用药 400 品历验心得》)

5. 肝郁脾胃不和、经前期综合征　荔香散：荔枝核 10 g，木香 10 g。荔枝核用盐水炒，木香研末，共研末后和匀。每服 3 g，每日 1～2 次，温开水或酒送服。(《百病饮食自疗》)

6. 经期腰痛，下腹胀痛　荔枝核 200 g，小茴香 10 g，苏木 100 g，白酒 1 瓶。将荔枝核砸碎，连同核壳与小茴香、苏木泡在酒中，20 日后可用。每次饮一盅。(《偏方大全》)

7. 经行风疹　荔枝干 9 个，煮汤 1 碗，加红糖 30 g 冲服，连服 3～4 次。(《妇产科疾病中医治疗全书》)

8. 经行肛门疼痛　参见半枝莲条。(《妇科用药 400 品历验心得》)

9. 经行阴痛　参见青皮条。

10. 带下　荔枝核 10 g，苍术 10 g，厚朴 10 g，陈皮 10 g，炙甘草 6 g，白芷 10 g，羌活 10 g。(《妇科用药 400 品历验心得》)

11. 恶阻　荔枝壳三钱半，凤凰衣三钱。水煎服。(《常见病验方研究参考资料》)

12. 妊娠胃痛　荔枝核 6 g，砂仁 5 g，炙甘草 5 g，半夏 10 g，佛手 10 g，陈皮 6 g。(《妇科用药 400 品历验心得》)

13. 妊娠气滞腹胀　荔枝 5 个(连壳、核、肉)，砂仁 5 g(杵冲)，香附 5 g，乌药 5 g，枳壳 3 g，当归 6 g，川芎 6 g，莲房 10 g，炒白术 12 g。(《马大正 50 年临证验案自选集》)

14. 孕妇堕胎，下血不止　荔枝干七个(连核壳杵破)。水二碗，煎至一碗服。(《常见病验方研究参考资料》)

15. 产后血海虚弱，面无颜色，腹痛，身体倦怠　小乌沉汤烧荔枝核灰研和服。(《普济方》)

16. 产后腹痛　小茴香 5 g，香附 10 g，枳实 10 g，大腹皮 12 g，乌药 10 g，荔枝核 10 g，赤小豆 20 g，防风 10 g。(《妇科用药 400 品历验心得》)

17. 产后出血　荔枝干七个。连核带壳捶破，水煎服。(《常见病验方研究参考资料》)

18. 多囊卵巢综合征　参见海藻条。

19. 妇人心痛　荔枝核烧灰存性，为末，淡醋汤下。(《事林广记》)

20. 乳胀腰痛　香附 10 g，橘核 10 g，刺蒺藜 10 g，荔枝核 10 g，桑叶 15 g，自然铜 10 g，骨碎补 10 g，五加皮 10 g，狗脊 10 g。(《妇科用药 400 品历验心得》)

21. 各证型的乳腺增生病　参见僵蚕条。

22. 寒疝疼痛速效　定痛散：枳壳十五枚，炒山栀子、棠球子、炒吴茱萸、炮荔枝核各等分。上为末，用长流水调下一二钱，空心服。(《证治准绳・女科》)

23. 交骨疼痛　参见小茴香条。

24. 交接阴痛　参见小茴香条。

25. 慢性盆腔炎性疾病后遗症属于气血凝结者，或用于宫冷不孕等证　参见川楝子条。

26. 慢性盆腔炎性疾病后遗症、附件炎、阴痛、带下等属于气机阻滞，湿热壅遏者　参见大腹皮条。

27. 子宫脱垂　荔枝、陈酒各二斤。荔枝肉连核浸陈酒一周，早、晚饮一杯，一日二次，平均 10～15 日服完。(《常见病验方研究参考资料》)

28. 慢性附件炎，盆腔炎　白芍二皮散：杭白芍 18 g，醋柴胡 6 g，当归身 6 g，艾叶 6 g，盐橘核 6 g，盐荔枝核 6 g，川楝子 9 g，香附 9 g，延胡索 9 g，青皮 9 g，陈皮 9 g，小茴香 3 g。共研极细末，和匀。每次服 6～9 g，每日服 2 次，水、

酒各半冲服。(《集验中成药》)

29. 妇科手术后腹胀　防风 10 g,厚朴 20 g,枳实 20 g,白术 10 g,桔梗 5 g,生姜 3 片,荔枝核 10 g,青皮 10 g。(《妇科用药 400 品历验心得》)

30. 卵巢子宫内膜囊肿,子宫肌瘤　参见三棱条。

31. 子宫肌瘤,卵巢囊肿,子宫内膜异位症,盆腔炎症性包块,陈旧性宫外孕,子宫内膜息肉等　参见半枝莲条。

【现代药理研究】 荔枝核提取物有抑制乳腺癌 MCF-7 的作用,采用 MTT 法测定荔枝核提取物对乳腺癌 MCF-7 细胞增殖的影响,结果显示荔枝核提取物中的表儿茶素和花青素 B_2 抑制 MCF-7 细胞的 IC_{50} 分别为 102 μg/mL 和 99 μg/mL,其抑制效果比紫杉醇弱,但其抗癌活性不可否认。[《广东药学院学报》,2014,30(6):792-797]

【用法用量】 荔枝核或壳内服:煎汤,6～20 g;研末,1.5～3 g;或入丸、散。荔枝煎汤,5 个。

南瓜蒂

出《本草纲目拾遗》。为葫芦科植物南瓜 *Cucurbita moschata* Duch.的果柄。

【药性】 甘,平。

【功效】 安胎。

【药论及医论】《古今医案按・堕胎》:"然今有煎苎麻汤日服,间佐以二蚕绵灰,或南瓜蒂灰,或黄楝头,亦有验者。"

《妇科用药 400 品历验心得》:"南瓜蒂在妇科领域的运用常在单、验方中见到。大凡瓜、叶之蒂,可以维系,可以营养,推而广之,也可以安胎。如南瓜蒂、莲房蒂、荷叶蒂等皆是,均可作为安胎药物使用,此亦'医者意也'。《中国医学大辞典》称:'凡瓜熟皆蒂落,惟南瓜蒂坚牢不脱,故保胎用之甚妙。'临床南瓜蒂安胎疗效确实。"

【临床应用】

1. 功能失调性子宫出血　南瓜蒂 30 g,水煎服。每日 1 剂,早晚 2 次分服。[《赤脚医生杂志》,1977(10):22]

2. 妊娠胎动欲堕,腹痛不可忍　参见荷叶蒂条。

3. 保胎　神妙方:黄牛鼻一条(煅灰存性),南瓜蒂一两。煎汤服。(《本草纲目拾遗》)

4. 胎气不固　南瓜蒂煅存性研,糯米汤下。(《随息居饮食谱》)

5. 胎动漏红　南瓜蒂煅存性,研为细末,每服 9 g,糯米汤送下。(《常见病验方研究参考资料》)

6. 习惯性流产　南瓜蒂 12 g,参蒂 9 g,蒸水服,隔日 1 次。(《中医妇科临床手册》)

7. 胎动停止,胎萎不长　全当归 9 g,川芎 3 g,焦白术 9 g,老紫苏梗 9 g,陈皮 4.5 g,砂仁 2.4 g,云苓 9 g,炒白芍 4.5 g,苎麻根 12 g,南瓜蒂 5 只,玫瑰花 1.5 g。(《现代名中医妇科绝技》)

8. 乳房经络阻滞,乳头红肿疼痛生疮　南瓜蒂 1 个。烧炭研为细末,用香油调匀,敷于患处。(《中华民间秘方大全》)

9. 乳头破裂　南瓜蒂晒干,烧灰存性,研末,香油调敷。(《妇产科疾病中医治疗全书》)

10. 乳岩已溃、未溃　南瓜蒂烧灰存性研末,每服 2 个,黄酒 60 mL 调和送下,早、晚各服 1 次。能饮酒者可加重酒量,已经溃烂者,亦外用香油调南瓜蒂灰外敷。(《常见病验方研究参考资料》)

11. 子宫脱垂　老南瓜蒂 6 个。剖开取浓汁顿服,每日 6 次,5 日为 1 个疗程。(《妇科病特色方药》)

【用法用量】 内服:煎汤,30～60 g,或 1～2 个。

枳　壳

出《雷公炮炙论》。为芸香科植物酸橙 *Citrus aurantium* L.及其栽培变种的干燥未成熟果实。

【药性】 苦,微寒。入肺、肝、脾经。

【功效】 行气，和血，升提，消积。

【药论及医论】《医学启源》："《主治秘要》云，其用有四，主心下痞，一也；化心胸痰，二也；消宿食、散败血，三也；破坚积，四也。"

《医学入门·本草》："枳实炒熟熨妇人阴肿痛。"

《食物本草》："枳壳治产后肠出不收。"

《郑氏家传女科万金方》："妇人室女，凡肚饱月水不行，或积聚不散，多用枳壳最妙，此味极为圣药，作泻亦可养胃，谓之调健。"

《宋氏女科撮要》："产后消食积，宜枳壳、人参、砂仁、良姜、萝卜子，禁用山楂、神曲、麦芽，恐发晕也。"

《刘奉五妇科经验》："入胎前无忧饮，可理气(能松弛子宫壁)治疗胎位不正而转胎。"

【临床应用】

1. 痛经　桂枝 6 g，生姜 6 片，枳实 10 g，炙麻黄 6 g，淡附片 6 g，炙甘草 6 g，蒲黄 10 g，五灵脂 10 g，益母草 30 g，延胡索 10 g，九香虫 10 g。(《妇科证治经方心裁》)

2. 经后腹痛　枳实芍药散合当归散：枳实 15 g，炒白芍 10 g，当归 6 g，川芎 6 g，白术 10 g，炒黄芩 5 g。(《妇科证治经方心裁》)

3. 经行腹泻　参见车前子条。

4. 经来饮食即呕吐　参见山楂条。

5. 月经过少痰湿阻滞证　参见泽泻条。

6. 月经后期　红花 15 g，黄酒 50 mL，枳实 20 g，赤芍 20 g，丹参 30 g，川牛膝 30 g，益母草 30 g。(《妇科证治经方心裁》)

7. 血崩　枳壳一钱(面炒)，地黄二钱(烧醋)，淬十四次。上为末，醋汤调下一钱匕，连三服，效。(《中藏经》)

8. 漏下　党参 30 g，生黄芪 30 g，白术 12 g，当归 5 g，枳壳 30 g，升麻 6 g，柴胡 5 g，阿胶 10 g，荆芥炭 10 g，茜草炭 10 g，炙甘草 6 g。(《妇科用药 400 品历验心得》)

9. 月经先期　延经期方：栝楼仁 12 g，檀香 4 g，蒲黄 10 g，续断 12 g，滑石 12 g，枳壳 6 g。(《校正方舆輗》)

10. 经行头痛　参见葛根条。

11. 经前口疳　参见天冬条。

12. 经行乳胀　柴胡疏肝散：柴胡，枳壳，炙甘草，芍药，川芎，香附，陈皮。(《中国医学百科全书·中医妇科学》)

13. 经行遗尿　党参 15 g，生黄芪 30 g，升麻 6 g，柴胡 5 g，白术 12 g，当归 8 g，陈皮 8 g，枳壳 30 g，鸡内金 6 g，桑螵蛸 12 g，益智仁 12 g，乌药 6 g，山药 15 g，炙甘草 6 g。(《马大正中医妇科医论医案集》)

14. 经行阴痛　参见延胡索条。

15. 自初妊娠，恶阻，便可服此　李氏家传快气汤：枳壳五两，缩砂、香附子、甘草各二两。上各净秤，同炒为末，汤调服。(《普济方》)

16. 孕妇心胃作痛者，多因伤食停滞　参见苍术条。

17. 妊娠腹痛，实痛脉有力，拒按　宜香壳丸：香附(童便制)、枳壳(麸炒)各一钱。水煎，食远服。(《竹林女科证治》)

18. 妊娠腰痛　若气血郁滞，用紫苏饮加枳壳、桔梗。(《彤园妇人科》)

19. 妊娠腹胀　参见天仙藤条。

20. 妊娠胸痹　参见瓜蒌皮条。

21. 妊娠左胁痛　枳壳，川芎，白术，茯苓，甘草，香附，陈皮，砂仁。(《女科万金方》)

22. 妊娠合并急性黄疸型肝炎　参见茵陈蒿条。

23. 妊娠期合并急性胰腺炎　柴胡 10 g，炒白芍 10 g，黄芩 10 g，制大黄 9 g，炒枳壳 10 g，姜半夏 9 g，木香 10 g，大腹皮 12 g，神曲 10 g，金钱草 15 g，佛手 12 g，檀香 5 g。(《马大正 50 年临证验案自选集》)

24. 胎漏　炒枳壳、黄芩各半两，白术一两。水煎，食前温服。(《医学正传》)

25. 妊娠大便秘涩　枳壳三两，防风二两，甘草炙一两。上为细末，沸汤点服一二钱，空心，日三。(《普济方》)

26. 怀孕四五个月，咳嗽，五心烦热，胎动不安，或痰血，或鼻衄，皆因火旺上冲肺经，名为子嗽　宜服宜胎饮：生地三钱，归身(酒洗)、麦冬(去心)各一钱五分，白芍(酒炒)二钱，阿胶(蛤

粉炒成珠)、杜仲(盐水炒)、续断(盐水炒)、条芩、枳壳(麸炒)各一钱,加砂仁末(炒)三分,河水煎服。(《仁寿镜》)

27. 妊娠若忽然心痛,闷绝欲死者,谓之中恶　参见木香条。

28. 孕妇中痰火,脉滑数有力,形气强者　参见天麻条。

29. 子悬　白术、枳壳各 10 g,水煎服。(《妇产科疾病中医治疗全书》)

30. 专为调理怀胎一月满足,此胎常有头晕、恶心、不思饮食,六脉浮紧,可进此药　当归、白芍药各三钱,枳壳四钱,砂仁、川芎各二钱,甘草六分。上锉散,分作二大服。每服水一钟半,煎七分,空心热服。渣再煎为末,分六服。(《女科万金方》)

31. 子满　束胎饮:土炒白术、酒炒黄芩、苏叶各一钱五分,麸炒枳壳、黑豆水制净大腹皮各一钱,砂仁(连壳略炒)五分,炙草三分,姜三片。水煎空心服。(《万氏女科》)

32. 令妇人易产　瘦胎散:枳壳,甘草。(《经史证类大观本草》)

33. 肝气郁滞型胎位不正　柴芍正胎汤:白术、当归、黄芩、石斛各 12 g,白芍 15 g,柴胡、茯苓、炒枳壳、佛手各 9 g。脾气弱型胎位不正。四君正胎汤:党参 18 g,炙黄芪、莲子肉各 15 g,白术、当归各 12 g,茯苓、炒枳壳、大腹皮各 15 g。肾亏阴虚型胎位不正。归芍地黄汤:怀山、菟丝子各 18 g,当归、白芍、熟地黄、山茱萸、白术各 12 g,泽泻、茯苓、杜仲、炒枳壳各 9 g。[《新中医》,1983(3):30]

34. 妊娠眩晕　防风 10 g,党参 12 g,茯苓 10 g,白术 10 g,生姜 5 片,枳壳 10 g,陈皮 10 g,泽泻 30 g,天麻 10 g。(《妇科用药 400 品历验心得》)

35. 子烦　小麦 30 g,生甘草 5 g,大枣 6 个,半夏 10 g,陈皮 10 g,茯苓 10 g,竹茹 10 g,枳壳 5 g,炒栀子 10 g,淡豆豉 10 g,甘松 12 g。(《妇科用药 400 品历验心得》)

36. 妊娠痫证　缩砂和枳壳各等量,共炒黑后研末,每取 10 g,以热酒调服。如不饮酒,用米汤送服。(《奇法妙术》)

37. 胎死腹中　参见急性子条。

38. 过期妊娠,滞产,胎盘残留　参见郁金条。

39. 临产生育艰难　催生饮:当归、川芎、大腹皮、枳壳、白芷各等分。上锉,水煎温服。(《济阴纲目》)

40. 产后腹痛,烦满不得卧　枳实芍药散:枳实,芍药。(《金匮要略》)

41. 药物流产后胎物残留　桂枝生姜枳实汤加味:桂枝 6 g,生姜 6 片,枳实 15 g,益母草 20 g,蒲黄炭 10 g,荆芥炭 10 g,蚤休 15 g,贯众炭 15 g,阿胶 10 g。(《妇科证治经方心裁》)

42. 胞衣不下　参见威灵仙条。

43. 恶露不绝　橘枳姜汤加减:陈皮 9 g,枳实 15 g,炮姜 6 g,仙鹤草 30 g,阿胶 10 g,荆芥炭 10 g,贯众炭 20 g,蚤休 20 g,侧柏叶 10 g。(《妇科证治经方心裁》)

44. 新产血虚血晕,冲心昏迷不省　加味四物汤:四物汤各一两,枳壳五两。水二钟,煎钟半,水中沉冷服。(《女科万金方》)

45. 产后癫狂　参见五味子条。

46. 产后浮肿……若属气分者　枳术汤:枳实二两(炒),白术二两土(炒)。水姜煎服。(《妇科冰鉴》)

47. 产后大小便不通　通气散:陈皮、苏叶、枳壳(麸炒)、木通各等分。上锉散,每服四钱,水煎,温服,立通。(《济阴纲目》)

48. 产后恶露不下致败血渗入大肠而下鲜血者,腹中刺痛,里不急后不重是也　宜用枳壳、荆芥,研末煎服。(《秘珍济阴》)

49. 产后寒热似疟　参见草果条。

50. 产后有哮喘之病,遇产而发　参见紫苏叶条。

51. 产后月内失音不语　参见菊花条。

52. 产后气逆食滞胀痛等证　参见乌药条。

53. 妇人血风,皮肤瘙痒,心神烦闷,及血风游走不定　参见天麻条。

54. 妇人腋下肿痛　参见龙胆条。

55. 血风气攻腰脚疼痛,腹胁拘急,肢节不持　参见粉萆薢条。

56. 不孕　苍附导痰汤加味：苍术10 g，香附9 g，枳壳6 g，陈皮9 g，茯苓10 g，胆南星9 g，甘草6 g，远志9 g，石菖蒲6 g。(《妇科用药400品历验心得》)

57. 外源性及体质异常性肥胖病　参见槟榔条。

58. 肝气郁结型围绝经期综合征　解郁口服液：柴胡15 g，白芍药15 g，香附15 g，枳壳30 g，广郁金30 g，陈皮9 g，广木香9 g。制成口服液服用。(《中国丸散膏丹方药全书·妇科病》)

59. 脏躁　参见半夏条。

60. 癃闭　参见大腹皮条。

61. 奔豚气　参见沉香条。

62. 性交呕吐　参见半夏条。

63. 人工流产，放环后出血不止　参见党参条。

64. 取环后出血不止　参见阿胶条。

65. 妇科手术后肠胀气　枳壳、半夏、槟榔、茯苓、白术、厚朴、苍术各9 g。(《中医妇科临床手册》)

66. 慢性盆腔炎性疾病后遗症、附件炎、阴痛、交骨疼痛、带下等属于气机阻滞，湿热壅遏者　参见大腹皮条。

67. 慢性盆腔炎性疾病后遗症粘连及炎块较大者　参见黄药子条。

68. 输卵管积水　参见防己条。

69. 鬼胎，腹内疠痛，日夜不止　参见水蛭条。

70. 卵巢肿瘤　参见菝葜条。

71. 子宫内膜异位症　参见地龙条。

72. 癥瘕　枳壳、三棱、莪术、槟榔、失笑散、僵蚕各9 g，木香、青皮各6 g，川楝子、海藻、海带各12 g，延胡索15 g，乳香、没药各4.5 g，生牡蛎30 g。(《中医妇科临床手册》)

73. 肥胖体质湿盛气郁型缺乳　参见柴胡条。

74. 乳房泌乳感　参见郁金条。

75. 乳衄　参见夏枯草条。

76. 月经不调，痛经，乳癖　参见佛手条。

77. 乳痈初起　参见夏枯草条。

78. 产后肠出不收　枳壳煎汤浸之，良久即入也。(《袖珍方》)

79. 子宫脱垂　枳壳500 g，加水1 500 mL，煎至500 mL，入砂糖适量(年老体弱者加升麻、白术各75 g同煎，共加水2 000 mL，煎至1 000 mL)，每日2次，每次饭后服25 mL，10日为1个疗程。(《中药大辞典》)

80. 外阴下坠　参见党参条。

81. 阴吹　半夏9 g，厚朴10 g，茯苓皮20 g，紫苏梗10 g，枳壳10 g，白术12 g。(《妇科用药400品历验心得》)

82. 阴中肿痛　枳壳半斤，炒令热，以故帛裹熨，冷即换之。(《妇人大全良方》)

83. 早期宫颈癌　参见瓜蒌子条。

84. 经断复来，老妇阴道炎，泌尿系感染，早期宫颈癌。症见赤白带下，黏物腥臭，小腹时痛，腰酸，便秘　参见瓜蒌子条。

85. 妇人痔疾，痒痛不可忍　枳壳散：枳壳二两，木香半两，鬼箭羽一两，鬼臼一两，槐子仁二两。上件药，粗捣，以慢火炒令热，用青绢包裹，看冷暖熨之效。(《太平圣惠方》)

86. 便秘虚恭　参苓白术散改白术为生白术30 g，加枳壳50 g、火麻仁15 g。(《妇科用药400品历验心得》)

【现代药理研究】 酸橙枳壳、枳实的水煎液、酊剂及流浸膏对已孕、未孕家兔之离体、在体子宫有兴奋作用，但抑制小鼠离体子宫，也抑制小鼠、家兔的离体肠管和家兔的在体肠管。水煎液能使子宫瘘未孕家兔的子宫收缩力增强，张力升高，甚至出现强直收缩，引起痉挛。[《江西中医学院学报》，1999，11(1)：18－19]

【用法用量】 内服：煎汤，6～50 g；大量可用至50 g。或入丸、散。

【使用注意】 孕妇慎服。

枳　实

出《神农本草经》。为芸香科植物酸橙 *Citrus aurantium* L.及其栽培变种或甜橙

Citrus sinensis Osbeck的干燥幼果。

【药性】 苦,微寒。入脾、胃经。

【功效】 行气,和血,升提,消积。

【临床应用】

1. 痛经 桂枝6 g,生姜6片,枳实10 g,炙麻黄6 g,淡附片6 g,炙甘草6 g,蒲黄10 g,五灵脂10 g,益母草30 g,延胡索10 g,九香虫10 g。(《妇科证治经方心裁》)

2. 经量过少 参见大黄条。

3. 妇人血分,头面浮肿,胸胁妨闷,四肢烦疼,经络不通 参见百合条。

4. 月闭 通经汤:四物汤加大黄、官桂、厚朴、枳壳、枳实、黄芩、红花、苏木各七分,乌梅一,姜三,枣二。(《妇科玉尺》)

5. 月经后期 红蓝花酒合枳实芍药散加味:红花15 g,黄酒50 mL,枳实20 g,赤芍20 g,丹参30 g,川牛膝30 g,益母草30 g。(《妇科证治经方心裁》)

6. 经行昏厥 参见沉香条。

7. 经前精神异常 参见甘松条。

8. 经前乳房胀痛 参见海藻条。

9. 妊娠小腹胀痛 枳实5 g,白芍20 g,白术10 g,当归6 g,川芎5 g,炒黄芩10 g,薤白10 g。(《妇科证治经方心裁》)

10. 妊娠恶阻 加味温胆汤:陈皮、半夏、茯苓各一钱,炙甘草五分,枳实、竹茹、黄芩各一钱,黄连八分,麦冬二钱,芦根一钱。上锉,姜、枣煎服。(《妇科心法要诀》)

11. 妊娠气壅,心胸不利,痰逆,不思饮食 枳实散:枳实三分,人参三分,陈橘皮三分,麦门冬三分,赤茯苓三分,半夏半两,炙甘草半两,藿香半两,枇杷叶半两。上件药捣筛为散,每服三钱,以水一中盏,入生姜半分,煎至六分,去滓,不计时候温服。(《太平圣惠方》)

12. 妊娠心痛,或两胁胀满,不下饮食 槟榔散:槟榔三分,枳实半两,人参半两,柴胡半两,赤茯苓半两,草豆蔻一两,白术三分,木香半两,桂心半两。上件药,捣筛为散,每服三钱,以水一中盏,入生姜半分,煎至六分,去滓,不计时候稍热服。(《太平圣惠方》)

13. 安养胎气,调和经候,癥瘕癖块有似孕妇 枳实槟榔丸:枳实、槟榔、黄连、黄柏、黄芩、当归、木香、阿胶各半两。上为细末。水和丸如小豆大。每服三十丸,不拘时,用温米饮送下。(《证治准绳·女科》)

14. 妊妇伤寒,四日至六日以来,加心腹胀,上气,渴不止,饮食不多,腰疼体重 枳实散:枳实一两(炒),陈皮三分,麦门冬半两。上为细末,每服三钱。水一中盏,生姜半分,葱白七寸,煎至六分,去滓温服。(《妇人大全良方》)

15. 胎前咳嗽 参见麻黄条。

16. 妊娠眩晕 防风汤:党参12 g,茯苓10 g,白术10 g,枳实6 g,陈皮10 g,防风10 g。(《妇科用药400品历验心得》)

17. 胎前大便虚急,此乃脾土燥,大肠涩阻,只宜理其脾土,通大肠不可用硝黄 宜用一枳汤:枳实二两。水煎不拘时服。(《妇科秘方》)

18. 妊娠下痢赤白 香连化滞丸:青皮,陈皮,厚朴,枳实,黄芩,黄连,当归,白芍,滑石,木香,甘草,槟榔。(《妇科玉尺》)

19. 妊娠患子淋,宜下 地肤大黄汤:大黄、地肤草各三两,知母、黄芩、猪苓、赤芍药、通草、升麻、枳实、甘草各二两。上㕮咀,每服四钱。水一盏,煎至七分,去滓温服。(《妇人大全良方》)

20. 妊娠令易产 益气滑胎丸:赤茯苓一两,赤芍药一两,槟榔二两,川芎半两,诃黎勒皮三分,枳实半两,炒川大黄一两,麦门冬一两,厚朴一两。上件药捣罗为末,炼蜜和捣三五百杵,丸如梧桐子大,每于食前,以温酒下二十丸。(《太平圣惠方》)

21. 妊娠气闭尸厥。其先必患腹痛秘结,猝然大叫昏死,面红,脉动有力 参见大黄条。

22. 胎物残留 参见大黄条。

23. 产后恶露不尽,不大便,烦躁发热,脉微实,日晡益甚,不食,食则谵语,至夜即愈。亦治胃实 大承气汤:大黄四两,厚朴半斤,枳实五枚,芒硝三合。(《医部全录·妇科》)

24. (产后)宿食停滞 用六君、枳实、神曲。(《证治准绳·女科》)

25. 产后腹痛，烦满不得卧　枳实芍药散主之。枳实(烧令黑，勿太过)、芍药等分。上二味，杵为散，服方寸匕，日三服，并主痈脓，以麦粥下之。(《金匮要略》)

26. 产后气逆食滞，胀痛等症　大和中饮：陈皮一二钱，山楂、麦芽各二钱，枳实一钱，砂仁五分，厚朴、泽泻各钱半。食远温服。(《景岳全书》)

27. 产后右胁膨胀，有块如竖弦一条，着冷便疼　推气养血丸：香附，当归，川芎，白芍药，白术，青皮，陈皮，枳实，乌药，厚朴，神曲，干姜，白芥子，三棱，蓬莪术，麦芽，肉桂，木香。(《古今医鉴》)

28. 产后两胁胀满，气壅烦闷　枳实散：枳实三分，木香三分，桂心半两，当归三分，槟榔一两，白术半两，牡丹三分，益母草半两。上件药捣粗罗为散，每服四钱，以水一中盏，入生姜半分，煎至六分，去滓，每于食前温服。(《太平圣惠方》)

29. 产后小便不通　木通散：木通、大麻仁、葵子、滑石、槟榔、枳实、甘草各半两。上为粗末，每服三大钱。水盏半，煎至七分，去滓温服。(《妇人大全良方》)

30. (产后)腹胀　(四物汤)加厚朴、枳实各一分。(《妇人大全良方》)

31. 产后发喘属污血感寒　丹皮，桃仁，桂枝，茯苓，干姜，枳实，厚朴，桑皮，紫苏，五味，栝楼煎服。(《女科经纶》)

32. 梅核气　参见柴胡条。

33. 妇人腋下肿痛　参见龙胆条。

34. 慢性盆腔炎性疾病后遗症　制大黄12 g，枳实 10 g，厚朴 10 g，柴胡 10 g，炒白芍10 g，炙甘草 5 g，延胡索 10 g，川楝子 10 g，大血藤 30 g，蒲公英 20 g，大腹皮 15 g。(《妇科用药400品历验心得》)

35. 各种妇产科腹部手术后胃腹胀气者　参见木香条。

36. 术后腹痛　参见白芍条。

37. 妇科术后盆腔粘连　参见大腹皮条。

38. 阴吹　茯苓饮：茯苓，人参，白术，枳实，橘皮，生姜。(《中医妇产科学》，刘敏如等主编)

39. 阴挺　枳实 500 g。用麸炒焙黄，研成细粉。每次服 6 g，每日服 2 次，开水冲服。(《中国丸散膏丹方药全书·妇科病》)

40. 阴肿坚痛　枳实半斤碎炒，帛裹熨之。冷即易。(《子母秘录》)

【现代药理研究】 枳实煎剂对家兔肠管及麻醉狗在体胃肠运动都有显著的抑制作用。枳实热水提取的浸膏对大鼠离体子宫可拮抗 5-羟色胺引起的收缩作用。据认为系其成分辛弗林所致。枳实煎剂对小鼠离体子宫无论已孕未孕，均呈抑制作用；对家兔离体或在体子宫呈兴奋作用，说明动物种属不同，其作用有别。柚皮苷在体外对人乳腺癌组织 DNA 合成有较强抑制作用，但对人正常组织(骨髓、脾)则无影响。(《中华本草》)

【用法用量】 内服：水煎，3～10 g；或入丸、散。外用：适量，研末调涂，或炒热熨。

【使用注意】 孕妇慎服。

柏子仁

出《新修本草》。又名柏实、柏子、侧柏子。为柏科植物侧柏 *Platycladus orientalis* (L.) Franco 的成熟种仁。

【药性】 甘，平。入心、肝、脾经。

【功效】 养心安神，润肠通便，调经。

【药论及医论】 《本草纲目》："养心气，润肾燥，安魂定魄，益智宁神。"

《明医指掌》："补心益气，敛汗挟阳。"

《医学衷中参西录》："能涵濡肝木，治肝气横恣胁痛；滋润肾水，治肾亏虚热上浮；能入肺宁嗽定喘，导引肺气下行。"

【临床应用】

1. 崩漏　柏子仁、荆芥、艾叶各 15 g，煅存性研末，开水冲服。(《常见病验方研究参考资料》)

2. 经期过长　柏子仁 15 g，白及 10 g，藕节10 g，金樱子 30 g，柿蒂 10 g，香附炭 6 g。(《妇

科用药400品历验心得》)

3. 冲任本虚,血海不足,不能流通经络,月水不调,赤白带下　参见卷柏条。

4. 闭经　柏子仁三钱。研末为丸,猪肝六两,煮熟同食,连服三四次。(《常见病验方研究参考资料》)

5. 营阴耗损闭经　柏子仁丸:熟地,柏子仁,牛膝,卷柏,泽兰,续断。(《全生指迷方》)

6. 经前不寐　柏子仁、朱茯神、何首乌、党参各9 g,远志4.5 g,首乌藤、桑椹各12 g,白术、白芍各6 g。(《中医妇科临床手册》)

7. 经多心悸　炙甘草9 g,党参15 g,肉桂4 g,干姜4 g,麦冬10 g,生地黄12 g,阿胶10 g,火麻仁10 g,炙黄芪12 g,茯苓12 g,柏子仁10 g,大枣6个,黄酒一匙。(《妇科用药400品历验心得》)

8. 经前乳胀　柏子仁20 g,王不留行15 g,合欢皮20 g,郁金10 g,月季花10 g,八月札10 g。(《妇科用药400品历验心得》)

9. 赤白带　棉子半斤,烧存性,取一两,柏子仁一两,烧存性,取三钱空心,淡酒服三钱。(《济阴近编》)

10. 妊娠怔忡　益荣汤:枣仁、远志、黄芪、柏子仁、当归、人参、茯神、白芍各一钱,紫石英、木香各八分,甘草三分。(《景岳全书》)

11. 妊娠胆虚神病,恐怕不能独卧　仁熟散:制柏子仁、北枸杞、茯神、当归、沙参各钱半,熟地三钱,五味子、净枣皮、白菊花各一钱,炒枳壳、桂心各五分,姜、枣引。(《彤园妇人科》)

12. 妊娠合并甲状腺功能亢进心慌,汗多者　参见昆布条。

13. 子悬　柏子仁30 g,酸枣仁30 g,胡桃仁30 g,沉香5 g,紫苏梗10 g,枸杞子30 g,桑椹30 g。(《妇科用药400品历验心得》)

14. 妊娠便秘口渴　参见天冬条。

15. 人流术后恶露淋漓不净　柏子仁、生地黄各12 g,山楂肉,牡丹皮、泽兰叶各9 g,琥珀末3 g。(《中医妇科临床手册》)

16. 产后血气虚损,大肠闭涩,传道艰难　滋肠五仁丸:杏仁、桃仁各一两,柏子仁五钱,松子仁一钱半,郁李仁一钱,橘红四两。(《济阴纲目》)

17. 产后心神不安　养心汤:柏子仁,黄芪,麦冬,茯神,川芎,远志,当归,五味子,人参,炙甘草,生姜。(《傅青主女科》)

18. 产后狂言乱语,皆因内虚,败血挟邪气攻心　柏子仁散:柏子仁、远志、人参、桑寄生、防风、琥珀(别研)、当归(焙)、生地黄(焙)、甘草各等分。上为粗末,先用白羊心一个切片,以水一大盏半,先煮至九分,去羊心,入药末五钱,煎至六分,去渣无时服。(《太平圣惠方》)

19. 产后脏虚不足,心神惊悸,志意不安,腹中急痛,或时怕怖,夜卧不安　远志丸:远志、麦门冬、黄芪、当归、人参、白术、独活、白茯苓、桂心、柏子仁、石菖蒲、熟干地黄、山茱萸、钟乳粉、阿胶各一两。上为细末,炼蜜和捣五七百下,丸如梧桐子大。每服三十丸,温酒送下,不拘时候,日进二服。(《证治准绳·女科》)

20. 产后中风,四肢筋脉挛急疼痛　羌活、天麻、酸枣仁、川牛膝、防风、当归、薏苡仁、柏子仁、鹿角胶各一两,蔓荆子、桂心各半两,羚羊角、炮附子、川芎各三分,麝香一分。上为细末,无时,以豆淋酒调二钱服。(《妇人大全良方》)

21. 产后蓐劳　黄芪丸:黄芪、鳖甲、当归各一两,桂心、续断、白芍药、川芎、牛膝、苁蓉、沉香、柏子仁、枳壳各三分,北五味、熟地黄各半两。上为细末,炼蜜丸如梧桐子大。食后粥饮吞下四十丸。(《妇人大全良方》)

22. 妇科手术后紧张烦躁　甘松15 g,小麦30 g,炙甘草5 g,大枣10个,首乌藤30 g,败酱草30 g,柏子仁20 g,酸枣仁20 g,石菖蒲10 g。(《妇科用药400品历验心得》)

23. 肠粘连腹痛　参见木香条。

24. 妇人无子　柏子人一升,茯苓末一升。捣,合乳汁和服,如梧子十丸。(《医心方》)

25. 盗汗　合欢皮15 g,柏子仁20 g,五味子5 g,龙骨30 g,牡蛎30 g,炒黄柏6 g。(《妇科用药400品历验心得》)

【现代药理研究】　柏子仁具有改善睡眠、

镇静、益智和保护神经等作用。[《生物技术世界》,2015,8(15)：249]

【用法用量】 内服：煎汤,10～30 g;或入丸、散。

【使用注意】 便溏及痰多者慎服。

栀　子

出《神农本草经》。又名本丹、鲜支、支子、黄鸡子等。为茜草科植物栀子 *Gardenia jasminoides* Ellis 的果实。

【药性】 苦,寒。入心、肝、肺、胃、三焦经。

【功效】 泻火除烦,清热利湿,凉血解毒。

【药论及医论】 《医学启源》:“其用有四,去心经客热一也,除烦躁二也,去上焦虚热三也,治风热四也。”

《本草纲目》:“治吐血衄血,血痢下血,血淋,损伤瘀血……”

《刘奉五妇科经验》:“妇科咯血、衄血、吐血、倒经、月经前期、漏血属于血热者。”

【临床应用】

1. 痛经　炒栀子 30 g,赤芍 10 g,牡丹皮 10 g,丹参 15 g,延胡索 10 g,川楝子 10 g,鹿衔草 20 g,益母草 30 g。(《妇科用药 400 品历验心得》)

2. 月经紫色者,属热　行二日服也,每服三四剂。二荆栀子汤：黄芩、生地各二钱,白芍一钱五分,甘草五分,荆子一钱,荆芥穗一钱,白茯、栀子各一钱,红花三分,水煎食后服。(《秘传女科》)

3. 血崩血淋　山栀子浸膏溶液：由山栀子一味配制而成。每次 2～6 mL,每日 2 次。(《中药制剂汇编》)

4. 肝经郁热引起的高催乳素血症,出现乳房发胀、溢乳、月经后期或闭经、不孕等　参见龙胆条。

5. 肝火亢盛,肠腑积滞之月经不调　参见芦荟条。

6. 先期而至者,有因脾经血燥者　宜加味逍遥散。(《证治准绳·女科》)

7. 血热引起的经期过长或崩漏　栀子豉汤合白虎汤加味。(《妇科证治经方心裁》)

8. 心火上行,胞脉闭塞,月信不通,脉涩数者　三和汤：生地五钱,当归二钱,白芍一钱半,川芎一钱,连翘一钱半,栀子一钱半,黄芩二钱,大黄二钱,朴硝一钱,薄荷一钱半,甘草一钱。水煎去渣温服。(《女科指要》)

9. 经行咽痛　参见菜头肾条。

10. 经行口糜　参见板蓝根条。

11. 经行齿衄　参见玄参条。

12. (经行)咳血　参见牡丹皮条。

13. 倒经　凉血止衄汤：龙胆草,黄芩,栀子,牡丹皮,生地黄,藕节,白茅根,大黄,牛膝。(《刘奉五妇科经验》)

14. 经前不寐　栀子、生地黄、黄柏、朱茯苓、酸枣仁各 9 g,龙胆草 4.5 g,车前子、钩藤各 12 g,生甘草 3 g。(《中医妇科临床手册》)

15. 经前痤疮　炒栀子、赤芍、土茯苓各 9 g,龙胆草、生甘草各 4.5 g,生地黄、生薏苡仁、车前子各 12 g,茵陈 15 g。(《中医妇科临床手册》)

16. 郁火型经行发热　栀子仁粥：栀子仁 3～5 g,薄荷 3 g,末米 50～100 g。将栀子仁研成细末,先煮末米为稀粥,待粥将成时,调入栀子末稍煮,最后再入薄荷细末,煮 3 分钟即成。(《养生食鉴》)

17. 发热而烦,不能睡卧者　(四物汤)加黄连、栀子,谓之热六合。(《证治准绳·女科》)

18. 经前烦躁,经后失眠　参见防己条。

19. 经行眩晕阴虚阳亢证、妊娠眩晕肝阳上亢证　参见天麻条。

20. 带下而色黑　清带汤：炒栀子三钱,黄柏三钱,甘草一钱,白芍一两,车前子二钱,王不留行二钱,麦冬一两,玄参二两。水煎服。(《辨证录》)

21. 胎动,脉弦虚数　参见地骨皮条。

22. 妊娠恶阻　栀子干姜汤合半夏干姜散加味：炒栀子 5 g,干姜 5 g,半夏 12 g,陈皮 10 g,茯苓 10 g,白术 10 g。(《妇科证治经方心裁》)

23.（妊娠）吐虽定，每食粥则口酸，此肝火盛　宜用川芎、陈皮、炒栀子、茯苓、生姜。煎汤下抑青丸。（《女科秘旨》）

24.妊娠心胃热痛，口气蒸手，便秘烦渴，唇赤脉洪　清热解郁汤：制苍术、附米、条芩、赤苓、川芎、陈皮各一钱，甘草、炒连、栀仁、淡竹叶各五分。（《彤园妇人科》）

25.（妊娠）大怒伤肝而动血者　宜用佛手散加栀子（炒）、白芍。（《女科秘旨》）

26.孕妇伤寒，身痛壮热　葱白石膏汤：葱白（切），一升，前胡、葛根、石膏各一钱，青黛六分，升麻八分，栀子十二个。上水煎，分三服。（《广嗣全诀》）

27.妊娠，初受妊时，取常患腹痛者，此由血热之故　栀芩汤：山栀仁、黄芩、当归、元参、枳壳、苏梗、广皮、白芍、杜仲，各等分，水煎服。（《妇科玉尺》）

28.子嗽　桑杏汤加味。桑叶 10 g，杏仁 10 g，北沙参 12 g，川贝母 5 g，炒栀子 10 g，淡豆豉 10 g，芦根 15 g，木蝴蝶 5 g，百合 15 g。（《妇科用药 400 品历验心得》）

29.子烦　栀子豉汤合百合鸡子黄汤加味。（《妇科证治经方心裁》）

30.妊娠谵语，为脏腑热极之候　参见黄连条。

31.子悬因肝火内动　参见柴胡条。

32.子痫，风火相煽　钩藤汤，加黄芩、栀子、柴胡。（《盘珠集胎产证治》）

33.妊娠中火　凉膈四物汤：治中火形气实，脉洪大而有力。乃因七情过极，五志之火两发，致神昏仆倒，筋脉干缩，面赤唇焦，便秘胀闷。酒浸大黄、芒硝、木通、赤茯、甘草各一钱，当归、生地、连翘、条芩、川芎、酒芍各钱半，栀仁、薄荷、淡竹叶各五分。（《彤园妇人科》）

34.妊娠合并肾炎风邪侵袭证　参见金银花条。

35.妊娠合并甲状腺功能亢进肝气郁结，肝火亢盛证　栀子清肝汤：栀子，牡丹皮，柴胡，当归，白芍，川芎，牛蒡子，甘草，茯苓。（《中医妇产科学》，刘敏如等主编）

36.妊娠吐血、衄血　黄芩清肺饮：黄芩（炒）、山栀（炒）各一钱，水煎服。（《孕育玄机》）

37.孕妇热病，骨节疼痛，如不急治则落胎　柴葛安胎饮：柴胡、葛根、青黛各八分，石膏一钱半，升麻五分，栀子一钱，知母七分，葱白三根。（《胎产心法》）

38.妊娠时气头痛，腰背强，壮热　升麻、黛青、前胡、黄芩、山栀各二两，葛根三两，石膏八分。上水五升，煎取三升半，分为三服。（《经效产宝》）

39.妊妇发斑，变为黑色，尿血　栀子大青汤：升麻、栀子仁各二两，大青、杏仁、黄芩各一两半。上㕮咀，每服五钱。水一盏半，葱白三寸，煎至一盏，去滓温服。（《妇人大全良方》）

40.妊娠痒疹　参见蕲蛇条。

41.孕妇转胞，小便不通　冬葵子散：冬葵子、山栀子（炒）、滑石各半两，木通三钱。上锉一剂，水煎空心温服，外以冬葵子、滑石、栀子为末，田螺肉捣膏。或葱汁调膏贴脐中，立通。（《济阴纲目》）

42.子淋，孕妇肺燥而小便淋沥　黄芩清肺饮：黄芩一钱，栀子三个（打破）。上长流水煎服。如不和，加盐豉二十粒。（《广嗣全诀》）

43.子肿　山栀（炒）一合，米饮汤吞下。（《金匮钩玄》）

44.妊娠临产下痢　上栀子不以多少，烧存性，为细末。每服一大钱，空心，熟水调服。（《妇人大全良方》）

45.妊娠合并乙型病毒性肝炎活动期　茵陈蒿 15 g，炒栀子 8 g，扇叶铁线蕨 15 g，矮地茶 15 g，泽泻 10 g，神曲 10 g，金钱草 12 g，柴胡 8 g，茯苓 10 g，白术 10 g，山药 15 g，薏苡仁 20 g。（《妇科用药 400 品历验心得》）

46.妊娠期肝内胆汁淤积症湿热内蕴证　三物茵陈汤：茵陈，黄连，栀子。（《中医妇产科学》，刘敏如等主编）

47.孕妇有热病，如目赤、口舌疮之类　参见连翘条。

48.产后虚烦不得眠　芍药栀豉汤：白芍、当归、栀子各五钱，香豉半合。上用水二钟半先

煮前三味，得二钟，纳香豉煮取一钟半，去滓，分二服，温服。(《云岐子保命集》)

49. 产后流血不尽，小腹绞痛　栀子汤：栀子三十个。以水一斗，煮取六升，内当归、芍药各二两，蜜五合，生姜五两，羊脂一两，于栀子汁中，煎取二升，分三服，日三。(《普济方》)

50. 产后大小便不通　栀子仁汤：栀子仁、石膏、黄芩、泽泻、柴胡、赤芍药、葳蕤各一两半，车前叶半升。上八味，粗捣筛，每服三钱匕，水一盏，煎至七分，去滓食前温服，以利为度。(《圣济总录》)

51. 产后有火证发热者，火之甚而势之急者宜抽薪饮：黄芩、石斛、木通、栀子(炒)、黄柏各一钱，枳壳(麸炒)、泽泻各一钱五分，甘草三分细末。水煎温服。(《竹林女科证治》)

52. 产后声哑喉咙痛　桔梗，薄荷，贝母，黄连，玄参，黄芩，山豆根，栀子，当归，白术，陈皮，甘草，白茯苓，天花粉，圆眼肉。(《妇科秘方》)

53. 产后瘕疸突出　连翘散：连翘、炙黄芪、花粉、防风、栀子各一钱，甘草五分。(《女科秘要》)

54. 产后血栓性静脉炎　参见虻虫条。

55. 产后发黄，俗名黄疸，须要量人虚实以茵陈散与五苓散加减治之。茵陈散：茵陈，瓜蒌，石膏，木通，甘草，大黄，山栀，加姜、葱，煎。(《郑氏家传女科万金方》)

56. 产褥感染热入心包证　参见牛黄条。

57. 产后乳自出　若阳明血热而溢者，四君子汤加栀子。(《竹林女科证治》)

58. 围绝经期综合征　参见珍珠母条。

59. 多囊卵巢综合征　抑亢汤：炒栀子 10 g，生地黄 10 g，龙胆 5 g，柴胡 10 g，牡丹皮 9 g，川牛膝 30 g，枇杷叶 15 g，茜草 10 g，制大黄 6 g，紫草 20 g，香附 5 g，丹参 15 g。(《马大正中医妇科医论医案集》)

60. 抗心磷脂抗体(ACA)阳性、母儿血型不合等因素引起的自然流产或习惯性流产　参见土茯苓条。

61. 胁痛　匀气散：山栀子、熟地黄、茯苓、细辛、桂、川芎各等分。上为末，羊脂煎服。(《拔粹方》)

62. 妇人骨蒸劳热，四肢烦疼，日渐羸瘦　参见青蒿条。

63. 阴阳痞结，咽膈噎塞，状若梅核，妨碍饮食，久而不愈，即成翻胃　二气散：山栀子(炒)、干姜炮各一两。上为粗末，每服二钱，水一盏，煎五分，去热服，食远。(《女科百问》)

64. 高催乳素血症　参见山慈菇条。

65. 梅核气　参见沉香条。

66. 脏躁　参见防己条。

67. 纳呆　参见龙胆条。

68. 湿热型慢性盆腔炎性疾病后遗症　参见千里光条。

69. 乳头瘙痒　参见地肤子条。

70. 乳衄肝经郁热证　柴胡清肝汤：柴胡，生地黄，当归，赤芍，川芎，连翘，牛蒡子，黄芩，栀子，天花粉，甘草，防风。(《中医妇产科学》，刘敏如等主编)

71. 乳痈乳疽，结肿疼痛，勿论新久，但未成脓者　参见牛蒡子条。

72. 乳腺大导管乳头状瘤　参见急性子条。

73. 乳腺癌　参见僵蚕条。

74. 产后乳汁自出　参见钩藤条。

75. 乳痈　瓜蒌牛蒡汤：青皮，柴胡，黄芩，山栀，银花，甘草，瓜蒌，牛蒡，连翘，天花粉，皂角刺。(《医宗金鉴》)

76. 放环后阴道不规则出血　参见地榆条。

77. 产门不闭，若暴怒伤肝而动火者　宜龙胆泻肝汤：参见龙胆条。

78. 交接出血　龟甲 15 g，炒栀子 15 g，炒黄柏 10 g，地榆 15 g，槐花 15 g，墨旱莲 20 g。(《妇科用药 400 品历验心得》)

79. 阴肿痛，或风热作痒　参见灯心草条。

80. 前庭大腺囊肿　参见苦楝皮条。

81. 阴疮　黄连、黄柏、栀子，蛇床为末傅。(《胎产救急方》)

82. 阴痒　逍遥散加龟板、栀子、生蛤粉。(《女科指要》)

83. 阴痒　黑栀子五钱。为末，用鸡蛋清调匀，敷于阴户痒处。(《常见病验方研究参考

资料》)

84. 霉菌性阴道炎　炒栀子 60 g,每次加水 1 000 mL,煎取 500 mL,连煎 3 次,合药液,凉后冲洗坐浴,不拘次数,每次 15 分钟。(《妇科用药 400 品历验心得》)

【现代药理研究】 平板打洞法证明栀子水提取物及醇提取物对金黄色葡萄球菌、脑膜炎双球菌、卡他球菌等有抑制作用。栀子水浸剂在体外对许兰黄癣菌、腹股沟表皮癣菌、红色表皮癣菌等多种真菌有抑制作用。(《中华本草》)

【用法用量】 内服:煎汤,6～30 g;或入丸、散。外用:60 g,煎汤外洗。

【使用注意】 脾虚便溏,胃寒作痛者慎服。

枸杞子

出《名医别录》。又名杞子、枸杞果。为茄科植物宁夏枸杞 *Lycium barbarum* L.的果实。

【药性】 甘,平。入肝、肾经。

【功效】 滋肾,补肝。

【药论及医论】 《本草经集注》:"补益精气,强盛阴道。"

《药性论》:"能补益精诸不足……"

【临床应用】

1. 痛经气血虚弱证　养血和血汤:当归 10 g,白芍 20 g,枸杞子 15 g,川芎 10 g,香附 12 g,甘草 6 g。(《中医妇产科学》,刘敏如等主编)

2. 肾精亏虚,冲任失充之月经不调　参见五味子条。

3. 月经后期,月经过少,闭经,不孕　参见肉苁蓉条。

4. 肾气不足型闭经　长春果、枸杞子各 200 g,好酒 1 500 mL。将上药捣破裂,盛于瓶中,注酒浸泡 7 日后即可饮用。每次空腹饮 1～2 杯,每日 3 次。(《中医妇产科学》,刘敏如等主编)

5. 经量过多　参见珠子参条。

6. 冲任虚崩漏　枸杞子 20 g,何首乌 20 g,山茱萸 20 g,仙鹤草 30 g,墨旱莲 30 g,天冬 20 g,锁阳 12 g,巴戟天 10 g,桑叶 15 g。(《马大正 50 年临证验案自选集》)

7. 经期过长　参见覆盆子条。

8. 经漏下血,脉虚洪,经水紫黑　生地黄散:生地黄,熟地黄,白芍药,黄芪,枸杞子,天门冬,地骨皮,柴胡。上㕮咀,水煎服。(《济阴纲目》)

9. 阴血虚肝旺之经行前后诸证　杞子南枣煮鸡蛋:枸杞子 15～30 g,南枣 6～8 g,鸡蛋 2 只。将枸杞子、南枣与鸡蛋同煮。鸡蛋熟后,去壳取蛋再煮片刻,食蛋饮汤。每日或隔日服 1 次,可连服 3 日。(《饮食疗法》)

10. 经行身痛　参见首乌藤条。

11. 经净腰酸,小腹隐痛　枸杞(后入)、栗子各 150 g,胡桃肉 300 g,大米适量,共煮成粥,经前 5 日随意食用。(《百病良方》)

12. 肾虚型白带　莲子、枸杞子各 30 g,猪小肠 2 段,鸡蛋 2 个。先将猪小肠洗净,将浸过的莲子、枸杞和打开的鸡蛋混合后放在猪肠内,两端用线扎紧,煮熟猪小肠后切片服用。(《妇女病饮食疗法》)

13. 带下　枸杞一升,生地黄五升,以酒一斗,煮取五升,分三服。(《华佗神医秘传》)

14. 妊娠呕吐　枸杞子 50 g,黄芩 10 g。药放带盖瓷缸中,用开水冲浸,待温时代茶频饮,1 剂冲服两次。(《中医妇科临床手册》)

15. 漏胎　人参、山茱萸、山药、茯苓各二钱,白术、熟地各五钱,杜仲、枸杞子、当归身、甘草各一钱,麦冬三钱,北五味五分,水煎服。(《医部全录·妇科》)

16. 肝肾不足,胎动不安　左归饮:熟地二三钱或一二两,山药、枸杞各二钱,炙甘草一钱,茯苓一钱半,山萸一二钱,畏酸者少用。水二钟,煎七分。食远服。(《景岳全书》)

17. 滑胎　参见巴戟天条。

18. 妊娠腰痛　参见山药条。

19. 羊水过少　参见沙参条。

20. 阴阳两虚型妊娠合并糖尿病　高粱米 100 g,枸杞子 30 g,桑螵蛸 20 g。将桑螵蛸洗净,加清水煮沸后倒出汁液,加水再煮,反复 3 次,将汁液合起过滤收药液约 500 mL。将枸杞子，高粱米分别洗净，共放于锅内，加入药液及适量清水，用武火煮沸后，放文火煮至米烂可食。每日1次，连用3～4周。(《中医妇产科学》，刘敏如等主编)

21. 妊娠便秘　枸杞子20 g，黄精20 g，锁阳20 g，小麦30 g，生白术30 g，山药30 g。(《妇科用药400品历验心得》)

22. 妊娠口渴　天冬15 g，枸杞子20 g，麦冬12 g，知母10 g，熟地黄12 g。(《妇科用药400品历验心得》)

23. 子悬　柏子仁30 g，胡桃仁30 g，沉香5 g，紫苏梗10 g，枸杞子30 g，桑椹30 g。(《妇科用药400品历验心得》)

24. 若脉证无火而经早不及期者，产后恶露不止，气血俱虚而淡血津津不已者　宜大补元煎：人参，山药，熟地黄，杜仲，当归，山茱萸，枸杞，炙甘草。水二钟，煎七分，食远温服。(《景岳全书》)

25. 子痫阴虚肝旺证　参见沙参条。

26. 肝阳上亢子晕　杞菊地黄汤：熟地黄，山茱萸，山药，泽泻，茯苓，牡丹皮，枸杞子，菊花。(《中国医学百科全书·中医妇科学》)

27. 妊娠胆虚神病，恐怕不能独卧　仁熟散：制柏子仁、北枸杞、茯神、当归、沙参各钱半，熟地三钱，五味子、净枣皮、白菊花各一钱，炒枳壳、桂心各五分，姜、枣引。(《彤园妇人科》)

28. 难产方　参见党参条。

29. 胎衣不下。临月服之亦易生　小营煎：炒白芍、当归、山药、杞子各二钱，炙草一钱，熟地二三钱。食远温服。(《妇科玉尺》)

30. 产后腰痛　枸杞子30～60 g，捣碎加水煎，取汁后入米煮粥，粥将熟时加入白糖，稍煮即可。(《妇科名医证治精华》)

31. 产后贫血　花生仁100 g，鸡蛋2个，枸杞子10 g，红糖50 g，大枣10枚。先将花生仁、枸杞子煮熟，然后放入红糖、大枣、鸡蛋，再煮片刻。每日服食1次，连服15～20日。(《中华民间秘方大全》)

32. 产妇虚火不归元而发热者　右归饮：熟地二三钱或一二两，枸杞、杜仲各二钱，肉桂、炙甘草各一二钱，制附子一二三钱，山药一钱。水二钟，煎七分，食远温服。(《景岳全书》)

33. 产后骨蒸　参见紫河车条。

34. 产后体虚及病后气虚，体倦乏力、表虚自汗等症　乳鸽枸杞汤：乳鸽1只，枸杞30 g，盐少许。将乳鸽去毛及肚内杂物，洗净，放入锅内加水与枸杞共炖，熟时下盐少许。吃肉饮汤，每日2次。(《偏方大全》)

35. 产后风虚劳损，四肢疼痛，心神虚烦，不饮食　枸杞子丸：枸杞子、牛膝、白茯苓、人参、黄芪各一两，当归、漏芦、防风、桂心、酸枣仁、羚羊角、羌活、五加皮、白术、川芎各三分，熟地黄二两，甘草半两，麦门冬一两半。上为细末，炼蜜丸如梧桐子大，温酒下三十丸。(《妇人大全良方》)

36. 产后发痉，及气虚兼寒，或气血俱虚，淡血津津不已　大补元煎：人参少则一二钱，多则一二两，炙甘草一二钱，熟地少则二三钱，多则二三两，山茱萸一钱，炒山药、杜仲各二钱，当归、枸杞各二三钱。水二钟，煎七分，食远温服。(《医部全录·妇科》)

37. 围绝经期综合征　参见合欢花条。

38. 月经后期，崩漏，绝经前后诸症，绝经后骨质疏松症，外阴白色病变　参见龟板胶条。

39. 不孕症见有子宫发育欠佳，月经量少，后期者　参见巴戟天条。

40. 刮宫术后头晕耳鸣　参见川牛膝条。

41. 妇科手术后腰痛　八味肾气丸加杜仲12 g，枸杞子15 g，菟丝子15 g，续断12 g。(《妇科用药400品历验心得》)

42. 梦交　参见紫石英条。

43. 性交后小腹疼痛　枸杞子30 g，山茱萸15 g，覆盆子15 g，益智仁10 g，山药30 g，补骨脂10 g。(《妇科用药400品历验心得》)

44. 妇人瘦弱，多由血少不能受孕　大补丸：天冬，麦冬，菖蒲，茯苓，人参，益智仁，枸杞子，地骨皮，远志肉。上为细末，炼蜜丸如桐子大，空心酒下三十丸。(《妇科心法要诀》)

45. 蝴蝶斑　参见冬葵子条。

46. 乳房抽痛　枸杞子 10 g，陈皮 10 g，龟板胶 15 g，天冬 10 g，八月札 10 g，红糖一匙。（《妇科用药 400 品历验心得》）

47. 乳汁不通　大猪蹄汤：七星猪蹄一只，当归五钱，熟地六钱，人参二钱，川芎一钱半，通草一钱，枸杞三钱，黄芪三钱（炙）。先煮猪蹄浓汁，以蹄汁煎药服之。（《高淑濂胎产方案》）

48. 肾气亏损型子宫脱垂　乳鸽 1 只，炙黄芪 30 g，枸杞子 30 g。隔水炖熟。饮汤吃鸽肉。隔日 1 次，连服 10～15 次。（《中华民间秘方大全》）

49. 腹股沟痛　参见川楝子条。

50. 肝肾阴虚型性交疼痛　枸杞茶：枸杞子 15 g，山茱萸 10 g，菊花 10 g，白糖适量。用开水浸泡，或煮开 5 分钟后，当茶饮，不拘时间，每日 1 料。（《中医妇产科学》，刘敏如等主编）

51. 阴冷　五加皮、熟干地黄、丹参、杜仲、蛇床子、干姜各三两，枸杞子二两，天门冬一两，钟乳四两。上细锉，以生绢袋盛，以酒一斗五升，渍二宿后，每服暖一大盏，空心及晚食前服。（《证治准绳·女科》）

52. 性欲淡漠　枸杞子 30 g，鸽子 1 只。鸽子宰后除毛去脏，切成小块，放碗内和药隔水炖熟，每日 1 剂，食肉饮汤，1 个月为 1 个疗程。（《中国民间医术绝招·妇科部分》）

【用法用量】　内服：煎汤，10～30 g；或入丸、散、膏、酒剂。

【使用注意】　脾虚便溏者慎服。

柿　蒂

出《本草拾遗》。又名柿钱、柿丁、柿子把、柿萼。为柿科植物柿 *Diospyros kaki* Thunb.的宿萼。

【药性】　苦、涩，平。入胃经。

【功效】　降逆，收涩。

【药论及医论】　《食疗本草》："治咳逆、哕气，煮汁服。"

《滇南本草》："治气隔反胃。"

【临床应用】

1. 崩漏　柿蒂五个，焙黄存性，研为细末，黄酒冲服。忌辣椒、烧酒等。（《常见病验方研究参考资料》）

2. 经期过长　柏子仁 15 g，白及 10 g，藕节 10 g，金樱子 30 g，柿蒂 10 g，香附炭 6 g。（《妇科用药 400 品历验心得》）

3. 恶阻　柿蒂二十个，红糖，水煎服。（《常见病验方研究参考资料》）

4. 妇人气不顺，上膈受寒，致塞噎不住，伤风者有此　丁香散：丁香、柿蒂、枇杷叶、陈皮，各等分。上为末，细嚼服。（《仙传济阴方》）

5. 孕妇痘疮已发，急宜服之，以解热毒，不治伤胎　罩胎散：赤茯苓，白术，当归，白芍药，赤芍药，柴胡，干葛，人参，桔梗，黄芩，防风，陈皮，荆芥，枳壳，紫草，阿胶，炒糯米白芷，炙甘草，川芎，缩砂仁。上锉，每服三钱，水一盏半，干柿蒂七枚，野苎根七寸，甜瓜蒂七枚，同银器煎，以小荷叶盖定，去滓，盏盛，仍用荷叶盖覆，空心服。（《普济方》）

6. 产后呃逆　加味理中汤：人参、白术各一钱，干柿蒂二钱，丁香、炮姜各五分，陈皮、炙草各八分。水煎服。（《胎产心法》）

7. 产后咳逆　干柿一个。上切碎，以水一盏，煎至六分，热呷。（《妇人大全良方》）

8. 引产清宫后呃逆　参见丁香条。

9. 绝产方　柿子蒂二三十枚炭火烧煅存性为末，产后三朝或六朝内陈酒温热送下。（《妇科百辨》）

10. 阴挺下脱　金樱子根 30 g，柿蒂 20 个，桂圆干 20 个。（《妇女病饮食疗法》）

【用法用量】　内服：煎汤，6～12 g；或入散剂。

威灵仙

出《药谱》。又名葳灵仙、灵仙、铁脚威灵仙。为毛茛科植物威灵仙 *Clematis chinensis* Osbeck、棉团铁线莲 *Clematis hexapetala* Pall.

或东北铁线莲 *Clematis manshurica* Rupr.的根及根茎。

【药性】 辛,温。入膀胱经。

【功效】 祛风除湿,通络止痛。

【药论及医论】 《海上集验方》:"去众风,通十二经脉。"

《现代实用中药》:"为利尿、通经药,有镇痛之效。"

【临床应用】

1. 凡冷,气滞血少,小腹疼痛,或经行遇怒,腹胀痛　威灵仙散:威灵仙一两,川归、没药、木香、桂心各五钱。为末,每服一钱,热酒调下。(《赤水玄珠》)

2. 月水不调,或在月前,或在月后,乍多乍少　干地黄汤:生干地黄、延胡索、大腹子各二两,当归、桑耳、威灵仙、桔梗各两半,木香、炮附子、王不留行、桂各二两。上㕮咀如麻豆,每服三钱,水一盏,生姜三片,同煎至六七分去滓温服,食前日二。(《普济方》)

3. 月水经久不来　用威灵仙为末,酒调下。(《普济方》)

4. 月经后期　参见瓦楞子条。

5. 闭经　蜣螂(焙干,微炒)1个,威灵仙10 g。烘干,研为细末,过筛,用酒调成膏。纱布包裹,敷神阙穴。胶布固定。局部感觉灼烧,有刺痛感时除去。(《中华民间秘方大全》)

6. 经行不止　金毛狗脊,威灵仙,良姜,赤芍,熟艾,附子。(《华佗神医秘传》)

7. 血室有热,崩下不止,服温药不效者　延胡索、瞿麦穗、当归、干葛、牡丹皮各一两,石膏二两,桂心三分,蒲黄半两,威灵仙三分。上为细末,每服二钱。水一盏,煎至六分,空心温服,日二服。(《妇人大全良方》)

8. 久冷气滞,气血刺小腹疼痛　威灵仙散:威灵仙一两,当归半两,没药半两,木香半两,桂心半两。上件药,捣细罗为散,每服不计时候,以热酒调下一钱。(《太平圣惠方》)

9. 带脉虚弱型经行身痛　威灵仙6 g,研细末以猪腰子1枚,破开掺药在内,湿纸包煨熟,五更时细嚼,热酒送下。(《妇产科疾病中医治疗全书》)

10. 安胎和气,利胸膈,治噎塞阻食　藿香散:藿香,人参,茯苓,白芷,炙甘草,威灵仙,桔梗。上七味各等分为末,每服二钱,水一盏,姜三片,煎六分,食前温服之。(《普济方》)

11. 妊娠大便不通　疏气黄芪丸:黄芪、枳壳炒各一两,威灵仙二两。上三味,捣罗为末,用面糊和丸,如小豆大,每服三十丸,温水下,不拘时,未通稍加之。(《圣济总录》)

12. 妊娠血气壅滞,身体生疮,心神不宁　荆芥汤:荆芥穗、川芎、细辛、威灵仙、炙甘草各一两,皂荚半两。上粗捣筛,每服二钱匕,水一盏,煎至六分去滓,食后临卧温服之。(《普济方》)

13. 通治妊娠肩背痛,随证加引　羌活胜湿汤:羌活、独活各二钱,川芎、藁本、防风、炙草各一钱,蔓荆子八分。风郁作痛,肩项强直,加归、芎、威灵仙。(《彤园妇人科》)

14. 临产,胞伤风冷,腹痛频并,不能分娩　催生方:王不留行、京三棱、炒牵牛子、百合、当归、威灵仙各一两半,雷丸、大黄、炮天雄各一两,桂、炙甘草各三分,大腹二两。上㕮咀,每服五钱,水一盏半,煎八分去滓,温服,令产安稳。(《普济方》)

15. 各种月份孕妇引产　取威灵仙鲜根,清水洗净,用碘酊和75%乙醇消毒后,沿宫壁徐徐送入宫腔,直至有阻力为止,宫口外留2 cm,用纱球固定。(《中药药理与应用》)

16. 逐(产后)恶物,止腹疼　金花散:桂心(去皮)、威灵仙、白芷、当归、牡丹皮各等分。上五味同杵为末,每服二钱,煎曲汤调下。(《博济方》)

17. 产后恶露不快　桂,威灵仙,白芷,当归,牡丹皮。上等分为散,和匀,每服二钱,煎陈面汤调下。(《普济方》)

18. 产后恶血冲心,眼前黑暗,或生寒热,或时狂语,或腹痛不可忍　芫花丸:芫花、香墨、釜下墨、当归、姜黄、威灵仙各一两,硇黄半两。上捣为末,生姜汁一盏同煎,熬药末为膏,入神曲末半两,和为丸如绿豆大,不计时候,煎当归

酒化下七丸。(《普济方》)

19. 胞衣不下　破血红花散：红花、归尾、赤芍、枳壳各一钱，肉桂、人参、甘草各五分，威灵仙一分。(《郑氏家传女科万金方》)

20. 产后身痛　威灵仙、汉防己、地龙、当归各 12 g，鸡血藤、海风藤各 15 g，五灵脂、防风各 9 g，穿山龙 30 g。(《全国名医妇科验方集锦》)

21. 产后痞气，胸膈不快，噎闷不进饮食　人参威灵散：人参、茯苓、藿香叶、白芷、炙甘草、桔梗各一两，威灵仙一分。上件为末，每服一大盏，枣二枚，姜二片，水一盏须煎至八分，空心食前温服。(《普济方》)

22. 血风走疰疼痛　参见自然铜条。

23. 遍身皮肤瘙痒，或生疮疥，或生瘾疹。用手搔时，浸淫成疮，久而不差，愈而复作　参见黑芝麻条。

24. 急性乳腺炎　鲜威灵仙根 30 g(干的 12 g)，水煎服。未成脓者可内消。(《常见病验方研究参考资料》)

25. 早期乳腺炎畏寒发热、局部红肿胀痛有硬块　威灵仙软膏：威灵仙(干根)500 g，白蜡 250 g，麻油 125 g 制成。外敷，每日换药 1 次。(《中药制剂汇编》)

26. 产后妒乳壅疼痛　牡丹皮散：牡丹皮、威灵仙、黄芪、桂、当归、大黄各一两。上为散，每服二钱，温酒调下，不拘时服。(《普济方》)

27. 产后乳结核，欲坏不坏　托里散：威灵仙、当归、牡丹皮、芍药、黄芪、桂各一两，炮大黄半两。上为散，每服三钱，温酒调下，不拘时候。(《普济方》)

28. 输卵管阻塞不孕　透骨草 15～30 g，制川乌 6～9 g，威灵仙 10 g，肉桂 5 g，炙乳香、炙没药各 6 g，当归、红花、丹参、赤芍各 10 g。上药轧成绿豆大小颗粒，装布袋中，滴入少许白酒，蒸 40 分钟，敷下腹部。再在布袋上放置热水袋保温。温度在 40℃左右，40～60 分钟，每日 1 次，2 日更换 1 袋。(《中医临床妇科学》，夏桂成主编)

29. 妇人血瘕　白鸽子一只，用水闷死，去皮毛及肚脏，入刘寄奴、皮硝、威灵仙五钱于内，下砂锅煮熟，去药食鸽，三服全愈。(《何氏济生论》)

30. 七癥八瘕，聚结痞块，及妇人带下绝产　四物汤：当归、玄胡索、威灵仙、官桂各等分。上为末，每服三钱，酒调空心服。(《普济方》)

31. 妇人腰脚疼痛，大肠不利　威灵仙散：威灵仙、牵牛子各三两，木香半两，枳壳一两。上为细散，每日空心以茶清调下二钱，以利为效。(《普济方》)

32. 交接出血　威灵仙 10 g，防风 10 g，白芷 10 g，杏仁 10 g，仙鹤草 20 g，荆芥炭 10 g。(《妇科用药 400 品历验心得》)

33. 阴痒　搨痒汤：鹤虱，苦参，威灵仙，归尾，蛇床子，狼毒。煎汤熏洗。(《疡医大全》)

34. 淋病　苦参 30 g，黄柏 30 g，土茯苓 30 g，马齿苋 30 g，威灵仙 20 g，生甘草 10 g。水煎外洗，每日 2 次，每日 1 剂。(《现代中西医妇科学》)

35. 邪毒浸淫型梅毒　参见苍耳子条。

36. 霉菌性阴道炎　威灵仙 50 g，每次加水 1 000 mL，煎取 500 mL，连煎 3 次，合药液，凉后先用冲洗器冲洗阴道再坐浴，不拘次数，每次 15 分钟。(《妇科用药 400 品历验心得》)

37. 习惯性便秘　瓜蒌仁 20 g，桃仁 20 g，杏仁 10 g，桑椹 30 g，何首乌 30 g，熟地黄 12 g，覆盆子 30 g，当归 10 g，威灵仙 12 g。(《妇科用药 400 品历验心得》)

【现代药理研究】　采用小鼠热板法、醋酸扭体实验及二甲苯致小鼠耳郭肿胀法观察威灵仙水提液的镇痛抗炎效果，按含生药量 1.0 g/mL给动物灌胃 7 日，发现威灵仙水提液可提高小鼠疼痛阈值，延长扭体潜伏时间，减少扭体次数，有明显的镇痛作用。威灵仙 6.25～800 mg/mL 乙醇提取物干预 48 小时对人卵巢癌细胞 SKOV3 的增殖有抑制作用，抑制率随着浓度增大而增强，呈剂量相关，其半抑制浓度(IC_{50})为 239.3 mg/mL。[《药物评价研究》，2022，45(11)：2364－2370]

【用法用量】　内服：煎汤，6～15 g。外用：30～50 g，水煎冲洗坐浴。

【使用注意】 气血亏虚者及孕妇慎服。

厚朴(附花)

出《神农本草经》。又名厚皮、重皮、川朴、紫油厚朴。为木兰科植物厚朴 *Magnolia officinalis* Rehd. et Wils.或凹叶厚朴 *Magnolia officinalis* Rehd. et Wils. var. *biloba* Rehd. et Wils.的树皮或根皮。厚朴花出《饮片新参》。又名调羹花。为木兰科植物厚朴的花蕾。

【药性】 (厚朴)苦、辛,温。(厚朴花)甘,温。入脾、胃、大肠经。

【功效】 (厚朴)温中,下气,燥湿,消痰。(厚朴花)消食,理气,散结。

【药论及医论】 《药性论》:"除痰饮,去结水,破宿血,消化水谷,止痛。大温胃气,呕吐酸水。主心腹满……"

《日华子》:"妇人产前产后腹藏不安。"

《本草利害》:"厚朴辛温大热,性专消导,散而不收,脱人元气,略无补益之功……娠妇恶阻,水谷不入,娠妇胎气升眩晕,娠妇伤食停冷,娠妇腹痛泻痢,娠妇伤寒伤风,产后血虚腹痛,产后中满作喘,产后泄泻反胃,以上诸症,法所咸忌。若误投之,轻病变重,重病必危。"

【临床应用】

1. 经量过少　参见大黄条。

2. 月水不通,屡试有验　因气滞痞呕,结痰在上,寒热。厚朴汤:厚朴姜汁炙香,切细浓煎,去渣,空心服,不过三四剂瘥。(《赤水玄珠》)

3. 产后虚羸不足……月水不调,烦渴,四肢无力　参见姜黄条。

4. 崩中,无问久近,悉皆治之　伏龙肝一斤,小蓟根、桑寄生、续断、地榆、艾叶各三两,阿胶、当归、赤石脂、厚朴各二两,生姜五两。上十味切,以水一斗,煮取三升,绞去滓,分作三服。(《妇人大全良方》)

5. 足三阴亏损,经行数日不止,或兼带下无子　地黄丸:熟地黄、山茱萸肉、芜荑仁、白芍药、代赭石各一两,炮干姜、炒白僵蚕、厚朴各三钱。上为末,蜜丸桐子大。每服五十丸,空心温酒下,日三服。(《证治准绳·女科》)

6. 血气心腹疠痛　八仙散:厚朴,当归,芍药,枳壳,人参,甘草,茯苓,肉豆蔻。(《妇人大全良方》)

7. 经行情志异常　半夏12 g,厚朴10 g,紫苏叶5 g,生姜4片,茯苓12 g,甘草6 g,小麦15 g,大枣6个,甘松10 g,佛手柑10 g。(《妇科用药400品历验心得》)

8. 经行咳嗽　厚朴麻黄汤加味:厚朴10 g,炙麻黄5 g,杏仁10 g,石膏10 g,半夏9 g,细辛3 g,干姜3 g,小麦10 g,五味子3 g,浙贝母10 g,百部10 g。(《妇科证治经方心裁》)

9. 经行腹泻　参见车前子条。

10. 经来饮食即呕吐　参见山楂条。

11. 带下　厚朴10 g,香附10 g,苍术10 g,芡实20 g,薏苡仁20 g,羌活10 g。(《妇科用药400品历验心得》)

12. 妊娠恶阻呕吐不食　人参八分,厚朴六分,炙茯苓十三分,葛根八分,白术十二分,橘皮六分,生姜十一分,切。上水七升,煮二合,分温三服。(《经效产宝》)

13. 妊娠恶阻　制半夏、广陈皮各6 g,茯苓10 g,生姜3片,广藿香6 g,炒竹茹9 g,川朴花6 g,炒谷芽、麦芽各10 g。(《中医临床妇科学》,夏桂成主编)

14. 孕妇心胃作痛者,多因伤食停滞　参见苍术条。

15. 妊娠中恶初起。气逆虚喘,心腹胀痛,猝然昏倒　调气散:炒研砂仁、白蔻、丁香、木香、藿香各五分,制苍术、炒朴、陈皮、甘草、合香各一钱,姜、枣引。(《彤园妇人科》)

16. 妊娠气闭尸厥,其先必患腹痛秘结,猝然大叫昏死,面红,脉动有力　参见大黄条。

17. 怀妊四月心腹膨胀,饮食难消　平胃散:苍术二两,陈皮一两四钱,厚朴(姜制)一两,甘草八钱。胎前宜以白术代苍术。上为细末,每服三钱,白汤调服。(《广嗣全诀》)

18. 妊娠患腹痛,并胎动不安　葱白一升,人参、厚朴、阿胶、川芎各二两,当归三两。上㕮

咀，以水七升，煎取三升，分作三服。(《妇人大全良方》)

19. 妊娠腰痛，骨盆疼痛　参见防己条。

20. 妊妇霍乱吐利　香薷散：香薷叶四两，白扁豆、厚朴各二两。上吹咀，每服半两。水一大盏，酒一分，慢火浓煎至六分，去滓，井中浸令冰冷，顿服，无时候。(《太平惠民和剂局方》)

21. 妊娠洞泄寒中　厚朴丸：干姜、厚朴去粗皮，细锉。上等分，先杵令烂，水拌，同炒令干再为末，水煮面为丸如梧桐子大，每服五十丸，食前，米饮下。(《妇人大全良方》)

22. 妊娠便秘　厚朴 6 g，陈皮 10 g，羌活 6 g，小麦 50 g，生白术 30 g，紫苏子 15 g，火麻仁 15 g。(《妇科用药 400 品历验心得》)

23. 妊娠卒心痛，气欲绝　芎䓖、当归、茯苓各三两，厚朴三两。上水六升，煎取二升，分为两服。(《经效产宝》)

24. 子悬　半夏 12 g，厚朴 5 g，紫苏梗 9 g，生姜 4 片，茯苓 10 g。(《妇科用药 400 品历验心得》)

25. 妊娠疟疾　七宝散：常山，厚朴，青皮，陈皮，甘草，槟榔，草果。上等分，吹咀，每服半两。(《妇人大全良方》)

26. 妊娠咳嗽　桂枝加厚朴杏子汤加味：桂枝 6 g，炒白芍 6 g，炙甘草 6 g，生姜 4 片，大枣 6 个，杏仁 10 g，厚朴 5 g，陈皮 10 g。(《妇科证治经方心裁》)

27. 妊妇喘急，两胁胀痛，因五脏不和，血气虚弱，或食生冷，或冒风寒，致唇青面白，节筋酸疼，皮毛干涩，上气喘急，大便不通，呕吐频频，可服平安散　厚朴(姜汁炒)二钱，生姜二钱，炮姜一钱，广皮一钱，川芎一钱四分，木香二钱，地黄五两，炙草四分。每服四钱，水煎，入烧盐少许服。(《茅氏女科秘方》)

28. 胎热　参见荆芥条。

29. 妊娠合并急性黄疸型肝炎　参见茵陈蒿条。

30. 妊娠趾缝渗水瘙痒　参见白矾条。

31. 过期不产、宫缩乏力、产程滞延、重度妊娠中毒症需提早引产者　参见当归条。

32. 死产　苍术，川朴，陈皮，朴硝，甘草。(《傅青主女科》)

33. 产后恶露不绝，胎物残留　参见王不留行条。

34. 产后败血冲胃，惟昏沉饱胀、呕吐　加味平胃散：苍术、陈皮、厚朴、甘草各一钱，黑姜炭、肉桂各五分。(《女科一盘珠》)

35. 产后腹痛　归尾五钱，厚朴、香附各三钱。水煎服。(《常见病验方研究参考资料》)

36. 产后湿阻　参见半夏条。

37. 产后中暑　参见香薷条。

38. 产后霍乱吐利　厚朴汤：厚朴一两，陈橘皮半两，藿香、高良姜、当归各三分。上五味，粗捣筛，每服三钱匕，水一盏，煎七分，去滓温服，不拘时。(《圣济总录》)

39. 产后泄泻，腹痛呕逆不能食　厚朴汤：厚朴(去粗皮，姜汁制)二两，白术(炒)一两。上捣筛，每服五钱，水二盏半，煎八分去滓，空心服。(《普济方》)

40. 产后气逆、食滞胀痛等证　参见乌药条。

41. 产后腹痛气胀，胁下闷，不下食，兼微利　茯苓、人参、当归、甘草各六分，生姜、陈皮各四分，厚朴八分。上吹咀，以水二升，煎取八合，去滓分温服。(《广济方》)

42. 产后小便数及遗尿　桑螵蛸散：桑螵蛸三十个，鹿茸、黄芪各三两，煅牡蛎、人参、厚朴、赤石脂各二两。上为末，空心粥饮调下二钱。(《妇人大全良方》)

43. 产后水肿　参见木瓜条。

44. 产后寒热似疟　参见草果条。

45. 产后积聚癥瘕　参见马鞭草条。

46. 脏躁　参见玫瑰花条。

47. 妇人咽中如有炙脔，半夏厚朴汤主之。半夏一升，厚朴三两，茯苓四两，生姜五两，干苏叶二两。上五味，以水七升，煮取四升，分温四服，日三夜一服。(《金匮要略》)

48. 梅核气　(厚朴)花 15～30 g。水煎服。(《浙江药用植物志》)

49. 眩晕　参见石决明条。

50. 外源性及体质异常性肥胖病　参见槟榔条。

51. 肝气郁结引起的经前胸闷痞塞、抑郁寡欢诸症　参见刺蒺藜条。

52. 慢性盆腔炎性疾病后遗症　厚朴七物汤(厚朴、甘草、大黄、大枣、枳实、桂枝、生姜)加蒲公英、大血藤、败酱草、延胡索、大腹皮。(《妇科证治经方心裁》)

53. 各种妇产科术后胃肠胀气　术后排气汤：生大黄、枳实各 6 g，厚朴、木香、陈皮各 10 g，甘草 7 g。[《江西中医药》，1981(4)：85]

54. 制止针刺麻醉下全子宫切除术的鼓肠现象　用厚朴粉于术前 12 小时 1 次吞服，体重 50 kg 以下者 5～7.5 g，50 kg 以上者 7.5～10 g。术后一般在 24～36 小时有肛门排气现象，自诉无其他不适。(《中药大辞典》)

55. 妇科术后腹泻　参见藿香条。

56. 防止输卵管绝育术后粘连　参见番泻叶条。

57. 阴吹　半夏 9 g，厚朴 10 g，茯苓皮 20 g，紫苏梗 10 g，枳壳 10 g，白术 12 g。(《妇科用药 400 品历验心得》)

58. 小便不顺，甚者阴户疼痛　加味四七汤：半夏一两，厚朴、赤茯苓、炒香附子各五钱，紫苏、甘草各二钱。上㕮咀分四帖，每服水二盅，姜五片，煎八分，去滓，加琥珀末一钱，调服。(《证治准绳·女科》)

59. 霉菌性阴道炎　花椒 20 g，厚朴 50 g。每次加水 1 000 mL，煎取 500 mL，连煎 3 次，合药液凉后先用冲洗器冲洗阴道再坐浴，不拘次数，每次 15 分钟。(《妇科用药 400 品历验心得》)

60. 阴汗　厚朴 50 g，每次加水 1 000 mL，煎取 500 mL，连煎 3 次，合药液，凉后坐浴，不拘次数，每次 15 分钟。(《妇科用药 400 品历验心得》)

61. 前庭大腺炎　参见天花粉条。

【现代药理研究】

(1) 厚朴酚及和厚朴酚对胃排空和胃肠推进运动产生双向调节作用：当各种病理因子引起胃肠道运动功能低下时表现为促进胃排空和胃肠推进运动；当各种病理因子引起胃肠运动亢进时，表现为对抗亢进。[《中医药信息》，2023，40(2)：85－89]

(2) 厚朴煎剂有广谱抗菌作用，体外实验结果显示，厚朴对葡萄球菌、溶血性链球菌、白喉杆菌、炭疽杆菌、大肠埃希菌、变形杆菌、痢疾杆菌、伤寒杆菌、副伤寒杆菌等均有抗菌作用；厚朴煎剂对许兰毛癣菌、铁锈色毛癣菌、絮状表皮癣菌、犬小芽孢癣菌、同心性毛癣菌、红色毛癣菌、堇色毛癣菌等皮肤真菌有抑制作用。(《中华本草》)

【用法用量】　内服：煎汤，5～20 g；或入丸、散。外用：水煎外洗，50 g。(厚朴花)内服：煎汤，3～5 g。

【使用注意】　气虚、津伤血枯者禁服；孕妇慎服。(厚朴花)阴虚津亏者慎服。

砂　仁

出《本草原始》。又名春砂仁、缩砂仁、缩砂蜜。为姜科植物阳春砂 *Amomum villosum* Lour.、绿壳砂 *Amomum villosum* Lour. var. *xanthioides* T. L. Wu et Senjen 或海南砂 *Amomum longiligulare* T.L.Wu 的果实。

【药性】　辛，温。入脾、胃经。

【功效】　行气调中，和胃，醒脾。

【药论及医论】　《本草纲目》引杨士瀛："和中，行气，止痛，安胎。"

《本草汇言》引《广笔记》："治男妇翻胃呕吐，饮食不通。"

《沈氏女科辑要》："形气盛，胎常不运者，宜香、砂。"

《济阴近编》："妊妇偶有所伤，能动胎元，腹痛不安，及下血者，用砂仁和皮略炒，不可十分焦黑。大抵妊妇不缺此药，不特安胎，而且易产妙妙。"

《妇科玉尺》："古人治胎前，每将人参、砂仁同用，取其一补一顺，补则气旺而无堕胎之患，顺则气血通和而无难产之忧。良要法也。"

《名医临证经验丛书·妇科病》："何子淮治

疗妊娠肿胀时，提出健脾渗湿重用白术，顺气安胎首选砂仁，此两味药渗湿、顺气，但无碍胎之弊。”

【临床应用】

1. 经候不调　用四物一贴，加干姜一片小钱大，陈皮、缩砂数粒，捶碎用服。（《普济方》）

2. 顺气道，通血脉　沉香降气散：乌药、木香、香附子、砂仁、甘草各等分。上为细末，每服二钱，空心盐汤调下。（《医部全录·妇科》）

3. 积痰伤经不行，夜则妄语　通经方：栝楼子一两，吴茱萸十粒，桃仁五十个，红曲二钱，砂仁三两，黄连半两。上为末，生姜汁化炊饼，为丸桐子大，每服百丸，空心白汤下。（《医部全录·妇科》）

4. 经病由气虚　补气固经丸：人参，炙草，茯苓，白术，黄芪，砂仁。（《妇科玉尺》）

5. 血崩　缩砂散：新缩砂仁不以多少，于新瓦上炒香。为细末，米饮调下三钱。（《妇人大全良方》）

6. 经时腹痛　乌药，砂仁，延胡索，炙甘草，木香，槟榔，制香附。（《家用良方》）

7. 经行呕吐　参见人参条。

8. 经行胃痛　参见九香虫条。

9. 经行水肿　乌珀散：乌鲤鱼，琥珀，砂仁。（《中医妇产科学》，刘敏如等主编）

10. 带下　四神丸：香附米（酒、醋、童便各浸二两，浸三日，炒）八两，砂仁（炒）二两，苍术（米泔水浸，牡蛎粉炒）二两，椿根白皮（蜜水炒）二两。上为末，黄米煮饭为丸，如梧桐子大，每服五六十丸，空心黄酒送下。（《古今医鉴》）

11. 妊娠恶阻　参见青蒿条。

12. 妊娠胃脘烧灼感　参见海螵蛸条。

13. 妊娠腹痛　参见吴茱萸条。

14. 妊娠腰痛　参见仙茅条。

15. 妊娠左胁痛　参见川芎条。

16. 妊娠胃虚气逆，呕吐不食　缩砂散：每砂仁末一钱，姜汁调，米汤下。（《妇科玉尺》）

17. 妊娠伤食　丁香散：丁香，砂仁，白术。（《妇科玉尺》）

18. 妊娠霍乱吐泻，心躁腹痛　参见白扁豆条。

19. 妊娠中气　参见木香条。

20. 妊娠中恶　参见前胡条。

21. 妊娠痞症　常于方中加砂仁（杵冲）5 g，陈皮 9 g。（《妇科用药 400 品历验心得》）

22. 妊娠肝气滞逆，胀满不安　解肝煎：陈皮、半夏、厚朴、茯苓各一钱半，苏叶、芍药各一钱，砂仁七分。水一钟半，加生姜三五片，煎服。（《景岳全书》）

23. 妊娠胎动，偶因所触，或跌坠伤损，致胎不安，痛不可忍　缩砂熨斗内炒熟，去皮用仁，捣碎。每服二钱，热酒调下。须臾觉腹中胎动处极热，即胎已安矣。（《本草纲目》）

24. 妊娠偶有所伤，胎动不安，疼痛不可忍，兼治崩血甚效，兼治子冒　缩砂汤：缩砂不以多少，和皮炒，令黑色。细末，熟酒调下二钱。不饮酒者，以米饮调下皆可。觉腹中热则胎已安矣。此方极效。温隐居云：神效不可尽述。（《妇人大全良方》）

25. 胎漏下血　益智子半两，缩砂仁一两。为末。每服三钱，空心白汤下，日二服。（《济阴方》）

26. 胎动停止，胎萎不长　参见玫瑰花条。

27. 妊娠疟疾　参见高良姜条。

28. 羊水过多　参见桂枝条。

29. 产前胸中宿有痰饮，产后多致眩晕　参见茯苓条。

30. 常惯小产，常服此以保胎孕十月完足　莲砂散：湖莲肉（去心）四两，砂仁（炒）二两。上为末，每服二三匕，米饮调下，日服三四次。（《同寿录》）

31. 子逆冲上　子逆汤：人参二钱，砂仁一钱，菜油一两。（《妇科玉尺》）

32. 子痫昏冒　缩砂和皮炒黑，热酒调下二钱。不饮者，米饮下。此方安胎止痛皆效，不可尽述。（《本草纲目》）

33. 胎前不语者　凡声出于肺，不言多属痰，盖气闭于心窍也。砂仁一两水煎，空心服。（《妇科秘方》）

34. 子肿　茯苓导水汤：木香，木瓜，槟榔，

大腹皮，白术，茯苓，猪苓，泽泻，桑皮，砂仁，苏叶，陈皮。(《妇科心法要诀》)

35. 妊娠有泄泻不渴，小便清白者　宜三白散(白术、茯苓、白芍)加砂仁、厚朴、苍术、甘草。(《妇科玉尺》)

36. 胎症……或风寒所伤，因发喘咳嗽　治宜顺气为先，药宜香附、缩砂，乌梅、黄芩、白芷为佐。(《钱氏秘传产科方书名试验录》)

37. 难产　缩砂，香附(醋炒)，枳壳，甘草，滑石。上为末，白汤调服。(《证治准绳·女科》)

38. 死胎不下，反上冲心而欲绝者，急服药宜牛膝二两，砂仁、丹参各二钱煎。(《妇科玉尺》)

39. 产妇渴疾　缩砂皮不拘多少，煎汤百沸，候温通口饮之。不过一盏，渴疾自止。(《普济方》)

40. 产后呕逆不已　四君子汤加陈皮、半夏、藿香、砂仁。(《证治准绳·女科》)

41. 引产清宫后呃逆　参见丁香条。

42. 产后气逆食滞胀痛等证　大和中饮：陈皮一二钱，山栀、麦芽各二钱，枳实一钱，砂仁五分，厚朴、泽泻各一钱五分。水一钟半，煎七分，食远温服。(《景岳全书》)

43. 产后胃气虚弱，因饮食不节，致成霍乱　丁香散：丁香、肉豆蔻、当归、白术、缩砂、人参、厚朴、陈橘皮各三分，炙甘草半两。上件药捣粗罗为散，每服三钱，以水一中盏，入生姜半分，枣二枚，煎至六分，去滓，不计时候温服。(《太平圣惠方》)

44. 小产后下血不止　补气养血汤：人参、黄芪、当归、白术、白芍药、艾叶、阿胶、川芎、青皮、香附、砂仁、炙甘草各一钱。上锉，作一贴，水煎服。(《医部全录·妇科》)

45. 产后浮肿　缩砂仁四两，以莱菔子二两四钱，研末，水浸取汁，浸砂仁，候汁尽晒干，研极细末。每服一钱，渐加至二钱为度，淡姜汤送下。(《达生保赤编》)

46. 不孕　先天归一汤：当归身一两二钱，白术、茯苓、生地黄、川芎各一两，人参、白芍药、牛膝各八钱，砂仁、香附、牡丹皮、半夏各七钱，陈皮六钱，甘草四钱。上锉，分作十贴，姜三片，水煎，空心服。(《医部全录·妇科》)

47. 血气攻刺，小腹痛不可忍　缩砂、附子各一两。上为末，醋煮饭和令熟为丸，如梧桐子大。每服食前，以热酒下十丸。(《普济方》)

48. 妇人多有梅核气　参见浙贝母条。

49. 乳妇气脉壅塞，乳汁不行及经络凝滞，奶乳胀痛，留蓄邪毒，或作痈肿　葵菜子(炒香)、缩砂仁各等分。上为细末，每服二钱，热酒调下。(《妇人大全良方》)

50. 急性乳腺炎　砂仁末适量与少许粒米饭拌匀，搓成花生米大小，外裹消毒青皮塞鼻，每日2次。(《中医妇产科学》，刘敏如等主编)

51. 阳明经虚，不荣肌肉，阴中生疮不愈　藿香养胃汤：藿香、白术、白茯苓、神曲、乌药、缩砂仁、薏苡仁、半夏曲、人参各半两，荜澄茄、炙甘草各三钱半。上锉散，每服四钱，水盏半，姜五片，枣二枚同煎，不以时候。(《普济方》)

【现代药理研究】　砂仁种子提取液(0.5 g/L，1.2 g/L，4 g/L)能明显加强豚鼠离体回肠的节律性运动，并使收缩幅度增大。醋酸扭体法实验表明，砂仁0.3 g/kg、0.6 g/kg、1.2 g/kg，给小鼠灌胃给药，有明显镇痛作用。(《中华本草》)

【用法用量】　内服：煎汤，3～6 g，后下；或入丸、散。

【使用注意】　阴虚有热者禁服。

牵牛子

出《雷公炮炙论》。又名喇叭花子。为旋花科植物裂叶牵牛 *Pharbitis nil* (L.) Choisy 或圆叶牵牛 *Pharbitis purpurea* (L.) Voigt 的成熟种子。药材商品以种皮呈灰黑色者名黑丑，淡黄白色者名白丑，合称二丑。

【药性】　苦、辛，寒，有毒。入肺、肾、大肠经。

【功效】　利水通便，祛痰逐饮，消积杀虫。

【临床应用】

1. 经闭，干血痨　茜草、川芎各三钱，黑白

丑六钱。共研末，和蜜为七丸，第1日吃三丸，第2日吃二丸，第5日吃二丸。(《常见病验方研究参考资料》)

2. 妇人血分，经络不通，头面浮肿，腹胁妨闷，四肢烦疼 赤芍药散：赤芍药一两，桃仁一两，枳壳一两，百合一两，当归一两，赤茯苓一两，炒牵牛子一两，槟榔一两。上件药捣筛为散，每服四钱，以水一中盏，入生姜半分，同煎至六分，去滓，空心温服，逐日以利为效，未利再服。(《太平圣惠方》)

3. 虫证经闭腹痛 万应丸：槟榔五钱，大黄八两，黑丑四两，皂角十锭，苦楝根皮一斤。上将槟榔、大黄、黑丑为末，将皂角、苦楝根皮煎汁熬膏，为丸梧子大，先用沉香为衣，后用雷丸、木香为衣，每三丸，四更时沙糖水送下，善下诸虫。(《医部全录・妇科》)

4. 经水来而内有白虫，形如鸡肠，便满腹痛，乃中气虚，饮食不节，湿热下注而成 宜用追虫丸排虫，从大便而出，再服当归建中汤调之。追虫丸：槟榔、牵牛、雷丸各三钱，皂角一钱，大黄(酒浸)五钱，木香二钱。上为末，神曲糊丸桐子大，每服五十丸，空心开水下。(《秘传内府经验女科》)

5. 赤白带下，或出白物如脂，或有臭浊污水 万安散：小茴香(炒香)、木香各二钱半，黑牵牛一两，另取头末。上为细末，以生姜自然汁调二钱，临卧服，取尽恶物为效。未尽间日再服二钱，后以白粥补之，忌热毒物。(《济阴纲目》)

6. 妊娠恶心，汤水不进，及大便燥结，小便知热短少 木香槟榔丸：木香五分(如吐重，换沉香五分)，槟榔五分，青皮、黄柏、莪术、枳壳、黄连、香附、黑丑各五分，大黄一钱，当归一钱。共为末，和匀，滴水为丸，如绿豆大，时时用清汤送下二三丸。吐止大半即住，不可多进，恐损胃气故也。(《宋氏女科撮要》)

7. 妊娠伤寒，加腹胀，大便不通，喘急 金花散：炒川大黄一两，郁金一两，青橘皮一两，炒牵牛子二两，炙甘草三分。上件药捣细罗为散，每服不计时候，以生姜汤调下二钱，以利便瘥。(《太平圣惠方》)

8. 孕妇心痛，脉沉弦紧 黑丑散：黑丑一两，制半夏一两，炒白芥子二两，木香一两，茯苓两半，橘红一两，甘草五钱。制为散，水煎一二钱，去渣温服。(《女科指要》)

9. 临月滑胎 牵牛子一两，赤土一钱。共研末，白榆皮煎汤下，每服一钱。(《华佗神医秘传》)

10. 难产催生散 牵牛子一两(微炒)，禹余粮一分(烧醋淬三遍)。上件药，上捣细罗为散，每服，煎榆白皮汤调下二钱，宜频服。(《太平圣惠方》)

11. 产后胎衣不下 牵牛子酒下。(《注解胎产大通论》)

12. 产后遍身肿满 牵牛子丸：牵牛子(半生半熟)、枳壳(炒)各一两，当归(焙)、生干地黄(焙)、芎䓖、桑根白皮、木香(炮)、防己、诃黎勒(炮去核)各半两。上九味，捣罗为末，炼蜜丸如梧桐子大，每服二十丸，煎桑根白皮汤下，不拘时。(《圣济总录》)

13. 产后大小便秘涩，腹胀疼痛 牵牛子丸：炒牵牛子一两，大麻仁一两，当归一两，炒川大黄一两，木通一两，桃仁一两。上件药捣罗为末，炼蜜和捣三二百杵，丸如梧桐子大，不计时候，以粥饮下三十丸，以利为度。(《太平圣惠方》)

14. 产后久病赤白痢 连翘丸：连翘、陈皮、三棱各钱半，肉桂、槟榔、牵牛子、蓬术、青皮各一钱，肉豆蔻、好墨各半钱。上为细末，面糊丸如桐子大，每服三十丸，米饮下，或用水煎服，亦可。(《太平惠民和剂局方》)

15. 妇人气血痛 青木香、槟榔、黑丑、小茴、香附、当归、玄胡索各四钱，益母草、卜子炒。醋丸，每服五十丸。(《济阴近编》)

16. 卵巢肿瘤 穿山甲散：穿山甲，莪术，三棱，黑丑，五灵脂，玄胡，牛膝，当归，川芎，大黄，丹参，肉桂，麝香。上药研末服，每次3 g，每日2次。(《中医妇科学》)

17. 浆膜下肌瘤 当归12 g，赤芍12 g，白芍12 g，川芎10 g，生甘草10 g，制香附10 g，生地黄15 g，三棱15 g，紫石英15 g，石见穿20 g，蛇莓20 g，半枝莲20 g，海藻20 g，炒黑丑20 g，

丹皮 6 g。(《子宫肌瘤诊治》)

18. 求子方　熟地黄、川牛膝、当归各八分，卷柏、川芎、防风各六分，牵牛子、桂心各三分。上㕮咀，以水六升，煮取二升三合，去滓，分三服。服别和一分牵牛子末服。如人行四五里，更进一服，以快利止。(《妇人大全良方》)

19. 输卵管积水　茯苓皮 20 g，桂枝 6 g，炒白术 12 g，炙甘草 5 g，大腹皮 12 g，桑白皮 10 g，陈皮 12 g，牵牛子 6 g，瞿麦 15 g，葶苈子 10 g。(《妇科用药 400 品历验心得》)

20. 卵巢过度刺激综合征　茯苓皮 30 g，猪苓 20 g，白术 30 g，泽泻 10 g，桂枝 6 g，大腹皮 20 g，陈皮 9 g，桑白皮 10 g，赤小豆 45 g，车前子 10 g，槟榔 10 g，天仙藤 10 g，牵牛子 5 g，四磨饮口服液 2 支。(《妇科用药 400 品历验心得》)

21. 妇人大便不通　牵牛丸：黑牵牛二两，青皮一两，木香半两。上为细末，炼蜜丸如梧桐子大，空心，温水下二十丸。(《妇人大全良方》)

22. 妇人腰脚疼，大肠不利　威灵仙散：威灵仙二两，炒牵牛子二两，木香半两，枳壳二两。上件药捣细罗为散，每日空心，以茶清调下二钱，以利为效。(《太平圣惠方》)

23. 乳痈肿成疮，疼痛　防风一两，牵牛子二两，牛蒡子一两。上件药，捣细罗为散，不计时候，以温水调下二钱。(《太平圣惠方》)

24. 痔疮　先用葱椒汤频洗，后服赤石脂、龙骨、黑牵牛、菟丝子、黄芪、沙苑蒺藜之属。(《女科经纶》)

【现代药理研究】 牵牛子苷在肠内遇胆汁及肠液分解出牵牛子素，刺激肠道，增进肠道蠕动，从而达到泻下通便的功效。牵牛子中一种新木脂素 Pharbilignan C 可以通过线粒体介导的内在途径诱导细胞凋亡，从而抑制乳腺癌细胞 MDA－MB 231 的增殖。牵牛子提取物对动物离体子宫的兴奋作用，发现牵牛子内效应成分(Ph)对正常小鼠、正常大鼠、产后小鼠和产后大鼠的离体子宫均有兴奋作用，并且吲哚美辛可明显阻断 Ph 对子宫的兴奋作用，表明 Ph 兴奋子宫的作用可能与前列腺素的合成和释放有关。[《中华中医药学刊》，2022，40(6)：114－122]

【用法用量】 内服：煎汤，3～10 g；入丸、散，每次 0.3～1 g，每日 2～3 次。

【使用注意】 孕妇禁服，体质虚弱者慎服。不宜多服、久服，以免引起中毒反应。

轻　粉

出《本草拾遗》。又名水银粉、汞粉、腻粉、扫盆。为氯化亚汞(Hg_2Cl_2)。

【药性】 辛，寒，有大毒。入肝、肾经。

【功效】 外用杀虫，攻毒，敛疮，内服逐水，通便。

【药论及医论】 《本草正》："治瘰疬诸毒疮，去腐肉，生新肉。"

【临床应用】

1. 经前面部痤疮　轻粉、黄芩、白芷、白附子、防风各 3 g。共为末。每日洗面时多擦抹数次，临睡时也涂擦。(《妇产科疾病中医治疗全书》)

2. 经前口疳　参见胡黄连条。

3. 妊娠下痢赤白，里急后重，努责脱肛，肠澼脓血、鱼脑，或因伤寒后，余毒渗入肠间，撮痛绞痛　玉粉丹：石燕，真轻粉，元胡索。上为细末，以鸡子为丸如梧桐子大，米饮下三丸。(《普济方》)

4. 产前后、经病刺痛，血气劳伤，往来寒热，四肢困倦，夜多盗汗　软金花丸：当归半两，干漆(生用)、巴豆各二钱，斑蝥、轻粉、硼砂、粉霜各一钱。上为末同研细，枣肉为膏旋丸如绿豆大，每服一丸，新汲水下，病甚者加服。(《普济方》)

5. 产后恶物不下，月候不行，血刺腰腹急痛，或一切伤垢沉积，坚满痞痛，作发往来，或燥热烦渴，喘急闷乱，肢体疼倦，孕妇自利，恶物过多　没药丹：没药一钱，当归一两，牵牛二两，大黄一两，轻粉一钱，官桂一分，硇砂一钱。上研匀醋面糊为丸如小豆大，每服五丸至十丸，温水下，以快利及积病下为度，虽痢后病未痊者，后再加取利，止腹急痛，煎乳香汤下乃止。(《普济方》)

6. 产后中风口噤，身体如角弓反张，迷闷　龙脑散：龙脑，腻粉，干蝎，白矾灰，天麻，天雄，天南星，天竺黄。（《太平圣惠方》）

7. 鬼胎　参见天竺黄条。

8. 肠覃　露晞丸：广茂，三棱，干漆，川乌，硇砂，青皮，雄黄，茴香，穿山甲，轻粉，麝香，巴豆。糊丸，如桐子大，每服二十丸至三十丸，姜汤或酒下，空心食前服。（《济阴纲目》）

9. 子宫寒冷，赤白带下如注，腰膝酸痛　宁坤锭：乌梅肉，蛇床子，枯矾，苍术，生杏仁，樟脑，明雄黄，轻粉，冰片。制成锭，纳阴中。（《全国中药成药处方集》）

10. 乳上湿疮　露蜂房五钱，轻粉（煅）五分，龙脑一分，共研末，以金银花煎汁调涂。（《华佗神医秘传》）

11. 奶痈　鼠粪不以多少，烧存性二分，入轻粉二十文，研停，麻油调涂。如有头即溃，无头即消。（《妇人大全良方》）

12. 奶癣疮，经年不瘥　参见玄参条。

13. 外敷治疗乳癌初起，经治后乳中核自脱，用该膏外用敛口　生肌玉红膏：由甘草、瓜儿血竭、轻粉、当归身、白蜡、白芷、紫草、麻油配制而成。（《外科正宗》）

14. 轻度单纯型宫颈糜烂　参见四季青条。

15. 子宫颈癌　轻粉、雄黄各 3 g，梅片 0.3 g，麝香 0.15 g，蜈蚣 2 条，黄柏 15 g。共研细粉，局部外敷。（《肿瘤临床手册》）

16. 阴疮　杏仁 30 g，轻粉 3 g。共研为细末，香油调和涂患部。（《常见病验方研究参考资料》）

17. 外阴湿疹　参见地锦草条。

18. 阴部湿冷疮　洁古方：文蛤，乳香，白矾，铜绿，轻粉。上为极细末，洗净掺之。（《证治准绳・女科》）

19. 杨梅疮癣　汞粉，大风子肉。等分为末，涂之。（《岭南卫生方》）

20. 阴虱　参见芦荟条。

21. 月水不通，结为癥块，腹内疞痛，面色萎黄　砒霜丸：砒霜，硇砂，腻粉，巴豆，斑猫，芫花，狗胆。（《太平圣惠方》）

【现代药理研究】　外用有杀菌作用，对常见致病性皮肤真菌也能抑制。内服能制止肠内异常发酵，阻碍肠中电解质与水分的吸收而导致泻下。少量吸收后有利尿作用，但过量可致中毒，导致心、肝、肾病变。也致卵巢受损。（《中医大辞典》）

【用法用量】　内服：60～150 mg，多入丸剂。

【使用注意】　因有强烈的毒性反应，故内服宜慎。孕妇忌服。

鸦胆子

出《本草纲目拾遗》。又名老鸦胆、鸦胆、苦榛子、苦参子、鸦蛋子、鸭胆子、解苦楝、小苦楝。为苦木科植物鸦胆子 *Brucea javanica* (L.) Merr.的果实。

【药性】　苦，寒，小毒。入大肠、肝经。

【功效】　清热，燥湿，杀虫，解毒。

【药论及医论】　《医学衷中参西录》：“治梅毒及花柳毒淋，捣烂醋调敷疔毒，善治疣。”

【临床应用】

1. 湿热（毒）型带下　鸦胆子 20 个去皮，加水一杯，煎取半杯。用带线棉球浸药液塞阴道后穹窿处，12～24 小时取出，每日 1 次，7～10 次为 1 个疗程。（《中医妇产科学》，刘敏如等主编）

2. 乳腺癌初起，坚硬如鸡子大　乳香、没药、五倍子各 60 g，昆布 15 g，鸦胆子少许（去壳），加醋 1.5 kg，用慢火煎成膏状后，量患处大小摊在纱布上敷。（《常见病验方研究参考资料》）

3. 子宫颈癌　乌梅 18 g，鸦胆子（去壳）、硇砂、蟾酥各 9 g，马钱子（去毛、皮，油炸）、轻粉、雄黄、红砒各 6 g。药研细末，加凡士林调和，取每适量，涂敷瘤体或宫颈口，每日 1 次。（《中国民间医术绝招・妇科部分》）

4. 女阴瘙痒症　鸦胆子 15 g，加水浓煎，熏洗患处，每日早晚各 1 次。（《百病良方》）

5. 滴虫性阴道炎　鸦胆子（去皮）20 个。

加水一茶杯半，用砂壶煎至半杯，倒入消毒碗内。用消毒过的大注射器将药液注入阴道，每次 20～40 mL。轻者 1 次，重者 2～3 次即愈。(《中华民间秘方大全》)

6. 尖锐湿疣　鸦胆子仁 30 g，生香油 100 g 浸泡 2 周，将鸦胆子仁捣烂与香油调成糊状，涂患处，每日 1～2 次。(《现代中西医妇科学》)

7. 子宫颈癌　鸦胆子、生马钱子、生附子、轻粉各 4.5 g，雄黄、青黛各 9 g，硇砂 6 g，乌梅炭 15 g，麝香 3 g。共研末，外用。对糜烂菜花型子宫颈癌有使局部瘤组织脱落、退变及止血和抗感染作用。(《肿瘤临床手册》)

【现代药理研究】 鸦胆子中的苦木素类化学成分具有抗人乳头瘤病毒作用。[《中草药》，2021，52(20)：6431－6441]

【用法用量】 内服：去壳取仁，用胶囊或龙眼肉包裹吞服，每次 10～15 粒，不入汤剂。外用：适量，水煎冲洗阴道；或捣敷；或制成鸦胆子油局部涂敷。

【使用注意】 对胃肠道有刺激作用，可引起恶心、呕吐、腹痛，对肝肾亦有损害，故不宜多服久服。脾胃虚弱、呕吐者禁服。

韭　菜

出《滇南本草》。又名草钟乳、壮阳草、扁菜。为百合科植物韭菜 *Allium tuberosum* Rottl.ex Spreng.的叶。

【药性】 辛，温。入肝、胃、肾经。

【功效】 温中，下气，散血，消肿。

【药论及医论】《本草汇言》："生则辛而行血，如丹溪方治吐血唾血，呕血衄血，淋血尿血，妇人经脉逆行上冲之血。"

【临床应用】

1. 肾气不固月经先期　韭菜 150 g，羊肝 200 g。韭菜切段，羊肝切片，急火炒熟。月经前食用，连服 5～6 剂。(《中医妇产科学》，刘敏如等主编)

2. 痛经　韭菜 250 g，红糖 60 g。韭菜捣烂取汁兑入煮沸之红糖水。痛经时饮用，连服 2～3 日，饮后俯卧片刻。(《中华民间秘方大全》)

3. 崩漏　韭菜根洗净捣汁半杯，用等量开水冲服。(《常见病验方研究参考资料》)

4. 闭经　韭菜头三两。绞汁炖热温服，重者连服 3 剂。(《常见病验方研究参考资料》)

5. 经血逆行，或血腥，或吐血，或唾血　用韭汁服之。(《丹溪心法》)

6. 赤白带下　韭根捣汁，和童尿露一夜，空心温服取效。(《海上仙方》)

7. 恶阻　韭菜、生姜适量、白糖少许。将韭菜、生姜洗净捣汁，开水冲服。(《常见病验方研究参考资料》)

8. 妊娠血枯便闭　滋血润肠汤：大黄(煨)三钱，桃仁(去尖)十二粒，当归、枳壳、麻仁、红花、赤芍各一钱，韭汁一匙。水煎，入白蜜一匙。(《秘传内府经验女科》)

9. 围产期外痔　韭菜根适量，煎汤趁热坐熏，每日 2 次。(《妇产科疾病中医治疗全书》)

10. 产后腹痛　韭菜根三钱，香附子五钱。酒煎服。(《常见病验方研究参考资料》)

11. 产后出血　韭菜根 60 g。洗净，切碎捣汁，加红糖冲水服。(《中华民间秘方大全》)

12. 产后血晕，全不省人事，极危殆者　用韭菜切，入在一有嘴瓷瓶内，煎热醋沃之，便密缚瓶口，以瓶嘴向产妇鼻孔，令醋气透入，须先扶病人起。恶血冲心，故有此证。(《妇人大全良方》)

13. 产后呕水，产后因怒哭伤肝，呕青绿水　用韭叶一斤取汁，入姜汁少许，和饮，遂愈。(《摘玄方》)

14. 产后手足拘挛不能动　老生姜三斤，红枣半斤，韭菜根适量，烧酒一斤。将前三味切碎，入锅内炒至青烟起为度，再入烧酒加盖片刻取起，以去火气，睡时敷患处，一夜去之。(《常见病验方研究参考资料》)

15. 产后骨蒸　参见胡黄连条。

16. 血风头痛　七生丸：生川乌、生草乌、生南星、半夏、川芎、生石膏、生白芷等分。上为细末，研韭菜自然汁，丸如梧子大。每服七丸，加至十丸，嚼生葱，茶送下。(《妇人大全良方》)

17. 性欲减退 韭菜拌虾肉：取生大虾肉250 g，先将虾肉用油炸熟，再炒韭菜250 g，加盐适量，同虾肉拌吃。（《妇产科疾病中医治疗全书》）

18. 子宫脱垂 韭菜250 g。煎汤熏洗外阴部。（《中草药手册》）

19. 急性乳腺炎 鲜韭菜一束，开水泡后，捣敷患处。（《常见病验方研究参考资料》）

20. 肝郁血瘀乳衄 韭菜1把，洗净捣碎，取汁约200 mL，开水送服。（《中医临床妇科学》，夏桂成主编）

21. 乳疮 取韭根烧，粉疮，良。（《僧深方》）

22. 奶癣疮，经年不瘥 参见玄参条。

【现代药理研究】 叶研磨后的滤液，1∶4在试管内对阴道滴虫有杀灭作用。（《中医大辞典》）

【用法用量】 内服：水煎，30～60 g；取汁服30～60 mL。

韭菜子

出《本草经集注》。又名韭子、韭菜仁。为百合科植物韭菜 *Allium tuberosum* Rottl. ex Spreng.的种子。

【药性】 辛、甘，温。入肝、肾经。

【功效】 温补肝肾，壮阳固精。

【药论及医论】 《本草纲目》："补肝及命门。治小便频数，遗尿，女人白淫白带。"

《本草正》："妇人阴寒，少腹疼痛。"

《本草再新》："治……赤白带下。"

【临床应用】

1. 肾阳虚衰崩漏 补骨脂、韭菜子、焦艾叶各五钱。水煎，加红糖五钱，一次服下。（《常见病验方研究参考资料》）

2. 带下 韭子七升，醋煮千沸，焙研末，炼蜜丸梧子大。每服三十丸，空心温酒下。（《备急千金要方》）

3. 下虚胞寒，小便白浊，或如泔，或如凝脂，腰重 固精丸：牡蛎、菟丝子、炒韭子、龙骨、五味子、茯苓、炙桑螵蛸、白石脂各等分。为末，酒糊丸梧桐子大。每服七十丸，空心盐汤下。（《证治准绳·女科》）

4. 妊娠恶阻 韭子10 g，砂仁5 g，半夏10 g，陈皮10 g，茯苓10 g，紫苏梗10 g。（《妇科用药400品历验心得》）

5. 妊娠腰痛 莲子30 g，白扁豆20 g，小茴香5 g，续断10 g，仙茅10 g，杜仲10 g，韭菜子10 g。（《妇科用药400品历验心得》）

6. 产后排尿异常肾阳不足证 巩堤丸：熟地黄，菟丝子，白术，五味子，山药，益智仁，补骨脂，附子。（《中医妇产科学》，刘敏如等主编）

7. 带下阴冷 参见白芥子条。

8. 妇人虚冷，小便滑数 菝葜散：菝葜、桑螵蛸、炮附子、龙骨各一两，韭子半两，桂心半两。上件药捣细罗为散，每服食前，以温酒调下二钱。（《太平圣惠方》）

9. 催乳 生韭子黑者，炒为末，黄酒冲服，五次效。（《良朋汇集》）

10. 不孕 七子丸：五味子一两，菟丝子一两，韭子（炒）一两，覆盆子（去蒂酒洗）一两，蛇床子半两，黑附子一两，白茯苓半两，原蚕蛾一两，肉苁蓉一两，鹿茸一两，益智子一两，沉香半两，黄芪半两，远志半两，阳起石一两，熟地黄一两。上为细末，酒煮，糯米糊为丸，如梧桐子大。每服六七十丸，空心盐酒或盐汤吞下。（《普济方》引《便产须知》）

11. 肾虚型性欲低下及性厌恶 韭菜子30 g，煅龙骨10 g，桑螵蛸15 g，核桃仁30 g，水煎服。（《民间偏方验方精选》）

【用法用量】 内服：水煎，3～9 g。

【使用注意】 阴虚火旺者忌服。

虻 虫

出《本草经集注》。又名蜚虻、牛虻、瞎蠓。为虻科昆虫复带虻 *Tabanus bivittatus* Mats.或其他同属昆虫的雌性全虫。

【药性】 苦，微寒，有毒。入肝经。

【功效】 逐瘀，破积，通经。

【药论及医论】 《神农本草经》："主逐瘀

血，破下血积、坚痞、癥瘕、寒热，通利血脉及九窍。”

《名医别录》：“主女子月水不通，积聚……”

《日华子》：“破癥结，消积脓，堕胎。”

【临床应用】

1. 痛经(盆腔淤血综合征)　水蛭 10 g，虻虫 6 g，桃仁 10 g，制大黄 10 g，桂枝 6 g，茯苓 10 g，白芍 10 g，牡丹皮 10 g，大血藤 30 g，蒲公英 15 g，延胡索 15 g，血竭 4 g。(《妇科用药 400 品历验心得》)

2. 经水不利下　抵当汤：水蛭三十个(熬)，虻虫三十枚(熬)，桃仁二十个，大黄三两(酒浸)。上四味，为末，以水五升，煮取三升，去滓，温服一升。(《金匮要略》)

3. 月经后期　参见水蛭条。

4. 经水不通　荡滞散：斑蝥(炒去翅足)半两，大黄(锉炒)三分，水蛭(糯米内炒熟，去米)、虻虫(炒)各一分。上四味，捣罗为细散研匀，狗胆酒调下半钱匕。(《圣济总录》)

5. 月水久不通，洒洒往来寒热　虻虫丸：虻虫半两，桃仁二两，桑螵蛸半两，蛴螬一两，代赭一两，水蛭半两，炒川大黄一两。上件药捣罗为末，炼蜜和丸，如梧桐子大，每于食前，以温酒下十丸。(《太平圣惠方》)

6. 经量过少　水蛭 10 g，虻虫 5 g，桃仁 10 g，制大黄 10 g，䗪虫 10 g，益母草 30 g，川牛膝 30 g，丹参 20 g，大腹皮 20 g。(《妇科用药 400 品历验心得》)

7. 月水不断　牡丹皮、牡蒙、炮附子、蒸大黄、炒葶苈、苦梗、茯苓各半两，当归、制厚朴、吴茱萸、炒川椒、人参、川芎、柴胡、桂心、干姜各半两，细辛一两半，虻虫五十个。上为细末，炼蜜丸如梧桐子大，空心，温酒下十丸；未知，渐加至二十丸，以知为度。(《妇人大全良方》)

8. 带下　回阳丹：全蝎、升麻、甘松各二分，草乌头、羌活各三分，大椒、山柰子、荜茇、枯矾各五分，大蒜、破故纸各二钱，水蛭二钱，川乌头、柴胡各七分，虻虫三个，炒黄盐一钱。上为细末，根据前制如指尖大。用绵裹，纳阴户中，觉脐下暖为效。(《济阴纲目》)

9. 产后胎衣不下　参见水蛭条。

10. 杨氏产乳疗母困笃，恐不济，去胎方　虻虫十枚。上捣为末，酒服之即下。(《产书》)

11. 产后，腹内血瘕疼痛　当归散：当归一两，赤芍药一两，水蛭一两，虻虫一两，小儿胎发(烧灰)一两，瓷药一两，芫花(醋拌炒干)一两，延胡索一两。上件药捣细罗为散，每日空心，以温酒调下一钱。(《太平圣惠方》)

12. 产后腰痛　参见苏木条。

13. 血晕血结　保命方：四物汤四两，倍当归、川芎，加鬼箭羽、红花、玄胡各一两，同为粗末，加下四味，煎调没药散服。虻虫二钱，水蛭一钱，麝香少许，没药。上为末，入前药调服，血下痛止，则服一服。(《济阴纲目》)

14. 产后恶血冲心　赤龙鳞散：赤鲤鱼鳞(烧灰)二两，虻虫半两，狗胆(干者)半两，蒲黄半两，乱发(烧灰)二两，麝香(细研)二钱。上件药同研令细，不计时候，煎生姜童子小便，调下一钱。(《太平圣惠方》)

15. 产后恶血不尽，攻心腹疼痛　姜黄散：姜黄三分，牡丹三分，当归三分，虻虫一分，没药一分，水蛭一分，刘寄奴三分，桂心三分，牛膝一两。上件药捣细罗为散，每服食前，以温酒调下一钱。(《太平圣惠方》)

16. 产后恶露不下，狂语闷乱，口干，寒热往来，腹中疼痛　牡丹散：牡丹、土瓜根、牛膝、虎杖、桃仁、赤芍药、当归、川大黄、槟榔、荷叶、红蓝花、延胡索、蒲黄、虻虫、水蛭各半两。上件药捣细罗为散，每服不计时候，以当归酒调下二(一)钱。(《太平圣惠方》)

17. 产后恶血不散，结成癥块，脐腹疼痛　硇砂散：硇砂一两，芫花半两，虻虫半两，水蛭半两，琥珀三分，干漆半两，没药三分，桂心半两，麝香一分。上件药捣细罗为散，入研了药令匀，每服食前，以温酒调下一钱。(《太平圣惠方》)

18. 产后恶露方行，忽然断绝，腰腹重痛，或流注腿股作痛　参见水蛭条。

19. 产后急性血栓性静脉炎　解毒通脉汤：桃仁、栀子、黄芩各 9 g，大黄、水蛭、虻虫、牡丹

皮、延胡索、赤芍各 6 g，金银藤 30 g，生石膏 24 g，连翘 15 g。(《刘奉五妇科经验》)

20. 妇人脏腑宿冷，经脉不利，腹中有瘀血，攻刺疼痛　虻虫散：虻虫半两，水蛭半两，桃仁三分，乌贼鱼骨半两，牛膝半两，鲤鱼鳞半两，桂心半两，芫花半两，枳壳半两，当归半两，赤芍半两，硇砂半两。上件药捣细罗为散，每服食前，以暖酒调下一钱。(《太平圣惠方》)

21. 妇人立身已来全不产者及断续久不产三十年者　朴硝荡胞汤：朴硝，牡丹皮，当归，大黄，桃仁，细辛，厚朴，桔梗，赤芍药，人参，茯苓，桂心，甘草，川牛膝，陈皮，虻虫，水蛭，附子。(《备急千金要方》)

22. 输卵管阻塞引起不孕症　三七 4 g，大血藤 30 g，莪术 12 g，三棱 12 g，皂角刺 15 g，制乳香 5 g，制没药 5 g，水蛭 10 g，蒲公英 20 g，败酱草 20 g，丹参 15 g，石见穿 30 g，路路通 12 g，水蛭 10 g，虻虫 6 g，桃仁 10 g，制大黄 10 g。(《妇科用药 400 品历验心得》)

23. 子宫内膜异位症　五虫散：全蝎、蜈蚣各一份，䗪虫、虻虫、水蛭各三份，共研细末，每日 3 次，每次 3 g。(《女性性器官出血》)

24. 血积癥瘕，经络涩滞　大红花丸：川大黄、红花各二两，虻虫十个。上取大黄七钱，醋熬成膏，和药，丸如桐子大，每服五七丸。食后温酒下，日三服。(《济阴纲目》)

25. 子宫肌瘤　愈黄丹：水蛭 10 g，虻虫 6 g，乳香 6 g，没药 6 g，黄连 6 g，露蜂房 10 g，黄柏 10 g，牡丹皮 6 g，龙胆草 6 g。上药研末各取净粉，照方 30 料混合后，用金银花 100 g 煎汤，水泛为丸。雄黄 10 g 为衣(忌高温烘)，每日 2 次，每次 5 分，吞服。(《实用中西医结合诊断治疗学》，陈贵廷等主编)

26. 卵巢癌　卵巢癌方：虻虫、水蛭各 4.5 g，炙鳖甲、赤芍、丹参、香附各 12 g，炙山甲、熟地黄、三棱、莪术、黄芪各 15 g，白花蛇舌草、桃仁、薏苡仁、铁树叶各 30 g，枳壳、小茴香、七叶一枝花各 9 g，木鳖子末 0.3 g(吞)。(《中医妇科临床手册》)

27. 鬼胎，腹内疠痛，日夜不止　参见水蛭条。

【现代药理研究】　虻虫多糖能显著延长小鼠凝血时间，提示该物质通过干扰内源性凝血系统因子的活性，从而使纤维蛋白的生成受到抑制。虻虫多糖还能显著延长大鼠凝血酶原时间，提示该物质是通过干扰外源性凝血系统因子的活性，而抑制凝血酶原向凝血酶的转变，从而使纤维蛋白原向纤维蛋白的转变受到抑制。[《中医药信息》，2000(3)：64－66]

【用法用量】　内服：煎汤，5～10 g；研末，0.3～0.6 g；或入丸、散。

【使用注意】　气血虚者、孕妇及月经期禁服。

骨碎补

出《本草拾遗》。又名毛姜、申姜、猴姜。为水龙骨科植物槲蕨 *Drynaria fortunei* (Kunze) J. Sm.的根茎。

【药性】　苦，温。入肝、肾经。

【功效】　补肾，活血，止血。

【药论及医论】　《开宝本草》："主破血，止血，补伤折。"

《本草图经》："亦入妇人血气药用。"

《四川中药志》："通经。"

《中医妇科名家经验心悟》："朱南孙认为，骨碎补苦温，温肾坚骨，治折伤；刘寄奴活血止痛，善疗跌打损伤。两药用于产后息胞致耻骨疼痛效佳。"

【临床应用】

1. 阳虚宫寒的月经不调、痛经、不孕症　骨碎补、熟地黄各 15 g，鸡血藤 20 g，熟附子 10 g，归身、川芎、益母草各 9 g，白芍、炙甘草各 5 g，艾叶 6 g，小茴香 3 g，吴茱萸 2 g。(《全国名医妇科验方集锦》)

2. 经期过长　骨碎补 20 g，山茱萸 20 g，枸杞子 20 g，仙鹤草 30 g，阿胶 10 g，党参 45 g，贯众 30 g。(《妇科用药 400 品历验心得》)

3. 崩漏　墓头回 30 g，贯众炭 20 g，骨碎补 20 g，山茱萸 20 g，仙鹤草 30 g，墨旱莲 30 g，党

参 20 g,阿胶 10 g,荆芥炭 10 g。(《妇科用药 400 品历验心得》)

4. 绝经后崩漏　骨碎补 20 g,徐长卿 12 g,生地黄 20 g,女贞子 20 g,墨旱莲 20 g,龟板胶 10 g。(《妇科用药 400 品历验心得》)

5. 肾虚型经行泄泻　骨碎补 60 g,研末,入猪肾中,煨熟,频食。(《妇产科疾病中医治疗全书》)

6. 赤白带下　十六味保元汤:黄芪一钱,石斛七分,巴戟肉二钱,白茯苓一钱,升麻七分,圆眼肉三钱,贯仲三钱,人参二钱,山药一钱,川独活一钱,当归身二钱,莲蕊一钱,黄柏八分,生甘草三分,杜仲一钱五分,骨碎补二钱。(《寿世保元》)

7. 白浊　参见女贞子条。

8. 妊娠腰痛　骨碎补 10 g,桑螵蛸 20 g,菟丝子 15 g,胡芦巴 12 g,续断 10 g。(《妇科用药 400 品历验心得》)

9. 胎漏　骨碎补 10 g,仙鹤草 30 g,仙茅 10 g,白及 10 g,生黄芪 10 g,扁豆 20 g,益智仁 10 g,鹿角胶 10 g。(《妇科用药 400 品历验心得》)

10. 妊娠腹泻　骨碎补 10 g,芡实 20 g,炒白扁豆 20 g,苍术 10 g,山药 15 g,茯苓 10 g,金樱子 20 g,藿香 6 g。(《妇科用药 400 品历验心得》)

11. 产后血晕　骨碎补三钱。捣烂,加糖和酒服。(《常见病验方研究参考资料》)

12. 产后身痛　骨碎补 60 g,狗肉适量,炖服。(《中医妇科学》,成都中医学院编)

13. 产后百节腰膝酸疼　服乌金丸、紫金散、紫金丹。骨碎补汤下。(《注解胎产大通论》)

14. 妇人血风流注,腰脚疼痛不可忍　参见没药条。

15. 妇科术后腹泻　参见藿香条。

16. 交接出血　肉苁蓉 20 g,枸杞子 20 g,仙鹤草 30 g,杜仲 15 g,阿胶 10 g,墨旱莲 30 g,骨碎补 15 g,生地黄炭 20 g,荆芥炭 10 g。(《妇科用药 400 品历验心得》)

17. 妇人血气风攻腰脚疼痛,腹胁拘急,肢节不持　骨碎补散:骨碎补,萆薢,川牛膝,桃仁,海桐皮,当归,桂心,槟榔,赤芍药,附子,川芎,枳壳。(《妇人大全良方》)

18. 耳鸣牙痛　骨碎补 12 g,生地黄 12 g,穞豆衣 20 g,麦冬 10 g,墨旱莲 20 g,磁石 15 g,珠儿参 10 g,生黄芪 15 g,党参 12 g,升麻 6 g,龙胆 2 g,蔓荆子 10 g。(《妇科用药 400 品历验心得》)

【现代药理研究】　骨碎补可以使 MC3T3 - E1 成骨细胞内碱性磷酸酶活性升高、促进骨钙素分泌及加速矿化结节形成,从而促进成骨细胞分化。雌激素受体拮抗剂 ICI182780 及 ERK、P38 信号通路阻断剂能抑制骨碎补提高 MC3T3 - E1 细胞内碱性磷酸酶活性的作用,并由此推断骨碎补主要通过雌激素受体及 ERKMAPK、P38MAPK 通路来促进成骨细胞分化。[《中国中药杂志》,2021,46(11):2737 - 2745]

【用法用量】　内服:煎汤,10～20 g;或入丸、散。外用:适量。

【使用注意】　阴虚内热及无瘀血者慎服。

钟乳石

出《神农本草经》。又名石钟乳、滴乳石、鹅管石。为碳酸盐类矿物方解石族方解石,主含碳酸钙($CaCO_3$)。

【药性】　甘,温。入肺、肾经。

【功效】　下乳汁,助阳。

【临床应用】

1. 经期过长　钟乳石 15 g,赤石脂 15 g,代赭石 12 g,白芷 10 g,防风 10 g,阿胶 10 g,仙鹤草 15 g,蛇莓 15 g。(《妇科用药 400 品历验心得》)

2. 子宫内膜异位症病变位于子宫直肠窝者　钟乳石、乳香、没药各等分,研末,均匀过筛消毒。于经净后上于后穹窿,每次 1 小匙,每周 2 次。上药后用带线棉球塞住,24 小时后取出。(《中医妇产科学》,刘敏如等主编)

3. 月水不利，累月不快，身热烦热，骨节沉重，日渐羸瘦　泽兰叶、钟乳、细辛、黄芪、紫石英各三分，炒大黄、熟地黄、远志、白芷、苦参、柏子仁、炒蜀椒、白术、川芎、炮附子、炒麦糵、吴茱萸、炮陈面、前胡、大枣各半两，丹参、枳壳、芍药、桔梗、秦艽、当归、沙参、桂、厚朴、石斛、麦门冬各三分，人参半两。上为细末，炼蜜和丸如梧桐子大，每服二十丸，空心服，温酒下，渐加至三十丸。(《普济方》)

4. 妇人三十六疾，胞中痛，漏下赤白　白石脂丸：白石脂，乌贼骨，禹余粮，牡蛎，赤石脂，干地黄，干姜，龙骨，桂心，石韦，白蔹，细辛，芍药，黄连，附子，当归，黄芩，蜀椒，钟乳，白芷，芎䓖，甘草。(《医方类聚》)

5. 带下　钟乳石 20 g，防风 10 g，羌活 10 g，苍术 10 g，海螵蛸 20 g，白芷 10 g，芡实 20 g，金樱子 20 g。(《妇科用药 400 品历验心得》)

6. 妊娠八九月，胎动，时有所下，腹内疞刺疼痛，头面壮热，口干，手足逆冷，兼气上妨闷　赤石脂散：赤石脂、白术、当归、炮干姜、芦根、桑寄生各半两，地龙一分，炒艾叶三分，钟乳粉、川芎、鹿茸、熟干地黄、厚朴各二两。上为散，每服三钱，以水酒各半中盏，煎至六分(去滓)，不拘时候，温服。(《普济方》)

7. 妊娠数堕胎，皆因气血虚损，子藏风冷，致令胎不坚固，频有所伤　宜服卷柏丸：卷柏、钟乳粉、鹿角胶、紫石英、阳起石、桑螵蛸、熟干地黄、禹余粮各一两，杜仲、川芎、当归、桂心、桑寄生、牛膝、五味子、蛇床子、牡丹各三分。上件药捣罗为末，都研令匀，炼蜜和丸，如梧桐子大，每服，空心及晚食前，以温酒下三十丸。(《太平圣惠方》)

8. 妊娠六月，伤寒头痛壮热，咳嗽气急　杏仁散：杏仁、五味子各三分，炙甘草、炮干姜、紫菀各半两，麦门冬一两，钟乳粉半分。上捣粗罗为散，每服三钱，水一盏，入枣三枚，煎至六分去滓，不计时候温服。(《普济方》)

9. 产后脏虚不足，心神惊悸，志意不安，腹中急痛，或时怕怖，夜卧不安　远志丸：远志、麦门冬、黄芪、当归、人参、白术、独活、白茯苓、桂心、柏子仁、石菖蒲、熟干地黄、山茱萸、钟乳粉、阿胶各一两。上为细末，炼蜜和捣五七百下，丸如梧桐子大。每服三十丸，温酒送下，不拘时候，日进二服。(《证治准绳·女科》)

10. 产后虚羸寒热，四肢瘦弱，不思饮食，心神虚烦，夜卧不安　五石丸：紫石英、钟乳粉、白石英、熟干地黄、麦门冬各一两半，赤石脂、石膏、五味子、黄芪、白茯苓、白术、当归、人参、桂心、川芎各一两，炙甘草半两。上件药捣罗为末，入研了药，都研令匀，炼蜜和捣三二百杵，丸如梧桐子大，每服，以薤白汤下三十丸，日三服。(《太平圣惠方》)

11. 产后猝中风，发疾口噤，倒闷吐沫，瘛疭眩冒不知人，及湿痹缓弱，身体痉，妊娠百病　参见石膏条。

12. 失血过多，心神不安，言语失常，不得睡　宁志膏：辰砂(研)、酸枣仁(炒)、人参、白茯神(去木)、琥珀各一分(研)，滴乳一钱(研)。上为末，和停。每服一钱，浓煎，灯心枣汤空心调下。(《妇人大全良方》)

13. 妇人断绪无子　钟乳丸：钟乳、白矾(烧令汁尽)各一两，阿胶、紫石英、炒蜀椒、生干地黄、炒五味子、炒蛇床子、炒原蚕蛾、石亭脂各半两。上除石药别研外，余药为末，和匀，炼蜜和捣丸如梧桐子大，每日空心暖酒下二十丸，渐加至三十丸。(《普济方》)

14. 经候不调，不孕　川归三钱，川芎二钱，白芍一钱五分，熟地一钱，泽兰叶二钱，牛膝一钱，钟乳粉三分(火煅、醋碎三、五次，用水飞过用)。上水煎服，撮四帖，先服二帖，其药煎熟，入乳粉三分，前抑气散二钱，入汤药同服，再服丸药。经至日又然，如前二帖，煎服。(《家传女科经验摘奇》)

15. 乳妇气少血衰，脉涩不行，乳汁绝少　成炼钟乳粉研，浓煎漏芦汤，调下二钱。(《妇人大全良方》)

16. 产后乳汁不下　参见木通条。

17. 阴冷　钟乳粉、五加皮、干姜、丹参、蛇

床子、熟地、杜仲、天冬、地骨皮。(《妇人大全良方》)

18. 子宫颈糜烂　乳香三钱三分,孩儿茶三钱六分,没药三钱,麝香四分,雄黄一钱四分,黄丹一两五钱五分,硼砂四分,硇砂二分五厘,冰片三分五厘,蛇床子一钱四分,血竭二钱半,白矾十九两五钱,钟乳石四钱四分。共成八百丸,制成阴道坐药,放于子宫颈糜烂处,每次一丸。(《常见病验方研究参考资料》)

19. 梅毒　参见珍珠条。

20. 性病性淋巴肉芽肿脓净后生肌收口　生肌散:制炉甘石 15 g,滴乳石 9 g,滑石 30 g,血珀 9 g,朱砂 3 g,冰片 0.3 g。共研细末。掺疮口中,外盖膏药。(《实用中医外科学》)

21. 子宫颈癌　参见硇砂条。

【用法用量】 内服:煎汤,10～20 g;或入丸、散。

【使用注意】 阴虚火旺,肺热咳嗽者忌服。

钩　藤

出《本草原始》。又名钓藤、钩藤钩子、嫩双钩、莺爪风、金钩藤、钩丁、倒挂金钩。为茜草科植物钩藤 *Uncaria rhynchophylla* (Miq.) Miq. ex Havil.、大叶钩藤 *Uncaria macrophylla* Wall.、毛钩藤 *Uncaria hirsuta* Havil.、华钩藤 *Uncaria sinensis* (Oliv.) Havil.或无柄果钩藤 *Uncaria sessilifructus* Roxb.的干燥带钩茎枝。

【药性】 甘,微寒。入肝、心经。

【功效】 清热平肝,息风定惊。

【药论及医论】 《本草徵要》:"舒筋除眩,下气宽中。"

《本经逢原》:"治妇人带下赤白。"

《全国中草药汇编》:"清热,平肝,息风,止痉。"

《朱小南妇科经验选》:"钩藤能平肝息风,解除心热,对肝热型经行发热,有良好的功效……用量亦宜在 12～24 g,重症可用 30 g,过轻者效不显著。"

《中医妇科名家经验心悟》:"安胎同时应使妊妇神志安宁,亦称为安胎之要。朱南孙喜在安胎药中加用钩藤、首乌藤各 15 g,谓钩藤能平肝清热安胎,首乌藤则养血安神,二药相伍配,共奏清热平肝、宁神定志以安胎元之功。"

【临床应用】

1. 经期过长　钩藤 15 g,冬瓜子 20 g,木贼 12 g,龟甲胶 12 g,槐花 12 g,地榆 12 g。(《妇科用药 400 品历验心得》)

2. 崩漏　板蓝根 12 g,贯众炭 15 g,石韦 15 g,地榆 15 g,槐花 15 g,阿胶 10 g,萆薢 10 g,钩藤 15 g,海螵蛸 20 g。(《妇科用药 400 品历验心得》)

3. 经行发热　丹栀逍遥散加减:炒栀子、牡丹皮、白芍、白术、茯苓、青蒿各 10 g,当归、薄荷、生甘草各 5 g,钩藤 20 g(后入)。(《妇产科疾病中医治疗全书》)

4. 经行情志异常痰热上扰证　生铁落饮:天冬,麦冬,贝母,胆南星,石菖蒲,橘红,远志,连翘,茯苓,玄参,钩藤,丹参,朱砂,生铁落。(《中医妇产科学》,刘敏如等主编)

5. 经行头痛　藁本、蔓荆子、大枣、白芍、白芷、白蒺藜、钩藤各 10 g,云茯苓 20 g,首乌藤 15 g,法半夏 8 g。(《全国名医妇科验方集锦》)

6. 肝阳偏旺经行头晕　益母草汁 10 mL,生地黄汁 40 mL,钩藤 5～10 g,生姜汁 2 mL,粳米 100 g。分别用新鲜益母草、鲜地黄和生姜洗净捣烂绞汁。单煎钩藤取汁液,与粳米共煮粥。待米熟时,入益母草等诸药汁,煮成稀粥食。(《中医临床妇科学》,夏桂成主编)

7. 带下　钩藤 15 g,马齿苋 30 g,白毛藤 20 g,蛤壳 30 g,石榴皮 12 g,海螵蛸 20 g。(《妇科用药 400 品历验心得》)

8. 肝胃不和妊娠恶阻　抑肝和胃饮:紫苏叶 3 g,黄连 5 g,制半夏、广陈皮、竹茹各 6 g,钩藤 15 g,黄芩 9 g,生姜 3 片。水煎频服,少量多次,犹如饮茶。(《中医临床妇科学》,夏桂成主编)

9. 先兆流产　太子参 30 g,钩藤 15 g,煎汤代茶。(《妇科名医证治精华》)

10. 妊娠头痛　参见石决明条。

11. 心肝风热，胎动不安，肝风相火为病者　加味钩藤汤：钩子、当归、人参、茯神、桔梗、条芩、炙术、续断各一钱，柴胡、栀仁各五分，薄荷引。(《彤园妇人科》)

12. 妊娠八九个月，或胎动不安，因用力劳乏，心腹痛，卒然下血，面目青，冷汗出，气息欲绝　钩藤汤：钩藤、茯神、人参、当归各一两，桔梗二两半，桑寄生一两。上六味，粗捣筛，每服三钱匕，水一盏，煎至七分，去滓温服。(《圣济总录》)

13. 妊娠心腹疼痛，手足抽掣，面目青冷，汗出如雨气欲绝，名曰瘛疭　钩藤汤(方同上)。(《竹林女科证治》)

14. 妊娠五心烦躁，五脏伤热，忽时呕逆，恶心，饮食减少，或非时中风，头旋目晕，闷倒不识人事，大腑秘热　防风、山栀、钩藤、人参、桔梗、升麻、大黄各一分，桑寄生半两。上细捣罗为末，每服三钱，水一盏，煎取两三沸，食后去滓服。(《普济方》)

15. 妊娠转筋　钩藤 12 g，何首乌 15 g，桑寄生 15 g，生白芍 15 g，竹茹 10 g，忍冬藤 15 g。(《妇科用药 400 品历验心得》)

16. 妊娠三四月，日常时煎燥，忽烦闷不识人，去大腑热，然后吃此方　钩藤、桔梗、桑寄生、麦门冬、茯苓、知母、防风各等分。上细捣罗为末，每服五钱，水一碗煎取八分，食后去滓吃，连吃一盏亦无妨，但大腑热即可连吃也。(《普济方》)

17. 妊娠瘛疭　加味钩藤汤：钩藤、当归、川芎、茯神、炙术、条芩、续断、柴胡各钱半，天麻、桔梗、栀仁、薄荷各一钱，葱白引。(《彤园妇人科》)

18. 妊娠肝风发痉　钩藤汤：钩藤、当归、茯神、人参各一钱，桔梗一钱半，桑寄生八分。(《女科心法》)

19. 子痫　生白芍一两，甘草三钱，钩藤五钱，荷叶半张，竹茹一两。水煎服。(《常见病验方研究参考资料》)

20. 妊娠中风，心神恍惚，惊悸，胎动不安，言语失次，四肢抽掣　茯神散：茯神一两，麦门冬一两，人参三分，独活半两，防风三两，龙齿一两，生干地黄三两，桑寄生七分，犀角屑半两，钩藤半两，白鲜皮半两，远志半两，石膏一两，炙甘草半两。上件药捣筛为散，每服四钱，以金银水一中盏，煎至六分，去滓，不计时候温服。(《太平圣惠方》)

21. 妊娠期肝内胆汁淤积症　参见茵陈蒿条。

22. 产后发痉抽搐　鱼鳔、黑芥穗各一两，共为细末，每服二钱。防风、钩藤各一钱，煎汤送下。(《常见病验方研究参考资料》)

23. 产后筋挛　四物汤加柴胡、木瓜、桂枝、钩藤。(《妇科心法要诀》)

24. 产后瘛疭抽搐　八珍汤加丹皮、生地、钩藤钩治之。(《妇科心法要诀》)

25. 产后乳汁自出　丹栀逍遥散加减：牡丹皮 10 g，栀子 6 g，柴胡 5 g，白术、白芍、茯苓各 10 g，钩藤 15 g(后下)，夏枯草 9 g。(《中医临床妇科学》，夏桂成主编)

26. 产后不语，须分虚实治之　虚宜八珍汤加钩藤、石菖蒲、远志。(《妇科心法要诀》)

27. 围绝经期综合征　钩藤 15 g，黄连 3～5 g，牡丹皮、紫贝齿(先煎)、怀山药、山茱萸、茯苓各 10 g，莲子心 5 g，紫草、合欢皮各 10 g，浮小麦 30 g。(《中医临床妇科学》，夏桂成主编)

【现代药理研究】

(1) 钩藤碱也可以诱导乳腺癌细胞发生 DNA 损伤，并抑制其转移，进而促进其凋亡。[《中药新药与临床药理》，2021，32(6)：899－904]

(2) 钩藤煎剂静脉注射对麻醉犬(0.05 g/kg)、兔(2～3 g/kg)均可使其血压下降 30%～40%，并持续 3～4 小时。正品钩藤醇浸剂具有一定抗戊四氮惊厥作用，钩藤注射液有抗电惊厥作用。(《中华本草》)

【用法用量】　内服：煎汤，6～30 g；或入散剂。

【使用注意】　脾胃虚寒者慎服。

香　附

出《本草纲目》。又名香附子、莎草根、雷公头、三棱草根、香附米。为莎草科植物莎草 *Cyperus rotundus* L.的块茎。

【药性】 辛、微苦、甘，平。入肝经。

【功效】 理气解郁，止痛调经。生品用上行胸膈，外达肌表，以理气解郁为主，多用于胸膈痞闷、胁肋胃脘疼痛等；醋香附增强疏肝止痛，消食化滞的作用，可用于疝气疼痛、气滞出血、胃脘疼痛等；香附炭用于止血；酒香附行经络。

【药论及医论】《汤液本草》："治崩漏。"

《本草汇言》："善主……崩漏淋血，乃血中之气药，为妇科之仙珍也……气顺则血亦从而和畅，此女人崩漏带下、月事不调之病，所以咸需之耳。""乃气病之总司，女科之主帅也。"

《滇南本草》："调血中之气，开郁气而调诸气，宽中消食，止呕吐，和中养胃，进使。"

《本草纲目》："治……妇人崩漏带下，月候不调，胎前产后百病。""炒黑则止血。""香附血中之气药。生用上行，熟用下行，炒黑则止血。童尿制，入血分补虚；盐水制，入血分润燥。酒炒行经络，醋炒消积聚，姜炒化痰饮。得参、术，补气；得当归补血；得苍术、芎䓖，解郁；得栀子、黄连，降火；得厚朴、半夏，消胀；得神曲、枳实，化食；得紫苏、葱白，解表邪；得三棱、莪术，消积磨块；得茴香、破故纸，引气归元；得艾叶，治血气，暖子宫。乃气病之总司，为女科之仙药。"

《仙传济阴方》："香附子，妇人仙药。"

《蔡氏女科经验选集》："或谓香附有耗气之弊，实则香附为气中血药，配参、芪有补气理气之功，合归、地有养血理血之用，合理配伍，相得益彰。"

【临床应用】

1. 遇月经来，则小腹痛，脚膝疼，遍服药不效　香附子半酒半醋浸，焙，又浸炒。上为末，或为丸，任意空心下。(《朱氏集验方》)

2. 气乱，经期或前或后　归附丸：当归四两、香附八两(童便浸透晒干)，再加酒、醋、盐、姜四制，醋糊为丸。(《女科一盘珠》)

3. 经量过少　参见三七条。

4. 月经先期　参见吴茱萸条。

5. 月经后期　参见丁香条。

6. 气盛经闭　女圣丸：香附一斤童便浸透，晒干后，姜、盐、酒、醋四制。醋糊丸。(《女科一盘珠》)

7. 血闭阴肿，寒热带下　参见白芷条。

8. 经期过长　参见延胡索条。

9. 血崩不止，赤白带下　香附子(去毛，炒焦为细末，用极热酒调下)二钱，放温服，不过两服立愈。(《妇人大全良方》)

10. 经行乳房胀痛　柴胡疏肝散：柴胡，香附，枳壳，白芍，川芎，甘草，陈皮。(《中医妇产科学》，刘敏如等主编)

11. 经行腰痛　苏木 15 g，血竭 5 g，白芥子 10 g，延胡索 10 g，茺蔚子 10 g，香附 10 g，蒲黄 10 g，五灵脂 10 g。(《妇科用药 400 品历验心得》)

12. 经行小腹冷　参见干姜条。

13. 经行阴痛　柴胡 10 g，白芍 10 g，枳壳 6 g，白术 10 g，益母草 10 g，延胡索 10 g，川楝子 10 g，路路通 10 g，香附 10 g，茯苓 10 g，生甘草 5 g。(《妇科用药 400 品历验心得》)

14. 经行心烦　加味逍遥散加八月札 12 g，香附 6 g，路路通 10 g。(《妇科用药 400 品历验心得》)

15. 经行吐衄胃热炽盛证　参见赭石条。

16. 经行欲呕　香附 10 g，紫苏叶 6 g，陈皮 10 g，代赭石 20 g，檀香 4 g，乌药 6 g，当归 6 g，川芎 6 g，炒白芍 10 g，炙甘草 6 g，半夏 15 g，沉香 4 g。(《妇科用药 400 品历验心得》)

17. 带下　四神丸：香附米(酒、醋、童便各浸二两，浸三日，炒)八两，砂仁(炒)二两，苍术(米泔水浸，牡蛎粉炒)二两，椿根白皮(蜜水炒)二两。用法：上为末，黄米煮饭为丸，如梧桐子大，每服五六十丸，空心黄酒送下。(《古今医鉴》)

18. 冷带　大香附子(杵去毛皮)用炒艾叶煎汤调下。(《普济方》)

19. 妊娠腹痛，实痛脉有力，拒按　参见枳壳条。

20. 数堕胎，由气不升降　参见泽兰条。

21. 阻病　香附子末热汤调服。(《普济方》)

22. 妊娠胎气不安，气不升降，饮食不美，呕吐酸水，起坐觉重　二香散：香附子一两，藿香叶、甘草各二钱。上为细末，每服二钱。入盐少许，百沸汤点下。(《妇人大全良方》)

23. 妊娠肩背痛，随证加引　参见木香条。

24. 妊娠胃痛　小茴香 5 g，益智仁 10 g，香附 6 g，佛手柑 10 g，甘松 10 g，白豆蔻 5 g，炒白芍 12 g。(《妇科用药 400 品历验心得》)

25. 妊娠胎气不安，气不升降，饮食不美，呕吐酸水，起坐觉重　参见食盐条。

26. 安胎孕　铁罩散：缩砂一斤(和壳炒六七分焦，去壳用仁)，香附子二两(炒)。上为细末，食后白汤点服。(《朱氏集验方》)

27. 胎动出血　(香附子炒去毛令净，细末)阿胶艾汤调服。(《普济方》)

28. 胎症……或风寒所伤，因发喘咳嗽　治宜顺气为先，药宜香附、缩砂、乌梅、黄芩、白芷为佐。(《钱氏秘传产科方书名试验录》)

29. 妊娠霍乱　香苏散：香附(炒)、紫苏各二钱，陈皮一钱，藿香叶、缩砂、炙草各五分。水煎服。(《妇科秘书》)

30. 妊妇伤寒，勿论日数，但见恶寒头疼，此方主之　尊生香苏散：香附、紫苏各二钱，陈皮一钱，甘草五分，生姜三片，葱白五寸。煎服。(《胎产心法》)

31. 子悬　香附(炒研)，紫苏汤下一二钱。(《四科简效方》)

32. 妊娠八九个月，禀质肥浓，胎气壅隘，服此以宽和母气，令儿易产　枳壳丸：香附一两(炒)，粉草(炙)一两半，商州枳壳五两(麸皮炒赤)。上为末，每服二钱，空心沸汤点服，日三次。(《广嗣要语》)

33. 妊娠腹满，喘逆胀闷　阿魏丸：阿魏、丁香、木香、茴香子、白芷、陈橘皮、槟榔、炒香附子各一分，炙甘草、生姜(炮干)各半两。上捣罗为末，炼蜜和丸如樱桃大，每服一丸，烂嚼，煎萝卜汤下，温酒或盐汤生姜汤下亦得。(《普济方》)

34. 妊娠中恶　参见前胡条。

35. 妊娠体虚中气，因忧思抑郁，志意不伸，神气耗散而昏死，脉结，面白　加减顺气散：炒香附、炒枣仁、当归、茯神各钱半，炙术、炒芍、川芎、木瓜、乌药、炙草、苏梗各一钱，姜、枣引。(《彤园妇人科》)

36. 妊妇足肿，似水气状　天仙藤散：天仙藤、炒香附子、陈皮、甘草、乌药上等分，净杵为细末，每服三钱，水一盏，姜三片，木瓜三片，紫苏三叶，同煎至七分，放温，澄清，空心食前服，日三服。(《普济方》)

37. 通治妊娠肩背痛，随证加引　羌活胜湿汤：羌活、独活各二钱，川芎、藁本、防风、炙草各一钱，蔓荆子八分。气郁常痛，加木香、香附、陈皮。(《彤园妇人科》)

38. 妊娠右胁独痛，属痰气者　橘枳散：陈皮、甘草各一钱，加当归、川芎、炒芍、香附各钱五分。(《彤园妇人科》)

39. 妊娠合并甲状腺功能亢进　参见海藻条。

40. 难产催生　参见大腹皮条。

41. 过期妊娠　参见川牛膝条。

42. 产后胎衣不下，血闷冲心　参见醋条。

43. 产后呃逆　参见橘核条。

44. 产后呕吐　参见人参条。

45. 产后气逆食滞胀痛等证　参见乌药条。

46. 产后血气攻心单方　香附研为末，每服二钱，好酒下。(《妇科秘方》)

47. 产后消血块　香附童(便浸)、桃仁(去皮留尖)，等分为末，醋糊丸。(《证治准绳·女科》)

48. 产后恶露不下　参见赤芍条。

49. 产后恶露未尽，小腹作痛　五灵脂末、香附末。上合和醋为丸，甚者加留尖桃仁。(《证治准绳·女科》)

50. 产后泻　榴附饮：酸石榴皮(米醋炒)、香附等分。上二味为末，每服二钱，米饮下。(《普济方》)

51. 产后血晕，狂言，烦渴不止　生香附子去毛。上为末，每服二钱。水一盏，姜三片，枣一个，煎至七分，温服。(《妇人大全良方》)

52. 产后风　参见白花蛇舌草条。

53. 产后虚弱　当归散：当归一两，芍药二

两，炒香附子三两。上为细末，每服一二钱，米饮汤调下。服之无时。(《普济方》)

54. 产后瘀血胁痛，手不可按　参见红花条。

55. 胎前产后偏头风　川芎茶调散：细辛、川芎、防风、荆芥、白芷、羌活、香附、薄荷、甘草各二钱。为末，每服二钱，食后茶调服。若煎加麦芽一撮。(《女科万金方》)

56. 产后瘫痪不起　参见川牛膝条。

57. 产后目痛赤肿　参见连翘条。

58. 剖腹产后及妇科手术后胀气　用生香附 15 g，青盐 15 g，炒热装入纱布袋内，温熨腹部，冷却后再炒热。每日 1～2 次，排气后再熨 1～2 次。(《妇科名医证治精华》)

59. 排卵障碍　参见大腹皮条。

60. 绝育术后腹痛　参见皂角刺条。

61. 人流后宫腔粘连　参见西红花条。

62. 放环后阴道不规则出血　参见蒲黄条。

63. 脾胃虚冷，子宫寒闭，气盛痰多，不能生育　香附子一斤，童便浸三日，滤干，加蕲艾四两，用醇酒同煮干，晒燥，俱炒焦黑，研为末，枣肉丸梧子大，早服三钱，白汤下。(《妇人良方》)

64. 气盛于血，所以无子　抑气散：香附子(炒杵净)四两、茯神(去木)一两，橘红二两，甘草(炙)一两。上为细末，每服二钱，入盐少许，食前沸汤调服。(《普济方》)

65. 赤白带下，不能成孕　参见花椒条。

66. 围绝经期综合征　参见合欢花条。

67. 梅核气　参见佛手条。

68. 脏躁　参见玫瑰花条。

69. 多囊卵巢综合征　参见川牛膝条。

70. 妇人偏头疼　香附子为末，每服三钱，腊茶调下，食后，日三五服。(《经验良方》)

71. 妇人气郁血衰，头眩腹满　香附(醋浸炒)四两，茯苓、当归各二两，陈皮、甘草各一两，共为末，每服二钱，白汤下。(《本草汇言》)

72. 排卵后痞症　参见半夏条。

73. 癥瘕(卵巢囊肿)　参见小茴香条。

74. 癥瘕(卵巢肿瘤)　参见益母草条。

75. 子宫内膜异位症、下焦瘀血致腹痛　参见丹参条。

76. 幼稚子宫及子宫发育不良的不孕症　参见川芎条。

77. 妇人腹肚有块，久不消，名曰瘕聚　川乌七钱，附子七钱，木香半两，香附子半两，丹参、陈皮各三钱，蓬术、三棱、威灵仙、木贼草、桂心、芍药、藁本、蒺藜、葫芦、甘草、延胡索、良姜各半两。上为㕮咀，每服四钱，水一盏半，生姜三片煎服。(《普济方》)

78. 淋病腹痛　宜用香附醋煮为末，食前温酒调服二钱。(《女科万金方》)

79. 乳房泌乳感　柴胡 10 g，白芍 10 g，枳壳 10 g，路路通 10 g，白蒺藜 10 g，麦芽 15 g，青皮 10 g，香附 10 g，郁金 12 g，丝瓜络 10 g，生甘草 5 g，僵蚕 10 g。(《妇科用药 400 品历验心得》)

80. 乳汁不通　化滞通乳汤，此方新产年少，气血盛闭者宜：香附二钱，木香一钱，陈皮一钱，胡芦巴一钱，通草一钱，穿山甲一钱，王不留二钱，皂角刺一钱，川芎一钱。(《高淑濂胎产方案》)

81. 溢乳　参见川牛膝条。

82. 痰湿壅阻缺乳　参见土贝母条。

83. 急性乳腺炎　香附粉 6 g 泡酒服下，连服 2～3 次，或生香附 9 g，研末，烧酒调涂患处。(《常见病验方研究参考资料》)

84. 乳衄　参见牡丹皮条。

85. 乳痈　香附饼：香附(细末)一两，麝香二分。上二味研匀，以蒲公英二两，煎酒去渣，以酒调药，热敷患处。(《医学心悟》)

86. 乳疖初起　参见夏枯草条。

87. 产后副乳腺肿痛　参见蒲公英条。

88. 月经不调，痛经，乳癖　参见佛手条。

89. 交接阴痛　参见小茴香条。

90. 阴挺脱出　参见赤芍条。

91. 阴吹　参见川芎条。

92. 慢性盆腔炎性疾病后遗症、附件炎、阴痛、交骨疼痛、带下等属于气机阻滞，湿热壅遏者　参见大腹皮条。

93. 宫颈糜烂　参见赤小豆条。

94. 宫颈癌　参见石见穿条。

95. 霉菌性阴道炎　香附 50 g，每次加水 1 000 mL，煎取 500 mL，连煎 3 次，合药液，凉后先用冲洗器冲洗阴道再坐浴，不拘次数，每次 15 分钟。(《妇科用药 400 品历验心得》)

【现代药理研究】

(1) 香附中的门冬氨酸黄酮对大鼠子宫肌瘤具有抑制作用，水提物可增强子宫内膜容受性，香附的石油醚提取部位具有调经止痛的作用，所含 4α，5α－氧化脱氢酶－11－烯－3－酮对雌激素受体具有双相效应。香附挥发油对宫颈癌 HeLa 细胞具有细胞毒作用，且呈浓度相关性。除此之外，香附挥发油对乳腺癌 MCF－7 细胞株增殖具有体外抑制活性，其主要成分 α－香附酮可抑制小胶质细胞的激活，并可减少肿瘤源性 DNA 诱发的疼痛。[《中草药》，2022，53(16)：2525－2534]

(2) 5%香附流浸膏对豚鼠、兔、猫、犬等动物的离体子宫，不论已孕或未孕，均有抑制作用，使子宫平滑肌松弛，收缩力减弱，肌张力降低。去卵巢大鼠试验证明，香附挥发油有轻度雌激素样活性，皮下注射或阴道内给药，可出现阴道上皮细胞完全角质化，在挥发油成分中，以香附烯的作用最强，香附的这一作用可能是它治疗月经不调的主要依据之一。(《中华本草》)

(3) 香附提取物对真菌有抑制作用。(《现代中药药理与临床》)

【用法用量】　内服：煎汤，5～10 g；或入丸、散。外用：50 g，水煎冲洗坐浴。

【使用注意】　气虚无滞，阴虚、血热者禁用。

香　橼

出《本草图经》。为芸香科植物枸橼 *Citrus medica* L.或香圆 *Citrus wilsonii* Tanaka 的成熟果实。

【药性】　辛、苦、酸，温。入肝、肺、脾经。

【功效】　理气降逆，宽胸化痰。

【药论及医论】　《本草通玄》："理上焦之气，止呕逆，进食，健脾。"

《本草再新》："平肝舒郁，理肺气，通经利水，治腰脚气。"

【临床应用】

1. 月经不调，痛经，乳癖　绿萼梅、九香虫、玫瑰花、降香各 6 g，沉香曲、佛手柑、香附、郁金、当归各 10 g，陈香橼 9 g。(《全国名医妇科验方集锦》)

2. 经前期紧张综合征　佛手、香橼皮、刺蒺藜、木贼草、白芍、无花果各 10 g，柴胡、玫瑰花、绿萼梅、青皮各 5 g，木蝴蝶、甘草各 3 g。(《全国名医妇科验方集锦》)

3. 妊娠恶阻　三香汤：藿香 6 g，芫荽 10 g，香橼皮 10 g。煎沸后倒入壶中，乘热令患者吸气熏鼻。(《妇产科疾病中医治疗全书》)

4. 梅核气　香附、白芍各 12 g，香橼皮、橘叶、橘核、郁金、八月札、石斛、麦冬各 9 g，合欢皮、佛手各 6 g，玫瑰花、玳玳花各 3 g，玄参、夏枯草各 15 g。(《中医妇科临床手册》)

5. 月经不调，痛经，乳癖　参见佛手条。

【现代药理研究】　香橼所含的橙皮苷的药理参见枳实条。

【用法用量】　内服：煎汤，3～6 g；或入丸、散。

【使用注意】　虚者慎服。

香　薷

出《名医别录》。又名香茹、香茸、蜜蜂草。为唇形科植物石香薷 *Mosla chinensis* Maxim. 或江香薷 *Mosla chinensis* "Jiangxiangru"的地上部分。

【药性】　辛，微温。入肺、胃经。

【功效】　发汗解暑，和中化湿，行气消肿。

【药论及医论】　《名医别录》："主霍乱腹痛吐下，散水肿。"

《日华子》："下气，除烦热，疗呕逆冷气。"

《医部全录·妇科》："产后忽感中暑，霍乱吐泻，法在不救，然而亦有用药救之而能生者，总不可用香薷也……盖产妇止补气血，气血既回，暑气自散，况方中又有祛寒解暑之味乎？"

【临床应用】

1. 加减栀子五物汤安胎清热　葛根，柴胡，香薷，石膏，栀子，前胡，黄芩，葱白，麦冬，陈皮，知母，甘草。水煎服。(《医部全录·妇科》)

2. 妊娠中暑，烦渴闷乱而胎不安　宜香薷饮：香薷二钱，厚朴、白扁豆各一钱。水煎温服。(《竹林女科证治》)

3. 孕妇(伤暑)腹猝痛，脉虚者　香薷饮：香薷钱半，厚朴钱半，扁豆五钱，木香钱半，藿香钱半，甘草五分。(《女科指要》)

4. 妊娠身体浮肿，四肢胀急，小便不利，谓之子肿　木通散：木通一钱，木香、诃子皮各三分，香薷一钱，炒枳壳半钱，槟榔半钱，桑白皮一钱，条芩半钱，紫苏茎叶一钱。上细切，一服，加生姜三片，水一盏半，煎至一盏，温服。(《医学正传》)

5. 妊娠霍乱　加减白术散：香薷，陈皮，厚朴，苍术，乌药，藿香，砂仁，干姜，竹茹，木瓜，人参，白术，茯苓，甘草，猪苓，泽泻。水煎服。(《古今医鉴》)

6. 产后呕逆不止　香薷汤：香薷、藿香叶、白豆蔻、甘草(炙)、白术、麦门冬、陈橘皮各一两。上七味，粗捣筛，每服三钱匕，水一盏，煎至七分，去滓温服，不拘时候。(《圣济总录》)

7. 产后中暑，不省人事　六和汤：厚朴、半夏、杏仁、砂仁、甘草、扁豆、香薷、茯苓、人参、木瓜，姜三片。不拘时服。(《女科万金方》)

8. 阴臭　香薷 50 g，每次加水 1 000 mL，煎取 500 mL，连煎 3 次，合药液，凉后先用冲洗器冲洗阴道再坐浴，不拘次数，每次 15 分钟。(《妇科用药 400 品历验心得》)

【现代药理研究】　香薷挥发油有较广谱的抗菌作用，其主要抗菌有效成分为百里香酚、香荆芥酚和对聚伞花素等。有研究表明香薷挥发油对金黄色葡萄球菌、表皮葡萄球菌、伤寒杆菌、变形杆菌等 10 种菌株均有一定的抑制作用。有报道指出在体外实验中香薷挥发油具有抗流感病毒 A3 的作用。体内实验也证实石香薷水提物能够抑制流感病毒。[《中医学报》，2015，30(203)：578－579]

【用法用量】　内服：煎汤，3～6 g；或入丸、散，或煎汤含漱；外用：50 g，水煎坐浴。

【使用注意】　内服宜凉饮，热饮易致呕吐。表虚者禁服。

重　楼

出《神农本草经》。又名七叶一枝花、蚤休、三层草、草河车、白河车。为百合科植物云南重楼 *Paris polyphylla* Smith var. *yunnanensis* (Franch.) Hand.-Mazz. 或七叶一枝花 *Paris polyphylla* Smith var. *chinensis* (Franch.) Hara 的根茎。

【药性】　苦，微寒，小毒。入肝经。

【功效】　清热解毒，消肿止痛，凉肝定惊，缩宫止血。

【药论及医论】　《神农本草经》："主……阴蚀……"

《本草求原》："活血，止血，消肿，解毒。"

《外科全生集》："治乳痈、疔毒。"

【临床应用】

1. 经期过长　参见仙鹤草条。

2. 崩漏下血，月经过多，产后或流产后宫缩不良出血及功能失调性子宫出血属血热妄行证者　宫血宁胶囊：主要成分重楼。每次 1～2 粒，每日 3 次。(《中国药品实用手册》)

3. 月经过多，子宫出血，手术后或避孕药引起出血　止血片：草河车，珍珠母，土大黄，卧蛋草。(《北京市中成药规范》第二册)

4. 湿毒型带下　苦参 30 g，蚤休 15 g，黄柏 15 g，土茯苓 20 g，鹤虱 15 g，生甘草 10 g，煎水先熏后坐浴。(《中医妇产科学》，刘敏如等主编)

5. 妊娠急性重症黄疸性肝炎　参见大青叶条。

6. 过期流产　参见王不留行条。

7. 药物流产后胎物残留　参见枳壳条。

8. 恶露不绝，有臭气　当归 9 g，川芎、炮姜、三七粉(冲)各 6 g，益母草 30～40 g，枳壳、蚤休各 15～30 g，桃仁、刘寄奴、五灵脂、炒蒲黄各 12 g，焦山楂 30 g。(《全国名医妇科验方

集锦》)

9. 交接出血　生地黄 30 g,生白芍 30 g,牡丹皮炭 10 g,水牛角 30 g,阿胶 10 g,槐花 10 g,墨旱莲 30 g,女贞子 12 g,重楼 30 g,党参 12 g。(《妇科用药 400 品历验心得》)

10. 子宫碘油造影后出血　黄芩炭 10 g,生白芍 20 g,炙甘草 6 g,大枣 5 个,蚤休 20 g,侧柏叶 10 g,阿胶 10 g,荆芥炭 10 g。(《妇科证治经方心裁》)

11. 妊妇一切内痈,惟乳痈不宜　加减千金牡丹皮饮:丹皮一两,米仁一两五钱,栝楼仁一两,银花二两,草河车二两。共末,每服五钱,水煎服。(《医方简义》)

12. 急性乳腺炎　蚤休 60 g,全草和地瓜酒分次炖服,渣捣烂贴患处。(《常见病验方研究参考资料》)

13. 奶结,乳汁不通,或小儿吹乳　蚤休三钱,水煎,点水酒服。(《滇南本草》)

14. 乳腺癌　七叶一枝花 9 g,生姜 3 g。水煎兑白酒少许为引服,另用芹菜适量捣烂敷患处。(《农村常用草药手册》)

15. 慢性盆腔炎性疾病后遗症　蚤休 20 g,延胡索 10 g,黄芩 12 g,大血藤、鸭跖草、紫花地丁各 30 g。加水 400 mL,煎至 100 mL,保留灌肠。(《百病良方》)

16. 恶性滋养细胞肿瘤　紫草根、蚤休根、鲜生地黄各 30 g,升麻、金银花各 15 g,牡丹皮 12 g,地榆、炙鳖甲、赤芍、当归各 9 g。(《中医妇科临床手册》)

17. 子宫肌瘤　白花蛇舌草、石见穿、牡蛎各 30 g,蚤休、炙鳖甲、苏木各 15 g,海藻 9 g,玄明粉 3 g(冲)。(《中医妇科临床手册》)

18. 子宫脱垂并有宫颈糜烂发炎　蚤休磨开水涂患处,连用 3～4 次。(《常见病验方研究参考资料》)

19. 人乳头瘤状病毒感染　参见野菊花条。

20. 早期宫颈癌及糜烂菜花型宫颈癌　蒲公英,茵陈,蚤休,牡蛎。(《肿瘤临床手册》)

21. 外阴白色病损　陈鹤虱、蚤休各 30 g,苦参、蛇床子、苏木、威灵仙、野菊花各 15 g。水煎熏洗。(《中医妇科临床手册》)

22. 外阴溃疡　解毒祛腐汤:蚤休、土茯苓、苦参各 90 g,黄柏、大黄各 45 g,龙胆草、萆薢各 30 g,枯矾 15 g。煎汤熏洗。[《浙江中医杂志》,1983,18(10):452]

【现代药理研究】　体外试验表明,蚤休煎剂对金黄色葡萄球菌、溶血性链球菌、脑膜炎双球菌、痢疾杆菌、伤寒杆菌、副伤寒杆菌、大肠埃希菌和铜绿假单胞菌有不同程度的抑菌作用,前 4 种较敏感。经动物实验证实,小蚤休、大蚤休和胶质蚤休粉剂对未孕或已孕大鼠离体子宫均可使收缩加强,剂量增加张力也明显增高……乙醇流浸膏的作用与粉剂一致,煎剂则无作用,提示有效成分不耐热。从小重楼分离到的 4 种成分中,只有苦味部分对子宫有明显而持久的收缩作用。胶质蚤休提取物临床用于子宫出血症有效。(《中华本草》)

【用法用量】　内服:煎汤,10～20 g。外用:50 g,水煎外洗;或磨汁涂布、研末调敷或鲜品捣敷。

【使用注意】　虚寒证,阴证外疡者及孕妇禁服。

鬼箭羽

出《日华子》。又名六月凌、四棱锋、八树、四面戟、见肿消、山鸡条子、篦箕柴。为玄参科植物鬼羽箭 *Buchnera cruciata* Buch.-Ham.的全草。

【药性】　苦,寒。入肝经。

【功效】　破血,通经。

【药论及医论】　《神农本草经》:"主女子崩中下血,腹满汗出。"

《药性论》:"破陈血,落胎。"

《唐本草》:"疗妇人血气。"

《日华子》:"通月经,破癥结,止血崩、带下……及产后血绞肚痛。"

【临床应用】

1. 痛经　鬼箭羽 15 g,益母草 20 g,香附 10 g,延胡索 10 g,川楝子 10 g,鹿衔草 15 g,鸡

血藤 20 g。(《妇科用药400品历验心得》)

2. 月水不通,腰腹疼痛　鬼箭羽丸:鬼箭羽、水蛭(熬)、细辛(去苗叶)各三分,桃仁(去皮尖双仁,炒别研)、当归(切焙)、芎䓖各一两,大黄(锉炒)、牛膝(酒浸焙)各一两一分。上八味,捣研为末,炼蜜和丸,如梧桐子大,空腹酒下十丸,渐加至二十丸。(《圣济总录》)

3. 经量过少　鬼箭羽 20 g,桃仁 20 g,茜草 20 g,泽兰 10 g,当归 10 g,川芎 10 g,益母草 30 g,王不留行 30 g,刘寄奴 20 g。(《妇科用药400品历验心得》)

4. 崩漏　苏木 10 g,刘寄奴 10 g,鬼箭羽 10 g,益母草 20 g,香附 10 g,丹参 15 g。(《妇科用药400品历验心得》)

5. 子宫内膜异位症经前发热　茯苓 12 g,桂枝 4.5 g,桃仁 10 g,赤芍 10 g,牡丹皮 10 g,皂角刺 20 g,鬼箭羽 20 g,石见穿 15 g。(《现代名中医妇科绝技》)

6. 经行肛门疼痛　参见半枝莲条。(《妇科用药400品历验心得》)

7. 赤带　鬼箭羽 10 g,生地黄 15 g,地骨皮 12 g,茵陈蒿 15 g,土茯苓 15 g,樗白皮 15 g,墨旱莲 20 g。(《妇科用药400品历验心得》)

8. 产后败血不散,结聚成块,俗呼儿枕,疼痛发歇不可忍　当归散:当归一两,鬼箭羽一两,红蓝花一两。上件药捣筛为散,每服三钱,以酒一中盏,煎至六分,去滓,不计时候温服。(《太平圣惠方》)

9. 产后恶露不下　鬼箭羽散:鬼箭羽一两,当归一两(微炒),益母草半两。上件药,捣细罗为散,每服,以温酒调下二钱。(《太平圣惠方》)

10. 产后恶露下不尽,腹内痛　鬼箭羽二两锉,上以醋二合,酒一升,和煎五七沸,去滓,每服温饮一小盏,频服效。(《太平圣惠方》)

11. 产后月水不通,脐腹时痛,四肢烦疼,不欲饮食,渐加瘦弱　鬼箭羽散:鬼箭羽、炒川大黄、牛膝、炙鳖甲各一两,木香、益母草各半两,桂心、当归、桃仁、赤芍药、延胡索各三分。上件药捣筛为散,每服三钱,以水一中盏,入生姜半分,煎至六分,去滓,每于食前温服。(《太平圣惠方》)

12. 产后壮热憎寒,四肢少力,不思饮食　知母散:知母、当归、鬼箭羽、刘寄奴、白术各一两,桃仁一两。上件药捣粗罗为散,每服三钱,以水酒各半中盏,煎至六分,去滓,不计时候温服之。(《太平圣惠方》)

13. 产后余血不散,结成癥块,疼痛　桃仁散:桃仁一两,当归一两,赤芍药三分,琥珀三分,延胡索三分,芎䓖半两,鬼箭羽一两,炒川大黄一两,桂心半两,炙鳖甲一两。上件药捣罗为散,每服一钱,以水一中盏,入生姜半分,煎至六分,去滓,不计时候温服。(《太平圣惠方》)

14. 血晕血结,或聚于胸中,或偏于小腹,或连于胁肋　四物汤四两,倍当归、川芎,加鬼箭羽、红花、玄胡各一两,同为粗末,加下四味煎,调没药散服。(《证治准绳·女科》)

15. 产后闷绝欲死　鬼箭羽散:鬼箭羽一两半,当归一两,益母草一两。上捣细罗为散,每服不计时候。以童子小便半盏,相和暖过调下二钱。(《普济方》)

16. 产后血气攻刺,腰痛不可忍　淫羊藿散:淫羊藿三分,牛膝三分,鬼箭羽半两,当归三分,地龙半两,没药半两,桂心半两,威灵仙半两,骨碎补半两。上件药捣细罗为散,每于食前,以温酒调下二钱。(《太平圣惠方》)

17. 产后中风,舌强不知人　参见牛黄条。

18. 产后乳汁不下,或汁少　鬼箭汤:鬼箭羽五两(锉碎)。上一味,粗捣筛,每服二钱匕,水一盏,煎七分,去滓温服,不拘时。(《圣济总录》)

19. 石瘕　炮附子四钱,鬼箭羽、紫石英各三钱,泽泻、肉桂、玄胡索、木香各二钱,血竭一钱半,水蛭、槟榔二钱半,桃仁三十个,三棱五钱,大黄。上为细末,用酒糊丸,如桐子大,每服三十丸,醋汤或温酒下,食前服。(《济阴纲目》)

20. 癥瘕(异位妊娠包块)　参见刘寄奴条。

21. 癥瘕(卵巢子宫内膜囊肿)　参见刘寄奴条。

22. 妇人血游风，偏身瘙痒不止　鬼箭散：鬼箭羽一两，白蒺藜一两，桂心半两，麻黄一两，赤箭三分，独活三分，芎䓖三分，薏苡仁三分，蛇床子半两，枳壳三分，甘草半两。上件药，捣筛为散，每服三钱，以水一中盏，煎至六分，去滓，不计时候温服。(《太平圣惠方》)

23. 妇人痔疾，痒痛不可忍　宜熨枳壳散：枳壳二两，木香半两，鬼箭羽二两，鬼臼一两，槐子仁二两。上件药粗捣，以慢火炒令热，用青绢包裹，看冷暖熨之效。(《太平圣惠方》)

【用法用量】 内服：煎汤，6～20 g；或入丸、散。

【使用注意】 孕妇不可服。

禹余粮

出《神农本草经》。又名禹粮石。为氢氧化物类矿物褐铁矿，主含碱式氧化铁[FeO(OH)]。

【药性】 甘、涩，寒。入脾、胃、大肠经。

【功效】 收敛固涩。

【药论及医论】 《神农本草经》："主漏下……"

《药性论》："主治崩中。"

《本草纲目》："催生，固大肠。"

《现代实用中药》："外用为撒布剂，治溃疡。"

【临床应用】

1. 血虚烦热，月水不调，赤白带下，渐成崩漏　禹余粮丸：禹余粮、白石脂各一两，桑寄生、炮附子、鳖甲、当归、白术、厚朴、炒柏叶、炮干姜各一两，芍药、狗脊各七钱半，吴茱萸半两。上为细末，炼蜜和丸如梧桐子大，每服五十丸，空心用温酒或米饮送下。(《医部全录·妇科》)

2. 崩中漏下，青黄赤白，使人无子方　禹余粮，赤石脂，牡蛎，桂心，乌贼骨，伏龙肝。上等分为末，温酒调下方寸匕，日二服。(《妇人大全良方》)

3. 经量过多　禹余粮 30 g，赤石脂 30 g，炙黄芪 12 g，桂枝 6 g，炒白芍 12 g，炙甘草 6 g，炮姜 5 g，大枣 6 个，饴糖 30 g，阿胶 10 g，荆芥炭 10 g，仙鹤草 30 g。(《妇科用药 400 品历验心得》)

4. 月经乍多乍少，或前或后，时发疼痛　紫石英丸：紫石英、炮川乌、杜仲、禹余粮、远志、泽泻、桑寄生、桂心、龙骨、当归、人参、肉苁蓉、石斛、炮干姜、五味子、炙甘草各一两，煅牡蛎、川椒各半两。上为细末，炼蜜和丸如梧子大，每服二十丸，食前用米饮汤下。(《本事方》)

5. 白带下　禹余粮一两，醋淬过，研为末。干姜一两，研为末。(《普济方》)

6. 白崩久不止　禹余粮散：禹余粮二两，桂心三两，川芎一两，当归一两，乌贼鱼骨一两，炮附子半两，白矾(烧令汁尽)二两。上件药捣细罗为散，每于食前，以热酒调下二钱。(《太平圣惠方》)

7. 妊娠腹泻　干姜 5 g，炒黄芩 10 g，黄连 5 g，党参 12 g，赤石脂 30 g，余禹粮 30 g，半夏 10 g，藿香 6 g，神曲 10 g。(《妇科用药 400 品历验心得》)

8. 风冷在子宫，有子常落　紫石英丸：紫石英，天门冬，五味子，乌头，卷柏，乌贼鱼骨，云母，禹余粮，当归，川椒，桑寄生，石楠叶，泽泻，杜仲，远志，苁蓉，桂心，甘草，石斛，人参，辛夷，柏子仁。(《经心录》)

9. 难产催生散　牵牛子(微炒)一两，禹余粮(烧醋淬三遍)一分。上件药捣细罗为散，每服煎榆白皮汤调下二钱，宜频服。(《太平圣惠方》)

10. 产后崩中，下血不绝，小腹痛　麒麟竭散：麒麟竭一两，禹余粮一两，地榆一两，阿胶一两，赤芍药一两，熟干地黄一两。上件药捣细罗为散，每于食前，以温酒调下二钱。(《太平圣惠方》)

11. 产后腹泻　草豆蔻 5 g，苍术 12 g，厚朴 10 g，藿香 10 g，佩兰 6 g，炮姜 5 g，赤石脂 20 g，禹余粮 20 g，五味子 5 g。(《妇科用药 400 品历验心得》)

12. 产后赤白痢　葱白一握，余粮两合好豉煎。吃了当时除。(《普济方》)

13. 产后烦躁　禹余粮一枚(制法从略)。用甘草汤调二钱匕。(《证治准绳·女科》)

14. 产后，积冷坚癖　禹余粮丸：禹余粮、乌贼骨、吴茱萸、桂心、䗪虫一两，蜀椒各二两半，当归、白术、细辛、干地黄、人参、芍药、川芎、前胡各一两六铢，白薇、紫菀、黄芩各十八铢，干姜三两，矾石六铢。上为末，蜜和丸如梧子大，空心酒服二十丸，或饮下，日二服，不知则加之。(《医部全录·妇科》)

15. *妇科术后腹泻*　厚朴 15 g，槟榔 10 g，藿香 10 g，佩兰 10 g，炒莱菔子 10 g，炮姜 6 g，肉豆蔻 10 g，诃子 10 g，石榴皮 15 g，禹余粮 30 g，骨碎补 10 g，补骨脂 10 g。(《妇科用药 400 品历验心得》)

16. *冲任虚损，下焦久冷，月事不调，不成孕育。崩漏下血，赤白带下，并皆治之*　暖宫丸：生硫黄六两，赤石脂、海螵蛸、炮附子各三两，禹余粮九两。上为细末，醋糊为丸，如梧桐子大，每服三十丸，空心用温酒或醋汤送下。(《证治准绳·女科》)

17. *妇人小腹痛，面青，或黄，或赤，或黑，不能喘息*　禹馀粮石为末，每服二钱匕，米饮调下，日二三服，极效。(《卫生易简方》)

18. *妇人风邪颠狂，或啼泣不止，或歌笑无度，或心神恐惧，或言语失常*　防风散：防风、茯神、独活、人参、远志、龙齿、菖蒲、石膏、牡蛎各一两，秦艽、禹余粮、桂心各半两，甘草七钱半，炙蛇蜕一尺。上为粗末，每服三钱，水一盏半，煎七分，去滓温服。(《证治准绳·女科》)

19. *子宫脱垂*　黄芪一两半，黑附片、赤石脂、禹余粮各三钱。水煎空腹服。(《常见病验方研究参考资料》)

【现代药理研究】　用 100%禹余粮的生品、煅品、醋品水煎液 0.25 mL/10 g 分别给小鼠灌胃，观察小鼠胃肠道推进运动，发现三者均能抑制肠蠕动，其移行率分别为 61.3%、50.6%、5.6%，而对照组为 80.9%。用 100%禹余粮的生品、煅品、醋品水煎液按 0.1 mL/10 g 灌胃，每日 1 次，连续 5 日，同时测定凝血时间及出血时间。生品禹余粮对两者均有明显缩短作用，而禹余粮经煅制后则出现延长作用。(《中华本草》)

【用法用量】　内服：煎汤，10～30 g，宜先煎去滓，取汁再入其他药煎煮；或入丸、散。外用：适量。

【使用注意】　暴病实邪者不宜使用。孕妇慎服。

食　盐

出《名医别录》。为海水或盐井、盐池、盐泉中的盐水经煎晒而成的结晶体。

【药性】　寒。入胃、肾、大小肠经。

【功效】　涌吐，清火，凉血，解毒，引诸药入肾。

【药论及医论】　《黄绳武妇科经验集》："青盐，补肾方中常用 1 g。"

【临床应用】

1. *湿热下注型痛经*　干马齿苋 30 g，大米适量，共煮粥，盐调味服食。(《妇产科疾病中医治疗全书》)

2. *气滞血瘀痛经*　五灵脂 12 g，青盐 60 g，香附 20 g，艾叶 30 g，菖蒲 60 g，葱白 20 g。将药物炒热后，用纱布包扎药物，外熨小腹部。(《中国民间草药方》)

3. *痛经*　食盐 250～500 g，葱白 250 g，生姜(切碎)120 g，共炒热，装布袋中热敷下腹。(《常见病验方选编》)

4. *气盛经闭*　女圣丸：香附一斤(童便浸透)，晒干后，姜、盐、酒、醋四制。醋糊丸。(《女科一盘珠》)

5. *虚寒性闭经*　艾叶 31 g，肉桂 12 g，小茴香 12 g，台乌 15 g，川芎 12 g。共研细末，先将食盐 250 g 置锅内炒热，再倒入药末，混匀炒热，布包热熨小腹，每次 20 分钟，每日早晚各 1 次。每料药可连用 4 次。[《基层医刊》，1984；4(5)：36]

6. *血崩*　槐花一两，棕灰五钱，盐一钱，水三钟，煎减半服。(《摘玄方》)

7. *血崩*　用益智仁炒为细末，盐米饮调下。(《妇人大全良方》)

8. *虚火血崩*　补阴丸：熟地五两，黄柏、知母、龟板各三两，锁阳、天门冬、枸杞子、白芍各

二两，五味子一两，炒黑干姜三钱。上为末，猪脊髓和蜜丸梧子大，每七八十丸，空心盐汤下。（《医部全录·妇科》）

9. 经行环腰痛　胡芦巴、补骨脂、杜仲、胡桃肉、炮山甲各 12 g，小茴香 4.5 g，莲子心 9 g，青盐少许。（《中医妇科临床手册》）

10. 白浊白带，小便频数　锁精丸：破故纸、青盐、白茯苓、五倍子炒各等分为末，酒糊丸桐子大，每服三十丸，空心温酒下。（《妇科备考》）

11. 白崩　豆花散：上用白扁豆花焙干为末，炒米煮饮，入烧盐，空心服数次即效。（《证治准绳·女科》）

12. 脐下冷痛赤白带下　当归附子汤：当归二分，炒盐三分，蝎梢、升麻各五分，甘草六分，柴胡七分，黄柏（少许为引用）、附子一钱，干姜、良姜各一钱。用法：上为粗末，每服五钱，水五盏，煎至一盏，去渣，稍热服。或为细末，酒面糊为丸亦可。（《兰室秘藏》）

13. 带下　坐药龙盐膏：玄胡索五钱，厚朴三钱，当归、茴香、炒黄盐、酒防己、肉桂、红豆、龙骨各二钱，川乌头（炮）、丁香、木香各一钱半，良姜、木通各一钱，全蝎五枚，枯矾五分。上为末，炼蜜丸，如弹子大。绵裹留丝在外，纳阴户内。（《兰室秘藏》）

14. 妊娠胎不安　鸡子羹：鸡子一枚，阿胶炒令燥一两。上取好酒一升，微火煎胶令消后，入鸡子并盐一钱和之，分作三服，相次食之。（《寿亲养老书》）

15. 妊娠胎气不安，气不升降，饮食不美，呕吐酸水，起坐觉重　二香散：香附子一两，藿香叶、甘草各二钱。上为细末，每服二钱。入盐少许，百沸汤点下。（《妇人大全良方》）

16. 恶阻吐呕不止单方　食盐（炒）、砂糖、煨姜、炒米一撮，煎水服。若吐蛔虫，加川椒、乌梅。（《秘珍济阴》）

17. 妊娠中食　盐汤探吐法：炒枯热盐一把，淬入滚汤中，频频灌下二三碗，旋以指尖探入喉间，令其作吐，不吐再灌再探，但得或吐或下，其妇必苏。（《彤园妇人科》）

18. 胎漏　清胎汤：生牡蛎 15 g，鲜芦根、藕各 30 g，莲子心、菟丝子（盐水炒）各 6 g，盐知母、盐黄柏、生龙齿、盐芡实、血余炭、蒲黄炭、火麻仁各 9 g，竹茹、萆薢各 12 g，桑寄生、瓜蒌各 24 g，盐砂仁、丝瓜络各 3 g。（《中国妇产方药全书》）

19. 妊娠心痛，胸膈不利，不思饮食　如圣散：人参、白术各一两，炮干姜、炒丁香各半两，炒缩砂仁、檀香、炒桔梗各一两，炒胡椒一分，炙甘草一两。上捣罗为散，每服二钱，盐汤点服。（《普济方》）

20. 孕妇四五个月，忽然心腹攻痛　盐枣散：大枣十四枚，炒黑，盐一钱，炒赤。上为末，酒调一撮服。（《广嗣全诀》）

21. 孕妇中恶心痛　以盐汤探吐。（《广嗣全诀》）

22. 孕妇小腹疼痛，脉弦紧数　回令丸：川楝子五两，酒炒，小茴三两，盐水炒为末。炼蜜丸，淡盐水下三钱。（《女科指要》）

23. 下焦虚寒，逼胎上撑，气冷面白，心痛垂死者　用附子、肉桂各二分为末，炒盐和匀，乘热罨脐中，更更服仓公下气汤。（《济阴近编》）

24. 胎前腰痛　猪肾丸：猪肾二个，青盐四钱，入腰子内蒸，煨干为末，蜜丸，空心酒服即愈。（《宁坤秘笈》）

25. 妊妇喘急，两胁胀痛，因五脏不和，血气虚弱，或食生冷，或冒风寒，致唇青面白，节筋酸疼，皮毛干涩，上气喘急，大便不通，呕吐频频可服平安散。厚朴（姜汁炒）二钱，生姜二钱，炮姜一钱，广皮一钱，川芎一钱四分，木香二钱，地黄五两，炙草四分。每服四钱，水煎，入烧盐少许服。（《茅氏女科秘方》）

26. 羊水过多　鲜鲤鱼 1 条（500～1 000 g），猪苓 50 g，葫芦干 100 g，生姜 12 g。加水煮至鲤鱼熟，加食盐少许（以不咸为度），随时吃鱼喝汤。（《妇产科疾病中医治疗全书》）

27. 转胞尿闭　葱白细切，和盐炒，热熨脐下立通。（《仁寿镜》）

28. 阴虚热盛型妊娠合并糖尿病　瓜蒌羹：鲜瓜蒌根 250 g，冬瓜 250 g，淡豆豉、精盐适量。

将鲜瓜蒌根、冬瓜分别洗净去皮，冬瓜去籽切成片，与豆豉同放锅内加水煮至瓜烂时加盐少许即成。适量食之，连服3～4周。(《中医妇产科学》，刘敏如等主编)

29. 临盆横产　胎儿将下，先露其手，或露其臂，用针刺入二分许，儿手不上，以盐擦之。(《妇科百辨》)

30. 恶露不绝　隔盐艾炷灸脐中穴7壮。连续数次。(《马大正中医妇科医论医案集》)

31. 产后血崩不止　菟丝子、杜仲、益智子、萆薢、山茱萸、五味子、茯苓、赤石脂、龙骨、芎各一分，川椒三铢，覆盆子半两。上为细末，炼蜜丸梧桐子大，早晨空心盐汤下三十丸。(《普济方》)

32. 产后血晕烦闷　用干马齿苋三两为散，每服三钱，以酒一中盏，入盐半盏，煎至六分，去滓不计时候稍温服。(《普济方》)

33. 产后呃逆　羌附汤：羌活、制附子、小茴香各五分，木香、生姜各二分五厘，食盐一捻。水煎，热服立愈。(《胎产心法》)

34. 产后腹膨气促　分气紫苏饮：苏梗、桑皮、五味、桔梗、甘草、草果、茯苓、陈皮、大腹皮、生姜。入盐一撮，煎服。(《郑氏家传女科万金方》)

35. 剖腹产后及妇科手术后胀气　用生香附15 g，青盐15 g，炒热装入纱布袋内，温熨腹部，冷却后再炒热。每日1～2次，排气后再熨1～2次。(《妇科名医证治精华》)

36. 产后下白涕不止　当归、白芷各一两，杜仲、萆薢、菟丝子各半两，煅牡蛎三分，炙艾叶、龙骨、川芎各一分，山茱萸半两。上为细末，两三次罗为飞尘，空心盐汤下三钱。(《普济方》)

37. 产后腰痛，起动不得　萆薢、官桂、石斛、茯苓、菟丝子、川芎、山茱萸、当归、炒胡芦巴各一分，牛膝一两。上杵罗为细末，每服三钱，水一盏，入盐少许，同煎三四沸，空心和滓热吃。(《普济方》)

38. 产后腰痛　老鹳草20 g，伸筋草、透骨草各30 g。捣烂，加食盐炒热，外敷贴八髎、涌泉穴。(《妇产科疾病中医治疗全书》)

39. 产后足跟痛　盐水炒胡桃，每日3～4次，每次数枚嚼服。(《妇科名医证治精华》)

40.(产后)脾肾虚弱，大便不实，或五更作泻　四神丸：破故纸、吴茱萸(炒)各四两，肉豆蔻(生用)、五味子各一两，大红枣四十九枚，生姜四两。每服五十丸，空心盐汤下。(《济阴纲目》)

41. 产后小便频数者　菟颐丸：石莲肉二两，菟丝子五两(浸研)，白茯苓、山药二两。糊丸，空心盐汤下。(《女科万金方》)

42. 产后二便不通　熨脐法：生姜、葱白、豆豉等分。捣烂，入盐少许，炒热布包，轮流熨其脐腹。(《彤园妇人科》)

43. 产后血虚，齿龈宣露，摇动疼痛　含地骨皮汤：地骨皮、柳枝、细辛、防风、杏仁、生地黄、盐、蔓荆子。上件细锉，如煮散，每用一两，以水一大盏，酒一盏，同煎取一盏，滤过，热含，就疼处浸良久吐之，含一盏尽为度，日用二度。(《王岳产书》)

44. 妇人不生者　胡椒(为末)二两，艾(为末)一两，熟盐半两，花椒(为末)半两，砂仁、官桂、茴香各半两。上为末，装入猪肚内缝合，煮熟，每日清晨割二两，好酒三五盏服之。(《普济方》)

45. 温脐种子法　五灵脂、香白芷、青盐各二钱，麝香一分，各等分，研为末，以荞麦面汤和，搓成条，圈于脐上，以前药实于其中，以艾灸之，但脐内微温即好，不过二三度。(《广嗣要语》)

46. 全不产　皂角一两，当归、蒸大黄、晋矾(枯)、戎盐、川椒各二两，五味子、细辛、干姜各三两，葶苈子、苦瓠各三分。上为细末，以绢袋盛，大如指，长三寸余，盛药满，系袋口，内妇人阴中。(《妇人大全良方》)

47. 肾阳虚型性欲低下及性厌恶　阳起石12 g煅烧成灰研成细末，用淡盐水或酒服，每次1 g。(《中国民间小单方》)

48. 月经不通，癥瘕血块，脐腹作痛　参见丁香条。

49. 面部黧黑斑、雀斑　玉容散：绿豆粉 90 g，白菊花、白附子、白芷各 30 g，食盐 5 g，冰片 1.5 g。共研细末，用清水调，代肥皂洗面。（《外科证治》）

50. 乳少　脂麻炒研，入盐少许，食之。（《本草纲目》）

51. 乳痈，肿未穴，痛不可忍，及已成疮，久不瘥　薰陆香散：薰陆香半两，百合半分，雄鼠粪半分，盐半钱。上件药捣细罗为散，用醋调涂贴。（《太平圣惠方》）

52. 急性乳腺炎　鲜蛇莓 30～50 g，食盐少许，共捣烂外敷内关穴（左敷右，右敷左）盖上敷料，胶布固定，药干取净水润之，每日换药 1 次。另以蛇莓 30～50 g，野菊花 30 g，水煎服。（《有毒中草药大辞典》）

53. 乳房肿块数年不消　葫芦把子 120 g，盐水炒干研末，每服 9 g，每日 1 次，食前黄酒冲服。（《常见病验方研究参考资料》）

54. 乳生结核，坚硬或肿疼痛　水膏方：黄柏二两，糯米二合，赤小豆一合，露蜂房半两，盐一两。上为散，捣生地黄取汁，调令稀稠得所者，肿痛处大小剪生绢上浓涂贴之，干则换之。（《普济方》）

55. 阴挺出下脱　桂心一两，吴茱萸一两（生用），戎盐二两。上件药，并熬令色变，捣罗为末，以绵裹如指大，纳阴中，日再易之。（《太平圣惠方》）

56. 阴道痉挛　花椒、大盐适量，捣碎布包，绵裹如弹丸大小，纳入阴道。（《妇产科疾病中医治疗全书》）

57. 阴痛　葱白头 100 g，乳香 15 g，青盐 50 g。上药共打碎，炒烫，装入布袋，热熨外阴，每日 1 次。（《妇产科疾病中医治疗全书》）

58. 外阴白斑　射干、透骨草、苦参各 20 g，白矾、食盐、龙骨、枯矾各 10 g，绿矾 5 g。其中白矾、龙骨、枯矾、绿矾交替使用。水煎外洗，配合内服、外搽药物。（《当代中医实用临床效验方》）

59. 阴内生疮　苍术（炒）一两，黄柏（盐水炒）二两，龟板（盐水炒）二两，萆薢二两，知母（盐水炒）二两。为散，入中白煎汤，调下三钱。（《女科指要》）

60. 霉菌性外阴炎　石菖蒲 60 g，食盐少许。每次加水 1 000 mL，煎取 500 mL，连煎 3 次，合药液，凉后先用冲洗器冲洗阴道再坐浴，不拘次数，每次 15 分钟。（《妇科用药 400 品历验心得》）

61. 滴虫性阴道炎　昆椒汤：昆布 150 g，青头白萝卜 1 000 g，猪肚皮肉 250 g，花椒 20 粒，食盐少量。加水炖汤，分两次服，每日 1 剂，连服 3 剂。[《新中医》，1981(11)：37]

62. 生殖器结核　透骨草 200 g，虻虫 10 g，青蒿 30 g，百部 30 g，当归 15 g，银柴胡 15 g，秦艽 15 g，地骨皮 15 g，乌梅 20 g，知母 15 g，皂刺 12 g，三棱 15 g，莪术 15 g。温盐水拌潮装布袋，洒酒、醋各 25 g，锅蒸，开锅 20 分钟，热敷小腹部，保温 40～50 分钟，每日 1 次。（《现代中西医妇科学》）

【用法用量】　5 g 入煎或单独泡成盐汤送服丸、散。炮制药物依照炮制法。外用适量。

【使用注意】　根据世界卫生组织建议的食盐摄入标准，健康成年人每日的食盐摄入量不宜超过 5 g。故主张内服用量适当，如果长时间内服，尤其要注意。

独　活

出《神农本草经》。又名独摇草、独滑、长生草、川独活、香独活、大活。为伞形科植物重齿毛当归 *Angelica pubescens* Maxim. f. *biserrata* Shan et Yuan 的根。

【药性】　辛、苦，温。入肾、膀胱经。

【功效】　祛风胜湿，通痹止痛，消痈。

【药论及医论】　《神农本草经》："主风寒所击，金疮止痛，奔豚，痫痓，女子疝瘕。"

《名医别录》："疗诸贼风，百节痛风无久新者。"

【临床应用】

1. 漏下恶血，月事不调　参见藁本条。

2. 经期过长　参见升麻条。

3. 漏下鲜血　柴胡调经汤：羌活、独活、升麻、藁本各五分，苍术一钱，柴胡七分，葛根、当归、炙草各三分，红花少许。稍热服，取微汗，立止。(《兰室秘藏》)

4. 崩漏夹水，或日水泻一二次，形气不甚弱者　调经升阳除湿汤，以风先胜其湿，然后补益中州：黄芪、苍术、羌活各钱五分，防风、藁本、升麻、柴胡、炙草各一钱，独活五分，蔓荆子七分。(《妇科冰鉴》)

5. 经行感冒　人参败毒散。(《妇科用药400品历验心得》)

6. 血瘀阻滞型经行头痛、经行身痛　当归乌豆独活汤：当归15 g，乌豆60 g，独活10 g。加水适量同入锅内，煎成300 mL，加酒少许，去渣取汤，分2次服，连服3～7日为1个疗程。(《食物本草》)

7. 经行腿痛　参见白芍条。

8. 赤白带下　十六味保元汤：骨碎补、贯众三钱，杜仲、小茴香一钱五分，人参二钱，黄芪一钱，巴戟二钱，当归一钱，石斛七分，升麻七分，山药一钱，生草六分，独活一钱，茯苓七分，莲须一钱，黄柏八分，圆肉三枚。(《寿世保元》)

9. 白带再来，阴户中寒　调经补真汤：麻黄、杏仁、桂枝、炙甘草、良姜、黄芪、人参、当归身、白术、苍术、泽泻、羌活、防风、柴胡、独活、藁本、升麻、黄芩、干姜、白葵花。(《兰室秘藏》)

10. 胎气冲肝，腰脚痹软，行步艰难　四物汤加枳壳、木通、甘草、连翘、荆芥、地黄、羌活、独活、山栀子、灯心，空心服。(《医部全录·女科》)

11. 妊娠腰痛不可忍，或连髀痛　五加皮散：杜仲四两，五加皮、阿胶、防风、金毛狗脊、川芎、芍药、细辛、萆薢各三两，杏仁八十枚。上㕮咀，以水九升，煮取二升，去滓，下胶，作三服。(《医部全录·女科》)

12. 孕妇体虚，风寒湿三邪袭入成痹　加减三痹汤：人参、黄芪、炙术、茯苓、当归、熟地、川芎、酒芍、续断、独活、炒杜仲、炒苡各一钱，秦艽、防风、细辛、炙草各八分，姜、枣引。(《彤园妇人科》)

13. 妊娠腹泻　荆防败毒散加减：荆芥10 g，防风10 g，茯苓10 g，羌活6 g，独活6 g，柴胡8 g，前胡10 g，桔梗4 g，生甘草5 g，神曲10 g，黄连2 g，藿香8 g。(《妇科用药400品历验心得》)

14. 子痫　葛根、贝母、牡丹皮、木防己、防风、当归、川芎、白茯苓、桂心、泽泻、甘草各二两，独活、石膏、人参各三两。上细切，以水九升，煮取三升，分二服。(《妇人大全良方》)

15. 妊娠中风，口噤不语　白术一两半，独活一两，黑豆一合(炒)，好酒煎，分四服灌之，得汗即愈。(《女科百效全书》)

16. 产后血晕，面色深赤，体如醉，见屋旋倒，头痛头重不安　参见射干条。

17. 产后余血上抢心痛　大岩蜜汤：生干地黄、当归、独活、吴茱萸、芍药、干姜、甘草、桂心、小草各一两，细辛半两。上为散，每服半两。水三盏，煎至一盏，去滓，稍热服。(《妇人大全良方》)

18. 产后恶寒壮热，一夜三五度，发恶语，口中生疮，时时干呕，困乏闷绝　人参、独活、白鲜皮、葛根、防风、青竹茹、远志各六分，茯神八分，白蔹十分，玄参十二分，竹沥二升半。上银一斤，水一斗五升，煎取七升，下诸药重煎，取三升，分温三服。(《妇人大全良方》)

19. 产后中风困笃，背强口噤，或但烦躁，或头身皆重，或身重痒剧，呕吐直视　大豆紫汤：川独活两半，大豆半升，酒三升。上先以酒浸独活，煎一二沸，别炒大豆极焦，烟出，急投酒中密封，候冷去豆。每服一二合许，得少汗则愈，日十服。(《小品方》)

20. 产后中风，虚人不可服他药者　一物独活汤：独活三两。以水三升，煮取一升，分服。耐酒者亦可以酒水等煮之。(《小品方》)

21. 产后风虚　独活汤：独活三两，水三升，煮取一升半，分作三服。耐酒者，可以酒水中煮之佳。(《普济方》)

22. 产后卒中风，发疾口噤，瘛疭，闷满不知人；并缓急诸风，毒痹，身体痉强；及挟胎中风，妇人百病　参见白石英条。

23. 产后脏腑虚，心怔惊悸，言语错乱　麦门冬、人参各八钱，牛黄、白薇各二钱，茯神、独活、远志、生地黄、朱砂、防风、天竺黄、甘草、龙齿各四钱，龙脑、麝香各一钱。上为末，用薄荷酒调下二钱。(《妇人大全良方》)

24. 产后腹痛，引腰背拘急　独活汤：独活、当归、桂心、芍药、生姜各三两，甘草二两，大枣二十枚。为粗末，水煎，分三次服。(《备急千金要方》)

25. 产后髋骨疼痛　独活寄生汤：独活10 g，桑寄生15 g，秦艽10 g，防风10 g，细辛4 g，熟地12 g，炒白芍10 g，当归6 g，川芎5 g，桂枝6 g，茯苓10 g，杜仲12 g，党参12 g，怀牛膝12 g，炙甘草5 g。(《妇科用药400品历验心得》)

26. 产后虚乏，五劳七伤，虚损不足，脏腑冷热不调　獐骨膏：獐骨一具，远志、黄芪、芍药、干姜、防风、茯苓、厚朴各三两，当归、橘皮、甘草、独活、川芎各二两，桂心、生姜各四两。上以水三斗，煮獐骨取二斗，去骨内药，煎取五升，去滓，分五服。(《医部全录·女科》)

27. 产后外感风寒成痢者　宜人参败毒散，即羌活、独活、枳壳、桔梗、柴胡、前胡、人参、茯苓、川芎、甘草，姜、葱引也。(《妇科心法要诀》)

28. 产后头痛　秦艽汤：秦艽、石膏各一钱，炙草、川芎、当归、白芍、羌活、独活、防风、黄芩、白术、熟地、茯苓各五分，生地六分，白芷七分，细辛三分。(《妇科玉尺》)

29. 产后四肢麻痹　逐邪四物汤：四物汤加白附子、羌活、独活、薄荷、白芷。(《妇科玉尺》)

30. 妇人血风、五脏大虚、惊悸　茯神散：茯神、人参、龙齿、独活、炒酸枣仁各一两，防风、远志、桂心、细辛、白术各三分，甘草、炮干姜各半两。上为粗末。每服四钱，水盏半，煎至八分，去滓温服。(《妇人大全良方》)

31. 妇人中风，口噤不识人　独活散：独活半两，防风半两，炮干姜一分，桂心半两，当归半两，炙甘草半两。上件药捣筛为散，每服四钱，用酒一中盏，煎至六分，去滓，不计时候，拗开口灌之。(《太平圣惠方》)

32. 妇人血风瘙痒　参见乌梢蛇条。

33. 妇人风瘙，瘾疹遍身瘙痒，状若虫行，或发或歇　参见沙参条。

34. 风邪癫狂，或啼泣不止，或歌笑无度，或心神恐惧，或言语失常　羚羊角屑三分，独活、远志、菖蒲、防风各半两，茯神、石膏、麦门冬、龙齿、白鲜皮各一两，人参、生干地黄各三分。上为粗末，每服三钱，水盏半，煎七分，温服无时。(《妇人大全良方》)

35. 产后吹奶，结实肿痛　陈皮一两，甘草一钱。水二碗，煎至一碗，分两服。次用荆芥、羌活、独活煎汤熏洗，即散。(《证治准绳·女科》)

36. 急性乳腺炎　独活12 g，紫荆皮15 g，石菖蒲、白芷、赤芍各9 g。共研末，调酒敷。(《常见病验方研究参考资料》)

37. 一切痞块　阿魏膏：羌活，独活，元参，官桂，赤芍药，穿山甲，生地黄，大黄，白芷，天麻，两头尖，红花，木鳖子，槐柳桃枝，乱发，香油，黄丹，芒硝，阿魏，苏合油，乳香，没药，麝香。成膏摊贴患处。(《济阴纲目》)

38. 产后脏中风冷，阴肿痛　当归汤：当归、独活、白芷、地榆各三两，败酱、矾石各三两。上锉碎，以水一斗半煮取五升，适冷暖洗阴，日三。(《济阴纲目》)

39. 慢性盆腔炎性疾病后遗症　参见川乌头条。

40. 霉菌性、滴虫性及非特异性阴道炎　洁尔阴洗液：蛇床子、艾叶、独活、石菖蒲、苍术等。(《中国药品实用手册》)

41. 阴挺出下脱　当归三两，败酱二两，独活、白芷、地榆、白矾各半两。上细锉，水一斗，煮取二升，去滓，稍热洗。(《妇人大全良方》)

42. 前庭大腺炎　参见龙胆条。

43. 腹疼肠出脱　独活酒煎服之。(《备预百要方》)

44. 脐下冷撮痛，阴冷，大寒，带下　参见桂枝条。

【现代药理研究】

(1) 独活所含与莨菪素对雌激素或氯化钡

所致在体或离体子宫痉挛有解痉作用。(《中药药理与应用》)

(2) 高剂量的独活挥发油还具有镇痛作用。[《中国当代医药》,2012,19(16): 15-16]

【用法用量】 内服:煎汤,6～10 g;浸酒或入丸、散。

【使用注意】 阴虚血燥者慎服。

急性子

出《救荒本草》。又名凤仙子、凤仙花子。为凤仙花科植物凤仙 *Impatiens balsamina* L. 的成熟种子。

【药性】 微苦、辛,温,有小毒。入肝、脾经。

【功效】 破血,消积,软坚。

【药论及医论】 《本草纲目》:"治难产,积块……"

《本经逢原》:"软坚,搜顽痰,下死胎。"

《四川中药志》1982年版:"用于产后瘀血不尽腹痛,血滞经闭,痛经……"

【临床应用】

1. 经事不通,寒热头痛,水酒同煎,逐败血通经 《集验》通经散:牛膝,当归,紫葳花,苏方木,刘寄奴,急性子,红花,肉桂,白芷,赤芍,甘草。(《薛氏济阴万金书》)

2. 经闭腹痛,产后瘀血未尽 急性子9 g捣碎,煎水,加红糖适量服。(《安徽中草药》)

3. 月经困难 凤仙花子90 g,研细蜜丸。每日3回,每回3 g,当归9 g煎汤送服。(《现代实用中药》)

4. 月经后期 参见牛膝条。

5. 经量过少 急性子20 g,丹参15 g,茜草15 g,赤芍10 g,益母草20 g,桃仁10 g,当归10 g,川芎10 g。(《妇科用药400品历验心得》)

6. 临产交骨不开 急性子壳、穿山甲、牙皂、麝香等分为末,蜜捏成条子如指大,一条入阴户中,近骨处,再将前药一分煎浓汤,坐浸其中,以手运之,自开。(《薛氏济阴万金书》)

7. 产难 凤仙子二钱,研末,水服,勿近牙。外以蓖麻子,随年数捣涂足心。(《频湖集简方》)

8. 胎死腹中 活水推生无忧散:生地、川芎各四两,当归、白芍、苏叶、枳壳各二两,益母草、秦艽、肉桂、陈皮各一两,急性子四钱,蕲艾、甘草各五分。或加砂仁、益智。上共为末,每服末药一两。(《郑氏家传女科万金方》)

9. 胎衣不下 凤仙子炒黄为末,黄酒温服一钱。(《经验广集》)

10. 引产 急性子膏:鬼骷髅3 g,麝香0.5 g,急性子5 g。捣烂为膏,贴脐。(《妇产科疾病中医治疗全书》)

11. 排卵功能障碍 排卵汤:急性子15 g,茺蔚子12 g,丹参15 g,三棱12 g,莪术12 g,王不留行15 g,刘寄奴12 g,当归8 g,路路通10 g,香附10 g,大腹皮15 g,䗪虫10 g。(《马大正中医妇科医论医案集》)

12. 妇人乳不至,系胆虚不足 用通草二钱,穿山甲一钱,木馒头一枚,三味共末,入猪蹄汤内煮烂吃。再不至,加急性子五钱必效。(《慎斋遗书》)

13. 急性乳腺炎 急性子25 g,朴硝50 g,鲜蟾蜍皮1张,白酒50～100 mL,面粉(炒黄)10 g。将前3味药捣烂如泥,加酒与面粉调成糊状,涂敷患处,上盖油纸、纱布,露出乳头,胶布固定,隔日取下,加酒重调再敷,若痒甚可暂停敷药。(《中国民间医术绝招・妇科部分》)

14. 乳腺大导管乳头状瘤 急性子、柴胡、白芍、焦白术、茯苓、丹皮、生栀子各9 g,当归、黄药子各12 g,墨旱莲15 g,白花蛇舌草30 g。(《现代名中医妇科绝技》)

15. 子宫肌瘤,崩漏,月经过多 急性子、半枝莲、独脚莲、牡丹皮各10 g,生地黄15 g,生贯众、生山楂、赤芍、夏枯草各12 g,太子参30 g,鸡内金6 g。水煎服或保留灌肠。(《全国名医妇科验方集锦》)

16. 异位妊娠包块 水红花子30 g,卷柏15 g,急性子20 g,马鞭草30 g,三棱10 g,莪术10 g,凌霄花15 g,瓦楞子100 g。(《妇科用药400品历验心得》)

17. 乳腺癌　以急性子配伍其他中草药组成的“敌癌片”等，治疗乳腺癌有一定疗效。(《中药药理与应用》)

18. 避孕　五子断嗣丸：芸薹子、绿豆、急性子、茺蔚子、王不留行适量，分别研极细末，混匀，制成如梧桐子大药丸。均于产后、月经周期或人工流产后第5日用药，每日9 g，2次口服，连服7日。[《浙江中医杂志》，1992，11(1)：16]

【现代药理研究】　通过研究急性子水煎液对血瘀模型家兔的血液流变学影响可以看出急性子在活血化瘀方面的药效明显，能较好地改善血液的浓、黏、凝、聚方面的作用。急性子煎剂、酊剂、水浸煎对兔、豚鼠离体子宫均有明显兴奋作用，使张力增强、收缩频率增快，最后出现强直收缩，对麻醉兔在位子宫亦呈兴奋作用。急性子水煎剂喂养雌鼠，能抑制发情期，降低卵巢及子宫质量，呈显著避孕作用，其作用可能与抑制排卵，使子宫和卵巢萎缩相关。[《中药急性子化学成分及药理作用的研究进展》.中国医师，2012，15(2)：262－264]

【用法用量】　内服：煎汤，10～30 g。

【使用注意】　内无瘀积者及孕妇禁服。

姜　黄

出《新修本草》。又名黄姜、毛姜黄、宝鼎香。为姜科植物姜黄 *Curcuma longa* L.的根茎。

【药性】　辛、苦，温。入心、脾、肝经。

【功效】　破血，行气，通经，止痛。

【药论及医论】　《日华子》：“治癥瘕血块，痈肿，通月经。”

《本草图经》：“治气胀及产后败血攻心。”

【临床应用】

1. 痛经　鲜姜黄七钱，鸡蛋二个。鸡蛋水煮后剥去壳，与姜黄共煮，取鸡蛋加甜酒一杯同食，如无甜酒用酒酿亦可，在行经时吃二至三次。(《常见病验方研究参考资料》)

2. 血脏久冷，月水不调，脐腹刺痛　川姜黄四两，蓬莪术、红花、桂心、川芎各一两，延胡索、牡丹皮、当归各二两，白芍药三两。上为细末，每服一钱。水半盏。酒半盏，煎至七分，热服。(《专治妇人方》)

3. 月经滞涩　姜黄散：姜黄、丁香各半两，当归(切炒)一两，芍药一分。上四味，捣罗为散，每服二钱匕，温酒调下，日二。(《圣济总录》)

4. 室女经闭，血结成块，心腹攻痛　用姜黄、川大黄炒各半两为末，每服一钱，温水下。(《圣济总录》)

5. 经水先期而至，血涩少，其色赤者　姜芩四物汤：当归，熟地，赤芍，川芎，姜黄，丹皮，黄芩，延胡索，香附。(《医宗金鉴》)

6. 崩漏　水蛭10 g，姜黄10 g，丹参15 g，当归10 g，川芎10 g，益母草20 g。(《妇科用药400品历验心得》)

7. 老妇人忽下血　玉仙散：香附子(瓦器炒黑色，勿焦)、白芍药各一两，甘草一钱。上为细末，每服三钱，炒姜黄、炒陈皮汤任下。(《证治准绳·女科》)

8. 妊娠胎漏下血不止，腹痛　姜黄汤：姜黄，当归，熟干地黄，艾叶，鹿角胶。上五味，粗捣筛，每服五钱匕，水一盏半，入生姜半分切，枣三枚擘破，煎至八分，去滓食前温服。(《圣济总录》)

9. 妊娠腹痛，和气思食，治中满　姜茂汤：姜黄、蓬莪术(煨)、藿香叶各一两，甘草(炙)半两。上四味，粗捣筛，每服二钱匕，水一盏，煎至六分，去滓温服，不拘时。(《圣济总录》)

10. 通治妊娠肩背痛，随证加引　羌活胜湿汤：羌活、独活各二钱，川芎、藁本、防风、炙草各一钱，蔓荆子八分。血瘀夜痛不止，加姜黄、红花。(《彤园妇人科》)

11. 妊娠右胁独痛，属痰气者　橘枳散：陈皮、甘草各一钱，加当归、川芎、炒芍、香附各钱五分。(《彤园妇人科》)

12. 胎前瘫痪　五痹汤：羌活、防己、姜黄、白术(土炒)各一钱，炙草五分，姜一片。(《秘传内府经验女科》)

13. 催生　临产腰疼，方可服之。延胡索、没药、白矾、白芷、姜黄、当归、桂心等分。上为

细末，临产阵痛时，烧铧刃铁(犁头是也)，令通赤，淬酒，调药三钱，服一二杯立产。(《妇人大全良方》)

14. 死胎下后，有败血冲心闷绝，上气不停　牡丹散：牡丹、赤芍药、青橘皮、荷叶、当归、蒲黄、姜黄、炒川大黄各一两。上件药捣细罗为散，不计时候，以温酒调下二钱。(《太平圣惠方》)

15. 产后恶露不下，气攻心腹，烦闷，胁肋刺痛　当归散：当归、虻虫、生干地黄、桃仁、蒲黄各三分，牡丹、牛膝、姜黄、琥珀、虎杖各半两，炒川大黄、川芒硝各一两。上件药捣粗罗为散，每服三钱，以水酒各半中盏，入生姜半分，煎至五分，去滓，不计时候稍热服。(《太平圣惠方》)

16. 产后恶露下不尽，腹内痛　姜黄一两锉。上以酒一大盏，煎至六分，取滓分温二服。(《太平圣惠方》)

17. 产后血块攻筑，心腹疼痛　姜黄散：姜黄、桂等分。二味捣罗为散，每服二钱匕，炒生姜酒下。(《圣济总录》)

18. 产后血运不知人及狂语　荷叶、红花、姜黄等分炒，研末，童子小便调服二钱。(《医部全录·妇科》)

19. 产后恶血冲心，闷绝，及血气疼痛不可忍　参见没药条。

20. 产后日久拘挛，不宜用补剂者　舒筋汤：羌活、姜黄、炙草各二钱，海桐皮、当归、赤芍各一钱，白术一钱(土炒)，沉香少许，姜煎。(《胎产心法》)

21. 产后口干痞闷　见晛丸：姜黄、三棱、荜澄茄、陈皮、良姜、人参、莪术等分。上为细末，用萝卜浸，煮烂研细，将汁煮面糊丸如梧桐子大，用萝卜汤下三十丸。(《妇人大全良方》)

22. 产后虚羸不足，胸中气短，腹内紧急，腰背疼痛，月水不调，烦渴，四肢无力　姜黄丸：姜黄、当归、熟干地黄、牡丹、厚朴、肉桂、川芎、续断、白术、桃仁各一两，木香、赤芍药各三分，羚羊角屑一分。上件药捣罗为末，炼蜜和捣三二百杵，丸如梧桐子大，每于食前，以温酒下三十丸。(《太平圣惠方》)

23. 热入血室，发狂不认人　参见牛黄条。

24. 血风走疰疼痛　参见五灵脂条。

25. 不孕　白薇、牡蒙、藁本各五分，姜黄、当归、熟地黄各七分，川芎、人参、柏子仁、石斛、桂心、附子、五味子、防风、甘草、川牛膝、吴茱萸、桑寄生各六分，秦椒二分，禹余粮八分。上为末，炼蜜丸如梧桐子大。空心，酒下三十丸，日二服。(《妇人大全良方》)

26. 乳痈　如意金黄散：天花粉十斤，黄柏、大黄、姜黄各五斤，白芷三斤，紫厚朴、陈皮、甘草、苍术、天南星各二斤。以上共为咀片，晒极干燥，用大驴磨连磨三次，方用密绢罗厨筛出，磁坛收贮外用。(《外科正宗》)

27. 老年性阴道炎，阴道涩痒，赤白带下，外阴肿大　黄连膏：黄连 18 g，姜黄 18 g，当归 18 g，黄柏 18 g，生地黄 72 g，香油 800 mL，黄蜡 120 g。以香油浸泡 2 日，文火煎熬枯去渣，再入黄蜡熔化成膏即得。用此膏涂阴道壁，每日 1 次，10 次为 1 个疗程。(《中国丸散膏丹方药全书·妇科病》)

28. 霉菌性阴道炎　姜黄 30 g，水煎 3 次，合药液约 1 500 mL，凉后先用冲洗器冲洗阴道再坐浴，不拘次数，每次 15 分钟。(《妇科用药400品历验心得》)

29. 前庭大腺炎　参见天花粉条。

【现代药理研究】　姜黄粉依次用石油醚、95%乙醇和水提取的三种提取物，于妊娠第1～第7日连续灌胃。三种提物的剂量均为100 mg/kg时，对雌大鼠的终止妊娠率分别为100%、70%和100%。出生的幼鼠无畸形。上述三种提取物对硫酸铜诱发的兔排卵均无影响。姜黄煎剂腹腔或皮下注射，对小鼠和兔早、中、晚期妊娠均有明显的终止妊娠作用。终止妊娠率可达90%～100%。但口服无效。姜黄终止小鼠早期妊娠的作用可为黄体酮所对抗，可明显抑制假孕小鼠创伤性子宫蜕膜瘤的生长。故推测姜黄引起动物早期妊娠流产的机制，很可能是由于抗孕激素活性和宫缩作用所致。以未成熟小鼠子宫增重法未能证明姜黄有雌激素样或抗雌激素样活性。(《中药药理与

应用》)

【用法用量】 内服：煎汤，3～10 g；或入丸、散。外用：30 g 水煎冲洗坐浴。

【使用注意】 血虚无气滞血瘀者及孕妇慎服。

前 胡

出《雷公炮炙论》。为伞形科植物白花前胡 *Peucedanum praeruptorum* Dunn 的根。

【药性】 苦、辛，微寒。入肺、脾、肝经。

【功效】 疏散风热，降气化痰。

【药论及医论】 《日华子》："破癥结，开胃下食……反胃呕逆，气喘，安胎……"

《本草汇言》："妊娠发热，饮食不甘……此邪气壅闭在腠理之间也。用前胡俱能治之……然柴胡之性专于上升，而前胡之功专于下气。故治痰热喘嗽，痞膈逆气，胎胀诸疾，气降则痰降，痰降则火亦降矣。"

《乞法全书·释药分类》："前胡，能解心腹之结气，故安胎。"

【临床应用】

1. 虚热气燥，及劳热病后，月水不通　前胡汤：前胡，牡丹皮，甘草炙，射干，栝楼根，玄参，桃仁，芍药，黄芩，白茯苓，枳实，大黄，旋覆花。服三钱匕，水一盏，煎至六分，去滓温服，日三。(《圣济总录》)

2. 妇人血分，四肢浮肿，喘促，小便不利　参见防己条。

3. 月经不利，手足烦热，腹满，默默不欲寤，心烦　七熬丸：前胡、芒硝各五两，葶苈、蜀椒各六铢，生姜、芎䓖、茯苓十五铢，杏仁九铢，桃仁二十枚，水蛭半合，大黄一两半。上十一味为末，蜜丸梧子大，空腹饮服七丸，日三。不知加一倍。(《医部全录·妇科》)

4. 痰饮、气滞恶阻　前胡饮子：前胡，枳壳，橘皮，半夏，茯苓，甘草，生姜。(《济阴近编》)

5. 妊娠胎不长　宜服安胎和气、思食、利四肢，黄芪散。黄芪、白术、陈皮、麦门冬、白茯苓、前胡、人参各三分，川芎、甘草各半两。上㕮咀，每服三钱。水一盏，姜三片，枣一枚，煎至七分，去滓温服。(《妇人大全良方》)

6. 白术散定痛安胎　川芎、紫苏叶、香附各一钱，甘草四分，归身、酒炒白芍、前胡、乌药、陈皮各八分，炒白术、竹茹、木香各五分。上锉，水煎，食远服。(《医部全录·妇科》)

7. 妊娠心腹胀满，气冲胸膈，烦闷，四肢少力，不思饮食　诃黎勒、赤茯苓、前胡各一两，陈皮、大腹皮、桑白皮各三分，枳壳、川芎、白术各半两。上为粗末，每服四钱。水一盏半，姜三片，枣二个，煎至七分，去滓温服，无时候。(《妇人大全良方》)

8. 妊娠中恶　加减当归散：川芎，当归，陈皮，吴茱萸，木香，香附，乌药，甘草，前胡，葱白，砂仁，紫苏叶。上锉一剂，生姜五片煎服。(《医部全录·妇科》)

9. 妊娠心下急，气满切痛　赤茯苓六分，桑白皮五分，前胡四分，郁李仁、槟榔各三分。上为细末，以水一升，煮取一半，去滓，夜卧服。(《妇人大全良方》)

10. 妊娠伤寒，头疼壮热　前胡汤：前胡、白术、人参、石膏、黄芩各二两。上五味，粗捣筛，每服三钱匕，水一盏，入葱白一寸，同煎至六分，去滓温服，空心食前。(《圣济总录》)

11. 妊娠咳嗽，胸膈不利，痰涎壅闷　前胡汤：前胡、和皮大腹、半夏、陈橘皮、甘草(炙)各一两。上五味，粗捣筛，每服三钱匕，水一盏，生姜三片，同煎至六分，去滓食后临卧温服。(《圣济总录》)

12. 难产方，总治产难　川芎、当归、榆皮、龟板、百草霜各一钱，前胡七分。(《妇科玉尺》)

13. 产后肺寒咳嗽　前胡汤：前胡、升麻、桂、紫菀、白茯苓、五味子、麦门冬、杏仁各一两半。上八味，粗捣筛，每服三钱匕，水一盏，煎七分，去滓温服，不拘时。(《圣济总录》)

14. 产后失音不语　逐血补心汤：红花、赤芍药、生地黄、桔梗、苏叶、前胡、茯苓、防风、牛胆南星、黄连、粉葛各二钱，当归三钱，薄荷、人参、升麻各一钱五分，半夏二钱五分，甘草一钱。

上锉为散，分作二服，每服水一盅半，姜三片，煎至七分，空心服，滓再煎服。（《证治准绳·女科》）

15. *产后脾胃气寒，心胸满闷，吐逆，四肢少力，不纳饮食* 丁香散：丁香、人参、槟榔、白术、桂心、当归、厚朴、前胡各三分，甘草半两，良姜一两。上为粗末，每服四钱。水一盏，姜三片，煎至七分，去滓温服，空心。（《妇人大全良方》）

16. *产后便秘汤* 前胡 15 g，决明子 30 g，当归 12 g，制桃仁 9 g，炙甘草 6 g。（《中医妇科经验方选》）

17. *（产后）外感风寒成痫者* 宜人参败毒散，即羌活、独活、枳壳、桔梗、柴胡、前胡、人参、茯苓、川芎、甘草，姜、葱引也。（《妇科心法要诀》）

18. *产后血虚劳倦，盗汗，多困少力，咳嗽有痰* 当归、川芎、黄芪各一两，柴胡、前胡各一分。上㕮咀，每服三钱。水一大盏，桃、柳枝各三寸，枣子、乌梅各一枚，姜三片，煎至六分，去滓温服。（《妇人大全良方》）

19. *脾虚心下有结气不能温药者* 前胡散：半夏、陈皮各六两，白茯苓、前胡、枳壳、甘草（炙）各三两。上为粗末，每服二钱，水一盏煎至六分，去滓热服，日二三，不以时。此药有气疾即可服。（《产宝诸方》）

20. *妇人血风气，体虚，发歇寒热* 地骨皮散：北柴胡、地骨皮各一两，桑白皮、枳壳、前胡、黄芪各三分，白茯苓、五加皮、人参、甘草、桂心、白芍药各半两。上㕮咀，每服三钱。水一盏，生姜三片，煎至七分，去滓温服，无时候。（《妇人大全良方》）

【用法用量】 内服：煎汤，10～20 g；或入丸、散。

【使用注意】 阴虚咳嗽，寒饮咳嗽者慎服。

首乌藤

出《本经逢原》。又名夜交藤。为蓼科植物何首乌 *Polygonum multiflorum* Thund.的茎藤。

【药性】 甘、微苦，平。入心、肝经。

【功效】 养心安神。

【药论及医论】 《本草再新》：“补中气，行经络，通血脉，治劳伤。”

《饮片新参》：“养肝肾，止虚汗，安神催眠。”

《国医大师班秀文学术经验集成》：“我认为该药即为首乌之藤，则既禀首乌补肝、益肾、养血、祛风之性，又有通络之功，故治疗带下兼有肝肾不足之头晕、腰膝软弱、筋骨酸痛等最为适用，属于以补为主、补中有通之药。”

【临床应用】

1. *经前不寐* 夜交藤、桑椹子各 12 g，朱茯神、首乌、党参各 9 g，白术、白芍各 6 g，远志 4.5 g。（《中医妇科临床手册》）

2. *经前烦躁，经后失眠* 参见防己条。

3. *经行头痛* 参见钩藤条。

4. *经行身痛* 首乌藤、鸡血藤各 15 g，熟地黄、怀牛膝各 12 g，仙鹤草 30 g，当归、白芍、枸杞子各 9 g，川芎 4.5 g。（《中医妇科临床手册》）

5. *经行风疹* 夜交藤 200 g，苍耳子、白蒺藜各 100 g，白鲜皮、蛇床子各 50 g，蝉蜕 20 g。加水 5 000 mL，煎煮 20 分钟后，趁热先熏患处，待药液温后，用毛巾外洗患处，每剂可洗 3～5 次，一般熏洗 2 小时后全身风团消退。（《妇产科疾病中医治疗全书》）

6. *崩漏腰痛* 夜交藤 60 g，仙鹤草 50 g，党参 30 g，阿胶（烊冲）20 g，荆芥炭 10 g，侧柏叶 10 g，海螵蛸 20 g。（《妇科用药 400 品历验心得》）

7. *妊娠痒疹* 参见乌梢蛇条。

8. *妊娠身痛多汗* 黄芪 12 g，桂枝 6 g，炒白芍 6 g，生姜 5 片，大枣 6 个，糯稻根 15 g，龙骨 15 g，牡蛎 15 g，桑寄生 15 g，夜交藤 15 g。（《妇科用药 400 品历验心得》）

9. *妊娠转筋* 甘松 10 g，竹茹 10 g，五加皮 10 g，桑寄生 12 g，夜交藤 15 g，炒白芍 15 g，牡蛎 15 g。（《妇科用药 400 品历验心得》）

10. *妊娠痔疮出血* 夜交藤 60 g。水煎 3 次，合药液约 1 500 mL，凉后坐浴，不拘次数，每次 15 分钟。（《妇科用药 400 品历验心得》）

11. 产后身痛　参见络石藤条。

12. 产后忽然四肢发痉，口噤头摇　用钩藤(此味后煎)、荆芥各五分，丹皮一钱，首乌藤二钱煎汤，冲入童便，研送两丸《灵枢》保产黑神丹。(《竹林女科证治》)

13. 肝郁型产后不寐　夜交藤 30 g，合欢皮 30 g，川楝子 10 g。(《妇产科疾病中医治疗全书》)

14. 妇科手术后紧张烦躁　参见甘松条。

15. 围绝经期忧郁证，脏躁证　甘草 50 g，浮小麦 100 g，大枣 20 枚，夜交藤 100 g，白芍 40 g，酸枣仁 20 g，麦冬 30 g，生龙骨、生牡蛎各 40 g(先煎)。(《全国名医妇科验方集锦》)

16. 围绝经期综合征　夜交藤、黄芪各 30 g，当归、桑叶各 12 g，三七 6 g，胡桃仁 10 g。随症加减。(《中医妇科临床手册》)

17. 阴道瘙痒　补骨脂 50 g，夜交藤 50 g。每次加水 1 000 mL，煎取 500 mL，连煎 3 次，合药液，凉后先用冲洗器冲洗阴道再坐浴，不拘次数，每次 15 分钟。(《妇科用药 400 品历验心得》)

18. 外阴干痒　夜交藤 50 g，桑叶 50 g，生甘草 15 g。每剂每次加水 1 000 mL，煎取 500 mL，连煎 3 次，合药液，凉后坐浴，不拘次数，每次 15 分钟。(《妇科用药 400 品历验心得》)

【现代药理研究】　小鼠灌胃夜交藤煎剂 2 g/kg 能提高戊巴比妥钠阈下剂量的睡眠率和缩短戊巴比妥钠诱导的小鼠睡眠潜伏期。大鼠灌胃 20 g/kg 夜交藤煎剂，大鼠睡眠多导图描记法表明，能使总睡眠时间延长，主要是慢波睡眠时相延长，异相睡眠时相缩短，其即时催眠作用与 5 mg/kg 的地西泮基本相似。(《现代中药药理与临床》)

【用法用量】　内服：煎汤，10～60 g。外用：60 g，煎水外洗。

炮　姜

出《本草经疏》。又名黑姜。为姜科植物姜 *Zingiber officinale* Rosc.干燥根茎的炮制品。

【药性】　苦、辛，温。入脾、胃、肝经。

【功效】　温中止泻，温经止血。

【药论及医论】　《医学入门·本草》："温脾肾，治里寒水泻，下痢肠澼……崩漏。"

《张氏妇科》："治产之症，妙在干姜。若大热重用，若微热则轻用，轻则一钱，重则三钱。须要酒炒得黑，不黑不可用，恐反生火。"

《女科一盘珠》："产后血虚，阳无所依而浮散于外，故多发热。治宜四物以补阴，加以黑姜之苦温，收其浮散，使归于阴，则阴血足而虚热自除矣。"

【临床应用】

1. 痛经　熟地黄、当归、白芍、阿胶各 9 g，川芎、艾叶各 6 g，炮姜 4.5 g。(《中医妇科临床手册》)

2. 脾肾两虚月经先期　参见龟甲条。

3. 血瘀型经量过多　参见白及条。

4. 经期过长　参见半夏条。

5. 崩血已多，其色紫黯清稀，腹痛无时者　姜附芎归汤：当归四五钱(酒洗)，川芎二钱，姜炭钱五分，附子钱五分(炮)。水煎温服。(《妇科冰鉴》)

6. 虚寒经病　姜棕散：棕炭一两，炮姜五钱。为末，酒煎，乌梅汤下。(《妇科玉尺》)

7. 经行晕厥　党参 15 g，制附子、黄芪、白术各 9 g，炮姜 4.5 g，炙甘草 6 g，煅龙骨、煅牡蛎各 30 g。(《中医妇科临床手册》)

8. 赤带　鹿角霜 10 g，制附子 3 g，熟地黄 10 g，白芥子 6 g，川续断 15 g，白芷 9 g，炮姜 4 g，血余炭 6 g，炙黄芪 12 g。(《妇科用药 400 品历验心得》)

9. 带下湿热　清白散：当归、盐黄柏、炒白芍、樗根皮、生地、川芎、贝母各一钱，炮姜、甘草各五分。上锉，生姜三片，水煎服。(《妇科心法要诀》)

10. 白崩不止，面色黄瘦，脐下冷痛　参见蒲黄条。

11. 妊娠下血，如月信来者　熟地黄、干姜炮各一两。上为细末，每服三钱，一日夜三四

服。(《医学正传》)

12. 妊娠恶阻　炮姜 5 g,茯苓 10 g,半夏 10 g,白豆蔻 5 g。(《妇科用药 400 品历验心得》)

13. 妊娠吐酸水,心腹痛,不能饮食　参见米条。

14. 孕妇胃寒气实,胎气上逼　和胃饮:厚朴、陈皮各钱半,炮姜一二钱,炙草一钱。(《妇科玉尺》)

15. 妊娠腹泻　参见白术条。

16. 妊娠霍乱腹痛,四肢逆冷,汗出脉虚弱　理中汤:人参,白术,炮姜,炙草。(《妇科玉尺》)

17. 妊娠疟疾,寒热腹痛　参见鳖甲条。

18. 妊娠胎漏色暗身冷　鹿角胶 10 g(烊冲),炮姜 5 g,淡附片 5 g,淫羊藿 12 g,仙茅 10 g,菟丝子 12 g,红参 10 g(调冲),炒白术 10 g。(《马大正 50 年临证验案自选集》)

19. 死胎不下,指甲青舌青,胀闷,口中作屎臭　官桂丸:当归、官桂、甘草、白芍、炮姜、生地各一两,黑豆三两。共为末,酒下。(《妇科玉尺》)

20. 恶露不绝　炮姜 5 g,丹参炭 10 g,鹿角胶 10 g,益母草 12 g,蒲黄炭 10 g。(《妇科用药 400 品历验心得》)

21. 产后出血　参见藕节条。

22. 产后小腹作痛　若因血虚,用四物、参、术、炮姜。若因阳气虚弱,用四君、当归、炮姜。若因脾虚血弱,用六君、当归、炮姜治之。(《医部全录・妇科》)

23. 产后呃逆　参见柿蒂条。

24. 产后闪伤　代赭石丸:丹皮,炮姜,发灰,酒白芍,醋代赭石,醋地榆,酒生地。(《妇科玉尺》)

25. 产后阴血已亡,更患崩证,则是血脱气陷,其病非轻,当峻补之　宜用十全大补汤加阿胶、升麻、续断、枣仁、山萸、炮姜炭。(《妇科心法要诀》)

26. 产后发热多血伤　大法四物加炮姜。(《妇科心法要诀》)

27. 产后疟疾,因瘀血停留,荣卫不和,往来寒热,腹多胀痛　参见鳖甲条。

28. (产后)呕逆不食,脾胃气虚　用六君子汤。胃气虚寒,加炮姜、木香。(《医部全录・妇科》)

29. 产后腹泻　参见佩兰条。

30. 产后痢疾,若肝木克脾土,用六君加柴胡、炮姜。(《医部全录・妇科》)

31. 产后喉中气急喘促,若中气虚寒　用补中益气加炮姜、肉桂。(《医部全录・妇科》)

32. 难产,产后不省,喘急　用好人参二两或三四两,加炮姜五钱,水煎徐徐服。(《证治准绳・女科》)

33. 产后恶露不净,癥瘕,经闭不通　参见西红花条。

34. 产后风痉　参见伏龙肝条。

35. 产后尿潴留　参见紫菀条。

36. 妇科术后腹泻　厚朴 15 g,槟榔 10 g,藿香 10 g,佩兰 10 g,炒莱菔子 10 g,炮姜 6 g,诃子 10 g,石榴皮 15 g,禹余粮 30 g,骨碎补 10 g,肉豆蔻 10 g,补骨脂 10 g。(《妇科用药 400 品历验心得》)

37. 慢性盆腔炎性疾病后遗症　参见海藻条。

38. 脐下冷撮痛,阴冷,大寒,带下　参见桂枝条。

39. 产后阴挺　参见淡菜条。

【现代药理研究】　各种姜炮制的醚提取物,1.25%浓度 33 mL/kg 灌胃,炮姜和姜炭的醚提取物能极显著地缩短小鼠的凝血时间,而生姜和干姜的醚提取物则无此作用。(《中华本草》)

【用法用量】　内服:煎汤,5～10 g;或入丸、散。

【使用注意】　阴虚有热者禁服。

穿山甲

出《本草图经》。又名鲮鲤甲、川山甲。为鲮鲤科动物穿山甲 *Manis pentadactyla* Linnaeus 的鳞甲。

【药性】　咸,微寒。入肝、胃经。

【功效】 消肿溃痈,通经下乳。

【药论及医论】《日华子》:"治……妇人鬼魅悲泣……"

《本草纲目》:"通经脉,下乳汁,消痈肿,排脓血。谚曰:穿山甲、王不留,妇人食了乳长流。亦言其迅速也。"

《中医妇科名家经验心悟》:"王渭川临床主要用于治疗输卵管堵塞性不孕,利用穿山甲活血通络走窜作用,条达气机达到疏通输卵管的目的,常配伍炒川楝子、鸡血藤。"

【临床应用】

1. 痛经　穿山甲六钱,制香附三钱。于行经前水煎服。(《常见病验方研究参考资料》)

2. 血脉不通　当归、穿山甲、蒲黄各半两,辰砂一钱,麝香少许。上为细末研停,每服二钱,热酒调下。如不吃酒,薄荷、醋汤亦可。(《妇人大全良方》)

3. 闭经　山甲片大的 3 个,以瓦焙醋淬数次,至黄色为止,研为末,以黄酒冲服。服药后发汗的次日,经水即至。(《中国秘方大全》)

4. 血瘀型月经后期量少　参见刘寄奴条。

5. 妇人干血气　参见白附子条。

6. 崩中、赤白带下　当归,白术,青木香,蚕蜕,黑棕刷,穿山甲,地榆,竹茹,川芎,白茯苓,粉草,血余,牡蛎,绵子,熟地黄,赤石脂。(《妇人大全良方》)

7. 子宫内膜异位症　玄胡甲珠散:延胡索(醋炒)15 g,甲珠 10 g,米酒 30 g。(《百病饮食自疗》)

8. 血瘀型经行头痛　穿山甲 50～100 g,川芎 6 g,当归 9 g,加水炖熟,饮汤吃肉。(《妇产科疾病中医治疗全书》)

9. 胎不下　川山甲炮为末,调酒一钱服。(《普济方》)亦治胎衣不下。(《胎产救急方》)

10. 产后恶血在腹中,疠痛不可忍　穿山甲散:穿山甲一两,儿孩子头发一两,干漆一两,红蓝花子一两,赤鲤鱼鳞二两。上件药都入于瓷瓶子内,以瓦子盖瓶口,用盐泥固济,于盖上开一窍,以大火烧令烟白色,住火候冷取出,细研为散。不计时候,以热酒调下一钱。(《太平圣惠方》)

11. 产后恶血不散,冲心痛闷　鲤鱼散:鲤鱼二两,乱发一两,皂荚一挺,硇砂一两,穿山甲一两,香墨半两。上件药同入于固济了瓷瓶内,密封泥,候干,用炭火烧令通赤,待冷取出,入麝香一分,同研令极细,每服,不计时候,红蓝花酒调下一钱。(《太平圣惠方》)

12. 产后二十余日,重见恶露,兼因风邪外束,头部作痛,乳汁下少,脉象沉缓　山甲汤:生山甲、旋覆花、代赭石、王不留行、鸡血藤、菊花、知母各 9 g,莲子心 4.5 g,当归、焦栀子各 6 g,鲜芦根、藕各 30 g,薄荷、川芎、白芷各 3 g,白蒺藜 12 g,桑寄生 18 g,鲜荷叶 1 个。(《中国妇产方药全书》)

13. 产后血气上冲心,成血运　穿山甲一两以童子小便浸一宿取出慢火炙令黄。右捣细罗为散,每服,以热狗胆酒调下一钱,立效。(《太平圣惠方》)

14. 妇人产后之时,因收生之婆手入产门,损伤尿胞,因致淋漓不止,欲少忍须臾而不能　补胞散:人参二两,黄芪一两,麦冬一两,白术四两,穿山甲三片,陈土炒松,研细末,象皮三钱,人身怀之,研细末,龙骨醋焠煅,研末。水煎药汁一碗,空腹将三味调服,即熟睡之,愈久愈效。(《辨证录》)

15. 妇人血风流注,腰脚疼痛不可忍　参见没药条。

16. 吊脚肠痈(即产后肠痈)　黄芪、皂角、甲片、陈皮、当归,加葵根酒水煎服。(《评注产科心法》)

17. 肾虚痰实型多囊卵巢综合征　参见昆布条。

18. 围绝经期综合征见形体肥胖、少动懒言、面部色素沉着、水肿、四肢有蚁走感,或兼有月经紊乱、色黯红夹有血块者　参见海藻条。

19. 寒伤于内,气凝不流,结于肠外,久为癥瘕,时作疼痛,腰不得伸　晞露丸:莪术(锉)一两,京三棱(锉,并酒浸)一两,干漆(洗去腥,炒烟尽)五钱,川乌五钱,硇砂四钱,青皮、雄黄(另研)、茴香(盐炒)、穿山甲(炮)各三钱,轻粉(另研)一钱,麝香(另研)半钱,巴豆(去皮,切开)三十个。上除研药外,将巴豆炒三棱、广术二味深黄色,去巴豆不用,共为末,入研药匀,生姜汁打面糊丸如桐子大,每服二十丸至三十丸,姜汤送下,酒亦得,空心食前。(《卫生宝鉴》)

20. 子宫肌瘤　三七4 g,大血藤30 g,皂角刺15 g,石见穿20 g,三棱12 g,莪术12 g,制乳香4 g,制没药4 g,水蛭10 g,丹参15 g,大腹皮12 g,炮山甲12 g,蒲公英15 g,半枝莲15 g,白花蛇舌草15 g,大黄䗪虫丸每次10 g。(《妇科用药400品历验心得》)

21. 妇人癥瘕痞块及卵巢肿瘤　参见芫花条。

22. 卵巢囊肿　炮山甲60 g,当归、川芎、丹参各30 g,牛膝、醋大黄、醋延胡、肉桂、炒黑丑、五灵脂、醋炒三棱、莪术各15 g,麝香0.06 g。药研细末,每服9 g,每日3次。(《中国民间医术绝招·妇科部分》)

23. 子宫内膜异位症痰湿血瘀证　参见昆布条。

24. 人流宫腔粘连瘀阻胞宫证　参见水蛭条。

25. 诸痛有湿者　四物与白术相半,加天麻、茯苓、穿山甲,用酒煎服。(《证治准绳·女科》)

26. 乳痈及盆腔炎　仙方活命饮:金银花、防风、白芷、当归、陈皮、芍药、天花粉、贝母、乳香、没药、炮山甲、皂角刺、生草、黄酒。(《中医妇产科学》,刘敏如等主编)

27. 乳无汁,亦治乳结痈肿　涌泉散:穿山甲洗,一两,灰炒令燥。右为细末,酒调服方寸匕。(《妇人大全良方》)

28. 少乳及乳汁不行　胡桃散:核桃仁十个,穿山甲一钱。上捣和一处,共酒调服。(《济阴纲目》)

29. 乳痈疼痛结硬不可忍　鲤甲散:鲤甲烧灰一两,栝楼一枚烧灰。右研和为散,每服二钱,空心用葱酒调下,至晚再。(《普济方》)

30. 乳癖　参见黄药子条。

31. 乳腺癌　参见瓜蒌皮条。

32. 月经不调、行经腹痛、输卵管阻塞　红花、山甲各6 g,血竭4.5 g。(《常见病验方研究参考资料》)

33. 不孕　茯苓12 g,生熟地各9 g,怀牛膝9 g,路路通9 g,炙山甲片9 g,公丁香2.5 g,淫羊藿12 g,石南叶9 g,制黄精12 g,桂枝2.5 g。(《当代名医临证精华·不孕专辑》)

34. 热入血室　清热行血汤:桃仁一钱,红花一钱,丹皮、五灵脂、生地各二钱,甘草五分,穿山甲、赤芍各一钱。上水煎服。(《妇科心法要诀》)

35. 阴挺　当归、穿山甲、蒲黄炒各半两,辰砂一钱,麝香少许。上为末,每服二钱,酒调下尤效。(《济阴纲目》)

36. 阴癞,硬如卵状　随病之左右,取穿山甲之左右边五钱,以砂炒焦黄为末,每服二钱,酒下。(《摘元方》)

37. 阴疮　木香、黄连、山栀、当归、黄芩、白芍药、薄荷、槟榔、桔梗、连翘各一钱,甘草五分,大黄二钱。右,水二茶钟,煎八分,食前服,临服加蜜二匙亦可。(《医部全录·妇科》)

38. 阴茧　当归、丹参、赤芍、穿山甲各15 g,三棱、莪术各6 g,柴胡3 g。(《实用中西医结合妇产科证治》)

39. 晚期宫颈癌体质虚弱者　参见桃仁条。

【现代药理研究】

(1) 有显著促进分娩母鼠单次泌乳量和1日泌乳量的作用,对母鼠乳腺组织切片显示,穿山甲组乳腺形态与正常对照组授乳期乳腺形态相仿。(《现代中药药理与临床》)

(2) 给小鼠分别以穿山甲片水煎液及等量生理盐水灌胃给药,3天后眼眶静脉丛取血,用毛细血管法测定,结果表明穿山甲片水煎液对小鼠亦有降低血液黏度及延长凝血时间的作用。[《中医药研究》,2002,18(2):46－47]

【用法用量】　内服:煎汤,3～9 g,或入散剂,吞服,3～6 g。

【使用注意】　气血虚弱,痈疽已溃者及孕妇禁服。

穿心莲

出《常用中草药手册》。又名一见喜、万病仙草、四支邦、榄核莲、苦胆草、斩龙剑、日行千里、四方莲、金香草、金耳钩、春莲夏柳、印度草、苦草。为爵床科植物穿心莲 *Andrographis paniculata* (Burm. f.) Ness 的全草。

【药性】 苦，寒。入心、肺、大肠、膀胱经。

【功效】 清热解毒。

【临床应用】

1. 湿热及心火偏亢型子淋　止淋饮：穿心莲 60 g，鲜竹叶 40 g，大青叶 30 g，连翘 12 g，莲子心 3 g，盘龙草灰 30 g（旧草帽烧灰入药）。（《中医妇科验方选》）

2. 盆腔炎，子宫内膜炎，宫颈炎　妇科千金片：千斤拔，单面针，金樱根，穿心莲，功劳木，党参，鸡血藤，当归。（《中国药品实用手册》）

3. 湿热、湿毒所致的腰痛，小腹痛，带下病，阴痒，阴蚀　康妇消炎栓：苦参，败酱草，地丁，穿心莲，蒲公英，猪胆粉，紫草，芦荟。直肠给药，每次 1 粒，每日 1～2 次。（《中国药品实用手册》）

【现代药理研究】 穿心莲内酯具有抗炎、抑菌、抗病毒、抗肿瘤、保肝利胆、保护心血管系统与神经系统等多种药理活性。穿心莲内酯具有显著的抗炎活性，其抗炎作用涉及多个炎症相关靶点，可通过抑制核转录因子-κB(NF-κB)、信号转导和转录激活因子 3(STAT3)等信号通路的表达和激活，减少其下游炎症介质合成与释放、调节氧化应激和免疫反应等多种途径来实现对各种炎症性疾病的抗炎作用。[《中国实验方剂学杂志》，2022，28(6)：272-282]

【用法用量】 内服：煎汤 6～9 g；研末，每次 0.6～1.2 g，装胶囊吞服。外用：适量。

【使用注意】 阳虚证及脾胃虚弱者慎服。

扁豆花

出《本草图经》。又名南豆花。为豆科植物扁豆的花。扁豆 *Dolichos lablab* L.之开白花者。

【药性】 甘，平。

【功效】 清暑，化湿，健脾和胃。

【临床应用】

1. 血崩不止　豆花散：白扁豆花焙干为末，炒米煮饮，入烧盐少许，空心数服，即效。（《世医得效方》）

2. 经行昏厥　太子参 15 g，麦冬、佩兰、扁豆花各 9 g，五味子 4.5 g，荷叶一角。（《中医妇科临床手册》）

3. 赤白带下　用扁豆花末，米饮和服之。（《普济方》）

4. 白崩　豆花散：上用白扁豆花焙干为末，炒米煮饮，入烧盐，空心服数次即效。（《证治准绳·女科》）

5. 胎前白带，此乃胎气虚弱之故　先用扁豆花酒炒，服后用闭白丸：龙骨，牡蛎，海螵蛸，赤石脂。（《妇科秘方》）

6. 妊娠呕吐　扁豆散：扁豆衣 9 g，扁豆花 9 g，砂仁壳 6 g，豆蔻壳 6 g，吴茱萸 1 g，川黄连 2 g，紫苏叶 3 g，藿梗 6 g，广陈皮 9 g，姜竹茹 6 g，建曲 9 g，谷芽 9 g，饭锅巴 60 g。上药共研极细末，和匀，泛药粉为丸，如梧桐子大，每次服 6～9 g，每日服 2 次，温开水冲或送服。（《名医治验良方》）

7. 妊娠暑热　扁豆花 10 g，淡竹叶 10 g，金银花 10 g，香薷 6 g，六一散 15 g，厚朴 5 g。（《妇科用药 400 品历验心得》）

8. 腹泻　扁豆花 15 g，厚朴 6 g，香薷 6 g，炒薏苡仁 20 g，苍术 10 g，神曲 10 g，金银花 10 g。（《妇科用药 400 品历验心得》）

9. 产后肠出不收　白扁豆花、山豆根花。上等分为末，每服四钱，温红花酒调下，立收平复。（《普济方》）

10. 湿热下注型阴痒　扁豆花 9 g，椿根皮 12 g。（《妇产科疾病中医治疗全书》）

【用法用量】 内服：水煎，4.5～9 g。

神　曲

出《药性论》。又名六曲、六神曲。为辣蓼、青蒿、杏仁等药加工后与面粉或麸皮混合，经发酵而制成的曲剂。

【药性】 辛、甘，温。入脾、胃经。

【功效】 健脾和胃，消食调中。

【药论及医论】《药性论》："化水谷宿食、癥结积滞，健脾暖胃。"

《汤液本草》："能治……胎动不安，或腰痛抢心，下血不止。"

《乞法全书·释药分类》："神曲，调中下气药也。善于消导，故产后欲回乳，炒研，酒服二钱，日二，立效。"

【临床应用】

1. 月水不通，心神烦闷，腹胁气胀　乌金散：乱发一两，不蚛皂荚一挺，神曲半两，赤鲤鱼鳞一两，大麦蘖一两。上件药入在一瓷瓶子内，实填，口上安一丸瓦子盖瓶口，用纸筋泥固济，候干，先用慢火熁，后著大火烧令通赤，去火候冷，取出，入麝香一钱，同研令细，每于食前，以温酒调下一钱。(《太平圣惠方》)

2. 月水不断　木贼散：木贼节一两，赤芍药一两，炒神曲半两，荷叶一分，炒柏叶半两。上件药捣细罗为散，每于食前，以当归酒调下二钱。(《普济方》)

3. 血崩不止　用五灵脂十两为末，水五大盏，煎至三盏，去滓，澄清，再煎成膏，入神曲二两，为末，和丸如梧桐子大，每服二三十丸，温酒送下，空心服便止。(《普济方》)

4. 月经不调，血积症　当归、赤芍药、川芎、熟地黄、黄芪、京三棱各半两，神曲、百草霜各二钱半。上为细末，酒糊为丸，梧桐子大，水下三十丸，食前服。(《普济方》)

5. 经断复来　五灵脂 9 g，神曲 6 g。研末，温酒送服。(《中国民间单方》)

6. 脾虚经行泄泻　曲米粥：神曲 10～15 g，粳米适量。先将神曲捣碎，煎取药汁后去渣，入粳米一并煮粥服。(《多能鄙事》)

7. 妇人诸疾，腹痛赤白带下　艾煎丸：香附子、艾叶各四两，蔓荆子、神曲、枳壳、当归各一两，茱萸、莪术各一两。上用醋一大碗，慢火煮香附子艾叶，以醋尽为度，拣去艾叶，入糯米粉捻作饼子，晒干，同前药为末，醋煮面糊丸如梧桐子大，每服五十丸，米饮醋汤，任易送下。(《普济方》)

8. 安胎益气，易产，令子紧小，令母无病，亦治胎气弱，不宜瘦胎　救生散：人参、煨诃子、炒麦蘖、白术、神曲、橘红各等分。上锉散，每服三钱，水一盏半，煎，空心服。(《普济方》)

9. 妊娠胎动上迫，心痛如折　以生曲半饼，碎，水和绞取汁服。(《产书》)

10. 妊身胎上迫心方　生曲半斤，碎，水和绞取汁三升，分二服。(《医心方》)

11. 久病胃虚，闻食即吐　比和饮：人参，炙术，茯苓，炙草，藿香，陈皮，炒砂仁，炒神曲，陈谷米，伏龙肝，姜，枣。(《彤园妇人科》)

12. 孕妇心胃作痛者，多因伤食停滞　参见苍术条。

13. 妊娠合并乙型病毒性肝炎活动期　参见金钱草条。

14. 妊娠腹泻　参见土茯苓条。

15. 妊娠夹食头痛，吞酸恶食，吐泻脉滑等症　消导二陈汤：制苍术，白术，茯苓，陈皮，法半，炙草，炒香附，炒神曲，炒砂仁，藿香，生姜。(《彤园妇人科》)

16. 产后血晕　神曲为末，熟水调二钱。(《妇人大全良方》)

17. 卧产气晕，不省人事，本因用力太过，脉理衰微，精神困倦，心胸痞闷，眼晕口噤，面青发直，命在须臾　来苏散：木香、神曲、陈皮、炒麦蘖、黄芪、生姜、阿胶、白芍药各一钱，糯米一合半，苎根三钱，炙甘草三钱。上㕮咀，每服四钱，水一盏，煎至八分，去滓斡开口灌下，连接再灌，知人事。(《普济方》)

18. 产后伤面食　宜六君子汤加麦芽三钱；伤谷食，加神曲三钱。(《高淑濂胎产方案》)

19. 产后心胃痛，若因饮食停滞，中脘作痛，心恶食呕吐　参见麦芽条。

20. 产后吐蛔虫　参见白薇条。

21. 产后腹痛……饮食伤者　异功散加山楂、神曲，或楂术二陈汤(半夏、陈皮、茯苓、甘草炙、白术、山楂)上加生姜三片，水煎温服。(《妇

科冰鉴》)

22. 产后瘀血不运，肚腹胀闷，渐成臌胀　陈久神曲一斤。捣碎，微炒磨为末。每早晚各服三钱，食前砂仁汤调服。(《本草汇言》)

23. 产后恶血冲心，眼前黑暗，或生寒热，或时狂语，或腹内疼痛不可忍　芫花丸：芫花、香墨、釜下墨、当归、姜黄、威灵仙各一两，砒黄半两。上件药捣罗为末，生姜汁一盏，醋一盏，同熬药末为膏，入神曲末半两，和丸如绿豆大，不计时候，煎当归酒下十丸。(《太平圣惠方》)

24. 产后冷痢，脐下疞痛　神曲散：神曲三两(微炒令黄)，熟干地黄二两，白术一两半。上件药，捣细罗为散，每服，以粥饮调下二钱，日三四服。(《太平圣惠方》)

25. 妇人多有梅核气　参见浙贝母条。

26. 排卵后痞证　参见半夏条。

27. 妇人血气刺痛　神曲、香附子各等分。炒研为末，热酒调下。(《普济方》)

28. 妇人痔疾下血，疼痛不可忍　墨龙丸：黑龙尾煤、乱发灰、炒神曲各一两。上件药捣罗为末，以枣肉和丸，如梧桐子大，每于食前，以枳壳汤下二十丸。(《太平圣惠方》)

29. 不孕　苍术 10 g，香附 9 g，枳壳 6 g，陈皮 9 g，茯苓 10 g，胆南星 9 g，甘草 6 g，神曲 10 g，远志 9 g，石菖蒲 6 g。(《妇科用药 400 品历验心得》)

30. 妇科术后腹泻　赤石脂 20 g，炮姜 5 g，炒粳米 30 g，苍术 10 g，厚朴 10 g，陈皮 10 g，炙甘草 5 g，神曲 10 g，仙鹤草 20 g。(《妇科用药 400 品历验心得》)

31. 湿盛食滞型缺乳　参见山楂条。

32. 溢乳　参见牛膝条。

33. 产后回乳　神曲(炒研)，酒服二钱，日二。(《本草纲目》)

34. 回乳后乳房疼痛　参见天花粉条。

35. 产后副乳腺肿痛　参见蒲公英条。

36. 阳明经虚，不荣肌肉，阴中生疮不愈　藿香养胃汤：藿香、白术、白茯苓、炒神曲、乌药、缩砂仁、薏苡仁、半夏曲、人参各半两，荜澄茄、炙甘草各三钱半。上锉散，每服四钱，水盏半，姜五片，枣二枚同煎，不以时候。(《太平圣惠方》)

【现代药理研究】　神曲含多量酵母菌和 B 族维生素。干酵母菌中也含多种 B 族维生素，故本品具有 B 族维生素样作用，如增进食欲、维持正常消化功能等。(《中华本草》)

【用法用量】　内服：煎汤，10～20 g；或入丸、散。

【使用注意】　脾阴不足，胃火盛者及孕妇慎服。

络石藤

出《本草拾遗》。又名爬山虎、吸壁藤、沿壁藤、石龙藤。为夹竹桃科植物络石 *Trachelospermum jasminoides*（Lindl.）Lem.的带叶茎藤。

【药性】　苦，微寒。入肝、肾经。

【功效】　祛风，通络，止血，消瘀。

【药论及医论】　《名医别录》："主腰髋痛，坚筋骨，利关节，通神。"

《新修本草》："疗产后血结良。"

《本草药性大全》："治热气阴蚀疮，喉闭不通欲绝，水煎汤下立苏……"

《湖南药物志》："主治妊娠胎动，头风。"

《本草正义》："苏恭谓疗产后血结大良，盖以瘀露不通而言，苦泄破瘀，且善通络，是以主之。"

《浙江药用植物志》："主治产后腹痛，肾虚泄泻，白带，外伤出血。"

《中国药植图鉴》："预防流产。"

【临床应用】

1. 痛经　络石藤 90 g，益母草、马鞭草各 60 g，茜草根 6 g，鲜草煎汁，加红糖，用丝瓜络烧灰一匙，冲服。(《浙江中草药单方验方选编》)

2. 闭经　桑寄生 45 g，络石藤 15 g，玫瑰花 10 g，丹参 15 g，桃仁 12 g，茺蔚子 10 g，路路通 10 g，泽兰 10 g。(《妇科用药 400 品历验心得》)

3. 经行身痛　络石藤、干地黄、桑寄生各 15 g，防风、海风藤、生黄芪、川芎各 10 g，羌活、独活各 5 g。(《全国名医妇科验方集锦》)

4. 经后腹泻　络石藤 20 g，防风 10 g，陈皮 10 g，炒白芍 10 g，苍术 10 g，前胡 15 g，神曲 10 g。(《妇科用药 400 品历验心得》)

5. 带下　络石藤 20 g，半枝莲 20 g，金钱草 30 g，冬瓜子 30 g，荔枝核 10 g，苍术 10 g。(《妇科用药 400 品历验心得》)

6. 妊娠腰腹痛　当归芍药散加络石藤 10 g，杜仲 10 g，白扁豆 20 g，仙茅 6 g。(《妇科用药 400 品历验心得》)

7. 妊娠腹胀　天仙藤 6 g，枳壳 5 g，槟榔 5 g，络石藤 10 g，薤白 10 g，桑寄生 12 g。(《妇科用药 400 品历验心得》)

8. 妊娠腹泻　芡实 50 g，炒白术 15 g，炒白扁豆 20 g，前胡 10 g，独活 6 g，木香 6 g，络石藤 12 g，焦神曲 10 g。(《妇科用药 400 品历验心得》)

9. 妊娠身痛　络石藤 15 g，忍冬藤 15 g，木瓜 10 g，羌活 9 g，刺蒺藜 10 g，防风 10 g，生甘草 6 g。(《妇科用药 400 品历验心得》)

10. 妊娠转筋　茯苓 10 g，白术 10 g，山药 15 g，薏苡仁 15 g，络石藤 15 g，白芍 10 g，炙甘草 6 g。(《妇科用药 400 品历验心得》)

11. 频年小产不育　络石八两，当归身、白术各四两，俱醋拌炒。共为末，炼蜜丸梧子大。每早晚各服三钱，白汤下可全育。(《本草汇言》)

12. 产后腹痛　络石藤 60 g，加水、黄酒各半煎服。(《浙江民间常用草药》)

13. 产后病损，不能饮食，腹中有血块，淋沥不尽，赤白带下，天行心闷　络石藤煎汁服之。亦浸酒服。(《普济方》)

14. 产后血结瘦损不食　络石水煎服，酒煎亦可。(《备预百要方》)

15. 产后身痛　络石藤、鸡血藤、海风藤、活血藤、夜交藤、寻骨风、伸筋草、鹿衔草、当归、赤白芍、狗脊、桑寄生各 10 g。(《全国名医妇科验方集锦》)

16. 产后咳嗽　猪肺(煎汤代水)1 叶，络石藤 20 g，川贝粉(吞服)3 g，杏仁 10 g，百部 10 g，金沸草 10 g。(《马大正 50 年临证验案自选集》)

17. 不孕症　通任种子汤：丹参，当归，连翘，香附，苡仁，赤白芍，红花，络石藤，川芎，小茴香，炙甘草。(《中医妇科经验方》)

18. 附件炎、输卵管阻塞引起的不孕症　络石藤、香附、赤芍、白芍、桃仁、红花、炙甘草各 9 g，丹参 30 g，川芎、小茴香各 6 g。(《全国名医妇科验方集锦》)

19. 子宫脱垂　络石藤 60 g，升麻 12 g，生枳壳 15 g。(《上海常用中草药》)

20. 外阴下坠　参见野荞麦根条。

【现代药理研究】　某些研究表明络石藤抗癌作用可能与木脂素的抗雌激素样作用有关，络石藤的木脂素类化合物在人乳腺癌细胞中显示弱的雌激素作用。小鼠的药理研究表明络石藤能够减轻或预防乳腺癌等疾病。某些研究结果也同样表明络石藤具有抗癌作用。[《中南药学》，2014，12(5)：463－466]

【用法用量】　内服：煎汤，10～20 g，单味可用至 30 g。

【使用注意】　阳虚畏寒，大便溏薄者禁服。

十　画

秦　艽

出《神农本草经》。又名秦胶、秦纠、左扭、左秦艽。为龙胆科植物秦艽 *Gentiana macrophylla* Pall.、麻花秦艽 *Gentiana straminea* Maxim.、粗茎秦艽 *Gentiana crassicaulis* Duthie ex Burk.或小秦艽 *Gentiana dahurica* Fisch.的根。

【药性】 苦、辛，平。入胃、肝、胆经。

【功效】 祛风湿，舒筋络，清虚热，利湿退黄。

【药论及医论】《本草正》："除潮热烦渴及妇人胎热……"

《本草汇言》："主寒热邪气，湿热黄疸，肠红痔带……"

【临床应用】

1. 痛经　葛根、秦艽各 20 g，当归、白芍、熟地黄各 12 g，川芎、乌药各 10 g，艾叶、白芷、甘草各 6 g，肉桂 3 g。(《全国名医妇科验方集锦》)

2. 气血两亏型经血不调，子宫虚寒，经行腹痛，崩漏带下，产后失血过多等　参见乌骨鸡条。

3. 先期经行，脉或洪数，下血多而色红亮。并治胎前产后血热等症　六合汤：熟地、当归、白芍各二钱，炙白术、川芎、条芩各钱半，日二服……风则血荡，加羌活、秦艽、芥穗、薄荷。(《彤园妇人科》)

4. 尼寡寒热汗多，经少，脉弦数者　生地黄丸：生地三两，柴胡三钱，黄芩一两，赤芍一两，秦艽一两。制为末，蜜丸，乌梅汤下三钱。(《女科指要》)

5. 月水滞涩，阴中肿痛　菖蒲散：菖蒲一两，当归一两，秦艽三分，吴茱萸半两。上件药捣粗罗为散，每服三钱，以水一中盏，入葱白五寸，煎至六分，去滓，每于食前温服。(《太平圣惠方》)

6. 经行风疹　秦艽牛蒡汤加减：麻黄、升麻、生甘草各 6 g，黄芩 8 g，防风、元参、秦艽、牛蒡子、丹皮各 10 g，生地 12 g，水牛角(先煎) 15 g。(《妇产科疾病中医治疗全书》)

7. 经行身痛　参见细辛条。

8. 带下　秦艽 10 g，白蔹 10 g，矮地茶 20 g，大蓟 20 g，丹参 12 g，茵陈蒿 10 g，黄精 15 g，败酱草 15 g。(《妇科用药 400 品历验心得》)

9. 妊娠腹胀痛　桑皮汤：桑皮，茯苓，橘红，白术，木瓜，秦艽。(《妇科玉尺》)

10. 胎动不安　秦艽汤：秦艽、阿胶(炒)、艾叶上等分为粗末，每服五钱。水二盏，糯米百粒，煎至一盏，去滓温服。(《妇人大全良方》)

11. 漏血胎燥，脉虚涩　榆白皮散：榆白皮三两，当归三两，熟地五两，冬葵子三两，秦艽两半。制为散，米饮下三钱。(《女科指要》)

12. 妊娠疮疥，烦热瘙痒　秦艽丸：秦艽半两，黄芪、枳壳、漏芦、防风各一两半，黄连(去须)半两。上为末，炼蜜丸如梧桐子大，每服二十丸，温酒空心，日午夜卧服。(《普济方》)

13. 孕妇体虚，风寒湿三邪袭入成痹　加减三痹汤：人参、黄芪、炙术、茯苓、当归、熟地、川

芎、酒芍、续断、独活、炒杜仲、炒苡各一钱，秦艽、防风、细辛、炙草各八分，姜、枣引。(《彤园妇人科》)

14. 孕妇风中经络。左瘫右痪，半身不遂，舌强不能言语，为中经症；口眼歪斜，肌肤麻木，风气攻疰，骨节牵疼，为中络症　大秦艽汤：秦艽、石膏末各三钱，当归、熟地、生地、炒芍、川芎、炙术、茯苓、炙草、条芩、羌活、独活、白芷、防风各一钱，北细辛五分，生姜引。(《彤园妇人科》)

15. 胎痛，股间紧痛　养血汤：当归、生地、秦艽、杜仲(酒制)、防风、土茯苓、牛膝各3 g，桂枝、川芎、甘草水煎服。(《产科琐言》)

16. 妊娠心胸妨闷，两胁微疼，烦渴咳嗽　阿胶散：阿胶、麦门冬、款冬花、贝母、秦艽各一两，炙甘草半两。上件药捣筛为散，每服三钱，以水一中盏，煎至六分，去滓，不计时候温服。(《太平圣惠方》)

17. 妊娠微热　参见青蒿条。

18. 妊娠体热，烦躁口干，吃食减少　人参、葛根、黄芪、秦艽、麦门冬、赤茯苓各一两。上件药捣筛为散，每服四钱，以水一中盏，入生姜半分，淡竹叶二七片，煎至六分，去滓，不计时候温服。(《太平圣惠方》)

19. 胎死腹中　参见急性子条。

20. 产后恶露不断　秦艽汤：秦艽、玄参、芍药各一两，艾叶(炙)、白芷、续断、当归各一两半。上七味，粗捣筛，每服二钱匕，水一盏，生姜三片，煎七分，去滓温服，不拘时。(《圣济总录》)

21. 产后头痛　秦艽汤：秦艽、石膏各一钱，炙草、川芎、当归、白芍、羌活、独活、防风、黄芩、白术、熟地、茯苓各五分，生地六分，白芷七分，细辛三分。(《妇科玉尺》)

22. 产后腰痛，脉虚数弦涩　广济腰痛方：桂心钱半，当归三钱，川芎钱半，酒炒白芍钱半，秦艽钱半。水煎，去渣温服。(《女科指要》)

23. (产后)遍身痛……面唇色紫者，当以行瘀止痛为主　秦没四物汤：即桃红四物汤加秦艽、没药。(《妇科冰鉴》)

24. 血风攻透，肢体疼痛　参见麻黄条。

25. (产后)中风挛急，脉浮涩　血风汤：熟地五两，羌活钱半，炒白术钱半，防风钱半，当归三钱，白芷钱半，酒炒白芍钱半，秦艽钱半，茯苓钱半，川芎一钱。水煎，去渣温服。(《女科指要》)

26. 产后瘛疭，脉浮虚数　秦艽汤：秦艽二钱，人参钱半，防风钱半，当归三钱，熟地三钱，酒炒白芍钱半，川芎一钱，酒炙黄芪三钱，炙草钱半。水煎去渣，入竹沥一杯，姜汁一匙，温服。(《女科指要》)

27. 产后髋骨疼痛　独活寄生汤：独活10 g，桑寄生15 g，秦艽10 g，防风10 g，细辛4 g，熟地12 g，炒白芍10 g，当归6 g，川芎5 g，桂枝6 g，茯苓10 g，杜仲12 g，党参12 g，怀牛膝12 g，炙甘草5 g。(《妇科用药400品历验心得》)

28. 产后中风　独活酒：独活一斤，桂心三两，秦艽五两。上三味㕮咀，以酒一斗半渍三日，饮五合，稍加至一升，不能多饮，随性服。(《济阴纲目》)

29. 血海久冷，不孕　秦桂丸：肉桂、秦艽、附子、厚朴、人参、干姜、白薇、半夏、当归各等分。共研极细末，和匀，炼蜜为丸，如梧桐子大，每次服6～9 g，每日早、晚各服1次，温酒送服。(《中国丸散膏丹方药全书·妇科病》)

30. 鬼胎　斩鬼丹：吴茱萸，川乌，秦艽，柴胡，白僵蚕。水煎服。(《医部全录·妇科》)

31. 结核性盆腔炎　参见银柴胡条。

32. 妇人风邪，恍惚悲啼，或狂走不定，如有鬼神所着，口噤，水浆不下，面目变色，甚者不识人　菖蒲散：菖蒲一两，秦艽、桂心各半两，当归半两，禹余粮半两，人参半两，炮附子、黄芩、远志、防风各半两，龙骨、赤石脂、赤茯苓、赤芍药、川芎、汉防已各一两，炙甘草三分。上为散，每服三钱，以东流水一中盏，煎至六分，去滓温服效。(《普济方》)

33. 虚劳羸瘦　羊乳丸：秦艽、柴胡、地骨皮、山茱萸肉、黄芪、地黄各等分。上为末，炼蜜丸如梧桐子大。每服五十丸，煎人参汤下，不拘时候，日进三服。(《证治准绳·女科》)

34. 妇人浑身疼，血气风脾寒骨蒸　参见马鞭草条。

35. 师尼寡妇，寒热如疟，欲男子不得者　生地黄丸：生地黄二两，赤芍药一两，柴胡、黄芩、秦艽各五钱。上为末，炼蜜丸，如桐子大。每服三十丸，煎乌梅汤吞下，日三服。(《济阴纲目》)

36. 围绝经期潮热出汗　秦艽 10 g，青蒿 10 g，胡黄连 5 g，白薇 10 g，生地黄 15 g，生白芍 15 g。(《妇科用药 400 品历验心得》)

37. 妇人风眩，头疼，目被风牵引，偏视不明　细辛散：细辛三分，秦艽一两，独活一两，桂心一两，山茱萸一两，炮天雄一两，薯蓣一两。上为细末，每服一钱，温酒调服，不拘时候。(《普济方》)

38. 霉菌性阴道炎　秦艽 80 g，每次加水 1 000 mL，煎取 500 mL，连煎 3 次，合药液，凉后先用冲洗器冲洗阴道再坐浴，不拘次数，每次 15 分钟。(《妇科用药 400 品历验心得》)

39. 外阴溃疡　秦艽 30 g，研极细末涂抹会阴溃疡处。(《妇科用药 400 品历验心得》)

40. 阴肿　参见吴茱萸条。

41. 阴部疼痛，脉紧涩　菖蒲散：菖蒲根一两，当归全二两，醋炒吴茱萸一两，秦艽肉五两。为散，葱汤下三钱。(《女科指要》)

【现代药理研究】　秦艽水浸液 1∶3 对同心性毛癣菌、许兰黄癣菌、奥杜盎小芽孢癣菌等均有抑制作用。(《现代中药药理与临床》)

【用法用量】　内服：煎汤，5～10 g；浸酒或入丸、散。外用：水煎外洗，60～80 g。

【使用注意】　久痛虚羸，溲多、便溏者慎服。

秦　皮

出《神农本草经》。又名蜡树皮、苦榴皮、梣皮。为木犀科植物苦枥白蜡树 *Fraxinus rhynchophylla* Hance、白蜡树 *Fraxinus chinensis* Roxb.、尖叶白蜡树 *Fraxinus szaboana* Lingelsh.或宿柱白蜡树 *Fraxinus stylosa* Lingelsh.的枝皮或干皮。

【药性】　苦、涩，寒。入大肠、肝、胆经。

【功效】　清热燥湿。

【药论及医论】　《名医别录》："疗……妇人带下……"

《本草汇言》："治妇人科，定血崩，止白带。"

【临床应用】

1. 赤白带下及血崩不止　秦皮三两，丹皮二两，当归身一两。俱酒洗，炒研为末，炼蜜为丸梧桐子大。每早服五钱，白汤下。(《本草汇言》)

2. 漏下　白头翁、黄芩炭、阿胶、炒栀子、萆薢、茜草炭、苍术各 10 g，黄连 3 g，黄柏 6 g，地榆 30 g，槐花、贯众炭、薏苡仁、扁豆各 20 g。(《妇科证治经方心裁》)

3. 经期过长　白头翁 15 g，秦皮 10 g，黄连 5 g，炒黄柏 10 g，阿胶 10 g，甘草 5 g，地榆 20 g，槐花 20 g，贯众炭 30 g。(《妇科证治经方心裁》)

4. 湿热型经行腹泻　参见凤尾草条。

5. 带下　秦皮 20 g，炒黄柏 10 g，茵陈蒿 10 g，冬瓜子 30 g，土茯苓 20 g，泽泻 10 g，萆薢 12 g。(《妇科证治经方心裁》)

6. 妊娠咳嗽　百合 15 g，川贝母 3 g，枇杷叶 10 g，芦根 20 g，秦皮 10 g，杏仁 10 g，桑白皮 10 g。(《妇科用药 400 品历验心得》)

7. 妊娠便溏　白头翁 10 g，薤白 10 g，槟榔 6 g，神曲 10 g，秦皮 10 g，石榴皮 10 g。(《妇科用药 400 品历验心得》)

8. 妊娠结膜炎　秦皮 50 g，水煎湿敷双眼。(《妇科用药 400 品历验心得》)

9. 产后下痢虚冷，青色惊溏　赤石脂丸：赤石脂三两，甘草、当归、白术、黄连、干姜、秦皮各二两，川椒、附子各一两。上为细末，炼蜜丸如梧桐子大，酒下二十丸，日三。(《普济方》)

10. 交接出血　白头翁 15 g，炒黄柏 10 g，秦皮 10 g，炒黄连 3 g，阿胶 10 g，生白芍 15 g，黄芩炭 10 g，贯众炭 30 g，侧柏 10 g，蚤休 20 g，地榆 15 g。(《妇科证治经方心裁》)

11. 阴道灼热　参见白毛藤条。

12. 子宫颈癌放射治疗后直肠反应　参见白头翁条。

【现代药理研究】

(1) 秦皮乙素在 1∶2 500 浓度时对大鼠的

离体子宫有抑制作用，表现为收缩幅度变小，弛缓期延长，频率减少。体外试验秦皮煎剂对金黄色葡萄球菌、大肠埃希菌、福氏痢疾杆菌、宋内氏痢疾杆菌均有抑制作用，但无杀菌作用。(《中药药理与应用》)

(2) 对泌尿生殖道沙眼衣原体秦皮的 *MIC* 为 0.86 mg/mL。(《现代中药药理与临床》)

【用法用量】 内服：煎汤，6～20 g。

【使用注意】 脾胃虚寒者禁服。

珠子参

出《本草从新》。又名珠参、珠儿参、钮子七、扣子七。本品为五加科植物珠子参 *Panax japonicus* C. A. Mey. var. major (Burk.) C. Y. Wu et K. M. Feng或羽叶三七 *Panax japonicus* C. A. Mey. var. *bipinnatifidus* (Seem.) C. Y. Wu et K. M. Feng 的根茎。

【药性】 苦、甘，微寒。入肝、肺、胃经。

【功效】 清热养阴，散瘀止血，消肿止痛。活血止血定痛，生用；滋补强壮，熟用。

【药论及医论】 《四川中药志》："治崩中下血。"

《云南中草药》："治……月经不调，病后体虚。"

【临床应用】

1. 痛经　矮地茶 30 g，金钱草 30 g，木通 10 g，珠儿参 20 g，徐长卿 30 g，血竭 5 g，益母草 30 g，延胡索 10 g。(《妇科用药 400 品历验心得》)

2. 经量过多　珠儿参 15 g，生地黄 20 g，水牛角 30 g，党参 30 g，枸杞子 30 g，山茱萸 30 g，仙鹤草 30 g，荆芥炭 10 g，侧柏叶 10 g。(《妇科用药 400 品历验心得》)

3. 红崩　扣子七 3 g，白三七 3 g，地榆 9 g。水煎服。(《恩施中草药手册》)

4. 血热或湿热引起的月经后期或闭经　参见金钱草条。

5. 闭经　珠儿参 20 g，石韦 30 g，车前子 20 g，茜草 10 g，牡丹皮 10 g，丹参 15 g，益母草 20 g。(《妇科用药 400 品历验心得》)

6. 经行齿衄　白茅根 30 g，地骨皮 10 g，生地黄 15 g，炒栀子 10 g，珠儿参 10 g，玄参 12 g。(《妇科用药 400 品历验心得》)

7. 子喑　珠儿参 12 g，桑叶 10 g，牛蒡子 10 g，木蝴蝶 5 g，蝉蜕 5 g，竹茹 10 g，枇杷叶 10 g，胖大海 5 g，薄荷 5 g，生甘草 5 g。(《妇科用药 400 品历验心得》)

8. 妊娠唇炎　珠儿参 30 g，水煎凉后湿敷口唇，不拘时。(《马大正 50 年临证验案自选集》)

9. 妊娠龈肿便秘　生地黄 20 g，玄参 15 g，炒栀子 10 g，女贞子 20 g，麦冬 10 g，枇杷叶 15 g，珠儿参 15 g，生甘草 6 g。(《妇科用药 400 品历验心得》)

10. 外感咽喉疼痛　荆防败毒散加拳参 12 g、珠儿参 12 g。(《妇科用药 400 品历验心得》)

11. 口唇疱疹　地龙 12 g，连翘 10 g，牡丹皮 10 g，赤芍 15 g，大青叶 10 g，泽兰 10 g，珠儿参 15 g。(《妇科用药 400 品历验心得》)

【现代药理研究】 珠子参水提取物、珠子参粗多糖、珠子参总皂苷均具有良好的促进造血系统活性作用，其机制可能与刺激血清白细胞介素-3(IL-3)、IL-6、促红细胞生成素(EPO)、粒细胞和巨噬细胞集落刺激因子分泌和抗脾细胞凋亡有关。珠子参具有止血作用，其作用机制可能为珠子参水提取物增强内源性凝血因子活性，促进凝血作用。[《中国中医基础医学杂志》，2020，26(7)：1037-1040]

【用法用量】 内服：煎汤，3～15 g；或入丸、散；或泡酒。

【使用注意】 孕妇禁服。

素馨花

出自《本草纲目》。又名耶悉茗花、野悉蜜、玉芙蓉、素馨针。为木犀科植物素馨花 *Jasminu*, *grandiflorum* L. [*J. offici-nale* L. var. *grandiflorum* (L.) Stokes]的干燥花蕾。

【药性】 微苦，平。入肝经。

【功效】 疏肝解郁,行气止痛。

【药论及医论】 《国医大师班秀文学术经验集成》:“素馨花性味甘平,疏肝之时,又有润养肝阴之力,故为治疗肝郁带下的良药,常可用于带下伴有腹痛、性急易怒、乳房胀痛、面部痤疮反复发作,或面部黄斑、形体瘦弱、肝郁日久之人。”

《全国中草药汇编》:“行气调经止痛,清热散结。用于胃痛,肝炎,月经不调,痛经,带下,口腔炎,皮肤瘙痒,睾丸炎,乳腺炎,淋巴结结核。”

【临床应用】

1. 妇女痛经及经前期综合征 坤月宁:柴胡 10 g,白芍 15 g,香附 10 g,当归 12 g,川芎 8 g,白术 15 g,茯苓 10 g,麦芽 10 g,郁金 12 g,青皮 9 g,丹参 15 g,素馨花 9 g,牡蛎 20 g,甘草 6 g。[《江西中医药》,1999,30(1):30]

2. 围绝经期综合征 素馨花 10 g,鱼子兰叶 6 g,含羞草 15 g。水煎服,每日 1 剂,分 3 次。[《中国民族民间医药杂志》,2005,30(10):307]

3. 急性乳腺炎(早期) 素馨花 15 g,水煎服,每日 1 剂,分 3 次服。另取素馨花枝叶捣如泥外敷。[《中国民族民间医药杂志》,2005,30(10):307]

【用法用量】 内服,煎汤,5~10 g;或代茶饮,或局部捣敷。

蚕 沙

出《本草经集注》。又名原蚕屎、晚蚕沙、蚕砂、原蚕砂。为蚕蛾科动物家蚕蛾 *Bombyx mori* L.幼虫的干燥粪便。

【药性】 甘、辛,温。入肝、脾、胃经。

【功效】 祛风除湿,和胃化浊,活血通经。

【药论及医论】 《名医别录》:“主……风痹,瘾疹。”

《本草拾遗》:“去……腹内宿冷,冷血,瘀血……”

《本草纲目》:“治消渴,癥结,及妇人血崩……去风除湿。”

【临床应用】

1. 血崩 蚕砂为末,酒服三五钱。(《儒门事亲》)

2. 经期过长 蚕沙 15 g,黄酒 2 匙,贯众炭 20 g,金银花 12 g,龟板胶 20 g,忍冬藤 20 g。(《妇科用药 400 品历验心得》)

3. 月经久闭 蚕砂四两,砂锅炒半黄色,入无灰酒一壶,煮沸,澄去沙。每温服一盏,即通。(《本草纲目》)

4. 倒经 代赭石 20 g,当归、白芍、牛膝各 9 g,川芎、桃仁、红花各 6 g,生地黄、蚕砂各 5 g。(《全国名医妇科验方集锦》)

5. 月经疹 麻黄 6 g,连翘 10 g,赤小豆 20 g,桑白皮 10 g,杏仁 10 g,生甘草 5 g,石膏 15 g,蚕沙 10 g,乌梢蛇 10 g,白鲜皮 20 g,地肤子 20 g。(《妇科用药 400 品历验心得》)

6. 经行瘾疹 凌霄花 10 g,路路通 20 g,牛蒡子 10 g,蝉蜕 6 g,白僵蚕 10 g,刺蒺藜 15 g,薄荷 6 g,紫草 12 g,牡丹皮 10 g,蚕沙 10 g。(《妇科用药 400 品历验心得》)

7. 经前面部皮损 参见苦参条。

8. 经行转筋 蚕沙 10 g,夜交藤 20 g,龙骨 20 g。(《妇科用药 400 品历验心得》)

9. 白崩 五月蚕(沙),以炒赤烟尽为度,研为细末,糯米糊为丸,饼子酒或陈米汤下。(《经验良方》)

10. 湿热白带 黄柏 18 g,晚蚕砂 12 g。(《常见病验方研究参考资料》)

11. 肝胃不和、肝克脾胃之妊娠恶阻 定呕口服液:石决明 18 g,桑叶 9 g,炒白芍药 9 g,炒白术 6 g,淡子芩 9 g,绿萼梅 5 g,阳春砂 5 g,紫苏梗 5 g,当归身 10 g,陈皮 5 g。制成每毫升内含生药 2 g 的口服液。每次服 10~15 mL,每日服 2 次。(《名医治验良方》)

12. 防止流产 保胎膏(地榆 30 g,党参 30 g,当归 30 g,生地黄 30 g,杜仲 30 g,续断 30 g,桑寄生 30 g,砂仁 30 g,阿胶 30 g,熟地黄 60 g,蚕砂 45 g,菟丝子 30 g。制成膏)为防小产,先 1 个月贴腰部,7 日一换。过 3 个月,半月一换,10 个月满为止。(《集验中成药》)

13. 妊娠胎动，下血不止，脐腹疼痛　棕灰散：棕榈皮（烧灰）、原蚕砂（炒）各一两，阿胶（炙燥）三分。上三味，捣罗为散，每服二钱匕，温酒调下，不拘时。（《圣济总录》）

14. 妊娠痒疹　蚕沙 6 g，蝉蜕 6 g，乌梢蛇 10 g，生地黄 12 g，生白芍 10 g，地骨皮 10 g，苦参 8 g，白鲜皮 10 g，地肤子 10 g，连翘 8 g，赤小豆 15 g，刺蒺藜 10 g。（《妇科用药 400 品历验心得》）

15. 妊娠过敏性皮炎　紫草 30 g，连翘 30 g，苦参 50 g，蚕沙 30 g。水煎外洗，不拘次数。（《妇科用药 400 品历验心得》）

16. 妇人恶露　用蚕沙一两，伏龙肝半两，阿胶一两，同为末，温酒调空肚服二三钱。以和为度。（《普济方》）

17. 产后腹痛　蚕砂（醋炒）五钱，炮姜二钱，益母草、延胡索、生蒲黄各三钱。水煎温服。（《常见病验方研究参考资料》）

18. 妇人中风，牙关紧急，手足顽麻，心膈痰涎壅滞　乌蛇丸：炙乌蛇肉、天麻、炮白附子、炮南星各一两，独活、乌犀屑、炒僵蚕、炒全蝎、半夏曲、麻黄、当归、晚蚕砂各半两。上为细末，炼蜜丸如梧桐子大。每服七丸，温酒吞下。（《妇人大全良方》）

19. 不孕症　蚕砂 12 g，生姜 10 g。水煎服。（《中华民间秘方大全》）

20. 乳腺癌　蚕砂（阴干细末）。（《日本历代名医秘方》）

21. 产后肠出不收　紫浮萍草（阴干）、晚蚕砂（炒）各等分。上为末每服二钱，沸汤或温酒调下。（《普济方》）

22. 外阴湿疹　蛇莓 100 g，蚕沙 30 g。每剂水煎 3 次，合药液约 1 500 mL，凉后坐浴，不拘次数，每次 15 分钟。（《妇科用药 400 品历验心得》）

【现代药理研究】　蚕沙中分离出的叶绿素衍生物（CPD），其中编号为 CPD4 的叶绿素衍生物，对荷瘤小鼠肿瘤细胞的杀伤剂量为 50 mg/kg（静脉注射），结合 200 mW/cm^2 功率激光或光辐射 20～30 分钟，对小鼠移植性宫颈癌 U_{14} 有明显杀伤效应。（《中华本草》）

【用法用量】　内服：煎汤，10～50 g，纱布包煎；或入丸、散。外用：30 g，水煎外洗。

【使用注意】　血不养筋，手足不遂者禁服。

莱菔子

出《本草衍义补遗》。又名萝卜子。为十字花科植物萝卜 *Raphanus sativus* L.的种子。

【药性】　辛、甘，平。入肺、胃、脾经。

【功效】　消食化积，下气。

【药论及医论】　《宋氏女科撮要》："产后消食积，宜枳壳、人参、砂仁、良姜、萝卜子，禁用山楂、神曲、麦芽，恐发晕也。"

《滇南本草》："下气宽中，消臌胀，消痰涎，消宿食，消面食积滞，降痰，定吼喘，攻肠胃积滞，治痞块，单腹疼。"

【临床应用】

1. 妇人气血痛　青木香、槟榔、黑丑、小茴、香附、当归、玄胡索各四钱，益母草、卜子（炒），醋丸，每服五十丸。（《济阴近编》）

2. 血崩　陈萝卜子（炒赤细研）一钱半，陈皮饮下。（《普济方》）

3. 经期过长　半夏 12 g，生姜 4 片，茯苓 12 g，苏子 6 g，白芥子 5 g，炒莱菔子 10 g，益母草 12 g，续断 10 g。（《妇科用药 400 品历验心得》）

4. 闭经　丹参 15 g，山楂 15 g，炒莱菔子 10 g，莪术 10 g，槟榔 10 g，桃仁 10 g，牡丹皮 10 g，半夏 10 g，茯苓 10 g，海浮石 15 g，佛手柑 10 g。（《妇科用药 400 品历验心得》）

5. 痰湿型月经过少　半夏陈皮莱菔汤：法半夏 12 g，莱菔子 15 g，陈皮 6 g。煎汤去渣，加红糖适量温服。（《妇产科疾病中医治疗全书》）

6. 经来常咳嗽　萝卜子九钱，贝母四两，共为末，蜜丸桐子大，空心白滚水送下五十粒即愈。（《宁坤秘笈》）

7. 带下五色久不止，脐腹疞痛　当归（锉微炒）一两，萝卜子（微炒）一合。上件药，捣罗为末，用软饭和丸，如绿豆大，每于食前，以温酒下

二十丸。(《太平圣惠方》)

8. 妊娠恶阻　炒莱菔子 6 g，白豆蔻 5 g，佛手柑 10 g，荔枝核 10 g，紫苏梗 10 g，半夏 6 g。(《妇科用药 400 品历验心得》)

9. 妊娠呕吐　萝卜子姜柚汤：萝卜子、鲜姜、柚皮各 15 g。用水 1 碗，煮成半碗后服。(《偏方大全》)

10. 妊娠便秘　炒莱菔子 15 g，紫苏子 15 g，柏子仁 20 g，杏仁 15 g，栝楼仁 20 g。(《妇科用药 400 品历验心得》)

11. 气郁型妊娠腹痛　莱菔子 15 g，粳米 50 g。将莱菔子炒熟后研末，同粳米煮成稀粥服食。(《中医妇产科学》，刘敏如等主编)

12. 妊娠浮肿　羌活、萝卜子同炒香，只取羌活为末，每服三钱，温酒调下，一日一服，二日二服，三日三服。(《医部全录・妇科》)

13. 转胞　白萝卜子(炒香)白汤吞下立通。(《女科秘旨》)

14. 妇人子生五六日，胞衣留于腹中　补中益气汤：人参三钱，黄芪一两，当归五钱，升麻三分，柴胡三分，陈皮二分，甘草一分，白术五钱，加萝卜子五分。水煎服。方中又加萝卜子数分，能分理清浊，不致两相扦格，此奏功之所以神耳。(《辨证录》)

15. 产后遍身发肿　当归，白术，茯苓皮，芍药，黄连，木香，厚朴，大腹皮，萝卜子，人参，陈皮，枳实，加灯心草、砂仁。(《妇科秘方》)

16. 妇人死血，食积，痰饮，成块在两胁，动作雷鸣，嘈杂眩晕，身热，时作时止　化积丸：黄连一两五钱(用吴茱萸、益智各炒一半，去萸、智)，萝卜子、香附、山楂各一两，川芎、炒山栀、煨三棱、炒神曲、桃仁各五钱。上为末，蒸饼丸服。(《济阴纲目》)

17. 产后痢，或因饮食伤损脾土，脾土虚不能消食，当审治之。若米食所伤　六君子加谷芽。面食伤，加麦芽、莱菔子。(《女科经纶》)

18. 产后大便难　鲜生地汁 100 g，鲜莱菔子 100 g，冰糖适量。将二汁和匀，加冰适量。将二汁和匀，加冰糖适量即可，随时饮用。(《百病自疗》)

19. 产后浮肿　缩砂仁四两，以莱菔子二两四钱，研末，水浸取汁，浸砂仁，候汁尽晒干，研极细末。每服一钱，渐加至二钱为度，淡姜汤送下。(《达生保赤编》)

20. 梅核气　参见沉香条。

21. 妇人两胁胀痛　木通散：木通、青皮、川楝子肉各一两(以上三味，用巴豆半两炒黄，去巴豆不用)，炒萝卜子、炒茴香一两，莪术、木香、滑石各半两。上为细末，煎葱白，酒调三钱，一服愈。甚者不过再服。(《妇人大全良方》)

22. 感气胸满不宽，手足麻木　宽中和气散：藿香、青皮、蓬术、归尾、牛膝、枳壳、半夏、陈皮、白豆蔻、木香、卜子、茯苓、腹子。水二钟，姜三片，食前服。(《女科万金方》)

23. 断奶　莱菔子 30 g。药打碎，加水煎两次，早晚分服。(《中国民间医术绝招・妇科部分》)

24. 湿盛食滞型缺乳　参见山楂条。

25. 痰湿型不孕症　莱菔粥：莱菔子 20 g，大米 100 g。加水 600 mL 煮粥，每日 1 次，可连服。(《饮食辨录》)上方还可以治疗肝郁气滞型性交疼痛。(《中医妇产科学》，刘敏如等主编)

26. 妇人脚气厥冷，血气不调　坐拏一两，狼毒一两，沉香三分，紫苏子二分，羌活三分，萝卜子三分，杉木节三分，桂心半两。上件药，捣细罗为散，每服，用水煎木瓜紫苏茎叶汤，调下一钱，每于食前服之。(《太平圣惠方》)

27. 防止输卵管绝育术后粘连　参见番泻叶条。

28. 妇科术后腹泻　厚朴 15 g，槟榔 10 g，藿香 10 g，佩兰 10 g，炒莱菔子 10 g，炮姜 6 g，诃子 10 g，石榴皮 15 g，禹余粮 30 g，骨碎补 10 g，肉豆蔻 10 g，补骨脂 10 g。(《妇科用药 400 品历验心得》)

29. 剖腹产后及妇科手术后胀气　莱菔子 10 g 研末吞服，每日 1 次。排气通便后即停。(《妇科名医证治精华》)

30. 痰饮气滞阴吹　莱菔粥：莱菔子 10～15 g，粳米 50～1 000 g。将莱菔子炒后研成末，与粳米同煮粥服食。(《饮食辨录》)

31. 霉菌性阴道炎　莱菔子 100 g，每次加水 1 000 mL，煎取 500 mL，连煎 3 次，合药液，凉后先用冲洗器冲洗阴道再坐浴，不拘次数，每次 15 分钟。(《妇科用药 400 品历验心得》)

【现代药理研究】 莱菔子的有效成分莱菔子素，在 1 mg/mL 浓度对葡萄球菌和大肠埃希菌具有显著抑制作用。莱菔子水浸剂(1∶3)在试管内对同心性毛癣菌等 6 种皮肤真菌有不同程度的抑制作用。(《中华本草》)

【用法用量】 内服：煎汤，5～30 g；或入丸、散。

【使用注意】 无食积痰滞及中气虚弱者慎服。

莲子(附石莲子)

出《本草经集注》。又名藕实、莲蓬子、莲肉。为睡莲科植物莲 *Nelumbo nucifera* Gaertn. 的种子。

【药性】 甘、涩，平。入心、脾、肾经。

【功效】 补脾，涩肠。

【药论及医论】 《本草纲目》："交心肾，厚肠胃，固精气……女人带下、崩中诸血病。"

《随息居饮食谱》："安神补气，镇逆止呕，固下焦，已崩带、遗精，厚肠胃，愈二便不禁。"

《刘奉五妇科经验》："此药(石莲子)为莲子坠入塘泥日久，得阴气较多，故为补肾固冲之要药。可用于治疗先兆流产，补而不热。"

【临床应用】

1. 崩中带下　酸石榴治赤白痢腹痛，莲子捣汁，顿服一枚，止泻痢、崩中带下。(《茅氏女科秘方》)

2. 脾虚型崩漏　莲肉粥：莲子去皮、心 30 g，大米 50 g。将莲子洗净，放入砂锅内，加水适量，炖 20 分钟，然后下淘净的大米煮粥，粥成日服 2 次。宜常服。(《经验方》)

3. 脾虚月经不调　参见芡实条。

4. 脾气虚弱型月经先期　安冲调经汤：山药，白术，炙甘草，石莲，川续断，熟地黄，椿根白皮，生牡蛎，海螵蛸。(《刘奉五妇科经验》)

5. 脾胃虚弱型经间期出血　莲子锅蒸：莲子 30 g，百合 15 g，核桃仁 15 g，鲜慈菇 15 g，玫瑰 30 g，蜜樱桃 10 g，蜜枣 10 g，白扁豆 10 g。置锅内，加适量白糖、猪油，加水蒸煮。(《妇科名医证治精华》)

6. 心脾两虚型经行失眠　粳米 100 g 淘洗入锅，加水 1 000 mL，再加干龙眼肉 25 g，空心白莲 10 g，芡实 30 g(煮熟去壳，捣碎成细米粒状)。上药熬煮成粥，调入白糖 100 g 溶化即可。(《中医妇产科学》，刘敏如等主编)

7. 脾虚型经行腹泻　建莲肉 500 g，炒研末，蜂蜜适量炼蜜为丸，每次用温开水吞服 3 g，每日 3 次。(《妇产科疾病中医治疗全书》)

8. 白带　石莲肉、白茯苓各二两，菟丝子五两。共为末，加怀山药面和丸，每服二十丸，淡盐汤送服。(《常见病验方研究参考资料》)

9. 白带　怀山药 30 g，莲子 15 g，萆薢 24 g。(《常见病验方研究参考资料》)

10. 赤白带　参见乌骨鸡条。

11. 白淫　参见芡实条。

12. 孕妇腰痛，习惯性流产　莲子肉(去心)和糯米煮粥吃。(《常见病验方研究参考资料》)

13. 孕妇神病　养心汤：北沙参、炒志肉、莲肉、炒枣仁、制柏子、当归、蜜芪、茯神、茯苓各钱半，川芎、炙草、法半各一钱，五味子、桂心各五分，温服。(《彤园妇人科》)

14. 先兆流产，习惯性流产　培育汤：桑寄生、菟丝子、芡实各 12 g，川续断、炒杜仲、太子参、山药各 15 g，山茱萸、石莲肉、大熟地黄、苎麻根、椿根皮各 10 g，升麻 6 g。(《现代名中医妇科绝技》)

15. 怀孕三四月，内热体倦，腰腿酸痛，白带淋漓，小便频数，饮食少思，名为子淋　参见芡实条。

16. 羊水过多　参见桑寄生条。

17. 将产而痢不止者　宜四君子汤加白芍、杜仲、赤石脂、菟丝子、建莲、山药、芡实、砂仁。(《妇科玉尺》)

18. 产后咳逆　石莲子十个炒熟，丁香十

粒。上细末，用水三合，煎十数沸，温服。（《朱氏集验方》）

19. 产后小便频数者　菟颐丸：石莲肉二两，菟丝子五两（浸研），白茯苓、山药二两。糊丸，空心盐汤下。（《女科万金方》）

20. 产后泄泻不止　六君子汤加莲子十粒，酸石榴皮一钱。（《高淑濂胎产方案》）

21. 产后心烦发渴　清心莲子饮：麦门冬、黄芩、地骨皮、车前子、炙甘草各一钱半，人参、炙黄芪、白茯苓、石莲肉各七分半。上另用麦门冬二十粒，水二盅煎一盏，水中沉冷，空心温服。（《太平惠民和剂局方》）

22. 产后不语　人参、石莲肉、石菖蒲各等分。上每服五钱，水煎。（《证治准绳・女科》）

23. 产后下亏，淋带癥瘕，胞宫虚寒无子，数数殒胎，或少年生育过多，年老腰膝尻胯酸痛　参见乌骨鸡条。

24. 心动火浮，性欲亢进　莲子清心饮加减：石莲肉 18 g，太子参 12 g，黄芪 12 g，茯苓 15 g，柴胡、黄芩各 9 g，地骨皮、麦冬（带心）各 9 g，车前子 10 g，甘草 6 g，黄连 3 g。（《中医临床妇科学》，夏桂成主编）

25. 湿阻纳呆　参见土茯苓条。

26. 禁口痢　石莲肉不以多少，不炒去壳，将肉并心研为细末，每服二钱，陈米饮调下，便觉思食。未愈自服痢药。（《普济方》）

27. 肝郁乳房胀而乳汁自出　参见柴胡条。

28. 乳不通　老丝瓜、莲子等分，烧存性，为末，酒送，出汗。（《妇科秘方》）

29. 产肠脱出　用皂角树皮半斤，皂角核一合，川楝树皮半斤，石莲子（炒去心）一合为粗末，以水煎汤乘热，以物围之，坐熏洗之，挹干，便吃补气丸药一服，仰睡。（《医部全录・妇科》）

【现代药理研究】　莲子含蛋白质 16.6%，脂肪 2.0%，碳水化合物 62%，钙 0.089%，磷 0.285%，铁 0.006 4%。尚含多量的淀粉和棉子糖。（《吃的营养和健康》）

【用法用量】　内服：煎汤，10～100 g；或入丸、散。

【使用注意】　中满痞胀、大便燥结者禁服。

莲　房

出《食疗本草》。又名莲蓬壳、莲壳。为睡莲科植物莲 *Nelumbo nucifera* Gaertn.的花托。

【药性】　苦、涩，温。入肝经。

【功效】　消瘀，止血，炒炭可增强止血效果。

【药论及医论】　《食疗本草》："破血。"

《本草拾遗》："主血胀腹痛，产后胎衣不下，酒煮服之。"

《本草纲目》："主血崩，下血，溺血。"

《握灵本草》："烧灰，止崩带，胎漏，血淋等证。"

《中草药学》上海中医学院编："近来也有用本品煎服用治子宫颈癌者。"

【临床应用】

1. 月经后期　莲房 20 g，荷叶 10 g，丹参 15 g，川牛膝 30 g，益母草 30 g，鸡血藤 30 g。（《妇科用药 400 品历验心得》）

2. 经血不止　莲蓬壳、拒霜花。上二味等分，为末，每服二钱，空心，米饮调服。（《妇人大全良方》）

3. 崩漏　妇人经血正淋漓，旧瑞莲蓬烧作灰，热酒一杯调八字，自然安乐更无疑。（《是斋百一选方》）

4. 红白淋带　莲蓬三十个，连根莲子取来。将十根连壳，用水五碗，煎三碗服之。不止，再服一剂。连服三剂，即除根。（《串雅内编》）

5. 赤白带下　旧莲房为末，入麝香，空心米饮下。（《证治准绳・女科》）

6. 妊娠腹痛　参见竹沥条。

7. 妊娠腰痛　参见山药条。

8. 先兆流产　南瓜蒂 3 个，莲蓬蒂 6 个。焙黄为末。分 3 次服，米汤送下，1 日服完。（《中华民间秘方大全》）

9. 治漏胎下血　莲房（烧）。（《朱氏集验医方》）

10. 滑胎　参见仙鹤草条。

11. 难免流产，不全流产　莲房煮酒：莲房一个，甜酒适量。将莲房碎细，加甜酒煎取药汁，去渣服。一料即效。(《妇人经验方》)

12. 难产方　滑石四钱五分，麝香一钱，黄葵子四十九粒，败莲房一枚，煅灰存性。以上为末，每服三钱，砂仁汤送下。(《妇科百辨》)

13. 产后腹痛　莲蓬壳七至十个，水煎温服。(《常见病验方研究参考资料》)

14. 产后崩漏，经血不止及诸血　独黝散：莲房不拘多少(烧存性)。上为细末，每服一二钱，白汤送下。(《产科发蒙》)

15. 恶露不绝　莲房 15 g，赤石脂 20 g，荷叶 10 g，蒲黄炭 10 g，党参 20 g，丹参炭 10 g，贯众炭 20 g，益母草 20 g。(《妇科用药 400 品历验心得》)

16. 产期血晕　莲房六钱，棕炭、香附炭、芥穗炭各三钱。共为细末，每服三钱，酒送下。(《常见病验方研究参考资料》)

17. 产后烦渴不止　莲子房散：莲子房(秋前者)二两，炙甘草一分，人参一两，麦门冬三分，芦根一两。上件药，捣细罗为散，每服三钱，以水一中盏，入生姜半分，枣三枚，煎至六分，去滓，不计时候温服。(《太平圣惠方》)

18. 产后胎衣不下　莲房、莲叶，酒煮服之。(《普济方》)

19. 妇人患心疼　莲蓬去蒂，焙干。上为末，每服一钱，热酒调，服干即愈。(《烟霞圣效方》)

20. 乳裂　莲房炒研为末，外敷。(《岭南采药录》)

21. 乳痈初起　小青皮(醋炒)五钱，莲蓬壳(火烧存性)七个，蒲公英(炒干)一两。上为细末，每服三钱，食后黄酒送下。(《良朋汇集》)

22. 子宫脱垂　莲蓬壳(烧灰)、荆芥(炒)各一两。共为末，每服四钱，早、晚温开水送服。(《常见病验方研究参考资料》)

23. 子宫脱垂　干莲蓬五至六只，煎汤熏洗下部。(《常见病验方研究参考资料》)

24. 白塞综合征　妇科Ⅱ号洗药：生艾叶，白芷，莲房，苦参，蛇床子，枳壳，黄柏。(《中医妇产科学》，刘敏如等主编)

【现代药理研究】　动物实验证实，莲房能缩短出血时间，炒炭后效果更显著。(《中药大全》)

【用法用量】　内服：煎汤，10～20 g。

莲　须

出《本草通玄》。又名莲花蕊、莲花须、莲蕊须。为睡莲科植物莲 *Nelumbo nucifera* Gaertn. 的雄蕊。

【药性】　甘、涩，平。入心、肾经。

【功效】　清心固肾，涩带止血。

【药论及医论】　《绍兴本草》："补益心神。"

《本草纲目》："清心通肾，固精气……止血崩，吐血。"

《本草通玄》："治男子肾泄，女子崩带。"

《黄绳武妇科经验集》："莲须虽有止带之功，但毕竟是固涩之品，湿热带下何以用之？带下乃耗损之证，日久必耗伤肾阴，肾者原为封藏之本，精之处也，宜藏精而不泻，今虽有湿热之毒邪，但带下日久毕竟肾失封藏之职……故在清热利湿同时少佐莲须固肾摄精，又有利湿止带之功。"

【临床应用】

1. 血崩　崩证极验方：地榆，白芍，川连，黄芩，甘草，莲须，丹皮，黑栀，牡蛎。(《女科辑要》)

2. 经量过多　莲房 10 g，血竭 3 g，蒲黄炭 10 g，仙鹤草 30 g，阿胶 10 g，莲须 12 g，赤石脂 15 g，禹余粮 15 g，紫石英 15 g。(《妇科用药 400 品历验心得》)

3. 经期过长　莲须 20 g，磁石 20 g，益智仁 12 g，五味子 5 g，仙鹤草 20 g，诃子 10 g，补骨脂 12 g。(《妇科用药 400 品历验心得》)

4. 经行遗尿　补中益气汤加芡实 15 g，补骨脂 10 g，莲须 15 g，煅龙骨、煅牡蛎各 15 g，五味子 4 g，枳壳 30 g。(《妇科用药 400 品历验心得》)

5. 白带丸　藕节八两，芡实二两，白茯苓一

两，白茯神一两，山药三两，莲须一两五钱。上药为末，膏丸，服药完病愈。(《惠直堂经验方》)

6. 赤白带下　参见独活条。

7. 怀孕三四月，内热体倦，腰腿酸痛，白带淋漓，小便频数，饮食少思，名为子淋　宜服固真饮：白术(土炒)、条芩、续断(盐水炒)、白莲须、芡实炒、陈皮各一钱，杜仲(盐水炒)、怀山药各一钱五分，麦冬(去心)二钱，加建莲五颗(不去心，打碎)，天泉煎服。(《仁寿镜》)

8. 妊娠腹泻　莲须12 g，骨碎补10 g，益智仁10 g，补骨脂10 g，炒白术10 g，炒扁豆20 g，薤白12 g，木香5 g。(《妇科用药400品历验心得》)

9. 虚证产后小便失禁，遗尿　莲须芡实粥：莲须5 g，芡实15～20 g，粳米50 g。先将莲须、芡实煎取汁，同粳米煮成粥。小便失禁甚则遗尿。(《中医妇产科学》，刘敏如等主编)

【现代药理研究】 莲须能增加正常大鼠和早孕大鼠离体子宫收缩力，具有催产作用。莲须能使幼雌性小鼠卵巢增重，幼雌性小鼠子宫增重，使子宫内膜发生改变，且阴道开口时间提前，阴道开口率增加，提示莲须在体内整体试验有雌激素样作用，为弱雌激素样效应。[《中国当代医药》，2020，27(19)：31－34]

【用法用量】 内服：煎汤，6～20 g；或入丸、散。

莲子心

出《食性本草》。又名莲心、莲薏、苦薏。为睡莲科植物莲 *Nelumbo nucifera* Gaertn.种子中的幼叶及胚根。

【药性】 苦，寒。入心、肾经。

【功效】 清心，涩精，止血，降血压。

【药论及医论】 《食性本草》："疗血渴疾，产后渴疾。"

《温病条辨》："莲心，由心走肾，能使心火下通于肾，又回环上升，能使肾水上潮于心。"

《中医妇科名家经验心悟》："朱南孙认为，莲子心清心安神，止渴除烦，乃清养之品。凡心肝火旺、痰火扰心、心肾不交所致的妇女精神失常皆可应用。"

【临床应用】

1. 月经先期　先期汤：生牡蛎24 g，血余炭、知母、生侧柏叶、黄柏、延胡索、橘核各9 g，萆薢、滑石各12 g，石决明、赤小豆各18 g，炒丹皮、旋覆花、生赭石各4.5 g，藕30 g，莲子心6 g。(《中国妇产方药全书》)

2. 血山崩漏　藕节、莲肉、莲心、莲蒂、莲蕊、莲房、藕尖、荷叶蒂各一钱。水二钟，煎八分，温服。(《良朋汇集》)

3. 心肝火旺经行情志异常　莲子心少许，泡茶饮服。(《妇科名医证治精华》)

4. 经行吐衄　莲子心(末)、刺蓟汁研令匀，每用滴鼻中。(《妇产科疾病中医治疗全书》)

5. 妇人恶阻　常用莲心五钱煎汤，饮下得安。(《秘珍济阴》)

6. 胎动不安　补肾安胎方药中加入钩藤、莲子心、黄连、炒酸枣仁、茯神、青龙齿等安神宁心之品1～2味，使心肾交济较好，胎元稳固。(《中医临床妇科学》，夏桂成主编)

7. 妊娠脏躁　三心宁脏汤：莲子心、灯心草、竹叶卷心、大枣、浮小麦、生甘草、炙甘草、煅磁石。(《中医妇产科学》，刘敏如等主编)

8. 子烦　麦门冬饮：麦冬，人参，茯神，生地，黄芩，犀角，甘草，莲心。(《女科指掌》)

9. 痰火型子痫　连翘心、元参心各6 g，莲子心3 g，羚羊角粉3 g(吞)，水牛角粉15 g，牡丹皮10 g，广郁金9 g(明矾拌)，炙橘红6 g，石菖蒲5 g，陈胆星、天竺黄各10 g，竹沥水1匙，牛黄粉0.3 g(吞)。(《中医临床妇科学》，夏桂成主编)

10. 子淋　莲心通淋汤：莲子心、龙胆草、萹蓄、车前子各6 g，瞿麦、牛膝、竹叶卷心、知母、黄柏、焦栀子、生牡蛎各9 g，滑石12 g，甘草梢3 g，生石决明24 g，犀黄丸(分吞)1.5 g。(《中国妇产方药全书》)

11. 流产后经血不已，腹痛，纳食不香　山药汤：生牡蛎、芡实、盐橘核、血余炭、穞豆衣、山药、萆薢、茯苓皮、炒秫米、莲子心、炒谷芽、炒稻芽各9 g，土炒乌药4.5 g，炒木香18 g，干藕节3枚。(《中国妇产方药全书》)

12. 产后恶血不下，心膈烦闷　琥珀散：琥珀、蒲黄、刘寄奴、赤芍药各一两，莲子心、鬼箭羽各半两。上件药捣细罗为散，每服不计时候，以豆淋酒调下二钱。(《太平圣惠方》)

13. 产后多时月水不通　虎杖散：虎杖、牛膝各三分，苏枋、红蓝花、莲子心、桂心、牡丹、炒干漆、鬼箭羽、硇砂、琥珀各半两，狗膝二枚，当归三分，麝香(研入)一分。上件药捣细罗为散，入研了药令匀，每服食前，以温酒调下一钱。(《太平圣惠方》)

14. 产后发热属热毒型早中期者　清宫粥：莲子心 10 g，竹叶卷心 30 根，连心麦冬 10 g，水牛角 10 g，粳米 100 g。先将前 3 味药水煎取汁，再与粳米煮为稀粥，粥成将水牛角研末调入和匀，缓缓喂服。(《中医妇产科学》，刘敏如等主编)

15. 产后泻不止　莲心为末，米饮调下。(《产宝诸方》)

16. 血渴及产后渴疾　莲子心生取为细末，米饮调下二钱效。(《证治准绳・女科》)

17. 围绝经期综合征　党参、淫羊藿、仙茅、炒白术各 10 g，钩藤 15 g，莲子心 5 g，连皮茯苓、防己各 12 g，怀山药 9 g，合欢皮、补骨脂各 10 g。(《中医临床妇科学》，夏桂成主编)

18. 阴虚火旺型性欲亢进　大补阴丸加减：炒黄柏、炙知母各 9 g，熟地黄、龟板各 15 g，猪脊髓 1 条，怀山药、山茱萸各 10 g，莲子心 5 g。(《中医临床妇科学》，夏桂成主编)

19. 梦交　清心莲子饮加减：莲子心 4.5 g，麦冬 6 g，远志 6 g，朱茯苓 9 g，党参、沙参各 9 g，地骨皮 12 g，黄芩 9 g，生地黄 12 g。(《妇科名医证治精华》)

20. 室女骨蒸热劳　藿香、零陵香、延胡索、芍药、白芷、川芎、当归、桂心各一分，莲子心、晚蚕蛾各二分。上为细末，温酒调下一钱，日二服。(《妇人大全良方》)

【现代药理研究】 莲子心总生物碱对人乳腺癌细胞株 MCF-7 的增殖均具有明显的抑制作用，且呈浓度依赖性。甲基莲心碱可通过激活 p38MAPK/JNK 通路诱导细胞自噬并抑制 mTOR 信号，进而抑制卵巢癌细胞的生长。甲基莲心碱能够以剂量依赖的方式增加血管 6 酮前列腺素 $F_{1\alpha}$ 和血小板 cAMP 水平，抑制花生四烯酸诱导的血小板中血栓素 A_2 的释放，表明其具有抗血小板聚集作用。另有研究表明，异莲心碱能显著延长大鼠体内凝血酶原时间、活化部分凝血激酶时间及凝血酶时间，因此异莲心碱具有对抗血小板聚集和抗凝血作用。[《辽宁大学学报》，2019，46(3)：229-236]

【用法用量】 内服：煎汤，1.5～3 g；或入散剂。

【使用注意】 脾胃虚寒者禁服。

莪　术

出《医学入门》。为蓬莪术之简称。为姜科植物蓬莪术 *Curcuma phaeocaulis* Val.、广西莪术 *Curcuma kwangsiensis* S. G. Lee et C. F. Liang 或温郁金 *Curcuma wenyujin* Y. H. Chen et C. Ling 的根茎。

【药性】 辛、苦，温。入肝、脾经。

【功效】 行气破血，消积止痛。

【药论及医论】 《药性论》："治女子血气心痛，破痃癖冷气，以酒醋摩服。"

《日华子》："治一切气，开胃消食，通月经，消瘀血……"

《明医指掌》："止痛消瘀，癥瘕痃癖，通经最宜。"

【临床应用】

1. 经年积血，腹中常痛，月经不调　参见乌药条。

2. 胞络夙挟风冷，每至月事来时，脐腹多痛　蓬莪术散：蓬莪术一两，当归一两，桂心半两，川芎半两，炒川大黄一两，牡丹半两，木香半两，延胡索半两，赤芍药半两，桃仁三分。上件药捣细罗为散，每于食前，以温酒调下一钱。(《太平圣惠方》)

3. 经水过期不行，乃血虚气滞之故，法当补血行气　过期饮：熟地黄、白芍药、当归、香附各二钱，川芎一钱，红花七分，桃仁泥六分，蓬莪

术、木通各五分，甘草、肉桂各四分。水二盅，煎一盅，食前温服。(《证治准绳·女科》)

4. 经闭　莪术、三棱各一两，熟大黄一两。丸如绿豆大，每服一二十丸，白汤下。(《慎斋遗书》)

5. 经量过少　三棱 10 g，丹参 15 g，赤芍 10 g，牡丹皮 10 g，茜草 10 g，益母草 15 g，王不留行 10 g，刘寄奴 10 g，莪术 10 g。(《妇科用药400品历验心得》)

6. 经行肛门疼痛　参见半枝莲条。(《妇科用药 400 品历验心得》)

7. 经未尽潮热　经来余血未尽，便觉口渴，小腹痛甚，遍身潮热，因食伤生冷，血滞不通，不宜用补，宜服莪术散。经行热去，自然痛止潮安。莪术散：莪术(醋炒)一钱，三棱(醋炒)一钱，红花一钱，苏木一钱。上为粗末，每服一钱，水一碗煎，空心服。(《秘传内府经验女科》)

8. 经前癫狂　参见大黄条。

9. 妇人诸疾，腹痛赤白带下　参见神曲条。

10. 子悬　紫苏饮，有郁心腹胀满甚者，加莪术及丁香少许。(《济阴纲目》)

11. 治恶阻奇效　参见三棱条。

12. 妊娠中恶，心腹疠痛　高良姜一两，蓬莪术一两。上件药捣细罗为散，不计时候，以温酒调下一钱。(《太平圣惠方》)

13. 抗心磷脂抗体(ACA)阳性、母儿血型不合等因素引起的自然流产或习惯性流产　参见土茯苓条。

14. 妊娠五个月已后，常胸腹间气刺满痛，或肠鸣，以致呕逆减食　香术散：广中莪术(煨)一两，丁香半两，粉草一分。上为细末，空心，盐汤点服一大钱，觉胸中如物按下之状。(《妇人大全良方》)

15. 孕妇脾泄泻痢　煎陈米饮调下，食前乌药、炒白芷、枳壳、炒白术、炒良姜、甘草、莪术(有孕减半)等分为细末，每服二钱，温酒调下。(《妇人大全良方》)

16. 产后胎衣不下，血闷冲心　参见醋条。

17. 产后心腹有宿冷疼痛　蓬莪术丸：蓬莪术一两，五灵脂二两，酽醋一升。上件药捣罗为末，以醋熬为膏，候可丸，即丸如梧桐子大，不计时候，以茴香汤下十丸。(《太平圣惠方》)

18. 产后恶露不下，脐腹气滞，时攻胁肋疼痛　桃仁散：桃仁一两，生干地黄一两，蓬莪术一两，槟榔一两，牛膝三分，桂心三分，牡丹三分，当归一两。上件药捣粗罗为散，每服三钱，以水一中盏，入生姜半分，煎至六分，去滓，不计时候稍热服。(《太平圣惠方》)

19. 产后血海气虚，腹脏疼痛，心胸注闷。每遇红脉行，或多或少及有块积者　蓬莪术散：莪术、炒桃仁、煨大黄、炒当归各一两，桂心、川芎、木香、牡丹皮、炒延胡索、赤芍药各半两。上为细末，温酒调一钱，空心，临卧服。(《妇人大全良方》)

20. 产后口干痞闷　见岘丸：姜黄、三棱、荜澄茄、陈皮、良姜、人参、莪术等分。上为细末，用萝卜浸，煮烂研细，将汁煮面糊丸如梧桐子大。用萝卜汤下三十丸。(《产育宝庆集》)

21. 产后通身浮肿，及治妇人大病后脾气虚弱，中满腹胀等症　正脾散：莪术、香附、茴香(炒)、甘草(炙)、陈皮各等分。上为细末，每服二钱，煎灯心木瓜汤调下。(《杨氏家藏方》)

22. 产后恶血滞留，憎寒壮热，心腹疼痛　蓬莪术散：蓬莪术一两，当归一两，蒲黄三分，桂心三分，炒川大黄一两，桃仁一两。上件药捣细罗为散，不计时候，以暖酒调下二钱。(《太平圣惠方》)

23. 产后积聚血块，攻心腹，发即令人闷绝，兼破鬼胎等病　大黄煎：炒川大黄一两，醋炒芫花一两，蓬莪术一两，咸硝一两，桃仁一两。上件药捣罗为末，以醋二升，于铁器中慢火熬令稀稠得所，即下米粉搅匀，每日空心，以温酒调下一茶匙。(《太平圣惠方》)

24. 产后血晕，败血冲肝也　参见山楂条。

25. 血风腰痛　参见芸薹子条。

26. 输卵管积水　参见三棱条。

27. 输卵管阻塞引起不孕症　参见三七条。

28. 排卵障碍　参见大腹皮条。

29. 多囊卵巢综合征　参见海藻条。

30. 围绝经期综合征见形体肥胖、少动懒言、面部色素沉着、水肿、四肢有蚁走感，或兼有月经紊乱、色黯红夹有血块者　参见海藻条。

31. 各证型的乳腺增生病　参见僵蚕条。

32. 妇人癥痞，腹胁疠痛，令人体瘦，不思饮食　蓬莪术丸：莪术三分，炒当归、桂心、赤芍药、槟榔、枳壳、木香、昆布、琥珀各半两，桃仁、鳖甲、大黄各一两。上为末，炼蜜丸如梧桐子大。食前，粥饮下二十丸。(《妇人大全良方》)

33. 异位妊娠保守治疗，宫外孕方　紫草30 g，蛇莓30 g，天花粉30 g，凤尾草20 g，三棱15 g，莪术15 g，制大黄8 g，制没药4 g，制乳香4 g，土茯苓30 g，蜈蚣(研细末吞服)4条。(《马大正中医妇科医论医案集》)

34. 包块型异位妊娠或流产后绒毛膜促性腺激素持续难降者　参见凤尾草条。

35. 卵巢囊肿　参见海浮石条。

36. 卵巢肿瘤　参见白芥子条。

37. 子宫肌瘤、卵巢囊肿、子宫内膜异位症、盆腔炎症性包块、陈旧性宫外孕、子宫内膜息肉等　参见半枝莲条。

38. 子宫内膜异位症　异位汤：三棱、莪术、皂角刺、制香附、柴胡、当归各9 g，蒲黄、五灵脂各12 g，异位粉(包)6 g。(《中国中医秘方大全》)

39. 急性盆腔炎癥瘕期　棱莪消结汤：三棱、莪术、丹参、赤芍、牡丹皮各9 g，桃仁、薏苡仁、延胡索各12 g，大血藤、败酱草各30 g，制乳香、制没药各6 g。(《中医妇科临床手册》)

40. 慢性盆腔炎性疾病后遗症粘连及炎块较大者　参见黄药子条。

41. 输卵管阻塞性不孕、慢性盆腔炎性疾病后遗症、盆腔淤血综合征瘀重于湿热者　参见大血藤条。

42. 妇人血刺痛不可忍　不换金散：三棱、莪术、巴豆，酒调一钱服。(《妇人大全良方》)

43. 宫颈癌及乳腺癌　参见黄药子条。

44. 外阴白斑　去白口服液：三棱、莪术、补骨脂各30～40 g，白鲜皮、苦参、红花、大黄、益母草各30 g，白芷15 g，何首乌40 g。制成每毫升内含生药2 g的口服液。每次服20 mL，每日2次。同时取上药渣与蛇床子30 g，加水1 500 mL煎煮30～40分钟，将药液熏后洗患处。每日2次，每次30分钟。(《名医治验良方》)

45. 阴茧　参见穿山甲条。

46. 宫颈糜烂　以4%温莪术乳剂或软膏涂敷带线棉球置于宫颈患部，每日换药1次。(《浙南本草新编》)

47. 人乳头瘤状病毒感染　参见三棱条。

48. 宫颈癌外用3号药　参见三棱条。

49. 预防子宫颈癌放射治疗的皮肤烧伤　于每次放疗后，将莪术油软膏涂于下腹及腰骶部放射处晾干。(《中药制剂汇编》)

【现代药理研究】 从莪术挥发油中得到的单体，莪术醇和莪术二酮75 mg/kg皮下注射时，对宫颈癌U_{14}有较高的抑制率。临床以莪术油作瘤内注射治疗宫颈癌，治疗后可见肿瘤组织坏死脱落，局部淋巴细胞浸润，部分病例肿块消失，宫颈光滑，提示莪术有直接杀死肿瘤细胞的作用。莪术根茎的醇浸膏及其有效成分(单萜类和倍半萜类化合物)对大鼠、小鼠有非常显著的抗早孕作用，对犬也有一定抗着床效果。莪术油对小鼠止孕的过程是阻止胚泡着床，使之停止发育，可见萎缩退化的胚泡游离在宫腔内，有的胚泡着床后死亡，正处于被吸收过程。莪术水提液还有抑制血小板聚集和抗血栓形成作用。(《中华本草》)

【用法用量】 内服：煎汤，6～30 g；或入丸、散。外用：适量，煎汤洗。

【使用注意】 月经过多者及孕妇禁服。

荷　叶

出《食疗本草》。为睡莲科植物莲 *Nelumbo nucifera* Gaertn.的叶。

【药性】 苦、涩，平。入心、肝、脾经。

【功效】 清暑利湿，升发清阳，活血止血。

【药论及医论】 孟诜："破血。"

《本草拾遗》："主血胀腹痛，产后胞衣不下，酒煮服之。”

《日华子》:“止渴,并产后口干……”

《本草纲目》:“治……崩中、产后恶血、损伤败血。”

《现代实用中药》:“用于妇人慢性子宫颈炎,赤白带下……”

【临床应用】

1. 血崩　消污汤:干荷叶一大把。煎汤一碗,空心服。腹痛,加香附。(《女科一盘珠》)

2. 经期过长　熟地黄 12 g,当归 6 g,川芎 6 g,炒白芍 10 g,党参 15 g,炙黄芪 10 g,荷叶 15 g,益母草 15 g,香附 10 g,蒲黄炭 10 g。(《妇科用药 400 品历验心得》)

3. 血虚潮热,月事不调,脉弦虚者　逍遥散:柴胡五分,白芍钱半(酒炒),甘草五分,当归二钱,白术钱半(炒),茯苓钱半,荷叶三钱。水煎,去渣温服。(《女科指要》)

4. 月经后期　参见莲房条。

5. 闭经　半夏 12 g,茯苓 12 g,生姜 5 片,礞石 15 g,制大黄 10 g,沉香 5 g,炒黄芩 9 g,菖蒲 10 g,远志 10 g,荷叶 30 g,益母草 30 g。(《妇科用药 400 品历验心得》)

6. 胃热炽盛型倒经　鲜茅荷叶饮:鲜白茅根、鲜荷叶各 60 g。上 2 味加清水 500 mL,煮成 400 mL。当茶频饮。每日服,5 日为 1 个疗程,经前服完。(《妇科疑难病论治》)

7. 经行昏厥　太子参 15 g,麦冬、佩兰、扁豆花各 9 g,五味子 4.5 g,荷叶一角。(《中医妇科临床手册》)

8. 经行肝火头痛　山楂荷叶茶:山楂 30 g,荷叶 12 g。煎汤代茶饮。(《饮食疗法》)

9. 血崩不止,赤白带下　茅花散:茅花一握,棕树皮三寸,嫩荷叶三张,甘草节二寸。上为细末,空心酒调半匙服。(《证治准绳·女科》)

10. 经行吐衄　参见水牛角条。

11. 带下　清震汤加味:荷叶 10 g,升麻 6 g,苍术 10 g,桔梗 9 g,甘草 6 g,防风 10 g,羌活 6 g,海螵蛸 20 g。(《妇科用药 400 品历验心得》)

12. 恶阻呕逆,不思饮食,头晕倦怠　宜服加味参橘饮。固胎为要,恐防半产。加味参橘饮:陈皮一钱五分,人参一钱,苏梗一钱,藿香一钱五分,当归二钱,川芎八分,制首乌二钱,炙草四分,漂术一钱,半夏八分,砂仁五分,条芩(炒)八分,荷叶蒂五个,有蒂红枣三个引。(《妇科指归》)

13. 心火伤肾,怀孕每逢三月即小产者　交泰安胎饮:生地黄、麦冬各 15 g,人参、荷叶各 10 g,陈皮、甘草各 5 g。(《中国妇产方药全书》)

14. 伤寒大热闷乱,燥渴,恐伤胎　罩胎散:嫩卷荷叶(焙干)一两,蚌粉半两。上为末,每服二钱,蜜少许,新汲水调下,食前。(《普济方》)

15. 孕妇热病动胎　鲜卷心荷叶一两,煎取浓汁,顿服。(《常见病验方研究参考资料》)

16. 妊娠漏血　荷叶一至二张,加红糖煎服,每日 2～3 次。(《常见病验方研究参考资料》)

17. 妊娠咳嗽痰火犯肺证　克咳方:桑叶,杏仁,沙参,川贝粉,荷叶,焦栀子,矮茶风,甘草。(《中医妇科经验方选》)

18. 胎前怔忡　养心平肝饮:当归三钱,川芎八分,怀地三钱,杭芍六分,柏霜六分,茯神木二寸,条芩一钱,炙草六分,莲子心三分,有蒂红枣三个,荷叶蒂五个同饮。(《妇科指归》)

19. 子痫　参见钩藤条。

20. 胎衣不下　荷叶一片,煎浓汤一盏服。(《普济方》)

21. 胎衣不下多时　乳珠丹(即乳香一味)、莲叶心蒂,煎汤服之。(《女科心法》)

22. 死胎下后,有败血冲心闷绝,上气不停　牡丹散:牡丹、赤芍药、青橘皮、荷叶、当归、蒲黄、姜黄、炒川大黄各一两。上件药捣细罗为散,不计时候,以温酒调下二钱。(《太平圣惠方》)

23. 产后腹中有凝血不散,疠刺疼痛,名为儿枕　麒麟竭散:麒麟竭半两,当归半两,桂心半两,荷叶半两,炒川大黄半两。上件药捣细罗为散,不计时候,以红蓝花汤调下一钱。(《太平圣惠方》)

24. 产后血不尽,疼闷心痛　荷叶炒令香。

上为散，煎水调方寸匕，服。（《经效产宝》）

25. 产后恶露不下，腹中疼痛，心神烦闷　荷叶散：干荷叶二两，鬼箭羽、桃仁、刘寄奴、蒲黄各一两。上为粗末，每服三大钱。以童子小便一大盏，姜钱三片，生地黄一分，捶碎同煎至六分，去滓，无时热服。（《妇人大全良方》）

26. 产后心痛，恶露不下　干荷叶（炒香）。研为细末，童便送下三钱许。（《常见病验方研究参考资料》）

27. 产后血晕　以干荷叶为细末，温酒调一钱。（《普济方》）

28. 产后血运，烦闷不识人，或狂言乱语，气欲绝　荷叶散：荷叶，蒲黄，甘草。（《太平圣惠方》）

29. 产后狂躁　当归汤：当归 30 g，川芎 15 g，生地黄、苏木、牡丹皮各 10 g，生蒲黄 6 g，青荷叶 20 g。（《中国妇产方药全书》）

30. 产后七日内，恶血不散，时时冲心，闷绝不识人　荷叶散：荷叶三分，延胡索三分。上件药捣筛为散，水一大盏，煎至六分，去滓，入地黄汁二合，更煎三两沸，不计时候，分温二服。（《太平圣惠方》）

31. 妇人血风攻心烦闷，腹内疼痛　参见牡丹皮条。

32. 妇人多有梅核气　参见浙贝母条。

33. 脾湿痰浊型肥胖症　参见防己条。

34. 伤暑　香薷 5 g，川朴 3 g，扁豆花 5 g，六一散 12 g，茯苓 12 g，杏仁 9 g，前胡 6 g，紫苏梗 6 g，葛根 10 g，藿香 9 g，佩兰 9 g，荷叶 6 g。（《妇科用药 400 品历验心得》）

35. 腹泻　荷叶 10 g，苍术 10 g，蚕砂 10 g，肉豆蔻 10 g，藿香 10 g，佩兰 10 g，马齿苋 30 g。（《妇科用药 400 品历验心得》）

36. 回奶　荷叶 20 g，浮萍 20 g，栀子 12 g，青果 6 g。水煎服。（《中华民间秘方大全》）

37. 奶岩久不愈　用荷叶烧灰存性，无灰酒下。（《钱氏秘传产科方书名试验录》）

38. 阴户肿痛　荷叶、浮萍、蛇床子各等分，煎汤洗。（《太平圣惠方》）

39. 儿袋脱出　荷叶以麻油挼炙干为末，先用荷叶朴硝汤浸出者块肉，令暖，次以前末挼入，以缩砂仁末二钱，点服。（《普济方》）

【现代药理研究】　荷叶水煎液可显著降低高脂血症大鼠中血清总胆固醇和三酰甘油含量，且随着血清总胆固醇、三酰甘油含量的降低，体内的低密度脂蛋白成分明显减少，从而改善全血比黏度、红细胞比容和血液浓黏状态，说明荷叶水煎剂具有显著降脂的作用。荷叶在生长末期炮制制炭后能缩短小鼠凝血时间，其发挥止血作用的有效成分是正丁醇。[《辽宁中医药大学学报》，2020，22(1)：135－137]

【用法用量】　内服：煎汤，6～30 g（鲜者 15～30 g）；或入丸、散。

荷叶蒂

出《本草拾遗》。又名荷蒂、荷鼻、莲蒂。为睡莲科植物莲 *Nelumbo nucifera* Gaertn.的叶和基部。

【药性】　苦，平。入脾、胃、肝经。

【功效】　清暑祛湿，和血安胎。

【药论及医论】　《本草拾遗》："主安胎，去恶血，留好血。"

《本草求原》："安胎，止崩，健脾。"

《四川中药志》："通经，行气，清热。"

《得配本草》："荷叶蒂除恶血，留新血，初产者必需……烧研末，糯米泔调服，安胎。"

【临床应用】

1. 久崩不止，升清降浊　升举建中汤：柴胡一钱，生地、白芍、川芎、阿胶（麻皮灰炒）、续断、丹参、茯苓、泽泻、升麻、炙草各七分，荷蒂一个。（《秘传内府经验女科》）

2. 妊娠恶阻　芝参止呕汤：炒党参 12 g，炒白术、炒山药、炒白芍、龙眼肉、茯苓、炒谷芽、炒麦芽各 9 g，法半夏 4.5 g，荷叶蒂 3 个，鲜生姜 2 片，黑大枣 5 枚（切开），黑芝麻拌炒苍术 24 g。（《中国妇产方药全书》）

3. 胎动不安，崩漏，白带　荷蒂 3～5 个，煎服。（《上海常用中草药》）

4. 妊娠腹痛，腰痛　莲叶蒂 2 个，南瓜蒂 2

个,糯米50 g。莲叶蒂、南瓜蒂烧成灰,拌入糯米制成的粥内,1次吃。(《中华民间秘方大全》)

5. 妊娠胎动欲堕,腹痛不可忍　干荷蒂一枚(炙研),糯米泔一钟,调服即安。(《经验方》)

6. 妊娠胎动已见黄水　干荷蒂一枚(炙),研为末。糯米淘汁一钟,调服即安。(《唐瑶经验方》)

7. 妊娠痢疾方　荷叶蒂7个,烧灰存性,研末,酒冲服。(《古代验方大全》引《妇婴良方》)

8. 胎前七八个月阴肿,此乃胎气不能游动　宜服安胎顺气饮:当归三钱,川芎一钱二分,怀地三钱,杭芍八分,陈皮八分,文党三钱,条芩一钱,煨木香四分,腹毛八分,诃子肉一个,乌药八分,炙草六分,荷叶蒂五个,有蒂小红枣三个引。(《妇科指归》)

9. 大段难产　以莲叶心蒂七个,水二盏,煎至一盏,放温化下一粒乳朱丹(乳香研细,以猪心血为丸,梧子大,朱砂为衣,日干)。良久未下,再服,其验如神。(《证治准绳·女科》)

10. 产后去恶血,留好血　以荷叶蒂水煮服之。(《普济方》)

11. 产后三四日恶露不下,呕逆壮热　芍药汤:芍药十分,知母八分,生姜、当归、蒲黄各四分,红花二分,荷叶中心蒂七个,生地黄汁二合。上细切,以水二升,煎至七合,去滓;下蒲黄,煎四沸,分温,空心三服。(《妇人大全良方》)

12. 产后头痛　石决明汤:生石决明13 g,白蒺藜、茺蔚子、鲜竹茹各10 g,秦艽、白芍、旋覆花各7 g,黄芩、牡丹皮、防风、陈皮各5 g,薄荷叶3 g,青荷蒂3个。(《中国妇产方药全书》)

13. 产后血晕闷绝,唇口青色,不省觉　宜先用生鸡子清一枚打匀,灌入即定。却服荷叶蒂汤:荷叶蒂七枚,苏枋木三分,牛膝、延胡索各半两,芍药半两。粗捣筛,每服三钱,水一盏,煎至六分,去滓温服。如晕甚不省者,开口灌之。(《普济方》)

14. (产后)胁肋胀满疼痛,脉弦滞涩　当归三两,酒炒白芍两半,酒炒延胡两半,炒蒲黄两半,炒荷蒂廿枚。为散,酒煎三钱,去渣温服。(《女科指要》)

15. 血气,血积,血癖　藕节、荷叶蒂各等分为末,每服二钱七分,热酒调下或煎服。不拘时,每日三服,大效。(《妇科秘方》)

16. 理血气,烦闷、胁肋胀满及痛　芍药八分,蒲黄、延胡索各四分,当归六分,荷叶蒂三枚,炙。上水二升,煎取七合,后入蒲黄,空心分作二服。(《妇人大全良方》)

17. 乳脉欲行,头昏寒热　红蓝花散:川芎,当归,蒲黄。上件为细末,每服三钱,水一盏,入荷叶心一斤,黑豆三十粒,同煎至七分,温服不拘时候。(《普济方》)

18. 乳癌已破　莲蒂七个,煅存性,为末,黄酒调下。(《岭南采药录》)

19. 子宫脱垂　五倍子三个,荷叶蒂五个,烧灰后放冰片二分,同研末,撒于子宫脱出破损处。(《常见病验方研究参考资料》)

【用法用量】 内服:煎汤,1.5～3钱;或入丸、散。外用:煎水洗。

桂　枝

出《新修本草》。为樟科植物肉桂 *Cinnamomum cassia* Presl 的嫩枝。

【药性】 辛、甘,温。入肺、心、膀胱经。

【功效】 温经通脉。

【药论及医论】 《本经疏证》:"和营、通阳、利水、下气、行瘀、补中,为桂枝六大功效。"

《本草再新》:"温中行血。"

《本草经解论》:"入足厥阴肝经。辛温则畅达肝气。"

【临床应用】

1. 寒瘀型痛经　桂枝5 g,山楂肉15 g,红糖30 g。(《妇女病饮食疗法》)

2. 膜样痛经,子宫内膜异位症痛经　参见西红花条。

3. 血瘀型月经先期　参见䗪虫条。

4. 闭经　桃核承气汤加味:桃仁10 g,桂枝6 g,炙大黄10 g,玄明粉10 g,虻虫6 g,水蛭10 g,益母草30 g,丹参15 g,香附10 g,鸡血藤30 g。(《妇科证治经方心裁》)

5. 经量过多　参见禹余粮条。

6. 经期过长　参见黄芪条。

7. 漏下　黄芪建中汤加味：炙黄芪 12 g，桂枝 5 g，炒白芍 10 g，炙甘草 6 g，炮姜 5 g，饴糖 30 g，大枣 6 个，仙鹤草 30 g，阿胶 10 g，荆芥炭 10 g，党参 15 g。(《妇科证治经方心裁》)

8. 经水不调，或曾小产或带下　妙胆汤：地黄 30 g，桂枝、益母草各 15 g。水煎温服。(《金兰方》)

9. 妇人年五十所，病下利数十日不止，暮即发热，少腹里急，腹满，手掌烦热，唇口干燥……少腹寒，久不受胎；兼取崩中去血，或月水来过多，及至期不来　温经汤：吴茱萸，当归，川芎，芍药，人参，桂枝，阿胶，牡丹皮，生姜，甘草，半夏，麦门冬。(《金匮要略》)

10. 经际伤寒……若风伤太阳卫分者　桂枝四物汤：当归、熟地、川芎各二钱，白芍三钱，桂枝三钱，炙草一钱。姜枣水煎服。(《妇科冰鉴》)

11. 经行寒热往来　柴胡桂枝汤加减：桂枝 6 g，炒白芍 6 g，炙甘草 6 g，柴胡 9 g，黄芩 9 g，党参 12 g，生姜 4 片，大枣 5 个。(《妇科证治经方心裁》)

12. 经前乳房胀痛　参见商陆条。

13. 经行头痛　参见石膏条。

14. 经行头项疼痛　参见丝瓜络条。

15. 经行眉棱骨痛　参见菊花条。

16. 经行身冷　参见川乌头条。

17. 寒湿型经行身痛　薏苡仁粥：薏苡仁 30 g，桂枝 5 g，生姜 10 g，粳米 100 g。先煎桂枝，生姜取汁，与薏苡仁、粳米同煮为粥。每日 2 次。(《百病饮食自疗》)

18. 经来手足酸痛　本方(当归、白芍、熟地、甘草、陈皮、香附、川芎)加桂枝、防风、秦艽。(《秘珍济阴》)

19. 经行胃痛　参见九香虫条。

20. 经行瘾疹　葛根汤加味：葛根 10 g，炙麻黄 5 g，桂枝 6 g，生姜 4 片，炙甘草 6 g，炒芍药 10 g，大枣 10 个，刺蒺藜 10 g，白僵蚕 10 g，蚕沙 10 g。(《妇科证治经方心裁》)

21. 经前肿胀　五苓散合五皮散加减：桂枝 6 g，茯苓皮 30 g，白术 12 g，泽泻 12 g，猪苓 12 g，大腹皮 12 g，陈皮 12 g，桑白皮 10 g，益母草 30 g。(《妇科证治经方心裁》)

22. 经来寒热，四肢厥冷，呕吐蛔虫　参见乌梅条。

23. 带下　苓桂术甘汤加味：茯苓 10 g，桂枝 6 g，白术 10 g，炙甘草 6 g，芡实 20 g，金樱子 15 g，白果 10 g，薏苡仁 20 g，半夏 10 g。(《妇科证治经方心裁》)

24. 妊娠腹痛　参见饴糖条。

25. 妊娠腰痛　参见山茱萸条。

26. 妊娠恶阻　二陈加桂枝甚效。(《万氏妇人科》)

27. 妊娠霍乱吐泻，转筋不止　上用木瓜二枚(切)，以水五大盏，煮取三盏，以青布浸搨于转筋上，即定。如无木瓜，煎桂枝五两亦佳。(《太平圣惠方》)

28. 妊娠恶阻腹痛　桂枝加芍药汤加味：桂枝 6 g，炒白芍 12 g，炙甘草 6 g，生姜 6 片，大枣 6 个，半夏 15 g，陈皮 12 g。(《妇科证治经方心裁》)

29. 妊娠合并癫痫　参见半夏条。

30. 羊水过多　桂枝、黄芪、当归、白术、茯苓、椒目、防己、泽泻、巴戟肉各 9 g，川芎 4.5 g，大腹皮、菟丝子各 12 g，砂仁 3 g。(《中医妇科临床手册》)

31. 妊娠石淋　参见海金沙条。

32. 妊娠恶寒　参见生姜条。

33. 妊娠发热　白虎加桂枝汤加味：石膏 15 g，知母 10 g，炙甘草 6 g，粳米 30 g，桂枝 6 g，炒栀子 12 g，淡豆豉 10 g，荆芥 10 g。(《妇科证治经方心裁》)

34. 妊娠伤寒中风，表虚自汗，头痛项强，身热恶寒，脉浮而弱，太阳经病　表虚六合汤：四物汤(四两)，桂枝、地骨皮各七钱。(《普济方》)

35. 妊娠痒疹　参见蕲蛇条。

36. 子嗽　茯苓 10 g，桂枝 5 g，炒白术 10 g，炙甘草 6 g，炒莱菔子 9 g，白芥子 3 g，紫苏子 6 g，半夏 10 g，陈皮 10 g，瓜蒌皮 10 g。(《马

大正50年临证验案自选集》)

37. 寒湿内阻型母儿血型不合　茵陈五苓散：茵陈，猪苓，泽泻，白术，茯苓，桂枝。(《中医妇产科学》，刘敏如等主编)

38. 转胞　妇人病，饮食如故，烦热不得卧，而反倚息者，何也？师曰：此名转胞，不得溺也，以胞系了戾，故致此病，但利小便则愈，宜肾气丸主之。干地黄八两，山茱萸、山药各四两，泽泻、茯苓、牡丹皮各三两，桂枝、附子(炮)各一两。上八味末之，炼蜜和丸梧桐子大，酒下十五丸，加至二十丸，日再服。(《金匮要略》)

39. 妊娠盗汗，人工流产或产后多汗　桂枝加龙骨牡蛎汤：桂枝，芍药，生姜，甘草，大枣，龙骨，牡蛎。(《妇科证治经方心裁》)

40. 妊娠眩晕　参见淫羊藿条。

41. 虚寒尸厥。脉微细动而无力，肢冷唇缓，面白无气，状类死尸者　参见人参条。

42. 药物流产后胎物残留　参见枳壳条。

43. 产后瘀滞不清，攻刺心腹作痛　乳香、没药各三钱，五灵脂、延胡索、牡丹皮、桂枝各五钱，黑豆一两，共为末，每服三钱，生姜泡汤调下。(《李念先手集》)

44. 产后胃痛　小建中汤加味：桂枝6g，炒白芍12g，炙甘草6g，干姜5g，吴茱萸6g，半夏12g，丁香2g，檀香4g，大枣5个，饴糖30g。(《妇科证治经方心裁》)

45. 产后胁痛　四君子加柴胡、薄、桂。(《女科精要》)

46. 产后身痛　黄芪桂枝五物汤(生黄芪12g，桂枝6g，炒白芍12g，生姜4片，大枣5个)加味。(《妇科证治经方心裁》)

47. 产后寒热似疟　参见草果条。

48. 产后发热　参见竹茹条。

49. 产后太阳感风，大喘大吐大呕　参见麦冬条。

50. 产后虚风，汗出不止，小便难，四肢微急，难以屈伸者　桂枝附子汤：桂枝、芍药、生姜各三两，甘草一两半，附子一枚，大枣十二枚。上㕮咀，以水七升，煎取三升，分为三服。(《普济方》)

51. 产后痉症　参见鸡血藤条。

52. 经脉方来，热入血室，寒热如疟，或狂言见鬼　参见干姜条。

53. 妇人乳中虚，烦乱，呕逆，安中益气　竹皮大丸主之。生竹茹二分，石膏二分，桂枝一分，甘草七分，白薇一分。上五味，末之，枣肉和丸弹子大，以饮服一丸，日三，夜二服。有热者，倍白薇；烦喘者，加柏实一分。(《金匮要略》)

54. 失寐　参见大枣条。

55. 缺乳　参见葛根条。

56. 术后腹痛　参见白芍条。

57. 术后头痛　参见川芎条。

58. 交接阴痛　参见青皮条。

59. 垂体手术后身冷背热　桂枝加黄芪汤加味：生黄芪15g，桂枝6g，炒白芍6g，炙甘草6g，生姜5片，大枣6个，龟板胶10g，鹿角胶10g，紫石英15g。(《妇科证治经方心裁》)

60. 脏躁　参见防己条。

61. 多囊卵巢综合征　参见海藻条。

62. 围绝经期综合征(潮热出汗，怕冷心悸)桂苓五味甘草汤加味：桂枝6g，茯苓12g，五味子5g，炙甘草6g，小麦30g，大枣6个，鹿角胶10g，龟板胶10g，龙骨20g，牡蛎20g，白薇10g。(《妇科证治经方心裁》)

63. 女子梦交　参见龙骨条。

64. 垂体手术后身冷背热　龟板胶条。

65. 卵巢过度刺激综合征　五苓散合五皮散加减：茯苓皮30g，猪苓20g，白术30g，泽泻10g，桂枝6g，大腹皮20g，陈皮9g，桑白皮10g，赤小豆45g，车前子10g，槟榔10g，天仙藤10g。(《妇科用药400品历验心得》)

66. 腹部包块疼痛，或癥瘕　参见胡椒条。

67. 卵巢囊肿，卵巢内膜囊肿，卵巢肿瘤，输卵管妊娠包块，子宫肌瘤　桂枝茯苓丸(桂枝6g，茯苓10g，赤芍10g，牡丹皮10g，桃仁10g)加味。(《妇科证治经方心裁》)

68. 慢性盆腔炎性疾病后遗症　厚朴七物汤加减。川朴10g，枳壳10g，制大黄6g，甘草5g，桂枝5g，细辛4g，蒲公英12g，大血藤15g，延胡索10g，荔枝核10g，橘核10g。(《妇

科证治经方心裁》)

69. 盆腔结缔组织炎　桃核承气汤加味：桃仁10 g,制大黄9 g,桂枝6 g,炙甘草6 g,玄明粉5 g,忍冬藤15 g,大血藤20 g,蒲公英15 g,野荞麦根20 g,延胡索10 g。(《妇科证治经方心裁》)

70. 脐下冷撮痛,阴冷,大寒,带下　调经固真汤：麻黄(不去节)半钱,杏仁二个,桂枝少许,炙甘草半钱,黄芪七分,人参、当归身各半钱,高良姜一钱,白术半钱,苍术二分,泽泻、羌活各一钱,防风二分,柴胡四分,独活、藁本各二分,升麻、生黄芩各五分,干姜(炮)二分,白葵花(去萼)七朵。(《普济方》)

71. 输卵管积水　参见大腹皮条。

72. 不孕Ⅰ方　参见丁香条。

73. 霉菌性阴道炎　桂枝15 g,每剂水煎3次,合药液约1 500 mL,凉后先用冲洗器冲洗阴道再坐浴,不拘次数,每次15分钟。(《妇科用药400品历验心得》)

【现代药理研究】

(1) 桂皮油对子宫有特异性充血作用,因而自古以来就认为桂枝多用会引起孕妇流产。根据本品的特异性充血作用,以及对兔毛细血管有扩张作用等特点,推测它可能有加强其他活血化瘀药的功效,如桂枝茯苓丸。(《中药药理与应用》)

(2) 桂枝对体温具有双向调节作用,既可以升高体温,也可以降低体温。桂枝主要通过桂枝挥发油中的桂皮醛、桂皮酸发挥解热作用,桂皮醛发挥镇痛作用。桂皮醛是广谱抗菌剂,也是植物源杀菌剂,杀菌能力强、安全、易降解,对细菌、真菌都有较强的抑制作用,尤其对金黄色葡萄球菌、大肠埃希菌、结核杆菌、变形杆菌有较好的抑制作用。桂皮醛对念珠菌(白念珠菌)有较强的抗菌作用。[《中医药学报》,2023,51(5)：111－114]

【用法用量】　内服：煎汤,3～6 g,大剂量可用至15～30 g;或入丸、散。外用：水煎外洗,坐浴,可用15～30 g。

【使用注意】　热病高热,阴虚火旺,血热妄行者禁服。

桔　梗

出《神农本草经》。又名苦桔梗、玉桔梗、大药。为桔梗科植物桔梗 *Platycodon grandiflorum* (Jacq.) A. DC.的根。

【药性】　苦、辛,平。入肺、胃经。

【功效】　消痈排脓,通乳,开提肺气。

【药论及医论】　《日华子》:“破癥瘕,养血排脓。”

《珍珠囊》:“其用有四,止咽痛,兼除鼻塞;利膈气,仍治肺痈;一为诸药之舟楫;一为肺部之引经。”

【临床应用】

1. 月水不调,脐下撮痛　川芎、黄芪、桑耳、桔梗各一两,赤芍药、牡丹皮、炮京三棱、炮附子、代赭石、当归、白术各一两,青橘皮、黄芩各半两,桂三分。上㕮咀如麻豆,每服五钱,水一盏半,入生姜五片,煎至八分,去滓温服,不拘时。(《普济方》)

2. 月水不调,或在月前,或在月后,乍多乍少　干地黄汤：生干地黄、延胡索、大腹子各二两,当归、桑耳、威灵仙、桔梗各两半,木香、炮附子、王不留行、桂各二两。上㕮咀如麻豆,每服三钱,水一盏,生姜三片,同煎至六七分去滓温服。食前日二。(《普济方》)

3. 经期过长　参见瓜蒌皮条。

4. 经候时行时止,淋沥不断,腹中时痛,其脉沉细　牡丹皮、牡蛎、炮附子、大黄(蒸)、葶苈(炒)、苦桔梗、茯苓各半两,当归、制厚朴、吴茱萸、炒川椒、人参、川芎、柴胡、桂心、干姜各半两,细辛一两半,虻虫五十个。上为末,炼蜜和丸如梧桐子大,空心温酒下十丸,未知,渐加至二十丸,以知为度。(《普济方》)

5. 经行作痛,及经闭不通,及痛经、难产,及经脉不通,遍身作痛,中风瘫痪　参见两头尖条。

6. 经行音哑　太子参、生地黄、天花粉、芦根、白茅根各12 g,沙参、玄参、牡丹皮各9 g,麦

冬 6 g，五味子 4.5 g，桔梗 3 g。（《中医妇科临床手册》）

7. 经行咽痛　菜头肾 10 g，野荞麦根 20 g，玄参 10 g，桔梗 6 g，生甘草 5 g，炒栀子 10 g，薄荷 5 g。（《妇科用药 400 品历验心得》）

8. 经行咳血　参见桑白皮条。

9. 经前面部痤疮　参见地骨皮条。

10. 带下　排脓散（枳实、芍药、桔梗、鸡子黄）合排脓汤（甘草、桔梗、生姜、大枣）加减。（《妇科证治经方心裁》）

11. 妊娠恶阻　半夏茯苓汤：半夏一两二钱半，赤茯苓、熟地黄各七钱半，橘红、旋覆花、人参、芍药、川芎、桔梗、甘草各半两。上㕮咀，每服五钱，姜七片，水煎空心服，兼服茯苓丸。（《证治准绳·女科》）

12. 妊娠中恶，心腹疠痛　上以桔梗一两，细锉，以水一中盏，入生姜半分，煎至六分，去滓，不计时候温服。（《太平圣惠方》）

13. 妊娠心腹疼痛，不思饮食　桔梗丸：桔梗一两，诃黎勒（煨去核）、木香各半两，白术、厚朴（去粗皮，生姜汁炙）各二两，细辛（去苗叶）半两。上六味，捣罗为末，炼蜜丸如梧桐子大，每服三十丸。温米饮下，食前服。（《圣济总录》）

14. 妊娠腰痛　参见枳壳条。

15. 子嗽……若感冒风寒者　桔梗汤：天冬、桑皮、桔梗、紫苏各五分，麻黄三分，贝母、人参、甘草各二分（炙）。上锉，加生姜，水煎服。（《妇科冰鉴》）

16. 妊娠合并风疹　参见山豆根条。（《中医妇产科学》，刘敏如等主编）

17. 妊娠合并肾炎风邪侵袭证　参见金银花条。

18. 妊娠上膈有热，唇口生疮，非时头痛不安，小便黄赤　升麻、杏仁、前胡、桔梗、黄芩、麦门冬、葛根、知母各等分。上细杵罗为末，每服二钱，水一盏，生姜二片，同煎取八分，食后临卧服。（《普济方》）

19. 妊娠遍身浮肿　山栀、知母、前胡、升麻、麦门冬、冬葵子、葶苈、桔梗各等分。上细杵罗为末，每服三钱，水一盏二分，葱白五茎煎同取一盏，后和滓吃。（《普济方》）

20. 妊娠小便不通　益气导溺汤：泡参五钱，白术二钱，扁豆、茯苓各三钱，桂枝一钱，炙升麻一钱，甜桔梗一钱半，通草二钱，台乌药一钱半。（《中医妇科治疗学》）

21. 妊娠腹泻　荆防败毒散加减：荆芥 10 g，防风 10 g，茯苓 10 g，羌活 6 g，独活 6 g，柴胡 8 g，前胡 10 g，桔梗 4 g，生甘草 5 g，神曲 10 g，黄连 2 g，藿香 8 g。（《妇科用药 400 品历验心得》）

22. 妊娠外感　参见连翘条。

23. 妊娠病疟……或为暑邪所感　六君子加桔梗、苍术、藿香。（《女科经纶》）

24. 孕妇瘟疫发表之后，毒甚不解，邪传入里者　参见马勃条。

25. 妊娠五心烦躁，五脏伤热，忽时呕逆，恶心，饮食减少，或非时中风，头旋目晕，闷倒不识人事，大腑秘热　防风、山栀、钩藤、人参、桔梗、升麻、大黄各一分，桑寄生半两。上细捣罗为末，每服三钱，水一盏，煎取两三沸，食后去滓服。（《普济方》）

26. 孕妇有热病，如目赤、口舌疮之类　参见连翘条。

27. 妊妇将临月，两眼忽然失明，灯火不见，头痛目晕，项腮肿满，不能转颈　参见玄参条。

28. 催生汤，才觉痛密，破水后便可服　苍术二两，枳壳、白桔梗、陈皮、芍药、白芷、川芎、当归各一两，交趾桂、半夏、粉草、麻黄、军姜、厚朴、南木香、杏仁、白茯苓各五钱。上为末，每服二钱，顺流水温暖调下，若觉热闷，白蜜汤下，或锉散入真米醋一合煎。（《证治准绳·女科》）

29. 产后小便不通　黄芪 20 g，桔梗、麦冬各 10 g，通草、甘草各 6 g。水煎服。（《全国名医妇科验方集锦》）

30. 产后两胁胀满，小腹疼痛，不思饮食　桔梗散：桔梗，当归，芎䓖，大腹皮，桂心，陈橘皮，赤芍药，赤茯苓，延胡索。（《太平惠民和剂局方》）

31. 产后麻疹　参见牛蒡子条。

32. 产后寒热似疟　参见草果条。

33. 产后咳嗽　桔梗汤：桔梗、甘草各三钱，葱三根，豆豉一撮。水煎缓缓服。（《证治准绳·女科》）

34. 产后失音不语　逐血补心汤：红花、赤芍药、生地黄、桔梗、苏叶、前胡、茯苓、防风、胆南星、黄连、粉葛各二钱，当归三钱，薄荷、人参、升麻各一钱五分，半夏二钱五分，甘草一钱。上锉为散，分作二服，每服水一盅半，姜三片，煎至七分，空心服，滓再煎服。（《证治准绳·女科》）

35.（产后）若腹胀呕吐为胃不和　宜桔梗半夏汤：桔梗、陈皮各二钱，半夏制八分，姜三片。水煎服。（《竹林女科证治》）

36. 产后言语恍惚，颠倒错乱　四物补心汤：当归五钱，川芎、生地黄、白芍药、茯神、半夏、桔梗、白术各四钱，陈皮三钱，甘草一钱。上锉为散，分作六服，每服用水一盅，姜三片，煎至七分，空心温服，滓再煎服。（《证治准绳·女科》）

37. 产后气实，腹中坚硬，两胁胀满，心中烦热，渴欲饮水，欲成刚痉、中风之疾　参见败酱草条。

38. 产后痞气，胸膈不快，嗑闷不进饮食　参见白芷条。

39. 求子方　白薇、细辛各五分，人参、杜衡、厚朴、牡蒙、半夏、僵蚕、秦艽、当归、紫菀各三分，川牛膝、沙参、干姜各二分，川椒、附子、防风各六分，桔梗、桂、丹参各三分。上为末，炼蜜丸如梧桐子大。先食服三丸；不知，稍加至四五丸。此药不长，将服觉有身则止。（《妇人大全良方》）

40. 梅核气　参见预知子条。

41. 脏躁　参见玫瑰花条。

42. 妇人滞下　调中汤：葛根、黄芩、芍药、桔梗、藁本、赤茯苓、白术、炙甘草等分。上㕮咀，每服三钱。水一盏，煎至七分，去滓温服，移时再服。（《妇人大全良方》）

43. 癥瘕　大七气汤：三棱、莪术、青皮、陈皮、木香、藿香、益智仁、桔梗、肉桂、炙甘草各七分半。上㕮咀，每服五钱。水二盏，煎至一盏，食前温服。（《妇科心法要诀》）

44. 妇科手术后腹胀　防风 10 g，厚朴 20 g，枳实 20 g，白术 10 g，桔梗 5 g，生姜 3 片，荔枝核 10 g，青皮 10 g。（《妇科用药 400 品历验心得》）

45. 乳汁不行　桔梗、木通、当归、党参各 9 g，黄芪 12 g，猪蹄 1 对。（《中医妇科临床手册》）

46. 乳汁缺少　通乳丹：人参，黄芪，当归，麦冬，木通，桔梗，猪蹄。（《傅青主女科》）

47. 急性乳腺炎已成脓者　生甘草、陈皮各 50 g，桔梗 25 g。（《百病良方》）

48. 乳疬初起　参见夏枯草条。

49. 乳癖　当归、白芍、浙贝母、茯神、紫苏叶、栀子、香附各 9 g，生地黄 12 g，川芎、制半夏、青皮、远志、木通、炙甘草各 4.5 g，桔梗 3 g。（《中医妇科临床手册》）

50. 乳岩　十六味流气饮：当归，川芎，白芍，黄芪，人参，官桂，厚朴，桔梗，枳壳，乌药，木通，槟榔，白芷，防风，紫苏，甘草。上锉一剂，水煎，食远临卧频服。（《济阴纲目》）

51. 痈疽诸发，毒气上冲咽喉，胸膈窒塞不利　生姜甘桔汤：北梗（去芦头）一两，甘草（生）、生姜各半两。上锉细，每服三钱，井水煎服。（《直指方》）

52. 子宫脱垂　柴胡、升麻、知母各 15 g，黄芪 60 g，桔梗 20 g。水煎服。（《中华民间秘方大全》）

53. 子宫颈炎　冰茶散：桔梗、海螵蛸各 75 g，冰片 21 g，煅龙骨 18 g，青皮 30 g，青黛、延胡索各 210 g，儿茶 63 g，血竭、黄柏各 78 g。共研细末，喷于宫颈糜烂面。每日 1 次，10 次为 1 个疗程。（《中医妇科临床手册》）

54. 阴痒　桔梗 60 g，水煎 3 次，合药液约 1 500 mL，凉后先用冲洗器冲洗阴道再坐浴，不拘次数，每次 15 分钟。（《妇科用药 400 品历验心得》）

55. 阴中生疮　补心汤：白茯苓、人参、前胡、半夏、川芎各三分，枳壳、紫苏、桔梗、炙甘草、橘皮、干姜各半两，当归一两三分，白芍药二两，熟地黄一两半。上锉散，每服四钱，水盏半，姜五片，枣一枚，同煎食前服。（《证治准绳·女科》）

56. 阳证偏湿热外阴溃疡　加减桔梗汤：

桔梗 15 g，薏苡仁 30 g，冬瓜仁 60 g，鲜藕 1 节，败酱草 15 g，黑木耳 5 g，冰糖适量。以上各味洗净后，共煎取汁，去渣调入冰糖，稍煎令溶化。日分数次频饮。（《中医临床妇科学》，夏桂成主编）

57. 阴茧　参见败酱草条。

【现代药理研究】　桔梗皂苷 D 有抑菌作用，随着桔梗皂苷 D 浓度的增加，能使白念珠菌由孢子相向菌丝相改变逐渐减少，白念珠菌的黏附数、菌活力逐渐降低。桔梗多糖对 U_{14} 宫颈癌实体瘤小鼠肿瘤生长有显著的抑制作用，能明显诱导 U_{14} 移植瘤细胞发生凋亡，并增加了 P19ARF 和 Bax 蛋白的表达量，同时降低了突变型 p53 蛋白的表达量，推测桔梗多糖可能是通过调控相关基因的表达来促进肿瘤细胞发生凋亡而起到抗肿瘤的作用。[《辽宁中医药大学学报》，2019，21(1)：113－116]

【用法用量】　内服：煎汤，3～10 g；或入丸、散。外用：60 g，水煎冲洗坐浴。

【使用注意】　阴虚及咳血者禁服；胃溃疡者慎服。内服过量可引起恶心呕吐。

桃　仁

出《本草经集注》。又名桃核仁。为蔷薇科植物桃 *Prunus persica*（L.）Batsch. 或山桃 *Prunus davidiana*（Carr.）Franch. 的种仁。

【药性】　苦、甘，平。入心、肝、大肠经。

【功效】　破血行瘀，润燥滑肠。

【药论及医论】　《神农本草经》："主瘀血，血闭，瘕，邪气，杀小虫。"

《名医别录》："止咳逆上气，消心下坚，除卒暴击血，破癥瘕，通月水，止痛。"

《医学入门・本草》："妇人阴痒，捣泥敷之。"

《本草纲目》："主……产后血病。"

《随息居饮食谱》："治产后阴肿，妇人阴疮。"

【临床应用】

1. 经行腹痛　桃仁七粒（水泡去皮尖研如泥），百草霜一钱，无灰酒冲服。（《妇科秘方》）

2. 痛经（盆腔淤血综合征）　参见虻虫条。

3. 妇人室女血闭不通　桃仁散：桃仁、红花、当归、杜牛膝等分为末，每服三钱，酒调下，空心食前服。（《杨氏家藏方》）

4. 寒瘀凝结子宫，月经不调，积年不孕　参见天麻条。

5. 血瘀型月经先期　参见䗪虫条。

6. 月经后期　桃仁 20 g，赤芍 20 g，牡丹皮 10 g，茜草 20 g，火麻仁 30 g，丹参 30 g。（《妇科用药 400 品历验心得》）

7. 妇人血分，头面浮肿，胸胁妨闷，四肢烦疼，经络不通　参见百合条。

8. 经量过少　王不留行 15 g，刘寄奴 15 g，丹参 20 g，桃仁 10 g，当归 10 g，川芎 10 g，茺蔚子 10 g，茜草 15 g，瞿麦 10 g。（《妇科用药 400 品历验心得》）

9. 血瘀型月经过多　桃仁粥：桃仁 30 g（打碎）先水煎去渣取汁；大米适量煮成粥，加入药汁再煮片刻，调味服食。（《妇产科疾病中医治疗全书》）

10. 崩中漏下不止　桃核烧存性研细，酒服方寸匕，日三。（《本草纲目》）

11. 血瘀型排卵期子宫出血　生地桃仁饮：生地黄 20 g，桃仁 10 g，红糖 50 g。加水适量，煎煮 15 分钟，去渣取汁。每日 1 剂，连用 3～7 日为 1 个疗程。（《饮食疗法大全》）

12. 经行未尽，或经将行而偶感寒热邪气，热入血室，谵语见鬼　桃仁五钱捣如泥，柴胡三钱，半夏、黄芩各二钱，牡丹皮、红花、当归各一钱八分，水煎服。（《本草汇言》）

13. 倒经　参见两头尖条。

14. 经前癫狂　参见大黄条。

15. 经行头痛　参见葛根条。

16. 经行身痛　参见木瓜条。

17. 赤白带下　五倍子（炒）、桃仁（去皮尖）等分为末，烧酒调服。（《种杏仙方》）

18. 妊娠腹痛　参见龙胆条。

19. 安胎　香附，桃仁，白术，川归，海石。（《钱氏秘传产科方书名试验录》）

20. 妊娠腹内有血块如盘，有难服峻药者宜海粉丸：香附（醋制）四两，桃仁、海粉（醋

炒)、白术(蜜炙)各一两。上为末,面糊丸,白汤下。(《竹林女科证治》)

21. 妊娠血枯便闭　滋血润肠汤:大黄(煨)三钱,桃仁(去尖)十二粒,当归、枳壳、麻仁、红花、赤芍各一钱,韭汁一匙。水煎,入白蜜一匙。(《秘传内府经验女科》)

22. 妊娠伤寒,大便硬,小便赤,气满而脉沉数,阳明太阳本病也　急下之,宜大黄六合汤,用四物汤四两,大黄半两,桃仁十个(去皮尖麸炒)。(《医部全录·妇科》)

23. 妊娠疟疾,寒热腹痛　参见鳖甲条。

24. 妇人宿有癥病,经断未及三月,而得漏下不止,胎动在脐上者,为癥痼害。妊娠六月动者,前三月经水利时,胎也。下血者,后断三月衃也。所以血不止者,其癥不去故也,当下其癥桂枝茯苓丸主之。桂枝、茯苓、牡丹(去心)、桃仁(去皮尖,熬)、芍药各等分。上五味,末之,炼蜜和丸,如兔屎大,每日食前服一丸。(《金匮要略》)

25. 过期妊娠　参见川牛膝条。

26. 胎干而不能产　半夏汤:半夏曲一两半,大黄五钱,肉桂七钱半,桃仁三十枚。上为细末,先服四物汤一二服,次服半夏汤,姜三片,水煎。(《证治准绳·女科》)

27. 小产下血多,子死腹中　桂枝、赤茯苓、丹皮、赤芍药、桃仁各等分。上为末,蜜丸芡实大,空心服三丸,或丸如弹子大,淡醋汤化下一丸。(《医部全录·妇科》)

28. 恶露不绝(胎物残留)　参见卷柏条。

29. 产后血闭　桃仁(去皮尖)二十枚。水二碗煎服,极效。(《华佗神医秘传》)

30. 产后恶露不净,脉弦滞涩者　桃仁煎:桃仁三钱,当归三钱,赤芍、桂心各钱半,沙糖三钱。(《医略六书》)

31. 产后余血不散,结成癥块疼痛　桃仁散:桃仁、当归、鬼箭羽、大黄、鳖甲各一两,赤芍药、延胡索、琥珀各三分,川芎、桂心各半两。上为粗末,每服三大钱。水一盏,姜三片,煎至七分,去滓温服。(《妇人大全良方》)

32. 产后风虚血晕,精神昏昧　荆芥散:荆芥一两三钱,桃仁(炒)五钱。上为细末,温水调下三钱。(《济阴纲目》)

33. 产后血晕,败血冲肝也　参见山楂条。

34. 产后癫狂　癫狂梦醒汤加减:桃仁 15 g,红花 9 g,香附 10 g,青皮 6 g,柴胡 6 g,木通 6 g,赤芍 10 g,制半夏 5 g,桑白皮 10 g,大腹皮 10 g,紫苏子 10 g,甘草 3 g。(《中医临床妇科学》,夏桂成主编)

35. 产后五七日中风,咬定牙关,不省人事　产后中风极验方:桃仁 30 g,荆芥穗 60 g,为末,每服 9 g,水 50 mL,煎八分。(《古代验方大全》引《卫生易简方》)

36. 产后血瘀发热　桃仁 10 g(去皮尖研碎),白藕 250 g。洗净煮汤。加红糖和食盐少许调味,吃藕及桃仁,喝汤,每日 1 次。(《中华民间秘方大全》)

37. 产后疟疾,因瘀血停留,荣卫不和,往来寒热,腹多胀痛　参见鳖甲条。

38. 产后咳嗽,有因恶露上攻肺经受邪者　宜二母散:知母、贝母、茯苓、人参各半两,桃仁(去皮尖)、杏仁(去皮尖)各一分。(《竹林女科证治》)

39. 产后呃逆　白豆蔻(去壳)、丁香各五分,为末,桃仁煎汤冲服,数次必愈。(《验方新编》)

40. 产后遍身起粟米粒,热如火　桃仁烂研蜡月猪脂,敷之。(《丹溪治法心要》)

41. 产后血瘕疼痛,不多食　桃仁粥:桃仁(浸去皮尖,双仁)一两,粳米二合。上水二大盏,烂研桃仁绞取汁作粥,空心食之。(《普济方》)

42. 产后腰痛　参见苏木条。

43. 产后瘀血胁痛,手不可按　参见红花条。

44. 产后败血成痈　参见连翘条。

45. 产后肠头如以针刺,连谷道;又如痔痛,小便如淋状,或寒热……恐成肠痈　瓜子汤:薏苡仁四两,桃仁(去皮尖)、牡丹皮、栝楼子各一两。上为粗末,每服五钱。水二盏,煎至一盏,去滓温服。(《妇人大全良方》)

46. 产后恶露不行,小便不通　参见红

花条。

47.(产后)膀胱气滞血涩,大小便闭　桃仁散:桃仁、葵子、滑石、槟榔各等分。上为细末,每服二钱,空心葱白汤调下。(《济阴纲目》)

48. 产后便秘　五仁丸:桃仁,杏仁,松子仁,柏子仁,郁李仁。(《中国医学百科全书·中医妇科学》)

49. 产后恶露方行,忽然断绝,腰腹重痛,或流注腿股作痛　参见水蛭条。

50. 产后血栓性静脉炎　参见水蛭条。

51. 妇人血风攻注,腰脚疼痛,经络滞涩,四肢烦疼　参见凌霄花条。

52. 抗子宫内膜抗体、抗精子抗体、抗卵巢抗体阳性引起的不孕症　参见苎麻根条。

53. 输卵管阻塞引起不孕症　三七 4 g,大血藤 30 g,莪术 12 g,三棱 12 g,皂角刺 15 g,制乳香 5 g,制没药 5 g,水蛭 10 g,蒲公英 20 g,败酱草 20 g,丹参 15 g,石见穿 30 g,路路通 12 g,虻虫 6 g,桃仁 10 g,炙大黄 10 g。(《妇科用药400 品历验心得》)

54. 避孕　参见蓖麻子条。

55. 慢性盆腔炎性疾病后遗症　大黄牡丹汤加味:制大黄 12 g,牡丹皮 9 g,桃仁 10 g,冬瓜子 30 g,玄明粉 10 g,败酱草 15 g,大血藤 30 g,蒲公英 20 g,延胡索 10 g,川楝子 10 g,大腹皮 10 g。(《妇科用药 400 品历验心得》)

56. 盆腔结缔组织炎　桃核承气汤加味:桃仁 10 g,制大黄 9 g,桂枝 6 g,炙甘草 6 g,玄明粉 5 g,忍冬藤 15 g,大血藤 20 g,蒲公英 15 g,野荞麦根 20 g,延胡索 10 g。(《妇科证治经方心裁》)

57. 宫外孕早期　宫外孕Ⅰ号方:丹参,赤芍,桃仁。(山西医科大学附属第一医院方)

58. 卵巢囊肿,卵巢内膜囊肿,卵巢肿瘤,输卵管妊娠包块,子宫肌瘤　桂枝茯苓丸(桂枝 6 g,茯苓 10 g,赤芍 10 g,牡丹皮 10 g,桃仁 10 g)加味。(《妇科证治经方心裁》)

59. 瘀血停积型子宫肌瘤　桃仁粥:桃仁 10 g,粳米 30 g。将桃仁捣烂如泥,去渣取汁,以汁煮粳米为粥,每日 2 次,空腹温服。(《中医妇产科学》)

60. 防止输卵管绝育术后粘连　参见番泻叶条。

61. 人流宫腔粘连瘀阻胞宫证　参见水蛭条。

62. 排卵功能障碍　桃仁 30 g,急性子 15 g,茺蔚子 12 g,丹参 15 g,三棱 12 g,莪术 12 g,王不留行 15 g,刘寄奴 12 g,当归 8 g,路路通 10 g,香附 10 g,大腹皮 15 g,䗪虫 10 g。(《妇科用药 400 品历验心得》)

63. 妇人骨蒸劳,月水不通,胁下痃癖,继之腹痛　参见王瓜根条。

64. 交接阴痛　参见半枝莲条。

65. 黄褐斑　参见僵蚕条。

66. 乳腺增生　蛤蟆 1 个,桃仁 30 g。蛤蟆去内脏,与桃仁共捣烂。涂患处,每日 1 次。(《中华民间秘方大全》)

67. 乳痈　青皮,栝楼仁,橘叶,连翘,桃仁留尖,皂角刺,甘草节。水煎服。(《医部全录·妇科》)

68. 子宫脱垂　桃仁炒香,捣成膏状,敷患处。(《常见病验方研究参考资料》)

69. 晚期宫颈癌体质虚弱者　抗癌片:桃仁、黄芪、当归、三棱、莪术、知母各 18 g,鸡内金、炙山甲、党参各 15 g,香附 12 g,水蛭 10 g。上药研末压成片,每片含生药 1.5 g,每日 2～3 次,每次服 1～2 片。(《中医妇科临床手册》)

70. 产后阴肿　桃仁烧研傅之。(《本草纲目》)

71. 阴茧　参见败酱草条。

72. 阴户生疮,作痛如虫咬　桃仁、桃叶相等捣烂,系绵纳裹其中,日易三四次。(孟诜方)

73. 滴虫性阴道炎　桃仁适量,纱布包,塞入阴道。每日一换,连续数次。(《常见病验方研究参考资料》)

74. 阴痒　(桃仁)捣泥敷之。(《医学入门》)

【现代药理研究】

(1) 山桃仁 1 g/mL 煎剂按 0.2/10 g 体重给小鼠灌胃,每日 1 次,连续 10～11 日,可使小鼠凝血时间显著延长,延安桃仁使小鼠出血时间显著延长。山桃仁 1 g/mL 煎剂 2.5 mL/kg 给家兔灌胃，每日 1 次，连续 7～8 日，其出血时间和凝血时间均显著延长，还可完全抑制其血块收缩。(《中华本草》)

(2) 桃仁中含有的脂肪油起到润滑肠道的作用，有利于机体的排便。[《辽宁中医杂志》，2015，42(4)：888－890]

【用法用量】 内服：煎汤，6～30 g，用时打碎，制霜用须包煎；或入丸、散。外用：60 g 水煎坐浴。

【使用注意】 无瘀滞者及孕妇禁服。过量服用可引起中毒。

夏枯草

出《神农本草经》。又名大头花、铁色草、棒槌草、榔头草、夏枯球。为唇形科植物夏枯草 *Prunella vulgaris* L.的花穗或果穗。

【药性】 苦、辛，寒。入肝、胆经。

【功效】 清肝，散结。

【药论及医论】 《滇南本草》："祛肝风，行经络……舒肝气，开肝郁。"

《本草经疏》："治乳痈、乳癌。"

《玉楸药解》："凉营泄热，散肿消坚，治……血崩带下……"

《科学的民间药草》："洗涤阴道，治阴户及子宫黏膜炎。"

《现代实用中药》："为利尿药，对淋病、子宫病有效，并能治高血压，使血压下降。"

《名医临证经验丛书》："姚寓晨认为，在结核性子宫内膜炎方中重用夏枯草、黄芩、百部等抗痨杀虫，就可显著提高疗效。"

【临床应用】

1. 血崩　夏枯草为细末，每服二钱，米饮调下，无时候。(《妇人大全良方》)

2. 经期过长　夏枯草 30 g，炒栀子 10 g，仙鹤草 20 g，海螵蛸 20 g。(《妇科用药 400 品历验心得》)

3. 月经不调　调经片：夏枯草、五灵脂、蒲黄炭等分。功能调经活血，祛瘀软坚。(《山西药品制剂手册》)

4. 闭经　参见陈皮条。

5. 经前乳房胀痛　八月札 20 g，冬葵子 30 g，通草 5 g，麦芽 30 g，薤白 10 g，青皮 10 g，夏枯草 15 g。(《妇科用药 400 品历验心得》)

6. 经行头痛　夏枯草 15 g，珍珠母 20 g，钩藤 12 g，茺蔚子 10 g，刺蒺藜 10 g，白僵蚕 10 g，全蝎 5 g，菊花 10 g，炒白芍 10 g。(《妇科用药 400 品历验心得》)

7. 经行夹带　夏枯草 30 g，土茯苓 30 g，贯众 15 g，益母草 20 g，樗白皮 15 g，萆薢 10 g。(《妇科用药 400 品历验心得》)

8. 赤白带　夏枯草花，开时采捣为末，每服二钱，食前温饮调下，能饮者酒服。(《徐氏胎产方》)

9. 先兆子痫　症见头痛头晕、目花泛恶、血压较高等症。平肝散：黄芩、夏枯草、炒牛膝、白薇、当归、菊花各等分。研极细末，和匀。每次服 6～9 g，每日服 1～3 次，温开水冲服。(《名医治验良方》)

10. 妊娠合并甲状腺功能亢进肝气郁结，肝火亢盛证　平甲煎：龙胆草，栀子，柴胡，黄芩，夏枯草，昆布，玄参，牡蛎，麦冬，酸枣仁，生地黄。(《中医妇产科学》，刘敏如等主编)

11. 产后血不下　夏枯草绞汁，每服一小盏，入酒一合，温搅匀服。(《徐氏胎产方》)

12. (产后)崩中漏下血不止　夏枯草散：夏枯草烧灰研为末，每服二钱，温米饮调下。(《普济方》)

13. 产后血晕昏迷，心气绝　夏枯草绞汁服一盏，妙。(《徐氏胎产方》)

14. 梅核气　参见佛手条。

15. 肥胖病伴发不孕　参见海藻条。

16. 围绝经期综合征，高血压病　枸杞子、熟地黄各 250 g，夏枯草 300 g，淫羊藿 200 g，菊花 250 g。加糖熬成膏，分服。(《妇科病妙用中药》)

17. 目窠疼痛　夏枯草 30 g，墨旱莲 20 g，女贞子 10 g，生熟地黄各 12 g，山茱萸 12 g，山药 15 g，白芍 12 g，沙苑蒺藜 10 g，川石斛 15 g，

菊花10 g,谷精珠10 g。(《妇科用药400品历验心得》)

18. 痰实型多囊卵巢综合征　夏枯草、昆布、穿山甲、皂角刺、冰球子、浙贝母、菟丝子、淫羊藿各12 g,赤芍9 g,胆南星6 g。[《上海中医药杂志》,1981(6):14]

19. 子宫内膜异位症(子宫内膜囊肿)　参见花蕊石条。

20. 卵巢肿瘤　夏藻汤:夏枯草30 g,海藻15 g,皂角刺12 g,煎水服。(《女性性器官出血》)

21. 乳衄　柴胡,白芍,枳壳,香附,青皮,牡丹皮,夏枯草,侧柏炭,藕节炭,生甘草。(《中医妇产科学》,刘敏如等主编)

22. 肝火偏旺乳泣　夏枯草膏,每次1匙,每日3次。(《中医临床妇科学》,夏桂成主编)

23. 乳疖初起　防风散解汤:防风八分,川羌一钱,香附一钱五分,赤芍八分,桔梗一钱五分,夏枯一钱五分,浙贝一钱五分,野黄菊一钱五分,青皮六分,郁金一钱,山楂十五,乌药八分,枳壳六分,葱白三寸,姜皮八分引。(《妇科指归》)

24. 乳痈初起　夏枯草、蒲公英各等分,酒煎服。(《本草汇言》)

25. 乳痈　夏枯草酒擂服,仍用滓敷,即日乳下,三日愈。(《普济方》)

26. 乳腺癌　夏枯草、海藻、海带、枸橘各15 g,蜂房、牡蛎各9 g,石见穿30 g。(《肿瘤临床手册》)

27. 输卵管结核,子宫内膜结核　夏枯草、葎草各30 g,白及20 g,山甲、丹参、生地黄、地骨皮、益母草各15 g,南瓜藤50 g。碎粉末,每次10 g,每日3次,连续服用3～6个月。(《全国名医妇科验方集锦》)

28. 癥瘕(卵巢囊肿)　参见小茴香条。

29. 子宫肌瘤　丹参20 g,黄芪20 g,桂枝10 g,牡丹皮10 g,赤芍10 g,当归10 g,香附10 g,夏枯草15 g,海藻15 g,浙贝母12 g,山慈姑12 g,甘草3 g。(《子宫肌瘤诊治》)

30. 子宫内膜异位症,子宫腺肌病　中药内异方:生大黄,桃仁,桂枝,三棱,莪术,夏枯草,鳖甲。(《中医妇产科学》,刘敏如等主编)

31. 子宫肌炎、子宫内膜炎、输卵管炎等盆腔炎症　败酱口服液:败酱草30 g,丹参20 g,赤芍12 g,木香10 g,夏枯草30 g,薏苡仁30 g,延胡索12 g。加水煎煮3次,浓缩成500 mL。每次服50 mL,每日2次。15次为1个疗程。(《中国中医秘方大全》)

32. 早宫颈癌及糜烂菜花型宫颈癌　夏枯草,黄柏,牡蛎,代赭石。(《肿瘤临床手册》)

33. 外阴瘙痒疼痛　夏枯草100 g,每次加水1 000 mL,煎取500 mL,连煎3次,合药液,凉后坐浴,不拘次数,每次15分钟。(《妇科用药400品历验心得》)

34. 产后阴挺　参见淡菜条。

【现代药理研究】

(1) 体外试验表明,夏枯草煎剂对痢疾杆菌、霍乱弧菌、伤寒杆菌、大肠埃希菌、变形杆菌、葡萄球菌及人型结核杆菌有不同程度抑制作用。其水浸剂(1∶4)在试管内对许兰黄癣菌、奥杜盎小芽孢黄癣菌等皮肤真菌有抑制作用。提取物体外有抗Ⅰ型单纯疱疹病毒的作用。(《中华本草》)

(2) 夏枯草具有显著的降压活性,可有效降低自发性高血压大鼠的收缩压、舒张压,且作用持久。夏枯草对大鼠细菌性阴道炎具有显著作用。[《中草药》,2018,49(14):3432-3440]

【用法用量】 内服:煎汤,10～30 g;熬膏或入丸、散。外用:60～100 g,煎水洗。

【使用注意】 脾胃虚弱者慎服。

柴　胡

出《神农本草经》。为伞形科植物柴胡 *Bupleurum chinense* DC. 或狭叶柴胡 *Bupleurum scorzonerifolium* Willd.的根。

【药性】 苦、辛,微寒。入肝、胆经。

【功效】 和解表里,疏肝,升阳。

【药论及医论】 《神农本草经》:"主心腹,去肠胃中结气,饮食积聚,寒热邪气,推陈致新……”

《医学启源》:“妇人产前产后必用之药也……”

《滇南本草》:“退六经邪热往来……行肝经逆结之气,止左胁肝气疼痛,治妇人血热烧经,能调月经。”

《本草纲目》:“治……妇人热入血室,经水不调……”

【临床应用】

1. 月经不调,乳房作胀　逍遥散:柴胡、当归、白芍、白术、茯苓各一两,甘草(微炙)五钱,生姜一块,薄荷少许。(《方剂学》,高等医药院校教材)

2. 月水不通,心腹胀满,腰间疼痛　赤芍药散:赤芍药三分,柴胡一两,菴蕳子半两,土瓜根半两,牛膝三分,枳壳半两,牡丹半两,桂心半两,桃仁三分,炒川大黄一两,川朴消三分。上件药捣筛为散,每服三钱,以水一中盏,入生姜半分,煎至六分,去滓,食前温服之。(《太平圣惠方》)

3. 月经后期气滞证,经行乳房胀痛,母儿血型不和肾虚肝郁证,阴吹　参见川芎条。

4. 经期过长　参见升麻条。

5. 崩漏多因气虚下陷　香附(醋炒)一钱,酒归身一钱,白芍一钱,白术(土炒)二钱,棕榈灰一钱,川芎、炙芪、蒲黄、黑地榆、党参各二钱,升麻三分,柴胡三分。水煎服。(《仁寿镜》)

6. 漏下恶血,月事不调,或暴崩不止,多下水浆之物　调经升阳除湿汤:柴胡、防风、甘草炙、藁本、升麻各一钱,羌活、苍术、黄芪各一钱半,独活、当归、蔓荆子各七分。上㕮咀,水五大盏,煎至一大盏,去滓稍热服,空心。(《证治准绳·女科》)

7. 经行头痛　参见葛根条。

8. 经行情志异常抑郁证　参见天南星条。

9. 经前乳房胀痛　柴胡、枳实、芍药各10 g,橘叶、橘核各15 g,甘草9 g。随症加减。[《山东中医杂志》,1987(2):40]

10. 经行腹泻　参见车前子条。

11. 经行遗尿　补中益气汤加枳壳30 g,鸡内金6 g,桑螵蛸12 g,益智仁12 g,乌药6 g,山药15 g。(《马大正中医妇科医论医案集》)

12. 经际伤寒……邪入少阳者　柴胡四物汤:即小柴胡汤合四物汤。(《妇科冰鉴》)

13. 经行寒热往来　小柴胡汤:柴胡10 g,黄芩10 g,半夏10 g,党参12 g,炙甘草6 g,生姜3片,大枣6个。(《妇科证治经方心裁》)

14. 经行阴痛　参见延胡索条。

15. 经行失寐　参见牡丹皮条。

16. 白带下,阴户中痛,控心而急痛,身黄皮缓,身重如山,阴中如冰　补真润肠汤:柴胡一钱二分,良姜二钱,白葵花七朵,防风、郁李仁、干姜、甘草各一钱,陈皮、生黄芩各五分。上为细末,锉散,只作一服,水二盏,煎至一盏,去滓,食前热服。(《证治准绳·女科》)

17. 赤白带下　参见全蝎条。

18. 妊娠恶阻　小柴胡汤:柴胡10 g,炒黄芩10 g,党参15 g,半夏15 g,炙甘草5 g,生姜4片,大枣4个。(《妇科证治经方心裁》)

19. 少腹痛连两胁,左右拘牵,小水不利　加味柴胡汤:人参、柴胡、条芩各二钱,法半、茯苓、酒芍、甘草各一钱,炒青皮、栀仁各五分,姜、枣引。(《彤园妇人科》)

20. 子悬因肝火内动　小柴胡汤:柴胡二钱五分,黄芩二钱,人参、半夏、甘草、白茯苓、枳壳、山栀各一钱。上姜水煎。(《广嗣全诀》)

21. 胎动不安如因怒伤肝者,主胞络　四物加黄芩一钱半,人参、柴胡、炙草各一钱。(《万氏妇人科》)

22. 妊娠胎不长　养胎人参丸:人参、白茯苓、当归、柴胡、厚朴、刺蓟、阿胶、桑寄生各一两,枳壳三分,炙甘草半两。上件药捣罗为末,炼蜜和捣三二百杵,丸如梧桐子大,每于食前,以温水下二十丸。(《太平圣惠方》)

23. 妊娠伤寒,胸满痛而脉弦　柴胡,黄芩。(《女科万金方》)

24. 孕妇瘟疫发表之后,毒甚不解,邪传入里者　参见马勃条。

25. 妊娠咳嗽　柴胡10 g,枳壳6 g,生甘草5 g,白芍10 g,生地黄20 g,桔梗6 g。(《妇科用

药400品历验心得》)

26. 妊娠头目昏重,心胸烦闷,不思饮食　柴胡散:柴胡一两半,赤苓、麦冬各一两钱(原文缺漏),枇杷叶、人参、橘红、甘草各半两。㕮咀,每服四钱,水一盏,姜三片,煎七分服。(《资生集》)

27. 妊娠合并乙型病毒性肝炎活动期　茵陈蒿15 g,炒栀子8 g,扇叶铁线蕨15 g,矮地茶15 g,泽泻10 g,神曲10 g,金钱草12 g,柴胡8 g,茯苓10 g,白术10 g,山药15 g,薏苡仁20 g。(《妇科用药400品历验心得》)

28. 妊娠期肝内胆汁淤积症　参见茵陈蒿条。

29. 妊娠期合并急性胰腺炎　柴胡10 g,炒白芍10 g,黄芩10 g,制大黄9 g,炒枳壳10 g,姜半夏9 g,木香10 g大腹皮12 g,神曲10 g,金钱草15 g,佛手12 g,檀香5 g。(《马大正50年临证验案自选集》)

30. 妊娠合并甲状腺功能亢进肝气郁结,肝火亢盛证　参见栀子条。

31. 肺与大肠有热,热则津液少,大便枯燥　四顺清凉饮:当归、生地各三钱,柴胡钱半,甘草一钱。(《彤园妇人科》)

32. 妊娠腹泻　柴胡8 g,白芍10 g,枳壳6 g,生甘草5 g,薤白10 g,黄连2.5 g,煨木香6 g,神曲10 g,煨葛根10 g。(《妇科用药400品历验心得》)

33. 妊娠烦渴,躁热口干,四肢疼痛,吃食减少　升麻散:川升麻一两,柴胡一两,知母三分,栀子仁、黄芪、炙甘草、黄芩、麦门冬、枳壳各半两。上件药捣筛为散,每服三钱,以水一中盏,入竹茹一分,煎至六分,去滓,不计时候温服。(《太平圣惠方》)

34. 子淋　参见连翘条。

35. 胞衣不下　参见人参条。

36. 恶露不绝　补中益气汤加益母草15 g、枳实12 g、贯众炭15 g、蚤休12 g、侧柏10 g、荆芥炭10 g。(《妇科用药400品历验心得》)

37. 产后寒热似疟　参见草果条。

38. 产后骨蒸　参见胡黄连条。

39. 产后伤风,热入胞室,寒热如疟及病后劳复,余热不解　黄龙汤:柴胡四钱八分,黄芩、人参、甘草各一钱八分。上作一服,水煎服。(《济阴纲目》)

40. 产后咳嗽,喘急烦闷　柴胡汤:柴胡、麻黄焙、紫苏茎叶、陈橘皮、杏仁。上五味等分,粗捣筛,每服三钱匕,水一盏,煎七分,去滓温服,不拘时。(《圣济总录》)

41. 产后排尿异常湿热蕴胞证　加减柴苓汤:柴胡,黄芩,半夏,猪苓,茯苓,泽泻,滑石,甘草,忍冬藤,金钱草。(《中医治法与方剂》)

42. 产后胁痛　参见桂枝条。

43. 产后气实,腹中坚硬,两胁胀满,心中烦热,渴欲饮水,欲成刚痉、中风之疾　参见败酱草条。

44. 产后大小便不通　参见栀子条。

45. 产后痢疾　参见炮姜条。

46. 虚劳羸瘦　参见秦艽条。

47. 血风劳,四肢疼痛,心腹胀满吐逆,面无颜色,经脉不调　参见猪肝条。

48. 人工流产,放环后出血不止　参见党参条。

49. 取环后出血不止　参见阿胶条。

50. 盆腔炎或妇产科手术后腹胀便结　参见槟榔条。

51. 盆腔粘连腹痛　参见大黄条。

52. 诸种疟疾,寒热往来　豉心粥:豆豉心二合(以百沸汤泡细研),柴胡(去苗)三钱末,桃仁汤(浸去皮尖,研,三十个)。上先将豆豉心、桃仁,以白米三合,水半升,同煎为粥,临熟,入柴胡末搅匀食之。(《寿亲养老书》)

53. 肥胖体质湿盛气郁型缺乳　消肥通乳膏:柴胡150 g,枳壳100 g,川楝子100 g,白术100 g,茯苓100 g,山楂350 g,蒲公英200 g,王不留行250 g,路路通200 g。水煎浓缩为清膏,再加蜂蜜300 g,收膏。每次服15～30 g,每日2次。(《集验中成药》)

54. 肝郁乳房胀而乳汁自出　柴胡、郁金各9 g,莲子18 g。水煎服。(《妇产科疾病中医治疗全书》)

55. 乳痈乳疽，结肿疼痛，勿论新久，但未成脓者　参见牛蒡子条。

56. 乳衄　参见牡丹皮条。

57. 不孕　柴胡，郁金，香附，合欢皮，绿萼梅，小茴香，荔枝核，淡吴茱萸，当归，赤芍，白芍，小胡麻。(《当代名医临证精华·不孕专辑》)

58. 多囊卵巢综合征　参见川牛膝条。

59. 子宫内膜异位症　参见石见穿条。

60. 肝气郁结型围绝经期综合征　参见枳壳条。

61. 心动火浮，性欲亢进　参见莲子条。

62. 鬼胎如抱一瓮　参见巴戟天条。

63. 脏躁　参见羚羊角条。

64. 梅核气　柴胡、枳实、白芍、姜半夏、姜竹茹、茯苓各 9 g，炙甘草、厚朴各 3 g，紫苏叶 4.5 g。(《中医妇科临床手册》)

65. 输卵管积水　参见防己条。

66. 气阻湿热型慢性盆腔炎性疾病后遗症　四逆清带汤：柴胡 10 g，枳壳 10 g，白芍 10 g，败酱草 10 g，大血藤 15 g，樗白皮 15 g，半枝莲 15 g，土茯苓 15 g，蒲公英 15 g，大蓟 15 g，小蓟 15 g，萆薢 15 g，生甘草 6 g。(《妇科用药 400 品历验心得》)

67. 淋菌性尿道炎　柴芩汤：柴胡 24 g，黄芩 18 g，广木香 10 g，石韦、萹草、车前草各 30 g。随症加减，每日 2 剂，6 次分服。(《实用中西医结合诊断治疗学》)

68. 月经先期、经行发热、妊娠小便不通、崩漏、妊娠肿胀、阴吹、产后恶露不绝等　补中益气汤：人参，黄芪，白术，陈皮，升麻，柴胡，当归身，炙甘草。(《中医妇产科学》，刘敏如等主编)

69. 热入血室　小柴胡汤：柴胡，黄芩，半夏，党参，炙甘草，生姜，大枣。(《金匮要略》)

70. 产后妒乳，肿痛壮热，欲结成痈　连翘散：连翘、川升麻、汉防己、黄芩、炒川大黄、川芒硝、柴胡、炙甘草、犀角屑、杏仁各一两，赤芍药二两。上件药捣粗罗为散，每服三钱，以水一中盏，煎至六分，去滓，每于食后温服。(《太平圣惠方》)

71. 乳疖　参见橘叶条。

72. 产后副乳腺肿痛　参见蒲公英条。

73. 乳腺大导管乳头状瘤　参见急性子条。

74. 乳腺癌　参见僵蚕条。

75. 乳房泌乳感　参见郁金条。

76. 高催乳素血症　参见山慈菇条。

77. 产后乳汁自出　参见钩藤条。

78. 产后血气盛实，乳汁不通　参见连翘条。

79. 气血虚弱阴肿　参见升麻条。

80. 女人交肠　参见人参条。

81. 外阴下坠　参见党参条。

82. 脐下冷撮痛，阴冷，大寒，带下　参见桂枝条。

83. 产门不闭，若暴怒伤肝而动火者　宜龙胆泻肝汤：参见龙胆条。

84. 阴茧　参见穿山甲条。

【现代药理研究】

(1) 家兔静脉注射大肠埃希菌引起发热后，皮下注射柴胡醇浸膏的 5% 水溶液 2.42 g (生药)/kg，出现明显的解热作用。(《中华本草》)

(2) 柴胡皂苷 A(SSA)可以促进乳腺癌 Th1/Th2 平衡向 Th1 反应，以此抑制乳腺癌，因此 SSA 或其衍生物可用于乳腺癌治疗。[《西北药学杂志》，2022，37(5)：186－192]

【用法用量】 内服：煎汤，6～20 g；或入丸、散。解热生用，用量宜大；疏肝醋炒，宜用中量；升阳生用，宜用小量。

【使用注意】 真阴亏损，肝阳上亢及肝风内动之证者禁服。

党　参

出《本草从新》。又名上党人参、防风党参、黄参、上党参。桔梗科植物党参 *Codonopsis pilosula* (Franch.) Nannf.、素花党参 *Codonopsis pilosula* Nannf. var. *modesta* (Nannf.) L. T. Shen 或川党参 *Codonopsis tangshen* Oliv.的根。

【药性】 甘，平。入脾、肺经。

【功效】 健脾补肺，益气生津。

【药论及医论】《本草从新》："补中，益气，和脾胃，除烦渴。”

《药性集要》：“能补脾肺，益气生津。”

【临床应用】

1. 脾气虚弱型月经先期　参芪大枣瘦肉汤：黄芪 20 g，党参 20 g，大枣、冬猪瘦肉适量，加适量水煎汤，吃参、枣、肉喝汤。（《中医妇产科学》，刘敏如等主编）

2. 崩漏　党参 24 g，黄芪 30 g，炒蒲黄 15 g。（《常见病验方研究参考资料》）

3. 经量过多　茯苓 10 g，党参 30 g，淡附片 6 g，炮姜 5 g，炙甘草 5 g，赤石脂 30 g，侧柏叶 10 g，艾炭 5 g，阿胶 10 g，仙鹤草 20 g。（《妇科用药 400 品历验心得》）

4. 经期过长　参见五味子条。

5. 月经后期　参见桑椹条。

6. 闭经　熟地、怀山药、川牛膝、杜仲各 12 g，山茱萸、枸杞子、黄芪、党参各 9 g，炙甘草 4.5 g，肉桂 3 g。（《中医妇科临床手册》）

7. 子宫内膜生长不良的闭经　参见山药条。

8. 经行头晕　薯蓣丸加减：山药 20 g，当归 6 g，桂枝 3 g，神曲 10 g，熟地黄 12 g，甘草 6 g，党参 15 g，川芎 5 g，炒白芍 12 g，白术 10 g，麦冬 10 g，杏仁 10 g，柴胡 5 g，桔梗 4 g，茯苓 12 g，阿胶 10 g，干姜 5 g，白蔹 5 g，防风 10 g，大枣 10 个。（《妇科证治经方心裁》）

9. 经行遗尿　补中益气汤加芡实 15 g，补骨脂 10 g，莲须 15 g，煅龙骨、煅牡蛎各 15 g，五味子 4 g，枳壳 30 g。（《妇科用药 400 品历验心得》）

10. 经前恶心　丁蔻理中汤：丁香 2 g，白豆蔻 5 g，党参 12 g，炒白术 10 g，干姜 5 g，炙甘草 6 g。（《妇科用药 400 品历验心得》）

11. 经行寒热往来　小柴胡汤：柴胡 10 g，黄芩 10 g，半夏 10 g，党参 12 g，炙甘草 6 g，生姜 3 片，大枣 6 个。（《妇科证治经方心裁》）

12. 经行感冒　人参败毒散。（《妇科用药 400 品历验心得》）

13. 经行暑厥　参见石膏条。

14. 经后自汗　党参 20 g，生黄芪 15 g，五味子 5 g，醋 30 mL，金樱子 20 g，薏苡仁 30 g。（《妇科用药 400 品历验心得》）

15. 经行吐衄　参见橘络条。

16. 经行烦躁　参见地黄条。

17. 经行腰痛　参见白术条。

18. 外在性子宫内膜异位症，见有痛经、肛坠、不孕、性交痛、妇检宫颈后壁有结节　参见赤芍条。

19. 脾肾两虚白带　党参 30 g，海螵蛸 30 g，山药 50 g，白术 9 g，甘草 6 g。水煎服。（《中华民间秘方大全》）

20. 白浊　参见女贞子条。

21. 白崩　参见淫羊藿条。

22. 妊娠恶阻　半夏 10 g，党参 12 g，炒黄芩 6 g，炒黄连 3 g，干姜 5 g，炙甘草 5 g，大枣 6 个。（《妇科证治经方心裁》）

23. 先兆流产　所以载丸加味：党参、桑寄生、杜仲、生地黄、阿胶各 12 g，白术 6 g，茯苓、归身、白芍各 9 g，升麻 4.5 g。（《中医妇科临床手册》）

24. 羊水过少气血虚弱证　参见桑椹条。

25. 妊娠水肿　参见黄芪条。

26. 胎前七八个月阴肿，此乃胎气不能游动　参见荷叶蒂条。

27. 妊娠小便不通　益气导溺汤：党参，白术，扁豆，茯苓，桂枝，炙升麻，桔梗，通草，乌药。（《中医妇科治疗学》）

28. 妊娠外感　参见附子条。

29. 妊娠头痛　参见天麻条。

30. 子悬　旋覆花 10 g，代赭石 15 g，党参 12 g，半夏 12 g，炙甘草 6 g，生姜 6 片，大枣 5 个，厚朴 6 g，紫苏梗 10 g，茯苓 12 g。（《妇科证治经方心裁》）

31. 妊娠合并血小板减少　参见大青叶条。

32. 滑胎　参见大黄条。

33. 过期妊娠，滞产、胎盘残留　参见郁金条。

34. 难产方　黄芪，当归，茯神，党参，龟板，川芎，白芍，枸杞。（蔡松汀方）

35. 气虚失摄，恶露不绝　补中益气汤：党参 20 g，黄芪 20 g，白术 10 g，炙甘草 6 g，陈皮

5 g,升麻 6 g,柴胡 6 g,阿胶 10 g(烊冲)。(《中医临床妇科学》,夏桂成主编)

36. 产后胃痛呕吐　参见干姜条。

37. 气脱产后出血　参见羊肉条。

38. 产后便血,肠胃虚寒　六君加肉豆蔻、木香。(《医部全录·妇科》)

39. 产后久不食,闻药即吐　须用独参汤以安胃气,如听其胃虚不能受药则危矣:独参汤即人参三钱或二钱,或以党参代之。生姜三片,江米二钱。(《高淑濂胎产方案》)

40. 产后烦渴　蛤壳 60 g,陈皮 10 g,竹茹 12 g,党参 12 g,甘草 5 g,生姜 4 片,大枣 5 个。(《妇科用药 400 品历验心得》)

41. 产后风　参见泽兰条。

42. 产后身痛　参见葛根条。

43. 蓐劳　参见仙茅条。

44. 产后血晕　沁党参 120 g。煎汤热服。(《中华民间秘方大全》)

45. 产后发喘无力　潞党参一二两,煎汤调服。(《家用良方》)

46. 潮热出汗,怕冷心悸(围绝经期综合征)　参见小麦条。

47. 术后头痛　参见川芎条。

48. 人工流产、放环后出血不止　党参 30 g,生黄芪 30 g,白术 12 g,当归 10 g,枳壳 30 g,升麻 6 g,柴胡 5 g,阿胶 10 g,荆芥炭 10 g,茜草炭 10 g,炙甘草 6 g。(《妇科用药 400 品历验心得》)

49. 交接出血　参见白芍条。

50. 干燥综合征　参见甘草条。

51. 痰湿阻滞型多囊卵巢综合征　参见礞石条。

52. 血虚　参见羊肉条。

53. 血虚弱而有瘀,血期忽前忽后不收胎者,用之或一剂数剂,血色以正则胎收　参参收胎饮:大潞参五钱,炒丹参五钱,大熟地五钱,拣砂仁五分。(《高淑濂胎产方案》)

54. 性欲亢进　参见黄连条。

55. 心脾两虚型梦交　参芪炖鸡:党参 50 g,黄芪 50 g,山药 50 g,母鸡 1 只。鸡去毛及内脏,洗净,与诸药加水炖熟,加入佐料,吃肉喝汤,宜常服食。(《中医妇产科学》,刘敏如等主编)

56. 乳头瘙痒　参见甘草条。

57. 缺乳　公鸡饮:大白公鸡一只(去毛脏),西党参一两,黄芪一两,穿山甲三钱(炒)、王不留三钱(炒)。先煎药汁一碗去渣,再与长流水数碗煮鸡,饮食之,乳汁自通。(《高淑濂胎产方案》)

58. 溢乳　生黄芪 30 g,党参 30 g,白术 10 g,山药 30 g,金樱子 30 g,芡实 30 g,升麻 15 g,柴胡 6 g,炙甘草 5 g,五味子 6 g。(《妇科用药 400 品历验心得》)

59. 乳衄　参见牡丹皮条。

60. 奶栗即乳栗,又名乳癖。破者少有生　参见丁香条。

61. 子宫脱垂　升麻八钱,党参一两,水煎服。(《常见病验方研究参考资料》)

62. 子宫肌瘤、乳房胀痛等　参见蛇莓条。

63. 外在性子宫内膜异位症,见有痛经、肛坠、不孕、性交痛、妇检宫颈后壁有结节　参见赤芍条。

64. 外阴下坠　补中益气汤加枳壳 10 g,野荞麦根 20 g。(《妇科用药 400 品历验心得》)

65. 白塞综合征,正虚邪恋,阴道溃疡久不愈合　参见土茯苓条。

66. 阴蚀(外阴疱疹感染)　参见牛膝条。

67. 阴冷　参见淫羊藿条。

68. 晚期宫颈癌体质虚弱者　参见桃仁条。

【现代药理研究】 党参注射液对离体大鼠子宫有兴奋作用。(《中药药理与应用》)

【用法用量】 内服:煎汤,10～60 g;入丸、散,或熬膏。

【使用注意】 实证、热证者禁服;正虚邪实证者,不宜单独应用。

铁(附铁器)

出《神农本草经》。又名黑金、生铁、钢铁、跳铁、鍒铁、劳铁、熟铁、鑐铁、柔铁、乌金。

【药性】 辛,凉。归心、肝、肾经。

【功效】 镇心平肝,消痈解毒。

【药论及医论】 《证类本草》:"别说云,谨按铁浆即是以生铁渍水服饵者。日取饮,旋添新水。日久铁上生黄膏,则力愈胜,令人肌体轻健。唐太妃所服者,乃此也。"

【临床应用】

1. 血崩　好醋 300 g,将 100 g 重的铁块煅红后放入醋中泡 30 分钟,去渣服醋。(《中华民间秘方大全》)

2. 经前或产后精神异常　生铁落饮加减:天冬、麦冬、川贝母、胆星、菖蒲、茯神、丹参各 9 g,陈皮 6 g,远志 4.5 g,钩藤 12 g,生铁落 30 g,莲子心 3 g。(《中医妇科临床手册》)

3. 催生　临产腰疼,方可服之。延胡索、没药、白矾、白芷、姜黄、当归、桂心等分。上为细末,临产阵痛时,烧铧刃铁(犁头是也),令通赤,淬酒,调药三钱,服一二杯立产。(《妇人大全良方》)

4. 产后体虚,血邪攻心,狂语,或见鬼神　铁粉丸:铁粉一两,天竹黄半两,真珠末半两,蛇黄半两,牛黄一分,朱砂一分,麝香一分,琥珀半两,金箔三十片,银箔三十片。上件药都研如面,以粟米饭和丸,如梧桐子大,不计时候,以竹叶汤下五丸。(《太平圣惠方》)

5. 产后中风惊狂,起卧不安,或痰涎上涌　辰砂远志丸:石菖蒲、远志、人参、茯苓、辰砂各三钱,川芎、山药、铁粉、细辛、麦门冬、天麻、半夏、南星、白附子各一两。上为末,姜汁煮,糊丸如绿豆大,别以朱砂为衣,每服三十丸,临卧姜汤下。(《济阴纲目》)

6. 产后心气不足,惊悸不安　琥珀散:琥珀(研)一两,人参半两,白茯苓一两,远志、熟干地黄(焙)各半两,甘草(炙)一分,铁粉(研)半两。上七味,先以五味捣罗为散,再入研者药研匀,每服二钱匕,金银汤调,放温服,空心日午临卧各一。(《圣济总录》)

7. 妇人风邪癫狂,每发,狂乱妄语,倒错不识人　参见徐长卿条。

8. 女子血实,七情所感,卒然手足搐搦,状类痫证,却不可作痫治之　泽兰丸:当归、泽兰叶、琥珀、羚羊角、牡丹皮、防风各一两,麝香(别研)半钱,安息香、生地黄、赤芍药各一两半,铁粉、橘红各半两。上为末,炼蜜丸,如梧桐子大,每服七十丸,空心食前温酒或米饮下。(《普济方》)

9. 血瘕　铁秤锤烧赤。上以酒一升淬之,分为两服。(《经效产宝》)

10. 阴脱　水煮生铁,令浓,以洗之。矾石亦良。(《医心方》)

【用法用量】 内服:煎汤或烧赤淬酒、水饮。外用:煎水或烧赤淬水洗。

秫　米

出《名医别录》。又名小米、糯秫、糯粟、黄米。为禾本科植物粟 *Setaria italica* (L.) Beauv.的种子之黏者。

【药性】 甘,微寒。入胃、大肠经。

【功效】 祛风除湿,和胃安神,解毒敛疮。

【药论及医论】 《乞法全书·释药分类》:"秫米,养肺胃之药也。妊娠下黄汁者,宜之。"

【临床应用】

1. 淋沥崩血　香附子:净香附(酒浸煮炙焙)五钱。上为末,黄秫米糊丸,如桐子大,每服五十丸,米汤下。(《普济方》)

2. 血下带下　香附子(杵去皮,童子尿浸一日夜)二分,艾叶(米醋煮透晒干)三分。上为末,秫米糊丸梧桐子大,每服五六十丸,艾醋汤或醋汤下。(《普济方》)

3. 脾虚湿阻型白带　小米 50 g,黄芪 50 g(纱布包好)。水煎服。(《中华民间秘方大全》)

4. 妊娠恶阻　半夏秫米汤:秫米 9～15 g,半夏 6～9 g。(《钱伯煊妇科医案》)

5. 妊娠卒胎动不安,或但腰痛,或胎转抢心,或下血不止方　生鱼二斤,秫米一升。作臛,顿服之。(《补阙肘后百一方》)

6. 妊娠坠下,痛引腰背　安胎止痛汤:当归、炙阿胶、干地黄、黄连、芍药各一两,鸡子一

枚，秫米一升。为粗末，加入鸡子搅和，另煮秫米至开花，纳前药再煮，分四次服。(《外台秘要》引《小品方》)

7. 怀胎至三四个月必堕，不肯服药者　用四五年老母鸡煮汤，入红壳小黄米煮粥食之。不数次而胎安完固，至满月而生矣。(《妇科秘方》)

8. 妊娠下水，黄色如胶，或如小豆汁　秫米、黄芪各一两，水七升，煎三升，分三服。(《梅师》)

9. 妊娠心痛，温中调气　金粟汤：粟米、半夏(生姜汁浸五宿，切焙)各二两，炙甘草一两，人参半两，白术、桂(去粗皮)各一两，槟榔(锉)四枚。上七味，粗捣筛，每服二钱匕，水一盏，生姜三片，煎六分，去滓温服。(《圣济总录》)

10. 妊娠恒苦烦闷，此名子烦　宜吃竹沥粥。上以粟米三合煮粥，临熟下淡竹沥三合，搅令匀，空心食之。(《食医心鉴》)

11. 妊娠怔忡　竹茹 9 g，枳壳 4 g，陈皮 5 g，半夏 6 g，茯苓 9 g，远志 6 g，五味子 4 g，秫米 10 g，牡蛎 15 g，生甘草 5 g。(《妇科用药 400 品历验心得》)

12. 妊娠失寐　酸枣仁 20 g，茯苓 10 g，川芎 4 g，知母 10 g，生甘草 5 g，百合 20 g，鸡子黄 1 枚，小麦 30 g，大枣 5 个，半夏 10 g，秫米 30 g，合欢花 10 g，龙齿 20 g。(《妇科证治经方心裁》)

13. 流产后气血虚弱　小米 100 g，红糖适量。将小米淘净，放入砂锅内，加水适量，煮而为粥，粥成，即可服食。(《食疗荟萃》)

14. (妊娠)久痢风邪入胃，下利清血不止　胃气汤：人参、茯苓、川芎、肉桂、当归、白芍、白术、粟米一撮煎。(《女科心法》)

15. 产后诸般痢，久不差，无问赤白　陈粟米半升(炒)，当归二两(锉)。上捣筛为散，空心，粳米饮调一钱匕，日五服。(《产书》)

16. 产后虚乏，津液衰耗，烦渴不止　姜米汤：干姜(炮)一两，陈粟米(炒)二两，甘草(炙)一两。上三味，粗捣筛，每服三钱匕，水一盏，煎至六分，滤去滓，食前稍热服，日三。(《圣济总录》)

17. 产后病后自汗　小米 50 g，淡豆豉(捣碎)10 g，霜桑叶 6 g。先用水煎后两药，1 小时后去渣取液，加入小米，煮成稀粥，睡前温服，每日 1 次，10 日为 1 个疗程。(《中国民间医术绝招·妇科部分》)

18. 防治滋养叶细胞肿瘤化疗后反应　象牙屑研极细末，与小米同时入锅，加水 500 mL，牡蛎粥服食，每晚 1 次。(《沧海录》)

19. 小便不通　陈仓小米半斤，淘浓泔澄清热服，小便即通。(《胎产方案》)

20. 妇人血气不调　地黄粥：生地黄汁二合，粟米一合，粳米二合，诃梨勒(炮去核，为末)半两，盐花少许。上以水三升，先煮二米，将熟，次入诃梨勒末、地黄汁、盐花，搅匀，煮令稀稠得所，分二服。(《寿亲养老书》)

21. 产后乳汁少及不下　漏芦二两，木通二两，钟乳粉一两。上件药捣粗罗为散，每服五钱，以水一大盏，入黍米半合，煎至五分，去滓，不计时候温服。(《太平圣惠方》)

【现代药理研究】 秫米含脂肪 1.41%，总氮 2.48%，蛋白质 2.41%，灰分 3.15%，淀粉 63.27%，还原糖 2.03%，固体脂肪 15.05%。(《吃的营养和健康》)

【用法用量】 内服：水煎，15～30 g。

积雪草

出《神农本草经》。又名落得打、崩大碗、马蹄草、雷公根、铜钱草、蚶壳。为伞形科植物积雪草 *Centella asiatica* (L.) Urb.的全草。

【药性】 苦、辛，性寒。入肺、脾、胃、膀胱经。

【功效】 清热利湿，活血止血，解毒消肿。

【药论及医论】《天宝单方药图》："疗女子小腹痛。"

《滇南本草》："治子午潮热……男、妇、童痩，虚劳发热不退者用之。"

《湖南药物志》："治腹痛吐泻，手足厥冷，崩中，石淋。"

【临床应用】

1. 痛经　透骨草 30 g，积雪草 30 g，益母草 30 g，马鞭草 30 g，川牛膝 30 g，鹿衔草 20 g。(《妇科用药 400 品历验心得》)

2. 经量过多　积雪草 15 g，梵天花 20 g，湖广草 20 g，仙鹤草 30 g，阿胶 10 g，党参 20 g，海螵蛸 30 g，荆芥炭 10 g，侧柏 10 g，生地黄 15 g。(《妇科用药 400 品历验心得》)

3. 崩漏　积血草 20 g，垂盆草 30 g，地榆 30 g，槐花 30 g，贯众炭 30 g，蚤休 20 g，龟甲胶 10 g。(《妇科用药 400 品历验心得》)

4. 妊娠合并急性肾盂肾炎　参见菝葜条。

5. 交接出血　积雪草 20 g，决明子 20 g，贯众 15 g，菝葜 15 g，垂盆草 20 g，地榆 15 g。(《妇科用药 400 品历验心得》)

6. 腹泻　积雪草 30 g，蚕沙 10 g，滑石 15 g，凤尾草 20 g，爵床 20 g，神曲 10 g。(《妇科用药 400 品历验心得》)

7. 乳痈初起　用其叶和槟榔一个，用汤煎服。(《岭南采药录》)

【用法用量】　内服：煎汤，9～15 g。

【使用注意】　脾胃虚寒者慎服。

射　干

出《神农本草经》。又名乌扇、扁竹根、开喉箭、剪刀草、蝴蝶花根、铁扁担、山蒲扇。为鸢尾科植物射干 *Belamcanda chinensis* (L.) DC.的根茎。

【药性】　苦，寒，有小毒。入肺、肝经。

【功效】　通经，清热解毒。

【药论及医论】　《药性论》："治喉痹水浆不入，能通女人月闭，治疰气，消瘀血。"

《日华子》："消痰，破癥结……"

《分类草药性》："治妇人白带。"

《湖北中草药志》："用于……乳腺炎。"

【临床应用】

1. 月经后期　射干 12 g，矮地茶 20 g，葶苈子 12 g，月季花 12 g，通草 5 g，地龙 20 g。(《妇科用药 400 品历验心得》)

2. 女子年长，月水未来，颜色萎黄，气力渐少，饮食无味　黄芩散：黄芩、牡丹、瞿麦、赤芍药、桃仁、枳实、川芎、射干、海藻各二两，虻虫一两，水蛭一两，蛴螬五十枚，炒川大黄三两。上件药捣筛为散，每服三钱，以水一中盏，煎至六分，去滓，每于食前温服。(《太平圣惠方》)

3. 妇人盛实，有热在腹，月经瘀闭不通，及劳热，热病后，或因月经来得热不通　牡丹汤：前胡，牡丹，玄参，桃仁，黄芩，射干，旋覆花，栝楼根，甘草，芍药，茯苓，大黄，枳实。(《医方类聚》)

4. 带下　地骨皮 12 g，生地黄 15 g，射干 9 g，桔梗 6 g，樗根皮 15 g，土茯苓 15 g，海螵蛸 20 g，萆薢 12 g。(《妇科用药 400 品历验心得》)

5. 新产儿枕上下刺痛，壮热口干，烦渴头痛，汗出，或大小便不利，未得便下。但与生姜童子小便频服，其病亦顺。若风血相搏，其病未愈　宜服牡丹散：牡丹、玄参、黄芩、川芎、射干、瞿麦、海藻、桃仁各半两，赤芍药、炒川大黄各三分，水蛭、虻虫各一分，蛴螬二十枚。上件药捣粗罗为散，每服三钱，以水一中盏，入生姜半分，薄荷三七叶，煎至六分，去滓温服，日三四服。(《太平圣惠方》)

6. 恶露正行或绝，忽尔腰痛　五香汤：木香、沉香、薰陆香、丁香、麝香、射干、升麻、独活、寄生、连翘、通草各三两，大黄(蒸)一两。上为粗末，每服四钱，水二盏，煎至一盏，去滓空心热服。(《普济方》)

7. 产后血晕，面色深赤，体如醉，见屋旋倒，头痛头重不安　防风、荆芥穗、羌活、独活、牡丹皮、射干、山栀、薄荷、蒲黄、麻黄、炮大黄各四钱。上为细末，食后热汤调下四钱。(《普济方》)

8. 产后伤寒，经数日后，胸中妨闷，喉咽噎塞，不能饮食　射干散：射干半两，川升麻三分，人参三分，炙甘草半两，陈橘皮二分。上件药捣粗罗为散，每服五钱，以水一大盏，入生姜半分，煎至五分，去滓，不计时候温服。(《太平圣惠方》)

9. 产后余恶血未下，因感风邪与热血相搏，壮热头痛，面赤如醉人颜色，痉急，昏闷不醒　麻黄三分，麦门冬、黄芩、牡丹皮、羌活、炮大黄、

荆芥穗、山栀、射干各半两，官桂一分。上为细末，不要熬，只生杵，每服二钱。浓煎薄荷汤调下。（《普济方》）

10. 妇人热劳，体瘦壮热，四肢烦疼，咽喉不利，少思饮食　知母散：知母、黄芩各七钱半，柴胡、生干地黄各一两，赤芍药、麦门冬、射干、升麻各七钱半，甘草半两，炙微赤。上为粗散，每服四钱，水一中盏，入生姜半分，淡竹叶二十七片，同煎至六分，去滓，不计时候温服。（《证治准绳·女科》）

11. 妇人脏腑宿冷，恶血凝结，月水不通，致令无子　干漆丸：炒干漆、牡丹、射干、黄芩、桂心、吴茱萸（汤浸七遍，焙干微炒）、炒川大黄、柴胡、菴蕳子、大麻仁（别研如膏）各一两，虻虫、乱发灰、䗪虫、水蛭各半两，蛴螬二十枚，炙鳖甲二两。上件药捣罗为末，以酒煎干漆为膏，和捣三二百杵，丸如梧桐子大，每服，以后浸药酒（浸药酒方：大麻仁子、牛膝、射干、土瓜根、桃仁、桂心、穷底墨各二两。上件药都细锉，以酒二斗，浸三日后，每服药时，暖一小盏下之）下二十丸，日二服。（《太平圣惠方》）

12.《普济方》治二便不通，诸药不效　用射干捣汁，服一盏立通。治疗大便热结，可以方中加用射干一味。（《妇科用药400品历验心得》）

13. 乳痈结硬欲作痈　用萱草根，同射干，研烂生酒滤过，以滓贴疮。（《普济方》）

14. 吹乳乳痈　用鼠粘子加射干，酒吞下。（《济阴纲目》）

15. 宫颈阿米巴病　苦楝根、百部根、射干各50 g。煎汤趁热熏洗患处。（《妇产科疾病中医治疗全书》）

16. 霉菌性阴道炎　射干60 g，每次加水1 000 mL，煎取500 mL，连煎3次，合药液，凉后先用冲洗器冲洗阴道再坐浴，不拘次数，每次15分钟。（《妇科用药400品历验心得》）

【现代药理研究】　水煎剂对葡萄球菌、链球菌、炭疽杆菌、白喉杆菌、伤寒杆菌、人型结核杆菌均有较强的抑制作用。对常见的致病皮肤癣菌、疱疹病毒、腺3病毒、埃可11病毒有一定的抑制作用。体外试验，对人宫颈癌细胞株培养系JTC－26有抑制作用，抑制率在90%以上。（《中华本草》）

【用法用量】　内服：煎汤，5～12 g；或入丸、散；或鲜品捣汁饮。外用：60 g，煎水外洗。

【使用注意】　病无实热，脾虚便溏者及孕妇禁服。

徐长卿

出《神农本草经》。又名鬼督邮、寮刁竹、逍遥竹、对叶莲、一枝香。为萝藦科植物徐长卿 *Cynanchum paniculatum*（Bge.）Kitag.的根及根茎或带根全草。

【药性】　辛，温。入肝、胃经。

【功效】　通经活血，祛风止痒。

【药论及医论】　《广西中药志》："驱寒，散瘀，止痛……治腹痛……"

《贵阳民间药草》："补气补血，行血活血，为治月经不调要药。"

《四川中药志》1982年版："治神经性皮炎，湿疹。"

【临床应用】

1. 经前或经中少腹胀痛，乳胀腰酸，经量不多　徐长卿15 g，毛柴胡4.5 g，赤白芍、当归、路路通各6 g，香附、丹参、木通各9 g，砂仁、白檀香各3 g。（《全国名医妇科验方集锦》）

2. 经期腹痛　对叶莲根9 g，月月红6 g，川芎3 g。切细，泡酒120 mL，内服。（《贵阳民间药草》）

3. 月经过多　对叶莲6 g，马蹄草6 g，月月红6 g，朱砂莲6 g，海螵蛸3 g。共为末，每用酒吞服3 g。（《贵阳民间药草》）

4. 经期过长　徐长卿20 g，仙鹤草20 g，荆芥炭10 g，侧柏叶10 g，阿胶10 g，海螵蛸30 g，骨碎补15 g。（《妇科用药400品历验心得》）

5. 月经后期　参见延胡索条。

6. 血虚经闭　对叶莲（徐长卿）6～9 g，煨甜酒内服或炖服或炖肉吃；或研末吞服3 g。（《贵阳民间药草》）

7. 经前腹泻　徐长卿10 g，补骨脂10 g，五味子 6 g,吴茱萸 3 g,肉豆蔻 5 g,苍术 9 g,厚朴 10 g,刘寄奴 15 g。(《妇科用药 400 品历验心得》)

8. 带下　徐长卿 30 g,茺蔚子 12 g,厚朴 15 g,木香 10 g,大腹皮 15 g,路路通 10 g,郁金 12 g,当归 10 g,川芎 10 g。(《妇科用药 400 品历验心得》)

9. 腹痛(附件炎)　柴胡 10 g,半夏 10 g,炙大黄 9 g,枳壳 10 g,黄芩 10 g,炒白芍 10 g,生姜 5 片,大枣 5 个,延胡索 10 g,川楝子 10 g,白花蛇舌草 15 g,半枝莲 15 g,大血藤 20 g,徐长卿 15 g。(《妇科用药 400 品历验心得》)

10. 风团,遍体瘙痒　徐长卿、当归、赤白芍、知母、蛇床子、地肤子、白鲜皮、蝉衣、土茯苓、紫苏、石南叶各 10 g,川芎 3 g,生地黄、苦参 15 g,生甘草 4 g,苍耳子 9 g。(《全国名医妇科验方集锦》)

11. 妇人风邪癫狂,每发,狂乱妄语,倒错不识人　铁粉丸:铁粉二两,蛇蜕皮半两(烧灰),鬼督邮三分,龙齿半两,寒水石二两,败天公一两(烧灰),防风一两,沙参半两,羚羊角屑一两半,龙胆二两,乌犀角屑二两,蚱蝉一两,地骨皮二两,商陆一两,牛黄一分(细研),石膏二两,黄连半两。上件药捣罗为末,入研了药,同研令匀,炼蜜和捣一千杵,丸如梧桐子大,每服不计时候,煎地骨皮汤下二十丸。(《太平圣惠方》)

12. 恶性滋养叶细胞肿瘤　天冬、麦冬各 15 g,五味子 4.5 g,生地黄、炒地榆、炒山栀各 12 g,紫草根、蒲公英、石见穿、徐长卿各 30 g,消癥片(斑蝥肠溶片,每片含生药 0.2 g)1 片。(《中医妇科临床手册》)

13. 外阴湿疹　徐长卿 50 g,日煎 2 次,早晚各 1 次,每次煎水 500 mL,温时熏洗。(《妇产科疾病中医治疗全书》)

14. 阴痒　徐长卿 50 g,早晚各煎 500 mL,局部熏洗。[《新中医》,1989,21(1):20]

15. 霉菌性阴道炎　徐长卿 30 g,虎杖 60 g,藿香 50 g。每剂每次加水 1 000 mL,煎取 500 mL,连煎 3 次,合药液,凉后先冲洗后坐浴,不拘次数,每次 15 分钟。(《妇科用药 400 品历验心得》)

16. 外阴白色病变,硬化性萎缩性苔藓、外阴皮炎、不典型增生等　消斑膏:补骨脂 9 g,生狼毒 9 g,淫羊藿 9 g,白鲜皮 6 g,蛇床子 15 g,徐长卿 15 g,薄荷 1 g。用其乙醇浸出液,回收浓缩后制成霜剂。每日涂 1～2 次。3 个月为 1 个疗程。(《中国中医秘方大全》)

17. 眼-口-生殖器综合征　徐金液:由徐长卿、金雀根组成。每日 2 次,每次 2 mL,肌内注射。(《妇产科疾病中医治疗全书》)

【现代药理研究】

(1) 小鼠腹腔注射给徐长卿提取液,10 分钟即出现镇痛作用,10 分钟后仍未消失。[《现代医药卫生》,2010,26(19):2947-2948]

(2) 牡丹酚对实验动物子宫收缩有一定抑制作用和抗早孕的作用,其抗早孕率为 88.76%。(《中华本草》)

【用法用量】 内服:煎汤,6～30 g,不宜久煎。外用:30～50 g,水煎外洗。

【使用注意】 体弱者慎服。

狼　毒

出《神农本草经》。又名红狼毒、绵大戟。为狼毒大戟 *Euphorbia fischeriana* Steud.或月腺大戟 *Euphorbia ebracteolata* Hayata 的根。

【药性】 辛、苦,平,有毒。入肝、脾经。

【功效】 逐水,祛痰,散结,止痛,杀虫。

【临床应用】

1. 妇人血积,心腹疼痛,气刺气胀攻筑,或经候不行,肢节烦疼,痰逆癖　胜金丸:炒干漆、炮乌头、狼毒、京三棱各一两,凌霄花、麒麟竭、没药、槟榔各半两,八味同为末。硇砂、巴豆(去油)二十枚,大黄(单捣为末)一两,芫花(单捣为末)半两。上先以醋二升,熬大黄、芫花二味末,次下巴豆、硇砂同熬稠。其余八味,同捣细罗为末,同熬成膏,和剂如干硬,少入炼熟蜜同和剂,令得所,丸如绿豆大,每服七丸至十丸,当归酒下。(《普济方》)

2. 妇人脚气厥冷,血气不调　坐拏一两,狼毒一两，沉香三分，紫苏子二分，羌活三分，萝卜子三分，杉木节三分，桂心半两。上件药，捣细罗为散，每服用水煎木瓜紫苏茎叶汤，调下一钱，每于食前服之。(《太平圣惠方》)

3. 产后恶血行少，腹中成块，痛不可胜忍　炙鳖甲一两，官桂、牛膝、川芎、当归、牡丹皮、延胡索、槟榔、楝子各半两，狼毒十铢，芫花一两半，炙大黄一分，麝香一铢。上狼毒捶碎，醋三碗，同芫花土器内煮干炒令黄细研，罗为末。上件药根据法修制，先于乳钵内研芫花、狼毒、麝香共为细末，所余药只作一处杵相滚芫花等令匀，每服用三钱，于土器内浓煎汤调下，空心服。(《普济方》)

4. 妇人腹中积聚，九痛七害，及腰中冷，引小腹，害食，得冷便下方　五京丸：干姜、蜀椒各三两，附子一两，吴茱萸一升，当归、狼毒、黄芩、牡蛎各三两。上为末，蜜和丸如梧桐子大。初服三丸，日加至十丸。(《普济方》)

5. 妇人血风攻注，腰脚背膊疼，四肢烦倦麻木，兼治丈夫元脏风攻，身痛拘急，腰脚无力　狼毒丸：天南星、狼毒、海桐皮、黑附子(炮)各等分。上件各用童子小便浸，安着盏子内浸一宿，漉出，控干，杵为末，酒糊为丸，如桐子大，每日空心以猿猪胆汁十余滴，炒葱一根煎酒下二十丸，只用酒亦得。如有孕不可服之。(《普济方》)

6. 阴痒　搨痒汤：狼毒，蛇床子，归尾，威灵仙，苦参，鹤虱。(《疡医大全》)

7. 霉菌性阴道炎　狼毒、黄柏各 15 g，土茯苓、千里光、蛇床子、苦参、蒲公英各 30 g，鹤虱 20 g。水煎冲洗阴道。(《当代中医实用临床效验方》)

8. 滴虫性阴道炎　狼毒、苦参各 30 g。煎汤冲洗阴道。(《常见病验方研究参考资料》)

9. 外阴白斑　消斑膏 1 号：补骨脂、淫羊藿各 9 g，生狼毒、白鲜皮各 6 g，蛇床子、徐长卿各 15 g，薄荷 1 g。用乙醇浸出液回收浓缩后，制成霜剂外用。(《当代中医实用临床效验方》)

10. 阴虱　参见芦荟条。

【用法用量】　内服：煎汤，3～8 分；或入丸、散。外用：磨汁涂或研末调敷。

【使用注意】　本品有毒，内服宜慎；体弱者及孕妇忌服。

凌霄花

出《新修本草》。又名堕胎花、紫葳华、茇华、陵霄花、藤萝花、吊墙花、杜灵霄。为紫葳科植物凌霄 *Campsis grandiflora* (Thunb.) K. Schum. 或美洲凌霄 *Campsis radicans* (L.) Seem. 的花。

【药性】　辛、酸，寒。入肝、心胞经。

【功效】　凉血祛瘀。

【药论及医论】《神农本草经》：“主妇人产乳余疾，崩中，癥瘕血闭，寒热羸瘦，养胎。”

《药性论》：“主热风，风痫，大小便不利，肠中结实，止产后奔血不定，淋沥，安胎。”

《本草图经》：“入妇人血崩风毒药，又治少女血热风毒，四肢皮肤生瘾疹，并行经脉。”

《国医大师班秀文学术经验集成》：“(凌霄花)常用于治疗瘀热内结之经带病，且伴有赤带淋沥、腹痛癥瘕、盆腔炎症、乳腺小叶增生诸疾者。因该药属花类，虽能祛瘀，性本平和，故可长期使用，并无峻猛伤身之虞。”

【临床应用】

1. 血瘀型原发性痛经　月季花、玫瑰花、凌霄花各 4 g，桂花 1 g，红糖 20 g。泡茶频频饮服，每日 1～2 剂，月经前 3 日开始饮用，每月服 5～7 剂，连服 3 个月经周期为 1 个疗程。(《妇科病妙用中药》)

2. 血崩　凌霄花为末。每酒服二钱，后服四物汤。(《丹溪纂要》)

3. 血闭不行　凌霄花，为末。每服二钱，食前酒调送。(徐氏《胎产方》)

4. 妇人水分，遍身浮肿，烦闷喘渴，经水不调　黄芪、赤茯苓、木香各一两，草豆蔻、桂、当归、桑根白皮、防风、凌霄花根、炙甘草、续断、泽泻各三分，甘遂半两。上为末，每服三钱，水一盏半，入小豆半匙，生姜一块，捣

碎，煎至七分去滓，温服，空心日午临卧各一服。（《普济方》）

5. 月水不行，发热，腹胀满，身体疼痛，瘦悴食少，发热自汗　凌花散：当归、凌霄花、刘寄奴、官桂、牡丹皮、川白芷、赤芍药、延胡索、红花（酒浸候煎药三沸即入）各等分。上㕮咀，每服四钱，水一盏半，酒半盏，煎八分，再入红花煎服。（《普济方》）

6. 经脉不通，血热壅滞，攻注四肢，皮肤瘾疹，并行经脉　紫葳散：紫葳不以多少。上一味，捣罗为散，每服二钱匕，食前温酒调下。（《普济方》）

7. 经期头痛　桃仁、红花、赤芍、川芎、丹参、川牛膝、刺蒺藜、凌霄花、合欢皮各 10 g，琥珀末（冲）3 g，全蝎粉 1.5 g（冲）。（《中医妇科验方选》）

8. 经行瘾疹　凌霄花 10 g，路路通 20 g，牛蒡子 10 g，蝉蜕 6 g，白僵蚕 10 g，刺蒺藜 15 g，薄荷 6 g，紫草 12 g，牡丹皮 10 g，蚕沙 10 g。（《妇科用药 400 品历验心得》）

9. 经前痤疮　参见天花粉条。

10. 久赤白带下　凌霄花二两。上件药，捣细罗为散，每于食前，以温酒调下二钱。（《太平圣惠方》）

11. 难产催生　秪圣散：红蓝花、蜀葵花、桃花、凌霄花、大麦各一分。上件药捣细罗为散，以热酒调下一钱。（《太平圣惠方》）

12. 血瘕、血块及产后秽露不尽，儿枕急痛，积聚疼痛，渐成劳瘦　凌霄花散：凌霄花，牡丹皮，山栀子仁，赤芍药，紫河车，血竭，没药，硇砂，地骨皮，五加皮，甘草，红娘子，桃仁，红花，桂心，延胡索，当归。（《妇人大全良方》）

13. 产后恶漏淋漓　凌霄花煎水服。（《秘珍济阴》）

14. 产后血气痛　只有凌霄花，捣来调酒下，其验实然佳。（《普济方》）

15. 产后恶血冲心，闷绝，及血气疼痛不可忍　没药丸：没药、麒麟竭、当归、芫花（烧灰）、姜黄、金罗藤、凌霄花各半两，麝香（细研）一钱，狗胆（干者）二枚。上件药捣细罗为散，入研了药令匀，以醋煮面糊和丸，如梧桐子大，不计时候，以温酒下十丸。（《太平圣惠方》）

16. 产后十八种疾，宜预服，不生诸病　乌金散：没药半两，血余半两，红花子（生）一分，伏龙肝一分，当归半两，赤龙鳞半两，干柏叶一分，香墨（烧红米醋淬）一分，凌霄（生）半两。上为末，每服二钱，热酒下，不拘时候，酒不宜多。（《普济方》）

17. 癥瘕（异位妊娠包块）　参见马鞭草条。

18. 妇人虚冷，血气积聚，疼痛　硇砂丸：硇砂三分，百草霜半两，炮川乌头半两，砒黄二分，凌霄花半两，香墨一分，巴豆（去油）一分。上件药捣罗为末，入巴豆霜，同研令匀，用软饭和丸，如绿豆大，每于食前，以温酒三丸下。（《太平圣惠方》）

19. 妇人风瘙，瘾疹身痒不止　凌霄花三两，蒴藋根半斤（锉）。上件药，以水七升，煮取三升，滤去滓，入白矾末二两，搅匀，以绵渍，频拭于疹上，后煮槐柳汤浴之。（《太平圣惠方》）

20. 妇人血风瘙痒　参见乌梢蛇条。

21. 妇人血风攻注，腰脚疼痛，经络滞涩，四肢烦疼　琥珀散：琥珀、牛膝、当归、凌霄花、赤芍药、没药各一两，地龙半两，麝香（细研入）一分，桃仁一两半，水蛭一两。上件药捣细罗为散，每服食前，以温酒调下二钱。（《太平圣惠方》）

22. 子宫脱垂　蓖麻子根五钱，升麻三钱，白蔻仁一钱，凌霄花五钱。水煎分服，每日 3 次，每次半茶杯。（《常见病验方研究参考资料》）

23. 霉菌性阴道炎　凌霄花 30 g，每剂水煎 3 次，合药液约 1 500 mL，凉后先用冲洗器冲洗阴道再坐浴，不拘次数，每次 15 分钟。（《妇科用药 400 品历验心得》）

24. 阴癣阴疮　凌霄花为末，用鲤鱼胆调搽。（《摘玄方》）

25. 阴畔生疱　以凉血饮，每股三钱，加凌霄花少许煎，空心服见效。（《医部全录·妇科》）

26. 避孕　急性子、槟榔、紫葳、佩兰各

100 g。药研细末，炼蜜为丸，早饭前、晚饭后各服 20 g，连服 10 日，经后 3 日服。(《中国民间医术绝招·妇科部分》)

【现代药理研究】 给大鼠喂饲凌霄花水煎液 33 mg/kg，具有明显抑制血栓形成的作用，而美洲凌霄花无此作用；凌霄花对已孕子宫能增加收缩频率及收缩强度，增强收缩活性。(《中华本草》)

【用法用量】 内服：煎汤，6～15 g；或入丸、散。外用：30～50 g，煎汤熏洗。

【使用注意】 气血虚弱、内无瘀热者及孕妇慎服。

高良姜

出《名医别录》。又名良姜、蛮姜、小良姜。为姜科植物高良 *Alpinia officinarum* Hance 的根茎。

【药性】 辛，温。入脾、胃经。

【功效】 温中，散寒，祛风，止痛。

【药论及医论】 《珍珠囊》："纯阳，温通脾胃。"

【临床应用】

1. 子宫久冷，月脉不调，或多或少，赤白带下　参见巴戟天条。

2. 室女血气凝涩，月水欲行，攻脐腹疼痛　没药、延胡索各一两，高良姜、炒干漆、桂半两，当归、牛膝各一两，牡丹皮、炮干姜各半两。上捣研为末，醋煮，面糊为丸，煎白汤下，空心食前服二十丸，如梧桐子大。(《普济方》)

3. 血崩，脐下冷痛　独圣散：良姜为末。每服三钱，浓煎艾汤调下，空心食前。(《普济方》)

4. 经脉不止　金狗脊一两，威灵仙一两，良姜一两，赤芍药一两，熟艾二两，附子半两。上为末，以药一半同醋煮，面糊和丸，余一半药末为丸如梧桐子大，每服十丸，温酒下，空心食前服。(《普济方》)

5. 补养血气，去心腹疼闷，胁肋胀满，经络不调，或赤白带下，腰脚疼痛，一切痼疾　高良姜五两，厚朴二两姜制，当归二两，桂二两。上为粗末，每服二钱，水一盏，艾十叶，同煎至七分，去滓，食前热服。(《产育宝庆集》)

6. 带下赤白　良姜、芍药、黄连各二钱半，烧灰，入椿皮一两。上为末，粥丸，米饮下。(《丹溪治法心要》)

7. 白带下，阴户中痛，控心而急痛，身黄皮缓，身重如山，阴中如冰　生黄芩、橘皮各五分，防风、高良姜、干姜、郁李仁、甘草各一钱，柴胡一钱三分，白葵花七朵。(《兰室秘藏》)

8. 妊娠心腹痛，胎动不安，四肢皆不和　阿胶汤：阿胶、川芎、桑寄生、陈橘皮各一两，炒艾叶半两，枳实半两，当归三分，高良姜、炙甘草各一分。上捣筛，每服三钱，以水一盏，入枣三枚，煎至七分去滓，不拘时，稍热服。(《普济方》)

9. 子宫久冷，妊娠数堕胎　参见吴茱萸条。

10. 胎冷　木香散：生姜、熟地黄、良姜、南木香、芍药、陈皮、陈大米各等分。上为细末，每服二钱，水一盏，生姜三片，煎八分，通口服。(《普济方》)

11. 妊妇心痛　高良姜三两，以水一升半，煮取半升，去滓，分三服。(《耆婆方》)

12. 妊娠中恶，心腹疠痛　参见莪术条。

13. 胎冷腹胀，痛引两胁，小便频数，大便虚滑　安胎和气饮：诃子、白术各二钱，陈皮、炒高良姜、木香、白芍药、炒陈米、炙甘草各一钱。上作一服，水二盏，生姜五片，煎至一盅，不拘时服。(《证治准绳·女科》)

14. 妊娠霍乱，吐逆不止，腹痛　白术散：白术三分，草豆蔻半两，益智子半两，枳壳三分，高良姜半两，陈橘皮三分。上件药捣筛为散，每服三钱，以水一中盏，入生姜半分，煎至六分，去滓，不计时候稍热服。(《太平圣惠方》)

15. 妊娠痁疾　驱邪散：高良姜、白术、草果仁、橘红、藿香叶、缩砂仁、白茯苓各一两，炙甘草半两。上㕮咀，每服四钱，水一盏半，生姜五片，枣一枚，煎至八分去滓，不拘时候。(《普济方》)

16. 妊妇泄泻虚寒，因久痢之后故有此症　五苓散加良姜。(《张氏妇科》)

17. 妊娠四肢虚肿，喘急，兼呕逆不下 黄鸡臛：黄雄鸡二只，去头足及皮毛肠胃等，洗净，去血脉，于沸汤中掠过，去腥水，良姜二两，桑白皮刮净一两半，黄芪一两。上四味，锉后三味，与鸡同煮，候鸡熟，去药，取鸡留汁，将鸡细擘，去骨，将汁入五味调和，入鸡肉，再煮，令滋味相入了，随性食之，不计早晚，不妨别服药饵。(《寿亲养老书》)

18. 产前、产后腹痛，血气等疾，用温酒下；产后败血冲心，用败蒲煎汤下；安胎，以糯米饮调下；孕妇脾泄泻痢，煎陈米饮调下，食前。五香散：乌药，炒白芷，枳壳，炒白术，炒良姜，甘草，莪术(有孕减半)。(《妇人大全良方》)

19. 产后休克 高良姜 15 g，鸡蛋 2 个，醋 60 mL。药打碎，蛋去壳，加醋搅匀共煮，每日 1 剂，1 次顿服。(《中国民间医术绝招・妇科部分》)

20. 产后血晕，败血冲肝也 参见山楂条。

21. 产后败血冲心，不省人事，狂言如癫 黑龙丹：当归，五灵脂，川芎，高良姜，生地黄，生硫黄，花蕊石，百草霜，乳香，琥珀。(《普济方》)

22. 产后脾胃气寒，心胸满闷，吐逆，四肢少力，不纳饮食 丁香散：丁香、人参、槟榔、白术、桂心、当归、厚朴、前胡各三分，甘草半两，良姜一两。上为粗末，每服四钱。水一盏，姜三片，煎至七分，去滓温服，空心。(《妇人大全良方》)

23. 产后霍乱吐利，腹内㽲痛 高良姜散：高良姜、当归、草豆蔻仁各一两。上件药，捣细罗为散，不计时候，以粥饮调下二钱。(《太平圣惠方》)

24. 产后口干痞闷 见睍丸：姜黄、三棱、荜澄茄、陈皮、良姜、人参、莪术等分。上为细末，用萝卜浸，煮烂研细，将汁煮面糊丸如梧桐子大。用萝卜汤下三十丸。(《妇人大全良方》)

25. 产后疟疾，寒热相半者，或多热者 草果饮子：半夏、赤茯苓、炙甘草、炮草果、川芎、陈皮、白芷各二钱，青皮、良姜、紫苏各一钱，干葛四钱。上㕮咀，每服三钱重。水一大盏，姜三片，枣二个，同煎至七分，去滓。(《妇人大全良方》)

26. 产后蓐劳，日渐枯瘁，寒热往来，头疼体痛，口苦舌燥 桂心散：肉桂、芍药、厚朴、柴胡、桔梗、紫菀、高良姜、炮干姜、炒白芜荑、陈橘皮、炙鳖甲各半两，草豆蔻三枚。上捣罗为散，每服用猜猪肝十片，炙熟乘热拌和药，旋旋嚼，温酒下，日三。(《普济方》)

27. 产后一切血疾，产难，胎衣不下，危急恶疾垂死者 参见五灵脂条。

28. 引产清宫后呃逆 参见丁香条。

29. 血刺小腹疼痛不可忍 追气丸：芸薹子、桂心各一两，良姜半两。上为细末，醋糊丸如梧桐子大。每服五丸，无时，淡醋汤下。(《灵苑方》)

30. 急性乳腺炎 细辛、良姜各等分，共研，塞患乳对侧鼻腔中。(《常见病验方研究参考资料》)

31. 子宫久冷，崩漏赤白，脐腹疼痛断续，绝孕 炒良姜二两，炮附子、当归、牡丹皮、熟地黄各三两，玄胡一两。上为细末，酒糊为丸如梧桐子大，每服二十丸，食前温服。(《普济方》)

32. 寒凝胞宫型不孕症 复孕散：鹿衔草 60 g，熟附子 9 g，吴茱萸 9 g，高良姜 9 g，槟榔 10 g，当归 10 g，细辛 5 g。共研极细末，和匀，取药末 20 g，以生姜汁调和成膏状，外敷涌泉穴，上盖敷料，胶布固定。每日换药 1 次。同时取药末 5～10 g，填脐孔内隔姜艾灸 7 壮。每日 1 次，10 次为 1 个疗程。(《中国丸散膏丹方药全书・妇科病》)

33. 脐下冷撮痛，阴冷，大寒，带下 参见桂枝条。

【现代药理研究】 高良姜的氯仿提取物能抑制前列腺素(PG)合成酶系和磷脂酶 AZ 活性，并分别分离出活性成分二苯基庚烷类和倍半萜经杜松烯。由于这两种酶都参与 PG 的合成，而 PG 系机体内源性致热、致痛、致炎和致变态反应介质，因此高良姜通过抑制上述两种酶活性，阻碍花生四烯酸(AA)代谢成 PG 是其镇痛抗炎的机制之一。高良姜水提物 100%浓度有明显抗凝作用,150%浓度可完全抗凝。给大鼠灌服高良姜醚提物或水提物,都能呈剂量依赖地预防电刺激颈动脉引起的血栓形成。高良姜水提物对试管内二磷酸腺苷和胶原诱导的兔血小板聚集有明显抑制作用。[《药学实践杂志》,2004,22(6):327-330]

【用法用量】 内服:煎汤,3～6 g;或入丸、散。

【使用注意】 阴虚有热者禁服。

拳 参

出《本草图经》。又名山虾子、虾参、刀剪药。为蓼科植物拳参 *Polygonum bistorta* L.的根茎。

【药性】 苦,微寒,有小毒。入肺、大肠经。

【功效】 清热利湿,凉血止血,解毒散结。

【药论及医论】 《药性论》:"能散瘀血,主心腹坚胀,治妇人血闭不通。"

《广西中药志》:"民间作产后补血药。"

《全国中草药汇编》:"清热解毒,凉血止血。用治……肠炎,痔疮出血,子宫出血。外用治口腔炎,牙龈炎,痈疖肿毒。"

【临床应用】

1. 经期过长　拳参 20 g,生甘草 6 g,炒栀子 20 g,炒黄柏 10 g,地榆 20 g,槐花 20 g。(《妇科证治经方心裁》)

2. 月经不调,经期腹痛,赤白带下　补益豆蔻丸:豆蔻,黄精,白及,拳参,丁香,沉香,肉豆蔻。(《集验中成药》)

3. 月经后期　菝葜 30 g,白头翁 30 g,桃仁 10 g,茜草 15 g,川芎 20 g,当归 20 g,拳参 30 g。(《妇科用药 400 品历验心得》)

4. 寒血滞引起的月经不调,经期腹痛,腹冷经闭,腰痛带下等　妇科万应膏:苏木、川芎、青皮、白蔹、干姜、石楠藤、胡芦巴、泽兰、小茴香、茺蔚子、九香虫、艾叶、白芷、拳参、红花、当归、桉油。经前 1 周开始贴于关元、气海、肾俞、八髎等强壮穴位,1 日更换 1 次,连续用药 2～3 周。(《中国药品实用手册》)

5. 赤带　拳参 20 g,土茯苓 15 g,马齿苋 20 g,龟甲胶 20 g,地榆 20 g,槐花 20 g,萆薢 15 g。(《妇科用药 400 品历验心得》)

6. 恶露不绝　紫参汤加味:拳参 20 g,甘草 5 g,阿胶 10 g,地榆 20 g,槐花 20 g,贯众炭 20 g。(《妇科证治经方心裁》)

7. 取节育环后子宫出血　紫参汤加味:拳参 20 g,生甘草 6 g,阿胶 10 g,侧柏叶 10 g,地榆 20 g,槐花 20 g。(《妇科证治经方心裁》)

8. 子宫肌瘤、乳房胀痛等　参见蛇莓条。

【现代药理研究】 拳参在体外对金黄色葡萄球菌、铜绿假单胞菌、枯草杆菌及大肠埃希菌等均有抗菌作用。拳参渗漉液与明胶等制成的"止血净"1 号,用于犬、绵羊等各种止血实验,均有一定止血效果。组织埋藏可以使其吸收,并有一定止血抗炎作用。(《中华本草》)

【用法用量】 内服:煎汤,10～30 g;或入丸、散。

【使用注意】 无实火热者不宜用,阴疽者禁服。

粉萆薢

出《神农本草经》。又名萆薢、百枝、竹木、白菝葜、硬饭团、山田薯。为薯蓣科植物粉萆薢 *Dioscorea hypoglauca* Palibin 的根茎。

【药性】 苦,平。入肝、胃、肾经。

【功效】 利湿浊,祛风湿。

【药论及医论】 《神农本草经》:"主腰背痛,强筋骨,风寒湿周痹……"

《本草新编》:"逐关节久结,能消杨梅疮毒。"

【临床应用】

1. 经水不调,湛浊淋沥　参见益智仁条。

2. 月经先期　参见莲子心条。

3. 经期过长　萆薢 20 g,茜草炭 12 g,海螵蛸 30 g,龟甲胶 20 g,贯众炭 20 g。(《妇科用药 400 品历验心得》)

4. 月经涩滞　泽兰汤:当归,川芎,地黄,人参,香附,陈皮,白芷,桃仁,丹皮,牛膝,乌药,木香,泽兰,白薇,萆薢。(《薛氏济阴万金书》)

5. 经量过多　参见菜头肾条。

6. 漏下　血余 10 g，夏枯草 15 g，木贼 10 g，萆薢 12 g，贯众炭 15 g，土茯苓 15 g。(《妇科用药 400 品历验心得》)

7. 经来遍身浮肿　木香调胃汤：木香、甘草、干姜各三分，莪术、木通、山楂、大腹皮各八分，砂仁、苍术各一钱六分，陈皮、红花各五分，萆薢三分，香附、车前各一钱。(《竹林寺女科》)

8. 经行夹带　参见夏枯草条。

9. 白带　黄柏、萆薢各四钱，水煎服。(《常见病验方研究参考资料》)

10. 赤带　参见西洋参条。

11. 白浊时常淋出清冷稠黏，或便后淋沥数点　分清饮：川萆薢、益智仁、乌药、石菖蒲、茯苓各一钱五分，枳壳、炙甘草各一钱。水煎，入盐少许，热服。(《竹林女科证治》)

12. 触动胎，以致腰痛背痛　杜仲、五加皮、当归、芍药(炙)、芎䓖、人参、萆薢各三两。上以水七升，煎取二升半，分温三服。(《经效产宝》)

13. 子淋　滑石 15 g，百合 15 g，代赭石 15 g，麦冬 12 g，半夏 12 g，党参 15 g，甘草 6 g，粳米 30 g，大枣 6 个，萆薢 10 g。(《妇科证治经方心裁》)

14. 妊娠中风，手足不随，筋脉缓急，言语謇涩，皮肤不仁　赤箭丸：赤箭、萆薢、麻黄、独活、鼠粘子、熟干地黄、羚羊角屑各一两，炒阿胶、防风、芎䓖、当归、薏苡仁、五加皮、秦艽、汉防己、柏子仁、炒酸枣仁、丹参各七钱半。上为细末，炼蜜和捣三五百下，丸如梧子大。每服三十丸，豆淋酒送下，食前。(《证治准绳·女科》)

15. 恶露不绝　黄芩炭 10 g，炒白芍 10 g，炙甘草 6 g，大枣 6 个，贯众炭 30 g，樗白皮 20 g，萆薢 12 g，地榆 15 g。(《妇科证治经方心裁》)

16. 产后中风，半身、手足不遂，言语謇涩，恍惚多忘，精神不定，手足不稳　独活、当归、芍药、防风、川芎、玄参各二分，桂心分半，牛膝五分，萆薢三两，黄芪四两。上细锉，以水八升，煮取二升半，分为三服。(《妇人大全良方》)

17. 产后腰痛，起动不得　参见食盐条。

18. 产后虚羸，及一切余疾　熟干地黄丸：熟干地黄、萆薢、黄芪、续断、泽兰、炮附子各一两，当归、川芎、五味子、白术、柏子仁、白茯苓各三分，防风、甘草、白薇、细辛、桂心、人参各半两。上件药捣罗为末，炼蜜和捣五七百杵，丸如梧桐子大，每服以温酒下三十丸，日三服。(《太平圣惠方》)

19. 血风气攻腰脚疼痛，腹胁拘急，肢节不持　骨碎补散：骨碎补、萆薢、川牛膝、桃仁、海桐皮、当归、桂心、槟榔各一两，赤芍药、附子、川芎各三分，枳壳半两。上为粗末，每服三钱。水一大盏，姜三片，枣一个，煎至七分，去滓，食前热服。(《妇人大全良方》)

20. 赤白带下……子息断续　大效内补丸：萆薢四两，牛膝、五加皮、白术各二两，炮川芎、炒枳实、丹参各一两。上为细末，炼蜜丸如梧子大，温酒下二十丸。空心，日午、晚食前各进一服。(《妇人大全良方》)

21. 湿热型性交疼痛　萆薢银花绿豆汤：萆薢 30 g，金银花 30 g，绿豆 30 g。前二味布包，与绿豆共入锅内，加水煮汤至豆熟，去药包，饮汤食豆，每日 1 次。(《中医妇产科学》，刘敏如等主编)或治疗急性外阴前庭大腺炎。(《百病饮食自疗》)

22. 气阻湿热轻症慢性盆腔炎性疾病后遗症　参见大蓟条。

23. 因产用力过多，人门挺露不收　萆薢、狗脊、石斛、牛膝、续断、益智仁各半两，当归一两，苍术一分，巴戟、炮附子、磁石各一两。上件药先熬捣众药为细末，方入磁末，想滚令匀，以薄醋煮稀面汁丸如梧桐子大，早朝热汤下四十丸。(《普济方》)

24. 阴汗　萆薢 50 g，每次加水 1 000 mL，煎取 500 mL，连煎 3 次，合药液再坐浴，不拘次数，每次 15 分钟。(《妇科用药 400 品历验心得》)

25. 外阴瘙痒　萆薢 60 g，每次加水 1 000 mL，煎取 500 mL，连煎 3 次，合药液，凉后先用冲洗器冲洗阴道再坐浴，不拘次数，每次 15 分钟。(《妇科用药 400 品历验心得》)

26. 阴内生疮。苍术(炒)一两,黄柏(盐水炒)二两,龟板(盐水炒)二两,萆薢二两,知母(盐水炒)二两。为散,人中白煎汤,调下三钱。(《女科指要》)

27. 杨梅疮 萆薢汤:川萆薢。每用一两,水煎去渣,不拘时,徐徐温服。(《外科发挥》)

28. 白塞综合征外阴溃疡痛痒厉害 参见苍耳子条。

29. 子宫颈癌 参见白花蛇舌草条。

30. 阴道灼热 参见白毛藤条。

【现代药理研究】 薯蓣皂苷、纤细薯蓣皂苷和薯蓣皂苷的前苷元B(prosapogenin B)有抗真菌(毛发癣菌、梨形孢菌)作用,对细菌无效。(《中华本草》)

【用法用量】 内服:煎汤,10~20 g;或入丸、散。外用:60 g水煎外洗。

【使用注意】 肾虚阴亏者慎服。

益 智

出《得配本草》。又名益智仁、益智子。为姜科植物益智 *Alpinia oxyphylla* Miq.的果仁。

【药性】 辛,温。入脾、肾经。

【功效】 益肾,缩尿。

【药论及医论】 《本草拾遗》:"止呕哕。《广志》云:含之摄涎秽。"

《本草纲目》:"治冷气腹痛,及心气不足……血崩。"

《本草备要》:"能涩精固气,温中进食,摄涎唾,缩小便。治呕吐泄泻……崩带泄精。"

【临床应用】

1. 血崩 用益智仁炒为细末,盐米饮调下。(《妇人大全良方》)

2. 经水不调,湛浊淋沥 分清散:益智仁、川萆薢、石菖蒲、白茯苓、乌药各一两,甘草四钱。上㕮咀,每服三钱,盐一捻同煎服。(《普济方》)

3. 经期过长 益智仁12 g,紫河车粉20 g,鹿角胶10 g,补骨脂12 g,磁石15 g,海螵蛸20 g,仙鹤草30 g。(《妇科用药400品历验心得》)

4. 经行吐泻……若呕吐涎饮者,胃弱也 益智六君汤:人参一钱,白术二钱(土炒),白苓二钱,陈皮钱五分,半夏二钱姜制,炙草六分,益智一钱(炒研)。加姜枣水煎服。(《妇科冰鉴》)

5. 经行遗尿 补中益气汤加枳壳30 g、鸡内金6 g、桑螵蛸12 g、益智仁12 g、乌药6 g、山药15 g。(《妇科用药400品历验心得》)

6. 白带 益智仁(盐水炒)、煅牡蛎各三两。共研细末,每早米汤泡服三钱。(《常见病验方研究参考资料》)

7. 锦丝带 参见鹿角霜条。

8. 白淫时常随小便而出,浑浊如米泔 益智汤:陈皮、茯苓、白术(蜜炙)、甘草(炙)、苍术(制)各二钱,益智仁、柴胡各一钱,升麻五分。水煎,空心服。(《竹林女科证治》)

9. 白浊 参见女贞子条。

10. 妊娠吐口水 益智仁12 g,半夏12 g,川椒3 g,藿香9 g,佩兰9 g,砂仁5 g(杵冲)。(《马大正50年临证验案自选集》)

11. 漏胎腹痛 缩住汤:缩砂仁一两,益智仁半两。为末,每服三钱,空心白汤下。(《徐氏胎产方》)

12. 妊娠腰痛 益智仁12 g,补骨脂10 g,菟丝子12 g,杜仲12 g,莲子20 g,砂仁5 g,炒白芍12 g,莲房10 g。(《妇科用药400品历验心得》)

13. 妊娠心腹痛 保生汤:紫菀、柴胡、龙骨、赤石脂各一两半,艾叶、白术各三分,黄连、厚朴、阿胶、枳壳各一两,地榆一两一分,肉豆蔻一枚,益智、炮干姜、旋覆花、黄芩各半两。上粗捣筛,每服五钱,水一盏半,煎至八分去滓,温服。(《普济方》)

14. 妊娠胃痛 小茴香5 g,益智仁10 g,香附6 g,佛手柑10 g,甘松10 g,白豆蔻5 g,杜仲10 g,炒白芍12 g。(《妇科用药400品历验心得》)

15. 子淋 参见海金沙条。

16. 妊娠小便不禁 益智为末,米饮下。(《济阴纲目》)

17. 妇人九个月,胎欲产期,忽然肚痛,先行其水,婴儿不降　保生如圣散:益母草二两,砂仁二钱,陈皮一钱,益智仁三钱(去皮),当归四钱,弱者多用,大枳壳一两,甘草一两,白芍药四钱。分三服,每服水二碗,煎一碗。不拘时温服。(《女科万金方》)

18. 妊娠腹泻　参苓白术散加补骨脂 10 g、益智仁 10 g。(《妇科用药 400 品历验心得》)

19. 妊娠霍乱腹痛,吐逆不止　白术散:炒白术、益智仁、枳壳、橘红各三分,煨草豆蔻、炒良姜各半两。上为散,每服三钱。水一盏,姜半分,煎至六分,去滓温服,无时。(《妇人大全良方》)

20. 胎死腹中　参见急性子条。

21. 产后血崩不止　菟丝子、杜仲、益智子、萆薢、山茱萸、五味子、茯苓、赤石脂、龙骨、芎各一分,川椒三铢,覆盆子半两。上为细末,炼蜜丸梧桐子大,早晨空心盐汤下三十丸。(《普济方》)

22. 产后恶血不尽,结聚,小腹疼痛　鲤鱼皮灰半两,乱发灰半两,益智子半两,虻虫一分,水蛭一分,当归三分。上件药捣细罗为散,不计时候,以热酒调下一钱。(《太平圣惠方》)

23. 产后块痛不止,妄言妄见,未可用芪术者　宁神生化汤:人参二钱,当归三钱,干姜(炙黑)、炙草各四分,茯神、柏子仁、川芎各一钱,桃仁十粒,益智仁八分,陈皮三分,枣二枚,龙眼肉五个。水煎服。(《胎产心法》)

24. 产后寒泻　益智仁 30 g,浓煎汁服。(《妇产科疾病中医治疗全书》)

25. 产后小便数及遗尿　益智仁为末,米饮调服。(《济阴纲目》)

26. 产后小便数　人参、黄芪(炙)、炙草、升麻、益智子(去壳,炒)各一钱五分,姜枣引,水煎,调桑螵蛸散服。真桑螵蛸、白龙骨(煅)、牡蛎(左顾者,煅)各等分,细研末,每服三钱,入汤调服。(《万氏妇人科》)

27. 消腹内血块　舡上茴香、益智仁、延胡索、陈橘皮、肉桂、蓬术、川姜各半两,炮附子、乳香、沉香、白术、人参、当归、木香、白芍药各一两。上为细末,枣肉为丸,每服六十丸,米醋汤吞下,温酒亦得。(《普济方》)

28. 众气攻心痛,胸膈腹胀　木香顺气散:茱萸,白茯,升麻,木香,厚朴,陈皮,青皮,益智,豆蔻,苍术,柴胡,人参,泽泻,当归。每服二两,水二钟,食前服。(《女科万金方》)

29. 妇人血虚发热,夜多盗汗,不进饮食,四肢羸瘦,骨立拘挛,脚痛不能行　四白散:黄芪、厚朴、益智仁、藿香、白术、白扁豆、陈皮各一两,半夏、白茯苓、人参、白豆蔻仁、天台乌药、甘草各半两,京南芍药半两,檀香、沉香各一两。右为细末,每服四钱,水一盏,姜三片,枣子一个,煎至七分,温服。(《普济方》)

30. 妇人瘦弱,多由血少不能受孕　大补丸:天冬,麦冬,菖蒲,茯苓,人参,益智仁,枸杞子,地骨皮,远志肉。上为细末,炼蜜丸如桐子大,空心酒下三十丸。(《妇科心法要诀》)

31. 乳泣脾肾阳虚证　缩泉丸:乌药,益智仁,山药。(《中医妇产科学》,刘敏如等主编)

32. 性交后小腹疼痛　枸杞子 30 g,山茱萸 15 g,覆盆子 15 g,益智仁 10 g,山药 30 g,补骨脂 10 g。(《妇科用药 400 品历验心得》)

33. 交接阴痛　参见青皮条。

34. 子宫脱垂　益智仁六钱为末(三日分量),泡老酒服,每日 1 次,连服 3 日。气虚者兼服补中益气汤。(《常见病验方研究参考资料》)

35. 带下阴冷　参见白芥子条。

【现代药理研究】　用 1.465～750.2 mg/L 浓度梯度的 7-表-香科酮作用于豚鼠离体逼尿肌标本,结果证明 7-表-香科酮可通过拮抗磷酸组胺的 H1 受体释放,并呈剂量相关地抑制豚鼠膀胱逼尿肌收缩张力,达到减少排尿的作用。[《药物评价研究》,2020,43(10):2120-2126]

【用法用量】　内服:煎汤,6～12 g;或入丸、散。

【使用注意】　阴虚火旺者禁服。

益母草

出《本草图经》。又名益母、茺蔚、益母艾、坤草、红花艾、益母蒿、苦草。为唇形科植物益母草 *Leonurus japonicus* Houtt.的全草。

【药性】 辛、微苦，微寒。入肝、心包、肾经。

【功效】 活血，祛瘀，调经，消水。

【药论及医论】 《神农本草经》："主瘾疹痒，可作汤浴。"

《新修本草》："又下子死腹中，主产后胀闷……"

《本草拾遗》："捣苗，敷乳痈恶肿痛者……"

《本草衍义补遗》："治产前产后诸疾，行血养血；难产作膏服。"

《本草蒙筌》："去死胎，安生胎，行瘀血，生新血。"

《本草纲目》："活血破血，调经解毒。治胎漏，难产，胎衣不下，血运，血风，血痛，崩中漏下……"

《本草崇原》："清热而解毒，凉血以安胎。"

《本草新编》："下乳。"

《班秀文临床经验辑要》："益母草的作用，根据历代医书归纳起来，主要有三种：一是化瘀生新，二是利水消肿，三是散风解毒。这三种作用，都经得起临床的验证。但我认为其以第一种作用为最主要，我常说益母草能祛瘀，也能止血。盖其味辛则能散，苦则能降，辛开苦降，可以祛瘀生新；其性微寒，能清冲、任之伏火而凉血止血。"

【临床应用】

1. 月经不调、痛经、胎漏难产、崩中漏下、产后血晕、瘀血腹痛等症　新鲜益母草叶 120 g（干品 60 g）。去根洗净，切碎，煎取浓汁约 200 mL，入粳米、红糖，煮为稀粥。每日 2 次，温热服食。（《中华民间秘方大全》）

2. 血热经行先期，及胎漏不止　益母草，生地黄，白芍药，麦门冬，枇杷叶，青蒿子，五味子，阿胶。（《家宝方》）

3. 血瘀型月经先期　益母草 50 g，陈皮 10 g，鸡蛋 2 只。加适量水共煮，蛋熟后去壳，再煮片刻，饮汤吃蛋。（《中医妇产科学》，刘敏如等主编）

4. 经量过少　参见三棱条。

5. 月经后期　参见丁香条。

6. 闭经　益母草、乌豆、红糖各 30 g，老酒 30 mL，炖服，连服 1 周。（《闽东本草》）

7. 通经　益母草煎洗小腹。（《外治寿世方》）

8. 月经过多，病情较轻浅　参见玫瑰花条。

9. 经期过长　参见延胡索条。

10. 崩漏　丹参炭 10 g，茜草炭 10 g，蒲黄炭 10 g，党参 20 g，益母草 12 g。（《妇科用药 400 品历验心得》）

11. 经行眩晕阴虚阳亢证、妊娠眩晕肝阳上亢证　参见天麻条。

12. 经行吐衄　参见卷柏条。

13. 经前经后感冒，头痛发热，谵语妄见，烦躁，类伤寒。此热入血室证　益母草，柴胡，半夏，当归，丹皮，黄芩。（《本草汇言》）

14. 经前乳头疼痛　芹菜 250 g，益母草 30 g，佛手柑 9 g，鸡蛋 1 只。芹菜煎汤代水，再煎益母草、佛手柑，去滓入鸡蛋，文火煎至半小时后，将鸡蛋壳敲碎再煮 15 分钟，吃蛋喝汤。（《妇科用药 400 品历验心得》）

15. 经行夹带　参见夏枯草条。

16. 月经后期，水肿　参见车前子条。

17. 经行阴痛　参见延胡索条。

18. 带下赤白色　益母草花开时采，捣为末，每服二钱，食前温汤调下。（《集验方》）

19. 妊娠瘾疹　益母草 100 g，分 3 日水煎，擦洗肌肤。（《马大正 50 年临证验案自选集》）

20. 胎动不安　芎归益母丸：益母草 120 g，当归 30 g，川芎 15 g。上为细末，炼蜜为丸，如梧桐子大。空心服，忌铁器。（《古代验方大全》引《菉竹堂集验方》）

21. 孕妇肝经蕴热，上攻眼目，戴吊失明　天门冬、知母、益母草各八分，防风四分，五味子、白茯苓、羌活、人参各六分。上姜水煎。（《广嗣全诀》）

22. 子悬　参见知母条。

23. 母儿血型不合数堕胎　丹参 10 g，益母草 15 g，莪术 10 g，牡丹皮 10 g，赤芍 10 g，炒栀子 10 g，苎麻根 20 g，茯苓 10 g，山药 15 g，土茯

苓 15 g,生地黄 15 g。(《马大正 50 年临证验案自选集》)

24. 预防抗心磷脂抗体和抗异型血型的抗体滴度偏高的孕妇流产　参见半夏条。

25. 过期不产、宫缩乏力、产程滞延、重度妊娠中毒症需提早引产者　参见当归条。

26. 过期流产　参见王不留行条。

27. 胎前小产　有孕三四个月而小产者,若不调治,恐再孕有失,宜用益母丸服之,万无一失:益母草、当归各四两。蜜丸桐子大,每早白滚汤下三钱。(《妇科秘方》)

28. 难产　捣益母草取汁七大合,煎半,顿服,立下。无新者以干者,大握七合,煎服。(《普济方》)

29. 胎死腹中　益母草捣汁。(《独行方》)

30. 产后腹痛　益母草五钱至一两,水煎服。或加童便,或加红糖水煎亦可。(《常见病验方研究参考资料》)

31. 产后血不下　用益母草捣绞汁,每服一小盏,入酒一合,搅匀服。(《普济方》)

32. 产后血崩漏下　(益母草)糯米汤下。(《本草汇言》)

33. 药物流产后胎物残留　旋覆花 12 g,茜草 15 g,葱 14 根,桂枝 6 g,茯苓 12 g,赤芍 12 g,牡丹皮 10 g,桃仁 10 g,川芎 10 g,当归 9 g,大血藤 30 g,益母草 30 g。(《妇科证治经方心裁》)

34. 产后子宫出血,子宫复回不全,小便不通及血逆,大热,头痛心烦,高血压等症　益母草流浸膏由益母草一味制成。每次 2～6 mL,每日 3 次。(《中药制剂汇编》)

35. 产后高血压　益母草 60 g,杜仲 12 g,桑寄生 20 g,甘草 5 g。头痛甚者加夏枯草 12 g,钩藤 20 g,生白芍 12 g,生牡蛎 30 g;阴伤较著者加女贞子 12 g,川石斛 15 g,大生地 15 g。[《上海中医药杂志》,1982(5):31]

36. 产后恶血冲心,闷绝不语　参见羌活条。

37. 产后血晕,心闷乱,恍惚如见鬼　生益母草汁三合,根亦可,生地黄汁二合,童子小便一合,鸡子清三枚。上煎三四沸后,入鸡子清搅停,作一服。(《妇人大全良方》)

38. 产后中风,牙关紧急,半身不遂,失音不语　(益母草)生姜汤下。(《本草汇言》)

39. 产后赤白带下　(益母草)阿胶艾汤下。(《本草汇言》)

40. 产后月内咳嗽、自汗、发热,久则变为骨蒸　(益母草)童便下。(《本草汇言》)

41. 产后大小便不通,烦躁口苦　(益母草)薄荷汤下。(《本草汇言》)

42. 产后发热热毒入营　参见金银花条。

43. 妇人久无子息　(益母草)温酒下。(《本草汇言》)

44. 肾虚宫寒型子宫发育不全　参见黑大豆条。

45. 交接出血　参见白芍条。

46. 避孕　参见芸薹子条。

47. 子宫动脉阻力过高(非孕期)　益母草 50 g,丹参 30 g,䗪虫 10 g,制乳香 10 g,制没药 10 g,枳壳 15 g,大腹皮 30 g,桃仁 15 g,红花 15 g,水蛭 10 g,当归 20 g,川芎 20 g,虻虫 6 g。(《马大正 50 年临证验案自选集》)

48. 输卵管积水　制大黄 9 g,葶苈子 12 g,玄明粉 10 g,杏仁 10 g,桂枝 6 g,茯苓皮 20 g,泽泻 12 g,猪苓 10 g,白术 10 g,丹参 30 g,益母草 30 g,川牛膝 30 g,大腹皮 15 g。(《妇科证治经方心裁》)

49. 人流后宫腔粘连　参见西红花条。

50. 放环后阴道不规则出血　参见蒲黄条。

51. 干血气　参见鸡冠花条。

52. 勒乳后疼痛,乳结成痈　上捣益母草,细罗为末,以新汲水调涂于奶上,以物抹之,一宿自差,生者捣烂用之。(《太平圣惠方》)

53. 急性乳腺炎　益母草叶 1 把,捣烂,塞鼻,左患塞右,右患塞左。(《常见病验方研究参考资料》)

54. 癥瘕(卵巢囊肿)　参见附子条。

55. 癥瘕(卵巢肿瘤)　当归 9 g,桂枝 6 g,赤芍 10 g,细辛 5 g,通草 5 g,炙甘草 6 g,丹参 20 g,益母草 20 g,川牛膝 30 g,鸡内金 9 g,香附 10 g。(《妇科用药 400 品历验心得》)

56. 子宫脱垂　生枳壳四两，益母草五两。每晨取枳壳八钱煎服，每晚临睡前取益母草一两煎服，连服5日。(《常见病验方研究参考资料》)

57. 阴疽阴蚀　益母草煎汁，患处淋洗，再以新鲜者绞汁，频频饮之，解毒消散。(《本草汇言》)

【现代药理研究】 盐酸益母草碱具有利尿、抗血小板聚集、抑制肌酸激酶活性和抑制血管平滑肌对缩血管物质的收缩反应等药理作用。益母草对子宫有双向调节作用，即当子宫处于正常状态时，益母草可引起子宫收缩，而当子宫处于痉挛状态时，益母草对其有松弛作用。益母草水提液可兴奋正常大鼠离体子宫，并可抑制缩宫素致子宫兴奋。益母草可以降低产后子宫的肿瘤坏死因子-α(TNF-α)、基质金属蛋白酶抑制物水平，启动止血修复机制，并加快细胞外基质降解，从而加速产后子宫修复，表明益母草对产后子宫内膜炎大鼠内膜有止血修复的作用。[《中草药》，2018，49(23)：5691-5704]

【用法用量】 内服：煎汤，10～50 g，熬膏或入丸、散。外用：100 g，煎水外洗。

【使用注意】 阴虚血少、月经过多、瞳仁散大者均禁服。

浙贝母(附川贝母)

出《中国药学大辞典》。又名土贝母、浙贝、象贝、象贝母、大贝母、元宝贝、珠贝。为百合科植物浙贝母 *Fritillaria thunbergii* Miq.的鳞茎。川贝母又名贝母、勤母、药实。为百合科植物川贝母 *Fritillaria cirrhosa* D. Don、暗紫贝母 *Fritillaria unibracteata* Hsiao et K. C. Hsia、甘肃贝母 *FritiILaria przewalskii* Maxim.或梭砂贝母 *Fritillaria delavayi* Franch.、太白贝母 *Fritillaria taipaiensis* P. Y. Li 或瓦布贝母 *Fritillaria unibracteata* Hsiao et K. C. Hsia var. *wabuensis* (S. Y. Tanget S. C. Yue) Z. D. Liu, S. Wang et S. C. Chen 的干燥鳞茎。

【药性】 (浙贝母)苦，寒。入肺、心经。(川贝母)甘、苦，微寒。入肺、心经。

【功效】 (浙贝母)清热化痰，降气止咳，散结消肿。(川贝母)清热润肺，化痰止咳，散结消肿。

【药论及医论】

《本经逢原》："(浙贝母)治疝瘕，喉痹，乳难，金疮，风痉，一切痈疡。"

《本草求原》："(浙贝母)功专解毒，兼散痰滞。治吹乳作痛，乳痈……乳岩，妊娠尿难……"

《药性论》："(川贝母)主难产作末服之；兼治胞衣不出，取七枚，酒下。"

《日华子》："(川贝母)消痰，润心肺。"

《本草正》："(川贝母)降胸中因热结胸及乳痈、流痰、结核。"

【临床应用】

1. 气血两亏型经血不调，子宫虚寒，经行腹痛，崩漏带下，产后失血过多等　参见乌骨鸡条。

2. 经期过长　参见瓜蒌皮条。

3. 腹中血结，月候不调　牡丹皮、苦参、赤芍药、当归、炒大黄各一两，炒食茱萸、延胡索、五味子各一两，贝母一两半，槟榔十枚，莲叶一斤。上为细末，炼蜜丸如梧桐子大，每日空腹酒下三十丸，渐加至四十丸。(《普济方》)

4. 膜样痛经，腹痛剧烈兼有呕吐　加服辅助方：川连5 g，川贝母粉10 g，公丁香5 g，肉桂3 g。四味共研细末，分成5包，每日1包，分2次化服，吐止即停服。(《现代名中医妇科绝技》)

5. 经来咳嗽，此症喉中出血　鸡苏丸：萝卜子九升，川贝母四两。共为末，蜜为丸如桐子大，空心白滚水送五十丸，除根。(《妇科秘方》)

6. 经行乳痛　玫瑰花12 g，郁金10 g，刺蒺藜12 g，路路通10 g，浙贝母10 g，娑罗子12 g，八月札10 g，山慈姑12 g，漏芦12 g。(《妇科用药400品历验心得》)

7. 经行抽搐　参见全蝎条。

8. 阴虚经间期出血　参见天冬条。

9. 经后淋证　参见苦参条。

10. 赤白带下　海螵蛸八钱，大贝母二钱，共研细末，分两次用开水冲服。(《常见病验方

研究参考资料》）

11. 五色带下，由湿热所化，脉沉涩有力　清白散：盐炒川柏、酒炒地榆、当归、生地、白芍、川芎、贝母各一钱，甘草、黑姜各五分。（《彤园妇人科》）

12. 孕妇厌食呕吐　宜补气祛痰为主：白术、川贝各三钱，茯苓、前胡各二钱，旋覆花、香附、壳砂、陈皮各一钱。（《张氏妇科》）

13. 胞胎不安　安胎汤：槐花（炒香熟）、贝母（去心焙）、当归（锉焙）、川芎。上等分，粗捣筛，每服三钱，以酒水各半盏，童子小便二合，同煎至七分去滓，温服。（《普济方》）

14. 偶伤胎气，腰酸腹痛，甚至见红，势欲小产者……临产交骨不开，儿死腹中，横生逆产　便产神方：蕲艾、厚朴各七分，当归、川芎各钱半，白芍一钱二分，川贝母、菟丝子各一钱，荆芥穗、生黄芪各八分，羌活、甘草各五分，枳壳六分，生姜三片。（《妇科玉尺》）

15. 妊娠咳嗽　贝母炒为末，砂糖和末丸，夜含化妙。（《丹溪治法心要》）

16. 妊娠尿难，饮食如故　贝母、苦参、当归各四两。为末，蜜丸小豆大，每饮服三丸至十丸。（《金匮要略》）

17. 妊娠痰气厥逆头痛　贝母天麻汤：川贝母，天麻，广橘红，人参，黄芪，白术，白茯，炙甘草。生姜煎。（《女科心法》）

18. 子痫　葛根汤：葛根、贝母、牡丹皮、木防己、防风、当归、川芎、白茯苓、桂心、泽泻、甘草各二两，独活、石膏、人参各三两。上细切，以水九升，煮取三升，分二服。贝母令人易产，若未临月者，升麻代之。（《妇人大全良方》）

19. 妊娠合并甲状腺功能亢进　参见海藻条。

20. 孕痈　参见大青叶条。

21. 胎位不正　生黄芪、荆芥、川贝各 3 g，当归 4.5 g，羌活、甘草各 1.5 g，生姜 3 片。（《中国中医秘方大全》）

22. 养胎益气　保生丸：石斛三分，贝母三分，石膏三分，黄芩三分，肉桂三分，炙甘草三分，大麻仁一两，炮干姜一两，炒川椒一两，蒲黄一两，糯米半两，当归一两，炒大豆黄卷三分。上件药捣罗为末，炼蜜和捣五七百杵，丸如梧桐子大，每于食前，煎枣汤下二十丸。（《太平圣惠方》）

23. 难产　贝母作末服之，兼治胞衣不出。取七枚末，酒下。（《普济方》）

24. 治（胎产）疼痛　催生滑胎散：槐子（炒）、麦蘖（炒）、贝母（炒）、滑石、当归（炒）各等分。上五味同为细末。每于未产月十日前，每日空心，用温酒下二钱。（《博济方》）

25. 产后不言狂走　石菖蒲、麦冬、防风、天麻、川芎、川贝、辰砂、香附。（《张氏妇科》）

26. 产后恶露上攻，流入于肺经，咳嗽　二母散：知母、贝母、白茯苓、人参各半两，桃仁、杏仁各一分。上为细末，每服三钱。水一盏半，煎至八分，无时温服。（《妇人大全良方》）

27. 产后月内，口眼歪斜，角弓反张，不能伸缩　天麻，贝母，秦艽，归身，官桂，苏梗，干姜。（《张氏妇科》）

28. 产褥感染，高热，恶露较臭，腹痛拒按　金银花、葛根各 30 g，连翘、紫地丁、鱼腥草、益母草各 15 g，蒲公英 20 g，赤芍、黄柏各 9 g，川贝 10 g。（《全国名医妇科验方集锦》）

29. 肾虚痰实型多囊卵巢综合征　参见昆布条。

30. 鬼胎　参见薏苡仁条。

31. 咳嗽不止，渐成劳气　蛤蚧丸：蛤蚧一对，紫菀、款冬花、炙鳖甲、贝母、炒皂角子仁各一两，炒杏仁一两半。上为细末，炼蜜丸如梧桐子大。每服二十丸，淡姜汤吞下。（《证治准绳・女科》）

32. 此方服之有孕，且无小产之患　加味养荣丸：当归、熟地黄、白术各二两，芍药、川芎、黄芩、香附各一两半，陈皮、贝母、茯苓、麦门冬各一两，阿胶、炙甘草各五钱，炒黑豆四十九粒。上为细末，炼蜜丸，如桐子大。每服七八十丸，食前空心白汤、酒任下。（《济阴纲目》）

33. 妇人血膈　牡丹、苦参、贝母、玄胡索、白芍药。上等分为末，炼蜜和丸如梧桐子大，每服十五二十丸，米饮吞下，无时候。（《普济方》）

34. 脏躁属痰火交炽　参见竹茹条。

35. 妇人多有梅核气　白术、苏子、香附、贝母各一两，枳实、抚芎、半夏、橘红、神曲各一两，沉香三钱，砂仁五钱，为末，荷叶煮饭丸，每服空心，米饮下七八十丸。(《秘传女科》)

36. 恶性葡萄胎或绒毛膜上皮癌见肺转移者　参见山海螺条。

37. 子宫内膜异位症痰湿血瘀证　参见昆布条。

38. 癥瘕(卵巢肿瘤)　参见海螵蛸条。

39. 子宫，乳腺肿瘤　柴胡 9 g，生牡蛎 30 g(先下)，丹参、赤芍、玄参、当归、夏枯草、海藻、昆布、海浮石(先下)、牛膝各 15 g，川贝 3 g(冲服)。(《现代名中医妇科绝技》)

40. 乳汁不下　二母散：贝母、知母、牡蛎粉等分，为细末。每猪蹄汤调服二钱。(《汤液本草》)

41. 回乳后乳房疼痛　神曲 20 g，麦芽 50 g，枇杷叶 15 g，青皮 10 g，天花粉 12 g，浙贝母 10 g，蝉蜕 6 g。(《妇科用药 400 品历验心得》)

42. 乳痈初发　贝母为末，每服二钱，温酒调下。即以两手覆按于桌上，垂乳良久，自通。(《太平圣惠方》)

43. 吹奶肿痛　贝母末吹鼻中。大效。(《得效方》)

44. 乳疖初起　参见夏枯草条。

45. 乳有核　南星、贝母、甘草节、栝楼各一两，连翘半两。上以水煎，入酒服。(《济阴纲目》)

46. 乳腺囊性增生，乳腺纤维腺瘤　生牡蛎 500 g，夏枯草 300 g，川贝母 100 g，玄参 300 g，白糖 400 g。熬膏分服。(《妇科病妙用中药》)

47. 乳癌　天葵子 1.5 g，象贝 6～9 g，煅牡蛎 9～12 g，甘草 3 g。同煎服数次。(《浙江民间草药》)

48. 乳头皲裂　黑芝麻、白芝麻、川贝母各 20 g。先将黑、白芝麻炒香研末。川贝母研成细末，三药末和匀。先用淡盐水洗净乳头，取药粉适量用香油调成泥糊状，敷贴乳头，外用纱布覆盖，胶布固定。(《妇科病妙用中药》)

49. 慢性盆腔炎性疾病后遗症　仙方活命饮加味：穿山甲 6 g，白芷 10 g，天花粉 10 g，当归尾 6 g，甘草 5 g，赤芍 10 g，乳香 5 g，没药 5 g，防风 10 g，浙贝母 10 g，陈皮 9 g，金银花 15 g，皂角刺 12 g，黄酒 50 mL，蒲公英 20 g，大血藤 30 g。(《妇科用药 400 品历验心得》)

50. 经断复来，老妇阴道炎，泌尿系感染，早期宫颈癌。症见赤白带下，黏物腥臭，小腹时痛，腰酸，便秘　参见瓜蒌子条。

【现代药理研究】　体外试验表明川贝母碱可引起豚鼠子宫收缩；西贝母碱对离体大鼠子宫有剂量依赖的松弛作用。(《中华本草》)

【用法用量】　浙贝母内服：煎汤，3～10 g；或入丸、散。外用：适量，研末敷。川贝母内服：煎汤，3～9 g；研末，1～1.5 g；或入丸、散。外用：适量，研末撒或调敷。

【使用注意】　寒痰、湿痰及脾胃虚寒者慎服。反乌头。

酒(包括黄酒、白酒)

出《名医别录》。为用高粱、大麦、米、甘薯、玉米、葡萄等为原料酿制而成的饮料。

【药性】　甘、苦、辛，温，有毒。入心、肝、肺、胃经。

【功效】　通血脉，行药势。

【药论及医论】　《饮膳正要》："主行药势……通血脉……"

《养生要集》："酒者，能益人，亦能损人。节其分剂而饮之，宣和百脉，消邪却冷也。若升量转久，饮之失度，体气转弱，精神侵错。宜慎，无失节度。"

【临床应用】

1. 月经不调　月季花十二朵，泡酒服。(《常见病验方研究参考资料》)

2. 痛经　紫丹参研细末，每服三钱，每日 1～2 次，陈酒炖热送服。(《常见病验方研究参考资料》)

3. 月经后期　参见三棱条。

4. 室女月水不通　雄鼠屎一两，烧存性，为

细末。空心，温酒调下一钱。(《太平圣惠方》)

5. 月信不通　天台乌药二两，当归、莪术各一两。上为细末，每服二钱，温酒调下，服后以食压之。(《养生必用》)

6. 经量过少　赤芍 20 g，制乳香 6 g，制没药 6 g，牡丹皮 12 g，丹参 20 g，泽兰 12 g，黄酒 50 mL。(《妇科用药 400 品历验心得》)

7. 经量过多　参见川芎条。

8. 血山崩不止　防风上不以多少为细末，酒煮，白面清调下二钱，空心，食前，日二服。(《经验方》)

9. 崩中下血，昼夜不止　芎䓖 240 g，以清酒 300 mL，煎取 150 mL，分三服，不耐者，徐徐进之。(《古代验方大全》引《简易普济良方》)

10. 倒经　参见侧柏叶条。

11. 血瘀阻滞型经行头痛、经行身痛　参见独活条。

12. 寒湿夹血瘀经行身痛　参见五加皮条。

13. 经前胸痹　栝楼薤白白酒汤加减：栝楼皮 12 g，薤白 10 g，白酒 1 匙，枳实 6 g，娑罗子 10 g。(《妇科证治经方心裁》)

14. 经多心悸　炙甘草汤加味：炙甘草 9 g，党参 15 g，肉桂 4 g，干姜 4 g，麦冬 10 g，生地黄 12 g，阿胶 10 g，火麻仁 10 g，炙黄芪 12 g，茯苓 12 g，柏子仁 10 g，大枣 6 个，黄酒一匙。(《妇科证治经方心裁》)

15. 白带　侧柏叶一两。炖黄酒二碗，分两天温服。(《常见病验方研究参考资料》)

16. 赤白带下，年月深远，日渐羸瘦，起止不得　参见小蓟条。

17. 妊娠胎动欲堕，腹痛不可忍　银苎酒：苎根(锉)二两，银五两，清酒一盏。上以水一大盏，煎至一大盏，去滓，分温二服。(《妇人大全良方》)

18. 妊娠下血，时时漏血，血尽子死　生地黄汁三合，清酒三合。上相和，煎三四沸，空腹，分温温服。(《经效产宝》)

19. 妊娠胸痹　参见瓜蒌皮条。

20. 妊娠腰痛如折　紫酒：大黑豆二合，炒令香熟，酒一大盏，煮取七分，去豆。空心顿服。(《济阴纲目》)

21. 妊娠若忽然心痛，闷绝欲死者，谓之中恶　参见木香条。

22. 妊娠中风口噤，语言不得　白术酒：白术一两半，独活一两，黑豆一合(炒)。上细锉，以酒三升，煎取一升半，去滓，温分四服。口噤者，拗口灌之，得汁即愈。(《济阴纲目》)

23. 凡妇有胎不可作虚治，但宜行气……大便不利重加紫苏。(《秘传女科》)

24. 胞水早行，胎涩不下　猪肝蜜酒法：猪肝一斤，白蜜一斤，醇酒一斤。上三味，共煎至二斤，分作二三服。如不能服者，随多少缓缓服之，即下。(《仁术便览》)

25. 血瘀型难免流产、不全流产　红花煮酒：红花二钱，白酒适量。将红花放入砂锅内，倒入白酒，用文火煮减至半，去渣，饮二至三小杯即效。(《产乳集验方》)

26. 流产后气血虚弱　糯米酒 250 mL，鸡蛋 3 枚。将糯米酒倒入砂锅内，置火上煮沸，加入打好的鸡蛋，煮熟即可食用。(《民间验方》)

27. 子死腹中，胎衣不下　(加减四物汤)用朴硝三钱重研细，童便和酒化下。(《妇人大全良方》)

28. 堕胎后心腹致绞痛方　豉三升，生姜五两，葱白十四枚，酒六升。煮取三升，分三服。(《医心方》)

29. 产后出血不止及产后血晕　百草霜三钱，童便或黄酒冲服。(《常见病验方研究参考资料》)

30. 产后恶露不多，下腹绞痛　大黄八分，牛膝六分，芍药、蒲黄各四分，牡丹皮、当归各二分。上为末，空心，暖酒服方寸匕。(《经效产宝》)

31. 产后腹痛　当归一斤切，酒一斗。煮取七升，以大豆四升熬，酒洗热豆，去滓，随多少服，日二。(《集验方》)

32. 产后瘀血胁痛，手不可按　参见红花条。

33. 产后血闷　清酒一升，和生地黄汁煎服。(《梅师方》)

34. 产后心疼　烧称锤投酒中服之佳。(《普济方》)

35. 产后败血，浮肿　(加减四物汤)姜汁少许和酒半盏化下。(《妇人大全良方》)

36. 产前、产后风虚痼冷，手足僵痹　(加减四物汤)豆淋酒化下。(《妇人大全良方》)

37. 产后失音不语，是七孔九窍多被败血冲闭所致　参见延胡索条。

38. (产后)中寒风痉，通身冷直，口噤不知人方　参见白术条。

39. 产后中风，发则仆地，不省人事　参见防己条。

40. 产后痉病　参见橘红条。

41. 产后小便不通　参见陈皮条。

42. 妇人血风流注，腰脚疼痛不可忍　参见没药条。

43. 血风头痛，产后中风　(加减四物汤)荆芥酒化下。(《妇人大全良方》)

44. 无子　白薇、柏子仁、白芍药、当归、桂心、附子、萆薢、白术、吴茱萸、木香、细辛、川芎、槟榔各半两，熟地黄二两，牡丹皮一两，紫石英一两，人参三分，石斛、茯苓、泽兰叶、川牛膝各三分。上为细末，炼蜜为丸如梧桐子大。每服三十丸，空心，晚食前温酒吞下。(《妇人大全良方》)

45. 肾阳虚性冷淡　参见淫羊藿条。

46. 干血气　参见鸡冠花条。

47. 妇人六十二种风，及腹中血气刺痛　红蓝花酒：红蓝花一两。上一味，以酒一大升，煎减半，顿服一半，未止再服。(《金匮要略》)

48. 血瘕　铁秤锤烧赤。上以酒一升淬之，分为两服。(《经效产宝》)

49. 子宫内膜异位症　参见穿山甲条。

50. 结核性盆腔粘连，或包裹性黏液　参见海藻条。

51. 慢性盆腔炎性疾病后遗症　仙方活命饮加味，方中有黄酒 30～50 mL。(《妇科用药400品历验心得》)

52. 缺乳　参见王不留行条。

53. 产后乳汁或行或不行　下乳汁立效方：漏芦、蛴螬各三分，栝楼根、土瓜根各四分。上为细末，酒调方寸匕，日三服。(《灵苑方》)

54. 乳汁不通，乳痈初起　酒适量，加温后洗患乳。乳汁通即痊。(《妇产科疾病中医治疗全书》)

55. 急性乳腺炎　白芷 10.5 g，为细末，黄酒冲服后出汗。(《常见病验方研究参考资料》)

56. 乳疽、奶劳　参见乳香条。

57. 乳癖、乳腺小叶增生、经前乳房胀痛或伴有心烦易怒等症状　参见远志条。

58. 乳癌初起，坚硬如鸡子大　参见山慈菇条。

59. 产后乳头红肿痛　参见天冬条。

60. 阴茧　仙方活命饮加味，方中有黄酒 30～50 mL。(《妇科用药400品历验心得》)

61. 嫁痛　一味牛膝，或一味大黄，酒煮服。(《女科经纶》)

62. 阴冷，腰膝时痛及瘫痪拘挛等症　参见五加皮条。

【现代药理研究】　黄酒的成分为水、乙醇、麦芽糖、葡萄糖、糊精、甘油酸类、含氨物质等。在酸类中有乙酸、乳酸、氨基酸、琥珀酸等。另外，尚有脂类、醛类、矿物质等。(《吃的营养和健康》)

【用法用量】　黄酒内服：冲入煎剂，10～150 mL，根据病情及个人耐酒的能力，可以适当变化服用量。白酒应该减量。

【使用注意】　热性病、出血性疾病和乙醇过敏者慎用。

娑罗子

出《本草纲目》。又名苏罗子、梭罗子、开心果。为七叶树科植物七叶树 *Aesculus chinensis* Bge.、浙江七叶树 *Aesculus chinensis* Bge. var. *chekiangensis* (Hu et Fang) Fang 或天师栗 *Aesculus wilsonii* Rehd.的成熟种子。

【药性】　甘，温。入肝、胃经。

【功效】　疏肝理气。

【药论及医论】　《中华本草》："疏肝，理气，宽中，止痛。主治胸胁、乳房胀痛，痛经，胃脘痛。”

《朱小南妇科经验选》：“通气功效卓越者，为苏罗子与路路通……两者合用，服后腹中抄动，往往作响，不久，上易嗳气，下则矢气，腹胀乃消，为优良的驱风药。”

【临床应用】

1. 经行先后无定，经色紫暗，经前乳胀有结块　经前服。娑罗子、路路通、王不留行、紫丹参、菟丝子各 12 g，八月札、制香附各 10 g，熟地黄 15 g。(《全国名医妇科验方集锦》)

2. 月经后期　娑罗子 10 g，刺蒺藜 10 g，八月札 10 g，木蝴蝶 4 g，佛手柑 10 g，甘松 10 g，香附 6 g，玫瑰花 6 g。(《妇科用药 400 品历验心得》)

3. 闭经　娑罗子 15 g，郁金 15 g，川牛膝 30 g，路路通 20 g，泽兰 15 g，桃仁 15 g。(《妇科用药 400 品历验心得》)

4. 经前胸闷乳胀　娑罗子，路路通，香附，合欢皮，郁金，焦白术，乌药，陈皮，枳壳。(《中草药学》，上海中医学院编)

5. 妊娠胃痛　娑罗子 6 g，砂仁 5 g，佛手柑 6 g，紫苏梗 10 g，合欢花 10 g。(《妇科用药 400 品历验心得》)

6. 不孕　娑罗子、王不留行、路路通各 12 g，香附、石菖蒲各 9 g，枳壳 6 g，沉香 1.5 g，小茴香 3 g，月季花 4.5 g。(《中医妇科临床手册》)

7. 输卵管积水　参见椒目条。

8. 乳房小叶增生　苏罗子 9～15 g。水煎代茶饮。(《浙江药用植物志》)

9. 乳癖　参见瓦楞子条。

10. 气瘕　香郁方：香附、郁金、小茴香、川楝子、娑罗子、路路通、木香、乌药各 9 g，吴茱萸、枳壳各 6 g，生甘草 4.5 g。(《中医妇科临床手册》)

11. 梅核气　绿萼梅 6 g，玫瑰花 6 g，娑罗子 10 g，八月札 10 g，甘松 10 g，佛手 10 g，郁金 10 g，紫苏梗 10 g，合欢花 10 g。(《妇科用药 400 品历验心得》)

【用法用量】　内服：煎汤，6～15 g；或烧灰冲酒。

【使用注意】　气阴虚患者慎服。

海　马

出《本草拾遗》。又名水马、马头鱼。为海龙科动物线纹海马 *Hippocampus kelloggi* Jordan et Snyder、刺海马 *Hippocampus histrix* Kaup、大海马 *Hippocampus kuda* Bleeker、三斑海马 *Hippocampus trimaculatus* Leach 或小海马(海蛆) *Hippocampus japonicus* Kaup 的干燥体。

【药性】　甘、咸，温。入肾、肝经。

【功效】　补肾壮阳，调气活血。

【药论及医论】　《本草图经》：“妇人将产，烧末饮服。《异鱼图》云，主难产及血气。”

《宝庆本草折衷》：“能补元阳。”

《萃金裘本草述录》：“益精种子。”

【临床应用】

1. 气虚阳衰功能失调性子宫出血、性欲低下　虾仁 15 g，海马 10 g，小公鸡 1 只(约 500 g 重)。虾仁、海马用温水洗净，浸泡 10 分钟，捞出，和葱段、姜片一起纳入鸡肚内，用线扎好，置大碗内。注入清汤，酌加料酒、食盐和其他各种调味品，置笼内蒸 1～2 小时，以鸡肉熟烂为度。拣去葱段、姜片，另用豆粉勾芡收汁后，浇在鸡身上，即成。喝汤吃鸡肉、虾仁、海马。(《妇科病妙用中药》)

2. 带下量多如水　海马(研粉吞服) 2 g，鱼胶(调冲) 30 g，胡桃仁 30 g，芡实 30 g，金樱子 30 g，潼蒺藜 10 g，白果 10 g，仙茅 10 g。(《马大正 50 年临证验案自选集》)

3. 肾阳虚弱，夜尿频繁，或妇女因体虚而白带量多　海马汤：海马 12 g，枸杞子 12 g，鱼鳔胶 12 g(溶化)，红枣 30 g。水煎服。(《中药临床应用》)

4. 临产宫缩无力　海马 1 个。水煎，冲入黄酒半杯温服。(《中华民间秘方大全》)

5. 体虚胞衣不下　用小米粥送下海马粉 3 g，小米粥内加红糖 1 匙。(《妇产科疾病中医治疗全书》)

6. 产后寒热运闷，血气块硬，疼痛不止　朱砂，附子，没药，海马，乳香，苁蓉，肉桂，玄胡，姜黄，硇砂，斑蝥，生地黄。（《宣明论》）

7. 子宫内膜生长不良　海马(研吞)1.5 g，露蜂房 15 g，淫羊藿 15 g，菟丝子 30 g，山药 50 g，黑豆 50 g，紫苏梗 20 g，当归 9 g，紫河车 12 g，鹿角胶(烊冲)10 g。（《马大正妇科医案选》）

8. 宫冷不孕　海马 1 对，炙燥研细粉，每服 1 g，每日 3 次，温酒送服。（《现代实用中药》）

9. 小腹寒冷　辨证方中加上海马(研吞)2 g。（《马大正妇科医案选》）

10. 性欲淡漠　海马研末，每日吞服 2 g。（《马大正 50 年临证验案自选集》）

11. 乳腺癌初起，坚硬如鸡子大　蜈蚣 1 条，全蝎 6 个，山甲 3 g，海马 1 个，均在瓦上焙干，研末，每服 0.9 g，黄酒冲服。（《常见病验方研究参考资料》）

【现代药理研究】 海马的乙醇提取物可诱生和延长正常雌性小鼠的动情期，使子宫及卵巢重量增加，表现为雌激素样作用，同时又能使雄鼠前列腺、精囊、提肛肌的重量明显增加，表现为雄激素作用，对去势鼠也可使其出现动情期。[《中国医疗前沿》，2009，4(6)：9－10]

【用法用量】 内服：煎汤，3～9 g；研末，1～2 g，吞服。

【使用注意】 孕妇及阴虚阳亢者禁服。

海　藻

出《神农本草经》。为马尾藻科植物海蒿子 *Sargassum pallidum* (Turn.) C.Ag.或羊栖菜 *Sargassum fusiforme* (Harv.) Setch.的藻体。

【药性】 苦、咸，寒。入肝、胃、肾经。

【功效】 软坚，消痰，散结。

【药论及医论】《神农本草经》："破散结气，痈肿癥瘕坚气……"

【临床应用】

1. 从小至大，月经未尝来，颜色萎黄，气力衰少，饮食无味　黄芩牡丹汤：黄芩、丹皮、桃仁、瞿麦、芎䓖各二两，芍药、枳实、射干、海藻、大黄各一两，虻虫七十枚，水蛭五十枚，蛴螬十枚。上㕮咀，以水一斗，煮取三升，分三服。（《医部全录・妇科》）

2. 月经后期　海藻 20 g，三棱 20 g，鳖甲 20 g，浙贝母 10 g，郁金 15 g，路路通 10 g，矮地茶 20 g。（《妇科用药 400 品历验心得》）

3. 经前乳房胀痛　柴胡 12 g，炒黄芩 10 g，炒白芍 10 g，半夏 10 g，炙大黄 12 g，枳实 10 g，大枣 5 个，生姜 4 片，天花粉 15 g，牡蛎 20 g，浙贝母 10 g，海藻 20 g，八月札 10 g，山慈姑 12 g。（《妇科证治经方心裁》）

4. 经前面部痤疮　海藻、昆布、甜杏仁各 9 g。水煎取汁，加入薏苡仁 30 g 煮粥食。（《妇产科疾病中医治疗全书》）

5. 经行肛门疼痛　参见半枝莲条。

6. 一切虚冷，赤白带下，小便膏淋，变成虚损　天仙丸：炮附子一枚及七钱者，炮川乌头、海带、海藻、茴香、胡芦巴、天仙子、硫黄(别研)、炮干姜各一两。上共为细末。用豮猪肚一枚，去脂，净洗，入药在内，以酒醋水共一升，慢火炙猪肚软烂，取出，细切，入铁臼内捣为丸，如梧桐子大，每服五十丸，空心，温醋汤下。（《普济方》）

7. 妊娠合并甲状腺功能亢进　舒肝化瘿煎：柴胡，木香，海藻，昆布，海螵蛸，浙贝母，夏枯草，龙胆草，香附，陈皮，白术，菟丝子，杜仲。（《中医妇产科学》，刘敏如等主编）

8. 新产后，瘀血不消，服诸汤利血后，余疾未平　牡丹丸：牡丹皮三两，芍药、元参、桃仁、当归、桂心各二两，虻虫、水蛭各五十枚，蛴螬、瞿麦、川芎、海藻各一两。上为末，蜜丸如梧子丸，酒下十五丸，加至二十丸。（《医部全录・妇科》）

9. 围绝经期综合征见形体肥胖、少动懒言、面部色素沉着、水肿、四肢有蚁走感，或兼有月经紊乱、色黯红夹有血块者　痰瘀双消膏：生黄芪，莪术，川芎，炮山甲，全栝楼，海藻，生山楂，茯苓，泽泻。（《名医治验良方》）

10. 多囊卵巢综合征　海藻 30 g，荔枝核、败酱草各 20 g，山慈姑、白术、茯苓、当归各

15 g,地龙、䗪虫、法半夏、桂枝、甘草各 10 g,三棱、莪术、香附各 12 g,吴茱萸 6 g。每日 1 剂,水煎两次,早晚分服,3 个月为 1 个疗程。(《中国民间医术绝招·妇科部分》)

11. 肥胖病伴发不孕　海藻 60 g,薏苡仁、夏枯草各 30 g,生山楂、茵陈各 20 g,木贼草、瓜蒌皮各 15 g,柴胡 3 g。水煎,每日 1 剂,饭前服两次,服药期控制食量,每日以海带作菜,4 个月为 1 个疗程。(《中国民间医术绝招·妇科部分》)

12. 输卵管积水　参见三棱条。

13. 包块型异位妊娠或流产后绒毛膜促性腺激素持续难降者　参见凤尾草条。

14. 乳痈肿消核……并疗颐下气结瘰疬　参见昆布条。

15. 乳痛证,乳腺囊性增生,乳腺纤维腺瘤,经前乳房胀痛　乳核散结片:海藻,昆布,淫羊藿,鹿衔草,柴胡,当归,郁金,山慈菇,黄芪,漏芦。(《中国药品实用手册》)

16. 急性乳腺炎肿块坚硬、胀痛较甚者　海藻、昆布、银花、蒲公英各 30 g,大黄、赤芍各 12 g,王不留行 10 g,炮山甲 15 g。(《百病良方》)

17. 乳腺癌　牡蛎 30 g,夏枯草、海藻、海带各 12 g,露蜂房、天花粉各 9 g,玄参 6 g,川贝母、蜈蚣各 4.5 g。(《肿瘤临床手册》)

18. 慢性盆腔炎性疾病后遗症　坤蜜片:海藻,败酱草,车前子,当归,川芎,丹参,红花,柴胡,炮姜,桃仁,香附,赤芍。每次服 2～4 片,每日服 3 次,温开水送服。(《中国丸散膏丹方药全书·妇科病》)

19. 结核性盆腔粘连,或包裹性黏液　海藻饮:海藻 15 g,海带 20 g,黄酒 50 mL。上两味洗净加水 500 mL,煎至 200 mL 饮用。每日 1 次,连服 10 日为 1 个疗程。(《中医食疗文论》)

20. 子宫肌瘤　海藻、昆布、薏苡仁、夏枯草、续断各 30 g,穿山甲 15 g,王不留行 10 g,川牛膝、当归、香附各 12 g。(《百病良方》)

21. 卵巢囊肿　参见海浮石条。

22. 卵巢子宫内膜囊肿,子宫肌瘤　参见三棱条。

23. 痰湿凝结型卵巢肿瘤　海藻玉壶汤加减:海藻 15 g,海带 12 g,夏枯草 12 g,石菖蒲 9 g,南星 9 g,生牡蛎 30 g(先煎),苍术、茯苓各 9 g,陈皮 6 g,莪术、三棱各 9 g,桃仁、赤芍各 10 g,焦楂曲各 10 g,肉桂(后下)3 g。(《中医临床妇科学》,夏桂成主编)

24. 子宫内膜异位症,盆腔炎症性包块,陈旧性宫外孕,子宫内膜息肉　参见半枝莲条。

25. 阴挺　三茱丸:食茱萸、吴茱萸、桔梗、白蒺藜、青皮、山茱萸肉、茴香各一两,五味子、海藻、大腹皮、川楝子、玄胡索各一两二钱半。上为末,酒糊为丸如梧子大。每服三十五丸,木通汤下。(《证治准绳·女科》)

【现代药理研究】 海黍子多糖 500 mg/(kg·d),腹腔注射,连续 10 日,对小鼠腹水型宫颈癌 U_{14} 有一定抑制作用。(《中华本草》)

【用法用量】 内服:煎汤,10～20 g;或入丸、散。

【使用注意】 脾胃虚寒者禁服。

海金沙(附草、根)

出《嘉祐补注神农本草》。又名左转藤灰。为海金沙科植物海金沙 *Lygodium japonicum* (Thunb.) Sw.的孢子。

【药性】 甘、淡,寒。入小肠、膀胱经。

【功效】 清热解毒,利水通淋。

【药论及医论】 《本草纲目》:"治湿热肿满,小便热淋、膏淋、血淋、石淋茎痛。"

《本草正义》:"利水通淋,治男子淫浊,女子带下。"

《本草用法研究》:"除瘀热于胞宫。"

【临床应用】

1. 经闭　(四物汤)加枳壳、大黄、荆芥、黄芩、青皮、滑石、木通、瞿麦、海金沙、山栀子、车前子。(《证治准绳·女科》)

2. 经后淋症　当归 6 g,浙贝母 10 g,苦参 15 g,冬葵子 15 g,茯苓 30 g,猪苓 10 g,泽泻 10 g,六一散 30 g,车前子 10 g,石韦 20 g,鲜海金沙草 30 g。(《妇科用药 400 品历验心得》)

3. 白带　用海金沙、藤、叶，酒煎服。（《济阴近编》）

4. 白带　海金沙茎 30 g，猪精肉 120 g。加水同炖，去渣，取肉及汤服。（《江西民间草药验方》）

5. 胎前漏红，来如经期，一月一至　小乌金丸：海金沙（煅）三钱，僵蚕、川芎各五钱，苍术四钱，厚朴六钱，百草霜五分，当归、小茴各五分，侧柏叶五分。共为末，米糊为丸如桐子大，滚水送下一百丸。（《妇科秘方》）

6. 妊娠肿胀腰部胀痛，小腹灼热感，有低热　玉米须 60 g，海金沙藤 30 g。水煎服，每日 2 次。（《中医妇产科学》，刘敏如等主编）

7. 妊娠石淋　茵陈五苓散加味：茵陈蒿 12 g，桂枝 5 g，茯苓皮 30 g，猪苓 15 g，白术 10 g，泽泻 12 g，石韦 15 g，金钱草 20 g，车前子 10 g，海金沙 10 g，槟榔 10 g。（《妇科用药 400 品历验心得》）

8. 子淋　海金沙二钱，桑螵蛸、益智仁各三钱。水煎服。（《常见病验方研究参考资料》）

9. 小便出血　海金砂为细末，新汲水调下。（《直指方》）

10. 妊娠合并急性肾盂肾炎　参见菝葜条。

11. 妇人淋沥小便不通　金沙散：海金沙草阴干为末，煎生甘草汤，调二钱。（《妇人大全良方》）

12. 妇人干血气　海金沙二钱，穿山甲一钱，大附子二钱，皂角二钱，苦丁香二钱，巴豆一钱半，生用麝香一分，红花二钱五分，桃头七个，葱白三枝，丁香二钱。上共为末，丸如弹子，丝包入内用。每药三分，加麝半分。（《鲁府禁方》）

13. 乳痈　用海金砂藤叶捣汁，体实者用米泔水兑服，虚者以滚水酒兑服。（《秘珍济阴》）

【现代药理研究】 麻醉犬静脉注射海金沙制剂后输尿管蠕动频率明显增加，输尿管上段腔内压力明显升高，尿量亦见增多。生理盐水组（0.44±0.24）滴/5 分钟，海金沙组为（4.56±3.51）滴/5 分钟，提示海金沙有促进排石作用。（《现代中药药理与临床》）

【用法用量】 内服：煎汤，5～9 g，布包；或研末服。

【使用注意】 肾阴亏虚者慎服。

海浮石

出《本草从新》。又名海石、浮海石。为火成岩类岩石浮石 Pumice 的块状物或胞孔科动物脊突苔虫 *Costazia aculeata* Canu et Bassler、瘤苔虫 *Costazia costazii* Audouin 等的骨骼。

【药性】 咸，寒。入肺经。

【功效】 清肺化痰，软坚散结。

【药论及医论】 《日华子》：“止渴，治淋……”

朱震亨：“清金降火，消积块，化老痰。”

【临床应用】

1. 经期过长　参见瓜蒌皮条。

2. 室女禀气怯弱，血海虚损，月水不断　熟干地黄、柏子仁、青橘皮、诃黎勒皮、木香、杜仲、白茯苓、菖蒲、赤石脂、五加皮、菟丝子、秦艽、海浮石、艾叶（烧灰存性）、当归、牛角鰓灰各一两。上为末，醋煮，面糊为丸如梧桐子大，每服二十丸，米饮或温酒下，日三。（《普济方》）

3. 闭经　丹参 15 g，山楂 15 g，炒莱菔子 10 g，莪术 10 g，槟榔 10 g，桃仁 10 g，牡丹皮 10 g，半夏 10 g，茯苓 10 g，海浮石 15 g。（《妇科用药 400 品历验心得》）

4. 肥人湿痰流下的赤白带下　海浮石，半夏，南星，苍术，川芎，椿皮，黄柏。（《金匮钩玄》）

5. 妊娠胃痛　参见预知子条。

6. 妊娠胃脘烧灼感　香砂六君子汤加海浮石 15 g，紫苏梗 10 g，佛手 10 g。（《妇科用药 400 品历验心得》）

7. 血块如盘，有孕难服峻剂　香附四两，桃仁、海浮石、白术各一两，为末，神曲为丸。（《金匮钩玄》）

8. 卵巢囊肿　三棱 10 g，莪术 10 g，半枝莲 15 g，白花蛇舌草 15 g，皂角刺 12 g，石见穿 20 g，牡蛎 30 g，海藻 20 g，荔枝核 12 g，橘核 12 g，制乳香 4 g，制没药 4 g，海浮石 30 g。（《妇

科用药400品历验心得》)

9. 慢性乳房囊性增生　海浮石、海带、海藻、地龙、白花蛇舌草、海蛤粉各15 g,三棱、莪术、郁金、延胡索、白芍、银柴胡各10 g。(《现代中医实用临床效验方》)

10. 绒毛膜癌　三石母汤:当归,桃仁,红花,三七,党参,花蕊石,地黄,瓜蒌,大黄,牡丹皮,紫草,浮海石,薏苡仁,珍珠母,代赭石,土茯苓,半枝莲。(《现代中医药应用与研究大系》)

【用法用量】 内服:煎汤,10～30 g;或入丸、散。

【使用注意】 虚寒咳嗽忌服。

海螵蛸

出《本草纲目》。又名乌鲗骨、乌贼鱼骨、乌贼骨、墨鱼盖。为乌贼科动物无针乌贼 *Sepiella maindroni* de Rochebrune 或金乌贼 *Sepia esculenta* Hoyle 的内壳。

【药性】 咸、涩,微温。入肝、肾经。

【功效】 除湿,止血,敛疮。

【药论及医论】 《神农本草经》:"主女子漏下赤白经汁,血闭,阴蚀肿痛,寒热,癥瘕,无子。"

《名医别录》:"令人有孕。"

《本草拾遗》:"亦主妇人血瘕……"

《本草纲目》:"主女子血枯病……烧存性,酒服,治妇人小户嫁痛。"

《玉楸药解》:"止吐衄崩带……敛疮燥脓……"

《乞法全书·释药分类》:"乌贼骨能祛寒湿而通经络,主治女子肝伤而血闭者。朱丹溪曰:经闭有有余、不足二证,有余者血滞,不足者肝伤。乌贼骨所治,是肝伤血闭,不足之证也。"

【临床应用】

1. 月经过多,崩漏　参见沙参条。

2. 崩漏　乌贼鱼骨,烧存性为细末,每二钱,煎木贼汤下。(《济阴纲目》)

3. 血枯经闭　四乌鲗骨一藘茹丸:乌鲗骨,藘茹(茜草),雀卵,鲍鱼汁。(《黄帝内经》)

4. 闭经　乌贼骨1块,鳖甲1个,醋炙,共为细末,每晚饭后热酒送下9 g。(《常见病验方研究参考资料》)

5. 经水如不及期而来者,有火也　宜以六味丸滋水,则火自平矣。如不及期而来多者,本方加海螵蛸、柴胡、白芍。(《女科经纶》)

6. 经期过长　大蓟30 g,马齿苋30 g,侧柏叶10 g,海螵蛸30 g。(《妇科用药400品历验心得》)

7. 经间期出血　生地黄10 g,山茱萸15 g,粉丹皮15 g,盐黄柏10 g,女贞子15 g,墨旱莲15 g,乌贼骨30 g,炒芥穗6 g。(《中医妇科验方选》)

8. 经前口疳　参见胡黄连条。

9. 白带　乌贼骨四两,煅存性研末,分十次服,每晚一次,温开水送下。(《常见病验方研究参考资料》)

10. 白漏不绝　参见龙骨条。

11. 赤带　参见冬瓜子条。

12. 妊娠胎动下血不止,脐腹疼痛,迷闷昏塞　参见木贼条。

13. 妊娠胃脘烧灼感　香砂六君子汤加海浮石15 g,紫苏梗10 g,佛手10 g。(《妇科用药400品历验心得》)

14. 妊娠合并甲状腺功能亢进　参见海藻条。

15. 围产期外痔　海螵蛸研成细末,用生麻油调成膏状,涂于患处,每日早晚各1次。(《妇产科疾病中医治疗全书》)

16. 恶露不绝　炒薏苡仁20 g,茯苓10 g,炒白术12 g,白扁豆15 g,荆芥炭10 g,血余10 g,侧柏叶炭8 g,海螵蛸20 g,阿胶10 g,贯众炭15 g,仙鹤草20 g,炮姜4 g。(《妇科用药400品历验心得》)

17. 产后房劳,举重,能令发作清水续续,小便淋露不止　海螵蛸散:海螵蛸、枯矾、五倍子各等分。上为末,研桃仁拌匀傅之。(《普济方》)

18. 产后下亏,淋带癥瘕,胞宫虚寒无子,数数殒胎,或少年生育过多,年老腰膝尻胯酸痛　参见乌骨鸡条。

19. 血瘕　干地黄一两，乌贼鱼骨二两。上为散，空腹，温酒下两钱匕。（《经效产宝》）

20. 癥瘕（卵巢肿瘤）　夏枯草 15 g，半枝莲 15 g，白花蛇舌草 15 g，贯众 20 g，败酱草 15 g，海藻 15 g，牡蛎 20 g，紫草 15 g，浙贝母 10 g，海螵蛸 20 g，玄参 12 g。（《妇科用药 400 品历验心得》）

21. 冲任虚损，下焦久冷，月事不调，不成孕育　暖宫丸：生硫黄六两，煅赤石脂、海螵蛸、炮附子各三两，禹余粮九两。上为细末，醋糊为丸，如梧桐子大，每服三十丸，空心用温酒或醋汤送下。（《证治准绳・女科》）

22. 放环后阴道不规则出血　参见蒲黄条。

23. 产后乳汁自出　固奶方：黄芪 60 g，覆盆子 15 g，乌贼骨 15 g，煎水频服，一日量。（《中医妇产科学》，刘敏如等主编）

24. 结核性盆腔炎有包块者　参见玄参条。

25. 乳痈，敛疮口　干脓散：乌贼骨、黄丹、天竺黄各二钱，轻粉二匕，麝香一字，老降真骨三钱。上研为细末，干糁疮口，不数日干。（《妇人大全良方》）

26. 产门不闭　参见五味子条。

27. 阴挺下脱　硫黄、乌贼骨各半两。右捣罗为末，傅方。（《普济方》）

28. 阴虚火旺型宫颈糜烂　贼骨散：乌贼骨 30 g，雄黄 15 g，五倍子 10 g，冰片 18 g，龟甲 15 g。共研极细末，和匀。带线棉球蘸药粉紧贴糜烂面。每日或隔日上药 1 次。5 次为 1 个疗程。（《名医治验良方》）

29. 小户嫁痛　乌贼鱼骨二枚。上一味，烧研为细末，酒服方寸匕，日三服。（《妇人大全良方》）

30. 交接出血　海螵蛸烧为末，酒调服方寸匕。日三服。（《济阴纲目》）

31. 宫颈癌　参见鹿角霜条。

【现代药理研究】　海螵蛸因其所含的钙盐能中和胃酸，因此可以缓解泛酸及烧灼感。（《中华本草》）

【用法用量】　内服：煎汤，10～30 g；研末，1.5～3 g。外用：适量，研末调敷。

【使用注意】　阴虚多热者不宜多服；久服易致便秘，可适当配润肠药同用。

浮小麦

出《本草汇言》。又名浮麦、浮水麦。为禾本科植物小麦 *Triticum aestivum* L.干瘪轻浮的小麦。

【药性】　甘、咸，凉。入心经。

【功效】　止汗，除烦。

【药论及医论】　《本草纲目》："益气除热，止自汗、盗汗，骨蒸虚热，妇人劳热。"

《现代实用中药》："补心，止烦，除热，敛汗，利小便，养肝气，令女人易孕。"

《青岛中草药手册》："养心安神，治脏躁症。"

【临床应用】

1. 经行盗汗　山茱萸 30 g，五味子 5 g，浮小麦 20 g，芡实 30 g，金樱子 30 g，山药 20 g。（《妇科用药 400 品历验心得》）

2. 妊妇伤寒发汗后，汗漏不止，胎气损者　加减当归六黄汤：当归身、炙黄芪、生地黄、黄芩、白芷、阿胶珠、炙甘草各等分。上用浮小麦一撮，煎汤去麦，下药五钱，煎至七分温服。（《济阴纲目》）

3. 产后阴虚有热，又遇风邪虚汗不止　宜黄芪汤。若阴虚盗汗，宜浮麦散：人参二钱，当归三钱，熟地黄一钱五分，麻黄根五分，黄连五分，浮小麦一撮。水钟半，煎七分服。（《竹林女科证治》）

4. 产后亡津液虚损，时自汗出，发热困倦，唇口干燥　犀角饮子：犀角、白术、麦门冬各半两，柴胡一两，枳壳、地骨皮、生地黄、炒甘草、当归、栋参、茯苓、黄芩、黄芪各七钱。上为粗末每服三钱，水一盏半。浮小麦七十粒，生姜三片，煎取七分去滓，温服，食远。（《普济方》）

5. 人工流产后盗汗　桑叶 30 g，生黄芪 15 g，山药 15 g，白术 15 g，薏苡仁 30 g，浮小麦 15 g。（《妇科用药 400 品历验心得》）

6. 半身出汗（围绝经期综合征）　鳖甲

15 g,炒黄柏 10 g,龟甲胶 10 g,浮小麦 30 g,糯稻根 50 g,牡蛎 30 g,五味子 4 g,太子参 15 g,麦门冬 10 g,瘪桃干 20 g。(《妇科用药 400 品历验心得》)

7. 脏躁症　参见甘草条。

8. 忧郁、烦躁为主要表现的围绝经期综合征　浮小麦、大枣各 30～90 g,甘草 10 g。(《百病良方》)

【用法用量】 内服:煎汤,15～30 g。止汗宜微炒用。

【使用注意】 无湿热痰火者慎服,脾虚胃寒便溏者禁服。

通　草

出《本草拾遗》。又名白通草、大通草、方通草。为五加科植物通脱木 *Tetrapanax papyriferus* (Hook.) K. Koch 的茎髓。

【药性】 甘、淡,寒。入肺、胃、膀胱经。

【功效】 利小便,下乳汁。

【药论及医论】 《本草纲目》引汪机:“明目退热,下乳催生。”

《本草图经》:“利小便。”

《长沙药解》:“通经闭……除心烦。”

《本草再新》:“和脾胃,调经水,理血分,清头目虚火。”

《恩施中草药手册》:“治白带。”

【临床应用】

1. 血气不通　以通草浓煎三五盏服,即便通。(《普济方》)

2. 月经不调　通草 6 g,归尾 3 g,桃仁 12 g,红花 6 g。煎服。(《云南中草药选》)

3. 月经后期　通草 6 g,刺蒺藜 20 g,川芎 30 g,水蛭 10 g,泽兰 12 g,车前子 20 g,三棱 15 g,茜草 20 g。(《妇科用药 400 品历验心得》)

4. 闭经　当归 15 g,桂枝 6 g,炒白芍 10 g,细辛 5 g,炙甘草 6 g,通草 5 g,大枣 5 个,益母草 30 g,丹参 30 g。(《妇科用药 400 品历验心得》)

5. 月经后期,水肿　槟榔 20 g,益母草 50 g,通草 5 g,葶苈子 12 g,车前子 20 g,川芎 30 g,地龙 10 g。(《妇科用药 400 品历验心得》)

6. 倒经　参见旋覆花条。

7. 经前乳房胀痛　参见连翘条。

8. 白带　大通草茎髓 30～60 g,炖肉吃。(《恩施中草药手册》)

9. 妊娠小便淋痛　安荣散:麦冬,通草,滑石,党参,细辛。(《妇人大全良方》)

10. 妊妇尝病自汗,或因下痢后,小便短少不痛者,此津液不足也　生津汤:当归、炙甘草各五钱,麦门冬、通草、滑石各三钱,人参、细辛各一钱。上为细末,每服六七钱,灯心煎汤,空心调服。(《济阴纲目》)

11. 气虚性转胞　参见人参条。

12. 胎衣不出,脐腹坚胀急痛　参见瞿麦条。

13. 易产方　榆白皮十四分,通草十二分,葵子三合,滑石、瞿麦各八分。上水二升,煎取八合,分温三服。(《经效产宝》)

14. 产后淋　滑石散:滑石一两二钱半,通草、车前子、葵子各一两。上为末,以浆水调服方寸匕至二匕为妙。(《证治准绳・女科》)

15. 胞衣不出,脐腹坚胀,急痛即杀人,服此药胞即烂下,死胎亦下　牛膝汤:牛膝、瞿麦各四两,当归尾、通草各六两,滑石八两,葵子五两。上细切,以水九升煮取三升,分三服。(《济阴纲目》)

16. 恶露正行或绝,忽尔腰痛　五香汤:木香、沉香、薰陆香(研)、丁香、麝香、射干、升麻、独活、寄生、连翘、通草各三两,大黄(蒸)一两。上为粗末,每服四钱,水二盏,煎至一盏,去滓空心热服。(《普济方》)

17. 产后腹中受伤,寒热恍惚,狂言见鬼　甘草汤:甘草、芍药各五两,羊肉三斤,通草三两。上㕮咀,以水一斗六升,煮肉取一斗,去肉内药,煮取六升,去滓分五服,日三夜一。(《普济方》)

18. 产后小便不通　参见黄芪条。

19. 妊娠、产后湿疹　参见白鲜皮条。

20. 产后暑热不退　参见白薇条。

21. 盆腔炎　参见萹蓄条。

22. 乳汁不足　猪蹄2只，通草24 g，同炖，去通草吃猪蹄喝汤。（《妇产科疾病中医治疗全书》）

23. 下乳汁　猪蹄一只，通草四两。上以水一斗，煮作羹食之。（《妇人大全良方》）

24. 乳痈初觉有异　黄芩、甘草、防风、赤芍药、黄芪各五两，通草十分，桑寄生、麦门冬各六分，大枣五枚。上细切，以水一升，煮取九合，去滓，入乳糖六分，分为四服。（《妇人大全良方》）

25. 乳痈疮肿疼痛，除热　蒺藜丸：白蒺藜、炒大黄各一两，败酱一分，桂心、人参、薏苡仁、炮附子、黄连、黄芪、当归、枳实、芍药、通草各三分。上为末，蜜丸如梧桐子大，末食饮服三丸，不知，益至钨丝丸，日三，无所忌。（《普济方》）

26. 乳痈肿消核……并疗颐下气结瘰疬　参见昆布条。

27. 阴肿　以通脱木根，研汁调傅。（《胎产救急方》）

【现代药理研究】　通草中80%的化合物和抗凝血酶Ⅲ类具有类似作用，从而表明通草具有预防血栓的作用。通草能明显通过增加体内钾离子含量从而提高大鼠尿量，达到利尿的作用。将通草提取液通过以灌胃的方式对母鼠进行给药，结果表明在1 d、3 d、8 d、13 d、18 d泌乳量都明显高于对照组。[《吉林医药学院学报》，2021，42(4)：293－295]

【用法用量】　内服：煎汤，4～6 g。

【使用注意】　气阴两虚，内无湿热者及孕妇慎服。

预知子

出《饮片新参》。又名八月札、燕蓄子、畜菖子、拿子、桴棪子、覆子、木通子、八月瓜、野毛蛋、冷饭包、野香蕉、羊开口、玉支子、八月炸、腊瓜。为木通科植物木通 *Akebia quinata*（Thunb.）Decne.、三叶木通 *Akebia trifoliata*（Thunb.）Koidz.或白木通 *Akebia trifoliata*（Thunb.）Koidz.var.*australis*（Diels）Rehd.的干燥近成熟果实。

【药性】　苦，平。

【功效】　疏肝理气，活血止痛。

【药论及医论】　《药材学》："利气，活血，杀虫，解毒，止痛。用于肝胃气痛，胁痛，月经痛等症。"

《陕西中草药》："疏肝益肾，健脾和胃。治消化不良，腹痛，泻痢，子宫下坠。"

【临床应用】

1. 气滞血瘀型痛经　可与香附、丹参、益母草等配伍。（《中医妇科临床药物手册》）

2. 闭经　八月札10 g，娑罗子10 g，路路通10 g，郁金10 g，柴胡10 g，刺蒺藜15 g。（《妇科用药400品历验心得》）

3. 经前期综合征　柴胡、当归、白芍、炒牡丹皮、黑栀子、夏枯草、川芎、香附、八月札、玫瑰花。（《中国中医秘方大全》）

4. 带下　八月札15 g，柴胡10 g，生黄芪12 g，牛膝15 g，山药15 g，苍术10 g，鹿角霜10 g，白扁豆20 g，海螵蛸20 g。（《妇科用药400品历验心得》）

5. 妊娠胃痛　八月札10 g，海浮石20 g，甘松10 g，佛手10 g，炒白芍15 g，炙甘草6 g，紫苏梗6 g。（《妇科用药400品历验心得》）

6. 子烦　参见木蝴蝶条。

7. 腹泻　八月札20 g，厚朴10 g，槟榔10 g，苍术10 g，蚕砂10 g，月季花10 g。（《妇科用药400品历验心得》）

8. 肝气郁结引起的经前胸闷痞塞、抑郁寡欢诸症　参见刺蒺藜条。

9. 绝育术后腹痛　参见皂角刺条。

10. 不孕　参见绿萼梅条。

11. 梅核气　八月札、川楝子、郁金、绿梅花各10 g，白残花、木蝴蝶、玫瑰花各5 g，桔梗、生草各4 g。（《妇产科疾病中医治疗全书》）

12. 乳腺增生病　柴胡、香附、川楝子各9 g，八月札、当归、生白芍、制何首乌、菟丝子、延胡索、肉苁蓉、巴戟、夏枯草、王不留行各15 g，昆布、海藻各20 g。（《妇科名医证治精华》）

13. 痰气互结型乳癖　可与香附、王不留行、昆布等配伍。(《中医妇科临床药物手册》)

14. 子宫肌瘤合并乳腺增生症或乳腺良性肿瘤　八月札、山慈姑、夏枯草各15 g,青皮、漏芦、荔枝核、橘核、莪术、三棱各12 g,海藻、皂角刺、石见穿各20 g,牡蛎30 g。(《子宫肌瘤诊治》)

15. 乳腺癌　慈菇金盘汤:山慈菇、八月札、石见穿、皂角刺各30 g,八角金盘、露蜂房各12 g,黄芪、丹参、赤芍各15 g。(《中国中医秘方大全》)

16. 子宫脱垂　八月札果实(鲜)250 g(或鲜根500 g),升麻9 g,益母草60 g,棕树根250 g,炖母鸡一只服用。(《全国中草药汇编》)

17. 绒毛膜上皮癌　八月札、白花蛇舌草、山稔根各60 g水煎服,每日1剂。(《现代中西医妇科学》)

18. 绒毛膜上皮癌、恶性葡萄胎无肺转移　八月札、山稔根、白花蛇舌草各60 g。(《全国中草药新医疗法展览会资料选编》)

19. 阴痛　参见沙参条。

【现代药理研究】　常春藤皂苷元对宫颈癌细胞HeLa肿瘤细胞的生长均有一定的抑制作用。[《中南药学》,2021,19(4):691-696]

【用法用量】　内服:煎汤,5～30 g;或浸酒。

桑　叶

出《神农本草经》。又名冬桑叶、霜桑叶、铁扇子。为桑科植物桑 *Morus alba* L.的叶。

【药性】　苦、甘,寒。入肺、肝经。

【功效】　凉血止血,清肝。

【药论及医论】　《神农本草经》:"除寒热,出汗。"

《本草从新》:"滋燥,凉血,止血。"

《重庆堂随笔》:"止风行肠胃之泄泻,已肝热妄行之崩漏。"

《刘奉五妇科经验》:"因其性寒入肝故有平肝清降的作用。合菊花平肝阳上逆之头痛,适用于妇女经前或围绝经期肝阳亢盛之头痛、头晕、心烦急躁等症。"

《裘氏妇科临证医案精华》:"裘笑梅常用冬桑叶15 g配方,治疗先兆流产阴道出血,认为冬桑叶有清热安胎之功。"

《黄绳武妇科经验集》:"桑叶入肾经,过去妇女用桑叶洗头,可乌发,发乃血之余,由肾所主,从这里可以体会到桑叶入肾经,补肝肾,所以用桑叶一味可达到扶正祛邪的目的。"

【临床应用】

1. 经量过多　参见升麻条。

2. 经期过长　参见山海螺条。

3. 气血瘀兼虚热型功能失调性子宫出血　冬桑叶30 g,白芍药30 g,生黄芪30 g,田三七8 g。水煎服。(《中华民间秘方大全》)

4. 年老血崩　加减当归补血汤:当归,黄芪,三七根末,桑叶。(《傅青主女科》)

5. 经行或经后眩晕　黑芝麻、桑叶、熟地黄、枸杞子、何首乌、当归、白芍、桑椹子、黄精、女贞子、墨旱莲、潼白蒺藜各9 g,杭菊花、川芎各6 g。(《中医妇科临床手册》)

6. 经行吐衄　桑叶藕节茅根汤:桑叶15 g,藕节30 g,白茅根15 g,水煎服。(《中医妇产科学》,刘敏如等主编)

7. 经前面部痤疮　枇杷叶、桑叶各15 g,竹叶10 g。水煎服。(《妇产科疾病中医治疗全书》)

8. 经行盗汗　山药20 g,淡豆豉10 g,桑叶10 g,浮小麦20 g,牡蛎20 g,五味子5 g,黑豆20 g。(《妇科用药400品历验心得》)

9. 带下　用经霜桑叶研末,酒下三钱。(《济世神验良方》)

10. 肝胃不和型妊娠呕吐　桑茹口服液:霜桑叶12 g,青竹茹12 g,丝瓜络12 g,炒枣仁25 g,生姜3片。制成每毫升内含生药2 g的口服液,每次服15 mL,每日2次,每日1剂。(《名医治验良方》)

11. 习惯性流产　参见丝瓜络条。

12. 胎动不安(前置胎盘)　参见仙鹤草条。

13. 安胎止血　桑叶60 g,或配竹茹、丝瓜络水煎服。(《浙南本草新编》)

14. 妊娠外感　淡豆豉10 g,葱白4条,荆芥8 g,菊花10 g,薄荷5 g,蝉蜕5 g,牛蒡子10 g,桑叶10 g,生甘草5 g。(《妇科用药400品历验心得》)

15. 妊娠咳嗽　桑叶6 g,栝楼皮10 g,竹茹10 g,浙贝母10 g,桔梗5 g,生甘草5 g。(《妇科用药400品历验心得》)

16. 妊娠鼻衄　龙骨15 g,藕节12 g,桑叶12 g,白茅根15 g,荆芥10 g。(《妇科用药400品历验心得》)

17. 妊娠高血压综合征　羚角钩藤汤加减:羚羊角3 g,钩藤20 g,桑叶12 g,菊花12 g,生地黄15 g,生白芍15 g,茯苓皮30 g,竹茹12 g,浙贝母10 g,石决明30 g,泽泻12 g,地龙10 g。(《马大正中医妇科医论医案集》)

18. 妊娠合并风疹　参见板蓝根条。

19. 妊娠头皮瘙痒　桑叶50 g,每剂水煎3次,合药液,温后沐头。(《马大正50年临证验案自选集》)

20. 产妇产半月,忽然大汗如雨,口渴舌干,发热而躁　收汗丹:人参、当归、黄芪各二两,桑叶三十片,北五味一钱,麦冬五钱,水煎服。(《医部全录·妇科》)

21. 产后阳明感风,而大喘大汗　补虚降火汤:麦冬,人参,元参,桑叶,苏子。(《妇科玉尺》)

22. 狂症多实热,产后则虚热。实热可泻,虚热不可泻。然正惟兼亡阳,虽实热仍属气虚　收阳汤:人参,桑叶,麦冬,元参,青蒿。(《妇科玉尺》)

23. 产后咳嗽　参见侧柏叶条。

24. 围绝经期综合征出现的潮热、出汗　参见女贞子条。

25. 人工流产后盗汗　桑叶30 g,生黄芪15 g,山药15 g,白术15 g,薏苡仁30 g,浮小麦15 g。(《妇科用药400品历验心得》)

26. 乳硬作痛　嫩桑叶生采、研,以米饮调,摊纸花贴病处。(《三因极一病证方论》)

27. 急性乳腺炎　鲜桑叶用针刺孔,浸醋贴局部,外用纱布包扎。(《常见病验方研究参考资料》)

28. 肝经郁火引起的乳衄　冬桑叶15 g,苦丁茶5 g,夏枯草15 g。洗净煎水去渣,加冰糖适量代茶饮。(《中医妇产科学》,刘敏如等主编)

29. 外阴瘙痒及阴道滴虫病　苦杏仁100 g,麻油450 g,桑叶150 g。先将杏仁炒干研成粉末,用麻油调成稀糊状。用时将桑叶加水煎汤冲洗外阴、阴道,然后用杏仁油涂搽,每日1次,或用带线棉球蘸杏仁油塞入阴道24小时后取出,连用7日。(《偏方大全》)

30. 外阴干燥　桑叶50 g,首乌藤50 g。每次加水1 000 mL,煎取500 mL,连煎3次,合药液,凉后坐浴,不拘次数,每次15分钟。(《妇科用药400品历验心得》)

【现代药理研究】　桑叶对动情期子宫有兴奋作用。(《中药药理与应用》)

【用法用量】　内服:煎汤,6～30 g;或入丸、散。外用:50 g,煎水外洗。

桑　枝

出《本草图经》。为桑科植物桑 *Morus alba* L.的嫩枝。

【药性】　苦,平。入肝经。

【功效】　祛风湿,通经络,行水气。

【药论及医论】　《本草述》:"祛风养筋,治关节湿痹诸痛。"

《中医妇科名家经验心悟》:"朱南孙认为,桑枝、桑寄生补肾强筋、通络止痛,用于肾虚输卵管阻塞性不孕,常配路路通、丝瓜络,炎症性阻塞加大血藤、蒲公英等。亦治产后、失血后腰痛肢麻。"

【临床应用】

1. 血崩　疏和汤:柴胡1.5 g,夏枯草4.5 g,炒白芍、炒扁豆、炒党参、桑寄生、嫩桑枝、覆盆子、煅瓦楞子、南沙参、茯苓、炒秫米(包煎)各9 g,炒山药、干荷叶各12 g,法半夏3 g。(《中国妇产方药全书》)

2. 血虚夹风湿之经行身痛　老桑枝炖鸡:

老桑枝60 g,雌鸡1只约500 g。将鸡去毛及内脏,洗净,桑枝洗净,切段入砂锅加水炖鸡汤,用少许精盐、姜、葱、味精等调味,酌量食鸡饮汤。(《饮食疗法》)

3. 妊娠外感　银菊汤:生石膏、全瓜蒌各24 g,龙胆草、僵蚕各6 g,焦栀子、地骨皮、菊花、知母各9 g,桑枝、金银花、桑叶各12 g,竹茹15 g,薄荷、旋覆花、代赭石各4.5 g,鲜芦根30 g,鲜荷叶1个。(《中国妇产方药全书》)

4. 妊娠中风,手足缓弱,口面㖞斜,言语謇涩,肢节疼痛　桑枝煎丸:桑枝、槐枝、柳枝(以上细锉)各一斤,黑豆一升,天蓼木半斤。以上药,以水二斗,煎至五升,滤去滓,入酒一升,更熬令如稀饧。天麻二两,海桐皮、萆薢、川芎、防风、五加皮、酸枣仁、薏苡仁、桂心各一两,生干地黄一两半。上件药捣细罗为末,入前煎中拌搜,更入少炼了蜜,和捣三五百杵,丸如梧桐子大,每服食前,以温酒下二十丸。(《太平圣惠方》)

5. 恶露不绝　上以锯截桑木,取屑五指撮,酒服,日三瘥。(《妇人大全良方》)

6. 产后手足麻　愈麻汤:当归、枸杞子、山茱萸、杜仲、狗脊各9 g,熟地黄12 g,黑大豆24 g,酒洗嫩桑枝15 g。(《中国妇产方药全书》)

7. 产后身疼,关节红、肿、灼痛等症　清热除痹汤:金银藤、桑枝各30 g,威灵仙、防己、追地风各9 g,青风藤、海风藤、络石藤各15 g。(《刘奉五妇科经验》)

【现代药理研究】　桑枝有显著的降压效果。(《现代中药药理与临床》)

【用法用量】　内服:煎汤,15～30 g。外用:适量,煎水熏洗。

桑　椹

出《新修本草》。又名桑实、桑枣、桑粒、黑椹、桑椹子。为桑科植物桑 *Morus alba* L.的果穗。

【药性】　甘、酸,寒。入肝、肾经。

【功效】　滋阴养血,生津,润肠。

【药论及医论】　《滇南本草》:"益肾脏而固精,久服黑发明目。"

《随息居饮食谱》:"滋肝肾,充血液,祛风湿,健步履,息虚风,清虚火。"

【临床应用】

1. 月经不调,脐下疠痛　桑椹汤:桑椹,白茯苓,牡丹皮,熟干地黄,桂,芎䓖。每服三钱匕,水一盏,煎至七分,去滓空心温服。(《圣济总录》)

2. 月经后期　党参10 g,炒白术10 g,茯苓10 g,炙甘草5 g,熟地黄15 g,炒白芍12 g,当归6 g,川芎6 g,菟丝子12 g,枸杞子15 g,覆盆子12 g,桑椹子15 g。(《妇科用药400品历验心得》)

3. 闭经　杞菊地黄汤加墨旱莲20 g、黑大豆30 g、桑椹子15 g、何首乌12 g。(《妇科用药400品历验心得》)

4. 经期头痛　参见茺蔚子条。

5. 经行或经后眩晕　墨旱莲、女贞子、熟地黄、枸杞子、何首乌、当归、白芍、桑椹子、黄精、潼蒺藜、白蒺藜、桑叶、黑芝麻各9 g,菊花、川芎各6 g。(《中医妇科临床手册》)

6. 心血不足型经行不寐　桑椹15 g,水煎常服。(《妇产科疾病中医治疗全书》)

7. 妊娠腰痛　沙苑蒺藜20 g,补骨脂10 g,山药20 g,五加皮10 g,胡桃仁30 g,桑椹子30 g。(《妇科用药400品历验心得》)

8. 妊娠转筋　鸡血藤15 g,炒白芍30 g,甘草6 g,牡蛎15 g,桑椹子30 g,何首乌15 g,胡桃仁30 g。(《妇科用药400品历验心得》)

9. 妊娠口渴　桑椹子30 g,淡竹叶10 g,木瓜6 g,牡蛎15 g,太子参15 g,佛手柑10 g。(《妇科用药400品历验心得》)

10. 妊娠便秘　桑椹子30 g,何首乌20 g,当归6 g,熟地黄12 g,山药30 g,生白术30 g。(《妇科用药400品历验心得》)

11. 羊水过少气血虚弱证　养血益元汤:党参,白芍,熟地黄,黄精,桑椹子,何首乌,制白术,怀山药,山茱萸。(《中医妇产科学》,刘敏如等主编)

12. 妊娠失音　蝉蜕、生甘草各4.5 g，太子参、川续断、桑寄生、桑椹各12 g，黄芪、北沙参、麦冬各9 g，桔梗、木蝴蝶各6 g，凤凰衣3 g。（《中医妇科临床手册》）

13. 子悬　参见柏子仁条。

14. 恶露不绝　参见何首乌条。

15. 血虚产后不寐　桑椹20 g，酸枣仁5 g。（《妇产科疾病中医治疗全书》）

16. 不孕　助孕汤：菟丝子12～30 g，枸杞子15 g，覆盆子15 g，巴戟天12 g，淫羊藿10 g，鹿角片10 g，续断10 g，杜仲12 g，桑椹子15 g，何首乌10～20 g，紫石英30 g，当归6 g。（《马大正中医妇科医论医案集》）

17. 大便秘结　参见女贞子条。

18. 肝肾阴虚型围绝经期综合征　桑椹膏：桑椹子2 500 g，砂糖1 000 g。先将桑椹子加水煎极烂，去其渣，再加砂糖熬成膏，每日2次，每次2匙，开水冲服。（《中医食疗文论》）

19. 乳汁少及不下　麦门冬一两半，钟乳粉半两，理石半两，土瓜根半两，花桑椹半两，蛴螬半两。上件药捣细罗为散，不计时候，温酒调下一钱。（《太平圣惠方》）

20. 阴道干燥　保阴煎加何首乌12 g，桑椹子15 g，覆盆子15 g，龟板胶10 g。（《妇科用药400品历验心得》）

【现代药理研究】　给小鼠灌胃30%桑椹液，1 mL/鼠，可使乙酰苯肼注射后红细胞、血红蛋白下降的小鼠红细胞、血红蛋白5日恢复至正常水平，且小鼠血虚症状有明显改善。（《现代中药药理与临床》）

【用法用量】　内服：煎汤，10～50 g；或熬膏、浸酒。

【使用注意】　脾胃虚寒便溏者禁服。

桑白皮

出《药性论》。又名桑根白皮、桑根皮、桑皮。为桑科植物桑 *Morus alba* L.的根皮。

【药性】　甘、寒。入肝、脾经。

【功效】　行水消肿，凉血止血。

【药论及医论】　《神农本草经》："主……崩中……"

《名医别录》："去肺中水气，唾血，热咳，水肿，腹满胪胀，利水道……"

【临床应用】

1. 月家断绝，或经极少，俗谓血劳，产后曰蓐劳　清气汤：紫苏子、五味子、大腹子、枳壳、桑白皮、菖蒲、地骨皮、白术、柴胡、秦艽、独活、干葛、炙甘草各等分。上㕮咀，每服五钱，水一盏，入紫苏七片，乌梅一个，煎至七分，温服。（《证治准绳・女科》）

2. 妇人血分，四肢浮肿，喘促，小便不利　参见防己条。

3. 经期过长　参见川芎条。

4. 经量过多　桑白皮20 g，白薇10 g，天冬15 g，墨旱莲20 g，贯众炭20 g，地榆20 g。（《妇科用药400品历验心得》）

5. 崩漏　地骨皮20 g，桑白皮20 g，生地黄20 g，炒栀子30 g，黄连3 g，阿胶10 g，黄芩炭10 g。（《妇科用药400品历验心得》）

6. 经行水肿　桑白皮12 g，白术、茯苓、当归、赤芍各9 g，木香、川芎各4.5 g，陈皮6 g。（《中医妇科临床手册》）

7. 经行咳血　百合15 g，麦冬12 g，生地黄15 g，熟地黄12 g，玄参12 g，生白芍12 g，桔梗5 g，川贝粉（吞）4 g，藕节12 g，川牛膝15 g，桑白皮10 g，地骨皮12 g，生甘草5 g。（《妇科用药400品历验心得》）

8. 经行面部色素沉着　泻白散合二至丸加味：桑白皮12 g，地骨皮12 g，生甘草6 g，女贞子12 g，墨旱莲12 g，菟丝子12 g，潼白蒺藜各12 g，黑穞豆12 g，桔梗9 g。（《妇科名医证治精华》）

9. 经前面部痤疮　参见地骨皮条。

10. 月经疹　麻黄6 g，连翘10 g，赤小豆20 g，桑白皮10 g，杏仁10 g，生甘草5 g，石膏15 g，蚕沙10 g，乌梢蛇10 g，白鲜皮20 g，地肤子20 g。（《妇科证治经方心裁》）

11. 带下　无忧散：黄芪、木通、桑白皮、陈皮各一两，胡椒、白术、木香各半两，牵牛头末四

两。上为细末，每服三五钱，以生姜自然汁调下，食后。(《儒门事亲》)

12. 胎漏　地骨皮 10 g，桑白皮 10 g，苎麻根 15 g，桑叶 12 g，竹茹 10 g，炒黄芩 6 g。(《妇科用药 400 品历验心得》)

13. 血下不止，产后崩中，及胎动腰痛抢心　以烧桑白皮水煮饮之。(《普济方》)

14. 妊娠心下满，气急切痛　赤茯苓六分，桑白皮五分，前胡四分，郁李仁、槟榔各三分。上为细末，以水一升，煮取一半，去滓，夜卧服。(《医部全录·妇科》)

15. 妊娠心脾壅热，烦闷口干　知母饮：知母、麦冬、赤茯各一钱半，黄芩、黄芪各二钱，甘草、桑皮。入竹沥煎。(《女科心法》)

16. 妊娠腹胀痛　桑皮汤：桑皮，茯苓，橘红，白术，木瓜，秦艽。(《妇科玉尺》)

17. 孕妇转胞，脉沉数　肾沥汤：桔梗八分，桑皮钱半，甘草五分，条芩钱半，赤苓钱半，山栀钱半，麦冬三钱，紫菀二钱。水煎，去渣温服。(《女科指要》)

18. 孕妇咳血鼻血　二金汤：桑树皮、柏树叶炆薄水，每日代茶吃。(《女科一盘珠》)

19. (子肿)手脚肿者　用赤小豆、桑白皮等分煎服，重者加商陆。(《医部全录·妇科》)

20. 羊水过多　参见泽泻条。

21. 妊娠水肿(妊娠高血压综合征)　参见车前子条。

22. 子嗽　天门冬饮：天门冬、紫菀茸、知母、桑白皮各一钱半，五味子、桔梗各一钱。上锉，作一贴，水煎服。(《医部全录·妇科》)

23. 子淋　瞿麦茯苓汤：瞿麦、赤茯、桑皮、木通、冬葵子各一钱，黄芩，枳壳，赤芍，车前子。温服。(《女科心法》)

24. 妊娠小便不通，脐下硬痛　猪苓汤：猪苓、木通、桑根白皮各一两。上三味，粗捣筛，每服三钱匕，水一盏，入灯心，同煎至七分，去滓食前温服。(《圣济总录》)

25. 妊娠痒疹　炙麻黄 6 g，连翘 10 g，赤小豆 20 g，桑白皮 10 g，杏仁 10 g，炙甘草 5 g，刺蒺藜 10 g，白鲜皮 10 g，地肤子 10 g，蝉蜕 5 g。(《妇科用药 400 品历验心得》)

26. 妊娠心腹胀满，两胁妨闷，不下饮食，四肢无力　参见大腹皮条。

27. 妊娠中湿，皮肤浮肿，头身重痛，喘满溏泻　外因病者用五皮汤：大腹皮、生姜皮、炒桑皮、茯苓皮、五加皮等分服。夹热加地骨皮。(《彤园妇人科》)

28. 妊娠音哑阴虚肺燥证　参见知母条。

29. 孕妇肩膊腋下生疮毒者，太阴经也　本方(托里解毒汤)去青皮加陈皮、桔梗、桑白皮、天冬各一钱。(《医部全录·妇科》)

30. 难产　瘠生丸：枳实六两，桑白皮六两。已上二味，入大铛内，以长河水煮半日许，候枳实透软，去桑白皮不用，取枳实去穰，薄切作小片子，焙干，再入后药。木香半两、甘草(炙)半两。上四件和为细末，炼蜜丸桐子大，晒干每日空心日午临卧，各用温米饮送下三十丸，加至五七十丸，日三服，怀七个月后服。(《女科百问》)

31. (产后)下血不止者　烧桑白皮水煮饮之。(《补阙肘后百一方》)

32. 产中咳嗽　百花散：黄柏、桑白皮用蜜涂，以慢火炙黄为度用之。二味各等分，上为细末，每服三钱，水上盏，入糯米二十粒，同煎至六分，以款冬花烧炙六钱，搅在药内，同调温服之。(《神效名方》)

33. 产后咳嗽多痰，唾黏气急　前胡、五味子、紫菀、贝母各六分，桑白皮、茯苓各八分，淡竹叶二十片。上㕮咀，水二升，煎取八合，去滓，食后分二服。(《妇人大全良方》)

34. 产后喘者多死，有产二月，洗浴即气喘，坐不得卧者，五月恶风，得暖稍缓　用丹皮、桃仁、桂枝、茯苓、干姜、枳实、厚朴、桑皮、紫苏、五味、栝蒌煎服，即卧，其痰如失，作污血感寒治也。(《女科经纶》)

35. 产后麻疹　参见牛蒡子条。

36. 产后浮肿　汉防己散：汉防己、猪苓、枳壳、桑白皮各一两，商陆、甘草各七钱半。上为粗末，每服四钱，水一盏半，姜三片，煎至七分，去滓，空心温服。(《医部全录·妇科》)

37. 产后中风，身背拘急，有如绳束　川芎散：川芎、羌活、枣仁、羚羊角屑、芍药各四两，桑白皮一两半，防风一两二钱。上㕮咀，每服一两，水二大盏，煎至一盏半，去滓，不拘时服，日进三服。（《医部全录·妇科》）

38. 产后尿潴留　参见紫菀条。

39. 输卵管积水　参见牵牛子条。

40. 血风走疰，腰膝骨节疼痛不可忍　参见芫花条。

41. 卵巢过度刺激综合征　茯苓皮 30 g，猪苓 20 g，白术 30 g，泽泻 10 g，桂枝 6 g，大腹皮 20 g，陈皮 9 g，桑白皮 10 g，赤小豆 45 g，车前子 10 g，槟榔 10 g，天仙藤 10 g，四磨饮口服液 2 支。（《马大正中医妇科医论医案集》）

42. 妇人热劳，发渴壮热，四肢烦疼，渐渐黄瘦，心胸躁闷　鳖甲散：鳖甲、柴胡各一两半，麦门冬一两，知母、微炒大黄、地骨皮、赤芍药、人参、黄芩、黄芪、桑根白皮各七钱半，炙甘草半两。上为粗散，每服四钱，以水一中盏，入生姜半分，葱白五寸，豉五十粒，煎至六分，去滓温服，无时。（《证治准绳·女科》）

43. 妇人伤丈夫，苦头痛欲呕闷　桑白皮汤：桑皮半两，干姜一累，桂心五寸，大枣二十枚。上四味切，以酒一斛，煮三四沸，去滓，分温服。衣适厚薄，毋令汗出。（《医部全录·妇科》）

44. 奶痈　绿豆三合，用桑白皮一二条，令和烂研，奶上，候干换贴即愈。（《澹轩方》）

【现代药理研究】　桑白皮正丁醇提取物对兔离体子宫有兴奋作用。桑白皮热水提取物体外实验对人子宫颈癌 JTC－26 株的抑制率为 70％左右。（《中药药理与应用》）

【用法用量】　内服：煎汤，9～20 g；或入散剂。外用：适量，煎水洗。

【使用注意】　肺寒无火及风寒咳嗽者禁服。

桑寄生

出《雷公炮炙论》。又名桑上寄生。为桑寄生科植物桑寄生 *Taxillus chinensis*（DC.）Danser 的枝叶。

【药性】　苦、甘，平。入肝、肾经。

【功效】　补肝肾，安胎，除风湿。

【药论及医论】　《神农本草经》："主腰痛……安胎……"

《名医别录》："主……女子崩中，内伤不足，产后余疾，下乳汁。"

《药性论》："能令胎牢固，主怀妊漏血不止。"

《宝庆本草折衷》："佐以他药，施于胎前诸疾，及产后蓐劳寒热之证，最有验也。"

《滇南本草》："又有用治解梅疮毒，妇人下元虚寒或崩漏。"

《本草正》："主女子血热崩中胎漏，固血安胎及产后血热诸疾，去风热湿痹，腰膝疼痛……"

《辽宁经济植物志》："治月经困难。"

《广西药植名录》："治子宫脱垂。"

【临床应用】

1. 月经乍多乍少，或前或后，时发疼痛　紫石英丸：紫石英、炮川乌、杜仲、禹余粮、远志、泽泻、桑寄生、桂心、龙骨、当归、人参、肉苁蓉、石斛、炮干姜、五味子、炙甘草各一两，煅牡蛎、川椒各半两。上为细末，炼蜜和丸如梧子大，每服二十丸，食前用米饮汤下。（《本事方》）

2. 经期过长　桑寄生 30 g，益智仁 12 g，莲须 15 g，枸杞子 20 g，血余 10 g，代赭石 15 g。（《妇科用药 400 品历验心得》）

3. 崩漏　桑寄生研极细，每次五钱，红糖调服。（《常见病验方研究参考资料》）

4. 冲任虚损引起的经量过少、月经后期、闭经、不孕　参见龟板胶条。

5. 闭经　桑寄生 45 g，络石藤 15 g，玫瑰花 10 g，丹参 15 g，桃仁 12 g，茺蔚子 10 g，路路通 10 g，泽兰 10 g。（《妇科用药 400 品历验心得》）

6. 经行腿痛　参见白芍条。

7. 经行身痛　参见络石藤条。

8. 经后下肢烧灼感　参见木瓜条。

9. 经行头项疼痛　参见丝瓜络条。

10. 冷白带下　桑寄生、芍药、柏叶各四分，桑耳、禹余粮各六分，吴茱萸、干地黄各八分，乌贼骨五分。上为细末，空心，用饭饮调下二钱匕。（《妇人大全良方》）

11. 安胎　桑寄生能安胎，令胎牢固，或煎服，或为末服，并佳。（《医部全录·妇科》）

12. 胎动不安　参见五味子条。

13. 妊娠腹痛　参见龙胆条。

14. 妊娠腰痛　参见山药条。

15. 妊娠后（胎）不转动　炙阿胶一两，桑寄生半两。上为末，以酒一升，煮五沸，下生鸡卵一枚投酒中，分温二服。空心、食前一服。（《常见病验方研究参考资料》）

16. 滑胎　寿胎丸：菟丝子（炒熟）四两，桑寄生二两，川断二两，真阿胶二两。上药将前三味轧细，水化阿胶和为丸一分重。每服二十丸，开水送下，日再服。（《医学衷中参西录》）

17. 妊娠胎不长　宜服养胎人参丸：人参、白茯苓、当归、柴胡、刺蓟、厚朴、桑寄生各一两，枳壳三分，甘草半两。上为细末，炼蜜为丸如梧桐子大，每服二十丸，食前温水吞下。（《妇人大全良方》）

18. 羊水过多　健脾除湿汤：桑寄生 30 g，山药、冬瓜皮各 15 g，茯苓皮 12 g，莲子肉、白术、远志、川续断各 9 g，防风 5 g，羌活 3 g。（《中医妇产科学》，刘敏如等主编）

19. 羊水过少　北沙参 12 g，黄精 12 g，玉竹 12 g，山药 15 g，生黄芪 15 g，枸杞子 15 g，覆盆子 15 g，续断 12 g，桑椹子 15 g，杜仲 12 g，桑寄生 15 g，红枣 10 枚，麦冬 10 g。（《妇科用药 400 品历验心得》）

20. 经行咳嗽，妊娠咳嗽，产后咳嗽　参见苦杏仁条。

21. 疔胎流下　桑上寄生木五分，茯苓四分，甘草十分（炙），酒四升，水五升，煮取二升半，分三服。（《补阙肘后百一方》）

22. 小产　安荣汤：熟地、白芍、川芎、桑寄生、当归、阿胶、香附、白术、砂仁、黄芩各一钱，糯米百粒。（《妇科玉尺》）

23. 子烦　当归饮：当归二钱，川芎、阿胶珠、豆豉、桑寄生各一钱，葱白七茎。上锉，水煎温服。（《济阴纲目》）

24. 子痫抽搐甚者　钩藤散：钩藤二两，茯神、人参各二两，当归二两，桔梗三两，寄生一两。用法：上以水五升，煎取二升，分三次服。（《经效产宝》）

25. 子痫发作后　桑寄生、夏枯草、茯苓各 15 g，生牡蛎、杜仲、生石膏各 30 g，生龙齿、女贞子各 18 g，白芍、泽泻各 12 g。（《中医妇科临床手册》）

26. 妊娠瘛疭　大定风珠加减：炒白芍 15 g，龟板胶 10 g，龙骨 20 g，牡蛎 20 g，鳖甲 10 g，鸡子黄 1 枚，桑寄生 12 g，丝瓜络 10 g，竹茹 10 g。（《马大正中医妇科医论医案集》）

27. 妊娠中风，口眼不正，言语謇涩，手足不遂　参见石榴皮条。

28. 妊娠遍身虚肿　桑寄生饮：桑寄生一两，桑根白皮（锉炒）三分，木香半两，紫苏茎叶一两，大腹二分半。上五味，细锉如麻豆大，拌匀，每服三钱匕，水一盏，煎至七分，去滓温服。（《圣济总录》）

29. 妊娠身痛多汗　黄芪 12 g，桂枝 6 g，炒白芍 6 g，生姜 5 片，大枣 6 个，糯稻根 15 g，龙骨 15 g，牡蛎 15 g，桑寄生 15 g，首乌藤 15 g。（《妇科用药 400 品历验心得》）

30. 妊娠转筋　甘松 10 g，竹茹 10 g，五加皮 10 g，桑寄生 12 g，首乌藤 15 g，炒白芍 15 g，牡蛎 15 g。（《妇科用药 400 品历验心得》）

31. 新产……郁冒则多汗必致病痉　宜钩藤汤：钩藤钩、茯神、当归、人参各一钱，桔梗一钱五分，桑寄生五分。煎服。（《竹林女科证治》）

32. 产后虚极生风　济危上丹：乳香、五灵脂、硫黄、元精石、阿胶珠、生卷柏、桑寄生、陈皮各等分。上将上四味，同研，停于金石器内微炒，勿令焦，再研极细，复入余药为末，拌匀，生地黄汁和丸如梧子大，每服二十丸，温酒或当归酒送下，食前服。（《医部全录·妇科》）

33. 产后风邪头眩，腰痛不可转侧，四肢沉重，行步艰难　寄生防风汤：独活、川芎、炒芍药、桂心、续断、生姜、桑寄生各六分，当归、防风各八分。上锉，水煎服。（《济阴纲目》）

34. 产后狂言乱语，皆由内虚、败血挟邪气攻心　柏子仁、远志、人参、桑寄生、防风、琥珀、当归、生地黄、甘草等分。上为粗末，先用白羊

心一个切片,以水一大盏半,先煮至九分;去羊心,入药末五钱,煎至六分,去滓,无时服。(《妇人大全良方》)

35. 产后风虚气壅,上攻头面浮肿　汉防己散:汉防己、猪苓、枳壳、桑白皮各一两,商陆、甘草各七钱半。上为粗末,每服四钱,生姜三片,水煎,空心温服。(《济阴纲目》)

36. 产后蓐劳　人参鳖甲散:人参,桂心,当归,桑寄生,茯苓,白芍药,桃仁,熟地黄,甘草,麦门冬,续断,牛膝,鳖甲,黄芪,猪肾,姜,枣,葱,乌梅,荆芥。(《妇人大全良方》)

37. 产后周身疼痛　桑寄生适量。炖猪蹄或母鸡服。(《常见病验方研究参考资料》)

38. 产后风冷,腰痛不可转　独活、川芎、芍药、桂心、续断、生姜、桑寄生各六分,当归、防风各八分。上㕮咀,以水三升,煮取一升,去滓,空心分二服。(《妇人大全良方》)

39. 产后瘀血,腰痛作痛　五香连翘汤:木香、丁香、沉香、乳香、麝香、升麻、独活、桑寄生、连翘、木通各二两。上为粗末,每服五钱,水煎,入竹沥少许服。(《济阴纲目》)

40. 血虚气惫,阴阳不升降,久不成妊娠　鹿茸、当归、肉苁蓉、禹余粮、菟丝子、覆盆子、熟地黄、紫石英、桑螵蛸各二两,五味子、琥珀、白芍药、川芎、桑寄生、卷柏、艾叶、川姜、茯苓、人参、牡蛎、酸枣仁各一两,钟乳粉四两。上为细末,酒煮面糊丸如梧桐子大。食前,温酒吞下五十丸,日三服。(《妇人大全良方》)

41. 肾虚血瘀型子宫内膜异位症、盆腔淤血症　参见水蛭条。

42. 产后乳汁不下　寄生汤:桑寄生三两握锉。上一味,粗捣筛,每服三钱匕,水一盏,煎七分,去滓温服,不拘时。(《圣济总录》)

43. 乳痈初觉有异　黄芩、甘草、防风、赤芍药、黄芪各五两,通草十分,桑寄生、麦门冬各六分,大枣五枚。上细切,以水一升,煮取九合,去滓,入乳糖六分,分为四服。(《妇人大全良方》)

44. 妇人久虚冷,小便日夜三五十行　鹿茸散:鹿茸、乌贼鱼骨、桑寄生、龙骨各一两,白芍药、当归、附子各七钱半,桑螵蛸半两。上为细末,食前温酒调下二钱。(《证治准绳·女科》)

45. 冲任虚损引起的经量过少、月经后期、闭经、不孕、阴部下坠　参见紫河车条。

【现代药理研究】 广寄生可以通过促进护骨素蛋白表达,降低血清白细胞介素1(IL-1)含量来达到治疗去势大鼠骨质疏松症的作用。广寄生能在一定程度上对去势造成的大鼠骨质疏松症产生治疗作用,并使之恢复到骨形成大于骨吸收的相对平衡状态,其作用机制是广寄生能增强护骨素表达和降低IL-1水平,还能提高降钙素的水平。[《中国实验方剂学杂志》,2023,29(12):209-221]

【用法用量】 内服:煎汤,10～45 g;或入丸、散。

桑螵蛸

出《神农本草经》。又名螳螂子、赖尿郎。为螳螂科昆虫大刀螂 *Tenodera sinensis* Saussure、小刀螂 *Statilia maculata* (Thunberg)或巨斧螳螂 *Hierodula patellifera* (Serville)的卵鞘。

【药性】 甘、咸,平。入肝、肾经。

【功效】 补肾,固涩。

【药论及医论】 《神农本草经》:"益精生子。女子血闭腰痛……"

《药性论》:"虚而小便利,加而用之。"

《玉楸药解》:"温暖肝肾,疏通膀胱。治带浊淋漓……"

《乞法全书·释药分类》:"桑螵蛸,补益之品也。故女子血闭腰痛者,宜之。""能滋养血脉,故主下乳汁。"

《中医妇科名家经验心悟》:"朱南孙认为,桑螵蛸、海螵蛸固肾收涩,合用能固冲止崩、涩精止泻、缩尿束带,多用于肾虚不固之崩中漏下、带下绵延、小便失禁、大便溏泄等;于活血调经方中,起固摄冲任、防血妄行之效,组成通涩兼施方。"

【临床应用】

1. 血下崩,累日不止　乌金散:桑螵蛸(去

桑枝)二秤,黄明胶(别研)。上等分,拌匀,于新方砖方中心聚放四面。(《普济方》)

2. 经期过长　桑螵蛸 15 g,紫河车 15 g,巴戟天 12 g,仙鹤草 30 g,续断 12 g,菟丝子 15 g,荆芥炭 10 g,鹿角胶 10 g,海螵蛸 20 g。(《妇科用药 400 品历验心得》)

3. 月经后期　桑螵蛸 20 g,桑寄生 20 g,熟地黄 12 g,黑大豆 30 g,当归 10 g,巴戟天 12 g,淫羊藿 12 g,枸杞子 15 g,何首乌 15 g,紫苏梗 20 g。(《妇科用药 400 品历验心得》)

4. 月水久不通,洒洒往来寒热　虻虫半两,桑螵蛸半两,桃仁二两,蛴螬、代赭、炒川大黄各一两。上为末,炼蜜和丸如梧桐子大,每于食前温酒服下十丸。(《普济方》)

5. 经行遗尿　党参 15 g,生黄芪 30 g,升麻 6 g,柴胡 5 g,白术 12 g,当归 8 g,陈皮 8 g,枳壳 30 g,鸡内金 6 g,桑螵蛸 12 g,益智仁 12 g,乌药 6 g,山药 15 g,炙甘草 6 g。(《妇科用药 400 品历验心得》)

6. 虚证白带　芡实、桑螵蛸各 30 g,白芷 20 g。共研为细末,敷神阙穴。每日换药 1 次。(《中华民间秘方大全》)

7. 带下　固精丸:牡蛎、菟丝子、韭子、龙骨、五味子、白茯苓、桑螵蛸、白石脂各等分。上为末,酒糊丸如桐子大,每服七十丸,空心盐汤下。(《妇科心法要诀》)

8. 锦丝带　参见鹿角霜条。

9. 白淫　参见芡实条。

10. 白崩　参见淫羊藿条。

11. 妊娠数堕胎　参见阳起石条。

12. 妊娠腰痛　桑螵蛸 15 g,杜仲 15 g,菟丝子 15 g,续断 15 g,猪肾 1 只,桑寄生 15 g。(《妇科用药 400 品历验心得》)

13. 妊娠胎膜早破　参见黄芪条。

14. 妊娠遗尿不禁　桑螵蛸十二枚,为末。分二服,米饮下。(《产乳书》)

15. 妊身卒暴小便数,不能自禁止　桑螵蛸十四枚。凡二物,作散,温酒服,分为再服。(《产经》)

16. 阴阳两虚型妊娠合并糖尿病　参见枸杞子条。

17. 妇人胞转,小便不通　用桑螵蛸炙为末,饮服方寸匕,日三。(《产书》)

18. 产后遗尿或尿数　炙桑螵蛸半两,龙骨一两,为末。每米饮服二钱。(《徐氏胎产方》)

19. 产后劳伤血脉,胞络受寒,小便白浊,昼夜无度,脐腹疼痛,腰膝无力　内金鹿茸丸:鸡内金、鹿茸、炙黄芪、牡蛎、五味子、炮附子、肉苁蓉、龙骨、远志、桑螵蛸各等分。上件为细末,炼蜜为丸如梧桐子大,每服三十丸,温酒或米饮下,空心食前。(《普济方》)

20. 产后肾虚腰痛　腰痛丸:桑寄生 30 g,熟地黄 30 g,桑螵蛸 30 g,菟丝子 30 g,巴戟天 30 g,杜仲炭 30 g,金毛狗脊 30 g,猪肾 2 对。共研细末,再将猪肾焙焦研面,混匀,炼蜜为丸,每丸重 9 g。每次服 1 丸,每日早、晚各服 1 次,用淡盐汤或白开水送服。(《中国丸散膏丹方药全书·妇科病》)

21. 产后中风口噤　白僵蚕散:白僵蚕、炮天南星、干蝎、桑螵蛸、桂心、藿香、炮川乌头、乌蛇肉各半两,防风一分。上为细散,每服不计时候,以生姜酒调半钱,拗开口灌之。(《普济方》)

22. 产后月水不通　蛴螬丸:蛴螬半两,虻虫半两,水蛭半两,桑螵蛸半两,狗胆(干者)二枚,代赭半两,炒川大黄一两,桃仁一两。上为末,炼蜜和丸如梧桐子大,每服,空心温酒送下十丸。(《普济方》)

23. 吹奶　桑螵蛸三枚烧令断烟,皂荚一寸去黑皮涂酥炙微黄去子。上件药,同捣为末,用酒一中盏,煎至六分,去滓温服。(《太平圣惠方》)

24. 子宫脱垂　桑螵蛸五十个,黄芪五钱,猪小肚一个。水煎顿服。(《常见病验方研究参考资料》)

25. 宫颈癌　参见鹿角霜条。

【用法用量】 内服:煎汤,6～20 g;研末,3～5 g;或入丸剂。

【使用注意】 阴虚火旺或膀胱有湿热者慎服。

十一画

菝 葜

出《名医别录》。又名金刚根、铁菱头、冷饭头、铁刺苓。为百合科植物菝葜 *Smilax china* L.的根茎。

【药性】 苦、涩,平。入肝、肾经。

【功效】 祛风利湿,解毒消痈。

【药论及医论】

《本草纲目》:"治消渴,血崩,下利。"

《湖南药物志》:"治闭经。"

《广西本草选编》:"治宫颈癌。"

【临床应用】

1. 崩漏　菝葜根、棕榈炭各30 g。煎服。(《安徽中草药》)

2. 崩中及痢,一日一夜数十行　蔷薇根煎:悬钩根、蔷薇根、柿根、菝葜各一纠。上锉合,釜中以水淹,使上余四五寸,水煮使三分减一,去滓,无大釜,稍煮如初法,都毕,会汁煎取可丸,丸梧桐子大,酒服十丸,日三。(《普济方》)

3. 经期过长　菝葜15 g,石韦20 g,白花蛇舌草20 g,地肤子20 g,车前草10 g,土茯苓15 g。(《妇科用药400品历验心得》)

4. 月经后期　菝葜30 g,牡丹皮10 g,丹参20 g,泽兰12 g,桃仁10 g,益母草20 g。(《妇科用药400品历验心得》)

5. 闭经　菝葜根15～30 g。水煎兑甜酒服。(《湖南药物志》)

6. 便秘经迟　连翘20 g,白头翁30 g,菝葜30 g,矮地茶30 g,川牛膝30 g,桃仁10 g,益母草30 g。(《妇科用药400品历验心得》)

7. 赤白带下　菝葜半斤,捣碎煎汤,加糖二两。每日服。(《江苏药材志》)

8. 妊娠合并急性肾盂肾炎　三金片:金樱根,菝葜,羊开口,金沙藤,积雪草。(《中医妇科临证手册》)

9. 乳腺癌,宫颈癌　菝葜根60～120 g,水煎2～3小时后饮服。(《现代中药药理与临床》)

10. 宫颈癌术后防护化疗反应　菝葜60 g,瘦精肉120 g。上二味同时入锅加水1 000 mL,将肉煮熟,放入佐料服肉,每日1次。(《中药疗效谈》)

11. 卵巢肿瘤　归尾15 g,赤白芍各15 g,丹参30 g,桃仁10 g,香附15 g,枳壳10 g,青皮10 g,菝葜30 g,三棱10 g,莪术10 g,穿山甲15 g,水蛭10 g。(《实用中西医结合诊断治疗学》)

12. 葡萄胎　参见功劳木条。

13. 子宫脱垂　菝葜60 g,天花粉、沙参、桔梗、毛木香、山药、土牛膝、白前各30 g,山茄、土大黄各15 g。水煎,每日1剂,服两次,3剂为1个疗程。(《中国民间医术绝招·妇科部分》)

14. 交接出血　积雪草20 g,决明子20 g,贯众15 g,菝葜15 g,垂盆草20 g,地榆15 g。(《妇科用药400品历验心得》)

15. 外阴瘙痒　菝葜100 g,每次加水1 000 mL,煎取500 mL,连煎3次,合药液,凉后坐浴,不拘次数,每次15分钟。(《妇科用药400品历验心得》)

16. 淋证　菝葜 30 g，白花蛇舌草 30 g，金银花 20 g，地肤子 30 g，连翘 15 g，萹蓄 15 g。（《妇科用药 400 品历验心得》）

17. 痔疮　菝葜 60，紫苏叶 50 g。水煎 3 次合药液待温后坐浴。（《妇科用药 400 品历验心得》）

【现代药理研究】 在卵巢癌细胞 A2780 上处理不同浓度的菝葜提取物后发现，菝葜提取物可以通过抑制核因子 NF－κB，有效将 A2780 细胞周期抑制在 G_2/M 期，并通过激活 CAS－PASE－3，PARP 和 BAX 引起细胞凋亡。通过 KIT－8 试剂盒与划痕实验等生物技术发现菝葜提取物可以有效抑制乳腺癌细胞 MDA－MB－231的转移，其机制与菝葜提取物参与了细胞外基质的降解密切相关。[《化学工程师》，2020(2)：50－53]

【用法用量】 内服：煎汤，10～30 g；浸酒或入丸、散。外用：100 g 水煎外洗。

【使用注意】 胃寒者慎服。

黄　芩

出《神农本草经》。又名腐肠、空肠、元芩、枯芩、子芩。为唇形科植物黄芩 *Scutellaria baicalensis* Georgi 的根。

【药性】 苦，寒。入心、肺、胆、大肠经。

【功效】 泻实火，除湿热，止血，安胎。

【药论及医论】 《神农本草经》：“主……肠澼，泄痢，逐水，下血闭。”

《名医别录》：“疗痰热，胃中热……女子血闭……”

《滇南本草》：“（治）女子暴崩，调经安胎。清热，胎中有火热不安，清胎热，除六经实火实热，所谓实火可泻，黄芩是也，热证多用之。”

《丹溪心法》：“条芩，安胎圣药也。俗人知，以为害而不敢用，反谓温热之药可养胎。殊不知产前宜清热，令血循经而不妄行，故养胎。”

《医部全录·妇科》：“崩中药，多是用止血药及补血药，惟黄芩为末，用霹雳酒下一法，乃是治阳乘阴，所谓治天暑地热，经水沸溢者。”

【临床应用】

1. 月经失调　嫩芩 30 g，切片，用老黄酒浸晒三昼夜，为末，经来二日服 1.5 g，第三日服 3 g。（《古代验方大全》引《济世神验良方》）

2. 天癸过期，经脉不调　当归、川芎、白芍药、黄芩、白术各半两，山茱萸肉两半。上为细末，空心、食前，温酒调下二钱，日三。（《妇人大全良方》）

3. 阴虚内热，扰动血海，月经先期证　参见石斛条。

4. 妊娠吐衄不止　参见防风条。

5. 经闭骨蒸　参见牛黄条。

6. 经期过长　参见川芎条。

7. 经水过多，别无余证　参见白术条。

8. 崩中下血　黄芩散：黄芩为末。每服一钱，烧称锤，酒调下。（《女科百问》）

9. 妇人四十九岁已后，天癸当住，每月却行，或过多不止　芩心丸：黄芩心枝条二两，米泔浸七日，炙干，又浸又炙，如此七次。上为末，醋糊丸，如桐子大。每服七十丸，空心温酒下。日进二服。（《济阴纲目》）

10. 热入血室　小柴胡汤：柴胡半斤，黄芩三两，人参三两，甘草三两，半夏半升，生姜三两，大枣十二枚。上七味，以水一斗二升，煮取六升，去滓，再煎取三升，温服一升，日三服。（《金匮要略》）

11. 经前乳房胀痛　参见海藻条。

12. 经行烦躁　参见地黄条。

13. 经后眉棱骨痛　参见菊花条。

14. 经行眩晕阴虚阳亢证、妊娠眩晕肝阳上亢证　参见天麻条。

15. 经前口疳　参见天冬条。

16. 经前面部痤疮　参见地骨皮条。

17. 瘦人多热，致成带下　芩檗樗皮丸：黄芩，黄檗，樗皮，滑石，川芎，海石，青黛，当归，芍药。（《医学入门》）

18. 赤带　参见牡丹皮条。

19. 滑胎　参见大黄条。

20. 孕妇白带　芩术樗皮丸：黄芩、白术各三钱，黄柏钱半，樗皮、白芍、山茱萸各二钱半，

白芷、黄连各二钱。上为末，酒糊丸，温酒下。（《医部全录·妇科》）

21. 恶阻黄芩一钱，竹茹二钱，干姜五分，伏龙肝一两。先将伏龙肝泡开，澄清入药煎服。（《常见病验方研究参考资料》）

22. 妊娠腹痛　当归散加味：当归 6 g，川芎 4 g，炒白芍 10 g，白术 12 g，炒黄芩 9 g，莲蓬 10 g，桑寄生 15 g，槟榔 3 g，砂仁 5 g，葱白 4 条。（《妇科证治经方心裁》）

23. 胎漏下血　四圣散：条芩、炒白术、砂仁、阿胶各等分，共为末，每服 6 g，艾汤调下。（《古代验方大全》引《灵验良方汇编》）

24. 习惯性流产　杜仲炭六钱，炒黄芩八钱，山药一两。水三碗，煎成八分碗，一日二次，空腹服。（《常见病验方研究参考资料》）

25. 妊娠鼻衄　黄芩炭 6 g，苎麻根 15 g，生白芍 15 g，生地黄 15 g，白茅根 12 g，女贞子 10 g，墨旱莲 20 g，荆芥炭 6 g，桑寄生 12 g。（《妇科用药 400 品历验心得》）

26. 孕妇呕血，脉浮数　防风子芩丸：防风二两（砂糖拌，炒黑），子芩四两。制为末，蜜丸，藕汁下三钱。（《女科指要》）

27. 子烦　黄芩五钱。水煎服。（《常见病验方研究参考资料》）

28. 子悬　黄芩汤：黄芩、香附（便制）各等分。为末，水调二钱服。（《古今医彻》）

29. 孕妇转胞，脉沉数　参见桑白皮条。

30. 孕妇肺燥而小便淋沥　黄芩清肺饮：黄芩一钱，栀子三个（打破）。上长流水煎服。如不和，加盐豉二十粒。（《广嗣全诀》）

31. 子嗽　青黛 3 g，炒黄芩 9 g，浙贝母 10 g，栝楼皮 10 g，茯苓 10 g，杏仁 10 g，海浮石 15 g，炙甘草 6 g，炒莱菔子 5 g。（《妇科用药 400 品历验心得》）

32. 妊娠合并肾炎风邪侵袭证　参见金银花条。

33. 妊娠合并病毒性肝炎湿热内蕴证湿重于热　参见半枝莲条。

34. 妊娠期肝内胆汁淤积症　参见金钱草条。

35. 肝经火旺型妊娠高血压　参见石决明条。

36. 阴虚热盛型妊娠合并糖尿病　参见玄参条。

37. 妊娠合并甲状腺功能亢进肝气郁结，肝火亢盛证　参见夏枯草条。

38. 妊娠体肿有水气，心腹急满　茯苓、白术各四两，旋覆花二两，杏仁、黄芩各三两。上细切，以水七升，煮取二升半，分温三服。（《妇人大全良方》）

39. 常服健脾清热，致胎不动　芩术汤：子芩一两，白术五钱。上锉，水煎服。（《济阴纲目》）

40. 妊娠腹泻　参见土茯苓条。

41. 妊娠遗尿属热　参见山茱萸条。

42. 妊娠能食后重、积秽稠黏之血痢　黄芩芍药汤：黄芩、白芍各三钱，炙草二钱。送香连丸。（《妇科秘书》）

43. 妊娠微热　参见沙参条。

44. 伏气发温，太阳、少阳合病自利　黄芩芍药汤：黄芩、白芍各三钱，炙草二钱，大枣四枚，水煎服。（《胎产心法》）

45. 妊娠伤寒，安胎益气　白术汤：白术、黄芩等分，新瓦上同炒香。上二味，粗捣筛，每服三钱匕，水一盏，生姜三片，大枣一枚（擘破），同煎至七分，去滓温服。但觉头痛发热，便可服，三二服即差。（《圣济总录》）

46. 孕妇瘟疫发表之后，毒甚不解，邪传入里者　参见马勃条。

47. 妊娠中火　参见大黄条。

48. 妊娠中湿，其症发热、骨节烦痛，身体重着，头痛，鼻塞　参见紫苏叶条。

49. 孕妇中痰火，脉滑数有力，形气强者　参见天麻条。

50. 妊娠气闭尸厥。其先必患腹痛秘结，猝然大叫昏死，面红，脉动有力　参见大黄条。

51. 妊娠谵语，为脏腑热极之候　参见黄连条。

52. 妊娠时气头痛，腰背强，壮热　升麻、黛青、前胡、黄芩、山栀各二两，葛根三两，石膏八

分。上水五升，煎取三升半，分为三服。(《经效产宝》)

53. 妊妇患疟，寒热头痛，心烦　黄芩散：黄芩、麦门冬各一两，石膏二两，甘草半两，乌梅十四个。上㕮咀，每服四钱。水一盏，煎至六分，去滓温服。(《妇人大全良方》)

54. 妊妇发斑，变为黑色，尿血　栀子大青汤：升麻、栀子仁各二两，大青、杏仁、黄芩各一两半。上㕮咀，每服五钱。水一盏半，葱白三寸，煎至一盏，去滓温服。(《外台秘要》)

55. 妊娠遍身痛，或冲心欲死，不能饮食　白术五两，黄芩二两，芍药四两。上水六升，煮取二升半，分为三服。(《妇人大全良方》)

56. 肝经有风热致血崩，便血尿血　防风黄芩丸：条芩(炒焦)、防风等分为末。酒糊丸，桐子大，每服三五十丸，食远或食前，米饮或温酒送下。(《校注妇人良方》)

57. (妊娠)痰中带血　黄芩清肺饮：黑栀仁钱半，豆豉七分，黄芩二钱。(《女科一盘珠》)

58. 因火动胎，逆上作喘急者　用条芩、香附为末，水调服。(《沈氏女科辑要》)

59. 妊娠卒心痛，欲死不可忍　白术三两，赤芍药二两，黄芩一两半。上切，以水六升，煮取二升半，分三服，半日令尽。微下水，令易生。(《古今录验方》)

60. 孕妇有热病，如目赤、口舌疮之类　参见连翘条。

61. 妊妇将临月，两眼忽然失明，灯火不见，头痛目晕，项腮肿满，不能转颈　参见玄参条。

62. 羸人欲去胎　粉草，干姜，人参，川芎，生姜，肉桂，蟹爪，黄芩。上八味，等分细切，以水七升，煮取二升，分三服。(《小品方》)

63. 产后头痛　参见独活条。

64. 产后目痛赤肿　参见连翘条。

65. 产后寒热似疟　参见草果条。

66. 产后发热，头不痛但烦者　三物黄芩汤：黄芩一两，苦参二两，干地黄四两。(《备急千金要方》)

67. 产褥感染热入心包证　参见牛黄条。

68. 产后虚热头痛，身体发热，兼治腹内拘急疼痛　芍药汤：桂心三两，牡蛎、白芍药各五两，黄芩二两，生干地黄五两。上㕮咀，每服五钱。水一盏半，煎至一盏，去滓温服。(《千金翼方》)

69. 产后有哮喘之病，遇产而发　参见紫苏叶条。

70. 产后中风，心忪悸，志意不定，恍惚，语言错乱方　人参六分，羚羊角、麦门冬、茯神各八分，黄芩、白鲜皮、甘草各四两，石膏十二分，淡竹沥两大合。上㕮咀，水二大升，煎至七合，下竹沥，分三服。(《妇人大全良方》)

71. 产后卒中风，发疾口噤，瘛疭，闷满不知人；并缓急诸风，毒痹，身体痉强；及挟胎中风，妇人百病　参见白石英条。

72. 产后血渴，饮水不止　黄芩散：黄芩、麦门冬等分。上㕮咀，每服三钱。水盏半，煎至八分，去滓温服，无时。(《杨氏家藏方》)

73. 产后淋病，小便涩痛或血淋　瞿麦、黄芩、冬葵子各二两，通草三两，大枣十二枚。上水七升，煮取二升半，分作两服。(《经效产宝》)

74. 产后大小便不通　参见栀子条。

75. 产后赤白痢，脐下绞痛　当归、芍药、地榆、龙骨、黄连、艾叶、甘草、厚朴各八分，黄芩、干姜各六分。上㕮咀，以水八升，煮取二升半，去滓，分温三服即瘥。(《广济方》)

76. 产妇盗汗不止　当归六黄汤倍加人参、五味子。(《医部全录・妇科》)

77. 梦交　参见莲子心条。

78. 结核性盆腔炎　参见百部条。

79. 妊娠脏躁，苦大便燥结，腹满努力难解　参见地黄条。

80. 放环后阴道不规则出血　参见地榆条。

81. 人工流产后恶露不绝　黄芩汤加味：黄芩炭 10 g，炒白芍 10 g，炙甘草 6 g，大枣 6 个，贯众炭 30 g，椿根皮 20 g，革薢 12 g，地榆 15 g。(《妇科证治经方心裁》)

82. 子宫碘油造影后出血　参见白芍条。

83. 交接出血　参见白头翁条。

84. 盆腔粘连腹痛　参见大黄条。

85. 术后头痛　参见川芎条。

86. 干燥综合征　参见甘草条。

87. 心动火浮，性欲亢进　参见莲子条。

88. 妇人痨瘵　子芩散：黄芪一两，白芍药、子芩、人参、白茯苓、麦门冬、苦梗、生干地黄各半两。上为粗末，先用竹叶一握，小麦七十粒，水三盏，姜三片，煎至水一盏半，入药末三钱重，煎至七分，去滓温服。（《妇人大全良方》）

89. 乳汁自出　参见续断条。

90. 产后妒乳，肿痛壮热，欲结成痈　黄芩一两，白蔹一两，赤芍药一两。上件药，捣细罗为散，每于食后，以温浆水调下三钱。（《太平圣惠方》）

91. 乳头瘙痒　参见甘草条。

92. 乳痈乳疽，结肿疼痛，勿论新久，但未成脓者　参见牛蒡子条。

93. 乳衄肝经郁热证　参见栀子条。

94. 产门不闭，若暴怒伤肝而动火者　参见龙胆条。

95. 阴肿痛　黄芩一分，矾石一分，甘草二分。下筛，如枣核，绵裹，内阴中。（《僧深方》）

96. 慢性外阴前庭大腺炎　参见木芙蓉条。

97. 阴中生疮　黄芩汤：雄黄、当归、黄芩、芎䓖、大黄、矾石各二分，黄连一分。上七味切，以水五升，煮取四升，洗疮，日三度。（《妇人大全良方》）

98. 白塞综合征外阴溃疡，痛痒厉害　参见苍耳子条。

99. 阴挺出下脱　当归散：炒当归、黄芩各二两，牡蛎二两半，炙猬皮一两，赤芍药一两半。上为细末，每服二钱，食前，暖酒调下，米饮亦可。（《妇人大全良方》）

100. 霉菌性阴道炎、滴虫性阴道炎、外阴瘙痒等　参见冰片条。

101. 阴痒　大黄散：大黄、黄芩、炙黄芪各一两，赤芍药、玄参、丹参、山茱萸、蛇床子各半两。上为细末。食前，温酒调二钱服。（《妇人大全良方》）

102. 外阴湿疹溃疡　龙胆条。

103. 阴道干燥　参见何首乌条。

104. 宫颈癌镭疗后直肠反应　参见败酱草条。

105. 阴道转移癌灶性出血　参见人参条。

【现代药理研究】　黄芩苷既可以上调 Th2 细胞作用，释放大量白细胞介素 10，促进免疫耐受的建立；又可以抑制 Th1 细胞，降低子宫对胚胎的细胞免疫效应。从以上可知，黄芩苷具有免疫抑制和免疫增强的双向调节作用，能调节某些免疫细胞释放的细胞因子，最终通过调节促炎因子与抑炎因子之间的平衡来维持机体正常的免疫功能。[《中西医结合研究》，2022，14(3)：193－196]

【用法用量】　内服：煎汤，3～10 g；或入丸、散；外用：50 g，煎水洗。

【使用注意】　脾胃虚寒，少食便溏者禁服。

黄　芪

出《神农本草经》。又名黄芪、绵黄芪、箭芪。为豆科植物蒙古黄芪 *Astragalus membranaceus*（Fisch.）Bge. var. *mongholicus*（Bge.）Hsiao 或膜荚黄芪 *Astragalus membranaceus*（Fisch.）Bge. 的根。

【药性】　甘，微温。入脾、肺经。

【功效】　炙用补中益气；生用益卫固表，利水消肿。

【药论及医论】　《名医别录》："主妇人子脏风邪气……止渴……益气，利阴气。"

《日华子》："破癥癖……血崩，带下……产前后一切病，月候不匀……"

《医学启源》："治虚劳自汗，补肺气，实皮毛……"

【临床应用】

1. 经病由气虚　补气固经丸：人参，炙草，茯苓，白术，黄芪，砂仁。（《妇科玉尺》）

2. 气虚型月经先期　参芪白莲粥：人参 6 g，生芪 30 g，大枣（去核）15 枚，白莲子（去心）60 g，粳米 60 g。将人参、黄芪加入清水 1 000 mL，文火煮取 200 mL，去渣，与枣、莲、米共煮为粥。每日 1 料，连服 1 周。（《百病饮食自疗》）

3. 经期过长　黄芪建中汤加味：炙黄芪15 g，桂枝6 g，炒白芍12 g，炙甘草6 g，炮姜5 g，大枣5个，饴糖30 g，阿胶10 g，仙鹤草20 g，荆芥炭10 g，海螵蛸20 g。（《妇科证治经方心裁》）

4. 子宫出血过多，出虚汗　黄芪浸膏溶液，由黄芪一味制成。每次2～5 mL，每日2次。（《中药制剂汇编》）

5. 崩漏　黄芪醋炙黑色，熬膏服，有效。（《慎斋遗书》）

6. 人工流产，放环后出血不止　参见党参条。

7. 人工流产后闭经　炙黄芪12 g，肉桂5 g，党参12 g，白术10 g，茯苓10 g，炙甘草5 g，熟地黄12 g，炒白芍10 g，当归5 g，川芎5 g。（《妇科用药400品历验心得》）

8. 室女经闭成劳　白芍药六两，绵黄芪、甘草、人参、当归、半夏、茯苓、熟地黄、五味子、阿胶各二两。上㕮咀，每服三大钱。水盏半，生姜十二片，枣三个，煎至九分，无时温服，日进三服。（《妇人大全良方》）

9. 经行腰痛　参见白术条。

10. 经期体痛……去血过多者　黄芪建中汤：黄芪一两，肉桂一两，白芍二两，炙草七钱。每服五钱，姜枣水煎服，日二三服。（《妇科冰鉴》）

11. 经行发热　补中益气汤加减：黄芪、党参各15 g，仙鹤草30 g，当归、白芍、白术各9 g，升麻3 g，柴胡4.5 g。（《妇产科疾病中医治疗全书》）

12. 经后发热、时热、潮热，脉沉而涩，表里无病，乃血虚内热也　六神汤：即四物汤加蜜芪、地骨皮等分服。（《彤园妇人科》）

13. 经行水肿脾虚证　参见陈壶卢瓢条。

14. 经行音哑　参见沙参条。

15. 经后自汗　党参20 g，生黄芪15 g，五味子5 g，醋30 mL，金樱子20 g，薏苡仁30 g。（《妇科用药400品历验心得》）

16. 经行遗尿　补中益气汤加味：党参15 g，生黄芪30 g，升麻6 g，柴胡5 g，白术12 g，当归8 g，陈皮8 g，枳壳30 g，鸡内金6 g，桑螵蛸12 g，益智仁12 g，乌药6 g，山药15 g，炙甘草6 g。（《妇科用药400品历验心得》）

17. 带下　生黄芪12 g，桑螵蛸12 g，白果10 g，白芷10 g，苍术10 g，荷叶10 g，升麻6 g，海螵蛸20 g，防风10 g。（《妇科用药400品历验心得》）

18. 白带日久气虚　黄芪30 g，白术9 g，水煎服。（《常见病验方研究参考资料》）

19. 白带白淫　参见诃子条。

20. 赤带　参见炮姜条。

21. 白浊　参见女贞子条。

22. 白崩　参见牛角鰓条。

23. 滑胎　参见大黄条。

24. 气虚胎动，腹痛，下水　黄芪汤：糯米一合，黄芪炒、川芎各一两。上水煎，分三份。（《孕育玄机》）

25. 胎漏　胎漏方：黄芪60 g，糯米30 g，水煎服。（《古代验方大全》引《奇效简易良方》）

26. 妊娠忽黄汁下如胶，或如小豆汁　粳米五升，黄芪五两。上以水七升，煎取二升，分为四服。（《经效产宝》）

27. 妊娠腰痛，骨盆疼痛　参见防己条。

28. 子悬　参见猪蹄条。

29. 羊水过少　北沙参12 g，黄精12 g，玉竹12 g，山药15 g，生黄芪15 g，枸杞子15 g，覆盆子15 g，续断12 g，桑椹子15 g，杜仲12 g，桑寄生15 g，红枣10枚，麦冬10 g。（《妇科用药400品历验心得》）

30. 羊水过多　参见桂枝条。

31. 妊娠胎膜早破　桑螵蛸15 g，生白术30 g，芡实30 g，金樱子30 g，生黄芪15 g，升麻6 g，苎麻根20 g，生山药30 g，杜仲12 g。（《马大正50年临证验案自选集》）

32. 妊娠水肿　黄芪腹皮汤：黄芪30 g，大腹皮15 g，白术20 g，当归15 g，茯苓20 g，党参15 g，山药30 g，泽泻10 g，车前草15 g。以该方为基本方加减。[《中医杂志》，1985(2)：31]

33. 妊娠外感　炒白术10 g，生黄芪15 g，防风10 g，藿香6 g，蝉蜕4 g，薄荷5 g，荆芥9 g。

(《妇科用药400品历验心得》)

34. 妊娠咳嗽 参见沙参条。

35. (妊娠)烦躁口渴 黄芪六一汤:黄芪六钱,甘草一钱,良。(《资生集》)

36. 气虚转胞 黄芪猪肠汤:黄芪60 g,猪小肠1付,黑豆30 g,赤小豆30 g。将黑豆、赤小豆洗净装入猪肠内,用清水将猪肠与黄芪同炖至熟去药渣。吃肠及豆,喝汤。(《百病饮食自疗》)

37. 孕妇体虚,或因久病积弱成瘘 补元汤:人参、蜜芪、炙术、当归、川芎、炒芍、续断、杜仲各钱半,熟地二钱,炒苡仁、木瓜、桂心、炙草各一钱,姜、枣引。(《彤园妇人科》)

38. 妊娠不长,兼安胎和气 黄芪汤:黄芪炒、白术炒、陈皮、麦门冬、白茯苓、前胡、人参各五分,川芎、甘草(炒)二分。上姜枣水煎。(《广嗣全诀》)

39. 孕妇中虚。因平日气虚,复烦劳过度,或忍饥受饿,致清阳不伸。气脱昏死,四肢不收,面白唇红,口张,脉微细无力 参见人参条。

40. 妊娠合并血小板减少 参见大青叶条。

41. 孕痈脓肿已成型 参见瓜蒌子条。

42. 过期妊娠,滞产、胎盘残留 参见郁金条。

43. 交骨不开 用熟黄芪二两,煎汤熏洗。(《女科一盘珠》)

44. 难产 参芪救母汤:人参、黄芪各一两,当归二两,升麻五分,龟板一个,母丁香三枚。水煎服。(《辨证录》)

45. 胞衣不下 参见人参条。

46. 恶露不绝 补中益气汤加减:生黄芪30 g,白术10 g,党参15 g,当归3 g,升麻5 g,柴胡5 g,炙甘草6 g,枳壳10 g,阿胶10 g,仙鹤草20 g,贯众炭30 g,地榆20 g。(《妇科用药400品历验心得》)

47. 脾虚型恶露不绝 参术黄芪粥:党参9 g,黄芪15 g,白术18 g,粳米60 g。先将前三味药煎汤30分钟后再入粳米煮粥食用。每日1剂,服6～7日。(《中医妇产科学》,刘敏如等主编)

48. 产后失血过多,腰痛,身热自汗 当归黄芪汤:当归二两,黄芪、白芍(炒)各二两。上㕮咀,每服六钱,加生姜五片,水一盏半煎至一盏,温服不拘时。(《济阴纲目》)

49. 产后大虚,心腹急痛,血气上抢心,气息乏 补益方:黄芪、白术、当归、甘草、人参各二两,生姜四两。上先以白羊肉三斤,去膜,以水一斗九升,煮肉取汁五升,后下诸药,更煎取三升,分温三服。(《妇人大全良方》)

50. 产后头痛眩晕 参见红花条。

51. 产后血晕 黄芪三两,酒醋半斤,水煎服。(《常见病验方研究参考资料》)

52. 产后伤风,脉浮软 玉屏风散:酒炒黄芪三两,炒白术三两,防风两半,砂糖炒黑。为散,水煎五钱,去渣温服。(《女科指要》)

53. 产后痉证 参见鸡血藤条。

54. 产后郁冒(产褥中暑) 参见太子参条。

55. 产后虚汗不止 当归、黄芪各一两,麻黄根二两。上㕮咀,每服三钱,水一盏,煎至七分去滓,温服。(《普济方》)

56. 产后心虚惊悸,梦寐不安 参见远志条。

57. 产后身痛 参见川乌头条。

58. 小产后虚而大渴 当归补血汤:黄芪一两,当归二钱。上水煎。(《广嗣全诀》)

59. 产后肺气虚寒,咳嗽喘闷 黄芪汤:黄芪、桔梗、人参、白茯苓、山芋各半两。上五味,粗捣筛,每服三钱匕,水一盏,煎七分,去滓温服,不拘时。(《圣济总录》)

60. 产后诸虚不足,发热或恶寒腹痛 黄芪建中汤:黄芪(炒)、肉桂各一两,白芍药(炒)二两,甘草(炒)七钱。每服五钱,姜、枣水煎服,日二三服。(《证治准绳·女科》)

61. 产后瘫痪不起 参见川牛膝条。

62. (产后)小便不通,必是气虚不能升举 黄芪五钱,麦冬一钱五分,白通草八分。水煎服。(《沈氏女科辑要》)

63. 产后尿不禁,面微浮,略发热于午后 黄芪、归身尾、芍药各一钱半,白术一钱,人参、陈皮各五分,甘草(炙),少许。上水煎,热服之。

(《证治准绳·女科》)

64. 产后霍乱吐利，腹痛转筋　参见藿香条。

65. (产后)肌肤发热，面目赤色，烦渴引饮，此血脱发燥也　宜当归补血汤：蜜炙黄芪一两，当归三钱。水一钟半，煎八分，食远服。(《竹林女科证治》)

66. 产后恶露不净，癥瘕，经闭不通　参见西红花条。

67. 产后发热逆传心包　参见牛黄条。

68. 妇人血风，皮肤瘙痒不可禁止　参见羊蹄条。

69. 血虚　参见羊肉条。

70. 围绝经期综合征　参见首乌藤条。

71. 虚热　参见太子参条。

72. 心脾两虚型梦交　参见党参条。

73. 蓐劳　补虚汤：人参，黄芪，肉桂，炙甘草，川芎，当归，白芍，姜，枣。(《妇科玉尺》)

74. 术后腹痛　参见白芍条。

75. 放环后阴道不规则出血　参见地榆条。

76. 垂体手术后身冷背热　龟板胶条。

77. 妇人骨蒸劳热，四肢烦疼，日渐羸瘦　参见青蒿条。

78. 妇人风瘙，瘾疹遍身瘙痒，状若虫行，或发或歇　参见沙参条。

79. 胸中大气下陷　黄芪15 g，升麻5 g，柴胡5 g，知母5 g，桔梗6 g，山药10 g。(《妇科用药400品历验心得》)

80. 潮热食少，经愆无子，脉软弦数者　青蒿乌鸡丸：青蒿一斤，人参四两，炙黄芪四两，当归四两，制香附一斤，茯苓二两，川芎二两，白术四两，丹皮二两，炒白芍二两，制鳖甲六两，地骨皮三两，炒艾叶二两。制为末，取白丝毛乌骨雄鸡一只，去肠垢留腹入熟地八两，好酒煮烂去骨，同前药焙脆为末，仍用煮鸡酒糊熟糯粉，干湿可丸，余酒收入，仍用温酒下三五钱。(《女科指要》)

81. 子宫发育不良　参见凤仙透骨草条。

82. 输卵管积水不孕　参见西红花条。

83. 希恩综合征　参见鹿角条。

84. 围绝经期综合征见形体肥胖、少动懒言、面部色素沉着、水肿、四肢有蚁走感，或兼有月经紊乱、色黯红夹有血块者　参见海藻条。

85. 心动火浮，性欲亢进　参见莲子条。

86. 慢性盆腔炎性疾病后遗症　参见凤尾草条。

87. 补(妇人)虚败　芪味丸：黄芪(盐水浸火炙)四两，北五味二两。上为末，秫米糊丸，空心盐酒下。(《济阴纲目》)

88. 气血两虚型缺乳　参见太子参条。

89. 产后乳汁断少　黄芪一两，当归一两，通草一钱，煮猪蹄，连汤食之。气血足，乳自足也。(《女科一盘珠》)

90. 乳汁不通　参见枸杞子条。

91. 气血虚弱乳汁自出　羊乳18 g，芡实9 g，黄芪18 g。水煎服。(《中华民间秘方大全》)

92. 奶痈　三能散：绵黄芪、皂角刺(烧存性)各一两。上捣罗为散，以酒调二钱服。能穿能散。(《普济方》)

93. 乳头内缩　生黄芪一两，上肉桂一钱，炙升麻钱半，大当归三钱，上白芷一钱，炒知母钱半，细木通五分，净柴胡钱半，苦桔梗钱半，皂角刺三钱，生姜一钱，水煎温服。(《妇科经验良方》)

94. 乳痈肿消核……并疗颐下气结瘰疬　参见昆布条。

95. 奶栗即乳栗，又名乳癖。破者少有生　参见丁香条。

96. 乳腺癌　参见瓜蒌皮条。

97. 子宫脱垂　黄芪30，童子鸡一只。将童子鸡取出内脏洗净，把黄芪塞入鸡肚，隔水蒸服。(《妇科名医证治精华》)

98. 肠出　盛以洁净漆器，浓煎黄芪汤浸之，肠即上。(《济阴纲目》)

99. 外阴下坠　参见升麻条。

100. 小腹下坠　党参常与黄芪、升麻、柴胡配伍。(《妇科用药400品历验心得》)

101. 气血虚弱型性欲淡漠　黄芪枸杞鸡：黄芪30 g，枸杞子30 g，净鸡(除内脏外不拘部

位）250 g，调味品适量。加水 1 000 mL 炖至鸡熟，食鸡饮汤，宜常服食。（《中医妇产科学》，刘敏如等主编）

102. 脾虚湿盛型白塞综合征　黄芪 30 g，党参 30 g，白术 15 g。将三味药用布包好煎汤，去渣后放入 60 g 大米，煮粥食用。（《中医妇产科学》，刘敏如等主编）

103. 气血虚弱阴肿　参见人参条。

104. 阴汗湿痒　绵黄芪，酒炒为末，以熟猪心点吃妙。（赵真人《济急方》）

105. 外阴下坠　知柏地黄汤加野荞麦根 20 g，络石藤 15 g，生黄芪 15 g，升麻 10 g。（《妇科用药 400 品历验心得》）

106. 女人交肠　参见人参条。

107. 产后阴蚀五疳　甘温汤：黄芪、干葛、赤芍、归须、甘草、陈皮、川芎、白芷、白术、厚朴、人参、前胡、枣二枚。（《妇科秘兰全书》）

108. 晚期宫颈癌体质虚弱者　参见桃仁条。

【现代药理研究】

（1）黄芪注射液对大鼠离体子宫有收缩作用。黄芪无同化激素或雄激素样作用。有报道称黄芪有促雌激素样作用，可使小鼠动情期（普通 1 日）延续达 10 日之久。（《中药药理与应用》）

（2）黄芪增加排尿量的机制可能与增加血中心房钠尿肽和减少醛固酮的分泌，进而促进尿液中 Na^+ 和 Cl^- 的排泄有关。[《中国新药杂志》，2023，32（4）：410－419]

【用法用量】　内服：煎汤，10～60 g；或入丸、散、膏剂。

【使用注意】　表实邪盛，气滞湿阻，食积停滞，痈疽初起或溃后热毒尚盛等实证，以及阴虚阳亢者，均须禁服。

黄　连

出《神农本草经》。又名王连、支连、川连。为毛茛科植物黄连 *Coptis chinensis* Franch.、三角叶黄连 *Coptis deltoidea* C.Y.Cheng et Hsiao 或云连 *Coptis teeta* Wall.的根茎。

【药性】　苦，寒。入心、肝、胃、大肠经。

【功效】　泻火，燥湿，解毒。

【药论及医论】　《神农本草经》："主……肠澼腹痛下痢，妇人阴中痛。"

《医学启源》："泻心火，除脾胃中湿热，治烦躁恶心，郁热在中焦，兀兀欲吐，心下痞满。"

【临床应用】

1. 经水将来，阵痛阵止者为血实　四物汤加延胡索、木香、黄连、香附。（《医部全录·妇科》）

2. 经期过长　参见黄柏条。

3. 经事涩少　红花，白葵花，血见愁。经暴腹重，加黄连。（《女科万金方》）

4. 经如黄水者，脾湿也　连翘白术汤：连翘、白术、白茯、生地、地骨皮各一钱，炙草五分，白芍一钱半，升麻、黄连各三分，山药二钱，食远服。（《秘传女科》）

5. 先期而至……属热者　芩连四物汤：生地三钱（酒炒），当归二钱（酒炒），白芍二钱（酒炒），川芎一钱，黄芩一钱（酒炒），黄连一钱（酒炒）。水煎温服。（《妇科冰鉴》）

6. 过期不至……紫黑有块，或成条片者，热烁血也，必作痛　香连四物汤：四物汤内加木香六分、黄连一钱。（《妇科冰鉴》）

7. 气血两亏型经血不调，子宫虚寒，经行腹痛，崩漏带下，产后失血过多等　参见乌骨鸡条。

8. 经水如黑豆水　四物加黄连、黄芩各一两。（《医部全录·妇科》）

9. 躯脂满经闭者　以导痰汤加黄连、川芎。（《医部全录·妇科》）

10. 月水不止　黄连，冶，下筛，以三指撮，酒和服，不过再三。（《僧深方》）

11. 经血暴下　黄连解毒汤：黄连、黄柏、黄芩、大栀子各等分。上锉如麻豆大，每服五钱，水二盏，煎至八分，去滓温服之。（《医部全录·妇科》）

12. 崩漏后脾胃虚弱　补中益气汤：羌活一钱，防风、藁本各七分，甘草五分，黄连、黄芩

各三分,人参五分,黄芪七分。上,煎服。(《医部全录·妇科》)

13. 血崩后心神不安　滋阴宁神汤:当归、川芎、白芍、熟地、人参、茯神、白术、远志各一钱,酸枣仁、甘草各五分,酒炒黄连四分。上,煎服。(《医部全录·妇科》)

14. 经间及经行期狂躁　参见天竺黄条。

15. 经不调,心腹痛兼呕逆,喜轻摸则缓,是寒热相抟　常用黄连汤煎服可愈:黄连,干姜,半夏,人参,甘草,桂枝,大枣。(《秘珍济阴》)

16. 膜样痛经,腹痛剧烈兼有呕吐　参见浙贝母条。

17. 经行腹泻　参见车前子条。

18. 经来痢疾　甘草五钱,川连(姜炒)二钱,干姜一钱。水煎不拘时服。(《妇科秘方》)

19. 经来寒热,四肢厥冷,呕吐蛔虫　参见乌梅条。

20. 心胃之热经行口糜　黄连拭口液:黄连 3 g,甘草 3 g。水煎取汁,拭口或内服,日数次。(《百病饮食自疗》)

21. 经行牙龈肿痛　清胃散加味:升麻 6 g,黄连 3 g,当归 5 g,生地黄 12 g,牡丹皮 10 g,川牛膝 12 g,石膏 10 g。(《妇科用药 400 品历验心得》)

22. 心肝火旺型经行不寐　猪胆汁拌川连 3 g,猪胆汁拌山栀子 15 g,晒干研细末为丸,每日早晚各服 3 g。(《妇产科疾病中医治疗全书》)

23. 带下,若挟热者,多下赤脓　黄连散:黄连(去须)、灶突中煤各一两。上二味,捣罗为散,每服二钱匕,食前温酒调下,日三。(《圣济总录》)

24. 赤带　参见牡丹皮条。

25. 探胎　参见猪牙皂条。

26. 孕妇白带　芩术樗皮丸:黄芩、白术各三钱,黄柏钱半,樗皮、白芍、山茱萸各二钱半,白芷、黄连各二钱。上为末,酒糊丸,温酒下。(《医部全录·妇科》)

27. 恶阻,水药俱吐　抑青丸:黄连一味为末,粥糊丸麻子大,每服二三十丸。(《沈氏女科辑要》)

28. 妊娠泛酸　参见蛤壳条。

29. 若困顿仆及举重,致胎动下血方　黄连末,酒服方寸匕,日三服,乃愈。(《补阙肘后百一方》)

30. 因惊胎动出血　取黄连末酒服方寸匕,日三服。(《子母秘录》)

31. 妊娠烦躁口干,睡卧不安　黄连二两(去须)。上捣细罗为散,每服不计候,以粥饮调下一钱。(《太平圣惠方》)

32. 妊娠心悸　黄连阿胶汤加味:黄连 3 g,阿胶 10 g,鸡子黄 1 个,炒白芍 30 g,炒黄芩 5 g。(《妇科用药 400 品历验心得》)

33. 怀孕期间头痛眩晕,口舌生疮,咽喉红肿,暴发火眼,遍身发热,牙齿疼痛　参见金银花条。

34. 子痫。妊娠风热相抟,时发昏眩　犀角散:犀角,人参,山栀,羌活,黄连,青黛,川芎,川芎,白芷,白茯,甘草。(《女科心法》)

35. 子烦　参见朱砂条。

36. 孕妇瘟疫发表之后,毒甚不解,邪传入里者　参见马勃条。

37. 妊娠斑疹,口舌生疮,齿龈腐烂出血　参见升麻条。

38. 妊娠火郁腹痛,便秘烦渴,面赤脉洪　清中汤:当归、川芎、白芍、赤苓各钱半,陈皮、条芩、甘草各一钱,炒连、栀仁、煨研草果各五分。(《彤园妇人科》)

39. 孕妇中痰火,脉滑数有力,形气强者　参见天麻条。

40. 妊娠肝火燥甚,左胁刺痛,吞酸吐水,或筋疝痞结　左金丸:姜汁炒黄连六钱,盐水泡吴萸干一钱。共研极细,水为小丸,姜汤每下二钱。(《彤园妇人科》)

41. 妊娠下痢频并,后重里急　黄连汤:黄连(去须捣碎炒)、黄柏(去粗皮)各三两,白术四两。上三味,粗捣筛,每服五钱匕,水一盏半,生姜三片,同煎至八分,去滓温服日三。(《圣济总录》)

42. 孕痫　参见大青叶条。

43. 子淋　参见连翘条。

44. 胎前八九个月孩儿攻心　凉膈和中散：生地三钱，连翘六分，白菊一钱五分，天冬一钱，条芩一钱，云连四分，石莲一个，当归三钱，花粉一钱五分，甘草六分，磨羚羊角尖三分引，雪水煎服亦可。（《妇科指归》）

45. 妊娠谵语，为脏腑热极之候　急宜童便时时灌之，不应，用生地黄黄连汤：生地二钱，防风、川芎各八分，当归一钱半，黄连七分，黄芩炒、黑山栀各一钱，赤芍一钱，清其血中之火，庶胎得安。脉实者，加酒大黄下之，下迟则伤胎也。（《妇科秘书》）

46. 妊娠期肝内胆汁淤积症湿热内蕴证　参见栀子条。

47. 阴虚热盛型妊娠合并糖尿病　参见玄参条。

48. 妊妇脏腑热极谵语　宜童便时时灌之，兼服生地黄连散，清其胎热，庶胎得安。（《秘珍济阴》）

49. 孕妇有热病，如目赤、口舌疮之类　参见连翘条。

50. 产后目红肿痛者　四物汤用生地，加川连、甘菊等药治之。（《郑氏家传女科万金方》）

51. 产后冷热痢　黄连丸：黄连三两，乌梅肉一升，干姜二两。上三味捣末，蜜丸如桐子，以饮下二十至三十丸，日再服。（《僧深方》）

52. 产后连下血不止　黄连、黄柏、阿胶（炙）各三分，熟艾二两。上以水六升煮取二升半，分为三，温服。（《普济方》）

53. 产后心气攻痛　七气手拈散：玄胡索、小茴香、白芍药、干漆（炒）、枳壳各二钱，黄连、石菖蒲、香附子、苏叶各一钱半，没药、乳香各一钱，甘草六分。用法：上锉散，分作二服，每服用水一盏半，姜三片，煎至七分，空心服。（《证治准绳·女科》）

54. 产后失寐　黄连温胆汤加远志 10 g、酸枣仁 15 g、菖蒲 6 g、五味子 5 g、龙齿 30 g。（《妇科用药 400 品历验心得》）

55. 产后怔忡惊悸，素壮火盛者　安神丸：归身（酒浸）、生地各三钱，黄连二钱（炒），甘草五分（炙），以上四味，共为末，蒸饼丸如绿豆大，以朱砂为衣。每服四十丸。（《胎产心法》）

56. 产后发热　参见玄参条。

57. 产后中暑　参见石斛条。

58. 产褥感染热入心包证　参见牛黄条。

59. 痰火产后发狂　黄连温胆汤加味：黄连 5 g，炒竹茹 6 g，炒枳实 10 g，制半夏、炙橘红各 6 g，茯苓 12 g，甘草 3 g，陈胆星 10 g，青龙齿（先煎）10 g，钩藤 20～30 g。（《中医临床妇科学》，夏桂成主编）

60. 产后失音不语　参见红花条。

61. 产后汗出　止汗散：人参，当归，熟地，麻黄根，黄连，浮子麦，大枣。（《傅青主女科》）

62. 月经不调，久而无子，冲任伏热也　熟地黄半斤，当归二两，黄连一两并酒浸一夜（焙），研为末，炼蜜丸梧子大。每服七十丸，米饮、温酒任下。（《本草单方》）

63. 围绝经期综合征　参见钩藤条。

64. 干燥综合征　参见甘草条。

65. 脏躁　黄连温胆汤：黄连 3 g，竹茹、半夏、茯苓、郁金各 10 g，陈皮、枳壳、远志、石菖蒲各 8 g，蒌皮、礞石各 12 g，生草 5 g。（《妇产科疾病中医治疗全书》）

66. 性欲亢进　黄连清心饮：黄连 6 g，生地黄 15 g，当归 10 g，酸枣仁 15 g，茯神 10 g，党参 10 g，莲子心 3 g。（《中医临床妇科学》，夏桂成主编）

67. 梦交　交泰丸（黄连、肉桂）每日 2 次，每次 3 g。（《妇产科疾病中医治疗全书》）

68. 交接辄血出　黄连六分，牛膝、甘草各四分。上三味细切，以水四升，煮取二升洗之，日三四度，差止。（《妇人大全良方》）

69. 性交呕吐　参见半夏条。

70. 排卵后痞证　黄连 5 g，半夏 12 g，栝楼皮 10 g，神曲 10 g，炒栀子 10 g，川芎 3 g，苍术 10 g，香附 9 g，佛手柑 10 g，甘松 10 g。（《妇科证治经方心裁》）

71. 慢性盆腔炎性疾病后遗症　参见虎杖条。

72. 乳痈　大黄、鼠粪（湿者）、黄连各一分。

上二物为末，鼠矢更捣，以黍米粥清和，傅乳四边，痛即止愈。(《集验方》)

73. 乳房凝住不散　黄连解毒汤：黄连、黄芩、黄柏、山栀各二钱半。上，水煎服。(《医部全录·妇科》)

74. 儿吮破乳头成疮　则用蒲公英末，或黄连腻粉散掺之。(《医部全录·妇科》)

75. 乳头瘙痒　甘草泻心汤加味：炙甘草 10 g，黄芩 10 g，黄连 5 g，干姜 3 g，大枣 5 个，党参 10 g，半夏 10 g，龙胆 5 g，白鲜皮 10 g，地肤子 10 g，蝉衣 5 g，栀子 10 g，苦参 10 g。(《妇科证治经方心裁》)

76. 奶癣疮，经年不瘥　参见玄参条。

77. 交肠，亦治赤白痢　黄连阿胶丸：阿胶一两，黄连三两，白茯苓二两，二味为末，水和阿胶丸。(《薛氏济阴万金书》)

78. 产门痛　用黄连为末，酒服一钱，日三服。(《普济方》)

79. 女人交接苦痛出血方　黄连六钱，牛膝、甘草各四钱。共用水二碗煎。洗之，日三度。(《香奁润色》)

80. 阴挺　金毛狗，五倍子，枯矾，鱼腥草，水杨柳，黄连，共为末。用有嘴瓦罐煎汤，预备竹筒去节，接罐嘴，引热气熏入阴中，俟温洗之，用二三次即消。长则脱断，又无血出。(《女科一盘珠》)

81. 阴疮　黄连，黄芩，枯矾。上煎汤熏洗。(《普济方》)

82. 阴蚀肿痛，亦治下疳　凤凰衣、川连、轻粉、雄黄各等分。研细，香油抹。(《薛氏济阴万金书》)

83. 前庭大腺炎　参见龙胆条。

84. 阴痒　黄连、黄柏各二两，以水三升，煮取一升半，温洗，日三。(《僧深方》)

85. 产门不闭，若暴怒伤肝而动火者　宜龙胆泻肝汤：参见龙胆条。

86. 白塞综合征外阴溃疡，痛痒厉害　参见苍耳子条。

87. 子宫颈糜烂　参见炉甘石条。

88. 子宫颈癌放射治疗后直肠反应　参见白头翁条。

89. 外阴肛周湿疹　黄连粉合苦参汤：黄连 10 g，苦参 60 g。每次加水 1 000 mL，煎取 500 mL，连煎 3 次，合药液，凉后先用冲洗器冲洗阴道再坐浴，不拘次数，每次 15 分钟。(《妇科用药 400 品历验心得》)

90. 霉菌性阴道炎　黄连 20 g，每次加水 1 000 mL，煎取 500 mL，连煎 3 次，合药液，凉后先用冲洗器冲洗阴道再坐浴，不拘次数，每次 15 分钟。(《妇科用药 400 品历验心得》)

91. 阴中生虫，用此纳之　雄黄锐散：雄黄别研、青葙子、苦参、黄连各二钱半，桃仁一钱。上为末，生艾捣汁，和如小指尖大，绵裹纳下部肛门内。(《医部全录·妇科》)

92. 滴虫性阴道炎　用 4% 黄连溶液浸带线棉球填塞阴道，每日 1 次，1 周为 1 个疗程。(《常见病验方研究参考资料》)

【现代药理研究】

(1) 黄连及小檗碱的抗菌作用基本一致，对金黄色葡萄球菌、溶血性链球菌、肺炎链球菌、脑膜炎球菌、霍乱弧菌、炭疽杆菌、痢疾杆菌(宋氏除外)等均有较强的抗菌作用。黄连煎液及水浸液对堇色毛癣菌、絮状表皮癣菌、奥杜盎小芽孢癣菌、白念珠菌、星状奴卡菌等 14 种皮肤真菌呈抑制作用。黄连煎剂或小檗碱对体外及鼠体内阿米巴原虫、沙眼衣原体、滴虫等均有抑制作用。(《中华本草》)

(2) 黄连素具有良好的降糖效果，可通过多条途径发挥抗糖尿病作用。如黄连素能通过提高胰岛素受体底物-1、PI3K 蛋白的表达，阻断由游离脂肪酸引起的胰岛素抵抗。也有学者发现其可通过促进葡萄糖激酶表达来改善 HepG2 细胞胰岛素抵抗。[《中医药学报》，2021，49(2)：87-92]

【用法用量】 内服：煎汤，1.5～5 g；研末，每次 0.3～0.6 g；或入丸、散。外用：30 g，煎汤外洗或研末调敷。

【使用注意】 胃虚呕恶，脾虚泄泻者均应慎服。

黄 柏

出《本草纲目》。又名黄檗、檗皮、檗木。为芸香科植物黄皮树 *Phellodendron chinense* Schneid.的树皮。

【药性】 苦,寒。入肾、膀胱、大肠经。

【功效】 清热,燥湿,泻火,解毒。

【药论及医论】《神农本草经》:"止泻痢,女子漏下赤白,阴伤蚀疮。"

【临床应用】

1. 经事不调,四肢无力　参见全蝎条。

2. 经水先期而来　先期汤:生地黄、当归、白芍药各二钱,黄柏、知母各一钱,条芩、黄连、川芎、炒阿胶各八分,艾叶、香附、炙甘草各七分。水二盅,煎一盅,食煎温服。(《证治准绳·女科》)

3. 月经黑,口渴倦怠,形短色黑,脉不匀似数　赤芍药、香附米各半两,炒黄柏、黄芩各三钱,甘草二钱。上为末,醋糊丸,白汤下五六十丸。(《证治准绳·女科》)

4. 经水过多　炒黄芩、炒芍药、炙龟板各一两,椿树根皮七钱半,炒黄柏三钱,香附二钱半。上为末,酒糊丸,空心白汤下五六十丸。(《证治准绳·女科》)

5. 经期过长　黄连解毒汤加味:黄连 6 g,炒黄柏 6 g,黄芩炭 10 g,炒栀子 10 g,龟板胶 20 g。(《妇科用药 400 品历验心得》)

6. 血崩,血痢　黄柏、黄连各四两,苦酒五升煎,减半温服无时,大效。(《卫生易简方》)

7. 经断复来……血热甚者　益阴煎:生地三钱,知母二钱,黄柏二钱,龟板四钱,缩砂仁、甘草各一钱。(《妇科冰鉴》)

8. 行经三日前,骨中发热,下血如崩　加味逍遥散,加知母、黄柏。(《妇科秘书》)

9. 漏下赤色　白术二两,白薇半两,黄柏二两半。上件药,捣细罗为散,每于食前,以温酒调下二钱。(《太平圣惠方》)

10. 经间期子宫出血　知柏地黄汤加地榆 15 g,槐花 15 g,贯众 15 g。(《妇科用药 400 品历验心得》)

11. 经行口糜　参见板蓝根条。

12. 经来寒热,四肢厥冷,呕吐蛔虫　参见乌梅条。

13. 黄带　二黄三白汤:酒扁柏,川连,黄柏,香附,白石脂,白术,白芍,椿根皮。(《妇科玉尺》)

14. 元气虚弱,女人赤白带下,子宫虚冷,血山崩等证　参见马钱子条。

15. 有孕白带　苍术三钱,山茱萸、白芍药各二钱半,炒黄芩、白芷各二钱,炒樗根皮、炒黄连、炒黄柏各一钱半。上为末,糊丸,空心温酒下五十丸。(《证治准绳·女科》)

16. 妊娠腹痛　参见龙胆条。

17. 有胎腰痛　白术四钱,陈皮三钱,炒黄柏二钱半,人参、条芩、川芎、地黄、当归尾各半两,炙甘草一钱。上分四帖,水酒煎服。(《证治准绳·女科》)

18. 胎动,脉洪虚数　知柏四物汤:生地五钱,当归三钱,炒白芍钱半,川芎八分,盐水炒黄柏钱半。水煎,去渣温服。(《女科指要》)

19. 妊娠挟热下痢　三黄熟艾汤:黄连、黄芩、黄檗、熟艾各等分,上锉,每服五钱,水煎服。(《济阴纲目》)

20. 子淋,两足无力　知母、黄柏(酒炒)各二两,肉桂二钱。共为末。每用三钱,滚汤下。(《女科一盘珠》)

21. 转胞　参见肉桂条。

22. 妊娠合并急性黄疸型肝炎　茵龙解毒汤:茵陈、大青叶各 30 g,龙胆草、石菖蒲、犀角各 9 g,焦山栀、黄柏、蚤休、广郁金各 12 g,酒大黄 8 g。(《当代中医实用临床效验方》)

23. 孕妇脉浮数,发热恶寒,两腿膝胫肿痛火热,症似伤寒　加味苍柏散:制苍术,白术,黄柏,川芎,羌活,独活,生地,当归,赤芍,木通,知母,防己,木瓜,薏苡仁,甘草,生姜,葱白。温服取汗。(《彤园妇人科》)

24. 胎前消渴此症血少,三焦火胜　宜四物汤加生地三钱,炒黄柏炭八分,去心麦冬一钱。可服二三剂。(《妇科指归》)

25. 怀孕期间头痛眩晕，口舌生疮，咽喉红肿，暴发火眼，遍身发热，牙齿疼痛　参见金银花条。

26. 孕痈　参见大青叶条。

27. 产后连下血不止　黄连、黄柏、阿胶各三分，熟艾二两。上以水六升煮取二升半，分为三，温服。(《普济方》)

28. 产后痢不禁止，困乏气欲绝，无问赤白水谷　黄连、厚朴各三两，芍药、黄檗各二两。上水六升，煮取二升，分为二服。(《经效产宝》)

29. 产中咳嗽　黄柏、桑白皮蜜炙黄，等分为末，每服三钱。水一盏，入糯米二十粒，煎六分，以款冬花烧灰六钱，同调温服。(《卫生易简方》)

30. 产后骨蒸　参见紫河车条。

31. (产后)气血虚热，盗汗不止　当归六黄汤：当归、熟地黄、黄芪各二钱，生地黄、黄柏(炒黑)、黄芩(炒黑)、黄连(炒黑)，各一钱。上水煎服。(《证治准绳·女科》)

32. 湿热型产后身痛　四妙丸：川黄柏，薏苡仁，苍术，怀牛膝。(《中医妇产科学》，刘敏如等主编)

33. 产后排尿异常，肾阴亏损证　滋肾通关丸：黄柏，知母，肉桂。(《中医妇产科学》，刘敏如等主编)

34. 乳汁自出　参见续断条。

35. 乳痈　末黄柏，鸡子白和，涂之。(《僧深方》)

36. 吹乳　乳香、没药各一钱，黄柏、花粉各二钱。上酒煎服。(《孕育玄机》)

37. 乳生结核，坚硬或肿疼痛　水膏方：黄柏二两，糯米二合，赤小豆一合，露蜂房半两，盐一两。上为散，捣生地黄取汁，调令稀稠得所者，肿痛处大小剪生绢上浓涂贴之，干则换之。(《普济方》)

38. 性欲亢进　知柏地黄丸。(《妇科名医证治精华》)

39. 月水不通，渐为癥块　芫花根、炒干漆、桃仁各一两，桂心、黄柏各半两。上为细散，每于食前以生姜汤调下二钱。(《普济方》)

40. 交接出血　白头翁 15 g，炒黄柏 10 g，秦皮 10 g，炒黄连 3 g，阿胶 10 g，生白芍 15 g，黄芩炭 10 g，贯众炭 30 g，侧柏叶 10 g，蚤休 20 g，地榆 15 g。(《妇科用药 400 品历验心得》)

41. 半身以下湿热疼重而肿　《千金》托里散：制黄柏、炒苍术等分为散，姜汁调，空心温酒送二钱。(《妇科秘书》)

42. 瘣疾　用黄柏一两为末，浸冷水洗。(《普济方》)

43. 放环后阴道不规则出血　参见地榆条。

44. 湿热型急性子宫内膜炎　黄柏粉 3～5 g，分 3 次空腹睡前服下，连用 7 日。(《中国秘方全书》)

45. 急性盆腔炎　外用四黄散：大黄、黄柏、黄芩、泽兰叶各 30 g，黄连 15 g，冰片 3 g。共研细末，以开水蜂蜜各半调匀，或鸡蛋清调匀，用纱布包裹敷下腹部，每日换药 1 次。(《现代名中医妇科绝技》)

46. 宫颈糜烂　治糜灵栓：儿茶、苦参、黄柏各 25 g，枯矾 20 g。以上五味，制成 50 粒栓剂。阴道给药，一次 1 粒。(《中华人民共和国药典》2010 年版)

47. 子宫颈癌放射治疗后直肠反应　参见白头翁条。

48. 滴虫性阴道炎　每晚清洗阴道后，塞黄柏栓剂 1 枚(每枚重 7 g，含黄柏碱 0.5 g)，4 次为 1 个疗程。(《中药大辞典》)

49. 霉菌性阴道炎　黄柏 60 g，每剂水煎 3 次，合药液约 1 500 mL，凉后先用冲洗器冲洗阴道再坐浴，不拘次数，每次 15 分钟。(《妇科用药 400 品历验心得》)

50. 阴虱　参见蛇床子条。

51. 阴内生疮，脉细数　加味二妙散：炒苍术一两，炒黄柏二两，炒龟板二两，萆薢二两，炒知母二两。为散，人中白煎汤，调下三钱。(《女科指要》)

52. 阴中湿痒　黄连二两，栀子仁一两，甘草一两，黄柏一两。上件药，捣细罗为散，以粉于上效。(《太平圣惠方》)

53. 外阴湿疹糜烂，滋水较多　10%黄柏溶

液湿敷。(《现代中西医妇科学》)

54. 外阴单纯疱疹感染　甘草泻心汤加三妙丸加味：生甘草 9 g,黄芩 10 g,党参 10 g,干姜 5 g,黄连 5 g,大枣 6 个,半夏 9 g,苍术 10 g,黄柏 10 g 川牛膝 10 g,苦参 15 g。(《妇科用药 400 品历验心得》)

55. 淋病　苦参 30 g,黄柏 30 g,土茯苓 30 g,马齿苋 30 g,威灵仙 20 g,生甘草 10 g。水煎外洗,每日 2 次,每日 1 剂。(《现代中西医妇科学》)

56. 人乳头瘤状病毒感染　参见野菊花条。

57. 子宫颈癌放射治疗后膀胱反应　参见土茯苓条。

58. 白塞综合征外阴溃疡,痛痒厉害　参见苍耳子条。

59. 外阴炎　黄柏 60 g。每次加水 1 000 mL,煎取 500 mL,连煎 3 次,合药液,凉后坐浴,不拘次数,每次 15 分钟。(《妇科用药 400 品历验心得》)

60. 前庭大腺炎急性期或已成脓肿　20%黄柏溶液,将药液洗涤患处。(《实用中西医结合诊断治疗学》)

61. 产后会阴伤口感染　黄柏 25 g 水煎至 200 mL,加甘油 25 mL 和 10%乙醇 200 mL。用 1/5 000 高锰酸钾水坐浴,消毒伤口周围。生理盐水洗净伤口分泌物,将浸泡药液的纱条放入伤口,每日 1 次,3 日后隔日 1 次。(《妇产科疾病中医治疗全书》)

62. 阴吹　参见石决明条。

63. 阴道干燥　参见何首乌条。

64. 阴道灼热　参见白毛藤条。

【现代药理研究】 黄柏水煎剂或醇浸剂体外对金黄色、白色及柠檬色葡萄球菌、溶血性链球菌、肺炎链球菌、炭疽杆菌、白喉杆菌等,均有不同程度的抑菌作用,其中对葡萄球菌抑制作用最强,对痢疾杆菌、白喉杆菌、肺炎链球菌、脑膜炎球菌和链球菌有较强的杀菌作用。黄连煎剂、水浸剂于体外对多种致病性皮肤真菌,如堇色毛癣菌、絮状表皮癣菌、犬小芽孢子菌、许兰毛癣菌、奥杜盎小孢子菌及腹股沟表皮癣菌等有不同程度的抑制作用。对阴道滴虫有一定的抑制作用。(《中华本草》)

【用法用量】 内服：煎汤,5～10 g;或入丸、散。外用：60 g,水煎外洗。

【使用注意】 脾虚泄泻,胃弱食少者禁服。

黄　精

出《雷公炮炙论》。又名山生姜、玉竹黄精、白及黄精、土灵芝、老虎姜、山捣臼、鸡头参、懒姜。为百合科植物滇黄精 *Polygonatum kingianum* Coll. et Hemsl.、黄精 *Polygonatum sibiricum* Red. 或多花黄精 *Polygonatum cyrtonema* Hua 的根茎。

【药性】 甘,平。入脾、肺、肾经。

【功效】 养阴润肺,补脾益气,滋肾填精。

【药论及医论】 《名医别录》:“主补中益气,除风湿,安五脏。”

《本草从新》:“平补气血而润。”

《四川中药志》1960 年版:“补肾滋阴。治……产后气血衰弱。”

《中国百年百名中医临床家丛书》:“罗元凯认为,黄精具有养阴补血、抑制结核杆菌作用,对结核病具有疗效。他治疗结核性闭经时,方中黄精用量为 30 g。”

《王渭川临床经验选》:“王渭川治疗气虚型经量过多、血虚型经量过少患者,分别在加减补中益气汤、加减归脾汤中,加黄精 60 g。”

【临床应用】

1. 月经先期,体虚而兼寒者　参见沙参条。

2. 月经不调,经期腹痛,赤白带下　参见拳参条。

3. 经期过长　仙茅 20 g,淫羊藿 20 g,肉苁蓉 30 g,菟丝子 30 g,熟地黄 30 g,女贞子 30 g,墨旱莲 30 g,补骨脂 30 g,黄精 30 g,五味子 15 g。(《妇科用药 400 品历验心得》)

4. 经量过多　花蕊石 15 g,五灵脂 10 g,紫石英 20 g,赤石脂 30 g,制乳香 3 g,制没药 3 g,阿胶 10 g,山海螺 50 g,黄精 30 g,白及 20 g。(《妇科用药 400 品历验心得》)

5. 冲任虚损引起的经量过少、月经后期、闭经、不孕、阴部下坠　参见紫河车条。

6. 经行眩晕　参见白芍条。

7. 带下　秦艽 10 g，白蔹 10 g，矮地茶 20 g，大蓟 20 g，丹参 12 g，茵陈蒿 10 g，黄精 15 g，败酱草 15 g。（《妇科用药 400 品历验心得》）

8. 羊水过少气血虚弱证　养血益元汤：党参，白芍，熟地黄，黄精，桑椹子，何首乌，制白术，怀山药，山茱萸。（《中医妇产科学》，刘敏如等主编）

9. 妊娠腰痛　黄精 15 g，莲子 12 g，墨旱莲 15 g，仙鹤草 15 g，山药 15 g。（《妇科用药 400 品历验心得》）

10. 妊娠便秘　黄精 20 g，锁阳 20 g，枸杞子 20 g，生白术 20 g，生山药 20 g，何首乌 20 g，小麦 30 g。（《妇科用药 400 品历验心得》）

11. 气阴两虚型妊娠合并糖尿病　参见太子参条。

12. 肺脾气虚型产后蓐劳　兔 1 只，黄芪、黄精各 25 g，砂仁 6 g，荷叶 15 g（切丝）。将去皮毛、内脏的兔洗净切块，其余诸品煎水取浓汁。用植物油将兔块炒至发白，放姜、葱、花椒、盐等调味品，翻炒，倾入上汁煮至兔肉熟透，收汁。分 2～3 次吃。（《中医妇产科学》，刘敏如等主编）

13. 产后癃闭　黄精 20 g，柴胡、当归、升麻各 10 g。每日 1 剂，水煎两次，取液混合，早晚分服。（《中国民间医术绝招・妇科部分》）

14. 围绝经期综合征身热烦躁，口渴　生地黄 30 g，制黄精 30 g。先将生地黄、黄精水煎去渣，再入粳米煮粥食用。每日 1 剂。（《偏方秘方验方大全》）

15. 不孕Ⅰ方　参见丁香条。

16. 子宫脱垂　生黄精一两，金橘根三两，小茴香根二两，猪小肚一个。水、酒各半煎，分两次温服。（《常见病验方研究参考资料》）

17. 霉菌性阴道炎　黄精 60 g，每剂水煎 3 次，合药液约 1 500 mL，凉后先用冲洗器冲洗阴道再坐浴，后泡足，不拘次数，每次 15 分钟。（《妇科用药 400 品历验心得》）

【现代药理研究】　豚鼠接种结核杆菌 $H_{37}R_V$，次日或出现淋巴结肿大时开始给予黄精水煎液，口服剂量为每日 1 g（生药）/kg，服药 60 日有显著疗效，肺及淋巴结很少有结节，已接近异烟肼每日 0.5 g/kg 的疗效。黄精醇浸膏配成 2%、5%、6%、10% 浓度，体外试验结果显示其对多种致病性真菌菌株有抑制作用。（《中华本草》）

【用法用量】　内服：煎汤，10～20 g，鲜品 30～60 g；或入丸、散，熬膏。外用：60 g，煎汤洗。

【使用注意】　中寒泄泻，痰湿痞满气滞者禁服。

黄药子

出《本草图经》。又名黄药根、黄药脂。为薯蓣科植物黄独 *Dioscorea bulbifera* L.的块茎。

【药性】　苦，平，有小毒。入肺、肝经。

【功效】　消肿解毒，止咳平喘，凉血止血。

【药论及医论】　《得配本草》："治产后时疫热狂。"

《现代实用中药》："为止血剂，治吐血、咯血、鼻血、产后流血过多。"

【临床应用】

1. 月事不止，烦渴闷乱，心腹急痛，肢体困倦，不思饮食　黄药子散：黄药子，当归，芍药，生地，黄芩，人参，白术，甘草，知母，石膏，川芎，桔梗，紫菀，槐花子，柴胡。（《医部全录・妇科》）

2. 子宫内膜异位症　丹参、赤芍、延胡索、生蒲黄、焦山楂、川楝子、刘寄奴各 9 g，柴胡、青皮各 4.5 g，血竭 3 g，五灵脂、石见穿、黄药子各 12 g。（《中医妇科临床手册》）

3. 产后骨蒸血晕，及男子往来寒热　败毒散：大黄、黄药子、紫河车、赤芍药、甘草各等分。上为末，每服一钱，如发热，冷水下。（《普济方》）

4. 慢性盆腔炎性疾病后遗症粘连及炎块较大者　黄药子、地龙、车前子、三棱、莪术、王不留行各 12 g，丹参、赤芍、牡丹皮、川楝子各 9 g，

枳壳 6 g。(《中医妇科临床手册》)

5. 痰湿瘀滞型输卵管阻塞　浙贝母、苍术、白术、生牡蛎、黄药子、皂角刺、昆布、夏枯草、海浮石、丹参、赤芍、穿山甲、路路通、当归等。(《现代名中医妇科绝技》)

6. 卵巢囊肿　生地黄 15 g,赤芍、白芍各 6 g,刘寄奴 10 g,半枝莲 20 g,大血藤 20 g,败酱草 20 g,鸡内金 9 g,全当归 10 g,黄药子 10 g,泽漆 12 g,夏枯草 15 g,海藻 20 g,生甘草 6 g。(《现代名中医妇科绝技》)

7. 子宫肌瘤　夏枯草、鳖甲各 20 g,海藻、三棱、王不留行、香附各 15 g,黄药子、桃仁、丹皮各 12 g,莪术、牛膝各 10 g。每日 1 剂,水煎两次,早晚分服,50 日为 1 个疗程。(《中国民间医术绝招·妇科部分》)

8. 乳癖　黄药子、海藻、海带各 15 g,生牡蛎 30 g,山甲片、全瓜蒌、王不留行各 12 g,当归、赤芍、夏枯草、橘核、山楂核、红花、白术、玄参、香附各 9 g。(《中医妇科临床手册》)

9. 乳痈肿痛　黄药子、青皮、煅石膏、连翘、皂角刺、当归头、木通各一钱,生甘草三分,作一贴,入好酒些少,同煎饮之。(《新效方》)

10. 乳腺大导管乳头状瘤　参见急性子条。

11. 宫颈炎　黄药子 500 g,浸于黄酒 2 L 中,加入密封罐内微火蒸 2 小时,密封放于冷处避光,7 日后待用。用时先用棉签擦净宫颈分泌物,然后将带尾线之消毒棉球浸湿药酒,贴于宫颈表面,24 小时后取出,隔日 1 次。(《中华本草》)

12. 宫颈癌及乳腺癌　黄药子、莪术、鸡内金各 6 g,露蜂房 9 g,熟附片 4.5 g。(《全国名医妇科验方集锦》)

13. 滴虫性阴道炎　蛇床白头翁汤:蛇床子 60 g,白头翁、苦参、黄柏、金银花各 30 g,黄药子、百部各 20 g,荜茇 15 g。水煎去渣,熏洗阴部。(《中医妇科验方选》)

14. 外阴溃疡　艾叶 15 g,黄药子 30 g,白矾 9 g。煎水外洗。(《女性性器官出血》)

【现代药理研究】

(1) 黄药子对家兔及豚鼠离体未孕子宫有兴奋作用,出现节律性收缩与强直性收缩,苯海拉明能消除其对子宫的兴奋作用。(《中华本草》)

(2) 黄药子提取物对人源癌细胞(宫颈癌细胞株 Siha、HeLa)的生长均有明显的抑制作用。[《药物评价研究》,2012,35(2): 147－149]

【用法用量】 内服:煎汤,3～9 g;或浸酒;研末 1～2 g。外用:适量,鲜品捣敷;或研末调敷,或磨汁涂。

【使用注意】 内服剂量不宜过大。

菴蕳(附子)

出《神农本草经》。又名菴芦、菴蕳草、菴蕳蒿、淹子蕳、覆子蕳、臭蒿。为菊科植物菴蕳 *Artemisia keiskeana* Miq.的全草。

【药性】 苦、辛,温。入肝、肾经。

【功效】 益气壮阳,祛风湿,消瘀血。

【药论及医论】 《名医别录》:"疗心下坚,膈中寒热,周痹,妇人月水不通,消食,明目。"

《本草备要》:"治阳痿经涩……产后血气作痛……"

【临床应用】

1. 夙有风冷,留血结聚,月水不通　菴蕳子酒:菴蕳子、桃仁、火麻仁浸酒。(《太平圣惠方》)

2. 卒漏下,先多后少,日久不断　菴蕳饮:菴蕳子(微炒)、熟干地黄(焙)、蒲黄(微炒)、当归(切焙)各二两。上四味,粗捣筛,每服三钱匕,水一盏,煎至七分,去滓温服,空心日午临卧。(《圣济总录》)

3. 妇人卒漏下,先多后少,日久不断　菴子蕳饮:菴蕳子,熟干地黄,蒲黄,当归。(《圣济总录》)

4. 血气不调,脐下痛　桑耳、菴蕳子、桂心、土瓜根、川芎各四分,甘草二分,牛膝、赤茯苓各五分,大黄、白芍药各六分,乾地黄八分。上为末,炼蜜丸如梧桐子大,醋汤吞下二十丸。(《妇人大全良方》)

5. 产后血痛　菴蕳子,童子小便。水煎饮。(《濒湖集简方》)

6. 产后恶血攻刺，小腹疼痛　菴子半两，桃仁半两。上件药，捣罗为末，炼蜜和丸，如梧桐子大，不计时候，以热酒下二十丸。（《太平圣惠方》）

7. 产后脏腑风虚，恶血凝滞，致月水不通　菴蔄子酒：菴蔄子一斤，桃仁二斤，大麻仁一斤。上件药，用好酒三斗，同入黄瓷中，密封泥，以糠火养半日久，每日空心温饮一小盏，午食前再服。（《太平圣惠方》）

8. 久无子，或断绪，上热下冷，及妇人百病　白薇、地黄、干姜、车前子、蜀椒各十八铢，紫石英、藁本、石膏、菴子蔄、卷柏各三十铢，泽兰、赤石脂、白龙骨、远志、麦冬、茯苓、太乙余粮各二两，细辛三两，当归、芎䓖、蛇床子各一两，桂心、蒲黄各二两半，白芷、覆盆子、桃仁、人参各一两半，橘皮半两。上为末，蜜丸如梧子大，酒服十五丸，日再服，渐增，以知为度。（《医部全录·妇科》）

【用法用量】　内服：煎汤，4.5～9 g；研末入丸、散或捣汁饮。

【使用注意】　瘀滞湿热者慎服。孕妇忌服。

菜头肾

出《浙南本草新编》。又名土太子参、肉根马蓝。为爵床科植物菜头肾 *Strobilanthes sarcorrhiza* (C. Ling) H. S. Ho〔*Championella sarcorrhiza* C. Ling〕的根或全草。

【药性】　甘、微苦，凉。入肾、胃经。

【功效】　补肾养阴，清热解毒。

【临床应用】

1. 经量过多　败酱草 10 g，大血藤 15 g，樗根皮 15 g，半枝莲 15 g，土茯苓 15 g，蒲公英 15 g，大蓟 15 g，小蓟 15 g，萆薢 10 g，地榆 15 g，槐花 20 g，贯众炭 15 g，阿胶 10 g，梵天花 20 g，菜头肾 12 g。（《妇科用药 400 品历验心得》）

2. 经行咽痛　菜头肾 10 g，野荞麦根 20 g，玄参 10 g，桔梗 6 g，生甘草 5 g，炒栀子 10 g，薄荷 5 g。（《妇科用药 400 品历验心得》）

3. 习惯性流产　参见覆盆子条。

4. 妊娠齿衄　藁本 10 g，升麻 15 g，石膏 15 g，菜头肾 15 g。（《妇科用药 400 品历验心得》）

5. 腰痛　菜头肾 15 g，湖广草 30 g，梵天花 30 g，野荞麦根 20 g，络石藤 15 g，仙鹤草 20 g，杜仲 12 g，续断 12 g，䗪虫 6 g，丝瓜络 10 g，桑寄生 15 g，狗脊 10 g。（《妇科用药 400 品历验心得》）

【用法用量】　内服：煎汤，9～15 g，鲜品倍量。

【使用注意】　脾胃虚寒者慎服。

菟丝子

出《神农本草经》。又名菟丝实、黄藤子、萝丝子、缠龙子、吐丝子、豆须子。为旋花科植物南方菟丝子 *Cuscuta australis* R. Br. 或菟丝子 *Cuscuta chinensis* Lam. 的种子。

【药性】　辛、甘，微温。入肝、肾经。

【功效】　补肝肾。生品养肝明目力胜；酒制增其温肾壮阳作用；盐制增强补肾作用。

【药论及医论】　《药性论》："治男子女人虚冷，添精益髓，去腰疼膝冷……"

《本草汇言》："补肾养肝，温脾助胃之药也……治女人腰脊酸疼，小腹常痛，或子宫虚冷，带下淋沥，或饮食减少，大便不实，是皆男女足三阴不足之证。"

《医学衷中参西录》："愚于千百味药中，得一最善治流产之药，乃菟丝子是也。"

【临床应用】

1. 调整月经周期　生地黄、覆盆子、玉竹、淫羊藿、菟丝子、炙龟甲各 12 g，枸杞子、何首乌、当归、阿胶各 9 g，坎炁一条。（《中医妇科临床手册》）

2. 月经先期　参见吴茱萸条。

3. 月经后期，月经过少，闭经，不孕　参见肉苁蓉条。

4. 经间期出血　参见巴戟天条。

5. 子宫内膜生长不良的闭经　参见山药条。

6. 气血两虚型闭经 调经糖浆：当归30 g，炙黄芪30 g，生姜3片，大枣10枚，淫羊藿15 g，菟丝子30 g。(《名医治验良方》)

7. 室女禀气怯弱，血海虚损，月水不断 熟干地黄、柏子仁、青橘皮、诃黎勒皮、木香、杜仲、白茯苓、菖蒲、赤石脂、五加皮、菟丝子、秦艽、海浮石、艾叶(烧灰存性)、当归、牛角鰓灰各一两。上为末，醋煮，面糊为丸如梧桐子大，每服二十丸，米饮或温酒下，日三。(《普济方》)

8. 经期过长 参见仙茅条。

9. 崩漏 四物汤加续断10 g、菟丝子15 g、延胡索10 g、小茴香5 g、茺蔚子10 g。(《妇科用药400品历验心得》)

10. 经行腰痛腹冷 参见肉桂条。

11. 子宫寒冷，带下淋沥 菟丝子、山茱萸肉各四两，枸杞子三两，赤石脂、於白术、白薇各二两，为末，炼蜜丸。每早服三钱，汤酒任下。(《妇科良方》)

12. 带下，习惯性流产 菟丝子30～60 g(新鲜者可用60～100 g)，水煎取汁，入粳米100 g煮粥，粥将成时加入白糖适量食服。(《养生康复粥谱》)

13. (带下)若阴虚火盛，则以滋阴清火为要宜六味丸加五味子、杞子、黄柏、车前、菟丝子。(《妇科玉尺》)

14. 赤白带下，脉弦浮数者 参见肉苁蓉条。

15. 白浊 参见女贞子条。

16. 白崩 参见淫羊藿条。

17. 妊娠纳呆 太子参12 g，白术10 g，茯苓10 g，炙甘草6 g，仙茅10 g，菟丝子10 g。(《妇科用药400品历验心得》)

18. 胎动不安，胎漏 菟丝煎：人参二三钱，炒山药二钱，炒菟丝子四五钱，当归、炒枣仁、茯苓各钱半，远志四分，炙甘草一钱或五分，鹿角霜四五匙。上用水一钟半，煎成加鹿角霜末调匀，食前服。(《医部全录·妇科》)

19. 滑胎 寿胎丸：菟丝子四两，桑寄生二两，川续断二两，真阿胶二两。上药将前三味轧细，水化阿胶和为丸一分重(干足一分)。每服二十丸，开水送下，日再服。(《医学衷中参西录》)

20. 妊娠腰痛 参见山药条。

21. 妊娠小便利，日夜无度 菟丝子丸：菟丝子二两，菖蒲、肉苁蓉各一两，蛇床子、五味子各半两，防风、远志各一分。上七味，捣罗为末，炼蜜和捣三百杵，丸如梧桐子大，每服十丸，空心温酒下。(《圣济总录》)

22. 胎萎不长 毓麟珠加减：人参，白术，茯苓，炙甘草，菟丝子，杜仲，川椒，鹿角霜，巴戟，补骨脂。(《女科宝鉴》)

23. 将产而痢不止者 宜四君子汤加白芍、杜仲、赤石脂、菟丝子、建莲、山药、芡实、砂仁。(《妇科玉尺》)

24. 妊娠合并甲状腺功能亢进 参见海藻条。

25. 习惯性流产 白术、菟丝子各五钱，桑寄生三钱，艾叶五片。水煎服，自受孕后，每月服两剂。(《常见病验方研究参考资料》)

26. 横生 菟丝子末，酒服二钱。一加车前子等分。(《太平圣惠方》)

27. 产后冲任受伤，恶露不止 固阴煎：人参随宜，熟地三五钱，山茱萸一钱半，炒远志七分，炒山药二钱，炙甘草一二钱，五味子十四粒，炒菟丝子二三钱。水二钟，煎七分，食远温服。(《医部全录·妇科》)

28. 产后血崩不止 菟丝子、杜仲、益智子、萆薢、山茱萸、五味子、茯苓、赤石脂、龙骨、川芎各一分，川椒三铢，覆盆子半两。上为细末，炼蜜丸梧桐子大，早晨空心盐汤下三十丸。(《普济方》)

29. 产后小便频数 菟丝子丸：菟丝子(浸研)五两，石莲肉、山药各二两，茯苓一两。上各为末，内取末七钱为丸，如桐子大。空心盐汤下。(《郑氏家传女科万金方》)

30. 产后腰痛，起动不得 参见食盐条。

31. 产后下亏，淋带瘕瘕，胞宫虚寒无子，数数殒胎，或少年生育过多，年老腰膝尻胯酸痛 参见乌骨鸡条。

32. 产后面部色素沉着 菟丝祛斑汤：菟

丝子、生熟地黄各 15 g，女贞子、何首乌各 12 g，墨旱莲、白芍、当归、阿胶、枸杞子各 9 g。(《中医妇科临床手册》)

33. 产后下白涕不止　当归、白芷各一两，杜仲、萆薢、菟丝子各半两，煅牡蛎三分，炙艾叶、龙骨、川芎各一分，山茱萸半两。上为细末，两三次罗为飞尘，空心盐汤下三钱。(《普济方》)

34. 种子　夫妇可服菟丝子一斛，酒煮烂捣成饼，晒干，冻米一升，炒熟共末，空心滚汤调服。(《慎斋遗书》)

35. 痰湿不孕症　参见九香虫条。

36. 抗精子抗体、抗子宫内膜抗体、抗磷脂抗体、抗卵巢抗体阳性引起的免疫性不孕　参见苎麻根条。

37. 绝经后腰痛　淡附片 15 g，肉桂 5 g，鹿角胶 10 g，淫羊藿 15 g，菟丝子 15 g，熟地黄 12 g，山茱萸 12 g，巴戟天 12 g，枸杞子 15 g，杜仲 10 g，当归 8 g，锁阳 10 g。(《妇科用药 400 品历验心得》)

38. 月经后期、崩漏、绝经前后诸症、绝经后骨质疏松症、外阴白色病变　参见龟板胶条。

39. 肾虚血瘀型子宫内膜异位症、盆腔淤血症　参见水蛭条。

40. 肾虚型子宫脱垂　桑螵蛸 15 g，菟丝子 30 g，红糖 30 g。水煎服。(《中华民间秘方大全》)

41. 子宫发育不良　参见巴戟天条。

42. 虚劳　参见鹿胎条。

43. 性欲亢进　参见龟甲条。

44. 性欲淡漠　菟丝子 500 g，麻雀卵 500 枚。药研细末，雀卵去黄留白，搅匀后加入药末制成丸。每服 6 g，每日 3 次，1 剂为 1 个疗程。(《中国民间医术绝招・妇科部分》)

45. 小腹寒冷　通脉四逆汤加味：淡附片 12 g，干姜 9 g，炙甘草 6 g，紫石英 30 g，仙茅 10 g，蛇床子 15 g，鹿角 12 g，菟丝子 20 g。(《妇科用药 400 品历验心得》)

46. 产劳，玉门开而不闭　硫黄汤：硫黄四两，吴茱萸、菟丝子各一两半，蛇床子二两。上每服四钱，水一碗，煎数沸，滤渣，洗玉门，日再洗。(《证治准绳・女科》)

47. 肾虚痰实型多囊卵巢综合征　参见昆布条。

48. 妇科手术后腰痛　参见山茱萸条。

49. 刮宫术后头晕耳鸣　参见川牛膝条。

50. 妇科术后身冷　参见五加皮条。

51. 阴冷　参见淫羊藿条。

52. 痹疮因月后便行房，致成湛浊，伏流阴道，痹疮遂生，瘙痒无时　先用胡椒葱白作汤，一日两三度，淋洗却，服后药：赤石脂、龙骨、黑牵牛(炒)、菟丝子(酒浸蒸)、黄芪(盐水炙)、沙苑蒺藜(炒)。上为末，蜜丸梧桐子大，每服二十丸，燕窠蒸酒，澄上清液，吞下。(《普济方》)

53. 冲任虚损引起的经量过少、月经后期、闭经、不孕、阴部下坠　参见紫河车条。

【现代药理研究】　雌性小鼠灌胃给予菟丝子醇浸液和水煎液的混合液 0.5 g，每日 1 次，连续给药 4 日，可显著增加子宫重量，促进阴道上皮细胞角化，故具有雌激素样活性。雌性大鼠灌服煎剂 10 g/kg，每日 2 次，连续 5 日，可使垂体前叶、卵巢和子宫重量增加，但血浆中促黄体生成素(LH)为明显改变；卵巢绒毛膜促性腺激素/促黄体生成素(hCG/LH)受体特异结合力及 hCG/LH 受体数增加；使去卵巢大鼠的垂体对注射黄体生成素释放激素(LRH)的 LH 分泌反应提高，提示菟丝子对下丘脑-垂体-性腺(卵巢)轴功能有兴奋作用。(《中华本草》)

【用法用量】　内服：煎汤，10～30 g；或入丸、散。

【使用注意】　阴虚火旺及大便燥结之证禁服。

菊　花

出《神农本草经》。又名滁菊、杭菊、甘菊。为菊科植物菊 *Chrysanthemum morifolium* Ramat.的头状花序。

【药性】　甘、苦，凉。入肺、肝经。

【功效】　疏风，清热。

【药论及医论】　《神农本草经》：“主诸风头

眩肿痛，目欲脱，泪出……”

《名医别录》：“疗腰痛来去陶陶，除胸中烦热，安肠胃，利五脉，调四肢。”

【临床应用】

1. 月经壅滞，心腹疼痛不可忍，脉牢者　痛经琥珀散：三棱一两，蓬术一两，寄奴一两，赤芍一两，地黄一两，丹皮一两，当归二两，蒲黄一两，官桂一两，菊花一两。为散，每服二三钱，酒煮温下。（《女科指要》）

2. 下血过多，或久闭不通，崩中不止，带下赤白　菊花，茴香，玄胡索，香附，肉桂，当归，芍药，熟地黄，牛膝，蒲黄，蓬术，乌豆。（《妇人大全良方》）

3. 月经先期肝郁血热证　参见橘叶条。

4. 经水后期，色紫而多，气滞也　制白术，陈皮，延胡索，杭芍炭，象贝母，白茯苓，木香，炒当归，杭甘菊，炙龟板。（《竹泉生女科集要》）

5. 不月　调经琥珀汤：三棱，蓬术，白芍，刘寄奴，当归，熟地，官桂，甘菊，延胡索，蒲黄。（《妇科玉尺》）

6. 经候不通，口干头晕　严医云：此肝血热证。用四物汤加菊花煎服立效。（《普济方》）

7. 阴虚肝旺，经行头痛　用杞菊地黄丸。（《中国医学百科全书·中医妇科学》）

8. 经行头痛　菊花 1 000 g，决明子 1 000 g，磁石 2 000 g，混合后做成药枕枕头。（《马大正中医妇科医论医案集》）

9. 经后眉棱骨痛　侯氏黑散加减：菊花 10 g，白术 10 g，细辛 5 g，茯苓 10 g，牡蛎 20 g，桔梗 5 g，防风 10 g，党参 12 g，黄芩 10 g，当归 6 g，干姜 5 g，川芎 6 g，桂枝 3 g，蔓荆子 10 g，白芷 10 g，生白芍 12 g。（《妇科证治经方心裁》）

10. 经前面部痤疮　参见枇杷叶条。

11. 肝阳挟湿热灼阴，带脉不宣之白带时下　银杏宣带汤：白菊花、茯苓、燕窝根、甘草各 10 g，黑豆、石斛各 15 g，沙参、女贞子、冬瓜仁各 20 g，白果 10 枚。（《中国妇产方药全书》）

12. 妊娠恶阻　大黄，半夏，菊花，干姜，党参，黄连。（《全国名医妇科验方集锦》）

13. 胎动不安　止焚安胎饮：白菊，青蒿，茯苓，生地，知母，白术，人参，天花粉。（《辨证录》）

14. 若曾孕四月而堕者，宜预服菊花汤以养之　菊花汤：菊花如鸡子大，麦门冬三合，大枣十二枚，人参五钱，当归、甘草各六钱，阿胶一两，生姜一两六钱。以水三升，煮半内清酒一升，并胶，煎取一升，分二服。（《重订产孕集》）

15. 妊娠腰痛　菊花 10 g，石斛 10 g，苎麻根 15 g，白芍 10 g，墨旱莲 15 g，骨碎补 10 g。（《妇科用药 400 品历验心得》）

16. 妊娠胎漏，下血不止　阿胶汤：阿胶、刘寄奴、赤石脂、黄连、白龙骨各一两半，乌梅五枚，桑寄生、甘菊花、当归、炒旋覆花、地榆、白术各一两，枳壳一两二钱，炒艾叶半两，石膏二两。上粗捣筛，每服五钱，以水一盏半，入生姜五片，同煎八分，不拘时服。（《普济方》）

17. 妊娠小便日夜频数　椒菊丸：炒蜀椒二两，甘菊花、肉苁蓉、菖蒲各一两，巴戟天、远志、黄芪、炮附子各半两。上为细末，酒煮面和丸如桐子大，每服二十丸，空心食前，温酒下。（《普济方》）

18. 妊娠肝脏热毒上攻太阳穴，胸膈涎壅，头旋目晕，视物不见，腮项肿核　消风散：石膏、甘菊花、防风、荆芥穗、川羌活、羚羊角、川芎、大豆黄卷、当归、白芷各一两，炙甘草半两。上㕮咀，每服四钱，水一盏半，入好茶半钱，煎至八分去滓，通口服，食后。（《普济方》）

19. 妊娠头痛　参见石决明条。

20. 妊娠外感发热　桑菊饮加减。（《妇科用药 400 品历验心得》）

21. 胎前头痛　芎芷汤：川芎、白芷、菊花、甘草、白芍、茯苓各一钱，藁本、石膏各六分，姜三片。煎服。（《女科秘要》）

22. 妊妇目赤痛者　宜芎归汤加羌活、防风、白菊、蝉蜕、木贼。（《秘珍济阴》）

23. 胎前八九个月孩儿攻心　凉膈和中散：生地三钱，连翘六分，白菊一钱五分，天冬一钱，条芩一钱，云连四分，石莲一个，当归三钱，花粉一钱五分，甘草六分，磨羚羊角尖三分引，雪水煎服亦可。（《妇科指归》）

24. 子痫。妊娠风热相抟，时发昏眩　犀角

散：犀角，人参，山栀，羌活，黄连，青黛，川芎，川芎，白芷，白茯，甘草。（《女科心法》）

25. 妊娠中风卒倒，心神闷乱，口噤不能言，四肢强急　防风散：防风、桑寄生、葛根各一两，菊花、防己、北细辛、秦艽、当归、桂心、茯神、甘草、羚羊角各半两。上为粗末，每服四钱。水一盏，姜三片，煎至六分，去滓，入竹沥半合，温服。（《妇人大全良方》）

26. 妊娠风气壅头目不利，身体生疮　白芷丸：白芷三两，川芎、天南星各一两，羌活半两，菊花三分，藿香叶一两，防风半两，细辛一两，当归一两。上捣罗为末，酒煮面糊丸如梧桐子大，每服二十丸，薄汤下，不拘时候。（《普济方》）

27. 妊娠合并风疹　参见板蓝根条。

28. 产后目红肿痛者　四物汤用生地，加川连、甘菊等药治之。（《郑氏家传女科万金方》）

29. 产后血晕　白芍、菊花各三分。酒煎化。（《女科指要》）

30. 产后月内失音不语　乌金丸用甘菊、枳壳、桔梗各三分，煎汤化服。（《女科旨要》）

31. 产后寒热头痛，手足烦疼，恶露不快，心腹刺痛　红蓝花散：红蓝花一两，甘菊花、当归、川芎、蓬莪术、赤芍药、鬼箭羽、桂心各半两，牛膝、刘寄奴、赤茯苓、桃仁、羚羊角屑各三分。上件药捣粗罗为散，每服四钱，以水一中盏，入生姜半分，煎至六分，去滓，不计时候温服。（《太平圣惠方》）

32. 产后风头痛目昏眩　茯苓黄芪汤：白茯苓、黄芪、菊花、独活、枳壳、当归、生干地黄、人参、炮乌头各一两。上锉如麻豆，每服三钱，水一盏，煎至七分去滓，温服，不拘时候。（《普济方》）

33. 围绝经期综合征　参见玄参条。

34. 术后头痛　参见川芎条。

35. 妇人偏头痛　川芎散：川芎，甘菊花，石膏，白僵蚕。（《徐氏胎产方》）

36. 妊娠乳痈　神效化痈散：当归二钱，炒白芍药、柴胡、鹿角霜各一钱，青皮八分，茯苓、夏枯草各三钱，青橘叶十片，菊花二钱，水煎服。（《医方简义》）

37. 乳吹　甘菊花、根、叶杵烂，酒酿冲服。渣敷患处。（《陈氏经验方》）

38. 女子茄病　白独活，荆芥，甘草。上松花煎汤服，仍宜硝菊花煎汤熏洗。（《普济方》）

39.（阴道）洗宽方　石榴皮、菊花各等分。上为细末，水一碗，煎至七分。洗阴户如童女。（《香奁润色》）

40. 子宫脱垂　五枯丸：五倍子 60 g，枯矾 60 g，菊花 30 g，蛇床子 30 g。共研细末，和匀，炼蜜为丸，每丸重 10 g。取药丸 1 粒塞入阴道后穹窿处，堵塞带线棉球，次日取出。2～3 日换药 1 次。（《中国中医秘方大全》）

41. 前庭大腺炎　甘菊苗 60 g，捣烂，煎汤，先熏后洗。（《妇产科疾病中医治疗全书》）

42. 阴疮痒　菊花，榴根皮。上煎汤熏洗。（《普济方》）

43. 外阴湿疹糜烂，滋水较多　蒲公英 60 g，菊花 15 g。煎汤待冷后湿敷。（《现代中西医妇科学》）

44. 霉菌性阴道炎　菊花 60 g，加水 1 000 mL，煎取 500 mL，连煎 3 次，合药液，凉后先用冲洗器冲洗阴道再坐浴，不拘次数，每次 15 分钟。（《妇科用药 400 品历验心得》）

【现代药理研究】 菊花水煎液体外对金黄色葡萄球菌、乙型溶血性链球菌有抑菌作用。菊花水浸剂对堇色毛癣菌、同心性毛癣菌、许兰黄癣菌、奥杜盎小芽孢癣菌、铁锈色小芽孢癣菌、羊毛样小芽孢癣菌、腹股沟表皮癣菌、红色表皮癣菌、星形奴卡菌有抑菌作用。（《中华本草》）

菊花多糖 CMP－2 能显著抑制人体乳腺癌细胞 MCF－7 细胞的增殖。[《中草药》，2019，50(19)：4785－4795]

【用法用量】 内服：煎汤，10～15 g；外用：60 g 水煎外洗，做药枕则依枕而定用量。

【使用注意】 气虚胃寒，食减泄泻者慎服。

梵天花

出《福建民间草药》。又名三角枫、狗脚迹、黐头婆、野棉花、八大乌云盖雪。为锦葵科植物梵天花*Urena Procumbens* L.的全草。

【药性】 淡、微甘，凉。

【功效】 祛风利湿，清热解毒。

【临床应用】

1. 痛经　梵天花干根15～30 g，益母草干全草15 g，水煎服。(《福建中草药》)

2. 功能失调性子宫出血　梵天花30 g，紫珠叶、地菍、羊乳各15 g，或加陈棕炭、血余炭，水煎服。(《浙南本草新编》)

3. 月经过多　檵花根，龙芽草，截叶铁扫帚，梵天花。水煎服。(《浙南本草新编》)

4. 经期过长　梵天花30 g，湖广草30 g，贯众炭30 g，地榆20 g，槐花20 g，大蓟20 g，小蓟20 g，阿胶10 g，香附炭10 g。(《妇科用药400品历验心得》)

5. 崩漏　梵天花30 g，湖广草30 g，仙鹤草30 g，鹿角胶10 g，金樱子50 g，荆芥炭10 g，黑大豆60 g。(《妇科用药400品历验心得》)

6. 白带　梵天花根30～60 g。水煎去渣，用瘦猪肉汤对服。(《江西民间草药验方》)

7. 产后足膝无力，不能行走　鲜梵天花根，每次二两，合鸡炖服。(《泉州本草》)

8. 产后风　梵天花干根30～60 g，酒水煎服。(《福建中草药》)

9. 腰痛　菜头肾15 g，湖广草30 g，梵天花30 g，野荞麦根20 g，络石藤15 g，仙鹤草20 g，杜仲12 g，续断12 g，䗪虫6 g，丝瓜络10 g，桑寄生15 g，狗脊10 g。(《妇科用药400品历验心得》)

10. 寒凝气滞，郁发乳核　肖梵天花60～90 g。水煎服，连服数十剂。(《中华民间秘方大全》)

【用法用量】 内服：煎汤，9～15 g，鲜品30～60 g。

【使用注意】 孕妇慎服。

硇　砂

出《新修本草》。又名北庭沙。为紫色石盐晶体或氯化铵矿石。前者药材称紫硇砂或红硇砂；后者药材称白硇砂。

【药性】 咸、苦、辛，温，有毒。入肝、脾、胃经。

【功效】 消积破瘀，祛痰软坚，去翳。

【药论及医论】 《日华子》："补水藏，暖子宫，消冷癖瘀血，宿食不消，气块痃癖及血崩带下，恶疮息肉……女人血气心疼。"

《新修本草》："主积聚，破结血，烂胎，止痛下气，疗咳嗽，宿冷，去恶肉，生好肌。"

【临床应用】

1. 月水久不通，心腹多痛　硇砂丸：硇砂一两，斑蝥(糯米拌炒令黄，去翅足)一分，桂心半两，当归半两。上件药，捣罗为末，用软饭和丸，如绿豆大，每于食前，以温酒下五丸。(《太平圣惠方》)

2. 经行后期太甚　胶艾丸：香附，生地，枳壳，白芍，硇砂，砂仁，艾叶，阿胶，山药糊丸。(《妇科玉尺》)

3. 崩不定，淋淫经年　白矾(溶汁)一两，没药一钱，硇砂、黄丹各五分。上件将白矾镕开成汁，下余药细末，一处搅匀就成，丸如弹子大，每用一丸新绵裹，内阴中。(《医部全录·妇科》)

4. 白带下，脐腹冷痛，面色萎黄，日渐虚损　硇砂丸：硇砂(细研)一两，白矾灰半两，干姜(炮)半两，川乌头(生，去皮脐)一两。上件药，捣罗为末，炼蜜和丸，如梧桐子大，每于食前，以温酒下三十丸。(《太平圣惠方》)

5. 赤白带下并五淋　参见红娘子条。

6. 产后恶血积聚攻刺，心腹疼痛　硇砂一两，乳香一两。上都研细，用酒一升，白蜜二两，搅拌令匀，于银石器内，以慢火熬成膏，不计时候，以暖酒调下半匙。(《普济方》)

7. 产后痢疾　参见巴豆条。

8. 胎死腹中不下　硇砂散：硇砂(细研)、当归各一两。上二味，当归研极细，另研硇砂为细末，只分作二服，用温酒调下无时服。如重车行五里不下，再一服。(《普济方》)

9. 产后胎衣不下　参见水蛭条。

10. 产后血晕及恶露未尽，脐腹刺痛，或胞衣不下，腹胀喘满　参见斑蝥条。

11. 妇人癥瘕，结块不散，心腹疼痛　芫花半两，巴豆一分，硇砂半两，当归半两，鳖甲一两，雄雀粪一两。上件药，捣罗为末，同研令匀，醋煮面糊和丸，如小豆大，每服空心，以当归酒下三丸。(《太平圣惠方》)

12. 腹中瘀血　桃仁散：虻虫、水蛭、乌贼骨、鲤鱼鳞、芫花、枳壳、当归、牛膝、赤芍药、硇砂、桂心各半两，桃仁三分。上为细末，食前，温酒调下一钱。(《妇人大全良方》)

13. 乳癌初起　冰蛳散：大田螺五枚(去壳，日中线穿晒干)，白砒一钱二分(面裹煨熟)，冰片一分，硇砂二分。用法：用晒干螺肉切片，同煨熟；白砒碾为细末，加硇片再碾，小罐密收。凡用时先用艾炷灸核上七壮，次后灸疮起泡，以小针挑破，将前药一二厘津唾调成饼，贴灸顶上；用绵纸以厚糊封贴核上，勿动泄气，七日后四边裂缝，再七日共核自落，换搽玉红膏，内服补药兼助完口。(《外科正宗》)

14. 子宫肉瘤湿热瘀毒证　金黄散：郁金，白矾，火硝，重楼，蟾酥，硇砂，鸡蛋壳，拌姜石，仙鹤草，天南星。(《中医妇产科学》，刘敏如等主编)

15. 宫颈糜烂(有少数颗粒及乳头大糜烂面边缘清晰者)　硼砂 19.74%，硇砂 6.58%，朱砂 19.74%，炉甘石 19.74%，冰片 32.88%，麝香 0.66%，珍珠 0.66%。上药混合共研极细末，将蘸药粉的带线棉球贴敷于宫颈糜烂面上，24 小时后取出。(《中国丸散膏丹方药全书·妇科病》)

16. 早期宫颈癌及糜烂菜花型宫颈癌　生马钱子、鸦胆子各 0.21 g，生附子、砒霜各 0.42 g，雄黄、青黛、硼砂、硇砂各 0.6 g，乌梅 0.9 g，赭石 1.2 g，轻粉 0.06 g。以上为丸，每日 1 丸，分 2 次服。(《肿瘤临床手册》)

17. 子宫颈癌　宫颈癌散：麝香 1 g，蛇床子、乳香、冰片、硼砂、硇砂各 4 g，血竭 7 g，没药 9 g，儿茶 11 g，雄黄 14 g，钟乳石 12 g，章丹 50 g，白矾 60 g。做成油膏纱球塞宫颈。24 小时后取出，每周 2 次。(《中医妇科临床手册》)

18. 外阴白斑，皮肤发白，肥厚粗糙及萎缩瘙痒等　外阴白斑膏：枯矾、槟榔各 30 g，硼砂、硇砂各 0.3 g，雄黄 9 g，香油、凡士林各 80 g，冰片 1.5 g。(《中药制剂汇编》)

19. 女阴溃疡　黄连、黄柏、青黛、樟丹、蛇床子、乳香、没药、松香各 10 g，煅蛤粉、血竭各 15 g，冰片、硇砂、硼砂各 8 g。共研细末贮瓶，放阴凉处备用。先用少量盐水棉球擦净溃疡面的分泌物及脓垢伪膜，取少许药粉喷撒，每日 2～3 次。(《妇产科疾病中医治疗全书》)

【用法用量】 外用：研细适量，或撒，或调敷，或入膏贴，或化水点、涂。内服：每次 0.3～1 g，研入丸、散，不入煎剂。

【使用注意】 内服宜慎，不宜过量，孕妇禁服。肝、肾功能不全及溃疡病患者慎服。生品有腐蚀性，忌内服，只作外用。

雀　麦

出《新修本草》。又名燕麦、野麦、野燕麦。为禾本科植物雀麦 *Bromus japonicus* Thunb.的茎叶。

【药性】 甘，平。

【功效】 止汗，催产。

【临床应用】

1. 胎死腹中，胞衣不下上抢心　用雀麦一把，水五升，煮二升，温服。(《子母秘录》)

2. 难产　雀麦煮成汁饮用。(《新修本草》)

3. 盗汗　雀麦 30 g，大枣 8 个，薏苡仁 30 g，五味子 10 g，合欢皮 20 g，山茱萸 15 g，龙骨 30 g。(《妇科用药 400 品历验心得》)

【用法用量】 内服：煎汤，15～30 g。

野菊花

出《本草正》。又名山菊花、千层菊、黄菊花。为菊科植物野菊 *Chrysanthemum indicum* L.的头状花序。

【药性】 苦、辛，凉。入肺、肝经。

【功效】 清热解毒。

【药论及医论】 《本草汇言》："破血疏肝，解疔散毒之药也，主妇人腹内宿血……煮汤洗疮疥，又能去风杀虫。”

《本草正》：“散火散毒，消痈毒、疔肿……亦破妇人瘀血。”

《内蒙古中草药》：“清热，解毒，消肿。主治疮痈肿毒，乳腺炎……”

《四川中药志》(1982年版)：“用于……肝热型高血压，子宫颈糜烂。”

【临床应用】

1. 功能失调性子宫出血　五味消毒饮加味：野菊花，蒲公英，紫花地丁，天葵子，金银花，南沙参，仙鹤草，夏枯草，香附，益母草。(《中医妇科临证手册》)

2. 闭经　野菊花(花是蓝色、全株)一两半，酒炖温服。(《常见病验方研究参考资料》)

3. 带下　野菊花12 g，连翘15 g，忍冬藤20 g，鸡血藤15 g，鱼腥草15 g，半枝莲15 g，白花蛇舌草15 g，虎杖20 g。(《妇科用药400品历验心得》)

4. 妊娠合并风疹　瓜子金，大青叶，野菊花，地丁草，白花蛇舌草。(《中医妇产科学》，刘敏如等主编)

5. 火毒型产后发热　蒲公英、金银花、净连翘、野菊花、紫花地丁、败酱草各15 g，当归、赤芍、山楂各10 g，制乳香、制没药各6 g，大黄(后下)6 g。(《中医临床妇科学》，夏桂成主编)

6. 产褥中暑　野菊花、荷花各10 g，茉莉花3 g，将上述三种花洗净后，以沸水冲泡，加盖稍冷后当茶饮。(《中医妇科临证手册》)

7. 人流后发热　金银花、益母草各12 g，紫花地丁、蒲公英、连翘、赤芍、蒲黄、五灵脂各9 g，野菊花5 g。(《当代中医实用临床效验方》)

8. 乳疖初起　防风散解汤：防风八分，川羌一钱，香附一钱五分，赤芍八分，桔梗一钱五分，夏枯一钱五分，浙贝一钱五分，野黄菊一钱五分，青皮六分，郁金一钱，山楂十五，乌药八分，枳壳六分，葱白三寸，姜皮八分引。(《妇科指归》)

9. 急性乳腺炎　解毒清热汤：蒲公英一两，野菊花一两，大青叶一两，紫花地丁五钱，蚤休五钱，花粉五钱，赤芍三钱。(《赵炳南临床经验集》)

10. 急性乳腺炎　野菊花，捣烂外敷。(《常见病验方研究参考资料》)

11. 慢性盆腔炎性疾病后遗症　当归芍药散加野菊花10 g、忍冬藤15 g。(《妇科用药400品历验心得》)

12. 慢性盆腔炎性疾病后遗症　野菊花栓：由野菊花经加工制成的栓剂。用法：肛门给药。每次1粒，每日1～2次。(《中华人民共和国药典》2010版)

13. 结核性盆腔炎　野菊花35 g。取30 g水煎两次，早晚分服。取5 g研成细末，制成栓剂，清洗阴道后塞入宫颈处，日换1次。20日为1个疗程，经期停用。(《中国民间医术绝招·妇科部分》)

14. 子宫脱垂　五矾丸：五倍子60 g，枯矾60 g，升麻30 g，蛇床子30 g，野菊花30 g。共研极细末，和匀，炼蜜为丸，每丸重9 g，每次服1丸，每日服3次，开水化服。(《集验中成药》)

15. 高危型人乳头瘤状病毒感染　金银花15 g，野菊花15 g，紫花地丁15 g，天葵子10 g，黄柏10 g，白鲜皮15 g，蚤休10 g，蒲公英15 g，蛇床子15 g，白芷9 g，苦参10 g，土茯苓20 g，地肤子15 g。(《妇科用药400品历验心得》)

16. 宫颈癌放疗后腹部皮肤反应　花石汤：野菊花、石膏、寒水石各30 g。纱布包，水煎，等药水冷后用毛巾浸敷。(《全国名医妇科验方集锦》)

17. 宫颈炎，阴道炎，外阴溃疡　用野菊花注射液局部治疗。(《中药大辞典》)

18. 外阴尖锐疣　野菊花、板蓝根、香附、丹皮各30 g，莪术20 g。水煎洗。(《全国名医妇科验方集锦》)

19. 外阴疱疹　野菊花90 g，每次加水1 000 mL，煎取500 mL，连煎3次，合药液，凉后坐浴，不拘次数，每次15分钟。(《妇科用药400品历验心得》)

20. 阴茧　参见紫花地丁条。

21. 白斑外洗方　鹤虱30 g，苦参、蛇床子、野菊花各15 g。用水10碗煎煮，滤汁入盆内坐

浴，先熏后洗。(《中医妇产科学》，刘敏如等主编)

22. 白塞综合征　野菊花15，地肤子15 g，每日1～2次。外阴熏洗。(《妇科名医证治精华》)

23. 阴虱　保龄洗剂：马齿苋、百部各20 g，苦参、地肤子、蛇床子、白鲜皮、千里光、野菊花各15 g，鹤虱30 g。煎汤坐浴或洗涤患部。(《女科宝鉴》)

24. 硬下疳　五味消毒饮合黄连解毒汤加味：金银花，野菊花，蒲公英，紫花地丁，紫背天葵，黄连，黄芩，黄柏，栀子，大黄，土茯苓。(《女科宝鉴》)

【现代药理研究】

(1) 野菊花水剂对金黄色葡萄球菌、大肠埃希菌、痢疾杆菌、铜绿假单胞菌的体外最低抑菌浓度分别为0.19 g/mL、10.75 g/mL、1.5 g/mL，说明其对金黄色葡萄球菌抑菌作用较强。野菊花对异烟肼、链霉素及对氨基水杨酸钠耐药或敏感的结核杆菌和卡介苗均有明显的抑菌作用。(《中华本草》)

(2) 临床证明野菊花治疗慢性盆腔炎性疾病后遗症和颈淋巴结结核确有较好疗效。有许多患者经多种药物治疗(各种抗菌药物)无效，经野菊花治疗获得了显著疗效。增强机体抗病能力，切断继发性病理反应可能是野菊花治愈慢性感染性疾病的重要因素。[《中药通报》，1983，8(4)：39]

【用法用量】 内服：煎汤，10～15 g，鲜品可用至30～60 g。外用：60～100 g，水煎坐浴。

【使用注意】 脾胃虚寒者慎服。

野荞麦根

出《植物名实图考》。又名金荞麦、赤地利、金锁银开、苦荞头、野荞子、铁石子、透骨消、蓝荞头、荞麦三七、开金锁、苦荞麦根、五毒草、五蕺、蛇罔、野南荞、甜荞、酸荞麦、野三角麦。为蓼科植物金荞麦 *Fagopyrum dibotryys* (D. Don) Hara〔*Fagopyrum cymosum* (Trev.) Meisn〕的根茎。

【药性】 酸、苦，寒。入肺、胃、肝经。

【功效】 清热解毒，活血消痈，祛风除湿。

【药论及医论】《妇科用药400品历验心得》："野荞麦根是一味古代本草极少收录的药物，《本草纲目拾遗》称其为金锁银开，以清热利咽见长。吾乡又称为花麦肾，认为它有补肾功效。在所有中药中，既具益肾，又能解毒的寥寥无几，故能独当一面。"

【临床应用】

1. 痛经　金荞麦根50 g。经前3日，每日1剂，水煎，服两次。2个周期为1个疗程。(《妇产科疾病中医治疗全书》)

2. 经行咽痛　菜头肾10 g，野荞麦根20 g，玄参10 g，桔梗6 g，生甘草5 g，炒栀子10 g，薄荷5 g。(《妇科用药400品历验心得》)

3. 赤带　参见半枝莲条。

4. 妊娠咽痛　参见白毛藤条。

5. 产后腰痛(慢性盆腔炎性疾病后遗症)　桃核承气汤加味：桃仁10 g，桂枝6 g，制大黄6 g，玄明粉5 g，炙甘草6 g，野荞麦根20 g，续断12 g，狗脊10 g，大血藤15 g，蒲公英15 g，䗪虫10 g。(《妇科用药400品历验心得》)

6. 脐周疼痛　野荞麦根15 g，仙鹤草30 g，络石藤15 g，扶芳藤12 g，荔枝肾15 g，益智仁10 g，补骨脂10 g，小茴香3 g，乌药10 g，木香10 g，枳壳10 g，生黄芪10 g，陈蚕豆10粒。(《马大正50年临证验案自选集》)

7. 恶性葡萄胎或绒毛膜上皮癌见肺转移者　参见山海螺条。

8. 子宫内膜异位症或腺肌症引起的痛经　参见续断条。

9. 急性乳腺炎　金荞麦30～60 g，水煎，加酒。(《秦岭巴山天然药物志》)

10. 乳癖(乳腺纤维腺瘤)　参见郁金条。

11. 外阴下坠　知柏地黄汤加野荞麦根20 g，络石藤15 g，生黄芪15 g，升麻10 g。(《妇科用药400品历验心得》)

【用法用量】 内服：煎汤，15～30 g。

蛇莓

出《名医别录》。又名野杨梅、地莓、三叶藨、爪龙、蛇泡草。为蔷薇科植物蛇莓 *Duchesnea indica*（Andr.）Focke 的全草。

【药性】 甘、苦，寒，有小毒。

【功效】 清热解毒，凉血止血，散瘀消肿。

【临床应用】

1. 经期过长　蛇莓 30 g，白毛藤 20 g，板蓝根 10 g，黄芩炭 10 g，萆薢 12 g，贯众炭 20 g。（《妇科用药 400 品历验心得》）

2. 崩漏　蛇莓 20 g，墨旱莲 30 g，龟板胶 20 g，仙鹤草 30 g，车前草 20 g，石韦 15 g，大蓟 15 g，小蓟 15 g。（《妇科用药 400 品历验心得》）

3. 闭经　蛇莓 45 g，拳参 30 g，茜草 15 g，萹蓄 20 g，益母草 30 g，川牛膝 30 g。（《妇科用药 400 品历验心得》）

4. 带下　蛇莓 30 g，凤尾草 20 g，马齿苋 20 g，土茯苓 20 g，苍术 10 g，薏苡仁 20 g，地肤子 12 g，萆薢 12 g。（《妇科用药 400 品历验心得》）

5. 赤带　参见白芷条。

6. 妊娠外感风热　参见金银花条。

7. 湿热偏盛子宫颈炎　蛇莓 30～60 g。水煎服，连服 15～30 日。（《中华民间秘方大全》）

8. 急性乳腺炎　鲜蛇莓 30～50 g，食盐少许，共捣烂外敷内关穴（左敷右，右敷左）盖上敷料，胶布固定，药干取净水润之，每日换药 1 次。另以蛇莓 30～50 g，野菊花 30 g，水煎服。（《有毒中草药大辞典》）

9. 癥瘕（卵巢囊肿）　参见附子条。

10. 包块型异位妊娠或流产后绒毛膜促性腺激素持续难降者　参见凤尾草条。

11. 子宫肌瘤、乳房胀痛等　宫瘤宁片：海藻、三棱、蛇莓、石见穿、半枝莲、拳参、党参、山药等。（《中国药品实用手册》）

12. 人乳头瘤状病毒感染　参见三棱条。

13. 外阴湿疹　蛇莓 100 g，每剂水煎 3 次，合药液约 1 500 mL，凉后先用冲洗器冲洗阴道再坐浴，不拘次数，每次 15 分钟。（《妇科用药 400 品历验心得》）

【现代药理研究】 从蛇莓中分离出的酚性基团对人体内的卵巢癌细胞 SKOV－3 生长起到抑制的作用。同时蛇莓也可于 S 期时产生一定的阻滞卵巢癌和宫颈癌细胞作用，并抑制细胞周期蛋白（Cyclin）A、Cyclin D1、Cyclin E、CDK2 表达。家兔、大鼠及豚鼠的离体子宫在蛇莓的作用下会呈现出兴奋状态。[《天津药学》，2016，28(6)：66－69]

【用法用量】 内服：煎汤，15～30 g，鲜品可用至 60 g。

蛇蜕

出《神农本草经》。又名蛇皮、蛇退、龙衣、蛇壳。为游蛇科动物黑眉锦蛇 *Elaphe taeniura* Cope、锦蛇 *Elaphe carinata*（Guenther）或乌梢蛇 *Zaocys dhumnades*（Cantor）等蜕下的干燥表皮膜。

【药性】 甘、咸，平，有毒。入肝经。

【功效】 祛风定惊，解毒消肿，退翳杀虫。

【药论及医论】 《日华子》："止呕逆。治小儿惊悸客忤，催生，疬疡，白癜风。"

《本草纲目》："祛风，杀虫。烧末服，治妇人吹奶……"

【临床应用】

1. 经行风疹块　慢性荨麻疹方 2：茵陈，薏苡仁，木瓜，防己，麻黄，桂枝，防风，地龙，蛇蜕。（《百病良方》）

2. 经脉不调，赤白带下　乌金丸：阿胶四两，熟艾一斤，谷芽、麦芽、苏木各二两，龙衣一条完全。为丸服。（《竹林女科证治》）

3. 难产或倒横不顺　蛇蜕方：蛇蜕一条全者，蚕蜕纸一张。上入新瓦瓶中，盐泥固济，烧存性为末。煎榆白皮汤调下一钱，三服，觉痛便生。（《妇人大全良方》）

4. 产后恶露不尽，见神见鬼　蛇蜕一条，用火烧灰，黄酒调服，恶露自下方安。（《良朋汇集》）

5. 临产目翻口噤，面黑唇青，口中沃沫，脸红者可救　雳霹夺命丹：蛇退（烧煅）、蚕纸灰、血余、乳香各一钱。共研细末，开水送下。（《家用良方》）

6. 产后风，牙关紧闭，两眼流泪，胡言乱语　蛇蜕1.5 g，用烧酒一杯，燃着，把蛇蜕烧成炭，再用热黄酒120 mL调和，一起服下。（《常见病验方研究参考资料》）

7. 妇人风邪癫狂，或啼泣不止，或歌笑无度，或心神恐惧，或言语失常　防风散：防风、茯神、独活、人参、远志、龙齿、菖蒲、石膏、牡蛎各一两，秦艽、禹余粮、桂心各半两，甘草三分，蛇蜕一尺（炙）。上为粗末，每服三钱。水盏半，煎七分，去滓温服。（《妇人大全良方》）

8. 血风瘾疹瘙痒　露蜂房（洗过，蜜炙令焦），蛇蜕（洗，炙令焦）等分。上为细末，温酒调下一钱，日二三服。（《妇人大全良方》）

9. 儿吹著奶疼肿　蛇蜕一尺七寸，烧令黑，细研，以好酒一盏，微温顿服，未甚效更服。（《产乳集验方》）

10. 乳房肿胀疼痛　蛇蜕、鹿角、露蜂房各9 g。共烧存性研细末。黄酒冲服。每日服2次，每次3 g。（《吉林中草药》）

11. 乳汁不下，乃气脉壅塞也。又治经络凝滞，乳内胀痛，邪畜成痈，服之自然内消　漏芦二两半，蛇蜕十条（炙焦），栝楼十个（烧存性为末），每服二钱，温酒调下，良久，以热羹汤投之，以通为度。（《医部全录·妇科》）

12. 儿吹著奶疼痛　蛇蜕一尺七寸，烧令黑，细研，以好酒一盏，微温顿服，未甚效更服。（《产乳集验方》）

13. 急性乳腺炎　乳香、没药、蛇蜕各9 g，共为细末，每服9 g，与鸡子1个同冲服。（《常见病验方研究参考资料》）

14. 乳腺癌　消癌散：蛇蜕、蜂房、全虫各等分，共为细末，每服12 g，每日3次，温开水送下，30日为1个疗程。（《肿瘤临床手册》）

15. 外阴溃疡，久不敛口　蛇蜕3 g，银朱6 g。蛇蜕火煅存性和银朱研末，干撒疮口。（《常见病验方研究参考资料》）

16. 外阴白色病变　蛇蜕、蝉蜕各250 g，蜈蚣25 g。共研细末，每服10 g，每日2次，温开水下，3个月为1个疗程。（《中国民间医术绝招·妇科部分》）

17. 虫积阴痒　紫草根、楝树根各30 g，蛇蜕12 g，水杨树根60 g。研细末，拌鸡蛋清或芝麻油，外搽患处。（《中国民间草药方》）

18. 妇人五种痔疾　鳖甲、露蜂房、蛇蜕皮、猪后悬蹄甲，五味烧存性，各二分，麝香一分。上各研为细末，和药令停，每服一钱。空心，用生干地黄煎汤调下。（《妇人大全良方》）

【用法用量】 内服：煎汤，1.5～3 g；或研末为散。外用：煎汤洗涤或研末调敷。

【使用注意】 孕妇忌服。

蛇床子

出《神农本草经》。又名野茴香。为伞形科植物蛇床 *Cnidium monnieri*（L.）Cuss.的成熟果实。

【药性】 辛、苦，温。入肾、脾经。

【功效】 温肾助阳，祛风，燥湿，杀虫。

【药论及医论】《神农本草经》："主妇人阴中肿痛，男子阴痿湿痒……"

《名医别录》："温中下气，令妇人子脏热，男子阴强，好颜色，令人有子。"

《药性论》："浴男女阴，去风冷，大益阳事。主大风身痒，煎汤浴之差。"

《日华子》："助女子阴气……阴汗湿癣，四肢顽痹，赤白带下，缩小便。"

《本草纲目》："蛇床乃右肾命门、少阳三焦气分之药，神农列之上品，不独辅助男子，而又有益妇人。世人舍此而求补药于远域，岂非贱目贵耳乎？"

《本经逢原》："能散妇人郁抑……"

【临床应用】

1. 崩中下血，昼夜不止　阿胶一两（炒令黄燥），蛇床子三分。上件药，捣细罗为散，每服不计时候，以温酒调下二钱。（《普济方》）

2. 经脉不调，赤白带下　如圣丹：枯矾四

两，蛇床子二两。上为末，醋为丸，如弹子大，用胭脂为衣。绵裹放阴户中，定坐半日，热极再换。(《济阴纲目》)

3. 经行瘾疹　麻黄连轺赤小豆汤加苍耳子10 g、白鲜皮15 g、地肤子10 g、白僵蚕10 g、蛇床子10 g、荆芥10 g。(《妇科证治经方心裁》)

4. 下焦虚冷，脐腹疼痛，带下五色，月水崩漏，淋沥不断　茱萸浴汤：吴茱萸、杜仲、蛇床子、五味子、丁皮各一两，木香、丁香各半两。上锉如麻豆大，每用半两，以生绢袋盛，水三大碗，煎数沸，乘热熏下部，通手淋浴，早晚二次熏洗。(《证治准绳·女科》)

5. 赤白带下，月水不来　蛇床子、枯白矾等分，为末，醋面糊丸弹子大，胭脂为衣，绵裹纳入阴户。如热极，再换，日一次。(《本草纲目》)

6. 子宫久冷，赤白带下　参见冰片条。

7. 白带因热者　蛇床子八两，山茱萸肉六两，车前子二两，川黄柏二两，生地黄二两，天花粉二两，白芍药二两，俱用醋拌炒，共为细末，炼蜜为丸梧子大。每早空心服二钱，白汤下。(《本草汇言》)

8. 白带白淫　参见诃子条。

9. 妊娠数堕胎　卷柏丸：卷柏、钟乳粉、炒鹿角胶、紫石英、阳起石、桑螵蛸、禹余粮、熟地黄各一两，桂心、川牛膝、桑寄生、北五味、蛇床子、牡丹皮、杜仲、川芎、当归各三分。上为末，炼蜜丸如梧桐子大。每服三四十丸，空心，温酒吞下。(《妇人大全良方》)

10. 产后小便淋涩不通　蛇床子(炒)。乘热布裹之，熨患处。(《普济方》)

11. 不孕症　固本丸：菟丝子，蛇床子，续断，鹿茸，山药，白茯苓，牛膝，杜仲，当归，五味子，苁蓉，远志，益智仁，熟地，萸肉，枸杞，巴戟，人参。(《灵验良方汇编》)

12. 不孕　蛇床子、芫花各等分。上为末，取枣大纱囊盛，如小指长。纳阴中，避风冷。(《妇人大全良方》)

13. 妇人血风瘙痒　参见乌梢蛇条。

14. 妇人风瘙，瘾疹身痒不止　蛇床子半斤，景天半斤，蒺藜子半斤。上件药以水一斗，煮取五升，去滓，绵渍拭之，日四五度瘥。(《太平圣惠方》)

15. 小腹寒冷　参见仙茅条。

16. 子脏偏僻，冷结无子　坐导药：蛇床子、芫花等分。二味为末，取枣大纱囊盛，如小指长，内阴中。(《妇人大全良方》)

17. 产后阴下脱　取蛇床子一升，布裹炙熨之。亦疗产后阴中痛。(《普济方》)

18. 阴脱出外　蛇床子一升，醋梅二七枚。二物，水五升，煮取二升半，洗之，日十过。(《僧深方》)

19. 产后虚冷，玉门不闭，宽冷方　蛇床子、硫黄各四分，菟丝子五分，吴茱萸六分。上为细末，以汤一升，投药方寸匕，以洗玉门，日再用。(《集验方》)

20. 产后阴中痛　单炒蛇床子一升，乘热以帛裹熨患处。(《妇人大全良方》)

21. 阴肿　麻黄、黄连、蛇床子各二两，艾叶一两半，乌梅十个。上细锉。以水一斗，煮取五升，去滓热洗。(《妇人大全良方》)

22. 阴疮　黄丹、枯白矾、萹蓄、藁本各一两，荆芥、蛇床子、白蛇皮烧灰一条，硫黄各半两。上为细末，另以荆芥、蛇床子煎汤温洗，软帛渗干，清油调涂。(《济阴纲目》)

23. 阴冷　蛇床子末，白粉少许和匀，如枣大，绵裹纳之。(《丹溪治法心要》)

24. 阴冷　五加皮浸酒：五加皮、干姜、丹参、蛇床子、熟地黄、杜仲各三两，钟乳粉四两，天门冬一两，地骨皮二两。上细锉，以生绢袋盛，用酒十五升，渍二宿。每服温一中盏，空心、晚食前各一服。(《妇人大全良方》)

25. 阴痒　蛇床子一两，白矾二钱，煎汤频洗。(《集简方》)

26. 阴虱　洁阴煎：蛇床子、苦参、百部、苍术、黄柏各15 g，苦楝子、明矾、黄芪、石榴皮、生姜各10 g，冰片1.5 g。以外治法为主，煎汤熏洗，每日一次。(《女科宝鉴》)

27. 阴汗　蛇床子30 g，花椒15 g。每次加水1 000 mL，煎取500 mL，连煎3次，合药液约1 500 mL，凉后先用冲洗器冲洗阴道再坐浴，不

拘次数,每次 15 分钟。(《妇科用药 400 品历验心得》)

28. 外阴白斑　消白膏:血竭 30 g,生蒲黄 20 g,樟丹 15 g,延胡索 15 g,枯矾 9 g,蛇床子 30 g,狼毒 30 g,蒲公英 30 g,黄柏 20 g,苦参 20 g,白花蛇舌草 15 g,冰片 1.5 g。先将蛇床子至白花蛇舌草等六味药加水煎煮 3 次,3 汁合并用文火浓缩成流浸膏;再将前 5 味药和冰片共研极细末,和入浸膏中拌匀即成。涂于患部,每日涂 2 次。(《中国丸散膏丹方药全书·妇科病》)

29. 霉菌性阴道炎　苍耳子 60 g,蛇床子 30 g。每次加水 1 000 mL,煎取 500 mL,连煎 3 次,合药液,凉后先用冲洗器冲洗阴道再坐浴,不拘次数,每次 15 分钟。(《妇科用药 400 品历验心得》)

30. 滴虫性阴道炎　蛇床子四两,加水 1 200 mL,煎成 200 mL,冲洗阴道前后穹窿及皱褶处,冲洗后将外阴擦干,连用 1 周左右。(《常见病验方研究参考资料》)

31. 人乳头瘤状病毒感染　参见野菊花条。

32. 宫颈癌　平消栓:明雄黄 30 克,枯矾 15 克,乳香 30 克,没药 30 克,蛇床子 30 克,五倍子 100 克,炒乌梅 50 克,炒蒲黄 30 克,山豆根 30 克,冰片 15 克。上药各研细末,和匀,制成栓锭,塞入阴道,每日 1 次。(《女科宝鉴》)

【现代药理研究】

(1) 蛇床子素具有较好的雌激素样作用,能强烈刺激 MCF-7 细胞的增殖,增加雌激素受体的 ER α,孕激素受体和 PS2 mRNA 水平。蛇床子素能够增加子宫 ER β 的表达,这可能与其增加子宫中 ER β 的表达及提高血清中雌二醇水平有关。[《神经药理学报》,2019,9(6):58-63]

(2) 蛇床子提取物在试管内对絮状表皮癣菌、石膏样小芽孢菌、羊毛状小芽孢菌有抑制作用。蛇床子浸膏(1∶2)体外试验显示其有杀灭阴道滴虫的作用。蛇床子浸膏液杀精效果随药液浓度增加而增加。(《中华本草》)

【用法用量】　内服:煎汤,3～9 g;或入丸、散。外用:30～50 g,煎汤熏洗。

【使用注意】　下焦湿热或相火易动者禁服。

铜绿(附铜器)

出《药对》。又名铜青、生绿。为铜器表面经二氧化碳或醋酸作用后生成的绿色锈衣。

【药性】　酸、涩,平,有毒。入肝、胆经。

【功效】　去腐敛疮。

【药论及医论】　《日华子本草》:"古文钱,平。治……妇人横逆产,心腹痛,月隔,五淋,烧醋淬用。"

【临床应用】

1. 妇人血崩　槐花半两(炒),黄芩二两(去皮)。上二味,共为细末。每服五钱,好酒一碗,用铜秤锤一枚,桑柴火烧红,浸入酒内,调服,不拘时。忌生冷、油腻之物。(《济阴纲目》)

2. 孕痈　铁箍散软膏(大青叶 90 g,芙蓉叶、生大黄、黄柏、黄连、五倍子、白矾、胆矾、铜绿、广丹、乳香、没药各 30 g)涂纱布上,在铁箍散软膏上涂止痛膏(浙贝母 125 g,白芷、生大黄各 75 g,木香 12 g,樟脑、梅片各 25 g,麝香 3 g,薄荷冰 12 g),敷于患处,每日换 1 次。(《妇产科疾病中医治疗全书》)

3. 赤白带下　铜钱四十文,酒四升,煮取二升,分三服。(《本草纲目》)

4. 子宫寒冷,赤白带下,经血不调,少腹疼痛,瘀结成块　五宝丹:枯矾,铜绿,五味子,雄黄,蛇床子,桃仁。共研末炼蜜为丸,用细绢包送入阴户,3 日一换。(《全国中药成药处方集》)

5. 产难横生　烧赤淬酒服。(《本草纲目》)

6. 产后脐腹中雷鸣下利　大乌金散,紫金丸。桃心七个,古钱七文,煎汤下。(《注解胎产大通论》)

7. 产后余疾,恶露不除,积聚作病,血气结抟,心腹疼痛方　铜镜鼻汤:铜镜鼻十八铢,烧末,大黄二两半,芍药、干地黄、芎䓖、干漆、芒硝各二两,乱发如鸡子大,烧,大枣三十枚。上九味㕮咀,以水七升,煮取二升二合,去滓,纳发

灰，铜镜鼻末，分三服。(《备急千金要方》)

8. 妇人虚羸短气，胸逆满闷，风气　石斛地黄煎方：石斛、甘草、紫菀各四两，桃仁半升，桂心二两，大黄八两，麦门冬二升，茯苓一斤，生地黄汁，醇酒各八升。上十味为末，于铜器中炭火上熬，纳鹿角胶一斤，耗得一斗，次纳饴三斤，白蜜三升和调，更于铜器中釜上煎，微耗，以生竹搅，无令着，耗令相得，药成先食酒服，如弹子一丸，日三，不知稍加至二丸。(《备急千金要方》)

9. 妇人血风　油钱散：五加皮半两，牡丹皮半两，芍药半两，当归一两，羌活一两。上为末，每服一钱，水一盏，铜钱一文，蘸油入铫内，煎七分，温服。(《产宝诸方》)

10. 妇人血瘕积聚疼痛，渐至经候隔绝，稍失医治，便成劳瘵。又治产妇危恶变证，胎死上冲，闷运欲绝，及产后血晕，他药所不能救者　追命散：半两钱四五拾文，多尤佳。火煅通赤，淬酽醋中不计次数，于醋底淘取淬下碎铜末研之，粗碍乳锤者去之，别以水淘，澄取如粉者，纸上渗干。秤二钱一字，巴豆(去皮壳心膜)秤三钱半，大黄绵纹紧实者八钱，羊胫炭(即炭中圆细紧实如羊胫骨者)取三四寸，却作十余段，别以着炭同烧通红，淬入醇酒中，如是七遍，烘干为末，秤取半两。上四味，合和捣数千杵，每一服一字至半钱，浓煎当归酒和小便调下。(《卫生家宝产科备要》)

11. 阴部湿淹疮　铜绿散：五倍子五钱，白矾一钱，乳香五分，轻粉一字，铜绿少许。上为末，洗净掺之。(《济阴纲目》)

12. 杨梅毒疮　铜绿醋煮研末，烧酒调搽，极痛出水，次日即干，或加白矾等分，研撒。(《简便单方》)

13. 硬化性萎缩性苔藓、非特异性女阴炎、非典型增生、女阴神经性发炎、女阴湿疹等见皮肤黏膜菲薄者　治白膏：血竭 20%，生蒲黄 50%，樟丹 10%，蛤粉 10%，白芷 5%，铜绿 5%。共研极细末，制成软膏。每日涂 1 次。(《中国中医秘方大全》)

14. 阴挺阴菌　茄症丸：枯矾，桃仁，铜绿，雄黄，五味子，梅片。(《中国中药成药处方集》)

15. 阴内痔核，脉缓者　铜绿散：铜绿一两，白矾一两，乳香一两，五倍一两，轻粉三钱。为末，溶白蜡丸如指，绢裹纳阴中。(《女科指要》)

16. 宫颈糜烂　乳没膏：乳香 15 g，没药 15 g，儿茶 15 g，铜绿 15 g，樟丹 9 g，轻粉 6 g，冰片 3 g。共研极细末，和匀，用液体石蜡调和成软膏状。用带线棉球蘸药膏塞入糜烂面处，6 小时后牵出棉球。每日 1 次。(《中国丸散膏丹方药全书·妇科病》)

17. 子宫颈癌　阿魏 10 g，蟾酥 0.6 g，麝香 0.15 g，砒石、硇砂各 8 g，铜绿 5 g，三棱 3.5 g，莪术、乳香、没药各 15 g。研末外敷。(《中国中医秘方大全》)

【用法用量】　外用：研末撒或调敷。内服：入丸、散，1～1.5 g。

【使用注意】　体弱血虚者忌服。不可多服，多量可引起剧烈呕吐、腹痛、血痢、痉挛等证，严重的可致虚脱。

银箔(附银器)

出《名医别录》。为自然元素类铜族矿物自然银经加工而成的薄片。

【药性】　辛，寒，无毒。

【功效】　平肝镇怯。

【药论及医论】　《本草纲目》："生银初煎出如缦理，乃其天真，故无毒。熔者投以少铜，则成丝纹金花，铜多则反败银，去铜则复还银，而初入少铜终不能出，作伪者又制以药石铅锡。且古法用水银煎消，制银箔成泥入药，所以银屑有毒。银本无毒，其毒则诸物之毒也。今人用银器饮食，遇毒则变黑；中毒死者，亦以银物探试之，则银之无毒可征矣。其入药，亦是平肝镇怯之义。"

《马大正医论医话集》："在古代，人们发现白银遇到酸碱物质就会变灰变黑，借此现象，帝王使用白银制作的餐具和茶具，在进餐和饮茶时用以识辨是否有毒。

白银的化学性质比较活跃，并能以离子形

式溶于水中，一遇到细菌就吸附其上，使其胶体收敛、凝固，直至死亡。一般的抗生素平均只能对6种病菌起到作用，但银能消灭650种病菌。正是由于银的杀菌能力很强，又对人畜无任何伤害，目前，英国女王国宴都使用镀银餐具，世界上超过半数的航空公司已使用银制的滤水器。

纳米银是现代高科技的产品，使得银的抗菌能力大大增强。它的接触反应抗菌机制是：银离子接触反应，造成微生物（细菌、真菌、酵母菌、藻类及病毒等）共有成分破坏或产生功能障碍。当微量的银离子到达微生物细胞膜时，因后者带负电荷，依靠库仑引力，使两者牢固吸附，银离子穿透细胞壁进入胞内，并与SH基反应，使蛋白质凝固，破坏细胞合成酶的活性，细胞丧失分裂增殖能力而死亡。银离子还能破坏微生物电子传输系统、呼吸系统和物质传输系统。纳米银抗菌凝胶适用于各种阴道炎、宫颈炎、宫颈糜烂等多种妇科病。

银是否参与止血过程，目前尚无资料可寻，但古代经常用它来治疗妊娠出血，我用于经期过长、胎漏均有效，这是值得探讨的问题。用银治疗妊娠梦交，古代未见记载，我屡用屡效，也是取其安五脏、定心志的功效。”

【临床应用】

1. 室女血气不利，月水来即少腹刺痛　地黄散方：生干地黄一两（焙），生姜（切作片）四两，乌豆二合，当归（切）一两。上四味，同入银石器中，慢火炒令燥，捣罗为散，每服二钱匕，温酒少许调下，空心日午卧时服。（《圣济总录》）

2. 月水不调，阻滞不通　大黄（炮）、朴硝、桃仁各二两，虻虫（去足翅，炒黑用）一两。上为细末，用醋五升，入银石器内慢火熬成膏，可丸。丸如梧桐子大，当日晚不须吃食，五更初以温酒吞下一丸。至明日午际，取下如赤豆汁，或似鸡肝、虾蟆衣。其病下了，即一丸分作二服，未下再服，候鲜红即住服。仍以调气汤散补之。（《妇人大全良方》引《博济方》）

3. 经期过长　红参（调冲）10 g，生黄芪15 g，生地黄30 g，水牛角（先煎）30 g，墨旱莲50 g，阿胶（烊冲）10 g，侧柏10 g，银镯（先煎，代水）一枚，木贼10 g，荆芥炭10 g。（《马大正妇科医案选·时方卷》）

4. 妊娠胎动，忽下黄汁如胶，或如小豆汁，腹痛不可忍者　苎麻根，银。（《梅师集验方》）

5. 妊娠腰痛如折者　银一两，水三升，煎二升，服之。（《子母秘录》）

6. 胎动不安　好银（煮取水）。上着葱白，作羹食之佳。（《经效产宝》）

7. 妊娠抢心，下血不止，腰腹痛不可忍　上银一斤，水一斗，煎取七升，芎䓖四两，当归四两，阿胶三两，生地黄五两。上以前银水煮取二升，分三服。（《经效产宝》）

8. 妊娠无故胎动不安，腹内绞痛　葱白（切）一升，阿胶（炙）三两，当归四两，川芎四两，桑寄生。上取银水七升，煮药取二升半，分三服。（《经效产宝》）

9. 妊娠胎动欲落，肚痛不可忍　上银一斤，茅根（去黑皮，切）二升。上以水九七升，煮银取二升，入清酒一升，同煎茅根取二升，分为三服。（《经效产宝》）

10. 妊娠梦交　银戒指1枚（先煎，代水），龙齿30 g（先煎），紫石英30 g（先煎），茯苓10 g，半夏12 g，远志10 g，菖蒲9 g，磁石15 g（先煎），酸枣仁20 g。（《马大正妇科医案选·时方卷》）

11. 滑胎令易产　白蜜一合，猪脂二合，酒半升。上件药，同于银器中，慢火熬令稍稠，每服空心，以酒化一大匙服之。（《太平圣惠方》）

12. 妊妇坐草，忽然气痿，目翻口噤，因恣意喜怒，任性太过，遂致卫竭荣枯，胎难转动，腹疼热极，面黑唇青，沫出舌吊，子母俱伤。若两胁微红，子死母活　可服霹雳夺命丹。蛇蜕一条，罐内煨，金银各七片，丁香半分（另研），发灰一分，蝉蜕（煅）一钱，千里马（即左脚草鞋）一只（洗净，烧灰）一分，黑铅二分半，加水银七分，制共末，以豮猪血丸桐子大，倒流水下二丸灌之。若不下，掘开口灌。（《茅氏女科秘方》）

13. 难产　葱白益母汤：益母草五钱，葱头三钱，用纹银一锭，要重四两，水二碗，煎一碗，

服之即生。(《胎产心法》)

14. 妊娠堕胎,胞衣不出　地黄酒方:生地黄(以铜竹刀切,炒)半两,蒲黄(炒)、生姜(切,炒)各一分。上三味,以无灰酒三盏,于银器内,同煎至二盏,去滓分温三服,未下更服。(《圣济总录》)

15. 妊娠堕胎后,血不出　当归酒方:当归(炙令香,锉)、芍药(锉、炒)各二两。上二味,粗捣筛,每服三钱匕,以无灰酒一盏,入生地黄汁一合,于银器内,慢火煎至七分,去滓温服,以恶血下为度。(《圣济总录》)

16. 产后虚惫,盗汗,呕吐　生地黄汁、生姜汁各一升,藕汁半升,大麻仁(去壳为末)三两。上和停,以银器内慢火熬成膏,温酒调半匙服。更以北术煎膏半盏入之尤佳。(《妇人大全良方》)

17. 产后血气不和,血块时攻心腹痛　地黄散方:生地黄八两,生姜四两。上二味细切,同就银石锅内,慢火炒令半干。取出同焙燥,捣罗为散,每服二钱匕,温酒调下,不拘时服。(《圣济总录》)

18. 产后咳嗽痰盛,头目不利　皂荚丸方:皂荚(水浸取汁滤去滓)七挺,丁香、桂(去粗皮)各半两,诃黎勒(炮,取皮)十枚,杏仁八十枚。上五味,将四味捣为细末,以皂荚水就银石铫内,煎如膏,即将药和搜为丸,如梧桐子大。每服十丸,乌梅汤下,不拘时服。(《圣济总录》)

19. 产后止喘　陈小麦半两,纸裹,捶碎,水一盏,石银器内煎七分。(《产宝诸方》)

20. 产后狂语,志意不定,精神昏乱,心气虚,风邪所致　茯苓、干地黄各十二分,远志十分,白薇、龙齿各十分,甘草(炙)、人参、防风、独活各八分。上以银一大斤,水一斗五升,煎取七升,下诸药,煎取三升,分温三服。(《经效产宝》)

21. 产后心虚,忪悸不定,乱语谬说,精神恍惚不定,当由心虚所致　人参、甘草(炙)、芍药、当归、生姜各八分,远志、茯苓各十分,桂心六分,门冬(去心)、大枣各十二分。上水八升,煎取三升,去滓,分温三服。(《经效产宝》)

22. 妇人风邪癫狂,发作无时　参见牛黄条。

23. 产后心气虚损,卒惊强语,或歌哭嗔笑,性气不定　上银一斤,桂心、甘草各六分,细辛四分,人参、生姜、远志、茯神各八分,生地黄二十分,龙骨一分,大枣一枚。上水八升,煮银取一升半,入诸药煎,分三服,温温进。(《经效产宝》)

24. 产后恶寒壮热,一夜三五度,发恶语,口中疮生,时时干呕,困乏欲绝　人参、独活、白鲜皮、葛根、防风、青竹茹、远志各六分,茯神八分,白蔹十分,玄参十二分,竹沥二升半。上银一斤,水一斗五升,煎取七升,下诸药,重煎取三升,分温三服,忌鱼、酒、面等物。(《经效产宝》)

25. 产后,恶血积聚攻刺,心腹疼痛方　硇砂一两,乳香一两。上件药,都研令细,用酒一升,入白蜜二两,搅拌令匀,于银器内,以慢火熬成膏,不计时服。(《太平圣惠方》)

26. 妇人血气不和,心服冷痛　当归丸方:当归(锉,微炒)二两,硇砂(别研)一两半,桂心一两,没药一两,蓬莪术二两。上件药,捣罗为末,用好醋一大盏,银器内,以慢火熬硇砂成膏,入药末和丸,如梧桐子大,每服十丸,空心及晚食前醋汤送下。(《太平圣惠方》)

27. 妇人鼻衄,出血数升,不知人事　生地黄十两,生姜二(一)两,阿胶(捣碎,炒令黄燥,别捣为末)一两。上件药,先研地黄、生姜取汁,入阿胶末,于银器内暖过。每服一合。(《太平圣惠方》)

28. 妇人劳热至甚,吐血不止,心神烦躁,少思饮食　生地黄散方。生地黄汁一升,生藕汁三合,青蒿汁三合,生姜二两取汁,蜜四两,酥一两,柴胡一两,知母一两,鸡苏叶一两,黄芩一两,川升麻一两,鹿角胶二两,杏仁一两,桑根白皮一两。上件药,捣细罗为散,与前药汁纳于银器中,搅令匀,慢火煎成膏,收瓷盒中,每服不计时候,以温粥饮调下半匙。(《太平圣惠方》)

29. 产后阴门生疮　加味补益败毒散:生芪二钱,人参二钱,焦术一钱,炙草八分,陈皮一钱,归身二钱,升麻五分,荆芥一钱,净银二钱,

肉桂五分，防风一钱，乳香去油一钱。煎服。（《胎产秘书》）

30. 妇人乳疽，奶劳　神效栝楼散：栝楼（去皮，焙研为末）一个，生粉草半两，当归（酒洗，去芦，焙）半两，乳香一钱，通明没药一分（二味并别研）。上用无灰酒三升，同于银石器中慢火熬，取一升，清汁分作三服，食后良久服。（《妇人大全良方》）

31. 乳痈　青皮、石膏、生草节、栝楼仁、没药、青橘叶、角刺、金银、当归、酒佐之。（《女科经纶》）

【用法用量】 内服：煎汤，用量悬殊，有以斤计，有少至一枚戒指，也有将药物放入银器内慢火煎熬服用的记载。或入丸、散。一般多作丸药挂衣。

银柴胡

出《本草纲目》。又名银夏柴胡、银胡、牛肚根、沙参儿、白根子、土参。为石竹科植物银柴胡 *Stellaria dichotoma* L. var. *lanceolata* Bge. 的根。

【药性】 甘，微寒。入肝、胃经。

【功效】 清虚热，除疳热。

【临床应用】

1. 月经先期，量多色紫，质稠或夹块　银柴胡，当归，生地，白芍，川芎，阿胶，荆芥炭，山栀，黄芩，炙鳖甲，炙甘草。（《中医妇科临床手册》）

2. 闭经　银柴胡，辽人参。水二钟，加生姜三片，红枣二个，煎至八分，食后服。（《增补内经拾遗方论》）

3. 经闭骨蒸　大胡连丸：胡黄连、银柴胡、黄芩、当归、白芍、茯苓、陈皮、熟地、知母各一两，犀角二钱，人参、白术、川芎、桔梗、甘草、地骨皮、制半夏、秦艽各八钱，制黄柏、五味子各一两半，炙黄芪一两二钱，牛黄三钱。上，蜜丸梧子大，每六七十丸，茶清下。（《医部全录·妇科》）

4. 经行发热　参见知母条。

5. 胎漏　白苎麻根二至五两，银柴胡五钱，加米酒和，水煎服。（《常见病验方研究参考资料》）

6. 胎蒸　面肿赤色，口苦咽干，日晡寒热，日渐羸瘦，胎气不见升动。用银柴胡、胡黄连各一钱，煎服。（《女科秘旨》）

7. 产后蓐劳肝肾阴虚证　清骨散：银柴胡，胡黄连，秦艽，鳖甲（醋炙），地骨皮，青蒿，知母，甘草。（《中医妇产科学》，刘敏如等主编）

8. 产后发热　犀角，淮生地，银柴胡，胡黄连，橘红，地骨皮，知母，天花粉，天冬，麦冬，甘草，黄芩，茯苓，归身，川芎。（《妇科秘方》）

9. 结核性盆腔炎　秦艽鳖甲煎加减：秦艽、青蒿、知母、银柴胡、当归、丹参、百部、延胡索、川楝子各 9 g，炙鳖甲 12 g，黄芩 15 g。（《中医妇科临床手册》）

10. 阴肿痛，或风热作痒　清肝渗湿汤：滑石二钱，川芎、当归、白芍、生地、山栀、黄连、连翘、胆草各一钱，银柴胡、泽泻、木通各六分，芦荟五分，甘草三分，防风八分。上，水二钟，淡竹叶、灯心各二十件，煎八分，食前服。（《医部全录·妇科》）

【现代药理研究】 α-菠甾醇具有抗炎和解热作用，而其在银柴胡中含量较高，故有学者认为α-菠甾醇为银柴胡主要成分之一。[《中国现代中药》，2015，17(11)：1223－1229]

【用法用量】 内服：煎汤，3～9 g；或入丸、散。

【使用注意】 外感风寒及血虚无热者忌服。

猪　心

出《名医别录》。为猪科动物猪 *Sus scrofa domestica* Brisson 的心。

【药性】 甘、咸，平。入心经。

【功效】 安神治惊，敛汗。

【药论及医论】《备急千金要方·食治》："主虚悸气逆，妇人产后中风，聚血气惊恐。"

【临床应用】

1. 经来狂言如见鬼神　茯苓丸：远志（去

骨)、茯苓各八钱,朱砂三钱,猪心一个。用早米糊为丸如桐子大,用金银汤送五十粒即愈。(《宁坤秘笈》)

2. 胎前怔忡,心常恍惚,遍身烦热,乃气血衰弱,受孕之故　朱砂汤:猪心一个,不下水,用水一碗煎汤,研朱砂一钱,调服。(《宁坤秘笈》)

3. 产后失寐　朱砂 1.5 g,猪心 1 只。(《中医妇科临床手册》)

4. 产后谵语　益母丸薄荷汤送下,童便服之亦愈。血虚而神失守者,用猪心窍血屡验。(《妇科百辨》)

5. 产后去血太多,心血虚弱不能上荣于舌,语言不清,含糊謇涩　加味生脉散:人参、麦冬(去心)、归身、生地、炙草、石菖蒲各一钱,五味子(捶碎)十三粒,猪心一个(劈开),水二盏,煎至一盏半,去心,入药煎七分,食后服。此方治怔忡甚效。(《胎产心法》)

6. 产后中风,血气惊邪忧悸气逆　用猪心一枚(切),于豉汁中煮五味糁,调和食之。(《普济方》)

7. 围绝经期综合征　猪心 1 个,朱砂 2 g。先将猪心洗净去尽血水,把朱砂灌入猪心内,用水炖熟至烂,吃肉喝汤。用于围绝经期妇女心悸、烦躁,有良好效果。(《妇产科疾病中医治疗全书》)

8. 阴汗湿痒　绵黄芪,酒炒为末,以熟猪心点吃妙。(赵真人《济急方》)

【现代药理研究】　含心钠素、辅酶 Q_{10} 及细胞色素 C。心钠素对心血管系统、肾脏能量代谢方面有影响。辅酶 Q_{10} 还可解毒、抗氧化、抗肿瘤。(《吃的营养和健康》)

【用法用量】　内服:煮食。

猪　肝

出《备急千金要方·食治》。为猪科动物猪 *Sus scrofa domestica* Brisson 的肝。

【药性】　甘、苦,温。入肝经。

【功效】　养血,补肝明目。

【药论及医论】　《小品方》:"古时妇人产,下地坐草,法如就死也。即得生产,谓之免难也。亲属将猪肝来庆之,以猪肝补养,五日内伤绝也,非庆其儿也。"

《国医大师班秀文学术经验集成》:"对于肝气郁结的不孕患者,在用疏肝解郁的逍遥散、越鞠丸之类药物治疗的同时,再投以诸肝(如鸡肝、鸭肝、猪肝、牛肝)作为饮食疗法,生血养肝,可收到事半功倍之效。"

【临床应用】

1. 闭经　柏子仁三钱。研末为丸,猪肝六两,煮熟同食,连服三四次。(《常见病验方研究参考资料》)

2. 血风劳,四肢疼痛,心腹胀满吐逆,面无颜色,经脉不调　煨肝茵陈散:茵陈蒿、犀角(屑)、石斛(去根)、人参、芍药、桔梗(炒)、防风(去叉)、柴胡(去苗)、细辛(去苗叶)、白术、桂(去粗皮)、吴茱萸(汤洗,焙干,炒)、当归(切,焙)各一两。每服五钱匕,用猪肝一具,切作五段,每服用一段,薄切作小片子,入药末拌令匀,以湿纸裹,慢火煨熟,取出细嚼,以米饮送下。(《圣济总录》)

3. 阴血虚心肝气郁之经行前后诸证　合欢花蒸猪肝:干合欢花 10～12 g,猪肝 100～150 g,食盐少许。将干合欢花放碟中,加清水少许浸泡 4～6 小时,再将猪肝切同放碟中,加食盐少许调味,隔水蒸熟,食猪肝。(《百病饮食自疗》)

4. 妇人白浊　用百草霜一钱(入椒末炒盐少许),猪肝一片,三指大。批开,入上药,纸裹,慢火煨熟,细嚼。(《永类钤方》)

5. 胞水早行,胎涩不下　猪肝蜜酒法:猪肝一斤,白蜜一斤,醇酒一斤。上三味,共煎至二斤,分作二三服。如不能服者,随多少缓缓服之,即下。(《仁术便览》)

6. 产后恶血未尽,浑身憎寒发热,小腹划刺疼痛,心气膨胀不纳饮食,面目虚肿,脚手浮肿,聋耳眼晕腰痛　服团参散(出《朱氏集验方》,药味略)。病者只吃白粥及猪肝。此药临产断乎却服三日,赶恶血尽毕,亦可以暖药补之,即用后清枣散养新血。

7. 产后虚冷下泄，及一切水泻冷痢　木香散：木香、破故纸(炒)各一两，良姜、缩砂仁、厚朴(制)各七钱半，赤芍药、橘红、桂心、白术各半两，吴茱萸(汤泡七次)、胡椒各二钱半，肉豆蔻四枚，槟榔一个。上为散，每服三钱，用不经水猪肝四两许，去筋膜，批为薄片，重重掺药，置一鼎中，入浆水一碗，醋一茶脚许，盖覆煮肝熟，入盐一钱，葱白三茎(细切)，生姜弹子许拍破，同煮水欲尽，空心为一服，冷食之。初服微泻不妨，亦是逐下冷气，少时自止。经年冷痢滑泻，只是一服。渴即饮粥汤，忌生冷油腻物，如不能食冷物，即添少浆暖服。(《证治准绳・女科》)

8. 产后蓐劳，日渐枯瘁，寒热往来，头疼体痛，口苦舌燥　桂心散：肉桂、芍药、厚朴、柴胡、桔梗、紫菀、高良姜、炮干姜、炒白芜荑、陈橘皮、炙鳖甲各半两，草豆蔻三枚。上捣罗为散，每服用獖猪肝十片，炙熟乘热拌和药，旋旋嚼，温酒下，日三。(《普济方》)

9. 产后阴户生疮　平胃散加贯众末，每二钱，熟煮猪肝拌药，纳阴户中。(《证治准绳・女科》)

10. 凡妇人艰于子息者　用白猪肝一个洗净，内实花椒一两半，淡煮极熟，去椒，空口淡吃，作点心。(《遂生福幼合编》)

11. 阴痒不可忍者何？曰：此湿热生虫蚀食之故。若久不愈，渐淫蚀脏腑之间　宜用杏仁研烂，绢包入阴户内，数日愈。或用茴香为末，醋制猪肝一条，纳入取虫出，即愈。(《妇科百辨》)

12. 阴痒，白带过多及经闭，经少等症　猪肝 60 g，马鞭草 30 g。将猪肝及马鞭草切成小块拌匀，用盖碗盖好，放蒸锅内蒸半小时即可食用。一次顿服。(《偏方大全》)

【现代药理研究】　猪肝含肝细胞生长因子、核糖核酸等。有保肝作用等。(《吃的营养和健康》)

【用法用量】　内服：煮食，或入丸、散。

猪　苓

出《神农本草经》。又名枫苓、野猪粪。为多孔菌科真菌猪苓 *Polyporus umbellatus* (pers.)Fries 的菌核。

【药性】　甘、淡，平。入脾、肾、膀胱经。

【功效】　利尿渗湿。

【药论及医论】　《本草纲目》："治淋，肿，脚气，白浊，带下，妊娠子淋，胎肿，小便不利。"

【临床应用】

1. 经期过长　参见滑石条。

2. 湿盛血崩　升阳除湿汤：苍术一分，升麻、柴胡、防风、神曲、泽泻、猪苓各五分，陈皮、甘草、麦芽各三分，姜，枣。(《妇科玉尺》)

3. 漏下　猪苓汤加味：猪苓 12 g，茯苓 12 g，泽泻 12 g，滑石 15 g，阿胶 10 g，防风 10 g，荆芥炭 10 g，贯众炭 20 g，侧柏叶 10 g，海螵蛸 30 g。(《妇科证治经方心裁》)

4. 水病浮肿，因经水断绝，名曰水分　防己饮：防己、玄参、陈皮、黄芩、炒泽漆各一两，猪苓、杏仁、白术、炒大豆各一两半，桑根白皮二两，葶苈、赤茯苓各半两。上粗捣筛，每服三钱，水一盏煎至七分去滓，空心日午临卧各一服。(《普济方》)

5. 经期过长　猪苓汤加味：猪苓 12 g，茯苓 12 g，泽泻 10 g，阿胶 10 g，滑石 15 g，防风 10 g，荆芥炭 10 g，侧柏叶 10 g。(《妇科证治经方心裁》)

6. 经来大小便俱出　猪苓、泽泻、白术、赤苓、川芎、阿胶(炒)、当归各一钱。水煎空心服。(《妇科秘方》)

7. 经行口渴　猪苓 10 g，茯苓 10 g，泽泻 10 g，阿胶 10 g，滑石 15 g，蛤壳 45 g。(《妇科用药 400 品历验心得》)

8. 经前肿胀　桂枝 6 g，茯苓皮 30 g，白术 12 g，泽泻 12 g，猪苓 12 g，大腹皮 12 g，陈皮 12 g，桑白皮 10 g，益母草 30 g。(《妇科证治经方心裁》)

9. 经来吊阴痛不可忍　川楝汤：川楝子、猪苓、泽泻各八分，白术、小茴香、乌药、乳香、元胡各一分，大茴香一钱，木香三分，麻黄六分，姜三片，葱一根。(《竹林女科》)

10. 室女白带下　坚中丸：半夏一两，猪苓二两锉别为末。上同炒半夏令黄色，取半夏为末，水糊为丸如梧桐子大，焙干，白汤下二十丸，不以时，留猪苓末养此丸子。(《普济方》)

11. 赤白带下　五苓散：官桂、泽泻、猪苓、茯苓、白术各半两。上为细末，每服二钱，热汤或新水调下。(《医部全录・妇科》)

12. 妊娠恶阻，饮邪阻胃　猪苓散：猪苓、茯苓、白术加味。(《妇科证治经方心裁》)

13. 子淋　猪苓五两。上一味，捣筛，以白汤三合，和一方寸匕，为一服。渐至二匕，日三夜二尽。(《小品方》)

14. 妊娠小便尿血　猪苓为末，白汤调下一匙，日三。(《济阴纲目》)

15. 妊娠石淋　金钱草 15 g，白茅根 20 g，泽泻 10 g，石韦 12 g，茯苓皮 15 g，猪苓 12 g，竹叶 10 g，阿胶 10 g，大蓟 15 g，小蓟 15 g，血余 10 g。(《妇科用药 400 品历验心得》)

16. 妊娠小便不通　猪苓汤：猪苓(去黑皮)、木通(锉)、桑根白皮(锉)各一两。(《圣济总录》)

17. 妊娠水肿(妊娠高血压综合征)　参见车前子条。

18. 妊娠肿渴从脚至腹，小便不利，微渴引饮　猪苓五两，为末。热水服方寸匕，日三服。(《小品方》)

19. 羊水过多　鲜鲤鱼 1 条(500～1 000 g)，猪苓 50 g，葫芦干 100 g，生姜 12 g。加水煮至鲤鱼熟，加食盐少许(以不咸为度)，随时吃鱼喝汤。(《妇产科疾病中医治疗全书》)

20. 妊娠眩晕　参见淫羊藿条。

21. 胎前潮热气痛　赤茯苓、猪苓、泽泻、白术各五分。水煎温服。(《宁坤秘笈》)

22. 妊娠下痢　干姜散：干姜、细辛、桂、附子各一两，椒目、猪苓各半两，小麦曲一两。上为末散，每服方寸匕，温酒调下。(《普济方》)

23. 妊娠霍乱　加减白术散：香薷，陈皮，厚朴，苍术，乌药，藿香，砂仁，干姜，竹茹，木瓜，人参，白术，茯苓，甘草，猪苓，泽泻。水煎服。(《医部全录・妇科》)

24. (妊娠)伏暑烦渴泻水　四苓散：白术土炒、猪苓、泽泻、茯苓各等分为末，米饮调下。(《胎产心法》)

25. 妊娠痒疹　参见蕲蛇条。

26. 产后泄泻　君苓汤：人参，白术，茯苓，甘草，泽泻，猪苓。(《妇科玉尺》)

27. 产后小便紧涩不通　滑石通淋散：赤茯苓、泽泻、木通、黄连、猪苓各八分，白术、瞿麦、山栀子、车前子各等分，滑石四分。上锉，加灯心十二茎，水煎，空心热服。(《济阴纲目》)

28. 产后水肿　汉防己散：汉防己、猪苓、枳壳、桑白皮各一两，商陆、甘草各七钱半。上为粗末，每服四钱，水一盏半，姜三片，煎至七分，去滓空心温服。(《证治准绳・女科》)

29. 产后风虚，气壅上攻，头面浮肿　汉防己散：汉防己，猪苓，枳壳，桑白皮，商陆，甘草。(《妇人大全良方》)

30. 输卵管积水　参见大腹皮条。

31. 卵巢过度刺激综合征　卵巢过度刺激方：茯苓皮 30 g，猪苓 20 g，白术 30 g，泽泻 10 g，桂枝 6 g，大腹皮 20 g，陈皮 9 g，桑白皮 10 g，赤小豆 45 g，车前子 10 g，槟榔 10 g，天仙藤 10 g，四磨饮口服液 2 支。(《马大正中医妇科医论医案集》)

32. 奶痈　白术，猪苓，赤茯苓，泽泻。上各等分，加栝楼子酒一半，水煎一盏，露天一宿，临睡卧用黑豆一升米醋煮干，就炒燥研末。(《普济方》)

33. 交肠　五苓散：泽泻二钱半，赤茯苓、白术、猪苓各一钱半，肉桂五分。上为末，每二钱，白汤调下。或锉，作一贴，水煎服。(《医部全录・妇科》)

34. 前阴漫肿　茯苓三钱，白术一钱半，猪苓一钱半，柴胡梢五分，泽泻一钱半，青皮一钱半，陈皮一钱半，橘核三钱，水煎去渣温服。(《女科旨要》)

35. 子宫颈癌放射治疗后膀胱反应　参见土茯苓条。

【现代药理研究】　健康人口服 5 g 猪苓的煎剂，6 小时后尿量增加 62%，氯化物增加 42%；但口服 3 g 猪苓的煎剂，对人没有利尿作

用。[《菌物学报》,2017,36(1):36－47]

【用法用量】 内服:煎汤,10～15 g;或入丸、散。

【使用注意】 无水湿者禁用,以免伤阴。

猪　肾

出《名医别录》。又名猪腰子。为猪科动物猪 *Sus scrofa domestica* Brisson 的肾脏。

【药性】 咸,平。入肾经。

【功效】 补肾益阴,利水。

【药论及医论】 《随息居饮食谱》:“腰痛等证,用以行经,殊无补性。”

孟诜:“主人肾虚。”

《本草纲目》:“止消渴,治产劳虚汗,下利崩中。”

【临床应用】

1. 崩中漏下,青黄赤白,使人无子方　常炙猪肾食之。(《妇人大全良方》)

2. 经期过长　猪肾1只,党参30 g,何首乌20 g,巴戟天20 g,山茱萸30 g,墨旱莲45 g,仙鹤草30 g,海螵蛸30 g。(《妇科用药400品历验心得》)

3. 肾虚型月经过少　杜仲核桃炖猪腰子:猪腰子2个洗净,杜仲20 g,核桃肉15 g。加水适量共炖熟,盐调味,吃腰子喝汤。(《妇产科疾病中医治疗全书》)

4. 带脉虚弱型经行身痛　参见威灵仙条。

5. 赤白带下　常炙猪肾食之。(《本草纲目》)

6. 曾伤九月胎者　当预服此。猪肾汤:猪肾一具,白术四两,茯苓、桑寄生、干姜、干地黄、川芎三两,附子中者一枚,大豆、麦冬一升。以猪肾汤煎药,分四服,日三夜一服,一十日更服一剂。(《薛氏济阴万金书》)

7. 胎前腰痛　猪肾丸:猪肾二个,青盐四钱,入腰子内蒸,煨干为末,蜜丸,空心酒服即愈。(《宁坤秘笈》)

8. 胎前耳鸣此乃肾虚　宜猪肾丸(方同上)。(《宁坤秘笈》)

9. 妊娠水肿　参见续断条。

10. 肾虚型先兆流产　杜仲15 g,猪肾1只,食盐少许。将猪肾对半剖开,去筋膜,用椒盐水淹浸除腥气,然后与杜仲同置砂锅中,加水煨熟即可,食肾饮汤。上为一次剂量,每日2次。7日为1个疗程。(《男女保春大全》)

11. 产后诸虚　人参同当归、猪肾,煮食。(《秘珍济阴》)

12. 产后蓐劳发热　猪腰子粥:猪腰子一只,去白膜,切作柳叶片,少盐酒拌之,先用粳米一合,入葱椒煮粥,盐醋调和,将腰子铺碗底,用热粥盖之,如作盦生粥状吃之,每日空心作粥极妙。(《重订严氏济生方》)

13. 产后诸虚不足,发热盗汗,内热,晡热　人参汤:人参、当归等分上为末,以猪腰子一枚切片,水二钟,以糯米半合,葱白二根,煮取汁八分,入药三钱,煎服。(《孕育玄机》)

14. 产后虚劳,骨节疼痛,头疼,汗不出　猪肾一对。上入葱豉作臛,如常食之。(《经效产宝》)

15. 肾虚型人工流产术后出血　猪肾1对剖开,浸水去臊味,与艾叶10 g,苎麻根30 g,水2 000 mL同煎煮,待煎至500～750 mL时兑入糯米酒50 mL,再煎至沸后喝汤吃肾。每日1剂。(《妇产科疾病中医治疗全书》)

16. 妇人血积久惫,冷气,小腹常痛　猪肾棋子羹:小麦面四两,高良姜、茴香子、肉苁蓉、蜀椒各一钱,猪肾(去脂膜切焙绿豆大)一对。上除肾外,以水和切作棋子,先将肾以水五碗煮,次入葱薤白各少许,候肾熟,以五味调和,如常法,入药棋子再煮令熟,分三次,空腹服之。(《普济方》)

17. 肾阳虚型性欲淡漠　猪腰1对,杜仲30 g,核桃肉30 g。猪腰去白筋,与杜仲、核桃肉共入砂锅,加水500 mL煮熟,去杜仲,食猪腰、核桃,喝汤,每日1次。(《中医妇产科学》,刘敏如等主编)

18. 肾虚子宫脱垂　韭菜炒猪腰:鲜韭菜100 g,猪腰1个。将韭菜洗净切段,猪腰剖开切成片,将锅烧热放入素油,先放猪腰,待将熟时加入韭菜,临起锅时加盐少许,每日1剂,以供

佐餐。(《百病食疗方》)

19. 盗汗　猪肾1个,生黄芪15 g,麻黄根10 g,柏子仁15 g,五味子5 g,芡实30 g,金樱子20 g。(《妇科用药400品历验心得》)

20. 小便失禁　猪肾1只,胡桃仁30 g,益智仁10 g,补骨脂10 g,杜仲12 g,白果10 g,鸡内金6 g,仙鹤草20 g,乌药6 g,生黄芪15 g,金樱子15 g,芡实15 g。(《妇科用药400品历验心得》)

21. 年老手足抽筋,腰痛不已,四肢关节不利,夜尿频数,疲乏倦怠等肾精亏损型骨质疏松症　猪肾2个(切块),核桃肉50 g,黑豆100 g。上3味加水约3 000 mL,煮至熟烂,分早晚2次服食。(《中医营养学》)

【用法用量】 内服:1只,煮食或煎汤。

猪　脬

出《本草纲目》。又名猪胞。为猪科动物猪 *Sus scrofa domestica* Brisson 的膀胱。

【药性】 甘、咸,平。入膀胱经。

【功效】 止渴,缩尿,除湿。

【临床应用】

1. 肾虚型白带增多症　鹿茸猪胞汤:鹿茸6 g,白果仁30 g,怀山药30 g,猪膀胱1具。将膀胱洗净,把鹿茸、白果、山药捣碎,装入膀胱内,扎紧膀胱口,文火炖至烂熟,入食盐少许调味内服。隔日1料,连用5料。(《疾病饮食疗法》)

2. 妇人产后之时,因收生之婆手入产门,损伤尿胞,因致淋漓不止,欲少忍须臾而不能　完胞饮:人参一两,白术一两,当归一两,川芎五钱,桃仁十粒,黄芪五钱,茯苓三钱,红花一钱,白及末一钱,益母草三钱。以猪、羊胞先煎汤后熬药,饥服。(《辨证录》)

3. 小便不禁　用猪脬洗净,铁铲上炙熟食之,以酒咽下。(《证治准绳·女科》)

4. 张力性尿失禁　猪脬1个,胡桃肉30 g,桑螵蛸15 g,五味子5 g,补骨脂10 g,益智仁10 g,鸡内金10 g,潼蒺藜10 g,菟丝子10 g。(《马大正50年临证验案自选集》)

5. 转脬　病转脬,小便不通,腹胀如鼓数月,垂死。一医用猪脬吹胀,以翎管安上,插入延孔,捻脬气吹入,即大尿而愈。(《卫生宝鉴》)

6. 子宫脱垂　嫩黄芪二两,当归一两,升麻五钱。共研末和糯米三两,入猪脬中炖服。(《常见病验方研究参考资料》)

7. 阴痒　参见木槿花条。

8. 瘀血成块年久不散作痛　用真阿魏一两,干烧酒一钟,调化,灌入猪尿泡内。量其块长大,铺贴患处,用细带缚紧,慢慢揉擦,不可住手。俟酒干,再添酒润揉擦,俟块散方止。(《妇科指归》)

【用法用量】 内服:煮食。

猪蹄(附甲)

出《备急千金要方》。又名猪四足。为猪科动物猪 *Sus scrofa domestica* Brisson 的蹄。全国各地均有。

【药性】 甘、咸,平。入胃经。

【功效】 填肾精,滋胃液,通乳,生肌。

【药论及医论】 《本草图经》:"行妇人乳脉……"

《随息居饮食谱》:"助血脉能充乳汁。"

《现代名中医妇科绝技》:"甲(猪蹄甲)乃筋之余,咸平无毒,具有开破之性,既可消伏热痈毒,又能破瘀通经,是为十分有效之药物,故常用以治疗输卵管不通所致不孕,收效颇多。"

【临床应用】

1. 崩漏　棕板炭、贯众炭各三钱,猪蹄甲(炙黄)七个。共为细末,每服三钱,一日二三次,黄酒送下。(《常见病验方研究参考资料》)

2. 阴虚肺燥倒经　猪皮60 g,猪蹄1只,大枣10枚。同煮至烂。月经前每日1次,连服5～10剂。(《中华民间秘方大全》)

3. 白崩　参见牛角鰓条。

4. 子悬　又当美其饮食,用当、芪、参、山药、白芷、芡实、猪蹄炖服最佳。(《血证论》)

5. 产后身痛　桑寄生适量,炖猪蹄或母鸡

服。(《妇产科疾病中医治疗全书》)

6. 子宫内膜异位症　王不留行炖猪蹄：王不留行 30 g，猪蹄 500 g。洗净共炖至熟烂，服猪蹄肉饮汤。适用于肾虚瘀结证。(《百病饮食自疗》)

7. 输卵管不通　猪蹄甲、橘核、路路通各 15 g，牡丹皮、怀牛膝、香附各 12 g，地骨皮、木通、穿山甲、地龙、川萆薢、红花、车前子、茯苓各 9 g，生甘草 6 g。每月经行前后各服药 7 剂。(《现代名中医妇科绝技》)

8. 癌症化疗后脱发，或伴有身体虚弱，全身乏力，性欲减退等症　参见仙茅条。

9. 产后乳无汁　母猪蹄两枚切，通草六两。上以绵裹，煮作羹，食之最好。(《经效产宝》)

10. 乳汁不通　参见木馒头条。

11. 乳发初起　母猪蹄一双，通草六分，绵裹煮羹食之。(《梅师方》)

【现代药理研究】 猪蹄甲能促进兔子宫腺体增生，并使其血管扩张充血，提升白细胞数，并有止血、加强免疫功能的作用。(《中医大辞典》)

【用法用量】 内服：煎汤，1 只，煎汤代水。

猪牙皂

出《神农本草经》。又名鸡栖子、皂荚、皂角、大皂荚、长皂荚、悬刀、长皂角、乌犀、大皂角。为豆科植物皂荚 *Gleditsia sinensis* Lam.的果实或不育果实。前者称皂荚，后者称猪牙皂。

【药性】 辛、苦，温，小毒。

【功效】 祛痰开窍，解毒消痈。

【药论及医论】 《药性本草》："破坚癥，腹中痛，能堕胎。又将浸酒中取尽其精，煎成膏帛，贴一切肿痛。"

《乞法全书·释药分类》："皂荚，通窍之药也。故妇人胞衣不落者，主之。"

【临床应用】

1. 血瘀经闭，行经腹痛　活血丸：当归，红花，大黄，猪牙皂，牵牛子(外用代赭石、金礞石、甘草粉包)。(《中国药品实用手册》)

2. 闭经　通经下取方：海蛤粉半两，苦葶苈、牙皂各二钱半，巴豆(略去油)、天花粉、苦丁香、红娘子各一钱半，麝香，上为细末，每用一钱，葱涎同捣为丸，薄绵裹，以五寸竹管纳阴户中，候热时先通黄水，次则经行。曾经试验神效。(《医学正传》)

3. 经病血厥　外用通关散吹鼻取嚏。(《女科指掌》)

4. 妇人干血劳，并赤白带下，种子如神　参见巴豆条。

5. 探胎散　皂角去皮、炙甘草各一钱，黄连五分，为末，温酒调服，有胎则吐，无胎不吐。(《胎产新书》)

6. 脬转　沉香琥珀丸：沉香、牙皂、琥珀等分为末，饭丸，益元散为衣，温酒服二钱。(《女科指掌》)

7. 转脬小便不通　皂角为末，吹鼻内取嚏。(《赤水玄珠》)

8. 迫使中期妊娠、死胎、过期流产、葡萄状胎块等自然排出　参见天花粉条。

9. 难产　皂角子二枚吞之。(《医部全录·妇科》)

10. 胎衣不下　皂荚 3 g。烧存性、研末。用温酒送服。(《中华民间秘方大全》)

11. 胞衣不出　末皂荚，纳鼻中得嚏，即下。(《医心方》)

12. 胎死腹内不下　皂荚子黄四两，米醋一(二)升多年为上。上用五升瓶盛，文火煨令通热，用纸盖瓶口，将向妇人面前，打破纸取气，熏少时即下。(《太平圣惠方》)

13. 胎前中风　黄蜡丸：黄蜡二钱，枯矾二钱，牙皂一钱，先将蜡熔化，加矾、皂入内，和匀，候温擦牙，切不可咽下。擦后，开水漱净，再服排风汤。(《妇科指归》)

14. 血寒产后腹痛　牙皂 2.5 g，细辛 1.5 g，葱白 3 根，生姜 3 片。前二药研为细末，葱白、生姜捣烂调匀，用乙醇调成糊糊状，敷于印堂穴或患处。可加温灸。(《中医妇产科学》，刘敏如等主编)

15. 产后血晕　半夏、皂角各二钱，丁香一钱半。共研细末，吹少许入鼻中令嚏。(《常见

病验方研究参考资料》)

16. 产后咳嗽痰盛,头目不利　皂荚丸:皂荚七挺(不蚛者,水浸,挼取汁,滤去滓),丁香、桂(去粗皮)各半两,诃黎勒(炮,取皮)十枚,杏仁八十枚(去皮尖,双仁炒)。上五味,将四味捣为细末,以皂荚水就银石铫内,煎如膏,即将药和搜为丸,如梧桐子大,每服十丸,乌梅汤下,不拘时服。(《圣济总录》)

17. 产后气喘　参见巴豆条。

18. 产后大肠热燥,糟粕结硬,药势不入,大便不通　皂荚导方:皂荚(肥,蚛者,去皮子)一挺。上一味,捣罗为末,炼蜜和丸,如枣大,取一丸内下部中,须臾即通。(《圣济总录》)

19. 无子,令子宫暖　内炙丸:麝香二分,皂荚(去皮,子酥炙)十分,川椒(炒,出汗)六分。上为末,炼蜜为丸如酸枣大,绵裹内产宫中,留少棉线出。觉生寒,不净、下多,即抽绵线出却,凡药一日一度换之。无问昼夜,皆内无所忌。(《妇人大全良方》)

20. 妇人干血气　参见白附子条。

21. 妇人呕吐　槐花散:皂荚、白矾、炒槐花、甘草等分。上为细末,白汤调二钱。(《妇人大全良方》)

22. 胎前乳肿,发寒作热,名为内吹　用小皂角一条烧过存性,酒调,饭后服二三次。外用柚子叶烘热,不时擦之,至散为度。(《妇科指归》)

23. 鬼胎　参见天竺黄条。

24. 吹乳　猪牙皂角去皮蜜炙为末,酒服一钱。(《袖珍方》)

25. 急性乳腺炎　干皂角研粉,用白酒调湿,纱布一层包成小药包,塞在患乳同侧鼻孔内,12 小时后取出。(《百病良方》)

26. 急性乳腺炎　葱白 500 g 切碎,蒲公英 60 g,牙皂 15 g。共研末,水煎倒入大茶缸中,对准患部用蒸气熏蒸。(《妇产科疾病中医治疗全书》)

27. 媾乳及痈　皂荚十条。上以酒一升揉取汁,硝石半两煎成膏,傅之。(《经效产宝》)

28. 乳腺癌初起,坚硬如鸡子大　牙皂角 9 g,烧灰存性外敷。(《常见病验方研究参考资料》)

29. 血瘕,攻刺腹胁时痛　导药方:大黄、当归各半两,山茱萸、皂荚各一两,细辛、戎盐各二钱半。上捣以香脂丸如指大,每用一丸,绵裹纳阴中,正坐良久,瘕当下。(《证治准绳·女科》)

30. 滋养细胞肿瘤　天花粉 50 g,牙皂粉 30 g。共研细末,装入胶囊,每粒含天花粉 0.25 g,牙皂粉 0.15 g。置于阴道后穹窿部。(《现代中西医妇科学》)

31. 阴挺出下脱　皂荚一两(去皮炙黄焦锉),半夏一两(炒令黄),大黄一两,细辛一两,蛇床子一两半。上件药,捣罗为末,薄绢袋盛,如指长,纳阴中,日二易之。(《普济方》)

32. 阴痒　蛇床子五钱,乌梅九粒,皂角一个。煎汤去渣,加食盐少许,一日熏洗 2～3 次。(《常见病验方研究参考资料》)

33. 外阴白斑　白斑外敷方:炉甘石 30 g,密陀僧 12 g,飞滑石 15 g,煅龙骨、煅石膏、制南星、肥皂荚(去子筋)各 9 g,枯矾、炮山甲各 6 g。上药共为细末,用麻油或凡士林调匀,于每次坐浴后涂患处,开始每日 2～3 次,症状好转后每日擦 1～2 次。(《中医妇产科学》,刘敏如等主编)

34. 下部䘌疮　皂荚烧研,绵裹导之。(《肘后方》)

【现代药理研究】 猪牙皂其皂苷能使阴道滴虫胞质膜变薄、胞质暴露而致虫休溃灭。(《中药大全》)

【用法用量】 内服:煎汤,3～6 g;炒研末服,每次 0.6～1.5 g。外用:适量。

【使用注意】 内服过量,可引起呕吐及腹泻。孕妇慎用。

猕猴桃根

出《福建民间草药》。为猕猴桃科植物猕猴桃 *Actinidia chinensis* Planch.的根。

【药性】 微甘、涩,凉,小毒。

【功效】 清热解毒,祛风利湿,活血消肿。

【临床应用】

1. 带下　猕猴桃根30～60 g,苎麻根等量,酌加水煎,每日2次。(《福建民间草药》)

2. 子宫肌瘤月经过多,崩漏,带下　猕猴桃根、鸡血藤各30 g,败酱草12 g,红木香9 g。(《妇科知要》)

3. 产妇乳少　猕猴桃根60～90 g,水煎服。(《浙江民间常用草药》)

4. 气血不足,瘀血阻滞型子宫肌瘤　炙黄芪15 g,党参15 g,当归8 g,川芎8 g,何首乌15 g,炒白术12 g,鸡血藤30 g,猕猴桃根30 g,丹参15 g,三棱12 g,莪术12 g,茺蔚子12 g。(《子宫肌瘤诊治》)

5. 乳腺癌　猕猴桃根75 g,水1 000 mL,煎3小时以上,每日1剂,10～15日为一疗程。休息几日再服,共4个疗程。(《陕西中草药》)

6. 邪毒引起的血崩,亦可用于子宫体癌或子宫颈癌　参见半枝莲条。

7. 外阴尖锐湿疣　狼毒、蒲公英、地肤子、藤梨根各30 g,透骨草20 g,黄柏15 g,明矾、冰片各10 g。每日1剂,水煎外洗。(《妇产科疾病中医治疗全书》)

8. 子宫颈癌　参见半边莲条。

【用法用量】 内服:煎汤,15～60 g;或捣汁饮。

麻　黄

出《神农本草经》。为麻黄科植物草麻黄 *Ephedra sinica* Stapf、中麻黄 *Ephedra intermedia* Schrenk et C. A. Mey.或木贼麻黄 *Ephedra equisetina* Bge.的草质茎。

【药性】 辛、苦,温。入肺、膀胱经。

【功效】 温经散寒,通利血脉。生品发散力强,适用于风寒表实证及风水浮肿;蜜炙之后发散作用减轻,长于止咳平喘;麻黄绒作用缓和。

【药论及医论】 《神农本草经》:"主中风、伤寒头痛、温疟。发表出汗,去邪气,止咳逆上气,除寒热……"

《本草纲目》:"散赤目肿痛,水肿,风肿,产后血滞。"

《济阴纲目》:"麻黄汤洗方治妇人阴肿,或疮烂……其妙又在麻黄,以麻黄气悍,能开窍而通气也,艾叶暖其下,以其疮烂,故又佐以连、床、乌梅云。"

【临床应用】

1. 痛经　麻黄附子细辛汤加味:炙麻黄5 g,淡附片6 g,细辛4 g,桂枝8 g,炒白芍6 g,生姜5片,大枣6个,延胡索10 g,川楝子10 g,鹿衔草15 g。(《妇科证治经方心裁》)

2. 经行作痛,及经闭不通,及痛经、难产,及经脉不通,遍身作痛,中风瘫痪　参见两头尖条。

3. 经际伤寒……寒伤太阳荣分者　麻黄四物汤:当归、熟地、白芍、川芎各二钱,杏仁二十粒,炙草一钱,麻黄、桂枝各一钱。加姜枣煎温服。(《妇科冰鉴》)

4. 经行头项疼痛　葛根汤加味:葛根15 g,麻黄5 g,桂枝6 g,生姜4片,炙甘草5 g,炒芍药6 g,大枣5个,桑寄生12 g,丝瓜络10 g,益母草15 g。(《妇科证治经方心裁》)

5. 经行瘾疹　葛根汤加味:葛根10 g,炙麻黄5 g,桂枝6 g,生姜4片,炙甘草6 g,炒芍药10 g,大枣10个,刺蒺藜10 g,白僵蚕10 g,蚕沙10 g。(《妇科证治经方心裁》)

6. 月经疹　麻黄6 g,连翘10 g,赤小豆20 g,桑白皮10 g,杏仁10 g,生甘草5 g,石膏15 g,蚕沙10 g,乌梢蛇10 g,白鲜皮20 g,地肤子20 g。(《妇科证治经方心裁》)

7. 带下阴冷　阳和汤加味:鹿角胶10 g,熟地黄12 g,炙麻黄6 g,干姜6 g,白芥子9 g,肉桂5 g,炙甘草6 g,胡芦巴10 g,仙茅10 g,韭子10 g,益智仁10 g。(《马大正中医妇科医论医案集》)

8. 风寒痰冷妊娠心腹痛者　多用金沸草散:旋覆花、麻黄、前胡各七分,荆穗一钱,甘草炙、半夏、赤芍各五分,姜、枣煎。(《女科心法》)

9. 妊娠痰逆不思食　甘草、柴胡各二两,麻

黄一两，食茱萸半两，大枣十二个。上细切，以水六升，煮取三升，适寒温服一升，日三。（《妇人大全良方》）

10. 妊娠伤寒，发热恶寒，身体疼痛　麻黄汤：麻黄、苍术各三两，白术一两，陈橘皮二两，甘草炙一两。上五味，粗捣筛，每服三钱匕，水一盏，入葱白一寸，盐豉七枚，煎至七分，去滓温服，不计时候。（《圣济总录》）

11. 胎前咳嗽　苏子、麻黄、知母、苏梗各八分，杏仁、石膏、枳实各一钱，甘草、北五味各五分。水煎空心服。（《妇科秘方》）

12. 柔痉症。孕妇脉浮有汗，不恶寒但发热。头摇口噤，项背强直，身体重痛，颈不得伸。此太阳兼阳明虚邪，风湿偏盛，法当两解　治加味桂枝汤：桂枝、葛根、酒芍、当归各二钱，川芎、防己、炙草各一钱，姜、枣引。（《彤园妇人科》）

13. 胎前中风，牙关紧闭，痰气壅满不知人事　用黄蜡膏：黄蜡、枯矾、麻黄，以上各等分为末，共熔化，搽上牙关，再进排风汤（略）三帖。（《宁坤秘笈》）

14. 妊娠下肢抽筋　麻黄、细辛各3 g，桂枝4.5 g，白芷、当归、羌活各9 g，杜仲、五加皮各12 g。（《妇产科疾病中医治疗全书》）

15. 妊娠痒疹　参见乌梢蛇条。

16. 产后麻疹　参见牛蒡子条。

17. 产后血晕，面色深赤，体如醉，见屋旋倒，头痛头重不安　参见射干条。

18. 产后寒热似疟　参见草果条。

19. 产后咳嗽，若感冒风寒　参见赤芍条。

20. 产后腹痛及血下不尽　麻黄去节，为末。酒服方寸匕，一日二三服，血下尽即止。（《子母秘录》）

21. 产后中风痉，通身拘急，口噤不知人事　麻黄散：麻黄（去根节）、白术、独活各一两。上为散，每四钱，以水酒各半盏，煎至六分，去滓不计时候温服。（《普济方》）

22. 血风攻透，肢体疼痛　马鞭草散：马鞭草、荆芥穗、北柴胡、乌梅肉各二两，枳壳、白术、羌活、白芍药各一两，秦艽、乌药、麻黄各两半，木香半两，当归、炮川乌、甘草各一两。上为细末，每服二钱。水一盏，生姜二片，枣一枚，葱白二寸，煎至七分，日午临卧温服。（《专治妇人方》）

23. 乳吹　青黄散：青皮二钱（醋炒），麻黄三钱。共为末，绍酒调服。（《高淑濂胎产方案》）

24. 缺乳　参见葛根条。

25. 乳汁不行　麻黄（蜜水炒）一两，天花粉、当归各五钱，水煎服。（《本草汇言》）

26. 慢性盆腔炎性疾病后遗症　外熨消癥散：血竭，乳香，没药，白芥子，莱菔子，桃仁，红花，麻黄，小茴香，附子，吴茱萸，冰片。（《新编妇科秘方大全》）

27. 子宫脱垂　麻黄、小茴香各6 g，炒枳壳12 g，透骨草、五倍子各9 g。煎汤熏洗。（《全国名医妇科验方集锦》）

28. 阴肿或疮烂　麻黄汤：麻黄、黄连、蛇床子各二两，北艾叶一两半，乌梅十个。上细锉，以水一斗，煮取五升，去滓热洗，避风冷。（《妇人大全良方》）

29. 杨梅恶疮，毒气不起，疮脚冷停，不攻发者　麻黄一两，蝉蜕、僵蚕、肉桂、当归、皂角刺、白芷、红花各五钱，羊肉汤煎服。（《本草汇言》）

【现代药理研究】 麻黄对人的子宫一般表现为抑制作用，曾用于缓解月经痛。（《中药药理与应用》）

【用法用量】 内服：煎汤，1.5～10 g；或入丸、散。

【使用注意】 体虚自汗、盗汗、虚喘及高血压患者禁服。过量可引起中毒反应。

麻黄根

出《本草经集注》。为麻黄科植物草麻黄 *Ephedra sinica* Stapf 或中麻黄 *Ephedra intermedia* Schrenk et C. A. Mey.的根。

【药性】 甘、涩，平。入心、肺经。

【功效】 止汗。

【临床应用】

1. 产后虚汗不止　麻黄根散：当归、黄芪、麻黄根、牡蛎煅为粉、人参、粉草各等分。上㕮

咀，每服四钱。水一盏，煎至七分，去滓温服。(《妇人大全良方》)

2. *产后汗出不止，腠理虚疏，粉汗*　牡蛎散：牡蛎一斤(烧研如粉)，麻黄根四两。上二味，捣罗麻黄根为细末，同牡蛎粉拌匀，粉汗孔命密，妙。(《圣济总录》)

3. *难产生热头疼，盗汗如雨，咳嗽*　黄芪柴胡汤：黄芪，五味，甘草，白芍，牡蛎，白术，白茯，柴胡，地骨皮，麻黄根。加浮麦一撮，不拘时服。(《女科万金方》)

4. *盗汗阴汗*　麻黄根、牡蛎粉为末，扑之。(《本草纲目》)

【用法用量】 内服：煎汤，3～10 g；或入丸、散。外用：30～50 g，水煎药外洗。

【使用注意】 有表邪者禁服。

鹿　角

出《神农本草经》。为鹿科动物马鹿 *Cervus elaphus* Linnaeus 或梅花鹿 *Cervus nippon* Temminck 已骨化的角或锯茸后翌年春季脱落的角基，分别习称"马鹿角""梅花鹿角""鹿角脱盘"。

【药性】 咸，温。入肝、肾经。

【功效】 利血，消肿，益肾，助阳。

【药论及医论】 《食疗本草》："妇人梦交者，鹿角末三指撮，和清酒服；又女子胞中余血不尽欲死者，以清酒和鹿角灰，服方寸匕，日三夜一，甚效。"

《本草纲目》："鹿角，生用则散热行血，消肿辟邪；熟用则益肾补虚，强精活血。""鹿鼻常反向尾，能通督脉，故取其角以补命门、补精、补气，皆以养阳也。"

《中药大辞典》："治肾阳不足，腰脊酸痛……子宫寒冷、崩漏带下。"

《朱小南妇科经验选》："鹿角霜温补冲任，亦能治疗冲任虚寒型的经闭。"

【临床应用】

1. *月水不调，或一月再来，或盈月不来，或多或少，脐下疠痛，面色萎黄，四体虚翕*　取鹿角捣罗为末，每服，以温酒调下三钱。(《太平圣惠方》)

2. *闭经*　鹿角片、附子、右归丸各 9 g，肉桂 3 g，仙茅、淫羊藿、锁阳、菟丝子、覆盆子、川续断、胡芦巴各 12 g。(《中医妇科临床手册》)

3. *漏下不断*　鹿角烧灰，细研，食前、温酒调下二钱。(《妇人大全良方》)

4. *赤白带下*　鹿角烧灰存性，为末。好酒调下，空心服两勺。(《寿世保元》)

5. *妊身腰背痛如折*　末鹿角，酒服方寸匕。(《医心方》)

6. *妊娠下血不止*　鹿角屑、当归各半两，水三盏，煎减半，顿服。不过二服。(《普济方》)

7. *滑胎*　鹿巴仙汤：鹿角片 10 g，巴戟天、淫羊藿、熟地黄、山茱萸、楮实子、杜仲、菟丝子、党参各 10 g，怀山药、炙黄芪各 15 g。(《中医妇科验方选》)

8. *妊娠热病，胎死腹中，下之*　鹿角散：鹿角屑一两。上以水一盏，葱白五茎，豉半合，煎至六分，去滓温服，良效。(《妇人大全良方》)

9. *产后赤白痢，日夜数十行，腹中疼痛*　黄连丸：黄连一两，乌梅肉三分，炙败龟三分，鹿角屑半两，炮干姜半两，当归一两，阿胶半两，椰子皮一两。上件药捣罗为末，炼蜜和捣三二百杵，丸如梧桐子大，不计时候，以粥饮下三十丸。(《太平圣惠方》)

10. *子痫*　妙功救命散：鹿角灰四钱，牛胆二钱，麝香三分。(《产科发蒙》)

11. *胞衣不出*　鹿角末三指撮，酒服之。(《小品方》)

12. *胎死不下*　鹿角屑，上以水一盏，葱白五茎，豉半合，煎至六分，去滓温服，良效。(《妇人大全良方》)

13. *胎堕不全*　用鹿角屑一两为末，豉汤服一钱，日三。须臾血下。(《太平圣惠方》)

14. *堕胎血瘀不下，狂闷寒热*　鹿角屑一两为末，豉汤服一钱，日三。须臾血下。(《太平圣惠方》)

15. *产后腹痛血不尽*　鹿角烧研，豉汁服方寸匕，日二。(《子母秘录》)

16. 产后血晕　鹿角烧灰，出火毒，研为极细末，以好酒调，灌下即。(《金匮钩玄》)

17. 半产，下血不尽，若烦闷欲死方　香豉一升半，水三升，煮取三沸，去滓，内成末鹿角一匕，顿服之，须臾血自下。(《补阙肘后百一方》)

18. 蓐劳　参见仙茅条。

19. 赤白带下，月经不行，不能育　鹿角煅，存性，为末，每用甜酒调服三钱。(《妇科秘方》)

20. 妇人白浊滑数虚冷　鹿角屑炒黄为末，酒服二钱。(《妇人良方》)

21. 不孕　助孕汤：菟丝子 12～30 g，枸杞子 15 g，覆盆子 15 g，巴戟天 12 g，淫羊藿 10 g，鹿角 10 g，续断 10 g，杜仲 12 g，桑椹子 15 g，何首乌 10～20 g，紫石英 30 g，当归 6 g。(《妇科用药 400 品历验心得》)

22. 小腹寒冷　参见仙茅条。

23. 遗尿失禁　鹿角屑炒令黄，为细末。空心，温酒调二钱。(《妇人大全良方》)

24. 妇人小便出血不止　鹿角胶(炙令黄捣碎)三两。上件以水二大盏，煎至一盏半，去滓，分为三服，食前服之。(《太平圣惠方》)

25. 男女喜梦鬼通致恍惚　鹿角屑，酒服三撮，日三。(《陶隐居效验方》)

26. 希恩综合征　温肾填精通络汤：鹿角片、肉苁蓉、巴戟、川芎、芍药、阿胶(烊)各 10 g，鸡血藤、黄芪各 20 g，磁石(先煎)30 g，熟地 15 g，当归、泽兰叶各 12 g，河车粉 6 g。[《上海中医药杂志》，1991(10)：15]

27. 产后乳房结块、红热疼痛，乳腺增生，乳腺炎早期　乳癖消片：鹿角，蒲公英，昆布，天花粉，鸡血藤，三七，赤芍，海藻，漏芦，木香，玄参，牡丹皮，夏枯草，连翘，红花。(《中华人民共和国药典》)

28. 人流宫腔粘连瘀阻胞宫证　参见水蛭条。

29. 缺乳　鹿角粉每次 4.5 g，每日 2 次，吞服。(《中医妇科学》，成都中医学院编)

30. 乳痈不消　鹿角屑一两(炒微黄)，上捣细罗为散，以猪胆汁调一钱服，不过再服，神验。以醋浆水服之亦得。(《太平圣惠方》)

31. 奶发，诸痈疽发背　烧鹿角，捣末，以苦酒和涂之。(《肘后方》)

32. 乳头生疮汁出，疼痛不可忍　鹿角三分，甘草一分。共为末，以鸡蛋黄和之，入铜器内，于温处炙热敷之，每日 2 次。(《妇科秘方》)

33. 小腹寒冷　通脉四逆汤加味：淡附片 12 g，干姜 9 g，炙甘草 6 g，紫石英 30 g，仙茅 10 g，蛇床子 15 g，鹿角 12 g，菟丝子 20 g。(《妇科用药 400 品历验心得》)

【用法用量】 内服：煎汤，5～12 g；研末，每次 1～3 g；或入丸、散。外用：适量，磨汁涂、研末撒或调敷。

【使用注意】 阴虚火旺者禁服。

鹿　茸

出《神农本草经》。又名斑龙珠。为鹿科动物梅花鹿 *Cervus nippon* Temminck 或马鹿 *Cervus elaphus* Linnaeus 的雄鹿未骨化密生茸毛的幼角。前者习称“花鹿茸”，后者习称“马鹿茸”。

【药性】 甘、咸，温。入肾、肝经。

【功效】 壮肾阳，益精血，强筋骨，托疮毒。

【药论及医论】 《药性论》：“主……女人崩中漏血。”“又主赤白带下。”

《日华子》：“补虚羸，壮筋骨，破瘀血，杀鬼精，安胎下气。”

《本草汇言》：“治妇人久崩漏下，真阴实亏，头眩欲仆，腰脊冷疼；或梦与鬼交，白带时下。”

《济阴纲目》：“鹿茸乃阴中至阳，阴体而阳用也，非血脱气衰者不用。”

《朱小南妇科经验选》：“鹿茸入冲任督三脉。”

【临床应用】

1. 月经后期　八物大温经汤：当归一钱五分，鹿茸、人参、川芎、白术、山茱萸、小茴香、砂仁、陈皮各八分，甘草三分，芍药、熟地各一钱，沉香四分，葱、姜。煎热服。(《妇科秘方》)

2. 妇人、女子血闭不通，五心烦热　鹿茸、山茱萸、当归各四两，麝香一两。为细末，入麝香拌匀，和酒糊为丸，每服百丸，或五十丸，温

酒、盐汤任下。(《证治准绳·女科》)

3. 经来铜绿色　乌鸡丸：熟附八钱，鹿茸四钱，上桂六钱，漂术二两，当归三两，川芎一两六钱，蒲黄一两，苁蓉二两，用白番毛乌骨肉鸡煮烂焙干为末，同药和匀为丸，空心酒送百余丸。(《妇科指归》)

4. 崩中漏下，赤白不止　鹿茸十八铢，桑耳二两半。上二味，以醋五升渍，炙燥渍尽为度，治下筛，服方寸匕，日三。(《备急千金要方》)

5. 崩中漏下及月去青黄赤白使无子方　鹿茸(二两)、当归(二两)、蒲黄(二两)捣筛，酒服五分匕，日三，加至方寸匕。(《医心方》)

6. 室女冲任虚寒，带下纯白　白蔹丸：鹿茸(醋蒸，焙)二两，白蔹、金毛狗脊各一两。上为细末，用艾煎醋汁，打糯米糊丸，如梧桐子大。每服五十丸，空心温酒下。(《济生方》)

7. 肾虚型白带增多症　鹿茸猪胞汤：鹿茸6 g，白果仁 30 g，怀山药 30 g，猪膀胱 1 具。将膀胱洗净，把鹿茸、白果、山药捣碎，装入膀胱内，扎紧膀胱口，文火炖至烂熟，入食盐少许调味内服。隔日 1 料，连用 5 料。(《疾病饮食疗法》)

8. 胞阻　鹿茸丸：鹿茸(酥炙)一两，白龙骨(烧过)三分，桑螵蛸(炒)半两，牡蛎粉半两。上为末，酒煮面糊为丸，如梧桐子大。每服二十丸，空心食前温汤送下。(《圣济总录》)

9. 妊娠胎漏，腹痛不止，心神虚烦　熟干地黄二两半，鹿茸一两半，鹿角胶二两，炒艾叶一两，苎麻根一两半。上件药，捣细罗为散，每于食前，以粥饮调下二钱。(《太平圣惠方》)

10. 妊娠中虚　加味生脉饮：孕妇中虚。因平日气虚，复烦劳过度，或忍饥受饿，致清阳不伸。气脱昏死，四肢不收，面白唇红，口张，脉微细无力。人参、制麦冬、五味子、炙鹿茸(无鹿茸，用鹿胶加芪、术)、当归、熟地等分。(《彤园妇人科》)

11. 产后崩中下血，淋沥不绝，黄瘦虚损　赤石脂、熟地黄各一两，鹿茸、牡蛎、当归各半两。上为细末，食前以粥饮调下二钱。(《证治准绳·女科》)

12. 产后小便数及遗尿　桑螵蛸三十枚(炒)，鹿茸、炙黄芪各三两，赤石脂、厚朴(炙)、牡蛎各二两。上捣罗为末，空心，米饮调下方寸匕。(《经效产宝》)

13. 血晕　鹿茸一钱，烧炭为细末，好酒和童便灌之。(《女科一盘珠》)

14. 产后瘫痪类风病　虎胫骨，鹿茸，枸杞子，菟丝子，巴戟肉，刺蒺藜，补骨脂，肉桂，陈皮，威灵仙，防风，淫羊藿，杜仲，全蝎梢，归身，川萆，鳖甲。共为末，各胶溶化，再用鹿筋(如无，牛筋可代)一斤，炖烂化，捣如泥。米仁一斤，炒研末，打稠糊，和饴糖三斤，溶并各膏，和匀捣为丸，不拘大小，每服五钱，烧酒浸红花、蕲艾少许送下。忌生冷。(《胎产秘方》)

15. 产后下亏，淋带癥瘕，胞宫虚寒无子，数数殒胎，或少年生育过多，年老腰膝尻胯酸痛　参见乌骨鸡条。

16. 产后风虚　参见肉苁蓉条。

17. 下元虚弱，不能受孕　种子丹：生地(酒洗)，天冬(去心)，麦冬(去心)各三两，黄柏十二两，匀分作四分，酒浸、人乳浸、童便浸、盐水浸各一分，各浸一宿，俱炒褐色，鹿茸一对，重五六两者。(《胎产心法》)

18. 久积虚寒，小便白浊，滑数不禁　鹿茸屑炒黄为细末，每服二钱，空心温酒调服。(《济阴纲目》)

19. 妇人小便出血　鹿茸散：鹿茸、当归、熟地黄、葵子、蒲黄、续断等分。上为细末，酒调二钱，日三服。(《妇人大全良方》)

20. 肾亏阳虚，精血不足所致乳汁全无，伴见畏寒肢冷，毛发脱落，羸瘦，闭经　资生散：人参、熟地黄、当归、淡菜、巴戟天、菟丝子、淫羊藿、石菖蒲各 100 g，黄精 200 g，山茱萸、鲍鱼、五味子各 75 g，鹿茸、附子、甘草各 50 g，胎盘 1 具。共研极细末，和匀。每次 5 g，每日 3 次，温开水送服。(《名医治验良方》)

21. 肾阳虚型性欲淡漠　参茸二仙汤：人参，鹿茸粉，熟地，山茱萸，枸杞子，当归，仙茅，淫羊藿，菟丝子，川续断，怀牛膝。(《现代中西医妇科学》)

22. 卵巢癌化疗后骨髓抑制　胎盘粉 6 g，

鹿茸粉3 g，三七粉6 g，人参6 g。均研细末，早晚各服1.5 g。(《妇科名医证治精华》)

【现代药理研究】 通过观察鹿茸和鹿角胶对去卵巢大鼠所致的骨质疏松症的影响，发现给药13周后，鹿茸高剂量组合鹿角胶组对去卵巢大鼠所致的骨质疏松症有明显的拮抗作用，可显著提高其骨密度、骨矿物质含量及血清骨钙素(BGP)，增加骨小梁宽度及骨小梁面积百分比，降低碱性磷酸酶(ALP)活性，同时成骨细胞数量明显增加，破骨细胞数量明显降低。[《中草药》，2021，44(7)：1777－1783]

【用法用量】 内服：研末，1～2.5 g；或入丸、散；亦可浸酒。

【使用注意】 阴虚阳亢者忌服。

鹿　胎

出《本草新编》。为鹿科植物梅花鹿 *Cervus nippon* Temminck 或马鹿 *Cervus elaphus* Linnaeus 的胎兽及胎盘。

【药性】 甘、咸，温。

【功效】 益肾壮阳，补虚生精。

【药论及医论】 《本草纲目》："鹿胎调经养颜解诸毒。"

《青海药材》："月经不调，血虚，血寒，久不生育。"

《中药大辞典》："妇女虚寒，崩漏带下。"

【临床应用】

1. 气血不足，虚弱羸瘦，月经不调，行经腹痛，寒湿带下　鹿胎膏：红参，当归，益母草，熟地黄，丹参，香附，龟甲，地骨皮，延胡索，莱菔子，白术，肉桂，木香，赤芍，甘草，小茴香，续断，蒲黄，川芎，牛膝，鹿茸，茯苓，鹿胎粉，阿胶。(《中国药品实用手册》)

2. 崩带，种子　鹿胎，当归，枸杞，熟地，紫河车，阿胶。为丸剂服。(《四川中药志》)

3. 经行腰痛腹冷　参见肉桂条。

4. 不孕　促孕丸：鹿胎60 g，紫河车60 g，熟地黄60 g，枸杞子60 g，麻雀卵60 g，罗勒60 g。共研细末，和匀，炼蜜为丸，每丸重9 g，经净后每晚两丸，每日1次，连服5日。一般连服3个月。(《中国当代中医名人志》)

5. 性欲淡漠　鹿胎胶囊：每日2次，每次4个。(《妇科名医证治精华》)

6. 妇科术后身冷　参见五加皮条。

7. 虚劳　鹿胎丸：鹿胎，熟地八两，菟丝子十两，杞子八两，首乌(制过)十两，金石斛六两，巴戟肉(酒炒)五两，黄芪五两，人参四两。为丸剂服。(《沈氏尊生书》)

【用法用量】 内服：入、丸散，6～15 g；鲜胎可煮汁熬膏。

【使用注意】 《四川中药志》："上焦有痰热，胃中有火者忌。"

鹿角胶

出《神农本草经》。又名白胶、鹿胶。为鹿角经水煎煮、浓缩制成的固体胶。

【药性】 甘、咸，温。入肝、肾经。

【功效】 补肾阳，生精血，止血，托疮生肌。

【药论及医论】 《名医别录》："疗吐血，下血，崩中不止，四肢酸疼，多汗……"

《药性论》："能安胎去冷，治漏下赤白……"

《本草汇言》："主妇人血冷阻闭，子嗣不育；或血溃崩流，淋沥作痛；又安胎元，止半产。"

《裘氏妇科临证医案精华》："(闭经)临证尽量选用一些冲任奇经药及被现代实验证实有促性腺功能或对生殖器官有亲和性药物，如鹿角胶、阿胶、紫河车等，以提高疗效。"

【临床应用】

1. 痛经　乌鸡白凤丸：人参，鹿角胶，生白芍，当归，生牡蛎，甘草，生黄芪，鳖甲，丹参，香附，天冬，桑螵蛸，乌鸡。(《寿世保元》)

2. 月经先期肾气不固证　龟鹿补冲汤：党参，黄芪，鹿角胶，艾叶，龟甲，白芍，炮姜，海螵蛸，炙甘草。(《中医妇科治疗学》)

3. 月经后期肾虚证，崩漏肾阴虚证，绝经前后诸症(围绝经期综合征)肾气虚证，绝经后骨质疏松症肾精气亏虚证，外阴白色病变肝肾阴虚证　左归丸：熟地黄，山药，枸杞子，山茱萸，

川牛膝，菟丝子，龟板胶，鹿角胶。（《中医妇产科学》，刘敏如等主编）

4. 肾虚，气血两亏，经血不调，经期腹痛　复方鹿参膏：鹿胎，鹿角胶，熟地黄，人参，当归，川芎，白芍，白术，茯苓，甘草。（《中国药品实用手册》）

5. 冲任虚损引起的经量过少，月经后期，闭经，不孕　参见龟板胶条。

6. 经量过多　参见山海螺条。

7. 血崩方　鹿角胶 9 g，晚间用酒浸至次早。重汤顿化，服下。或午后再加一服更妙。久服，不特断根，血气倍旺，屡试屡验。（《古代验方大全》引《订补简易备验方》）

8. 经期过长　参见磁石条。

9. 漏下不断　鹿角烧灰，细研，食前、温酒调下二钱。（《妇人大全良方》）

10. 经行吐衄　嫩白薇，甘草，川石斛，麦冬肉，阿胶，炒当归头，大生地，白芍，北沙参，鹿角胶，淮药，芥穗炭。（《竹泉生女科集要》）

11. 赤白带下不止　鹿角胶丸：鹿角胶，桑耳，干姜（炮），牛角鰓，鹿茸，赤石脂，白龙骨，附子。每服三十丸，食前黄芪汤下。（《圣济总录》）

12. 带下阴冷　阳和汤加味：鹿角胶 10 g，熟地黄 12 g，炙麻黄 6 g，干姜 6 g，白芥子 9 g，肉桂 5 g，炙甘草 6 g，胡芦巴 10 g，仙茅 10 g，韭子 10 g，益智仁 10 g。（《马大正中医妇科医论医案集》）

13. 妊娠卒下血　用鹿角胶二两，酒煮消尽，顿服。（《卫生易简方》）

14. 妊娠胎动，漏血不止　鹿角胶汤：鹿角胶一两，人参、白茯苓各半两。上三味，相捣筛。每服三钱匕，水一盏，煎至七分，去滓温服。（《圣济总录》）

15. 妊娠数堕胎　卷柏丸：卷柏、钟乳粉、鹿角胶、紫石英、阳起石、炒桑螵蛸、禹余粮、熟地黄各一两，桂心、川牛膝、桑寄生、北五味、蛇床子、牡丹皮、杜仲、川芎、当归各三分。上为末，炼蜜丸如梧桐子大。每服三四十丸，空心，温酒吞下。（《妇人大全良方》）

16. 妊娠腰腹寒冷　白通汤加味：淡附片 3 g，干姜 5 g，葱白 4 条，莲房 10 g，鹿角胶 10 g，杜仲 10 g。（《妇科用药 400 品历验心得》）

17. 妊娠，心胸妨闷，两胁微疼，烦渴咳嗽　鹿角胶散：鹿角胶一两，前胡一两，麦门冬三分，陈橘皮一两，贝母三分，细辛三分，炙甘草半两，赤茯苓一两，川芎半两。上件药捣筛为散，每服四钱，以水一中盏，煎至六分，去滓，不计时候稍热服。（《太平圣惠方》）

18. 妊娠，肺损咳嗽，喘促不思食　贝母散：贝母、鹿角胶、生干地黄、麦门冬、人参、黄芪、五味子各一两，炙甘草半两。上件药捣细罗为散，每服不计时候，以糯米粥饮调下二钱。（《太平圣惠方》）

19. 妊娠僵仆，胎转动上抢心，困笃　蟹爪汤：蟹爪二两，炙甘草三分，桂心半两，鹿角胶一两。上件药捣粗罗为散，每服四钱，以水一中盏，煎至六分，去滓，不计时候温服。（《太平圣惠方》）

20. 孕妇中虚。因平日气虚，复烦劳过度，或忍饥受饿，致清阳不伸。气脱昏死，四肢不收，面白唇红，口张，脉微细无力　参见人参条。

21. 恶露不绝　炮姜 5 g，丹参炭 10 g，鹿角胶 10 g，益母草 12 g，蒲黄炭 10 g。（《妇科用药 400 品历验心得》）

22. 产后崩中不止　荷叶一两，鹿角胶二两。上件药捣细罗为散，每于食前，以温酒调下二钱。（《太平圣惠方》）

23. 产后中风，四肢筋脉挛急疼痛　羌活、天麻、酸枣仁、川牛膝、防风、当归、薏苡仁、柏子仁、鹿角胶各一两，蔓荆子、桂心各半两，羚羊角、炮附子、川芎各三分，麝香一分。上为细末，无时，以豆淋酒调二钱服。（《妇人大全良方》）

24. 产后虚羸，短气不食　熟干地黄汤：熟干地黄二两，人参、北五味子、石斛、白茯苓、白术、鹿角胶、附子各一两，桂心、当归、川芎、泽兰叶、黄芪、续断各三分。上㕮咀，每服四钱，姜枣依前煎服。（《普济方》）

25. 子宫内膜生长不良　参见海马条。

26. 子宫虚冷，不孕，崩漏，带下，产后虚羸　鹿角胶 15～20 g，粳米 100 g，生姜 3 片。先煮

粳米作粥，待沸加入鹿角胶、生姜同煮为稀粥服食。(《养生康复粥谱》)

27. 排卵障碍致不孕　参见龟甲条。

28. 血虚　参见仙鹤草条。

29. 潮热出汗，怕冷心悸(围绝经期综合征)　参见小麦条。

30. 垂体手术后身冷背热　参见龟板胶条。

31. 刮宫术后头晕耳鸣　参见川牛膝条。

32. 缺乳　鹿角胶(烊化)，熟地黄，仙茅，淫羊藿，菟丝子，党参，黄芪，当归，桔梗，通草。(《中医妇科临证手册》)

33. 卵巢囊肿　消瘤丸：熟地黄，党参，鹿角胶，肉桂，桃仁，海藻，莪术，败酱草，山甲。(《国际中医药现代研究》)

34. 绝经后腰痛　淡附片 15 g，肉桂 5 g，鹿角胶 10 g，淫羊藿 15 g，菟丝子 15 g，熟地黄 12 g，山茱萸 12 g，巴戟天 12 g，枸杞子 15 g，杜仲 10 g，当归 8 g，锁阳 10 g。(《妇科用药 400 品历验心得》)

35. 性欲淡漠　鹿角胶粥：鹿角胶 12 g，枸杞子 15 g，粳米 60 g，香葱少许，盐适量。先将粳米加水 600 mL 煮粥至半熟，加入枸杞子、鹿角胶至熟，再加入香葱、食盐煮片刻服食，每日 1 次。(《中医妇产科学》，刘敏如等主编)

36. 妇人鼻衄，出血数升，不知人事　蒲黄散：鹿角胶三两，炒艾叶一两，续断一两，蒲黄一两。上为细散，每服二钱，煮竹茹粥饮调下，不计时候。(《普济方》)

37. 妇人卒吐血不止，胸心闷痛　紫参散：紫参一两，鹿角胶一两，青竹茹一两，羚羊角屑一两，生干地黄二两。上为散，每服二钱，新汲水磨生姜调下，不计时候。(《普济方》)

38. 妇人无故小便出血　鹿角胶三两，炙令黄捣碎。上件以水二大盏，煎至一盏半，去滓，分为三服，食前服之。(《太平圣惠方》)

39. 妇人大便后下血不止　侧柏散：侧柏二两，龙骨二两，鹿角胶、熟干地黄、木香、当归各一两。上件药捣细罗为末，食前，以粥饮调下二钱。(《太平圣惠方》)

40. 阴挺　固阴煎加味：人参，熟地，山药，山茱萸，炙甘草，五味子，菟丝子，杜仲，枸杞，鹿角胶，紫河车，金樱子。(《女科宝鉴》)

41. 冲任虚损引起的经量过少、月经后期、闭经、不孕、阴部下坠　参见紫河车条。

42. 阴冷　右归丸加减：熟地，山药，山茱萸，枸杞，鹿角胶，菟丝子，杜仲，当归，紫河车，肉苁蓉，淫羊藿，紫石英，女贞子，党参。(《女科宝鉴》)

43. 阴疮　阳和汤：熟地，肉桂，麻黄，鹿角胶，白芥子，姜炭，生甘草。(《女科宝鉴》)

44. 性交疼痛　左归丸加减：熟地，山药，枸杞，山茱萸，菟丝子，鹿胶，龟胶，女贞子，五味子，当归，肉苁蓉，白芍。(《女科宝鉴》)

【现代药理研究】　鹿角胶可改善子宫发育不良雌激素水平下降引起的症状，恢复子宫、脾脏的脏器指数，同时可显著改善子宫、卵巢、垂体等组织的病变情况，纠正子宫发育不良大小鼠的内环境。[《中草药》，2021，44(7)：1777－1783]

【用法用量】　内服：开水化或黄酒溶化，6～20 g；或入丸、散、膏剂。

【使用注意】　阴虚火旺者忌服。

鹿角霜

出《本草品汇精要》。为鹿角去胶质的角块。

【药性】　咸，温。入肝、肾经。

【功效】　利血，消肿，益肾，助阳。

【药论及医论】　《本草汇言》："收湿止痢，去妇人白带之良方。"

《本草折衷》："治妇人宫脏冷，带下无子。"

【临床应用】

1. 阴崩不止　固经丸：艾叶(醋炒)、鹿角霜、伏龙肝、干姜各等分为末。上熔鹿角胶和药乘热丸，食后淡醋汤下五十丸。(《证治准绳·女科》)

2. 崩漏　鹿红汤：鹿角霜 30 g，阿胶 20 g，红花 24 g，当归 15 g。[《福建中医药》，1985，16(3)：24]

3. 痰湿阻滞型经闭　鹿角霜饮：鹿角霜15 g，黄芪 30 g，白术 15 g，当归 10 g，川芎 10 g，半夏 10 g，昆布 15 g，枳壳 15 g，益母草 15 g。（《中医妇科名家经验心悟》）

4. 经前乳胀　鹿角霜 6 g，用黄酒送服。（《妇产科疾病中医治疗全书》）

5. 白带　鹿角霜一两细末，每次二至三钱，早、晚水酒各半冲服。（《常见病验方研究参考资料》）

6. 赤带　参见炮姜条。

7. 锦丝带　鹿角霜 12 g，桑螵蛸 20 g，益智仁 12 g，巴戟天 10 g，紫河车 10 g，五味子 5 g，炒白术 10 g，沙苑蒺藜 10 g，石菖蒲 10 g。（《妇科用药 400 品历验心得》）

8. 胎动不安，胎漏　参见菟丝子条。

9. 妊娠恶阻　鹿角霜 10 g，白豆蔻 5 g，半夏 10 g，陈皮 10 g，茯苓 10 g，生姜 4 片。（《妇科用药 400 品历验心得》）

10. 滑胎　补肾固冲丸：菟丝子，续断，巴戟天，杜仲，当归，鹿角霜，枸杞，白术，熟地黄，阿胶，党参，大枣，砂仁。（《妇科辨病专方治疗》）

11. 妊娠腹泻　鹿角霜 10 g，骨碎补 12 g，莲须 15 g，土茯苓 20 g，樗白皮 20 g，神曲 10 g，金银花 15 g。（《妇科用药 400 品历验心得》）

12. 胎萎不长　毓麟珠加减：人参，白术，茯苓，炙甘草，菟丝子，杜仲，川椒，鹿角霜，巴戟，补骨脂。（《女科宝鉴》）

13. 产后恶露不尽，小腹疼痛　鹿角霜末一两。研末，酒、水各半煎服。（《常见病验方研究参考资料》）

14. 肾虚瘀阻型缺乳　当归 12 g，鹿角霜（先煎）9 g，穿山甲片（先煎）10 g，王不留行、天花粉各 9 g，通草 1.5 g。（《全国名医妇科验方集锦》）

15. 产后气血两亏，乳少，乳汁不通　催乳丸：当归、生地黄、白芍药、漏芦、黄芪、鹿角霜各 400 g，麦芽 800 g，川芎、王不留行、木香、穿山甲各 200 g，通草 100 g。共研极细末，和匀，炼蜜为丸，每丸重 9 g。每次服 1 丸，每日 2 次，温开水化服。（《集验中成药》）

16. 妇人诸虚不足，久不妊娠，骨热形羸，腹痛下利，崩漏带下　补宫丸：鹿角霜、白术、白茯苓、香白芷、白薇、山药、白芍药、牡蛎（火煅）、乌贼鱼骨各等分。上件为细末，面糊为丸如梧桐子大。每服三十丸，温米饮送下，空心、食前。（《杨氏家藏方》）

17. 子宫发育不全　参见珍珠条。

18. 性功能低下　鹿角霜 30 g，熟地黄、山药、山茱萸、枸杞子、女贞子、菟丝子、蛇床子、淫羊藿各 15 g，黄精、龟板胶各 12 g，肉桂 8 g。（《妇产科疾病中医治疗全书》）

19. 急性乳腺炎　鹿角霜研细，每服 9 g，黄酒送服。（《妇产科疾病中医治疗全书》）

20. 乳核　黄芪、党参各 15 g，鹿角霜 12 g，当归、茯苓、熟地黄、川芎、肉桂、炙甘草各 9 g，白术 10 g，麻黄 6 g，水煎服。（《北方医话》）

21. 宫颈癌　宫颈癌丸：黄芪，焙牛角䚡，海螵蛸，桑螵蛸，茜草炭，紫河车，黄鱼鳔，鹿角霜，血余炭，炙龟板，生牡蛎。配 5 kg（5 000 g）为一料，共为细末，加猪脊髓一条（炼化为油），合炼蜜为丸，每丸重 9 g。每次一丸，每日 2 次，淡盐汤送服。（《实用中医妇科学》）

【用法用量】　内服：煎汤，5～25 g；或入丸、散。

【使用注意】　阴虚阳亢者忌服。

鹿衔草

出《滇南本草》。又名鹿蹄草、鹿安茶、破血丹、鹿含草。为鹿蹄草科植物鹿蹄草 *Pyrola calliantha* H. Andres 或普通鹿蹄草 *Pyrola decorata* H. Andres 的全草。

【药性】　甘、苦，温。入肝、肾经。

【功效】　补虚，益肾，活血调经。

【药论及医论】　《植物名实图考》："通经有效。"

《湖南药物志》："活血止血。"

《黑龙江中草药手册》："有清热解毒，止血作用。又有补腰肾，生精液和调经功效。"

《陕西中草药》："治……崩漏，白带……各种出血。”

《浙江药用植物志》:“主治……月经不调，产后瘀滞……”

【临床应用】

1. 痛经　痛经汤：鹿衔草 15 g，丹参 20 g，当归 10 g，川芎 10 g，蒲黄 10 g，五灵脂 10 g，延胡索 10 g，川楝子 10 g，香附 10 g，益母草 20 g。(《妇科用药 400 品历验心得》)

2. 少女脾肾虚弱型月经先期　鹿衔草 30 g，金樱子 30 g。水煎服，连服 3～4 剂。(《中华民间秘方大全》)

3. 月经后期　鹿衔草 30 g，丹参 20 g，鸡血藤 45 g，川牛膝 30 g，益母草 30 g，泽兰 15 g。(《妇科用药 400 品历验心得》)

4. 月经不调，久不孕育　参见月季花条。

5. 功能失调性子宫出血　鹿衔草、苦丁茶各 9 g。水煎，经期服。(《浙江药用植物志》)

6. 经期过长　参见延胡索条。

7. 崩漏　鹿衔草 200 g，猪肉 500 g。炖熟，加盐少许，2 日吃完。(《陕西中草药》)

8. 崩漏　鹿衔草 15 g，地榆炭 30 g。水煎，每日 2 次。(《吉林中草药》)

9. 白带　鹿衔草二两，加糖二两，水煎服。(《常见病验方研究参考资料》)

10. 胎物残留　鹿衔草 30 g，花蕊石 20 g，荷叶 10 g，蒲黄 10 g，血竭 4 g，川牛膝 20 g，茺蔚子 10 g。(《妇科用药 400 品历验心得》)

11. 产后瘀滞腹痛　鹿含草鲜全草 60 g，水煎服。(《浙江药用植物志》)

12. 产后身痛　参见络石藤条。

13. 人流感染瘀热互结证　四草汤：鹿衔草，马鞭草，茜草，益母草。(《中医临床妇科学》，夏桂成主编)

14. 不孕　鹿衔草 60 g，菟丝子、白蒺藜、槟榔各 15 g，细辛 6 g，辛夷、高良姜、香附、当归各 10 g。(《妇产科疾病中医治疗全书》)

15. 腰腹疼痛　梵天花 30 g，丹参 15 g，鹿衔草 20 g，延胡索 10 g，益母草 20 g，徐长卿 15 g。(《妇科用药 400 品历验心得》)

16. 避孕　鹿蹄草焙干为末，每次服 9 g，于月经前服 1 次，经末连服 3 日，每早空腹服。(《内蒙古中草药》)

17. 乳痛证，乳腺囊性增生，乳腺纤维腺瘤，经前乳房胀痛　参见海藻条。

18. 子宫颈癌放射治疗后膀胱反应　参见土茯苓条。

19. 外阴白色病变　淫羊藿、蛇床子各 15 g，益母草 24 g，苦参 15 g，莪术、三棱、荆芥、防风各 12 g，农吉利、鹿衔草各 30 g。水煎熏洗，每日早晚各 1 次。(《中医临床妇科学》，夏桂成主编)

【现代药理研究】　成熟雌性小鼠每日灌服 20％鹿蹄草煎剂(品种未定)0.06 mL/10 g，共 10 日，第 5 日开始与雄鼠合笼共 1 个月，生育抑制率为 100％，其避孕作用可能与抑制发情期和使子宫特别是卵巢萎缩有关。(《中药药理与应用》)

【用法用量】　内服：煎汤，15～30 g；研末，6～9 g。

【使用注意】　孕妇慎服。

商　陆

出《神农本草经》。又名见肿消、章柳根、牛大黄、山萝卜。为商陆科植物商陆 *Phytolacca acinosa* Roxb.或垂序商陆 *Phytolacca americana* L.的根。

【药性】　苦，寒，有毒。入脾、肺、肾经。

【功效】　泻水，散结。

【药论及医论】　《名医别录》:“疗……水肿……疏五脏，散水气。”

《日华子》:“通大小肠……堕胎……”

《医林纂要·药性》:“沉阴下行，泻下逐水，去热结。磨涂疮癣，杀虫。”

【临床应用】

1. 功能失调性子宫出血　商陆鲜根 60～120 g，猪肉 250 g，同煨，吃肉喝汤。(《神农架中草药》)

2. 先因经水断绝，后致四肢浮肿，小便不通，名曰血分　椒仁丸：椒仁、商陆、橘皮、桑皮

各等分。上为末，面糊为丸如梧桐子大，每服三十丸，米饮下。(《普济方》)

3. 经前乳房胀痛　柴胡 10 g，炒黄芩 10 g，党参 10 g，半夏 9 g，桂枝 6 g，炒白芍 6 g，炙甘草 5 g，生姜 5 片，大枣 6 个，牡蛎 20 g，天花粉 15 g，商陆 10 g，八月札 10 g，娑罗子 12 g，路路通 20 g。(《妇科证治经方心裁》)

4. 子宫颈糜烂，白带多，功能失调性子宫出血　鲜商陆 120 g(干者减半)同母鸡或猪瘦肉煮极烂，放盐少许，分 2～3 次吃。(《全国中草药汇编》)

5. 妊娠手脚皆水肿挛急　赤豆五升，商陆根一斤。一方加泽漆一斤。上三味，以水三斗，煮取一斗，常稍稍饮之，尽更作。(《集验方》)

6. 堕胎方　以白商陆大蒜服之。(《普济方》)

7. 产后血块时攻心腹，疼痛不可忍　商陆散：商陆、当归各一分，紫葳、蒲黄各一两。上四味捣罗为散，空腹温酒调下二钱匕。(《圣济总录》)

8. 产后虚风瘇，通身浮肿，不能饮食　商陆散：商陆一寸，赤小豆一分，大麻仁(炮去皮脐)一合，炙甘草一分，防风一分，桑根白皮一分。上捣筛，每服四钱，以水一盏，入生姜半分，同煎至六分，去滓不计时候温服。(《普济方》)

9. 产后腹大坚满，喘不能卧　白圣散：章柳根三两，大戟一两半，甘遂(炒)一两，为末。每服二三钱，热汤调下，大便宣利为度。此乃主水圣药也。(《素问病机气宜保命集》)

10. 产后癃闭　逐水散：磁石 5 g，商陆 5 g，麝香 0.1 g。共研极细末，和匀。取上药粉分别摊放于脐眼和关元穴各一半，胶布覆盖。自行排尿时即去药，无效次日更换敷。(《程氏医学笔记》)

11. 妇人风邪癫狂，每发，狂乱妄语，倒错不识人　参见徐长卿条。

12. 输卵管积水　牡蛎 30 g，泽泻 12 g，葶苈子 12 g，商陆 10 g，海藻 30 g，天花粉 20 g，大血藤 20 g，蒲公英 15 g，败酱草 15 g，益母草 30 g。(《妇科证治经方心裁》)

13. 急性乳腺炎　生南星、生草乌、商陆根各等分。以米醋磨细涂患乳。(《妇产科疾病中医治疗全书》)

14. 乳腺增生　鲜商陆加工制成片剂，每片含生药 0.5 g，开始每服 6 片，每日 3 次，如无不良反应，可逐渐加至每次 20 片。[《中草药》，1985，16(3)：22]

15. 乳腺癌　生南星、生草乌、商陆根各等分。以米醋磨细涂。(《常见病验方研究参考资料》)

16. 阴肿坚痛　商陆一斤(锉)。上以水一斗，煮取五升，稍热洗之，日三度。(《太平圣惠方》)

17. 子宫颈炎　鲜商陆 120 g(干者减半)，同母鸡或猪瘦肉煮极烂，放盐少许，分 2～3 次吃。(《妇产科疾病中医治疗全书》)

18. 霉菌性阴道炎　商陆 60 g，每次加水 1 000 mL，煎取 500 mL，连煎 3 次，合药液，凉后先用冲洗器冲洗阴道再坐浴，不拘次数，每次 15 分钟。(《妇科用药 400 品历验心得》)

【现代药理研究】

(1) 商陆脂溶性成分有显著的利尿与致泻作用。商陆提取物或成分还在治疗乳腺增生、增强免疫、代谢等方面发挥着作用。研究发现商陆总皂苷能显著调节乳腺增生模型大鼠血清中紊乱的性激素水平并改善乳头肿胀等症状和脏器系数，说明商陆总皂苷对乳腺增生疾病有潜在的治疗作用。[《中草药》，2020，51(18)：4798－4808]

(2) 商陆水浸剂对许兰黄癣菌、奥杜盎小芽孢癣菌等有抑制作用。商陆蛋白质具有明显抗单纯疱疹病毒(Ⅱ型)的作用。实验表明，含有美洲商陆肽(PAP)的免疫毒素能有效地杀伤人乳腺肿瘤细胞和卵巢癌细胞。(《中华本草》)

【用法用量】　内服：煎汤，3～10 g；或入散剂。外用：适量。

【使用注意】　体虚水肿者慎服，孕妇禁服。商陆对胃肠道有刺激作用，宜从小剂量开始，饭后服。过量会引起中毒。

旋覆花

出《神农本草经》。又名茯花、金福花、金沸花、黄熟花、金钱花。为菊科植物旋覆花 *Inula japonica* Thunb.或欧亚旋覆花 *Inula britannica* L.的头状花序。

【药性】 苦、辛、咸,微温。入肺、肝、胃经。

【功效】 消痰,下气,软坚,行水。

【药论及医论】 《名医别录》:"消胸上痰结,唾如胶漆,心胁痰水……"

《汤液本草》:"发汗、吐、下后,心下痞,噫气不除者宜此。"

《医部全录·妇科》:"伏龙肝为止血之圣药,先贤治崩,用旋覆花、半夏治膈间湿痰而崩止者,亦此意。"

【临床应用】

1. 月经先期　参见莲子心条。

2. 月经后期　旋覆花汤加味:旋覆花 12 g,茜草 30 g,葱 14 条,水蛭 10 g,虻虫 6 g,桃仁 10 g,炙大黄 9 g。(《妇科证治经方心裁》)

3. 痛经　旋覆花汤加味:旋覆花 10 g,葱 4 条,茜草 10 g,制川乌 5 g,桂枝 6 g,炒白芍 6 g,炙甘草 6 g,生姜 6 片,大枣 6 个,五灵脂 10 g,蒲黄 10 g,益母草 30 g,九香虫 10 g。(《妇科证治经方心裁》)

4. 闭经　旋覆花汤加味:旋覆花 12 g,茜草 30 g,葱 14 茎,淡菜 5 个,海螵蛸 30 g,川牛膝 30 g,丹参 30 g,益母草 30 g。(《妇科证治经方心裁》)

5. 经后受风咳嗽,脉浮涩　旋覆花汤:旋覆花三钱,葱白六枚,红绛五钱。水煎,去渣温服。(《女科指要》)

6. 倒经　鲜茅根汤:鲜白茅根、藕各 30 g,旋覆花、代赭石、知母、橘核、牛膝、血余炭各 9 g,炒牡丹皮、桃仁、杏仁、紫苏子各 6 g,鸡血藤、赤小豆各 15 g,通草 3 g,滑石 12 g。(《中国妇产方药全书》)

7. 血风眩晕,头痛,寒热唾痰　四神散:菊花、当归(酒洗)、旋覆花、荆芥穗一钱。上葱白三寸,茶末一钱,水煎。(《济阴宝筏》)

8. 带下　鸡冠花汤:生牡蛎、藕、生海蛤各 30 g,茯苓皮 15 g,炒知母、盐黄柏、旋覆花、代赭石、炒豆芽、炒稻芽、红鸡冠花、白鸡冠花各 9 g,芡实、萆薢、滑石块、炒秫米、泽泻、盐橘核、车前子(布包)各 12 g,石决明 24 g。(《中国妇产方药全书》)

9. 妊娠腹痛　参见龙胆条。

10. 妊娠六七月,胎不安,常服之　旋覆花汤:旋覆花一两,半夏、芍药、生姜各二两,枳实、厚朴、白术、黄芩、茯苓各三两。上㕮咀,以水一斗,煮取二升半,分五服,日三夜二,先食服。(《普济方》)

11. 妊娠胎漏,下血不止　阿胶汤:阿胶、刘寄奴、赤石脂、黄连、白龙骨各一两半,乌梅五枚,桑寄生、甘菊花、当归、炒旋覆花、地榆、白术各一两,枳壳一两二钱,炒艾叶半两,石膏二两。上粗捣筛,每服五钱,以水一盏半,入生姜五片,同煎八分,不拘时服。(《普济方》)

12. 妊娠恶阻　旋覆花 10 g,代赭石 20 g,党参 12 g,半夏 12 g,炙甘草 6 g,生姜 5 片,大枣 5 个,竹茹 10 g,陈皮 10 g,芦根 10 g。(《妇科证治经方心裁》)

13. 妊娠心腹痛　保生汤:紫菀、柴胡、龙骨、赤石脂各一两半,炒艾叶、白术各三分,黄连、厚朴、阿胶、枳壳各一两,地榆一两一分,肉豆蔻一枚,益智、炮干姜、炒旋覆花、黄芩各半两。上粗捣筛,每服五钱,水一盏半,煎至八分去滓,温服。(《普济方》)

14. 子悬　旋覆花 10 g,代赭石 15 g,党参 12 g,半夏 12 g,炙甘草 6 g,生姜 6 片,大枣 5 个,厚朴 6 g,紫苏梗 10 g,茯苓 12 g。(《妇科证治经方心裁》)

15. 妊娠子烦　麦门冬、子芩、赤茯苓各一两,柴胡、赤芍药、陈皮、人参、苦梗、桑寄生、甘草、旋覆花各半两,生地黄二两。上为粗末,每服四钱。水一盏,姜半分,煎至六分,去滓,无时温服。(《妇人大全良方》)

16. 妊娠痰饮,胸为不利,不思饮食　旋覆花汤:旋覆花、枳壳、半夏、木通各一两,前胡二两,白术、赤茯苓、陈橘皮、槟榔各六两。每服五钱匕,水一盏半,入生姜五片,煎至八分,去滓空心服,午前再服。(《圣济总录》)

17. 妊妇伤寒,头目旋疼,壮热心躁　旋覆花汤:旋覆花、赤芍药、甘草各半两,前胡、石膏各一两,白术、人参、麻黄(去根、节)、黄芩各三分。上㕮咀,每服四钱。水一盏半,姜半分,煎至六分,去滓温服。(《妇人大全良方》)

18. 妊娠感风冷咳嗽,痰壅,头昏痛　荆芥饮:荆芥穗、旋覆花、前胡二两,芍药、半夏、甘草一两,麻黄一两半。上粗捣筛,每服三钱,水一盏,生姜三片,煎至六分去滓,不计时候,温服。(《普济方》)

19. 妊娠体肿有水气,心腹急满　茯苓、白术各四两,旋覆花二两,杏仁、黄芩各三两。上细切,以水七升,煮取二升半,分温三服。(《妇人大全良方》)

20. 妊娠小便不通　茯苓汤:赤茯苓、白术、郁李仁、杏仁、旋覆花各一两,槟榔五枚。上粗捣筛,每服二钱匕,水一盏,煎至七分去滓,空心服。(《普济方》)

21. 妊娠五月,有热,头眩心烦,欲吐,有寒,腹满小便数,卒恐悸,四肢疼痛,寒热,胎动无常,腹痛顿仆,有所下　旋覆花汤:旋覆花、当归、赤芍药、黄芩、人参、麦门冬、生姜、吴茱萸各一两,阿胶二两,炙甘草。上件药细锉,先取肥乌雌鸡一只,理如食法,以水一斗,煮鸡取汁五升,去鸡纳药,煎取三升,入酒二升,又煎取四升,每于食前温服一小盏。(《太平圣惠方》)

22. 妇人生产,有脚先下者,有手先出者　用转气催生汤:人参二两,川芎五钱,当归、黄芪、龟膏各一两,旋覆花各一钱。水煎服。(《辨证录》)

23. 半产漏下,虚寒相抟,其脉弦芤　旋覆花汤:旋覆花三两,葱十四茎,新绛少许。水三升,煮一升,顿服。(《金匮要略》)

24. 胎物残留　旋覆花汤加味:旋覆花12 g,茜草15 g,葱14根,桂枝6 g,茯苓12 g,赤芍12 g,牡丹皮10 g,桃仁10 g,川芎10 g,当归9 g,大血藤30 g,益母草30 g。(《妇科证治经方心裁》)

25. 儿枕痛　延胡索汤:鸡血藤15 g,乌药、全当归、川楝子、延胡索、牛膝各9 g,旋覆花、大腹皮各4.5 g,川芎、桃仁各3 g,橘核12 g,黄酒100 mL。(《中国妇产方药全书》)

26. 产后呕吐　吴茱萸6 g,党参12 g,半夏20 g,旋覆花10 g,代赭石12 g,炙甘草5 g,陈皮12 g,降香4 g,生姜6片,大枣5个,炒粳米20 g。(《妇科证治经方心裁》)

27. 产后伤风,感寒、暑、湿,咳嗽喘满,痰涎壅盛,坐卧不宁　旋覆花汤:旋覆花,赤芍药,前胡,半夏曲,荆芥穗,甘草,茯苓,五味子,杏仁,麻黄。(《妇人大全良方》)

28. 产后痰壅头痛,心胸不利,少思饮食　前胡散:前胡、半夏、旋覆花、当归、甘菊花、炙甘草、赤茯苓各半两,石膏二两,枳壳一两。上件药捣粗罗为散,每服四钱,以水一中盏,入生姜半分,煎至六分,去滓,不计时候温服。(《太平圣惠方》)

29. 产后气短,头旋体弱欲死　麦门冬六两,淡竹叶三十片,防风三分,旋覆花二分,葛根三分,人参一分,小麦三合,石膏六分。上为锉散,水二升煎至半分,去滓服。(《普济方》)

30. 梅核气　半夏9 g,川朴3 g,紫苏梗6 g,茯苓12 g,橘络6 g,竹沥1支,旋覆花10 g,代赭石15 g,生姜2片,大枣6个,瓜蒌皮12 g,佛手9 g。(《妇科证治经方心裁》)

【用法用量】　内服:煎汤(布包或滤去毛),5～12 g。

【使用注意】　阴虚劳嗽,风热燥咳者禁服。

羚羊角

出《神农本草经》。为牛科动物赛加羚羊 *Saiga tatarica* Linnaeus.的角。

【药性】　咸,寒。入肝、心经。

【功效】　平肝息风,清热镇惊。

【药论及医论】　《名医别录》:“疗伤寒时气寒热……”

《药性论》:“散产后血冲心烦,烧末酒服之。”

《本草纲目》："平肝舒筋，定风安魂，散血下气，辟恶解毒，治子痫痉疾。"

《本草再新》："去瘀血，生新血……"

【临床应用】

1. 产后虚羸不足……月水不调，烦渴，四肢无力　参见姜黄条。

2. 月经前后头痛　羚羊角粉 0.3 g(吞)，天麻、钩藤、山栀、黄芩、朱茯神各 9 g，生石决明 30 g，牛膝、桑寄生、杜仲、益母草、首乌藤各 12 g。(《中医妇科临床手册》)

3. 妇人血分，四肢浮肿，喘促，小便不利　参见防己条。

4. 专治妇人赤白带下，及妇人经脉不调，久不受孕者　参见马钱子条。

5. 妊娠血分热尿血　当归散：川归、羚羊角屑、赤芍各五分，刺蓟叶一钱，生地一钱。上水煎服。(《赤水玄珠》)

6. 妊娠发热　羚羊角 2 g，淡豆豉 12 g，桑叶 12 g，葱白 4 条 g，苎麻根 15 g，葛根 12 g，牛蒡子 10 g，薄荷 5 g。(《妇科用药 400 品历验心得》)

7. 妊娠烦躁，体热口干，肢节疼痛，少思饮食　羚羊角散：羚羊角屑、黄芩、麦门冬、人参、赤芍药、木通各三分，柴胡一两，黄芪半两，炙甘草半两。上件药捣筛为散，每服四钱，以水一中盏，煎至六分，去滓，不计时候温服。(《太平圣惠方》)

8. 胎前八九个月孩儿攻心　凉膈和中散：生地三钱，连翘六分，白菊一钱五分，天冬一钱，条芩一钱，云连四分，石莲一个，当归三钱，花粉一钱五分，甘草六分，磨羚羊角尖三分引，雪水煎服亦可。(《妇科指归》)

9. 先兆子痫　当归 15 g，赤芍 15 g，川芎 12 g，茯苓皮 45 g，白术 10 g，泽泻 20 g，防己 15 g，豨莶草 15 g，丹参 25 g，制大黄 15 g，大腹皮 15 g，羚羊角 3 g(调冲)，葶苈子 12 g，决明子 20 g。(《马大正 50 年临证验案自选集》)

10. 妊娠中风卒倒，心神闷乱，口噤不能言，四肢强急　防风散：防风、桑寄生、葛根各一两，菊花、防己、细辛、秦艽、当归、桂心、茯神、甘草、羚羊角各半两。上为粗末，每服四钱。水一盏，姜三片，煎至六分，去滓，入竹沥半合，温服。(《妇人大全良方》)

11. 临产催生　羚羊角一枚，刮尖末，酒服方寸匕。(《医部全录・女科》)

12. 堕胎腹痛，血出不止　羚羊角烧灰三钱，豆淋酒下。(《医部全录・女科》)

13. 妊娠堕胎后血不出，少腹满痛　取羚羊角，烧灰细研如面，每服三钱匕，不计早晚，以豆淋酒调下。(《圣济总录》)

14. 难产并胞衣不出　羚羊角不拘多少镑屑烧灰。上一味研细，以酒三合和方寸匕顿服。(《圣济总录》)

15. 产后恶露不下，致心腹疼痛，烦闷　牛膝散：牛膝一两，琥珀三分，桃仁一两，羚羊角屑三分，当归三分，桂心半两，炒川大黄一两，姜黄三分，蒲黄半两。上件药捣细罗为散，每服以酒一小盏，入地黄汁一合，煎三两沸，不计时候，调下一钱。(《太平圣惠方》)

16. 产后血下不尽，烦闷腹痛　羚羊角(炭火上烧作胶)二两，芍药二两(炒黄)，枳壳二两(炒令黄色)。捣，罗为散，水调服方寸匕。(《经效产宝》)

17. 产后恶血冲心迷闷　参见麝香条。

18. 血运迷闷　羚羊角烧灰一两，香墨半两。上件药相和，细研，不计时候，煎薄荷汤调下二钱。(《太平圣惠方》)

19. (产后)血气逆心烦满　烧羚羊角，若水羊角末，服之。(《补阙肘后百一方》)

20. 产妇胸胁及腹肚热痛，时来时止方　羚羊角大者，一半烧作灰，细末之，冷水服。(《补阙肘后百一方》)

21. 产后汗证　用羚羊角烧末，东流水服方寸匕。未愈再服。(《备急千金要方》)

22. 产后伤风寒，头目热痛　羚羊角汤：羚羊角，石膏，当归，芍药，生干地黄，白茯苓，麦门冬，前胡，甘草。(《圣济总录》)

23. 产后脏虚，心中惊悸，志意不安，言语错乱，不自觉知　茯神、远志、人参、麦门冬、甘草、生地黄、当归、龙齿、桂心、白芍药、羚羊角等分。

上为细末，每服三钱。水一盏，姜三片，枣一个，煎至六分，去滓温服，无时候。（《妇人大全良方》）

24. *产后虚羸乏弱，头目昏闷，不思饮食* 羚羊角散：羚羊角屑三分，防风半两，炮附子三分，人参三分，白术三分，石斛三分，熟干地黄一两，白茯苓三分，陈皮三分，川芎三分，桂心三分，黄芪一两，五味子三分，炙甘草一分。上件药捣粗罗为散，每服四钱，以水一中盏，入生姜半分，枣三枚，煎至六分，去滓温服，日三服。（《太平圣惠方》）

25. *产后中风，身体反张* 羚羊角散：羚羊角屑、当归各七钱半，独活、防风、麻黄各一两，人参、赤芍药、细辛、桂心各半两。上为吹咀，每服八钱，水一大盏半，生姜五片，煎至一大盏，去滓温服，不拘时。（《证治准绳·女科》）

26. *产后中风，身背拘急，有如绳束* 川芎散：川芎、羌活、枣仁、羚羊角屑、芍药各四两，桑白皮一两半，防风一两二钱。上吹咀，每服一两，水二大盏，煎至一盏半，去渣，不拘时服，日进三服。（《医部全录·妇科》）

27. *产后恶烦闷* 用羚羊角烧灰酒服方寸匕。未瘥再服。（《普济方》）

28. *产后寒热，心闷腹胀百病* 羚羊角烧末，酒服方寸匕。（《子母秘录》）

29. *产后时行，兼邪气似疟* 羚羊角、鳖甲炙各二两，香豉五合，牡蛎一两，以水五升，煮取一升八合，去滓，分五服。近用有殊效。（《补阙肘后百一方》）

30. *产后心胸烦渴不解* 羚羊角饮子：羚羊角屑一分，竹叶三七片，小麦半合，麦门冬半两，枣五枚，生姜一分。上件药细锉和匀，分为二服，每服，以水一中盏，煎至六分，去滓，不计时候温服。（《太平圣惠方》）

31. *妇人血风，气攻心烦闷，头目昏重* 参见鲤鱼条。

32. *血风，身体疼痛，手足无力，心神壅闷* 羚羊角散：羚羊角屑、炒酸枣仁、生干地黄、槟榔各一两，五加皮、防风、赤芍药、当归、骨碎补、海桐皮、川芎各三分，甘草半两。上为末。每服二钱，温酒调下。（《妇人大全良方》）

33. *妇人风瘙，皮肤中如虫行，及生瘾疹* 蒺藜散：炒白蒺藜、炒荠草、羚羊角屑各七钱半，黄芩、人参、苦参、蛇床子、秦艽、防风、麻黄、炒当归、炙甘草、炒枳壳、细草各半两。上吹咀，每服五钱，水一中盏半，煎至一大盏，去滓温服，不拘时，日进二服。（《证治准绳·女科》）

34. *妇人中风，身如角弓，筋脉抽掣疼痛* 羚羊角汤：羚羊角屑、麻黄、羌活、桂、防风、升麻、细辛各一两，炒干蝎、炙天麻各半两。上九味，粗捣筛，每服三钱匕，水一盏，生姜三片，大枣一枚擘，煎七分，去滓温服，不拘时。（《圣济总录》）

35. *妇人脚气浮肿，月候不通* 牛膝散：川牛膝，羚羊角，槟榔，大黄（炒），芒硝，防己，桂心，牡丹皮，赤芍药，甘草，桃仁（制）。上为粗末，每服三大钱。水一盏，煎至七分，去滓温服。（《妇人大全良方》）

36. *妇人吐血，百治不瘥* 青竹茹一两，生地黄三两，羚羊角屑半两。上以水一大盏半，煎至一盏，去滓，分三服，不计时候。（《太平圣惠方》）

37. *妇人小便出血，或时尿血* 当归散：当归、羚羊角屑、赤芍药各半两，生地黄一两，刺蓟叶三分。上为粗末，每服三钱，水煎去滓服。（《证治准绳·女科》）

38. *妇人风邪颠狂，或啼泣不止，或歌笑无度，或心神恐惧，或言语失常* 羚羊角屑三分，独活、远志、菖蒲、防风各半两，茯神、石膏、麦门冬、龙齿、白鲜皮各一两，人参、生干地黄各三分。上为粗末，每服三钱，水盏半，煎七分，温服无时。（《妇人大全良方》）

39. *脏躁* 龙骨、牡蛎、石菖蒲各20 g，生地黄、郁金各15 g，柴胡、香附各10 g，黄连8 g，竹叶6 g，羚羊角1 g，朱砂（冲服）2 g。水煎，每日1剂，服两次，7日为1个疗程。（《中国民间医术绝招·妇科部分》）

40. *痄肿* 羚羊角蘸水研磨涂抹局部。（《妇科用药400品历验心得》）

【现代药理研究】 许多实验证明羚羊角有

解热作用，其煎剂（4 g/kg）对疫苗引起的家兔体温升高，有显著的对抗作用，降温约于服后 2 小时开始，6 小时后逐渐恢复。羚羊角对中枢神经系统有抑制作用，对实验动物具有镇静作用。羚羊角及其类似物对安钠咖、硝酸士的宁、印防己毒素三类中枢神经系统兴奋引起的惊厥都有对抗作用。（《中华本草》）

【用法用量】 内服：煎汤，1～3 g，宜单煎 2 小时以上；磨汁或研末，0.3～0.6 g；或入丸、散。

【使用注意】 脾胃虚寒者慎服。

断血流

出《安徽中草药》。又名止血丹。为唇形科植物灯笼草 *Clinopodium polycephalum*（Vaniot.）C. Y. Wu et Hsuan 或风轮菜 *Clinopodium chinensis*（Benth.）O. Kuntze 的地上部分。

【药性】 苦、微辛，凉。

【功效】 止血，祛风，清热，解毒。

【药论及医论】 《安徽中草药》："主治……子宫出血……"

《福建药物志》："主治……乳腺炎。"

【临床应用】

1. 崩漏　断血流片（每片相当于原生药 7 g）3～5 片/次，口服，每日 3 次。（《中华人民共和国药典》2010 版）

2. 功能失调性子宫出血，月经过多，产后出血，子宫肌瘤出血　断血流颗粒开水冲服，每次 6.5 g，每日 3 次。（《新品种资料汇编》）

3. 宫外孕　用断血流糖衣片治疗宫外孕，休克型补液、输血纠正休克外，每次服胶囊 3 粒（每粒相当于生药 5 g），或糖衣片 4 粒（每粒相当于生药 4 g），每日 3 次；包块型每次服胶囊 2 粒，或糖衣片 3 粒，每日 3 次。（《中华本草》）

【现代药理研究】 荫风轮总苷 10 mg/kg、20 mg/kg 和 40 mg/kg 用于小鼠，可明显缩短小鼠断尾出血时间，减少出血量，并缩短凝血时间，且随剂量增加作用增强。荫风轮总苷质量浓度 0.075 g/L 和 0.15 g/L 可显著提高离体大鼠子宫收缩幅度，10 mg/kg、5 mg/kg 和2.5 mg/kg可使家兔在体子宫收缩幅度增加，显著增加小鼠子宫质量，可能是断血流总苷对子宫异常出血疗效显著的因素之一。[《西北药学杂志》，2008，23(2)：126－128]

【用法用量】 煎服：9～15 g。

淫羊藿

出《神农本草经》。又名仙灵脾、放杖草、三枝九叶花、牛角花。为小檗科植物淫羊藿 *Epimedium brevicornum* Maxim.、箭叶淫羊藿 *Epimedium sagittatum*（Sieb. et Zucc.）Maxim.、柔毛淫羊藿 *Epimedium pubescens* Maxim.或朝鲜淫羊藿 *Epimedium koreanum* Nakai 的地上部分。

【药性】 辛、甘，温。入肝、肾经。

【功效】 补肾壮阳，祛风湿。

【药论及医论】 《名医别录》："下部有疮，洗，出虫。"

《日华子》："治一切冷风劳气，补腰膝，强心力，丈夫绝阳不起，女子绝阴无子……"

《刘奉五妇科经验》："淫羊藿与仙茅合四物汤、五子衍宗丸可治疗希恩综合征。"

【临床应用】

1. 月经后期，月经过少，闭经，不孕　参见肉苁蓉条。

2. 肾阳不足，子宫虚寒之闭经、不孕症等　桂仙汤：紫石英、淫羊藿各 15 g，仙茅、苁蓉、巴戟天各 9 g，肉桂末（吞）1.5 g。（《裘笑梅妇科临床经验选》）

3. 子宫内膜生长不良的闭经　参见山药条。

4. 经期过长　参见仙茅条。

5. 崩漏　淡附片 5 g，炮姜 5 g，茯苓 10 g，白术 10 g，炒白芍 10 g，鹿角胶 10 g，荆芥炭 10 g，党参 15 g，炙黄芪 12 g，淫羊藿 12 g，巴戟天 12 g，仙鹤草 15 g。（《妇科用药 400 品历验心得》）

6. 经行腰痛腹冷　参见肉桂条。

7. 经间期出血　参见巴戟天条。

8. 经行腰痛　参见白术条。

9. 经行阴痛　杜仲 12 g，续断 12 g，狗脊 12 g，荔枝核 10 g，橘核 10 g，乌药 6 g，淫羊藿 12 g，延胡索 10 g，川楝子 10 g，五加皮 10 g，路路通 10 g，香附 6 g。（《妇科用药 400 品历验心得》）

10. 白崩　菟丝子、桑螵蛸、白石脂、淫羊藿、党参各 12 g，煅牡蛎、煅龙骨各 18 g，五味子 6 g，茯苓、炒白术各 9 g。（《中医妇科临床手册》）

11. 妊娠腰痛　补骨脂 12 g，淫羊藿 12 g，菟丝子 15 g，续断 12 g，仙茅 6 g，山药 15 g，胡芦巴 10 g。（《妇科用药 400 品历验心得》）

12. 妊娠眩晕　白术散合春泽汤加味：白术，茯苓，大腹皮，生姜皮，陈皮，猪苓，泽泻，桂枝，人参，淫羊藿，紫苏，砂仁。（《女科宝鉴》）

13. 先兆性流产，习惯性流产　温肾安胎汤：鹿角 10 g，淫羊藿 10 g，巴戟天 10 g，菟丝子 12 g，续断 12 g，杜仲 12 g，桑寄生 12 g，莲房 10 g，仙鹤草 15 g，山药 15 g，阿胶（烊冲）10 g，荆芥炭 10 g。（《马大正中医妇科医论医案集》）

14. 生产不正及难产　山茵陈叶、淫羊藿叶各等分。上件为细末。每服二钱，童子小便并酒共半盏，温调下。（《杨氏家藏方》）

15. 产后血气攻刺，腰痛不可忍　淫羊藿散：淫羊藿三分，牛膝三分，鬼箭羽半两，当归三分，炒地龙半两，没药半两，桂心半两，威灵仙半两，骨碎补半两。上件药捣细罗为散，每于食前，以温酒调下二钱。（《普济方》）

16. 蓐劳　参见仙茅条。

17. 妇人血风，身体骨节疼痛不止　淫羊藿散：淫羊藿二两，虎胫骨二两，附子三两，防风二两，踯躅花二两，牛膝二两。上件药，捣细罗为散，每服不计时候，以温酒调下一钱。（《太平圣惠方》）

18. 妇人风痹，手足不随　淫羊藿浸酒方：淫羊藿，牛膝，附子，石南叶，杜仲。浸酒。（《太平圣惠方》）

19. 不孕　菟丝子、金樱子、桑寄生各 20 g，淫羊藿 30 g。研细末，调拌蜂蜜冲服。（《中国民间草药方》）

20. 肾阳虚型性冷淡　淫羊藿酒：淫羊藿 60 g，白酒 0.5 L。将淫羊藿装入纱布袋中，浸泡在酒内封固，3 日后即可饮用。每晚睡前服 1 小盅。（《中医临床妇科学》，夏桂成主编）

21. 围绝经期综合征　复方淫羊藿糖浆：淫羊藿 30 g，女贞子 10 g，五味子 1 g，维生素 B_2 0.1 g。[《广州医药》，1981，12(5)：48]

22. 绝经后腰痛　鹿角胶 10 g，淫羊藿 15 g，杜仲 10 g，当归 8 g，菟丝子 15 g，淡附片 6 g，山茱萸 12 g，枸杞子 15 g，肉桂 3 g，巴戟天 10 g，熟地黄 12 g。（《妇科用药 400 品历验心得》）

23. 绝经后骨质疏松症　参见胡桃仁条。

24. 肾虚痰湿型多囊卵巢综合征　淫羊藿、覆盆子、菟丝子、浙贝母、皂角刺、炮山甲、夏枯草、昆布各 12 g，熟地黄、仙茅各 9 g。水煎，每日 1 剂，服两次，1 个月为 1 个疗程。（《中国民间医术绝招・妇科部分》）

25. 肾虚血瘀型子宫内膜异位症，盆腔淤血症　参见水蛭条。

26. 癌症化疗后脱发，或伴有身体虚弱、全身乏力、性欲减退等症　参见仙茅条。

27. 妇科术后身冷　参见五加皮条。

28. 蝴蝶斑　冬葵子、紫石英、菟丝子各 50 g，仙茅、淫羊藿、五味子、枸杞子、麦冬各 15 g，当归、生地黄各 20 g。（《全国名医妇科验方集锦》）

29. 乳痛证，乳腺囊性增生，乳腺纤维腺瘤，经前乳房胀痛　参见海藻条。

30. 乳癖　淫羊藿、艾叶各 30 g，柴胡、贝母、川楝子各 15 g，天冬 12 g。水煎取液，浓缩成 3∶1 粉剂，装胶囊中，每服 3 g，每日 3 次，20 日为 1 个疗程。经行期停服。（《中国民间医术绝招・妇科部分》）

31. 冲任虚损引起的经量过少、月经后期、闭经、不孕、阴部下坠　参见紫河车条。

32. 外阴白斑　淫羊藿 100 g，研极细末，以

鱼肝油软膏适量调匀,每日 2 次涂外阴。[《辽宁中医杂志》,1991,18(9):37]

33. 外阴白色病损　淫羊藿 30 g,白蒺藜、川断、当归、白鲜皮各 15 g,硼砂 9 g。煎汤外洗。(《中医妇科临床手册》)

34. 肾虚湿热型老年性阴道炎　黄柏 30 g,金银花 10 g,淫羊藿 30 g。水煎,阴道冲洗或坐浴。(《中医妇科临床手册》)

35. 阴冷　右归丸加减:熟地,山药,山茱萸,枸杞,鹿角胶,菟丝子,杜仲,当归,紫河车,肉苁蓉,淫羊藿,紫石英,女贞子,党参。(《女科宝鉴》)

36. 外阴瘙痒　淫羊藿 50 g,水煎 3 次,合药液约 1 500 mL,凉后坐浴,不拘次数,每次 15 分钟。(《妇科用药 400 品历验心得》)

【现代药理研究】

(1) 淫羊藿使大鼠垂体前叶、卵巢、子宫增重,但血浆黄体生成素(LH)水平未见改变,卵巢 hCG/LH 受体特异结合力明显提高,表明卵巢对 LH 的反应增强。淫羊藿使去卵巢大鼠垂体对注射黄体生成素释放激素(LRH)后 LH 分泌反应明显增强,血浆 LH 水平明显提高。说明垂体对 LRH 的反应性增强,箭叶淫羊藿水提取物或醇提取物均有较强的抗Ⅱ型单纯型疱疹(SVⅡ)作用。(《中华本草》)

(2) 抗骨质疏松作用:不同浓度淫羊藿苷均可促进成骨细胞的增殖和分化,抑制细胞凋亡,当淫羊藿苷的浓度为 10^{-5} mmol/L 时作用最强;淫羊藿苷还能够增加自噬体的数量,上调成骨分化标志物和自噬相关蛋白的表达;改善骨微结构相关参数。[《中医药学报》,2022,50(11):112-115]

【用法用量】　内服:煎汤,5～15 g;或浸酒、熬膏;或入丸、散。外用:50 g,水煎外洗。

【使用注意】　阴虚而相火易动者禁服。

淡　菜

出《嘉祐补注神农本草》。又名壳菜。为贻贝科动物厚壳贻贝 *Mytilus crassitesta* Lischke、贻贝 *Mytilus edulis* L.及其他贻贝类的肉。

【药性】　咸、甘,温。入肝、肾经。

【功效】　补肝肾,益精血,消瘿瘤。

【药论及医论】　《随息居饮食谱》:"补肾,益血,填精。治遗、带、崩、淋、房劳、产怯……膝软、腰疼、痃癖、癥瘕、脏寒腹痛、阳痿阴冷……"

孟诜:"产后血结,腹内冷痛,治癥瘕,润毛发,治崩中带下。"

《本草拾遗》:"主虚羸劳损,因产瘦瘠,血气结积,腹冷……带下……"

【临床应用】

1. 崩漏　淡菜(煮熟,取汤入药)10 个,紫河车 20 g,龟板胶(烊冲)20 g,墨旱莲 20 g,仙鹤草 20 g,血余 10 g。(《马大正 50 年临证验案自选集》)

2. 闭经　参见旋覆花条。

3. 带下漏下　以淡菜羹食之,任意。(《普济方》)

4. 任脉虚而带下不摄　海螵蛸一味为粉,广鱼鳔煮烂,杵丸绿豆大,淡菜汤下,久服无不收效。(《沈氏女科辑要》)

5. 产后血结腹痛,或因产瘦瘠,血气积聚　可煮淡菜,久食之。(《医部全录·妇科》)

6. 虚羸劳损,因产后血气结积,腹内冷痛,肠鸣下痢,腰痛癥瘕,崩中　以淡菜烧食一顿,令饱,大效。又名壳菜。常时频烧食,若不宜人,与少。或先煮熟后,除肉内两边镰及毛了,再久萝卜或紫苏或冬瓜皮,煮作臛食之。(《普济方》)

7. 肾亏阳虚、精血不足所致乳汁全无,伴见畏寒肢冷、毛发脱落、羸瘦、闭经　资生散:人参、熟地黄、当归、淡菜、巴戟天、菟丝子、淫羊藿、石菖蒲各 100 g,黄精 200 g,山茱萸、鲍鱼、五味子各 75 g,鹿茸、附子、甘草各 50 g,胎盘 1 具。共研极细末,和匀。每次 5 g,每日 3 次,温开水送服。(《名医治验良方》)

8. 产后阴挺　升芪益阴煎:炒焦升麻四分,炙黄芪三钱,桃仁十粒,夏枯草三钱,炮姜五分,川芎二钱,全当归四钱,制香附一钱,淡菜二十粒。(《医方简义》)

【现代药理研究】 淡菜每百克含水分 13 g，蛋白质 59.1 g，脂肪 7.6 g，碳水化合物 13 g，灰分 6.9 g，钙 277 mg，磷 864 mg，铁 24.5 mg，维生素 B_2 0.46 mg，烟酸 3.1 mg。（《吃的营养和健康》）

【用法用量】 内服：煎汤，5～10 个；或入丸、散。

淡竹叶

出《本草纲目》。又名竹叶门冬青、迷身草、山鸡米、竹叶麦冬、金竹叶、长竹叶、山冬、地竹、野麦冬、淡竹米、林下竹、土麦冬。为禾本科植物淡竹叶 *Lophatherum gracile* Brongn.的茎叶。

【药性】 甘、淡，寒。入心、肾经。

【功效】 清热，除烦，利尿。

【药论及医论】 《滇南本草》："治肺热咳嗽，肺气上逆。治虚烦，发热不眠。退虚热，止烦热……"

《草木便方》："治烦热，咳喘，吐血，呕哕。"

《现代实用中药》："为清凉解热利尿剂，用于热病口渴，小便涩痛，烦热不寐等症。又对于牙龈肿痛，口腔炎等有效。"

【临床应用】

1. 妊娠恶阻 连翘 5 g，淡竹叶 10 g，蝉蜕 5 g，半夏 10 g，佛手柑 10 g，白豆蔻 5 g。（《妇科用药 400 品历验心得》）

2. 子烦 淡竹叶汤：淡竹叶七片，黄芩、知母、麦冬各一钱，茯苓二钱。水煎服。（《医学心悟》）

3. 心火偏亢子淋 竹叶粥：竹叶鲜者 30～45 g（干品 15～30 g，或淡竹叶 30～60 g），生石膏 30 g，粳米 100 g，砂糖少许。先将竹叶或淡竹叶洗净，同石膏加水煎汁去渣，放进粳米煮成粥。每日分 2～3 次食。（《中医临床妇科学》，夏桂成主编）

4. 妊娠口渴 桑椹子 30 g，淡竹叶 10 g，木瓜 6 g，牡蛎 15 g，太子参 15 g，佛手柑 10 g。（《妇科用药 400 品历验心得》）

5. 妊娠身热，烦躁口干，食少 人参黄芪散：人参、黄芪、家葛根、秦艽、麦门冬各一两，知母三分，甘草半两，赤茯苓一两。上㕮咀，每服四钱。水一盏，姜三片，淡竹叶二七片，煎至六分，去滓温服。（《妇人大全良方》）

6. 孕妇伤暑热，胃实火盛而作渴 淡竹叶，石膏末，木通，薄荷，桔梗，甘草。（《彤园妇人科》）

7. 妊娠中火 参见大黄条。

8. 子嗽 金樱子 30 g，北沙参 12 g，川贝母粉 5 g，淡竹叶 10 g，杏仁 10 g，木蝴蝶 5 g，栝楼仁 10 g。（《妇科用药 400 品历验心得》）

9. 误服毒药动胎 三物解毒汤：甘草、黑豆、淡竹叶各等分。上用水煎浓服。（《济阴纲目》）

10. 产后伤风，发热面赤，喘而头痛 竹叶防风汤：淡竹叶半把，防风、人参、桂枝、苦梗、甘草各半两，葛根一两半。上㕮咀，每服三钱。水一盏，姜三片，枣一枚，煎至七分，去滓温服，使汗出。（《妇人大全良方》）

11. 产后渴少气 麦门冬、淡竹叶各十二分，大枣七枚，生姜、甘草、人参各六分，小麦五合。上水二升半，煎取一大升，去滓，分两服。（《经效产宝》）

12. （产后）咳久不止，涕唾稠粘 加味甘桔汤主之。桔梗、款冬、贝母、前胡、枳壳、白茯、五味子、麦冬以上各等分，淡竹叶十五片。水煎，食后温服。（《妇科备考》）

13. 产后血气喘，心烦闷不解 淡竹叶、麦门冬、小麦、茯苓各二分，甘草、生姜各一两，大枣七枚。上水二升，煎取七合，食后分为两服。（《经效产宝》）

14. 产后血气暴虚，汗出 淡竹叶，上煎汤三合，微温服之，须臾再服。（《经效产宝》）

15. 产后心中烦闷不解 竹叶汤：生淡竹叶、麦门冬各一升，甘草二两，生姜、茯苓各三两，大枣十四枚，小麦三合。上以水一斗，先煮竹叶、小麦，取八升，内诸药，煮取三升，去滓，分三服。（《医部全录·妇科》）

16. 产后余血不尽，血流入腰脚疼痛，胸满气急，两胁痛 生姜一斤，淡竹叶一升，切。上

二味，以水二升，煮取一升，去滓，分温二服。（《妇人大全良方》）

17. 产后恶血不利，壮热虚烦　生藕汁、地黄汁各半盏，蜜一匙，淡竹叶一握切，以水一盏半，煎取汁半盏。上四味，同煎沸熟，温分三服，日二夜一。（《寿亲养老书》）

18. 产后尿血，小腹痛　小蓟汤：小蓟根、生地、赤芍、木通、蒲黄、淡竹叶、甘草梢各一钱，滑石二钱，灯心引。（《妇科秘书》）

19. 产后子宫不收，痛不可忍　淡竹叶煎汤，先熏后洗，后用五倍子末、白矾末，干掺效。（《妇科秘方》）

20. 妇人热劳，体瘦壮热，四肢烦疼，咽喉不利，少思饮食　知母散：知母、黄芩、赤芍药、麦门冬、射干、川升麻各三分，柴胡、生干地黄各一两，炙甘草半两。上件药捣粗罗为散，每服四钱，以水一中盏，入生姜半分，淡竹叶二七片，同煎至六分，去滓，不计时候温服。（《太平圣惠方》）

21. 吹奶　连翘散：连翘、炒川大黄各一两半，犀角屑、川升麻、木通、赤芍药、黄芪、黄芩、川芒硝各一两。上件药捣筛为散，每服三钱，以水一中盏，入淡竹叶二七片，煎至六分，去滓，不计时候温服。（《太平圣惠方》）

22. 消渴阴痒　参见玉米须条。

23. 阴肿痛，或风热作痒　清肝渗湿汤：滑石二钱，川芎、当归、白芍、生地、山栀、黄连、连翘、胆草各一钱，银柴胡、泽泻、木通各六分，芦荟五分，甘草三分，防风八分。上，水二钟，淡竹叶、灯心各二十件，煎八分，食前服。（《医部全录·妇科》）

【现代药理研究】　淡竹叶水浸膏 1 g/kg 或 2 g/kg 给注射酵母混悬液引起发热的大鼠灌胃，有解热作用，解热的有效成分能溶于水及稀盐酸……正常人试以淡竹叶 10 g 煎服，利尿作用弱，但能增加尿中氯化物的排泄量。（《中华本草》）

【用法用量】　内服：煎汤，9～15 g。

【使用注意】　无实火、湿热者慎服，体虚有寒者禁服。

淡豆豉

出《本草汇言》。又名豆豉、香豉。为豆科植物大豆 *Glycine max*（L.）Merr.的成熟种子的发酵加工品。

【药性】　辛、苦，寒。入肺、胃经。

【功效】　解表，除烦，宣郁。

【药论及医论】　《名医别录》："主伤寒头痛寒热……"

《食疗本草》："能治久盗汗。"

《会约医镜》："安胎孕。"

《妇科用药400品历验心得》："《食疗本草》称淡豆豉'能治久盗汗'。无论对于有表证或无表证的盗汗都有效。"

【临床应用】

1. 经期过长　参见大黄条。

2. 气滞血瘀月经后期　豆豉 500 g，羊肉 100，生姜 15 g。煮至烂熟，加盐调味，经前 10 日服食，每日 1 次，连服 3～5 日。（《中华民间秘方大全》）

3. 暴下血　以葫五枚去梗皮，量多少，入豆豉捣为膏，可丸即丸梧子大，以米饮下五六十丸。（《普济方》）

4. 经前烦躁，经后失眠　防己 10 g，生地黄 20 g，桂枝 3 g，防风 10 g，甘草 5 g，小麦 30 g，大枣 5 个，炒栀子 10 g，淡豆豉 10 g，首乌藤 30 g，合欢皮 10 g。（《妇科证治经方心裁》）

5. 经来发热　豆豉 6 g，僵蚕 3 g，蝉蜕、薄荷各 1.5 g，益母草 6 g。（《全国名医妇科验方集锦》）

6. 胎动不安　葱豉安胎方：香豉一升，葱白一升，炙阿胶二两。先以水三升煮葱、豉，取一升；去滓入胶，再煎令烊服。一日一夜可服三四剂。（《妇人大全良方》）

7. 妊娠胎动　豉绞汁温服。（《本草纲目》）

8. 妊娠腹痛　当归 6 g，炒白芍 12 g，川芎 5 g，白术 10 g，茯苓 10 g，泽泻 10 g，淡豆豉 10 g，杜仲 12 g。（《妇科用药400品历验心得》）

9. 妊娠心痛　橘皮三两，豆豉二两。上为

细末，炼蜜丸如梧桐子大。温水下二七丸，无时候。(《外台秘要》)

10. 妊娠热病　葱白五两，豆豉一升。上以水六升，煮取二升，分二服，取汗。(《普济方》)

11. 子烦　参见大枣条。

12. 子淋　参见栀子条。

13. 妊娠心烦热不止　葱白一握，豉二合。上以水二大盏，煎取一盏半，去滓，温分三服。(《妇人大全良方》)

14. 妊娠心痛　橘皮三两，豆豉五两。为细末，炼蜜为丸如桐子大。温水下二七丸，无时候。(《外台秘要》)

15. 阴虚热盛型妊娠合并糖尿病　参见天花粉条。

16. 死胎　鹿角屑一两，葱五茎，豆豉半合，水煎服。(《济阴纲目》)

17. 半产，下血不尽，若烦闷欲死　香豉一升半，水三升，煮取三沸，去滓，内成末鹿角一匕，顿服之，须臾血自下。(《补阙肘后百一方》)

18. 产难　麝香末一钱，豆豉一两。上每服一钱，用秤锤烧赤淬酒下。(《女科百效全书》)

19. 疗胎死　甘草一尺，蒲黄二合，筒桂四寸，香豉二升，鸡子一枚。上细切，以水六升，煮取三升，顿服。胎胞秽恶尽去，大良。(《妇人大全良方》)

20. 产后带下，产后中风，绝孕，带下赤白　参见羊肉条。

21. 产后感风伤寒，咳嗽多痰　甘草、桔梗各一两半，款冬花一两，麦门冬、生地黄各二两，豆豉一两，葱白一握。上㕮咀，水二升煮取八合，去滓，食后分两服。(《济阴纲目》)

22. 产后虚烦不得眠　芍药栀豉汤：芍药、当归、栀子各五钱，香豉半合。(《拔粹方》)

23. 产后二便不通　熨脐法：生姜、葱白、豆豉等分。捣烂，入盐少许，炒热布包，轮流熨其脐腹。(《彤园妇人科》)

24. 蓐劳　石子汤：猪肾一双，香豉、葱白、粳米、当归、芍药各二两。上㕮咀，分为二剂，用水三升，煮取一小碗，去滓，分三服。(《妇人大全良方》)

25. 交接出血　石膏 15 g，知母 10 g，甘草 6 g，炒栀子 15 g，淡豆豉 15 g，阿胶 10 g，侧柏叶 10 g，地榆 20 g，槐花 20 g。(《妇科证治经方心裁》)

26. 脏躁　参见防己条。

27. 心中懊侬　百合 20 g，鸡子黄 1 枚，炒栀子 10 g，淡豆豉 10 g，酸枣仁 20 g，炙甘草 9 g，小麦 30 g，大枣 5 个。(《妇科证治经方心裁》)

28. 烦躁寐差(围绝经期综合征)　百合 30 g，知母 10 g，鸡子黄 1 个，炒栀子 10 g，淡豆豉 9 g，龟板胶 10 g，墨旱莲 20 g，白薇 10 g，苦参 12 g，酸枣仁 20 g，龙骨 20 g，牡蛎 20 g。(《妇科用药 400 品历验心得》)

29. 大便卒下血不止　豉一升。上以水三大盏，煮取一盏，去滓，分为三服，一日温温服尽。(《太平圣惠方》)

30. 令乳上肿者　以鸡子白和豆豉敷乳房，令消结也。(《普济方》)

31. 产育艰难，或一岁一产者　用升麻、葛根二两，加瞿麦干、土牛膝、栝蒌根、豆豉(炒)各半两。为散，分作八服，空心，一日二服，合滓，亦于每月经行后便服，每服加芸薹子一撮尤妙。(《普济方》)

32. 回奶　豆豉 60 g，食油、米饭适量。共同炒热调味服食。(《中华民间秘方大全》)

33. 急性乳腺炎初期　豆豉 15 g，薄荷 6 g，羊骨髓 100 g，生姜 6 g，葱白 3 根，粳米 100 g。先将豆豉、生姜、葱白加水煮沸，换小火煮 20 分钟，投入薄荷，再煮 10 分钟，煎 2 次取药液 600 mL，加入粳米煮成粥，加入羊骨髓、食盐、味精，稍煮即成。每日 1 剂，分顿温热服用。(《妇科病妙用中药》)

34. 女人伤丈夫，四体沉重，嘘吸头痛方　生地黄八两，芍药五两，香豉一升，葱白一升，生姜四两，甘草二两。上六味切，以水七升，煮取二升半，分三服，不得重作。(《集验方》)

【用法用量】　内服：煎汤，5～15 g；或入丸剂。

【使用注意】　胃虚易泛恶者慎服。

续 断

出《神农本草经》。又名川断、山萝卜。为川续断科植物川续断 *Dipsacus asper* Wall. ex Henry 的根。

【药性】 苦、辛、甘，微温。入肝、肾经。

【功效】 补肝肾，调血脉。

【药论及医论】 《神农本草经》："续筋骨，妇人乳难……"

《名医别录》："主崩中漏血……腰痛，关节缓急。"

《日华子》："助气，调血脉，补五劳七伤，破癥结瘀血……乳痈……妇人产前后一切病……胎漏，子宫冷。"

《本草汇言》："总疗妇人胎前产后一切诸病……益子宫，安胎孕……"

《滇南本草》(整理本)："安胎，止妇人白带，生新血，破瘀血，落死胎……"

《归砚录》："杜仲、续断二味，举世用以安胎，而不知续断味苦，专入血分，活血消肿，故乳痈、癥结、肠风、痔瘘、金疮、跌仆，一切血瘀之证，皆可用也，虽稍有涩性，行不至泄，然误施于气弱、气陷之妇，则顺流而下，奔迫莫御，而有排山倒海之势，岂区区涩味所能止其万一者乎……岂知杜仲、续断原或因于跌仆，或下寒挟瘀而胎动者之妙剂，苟不知审顾区别而妄用之，则不但不能安胎，反能催胎、坠胎，甚有殒其母命者，可不戒哉!"

【临床应用】

1. 子宫内膜异位症或子宫腺肌病引起的痛经　腺肌汤：三七 5 g，肉桂粉 4 g，三棱 10 g，莪术 10 g，制乳香 4 g，制没药 4 g，䗪虫 10 g，水蛭 9 g，半枝莲 15 g，白花蛇舌草 20 g，皂角刺 10 g，海藻 15 g，续断 15 g，野荞麦根 20 g。(《妇科用药 400 品历验心得》)

2. 产后虚羸不足……月水不调，烦渴，四肢无力　参见姜黄条。

3. 脉与症无火，而经早不及期者　乃心脾气虚不能固摄而然。宜服八珍汤加杜仲、续断、五味子。(《妇科秘方》)

4. 妇人室女，一生经闭不通，不足者当服养荣补肾之剂　生地，川芎，茯苓，白芍，陈皮，甘草，杜仲，续断，知母，当归，条黄芩。(《妇科问答》)

5. 血闭阴肿，寒热带下　参见白芷条。

6. 女人血候不调，血沥腰痛　养荣鹿韭丸：续断、当归、鹿韭(牡丹)各等分。(《元和纪用经》)

7. 大都热则(经血)善流，而愆期不止者　如续断、地榆、丹参、茜根、栀子之属，皆可用。(《医部全录·妇科》)

8. 崩中不止，结作血片，如鸡肝色碎烂　川芎十二分，生地黄、伏龙肝各十一分，阿胶、青竹茹各八分，当归六分，续断、地榆、小蓟根各二分。上用水九盏，煮取三盏，去滓，分三服。(《济阴纲目》)

9. 崩中漏下不止　鹿茸散：鹿茸(去毛涂酥，炙微黄)二两，白龙骨、鳖甲(涂酥炙令黄，去裙)、熟地黄、白芍药、白石脂、乌贼鱼骨(炙黄)、续断各一两，肉苁蓉(酒浸一宿，刮去皱皮，炙干)一两半。上为细末，每服二钱，食前粥饮调下。(《证治准绳·女科》)

10. 经行身痛　参见木瓜条。

11. 带下五色久不止，脐腹疞痛　续断丸：续断三分，丹参三分，当归二分，白芷半两，炒艾叶三分，阿胶三分，桑寄生三分，乌兰花半两。上件药捣罗为末，以醋浸蒸饼和丸，如梧桐子大，每于食前，温酒下三十丸。(《太平圣惠方》)

12. 白崩　参见牛角䚡条。

13. 妊娠腹痛　参见竹沥条。

14. 妊娠腰痛　参见小茴香条。

15. 滑胎　参见大黄条。

16. 妊娠二三个月，腰痛不可忍　续断丸：续断一两，杜仲一两，川芎半两，独活半两，狗脊三分，五加皮三分，萆薢三分，赤芍药二分，薯蓣三分，诃黎勒皮三分。上件药捣罗为末，炼蜜和捣三二百杵，丸如梧桐子大，每服不计时候，以温酒下三十丸。(《太平圣惠方》)

17. 妊娠风入胞门，腹痛欲绝，脉浮弦　川

断一两，防风三钱，煎服。（《盘珠集胎产证治》）

18. 妊娠下血及尿血　续断汤：当归、生地黄各一两，续断半两，赤芍药一分。上为末，空心，葱白煎汤调下二钱。（《妇人大全良方》）

19. 妊娠胎动，两三月堕　预宜服此：川续断（酒浸）、杜仲（姜汁炒去丝）各二两。为末，枣肉煮烂杵和丸梧子大。每服三十丸，米饮下。（《本草纲目》）

20. 频惯堕胎，或三四月即堕者　于两月前，以杜仲（糯米煎汤浸透，炒去丝）八两，续断（酒浸焙干为末）二两，山药五六两为末，糊丸如梧子大，每服五十丸，空心米饮下。（《简便方》）

21. 羊水过多　参见桑寄生条。

22. 妊娠水肿　续断根 30 g，猪腰子 1 个炖熟食。（《妇女病饮食疗法》）

23. 孕妇尿血　续断散：生地五两，续断（炒炭）三两，白芍（炒）一两半，当归三两。上为末，每服五钱，荆芥灰汤送下。（《医略六书》）

24. 经行咳嗽，妊娠咳嗽，产后咳嗽　参见苦杏仁条。

25. 孕痈脓肿已成型　参见瓜蒌子条。

26. 难产久坐，风入胞门，而（产后）腹痛欲绝，脉浮而弦　续断一两，防风五钱。（《女科经纶》）

27. 产后腹痛欲绝，脉浮弦，风入胞门也　川断一两，防风三钱，煎服。（《盘珠集胎产证治》）

28. 产后崩中，下血不止，结作血片，如鸡肝色，碎烂者　阿胶散：阿胶一两，当归一两，续断一两，地榆一两，熟干地黄一两，牛膝一两，红花子一两。上件药捣筛为散，每服三钱，以伏龙肝一两，浸取水一中盏，煎至六分，去滓，每于食前温服。（《太平圣惠方》）

29. 产后恶露不绝，脐腹时痛　艾叶散：艾叶三分，当归三分，白芍药一两，川芎半两，熟干地黄一两半，续断一两，牛膝半两，桑耳半两，败酱三分。上件药捣细罗为散，每服，食前，以生姜粥饮调下二钱。（《太平圣惠方》）

30. 产后骨盆疼痛　参见五加皮条。

31. 产后瘀血不止腰痛　川芎，白茯苓，当归，白芍，甘草，香附，续断，陈皮，杜仲，牛膝，知母，破故纸。（《妇科问答》）

32. 产后腰疼下注两股皆痛者，乃产时风冷乘之，瘀血滞于肝经　宜用佛手散加独活、肉桂、续断、牛膝、防风、桑寄生，以温散而行之。（《妇科心法要诀》）

33. 产后麻木　生地，当归，天麻，白茯，丹皮，广皮，秦艽，甘草，杜仲，牛膝，续断。（《妇科问答》）

34. 产后血运心闷烦热，厌厌气欲绝，心头硬，乍寒乍热　续断皮一握，水三升，煎二升，分三服，如人行三里再服，无所忌。此药救产后垂死。（《子母秘录》）

35. 产后虚乏，短气咳嗽，不思饮食　人参散：人参、续断、白茯苓、黄芪、熟干地黄、白术各三分，白薇、五味子、当归、川芎各半两，麦门冬一两，炙甘草一分。上件药捣粗罗为散，每服四钱，以水一中盏，入生姜半分，枣三枚，煎至六分，去滓，不计时候温服。（《太平圣惠方》）

36. 产后蓐劳　熟地黄散：熟地黄、人参、白芍、白茯苓、白术、续断各一两，黄芪、当归、川芎、五味子、桂心各七钱半。上㕮咀，每服四钱，生姜三片，枣一枚，水煎服（《济阴纲目》）

37. 冲任两虚不孕　加味种子四物汤：熟地五钱，当归三钱，炒白术一钱半，川芎一钱，炒白芍一钱半，茯苓一钱半，炒阿胶三钱，炒香附二钱，炒续断三钱，炙草五分。水煎去渣，冲炒黄砂仁末五分温服。（《女科精要》）

38. 肾阴不足，天癸衰少，阴道干涩之性冷淡　参见鳖甲条。

39. 抗精子抗体、抗子宫内膜抗体、抗磷脂抗体、抗卵巢抗体阳性引起的免疫性不孕　参见苎麻根条。

40. 肾虚血瘀型子宫内膜异位症、盆腔淤血症　参见水蛭条。

41. 输卵管结扎后腹痛　参见川楝子条。

42. 放环后阴道不规则出血　参见地榆条。

43. 妇科手术后腰痛　参见山茱萸条。

44. 慢性盆腔炎性疾病后遗症伴阴吹　参见乌药条。

45. 妇人鼻衄，出血数升，不知人事　鹿角胶二两，艾叶（微炒）一两，续断一两，蒲黄一两。上件药捣细罗为散，每服不计时候，煮竹茹粥饮调下二钱。（《太平圣惠方》）

46. 乳汁不行　川续断五钱，当归、川芎各一钱五分，麻黄、穿山甲各二钱，天花粉三钱。（《本草汇言》）

47. 乳汁自出　宝阴煎加味：生地，熟地，白芍，山药，续断，黄芩，黄柏，生甘草，石膏。（《女科宝鉴》）

48. 乳痈初起可消，久患可愈　川续断八两，蒲公英四两。俱为末，每早晚，各服三钱，白汤调下。（《本草汇言》）

49. 子宫脱垂　菟丝子、川续断各五钱，黄芪三钱，升麻一钱。水煎服。（《常见病验方研究参考资料》）

50. 产后玉门不闭　川芎，当归，茯苓，陈皮，甘草，续断，杜仲，人参，牛膝，熟地。（《妇科问答》）

【现代药理研究】 川续断皂苷Ⅵ可通过激活原代蜕膜细胞、海拉细胞的孕激素受体（PR）启动子，使PR表达增加，激活Notch通路，诱导蜕膜化，促使受精卵更好地植入，从而预防复发性流产的发生。［《中国药物评价》，2020，37（6）：432－436］

【用法用量】 内服：煎汤，6～20 g；或入丸、散。

绿　矾

出《日华子》。又名青矾、绛矾、皂矾。为硫酸盐类矿物水绿矾的矿石。水绿矾族主含含水硫酸亚铁（$FeSO_4 \cdot 7H_2O$）。

【药性】 酸，涩，凉。入肝、脾经。

【功效】 燥湿，杀虫，补血。

【临床应用】

1. 经闭小腹疼痛　绿矾15 g炒过，待温贴脐。（《常见病验方研究参考资料》）

2. 赤白带下，连年不瘥　绿矾丸：绿矾一两（烧赤），釜底墨一两，乌贼鱼骨一两（炙黄）。上药细研为末，以粟米饭和丸，如梧桐子大。每于食前，以暖酒下十五丸。（《太平圣惠方》）

3. 外阴白斑　射干、透骨草、苦参各20 g，白矾、食盐、龙骨、枯矾各10 g，绿矾5 g。其中白矾、龙骨、枯矾、绿矾交替使用。水煎外洗，配合内服、外搽药物。（《当代中医实用临床效验方》）

4. 滋血气　川药煎，槐花，牡蛎，赤石脂，木贼，绿矾。为丸。先服黑神散一贴，然后服此药。（《必用全书》）

5. 乳癌破溃腐烂　绿矾研末，和入烟油垢摊成膏外贴局部。（《常见病验方研究参考资料》）

【现代药理研究】 本品主含七水硫酸亚铁，杂有铜、钴、镁、锌等。硫酸亚铁有治疗缺铁性贫血的作用。（《中医大辞典》）

【用法用量】 内服：入丸、散，1.5～4.5 g。外用：研末撒或调敷，或为溶液涂洗。

【使用注意】 多服能引起呕吐腹痛，胃弱者慎服。

绿萼梅

出《本草纲目》。又名梅花、绿梅花。为蔷薇科植物绿萼梅 *Armeniaca mume* Sieb.f. *viridicalyx* (Makino) T. Y. Chen 的花蕾。

【药性】 苦、微甘、微酸，凉。入肝、胃、肺经。

【功效】 疏肝散郁，开胃生津，化痰。

【药论及医论】 《本草纲目拾遗》："开胃散郁。"

《浙江药用植物志》："治妊娠呕吐。"

【临床应用】

1. 癸来腹痛肢酸，气阻经隧　当归，小茴，杜仲，琥珀，延胡，炒白芍，丹参，鸡血藤，茯神，绿萼梅。（《邵氏医案》）

2. 月经不调，痛经，乳癖　绿萼梅、九香虫、玫瑰花、降香各6 g，沉香曲、佛手柑、香附、郁金、当归各10 g，陈香橼9 g。（《全国名医妇科验方集锦》）

3. 经前乳房胀痛　绿萼梅10 g，合欢皮

20 g,郁金 10 g,甘松 10 g,首乌藤 30 g,荔枝核 20 g,冬葵子 30 g,通草 5 g,麦芽 20 g,连翘 10 g。(《妇科用药 400 品历验心得》)

4. 经行精神异常　黛玉疏肝散加减:木蝴蝶 4 g,绿萼梅 4 g,合欢花 10 g,佛手柑 10 g,八月札 10 g,郁金 10 g,路路通 10 g,远志 10 g,石菖蒲 8 g,龙齿 15 g,小麦 20 g。(《马大正中医妇科医论医案集》)

5. 久患滑胎方　参见龙眼肉条。

6. 恶阻　绿萼梅三钱。水煎送服左金丸一钱。(《常见病验方研究参考资料》)

7. 妊娠口渴　绿梅花 6 g,金樱子 15 g,牡蛎 10 g,太子参 12 g,葛根 10 g,山药 15 g。(《妇科用药 400 品历验心得》)

8. 妊娠胸痹　栝楼薤白白酒汤加竹茹 10 g、枳壳 6 g、佛手柑 10 g、黄连 1.5 g、炒栀子 8 g、绿萼梅 5 g、玫瑰花 4 g、木蝴蝶 4 g、丝瓜络 10 g。(《妇科用药 400 品历验心得》)

9. 肝郁型产后发热　茯苓、茯神各 12 g,牡丹皮、炒山楂、当归、白芍各 9 g,柴胡、黄芩、绿萼梅、甘草各 6 g。每日 1 剂,水煎两次,早晚分服。(《中国民间医术绝招・妇科部分》)

10. 围绝经期综合征头晕、心悸、心烦易怒　绿萼梅、甘菊、佛手各 5 g,桑叶、当归、杭白芍、炒酸枣仁各 10 g,砂仁 3 g。(《全国名医妇科验方集锦》)

11. 肝气郁结引起的经前胸闷痞塞、抑郁寡欢诸症　参见蒺藜条。

12. 梅核气　绿萼梅 6 g,玫瑰花 6 g,娑罗子 10 g,八月札 10 g,甘松 10 g,佛手 10 g,郁金 10 g,紫苏梗 10 g,合欢花 10 g。(《妇科用药 400 品历验心得》)

13. 不孕　怡情解郁汤:生地黄,白芍,玉竹,枸杞子,八月札,川楝子,合欢皮,绿梅花,麦冬等。(《中医妇科名家经验心悟》)

【用法用量】 内服:煎汤,3～10 g。

十二画

琥 珀

出《雷公炮炙论》。又名血珀、光珀。为古代松树等树脂的化石。

【药性】 甘、淡,平。入心、肝、小肠经。

【功效】 镇惊安神,散瘀止血,利水通淋。

【药论及医论】 《药性论》:"治百邪,产后血疢痛。"

《日华子》:"破结瘕。"

《玉楸药解》:"下死胎胞衣……滑胎催生。"

《本草再新》:"定心益智,镇邪养阴,理血分,安魂魄,润肺气,宽肠分,治五淋,利小便,能安胎,能堕胎。"

【临床应用】

1. 经水或前或后或血崩及瘀血死胎　琥珀丸:琥珀,乳香,没药,辰砂,麝香。(《备急千金要方》)

2. 月水每来,心间刺痛,腹内疠结　琥珀散:琥珀三分,芫花一分,牛膝三分,当归三分,赤芍药三分,没药半两。上件药,捣细罗为散,服于食前,以温酒调下一钱。(《太平圣惠方》)

3. 湿热互结引起的月经后期或闭经　参见车前子条。

4. 闭经　琥珀一钱,丹参一两。琥珀研细末,丹参煎水下送下。(《常见病验方研究参考资料》)

5. 倒经　参见两头尖条。

6. 经后尿感　琥珀(吞)3 g,生地黄 12 g,木通 6 g,甘草梢 4.5 g,淡竹叶 9 g。(《中医妇科临床手册》)

7. 经行水肿　乌珀散:乌鲤鱼 1 尾(500 g),琥珀 18 g,砂仁 3 g。鲤鱼洗净去肠杂,以琥珀、砂仁填灌腹内,用黄泥厚涂,以火围煅,候烟将尽,即退火,候冷去泥。取药研末,每服 4.5 g,木香汤调下,每日 2 次。(《中医妇产科学》,刘敏如等主编)

8. 经间期出血血瘀证　熟大黄,紫草,莪术,三七,琥珀,地骨皮。(《中医妇产科学》,刘敏如等主编)

9. 经行抽搐　参见全蝎条。

10. 经期头痛　参见凌霄花条。

11. 带下　琥珀(研吞)4 g,矮地茶 30 g,车前子 10 g,白花蛇舌草 15 g,龙葵 15 g,海螵蛸 30 g。(《妇科用药 400 品历验心得》)

12. 元气虚弱,女人赤白带下,子宫虚冷,血山崩等证　参见马钱子条。

13. 子淋　忘忧散:琥珀为末,萱草根一握。煎汤调下半钱。(《医学正传》)

14. 子痫　羚羊琥珀散:羚羊角、琥珀、天竺黄、天麻、蝉蜕、地龙各等分。共研极细末,和匀。每次服 1.5~3 g,每日服 1~4 次,或发作时急用之。(《百病中医膏散疗法》)

15. 产前、产后血气不和及一切疾　琥珀散:炒当归、川芎各一两,赤芍药二两,煨莪术一两。上为末,每服二钱。空心温酒调下。(《妇人大全良方》)

16. 产后一切血疾,产难,胎衣不下,危急恶疾垂死者　参见五灵脂条。

17. 产后恶露不绝　琥珀一两,牛角鳃一两烧灰。上件药,细研为散,每服食前,以温酒调

下二钱。(《太平圣惠方》)

18. 产后败血停留,少腹作痛　琥珀、辰砂、没药、当归等分。上为末,每服二钱,空心日午临卧,白汤调下。(《赤水玄珠》)

19. 产后四肢浮肿者,乃败血乘虚流注　参见蒲黄条。

20. 产后心气不足,惊悸不安　琥珀散:琥珀研一两,人参半两,白茯苓一两,远志、熟干地黄(焙)各半两,甘草(炙)一分,铁粉(研)半两。上七味,先以五味捣罗为散,再入研者药研匀,每服二钱匕,金银汤调,放温服,空心日午临卧各一。(《圣济总录》)

21. 产后血邪,心神恍惚,言语失度,睡卧不安　茯神散:茯神一两,人参、龙齿(研)、琥珀(研)、赤芍药、黄芪、牛膝各三分,生地黄一两半,桂心半两。上为末,每服三钱。水一盏,煎至七分,不拘时,去滓温服。(《经效产宝·续编》)

22. 产后不语,若瘀血壅滞　参见花蕊石条。

23. 产后发热　参见地黄条。

24. 产后感冒风寒,恶露斩然不行,憎寒发热如疟,昼日明了,暮则谵语,如见鬼状,当作热入血室治之　宜琥珀地黄丸(琥珀、延胡索、当归、蒲黄、生地黄、生姜)及四物汤,只用生干地黄加北柴胡等分煎服。(《妇人大全良方》)

25. 产后经脉不调,四肢烦疼,饮食全少,日渐羸瘦　琥珀散:琥珀、牛膝、生干地黄、当归各一两,桃仁、赤芍药各半两。上为粗末,每服三钱。水一盏,姜三片,煎至六分,去滓温服。(《妇人大全良方》)

26. 产后血晕闷烦,气喘急,不识人　琥珀(细研)三分,白蜜二合。上煎汤一大盏,都调。不计时候,分温三服。(《普济方》)

27. 产后血气上攻,呕逆烦闷　琥珀膏:琥珀(细研)一两,生地黄汁一中盏,生姜汁半合。上件药,慢火熬成膏,不计时候,以温酒调下半大匙。(《太平圣惠方》)

28. 产后调顺心经,开水道,解血结,利小肠　琥珀散:琥珀一分。上研如粉,每服二钱,以芍药饮子(赤芍药半两,白茯苓一两,甘草一分半炙,汉防己一分,槟榔一个)调,绝妙。(《产宝诸方》)

29. 产后癃闭、经行小便不利无热象者　琥珀沉香末:肉桂末 0.9～1.8 g,琥珀末 1.5～3.0 g,沉香末 0.9～1.8 g。配方吞服。(《中医妇科名家经验心悟》)

30. 产后肿满,喘急烦渴,小便不利　大调经散:大豆一两五钱(炒去皮),茯神一两,琥珀一钱。上为细末,浓煎黑豆紫苏汤下。(《广嗣全诀》)

31. 产后中风,恍惚语涩,口角涎出　参见乳香条。

32. 血风走疰,肢节疼痛,发时来往不定　参见安息香条。

33. 宿血肿胀。产妇脾胃虚弱,血气衰败,亦有或伤风邪而肿者　琥珀散:真琥珀三钱,滑石一两,粉草末一钱五分。上为末,每服二钱,灯草汤下。(《坤中之要》)

34. 妇人无子方　香附半斤,酒、醋、盐、童便四制,琥珀三钱,益母草二两,艾叶一两,醋煮,人参、白茯各一两,木香、乳香、陈皮、贝母、川芎各七钱,当归一两。炼蜜为丸。(《济阴近编》)

35. 经前期紧张症,围绝经期综合征　参见磁石条。

36. 脏躁　参见磁石条。

37. 失血过多,心神不安,言语失常,不得睡　宁志膏:辰砂、炒酸枣仁、人参、茯神、琥珀各一分,滴乳一钱。上为末,和停。每服一钱,浓煎,灯心枣汤空心调下。(《妇人大全良方》)

38. 荣卫不调,阴阳相乘,憎寒发热,自汗肿满　大调经散:大豆炒(去皮)一两半,茯苓一两,真琥珀一钱。上为末,每服一钱,浓煎乌豆紫苏汤下。(《济阴纲目》)

39. 妇人骨蒸劳,月水不通,胁下痃癖,继之腹痛　参见王瓜根条。

40. 颈项瘰疬,及腋下初结小核,渐如连珠,不消不溃,或溃而脓水不绝,经久不瘥,或成漏症　参见马钱子条。

41. 子宫内膜异位症　参见鳖甲条。

42. 卵巢肿瘤　参见鳖甲条。

43. 积年血瘕块不消，状若鬼胎之候　琥珀丸：琥珀，桂心，牛膝，芫花，槟榔，桃仁，生地黄，延胡索，当归，鳖甲，三棱，干漆，硇砂，大黄，虻虫，水蛭。(《妇人大全良方》)

44. 女阴溃疡(阴蚀)　收干生肌药粉：乳香面一两，没药面一两，琥珀面二钱，血竭面四钱，儿茶面五钱，水飞甘石面七钱。薄敷于疮面或制成药捻用。(《赵炳南临床经验集》)

45. 宫颈糜烂　琥珀散：虎杖、土黄柏、川黄连、青黛、煅龙骨、煅牡蛎、琥珀各等分。共研极细末，和匀。取药散少许喷于糜烂面上，隔日1次，5次为1个疗程。(《集验中成药》)

46. 梅毒　参见珍珠条。

【用法用量】 内服：研末，3～5 g吞服；或入丸、散。外用：适量，研末撒。

【使用注意】 阴虚内热及无瘀滞者慎服。

斑　蝥

出《本草图经》。又名斑猫、龙尾、斑蚝、斑菌、龙苗、斑毛、班蝥、羊米虫、老虎斑毛、花斑毛、花壳虫、小豆虫、放屁虫、花罗虫、章瓦。为芫青科动物南方大斑蝥 *Mylabris phalerata* Pallas 或黄黑小斑蝥 *Mylabris cichorii* Linnaeus 的全虫。

【药性】 辛，温，大毒。入肝、胃、肾经。

【功效】 攻毒，逐瘀。

【药论及医论】 《名医别录》："主疥癣，血积，堕胎。"

《药性考》："攻杨梅恶疮。"

【临床应用】

1. 月水不调　参见硼砂条。

2. 经候闭塞　斑蝥通经丸：糯米炒斑蝥二十个，炒桃仁四十九个，大黄五钱。上为细末，酒糊为丸，如桐子大。空心酒下五丸，甚者十丸。(《济阴纲目》)

3. 血分水分肿满　椒仁、甘遂、续随子、附子、郁李仁、黑牵牛、炒五灵脂、当归、吴茱萸、延胡索各半两，炒芫花、石膏各一分，信砒、胆矾各一钱，糯米炒斑蝥、糯米炒蚖青各三十枚。上为细末，面作糊为丸如豌豆大。每服一丸，橘皮汤下。(《妇人大全良方》)

4. 经病刺痛，血气劳伤，往来寒热，四肢困倦，夜多盗汗者，兼治血积食积　软金花丸：当归半两，干漆(生用)、巴豆(去壳)各二钱，斑蝥(生全用)、轻粉、硼砂、粉霜各一钱。上为末，同研细，枣肉为膏旋丸如绿豆大，每服一丸，新汲水下。(《普济方》)

5. 痛经　斑蝥、白芥子各0.5 g，研细末，加30%二甲基亚砜适量，调制成绿豆大小1粒，月经前3日，贴敷中极穴，胶布固定，3小时后揭去。穴位处出现黄豆大小水泡，任其自行吸收，每月经前贴1次。发泡3次，可获痊愈。(《中国民间医术绝招·妇科部分》)

6. 赤白带下　破故纸、石菖蒲等分，并锉，炒。上为末。每服二钱，用菖蒲浸酒调，温服。更入斑蝥五分(去翅、头、足，糯米同炒黄，去米)。(《妇人大全良方》)

7. 赤白带下　川乌(炮制)、生白矾各一钱，红娘子三个，斑蝥十个。炼蜜为丸如皂子大，绵裹坐之。(《兰室秘藏》)

8. 妊娠或不以理，欲去胎　烧斑蝥末，服一枚，即下。(《补阙肘后百一方》)

9. 妊妇将产，横生倒出者　参见麝香条。

10. 胎死不动，(乌鸡煎)斑蝥三十个煎酒下。(《妇人大全良方》)

11. 产后血晕及恶露未尽，脐腹刺痛，或胞衣不下，腹胀喘满　乌金丸：斑蝥四十九枚，血竭一分，没药半两，五灵脂半两，硇砂三钱。上为细末，用酒醋各一升，慢火熬成膏，搜没药丸如梧桐子大，每服十丸至十五丸，麝香熟酒送下，不拘时候。(《杨氏家藏方》)

12. 产前产后经脉不通，气血不和　虻虫、地胆、斑蝥、蚖青各一个(去翅足)，水蛭七个，硼砂、朱砂各一钱。上为细末，醋糊为丸如绿豆大，每服三丸，空心温酒下。(《普济方》)

13. 产后积聚，瘀血成块　宜破紫血丸：红娘子一钱(微炒)，蒲黄三钱，归尾(酒浸)、斑蝥(去头足，焙)七分，雄黄、血竭一钱。(《妇科秘方》)

14. 理五积气癖及惊悟血积，癥癖、血瘕……经脉不行者　没药丸：芫花，砂霜，巴豆

肉，木香，没药，当归，桂心，荜茇，槟榔，肉豆蔻，斑蝥，附子。（《灵苑方》）

15. 卵巢肿瘤　每日 1 个斑蝥去头足，压成面，蒸蛋羹服，连服 1 个月。如有尿频、尿急、尿痛、血尿症状停服，并可服绿豆汤或茶叶水解毒。应用斑蝥必须肝肾功能正常。（《现代中西医妇科学》）

16. 鬼胎及血气不可忍　斑蝥去头、翼、足，制，延胡索（炒），各三枚。上为细末，再研如面，以温酒调下半钱。以胎下为度。（《妇人大全良方》）

17. 腹中常痛，上下不足，经年积血　消痛丸：干漆半两，良姜一两，三棱半两，斑蝥三个炒。上醋一升，煮干，焙为末，醋糊丸，每服三十丸，醋汤下，姜汤亦可。（《仙传济阴方》）

18. 痰湿阻闭型输卵管不通不孕　通输卵管方：大黄 10 g，桃仁 30 g，陈皮 3 g，细辛 3 g，斑蝥 3 g，红花 3 g。共研细末，和匀，以食醋为丸。于每次月经第 1 日开始服用，上药 2 日分 4 次将药服完。每 1 个月经周期为 1 个疗程。（《千家妙方》）

19. 妇人干血劳，不孕　一粒仙丹：巴豆，斑蝥，穿山甲，大黄，苦葶苈，皂角。上各为末，合一处，以枣煮去皮核，丸如弹子大，用绵茧张开，裹药在内……送入子宫极深处，整一日一夜，取出药不用。（《济阴纲目》）

20. 乳癌　新鲜鸡蛋 1 只，内纳斑蝥 3 只，外用纸封好，放于饭锅上蒸熟，去斑蝥吃蛋（斑蝥有毒，试用时要注意）。（《常见病验方研究参考资料》）

21. 葡萄胎　斑玄丸：斑蝥（去头、足、翅、炒）、延胡索各等分。（《中医妇产科学》，刘敏如等主编）

22. 萎缩型外阴白色病损　白斑 1 号：斑蝥，乳香，血竭，硇砂，枯矾，冰片，硫黄，蟾蜍。共为细末，鱼肝油调敷患处，以 100～150 W 普通灯泡光照 20～30 分钟，每日或隔日 1 次，10 次为 1 个疗程。（《当代中医实用临床效验方》）

【现代药理研究】

（1）斑蝥素的衍生物斑蝥酸钠能抑制宫颈癌 U_{14}。它可抑制癌细胞的 DNA 和 RNA 含量及前体的掺入，从而证明了该药首先作用于癌细胞的核酸代谢，继而使癌细胞的形态和功能发生改变，杀伤癌细胞。（《中药药理与应用》）

（2）有人报道斑蝥素有雌激素样作用，但有人认为，只有不纯的斑蝥素方有此作用，而单纯的斑蝥素并无激素样作用。（《中药大辞典》）

【用法用量】　外用：适量，研末敷贴发泡，酒、醋浸或制成膏涂。内服：炒炙研末，每次量 0.03～0.06 g；或入丸剂。

【使用注意】　凡体质虚弱，心、肾功能不全，消化道溃疡者及孕妇均禁服。

款冬花

出《本草经集注》。又名冬花。为菊科植物款冬 *Tussilago farfara* L. 的花蕾。

【药性】　辛，温。入肺经。

【功效】　润肺下气，止咳化痰。

【临床应用】

1. 经逆咳嗽　经不下流，反从上逆，便五心烦热，咳嗽气紧，因过食热物，内兼肺火。治宜推血下行，先用红花散顺其血，次服款冬散止其嗽，自当热退经流。红花散：红花，苏木，黄芩，花粉。款冬花散：款冬二钱，知母、桑皮（蜜炙）、阿胶（溶）、贝母（去心，研）、黄芪（蜜炙）、半夏、杏仁（去皮尖）十粒，炙草五分。（《秘传内府经验女科》）

2. 子咳　款冬花、百合各 9 g，蜂蜜 30 g。水煎，去渣取液，加蜜调和，每日 1 剂。（《中国民间医术绝招·妇科部分》）

3. 妊娠心膈痰毒壅滞，肺气不顺，咳嗽，头疼　款冬花散：款冬花、麻黄、贝母、前胡、桑根白皮、紫菀各半两，旋覆花一分，石膏一两，白前一分，炙甘草一分。上件药捣筛为散，每服四钱，以水一中盏，入生姜半分，煎至六分，去滓，不计时候温服。（《太平圣惠方》）

4. 产后风伤寒，咳嗽多痰，唾黏　甘草、桔梗各六分，款冬花四分，生麦门冬各十二分，葱白一握，豉二合。上水二升，煎取八合，食后，良

久两服。(《经效产宝》)

5. 产后上气,虚喘咳逆　桑根白皮汤:桑皮、款冬花、五味子、杏仁、当归、人参、甜葶苈、防己各一两。上捣筛,每服三钱,水一盏,煎七分去滓,不计时服。(《普济方》)

6. 产后血风遍身浮肿　柘黄汤:柘黄、枳壳、白术、地丁各一两半,黄芪、人参、款冬花、桔梗。上粗捣筛,每服三钱,水一盏,煎至六分,去滓温服,不拘时。(《普济方》)

【用法用量】 内服:煎汤,3～10 g;熬膏,或入丸、散。外用:适量,研末调敷。

【使用注意】 肺火盛者慎服。

博落回

出《本草拾遗》。又名落回、山火筒、土霸王、号筒杆。为罂粟科植物博落回 *Macleaya cordata* (Willd.) R. Br. [*Boccunia cordata* Willd.]和小果博落回 *Macleaya microcarpu* (Maxim.) Fedde [*Bocconia microcarpa* Maxim.]的根或全草。

【药性】 苦、辛,性寒,大毒。

【功效】 散瘀,祛风,解毒,止痛,杀虫。

【药论及医论】《福建药物志》:"治急性乳腺炎……"

【临床应用】

1. 对产褥热等有预防与控制感染作用　博落回注射液肌内注射,成人每次 2 mL,每日 2～4 次。(《中药大辞典》)

2. 子宫颈炎　博落回 50 g。水煎两次,去渣取液 200 mL,浓缩成 25 mL,焙干研细末,装胶囊中,每取 2 粒,塞入阴道后穹窿处,隔日 1 次。(《中国民间医术绝招·妇科部分》)

3. 阴道滴虫　将鲜嫩号筒杆茎叶切碎,加水熬成每毫升含生药 25 g 的浸膏。先用 1∶5 000 高锰酸钾液(严重者用 50%号筒杆溶液)300～500 mL 冲洗阴道,后用棉签蘸药反复涂擦阴道壁 2～3 次,或留置含药的阴道棉栓。每日上药 1～2 次,7～10 日为 1 个疗程。(《中药大辞典》)

【现代药理研究】 博落回生物碱对革兰阳性和革兰阴性菌都十分敏感,其中血根碱和白屈菜红碱的抑制作用最显著,对变形杆菌、铜绿假单胞菌、大肠埃希菌、枯草芽孢杆菌、金黄色葡萄球菌和某些真菌都有不同程度抑制作用。[《中国实验方剂学杂志》,2020,26(3):243-250]

【用法用量】 外用:适量,捣敷;或煎水熏洗;或研末调敷。

【使用注意】 本品有毒,禁内服。口服易引起中毒,轻者出现口渴、头晕、恶心、呕吐、胃烧灼感及四肢麻木、乏力;重者出现烦躁、嗜睡、昏迷、精神异常、心律失常等导致死亡。(《中华本草》)

葛　根

出《神农本草经》。又名甘葛、粉葛。为豆科植物野葛 *Pueraria lobata* (Willd.) Ohwi 的根。

【药性】 甘、辛,平。入脾、胃经。

【功效】 升阳,解肌,止泻,生津。

【药论及医论】《本草纲目拾遗》:"生者破血,合疮,堕胎。"

《重庆堂随笔》:"以风药性主上行,能升举下陷之清阳。"

《中国百年百名中医临床家丛书·罗元恺》:"罗元恺认为,先兆流产除妊娠禁忌当避用外,生薏苡仁、绿豆、鲜葛根等亦不宜用……鲜葛根对心功能有很强的抑制作用,这些食品对早孕均非所宜。"

《妇科证治经方心裁》:"葛根汤对正常产褥期妇女有增加乳汁量的倾向,而且有使催乳素增加、硫酸脱氢表雄酮减少的倾向……葛根具有促进乳汁分泌的效果,古时候为了催乳,常有将葛根作饼服用。"

【临床应用】

1. 经期过长　参见川芎条。

2. 经水不止,鲜血,项筋急,脑痛,脊骨强痛,不思饮食　柴胡调经汤:羌活、独活、藁本、升麻各五分，苍术一钱，柴胡七分，葛根、当归身、炙甘草各三分，红花少许。上㕮咀，作一服，水煎去滓，稍热空心服，微汗立止。（《兰室秘藏》）

3. 闭经　葛根 30 g，黑大豆 60 g，紫苏梗 20 g，菟丝子 30 g，当归 9 g，淫羊藿 15 g，巴戟天 15 g，枸杞子 15 g。（《马大正 50 年临证验案自选集》）

4. 经际伤寒……邪传阳明之经者　葛根四物汤：即四物汤合葛根汤。（《妇科冰鉴》）

5. 经行头痛　葛根、当归、生地黄、桃仁、赤芍、柴胡、枳壳、牛膝、川芎各 9 g，红花 4.5 g。（《中医妇科临床手册》）

6. 经行头项疼痛　葛根汤加味：葛根 15 g，麻黄 5 g，桂枝 6 g，生姜 4 片，炙甘草 5 g，炒芍药 6 g，大枣 5 个，桑寄生 12 g，丝瓜络 10 g，益母草 15 g。（《妇科证治经方心裁》）

7. 经行瘾疹　葛根汤加味：葛根 10 g，炙麻黄 5 g，桂枝 6 g，生姜 4 片，炙甘草 6 g，炒芍药 10 g，大枣 10 个，刺蒺藜 10 g，白僵蚕 10 g，蚕沙 10 g。（《妇科证治经方心裁》）

8. 赤白带下　贯众炭一两，百草霜七钱，葛根一两。为细末，炼蜜为丸，每服三至五钱，黄酒送下。（《常见病验方研究参考资料》）

9. 妊娠阻病　要先服半夏茯苓汤两剂后，服此药：赤茯苓、人参、桂心、干姜、半夏、橘红各一两，白术、葛根、甘草、枳壳各二两。上为细末，炼蜜为丸如梧桐子大。米饮吞下五十丸，日三服。（《妇人大全良方》）

10. 妊娠口渴　绿萼梅 6 g，金樱子 15 g，牡蛎 10 g，太子参 10 g，葛根 10 g，山药 15 g。（《妇科用药 400 品历验心得》）

11. 妊娠数月，胸膈烦躁，唇口干渴，四肢壮热，少食　葛根散：葛根、黄芩、人参、葳蕤、黄芪、麦门冬、甘草等分。㕮咀。上每服四钱。水一盏，竹茹一块如钱大，煎至七分，去滓温服，无时。（《妇人大全良方》）

12. 妊娠热病心闷　葛根（捣汁）160 mL，分三服。或每用葛根 30 g，水 50 mL，煎至 25 mL，日三，大效。（《古代验方大全》引《卫生易简方》）

13. 妊娠热病，六七日热入腹中，大小便秘涩，烦热　以家葛根煮汁，无时服一小盏。（《妇人大全良方》）

14. 妊娠微热　参见青蒿条。

15. 妊娠麻疹……如疹出不快　宜白虎汤合用升麻葛根汤（葛根、升麻、白芍、甘草各等分），倍加元参、牛蒡治之。（《妇科秘书》）

16. 妊娠瘾疹　葛根加半夏汤加味：葛根 12 g，炙麻黄 5 g，桂枝 5 g，生姜 4 片，炙甘草 5 g，炒芍药 6 g，大枣 10 个，蝉蜕 5 g，刺蒺藜 10 g，防风 10 g。（《妇科用药 400 品历验心得》）

17. 妊娠腹泻发热　葛根 15 g，炒黄芩 10 g，黄连 5 g，炙甘草 5 g，荆芥 12 g，防风 10 g，神曲 10 g。（《妇科用药 400 品历验心得》）

18. 孕妇骨节疼痛，不急治则落胎　葛根升麻汤：葛根，石膏，升麻，前胡，青黛，姜汁，竹沥。（《薛氏济阴万金书》）

19.（妊娠）脾胃虚弱，吐泻作渴不食　七味白术散：人参、白术、茯苓、木香、藿香、炙草各五钱，干葛一两。上为末。沸汤调服二钱。（《胎产心法》）

20. 柔痉症。孕妇脉浮有汗，不恶寒但发热。头摇口噤，项背强直，身体重痛，颈不得伸。此太阳兼阳明虚邪，风湿偏盛，法当两解　治加味桂枝汤：桂枝、葛根、酒芍、当归各二钱，川芎、防己、炙草各一钱，姜、枣引。（《彤园妇人科》）

21. 妊娠中风，语涩舌不转，心烦闷　荆沥饮子：荆沥二合，生葛根汁二合，竹沥三合，白蜜半两。上件药，相和令匀，煎一沸，每服，温饮一小盏。（《太平圣惠方》）

22. 产前中风　葛根 250 g，公鸽子屎 120 g，麦麸 500 g，生姜 120 g。诸药醋炒，共研细面。每服 9 g，每日 2 次，红糖水冲服。（《中华民间秘方大全》）

23. 子痫　葛根汤：葛根、贝母、牡丹皮、木防己、防风、当归、川芎、茯苓、桂心、泽泻、甘草各二两，独活、石膏、人参各三两。上细切，以水九升，煮取三升，分二服。（《妇人大全良方》）

24. 产后血暴下　全生活血汤：红花三分，

蔓荆子、细辛各五分，熟地黄、生地黄各一钱，藁本、川芎各一钱半，防风、羌活、独活、炙甘草、当归身、柴胡、葛根各二钱，白芍、升麻各三钱。上㕮咀，每服五钱，水二盏，煎至一盏，去滓，食前，稍温服。(《兰室秘藏》)

25. 产后感冒　参苏芎归汤：人参、紫苏、干葛各一钱，当归、川芎各二钱，姜一片，煎服。(《胎产心法》)

26. 产后失音不语　参见红花条。

27. 产后身痛　防风汤：防风、独活、葛根、当归、党参、白芍各 9 g，炙甘草 3 g。(《中医妇科临床手册》)

28. 产后虚痉　四物汤加桂枝、葛根。(《刘奉五妇科经验》)

29. 产后中风，口噤不知人　小独活汤：独活八两，葛根六两，生姜五两，甘草二两(炙)。上四味切，以水九升，煮取三升，分三服，汗佳，忌如常。(《僧深方》)

30. 产后腹痛兼泻痢，或腹胀虚满者　用葛根一钱，煎汤，入童便，陈酒，和药服。(《产后十八论神奇验方》)

31. 产后霍乱吐利，烦渴不食　葛根汤：葛根、人参、白术(炒)、桔梗(炒)、白茯苓各半两。上五味，粗捣筛，每服三钱匕，水一盏半，煎至八分，去滓温服，不拘时。(《圣济总录》)

32. 产后大小便不通六七日，腹中有燥屎，寒热烦闷，气短汗出腹满　濡藏汤：生葛根五两(切)，无生者用干葛二两，大黄半两(炒)。上二味，粗捣筛，每服三钱匕，水一盏，煎至七分，去滓温服，以利为度。(《圣济总录》)

33. 产后血渴甚　红花子、人参、干葛，上等分为末。每服三钱，水一盏半。淡竹叶一把，同煎至一盏去滓，放温，时时呷之。(《普济方》)

34. 产褥感染，邪毒热盛，症见高热，恶露较臭，腹痛拒按　葛根、金银花各 30 g，蒲公英 20 g，连翘、紫地丁、鱼腥草、益母草各 15 g，赤芍、丹皮、黄柏各 9 g，川贝母 10 g。(《全国名医妇科验方集锦》)

35. 虚热　参见太子参条。

36. 不孕　解郁调经种子汤：当归、益母草、制香附、菟丝子各 15 g，牡丹皮 12 g，红花、川牛膝各 10 g，丹参、葛根各 30 g，炒杜仲、川续断各 24 g，沉香 10 g。于经前 1 周连服 7 剂，连续治疗 3 个月为 1 个疗程。(《黄河医话》)

37. 子宫内膜异位症　参见地龙条。

38. 子宫内膜生长不良　葛根 30 g，黑大豆 60 g，紫苏梗 20 g，菟丝子 30 g，当归 9 g，石斛 20 g，巴戟天 12 g。(《妇科用药 400 品历验心得》)

39. 缺乳　葛根汤加味：葛根 10 g，麻黄 6 g，桂枝 6 g，炙甘草 6 g，炒白芍 10 g，生姜 5 片，大枣 6 个，炮山甲 10 g，通草 4 g，薏苡仁 20 g。(《妇科用药 400 品历验心得》)

40. 奶花　葛根、地瓜根等分。共为末，米泔水洗净，搽之即效。(《妇科秘方》)

41. 外敷吹乳方　葱一大把，捣烂作饼，厚摊乳上，将瓦罐盛灰火，铺在葱上，蒸出汗，即消肿痛，甚妙。(《寿世保元》)

42. 两乳间出黑头疮　内托升麻汤：葛根、升麻、连翘各一钱半，黄芪、当归、炙甘草各一钱，鼠粘子五分，肉桂三分，黄柏二分。上，水二盏，酒一盏，同煎服。(《医部全录·妇科》)

43. 产后阴下脱　鳖头二个(阴干)，葛根一斤(当作一两)。上二味为末，酒服方寸匕。日三服。(《妇人大全良方》)

44. 产后阴蚀五痔　参见黄芪条。

【现代药理研究】　葛根素可通过增强 Caspase-3/9 的活性和 Bax 表达，抑制 PI3K、p-Akt、β-catenin、Wnt、p21、p53 及 Bcl-2 的蛋白表达，显著抑制人乳头瘤病毒(HPV)阳性宫颈癌中 HeLa 细胞的增殖和迁移速率，并诱导细胞凋亡。葛根素是葛根中的主要植物雌激素，具有明显的雌激素效应。葛根素对成年去卵巢大鼠具有明显的 17β-雌二醇-3-苯甲酸酯(E2b)样作用，包括诱导子宫质量增加，双向调节 ERβ 表达，提高生长激素水平，有降低 α 亚基 mRNA 转录水平和升高催乳素水平。葛根素可以修复维甲酸诱导的雌性骨质疏松大鼠生殖系统，恢复血清雌二醇(E_2)含量、大鼠子宫腔径、管径厚度、上皮厚度、肌层厚度、腺体数及阴道萎缩和阴道上皮厚度。葛根素还可以增加内源性雌激素如黄体生成素(LH)的分泌而改善卵巢早衰,减少内膜嗜酸性粒细胞的渗出,降低血清血管内皮生长因子(VEGF)浓度,抑制外源性雌激素诱导的子宫内膜的渗出。[《中国现代中药》,2021,23(12):2177-2195]

【用法用量】 内服:煎汤,10~30 g;或捣汁。

葱白(附葱)

出《名医别录》。又名葱茎白、葱白头。为百合科植物葱 *Allium fistulosum* L.的鳞茎。

【药性】 辛,温。入肺、胃经。

【功效】 通阳散寒,调气安胎,散痈,解表。

【药论及医论】 《日用本草》:"能达表和里,安胎止血。"

《本草纲目》:"(治)妇人妊娠溺血,通奶汁,散乳痈……"

《日用本草》:"能达表和里,安胎止血。"

《赤水玄珠》:"《本草》云,葱白通阳气安胎,此方神妙,脉浮滑者宜之。"

【临床应用】

1. 痛经 丹参 30 g,葱白数根。水煎服。寒痛加红糖,热痛加地骨皮 9 g。(《常见病验方研究参考资料》)

2. 痛经 食盐 250~500 g,葱白 250 g,生姜(切碎)120 g,共炒热,装布袋中热敷下腹。(《常见病验方选编》)

3. 经行小腹冷 白通汤加味:干姜 6 g,淡附片 9 g,葱白 6 条,当归 9 g,川芎 9 g,紫石英 20 g,益母草 20 g,香附 10 g。(《妇科证治经方心裁》)

4. 风湿性经行身痛以头痛为主 参见防风条。

5. 经行腰痛腹冷 参见肉桂条。

6. 经量过少 旋覆花 12 g,茜草 30 g,葱 14 条,当归 20 g,川芎 18 g,赤芍 10 g,白术 10 g,茯苓 10 g,泽泻 10 g,丹参 30 g,川牛膝 30 g,桃仁 10 g,益母草 30 g。(《妇科用药 400 品历验心得》)

7. 月经后期 参见旋覆花条。

8. 闭经 参见天花粉条。

9. 虚寒性带下 艾叶、鲜葱各 500 g。药捣烂,炒热,布袋包装,置于外阴上,用热水袋热熨 1~2 小时,每日 1 次。连续熨洗 5~7 日。(《中国民间医术绝招·妇科部分》)

10. 孕妇腹痛 宜服砂仁葱汤。砂仁(炒,去壳研)一钱,连须葱白三根。煎汤服。(《仁寿镜》)

11. 妊娠五六月,胎动不安方 葱白一握,细锉,以水一碗,煎取一盏,去滓服,数作自安。(《产书》)

12. 妊身腰背痛如折 葱白煮汁,服之验。(《医心方》)

13. 胎动不安 安胎方:豉一升,葱白一虎口,胶一两,水三升,煮取一升,服之,不二作。(《补阙肘后百一方》)

14. 胎动下血,腰痛抢心 葱白煮浓汁。未死即安,已死即出,未效再服。(《产乳集验方》)

15. 妊妇伤寒,憎寒发热,当发其汗 葱白汤:葱白十茎,生姜三两。上细切,以水二盏,煮取一盏,连服,取汗愈。(《妇人大全良方》)

16. 妊娠小便不通 车前叶二握切,葱白一握切。上以水半碗,煎取一小盏,无时,去滓服。(《产书》)

17. 转胞尿闭 葱白细切,和盐炒,热熨脐下立通。(《仁寿镜》)

18. 妊娠子淋,小便涩痛 冬葵子、滑石、木通各等分。上为末,每服四钱。水一盏,葱白七寸,煎至六分,去滓服。(《妇人大全良方》)

19. 妊娠心烦热不止 葱白一握,豉二合。上以水二大盏,煎取一盏半,去滓,温分三服。(《妇人大全良方》)

20. 子悬 当归汤:当归、阿胶、人参、甘草、连根葱白一握。将药煎至一钟,入葱白再煎八分,温服。(《女科心法》)

21. 子烦 参见桑寄生条。

22. 胎上冲心 葱白十四茎,煎浓饮之,生胎即安,死胎即下。(《四科简效方》)

23. 妊娠中寒　姜葱熨法：凡中寒昏死，通身逆冷，脉浮不见。用生姜一斤，生葱大把切碎，同捣如泥，锅中炒热，将布两块轮流包定，待药气透入，孕妇必苏。(《彤园妇人科》)

24. 妊娠中恶　参见前胡条。

25. 妊娠热病，胎死腹中，下之　鹿角散：鹿角屑一两。以水一盏，葱白五茎，豉半合，煎至六分，去滓温服，良效。(《妇人大全良方》)

26. 胎死腹中　带须葱头十根，煎汤一碗，再以砂仁末二钱调入汤内，磁盖闷之，停少顷服之，立下。(《郑氏家传女科万金方》)

27. 难产　腊月兔头一枚烧为灰。上件药细研，以葱白一握，煎取汤，去滓，调下二钱。(《太平圣惠方》)

28. 胎衣不出　葱油方：葱白三茎，麻油半合。上先研葱白汁少许，入油相和，服之。未下再一服。(《普济方》)

29. 令胞衣便出方　葱白十茎并须。上以铜盆中热水烹之，候冷热得所，令产妇就上坐，以葱气熏须臾即下。(《太平圣惠方》)

30. 胎物残留　参见大黄条。

31. 产后出血　当归六钱，黄芪一两，葱白十根。水煎服。(《常见病验方研究参考资料》)

32. 产后血晕　葱白根，蜂蜜。共捣烂敷脐中。(《常见病验方研究参考资料》)

33. 产后秘结　葱白十数茎，煎汤点好茶，连葱嚼服，神效，不动真气，最妙。(《经验良方》)

34. 产后下痢，赤白有血　赤石脂、黄连、地榆各六分，当归四分，干姜、甘草各三分，厚朴十二分，葱白七茎。上水二升，煎取八合，空心，分作二服。(《妇人大全良方》)

35. 产后二便不通　熨脐法：参见食盐条。

36. 产后小便不通　上用葱烂捣蜜调，以纸花贴脐下。(《产育宝庆集》)

37. 产后恶露流注于肾腰关节之处，或漫肿，或结块作痛，久则肿起，肢体倦怠　急用葱熨法以散外肿：用生葱一握捣为饼，贴患处，加厚布三四层以炭火斗熨之。(《高淑濂胎产方案》)

38. 产后诸虚不足，发热盗汗　人参、当归等分。上为末，以猪腰子一只去脂膜，切小片子。以水三升，糯米半合，葱白两条，煮米熟，取清汁一盏，入药二钱，煎至八分，温服，不拘时候。(《妇人大全良方》)

39. 产后虚劳，骨节疼痛，头疼，汗不出　参见猪肾条。

40. 产后寒热似疟　参见草果条。

41. 产后逆气　参见青皮条。

42. 腹部包块疼痛，或癥瘕　参见胡椒条。

43. 血风眩晕，头痛，寒热唾痰　参见旋覆花条。

44. 妇科手术后尿潴留　参见艾叶条。

45. 胎前产后血瘀、宿冷、痃癖　葱白散：川芎，当归，白芍，熟地，三棱，蓬术，神曲，麦芽，青皮，枳壳，厚朴，干姜，肉桂，小茴，川楝，人参，木香，茯苓。葱白五茎，水煎，食前服。(《女科万金方》)

46. 妇人干血气　参见海金沙条。

47. 乳汁不行，脉浮软者　当归补血加葱白汤：当归三钱，黄芪一两(酒炙)，葱白三枚。水煎，去渣温服。(《女科指要》)

48. 乳汁不行　外煎葱白汤，常洗乳房。(《彤园妇人科》)

49. 胞水先破，被风所吹，以致产户肿胀干涩狭小者　亦莫妙于浓煎葱汤熏洗，再服加味芎归汤。(《仁寿镜》)

50. 妇人鼻衄，血流不止　取生葱心塞鼻中即定。(《妇人大全良方》)

51. 素禀怯弱，血气虚耗，产后无乳　当归补血汤：当归身五钱，炒嫩黄芪一两。上锉一剂，葱白十根，煎服。(《寿世保元》)

52. 回乳　大葱白3根烧熟，红糖冲水，吃葱喝糖水。(《土单验方与草药知识》)

53. 乳痈吹乳　用葱，连根捣烂，厚敷患处，以瓦器盛火熨葱，使蒸热出汗即愈。(《妇科秘方》)

54. 乳痈初起　葱汁一升，顿服即散。(《本草纲目》)

55. 急性乳腺炎早期　生半夏3～6 g，葱白2～3根，共捣烂，揉成团，塞于患乳对侧鼻孔，每日2次，每次塞半小时。(《中药大辞典》)

56. 乳疖初起　参见夏枯草条。

57. 产后阴肿　葱白研膏入乳香敷，羌活、防风汤洗。(《薛氏济阴万金书》)

58. 产后阴痒　蛇床子一两(炒研)，葱白五寸，苦参五钱，川椒、熟艾叶各三钱。煎汤取汁，盆中先熏后洗。若熏洗不效，连用三四次。(《胎产方案》)

59. 寒邪中阻，胃气下陷阴吹　消喧散：胡椒粉 15 g，茴香粉 15 g，葱白(去皮带须)8 根。将两药放入葱白捣成糊状，寅酉二时敷气冲穴，纱布覆盖，胶布固定，避免着凉，禁服寒凉之品。(《中医妇科验方选》)

60. 气滞型阴吹　参见胡椒条。

61. 阴痛　葱白头 100 g，乳香 15 g，青盐 50 g。上药共打碎，炒烫，装入布袋，热熨外阴，每日 1 次。(《妇产科疾病中医治疗全书》)

62. 阴肿不收　参见小麦条。

【用法用量】 内服：煎汤，10～15 g，或 3～14 茎。外用：适量，捣敷、炒熨。

【使用注意】 表虚多汗者忌服。

葶苈子

出《神农本草经》。又名大室、大历、大适。为十字花科植物独行菜 *Lepidium apetalum* Willd.或播娘蒿 *Descurainia sophia* (L.) Webb. ex Prantl 的种子。

【药性】 辛、苦，寒。入肺、膀胱经。

【功效】 行水消肿，通经。

【药论及医论】 《心印绀珠经》："除遍身之浮肿，逐膀胱之留热，定肺气之喘促，疗积饮之痰厥。"

《本草纲目》："通月经。"

【临床应用】

1. 月经后期，水肿　参见车前子条。

2. 月水不通　葶苈一升，为末，蜜丸弹子大，绵裹纳阴中二寸，一宿易之，有汁出，止。(《备急千金要方》)

3. 先因小便不利，后至身面浮肿，经水不通，水化为血，名曰水分　葶苈丸：甜葶苈(炒，另研)、续随子(去壳，另研)各五钱，干笋末一两。上为末，枣肉丸，如桐子大。每服七丸，煎扁竹汤下。如大便利者，减续随子、葶苈各一钱，加白术五钱。(《济阴纲目》)

4. 月水不断　牡丹皮、牡蒙、炮附子、蒸大黄、炒葶苈、苦梗、茯苓各半两，当归、制厚朴、吴茱萸、川椒、人参、川芎、柴胡、桂心、干姜各半两，细辛一两半，虻虫五十个。上为细末，炼蜜丸如梧桐子大，空心，温酒下十丸；未知，渐加至二十丸，以知为度。(《妇人大全良方》)

5. 赤白带下　葶苈木香散：苦葶苈、茯苓、猪苓、官桂各一分，泽泻、木通、甘草各半两，滑石三钱，木香半钱。上为细末，每服三钱，生姜汤调，食前服。(《医部全录·妇科》)

6. 胎前嗽　(四物汤)加枳壳、甘草、款冬、知母、马兜铃、半夏、木通、葶苈、人参、苦梗、麦门冬。(《妇人大全良方》)

7. 妊娠遍身洪肿方　葶苈子十分，白术二十分，茯苓二两，桑白皮二两，郁李仁八分。上水六升，煎取二升，作两服，小便利即差。(《经效产宝》)

8. 羊水过多　葶苈子、防己、川椒目各 9 g，生大黄(后下)3 g。(《中医妇科临床手册》)

9. 湿痰壅肺型子痫，呼吸困难，咳嗽气急，吐出大量泡沫痰，冷汗淋漓，头昏痛，水肿　葶苈子、菖蒲、炙远志各 9 g，大枣、黄芩各 12 g，桑白皮、地骨皮、地龙各 15 g，钩藤 24 g，桑寄生 30 g。(《中医妇科临床精华》)

10. 产后浮肿……若水气浮肿必发嗽，小便必数　治当利水，宜宣气汤：炙白术，郁李仁，葶苈子，桑白皮，炙甘草，赤茯苓，陈皮，川芎，当归，白芍，生地黄。水煎服。(《妇科玉尺》)

11. 全不产　皂角一两，当归、蒸大黄、晋矾(枯)、戎盐、川椒各二两，五味子、细辛、干姜各三两，葶苈子、苦瓢各三分。上为细末，以绢袋盛，大如指，长三寸余，盛药满，系袋口，内妇人阴中。(《妇人大全良方》)

12. 输卵管积水　参见三棱条。

13. 妇人干血劳，并赤白带下，种子如神　参见巴豆条。

14. 乳痈疮肿，焮热疼痛　葶苈散：甜葶苈一两，赤芍药三分，白芷一两，丁香三分，黄芪一两，羊桃皮一两，消石三分，半夏一两，白蔹一两，莽草半两，木香一两，木鳖子一两。上件药捣细罗为散，用酸浆水调和令匀，摊于故帛上贴之。（《太平圣惠方》）

15. 阴冷痒　蛇床子三分，甜葶苈半两，吴茱萸半两，没石子一枚。上捣罗为末，绵裹枣许大，纳阴中，令腹内热为度。（《普济方》）

【现代药理研究】　葶苈子通过促进雌激素受体β(ER β)mRNA 的表达发挥雌激素样作用。南葶苈子对人低分化人乳腺癌和人宫颈癌细胞都显示出抑制作用。[《中国现代中药》，2022，24(3)：550－558]

【用法用量】　内服：煎汤，6～15 g；或入丸、散。

【使用注意】　肺虚喘咳，脾虚肿满者慎服；不宜久服。

萹　蓄

出《神农本草经》。又名萹竹、竹节草、猪牙草。为蓼科植物萹蓄 *Polygonum aviculare* L. 的全草。

【药性】　苦，寒。入膀胱经。

【功效】　利水，清热。

【药论及医论】　《名医别录》："疗女子阴蚀。"

《宝庆本草折衷》："治下焦结热诸淋，小便赤涩，妇人经闭，及下水气。"

《滇南本草》："利小便……并治妇人气郁，胃中湿热，或白带之症。"

《本草汇言》："利湿热，通小便之药也。"

《刘奉五妇科经验》："为治疗湿热尿闭小便淋沥不畅、尿频、赤白带下、盆腔炎的常用药……常用于治疗月经中期出血，妇人经闭属于血热者。"

【临床应用】

1. 经闭　八卦丸：白胡椒、巴豆、大生地、萹蓄粉、真丝绵一块。上四药按比率做成圆柱状，外用丝棉包好，每晚临睡塞阴道。（《中国丸散膏丹方药全书·妇科病》）

2. 湿热互结引起的月经后期或闭经　参见车前子条。

3. 月经后期　萹蓄 20 g，瞿麦 10 g，滑石 20 g，川牛膝 20 g，车前子 20 g，益母草 20 g。（《妇科用药 400 品历验心得》）

4. 经后尿感　八正散加减：生地黄、车前子各 12 g，牡丹皮、萹蓄、栀子各 9 g，木通 6 g，滑石 15 g，金银花 30 g，生甘草梢 4.5 g。（《中医妇科临床手册》）

5. 白带　鲜萹蓄 90 g，细叶艾根茎 45 g，粳米 90 g，白糖 30 细，先将粳米煮取米汤，再入各药，煎汁，去渣，加白糖，空腹服，每日 1 剂，4 剂为 1 个疗程。（《浙南本草新编》）

6. 带下　萹蓄 15 g，凤尾草 15 g，冬瓜子 15 g，龙葵 15 g，龙胆 6 g，炒黄柏 10 g。（《妇科用药 400 品历验心得》）

7. 子淋　安荣散：麦门冬、通草、滑石、人参、细辛各二钱，当归、灯草、甘草各半两。上为细末，每服二钱，煎麦门冬汤调下。一方无滑石、灯心，有车前、萹蓄。（《济阴纲目》）

8. 妊娠心气壅胎气，八个月散坠，手足浮肿急痛，不安，难产　八正散：瞿麦、木通、滑石、煨大黄、车前子、萹蓄、山栀仁、炙甘草各等分。上锉散，每服三钱，水一盏，茴香一撮同煎，热服。（《普济方》）

9. 脾虚湿盛型妊娠水肿，妊高以水肿为主者　术瞿散：白术 30 g，车前子 9 g，瞿麦 24 g，萹蓄 24 g，陈皮 6 g，泽泻 6 g。每次服 9 g，每日服 3 次，开水冲服。（《集验中成药》）

10. 妇人妊娠转胞，小便不通　八正汤：甘草、木通、萹蓄、瞿麦、滑石、车前子、山栀各一钱，大黄八分。水煎服。（《宋氏女科撮要》）

11. 产后大小便闭　八正散：滑石，萹蓄，木通，山栀，瞿麦，车前，甘草，大黄。河水二钟，灯心一结。不拘时服。（《女科万金方》）

12. 产后 40 日内，合之非道，尿频如淋，甚则阴肿焮红　参见紫花地丁条。

13. 盆腔炎　瞿麦 10 g，萹蓄 10 g，车前子

10 g，败酱草 10 g，草河车 10 g，冬葵子 10 g，马鞭草 10 g，萆薢 10 g，通草 3 g，延胡索 6 g，川楝子 6 g。共研极细末，和匀。每次服 9 g，每日服 2 次，温开水冲服。（《名医治验良方》）

14. 阴疮　萹蓄、黄丹、枯白矾、藁本各一两，白蛇皮一条烧灰，硫黄半两，荆芥、蛇床子各半两（研细），上细末清油调涂，如湿疮，干末掺之。（《证治准绳・女科》）

15. 外阴炎　萹蓄 50 g，每次加水 1 000 mL，煎取 500 mL，连煎 3 次，合药液凉后坐浴，不拘次数，每次 15 分钟。（《妇科用药 400 品历验心得》）

16. 霉菌性阴道炎　萹蓄 100 g，每次加水 1 000 mL，煎取 500 mL，连煎 3 次，合药液，凉后先用冲洗器冲洗阴道再坐浴，不拘次数，每次 15 分钟。（《妇科用药 400 品历验心得》）

17. 滴虫性阴道炎　马齿苋 25～50 g（鲜品 150～250 g），萹蓄 25～40 g（鲜品 100～150 g），苦参 25～40 g，水煎成 200 mL，分 2 日早晚空腹温服。（《实用中西医结合诊断治疗学》）

18. 子宫颈癌　参见白花蛇舌草条。

19. 痔疮疼痛　萹蓄 50 g，每剂水煎 3 次，合药液约 1 500 mL，凉后坐浴，不拘次数，每次 15 分钟。（《妇科用药 400 品历验心得》）

【现代药理研究】　萹蓄对痢疾杆菌有一定抗菌作用。25%浓度时能抑制福氏痢疾杆菌Ⅵ型及宋氏痢疾杆菌的生长。1∶10 的萹蓄浸剂对须疮癣菌和羊毛状小芽孢菌等有抗真菌作用。（《中华本草》）

【用法用量】　内服：煎汤，10～30 g；或入丸、散。外用：50～100 g，煎水洗。

【使用注意】　脾胃虚弱及阴虚者慎服。

椒　目

出《本草经集注》。又名川椒目。为芸香科植物花椒 *Zanthoxylum bungeanum* Maxim. 的种子。

【药性】　辛，寒，有毒。入脾、膀胱经。

【功效】　去水，平喘。

【临床应用】

1. 痛经　石英汤：紫石英、酒当归、桑寄生、炒杜仲、酒炒丝瓜络、麦冬各 9 g，肉桂心 1.5 g，淡吴茱萸、川椒目各 2.4 g，乌药 3 g，酒炒白芍 6 g，炒陈皮 4.5 g，橘核 12 g。（《中国妇产方药全书》）

2. 血崩　椒目焙为末、绵子烧灰各等分。上每服三钱，空心用盐酒调下。（《经验良方》）

3. 经血妄行如崩　取川椒目微炒去汗，尽放地上出毒，为细末，用陈米一勺，乌梅半个煎汤服，可安。（《普济方》）

4. 下元虚冷，腰腹冷痛，崩下一切冷病　椒目，桂，川乌，细辛，干姜。上为粗末，水煮，渫浴下部，妙。（《施圆端效方》）

5. 白带　椒目末服之。（《金匮钩玄》）

6. 妊娠下痢　干姜散：干姜、细辛、桂、附子各一两，椒目、猪苓各半两，小麦曲一两。上为末散，每服方寸匕，温酒调下。（《普济方》）

7. 羊水过多　已椒苈黄汤：防己、川椒目、葶苈子各 9 g，生大黄 3 g（后下）。（《中医妇科临床手册》）

8. 输卵管积水　牡蛎 30 g，泽泻 12 g，葶苈子 12 g，商陆 10 g，海藻 30 g，天花粉 20 g，防己 10 g，椒目 5 g，葶苈子 10 g，制大黄 10 g，瞿麦 12 g，娑罗子 12 g。（《妇科证治经方心裁》）

9. 湿滞痰阻不孕　导湿种玉汤：苍术，白术，椒目，肉桂，艾叶，姜半夏，香附，生山楂，车前子，川芎，青皮，陈皮，蛇床子。（《中国妇产方药全书》）

【现代药理研究】　从椒目中提纯的高纯度 α-亚麻酸和其混合不饱和脂肪酸均具有明显的抗血小板聚集和溶栓作用，并具有一定的量效关系。[《中国中医急症》，2012，21(5)：762-764]

【用法用量】　内服：煎汤，5 g；或入丸、散。

棉花子

出《百草镜》。又名木棉子。为锦葵科植物草棉 *Gossypium herbaceum* L. 和陆地棉 *Gossypium*

Gossypium L.的种子。

【药性】 辛，热，有毒。入肝、肾、脾胃经。

【功效】 止血。

【药论及医论】 《本草正义》："旧方每以棉花子仁为和血止血之品，如治便血、淋血、崩、带、痔、漏等症，则皆和血之义，而无寒凉积瘀之患。"

《中国药植图鉴》："为通经剂(用于月经困难及闭止)、止血剂。"

【临床应用】

1. 痛经　棉花子数两。捣碎，水煎调红糖服。(《常见病验方研究参考资料》)

2. 月经不调　棉花子半斤，焙黄研碎分十四包，以黄酒为引，或红糖水送服。每日1包，服完为1个疗程。(《常见病验方研究参考资料》)

3. 血崩如泉　绵花子烧存性，酒服三钱。(《本草纲目》)

4. 妇人血崩不止　当归、莲花心、白绵子、红花、茅花各一两。上锉如豆大，白纸裹定，泥固，炭火烧灰存性，为细末，如干血气，研血竭为引，好温酒调服，加轻粉一钱。如血崩不止，加麝香为引，好温酒调服。(《兰室秘藏》)

5. 倒经　白茅根四两，侧柏叶、白糖各二两，黑豆、棉子各三两，大枣四枚。水煎服。(《常见病验方研究参考资料》)

6. 赤白带下方　棉花子炒黑，去壳研末，米糊为丸，每服三钱，赤带用沙糖汤下，白带用白糖汤下。(《惠直堂经验方》)

7. 产褥感染　棉子120 g，黑豆60 g，炒槐实15 g。每日1剂，水煎两次，取液混合，早晚分服。(《中国民间医术绝招·妇科部分》)

8. 妇人无子及冷滞　鸡子壳(烧灰细研如粉)五两，绵子(瓦器内煅令烟尽为末，五月绵子最妙)二两。上酒糊丸，每服二十丸，空心酒下。(《普济方》)

9. 子宫脱垂　棉花子用醋炒，去壳研末，加酒冲服。每服一钱。(《常见病验方研究参考资料》)

10. 乳汁缺少　棉花子9 g，打碎，加黄酒2匙，水适量，煎服。(《上海常用中草药》)

11. 乳汁不通　棉花子一钱半。炒焦研末，酒冲服。(《常见病验方研究参考资料》)

12. 吹乳方　棉花子一两，打碎，水煎服，愈。(《良朋汇集》)

【现代药理研究】 使用棉酚处理子宫内膜瘤细胞系的结果显示，子宫内膜瘤细胞被25 nmol/L和50 nmol/L 棉酚抑制。10 μmol/L的棉酚可以抑制细胞的呼吸作用；用10 μmol/L和0.3 μmol/L 棉酚处理子宫内膜瘤细胞后，在细胞中检测到累积的棉酚。证明棉酚对培养的子宫内膜瘤细胞有一定的毒性。[《基础医学与临床》，2010，30(1)：93－96]

【用法用量】 内服：煎汤，6～10 g；或入丸、散。外用：适量，煎水熏洗。

【使用注意】 阴虚火旺者禁服。棉花子有毒，内服宜控制剂量。中毒症状表现为：初见头晕痛，胃中灼热感、恶心呕吐，腹胀腹痛，继而出现精神萎靡，下肢麻痹，腰酸背痛等症状，严重者可神志昏迷，抽搐，瞳孔散大，对光反射迟钝或消失，血压下降。个别患者可因呼吸、循环衰竭而死亡。(《中华本草》)

棉花根

出《上海常用中草药》。又名草棉根皮、蜜根、上黄芪。为锦葵科植物草棉 *Gossypium herbaceum* L.和陆地棉 *Gossypium hirsutum* L.的根或根皮。

【药性】 甘，温。入肺经。

【功效】 止咳平喘，通经止痛。

【药论及医论】 《本草新纂》："催生。"

《中国药用植物图鉴》："根皮为通经剂(用于月经困难及闭止)，止血剂。"

《湖北中草药志》："用于疝气，乳汁不通，崩漏等症。"

《中医妇科名家经验心悟》："朱南孙认为，棉花根健脾益气，利水消肿；红枣安中益脾，合用可治产后水肿、经行水肿。属强壮消肿剂。棉花根兼能通经，故产后恶露未净，或经行最多者不宜。”

【临床应用】

1. 月经不调　棉花根皮15～30 g。水煎服或浸酒服。(《湖北中草药志》)

2. 肾气虚弱型月经后期量少　棉花根60 g,淫羊藿15 g,水煎服。(《妇产科疾病中医治疗全书》)

3. 闭经　草棉花根60 g,猪小肚1个。共煮。3日服1剂。(《中华民间秘方大全》)

4. 赤白带下　棉花根适量,加鸡蛋一枚同煮食,每日1次。(《常见病验方研究参考资料》)

5. 习惯性流产　安胎防漏汤:菟丝子20 g,覆盆子10 g,川杜仲10 g,杭白芍6 g,熟地黄15 g,党参15 g,炒白术10 g,棉花根10 g,炙甘草6 g。(《国医大师班秀文学术经验集成》)

6. 乳汁不通　棉花根30 g,香附12 g,川楝9 g。水煎服。(《湖北中草药志》)

7. 子宫脱垂　棉花根180 g,生枳壳12 g。(《中草药手册》)

8. 放环后出血　棉花根30 g,大蓟30 g,水煎服。(《妇产科疾病中医治疗全书》)

【用法用量】 内服:煎汤,15～30 g。

【使用注意】 孕妇慎服。

棕榈皮

出《日华子》。又名棕皮、棕毛。为棕榈科植物棕榈 *Trachycarpus fortunei* (Hook. f.) H. Wendl.的叶鞘纤维。

【药性】 苦、涩,平。入肝、脾经。

【功效】 收敛止血。

【药论及医论】《名医临证经验丛书·妇科病》:“罗元恺治疗习惯性流产时,认为止血药中以荆芥炭或陈棕炭为好。”

【临床应用】

1. 血气心腹疠痛　八仙散:棕榈二两,当归一两,并锉碎,一处烧成炭,细研,麝香一钱。上同研令停,每服一钱,温酒调下。(《灵苑方》)

2. 月经不调,及崩漏不止　参见麝香条。

3. 止崩　棕榈,烧成性,淡酒调下三钱。(《济阴纲目》)

4. 经水过多不止,平日肥壮,不发热者,体虚寒也　宜姜棕散:棕炭一两,炮姜五钱。为末。酒煎,乌梅汤下。(《妇科玉尺》)

5. 带下　茅花一握(炒),棕榈炭三寸,嫩莲叶三张,甘草节一钱。上为细末,空心酒调方寸匕。(《妇人大全良方》)

6. 赤白带下,久患不瘥,尫悴乏力,六脉微濡　伏龙肝散:棕榈不拘多少烧烂存性、伏龙肝、屋梁上悬尘炒令烟尽,去火毒。上各等分研匀,入龙脑、麝香各少许,每服三钱,温酒或淡醋汤下。(《济阴纲目》)

7. 白崩　棕榈烧灰,丝瓜。上等分为细末,空心酒调下。(《证治准绳·女科》)

8. 妊娠胎动,下血不止,脐腹疼痛　棕灰散:棕榈皮(烧灰),原蚕沙(炒),阿胶。(《太平圣惠方》)

9. 产后恶血攻心腹,疠痛不可忍　牛李子散:牛李子一两,桂心一两,红蓝花半两,蒲黄半两,当归半两,棕榈皮(烧灰)二两。上件药捣细罗为散,每服,不计时候,以热酒调下二钱。(《太平圣惠方》)

10. 产后恶血崩漏,状如泉水　瑞莲散:瑞莲(烧存性)百枚,棕榈(烧存性)、当归、桂心各一两,鲤鱼鳞(烧)、川芎各七钱半,槟榔二枚。上为细末,每服三钱,煨姜酒调下。(《证治准绳·女科》)

11. 产后恶露不下,腹中疼痛不止　虻虫散:虻虫一百枚,水蛭一百枚,延胡索一两,棕榈皮一二两,赤鲤鱼鳞二两,干荷叶三片,干藕节一两。上件药捣碎,一同入瓷瓶子内,固济了,候干,烧令赤色,冷了细研为散,每服,不计时候,温酒调下一钱。(《太平圣惠方》)

12. 产后子宫收缩不全　棕榈皮。煎汤熏洗,每日2～3次。(《中华民间秘方大全》)

13. 血晕　棕榈烧灰,酒调吞下(乌鸡煎丸)。(《证治准绳·女科》)

14. 久积瘀血在腹内,疼痛不可忍　胜金丸:水银二两,硫黄一两(以上二味同结成砂子细研),棕榈皮、鲤鱼鳞、乱发(均烧灰)各一两,炒干漆、自然铜、麒麟竭、当归、乌蛇(酒浸去皮骨炙微黄)各一两,延胡索、桂心、没药各半两,水蛭一分,虻虫一分,狗胆(干者)一枚。上件药捣罗为末,都研令匀,以酒煮面糊和丸,如梧桐子大,不计时候,以热酒下十丸。(《太平圣惠方》)

15. 阴阳交合经脉行　(四物汤)加赤石脂、黄芪、肉桂、百草霜、藕节、败棕灰、肉豆蔻、当归、木香、龙骨、白茯苓、白术、地榆。(《济阴纲目》)

16. 子宫脱垂　棕榈皮煎汤熏洗,每日2～3次。(《中国中医秘方全书》)

【现代药理研究】 陈棕皮水煎液无止血作用,而其炭的水煎液和混悬液有明显作用。(《现代中药药理与临床》)

【用法用量】 内服:煎汤,10～15 g。

硫　黄

出《吴普本草》。又名斜方硫。为自然元素类矿物硫族自然硫,采挖后,加热熔化,除去杂质;或用含硫矿物经加工制得。

【药性】 酸,温,有毒。入肾、大肠经。

【功效】 壮阳,杀虫,消疮。

【药论及医论】 《乞法全书·释药分类》:"硫黄,补火杀虫之药也,故主妇人阴蚀。"

【临床应用】

1. 夙血积滞,每至月水来时,脐下㽲痛　金漆丸:金漆一两,硫黄一两,水银半两(与硫黄结为砂子细研),硇砂半两,没药一两,鬼见羽一两,当归一两,狗胆(干者捣末)四枚,巴豆(去皮心研纸裹压去油)一分。上件药先将水银砂子及巴豆同研令匀,以酽醋一升半,熬金漆令稠,下诸药末和丸,如绿豆大,每于食前,以温酒下五丸。(《太平圣惠方》)

2. 经血不止,并下五色,脐腹疼痛　附子丸:附子(炮裂,去皮脐)、硫黄(研)、干姜(炮)、赤石脂各一两。上四味,捣罗为末,醋煮面糊,丸梧桐子大,每服二十丸,至三十丸,热米饮下,空心服。(《圣济总录》)

3. 经闭,干血痨　鸡蛋一个,开一小孔,用硫黄、丁香各三分,共为细末,装入鸡蛋内拌匀,用棉纸封口,放在饭锅上蒸熟,空腹白酒汤送下,如月经不行,可再服二至三次。(《常见病验方研究参考资料》)

4. 经前面部痤疮　颠倒散:大黄500 g,硫黄500 g。将大黄轧细粉,过140目筛,再与硫黄细粉配研,混匀,过重筛。分装,即得。局部外用。(《吉林省医院制剂规范》1984年)

5. 经行水肿　当归20 g,白芍12 g,桂枝、木通各10 g,细辛8 g,甘草5 g,硫黄3 g(分两次冲服或用馒头皮包服,有便溏反应时须减量)。水煎,每日1剂,服两次,经前7日起连服7剂,经来停药。(《中国民间医术绝招·妇科部分》)

6. 带下　芍硫丸:白芍(酒炒一半)四两,硫黄(豆腐煮透)四两蜜丸,空心,酒下一钱,不饮者枣汤下。(《济阴近编》)

7. 赤白带下　参见朱砂条。

8. 孕妇产难生,或胎衣不下,产后血晕,不省人事,状如中风,或血崩恶露不止,腹中刺痛,血滞浮肿,或血入心经,言语颠倒,如见鬼神,血气相搏,身热头痛,或相类疟疾,凡胎前产后一切急证、垂死,用此三四丸,无不神效　黑龙丹:五灵脂、当归(酒浸)、生地黄、川芎、良姜各三两,百草霜五钱,乳香、生硫黄各一两,琥珀、花蕊各三钱。上前五味入砂锅内,以纸觔泥固济,煅红候冷,取出研细。后五味亦为末,前后和匀,醋煮面糊丸如弹子大。用时以一丸在烈火内煅红,入生姜自然汁内浸碎,以好酒、童便调服。(《广嗣要诀》)

9. 产后心腹疼痛不可忍　芫花散:芫花(醋拌炒令干)、没药各一两,硇砂(细研)、当归(微炒)各半两,硫黄(细研)一分。上捣细罗为散,不计时候,以热酒调下一钱。(《普济方》)

10. 产后败血不尽,血迷、血晕,并胞衣不下　花蕊石散:花蕊石一斤,硫黄四两,入瓦罐中,盐泥固济,阴干,煅赤,出火毒,研细,童便、热酒下一钱。(《济阴近编》)

11. 产后虚极生风　济危上丹:乳香、五灵脂、硫黄、元精石同研极细,阿胶(炒珠)、卷柏生、桑寄生、陈皮各等分。上将上四味同研，停于金石器内微炒，勿令焦，再研极细，复入余药为末，拌匀，生地黄汁和丸如梧子大，每服二十丸，温酒或当归酒送下，食前服。(《医部全录·妇科》)

12. 产后气欲绝，缘败血不尽，血迷、血晕，恶血奔心，胎死腹中，胎衣不下至死　花蕊石散：花蕊石一斤，上色硫黄四两。依法用之。(《妇人大全良方》)

13. 产后尿闭　小茴香 75 g，吴茱萸、干姜、公丁香、肉桂、胡椒各 50 g，山栀子 20 g，生硫黄 30 g，荜茇 25 g。共研细末。取药末 25 g 加等量面粉，用开水调成糊状，适温敷脐上，用温水袋热敷。(《中华民间秘方大全》)

14. 产后大便不通，七八日以上者　温中丸：硫黄用柳木细研飞过生用。上一味，用水浸，炊饼和丸，如梧桐子大，每服二十丸或三十丸，用木香少许，煎汤吞下即效。(《圣济总录》)

15. 产后积聚癥块疼痛　破癥丸：硇砂一两半，硫黄一两，水银一钱。上件药以不着油铫子，先下硫黄，次下硇砂，以箸搅令匀，次入水银，又搅炒令稍黑，不绝烟便倾出，候冷细研，以醋浸蒸饼和丸，如绿豆大，每服食前，以当归酒下三丸。(《太平圣惠方》)

16. 妇人下寒，子宫久冷，赤白带下，崩漏不止，久不受孕　用鸡子，不拘多少，每顶开，入硫黄(研末)三分在内，搅匀，用湿纸包裹，慢火煨熟，嚼吃，温酒送下。(《种杏仙方》)

17. 子宫久冷不能受孕　硫黄煎水常洗效。(《外治寿世方》)

18. 久不产，阴中隐隐如虫啮，冷冷刺风吹，或转胞不通，或妊子不成惯坠者　硫黄，桂枝，川芎，丁香。上为细末，先以绢袋盛，大如指束纳阴中。(《日本历代名医秘方》)

19. 冲任虚损，下焦久冷，月事不调，不成孕育，崩漏下血，赤白带下，并皆治之　暖宫丸：生硫黄六两，赤石脂(火煅)、海螵蛸、附子各三两，禹余粮(火醋淬)九两。上为细末，醋糊为丸，如梧桐子大，每服三十丸，空心用温酒或醋汤送下。(《证治准绳·女科》)

20. 妇人癥瘕　香墨丸：香墨半两，硫黄半两，硇砂半两，朱砂半两，麝香一分，巴豆(去皮心研纸裹压去油)半两。上件药同研令极细，以醋煮面糊和丸，如绿豆大，每服空心，以温酒下三丸。(《太平圣惠方》)

21. 梦交　参见安息香条。

22. 性欲淡漠　硫黄、小茴香各 3 g，白胡椒 2 g，糯米饭 1 团。药研细末，与米饭共捣如泥，制成药饼，贴敷脐孔中，胶布固定，1 小时后取下，每日 1 次，7 日为 1 个疗程。(《中国民间医术绝招·妇科部分》)

23. 阴挺出下脱　乌贼鱼骨半两，硫黄半两，五味子三分。上件药细研如粉，以敷其上，日二用之。(《太平圣惠方》)

24. 滴虫性阴道炎　苍耳草二两，硫黄末二钱，煎汤熏洗。(《常见病验方研究参考资料》)

25. 阴中疮　末硫黄，傅疮上。(《医心方》)

26. 阴生湿疮　石硫黄，研如粉，敷疮上，日三度。(《梅师集验方》)

27. 阴唇湿痒　硫黄 3 g 左右，放入瓷杯内，用药棉搓成捻子，蘸油少许插入硫黄，点燃捻子。直接烟熏阴阜部分(用被单围住下身，以免烟气外泄)，每次 1 小时左右。每日或隔日 1 次。(《中药大辞典》)

28. 外湿侵袭型湿疹　硫黄丸：硫黄、生甘草以 2∶1 比例，加水同煎 30 分钟，取出硫黄，晒干研成细末，分装胶囊，每只 0.6 g。每次 2 粒，每日 2 次吞服。(《现代中西医妇科学》)

29. 玉门宽冷　硫黄末煎汤洗。(《妇人大全良方》)

30. 妇人痔疾久不止，脏腑虚冷，面色萎黄，食少无力　硫黄丸：硫黄(细研)、白矾灰、猬皮(炙令黄)、榼藤子(去壳微炒)、炮附子、当归、木香各一两，炙猪牙皂荚半两，乌贼鱼骨半两。上件药捣细罗为末，以酒煮面糊和丸，如梧桐子大，每服食前，生姜汤下二十丸。(《太平圣惠方》)

【现代药理研究】 硫黄解角质，软化皮肤，杀灭疥虫。硫黄与皮肤接触后，可产生硫化氢，或有某种微生物的作用。局部外用，硫黄则氧化成五硫黄酸，从而有溶解角质、软化皮肤、杀灭疥虫、杀霉菌等作用。[《山东中医杂志》，1993，12(3)：58－59]

【用法用量】 内服：入丸、散，1.5～3 g。外用：适量，研末撒；或油调敷；或烧烟熏。

【使用注意】 本品大热有毒，内服宜用制品，不宜多服、久服。阴虚火旺者及孕妇禁用。

雄 黄

出《神农本草经》。又名石黄、腰黄、黄金石、雄精。为硫化物类矿物雄黄族雄黄，主含二硫化二砷(As_2S_2)。

【药性】 辛，温，有毒。入心、肝经。

【功效】 燥湿，解毒，杀虫。

【临床应用】

1. 虫症经闭腹痛　雄砂丸：鹤虱、芜荑、干漆、僵蚕各三钱，榴皮、贯仲各五钱，朱砂、雄黄、雷丸、甘遂各钱半。米粉糊丸，麻子大。每十丸。五更时粥饮下。(《妇科玉尺》)

2. 惊恐而致经病　菖蒲饮：人参、菖蒲各一钱，茯神、远志各钱半，麦冬、山药各二钱，真珠、琥珀各三分，金箔一片，胆星五分，牛黄二分，麝香五厘，天竺黄、雄黄、朱砂各二分。为末。薄荷姜汤下。(《妇科玉尺》)

3. 经来房事相撞　以明雄黄三钱，陈酒冲服。(《华佗神医秘传》)

4. 经来呕吐　乌梅丸：乌梅去核十枚，辰砂(水飞)一钱，雄黄、木香、草果各一钱，硼砂、乳香(去油)一钱，没药(去油)一钱，胡椒、绿豆各十三枚。上为末，捣乌梅，丸枣核大，时含化一丸。(《秘传内府经验女科》)

5. 带下　李子豫八毒赤丸：雄黄、朱砂、矾石、附子(炮)、藜芦、巴豆、牡丹皮各一两，蜈蚣一条(炙为末)，蜜丸小豆大，水下七丸。(《女科指掌》)

6. 子宫寒冷，赤白带下，经血不调，少腹疼痛，瘀结成块　参见铜绿条。

7. 子痫发作昏迷抽搐　参见牛黄条。

8. 难产，胞衣不下，死胎　蓖麻子百粒，雄黄末一钱，细研成膏，涂脚心，胞衣即下，速洗去。(《妇人大全良方》)

9. 产后余血不散，致小腹疼痛不可忍　雄黄散：雄黄一两，硇砂(细研)半两，麝香一分，熊胆一分，石炭二两，水蛭一两。上件药都细研为散，不计时候，以热酒下半钱。(《太平圣惠方》)

10. 产后血厥而冒　仓公散：瓜蒂、藜芦、白矾各一分，雄黄半分。上为末，每用少许吹鼻取嚏，内服白薇汤。(《济阴纲目》)

11. 产后血邪攻心，言语无度，烦闷不安　麝香散：麝香一分，牛黄一分，雄黄一分，朱砂三分，龙脑三分，麒麟竭半两。上件药都细研为散，不计时候，以豆淋酒调下一钱。(《太平圣惠方》)

12. 产褥感染热入心包证　参见牛黄条。

13. 妇人风邪癫狂，发作无时　牛黄散：牛黄半两，麝香、干蝎各一分，琥珀、雄黄、铅霜各二分，桂心半两，赤箭、白附子、朱砂、羚羊角屑、虎头骨、犀角屑、茯神、人参、羌活各三分，金箔、银箔各五十片。上件药捣细罗为散，入研了药，同研令匀，每服不计时候，以温酒调下一钱。(《太平圣惠方》)

14. 梦与鬼交　雄黄、人参、防风各一两，五味子一合。上捣筛，清旦以井华水服方寸匕，三服瘥。(《证治准绳·女科》)

15. 妊娠是鬼胎，致腹中黑血数下，腹痛　雄黄丸：雄黄、鬼臼、莽草、丹砂、巴豆(去油)、獭肝(炙令黄)各半两，蜈蚣一枚，蜴蜥一枚。上件药捣罗为末，炼蜜和捣三二百杵，丸如梧桐子大，空腹，温酒下二丸。(《太平圣惠方》)

16. 妇人血风，走疰疼痛　雄黄散：乌蛇二两，雄黄(细研)、地龙、蛜蝌(生用)、麒麟竭、赤箭、炮侧子、桂心、没药、木香、白芥子各半两，麝香(细研)一分。上件药捣细罗为散，入研了药，更研令匀，服不计时候，以热酒调下一钱。(《太平圣惠方》)

17. 妇人水气，遍身浮肿，喘急　麝香(细研)一钱，雄黄(细研)二钱，芫花(醋拌炒令干)半两，甘遂(煨令黄)半两。上件药捣细罗为散，

都研令匀，每服空心，以温酒调下半钱，以快利为度，未利再服。(《太平圣惠方》)

18. 妇人积年血瘕块不消　硇砂丸：硇砂一分，炒干漆一分，水银(以少枣肉研令星尽)一分，雄黄、雄雀粪一分，巴豆(去皮心研纸裹压去油)十枚。上件药都细研令匀，用枣肉和丸，如绿豆大，每服，以当归酒下三丸，空心一服，临卧一服，取下恶物为效。(《太平圣惠方》)

19. 乳痈日久，溃烂不愈　萱草根适量，雄黄 15 g，捣烂敷患乳上。(《常见病验方研究参考资料》)

20. 痰瘀互结之未破溃之乳痈、阴肿等　参见礞石条。

21. 乳腺癌破溃腐烂　蒲公英、全蝎各 30 g，大蜈蚣 1 条，血余 15 g，雄黄 21 g。醋泛为丸，桐子大，每服 6 g，白酒送下。(《常见病验方研究参考资料》)

22. 子宫寒冷，赤白带下，经血不调，少腹疼痛，瘀结成块　五宝丹：枯矾，铜绿，五味子，雄黄，蛇床子，桃仁。共研末炼蜜为丸，用细绢包送入阴户，3 日一换。(《全国中药成药处方集》)

23. 慢性子宫颈炎　宫颈炎散：雄黄 14 g，蛇床子、乳香、冰片、硼砂、硇砂各 4 g，血竭 7 g，没药 9 g，儿茶 11 g，钟乳石 12 g，章丹 50 g，白矾 60 g。上药研末加麻油调成膏状，以带线棉球蘸敷。每周 2 次，5～10 次为 1 个疗程。(《中医妇科临床手册》)

24. 宫颈癌Ⅰ号　雄黄 12 g，山慈菇、枯矾各 18 g，砒石、硼砂各 9 g，蛇床子、冰片各 3 g，麝香 0.3 g。研末外敷，促使子宫颈癌组织坏死、脱落，有止血消炎等作用。(《肿瘤临床手册》)

25. 阴挺阴菌　茄症丸：枯矾，桃仁，铜绿，雄黄，五味子，梅片。(《中国中药成药处方集》)

26. 外阴湿疹　参见地锦草条。

27. 阴痒不止　蚺蛇胆、雄黄、硫黄、朱砂、硝石、芜荑各半两，藜芦二钱半。上为细末研停，以腊月猪脂和如膏，用故布作缠子，如指长一寸半，以药涂上，内阴中。(《广济方》)

28. 萎缩型外阴营养不良　萎缩型白斑膏：生马钱子，紫草，白芷，蚤休，当归，蜈蚣，麻油，雄黄，麝香，生蒲黄，鹿衔草，淫羊藿，仙茅。(《中医妇产科学》，刘敏如等主编)

29. 阴中生疮　杏仁烧末、雄黄、矾石各二分，麝香半分。上四味研细，和敷阴中。(《肘后方》)

30. 外阴溃疡　珍珠 5 g，黄柏 15 g，青黛 10 g，雄黄 10 g，儿茶 5 g，冰片 1 g，共研极细末，外敷于患处。(《女性性器官出血》)

31. 霉菌性阴道炎　苦参、鹤虱、黄柏各 30 g，硼砂、冰片(后下)、雄黄(后下)各 5 g。坐浴。(《全国名医妇科验方集锦》)

32. 滴虫性阴道炎　苦参、蛇床子各 30 g，白头翁、百部各 15 g，冰片(后下)、雄黄(后下)各 5 g。坐浴。(《全国名医妇科验方集锦》)

33. 阴虱　参见芦荟条。

【用法用量】 外用：适量，研末撒，调敷，或烧烟熏。内服：研末，每次 0.15～0.3 g；或入丸、散。不入汤剂，内服禁用火煅。

【使用注意】 本品辛热有毒，内服宜慎，中病即止，不可多服久服。外用亦不可大面积涂搽或长期持续使用，以免皮肤吸收积蓄中毒。孕妇及阴亏血虚者禁服，其中毒症状主要为上吐下泻。

紫　草

出《神农本草经》。又名山紫草、红石根。为紫草科植物新疆紫草 *Arnebia euchroma* (Royle) Johnst. 或内蒙紫草 *Arnebia guttata* Bunge 的根。

【药性】 苦，寒。入心、肝经。

【功效】 凉血，活血，清热，解毒。

【药论及医论】 《本草纲目》："治斑疹痘毒，活血凉血，利大肠。"

《现代实用中药》："为皮肤病，湿疹，恶疮，汤火伤及切伤等之外用药……"

【临床应用】

1. 月经先期　加味清经散：生地黄 15 g，牡丹皮 10 g，地骨皮 12 g，生白芍 12 g，茯苓

12 g,黄柏 8 g,青蒿 10 g,紫草 10 g,白薇 12 g,枇杷叶 15 g。(《马大正中医妇科医论医案集》)

2. 崩漏　竹茹 30 g,苎麻根 20 g,紫草 15 g,白茅根 30 g。(《妇科用药 400 品历验心得》)

3. 多囊卵巢综合征　抑亢汤:炒栀子 10 g,生地黄 10 g,龙胆 5 g,柴胡 10 g,牡丹皮 9 g,川牛膝 30 g,枇杷叶 15 g,茜草 10 g,制大黄 6 g,紫草 20 g,香附 5 g,丹参 15 g。(《马大正中医妇科医论医案集》)

4. 经前瘾疹　防风黄芩散加味:防风、黄芩各 9 g,紫草根 30 g,白鲜皮 12 g。(《中医妇科临床手册》)

5. 经前痤疮　牡丹皮 10 g,紫草 15 g,凌霄花 12 g,赤芍 10 g,连翘 12 g,忍冬藤 15 g,白芷 10 g,天花粉 12 g,蒲公英 15 g,紫花地丁 12 g。(《妇科用药 400 品历验心得》)

6. 经行发热　参见水牛角条。

7. 经前便血　紫草 500 g,猪肉 50～100 g。药与肉共煮,每日 1 剂,分两次食肉饮汤。服用 1～3 剂。(《中国民间医术绝招·妇科部分》)

8. 胎前腹内疼,并安胎　紫草煎酒下。(《妇人大全良方》)

9. 妊娠小便不通,脐下妨闷,心神烦乱　紫草为末,井花水调下二钱。(《妇人大全良方》)

10. 产后淋沥　紫草一两,为散,每食前用井华水服二钱。(《产宝》)

11. 妊娠发热　竹叶 10 g,石膏 15 g,半夏 6 g,麦冬 10 g,太子参 12 g,炙甘草 6 g,粳米 20 g,牡丹皮 10 g,青蒿 10 g,紫草 12 g。(《妇科证治经方心裁》)

12. 妊娠微热　参见石斛条。

13. 妊娠过敏性皮炎　参见苦参条。

14. 孕妇痘疮已发,急宜服之,以解热毒,不治伤胎　罩胎散:赤茯苓,白术,当归,白芍药,赤芍药,柴胡,干葛,人参,桔梗,黄芩,防风,陈皮,荆芥,枳壳,紫草,阿胶,糯米(炒),川白芷,炙甘草,川芎,缩砂仁。上锉。每服三钱,水一盏半,干柿蒂七枚,野苎根七寸,甜瓜蒂七枚,同银器煎,以小荷叶盖定,去滓,盏盛,仍用荷叶盖覆,空心服。(《普济方》)

15. 多囊卵巢综合征　参见川牛膝条。

16. 性欲亢进(围绝经期综合征)　参见青蒿条。

17. 围绝经期经行乳胀　参见白花蛇舌草条。

18. 围绝经期综合征　怡情更年汤:紫草 30 g,女贞子 12 g,墨旱莲 12 g,桑椹 12 g,巴戟天 12 g,肉苁蓉 12 g,玄参 12 g,首乌藤 15 g,合欢皮 12 g,淮小麦 30 g,炙甘草 6 g。(《中医妇科名家经验心悟》)

19. 促使包块型异位妊娠或流产后绒毛膜促性腺激素较快下降　异位降血汤:紫草 20 g,天花粉 30 g,蛇莓 30 g,三棱 15 g,莪术 15 g,半枝莲 20 g,白花蛇舌草 20 g,牡蛎 30 g,海藻 20 g,蜈蚣研吞 4 条,凤尾草 20 g,赤芍 10 g,露蜂房 20 g。(《妇科用药 400 品历验心得》)

20. 避孕　紫草 360 g,绿豆 150 g。药研细末,炼蜜为丸,经净后每服 3 g,每日 3 次,连服 9 日为 1 个疗程;服药 1 个疗程,避孕 1 个月。(《中国民间医术绝招·妇科部分》)

21. 乳中结核　生肌玉红膏:由甘草一两二钱,瓜儿血竭、轻粉各四两,当归身、白蜡各二两,白芷五钱,紫草二钱,麻油一斤,轻粉制成。外用。(《医部全录·妇科》)

22. 癥瘕(卵巢肿瘤)　参见海螵蛸条。

23. 黏膜下子宫肌瘤　生地黄 20 g,败酱草 20 g,紫草 20 g,天葵子 20 g,水牛角(先入) 30 g,大血藤 30 g,鹿衔草 30 g,半枝莲 30 g,牡丹皮 10 g,生甘草 10 g,炙龟甲 15 g,鬼箭羽 15 g,黄柏 6 g,制大黄炭 6 g,生白芍 12 g。(《子宫肌瘤诊治》)

24. 盆腔炎、子宫内膜炎、附件炎等　参见大青叶条。

25. 子宫颈糜烂　紫草放入香油中,浸渍 7 日。或将香油煮沸,将草泡入沸油中,成玫瑰色即可。每日 1 次,涂于子宫颈外,用带线棉球塞于阴道内,第 2 日取出。(《常见病验方研究参考资料》)

26. 人乳头瘤状病毒感染　参见三棱条。

27. 外敷治疗乳腺癌初起，经治后乳中核自脱，用该膏外用敛口　参见轻粉条。

28. 子宫颈癌　紫草根 60 g，加水 500 mL，浸泡 30 分钟，煮沸过滤，每次 100 mL，每日 4 次，连服 3 个月。（《肿瘤临证备要》）紫草、紫花地丁、草河车、黄柏、旱莲草各 30 g，冰片 3 g。研细末，用带线棉球沾药粉压紧药饼。纱布与棉球 2 天换 1 次，药饼 7 天换 1 次。（《中国民间医术绝招・妇科部分》）

29. 葡萄胎　紫草根 30 g 水煎服。（《女性性器官出血》）

30. 子宫绒毛膜上皮癌及子宫癌　紫草根粉末 60 g。加蒸馏水 500 mL，浸泡三十分钟，再用砂锅煮沸过滤即可。每日 100 mL，分四次服。（《常见病验方研究参考资料》）

31. 阴器干枯阴痒　40%紫草油浴后外搽。（《中医妇科学》，成都中医学院编）

32. 虫积阴痒　紫草根、楝树根各 30 g，蛇蜕 12 g，水杨树根 60 g。研细末，拌鸡蛋清或芝麻油，外搽患处。（《中国民间草药方》）

33. 霉菌性阴道炎，滴虫性阴道炎，外阴瘙痒等　参见冰片条。

34. 霉菌性阴道炎　紫草 80 g，每剂水煎 3 次，合药液约 1 500 mL，凉后先用冲洗器冲洗阴道再坐浴，不拘次数，每次 15 分钟。（《妇科用药 400 品历验心得》）

35. 妇女阴部湿疹、阴道炎　紫草油适量。[《四川医学院学报》，1959(2)：47]

36. 白塞综合征外阴溃疡痛痒厉害　参见苍耳子条。

37. 外阴炎　紫草根 60 g 研末，加水 500 mL 煎沸 5 分钟，过滤，每日分 4 次服完。药汁必须呈紫红色方可服用。（《妇产科疾病中医治疗全书》）

38. 外阴溃疡，会阴创口感染及宫颈炎　紫草根 40 g 浸入 100 mL 植物油中，1 周后，取油高压消毒备用。一日数次，涂患处，或用薄棉一层浸油置患处。（《常见病验方研究参考资料》）

39. 外阴疖肿　五味消毒饮加天花粉 10 g、浙贝母 10 g、连翘 10 g、紫草 10 g。（《妇科用药 400 品历验心得》）

40. 血虚化燥型外阴白色病损　紫草油外涂。（《妇产科疾病中医治疗全书》）

【现代药理研究】 从新疆紫草根石油醚提取物中得到的活性成分紫草 A，对子宫颈瘤（U_{14}）有抑制作用，抑制率为 52.0%。紫草能降低血清 FSH 和 LH 的浓度，阻断垂体-卵巢轴的联系，有抗生育效果。紫草的抗生育作用可能与其兴奋子宫，阻断垂体促性腺激素及绒毛膜促性腺激素的作用有关。紫草水提液止血作用强度依次为：软紫草＞露蕊滇紫草＞滇紫草＞密花溪紫草＞紫草＞黄花软紫草，其中前 4 种作用显著。（《现代中药药理与临床》）

【用法用量】 内服：煎汤，10～50 g；或入散剂。外用：60～80 g，水煎外洗，熬膏或制油涂。

【使用注意】 胃肠虚弱，大便溏泻者禁服。

紫　菀

出《神农本草经》。又名小辫儿、夹板菜、驴耳朵菜。为菊科植物紫菀 *Aster tataricus* L. f. 的根及根茎。

【药性】 苦，温。入肺经。

【功效】 温肺，下气，消痰，止嗽。润肺，宜蜜炙用。

【临床应用】

1. 月候不调，渐瘦寒热　紫葛汤：紫葛、紫参各三分，柴胡一两，芒硝一两，禹余粮半两，紫菀半两。上粗捣筛，每服二钱，水一盏煎至七分，去滓温服，空心食前。（《普济方》）

2. 冲任不调，脐腹疼痛，或月事失常不来，及冲任太过，致使阴阳不和，或发寒热，渐减饮食，欲成劳病　加味四物汤：当归、地黄、芍药、川芎各一两，紫菀半两，黄芩二钱半。上㕮咀麻豆大，每服三钱，水一盏，生姜三片，煎取七分，去滓温服。（《普济方》）

3. 室女月水初行不识保养，用冷水洗手足，血见冷水则凝不出血海。面色青黄，遍身浮肿，人作水肿　通经丸：三棱、莪术、赤芍、川芎、当

归、紫菀、刘寄奴各八分，穿山甲一片。共为末，米糊为丸，酒送下即愈。(《宁坤秘笈》)

4. 经年月水不行，胞中有风冷所致　大黄朴硝汤：大黄、牛膝各五两，代赭石一两，朴硝、丹皮、甘草、紫菀各三两，虻虫、水蛭、桃仁、干姜、细辛、芒硝各二两，麻仁五合。水一斗五升，煮五升，去渣，纳硝，分五服。(《妇科玉尺》)

5. 月事不止，烦渴闷乱，心腹急痛，肢体困倦，不思饮食　黄药子散：黄药子，当归，芍药，生地，黄芩，人参，白术，甘草，知母，石膏，川芎，桔梗，紫菀，槐花子，柴胡。(《医部全录·妇科》)

6. 经行咳嗽，妊娠咳嗽，产后咳嗽　参见苦杏仁条。

7. 带下　补骨脂、鹿角霜、菟丝子、潼蒺藜、黄芪、桑螵蛸、白蒺藜、紫菀茸、杜仲各 9 g，制附块 4.5 g。(《中医妇科临床手册》)

8. 妊娠心腹痛　保生汤：紫菀、柴胡、龙骨、赤石脂各一两半，艾叶、白术各三分，黄连、厚朴、阿胶、枳壳各一两，地榆一两一分，肉豆蔻一枚，益智、炮干姜、旋覆花、黄芩各半两。上粗捣筛，每服五钱，水一盏半，煎至八分去滓，温服。(《普济方》)

9. 孕妇咳嗽不止　用紫菀汤主之：紫菀一两，防风五钱，竹茹一团，白蜜半匙。(《郑氏家传女科万金方》)

10. 妊娠小便不通，脐下妨闷，心神烦乱　用紫菀去苗为末，井花水调下二钱。(《妇人大全良方》)

11. 产后下血　紫菀末，水服五撮。(《太平圣惠方》)

12. 产后风虚，遍身浮肿，上气喘咳，胁腹满闷，不思饮食，四肢少力　紫菀散：紫菀一两，汉防己、桂心、细辛、赤茯苓、桑白皮、大腹皮、枳壳(麸炒)、炒葶苈子、木香、炙甘草各半两，槟榔三分。为粗末，每服三钱，加生姜半分，水煎服。(《太平圣惠方》)

13. 产后咳嗽，痰涎壅闷　紫菀汤：紫菀一两半，贝母一两，白茯苓二两，人参一两，陈橘皮半两，杏仁一两。上六味，粗捣筛，每服三钱匕，水一盏，煎七分，去滓温服，不拘时。(《圣济总录》)

14. 产后尿潴留　当归、桑白皮各 15 g，紫菀、桃仁、马兜铃各 12 g，川芎、炮姜各 10 g，炙甘草 6 g，通草 5 g。(《中国民间医术绝招·妇科部分》)

15. 产后蓐劳，日渐枯瘁，寒热往来，头疼体痛，口苦舌燥　桂心散：肉桂、芍药、厚朴、柴胡、桔梗、紫菀、高良姜、炮干姜、炒白芜荑、陈橘皮、炙鳖甲各半两，草豆蔻三枚。上捣罗为散，每服用獖猪肝十片，炙熟乘热拌和药，旋旋嚼，温酒下，日三。(《普济方》)

16. 求子方　白薇、细辛各五分，人参、杜衡、厚朴、牡蒙、半夏、僵蚕、秦艽、当归、紫菀各三分，川牛膝、沙参、干姜各二分，川椒、附子、防风各六分。上为末，炼蜜丸如梧桐子大。先食服三丸；不知，稍加至四五丸。(《千金翼方》)

17. 带下淋沥，五邪失心，忧愁思虑，意思不乐，饮食无味，月水不调，及腹中一切疾病，有似怀孕　温白丸：桔梗、柴胡、菖蒲、吴茱萸、紫菀、黄连、肉桂、厚朴、人参、茯苓、炙皂角、蜀椒、巴豆各半两，炮川乌二两半。上为细末，研匀炼蜜丸梧子大，每服三丸，渐加至五七丸，食后临卧姜汤送下。(《证治准绳·女科》)

18. 血风劳气，四肢羸瘦，疼痛，经脉不利，饮食无味，渐加虚困　鳖甲丸：鳖甲、紫菀、桂心、川芎、防风、川牛膝、当归、秦艽、人参、桃仁、琥珀各一两，麝香一分，黄芪、赤芍药、虻虫、水蛭、鬼箭羽、白术、羌活各三分，熟干地黄两半。上为细末，炼蜜丸如梧桐子大。食前，温酒吞下三十丸。(《妇人大全良方》)

19. 妇人癫疾，歌唱无时，逾墙走屋，不避亲疏，是七情六郁萦结所致，乃瘀血凝痰，迷于心包络也　紫菀三钱，柴胡、半夏、胆星、苏木、桃仁各二钱，白芥子、白术、当归、川芎、生地黄、酸枣仁各一钱五分，水煎服。临服时调辰砂末三分。(《本草汇言》)

20. 妇人心气不足，汗出烦闷，惊悸不宁　补心汤：麦门冬三两，紫石英一两一分，紫菀、桂各二两，赤茯苓、炙甘草各一两，赤小豆三分，人参三分。上粗捣筛，每服三钱，水一盏，入大枣二枚(擘)，煎取七分，去滓温服，日二。(《普

济方》)

21. 妇人血虚羸气,胸逆满闷气胀　石斛生地黄煎:石斛、炙甘草、紫菀各四两,桂心二两,生地黄汁、醇酒各八升,茯苓一斤,大黄八两,麦门冬二斤,桃仁半斤。上十味捣末,合盛铜器中,加炭火,纳鹿角胶一斤,数搅之,得一升,纳茯实三斤,白蜜三升,合和调,更于铜器中釜汤上煎搅之,以生竹抄,无令着器,搅令尽相得,药成,先食酒服如弹子大一丸,日稍加至二丸。(《普济方》)

22. 脐腹久患痃癖如碗大及诸黄病,每地气起时,上气冲心,绕脐绞痛……妇人多年月露不通,或腹如怀孕……梦与鬼交　万病紫菀丸:紫菀、吴茱萸、菖蒲、柴胡、厚朴一两,桔梗、茯苓、炙皂角、桂枝、炮干姜、黄连八分,炒蜀椒、巴豆(出油研)、人参各半两,炮川乌半两加二钱,羌活、独活、防风各加等分。上为细末,入匀巴豆,炼蜜丸如桐子大,每服三丸,渐加至五七丸,生姜汤送下,食后临卧服。(《普济方》)

23. 妇人劳嗽　四满丸:干姜、桂心、踯躅花、芎䓖、紫菀、芫花根皮各二分,蜈蚣一枚,细辛、炙甘草、鬼督邮、人参、半夏各一分。上十二味为细末,炼蜜丸如大豆许。每服五丸,米饮下,日三。(《妇人大全良方》)

24. 痨瘵　补肺汤:桑白皮、熟地黄各二两,人参、紫菀、黄芪、五味子各一两。上为细末,每服二钱。水一盏,煎至七分,入蜜少许,食后温服。(《妇人大全良方》)

【用法用量】 内服:煎汤,4.5～10 g;或入丸、散。

【使用注意】 有实热者慎服。

紫石英

出《神农本草经》。为氟化物类矿物萤石族萤石,主含氟化钙(CaF_2)。

【药性】 甘,温。入心、肝经。

【功效】 暖子宫,镇心定惊。

【药论及医论】 《神农本草经》:"女子风寒在子宫,绝孕十年无子,久服温中,轻身延年。"

《药性论》:"女人服之有子,主养肺气,治惊痫、蚀脓,虚而惊悸不安者,加而用之。"

《本草便读》:"温营血而润养,可通奇脉,镇冲气之上升。"

《本草汇言》:"此药填补下焦而走肾藏,为妇人暖子宫,壮胎娠,治半产,诚为要药。"

《中医妇科名家经验心悟》:"朱南孙认为,覆盆子、紫石英用于虚证不孕,温肾暖宫而不燥,益肾固精而不凝,子宫发育欠佳、排卵障碍、性欲淡漠者为宜。"

【临床应用】

1. 痛经　补肾温宫方:当归、熟地黄、益母草、紫石英、巴戟天、怀山药、杜仲、茯苓各 9 g,木香 6 g。(《中医妇科临床手册》)

2. 月水不通,三年内者　宜服紫石英散:紫石英、朱砂、虎杖、细瓷末、滑石各半两,斑蝥十枚。上件药捣细罗为散,都研令匀,空心以温酒调下一钱,至巳时,小便先涩痛,即恶物下如鸡肝。(《太平圣惠方》)

3. 月经后期　八珍汤加菟丝子 15 g、枸杞子 15 g、锁阳 15 g、紫石英 15 g、鸡血藤 30 g。(《妇科用药 400 品历验心得》)

4. 闭经溢乳综合征　参见石菖蒲条。

5. 经血不止,心多惊恐　紫石英汤:紫石英、人参、桂、白茯苓各一两,炙甘草二两,赤小豆二百粒,麦门冬三两。上七味,粗捣筛,每服三钱匕,水一盏,枣二枚(擘),同煎七分,去滓温服食前。(《圣济总录》)

6. 经量过多　参见川芎条。

7. 经行小腹冷　参见干姜条。

8. 崩漏　震灵丹加味:制乳香 4 g,制没药 4 g,紫石英 20 g,禹余粮 20 g,代赭石 20 g,五灵脂 10 g,赤石脂 20 g,阿胶 10 g,仙鹤草 30 g,侧柏叶 10 g。(《妇科用药 400 品历验心得》)

9. 倒经　参见两头尖条。

10. 经行头痛　风引汤加减:干姜 3 g,龙骨 30 g,桂枝 3 g,甘草 6 g,牡蛎 30 g,寒水石 15 g,滑石 15 g,赤石脂 15 g,紫石英 15 g,石膏 15 g,蔓荆子 10 g,白僵蚕 10 g。(《妇科用药 400 品历验心得》)

11. 经前烦躁　风引汤加减：炙大黄 6 g，干姜 3 g，龙骨 20 g，牡蛎 20 g，寒水石 10 g，滑石 15 g，赤石脂 10 g，紫石英 10 g，石膏 10 g，桂枝 6 g，甘草 6 g。(《妇科用药 400 品历验心得》)

12. 经行小腹冷　白通汤加味：干姜 6 g，淡附片 9 g，葱白 6 条，当归 9 g，川芎 9 g，紫石英 20 g，益母草 20 g，香附 10 g。(《妇科证治经方心裁》)

13. 经期、妊娠失眠，怔忡恍惚　益荣汤：人参一钱，芍药、枣仁、柏子仁各五分，当归、黄芪、茯神各一钱，紫石英五分，远志、甘草、木香各三分。用法：水一钟半，姜三片，枣一枚，煎八分服。(《景岳全书》)

14. 妊娠数堕胎　参见阳起石条。

15. (妊娠)心气不足，惊悸心烦　茯苓补心汤：茯苓二钱，桂心、甘草炙、麦冬、紫石英(煨)、人参各一钱，赤小豆十粒。大枣煎服。(《女科心法》)

16. 妊娠合并癫痫　风引汤加减：制大黄 5 g，干姜 3 g，龙骨 20 g，桂枝 3 g，甘草 5 g，牡蛎 20 g，寒水石 20 g，滑石 10 g，赤石脂 15 g，紫石英 20 g，石膏 20 g，半夏 10 g，天竺黄 5 g，茯苓 10 g。(《妇科证治经方心裁》)

17. 血气不足，子藏挟寒，妊娠数堕　紫石英丸：紫石英、鹿茸、禹余粮、当归、枳壳、芎䓖各一两，侧柏、艾、阿胶、赤芍药、桂、白芷各三分，乌贼鱼骨、木香各半两。上一十四味，捣罗为末，炼蜜和丸，如梧桐子大，每服三十丸，温酒下，空心晚食前各一服。(《圣济总录》)

18. 产后中风，口噤，手足搐掣，晕闷不知人事，及缓急诸风毒痹，身体强硬　紫石英散：紫石英、白石英、石膏、赤石脂、川芎、独活、葛根、桂心各一两，麻黄二两，赤芍药三分，炙甘草三分，黄芩三分。上件药捣粗罗为散，入研了药令匀，每服四钱，以水一中盏，入生姜半分，煎至六分，去滓，不计时候，拗开口灌之。(《太平圣惠方》)

19. 产后卒中风，发疾口噤，瘛疭，闷满不知人；并缓急诸风，毒痹，身体痉强；及挟胎中风，妇人百病　参见白石英条。

20. 产后虚羸寒热，四肢瘦弱，不思饮食，心神虚烦，夜卧不安　五石丸：紫石英、钟乳粉、白石英、熟干地黄、麦门冬各一两半，赤石脂、石膏、五味子、黄芪、白茯苓、白术、当归、人参、桂心、川芎各一两，炙甘草半两。上件药捣罗为末，入研了药，都研令匀，炼蜜和捣三二百杵，丸如梧桐子大，每服，以薤白汤下三十丸，日三服。(《太平圣惠方》)

21. 产后怔忡惊悸，心血虚耗也。必睡不安宜益荣汤：紫石英(煅研)、当归、黄芪、酸枣仁、远志肉、茯神、木香、人参、白芍、柏子仁、甘草各等分。水煎服。(《竹林女科证治》)

22. 产后风虚劳损黄瘦　增损泽兰丸：泽兰七分，防风、干地黄、当归、细辛、桂心、茯苓、芍药、人参、甘草、藁本、炮乌头、麦门冬、石斛、紫菀、川芎各五分，干姜、柏子仁、芜荑仁、厚朴、川椒各四分，白术、黄芪各六分，紫石英、石膏各八分。上为细末，炼蜜丸如梧桐子大，酒下二十丸或三十丸。(《延年方》)

23. 胎胞虚冷，久不受孕，或受孕多小产　紫石英，香附，当归，川芎，白术，枸杞子，熟地黄。(《青囊秘方》)

24. 子宫发育不全　参见珍珠条。

25. 垂体手术后身冷背热　参见龟板胶条。

26. 石瘕　见晛丹：炮附子四钱，鬼箭羽、紫石英各三钱，泽泻、肉桂、玄胡索、木香各二钱，血竭一钱半，水蛭、槟榔二钱半，桃仁三十个，三棱五钱，大黄。上为细末，用酒糊丸，如桐子大，每服三十丸，醋汤或温酒下，食前服。(《济阴纲目》)

27. 潮热出汗(围绝经期综合征)　参见赤石脂条。

28. 性欲亢进(围绝经期综合征)　参见青蒿条。

29. 梦交　紫石英、白芍、丹参、枸杞子、石斛、当归各 9 g，淮小麦 30 g，炙甘草 4.5 g，远志 3 g，大枣 5 枚。(《中医妇科临床手册》)

30. 蝴蝶斑　紫石英、冬葵子、菟丝子各 50 g，仙茅、淫羊藿、五味子、枸杞子、麦冬各 15 g，当归、生地黄各 20 g。(《全国名医妇科验

方集锦》)

31. 阴冷　参见淫羊藿条。

【现代药理研究】 紫石英确有兴奋卵巢的功能、提高性欲的作用。Ca^{2+} 和生殖功能有密切关系,而紫石英的主要化学成分是氟化钙,故考虑其增强生殖功能的作用可能是药物影响钙代谢,不仅直接影响子宫,还可以通过影响卵巢激素而调节子宫发育。[《中国实验方剂学杂志》,2011,17(14):306-311]

【用法用量】 内服:煎汤,10～50 g,打碎先煎;或入丸、散。

【使用注意】 只可暂服,不可久服。阴虚火旺及血分有热者慎服。

紫苏子

出《药性论》。又名苏子、黑苏子、铁苏子、任子。为唇形科植物紫苏 *Perilla frutescens* (L.) Britt.的成熟果实。

【药性】 辛,温。入肺、大肠经。

【功效】 降气,消痰,平喘,润肠。

【药论及医论】 《本草通玄》:"能行气安胎。"

《得配本草》:"疏肝,利肺,理气,和血,解郁,止痛,定喘,安胎。"

【临床应用】

1. 室女禀受怯弱,月水不调,或来或止,身体疼痛,时有寒热　参见苦参条。

2. 经来未尽潮热气痛　莪术散:三棱、莪术、红花、牛膝、苏子各一钱,水煎,空心服。(《妇科备考》)

3. 经期过长　炒莱菔子 10 g,紫苏子 5 g,白芥子 6 g,半夏 10 g,炮姜 5 g,茯苓 12 g,荆芥炭 10 g,仙鹤草 20 g,海螵蛸 20 g。(《妇科用药400品历验心得》)

4. 崩漏　半夏 12 g,生姜 4 片,茯苓 12 g,苏子 6 g,白芥子 5 g,炒莱菔子 10 g,益母草 12 g。(《妇科用药 400 品历验心得》)

5. 倒经　参见旋覆花条。

6. 妊娠腹痛　参见龙胆条。

7. 妊娠呕吐　竹茹丸:竹茹 12 g,麦冬 12 g,炙枇杷叶 12 g,黄芩 9 g,茯苓 9 g,陈皮 9 g,炒紫苏子 6 g,焦栀子 6 g,枳壳 3 g。研细末,和匀,水泛为丸,如梧桐子大,晒干。每次服 6 g,每日 2 次,用淡姜汤送服。(《集验中成药》)

8. 妊娠便秘　紫苏子 12 g,火麻仁 12 g,桑椹子 30 g,熟地黄 12 g,何首乌 15 g,当归 6 g,小麦 30 g,生山药 30 g。(《妇科用药 400 品历验心得》)

9. 妊娠气郁头痛,上盛下虚,志意不伸,气浮脉结　苏子降气汤:炒苏子、炒厚朴、法半、前胡、陈皮、当归各一钱,炙草、桂心各五分,姜引。(《彤园妇人科》)

10. 子肿　葶苈散:苦葶苈(炒)三钱,白术六钱,茯苓、桑皮、郁李仁、枳壳、泽泻、苏子、槟榔各钱半。(《济阴近编》)

11. 胎前咳嗽　参见麻黄条。

12. 产后虚脱兼防血晕　人参一两,真苏子(打碎)二两,鹿角胶五钱。水二碗,酒一碗,煎至一碗,加童便一杯,预煎,候产下即服。(《先醒斋医学广笔记》)

13. 产后肺气上喘烦闷　紫苏子饮:紫苏子(炒)、人参、陈橘皮、大腹皮、桑根白皮、甜葶苈、炙甘草、当归各一两。上八味,粗捣筛,每服二钱匕,水一盏,煎至七分,去滓温服,不拘时候。(《圣济总录》)

14. 产后上气,胸膈不利　橘皮散:青橘子(去白)、诃黎勒、紫苏子、杏仁(研如膏)、甘草各半两。上为散,每服二钱,煎桑皮汤下,不拘时。(《普济方》)

15. 产后小便不通　紫苏子 60 g,捣细,用开水冲服。(《中医妇科学》,成都中医学院编)

16. 产后大便秘　产后大便多秘涩,只因正气骤乖常,细研一味真苏子,数沸汤煎服最良。(《澹轩方》)

17. 产后血晕　鲜苏子 15 g,麻子 15 g。将麻子、苏子洗净后微炒,研成糊状,过滤取汁,加入米粥内共煮。每日 3 次分食。(《中华民间秘方大全》)

18. 产后癫狂　参见桃仁条。

19. 妇人多有梅核气　白术、苏子、香附、贝母各一两，枳实、抚芎、半夏、橘红、神曲各一两，沉香三钱，砂仁五钱，为末，荷叶煮饭丸，每服空心，米饮下七八十丸。(《秘传女科》)

20. 子宫肌瘤　王不留行 100 g，夏枯草、生牡蛎、紫苏子各 30 g。水煎，每日 1 剂，服两次，1 个月为 1 个疗程。(《中国民间医术绝招・妇科部分》)

【现代药理研究】　紫苏的止血作用主要表现在明显缩短动物的出血、凝血时间，缩短凝血酶原时间，持续缩小微小动脉的直径，增加离体动物器官的灌流阻力。紫苏油能够显著抑制胶质原和凝血酶原所诱导的血小板聚集，延迟 $FeCl_3$ 所诱导的动脉栓塞，且抑制作用随剂量的增加而增强，作用与阿司匹林相近。[《中草药》，2018，49(16)：3957 - 3968]

【用法用量】　内服：煎汤，4.5～9 g。

紫苏叶

出《药性论》。又名苏、苏叶、紫菜。为唇形科植物紫苏 *Perilla frutescens* (L.) Britt 的叶(或带嫩枝)。

【药性】　辛，温。入肺、脾、胃经。

【功效】　散寒解表，宣肺化痰，行气和中，安胎，解鱼蟹毒。

【药论及医论】　《名医别录》："主下气，除寒中。"

《本草纲目》："解肌发表，散风寒，行气宽中，消痰利肺，和血，温中，止痛，定喘，安胎……"

《医林纂要・药性》："补肝，泻肺，舒气，行血，祛风，散寒，肝之药也。"

【临床应用】

1. 经水行先作痛　香附子，青皮，枳壳，川芎，紫苏，乌药。(《女科万金方》)

2. 经前腹痛　紫苏阴干四两，候经期，如肚腹胀痛，煎汤熏洗下部，摩运小腹，每经摩洗三四日，则经正痛止。(《外治寿世方》)

3. 怒气伤肝，以致血崩者　醋附散：香附一味，不拘多少，醋炒黑为细末，紫苏三钱，调服。(《秘传女科》)

4. 气上凑心，心胸攻筑，胁肋刺痛，月水不调　绀珠正气天香汤：台乌药二钱，香附子八钱，陈皮、苏叶各一钱，干姜半钱。上㕮咀，每七八钱，水煎服。(《证治准绳・女科》)

5. 经行感冒　参见薄荷条。

6. 经行发热　外感风寒发热经验方：当归，赤芍，苏叶，川芎，桂枝，白芷，生姜，大枣，葱白。(《中医妇科治疗手册》)

7. 经行情志异常　半夏 12 g，厚朴 10 g，紫苏叶 5 g，生姜 4 片，茯苓 12 g，甘草 6 g，小麦 15 g，大枣 6 个，甘松 10 g，佛手柑 10 g。(《妇科证治经方心裁》)

8. 经行欲呕　香附 10 g，紫苏叶 6 g，陈皮 10 g，代赭石 20 g，檀香 4 g，乌药 6 g，炙甘草 6 g，半夏 15 g，沉香 4 g。(《妇科用药 400 品历验心得》)

9. 脾虚湿蕴型经行泄泻，经行水肿　参见鲤鱼条。

10. 带下有痰　四七汤：半夏钱半，苏叶、厚朴、茯苓各一钱。(《妇科玉尺》)

11. 妊娠感冒若见憎寒发热，头痛身疼者可用香苏散(香附、紫苏叶、陈皮、甘草)加荆芥、白芷、生姜、大枣。(《中国医学百科全书・中医妇科学》)

12. 胃热妊娠呕吐　黄连、紫苏各等分。共研细面。每次服 1 g，每日 3 次。(《中华民间秘方大全》)

13. 妊娠剧吐　鲜芫荽一把，紫苏叶、藿香各 3 g，陈皮、砂仁各 6 g，蒸沸后倾入大壶内，将壶口对准患者鼻孔，令吸其气。(《妇科名医证治精华》)

14. 妊娠中恶　加减当归散：川芎，当归，陈皮，吴茱萸，木香，香附，乌药，甘草，前胡，葱白，砂仁，紫苏叶。上锉一剂，生姜五片煎服。(《医部全录・妇科》)

15. 定痛安胎　白术散：川芎、紫苏叶、制香附各一钱，甘草四分，归身、炒白芍、前胡、乌药、陈皮各八分，炒白术、竹茹、木香各五分。上锉，水煎、食远服。(《医部全录・妇科》)

16. 胎前肾虚腰痛　安胎饮：川芎，当归，熟地，白芍，人参，白术，黄芩，紫苏，甘草，砂仁。生姜煎服。(《女科心法》)

17. 安胎护子顺气　紫苏散：紫苏一两，人参一两，陈橘皮(去白)一两，木香一分。上为末，每半钱，糯米饮调下，不以时。(《产宝诸方》)

18. 妊娠小腹痛，大抵由胞络虚，风寒相搏之故　宜紫苏饮：人参、甘草各五分，大腹皮、川芎、紫苏叶、白芍、陈皮、当归各一钱，姜三片。水煎服。(《竹林女科证治》)

19. 子悬　紫苏饮：大腹皮，川芎，白芍药，陈皮，紫苏叶，当归，人参，甘草。(《济生方》)

20. 妊娠将理失宜，或七情郁怒，以致气逆，多有上逼之证　解肝煎：陈皮、半夏、厚朴、茯苓各一钱半，苏叶、芍药各一钱，砂仁七分。水一钟半，加生姜三五片，煎服。(《景岳全书》)

21. 胎位不正　矫胎丸：全当归 8 g，紫苏叶 8 g，枳实 8 g，陈皮 8 g，川芎 6 g，生甘草 6 g。共研细末，和匀。每次服 9 g，每日服 2 次，温开水送服。10 日为 1 个疗程。(《集验中成药》)

22. 妊娠中湿，其症发热、骨节烦痛，身体重着，头痛，鼻塞　黄芩白术汤：条芩、白术各五钱，苏叶二钱五分，生姜五片。水煎服。(《万氏妇人科》)

23. 孕妇伏暑。发热无汗，口渴饮水，面色红赤，干呕恶心，腹痛昏卧　二香散：紫苏、藿香、白芷、茯苓、陈皮、法半、甘草、桔梗、香茹、炒朴、扁豆、炙术、木瓜各一钱，炒连、腹毛各五分，姜、枣引。(《彤园妇人科》)

24. 妊娠两脚浮肿　用生料平胃散，姜、枣水煎服。或为末，紫苏叶煎汤调下。(《证治准绳·女科》)

25. 子肿　加味五皮汤：大腹皮、生姜皮、桑白皮、白茯皮、白术、紫苏茎叶，各味等分一钱。枣去核引，水煎，木香磨浓汁三匙，入内同服。(《万氏妇人科》)

26. 妊娠合并肾炎风邪侵袭证　参见金银花条。

27. 其证(转胞)亦有脾肺气虚，不能下输膀胱者　六君子汤加紫苏叶、车前子。(《女科心法》)

28. 妊娠伤寒　四味紫苏和胎饮：紫苏、黄芩酒炒、白术土炒各钱半，甘草一钱，葱、姜引。(《女科一盘珠》)

29. 妊娠咳嗽，属风属寒症　宁肺止咳饮：天冬二钱，桔梗、紫苏各五分，知母一钱，甘草四分。(《家传女科经验摘奇》)

30. 妊娠眩晕　参见淫羊藿条。

31. 安胎宽气、进食，瘦胎易产　保气饮：香附子四两，山药二两，缩砂仁一两，粉草一两二钱半，益智仁、紫苏叶各半两，木香四钱。上为细末，以白汤点服二钱。(《证治准绳·女科》)

32. 胎死腹中　参见急性子条。

33. 难产　如圣散：紫苏叶、当归各等分。上每服三五钱，长流水煎服。(《徐氏胎产方》)

34. 产后心气攻痛　七气手拈散：玄胡索、小茴香、白芍药、炒干漆、枳壳各二钱，黄连、石菖蒲、香附子、苏叶各一钱半，没药、乳香各一钱，甘草六分。上锉散，分作二服，每服用水一盏半，姜三片，煎至七分，空心服。(《证治准绳·女科》)

35. 产后寒热头痛，骨痛胸饱　芎苏饮：陈皮，半夏，茯苓，甘草，枳壳，干葛，柴胡，紫苏，姜五片，川芎。(《女科万金方》)

36. 产后感风咳嗽　参苏饮：人参，苏叶，半夏，葛根，前胡，桔梗，枳壳，陈皮，茯苓，甘草，木香，姜，枣。(《妇科玉尺》)

37. 产后有哮喘之病，遇产而发者　大宁肺汤：橘红，紫苏，五味，杏仁，甘草，桑皮，半夏，黄芩，阿胶，瞿麦，枳壳。每服一两，姜五片，水煎食后服。(《女科万金方》)

38. 产后恶血入肺，气喘咳嗽，胸膈不利，右寸脉多浮滑　宜用参苏霹雳方：人参五分，苏叶六分，苏木三钱。先煎服二剂，仍服生化汤。(《妇科指归》)

39. 产后风气虚滞，头面四肢浮肿气喘食促，不思饮食　大腹皮散：大腹皮一两，天蓼木半两，白薇半两，猪苓一两，杏仁半两，槟榔半两，枳壳三分，桑根白皮一两，紫苏叶半两，麻黄

半两，细辛半两，炙甘草半两。上捣筛为散，每服三钱，水一中盏，入生姜半分，同煎至六分，去滓不计时候温服。(《普济方》)

40. 产后虚气　杏仁汤：杏仁、橘皮、白前、人参各三两，苏叶、半夏各一升，桂心四两，生姜半两，麦门冬二两。上㕮咀，以水一斗，煎取三升半，去滓，分五服。(《普济方》)

41. 产后失音不语　参见红花条。

42. 产后尿潴留　苏叶、枳壳、木香、陈皮各6 g。水煎，每日1剂，服2次。(《中国民间医术绝招·妇科部分》)亦治妇科手术后尿潴留。参见艾叶条。

43. 产后大小便不通　参见枳壳条。

44. 产后痔疮疼痛　紫苏叶50 g，水煎两次，合药液约1 000 mL，坐浴，不拘次数，每次15分钟。(《妇科用药400品历验心得》)

45. 慢性盆腔炎性疾病后遗症　参见川乌头条。

46. 血运　人参一两，紫苏半两。上细切，童便、酒、水三物同煎服。(《医学正传》)

47. 转筋　木瓜散：木瓜钱半，吴萸、茴香各一钱，苏叶五分，甘草三分。(《妇科玉尺》)

48. 妇科手术或产后尿潴留或排尿困难，导尿后尿道口痛　紫苏、荆芥、陈艾叶各15 g，香葱5根。水煎500 mL坐盆熏洗，每日1～2次。(《全国名医妇科验方集锦》)

49. 忧怒伤肺，肺与大肠为传送，致令秘涩不通。或服燥药过多，大便秘，亦可用　补遗通气散：陈皮，苏叶，枳壳，木通。上等分锉，每服四钱，水煎温服。(《证治准绳·女科》)

50. 乳痈　欲治乳痈良捷法，紫苏一味别无方，浓煎汤饮频频服，苏叶团来盦乳傍。(《澹轩方》)

51. 乳癖　参见皂角刺条。

52. 妇人女子，小便不顺甚者，阴户疼痛　四七汤：半夏一两，厚朴，赤茯苓各五钱，紫苏叶二钱，甘草二钱，香附子五钱。上为㕮咀，分作四服，每服水二盏，生姜五片，煎至七分，去滓加琥珀末一钱调服。(《普济方》)

53. 脏躁　参见玫瑰花条。

54. 妇人咽中如有炙脔　半夏厚朴汤：半夏一升，厚朴三两，茯苓四两，生姜五两，干苏叶二两。上五味，以水七升，煮取四升，分温四服，日三夜一服。(《金匮要略》)

55. 子宫脱垂　紫苏二两。煎汤熏洗。(《常见病验方研究参考资料》)

56. 外阴营养不良脾肾阳虚证　丹参，当归，赤芍，紫苏，白芷，巴戟天，淫羊藿，鸡血藤，丹皮，桂枝。(《中医妇产科学》，刘敏如等主编)

57. 霉菌性阴道炎　紫苏叶50 g，每次加水1 000 mL，煎取500 mL，连煎3次，合药液，凉后先用冲洗器冲洗阴道再坐浴，不拘次数，每次15分钟。(《妇科用药400品历验心得》)

【现代药理研究】

(1) 回回苏对皮肤癣菌有明显抑制作用，所含紫苏醛和柠檬醛对红色发癣菌、须发癣菌、硫黄样断发癣菌、石膏样小孢子菌、犬小孢子菌及絮状表皮癣菌等有抗真菌作用。紫苏叶油对自然污染的黑曲霉菌、酵母菌也有明显抑制作用。(《中华本草》)

(2) 紫苏挥发油3.56 g/kg、白苏挥发油13.2 g/kg灌胃，对静脉注射0.02 g/kg洋地黄酊的家鸽均有显著止呕作用，挥发油的止呕作用略弱于水提浸膏，紫苏和白苏间的止呕作用无显著差异。(《现代中药药理与临床》)

【用法用量】 内服：水煎，6～10 g。外用：煎汤外洗、坐浴，50 g。

紫苏梗

出《本草蒙筌》。又名紫苏茎、苏梗、紫苏枝茎、苏茎、紫苏草。为唇形科植物紫苏 *Perilla frutescens* (L.) Britt.的茎。

【药性】 辛，温。入脾、胃、肺经。

【功效】 理气宽中，安胎，和血。

【药论及医论】 《本草通玄》："能行气安胎。"

《得配本草》："疏肝，利肺，理气，和血，解郁，止痛，定嗽，安胎。"

《朱小南妇科经验选》："本症(子悬)古来多以苏梗为君药，盖既有理气宽中，又有止呕之功，复有安胎之效，对本症非常适应。”

【临床应用】

1. 月经后期　参见桑螵蛸条。

2. 闭经　八珍汤加苏梗 20 g，淫羊藿 12 g，菟丝子 20 g，枸杞子 12 g。(《妇科用药 400 品历验心得》)

3. 肾虚肝郁经间期乳房胀痛　甲鱼苏梗汤：鲜甲鱼 1 只，加苏梗 10 g。甲鱼去肠杂洗净，加葱、酒、姜、苏梗、水适量清蒸；每次经后期到经间期服 2 只。(《中医临床妇科学》，夏桂成主编)

4. 胎动不安　苏梗 9 g，砂仁 5 g，莲子 60 g。(《妇女病饮食疗法》)

5. 胎气不安　安胎饮：人参，白术，甘草，陈皮，川芎，当归，白芍，苏梗，条芩，香附，砂仁。(《妇科玉尺》)

6. 妊娠时常腹痛，名曰痛胎　栀芩汤：山栀，黄芩，当归，元参，枳壳，苏梗，广皮，白芍，杜仲。(《妇科玉尺》)

7. 恶阻，诸药不纳　以苏梗三钱，砂仁一钱煎服。(《济阴近编》)

8. 妊娠胃痛　娑罗子 6 g，砂仁 5 g，佛手柑 6 g，苏梗 10 g。(《妇科用药 400 品历验心得》)

9. 妊娠胃脘烧灼感　参见海螵蛸条。

10. 妊娠中恶恶气伤胎，胎动作痛，手不可近，不能饮食者　散滞汤：醋炒青皮、木香各五分，当归、炒芍、条芩各二钱，川芎、甘草、苏梗各钱半，苎麻根引。(《彤园妇人科》)

11. 胎上逼心，若因脾胃气虚　用六君子加苏梗。(《证治准绳·女科》)

12. 怀孕八月，觉胎气不安，气逆气喘　宜服束胎调气饮：陈皮(去白)三钱，子芩一钱五分，枳壳(麸炒)一钱，苏梗一钱，茯苓一钱，白术(炒)一钱，炙甘(草)三分。水煎服。(《仁寿镜》)

13. 胎前气紧　紫苏汤：紫苏、苏梗、枳实、贝母、大腹皮、知母、当归、石膏各八分，甘草、北五味各三分。水煎空心服。(《妇科秘方》)

14. 孕妇素有吼疾，遇寒即发，喘促气急，因而动胎　九宝汤：苏茎叶，大腹皮，炒桑皮，麻黄，杏仁，陈皮，甘草，薄荷，桂心。(《彤园妇人科》)

15. 妊娠心腹胀满　加减仓公下气汤：白芍药、陈皮、白茯苓、大腹皮、川芎、当归、香附、前胡、厚朴、紫苏梗、乌药、木香各味分两随宜。上锉一剂，空心服。(《医部全录·妇科》)

16. 妊娠体虚中气，因忧思抑郁，志意不伸，神气耗散而昏死，脉结，面白　加减顺气散：炒香附、炒枣仁、当归、茯神各钱半，炙术、炒芍、川芎、木瓜、乌药、炙草、苏梗各一钱，姜、枣引。(《彤园妇人科》)

17. 胎动停止，胎萎不长　参见玫瑰花条。

18. 有孕八九个月，必用顺气　须用枳壳、紫苏梗。(《济阴纲目》)

19. 安胎和气尤理伤寒　百顺散：桑寄生一两，干苏梗三分，白茯苓半两，陈皮一分，人参半两，大腹皮炙三分。上为末，每一钱，水一盏，煎六分。(《产宝诸方》)

20. 妊娠外感　香苏散加减：香附 6 g，苏梗 10 g，炙甘草 6 g，陈皮 10 g，佩兰 6 g，荆芥 6 g，蝉蜕 5 g。(《妇科用药 400 品历验心得》)

21. 妊娠子淋　参见功劳木条。

22. 怀孕十月，气体虽如常，宜预服滑胎饮，间二三日一服　当归一钱五分，酒炒白芍二钱，川芎六分，炒白术一钱五分，陈皮一钱五分，香附一钱五分，炒黄芩五分，苏梗五分，炙甘(草)三分。水煎服。(《仁寿镜》)

23. 血运　人参同苏梗煎，童便、酒兑服。(《秘珍济阴》)

24. 产后咳嗽，喘急烦闷　参见柴胡条。

25. 子宫内膜生长不良　参见海马条。

26. 月经不调，久不孕育　参见月季花条。

27. 肠粘连腹痛　参见木香条。

28. 梅核气　厚朴 9 g，苍术 10 g，半夏 10 g，沉香 4 g，茯苓 10 g，佛手柑 10 g，苏梗 10 g。(《妇科用药 400 品历验心得》)

29. 性交呕吐　参见半夏条。

30. 阴吹　半夏 9 g，厚朴 10 g，茯苓皮 20 g，苏梗 10 g，枳壳 10 g。(《妇科证治经方心裁》)

【现代药理研究】　根据孕酮可以使雌性激

素激发的动物子宫内膜碳酸酐酶活性增加，并与孕酮剂量呈线性关系的效应，在连续3日肌内注射已烯雌酚的基础上，给予紫苏梗注射液0.1 g、0.2 g、0.4 g和0.6 g(生药)，腹腔注射，连续4日，其作用与孕酮相似，使小鼠子宫内膜碳酸酐酶的活性剂量相关性显著增加，说明其治疗先兆流产及安胎的机制也与孕酮相同。此外，紫苏梗也能使小鼠子宫内膜较明显增厚，表明其与孕酮一样，也能促进子宫内膜腺体的增长。(《中华本草》)

【用法用量】 内服：水煎，10～20 g。

紫河车

出《本草纲目》。又名混沌衣、人胞。为健康人的胎盘。

【药性】 甘、咸，温。入肺、肝、肾经。

【功效】 补气，养血，益精。

【药论及医论】 《本草拾遗》："主血气羸瘦，妇人劳损，面皯皮黑，腹内诸病，渐瘦悴者。"

《本草蒙筌》："疗诸虚百损……又益妇人，俾育胎孕。"

《雷公炮制药性解》："主男子精衰，妇人无子。"

《药性切用》："治久崩。"

《本草再新》："大补元气，理血分……能滋阴亏，调经安产。"

《现代实用中药》："用于不孕，紫河车为阵痛催进剂及促进乳汁分泌剂。"

《黄绳武妇科经验集》："人胞本人血气所生，故能以人补人，以胞补胞，用此精血所化之物，以补精血所亏之证，则精血足而诸症除。"

《裘氏妇科临证医案精华》："闭经临证尽量选用一些冲任奇经药及被现代实验证实有促性腺功能或对生殖器官有亲和性药物，如鹿角胶、阿胶、紫河车等，以提高疗效。"

【临床应用】

1. 经后腹痛　真阿胶一两，生熟地各二两，当归身二两，白茯苓二两，紫河车一具，怀山药二两，杭白芍一两，炙甘草三钱。上方共煎成浓汁，与紫河车另煎浓汁和匀，加阿胶烊化收膏，每服三钱，空心时开水冲服。(《妇科经验良方》)

2. 肾虚型闭经　胎盘1个。洗净，瓦上焙干研末。每次15 g，黄酒调服。每日2次。(《中华民间秘方大全》)

3. 冲任虚损引起的经量过少、月经后期、闭经、不孕、阴部下坠　补胞汤：熟地黄20 g，紫河车10 g，何首乌30 g，菟丝子30 g，巴戟天12 g，淫羊藿15 g，鹿角胶20 g，龟甲胶20 g，当归15 g，桑寄生30 g，黄精30 g，鸡血藤30 g。(《妇科用药400品历验心得》)

4. 肾虚型子宫功能失调性出血　胎盘1个。洗净，炭火烘干，研末。每日早晚各服5 g。(《中华民间秘方大全》)

5. 经期过长　参见磁石条。

6. 漏下　紫河车粉20 g，淡菜10个，龟板胶20 g，墨旱莲20 g，仙鹤草20 g，血余10 g。(《妇科用药400品历验心得》)

7. 经病发热　大造丸：紫河车一具，败龟板二两，盐酒炒黄柏一两五钱，盐炒杜仲二两，牛膝二两，地黄三两，砂仁六钱，茯苓二两，天冬一两二钱，麦冬一两二钱，五味七钱，当归二两。为末，捣河车、地黄膏，少加米糊丸，每服八十丸。(《女科指掌》)

8. 肝肾亏虚，阴血不足型经行不寐　鲜胎盘1具，漂净切碎，用文火煮熟晒干研末，口服，每次3 g，每日3次。(《验方精选》)

9. 带下　紫河车粉15 g，菟丝子10 g，苍术10 g，鹿角霜10 g，芡实30 g，金樱子30 g，海螵蛸15 g。(《妇科用药400品历验心得》)

10. 锦丝带　参见鹿角霜条。

11. 胎动不安，若先经堕过者　可先服大造丸，继杜仲丸。大造丸：紫河车，枸杞果，人参，全当归，麦门冬，天门冬，益智仁，白茯苓，五味子，熟地黄，川牛膝，山药，菟丝子，川贝母。(《高淑濂胎产方案》)

12. 肾虚滑胎　紫河车粉：紫河车粉10 g。每日分3次服。服至第2个月后逐月改为隔2日、隔3日、隔5日、隔10日服，至孕7个月停。

(《中医妇科验方选》)

13. 无子,月水不调,小产,难产　紫河车一具(米泔洗净,新瓦焙干,研末;或以淡酒蒸熟,捣晒研末),当归二两,黄柏(去皮,盐酒浸炒)一两半,牛膝(去苗,酒浸晒)一两二钱,生地黄二两半(入砂仁六钱,白茯苓二两,绢袋盛,入瓦罐酒煮七次,去茯苓、砂仁不用,杵地黄为膏听用),天门冬(去心)、人参(去芦)各一两二钱。夏日加五味子七钱。各不犯铁器,为末,同地黄膏入酒,以乳煮糊为丸,如小豆大。每服八九十丸,空心盐汤下,冬月酒下。女子带下,并加牡蛎粉一两。其补阴之功极重。(《本草纲目》引《诸证辨疑》)

14. 血瘕、血块及产后秽露不尽,儿枕急痛,应干积聚疼痛,渐成劳瘦　凌霄花散:凌霄花一分,牡丹皮、山栀子仁、赤芍药、紫河车、血竭、没药、硇砂、地骨皮、五加皮、甘草各二两,红娘子十一个,桃仁、红花、桂心、延胡索、当归各一两。上为细末,温酒调一钱服。(《妇人大全良方》)

15. 产后日久肾虚腰痛　济阴大造丸:人参、熟地各一两五钱,当归身二两五钱,麦冬、天冬、炒山药各一两,五味子五钱,黄柏八钱。上各为末,加头胎壮盛紫河车一具……炼蜜为丸如桐子大。每服三钱,白水、桂圆汤任下,早晚俱可服。(《胎产心法》)

16. 产后骨蒸　加味大造丸:紫河车一具,人参一两,当归一两,麦冬(去心)八钱,银柴胡六钱,生地二两,胡黄连五钱,山药一两,石斛(酒蒸)八钱,枸杞一两,黄柏(酒炒)八钱。(《节斋公胎产医案》)

17. 产后产门不闭　补元汤:人参三钱,川芎、熟地、白术、紫河车、白芍各一钱二分,五味子、升麻各三分,大枣十枚。不拘时服。(《丹台玉案》)

18. 蓐劳　紫河车丸治蓐劳及产后虚弱大效。(《证治准绳·女科》)

19. 胎盘组织液　由胎盘制成。用于女性生殖功能发育不全等症。肌内注射,每次1～2 mL,每日1次。(《中药制剂汇编》)

20. 子宫内膜生长不良　参见海马条。

21. 子宫发育不全,肾虚不孕　紫河车2具。将紫河车洗净至清汁流出为止,以酒煮烂,捣如泥,炼蜜为丸,如梧桐子大。每次服10 g,用米酒送服。每日2次。(《中华民间秘方大全》)

22. 排卵障碍致不孕　参见龟甲条。

23. 服之令人多子　河车种玉丸:紫河车,熟地,枸杞,白苓,当归,人参,菟丝,阿胶,丹皮,白薇,沉香,桂心,枣皮,香附,川芎。(《女科一盘珠》)

24. 希恩综合征　紫河车对希恩综合征有治疗效果。(《中医妇科学》,广东中医学院编)

25. 绝经前后诸症　补冲丸:紫河车,肉苁蓉,巴戟天,枸杞子,当归,丹参,川芎。(《中医妇产科学》,刘敏如等主编)

26. 劳嗽,一切劳瘵虚蒸等疾　河车丸:紫河车一枚,洗血净,入磁器内,重汤煮极烂,汁入药,拣参一两,白茯苓半两,干山药二两。上为细末,入河车汁,加面糊为丸,如桐子大,以少麝香末为衣,每服三五十丸,米饮温酒盐汤任下,空心服。嗽甚者,五味子煎汤下。(《济阴纲目》)

27. 乳汁不足　紫河车炒焦研末,每晚饭后服1.5～3 g。(《吉林中草药》)

28. 肾亏阳虚、精血不足所致乳汁全无,伴见畏寒肢冷、毛发脱落、羸瘦、闭经　资生散:人参、熟地黄、当归、淡菜、巴戟天、菟丝子、淫羊藿、石菖蒲各100 g,黄精200 g,山茱萸、鲍鱼、五味子各75 g,鹿茸、附子、甘草各50 g,胎盘1具。共研极细末,和匀。每次5 g,每日3次,温开水送服。(《名医治验良方》)

29. 阴冷　参见淫羊藿条。

30. 重、中、轻度宫颈炎　地胎胶囊:胎盘烤干、紫花地丁、蒲公英各500 g,苦参15 g,冰片5 g。共研细末,和匀,装入胶囊,每粒0.25 g。取胶囊2粒塞入阴道深处。每日1次,7次为1个疗程。(《中国丸散膏丹方药全书·妇科病》)

31. 宫颈癌　参见鹿角霜条。

【现代药理研究】　胎盘有分泌激素的生理

功能,能分泌人绒毛膜促性腺激素(hCG)等激素。胎盘中可能含有这些激素。给哺乳期幼兔注射胎盘提取物,能显著促进幼兔的胸腺、脾脏、子宫、阴道、乳腺等的发育,也可促进甲状腺、睾丸发育,对脑垂体、肾上腺、卵巢、胰腺、肝、肾等几无影响。(《中华本草》)

【用法用量】 内服:研末,每次1.5～3 g,重症加倍;或入丸剂;新鲜胎盘,半个至1个,水煎服食,每周2～3次。

【使用注意】 凡有表邪及实证者禁服,脾虚湿困纳呆者慎服。

紫珠叶

出《本草拾遗》。又名止血草。为马鞭草科植物杜虹花 *Callicarpa pedunculata* Rolfe 的叶。

【药性】 苦、涩,平。

【功效】 止血散瘀,解毒消肿。

【药论及医论】 《中药药理与应用》:"紫珠草对子宫出血、人工流产后出血、剖腹产后出血、陈旧性宫外孕血肿剥离渗血等,均有良好的止血效果。"

【临床应用】

1. 功能失调性子宫出血　紫珠、梵天花、地葱各30 g,水煎取汁,加红糖30 g,每日1剂。(《浙南本草新编》)

2. 妇产科出血等　止血灵胶囊:由紫珠草提取物2 000 g、土三七3 000 g制成。每次3～4粒,每日3次。(《中药制剂汇编》)

3. 子宫发育不全　参见珍珠条。

4. 阴道炎,宫颈炎　150%紫珠叶溶液,每次10 mL,涂抹阴道,或用阴道栓,每日1次。1周为1个疗程。(《全国中草药汇编》)

5. 子宫颈炎、滴虫性、念珠菌性及细菌性阴道炎　用稀紫珠草液局部冲洗后,再放入浸有50%紫珠草溶液的带线棉花栓,经12～24小时后取出,或用粉剂作局部喷雾,每日1次,连用5日以上。(《中医方药学》,广东中医学院编)

【现代药理研究】 紫珠草注射液对人可使血小板增加,出血时间、血块收缩时间、凝血酶原时间缩短。对功能失调性子宫出血有止血效果。体外试验表明,100%裸花紫珠叶的煎液对金黄色葡萄球菌、铜绿假单胞菌、大肠埃希菌、痢疾杆菌、伤寒杆菌、变形杆菌、产碱杆菌等均有抑菌作用。(《中药大辞典》)

【用法用量】 内服:煎汤,10～15 g,鲜品大量可用30～60 g;研末服,1.5～3 g,每日1～3次。外用:适量,鲜品捣敷或研末撒。

【使用注意】 虚寒性出血者慎服。

紫花地丁

出《本经逢原》。又名地丁草、箭头草、堇菜地丁。为堇菜科植物紫花地丁 *Viola yedoensis* Makino 的全草。

【药性】 苦,寒。入心、肝经。

【功效】 清热利湿,解毒消肿。

【药论及医论】 《本草纲目》:"主治一切痈疽发背,疔肿,瘰疬,无名肿毒,恶疮。"

《得宜本草》:"主治乳痈疽疔。"

【临床应用】

1. 经行尿感　紫花地丁30 g,水煎服。(《妇产科疾病中医治疗全书》)

2. 经前痤疮　参见天花粉条。

3. 孕痈湿热内蕴证　大血藤,败酱草,紫花地丁,连翘,蒲公英,杜仲,川续断,苎麻根。(《中医妇产科学》,刘敏如等主编)

4. 妊娠合并风疹　参见野菊花条。

5. 产后腹痛　紫花地丁二两,艾叶一团。水煎加糖服。(《常见病验方研究参考资料》)

6. 产后感染发热　紫花地丁、蒲公英、败酱草各30 g,红糖适量。水煎服。(《中华民间秘方大全》)

7. 产后40日内,合之非道,尿频如淋,甚则阴肿焮红　止淋汤:滑石、甘草、萹蓄、紫花地丁、瞿麦各15 g,大黄2 g,石韦25 g。(《中国妇产方药全书》)

8. 产后血风遍身浮肿　柘黄汤:柘黄、枳壳、白术、地丁各一两半,黄芪,人参,款冬花,桔梗。上粗捣筛,每服三钱,水一盏,煎至六分,去

滓温服，不拘时。（《普济方》）

9. 乳顶傍或乳房吹乳成痈，并乳结之证，发热恶寒，冷汗自出，势欲破而疼痛难忍，服之即出脓痛定　定痛消毒饮：蒲公英、紫花地丁各一钱二分，当归尾、白芍（醋炒）、赤芍、花粉、浙贝母研各一钱，皂角刺七分或五分，柴胡梢八分或一钱，牡丹皮、广皮各八分，明乳香、没药各五分，生草三分，红枣二枚，灯心五十寸，水三钟，煎八分。临服加无灰酒小半酒杯，入药，滚数滚服之。（《胎产心法》）

10. 乳吹并一切毒　地丁膏：黄花地丁（即蒲公英）、紫花地丁各八两。以长流水洗净，用水熬汁去渣，又熬成膏摊贴。（《惠直堂经验方》）

11. 乳痈初起　鲜紫花地丁草叶子塞鼻，左乳塞右鼻，右乳塞左鼻。梗茎与根捣烂成饼，敷患处。（《常见病验方研究参考资料》）

12. 盆腔炎及子宫内膜异位症合并炎症之腹痛　盆炎汤：蒲公英 30 g，紫花地丁 30 g，大血藤 30 g，败酱草 30 g，生蒲黄 12 g，制乳香、制没药各 3 g，柴胡、延胡索各 9 g，川楝子 9 g，刘寄奴 15 g，广地龙 12 g，三棱 12 g，莪术 12 g。（《中医妇科名家经验心悟》）

13. 宫颈炎　紫花地丁膏：由紫花地丁、麻油制成。局部外涂，有明显疗效。（《中药制剂汇编》）

14. 乳腺癌　参见瓜蒌皮条。

15. 人乳头瘤状病毒感染　参见野菊花条。

16. 宫颈癌　双紫粉：紫草，紫花地丁，紫河车，黄柏，墨旱莲，冰片。局部外用。（《中医妇产科学》，刘敏如等主编）

17. 外阴疖肿　五味消毒饮加天花粉 10 g、浙贝母 10 g、连翘 10 g、紫草 10 g。（《妇科用药400 品历验心得》）

18. 阴茧　野菊花 15 g，紫花地丁 30 g，龙胆草 15 g，蒲公英 30 g，黄柏 15 g。煎汤趁热先熏后洗，每日 2 次。（《中医临床妇科学》，夏桂成主编）

19. 湿热、湿毒所致的腰痛，小腹痛，带下病，阴痒，阴蚀　参见穿心莲条。

20. 外阴黏膜破损　紫花地丁 50 g，蒲公英 50 g。每次加水 1 000 mL，煎取 500 mL，连煎 3 次，合药液，凉后先用冲洗器冲洗阴道再坐浴，不拘次数，每次 15 分钟。青黛 30 g，每次坐浴之后拭干，再局部涂抹。（《妇科用药 400 品历验心得》）

21. 霉菌性阴道炎　紫花地丁 100 g，每次加水 1 000 mL，煎取 500 mL，连煎 3 次，合药液，凉后先用冲洗器冲洗阴道再坐浴，不拘次数，每次 15 分钟。（《中国民间医术绝招 · 妇科部分》）

【现代药理研究】

（1）100%煎剂对金黄色葡萄球菌、肺炎链球菌、甲型链球菌、乙型链球菌、大肠埃希菌、流感杆菌、白喉杆菌、铜绿假单胞菌、白色葡萄球菌、白念珠菌有不同程度的抑制作用。1∶4 水浸剂对堇色毛癣菌亦有抑制作用。紫花地丁提取物在低毒性剂量的浓度下，可完全抑制艾滋病毒（HIV）的生长。（《中华本草》）

（2）紫花地丁具有非常好的体外抗衣原体作用。紫花地丁的提取物在亚毒性浓度的状态下，对于 HIV 具有完全抑制的作用，但是该提取物在细胞外并不会对 HIV 的活性产生抑制作用。因此，紫花地丁在艾滋病的治疗和预防中具有较大的开发和研究前景。[《中医临床研究》，2017，9(12)：136－137]

【用法用量】　内服：煎汤，10～30 g，鲜品 30～60 g。外用：100 g，水煎冲洗坐浴。

【使用注意】　阴疽漫肿无头及脾胃虚寒者慎服。

蛤　壳

出《本草原始》。又名海蛤壳。为帘蛤科动物文蛤 *Meretrix meretrix* Linnaeus. 或青蛤 *Cyclina sinensis* Gmelin. 的贝壳。

【药性】　咸，寒。入肺、肾经。

【功效】　清肺化痰，软坚散结，利尿，制酸。

【药论及医论】　《名医别录》："（治）崩中漏下。"

《四声本草》:“止消渴,润五脏。”

《日华子》:“治呕逆……妇人崩中,带下病。”

《中华本草》:“煅用能制酸敛疮,用于胃痛泛酸。”

【临床应用】

1. 经期过长　海蛤壳 30 g,地榆 20 g,槐花 20 g,贯众炭 30 g,侧柏叶 10 g,龟板胶 20 g。(《妇科用药 400 品历验心得》)

2. 崩漏,带浊不固,诸药难效　玉关丸:白面(炒熟)四两,枯矾二两,文蛤醋炒黑二两,北五味子炒一两,诃子二两,半生半炒为末,用熟汤和丸,梧子大。以温补脾肾等药随症加减,煎汤送下,或人参汤亦可。(《妇科备考》)

3. 闭经　参见天花粉条。

4. 水气在皮肤浮肿,月水不通　赤茯苓丸:赤茯苓一两,猪苓一两半,泽泻一两半,小海蛤一两半,陈橘皮、桂三分,防己一两半,木通各一分,赤芍药一两半。上为末,炼蜜和丸如梧桐子大,每服二十丸,煎桑根白皮汤下,日三。(《普济方》)

5. 经前烦渴　蛤壳 60 g,天花粉 15 g,牡蛎 30 g,川石斛 12 g,知母 10 g,牡丹皮 10 g,益母草 12 g。(《妇科证治经方心裁》)

6. 带下色或白或黄或赤白相杂,伴肢重体楚、头胀等　羌活、防风、白芷、僵蚕、薏苡仁、蛤壳、茯苓、陈皮为主。[《中医杂志》,1981 (1): 14]

7. 赤白带下并五淋　海蛤丸:舶上茴香、半夏、芫花(醋炒令干)、红娘子(去翅头足略炒)、玄胡索、川苦楝、硇砂、海蛤、羌青各等分。上件药味一处,杵罗为末,醋煮面糊丸桐子大,用朱砂为衣,每服十丸,盐汤下,妇人醋汤下,心气痛,生姜醋汤下,取恶物为效。(《普济方》)

8. 习惯性流产　参见板蓝根条。

9. 妊娠恶阻　猪苓 10 g,泽泻 10 g,茯苓 10 g,桂枝 6 g,炒白术 10 g,半夏 12 g,生姜 5 片,蛤壳 30 g。(《妇科证治经方心裁》)

10. 妊娠泛酸　青蒿 6 g,佛手柑 10 g,甘松 6 g,黄连 3 g,白豆蔻 5 g(杵冲),蛤壳 30 g,海螵蛸 15 g,茯苓 10 g。(《妇科用药 400 品历验心得》)

11. 子淋　海蛤汤:海蛤、木通、猪苓各半两,滑石、冬葵子各一分。上五味,粗捣筛,每服三钱匕,水一盏,入灯心十茎,同煎至六分,去滓食前温服。(《圣济总录》)

12. 胎动不安,腰腹疼痛,或胎上抢心,去血腹痛　胶艾汤:阿胶(蛤粉炒)一斤,艾叶数茎。(《沈氏女科辑要》)

13. 妊娠烦渴面部潮红　竹叶石膏汤合文蛤散加味:竹叶 10 g,石膏 10 g,半夏 5 g,麦冬 12 g,北沙参 12 g,炙甘草 5 g,粳米 30 g,蛤壳 45 g,苎麻根 15 g。(《妇科证治经方心裁》)

14. 产后咳嗽,涕唾稠黏,胸膈壅闷,喘息不调,四肢无力　款冬花散:款冬花、贝母、桔梗、紫菀、旋覆花、五味子、海蛤、天门冬、赤茯苓各半两,汉防己一分,炙甘草一分。上件药捣粗罗为散。每服三钱,以水一中盏,煎至六分,去滓,不计时候温服。(《太平圣惠方》)

15. 产后败血所去不尽,在小腹作痛　五灵脂,香附末,蛤粉醋丸,甚者入桃仁。(《金匮钩玄》)

16. (产后)遗尿不禁　龙骨、文蛤各一两,为末,人参汤服。(《慎斋遗书》)

17. 热入血室　参见滑石条。

18. 外感痰嗽　蛤壳 30 g,炙麻黄 6 g,杏仁 10 g,石膏 25 g,炙甘草 6 g,生姜 4 片,大枣 5 个,冬瓜子 30 g,芦根 30 g,竹茹 10 g,栝楼皮 12 g,浙贝母 10 g。(《妇科用药 400 品历验心得》)

19. 妇人伤寒结胸膈,揉而痛,不可抚近　海蛤、滑石、甘草(炙)各一两,芒硝半两。上捣罗为散。每服二钱,鸡子清调下。(《类证活人书》)

20. 乳汁不通,脉弦数　皂角散:皂角(煨)三两,蛤粉三两。为散,酒煎三钱,去渣温服。(《女科指要》)

21. 吹奶,不痒不痛,肿硬如石　蛤粉丸:蛤粉半两。上用车脂和丸,如小豆大,每服,以温酒下二十丸,不过三服差。(《太平圣惠方》)

22. 乳痈　皂角刺烧灰,蛤粉、明乳香少许,为末,热酒下,揉散亦可。(《得效方》)

23. 慢性乳房囊性增生病　海蛤壳、海浮石、海带、海藻、地龙、白花蛇舌草各 15 g,三棱、

莪术、郁金、延胡索、白芍、银柴胡各 10 g。(《当代中医实用临床效验方》)

24. 盆腔炎性包块　参见白毛藤条。

25. 积聚　香附海粉丸：醋煮香附，桃仁，蛤粉，白术。(《胎产新书》)

26. 宫颈炎　Ⅱ号宫糜粉右矾：蛤粉，樟丹，冰片，乳香，没药，硼砂，硇砂，白及。(《现代中西医妇科学》)

27. 乳头状和颗粒状血瘀型宫颈糜烂　蛤香散：蛤粉 30 g，樟丹 15 g，雄黄 15 g，冰片 2.4 g，硼砂 15 g，硇砂 0.6 g，乳香 10 g，没药 10 g，儿茶 10 g。共研极细末，和匀。将带线棉球蘸药粉紧贴糜烂面。每日或隔日 1 次，5 次为 1 个疗程。(《名医治验良方》)

28. 阴痒皮肤破损　蛤粉 3 g，冰片 0.3 g，海螵蛸 3 g，煅牡蛎 3 g，青黛 3 g，研细末调匀外用。(《实用中西医结合诊断治疗学》)

29. 外阴炎，外阴湿疹，外阴溃疡　煅蛤粉 3 g，漳丹 4.2 g，冰片 1.2 g。上药研成细粉，用液体石蜡合成药膏。清洗患部后，将上药涂于患部，覆盖纱布，每日 2 次。(《全国中草药新医疗法展览会资料选编》)

【用法用量】 内服：煎汤，可以单味或入复方中使用，用量宜大，30～60 g。

【使用注意】 脾胃虚寒者慎服。

蛤　蚧

出《雷公炮炙论》。又名蛤解、蛤蟹、仙蟾、蚧蛇、大壁虎。壁虎科动物蛤蚧 *Gekko gecko* Linnaeus 的干燥体。

【药性】 咸，平。入肺、肾经。

【功效】 益肾补肺，定喘止嗽。

【药论及医论】 《日华子》："治肺气，止嗽，并通月经，下石淋及治血。"

《本草纲目》："补肺气，益精血，定喘止嗽，疗肺痈消渴，助阳道。"

《国医大师班秀文学术经验集成》："对于痰湿为患引起的不孕，在本着'病痰饮者，当以温药和之'以苓桂术甘汤或肾气丸出入治疗的同时，再以乌贼鱼或蛤蚧作饮食治疗，则既能温肾健脾，祛湿化痰，又能益气生血，温养子宫，促进排卵摄精。"

【临床应用】

1. 子悬　生晒参(调冲)12 g，麦冬 10 g，五味子 9 g，胡桃肉(杵冲)30 g，沉香(冲)1 g，蛤蚧(尾研吞，余入煎)1 只，山茱萸 20 g，枸杞子 15 g，覆盆子 15 g。(《马大正 50 年临证验案自选集》)

2. 产后气喘，气血两脱　蛤蚧救喘丹：人参二两，熟地二两，麦冬三钱，肉桂一钱，苏子一钱，蛤蚧二钱，半夏三分。水煎服。(《辨证录》)

3. 短气　红参(调冲)6 g，蛤蚧 1 只，沉香(研吞)1 g，五味子 5 g，生黄芪 50 g，升麻 10 g，柴胡 10 g，枳壳 30 g，苍术 10 g，炙甘草 9 g，磁石 15 g，胡桃肉(杵冲)30 g。(《马大正 50 年临证验案自选集》)

【现代药理研究】 蛤蚧醇提液能显著提高胰岛素样生长因子(IGF)-Ⅰ在不同月龄大鼠卵巢中的表达，从而促进卵泡发育，并且有可能通过 IGF-Ⅰ抑制颗粒细胞凋亡而减少卵泡的闭锁，由此延缓大鼠卵巢的衰老。同时，蛤蚧乙醇提取液能显著提高 InhA 在不同月龄大鼠卵巢中的表达，显示蛤蚧能改善大鼠卵巢的功能，促进优势卵泡和黄体的发育。随着研究的深入，使用 TUNEL 和 PI、AnnexinV/PI 3 种方法检测卵巢颗粒细胞凋亡率，结果证实 3 月龄和 6 月龄实验组大鼠卵巢颗粒细胞凋亡均明显少于对照组。说明蛤蚧乙醇提取液能有效抑制大鼠卵巢颗粒细胞的凋亡，从而改善大鼠卵巢功能，并可能由此延缓大鼠卵巢的衰老。[《吉林中医药》，2016，36(9)：919-921]

【用法用量】 内服：煎汤，3～6 g；研末，1～1.5 g；或入丸、散。

【使用注意】 外感风寒喘嗽及阴虚火旺者禁服。

蛴　螬

出《神农本草经》。又名老母虫、土蚕、核桃虫。为金龟子科昆虫朝鲜黑金龟子 *Holotrichia diomphalia* Bates 或其他近缘昆虫的干燥幼虫。

【药性】 咸，温，有毒。入肝经。

【功效】 破血，行瘀，解毒。

【药论及医论】《神农本草经》："月闭。"《名医别录》："产后中寒，下乳汁。"

【临床应用】

1. 女人从小至大，月经未尝来，颜色萎黄，气力衰少，饮食无味　黄芩牡丹汤：黄芩、丹皮、桃仁、瞿麦、芎䓖各二两，芍药、枳实、射干、海藻、大黄各一两，虻虫七十枚，水蛭五十枚，蛴螬十枚。上㕮咀，以水一斗，煮取三升，分三服。(《医部全录·妇科》)

2. 月水久不通，洒洒往来寒热　虻虫丸：虻虫，桑螵蛸，桃仁，蛴螬，代赭，川大黄。每于食前温酒服下十丸。(《普济方》)

3. 新产儿枕上下刺痛，壮热口干，烦渴头痛，汗出，或大小便不利，未得便下，若风血相搏，其病未愈　宜服牡丹散：牡丹、玄参、黄芩、川芎、射干、瞿麦、海藻、桃仁各半两，赤芍药、川大黄(微炒)各三分，水蛭、虻虫各一分，蛴螬二十枚。上件药，捣粗罗为散，每服三钱，以水一中盏，入生姜半分，薄荷三七叶，煎至六分，去滓温服，日三四服。(《太平圣惠方》)

4. (产后)崩漏下血不止　桂心散：桂心、蛴螬各二两，栝楼根、牡丹各三两，豉一升。上㕮咀，以水八升煎取三升，去滓，分三服。(《普济方》)

5. 产后月水不通　蛴螬丸：蛴螬半两，虻虫半两，水蛭半两，桑螵蛸半两，狗胆二枚(干者)，代赭半两，炒川大黄一两，桃仁一两。上件药捣细罗为末，炼蜜和捣三二百杵，丸如梧桐子大，每服空心，温酒下十丸。(《太平圣惠方》)

6. 新产后，瘀血不消，服诸汤利血后，余疾未平　宜服此方。牡丹丸：牡丹皮三两，芍药、元参、桃仁、当归、桂心各二两，虻虫、水蛭各五十枚，蛴螬、瞿麦、川芎、海藻各一两。上为末，蜜丸如梧子丸，酒下十五丸，加至二十丸。(《医部全录·妇科》)

7. 妇人绝产，生来未产，荡涤腑脏，使玉门受子精　秦椒丸：秦椒，天雄，元参，人参，白蔹，鼠妇，白芷，黄芪，桔梗，露蜂房，桃仁，白僵蚕，蛴螬，白薇，细辛，芜荑，干漆，白石英，附子，柏子仁，茯苓，当归身，干豆，牡蒙，沙参，防风，甘草，牡丹皮，牛膝，卷柏，五味子，芍药，桂心，大黄，石斛，白术，紫石英，泽兰，干地黄，川芎，钟乳，水蛭，虻虫，麻布叩幅头。(《医部全录·妇科》)

8. 痞气胸满欲绝　桔梗枳壳汤：枳壳、桔梗各一两。上锉麻豆大，分二服，水二盏，煎一盏，去滓温服，不拘时。(《女科百问》)

9. 乳无汁　漏芦五钱，石钟乳、栝楼根各一两，蛴螬三合。上四味，治下筛，先食，糖水服方寸匕，日三。(《医部全录·妇科》)

10. 产后乳汁不通　蛴螬三枚，浆水一大盏，入葱白二七寸，煎至八分，去葱下蛴螬。更煎三两沸，分温二服。(《普济方》)

11. 妇人腹中积聚，大如杯，上下流，痛不可忍，食噫腥臭，四肢寒热，经水不通，恶血停滞，体酸无力，面色萎黄　鳖甲丸：鳖甲，露蜂房，牡丹，牛膝，川椒，川大黄，附子，干姜，吴茱萸，赤芍药，桂心，琥珀，防葵，虻虫，水蛭，皂荚，当归，蛴螬。(《普济方》)

12. 阴脱出外方　蛴螬末，以猪膏和，傅上，蒲黄粉之。(《医心方》)

【现代药理研究】 蛴螬水浸液 1∶1 000 以上能兴奋离体兔子宫，蛴螬提取物对人宫颈癌 HeLa 细胞做了抗癌活性的研究，取得了很好的实验结果。蛴螬石油醚提取物对 HeLa 细胞具有抑制增殖及诱导凋亡作用。[《药学实践杂志》，2008，26(1)：14－19]

【用法用量】 内服：入丸、散 1.5～6 g。外用：研末调敷或捣敷。

黑大豆(附皮)

出《本草图经》。又名乌豆、冬豆子。为豆科植物大豆 *Glycine max* (L.) Merr.的黑色种子。全国各地均有栽培。

【药性】 甘，平。入脾、肾经。

【功效】 活血，利水，祛风，益肾健脾。

【药论及医论】 孟诜："疗男女阴肿，以绵裹纳之……"

《食疗本草》："主……产后诸疾。"

《本草纲目拾遗》："炒令黑，烟未断，及热投酒中，主……产后诸疾。"

《日华子》："调中下气，通经脉。"

《本草纲目》："盖豆乃肾之谷，其形类肾，而又黑色通肾，引之以盐，所以妙也。"

【临床应用】

1. 室女血气不利，月水来即少腹刺痛 地黄散：生干地黄(焙)一两，生姜(切作片)四两，乌豆二合，当归(切)一两。上四味，同入银石器中，慢火炒令燥，捣罗为散，每服二钱匕，温酒少许调下，空心日午卧时服。(《圣济总录》)

2. 肝肾亏损型痛经 黑豆 60 g，鸡蛋 2 只。同煎蛋熟去壳再煮，煮至豆熟，兑入米酒 120 mL，豆及蛋汤同服。(《醋蛋治百病》)

3. 肝肾不足之闭经或月经过少症 红花 9 g，黑豆 90 g，红糖 60 g。水煎服。(《现代中西医妇科学》)

4. 月经先期 生地黄 15 g，熟地黄 10 g，生白芍 10 g，炒黄芩 10 g，炒黄柏 5 g，山药 20 g，炒白术 10 g，续断 15 g，绿豆 30 g，赤小豆 30 g，黑大豆 30 g，金银花 12 g，甘草 6 g。(《妇科用药400品历验心得》)

5. 月经后期 参见桑螵蛸条。

6. 月经不调 参见西红花条。

7. 倒经 参见棉花子条。

8. 肾虚经行泄泻 五合汤：黑豆、黄豆、糯米、全麦粒、黍米各等分，炖熟和匀，贮于瓷罐或瓶内，食用时加红糖或白糖量，开水调服。(《百病饮食自疗》)

9. 肾虚经行水肿 黑豆鲤鱼汤：鲤鱼一尾，黑豆一撮。将鲤鱼去鳞及肠杂，洗净，黑豆淘洗净，共入锅炖汤食。(《食物与治病》)

10. 血瘀阻滞型经行头痛，经行身痛 参见独活条。

11. 白带 黑豆二两，白果十个(去皮)，红枣二十枚。水二碗煮熟食之。(《良朋汇集》)

12. 孕妇白带如崩，腰膝酸痛 黑豆(紧小者)50 g，白果(去壳)7 枚。同炒后，以黄酒和水合煎，分次 2 服。(《中华民间秘方大全》)

13. 妊娠腰痛如折 紫酒：大黑豆二合，炒令香熟，以酒一大盏，煮取七分，去豆，空心顿服。(《妇人大全良方》)

14. 妊娠伤动，腹痛下血，心烦 卷柏散：卷柏半两，阿胶半两，龙骨半两，当归半两，熟艾半两。上件药捣细罗为散，每服不计时候，煎黑豆汤调下二钱。(《太平圣惠方》)

15. 胎动漏红 大黑豆 60 g，生黄芪 30 g，砂糖 60 g。(《常见病验方研究参考资料》)

16. 习惯性流产 杜仲八钱，菟丝子、黑豆各五钱。水煎，加黄砂糖冲服，连服十剂。(《常见病验方研究参考资料》)

17. 脾肾虚型妊娠水肿 黑豆 100 g，大蒜 30 g，红糖 30 g。烧至黑豆熟后服食。(《妇女病饮食疗法》)

18. 妊娠经六七月，子死腹中不出 黑豆三合。上醋一升，煎取八合，空心，分温三服。(《经效产宝》)

19. 肾虚气滞转胞 黑豆红糖汤：黑豆 100 g，大蒜 30 g，红糖 30 g。将黑豆、大蒜洗净，大蒜切片，先在砂锅内加水 500 mL，大火煮沸后，再倒入余药，用小火烧煮至黑豆熟透后服用。(《百病饮食自疗》)

20. 孕妇下痢赤白灰色，并泄泻腹痛垂危 黑豆二十粒，甘草二寸(半生半炒)，大罂粟五个(去顶筋，半生半炒)。共为末，姜三片，水煎空心服。(《妇科秘方》)

21. 阴虚肝旺之先兆子痫 参见金银花条。

22. 孕妇中风口噤言语不得 白术一两半，川独活一两，黑豆炒一合。共合一处，水三升，煎一升半，去滓，分四次温服。(《妇科秘方》)

23. 横逆难产，子死腹中 先用黑豆一大合炒熟，水与童便合煎服，神效。(《医部全录·妇科》)

24. 妊娠未足月，胎死不出，其母欲死 上以醋一大盏，煮黑豆一合，令豆熟，去豆服其汁。

立效。(《太平圣惠方》)

25. 误服毒药动胎　三物解毒汤：甘草、黑豆、淡竹叶各等分，水煎浓服。(《资生集》)

26. 恶露不行　黑豆(炒烟尽为度)四两，益母草三钱。水、黄酒各半煎服。(《常见病验方研究参考资料》)

27. 胞衣不出　黑豆一合，炒令熟。上入醋一盏，煎三五沸去豆，分为三服，酒煮亦可。(《妇人大全良方》)

28. 产后血瘕，结块攻刺，心腹疼痛　砒黄丸：砒黄半两，芫花(醋拌炒令黄)一两，硇砂半两，香墨一两，釜煤半两，当归半两。上件药捣罗为末，以醋煮黑豆一两，取汁煮面糊和丸，如梧桐子大，每日空心，以醋汤下七丸，有恶血下差，即住服。(《太平圣惠方》)

29. 产后腹痛　参见乌药条。

30. 产后赤白痢久不断，头面身体皆肿　黑豆饮子：黑豆一合，小麦一合，蒲黄一合，吴茱萸半两(汤浸七遍，焙干微炒)。上件药以水二大盏，煎至一盏二分，去滓，不计时候，分温四服。(《太平圣惠方》)

31. 肾虚产后遗尿　黑豆益智猪肚方：黑豆30 g，益智仁30 g，桑螵蛸30 g，猪肚1具。前三味入猪肚内炖服。(《重庆·祖国医学采风录》)

32. 产后肿满　乌豆一斗，水一斗五升，煮取五升，澄清去滓，如此三度，不令有浊，又以清酒五升，合煮煎二升，分为五服。(《补阙肘后百一方》)

33. 产后血运，及辟风，除血防热　紫汤：黑豆(炒令烟绝)二合。上以清酒二升泼之，盛取汁，不计时候，温一小盏服。(《太平圣惠方》)

34. 产后贫血　生猪骨(羊骨、牛骨)250 g，枸杞子15 g，黑豆30 g，大枣10枚。煮至烂熟。调味后饮汤食枸杞子、红枣、黑豆，每日1次，连服15～20日。(《中华民间秘方大全》)

35. 产后血气不散，乍寒乍热，骨节烦痛，唇口干焦，心胸闷乱　赤芍药散：赤芍药、人参、防风、当归、生干地黄、红蓝花、藕节各一两，羚羊角屑三分，川芎三分。上件药捣粗罗为散，每服四钱，以水一中盏，入生姜半分，黑豆五十粒，煎至六分，去滓，不计时候温服。(《太平圣惠方》)

36. 产后中风，腰背反折，筋急口噤　黑豆酒：黑豆二升(研小者打碎)，酒四升。上将黑豆铛中慢火炒令香熟，即以酒投之，取出以绢滤去豆，将酒瓮器盛，每服一盏，温服不拘时。(《圣济总录》)

37. 产后中风口噤，四肢顽痹不仁，身体如角弓反张　羌活浸酒方：羌活五两，防风五两，黑豆二升。上件药细锉，以好酒一斗，于瓶中浸羌活、防风一宿，即炒黑豆令熟，承热投于酒中，搅动，密封盖，经半日许，又于锅中着水，煮瓶至半日，候瓶冷取出，每服暖一中盏饮之。(《太平圣惠方》)

38. 产后风　参见地肤子条。

39. 血虚型产后盗汗　浮小麦、黑豆各100 g，炙甘草15 g，桂枝10 g，大枣10枚。每日1剂，水煎3次，饭前分服。(《中国民间医术绝招·妇科部分》)

40. 产后羸乏不复　令肥白方：大乌豆净拭，熬熟一如造豆黄法，去皮，捣为末，以腊月猪脂成炼者和丸，如梧桐子大，酒下五十丸，日再服。(《妇人大全良方》)

41. 痛风，妇人血风，身上瘙痒　参见皂角刺条。

42. 妇人血风流注，腰脚疼痛不可忍　藁本散：藁本一两半，狗脊一两，没药、天麻、麒麟竭、蝉壳、骨碎补、桂心各一两，虎胫骨、败龟、穿山甲各二两，麝香(研入)半两。上件药捣细罗为散，每服，以炒生姜黑豆淋酒下二钱，空心及食前服。(《太平圣惠方》)

43. 产后脱肛　参见赤小豆条。

44. 面皯　黑大豆可以治疗肾虚引起的面部色素沉着，代表方剂是扁鹊三豆饮。(《妇科用药400品历验心得》)

45. 潮热出汗　黑大豆30 g，龟板胶20 g，女贞子30 g，墨旱莲30 g，天冬15 g，牡蛎30 g，牡丹皮10 g，糯稻根30 g。(《妇科用药400品历验心得》)

46. 妇人血气上攻，心腹疼痛不可忍，神情闷乱　乌药散：乌药、木香、桂心、青橘皮、蓬莪术各一两。上件药捣细罗为散，每服，以生姜半两，拍碎，黑豆半合，同炒令豆熟，入童子小便一中盏，煎三五沸，滤去滓，调下散子二钱。（《太平圣惠方》）

47. 妇人脚气卒发，冲心，烦闷气急，大便苦难，小便赤涩，心神热躁　红蓝花三分，生黑豆皮二合，川大黄三分。上件药，以水一大盏半，煎至一盏，去滓，食前分温三服。（《太平圣惠方》）

48. 子宫下垂　黑豆 1 000 g，何首乌、木瓜各 250 g，共研细末为丸，早、晚各服 9 g，温开水送下。（《常见病验方研究参考资料》）

49. 子宫内膜生长不良　参见海马条。

50. 肾虚宫寒型子宫发育不全　黑大豆 90 g，紫石英 30 g，荠菜花 15 g，补骨脂、菟丝子、肉苁蓉、益母草、当归各 10 g，艾叶、炙甘草各 3 g，鸡蛋 3 枚。经行时日 1 剂，鸡蛋另煮，熟后去壳放药内同煎，分 3 次先食蛋后服药，经净后停药，3 个月经周期为 1 个疗程。（《中国民间医术绝招·妇科部分》）

51. 虚证缺乳　参见鸡血藤条。

52. 气血虚弱型外阴白色病变　黑白和营汤：黑芝麻、黑大豆各 30 g，白鲜皮、白芍、当归、女贞子、墨旱莲各 12 g，生何首乌、黄芪各 15 g，防风 6 g，白术、牡丹皮各 9 g，生甘草 3 g。（《妇科名医证治精华》）

53. 阴肿　黑豆以绵裹纳之。（孟诜）

54. 性欲淡漠　黑豆 30 g，熟地黄 20 g，肉苁蓉、淫羊藿各 15 g，冰糖 150 g，白酒 750 mL。药放酒内浸泡 7 天后，每服 20 mL，每日 2 次。（《中国民间医术绝招·妇科部分》）

【现代药理研究】　大豆中含微量的大豆黄酮及染料木素（水解产物），两者皆有雌激素样作用（每日口服 2.5 g/小鼠，6 日后测子宫重量）。其作用强度为染料木素∶鹰嘴豆芽素 A∶大豆黄酮＝1.5∶1.0∶0.4，但也有认为大豆黄酮作用强于另外两者的。大豆黄酮口服或腹腔注射时雌激素样作用相当于二乙基己烯雌酚的 10^{-5}。（《中药大辞典》）

【用法用量】　内服：煎汤，10～60 g，或入丸、散。

黑芝麻（附油）

出《本草纲目》。又名胡麻、巨胜、狗虱、鸿藏、乌麻、乌麻子、油麻、油麻子、黑油麻、脂麻、巨胜子、乌芝麻、小胡麻。为脂麻科植物芝麻 *Sesamum idicum* L.的成熟种子。

【药性】　甘，平。入肝、脾、肾经。

【功效】　补益肝肾，养血益肾，润肠通便。

【药论及医论】　《乞法全书·释药分类》："芝麻，补益药也，入肝益血，主治产后羸困。"

《名医临证经验丛书·妇科病》（张兆智经验）："习惯性流产，芝麻每月 500 g，洗净蒸熟晒干，每日早晨空腹时咀服食一匙。服至足月分娩。"

【临床应用】

1. 崩中血凝注　生胡麻一升，捣，纳热汤中，绞取半升，服立愈。（《普济方》）

2. 阴虚肝旺型经行头晕、经行不寐　枸杞桂圆粥：枸杞子 10 g，桂圆肉 15 g，大枣 20 枚，黑芝麻（炒研）20 g，红糖适量。将上四味同入锅内，加水适量煎煮成粥，粥熟加入适量红糖调味，分次服。宜常食。（《随园食单》）

3. 鲍氏治赤白带方　红枣（煮熟去皮）、芝麻（微炒，二味杵如泥）、茅山苍术（米泔水洗炒研末）等分。三味共捣丸如桐子大，三钱一次，滚汤携空心。此药宜常服，止带调营颇合宜。（《济世神验良方》）

4. 临月呕吐　温胃汤：肉桂一钱，厚朴一钱，陈皮一钱，香附一钱，当归一钱半，川芎一钱，车前子一钱，枳壳一钱半，黑姜五分，桃仁一钱，半夏一钱，砂仁五分，生芝麻一钱，炒米五十粒。（《陈素庵妇科补解》）

5. 妊娠便闭　甜杏仁 25 g，桃仁 30 g，黑胡麻 30 g。研末，调煮成糊食用。（《中华民间秘方大全》）

6. 妊娠合并肝内胆汁淤积症　复方犀角茵陈汤：水牛角（先煎）、绿豆、黑芝麻各 30 g，茵陈、生薏苡仁各 15 g，鲜生地黄 12 g，牡丹皮、赤

芍、鲜芦根、土茯苓、栀子、车前草各 9 g，防风 3 g。(《中国中医秘方大全》)

7. 妇人产难，千金不传。孕妇胎水先破，水干难产，或子死腹中　蜜半盅，香油半盅，老酒半盅。三味共一处，煎五七沸，以箸搅之而匀，温服之。(《宋氏女科撮要》)

8. 临产交骨不开　加料佛手散：当归二两，川芎一两，蟹爪三钱，龟板(酥炙研新鲜者佳)一枚，肉桂一钱半，生芝麻三钱。(《陈素庵妇科补解》)

9. 漏胎难产　因血干涩也。用清油半两，好蜜一两，同煎数十沸，温服，胎滑即下。他药无益，以此助血为效。(《胎产须知》)

10. 胞衣不下　胡麻生捣榨取油，饮之即下。(《医学正传》)

11. 产后大便日久不通　润肠粥：芝麻一升，研末，和米一合，煮粥食。润肠即通。(《家传女科经验摘奇》)

12. 产后大便不通　用麻油口含，竹管入肛门内，吹油入四五口，腹中屎和即通。(《宁坤秘笈》)

13. 产后冷热不调，大小便不通　参见木香条。

14. 新产妇　用黑雌鸡和乌油麻二升，熬令黄香，末，入酒酒尽，极效。(《普济方》)

15. 产后风　参见鸡蛋条。

16. 肝肾阴亏、精血不足所致围绝经期综合征　杞子黑芝麻粥：枸杞子 15 g，糯米 60 g，加水 600 mL 煮。待米开花成粥时加黑芝麻粉(黑芝麻预先淘净晒干，炒熟研粉备用)20 g，白糖适量，缓慢调匀，烧至锅中微微滚开时即停火，盖上锅盖焖 3 分钟即可食。每日早晚温服。(《女性性器官出血》)

17. 妇人血风，皮肤瘙痒，心神烦闷，及血风游走不定　参见天麻条。

18. 下乳　涌泉散：川山甲半两，醋浸炒令轻空，脂麻退皮一合，胡桃二个(敲去壳，汤浸去皮)，肉豆蔻(面包炮令面焦，去面不用)。(《产育宝庆方》)

19. 乳少　脂麻炒研，入盐少许，食之。(《本草纲目》)

20. 乳房经络阻滞，乳头红肿疼痛生疮　参见南瓜蒂条。

21. 乳痈成脓，痛不可忍　芝麻炒焦，研如泥，灯盏油调涂，日换。(《卫生易简方》)

22. 奶癣疮，经年不瘥　参见玄参条。

23. 外敷治疗乳癌初起，经治后乳中核自脱，用该膏外用敛口　参见轻粉条。

24. 阴挺　芝麻嚼烂敷之，大效。(《验方新编》)

25. 产肠不收　用油五斤，炼熟盆盛。令妇坐盆中，饭久。先用皂角炙，去皮研末。吹少许入鼻作嚏，立上。(《斗门方》)

26. 中气下陷子宫脱垂　猪大肠 250 g，黑芝麻 100 g，升麻 9 g。将猪大肠治净，升麻用布包好，同芝麻一起纳入大肠内炖至烂熟。去升麻调味，分次吃肠喝汤。每周 2～3 次，连服 3 周。(《中华民间秘方大全》)

27. 种子　鱼鳔一斤(切碎)，以麦麸炒成珠，去麸，黑芝麻一斤(另炒)。共为细末，将一半炼蜜为丸，一半米糊为丸，每早男妇和匀，各服五钱，好酒送下。(《妇科秘方》)

28. 结核性盆腔炎(包括结核性输卵管炎、结核性子宫内膜炎、盆腔结核性炎性包块形成)　参见白蔹条。

29. 颈项瘰疬，及腋下初结小核，渐如连珠，不消不溃，或溃而脓水不绝，经久不瘥，或成漏症　参见马钱子条。

30. 乳头皲烈　参见五倍子条。

31. 阴痒生疮　胡麻嚼烂敷之，良。(《本草纲目》)

32. 阴疮　消风散：当归、生地、防风、蝉蜕、知母、苦参、胡麻、荆芥、苍术、牛蒡子、石膏各一钱，甘草、木通各五分。上，水煎，食远服。(《医部全录·妇科》)

33. 老年性阴道炎，阴道涩痒，赤白带下，外阴肿大　参见姜黄条。

34. 老年女阴干涩　芝麻 15 g，大米 100 g，将芝麻用水淘净，轻微炒黄，研成泥状，加大米煮粥，每日 1 剂，供早餐用。(《中医妇产科学》，

刘敏如等主编)

35. 气血虚弱型外阴白色病变,见外阴有硬化性苔藓、萎缩性改变　黑白和营散:黑芝麻、黑大豆各30 g,白鲜皮、白芍药、当归、女贞子、墨旱莲各12 g,生何首乌、黄芪各15 g,防风6 g,白术、牡丹皮各9 g,生甘草3 g。共研极细末,和匀。每次服9 g,每日3次,温开水冲服,15日为1个疗程。(《名医治验良方》)

36. 津亏肠燥型阴吹　参见蜂蜜条。

37. 遍身皮肤瘙痒,或生疮疥,或生瘾疹。用手搔时,浸淫成疮,久而不瘥,愈而复作　胡麻散:胡麻三两,苦参二两,何首乌二两(洗),甘草炙半两,荆芥三两,威灵仙一两半。上为细末,每服二钱,薄荷汤茶点,食后服。或酒调蜜汤点亦得。服此后频频洗浴,得出汗而立效。(《女科百问》)

【用法用量】 内服:煎汤,9～15 g;或入丸、散。外用:适量,煎水洗浴或捣敷。

【使用注意】 便溏者禁服。

锁　阳

出《本草衍义补遗》。又名地毛球、锈铁棒、锁严子。为锁阳科植物锁阳 *Cynomorium songaricum* Rupr.的肉质茎。

【药性】 甘,温。入肝、肾经。

【功效】 补肾,润肠。

【药论及医论】 《本草衍义补遗》:"补阴气,治虚而大便燥结用。"

《本草纲目》:"润燥养筋,治痿弱。"

【临床应用】

1. 功能失调性子宫出血　锁阳、仙茅、淫羊藿、菟丝子、覆盆子、川断、胡芦巴各12 g,制附子、鹿角片、右归丸各9 g,肉桂3 g。(《中医妇科临床手册》)

2. 崩漏　锁阳20 g,枸杞子20 g,何首乌20 g,杜仲15 g,仙鹤草30 g,阿胶10 g。(《妇科用药400品历验心得》)

3. 月经后期　参见紫石英条。

4. 闭经　八珍汤加菟丝子15 g、枸杞子15 g、巴戟天12 g、锁阳12 g。(《妇科用药400品历验心得》)

5. 白带　锁阳15 g,沙枣树皮9 g。水煎服。(《陕甘宁青中草药选》)

6. 妊娠便秘　锁阳20 g,枸杞子20 g,黄精20 g,生白术20 g,生山药20 g,何首乌20 g,小麦30 g。(《妇科用药400品历验心得》)

7. 产后便秘　锁阳、生何首乌、肉苁蓉各12 g,当归15 g,全瓜蒌30 g。(《全国名医妇科验方集锦》)

8. 不孕症,子宫发育不良,初潮较晚,月经后期量少　锁阳、熟地黄、山药、枸杞子、菟丝子、沙苑子、肉苁蓉、巴戟天、覆盆子各10 g,补骨脂、仙茅、淫羊藿各5 g。(《全国名医妇科验方集锦》)

9. 绝经后腰痛　淡附片15 g,肉桂5 g,鹿角胶10 g,淫羊藿15 g,菟丝子15 g,熟地黄12 g,山茱萸12 g,巴戟天12 g,枸杞子15 g,杜仲10 g,当归8 g,锁阳10 g。(《妇科用药400品历验心得》)

10. 妇科术后身冷　鹿胎膏10 g,淫羊藿10 g,菟丝子15 g,五加皮10 g,锁阳15 g,当归9 g。(《妇科用药400品历验心得》)

11. 二度子宫下垂　锁阳15 g,木通、车前子、甘草、五味子各9 g,大枣3个。水煎服。(《中国沙漠地区药用植物》)

【用法用量】 内服:煎汤,10～30 g;或入丸、散。

【使用注意】 阴虚火旺,脾虚泄泻及实热便秘者禁服。长期食用,亦可致便秘。

鹅管石

出《本草纲目》。为钟乳石之处方名。为碳酸盐类方解石族矿物方解石的细管状集合体。

【药性】 甘、微咸,温。入肺、肾、胃经。

【功效】 温肺,壮阳,通乳。

【临床应用】

1. 崩漏　鹅管石30 g,蛇莓45 g,水牛角30 g,苎麻根20 g,龟甲胶20 g(烊冲),墨旱莲

30 g,荆芥炭 10 g。(《妇科用药 400 品历验心得》)

2. 经期过长　北沙参 30 g,天冬 15 g,墨旱莲 30 g,女贞子 10 g,龟板胶 20 g,玄参 10 g,鹅管石 20 g。(《妇科用药 400 品历验心得》)

3. 带下　鹅管石 30 g,五倍子 10 g,白芷 10 g,防风 10 g,苍术 10 g,莲须 20 g。(《妇科用药 400 品历验心得》)

4. 恶露不绝　败酱草 10 g,大血藤 15 g,樗根皮 15 g,半枝莲 15 g,土茯苓 15 g,蒲公英 15 g,大蓟 15 g,小蓟 15 g,萆薢 10 g,地榆 15 g,槐花 20 g,贯众炭 15 g,阿胶 10 g,鹅管石 30 g。(《妇科用药 400 品历验心得》)

【用法用量】　内服:煎汤,10～15 g;或研末,0.3～1.5 g。

番泻叶

出《饮片新参》。又名旃那叶、泻叶、泡竹叶。为豆科植物狭叶番泻 *Cassia angustifolia* Vahl 和尖叶番泻 *Cassia acutifolia* Debile 的小叶。

【药性】　甘、苦,凉。入大肠经。

【功效】　泻热,导滞。

【临床应用】

1. 肥胖,闭经　轻身饮:番泻叶 3 g,泽泻 9 g,山楂 12 g,草决明 10 g。(《妇产科疾病中医治疗全书》)

2. 产褥期便秘　取番泻叶 7.5 g,冲开水约 150 mL,经 3～5 分钟,弃渣 1 次服下。(《中药大辞典》)

3. 预防妇科手术肠胀气　术前 1 日泡番泻叶 4.5～9 g 促使排便。(《中医妇科临床手册》)

4. 回乳　番泻叶 4 g,加开水 200～300 mL,泡浸 10 分钟,为一日量,分 2～3 次口服。[《新中医》,1989,21(12):20]

5. 防止输卵管绝育术后粘连　抗粘连汤:川朴,广木香,莱菔子,乌药,芒硝,桃仁,赤芍,番泻叶。(《中医妇产科学》,刘敏如等主编)

6. 宫颈癌镭疗后直肠反应　炒槐角、败酱草、陈皮各 500 g,枯矾、罂粟壳各 60 g,玉片、仙鹤草、炒黄芩、炒白芍、甘草各 250 g,诃子 120 g,番泻叶 30 g。共研末,水泛为丸,每次 9 g,每日 3 次。(《肿瘤临床手册》)

【现代药理研究】　本品有泻下作用,因作用较强,故泻下时可伴有腹痛,有效成分主要为番泻苷 A、B。本品具有止血作用。水浸剂在体外对某些常见致病性皮肤真菌有抑制作用。(《中医大辞典》)

【用法用量】　内服:水煎,1.5～6 g,后下。

【使用注意】　孕妇忌服。

湖广草

出《全国中草药汇编》。又名走茎丹参、蔓茎鼠尾草、小退火草。为唇形科植物佛光草 *Salvia substolonifera* Stib.的全草。

【药性】　微苦,平。入肺、肾经。

【功效】　清肺化痰,益肾,调经,止血。

【药论及医论】　《全国中草药汇编》:“清热利湿,平喘止咳,调经止血。主治……白带,小便频数,腰痛,月经过多。”

【临床应用】

1. 经期过长　梵天花 30 g,湖广草 30 g,仙鹤草 30 g,阿胶 10 g,党参 30 g,荆芥炭 10 g,贯众炭 20 g,海螵蛸 20 g,龙眼肉 20 g。(《妇科用药 400 品历验心得》)

2. 经量过多　湖广草 30 g,梵天花 30 g,仙鹤草 30 g,水牛角 30 g,墨旱莲 30 g,桑叶 20 g,阿胶 10 g,党参 20 g。(《妇科用药 400 品历验心得》)

3. 月经过多或淋漓不断　蔓茎鼠尾草 30 g。水煎服。(《浙南本草新编》)

4. 肾虚腰痛,带下　蔓茎鼠尾草、扶芳藤、菜头肾、龙芽肾、野荞麦各 15～30 g。水煎服。(《浙江药用植物志》)

5. 小腹疼痛　七肾汤加减:野荞麦根(花麦肾)20 g,仙鹤草(肾草)20 g,湖广草(荔枝肾)15 g,石血(对叶肾)15 g,络石藤(拉屙肾)15 g,黑大豆 30 g,小茴香 5 g,乌药 5 g,川楝子 10 g,续断 12 g。(《妇科用药 400 品历验心得》)

6. 慢性输卵管炎急性发作　鲜湖广草 30 g。

与鸡蛋、红枣同煮服。(《全国中草药汇编》)

【用法用量】 内服：煎汤，15～30 g；或肉服。外用：适量，鲜品捣敷。

滑　石

出《神农本草经》。又名画石。为硅酸盐类矿物滑石族滑石，主含含水硅酸镁[$Mg_3(Si_4O_{10})(OH)_2$]。

【药性】 甘、淡，寒。入胃、膀胱经。

【功效】 清热，渗湿，利窍，清暑。

【药论及医论】《神农本草经》："主身热泄澼，女子乳难，癃闭，利小便……"

《药性论》："难疗五淋，主难产。""除烦热心躁，偏主石淋。"

《日华子》："治乳痈，利津液。"

《本草正》："通乳亦佳，堕胎亦捷。"

《本草再新》："清火化痰，利湿消暑，通经活血，止泻痢呕吐，消水肿火毒。"

【临床应用】

1. 湿热互结引起的月经后期或闭经　参见车前子条。

2. 经闭　茶调散：大黄 60 g，黄芩 60 g，牵牛 120 g，滑石 120 g。上药共研极细末，和匀，滴水为丸，如小豆大，晒干。每次服 15 丸，不效加 10 丸，每日 3 次，热汤送下，以利为度。(《中国丸散膏丹方药全书·妇科病》)

3. 月经先期　延经期方：滑石 12 g，蒲黄 10 g，枳壳 6 g，续断 12 g，栝楼仁 10 g，檀香 4 g。(《校正方舆輗》)

4. 经期过长　猪苓汤加味：猪苓 12 g，茯苓 12 g，泽泻 10 g，阿胶 10 g，滑石 15 g，防风 10 g，荆芥炭 10 g，侧柏 10 g。(《妇科证治经方心裁》)

5. 漏下　猪苓汤加味：猪苓 12 g，茯苓 12 g，泽泻 12 g，滑石 15 g，阿胶 10 g，防风 10 g，荆芥炭 10 g，贯众炭 20 g，侧柏 10 g，海螵蛸 30 g。(《妇科证治经方心裁》)

6. 肥胖饮食过度之人，而经水不调者，乃是湿痰　宜苍术，半夏，滑石，茯苓，白术，香附，川芎，当归。(《医部全录·妇科》)

7. 倒经　参见旋覆花条。

8. 经行口渴　猪苓 10 g，茯苓 10 g，泽泻 10 g，阿胶 10 g，滑石 15 g，文蛤 45 g，天麻 10 g。(《妇科证治经方心裁》)

9. 经行口吐清水　当归、白术、干姜、肉桂、砂仁各钱半，滑石三钱。(《济阴近编》)

10. 经间期出血　猪苓汤加味：猪苓 12 g，茯苓 12 g，泽泻 10 g，阿胶 10 g，滑石 15 g，仙鹤草 20 g，贯众炭 20 g，地榆 15 g，防风 10 g，荆芥炭 10 g。(《妇科证治经方心裁》)

11. 经前烦躁头痛　参见寒水石条。

12. 带下赤白湿甚者　固肠丸：樗根白皮二两，炒滑石一两。为末，研粥为丸。(《丹溪治法心要》)

13. 瘦人带病少，如有多是热　用炒柏、蛤粉、滑石、川芎、青黛、樗皮。(《证治准绳·女科》)

14. 子悬　参见知母条。

15. 胎前心痛不可忍，亦是胎气不顺　宜顺气散。草果一个，延胡索八分，五灵脂一钱，滑石八分，酒煎半，饥时服。(《妇科备考》)

16. 妊娠肿胀，产后排尿异常　参见大黄条。

17. 妊娠卒不得小便　以滑石末，水和泥脐下。(《妇人大全良方》)

18. 妊娠子淋　滑石汤：滑石二两，赤柳根半两。上二味，粗捣筛，每服五钱匕，水一盏半，煎至八分，食前去滓温服。(《圣济总录》)

19. 孕妇转胞，小便不通　参见栀子条。

20. 妊娠失寐烦渴　猪苓汤加味：猪苓 12 g，茯苓 12 g，泽泻 10 g，滑石 15 g，阿胶(烊冲)10 g，百合 15 g，生地黄 15 g，天花粉 10 g，牡蛎 20 g。(《妇科证治经方心裁》)

21. 孕妇伤暑。身热有汗，头痛口渴，烦躁足冷，甚则热极神昏，面垢喘逆，脉浮而濡　辰砂益元散：滑石三钱，甘草一钱，辰砂五分。研为细末，每用二钱，白汤调服。(《彤园妇人科》)

22. (妊娠)血痢，热气分　温六丸：滑石六两，甘草一两，干姜五钱，姜汁丸。(《女科心法》)

23. 妊娠合并癫痫　参见半夏条。

24. 妊娠合并病毒性肝炎(湿热内蕴型)　参见板蓝根条。

25. 胞浆先破，恶水来多，胎干不得下时　须先与四物汤补养血气，次更浓煎葱汤，放冷，令坐婆洗产户，须是款曲洗，令气上下通畅，更用酥调滑石末涂产户里，次服神妙乳朱丹，或葵子如圣散。(《证治准绳·女科》)

26. 易产方　滑石八分，葵子一合，榆皮十二分，牛膝六分。上水一升八合，煎取六合，再服。(《经效产宝》)

27. 难产　醋、油调滑石，涂入产门，为滑胎之圣药。(《沈氏女科辑要》)

28. 催生方　滑石 30 g，百草霜 9 g，炒白芷 9 g。上共为末，和之。催生，如胞衣不下，再用 3 g，神效。(《古代验方大全》引《李氏医鉴》)

29. 横倒生者，或先手足　炒明阿胶、滑石末各一两，葵子二合。上水一盏半，煎至一盏，去滓，分二服。(《妇人大全良方》)

30. 产后消血块　滑石三钱，没药、血竭各二钱。上为细末，醋糊丸。(《证治准绳·女科》)

31. 产后胎衣不下　鸡子白一个，滑石末二钱。右滩头急流水，调下立出。(《经效产宝》)

32. 产后恶血攻痛，发热便秘　丹溪方：炒五灵脂四钱，丹皮、没药各三钱，滑石五钱。共研末，每用二钱，炒枯黑豆，淬酒调服。(《彤园妇人科》)

33. 产后淋　滑石散：滑石五分，通草、车前子、葵子各四分。上为末，以浆水调服方寸匕至二匕为妙。(《妇人大全良方》)

34. 产后小便不通　参见冬瓜子条。

35. 产后小便出血　滑石研、发灰等分。每服一钱，地黄汁调下。(《证治准绳·女科》)

36. 产后三日，血块痛，发热　五灵脂(略炒)，牡丹皮，没药，滑石。上研细，分五帖，豆淋酒调下之，食前。(《证治准绳·女科》)

37. 产后劳伤热，大小便赤涩　鸡苏一分，通草十分，冬葵子三合，芍药、滑石、芒硝各八分，生地黄十二分。上水三升，煮取八合，下芒硝，空心分三服。(《经效产宝》)

38. 产后二便不通，胀满腹痛　金钥匙：滑石、蒲黄等分。研细，酒调每下二钱。(《彤园妇人科》)

39. 产后泄　茯苓，川芎，黄芩，白术，干姜，滑石，陈皮，芍药。(《证治准绳·女科》)

40. 痰闭不孕，脉浮滑者　消脂膜导痰汤：南星三钱(制)，枳壳一钱(炒)，半夏钱半(制)，滑石三钱，羌活钱半，橘红钱半，川芎一钱，茯苓钱半，车前子钱半(炒)，生姜三片。水煎，去渣温服。(《女科指要》)

41. 生育之多，故服冷药　冷宫丸：滑石、金银花为丸。淡醋汤下。(《女科万金方》)

42. 潮热出汗(围绝经期综合征)　参见赤石脂条。

43. 热入血室　海蛤散：海蛤、滑石、甘草各二两，芒硝一两。上为细末，每服二钱，鸡子清调下。(《妇人大全良方》)

44. 交接后淋症　百合 20 g，滑石 15 g，茯苓皮 30 g，猪苓 10 g，泽泻 10 g，阿胶 10 g，炒栀子 15 g，黄柏 10 g，炙甘草 6 g，白术 10 g，海金沙 10 g。(《妇科证治经方心裁》)

45. 慢性湿疹　三仁汤加蕲蛇 10 g、当归 6 g、苦参 10 g、白鲜皮 12 g、蚕沙 10 g。(《妇科用药 400 品历验心得》)

46. 无乳　用精猪肉，或猪蹄煮清汁，和美味，调益元散(滑石、甘草、朱砂)五七钱，食后连服三五服，更用木梳梳乳周回。(《寿域神方》)

47. 乳汁不下　参见白头翁条。

48. 乳肿不散　六一散：滑石六两，甘草一两。上为末，每三钱，入蜜少许，沸汤调服。(《医部全录·妇科》)

49. 吹乳　用益元散五钱，以豆豉、葱白汤调下，频服，即愈。(《寿世保元》)

50. 阴蚀疮　五倍子、甘草、滑石、黄丹等分为末。先以甘草汤洗，然后敷之。(《证治准绳·女科》)

51. 外阴溃疡、红肿、分泌物较多者　外阴粉：青黛 30 g，滑石 30 g，冰片 3 g。共研极细末，和匀。搽于外阴溃疡部，每日 2 次。(《中医妇科临床手册》)

52. 阴肿痛，或风热作痒　参见灯心草条。

53. 宫颈癌　参见五倍子条。

54. 阴道干燥　女贞子 60 g，玉竹 20 g，滑石 30 g。水煎三次，合药液约 1 500 mL，凉后先用冲洗器冲洗阴道再坐浴，不拘次数。（《马大正 50 年临证验案自选集》）

【用法用量】　内服：煎汤，9～30 g，包煎；或入丸、散。外用：适量，研末撒或调敷。

【使用注意】　脾胃虚弱，热病津伤者禁服。孕妇慎服。

寒水石

出《吴普本草》。又名凝水石、白水石、凌水石、盐精、水石、冰石、鹊石、盐精石、泥精、盐枕、盐根。为硫酸盐类矿物红石膏或碳酸盐类矿物方解石。

【药性】　辛、咸，大寒。入心、胃、肾经。

【功效】　清热，泻火，消肿。

【药论及医论】　《神农本草经》："主身热，腹中积聚邪气，皮中如火烧，烦满，水饮之。"

《医林纂要》："除妄热，治天行大热及霍乱吐泻，心烦渴，湿热水肿。"

【临床应用】

1. 月经先后无定期　血竭红花散：血竭 15 g，红花 15 g，苏木 15 g，寒水石 15 g，甘草 15 g。（《中医妇科经验方选》）

2. 肝旺血热型黄体功能不全　炒牡丹皮 12 g，地骨皮 15 g，黑荆芥 10 g，生地黄 30 g，生白芍 20 g，熟大黄 10 g，藕节 12 g，生牡蛎 30 g，寒水石 30 g。（《妇科名医证治精华》）

3. 经行头痛　风引汤加减：制大黄 6 g，干姜 5 g，龙骨 20 g，桂枝 3 g，甘草 6 g，牡蛎 30 g，寒水石 10 g，滑石 15 g，赤石脂 10 g，紫石英 15 g，石膏 15 g，菊花 12 g，蔓荆子 10 g。（《妇科证治经方心裁》）

4. 经前烦躁头痛　风引汤加减：炙大黄 6 g，干姜 3 g，龙骨 20 g，牡蛎 20 g，寒水石 10 g，滑石 15 g，赤石脂 10 g，紫石英 10 g，石膏 10 g，桂枝 6 g，甘草 6 g。（《妇科证治经方心裁》）

5. 白带方　煅寒水石、糯米粉各一两，胡椒三钱，末之，丸弹子大。桑柴火烧存性。每服一丸，研细，空心热黄酒下。（《身经通考》）

6. 妊娠发热　寒水石 20 g，水牛角 30 g，大青叶 12 g，苎麻根 20 g，淡豆豉 12 g，炒栀子 10 g，薄荷 6 g，六一散 15 g，金银花 12 g。（《妇科用药 400 品历验心得》）

7. 妊娠合并癫痫　风引汤加减：制大黄 5 g，干姜 3 g，龙骨 20 g，桂枝 3 g，甘草 5 g，牡蛎 20 g，寒水石 20 g，滑石 10 g，赤石脂 15 g，紫石英 20 g，石膏 20 g，半夏 10 g，天竺黄 5 g，茯苓 10 g。（《妇科证治经方心裁》）

8. 脬转小便不通八九日　滑石十二分，寒水石八分。上水二升，煮取八合，空心分三服。（《妇人大全良方》）

9. 孕妇寒湿暑邪凝结中脘，不得吐泻，腹中绞痛，烦渴尿秘热盛者　桂苓甘露饮：茯苓、炙术、猪苓、泽泻各钱半，熟石膏、寒水石、滑石末各三钱，桂心五分，灯心引。（《彤园妇人科》）

10. 产前产后诸疾　保安丸：生干地黄、炙蚕退纸各一两，赤茯苓、丹皮、白芍药各七钱半，川芎、细辛、人参、肉桂、当归、牛膝、煅寒水石、白芷、木香、炮附子、藁本、麻黄、泽兰、炙甘草、防风、桔梗、蝉蜕各五钱，吴茱萸、沉香各二钱半。上为末，蜜丸弹子大，酒下一丸。（《医部全录·妇科》）

11. 产危急者　立圣丹：用寒水石四两，内二两，炭五升煅通赤取出，同生者研细，入朱砂同研，如深桃花色。每用二分，井花凉水调糊，用纸花剪如杏叶大，摊药贴脐心，干再易，三过三上，便产。（《普济方》）

12. 产后卒中风，发疾口噤，倒闷吐沫，瘛疭，眩冒不知人　五石汤：钟乳、赤石脂、石膏、白石英、牡蛎、人参、黄芩、白术、甘草、栝楼根、川芎、桂心、防己、当归、干姜各一两，葛根四两，独活、紫石英各三两，滑石、寒水石各二两，枣二十枚。上末五石，㕮咀诸药，以水一斗四升，煮取二升半，分五服，日三服，夜二服。（《医部全录·妇科》）

13. 产后儿枕大痛者　黑白散：乌金石（用

醋烧蘸七遍)、寒水石(烧红存性)各等分。上为细末,每服钱半,米饮调下,和滓服。(《医林方》)

14. 潮热出汗(围绝经期综合征) 参见赤石脂条。

15. 妇人风邪癫狂,每发,狂乱妄语,倒错不识人 参见徐长卿条。

16. 断孕汤 行经一净就服。四物加芸亭子、牛膝、瞿麦、天花粉、豆豉、升麻、葛根、甘草、陈青皮。加寒水石煅过。(《妇科秘兰全书》)

17. 妇人客热,烦渴头疼 石膏一两,寒水石一两。上件药,同研合匀,每服不计时候,以生地黄汁调下一钱。(《太平圣惠方》)

18. 淋症 木槿花 10 g,寒水石 15 g,樗白皮 20 g,菝葜 20 g,垂盆草 20 g,萹蓄 12 g,土茯苓 15 g,冬葵子 15 g。(《妇科用药 400 品历验心得》)

19. 吹乳肿疼 消毒红玉膏:寒水石(煅)二两,黄丹(炒)半两。上为细末,新凉水调涂两乳肿处。日换二三次,即可消肿。(《普济方》)

20. 宫颈癌放疗后腹部皮肤灼热疼痛 寒水石、石膏、野菊纱布包水煎,待药冷后毛巾浸,湿敷患处。外阴炎、阴道炎也可坐浴。(《全国名医妇科验方集锦》)

21. 蚌疳(外阴炎) 野菊花、寒水石、石膏各 30 g。药用纱布包,加水浓煎,先坐浴,后用毛巾沾药液湿敷患处。每日 1 剂,用两次,5 日为 1 个疗程。(《中国民间医术绝招·妇科部分》)

【用法用量】 内服:煎汤,10～30 g;或入丸、散。

【使用注意】 脾胃虚寒者忌服。

十三画

墓头回

出《本草纲目》。又名墓头灰、追风箭、虎牙草、摆子草。为败酱科植物异叶败酱 *Patrinia heterophylla* Bge.或糙叶败酱 *Patrinia scabra* Bge.的根。

【药性】 苦、微酸、涩，凉。入心、肝经。

【功效】 收敛止血，清热止带。

【药论及医论】 《山西中药志》："治妇人髋疽，赤白带下。"

《朱小南妇科经验选》："方中有墓头回一药，乃属带下而有秽臭味的专药……笔者常用它配土茯苓，治疗腥臭带下，确属有效，屡试屡验，用量可在 9～12 g。"

【临床应用】

1. 痛经　墓头回 30 g，大血藤 30 g，炒栀子 30 g，珠儿参 20 g，徐长卿 20 g，益母草 30 g，血竭 5 g，延胡索 10 g，川楝子 10 g，赤芍 15 g。(《妇科用药 400 品历验心得》)

2. 月经不调　墓头回(阴干)八钱。水煎服。(《常见病验方研究参考资料》)

3. 赤白带下　墓头回一把，水、酒、童便各半盏，新红花一捻，煎七分，临卧服。(《董炳集验方》)

4. 白带　墓头回三两(研末)，蜜丸如梧桐子大，每服三钱，用温开水吞服。(《常见病验方研究参考资料》)

5. 急性盆腔炎湿毒壅盛证　熟大黄，牡丹皮，桃仁，冬瓜子，龙胆草，延胡索，黄芩，炒赤芍，车前草，白毛藤，半枝莲，墓头回，生甘草。(《全国名医妇科验方集锦》)

6. 滴虫性阴道炎　墓藁散：墓头回 60 g，藁本适量，白芷 9 g。研细过筛，每日上药 1 次，7～10 次为 1 个疗程。(《中药贴敷疗法》)

7. 宫颈炎　宫颈炎散：墓头回 60 g，连翘 60 g，枯矾 30 g，苦参 15 g，冰片 5 g。共研极细末，和匀，阴道给药，每次根据糜糜烂面的大小，分别给上药粉 1 g 左右，每隔 2 日上药 1 次，3 次为 1 个疗程。(《集验中成药》)

8. 阴臭　墓头回 50 g，每剂水煎 3 次，合药液约 1 500 mL，凉后先用冲洗器冲洗阴道再坐浴，不拘次数，每次 15 分钟。(《妇科用药 400 品历验心得》)

9. 邪毒引起的血崩，亦可用于子宫体癌或子宫颈癌　参见半枝莲条。

【现代药理研究】 纸碟法抑菌试验证明，墓头回提取物对金黄色葡萄球菌、大肠埃希菌、枯草杆菌均有抑制作角。(《中华本草》)

【用法用量】 内服：煎汤，10～30 g。外用：50 g，水煎冲洗。

【使用注意】 虚寒诸证者慎服。

蓖麻子

出《新修本草》。又名蓖麻仁、大麻子、红大麻子。为大戟科植物蓖麻 *Ricinus communis* L. 的成熟种子。

【药性】 甘、辛，平，小毒。入肝、脾、肺、大肠经。

【功效】 拔毒消肿，收缩子宫。

【药论及医论】《日华子》："治水胀腹满，细研水服；催生，傅产人手足心……"

《本草衍义补遗》："能出有形质之滞物，故取胎产、胞衣、剩骨、脓血者用之。"

《本草蒙筌》："其性善收，涂巅顶，收生肠脱肛甚捷……"

《东北常用中草药手册》："治乳腺炎。"

【临床应用】

1. 经行头痛　乳香、蓖麻仁等分，捣饼，随左右贴太阳穴。(《本草纲目》)

2. 元气虚弱，女人赤白带下，子宫虚冷，血山崩等证　参见马钱子条。

3. 先兆流产　蓖麻仁12粒，捣烂，贴在孕妇额上，胎安后去药。(《妇产科疾病中医治疗全书》)

4. 妊娠大便不通，腹胁坚胀　润肠丸：枳壳(炒)、大麻仁(别研)各一两。上二味，再研匀，炼蜜和丸，如梧桐子大，每服三十丸，食前温水下，生姜汤亦得。(《圣济总录》)

5. 妊娠胎死在腹，无计可为　蓖麻子三枚，鼠粘子一分。上件药，捣细罗为散，以醋面糊，调涂心上，以纸贴之。(《太平圣惠方》)

6. 难产，兼治胞衣不下，兼治死胎　如圣膏：蓖麻子七粒，去壳，细研成膏，涂脚心，胞衣即下，速洗去。(《妇人大全良方》)

7. 横生　用萆麻子三十个，研烂，妇人顶上剃去发少许，药涂之，须臾觉腹中提正，便刮去药，却于脚心涂之，自然顺生也。(《普济方》)

8. 难产及胞衣不下，子及衣才下，便速洗去　蓖麻子七枚。研如膏，涂脚底心。(《海上集验方》)

9. 产后烦渴不止　红蓝花散：红蓝花一两，蓖麻子一两，栝楼根一两，生干地黄一两，炙甘草半两，菰根一两。上为散，每服三钱，以水一中盏，入生姜半分，枣三枚，同煎至六分，去滓不计时候温服。(《普济方》)

10. 推肠生　以蓖麻子十四粒，去壳、研如膏，贴产妇头顶中心，肠即上，即拭去。(《妇人大全良方》)

11. 子宫脱下　蓖麻仁、枯矾等分。为末，安纸上托入，仍以蓖麻仁十四枚，研膏涂顶心。(《摘元方》)

12. 乳腺炎初期　蓖麻消肿膏：由蓖麻仁1 500 g，松香3500 g制成。局部外贴，每次1张，2～3日换药1次。(《中药制剂汇编》)

13. 乳卸症　蓖麻子四十九粒，麝香一分，研烂，涂顶心，俟乳收上，急洗去。(《医学心悟》)

14. 滋养细胞肿瘤　蓖麻蛋汤：蓖麻子仁(捣碎)3粒，鸡蛋1只。将蓖麻子仁放入鸡蛋中，搅拌匀加热煮蛋40分钟，顿服。同时，白花蛇舌草31 g水煎服。(《妇产科疾病中医治疗全书》)

15. 宫颈癌　用3%～5%蓖麻毒蛋白的冷霜或软膏加3%二甲亚砜，以增加渗透作用，将软膏掺入胶囊，推入宫颈内，每日1次，每周5～6次，月经期停药。用药时间为1～2个月。(《现代中药药理与临床》)

16. 阴道生疮　大麻子五钱，花椒三钱。炒焦研末，加上冰片少许。涂患处。(《常见病验方研究参考资料》)

17. 避孕　桃仁、蓖麻仁各15 g，猪板油60 g。药捣烂如泥，猪油熬化后与药泥拌匀，房事前1分钟用手指取药5 g涂抹阴道中部。(《中国民间医术绝招·妇科部分》)

【现代药理研究】

(1) 蓖麻油中很有丰富的不饱和脂肪酸——蓖麻油酸，在高温下蓖麻油酸与蛋黄卵磷脂形成花生四烯酸，在体内转化成为前列腺素，前列腺素使子宫平滑肌收缩和宫颈扩张，同时通过交感—脊髓—中枢神经—丘脑下部使脑垂体释放催产素，进而又加强子宫收缩，发挥诱导和促进宫缩的作用而达到引产目的。蓖麻蛋白及其蓖麻油的混合物在抗早孕方面的效果可达100%，蓖麻油的抗着床效果也可达到100%，并能显著增强子宫内部收缩有效减少着床概率。[《中国药师》，2011，14(4)：552－554]

(2) 蓖麻子为较安全的泻药，但能引起盆腔器官轻度充血，故妇女在月经及怀孕期不用。

(《中药药理与应用》)

【用法用量】 外用：适量，捣烂外敷，或调敷。内服：入丸剂，1.5～5 g，生研或炒。

【使用注意】 孕妇及便滑者禁服。本品内服外用均可能引起中毒，重者可危及生命。有报道外用蓖麻子还可致过敏性休克。

蒺藜

出《本草衍义》。又名蒺藜子、刺蒺藜、白蒺藜、硬蒺藜、杜蒺藜、三角蒺藜。为蒺藜科植物蒺藜 *Tribulus terrestris* L.的成熟果实。

【药性】 苦、辛，平。入肝、肺经。

【功效】 平肝，解郁，祛风明目。

【药论及医论】 《神农本草经》："主恶血，破癥结积聚，喉痹，乳难。"

《日华子》："催生并堕胎。"

《本草图经》："主痔漏，阴汗，及妇人发乳，带下。"

《本草正》："除喉痹，癖疥……乳岩，带下。"

《中药大全》："刺蒺藜主治乳汁不下。"

《专科专病名医临证经验丛书·妇科病》："班秀文治疗经行头痛时说，刺蒺藜是苦辛平之品，既能平肝潜阳，又能疏肝解郁，与滋阴药同用，则疏解之力加强。凡是气郁化火，肝阳上亢而头痛者，用之甚宜。"

【临床应用】

1. 月经后期　参见大叶藜条。

2. 行经　当归散：当归、杜蒺藜各等分。上为末，米饮汤调服，食前。(《儒门事亲》)

3. 经前瘾疹　生地、白蒺藜、何首乌各12 g，当归、白芍、黄芪、防风、荆芥各9 g，川芎、生甘草各4.5 g。(《中医妇科临床手册》)

4. 经前面部皮损　参见苦参条。

5. 经行头痛　参见大黄条。

6. 经行眩晕　参见白芍条。

7. 肝气郁结引起的经前胸闷痞塞、抑郁寡欢证症　黛玉疏肝散：绿萼梅5 g，玫瑰花4 g，合欢花12 g，厚朴花5 g，佛手柑10 g，木蝴蝶4 g，甘松10 g，八月札10 g，蒺藜10 g。(《马大正中医妇科医论医案集》)

8. 白淫立愈方　用炒车前子三两，白蒺藜二两，浓煎服。(《妇科经验良方》)

9. 肝火上冲致妊娠恶阻　参见牛蒡子条。

10. 肝阳上亢妊娠高血压综合征　菊花降压膏：菊花、决明子、夏枯草、白蒺藜各250 g，白糖300 g。每次12 g，每日3次，开水冲服。(《妇科病妙用中药》)

11. 妊娠小便不禁，脐腹疼痛　熟干地黄丸：熟地黄、巴戟天、肉苁蓉、五味子、山茱萸、蒺藜子、萆薢、炒蜀椒、山芋、续断各一两，菟丝子、杜仲各一两，沉香一分。上为细末，炼蜜和丸如梧子大，每服十五丸，食前温酒下。(《普济方》)

12. 妊娠头痛　参见防风条。

13. 妊娠身痛　参见羌活条。

14. 妊娠痒疹　参见乌梢蛇条。

15. 妊娠期肝内胆汁淤积症　参见茵陈蒿条。

16. 难产逆生，胎死腹中　参见王不留行条。

17. 难产困乏，腹痛有所见，儿及衣不出　蒺藜子四两，贝母四两。上为末，每服一匙，酒调服之，时再服，以出为度，熟水调下亦得。(《经效产宝》)

18. 产后有下血过多，冲任空虚，肝经血少而腹痛，脉弦者　以熟地、山茱为主，加白芍药、木瓜、蒺藜一剂。(《女科经纶》)

19. 胎后恶露不止　大黄、当归、川芎、赤芍药、白蒺藜各一两，柴胡、北五味、紫苏、升麻各半两，木香、甘草各三钱。上㕮咀。每服三钱，水一大盏，加陈皮同煎，若止不用。(《普济方》)

20. 产后痢　白蒺藜炒为末，米饮调下一钱。(《产宝诸方》)

21. 妇人腹肚有块，久不消，名曰瘕聚　川乌、附子各七钱，木香、香附子、蓬术、三棱、威灵仙、木贼草、桂心、芍药、藁本、蒺藜、葫芦、甘草、延胡索、良姜各半两，丹参、陈皮各三钱。上为㕮咀，每服四钱，水一盏半，生姜三片煎服。(《太平圣惠方》)

22. 妇人风入肠间或秘或利　蒺藜汤：蒺藜不以多少，炒至赤黑色。臼内外木棒舂去刺，拣，簸净。每蒺藜三两，以酸枣仁一两炒令香，同杵为粗末，马尾罗筛。每三钱，水一盏，煎至七分，去滓温服，下前丸子药。(《妇人大全良方》)

23. 妇人血风瘙痒　参见乌梢蛇条。

24. 妇人风瘙，瘾疹身痒不止　宜用淋蘸方：蛇床子半斤，景天半斤，蒺藜子半斤。上件药，以水一斗，煮取五升，去滓，绵渍拭之，日四五度差。(《太平圣惠方》)

25. 围绝经期头顶痛，或偏头痛　白蒺藜、青葙子各 18 g，珍珠母 30 g，炒栀子、牛膝各 12 g，当归 15 g，香附 10 g。(《全国名医妇科验方集锦》)

26. 面皯　参见补骨脂条。

27. 乳痈，肿硬如石，疼痛　当归散：当归三两，赤芍药二两，黄芪二两，人参一两，炒蒺藜子二两，枳实二两，鸡骨香一两，桂心一两，炒薏苡仁一两，炮附子一两。上件药捣细罗为散，每服，以温酒调下一钱，日三服。(《太平圣惠方》)

28. 乳胀不行，或乳岩作块肿痛　刺蒺藜二三斤，带刺炒，为末，每早、午、晚不拘时，白汤作糊调服。(《方龙潭家秘》)

29. 乳房泌乳感　参见郁金条。

30. 产后副乳腺肿痛　参见蒲公英条。

31. 乳癖(乳腺纤维腺瘤)　参见郁金条。

32. 高催乳素血症　参见山慈菇条。

33. 外阴白色病损　白蒺藜、川断、当归、白鲜皮各 15 g，淫羊藿 30 g，硼砂 9 g。煎汤外洗。(《中医妇科临床手册》)

34. 阴痛　参见沙参条。

35. 外阴瘙痒，外阴白斑，阴肿　参见皂角刺条。

36. 阴疝小腹作痛，小便不利，手足逆冷，或腹胁闷痛　蒺藜汤：蒺藜、炮附子、栀子各半两。上末，每三钱，水煎温服，食前。(《证治准绳·女科》)

37. 茄病　二萸散：吴萸、山萸、川楝子各一钱，白蒺藜九分，海藻、延胡索、桔梗、青皮各八分，小茴、五味各七分，茯苓五分。米汤下。(《妇科玉尺》)

【现代药理研究】

(1) 刺蒺藜所含主要为呋甾醇二糖苷类，雌性大鼠服用后，可促进发情，提高生殖能力。此种制剂毒性很小，不致畸。对女性可改善卵巢功能，对性欲缺乏和不孕症有效。还可预防围绝经期综合征。(《中华本草》)

(2) 蒺藜皂苷在体外对人乳腺癌髓样细胞系 Bcap-37 细胞的增殖有较强的抑制作用。蒺藜皂苷对卵巢癌细胞系 SKOV-3 具有明显的抑制作用，明显抑制癌细胞增殖，诱导细胞凋亡，其机制与下调 Bcl-2 和上调 bax 蛋白的调节有关。[《中国医药导报》，2014，11(35)：156-159]

【用法用量】　内服：煎汤，6～20 g；或入丸、散。外用：煎水外洗，60 g。

【使用注意】　血虚气弱者及孕妇慎服。

蒴　藋

出《名医别录》。又名扦扦活、接骨草、续骨木、真珠花、珊瑚花、铁篱笆。为忍冬科植物蒴藋 *Sambucus javanica* Reinw.的全草或根。

【药性】　甘、酸，温。

【功效】　祛风，利湿，舒筋，活血。

【药论及医论】　《名医别录》："主风瘙瘾疹身痒，湿痹。可作浴汤。"

《长沙药解》："行血通经，消瘀化凝。疗水肿，逐湿痹，下癥块，破瘀血，洗瘾疹风瘙……"

【临床应用】

1. 赤白带　蒴藋鲜根每次三两。合猪小肠炖服，连服三至五次。(《泉州本草》)

2. 过期流产　参见王不留行条。

3. 产后血运五心烦热，气力欲绝，及寒热不禁　以接骨木破如箸子一握，用水一升，煎取半升，分服。或小便频数，恶血不止，服之即瘥。此木煮之三次，其力一般。乃起死妙方。(《产书》)

4. (产后)小便出血者　用接骨童如算子一握，水一升。煎半升，分二服。(《易简方》)

5. 产后恶露不绝，胎物残留　参见王不留行条。

6. 产后恶露不除　续骨木二十两（锉），水一斗，煮三升，分三服，即下。（《备急千金要方》）

7. 妇人中风偏枯，气血不调，骨节疼痛　蒴藋根一两（锉微炒），凌霄花一两。上件药，捣细罗为散，每服食前，温酒调下一钱。（《太平圣惠方》）

8. 妇人血风，皮肤痒不可禁止　白蒺藜汤洗方：白蒺藜、防风、道人头、蛇床子、卷柏、黄芪、漏芦以上各一两半，羊蹄根二两，蒴藋根三两。上件药，细锉，以水一斗，煎至五升，去滓，看冷暖，于避风处洗之。（《太平圣惠方》）

9. 卒暴癥，腹中有物，坚如石，痛欲死　取蒴藋根一小束，洗沥去水，细擘，酒二升渍三宿，暖温服五合至一升，日三。（《普济方》）

【用法用量】 内服：煎汤，6～15 g（鲜品 90～120 g）。外用：50 g，水煎外洗。

【使用注意】 孕妇禁服。

蒲　黄

出《神农本草经》。又名蒲棒花粉、蒲草黄。为香蒲科植物水烛香蒲 *Typha angustifolia* L.、东方香蒲 *Typha orientalis* Presl 或同属植物的干燥花粉。

【药性】 甘，平。入肝、心经。

【功效】 凉血止血，活血消瘀。

【药论及医论】 《三因极一病证方论》："诸治产前后淋闭，其法不同。产前当安胎，产后当去血，如其冷、热、膏、石、气淋等，为治则一，但量其虚实而用之。瞿麦、蒲黄，最为产后要药，唯当寻其所因，则不失机要矣。"

《日华子》："妇人带下，月候不匀，血气心腹痛，妊孕人下血坠胎，血运血癥，儿枕急痛……下乳……破血消肿生使，补血止血炒用。"

【临床应用】

1. 久有瘀血，月水不调，黄瘦不思饮食　参见五灵脂条。

2. 膜性痛经　化膜汤：蒲黄 15 g，五灵脂、山楂各 12 g，青皮 4.5 g，血竭粉 3 g。（《中国中医秘方大全》）

3. 经量过少　参见当归条。

4. 月候过多，血伤漏下不止　蒲黄丸：蒲黄三两（微炒），龙骨二两半，艾叶一两。上三味，捣罗为末，炼蜜和丸，梧桐子大，每服二十丸，煎米饮下，煎艾汤下亦得，日再。（《圣济总录》）

5. 经期过长　参见延胡索条。

6. 崩漏　鸡冠花、蒲黄炭各五钱水煎，加适量酒冲服。（《常见病验方研究参考资料》）

7. 月经先期　参见瓜蒌子条。

8. 月经后期　参见三棱条。

9. 经行腰痛　苏木 15 g，血竭 5 g，白芥子 10 g，延胡索 10 g，茺蔚子 10 g，香附 10 g，蒲黄 10 g，五灵脂 10 g。（《妇科用药 400 品历验心得》）

10. 赤带　红鸡冠花五钱，蒲黄二钱（炒），陈棉炭少许。水煎服。（《常见病验方研究参考资料》）

11. 带下不止　蒲云散：炒蒲黄、炒云母各等分。（《勿误药室方函》）

12. 白崩不止，面色黄瘦，脐下冷痛　牡蛎散：牡蛎（烧为粉）一两，熟干地黄一两，龙骨一两，蒲黄一两，阿胶（捣碎炒令黄燥）一两，炮干姜一两。上件药捣细罗为散，每于食前，以艾叶汤调下二钱。（《太平圣惠方》）

13. 痛经、月经失调、不孕、滑胎等　参见没药条。

14. 妊娠胎漏宫腔积血　大黄炭 10 g，三七 5 g（调冲），苎麻根 50 g，莲蓬 10 g，桑叶 15 g，蒲黄炭 10 g，生白芍 15 g，艾叶炭 6 g，阿胶 10 g（烊冲），太子参 15 g，生白术 15 g，糯米 1 撮。（《马大正 50 年临证验案自选集》）

15. 怀妊心大痛者，非心痛也，是胃脘当心被寒邪所郁，气不通而痛也　即宜服导赤散。山栀子（盐水炒），一钱五分，五灵脂一钱，草豆仁一钱，真蒲仁炒，一钱。上为末，醋汤调下一二匙，以痛止为度。（《宋氏女科撮要》）

16. 胎动欲产，日月未足　蒲黄二钱，井华水服。（《子母秘录》）

17. （妊娠）血分热尿血　用炒蒲黄末，每以

二钱，温酒下。(《赤水玄珠》)

18. 有孕呕吐血　天冬，麦冬，甘草，蒲黄，黄芩，水葵花，阿胶。(《女科万金方》)

19. 妊娠衄血，常从口鼻中出　宜衄血丸：牡丹皮，酒炒白芍，酒炒黄芩，炒蒲黄，侧柏叶。为末，糯米糊丸，空心白汤下百丸。(《竹林女科证治》)

20. 妇血热上壅心包，舌乃心之苗，致舌胀满口　用生蒲黄末一钱频搽乃愈。(《秘珍济阴》)

21. 胎死腹内不下　参见血竭条。

22. 产妇催生　蒲黄、地龙(洗焙)、陈橘皮等分，为末，另收。临时各抄一钱，新汲水调服，立产。(《本草纲目》)

23. 产难　蒲黄大如枣，以井华水服之，良验。(《僧深方》)

24. 逆产　蒲黄用水调涂儿足心底。(《普济方》)

25. 胞衣不下　蒲黄二钱，井水服之。(《集验方》)

26. 子死腹中　以酒服蒲黄二寸匕。(《僧深方》)

27. 产后血不下　用蒲黄三两，以水三升，煎取一升，顿服之。血不下，用酒煎。(《普济方》)

28. 产后血下不止，虚羸迨死　蒲黄二两。上水二升，煎取八合，顿服。(《经效产宝》)

29. 儿枕血瘕　蒲黄三钱。米饮服。(《本草纲目》)

30. 产后心腹痛欲死　失笑散：炒香蒲黄、酒研五灵脂各等分，为末。上先用酽醋调二钱熬成膏，入水一盏，煎七分，食前热服。(《太平惠民和剂局方》)

31. 产后两胁满痛，兼除百病　干地黄汤：干地黄、芍药各三两，当归、蒲黄各二两，生姜五两，桂心六两，甘草一两，大枣二十枚。上以水一斗，煮取一升半去滓，分作三服，一日三次服尽。(《医部全录·妇科》)

32. 产后血瘀　蒲黄三两，水三升，煎一升，顿服。(《梅师方》)

33. 产后烦闷　蒲黄散：蒲黄。以东流水和，服方寸匕。(《妇人大全良方》)

34. 产后血渴不止　蒲黄罗细，每服二钱，温米饮下。不渴住服。(《普济方》)

35. 产后血晕　五灵脂、生蒲黄各二钱。研末，每服二钱，童便送下。(《常见病验方研究参考资料》)

36. 产后血运，烦闷不识人，或狂言慌语，气喘欲绝　蒲黄散：蒲黄二两，荷叶三片(干者)，牡丹三分，延胡索三分，炙甘草三分。上件药捣筛为散，每服四钱，以水一中盏，煎至五分。次入蜜一匙，生地黄汁一小盏，再煎五七沸，去滓，不计时候，分温二服。(《太平圣惠方》)

37. 产前产后下痢　乌鸡子四个或一个，蒲黄末一分。上鸡子取黄去白，入蒲黄和匀，先用黄蜡少许润铛内，候熔入前药成饼，分作四片，每服一片，细嚼蜡茶下。(《产宝诸方》)

38. 产后二便不通，胀满腹痛　金钥匙：滑石、蒲黄等分。研细，酒调每下二钱。(《彤园妇人科》)

39. 产后溲有血不尽　已服朴硝煎，宜服此蒲黄散：蒲黄一升，生蓟叶(曝令干，成末)二升。凡二物，冶，下筛，酒服方寸匕，日三。(《产经》)

40. 产后喘急不能卧，痰与血杂涌而上　参见五灵脂条。

41. 产后血邪攻心，恍惚如狂　麒麟竭散：麒麟竭一分，蒲黄三分。上件药相和，研令匀细，不计时候，以温酒调下二钱。(《太平圣惠方》)

42. 产后滞血在脏，致月水不通　赤龙皮散：赤鲤鱼皮(烧灰)四两，虻虫一分，水蛭一分，蒲黄半两，琥珀半两，乱发灰半两，麝香(细研)一钱。上件药细研如粉，每于食前，以热酒调下一钱。(《太平圣惠方》)

43. 产后日久月水不通　虻虫散：虻虫、乱发灰、蒲黄、麒麟竭、伏龙肝、当归、赤芍药、䗪虫、水蛭、朱砂各半两，炒川大黄二分，延胡索三分，狗胆(干者)二枚，麝香(研入)一分。上件药捣细罗为散，入研了药令匀，每服食前，以温酒

下二钱。(《太平圣惠方》)

44. 产后四肢浮肿者,乃败血乘虚流注　宜用小调经散:没药、琥珀、桂心各一钱,芍药、当归各二钱半,麝香、细辛各五分。上为末,每服五分,生姜汁温酒各少许调服。(《医部全录·妇科》)

45. 子宫发育不良性不孕症　参见茺蔚子条。

46. 妇人血风,气攻心烦闷,头目昏重　参见鲤鱼条。

47. 面皯　菟丝子 20 g,生蒲黄 10 g,补骨脂 10 g,䗪虫 10 g,藁本 10 g,山慈菇 10 g,刺蒺藜 10 g,淫羊藿 12 g。(《妇科用药 400 品历验心得》)

48. 妒乳痈肿胀后,产后不见乳汁,结作痈　用蒲黄炒热杵傅肿上,日三度易之。(《普济方》)

49. 急性乳腺炎　生蒲黄 9 g,开水冲服,每日 2 次。(《常见病验方研究参考资料》)

50. 放环后阴道不规则出血　安环调经汤:生蒲黄,炒蒲黄,当归,柴胡,制香附,党参,黄芪,杭芍,牡丹皮,益母草,茜草炭,海螵蛸,败酱草,甘草。(《中医妇产科学》,刘敏如等主编)

51. (产后)下肉线　失笑散:蒲黄、五灵脂各二钱。共研末醋调服。(《胎产方案》)

52. 产后脱肛　猪油 60 g,蒲黄末 30 g,调匀后涂于局部。(《妇产科疾病中医治疗全书》)

53. 阴挺　参见穿山甲条。

54. 子宫内膜异位症、下焦瘀血致腹痛　参见丹参条。

55. 硬化性萎缩性苔藓、非特异性女阴炎、非典型增生、女阴神经性发炎、女阴湿疹等见皮肤黏膜菲薄者　治白膏:血竭 20%,生蒲黄 50%,樟丹 10%,蛤粉 10%,白芷 5%,铜绿 5%。共研极细末,制成软膏。每日涂 1 次。(《中国中医秘方大全》)

56. 阴蚀　蒲黄一升,水银一两,研匀,糁之,效。(《孕育玄机》)

57. 阴汗　蒲黄 30 g,草薢 50 g,每剂水煎 3 次,合药液约 1 500 mL,凉后坐浴,不拘次数,每次 15 分钟。(《妇科用药 400 品历验心得》)

58. 子宫颈癌　生蒲黄、芙蓉叶粉各 15 g,云南白药 3 g,用棉球或纱布蘸药塞阴道内,对子宫颈癌有祛瘀止血消炎作用。(《中医妇科临床手册》)

59. 妇人小便出血,或时尿血　蒲黄末酒调二钱服之,水调亦可。(《妇人大全良方》)

【现代药理研究】 蒲黄煎剂、醇提物、酊剂及乙醚浸出物对豚鼠、大鼠、小鼠及家兔的离体子宫呈兴奋作用,小剂量时节律收缩稍有增强,大剂量时子宫兴奋作用加强,呈不规则和痉挛性收缩。据动物实验证明,生用、炒炭均有止血作用,但蒲黄炭具有加快血小板凝聚作用,能缩短其出血和凝血时间。生蒲黄有收缩子宫作用,故孕妇忌用,但可用于产后子宫收缩不良的出血。(《中华本草》)

【用法用量】 内服:煎汤,5～10 g,包煎;或入丸、散。外用:30 g,水煎外洗。

【使用注意】 孕妇慎服。

蒲公英

出《新修本草》。又名黄花地丁、婆婆丁、奶汁草、黄花三七。为菊科植物蒲公英 *Taraxacum mongolicum* Hand.-Mazz.、碱地蒲公英 *Taraxacum borealisinense* Kitag.或同属数种植物的全草。

【药性】 苦、甘,寒。入胃、肝经。

【功效】 清热解毒,散结。

【药论及医论】 《新修本草》:"主妇人乳痈肿。"

《滇南本草》:"治妇人乳结、乳痈,红肿疼痛,乳筋梗硬作胀,服之立效。"

《医林纂要·药性》:"补脾、和胃、泻火、通乳汁,治噎膈。"

《刘奉五妇科经验》:"蒲公英可用于治疗急性盆腔炎、乳痈、产后感染、产后栓塞性静脉炎等症。"

【临床应用】

1. 经量过多　参见菜头肾条。

2. 功能失调性子宫出血,产后出血　艾叶炭 30 g,蒲黄、蒲公英各 15 g。(《中草药新医疗

法资料选编》)

3. 经期过长　金银花 15 g,炒栀子 12 g,蒲公英 12 g,败酱草 12 g,贯众 20 g,土茯苓 15 g。(《妇科用药 400 品历验心得》)

4. 经前乳胀、小叶增生、痛经、不孕等　蒺麦散:白蒺藜,八月札,大麦芽,青皮,橘核,橘络,蒲公英。(《裘笑梅妇科临床经验选》)

5. 经行口糜　蒲公英绿豆粥:蒲公英 20 g,绿豆 60 g,冰糖适量。先将蒲公英水煎取汁,绿豆粥,调入药汁、冰糖即成。食粥,每日 3 次,煎量视食量而定。(《百病饮食自疗》)

6. 经前痤疮　参见天花粉条。

7. 湿热下注,白带过多,盆腔炎　盆炎净颗粒:忍冬藤,鸡血藤,狗脊,蒲公英,益母草,车前草,赤芍,川芎。(《中国药品实用手册》)

8. 妊娠期急性阑尾炎　蒲公英 90 g,厚朴 15 g,生大黄 15 g(后下)为主方。[《中医杂志》,1984(7):33]

9. 妊娠合并风疹　参见山豆根条。

10. 妊娠期肝内胆汁淤积症　参见金钱草条。

11. 子淋湿热下注证　参见忍冬藤条。

12. 瘀热型产后腹痛　茄子叶 15 g,当归 15 g,蒲公英 30 g。水煎服。(《中华民间秘方大全》)

13. 产褥感染　蒲公英 60 g,马齿苋 120 g,金银花 30 g,皂刺 12 g。(《百病良方》)

14. 火毒型产后发热　参见野菊花条。

15. 产后腰痛(慢性盆腔炎性疾病后遗症)　参见野荞麦根条。

16. 急性子宫内膜炎　新鲜蒲公英 250 g,捣烂如泥,加白酒调匀,外敷下腹部。(《中医妇科临床手册》)

17. 急性盆腔炎　大血藤、败酱草、蒲公英、鸭跖草各 30 g,三棱、莪术各 9 g,延胡索 12 g。煎成 10 mL 灌肠。(《中医妇科临床手册》)

18. 输卵管阻塞性不孕、慢性盆腔炎性疾病后遗症、盆腔淤血综合征瘀重于湿热者　参见大血藤条。

19. 输卵管积水　参见三棱条。

20. 子宫内膜异位症(子宫内膜囊肿)　参见花蕊石条。

21. 结合西医治疗绒毛膜上皮癌、恶性葡萄胎　参见山豆根条。

22. 生乳　内服(蒲公英)叶的浸剂可用以促进妇女乳汁分泌。(《中药大辞典》)

23. 回乳　生麦芽 30 g,生谷芽 30 g,建曲 20 g,蒲公英 50 g。(《王氏妇科精要》)

24. 溢乳　路路通 10 g,夏枯草 20 g,蒲公英 30 g,麦芽 60 g,神曲 10 g,当归 6 g,川芎 5 g,牛膝 15 g,红花 5 g,青皮 8 g。(《妇科用药 400 品历验心得》)

25. 产后副乳腺肿痛　生麦芽 30 g,柴胡 10 g,蝉蜕 15 g,蒲公英 15 g,路路通 10 g,青皮 8 g,神曲 12 g,刺蒺藜 10 g,香附 10 g。(《妇科用药 400 品历验心得》)

26. 乳汁蓄积　参见白蔹条。

27. 乳痈,身体壮热,疼痛不可忍　取蒲公英并根,捣绞取汁半合,酒和服之。如无新者,用干者捣细罗为散,每服,温酒调下二钱。(《太平圣惠方》)

28. 急性乳腺炎　鲜蒲公英 500 g 捣榨取汁。微火炖温,加酒适量内服。(《中药药理与应用》)

29. 产后不自乳儿,蓄积乳汁,结作痈　取蒲公草捣敷肿上,日四度易之,俗呼为蒲公英。(《普济方》)

30. 乳痈、乳岩热毒有余之证　连翘金贝煎:金银花、土贝母、蒲公英、夏枯草各三钱,红藤七八钱,连翘一两或五七钱。上用好酒二碗,煎一碗服,服后暖卧片时。(《景岳全书》)

31. 乳岩　用蒲公英草捣烂,盦患处,神妙。(《本草纲目》)

32. 乳疽　乳疽方:采鲜蒲公英一握,连根捣汁,酒冲服,以渣贴患处即愈。(《胎产秘书》)

33. 子宫颈人乳头瘤状病毒感染　参见土茯苓条。

34. 菜花型已溃宫颈癌　参见瓦松条。

35. 急性前庭大腺炎有脓肿者　鲜蒲公英 60 g。洗净捣烂,加少许蜜糖调匀敷于患处,每

日换药 1 次。(《中医临床妇科学》,夏桂成主编)

36. 外阴炎　紫花地丁 50 g,蒲公英 50 g,每次加水 1 000 mL,煎取 500 mL,连煎 3 次,合药液,凉后先用冲洗器冲洗阴道再坐浴,不拘次数,每次 15 分钟。青黛 30 g,每次坐浴之后拭干,再局部涂抹。(《妇科用药 400 品历验心得》)

37. 外阴湿疹糜烂滋水较多　蒲公英 60 g,菊花 15 g。煎汤待冷后湿敷。(《现代中西医妇科学》)

38. 湿热、湿毒所致的腰痛,小腹痛,带下病,阴痒,阴蚀　参见穿心莲条。

39. 霉菌性阴道炎　蒲公英 60 g,每次加水 1 000 mL,煎取 500 mL,连煎 3 次,合药液,凉后先用冲洗器冲洗阴道再坐浴,不拘次数,每次 15 分钟。(《妇科用药 400 品历验心得》)

40. 梅毒　参见马齿苋条。

【现代药理研究】 蒲公英提取物对大肠埃希菌、沙门菌、金黄色葡萄球菌有一定的抑菌活性。β-谷甾醇通过雌激素受体(ER)介导调节细胞周期蛋白 D1 蛋白与 mRNA 水平的表达,从而影响 ER 阳性人乳腺癌 T47D 细胞增殖活性和细胞周期。蒲公英萜醇和羽扇豆醇很有可能是抑制 MCF－7 乳腺癌细胞增殖的活性物质。蒲公英挥发油也有抗乳腺癌的作用。[《辽宁中医药大学学报》,2020,22(7):140－145]

【用法用量】 内服:煎汤,10～30 g,大剂量 60 g;捣汁或入散剂。外用:60 g,水煎外洗。

【使用注意】 非实热之证及阴疽者禁服。

椿　皮

出《药性论》。又名樗皮、臭椿皮、苦椿皮、椿根皮、樗白皮、樗根皮。为苦木科植物臭椿 *Ailanthus altissima*(Mill.)Swingle 的根皮或干皮。

【药性】 苦、涩,寒。入胃、大肠经。

【功效】 除热,燥湿,止血。

【药论及医论】 《日华子本草》:"主女子血崩,产后血不止,赤带……"

《本草药性大全》:"止女人月信过度,久痢,带漏崩中……"

《现代实用中药》:"内服治妇人子宫出血及产后出血,子宫炎……"

《刘奉五妇科经验》:"因其能固冲任,故可用于治疗月经前期及崩漏偏于血热者。"

【临床应用】

1. 月经先期　黄芩、地骨皮、椿根白皮各 9 g。(《刘奉五妇科经验》)

2. 经期延期,甚至淋漓不断,色淡或紫黑,或经间期出血　樗根皮、芡实、黄柏各 10 g,熟地黄 18 g,杭芍、阿胶各 12 g,龟甲 15 g。(《全国名医妇科验方集锦》)

3. 经水来而过多不止　龟甲丸:龟甲(醋炙)、条芩、白芍、椿根皮各一两,炙黄柏三钱。蜜丸。淡醋汤下。(《妇科玉尺》)

4. 湿热引起的经期过长或赤带　参见土茯苓条。

5. 崩漏　樗白皮(醋炒)五钱(重则可用一两)水煎服。(《常见病验方研究参考资料》)

6. 经行便血　椿皮 60 g,水煎服。(《妇产科疾病中医治疗全书》)

7. 经行腹泻　垂盆草 30 g,樗白皮 30 g,凤尾草 15 g,爵床 15 g,秦皮 10 g,神曲 10 g。(《妇科用药 400 品历验心得》)

8. 赤白带有湿热者　樗皮丸:芍药五钱,良姜(烧灰)三钱,黄柏(炒成灰)二钱,椿根皮一两半。上为末,粥丸。每服三五十丸,空心米饮吞下。(《证治准绳·女科》)

9. 湿气下利,大便血,白带　固肠丸:椿根皮为末,粥糊为丸。此药性凉而燥,须炒用。(《证治准绳·女科》)

10. 先兆流产,习惯性流产　参见莲子条。

11. 漏胎　椿根皮 30 g,白葫芦 1 个。水煎服,红糖为引。(《常见病验方研究参考资料》)

12. 妊娠腹泻　樗白皮 15 g,土茯苓 15 g,神曲 10 g,苍术 10 g,白术 10 g,厚朴 5 g,炒谷芽 10 g,炒麦芽 10 g。(《妇科用药 400 品历验心得》)

13. 子淋　参见凤尾草条。

14. 妊娠微热　参见沙参条。

15. 产后血痢不止　臭樗根六分。上为末，水和丸如枣核大，面柤作馄饨，每度煮二七个，热吞之。(《经效产宝》)

16. 药物流产清宫后出血　小蓟 20 g，樗根皮 12 g，贯众炭 12 g，金银花 10 g，地榆 15 g，槐花 15 g。(《妇科用药 400 品历验心得》)

17. 子肠不收　樗根皮，入葱椒汤熏洗。(《胎产救急方》)

18. 妇人风虚，大便后时时下血　荆芥散：荆芥、黄芪、熟干地黄、当归、桑耳、地榆、炙樗白皮、炒皂荚刺、炮干姜、炒槐豆、牛蒡子、炙甘草各半两。上件药捣细罗为散，食前，以粥饮调下二钱。(《太平圣惠方》)

19. 气阻湿热轻症慢性盆腔炎性疾病后遗症　参见大蓟条。

20. 湿热下注型细菌性阴道炎　椿根白皮 30 g，煎药取汁，加入红糖适量烊化，分 2 次服食，每日 1 剂，3～10 日为 1 个疗程。(《食物本草》)

21. 霉菌性阴道炎　樗白皮 100 g，每次加水 1 000 mL，煎取 500 mL，连煎 3 次，合药液，凉后先用冲洗器冲洗阴道再坐浴，不拘次数，每次 15 分钟。(《妇科用药 400 品历验心得》)

22. 滴虫性阴道炎　椿根皮、叶，煎汤熏洗。(《常见病验方研究参考资料》)

23. 阴痛　樗白皮 60 g，每次加水 1 000 mL，煎取 500 mL，连煎 3 次，合药液凉后坐浴，不拘次数，每次 15 分钟。(《妇科用药 400 品历验心得》)

24. 阴疳　艾叶四两，椿树根、栋树根、紫苏叶各五钱。煎汤熏洗，早、晚各 1 次。(《常见病验方研究参考资料》)

25. 阴臭　樗根皮 100 g，每次加水 1 000 mL，煎取 500 mL，连煎 3 次，合药液，凉后先用冲洗器冲洗阴道再坐浴，不拘次数，每次 15 分钟。(《妇科用药 400 品历验心得》)

26. 湿热下注型阴痒　参见扁豆花条。

27. 宫颈癌见赤白带下，腥臭异常　参见木槿花条。

28. 产妇平日气虚，临产用力太过，致子宫脱出不收　宜服补中益气汤。外用荆芥穗、藿香叶、臭椿树皮等分，锉碎煎水，不时淋洗子宫，即收。(《秘珍济阴》)

【用法用量】　内服：煎汤，10～30 g；研末或入丸、散。外用：60～100 g，煎水外洗。

【使用注意】　脾胃虚寒者禁服。

槐　花

出《日华子》。又名槐蕊。为豆科植物槐 *Sophora japonica* L.的花及花蕾。

【药性】　苦，凉。入肝、大肠经。

【功效】　清热，凉血，止血。生品清热降火，止血宜炒用。

【药论及医论】　《本草纲目》："炒香频嚼……又疗吐血、衄血，崩中漏下。"

《本草正》："治痈疽疮毒、阴疮湿痒、痔漏，解杨梅恶疮、下疳伏毒。"

【临床应用】

1. 血崩　槐花一两，棕灰五钱，盐一钱，水三钟，煎减半服。(《摘玄方》)

2. 漏血不止　槐花烧存性研，每服二三钱，食前温酒下。(《太平圣惠方》)

3. 经期过长　熟地黄 15 g，当归 5 g，川芎 3 g，炒白芍 10 g，艾叶 5 g，阿胶 10 g，甘草 5 g，贯众炭 20 g，槐花 20 g，地榆 20 g，侧柏叶 10 g。(《妇科用药 400 品历验心得》)

4. 经行风疹　槐花 15 g，苦参、地肤子各 18 g。水煎服。(《妇产科疾病中医治疗全书》)

5. 白带不止　槐花(炒)、牡蛎(煅)等分，为末。每酒服三钱，取效。(《摘玄方》)

6. 赤带　鸡血藤 20 g，茜草炭 10 g，海螵蛸 20 g，萆薢 10 g，贯众炭 15 g，地榆 20 g，槐花 20 g，土茯苓 12 g，仙鹤草 20 g，白芷 10 g。(《妇科用药 400 品历验心得》)

7. 胞胎不安　安胎汤：槐花(炒香熟)，贝母(去心焙)，当归(锉焙)，芎䓖。上四味各等分，粗捣筛。每服三钱匕，酒水各半盏，童子小

便二合，同煎至七分，去滓温服。（《圣济总录》）

8. 有孕大便下血　川芎，白术，地榆，槐，升麻，甘草，茯苓，陈皮。（《女科万金方》）

9. 围产期外痔　槐花 60 g 水煎坐浴。（《妇产科疾病中医治疗全书》）

10. 药物流产清宫后出血　小蓟 20 g，樗根皮 12 g，贯众炭 12 g，金银花 10 g，地榆 15 g，槐花 15 g。（《妇科用药 400 品历验心得》）

11. 产后血痢，脐腹疼痛　四物汤加槐花、黄连、御米壳等药。（《证治准绳・女科》）

12. 取节育环后子宫出血　拳参 20 g，生甘草 6 g，阿胶 10 g，侧柏叶 10 g，地榆 20 g，槐花 20 g。（《妇科用药 400 品历验心得》）

13. 妇人吐血　陈槐花二两，炒百草半两。上为细末，每服茅蔗根煎酒调下。亦治血崩。（《普济方》）

14. 乳痈　槐蚤散：槐米 30 g，蚤休、生甘草各 15 g。先将诸药烘干，研成细末，以水、酒送服，每次 30 g，早晚服。酒因人而异，一般半汤匙。配合患部热敷。[《陕西中医》，1985(4)：174]

15. 吹奶　槐花三分，蛤粉三分，麝香一分细研。上件药，捣细罗为散，不计时候，以热酒调下一钱。（《太平圣惠方》）

16. 乳岩硬如石者　槐花炒黄为末，黄酒冲服三钱。（《串雅内编》）

17. 阴道生疮　槐花，研末油调敷。（《常见病验方研究参考资料》）

18. 杨梅毒疮乃阳明积热所生　槐花四两略炒，入酒二盏，煎十余沸，热服。胃虚寒者勿用。（《集简方》）

19. 霉菌性阴道炎　槐花 60 g，每次加水 1 000 mL，煎取 500 mL，连煎 3 次，合药液，凉后先用冲洗器冲洗阴道再坐浴，不拘次数，每次 15 分钟。（《妇科用药 400 品历验心得》）

20. 宫颈糜烂　地槐胶囊：生地榆 60 g，生槐花 60 g，明矾 30 g，龙骨 15 g。每粒重 0.5 g。每次放 2 粒，隔日 1 次，4 次为 1 个疗程。疗程间隔 5 日再行下一疗程。（《中国丸散膏丹方药全书・妇科病》）

21. 交接出血　参见栀子条。

【现代药理研究】

(1) 槐花水浸剂(1∶5)在试管内对堇色毛癣菌、许兰黄癣菌、奥杜盎小芽孢癣菌、星状奴卡菌等皮肤真菌有不同程度的抑制作用。（《中华本草》）

(2) 生槐花、炒槐花、槐花炭及其提取物芦丁、槲皮素、鞣质均具有止血作用。槐花制炭后能显著缩短正常大鼠出血时间和血浆复钙时间，作用强于生品，提示槐花制炭后止血作用显著增加。[《中医学报》，2014，29(192)：716－717，745]

【用法用量】　内服：煎汤，10～20 g；或入丸、散。外用：60 g，煎水冲洗坐浴。

【使用注意】　脾胃虚寒及阴虚发热而无实火者慎服。

槐　角

出《神农本草经》。又名槐实、槐子、槐荚、槐豆、槐连灯、九连灯、天豆、槐连豆。为豆科植物槐 *Sophora japonica* L.的果实。

【药性】　苦，寒。入肝、大肠经。

【功效】　凉血止血，清肝明目。

【药论及医论】　《神农本草经》："主……妇人乳瘕，子藏急痛。"

《名医别录》："堕胎。"

【临床应用】

1. 初血崩尚有火　宜槐子灰，用醋汤下。（《妇科玉尺》）

2. 崩漏不止　槐子散：槐子、管仲各等分。共为末，每服五钱，用酽醋一钟煎，滚三五沸，去渣温服。（《良朋汇集》）

3. 月事失常，经水过多　当归龙骨丸：当归、白芍药、黄连、槐子、炒艾叶、茯苓各半两，龙骨、黄柏各一两，木香一分。上为末，滴水为丸如小豆大，温米饮下三四十丸，食前，日三四服。（《医部全录・妇科》）

4. 脾湿下流于肾，与相火合为湿热，迫经下漏，紫黑腐臭　四物坎离丸：生地一两半，熟地

(同酒浸捣膏)、当归各二两,芍药(酒炒)一两半,知母、黄柏(酒浸炒)各一两,侧柏叶、槐子各一两(同炒),连翘六钱。上为末,蜜丸梧子大,用磁盘盛之,以绵纸糊口,凉地下放七日去火毒,晒干收之。每三四十丸至五六十丸,白汤或酒下。(《医学入门》)

5. 元气虚弱,女人赤白带下,子宫虚冷,血山崩等证　参见马钱子条。

6. 围产期痔疾　槐角 15 g,黄芩 12 g,黄柏 10 g。水煎服。(《妇产科疾病中医治疗全书》)

7. 妊娠月数未足而似欲产腹痛者　槐子丸:槐子、蒲黄等分。上为末,蜜丸如梧桐子大。温酒下二十丸,以痛止为度。(《妇人大全良方》)

8. 难产三日不出　吞槐子十四枚即下。(《妇人大全良方》)

9. 子死腹中不出　吞槐子二七枚。(《太平圣惠方》)

10. 妊娠堕胎,胞衣不出　蒲黄(炒)一合,槐子十四枚,为末。上以酒三盏,煎至二盏,去滓,分温二服,未下,更作服。(《医部全录·妇科》)

11. 妇人风眩头旋,猝倒,痰涎壅滞,四肢拘急　槐子(微炒)一两,牛蒡子(微炒)一两。上件药捣细罗为散,每于食后,以温水调下一钱。(《太平圣惠方》)

12. 乳腺增生　槐角 30 g,生半夏 20 g。共研末。蜂蜜调,涂患处,每日 1 次。(《中华民间秘方大全》)

13. 宫颈癌镭疗后直肠反应　参见败酱草条。

【现代药理研究】 槐角苷可改变子宫内雌激素受体和孕激素受体的表达,降低子宫内膜容受性,对受孕小鼠胚胎着床过程产生影响,使小鼠不能受孕。同时有药理试验表明槐角中化合物山茶酚和染料木素也有抗繁殖性作用。[《亚太传统医药》,2021,17(11):206-212]

【用法用量】 内服:煎汤,5～15 或入丸、散;嫩角捣汁用。外用:适量,水煎洗、研末掺或油调敷。

【使用注意】 脾胃虚寒、食少便溏者及孕妇慎服。

榆白皮

出《药性论》,《神农本草经》原作输皮。又名枌、白榆、白枌、零榆、枌榆、榆钱树、钻天榆、钱榆、家榆。为榆科植植物榆树 *Ulmus pumila* L.树皮或根皮的韧皮部。

【药性】 甘,平。入膀胱、大肠经。

【功效】 利水,通淋,消肿。

【药论及医论】 孟诜:"亦治女人妒乳肿。"

【临床应用】

1. 孕妇小便不通,脐下妨闷,心神烦乱　榆白皮散:榆白皮(切)、葵子(研),各一两,葱白七茎。上水煎,分三服。(《广嗣全诀》)

2. 妊娠小便频数,涩少疼痛　石韦汤:石韦、榆白皮各一两,滑石二两。上三味,粗捣筛,每服三钱匕,水一盏,入葱白二寸,生姜二片,煎至六分,去滓食前温服。(《圣济总录》)

3. 漏血胎燥,脉虚涩　榆白皮散:榆白皮三两,当归三两,熟地五两,冬葵子三两,秦艽两半。制为散,米饮下三钱。(《女科指要》)

4. 榆白皮散孕妇服之,滑胎易生与转胞条不同　榆白皮、甘草各二两,葵子一两。上为末,每服五钱,水煎。(《广嗣全诀》)

5. 妊孕胎漏去血,恐其难产,常宜服之　榆白皮散:榆白皮、葵根、瞿麦各二钱,大麻仁、木通各一钱,牛膝一钱半。上作一服,水二盅,煎至一盅,不拘时服。(《证治准绳·女科》)

6. 难产催生散　牵牛子一两(微炒),禹余粮一分(烧醋淬三遍)。上件药,上捣细罗为散,每服,煎榆白皮汤调下二钱,宜频服。(《太平圣惠方》)

7. 产难数日,子死腹中,母气欲绝　瞿麦散:瞿麦六两,通草、桂心各三两,牛膝、榆白皮各四两。上细切,用水九升,煎至三升,去渣,分三服。(《广嗣全诀》)

8. 堕胎后下血不止　榆白皮(刮净,锉碎)、当归(切,焙)各半两。上二味捣筛,每服三钱匕。水一盏,入生姜三片,同煎至七分,去滓,空

心服。(《圣济总录》)

9. 产后藏有积热，致小便出血　石韦散：石韦，榆白皮，黄芩，木通，赤芍，冬葵子，甘草。(《太平圣惠方》)

10. 乳痈汁不出，内结成肿，名妒乳　和陈醋淬调，日六七易效。(《本草备要》)

【用法用量】 内服：煎汤，5～10 g；或研末服。外用：煎水洗、捣敷或研末调敷。

【使用注意】 胃气虚寒者慎服。

硼　砂

出《日华子》。又名月石。为矿物硼砂经精制而成的结晶。

【药性】 甘、咸，凉。入肺、胃经。

【功效】 解毒防腐，清热化痰。

【药论及医论】 《本草纲目》："治上焦痰热，生津液，去口气，消障翳，除噎膈反胃，积块结瘀肉，阴癞……"

《新本草纲目》："防腐，利尿，通经。"

【临床应用】

1. 夙有血滞，至月水来时，脐腹疼痛　干漆丸：炒干漆一两，桃仁、芫花(醋拌炒令干)、赤芍药、当归、桂心各三分，木香、槟榔、硼砂各半两。上为末，醋煮面糊为丸如梧桐子大，每服不拘时候，以生姜酒下七丸。(《普济方》)

2. 月水不调　二气丹：大黄(另为末醋一升浸熬成膏子)四两，当归、白芍药各二两三钱，炒干漆、没药半两，硼砂、官桂、斑蝥各二钱。上为末，以膏子和丸，如梧桐子大，每服二十丸，醋汤下，食前日进三服。(《普济方》)

3. 妇人血闭不通神方　锦纹大黄(去皮醋浸一宿)一两，硼砂一钱。上为末，醋和为丸如梧桐子大，每服三丸，好酒红花汤调下，食前服之。(《普济方》)

4. 月候久不通，脐下结硬疼痛　硼砂丸：硼砂(研)半两，水银一分，黑铅(与水银同结成沙子)半分，当归半两，炮荆三棱一两，青橘皮、延胡索各半两，蚖青(糯米同炒去头翅足)、芫花(醋炒焦)各一分。上为末，和匀，炼蜜丸如梧桐子大，每服五丸，空心食前，红花煎汤下。(《普济方》)

5. 经来呕吐　乌梅丸：乌梅(去核)十枚，辰砂(水飞)一钱，雄黄、木香、草果各一钱，硼砂、乳香去油一钱，没药(去油)一钱，胡椒、绿豆各十三枚。上为末，捣乌梅，丸枣核大，时含化一丸。(《秘传内府经验女科》)

6. 经前口痱　参见胡黄连条。

7. 产前产后经脉不通，气血不和　虻虫、地胆、斑蝥、蚖青各一个(去翅足)，水蛭七个，硼砂、朱砂各一钱。上为细末，醋糊为丸如绿豆大，每服三丸，空心温酒下。(《普济方》)

8. 乳头破裂溃烂　硼砂 2.4 g 研末，甘油 120 g，调匀，敷患处。(《常见病验方研究参考资料》)

9. 乳痈溃烂　于出脓后纳入硼砂(如黄豆大)，每日 1 次。(《常见病验方研究参考资料》)

10. 宫颈糜烂　消糜栓：硼砂、蛇床子、川椒、枯矾、血竭、儿茶等。隔日 1 次，每次 1 粒，阴道用药。[《北京中医杂志》，1986(5)：36]

11. 子宫颈癌　山慈姑、枯矾各 18 g，雄黄 12 g，制砒霜 9 g，硼砂、蛇床子、冰片各 3 g，麝香 0.9 g。药研细末，加面粉适量，揉制成药钉，每用 3 支，插入癌体，癌体脱落者，插入宫颈管内(菜花型可用 8 支)，隔日 1 次。(《中国民间医术绝招・妇科部分》)

12. 外阴白斑、皮肤发白、肥厚粗糙及萎缩瘙痒　外用白斑膏：枯矾 30 g，硼砂 0.3 g，槟榔 30 g，硇砂 0.3 g，雄黄 9 g，香油 80 mL，冰片 1.5 g，凡士林 80 g。先将上列固体药物研成细粉，过 120 目筛，和匀，再与香油研匀，再入凡士林研匀，即得。涂敷患部，日涂 1～2 次。(《百病中医膏散疗法》)

13. 霉菌性阴道炎　冰硼霜：取 97% 硼砂和 3% 冰片混合后，再加入占总量 50%～60% 的冷霜调匀备用。用时取窥阴器扩张阴道，然后将霜均匀涂抹于阴道壁四周及外阴，每日 1 次，5 日为 1 个疗程。(《中药大辞典》)

14. 霉菌性阴道炎，滴虫性阴道炎，外阴瘙痒等　参见冰片条。

【现代药理研究】 平板法实验证明，10%硼砂对大肠埃希菌、铜绿假单胞菌、福氏痢疾杆菌、志贺痢疾杆菌、伤寒杆菌、副伤寒杆菌、变形杆菌、白喉杆菌、牛型布氏杆菌、葡萄球菌、肺炎链球菌、脑膜炎双球菌、溶血性链球菌及白念珠菌均有抑制作用。(《现代中药药理与临床》)

【用法用量】 内服：入丸、散，1.5～3 g。外用：适量，沸水溶化冲洗，或研末敷。防腐生用，收敛煅用。

【使用注意】 体弱者慎服。

路路通

出《本草纲目拾遗》。又名枫果、枫球子、九空子。为金缕梅科植物枫香树 *Liquidambar formosana* Hance 的果实。

【药性】 苦、辛，平。入肝、胃经。

【功效】 活血通络，行气宽中，利水。

【药论及医论】 《现代实用植物志》："行气宽中，活血通络，利水。治胃痛腹胀，风湿痹痛，乳中结块，乳汁不通，小便不利，月经不调，荨麻疹。"

《裘氏妇科临证医案精华》："裘笑梅认为，荆芥、防风、路路通常用于治疗输卵管炎症引起的不通，每每获效。"

【临床应用】

1. 痛经　月季花 15 g，香附 10 g，路路通 10 g，郁金 10 g，刺蒺藜 10 g，乌药 9 g。(《妇科用药 400 品历验心得》)

2. 月经后期　拳参 30 g，徐长卿 15 g，川牛膝 30 g，丹参 15 g，当归 10 g，川芎 10 g，地龙 20 g，路路通 20 g。(《妇科用药 400 品历验心得》)

3. 月经不调　调冲汤：菟丝子 15 g，枸杞子 15 g，覆盆子 15 g，巴戟天 12 g，淫羊藿 10 g，续断 10 g，当归 10～15 g，鸡血藤 15～30 g，茺蔚子 10 g，何首乌 10 g，路路通 10 g，香附 12 g，丹参 15～30 g。(《马大正中医妇科医论医案集》)

4. 闭经　柴胡 10 g，郁金 20 g，路路通 20 g，玫瑰花 10 g，香附 10 g，王不留行 15 g，茺蔚子 15 g。(《妇科用药 400 品历验心得》)

5. 经前乳胀　路路通、合欢皮、娑罗子各 12 g，香附、川楝子各 9 g，郁金 6 g，青皮、橘叶、橘核各 4.5 g。(《中医妇科临床手册》)

6. 经行精神异常　木蝴蝶 4 g，绿萼梅 4 g，合欢花 10 g，佛手柑 10 g，八月札 10 g，郁金 10 g，路路通 10 g，远志 10 g，石菖蒲 8 g，龙齿 15 g，小麦 20 g。(《妇科用药 400 品历验心得》)

7. 经行水肿　路路通 10 g，茯苓 15 g，生薏苡仁 30 g，泽兰、泽泻、桑白皮各 12 g，冬瓜皮 20 g，月季花 6 g。(《全国名医妇科验方集锦》)

8. 经行瘾疹　凌霄花 10 g，路路通 20 g，牛蒡子 10 g，蝉蜕 6 g，白僵蚕 10 g，刺蒺藜 15 g，薄荷 6 g，紫草 12 g，牡丹皮 10 g，蚕沙 10 g。(《妇科用药 400 品历验心得》)

9. 经行阴痛　参见五加皮条。

10. 霉菌性阴道炎　路路通 80 g，水煎 3 次，合药液约 1 500 mL，凉后先用冲洗器冲洗阴道再坐浴，不拘次数，每次 15 分钟。(《妇科用药 400 品历验心得》)

11. 不孕症　路路通、娑罗子、王不留行各 12 g，香附、菖蒲各 9 g，枳壳 6 g，沉香 1.5 g，小茴香 3 g，月季花 4.5 g。(《中医妇科临床手册》)

12. 排卵功能障碍　排卵汤：急性子 15 g，茺蔚子 12 g，丹参 15 g，三棱 12 g，莪术 12 g，王不留行 15 g，刘寄奴 12 g，当归 8 g，路路通 10 g，香附 10 g，大腹皮 15 g，䗪虫 10 g。(《马大正中医妇科医论医案集》)

13. 输卵管阻塞引起的不孕症　三七红藤汤：三七 4 g，大血藤 30 g，莪术 12 g，三棱 12 g，皂角刺 15 g，制乳香 5 g，制没药 5 g，水蛭 10 g，蒲公英 20 g，败酱草 20 g，丹参 15 g，石见穿 30 g，路路通 12 g。(《马大正中医妇科医论医案集》)

14. 输卵管阻塞性不孕、慢性盆腔炎性疾病后遗症、盆腔淤血综合征瘀重于湿热者　参见大血藤条。

15. 输卵管积水不孕　参见西红花条。

16. 排卵障碍　参见大腹皮条。

17. 围绝经期综合征　参见合欢花条。

18. 卵巢过度刺激综合征　茯苓皮 30 g，猪苓 20 g，生白术 30 g，泽泻 10 g，桂枝 6 g，大腹皮 20 g，陈皮 9 g，桑白皮 10 g，赤小豆 45 g，车前子 10 g，路路通 10 g，天仙藤 10 g，益母草 30 g，四磨汤口服液 2 支。（《妇科用药 400 品历验心得》）

19. 肥胖体质湿盛内阻型缺乳　消肥通乳膏：草果 100 g，半夏 150 g，茯苓 300 g，栝楼皮 300 g，通草 100 g，王不留行 200 g，路路通 200 g，漏芦 150 g，桔梗 50 g。水煎浓缩为清膏，再加蜂蜜 300 g，收膏。每次服 15～30 g，每日服 2 次。（《集验中成药》）

20. 乳汁不通　猪蹄二至四只，路路通二十个，炖食。（《常见病验方研究参考资料》）

21. 乳房泌乳感　参见郁金条。

22. 溢乳　路路通 10 g，夏枯草 20 g，蒲公英 30 g，麦芽 60 g，神曲 10 g，当归 6 g，川芎 5 g，牛膝 15 g，红花 5 g，青皮 8 g。（《妇科用药 400 品历验心得》）

23. 急性乳腺炎　路路通 60 g，赤砂糖、陈酒各 30 g，水 3 碗，煎成 1 碗，温服。另以皮硝敷贴患处。（《常见病验方研究参考资料》）

24. 产后副乳腺肿痛　参见蒲公英条。

25. 乳腺纤维腺瘤　路路通 10 g，八月札 10 g，浙贝母 12 g，栝楼皮 12 g，薤白 15 g，天冬 10 g，山慈菇 12 g，漏芦 12 g，白蒺藜 10 g，橘核 10 g，郁金 10 g。（《妇科用药 400 品历验心得》）

26. 慢性附件炎　柴胡 12 g，炙大黄 12 g，枳壳 12 g，黄芩 10 g，半夏 10 g，炒白芍 10 g，大枣 5 个，生姜 4 片，延胡索 10 g，川楝子 10 g，半枝莲 15 g，白花蛇舌草 15 g，蒲公英 15 g，路路通 10 g。（《妇科证治经方心裁》）

27. 阴痒　枫球、艾叶、山红石各 30 g，荆芥、柚皮、香茅、青蒿各 15 g。水煎取液，先熏后洗阴部瘙痒处，每日 3 次，5 日为 1 个疗程。（《中国民间医术绝招・妇科部分》）

28. 霉菌性阴道炎　路路通 80 g，每剂水煎 3 次，合药液约 1 500 mL，凉后先用冲洗器冲洗阴道再坐浴，不拘次数，每次 15 分钟。（《妇科用药 400 品历验心得》）

【用法用量】　内服：煎汤，10～20 g；或研末。外用：50～80 g，水煎外洗。

【使用注意】　孕妇慎服。

蜈　蚣

出《神农本草经》。又名百脚、天龙。为蜈蚣科动物少棘巨蜈蚣 *Scolopendra subspinipes mutilans* L. Koch 或其近缘动物的干燥全体。

【药性】　辛，温，有小毒。入肝经。

【功效】　祛风，定惊，攻毒，散结。

【药论及医论】　《名医别录》："堕胎……"

《日华子》："治癥癖……"

《医林纂要・药性》："入肝祛风，入心散瘀，旁达经络，去毒杀虫。"

《中医妇科名家经验心悟》："王渭川用蜈蚣治疗妇科癥瘕、崩漏、子宫肌瘤、乳腺癌见肢麻肌肉掣动感，关节酸痛时。"

《现代名中医妇科绝技》："刘福春说，蜈蚣一味对宫内血块、残留胎盘等'异物'有很好的排出作用，其临床运用指征是少腹硬满而刺痛，出血久而不止，触诊时耻骨上有明显压痛，其剂量一般为 3～6 g。"

【临床应用】

1. 重症痛经　少腹逐瘀汤化裁，煎后加白酒 5～10 mL，蜈蚣 1 条研粉冲服。（《黄河医话》）

2. 经行偏头痛　头痛散：蜈蚣 15 g，全蝎 15 g，生白芷 15 g，地龙 10 g。上药共研极细末，和匀。每次服 1.5 g，头痛剧烈时每服 3 g，每日 2 次，开水化服。（《名医治验良方》）

3. 产后发痉抽搐　当归、川芎各三钱，全蝎八分，蜈蚣三条。水煎服。（《常见病验方研究参考资料》）

4. 产后恶露不尽　归蚣散：当归 24 g，炮姜 6 g，生地黄 30 g，大血藤 30 g，玫瑰花 9 g，蜈蚣 5 条，川芎 6 g，桃仁 9 g，川黄连 6 g，香附 15 g，白芍药 15 g。共研极细末，和匀。每次 9 g，每日 3 次，温开水冲服。（《名医治验良方》）

5. 产后全身痛　熟地黄、黄芪、羌活各15 g，当归、炒白芍各13 g，桂枝8 g，川芎6 g，蜈蚣1条。（《中国民间医术绝招·妇科部分》）

6. 痰湿不孕症　参见九香虫条。

7. 宫外孕　蜈蚣有杀灭胚胎作用，用于宫外孕胚胎存活的患者。（《中医妇科学》，成都中医学院编）

8. 保守治疗的异位妊娠　宫外孕方：紫草30 g，蛇莓30 g，天花粉30 g，凤尾草20 g，三棱15 g，莪术15 g，制大黄8 g，制没药4 g，制乳香4 g，土茯苓30 g，蜈蚣（研细末分2次吞服）4条。（《妇科用药400品历验心得》）

9. 促使包块型异位妊娠或流产后绒毛膜促性腺激素下降　异位降血汤：紫草20 g，天花粉30 g，蛇莓30 g，三棱15 g，莪术15 g，半枝莲20 g，白花蛇舌草20 g，牡蛎30 g，海藻20 g，蜈蚣研吞4条，凤尾草20 g，赤芍10 g，露蜂房20 g。（《妇科用药400品历验心得》）

10. 子宫内膜异位症　异位粉：地龙、蜈蚣、水蛭、虻虫、䗪虫等分研末，吞服用3 g，包煎用6 g。（《中医妇科临床手册》）

11. 乳头皲裂　参见马勃条。

12. 乳痈红肿，已溃或未溃　龟甲0.9 g（焙黄），蜈蚣一条（焙黄），全蝎四个（焙黄）。共研细末，一次服，酒送下，使出汗。（《常见病验方研究参考资料》）

13. 乳汁潴留性囊肿　桃核蜈蚣散：核桃仁40枚，大蜈蚣20条，血余炭3 g，制粉分为20包，每日2次，每次1包。[《安徽中医学报》，1982(4)：21]

14. 乳癖　全蝎1个，蜈蚣1条，鸡蛋1枚。前两味药焙干研粉，将鸡蛋打一小孔吸出少许蛋清装入药粉，以白面包裹蒸熟。每日1次，10日为1个疗程。（《中医妇产科学》，刘敏如等主编）

15. 乳腺结核　蜈蚣去头足焙干研末内服，每次3～5条，每日2～3次。（《中药大辞典》）

16. 乳腺癌、子宫颈癌，对于癌肿溃疡患者疗效较明显　蜈蚣晒干研末，每日量2～3条，分服。或以蜈蚣100条制成200 mL注射液，每日用2～4 mL，于病灶基底部浸润注射。（《中药大辞典》）

17. 鬼胎　雄黄丸：雄黄、鬼臼、莽草、丹砂、巴豆（去皮、心、油）、獭肝（炙黄）各半两，蜥蜴一枚，蜈蚣一条。上为细末，蜜丸如梧桐子大，空心，温酒下二丸，日二服。（《妇人大全良方》）

18. 癥瘕痞块，尤对盆腔结核性包块，生殖器官结核有特效　蜈蚣、全蝎、䗪虫各等量研末，装胶囊，每次服2.5 g，每日2次。（《全国名医妇科验方集锦》）

19. 结核性包块　蜈蚣6条，矮地茶30 g，白蔹15 g，丹参30 g，昆布30 g，海浮石20 g，三棱15 g，莪术15 g，黄精15 g，百部15 g。（《妇科用药400品历验心得》）

20. 绒癌肺转移　壁虎40条，蜈蚣粉10 g，共研粉，每日服2～3次，分10日服。忌海味、咸、酸、辣、酒、冷等食品。（《现代中西医妇科学》）

21. 肉芽肿输卵管炎　如瘀结成癥，疼痛剧烈者，尚可加入䗪虫、炙蜈蚣、全蝎等虫类药。（《中医临床妇科学》，夏桂成主编）

22. 宫颈糜烂有核异质细胞者　黄柏64%，轻粉12%，蜈蚣7%，冰片3%，麝香0.7%，雄黄12.3%。上药混合共研极细末，将蘸药粉的带线棉球贴敷于宫颈糜烂面上，24小时后取出。轻者每周1次，重者每周2～3次。（《中国丸散膏丹方药全书·妇科病》）

23. 邪毒壅盛型外阴鳞状上皮细胞癌　全蝎藤黄膏：生藤黄粉，白腊，蜈蚣，全蝎，香油。涂患处，每日3～5次。（《现代中西医妇科学》）

24. 混合型外阴营养不良　混合型白斑膏：马钱子，蜈蚣，赤芍，血竭。（《中医妇产科学》，刘敏如等主编）

25. 阴户生菌　宜大补气血：人参、赤芍、白芷、归身、甘草减半，蜈蚣十条。（《慎斋遗书》）

【现代药理研究】 墨江蜈蚣和少棘蜈蚣提取物0.25 g（生药）/20 g分别给小鼠灌胃，连续3日，对士的宁引起的惊厥均有明显的对抗作用。蜈蚣水煎剂（1∶4）对堇色毛癣菌、许兰黄癣菌、奥杜盎小芽孢癣菌、紧密着色芽生菌、红色表皮癣菌、腹股沟表皮癣菌等皮肤真菌及结核杆菌均有不同程度的抑制作用。(《中华本草》)

【用法用量】 内服：煎汤，2～5 g；研末，0.5～1 g；或入丸、散。

【使用注意】 有毒，用量不宜过大。血虚生风者及孕妇禁服。

蜂　房

出《神农本草经》。又名露蜂房、马蜂窝、蜂巢、黄蜂窝。为胡蜂科昆虫果马蜂 *Polistes olivaceous* (DeGeer)、日本长脚胡蜂 *Polistes japonicus* Saussure 或异腹胡蜂 *Parapolybia varia* Fabricius 的巢。

【药性】 甘，平，有毒。入肝、胃经。

【功效】 祛风，攻毒，散肿，止痛。

【药论及医论】 《日华子》："治牙齿痛，痢疾，乳痈……"

《本草蒙筌》："痈肿不消，磨以酽醋敷效；热并后毒气熏口，可煎水频频洗之。"

【临床应用】

1. 经前乳房胀痛　柴胡 9 g，当归 9 g，白芍 12 g，夏枯草 12 g，娑罗子 12 g，蜂房 12 g，广郁金 9 g，香附 9 g，川楝子 12 g，王不留行 12 g。水煎服。(《中医妇科名家经验心悟》)

2. 崩中漏下及月去青黄赤白使无子方　露蜂房烧末，三指撮，酒服之，良。(《医心方》)

3. 子宫内膜异位症痛经较剧　三棱 9 g，莪术 9 g，蜂房 12 g，赤芍 12 g，皂角刺 12 g。浓煎至 100 ～150 mL，临睡前排便后作保留灌肠。(《中医妇产科学》，刘敏如等主编)

4. 白带　露蜂房 20 g，樗白皮 20 g，泽泻 15 g，土茯苓 20 g，血竭 5 g，苦参 12 g，蒲公英 15 g，败酱草 15 g。(《妇科用药 400 品历验心得》)

5. 赤带　露蜂房 12 g，夏枯草 15 g，马齿苋 15 g，土茯苓 12 g，薏苡仁 20 g，茯苓 10 g，白扁豆 20 g，白芷 10 g。(《妇科用药 400 品历验心得》)

6. 难产　取土蜂儿窠水泡汤饮之。(《妇人良方》)

7. 产后漏血不息　蜂房、故樫船竹茹。凡二物，分等，皆烧末，以酪及浆服方寸匕，日三。(《小品方》)

8. 产后呃逆三五日不止　陈壁窠三五个，水煎呷，瘥(即蜂子窠，壁窠、土蜂窠也)。(《济阴纲目》)

9. 妇人五淋，小便涩痛不通　蜂房散：露蜂房灰、白茅根、葵子、乱发灰、车前子、滑石以以上各一两。上件药，捣细罗为散，食前，以灯心汤调下一钱。(《太平圣惠方》)

10. 血风瘾疹瘙痒　参见蛇蜕条。

11. 子宫内膜生长不良　参见海马条。

12. 虚寒不育　蜂房、川芎各 9 g，巨胜子、鹿角片各 10 g，菟丝子、紫石英各 30 g，覆盆子、当归、胡芦巴各 12 g，金樱子 15 g，韭菜子 6 g，小茴、细辛各 3 g。(《全国名医妇科验方集锦》)

13. 腹中积聚，大如杯，上下流，痛不可忍，食噫腥臭，四肢寒热，经水不通，恶血停滞，体瘦无力，面色萎黄　鳖甲丸：炙鳖甲一两，露蜂房、炒川椒各二分，牛膝一分，炒干姜、吴茱萸、牡丹各三分，炒川大黄、炮附子、赤芍药、桂心、琥珀、防葵、虻虫、水蛭、当归各一两，皂荚半两，炒蛴螬三十枚。上为丸，炼蜜和捣五七百杵，丸如梧桐子大，每日空心及晚食前温酒送下十丸。(《普济方》)

14. 促使包块型异位妊娠或流产后绒毛膜促性腺激素下降　异位降血汤：紫草 20 g，天花粉 30 g，蛇莓 30 g，三棱 15 g，莪术 15 g，半枝莲 20 g，白花蛇舌草 20 g，牡蛎 30 g，海藻 20 g，蜈蚣研吞 4 条，凤尾草 20 g，赤芍 10 g，露蜂房 20 g。(《妇科用药 400 品历验心得》)

15. 产后无乳汁　末蜂房，服三指撮。(《医心方》)

16. 妒乳　乳痈汁不出，内结成脓肿，名妒乳。用蜂房烧灰，研。每服二钱，水一小盏，煎六分，去渣温服。(《济众方》)

17. 乳痈疼痛　露蜂房半细锉。上件药，以

醋五升，煮令热，相和，倾于瓶中，热熏乳上，三五度即差，冷即再煎用之。妙。(《太平圣惠方》)

18. 乳生结核，坚硬，或肿疼痛　水膏方：黄柏二两，露蜂房半两，糯米二合，赤小豆一合，盐一两。上件药捣细罗为散，捣生地黄取汁，调令稀稠得所，看肿痛处大小，剪生绢上，厚涂贴之，干即换之。(《太平圣惠方》)

19. 乳癌已溃烂　定癌散：猳鼠粪三钱(去两头尖)，土楝实三钱，露蜂房三钱。上煅存性，各取净末三钱，和匀，每服三钱，酒下，间两日一服。(《济阴宝筏》)

20. 卵巢癌及乳腺癌　化癥膏：牡蛎30 g，夏枯草12 g，海藻12 g，海带12 g，露蜂房9 g，天花粉9 g，玄参6 g，川贝4.5 g，蜈蚣4.5 g。(《中医妇产科学》，刘敏如等主编)

21. 子宫肉瘤湿热瘀毒证　三甲榆蜂汤：生黄芪60 g，党参15 g，龟甲15 g，鳖甲15 g，牡蛎15 g，蜂房10 g，蛇蜕10 g，全蝎10 g，地榆15 g，荷叶15 g，仙鹤草30 g，茜草15 g。(《中医妇产科学》，刘敏如等主编)

22. 绒毛膜上皮癌肺转移　露蜂房200 g，白花蛇2条，蜈蚣10条。研末混匀，每服3 g，每日2次。此方在服用其他汤剂之后续服2个月。(《中国民间医术绝招·妇科部分》)

23. 阴道生疮　蜂窝烧灰研细，调香油敷。(《常见病验方研究参考资料》)

24. 阴蚀疮　洗毒散：苦参、防风、露蜂房、甘草(炙)各等分。上㕮咀，水煎浓汁洗疮。(《证治准绳·女科》)

25. 外阴瘙痒：露蜂房30 g，苦参30 g，防风50 g，炙甘草20 g。每次加水1 000 mL，煎取500 mL，连煎3次，合药液，凉后先用冲洗器冲洗阴道再坐浴，不拘次数，每次15分钟。(《妇科用药400品历验心得》)

26. 霉菌性阴道炎　露蜂房50 g，每剂水煎3次，合药液约1 500 mL凉后坐浴，不拘次数，每次15分钟。(《妇科用药400品历验心得》)

27. 宫颈炎　半夏膏：生半夏50 g，露蜂房9 g，枯矾9 g，儿茶9 g，冰片3 g。共研细末，和匀。取药末30 g，以米醋调和成软膏状，分别贴敷于肚脐和双涌泉穴。上盖敷料，胶布固定。每日换药1次，10次为1个疗程。(《中国丸散膏丹方药全书·妇科病》)

28. 早期宫颈癌无大出血者　愈黄丹：露蜂房、水蛭、黄柏各9 g，虻虫、制乳香、制没药、黄连各6 g，牡丹皮12 g，龙胆草15 g。上药研末各取净粉，照方30料混合后用金银花90 g煎汤，水泛为丸。雄黄末9 g为衣(忌高温烘)。每日2次，每次1.5 g吞服。(《中医妇科临床手册》)

29. 子宫脱垂　蜂房、五倍子各五钱，枯矾、石榴皮各三钱。煎汤先熏后洗。(《常见病验方研究参考资料》)

30. 妇人五痔，有头出脓，血不止　露蜂房散：露蜂房半两(剪碎微炒)，猬皮一两(烧灰)，麝香一两。上件药，同研令细，旋取糁于痔头上。(《太平圣惠方》)

【用法用量】　内服：煎汤，10～30 g；研末服，2～5 g。外用：50 g，煎水洗、研末掺或调敷。

【使用注意】　气血虚弱及肾功能不全者慎服。

蜂　蜜

出《本草纲目》。又名白蜜、蜜糖。为蜜蜂科昆虫中华蜜蜂 *Apis cerana* Fabricius 或意大利蜂 *Apis mellifera* Linnaeus 所酿的蜜。

【药性】　甘，平。入肺、脾、大肠经。

【功效】　调补脾胃，缓急止痛，润肺止咳，润肠通便。

【药论及医论】　《神农本草经》："主心腹邪气……安五脏诸不足，益气补中，止痛解毒，除众病，和百药。"

《名医别录》："养脾胃，除心烦，饮食不下，止肠澼，肌中疼痛，口疮，明耳目，延年。"

【临床应用】

1. 日久经闭不行　万化膏：真香油一小酒杯，蜂蜜一小酒杯，上共合一处，磁碗内盛之，重汤煮一炷香，空心热服即通。(《鲁府禁方》)

2. 经行口渴　蜂蜜30 mL，冲水喝。(《妇科用药400品历验心得》)

3. 妊娠音哑阴虚肺燥证　参见知母条。

4. 孕妇咳嗽不止　用紫菀汤主之：参见紫菀条。

5. 脾虚型经行腹泻　参见莲子条。

6. 孕妇下血不止，胎上冲心，四肢厥冷，闷仆欲死等症　阿胶散：阿胶珠、艾叶各一两，竹茹一大团，白砂蜜二合。上水煎，减半入蜜，再煎二沸，分二服。（《广嗣全诀》）

7. 胃阴不足型恶阻　竹茹 15 g，蜂蜜 30 g。先将竹茹煎水取汁，入蜂蜜服食。（《百病饮食自疗》）

8. 妊娠腹中痛　取蜜一升，顿服，良。（《备急千金要方》）

9. 孕妇胎漏，大便燥结　芝麻香油 100 g，新鲜蜂蜜 200 mL。文火加温调匀。每服 10 mL，每日 2 次。（《中华民间秘方大全》）

10. 内热郁结，胸腹胀痛，便闭烦渴，舌赤唇焦，脉实有力　蜜硝煎：蜂蜜一两，芒硝三钱，热服取下。（《彤园妇人科》）

11. 妊娠心痛　青竹茹一升，羊脂八两，白蜜三两。上三味合煎，每服枣核大三枚。食前顿服，日三服。（《妇人大全良方》）

12. 妊娠便秘　蜂蜜 50 mL，晨起温开水冲服。（《妇科用药 400 品历验心得》）

13. 妊娠便秘　蜂蜜制成蜜煎导塞肛。（《马大正 50 年临证验案自选集》）

14. 妊娠腹泻　土茯苓 15 g，凤尾草 15 g，神曲 10 g，樗白皮 15 g，苍术 10 g，蜂蜜（入煎）30 mL。（《妇科用药 400 品历验心得》）

15. 孕妇溺血，脉浮弦　姜蜜煎：生姜七片，白蜜一盏，茅根一盏，浓汁。姜、茅煎汁去渣，入蜜煎炼，噙下。（《女科指要》）

16. 妊娠口糜　蜂蜜涂抹局部溃疡面，一日数次。（《妇科用药 400 品历验心得》）

17. 妊娠咳嗽　紫菀汤：紫菀，天冬，桔梗，炙甘草，杏仁，桑白皮，淡竹茹，蜂蜜。（《产鉴》）

18. 脾虚气滞，妊娠水肿　蜂蜜 50 g，冬瓜仁 20 g，陈皮 6 g。水煎服。（《中华民间秘方大全》）

19. 妊身胎上迫心　生艾捣，绞取汁三升，胶四两，蜜四两，合煎取一升五合，顿服之。（《医心方》）

20. 妊娠中风，失音不语，心神冒闷　梨汁饮子：梨汁二合，竹沥二合，生地黄汁二合，牛乳一合，白蜜半合。上件药相和令匀，每服，温饮一小盏。（《太平圣惠方》）

21. 滑胎易产　白蜜、苦酒、猪脂各一升。上相和，煎三四沸，临腹痛时，以热酒调下三四钱匕，不过五六服，即出。（《经效产宝》）

22. 腹痛未产之前，如觉心烦或口渴　可用滚白水调蜂蜜一匙与饮。（《孕育玄机》）

23. 难产横生　蜂蜜、真麻油各半碗，煎减半服，立下。（《海上方》）

24. 胞衣不下　白蜜二大杯，以百沸汤分二次调服。（《达生保赤编》）

25. 妊娠得病须去胎方　麦芽一升为末，蜜和一升，服之立下。（《备急千金要方》）

26. 产后骤血不止　续命汤：白蜜一匙头，生姜一片，同煎，候蜜色赤，投童子小便一升，去姜，更煎两沸，顿服之。（《经效产宝》）

27. 产后血运，烦闷，气喘急，不识人　琥珀（细研）三分，白蜜二合。上用煎温一大盏，不计时候，分温三服。（《太平圣惠方》）

28. 产后余血冲心，痛烦急欲死方　膏蜜汤：猪膏二升，白蜜、生地黄（切）各一升。膏煎地黄赤色出之，内蜜和之令稠，分五服，日三。（《补阙肘后百一方》）

29. 产后虚羸，令人肥白健壮　羊脂二斤，生地黄汁一斗，姜汁五升，白蜜三升。煎如饴，温酒服一杯，日三。（《小品方》）

30. 产后下亏，淋带癥瘕，胞宫虚寒无子，数数殒胎，或少年生育过多，年老腰膝尻胯酸痛　参见乌骨鸡条。

31. 产后不语失音　参见沙参条。

32. 产后体虚，寒热自汗出　猪膏、生姜汁、白蜜各一升，清酒五合。上四味，煎令调和，五上五下，膏成随意以酒服方寸匕（当炭火上熬）。（《备急千金要方》）

33. 产后心胸烦渴不解　生藕汁三合，生地黄汁半升，童子小便五合，白蜜二合。上相和，煎三五沸，不计时候，分温三服。（《太平圣惠方》）

34. *产后身痛* 参见川乌头条。

35. *产后心痛* 蜀椒汤：蜀椒二合，芍药一两，当归、半夏、甘草、桂心、人参、茯苓各二两，蜜一升。(《备急千金要方》)

36. *产后腹痛* 清蜜和酒饮。(《备预百要方》)

37. *产后渴* 蜜不计多少，炼过，煎熟水放温，调蜜服即止。(《产书》)

38. *产后便秘* 用白蜜二钱，开水冲，空心服，或滴入麻油少许，服之尤效。(《妇科经验良方》)

39. *产后热结，大便不通* 蜜五合，火煎令强，以水投中，良久取出。上捻如母指大，长二寸，内下部即通。(《经效产宝》)

40. *(产后)溺血，脉涩者* 崔氏方：炼白蜜一合，车前子一斤。为末，入蜜炼丸。血余灰浓汁调三钱，温服。(《女科指要》)

41. *妇人血风，心神烦闷，坐卧不安* 参见地龙条。

42. *津亏肠燥型阴吹* 香油、蜂蜜适量调服。(《现代中西医妇科学》)

【现代药理研究】 蜂蜜的抗菌作用是因其含有葡萄糖氧化酶；此酶氧化蜂蜜中的葡萄糖产生过氧化氢，当后者积累到一定浓度时产生杀菌或抑菌作用。此酶不耐热，pH 值为 3 时活性最强。蜂蜜含有丰富的糖、维生素、氨基酸和酶等营养物质。蜂蜜能调节神经系统功能，改善患者睡眠，提高脑力和体力活动能力。蜂蜜有类似丙烯苯酚样雌激素作用，增强大鼠子宫平滑肌收缩的作用。(《中华本草》)

【用法用量】 内服：煎汤，15～30 g；或入丸、膏剂。外用：适量，涂敷患处。

【使用注意】 痰湿内蕴，中满痞胀及大便不实者禁服。

矮地茶

出《李氏草秘》。又名叶下红、叶里珠、矮脚茶、叶底红、紫金牛、凉伞盖珍珠。为紫金牛科植物紫金牛 *Ardisia japonica* (Thunb.) Blume 的全株。

【药性】 辛、微苦，平。入肺、肝经。

【功效】 化痰止咳，利湿，活血。

【药论及医论】 《上海常用中草药》："治……月经不调。"

《中华本草》："用于白带，经闭，痛经。"

【临床应用】

1. *痛经* 矮地茶 30 g，金钱草 30 g，木通 10 g，珠儿参 20 g，徐长卿 30 g，血竭 5 g，益母草 30 g，延胡索 10 g。(《妇科用药 400 品历验心得》)

2. *经量过少* 参见䗪虫条。

3. *血热或湿热引起的月经后期、闭经* 金平汤：金钱草 30 g，矮地茶 30 g，益母草 30 g，川牛膝 30 g，连翘 15 g，茜草 15 g，珠儿参 15 g，桃仁 10 g，牡丹皮 9 g，菝葜 30 g。(《妇科用药 400 品历验心得》)

4. *白带* 矮地茶 30 g，白扁豆、椿根皮各 12 g。煎服。(《安徽中草药》)

5. *妊娠合并乙型病毒性肝炎活动期* 茵陈蒿 15 g，炒栀子 8 g，扇叶铁线蕨 15 g，矮地茶 15 g，泽泻 10 g，神曲 10 g，金钱草 12 g，柴胡 8 g，茯苓 10 g，白术 10 g，山药 15 g，薏苡仁 20 g。(《妇科用药 400 品历验心得》)

6. *妊娠合并肝内胆汁淤积症* 参见金钱草条。

7. *妊娠高胆汁酸血症* 柴胡 10 g，制大黄 20 g，枳壳 10 g，炒白芍 10 g，炒黄芩 10 g，川楝子 10 g，金钱草 30 g，茵陈 15 g，郁金 12 g，丹参 20 g，木香 12 g，大腹皮 15 g，矮地茶 15 g。(《马大正 50 年临证验案自选集》)

8. *结核性包块* 参见蜈蚣条。

9. *阴痒* 矮地茶 60 g。每次加水 1 000 mL，煎取 500 mL，连煎 3 次，合药液，凉后坐浴，不拘次数，每次 15 分钟。(《妇科用药 400 品历验心得》)

【现代药理研究】 矮地茶水煎剂对金黄色葡萄球菌、肺炎球菌有抑制作用。紫金牛酚Ⅰ和紫金牛Ⅱ是两种抑制结核杆菌效力较强的酚性成分，它们的抑菌效价分别是 12.5 μg/mL 和

25～50 μg/mL。(《中华本草》)

【用法用量】 内服：煎汤，15～30 g。外用：水煎外洗，60 g。

【使用注意】 孕妇忌服。

鼠　妇

出《神农本草经》。又名地虱、西瓜虫、潮湿虫。为鼠妇科动物平甲虫 *Armadillidium vulgare* (Latreille)的干燥全体。

【药性】 酸，温。入肝经。

【功效】 破血，利水。

【药论及医论】 《神农本草经》："主气癃不得小便，妇人月闭血瘕，痫，痓，寒热，利水道。"

《日华子》："通小便，能堕胎。"

【临床应用】

1. 经闭　鼠妇 3 g，赤芍 12 g，桃仁 9 g，红花 9 g，丹参 15 g。水煎服。(《山东中草药手册》)

2. 月经后期　血见愁 30 g，刺蒺藜 20 g，郁金 15 g，川牛膝 30 g，娑罗子 10 g，鼠妇 6 g，路路通 10 g，茺蔚子 10 g。(《妇科用药 400 品历验心得》)

3. 崩漏　鼠妇 6 g，丹参 15 g，益母草 20 g，当归 9 g，川芎 9 g，鹿衔草 20 g，蒲黄 10 g，五灵脂 10 g。(《妇科用药 400 品历验心得》)

4. 经期过长　鼠妇 6 g，蒲黄炭 10 g，益母草 15 g，制乳香 5 g，制没药 5 g，香附 10 g，丹参 15 g，五灵脂 10 g，花蕊石 15 g，川牛膝 15 g。(《妇科用药 400 品历验心得》)

5. 功能失调性子宫出血　鼠妇焙黄研末，每服 6 g，童便送下。(《中草药新医疗法资料选编》)

6. 产后小便淋涩，腹胁胀满，时复疼痛　鼠妇半两。上件药，捣细罗为散，每服，以温酒调下半钱，日三四服。(《太平圣惠方》)

7. 产妇尿秘　鼠妇七枚。熬，研末，酒服。(《千金翼方》)

8. 子脏风虚积冷，经络不调，面无血色，肌肉消瘦，不能饮食，及带下久无子　白薇丸：白薇，细辛，防风，人参，秦艽，秦椒，白蔹，桂心，牛膝，芜荑，沙参，五味子，芍药，白僵蚕，牡丹，蛴螬，干漆，柏子仁，干姜，卷柏，附子，芎䓖，桃仁，紫石英，钟乳，干地黄，白石英，鼠妇，水蛭，虻虫，吴茱萸，麻布叩复头。(《普济方》)

9. 妒乳肿痛　鼠妇虫，以涂之。(《医心方》)

【现代药理研究】 鼠妇水提物灌胃可延长小鼠凝血时间与出血时间，同时还能缩短家兔优球蛋白溶解时间。鼠妇的水煎液提取物无溶栓活性，但湿法超微粉碎提取的蛋白具有很强的溶栓活性，其作用机制可能是通过激活纤溶酶原的方式降解纤维蛋白，其活性蛋白主要集中在 60%～80%硫酸铵饱和度范围内。[《中医药学报》，2020，48(3)：74－76]

【用法用量】 内服：煎汤，3～6 g，亦入丸、散。外用：研末调敷。

【使用注意】 孕妇禁服。

溪黄草

出《常用中草药手册》。又名熊胆草、溪沟草、四方蒿、香茶菜。为唇形科植物线纹香茶菜 *Rabdosia lophanthoides* (Buch.-Ham. ex D. Don) Hara [*Plectranthus striatus* Benth.; *Isodon striatus* (Benth.) Kudo] 及溪黄草 *Rabdosia serra* (Maxim.) Hara [*Plectranthus serra* Maxim.]的全草。

【药性】 苦，寒。入肝、胆、大肠经。

【功效】 清热解毒，利湿退黄，散瘀消肿。

【临床应用】

1. 月经后期　参见京大戟条。

2. 闭经　溪黄草 30 g，土牛膝 15 g，凤仙透骨草 30 g，赤芍 15 g，茜草 15 g，益母草 30 g，川牛膝 30 g。(《妇科用药 400 品历验心得》)

3. 乳癖　参见白蔹条。

【现代药理研究】 溪黄草有效成分溪黄草素 A、尾叶香茶菜素 A、贝壳杉素具有抗癌活性，对人宫颈癌 HeLa 细胞有显著的抑制作用。(《中华本草》)

【用法用量】 内服：煎汤，15～30 g。

【使用注意】 脾胃虚寒者慎服。

十四画

碧桃干

出《饮片新参》。又名瘪桃干、桃枭、桃奴、阴桃子。为蔷薇科植物桃 *Prunus persica*（L.）Batsch 或山桃 *Prunus davidiana*（Carr.）Franch.的未成熟果实。

【药性】 苦，微温。

【功效】 敛汗，止血，止痛。

【药论及医论】《中医大辞典》："治自汗，盗汗，内伤吐血，妊娠下血，胃痛，疝痛。"

【临床应用】

1. 崩漏　瘪桃干水煎服。（《常见病验方研究参考资料》）

2. 妇人室女月经不通，渐成胀满　桃奴饮子：桃奴、鼠粪、玄胡索、五灵脂、肉桂、香附子、砂仁、桃仁各等分。上为细末，每服三钱，空心温酒调下。（《济阴纲目》）

3. 妊娠下血不止　干桃散：干桃（乃树上干不落桃子，烧灰存性）、地榆各等分。上为末，每服二钱，空心白滚汤调下。（《丹台玉案》）

4. 胎下血不止　取桃树上干不落桃子，烧灰和水服，瘥。（《妇人大全良方》）

5. 子宫肌瘤合并围绝经期综合征　生龙骨、生牡蛎各 20～30 g，生龟甲、生鳖甲、怀牛膝、代赭石、生白芍各 15 g，天冬、玄参、白薇、青蒿各 12 g，浮小麦 15～30 g，瘪桃干 20 g，生地黄 12～15 g。（《子宫肌瘤诊治》）

6. 围绝经期综合征潮热出汗　加减镇肝息风汤：生龙骨 20～30 g，生牡蛎 20～30 g，生龟甲 12 g，生鳖甲 12 g，怀牛膝 15 g，代赭石 15 g，天冬 12 g，玄参 12 g，生白芍 15 g，浮小麦 15～30 g，白薇 12 g，生地黄 12～15 g，瘪桃干 20 g，糯稻根 60～100 g。（《妇科用药 400 品历验心得》）

【用法用量】 内服：水煎，9～15 g。

蔓荆子

出《本草经集注》。又名蔓荆实、荆子、万荆子、蔓青子。为马鞭草科植物单叶蔓荆 *Vitex trifolia* L. var. *simplicifolia* Cham. 或蔓荆 *Vitex trifolia* L.的成熟果实。

【药性】 辛、苦，凉。入肝、胃、膀胱经。

【功效】 疏散风热，清利头目。

【药论及医论】《珍珠囊》："凉诸经血，止头痛，主目睛内痛。"

《医林纂要·药性》："行肝气于上极，以散热祛风，兼能燥湿。"

《分类草药性》："止血，补肾，退火，消肿。治淋、崩。"

【临床应用】

1. 漏下恶血，月事不调　参见藁本条。

2. 血气腹痛，经候或多或少　蔓荆子、香附子、猴查子、晚蚕沙各等分。上吹咀，炒焦酒淬，去滓服，未愈，再服即愈。（《经验良方》）

3. 经血得热崩漏不止，口舌咽干，腰腹疼痛　蔓荆子、生姜各半两，擂烂炒，小酒煎服。（《经验良方》）

4. 经期过长　蔓荆子 10 g，防风 10 g，白芷

10 g,升麻 9 g,荆芥炭 10 g,仙鹤草 30 g。(《妇科用药 400 品历验心得》)

5. 经行头痛　半夏白术天麻汤:半夏,白术,天麻,陈皮,茯苓,炙甘草,蔓荆子,生姜,大枣。(《医学心悟》)

6. 经期头颈疼痛　参见全蝎条。

7. 经后眉棱骨痛　参见菊花条。

8. 赤带　参见白芷条。

9. 夏月带下脱漏,及饮食劳倦,暴崩不止等证　升阳调经汤:独活五分,蔓荆子七分,当归、防风、甘草、升麻、藁本各一钱,柴胡、羌活、苍术、黄芪各一钱半。上,空心水煎服,以饭压之。(《医部全录·妇科》)

10. 妊娠四五月,胎不安,或有所下　人参散:人参、当归、川芎、黄芩、炒艾叶、桑寄生、熟干地黄各一两,炙甘草、吴茱萸(汤浸七遍,焙干微炒)各半两,阿胶二两。上件药捣筛为散,每服三钱,以水一中盏,煎至五分,去滓,食前温服。(《太平圣惠方》)

11. 妊娠腹痛头痛　当归散(当归 6 g,白芍 12 g,川芎 5 g,黄芩 9 g,白术 10 g)加蔓荆子 10 g、珍珠母 15 g、桑寄生 15 g。(《妇科用药 400 品历验心得》)

12. 通治妊娠肩背痛　随证加引。羌活胜湿汤:羌活、独活各二钱,川芎、藁本、防风、炙草各一钱,蔓荆子八分。(《彤园妇人科》)

13. 妊娠小便涩不通利　蔓荆实散:蔓荆实二两。上一味,捣罗为散,每服二钱匕,温水调服,空心午前各一。(《圣济总录》)

14. 妊娠四肢虚肿,喘急胀满　鹿头肉半斤,蔓荆子一两,良姜、茴香(炒令香)各半两。上四味,除鹿肉外,捣罗为末,每服四钱匕,先将水五盏,煮鹿肉候水至三盏,去肉,下白米一合,同药末,候米熟,下五味,调和得所,分作三服,一日食尽。(《寿亲养老书》)

15. 产后痉症　当大补气血,略兼荆芥、蔓荆一二味驱风之品。(《仁寿镜》)

16. 产后中风,睡卧不安,筋脉四肢挛急或强直　独活酒:独活、天麻、防风各一两,桂心、当归、荆芥、川芎、蔓荆子各半两,麻黄、炮附子、羚羊角、赤芍药各三分。上㕮咀,每服四钱。水、酒各半盏,煎至六分,去滓温服。(《妇人大全良方》)

17. 产后蓐劳,若因中气虚而口干头晕　补中益气加蔓荆子。(《女科玉尺》)

18. 分娩,及半产漏下,昏冒不省,瞑目无所知觉,此因血暴亡,心神无所养也,用此补血升阳全生活血汤:升麻、白芍药各三钱,当归、葛根、柴胡、羌活、独活、防风、炙甘草各二钱,川芎、藁本各一钱五分,生地黄、熟地黄各一钱,蔓荆子、细辛各五分,红花三分。上㕮咀,每服五钱,水二盏煎至一盏,去滓,食前稍热服。(《兰室秘藏》)

19. 妇人血风,皮肤瘙痒,心神烦闷,及血游风不定　何首乌散:何首乌,防风,白蒺藜,枳壳,天麻,胡麻,白僵蚕,茺蔚子,蔓荆子。煎茵陈汤调下一钱。(《太平圣惠方》)

20. 乳汁不下　皂角刺、蔓荆子各烧存性,等分为末,每温酒服二钱。(《袖珍方》)

21. 产后乳汁不泄,结滞不消,热毒　二灰散:蔓荆子(烧)、皂角刺(烧),各等分。上为末,每服二钱,温酒调下,无时。(《济阴纲目》)

22. 乳痈初起　蔓荆子(炒),为末,酒服方寸匕,渣傅之。(《世医得效方》)

23. 外阴白色病损,阴痒　蔓荆子、皂刺、当归、鹤虱各 15 g,丹参、鸡血藤、刺蒺藜各 30 g,乌蛇肉 9 g。水煎坐浴。(《全国名医妇科验方集锦》)

【现代药理研究】　蔓荆子果实有镇痛作用,而宿萼无镇痛作用,炒焦品镇痛作用最强,总黄酮镇痛作用最优。单口蔓荆子热水提取物体外实验对子宫颈癌细胞的抑制率为 50%～70%。(《现代中药药理与临床》)

【用法用量】　内服:煎汤,6～10 g;浸酒或入丸、散。外用:适量,作药枕或煎汤洗。

【使用注意】　胃虚者慎服。

槟　榔

出《药录》。又名大腹子、榔玉。为棕榈科植物槟榔 *Areca catechu* L.的成熟种子。

【药性】 苦、辛，温。入脾、胃、大肠经。

【功效】 杀虫，破积，下气，行水。

【药论及医论】《药性论》："宣利五脏六腑壅滞，破坚满气，下水肿，治心痛、风血积聚。"

《本草纲目》："治泻痢后重、心腹诸痛，大小便气秘……"

《本草再新》："舒肝散气，破积辟邪，化痰消食，利水通经……"

《汤液本草》："治冲脉为病，气逆里急。"

《现代实用中药》："兼有健胃、收敛及泻下作用。"

【临床应用】

1. 经欲行，脐腹绞痛　四物加延胡、槟榔、苦楝(炒)，木香减半。(《医部全录·妇科》)

2. 妇人血分，气血壅涩，腹胁胀闷，四肢浮肿，坐卧气促　郁李仁散：郁李仁一两，桂心半两，槟榔三分，牵牛子一两，木香半两，青橘皮半两。上件药捣细罗为散，每食前，以温酒调下一钱。(《太平圣惠方》)

3. 腹中血结，月候不调　参见苦参条。

4. 月经后期、水肿　参见车前子条。

5. 室女经闭成劳　沉香、炙甘草、槟榔各三分，木香一两，鳖甲一两半，常山、当归、柴胡、人参、半夏、桂心、生地黄、白茯苓、青皮、陈皮各一两。上为细末，每服二钱。水一盏，生姜三分，煎至七分，温服，空心，日三服。(《妇人大全良方》)

6. 脚气浮肿，心神烦闷，月候不通　牛膝散：川牛膝、羚羊角、槟榔、炒大黄、芒硝各一两，防己、桂心、牡丹皮、赤芍药、甘草各三分，桃仁五十粒。上为粗末，每服三大钱。水一盏，煎至七分，去滓温服。(《妇人大全良方》)

7. 血崩不止　槟榔烧灰存性，碾末，以温酒调下甚妙。(《证治准绳·女科》)

8. 妊娠腹痛　参见黄芩条。

9. 妊娠呕吐不食，兼吐痰水　生芦根十分，橘皮四分，生姜六分，槟榔二分。上以水二升，煎取七合，空腹热服。(《经效产宝》)

10. 妊娠心痛，或两胁胀满，不下饮食　槟榔散：槟榔三分，枳实半两，人参半两，柴胡半两，赤茯苓半两，草豆蔻一两，白术三分，木香半两，桂心半两。上件药捣筛为散，每服三钱，以水一中盏，入生姜半分，煎至六分，去滓，不计时候稍热服。(《太平圣惠方》)

11. 妊娠中恶　赤芍药一两，槟榔一两。上件药捣细罗为散，不计时候，以温酒调下一钱。(《太平圣惠方》)

12. 妊娠石淋　参见海金沙条。

13. 胎前诸般淋涩，小便不通　槟榔散：槟榔一枚(面裹煨熟去面)，赤茯苓各等分。上为粗末，每用五钱，水一盏半，煎至七分去滓，温服，空心食前。(《普济方》)

14. 妊娠身肿有水气，心腹胀满，小便少　茯苓四两，杏仁、槟榔各三两，旋覆花、郁李仁各一两。上水六升，煮取二升，分温温服，小便通即瘥。(《经效产宝》)

15. 妊娠腰痛抢心，或有血下　槟榔一两。上件药，捣细罗为散，每服不计时候，以水煮葱白浓汁，调下一钱。(《太平圣惠方》)

16. 妊娠心腹胀满，两胁妨闷，不下饮食，四肢无力　参见大腹皮条。

17. 妊娠大便热结，旬日不通　槟榔丸：槟榔一两，木香半两，大黄(炒)二两，青橘皮半两，牵牛子二两，一半生用一半炒。上五味，捣罗为末，炼蜜和剂，更于臼内涂酥杵匀，丸如梧桐子大，每服二十丸，温水下，空心服。(《圣济总录》)

18. 妊娠腹泻　炮姜 5 g，炒黄芩 10 g，黄连 3 g，党参 10 g，槟榔 5 g，木香 6 g，薤白 10 g，神曲 6 g。(《妇科用药 400 品历验心得》)

19. 妊娠心头妨懑，两胁胀，不下食　槟榔三个，人参四分，柴胡五分，枳壳四分，炙肉豆蔻二分，生姜二分，桑寄生四分。上以水二升，煎取六合，分温三服。(《经效产宝》)

20. 胎动腰痛抢心或有下血　用槟榔一两，为末，东流水煮葱白浓汁，调下一钱。(《普济方》)

21. 妊娠痁疾　七宝散：常山，厚朴，青皮，陈皮，甘草，槟榔，草果。上等分，㕮咀，每服半两。(《妇人大全良方》)

22. 润胎益气，令子易生　诃子丸：槟榔八分，芎䓖二分，吴茱萸三分，诃子皮三分。上为细末，炼蜜为丸，如绿豆大，空心酒下十九丸，自七八个月，服至分解。(《经效产宝》)

23. 横生逆产　临时细嚼滇南马槟榔数枚，第一枚汲井水送下，须臾立产。(《万病单方大全》)

24. 产后心腹疼痛，呕吐清水，不下饮食　肉豆蔻散：肉豆蔻、槟榔、人参、桂心各半两。上件药捣细罗为散，不计时候，以粥饮调下一钱。(《太平圣惠方》)

25. 产后恶血崩漏，状如泉水　瑞莲散：瑞莲(烧存性)百枚，棕榈(烧存性)、当归、桂心各一两，鲤鱼鳞(烧)、川芎各三分，槟榔二枚。上为细末，每服三钱，煨姜，酒调下，如未止，更进一服。(《妇人大全良方》)

26. 产后恶露不下，狂语闷乱，口干，寒热往来，腹中疼痛　牡丹散：牡丹，土瓜根，牛膝，虎杖，桃仁，赤芍药，当归，炒川大黄，槟榔，荷叶，红蓝花，延胡索，蒲黄，虻虫，水蛭。上件药捣细罗为散，每服不计时候，以当归酒调下二钱。(《太平圣惠方》)

27. 胞衣不出，腹内疼痛不可忍，心头妨闷，四肢昏沉，不欲言语　滑石汤：滑石、瞿麦、桂心、赤芍药、石韦、槟榔、炙甘草、葵子、赤茯苓、地榆各一分。上件药都锉，以水一大盏半，煎至一盏，入酒一小盏，更煎三五沸，去滓，分温三服。(《太平圣惠方》)

28. 产后小便不通　参见枳实条。

29. 产后大小便秘涩　桃花散：桃花、葵子、滑石、槟榔等分。上为细末，每服二钱。葱白汤空心调下。(《妇人大全良方》)

30. 产后血气，胁肋胀痛　当归十二分，芍药、苦梗、槟榔、枳壳各八分，桂心、青木香、柴胡各六分。上㕮咀，以水二升，煎服八合去滓，空心，分温二服。(《妇人大全良方》)

31. 产后呕逆不食　丁香散：丁香、人参、槟榔、白术、桂心、当归、厚朴、前胡各三分，甘草半两，良姜一两。上为粗末，每服四钱。水一盏，姜三片，煎至七分，去滓温服，空心。(《妇人大全良方》)

32. 产后风虚，头面四肢浮肿，坐卧不稳　郁李仁散：郁李仁、赤茯苓、商陆各一两，防风、羌活、泽泻各三分，汉防己、木香、槟榔各半两。上件药捣筛为散，先用赤小豆一升，以水五升，煮小豆烂，取汁二升，每服，用药三钱，小豆汁一中盏，煎至六分，去滓温服，日三服。(《太平圣惠方》)

33. 产后中风，口噤，四肢抽搐　乌蛇散：乌蛇肉一两，天麻一两，桂心、莽草、槟榔、麻黄、炮天雄、独活、炮天南星、蝉壳、犀角屑各半两，麝香一分。上件药捣细罗为散，研入麝香令匀，每服不计时候，以豆淋酒调下一钱。(《太平圣惠方》)

34. 产后积聚癥块　桂心丸：青皮、干漆各三分，没药、槟榔、当归、桂心、赤芍药、牡丹皮各半两，炒大黄、桃仁、鳖甲、厚朴、三棱、延胡索各一两。上为细末，炼蜜丸如梧桐子大，温酒下三十丸。(《妇人大全良方》)

35. 产后上气喘急，满闷　参见大腹皮条。

36. 血风气攻腰脚疼痛，腹胁拘急，肢节不持　参见粉萆薢条。

37. 避孕　参见凌霄花条。

38. 两胁胀痛　草豆蔻散：草豆蔻、诃子肉各一两，桂心、苦梗、厚朴各三分，甘草一分，川芎、当归、干姜、槟榔各半两。上为粗末，每服四钱。水一盏，煎七分，去滓热服，食前。(《妇人大全良方》)

39. 盆腔炎或妇产科手术后腹胀便结　槟榔、莱菔子、白芍各 15 g，当归、柴胡、黄芩、焦山楂、枳壳、广松香、川贝母各 9 g。(《全国名医妇科验方集锦》)

40. 妇科术后腹泻　厚朴 15 g，槟榔 10 g，藿香 10 g，佩兰 10 g，炒莱菔子 10 g，炮姜 6 g，肉豆蔻 6 g，诃子 10 g，石榴皮 15 g，禹余粮 30 g，骨碎补 10 g。(《妇科用药 400 品历验心得》)

41. 寒凝胞宫型不孕症　参见高良姜条。

42. 绝育术后腹痛　参见皂角刺条。

43. 盆腔粘连腹痛　参见大黄条。

44. 卵巢过度刺激综合征　参见大腹皮条。

45. 外源性及体质异常性肥胖病　加味平胃散：槟榔 30 g，厚朴、陈皮、制半夏、茯苓、枳壳、山楂各 15 g，白芥子 10 g，生大黄 6 g，制苍术 15 g。(《中医妇科临床精华》)

46. 急性乳腺炎、脓肿溃破期　生肌散：木香，槟榔，黄连。(《外科正宗》)

47. 外阴瘙痒　槟榔 30 g，仙鹤草 60 g，蛇床子 30 g，水煎熏洗。(《班秀文临床经验辑要》)

48. 外阴白斑、皮肤发白、肥厚粗糙及萎缩瘙痒　外用白斑膏：枯矾 30 g，硼砂 0.3 g，槟榔 30 g，硇砂 0.3 g，雄黄 9 g，香油 80 mL，冰片 1.5 g，凡士林 80 g。先将上列固体药物研成细粉，过 120 目筛，和匀，再与香油研匀，再入凡士林研匀。涂敷患部，日涂 1～2 次。(《百病中医膏散疗法》)

49. 霉菌性阴道炎　槟榔 60 g，每次加水 1 000 mL，煎取 500 mL，连煎 3 次，合药液，凉后先用冲洗器冲洗阴道再坐浴，不拘次数，每次 15 分钟。(《妇科用药 400 品历验心得》)

50. 霉菌性阴道炎　治霉净胶囊：乌梅 30 g，大蒜头 15 g，石榴皮 15 g，槟榔 30 g，川椒 10 g。上药共研细末，和匀，装入胶囊。先用阴痒洗剂(略)洗阴道，再取胶囊 1 粒，纳入阴道内，每日 1 粒。7 次为 1 个疗程。(《中国中医秘方大全》)

51. 阴毛生虱　槟榔煎水洗。(《本草备要》)

【现代药理研究】　槟榔对子宫平滑肌收缩具有促进作用，槟榔碱、槟榔次碱是其主要活性成分。槟榔碱对用于研究的怀孕小鼠子宫雌激素受体-α(ER-α)和孕激素受体(PR)的影响，分别给予用于研究的怀孕小鼠静脉注射槟榔碱 5 mg/kg、10 mg/kg、20 mg/kg 后发现小鼠胚胎着床数量和子宫质量减少，并且呈现出剂量依赖效应，免疫组化与荧光定量结果显示，槟榔碱 20 mg/kg 可显著上调怀孕小鼠子宫组织中 ER-α、PRmRNA 与蛋白的表达量。槟榔水提液对许兰黄癣菌等皮肤真菌均有一定的抑制作用。[《中草药》，2020，51(12)：3329-3336]

【用法用量】　内服：煎汤，6～20 g，或入丸、散。外用：60～100 g，水煎冲洗坐浴。

【使用注意】　气虚下陷者禁服。

酸枣仁

出《雷公炮炙论》。又名枣仁。为鼠李科植物酸枣 *Ziziphus jujuba* Mill. var. *spinosa* (Bunge) Hu ex H. F. chou 的成熟种子。

【药性】　甘、酸，平。入心、肝、胆经。

【功效】　养肝，宁心，安神，敛汗。

【药论及医论】　《名医别录》："主烦心不得眠……虚汗烦渴……"

《医林纂要・药性》："补心，收散，敛肺，泻肝，皆酸之用。"

《刘奉五妇科经验》："因其有养心气而又能舒郁结，故可用于妇人脏躁症。"

【临床应用】

1. 肝肾二经，气血亏损，经候不调　参见木瓜条。

2. 崩中虚者　胶艾汤加麦门冬、鹿茸、龙骨、酸枣仁。(《妇人大全良方》)

3. 经前不寐　酸枣仁、知母、朱茯苓、山栀、郁金各 9 g，川芎、炙甘草各 4.5 g，合欢皮 12 g。(《中医妇科临床手册》)

4. 经间及经行期狂躁　参见天竺黄条。

5. 妇人怀妊至三四月，自觉口干舌燥，咽喉微痛，无津以润，以致胎动不安，甚则血流如经水　参见玄参条。

6. 肝胃不和型妊娠呕吐　桑茹口服液：霜桑叶 12 g，青竹茹 12 g，丝瓜络 12 g，炒枣仁 25 g，生姜 3 片。制成每毫升内含生药 2 g 的口服液。每次服 15 mL，每日服 2 次，每日 1 剂。(《名医治验良方》)

7. 妊娠便秘　甘草小麦大枣汤：大枣 20 个，小麦 30 g，炙甘草 6 g，酸枣仁 20 g，生白术 45 g。(《妇科证治经方心裁》)

8. 妊娠失眠　酸枣仁汤(酸枣仁 20 g，茯苓 10 g，川芎 4 g，知母 10 g，生甘草 5 g)加味。(《妇科证治经方心裁》)

9. 孕妇神病　养心汤：北沙参、炒志肉、莲肉、炒枣仁、制柏子、当归、蜜芪、茯神、茯苓各钱

半，川芎、炙草、法半各一钱，五味子、桂心各五分，温服。(《彤园妇人科》)

10. 子痫　参见川芎条。

11. 妊娠合并甲状腺功能亢进心慌，汗多者　参见昆布条。

12. 妊娠中风，角弓反张，口噤语涩　麻黄散：麻黄、防风、独活各一两，羚羊角、桂心、升麻、炒酸枣仁、甘草、秦艽各半两，川芎、当归、杏仁各三分。上㕮咀，每服四钱。水一盏，姜四片，煎至六分，去滓，入竹沥半合，温服。(《妇人大全良方》)

13. 产后中风，四肢筋脉挛急疼痛，心神烦闷，背项强直　羌活、防风、炮附子、羚羊角、麻黄各一两，地黄、桂心各三分，炒酸枣仁、黄芪、当归、川牛膝、川芎、萆薢各半两。上为细末，炼蜜丸如梧桐子大。每服三十丸，温酒吞下。(《妇人大全良方》)

14. 产后盗汗　酸枣仁，人参，当归，熟地黄，麻黄根，黄连，大枣，浮小麦。(《中国医学百科全书·中医妇科学》)

15. 产后虚渴　西洋参 6 g，麦冬 9 g，五味子 6 g，酸枣仁 15 g，淡竹叶 10 g，天花粉 10 g，蛤壳 30 g。(《妇科用药 400 品历验心得》)

16. 产后心志不宁，心血耗散，狂乱见鬼　宁中膏：人参、酸枣仁各一两，辰砂半钱。上为末，蜜丸如弹子大，每服一丸，薄荷汤化下。(《普济方》)

17. 产后心虚忪悸，志意不定，烦躁恍惚　茯神、当归、黄芩、麦门冬、甘草、人参、芍药、酸枣仁、白鲜皮各三两，大枣七个。上为粗末，水二升，煮取七合，去滓温服。(《妇人大全良方》)

18. 血气风虚，腰脚疼痛，头目昏闷，食少无力　酸枣仁散：炒酸枣仁、川牛膝、当归各三分，羌活、川芎、桂心、防风、木香、海桐皮、杜仲、炮附子、萆薢、川续断、粉草各半两。上㕮咀，每服四钱。水一盏半，姜三片，煎七分，去滓温服。(《妇人大全良方》)

19. 产后风虚劳损，四肢疼痛，心神虚烦，不饮食　枸杞子丸：枸杞子、牛膝、白茯苓、人参、黄芪各一两，当归、漏芦、防风、桂心、酸枣仁、羚羊角、羌活、五加皮、白术、川芎各三分，熟地黄二两，甘草半两，麦门冬一两半。上为细末，炼蜜丸如梧桐子大，温酒下三十丸。(《妇人大全良方》)

20. 产后大肠枯燥，大便不通　润肠汤：当归，桃仁、枣仁、生地、杏仁各一钱二分，青皮一钱。水煎临服加生蜜五钱调服。(《丹台玉案》)

21. 失血过多，心神不安，言语失常，不得睡　宁志膏：辰砂、炒酸枣仁、人参、白茯神、琥珀各一分，滴乳一钱。上为末，和停。每服一钱，浓煎，灯心枣汤空心调下。(《妇人大全良方》)

22. 围绝经期综合征　生熟枣仁各 15 g，鲜百合 50 g。百合用水浸泡一夜，取生熟枣仁水煎去渣，用其汁将百合煮熟，连汁吃饮。(《偏方大全》)

23. 风入肠间，或秘或利　蒺藜汤：蒺藜不以多少，炒至赤黑色。臼内外木棒舂去刺，拣，簸净。每蒺藜三两，以酸枣仁一两炒令香，同杵为粗末，马尾罗筛。每三钱，水一盏，煎至七分，去滓温服，下前丸子药。(《妇人大全良方》)

24. 血虚气惫，阴阳不升降，久不成妊娠　鹿茸、当归、肉苁蓉、禹余粮、菟丝子、覆盆子、熟地黄、紫石英、桑螵蛸各二两，五味子、真琥珀、白芍药、川芎、桑寄生、卷柏、艾叶、川姜、白茯苓、人参、牡蛎、酸枣仁各一两，钟乳粉四两。上为细末，酒煮面糊丸如梧桐子大。食前，温酒吞下五十丸，日三服。(《妇人大全良方》)

25. 妇科手术后紧张烦躁　甘松 15 g，小麦 30 g，炙甘草 5 g，大枣 10 个，首乌藤 30 g，败酱草 30 g，柏子仁 20 g，酸枣仁 20 g，石菖蒲 10 g。(《妇科用药 400 品历验心得》)

26. 脏躁　参见半夏条。

27. 性欲亢进　参见黄连条。

28. 梦交　参见银箔条。

【现代药理研究】　让焦虑小鼠口服酸枣仁 95%醇提物，发现低浓度酸枣仁醇提物可以缓解小鼠的焦虑状态，高浓度时能有效催眠小鼠，与地西泮相比，酸枣仁作用效果稍慢，但作用时间更长久，服用后对患者学习记忆的损害也比较小。[《中医药信息》，2021，38(3)：82 - 86]

【用法用量】 内服：煎汤，10～30 g；研末，每次 3～5 g；或入丸、散。

【使用注意】 有实邪及滑泄者慎服。

磁　石

出《神农本草经》。又名吸铁石、戏铁石、灵磁石、活磁石。为氧化物类矿物尖晶石族磁铁矿，主含四氧化三铁(Fe_3O_4)。

【药性】 咸，寒。入肝、肺、肾经。

【功效】 镇惊安神，潜阳。

【药论及医论】 《本草衍义》："养益肾气，补填精髓，肾虚耳聋目昏皆用之。"

《玉楸药解》："敛汗，止血。"

《本草从新》："治恐怯怔忡。"

【临床应用】

1. 阴气衰弱，血枯不荣，月事不来　磁石丸：磁石，白茯苓，附子，干地黄，人参，当归。上各一两为细末，炼蜜丸如梧桐子大，酒下三十丸，米汤亦可。空心、日中、临卧各一服。(《妇人大全良方》)

2. 经量过多　磁石 20 g，代赭石 15 g，赤石脂 30 g，莲房 10 g，山茱萸 20 g，仙鹤草 30 g，贯众炭 20 g，墨旱莲 30 g，党参 15 g。(《妇科用药400品历验心得》)

3. 经期过长　益智仁 12 g，紫河车粉 20 g，鹿角胶 10 g，补骨脂 12 g，磁石 15 g，海螵蛸 20 g，仙鹤草 30 g。(《妇科用药 400 品历验心得》)

4. 经多贫血　八珍汤加炙黄芪 12 g、磁石 15 g、何首乌 12 g、菟丝子 12 g。(《妇科用药400品历验心得》)

5. 肝郁化火型经期头痛　磁石口服液：磁石，白蒺藜，麦冬，玄参，当归，丹参，钩藤，白芍，龙胆草，白芷，藁本，荆芥，防风，怀牛膝。(《名医治验良方》)

6. 经行头痛　菊花 1 000 g，决明子 1 000 g，磁石 2 000 g，混合后做成药枕枕头。(《马大正中医妇科医论医案集》)

7. 经前期紧张症，围绝经期综合征　二齿安神汤：紫贝齿、青龙齿、紫丹参各 15 g，灵磁石 30 g，辰砂 1.2 g，琥珀末 1.2～1.5 g，九节菖蒲 2.4 g，仙半夏 6 g。(《裘笑梅妇科临床经验选》)

8. 下焦寒冷，成带下赤白浊　白马蹄丸：白马蹄、鳖甲、鲤鱼甲、龟甲、蜀椒各一两，磁石、甘草、杜仲、萆薢、当归、续断、川芎、禹余粮、桑耳、附子各二两。上十五味为末，蜜丸梧子大，以酒服十丸，加至三十丸，日三服。(《医部全录·妇科》)

9. 妊娠心悸　柏子仁 10 g，磁石 12 g，茯苓 10 g，菟丝子 12 g，杜仲 12 g，桑寄生 15 g，续断 12 g。(《妇科用药 400 品历验心得》)

10. 产后不寐　灯心 2 扎，磁石 60 g。(《中医妇科临床手册》)

11. 产后自汗气促　熟附子 5 g，磁石 20 g，化龙骨 15 g，煅牡蛎 30 g，炒枣仁 12 g，浮小麦 15 g。(《证治精华录》)

12. 产后盗汗　黑豆、磁石各 1 000 g，分别打碎，混匀，装入枕芯，制成药枕枕头。(《中医妇产科学》，刘敏如等主编)

13. 产后癃闭　参见商陆条。

14. 刮宫术后头晕耳鸣　熟地黄 12 g，山药 15 g，枸杞子 12 g，山茱萸 12 g，川牛膝 12 g，菟丝子 15 g，鹿角胶 10 g，龟板胶 10 g，磁石 15 g，何首乌 15 g，墨旱莲 20 g。(《妇科用药 400 品历验心得》)

15. 无子　扶血丸：紫石英、海螵蛸半两，熟艾一两，卷柏一两，覆盆子四两，阿胶、包金土各一两，柏子仁二两二钱，阳起石半两，熟地黄一两半，牡蛎二两，磁石(煅)二两。为细末，以糯米粥丸如梧桐子大，每服三四十丸，酒吞下，食前。(《普济方》)

16. 围绝经期综合征　二齿安神汤：紫贝齿 15 g，青龙齿 15 g，灵磁石 30 g，辰砂、琥珀末各 1.2 g，紫丹参 15 g，九节菖蒲 2.4 g，仙半夏 6 g。(《现代名中医妇科绝技》)

17. 性欲亢进(围绝经期综合征)　龟板胶 20 g，鳖甲 15 g，牡蛎 20 g，磁石 20 g，紫石英 20 g，炒黄柏 10 g，浮小麦 20 g，紫草 20 g，五味子 6 g，青蒿 12 g。(《妇科用药 400 品历验心得》)

18. 脏躁　丹参15 g,远志6 g,磁石30 g,琥珀末(吞)2 g。(《妇产科疾病中医治疗全书》)

19. 梦交　参见银箔条。

20. 阴挺出下脱　细研磁石,食前,以温酒调二(一)钱服之。(《太平圣惠方》)

【现代药理研究】 用超分散磁铁微粒,大小为0.2～1 μm,以50 mg/kg给大鼠静脉注射后,可使动物血液中血红蛋白水平升高、红细胞和白细胞数量增加,血液凝固时间延长及血浆纤维蛋白分解活性增加,同时中性粒细胞吞噬反应增加。磁石炮制后镇静及抗惊厥作用明显增强。(《中华本草》)

【用法用量】 内服:煎汤,10～30 g,打碎先煎;或入丸剂。外用:适量,作药枕。

【使用注意】 脾胃虚者,不宜多服、久服。

蝉　蜕

出《药性论》。又名蝉退、蝉衣。为蝉科昆虫黑蚱 *Cryptotympana pustulata* Fabricius 的若虫羽化时脱落的皮壳。

【药性】 咸、甘,寒。入肺、肝经。

【功效】 散风热,宣肺气,定痉。

【药论及医论】 《名医别录》:“主……女人生子不出。”

《本草纲目》:“治破伤风及疔肿毒疮……阴肿。”

《雷公炮制药性解》:“通乳汁。”

《本草择要纲目》:“主妇人乳难、胞衣不出。”

【临床应用】

1. 经脉不匀,气血壅滞,肺有风热,遂令遍身瘾疹,红紫成片,肌肉顽痹,皮肤粗涩,或时瘙痒　防风散:北防风、川当归、赤芍药、炒牛蒡子各一两,荆芥穗一两二钱,蝉壳七钱半,生地黄、香白芷、甘草、白附子、白僵蚕、何首乌、乌蛇肉各半两,紫参。上杵为细末,每服三钱加至四五钱,温酒调下,如不饮酒,以蜜汤调服,终不若酒之功。(《普济方》)

2. 肝经郁热引起的高催乳素血症,出现乳房发胀、溢乳、月经后期或闭经、不孕等　参见龙胆条。

3. 月水不通　妙应丹:晚蚕沙、鲤鱼鳞、当归、石膏、泽兰、附子、蝉蜕、白姜,上为末,炼蜜搜和,杵数千下,丸如弹子大。每服一丸。(《太平惠民和剂局方》)

4. 经行风疹　蝉蜕120～150 g,洗净风干,炒焦为末,炼蜜为丸,每粒9 g,每日早晚各服1丸。(《妇产科疾病中医治疗全书》)

5. 经行失眠阴虚火旺证　决明安神饮:石决明,草决明,远志,蝉蜕,生牡蛎,菊花,蒺藜,荷叶。(《中华祖传秘方大全》)

6. 经行发热　参见僵蚕条。

7. 恶阻　蝉蜕一钱。烧灰调开水服。(《常见病验方研究参考资料》)

8. 胎热　消风散:荆芥,甘草,羌活,川芎,人参,茯苓,僵蚕,防风,藿香叶,蝉蜕,陈皮,厚朴。(《妇科玉尺》)

9. 子痫　当归六钱,白芍四钱,川芎、蝉蜕各三钱。水煎服。(《常见病验方研究参考资料》)

10. 孕妇中风,痰涌口噤,脉滑者　僵蚕散:白附子一两,僵蚕一两(炒),半夏一两,南星一两,制天麻一两(煨),蝉衣一两。为散,水煎五钱,去渣入姜汁一匙,温服。(《女科指要》)

11. 妊娠水肿(妊娠高血压综合征)　羚羊角2 g,钩藤20 g,石决明30 g,牛膝15 g,桑寄生15 g,玉米须30 g,蝉蜕8 g,生黄芪12 g,茯苓皮30 g,鲜冬瓜皮30 g,天仙藤12 g,赤小豆45 g。(《妇科用药400品历验心得》)

12. 妊娠期肝内胆汁淤积症　荆芥,蝉蜕,牡丹皮,栀子,黄芩,柴胡,白芍,白薇,金钱草,生地黄。(《全国名医妇科验方集锦》)

13. 妊娠痒疹　参见乌梢蛇条。

14. 妊娠瘾疹　葛根加半夏汤加味:葛根12 g,炙麻黄5 g,桂枝5 g,生姜4片,炙甘草5 g,炒芍药6 g,大枣10个,蝉蜕5 g,刺蒺藜10 g,防风10 g。(《妇科证治经方心裁》)

15. 妊娠外感　淡豆豉10 g,葱白4条,荆芥10 g,防风10 g,蝉蜕5 g。(《妇科用药400品历验心得》)

16. 妊娠失音　蝉衣、生甘草各4.5 g,太子参、川断、桑寄生、桑椹各12 g，黄芪、北沙参、麦冬各9 g，桔梗、木蝴蝶各6 g，凤凰衣3 g。(《中医妇科临床手册》)

17. 妊妇目赤痛者　宜芎归汤加羌活、防风、白菊、蝉蜕、木贼。(《秘珍济阴》)

18. 漏胎胞干，难产横逆不顺　保安散：用蝉退不拘多少，灯上烧存性，研入真麝香少许，临时每半钱淡醋汤调下。(《普济方》)

19. 难产　家传取蝉蜕煎汤调，随天时适冷暖服。(《医方类聚》)

20. 滑胎催生神效方　益元散一两，蛇蜕(烧灰)一条，蝉蜕(全)五个，男子乱发(入油一两内熬化)，穿山甲(烧存性)一个。上为末。齑水一碗，入药一处，煎一沸，与发搅匀，冷服。(《普济方》)

21. 产后麻疹　麻黄6 g，连翘10 g，杏仁10 g，赤小豆20 g，桑白皮10 g，甘草6 g，石膏20 g，牛蒡子12 g，桔梗6 g，栝楼皮10 g，蝉蜕5 g，薄荷6 g。(《妇科证治经方心裁》)

22. 妊娠，产后湿疹　三仁汤去竹叶、滑石，加蝉蜕6 g、白鲜皮10 g、僵蚕10 g、蕲蛇10 g、苍术10 g。(《妇科用药400品历验心得》)

23. 产后身虽强直，手足搐搦，不反张，无汗出。亦宜作中风治之。恐产时损动子宫，风因而入子藏，谓之破伤风证　海神散：鱼鳔一两锉，以蛤粉炒黑，去粉为细末，作三服。煎蝉退汤调下。(《普济方》)

24. 破伤风病发热　蝉蜕(炒研)，酒服一钱。(《医学正传》)

25. 产后癃闭　蝉蜕9 g。水煎后去渣，加红糖饮服。(《中华民间秘方大全》)

26. 产后失音　蝉衣、生地黄各12 g，钩藤15 g，竹叶10 g，通草5 g，青麟丸10 g(吞)。(《全国名医妇科验方集锦》)

27. 产后目痛赤肿　宜服生化汤，去桃仁，加荆芥、白芷、连翘、实芩、赤芍、白菊、蝉蜕、瓜霜、香附、芍药等。(《妇科指归》)

28. 产后胎盘不下　蝉蜕20只，加水碗半煎至半碗，冲米酒30 mL内服。(《中医教学》，1977，4：66)

29. 妇人风邪癫狂，每发，狂乱妄语，倒错不识人　参见徐长卿条。

30. 妇人血风流注，腰脚疼痛不可忍　参见没药条。

31. 久冷无子，及数经堕胎，皆因冲任虚损，胞内宿挟疾病，经候不调，或崩漏带下三十六疾，皆令孕育不成，以致绝嗣。亦治产后百病，令人有孕及生子充实无病　济阴丹：苍术八两，香附子、熟地、泽兰各四两，人参、桔梗、蝉蜕、石斛、藁本、秦艽、甘草各二两，当归、桂心、干姜、细辛、牡丹皮、川芎各一两半，木香、白茯苓、京墨(煅)、桃仁各一两，川椒、山药各七钱半，糯米炒一升，大豆黄卷(炒)半升。上为末，炼蜜和匀，一两作六丸，每丸细嚼，温酒或醋汤送下。(《太平惠民和剂局方》)

32. 围绝经期综合征　滋肾平肝汤：桑椹子，生枸杞子，明天麻，地骨皮，牡丹皮，玄参，蝉衣，制首乌。(《现代名中医妇科绝技》)

33. 人流后宫腔粘连　参见西红花条。

34. 风气客于皮肤，搔之不已　蝉蜕(洗)，大叶薄荷。上等分为细末，无时，温酒调下方寸匕。(《妇人大全良方》)

35. 面部生疮，或鼻脸赤、风刺、粉刺　生硫黄、香白芷、栝楼子仁、腻粉各半钱重，全蝎七枚，蝉蜕五枚，芫青七枚。上为细末，麻油、黄蜡约度，如合面油多少，熬滚取下、离火，入诸药在内，每用少许涂面上。(《妇人大全良方》)

36. 溢乳　参见川牛膝条。

37. 乳房泌乳感　参见郁金条。

38. 高催乳素血症　芍药甘草汤加味：白芍30 g，炙甘草8 g，枇杷叶12 g，蝉蜕6 g，椿根皮20 g，贯众20 g。(《妇科证治经方心裁》)

39. 乳汁不出，脉浮滑微数　漏芦散：漏芦三两，蝉蜕三两，瓜蒌三两。为散，酒煎三钱，去渣温服。(《女科指要》)

40. 产后乳汁自出　参见瓜蒌皮条。

41. 回乳　蝉蜕、青皮、蒲公英、甘草各等分。加陈酒适量煎服。(《常见病验方研究参考资料》)

42. 回乳后乳房疼痛　参见天花粉条。

43. 产后副乳腺肿痛　参见蒲公英条。

44. 乳痈肿　蝉蜕 4 个，沉香 0.9 g，二味同研为末，好酒调服。(《古代验方大全》引《菉竹堂集验方》)

45. 乳头瘙痒　参见龙胆条。

46. 外阴白斑　双蜕一虫散：蛇蜕 250 g，蝉蜕 250 g，蜈蚣 25 g。共研极细末，和匀。每次 10 g，每日 2 次，晚用白开水送下。(《千家妙方》)

47. 阴疮　消风散：当归、生地、防风、蝉蜕、知母、苦参、胡麻、荆芥、苍术、牛蒡子、石膏各一钱，甘草、木通各五分。上，水煎，食远服。(《医部全录・妇科》)

48. 外阴单纯性溃疡早期　蝉蜕 12 g，地肤子 15 g，麻黄 6 g，龙胆草 9 g，黄芩 9 g，金银花 15 g，连翘 15 g，大黄 9 g，甘草 3 g。(《实用中西医结合妇产科证治》)

【现代药理研究】　采用 95% 乙醇和水对蝉蜕进行提取，制备了蝉蜕醇提物和水提物，研究两种提取物对戊四唑致小鼠惊厥模型的抗惊厥活性。结果证明，两种提取物均可明显延长小鼠发生惊厥的潜伏期、死亡时间，降低病死率。其中水提物的直接抑制作用显著（降低惊厥发生率），且抗惊厥作用强度强于醇提物（对惊厥发生率无影响），推测其抗惊厥活性成分为水溶性成分。蝉蜕水煎剂对未孕大鼠离体子宫平滑肌有明显的兴奋作用，可增加其收缩波持续时间、收缩张力及子宫活动力，并呈量效关系。[《中医药学报》，2015，43(2)：110－112]

【用法用量】　内服：煎汤，5～15 g，或入丸、散。

罂粟壳

出《本草发挥》。又名御米壳、米囊皮、米罂皮、粟壳、米壳、烟斗斗。为罂粟科植物罂粟 *Papaver somniferum* L.的干燥果壳。

【药性】　酸、涩，寒。入肺、肾、大肠经。

【功效】　敛肺，涩肠，固肾，止痛。

【药论及医论】　《现代实用中药》："适用于慢性衰弱之久下痢、肠出血、脱肛、贫血拘挛之腹痛、腰痛、妇女白带。"

《医学衷中参西录》："其性能敛肺、涩肠、固肾，治久嗽、久痢、遗精、脱肛、女子崩带。"

【临床应用】

1. 经行咳嗽，妊娠咳嗽，产后咳嗽　杏仁、炒荆芥、炒防风、炙紫菀、炙款冬、桑白皮、桔梗、姜半夏、杜仲、川断、罂粟壳各 9 g，桑寄生 12 g，带壳胡桃 3 只，生姜 3 片。(《全国名医妇科验方集锦》)

2. 血崩不止　七灰散：莲蓬壳、益母草、墨旱莲、罂粟壳、腌蟹、棕毛叶、藕节各等分，烧存性。上为末，醋点汤调下三钱。(《医部全录・妇科》)

3. 孕妇下痢赤白灰色，或泄泻腹痛垂死者　大宁散：黑豆三十五粒，粟壳二两，一半生，一半炒，甘草二两，一半生，一半炒。上为粗末，作一服，姜水煎。(《广嗣全诀》)

4. 产后儿枕心腹刺痛　丁香，罂粟壳，香白芷，百草霜。共为散，童子小便调下。(《妇人大全良方》)

5. 产后气喘　人参定喘汤：人参，麻黄，甘草，阿胶，半夏曲，桑白皮，五味子，罂粟壳。(《中国医学百科全书・中医妇科学》)

6. (产后)久泻痢虚　参香散：人参、木香各二钱，肉蔻、茯苓、扁豆各四钱，陈皮、粟壳各一钱。为末。米饮下。(《胎产心法》)

7. 产后痢疾　真人养脏汤，即人参、白术、白芍药、肉桂、肉豆蔻、诃子、木香、甘草、罂粟壳同煎服也。(《妇科心法要诀》)

8. 产后血痢，脐腹疼痛　四物汤加槐花、黄连、御米壳等药。(《证治准绳・女科》)

9. 妇人素有哮喘之疾，遇产而发者　大宁肺汤：紫苏，杏仁，桑皮，半夏，五味，橘红，甘草，阿胶，枳壳，黄芩，细辛，粟壳，加姜五片，煎服。(《郑氏家传女科万金方》)

10. 宫颈癌镭疗后直肠反应　炒槐角、败酱草、陈皮各 500 g，枯矾、罂粟壳各 60 g，玉片、仙鹤草、炒黄芩、炒白芍、甘草各 150 g，诃子

120 g，番泻叶 30 g。共研末，水泛为丸，每次 9 g，每日 3 次。(《肿瘤临床手册》)

【用法用量】 内服：煎汤，3～10 g；或入丸、散。止咳嗽，蜜炙用；止泻痢，醋炙用。

【使用注意】《滇南本草》：初起痢疾或咳嗽忌用。

漏 芦

出《神农本草经》。又名保野兰、鬼油麻、榔头花。为菊科植物祁州漏芦 *Rhaponticum uniflorum* (L.) DC.的根。

【药性】 苦、咸，寒。入胃、大肠经。

【功效】 清热解毒，消脓排肿，下乳。

【药论及医论】《神农本草经》："下乳汁。"

《药性论》："治身上热毒，风生恶疮，皮肌瘙痒瘾疹。"

《日华子》："治……乳痈……通经脉。"

【临床应用】

1. 室女月水不调　漏芦汤：漏芦(去芦头)、当归(切焙)、红花子、枳壳(去瓤麸炒)、白茯苓(去黑皮)、人参各半两。上六味，粗捣筛，每服三钱匕，水一盏，煎七分，去滓温服，不拘时。(《圣济总录》)

2. 崩中漏下不止　地榆散：地榆、蒲黄、白芍药、白茯苓、炒柏叶、炒蟹爪、熟地黄、炒鹿角胶、漏芦各一两，芎䓖、炒当归各七钱半，伏龙肝一两半，炮干姜、桂心、炙甘草各半两。上锉碎，每服三钱，水一中盏，入竹茹一分，煎至七分，去滓，食前温服。(《证治准绳·女科》)

3. 经期乳胀痛有块及乳腺增生　乳核内消液：浙贝母，当归，赤芍，漏芦，茜草，香附，柴胡，橘核，夏枯草，丝瓜络，郁金，甘草。(《中国药品实用手册》)

4. 产后带下　漏芦一两，艾叶(炒)四两，为末。米醋三升，入药末一半，同熬成膏，入后末和丸梧子大，每温水下三十丸。(《圣济总录》)

5. 产后风虚劳损，四肢疼痛，心神虚烦，不饮食　枸杞子丸：枸杞子、牛膝、白茯苓、人参、黄芪各一两，当归、漏芦、防风、桂心、酸枣仁、羚羊角、羌活、五加皮、白术、川芎各三分，熟地黄二两，甘草半两，麦门冬一两半。上为细末，炼蜜丸如梧桐子大，温酒下三十丸。(《妇人大全良方》)

6. 妇人血风，走疰疼痛，无有常处　漏芦散：漏芦、当归、牛膝各三分，桂心、地龙、防风、羌活、白芷、没药、甜瓜子各半两，虎胫骨、炙败龟各一两。上为细末，每服二钱，热酒调下。无时候。(《妇人大全良方》)

7. 妇人血风，皮肤瘙痒不可禁止　白蒺藜汤洗方：白蒺藜、防风、道人头、蛇床子、卷柏、黄芪、漏芦各一两半，羊蹄根二两，蒴藋根三两。上件药细锉，以水一斗，煎至五升，去滓，看冷暖，于避风处洗之。(《太平圣惠方》)

8. 产后乳无汁　土瓜根、漏芦各三两，甘草二两，通草四两。上水八升，煎取两升，分温三服。(《经效产宝》)

9. 乳妇气脉壅盛，乳脉不行，及经络凝滞，邪毒胀痛作痛　漏芦散：漏芦二两半，蛇蜕十条(炙)，栝楼十个(急火烧令焦存性)。上为末，酒调二钱。(《永类钤方》)

10. 吹乳　外用漏芦为末，水调敷之。(《济阴纲目》)

11. 乳腺小叶增生　漏芦 15 g，山慈菇、皂角刺、郁金各 10 g，鹿角霜 5 g，柴胡 3 g。药研细末，每服 16 g，每日 3 次，经期停服。1 个月为 1 个疗程。(《中国民间医术绝招·妇科部分》)

12. 乳腺癌　参见木馒头条。

13. 子宫脱垂　漏芦一两，浮萍五钱。共研细末，调熟猪油涂局部。(《常见病验方研究参考资料》)

14. 子宫癌　马蔺子六钱(炒)，漏芦八钱。水煎服。(《常见病验方研究参考资料》)

15. 带下阴痒　漏芦 60 g，每次加水 1 000 mL，煎取 500 mL，连煎 3 次，合药液，凉后先用冲洗器冲洗阴道再坐浴，不拘次数，每次 15 分钟。(《妇科用药 400 品历验心得》)

【现代药理研究】

(1) 漏芦乙醇提取物能通过调节奶山羊乳腺上皮细胞酪蛋白合成相关基因的表达，进而促进乳腺细胞酪蛋白的合成。这些报道在分子水平验证了漏芦的催乳作用。[《中华中医药学刊》,2022,40(9):108-111]

(2) 漏芦抽提剂对乳腺癌耐药细胞株(MCF-7/ADR)具有很强的细胞毒作用。[《中成药》,2015,37(3):611-618]

【用法用量】 内服:煎汤,5～12 g;或入丸、散。外用:60 g,煎水洗。

【使用注意】 气虚、疮疡平塌不起者及孕妇忌服。

十五画

赭　石

出《神农本草经》。又名血师、代赭石。为氧化物类矿物刚玉族赤铁矿，主含三氧化二铁(Fe_2O_3)。

【药性】 苦、甘，寒。入肝、胃经。

【功效】 平肝镇逆，凉血止血。

【药论及医论】 《神农本草经》："主……女子赤沃漏下。"

《名医别录》："主带下百病，产难，胞衣不出，堕胎……"

《药性论》："主治女子崩中，淋沥不止，疗生子不落。"

《大明本草》："安胎健脾，止反胃、吐血、鼻衄、月经不止……"

《日华子》："止吐血，鼻衄……月经不止……反胃……安胎……"

《长沙药解》："驱浊下冲，降摄肺胃之逆气，除哕噫而泄郁烦，止反胃呕吐，疗惊悸……"

《本草再新》："平肝降火，治血分去瘀生新，消肿化痰，治五淋崩带，安产堕胎。"

《医学衷中参西录》："赭石质重，其镇坠之力原能下有形滞物，若胎至六七个月时，服之或有妨碍，至受妊之初，因恶阻而成结证，此时其胞室之中不过血液凝结，赭石毫无破血之弊，且有治赤沃与下血不止之效，重用之亦何妨乎？"

《妇科用药400品历验心得》："诸本草对妊娠能否使用代赭石存在争议，《名医别录》称代赭石主'产难，胞衣不出，堕胎'，《本草蒙筌》称'孕妇忌服'。而《日华子》则称其'安胎'。历代最善用赭石者张君锡纯也，他遇顽症，动辄数两，或吞或煎，取效斐然。治吕某恶阻以三两生代赭石煎汤，送服一两代赭石细末而获捷效。他说：'赭石质重，其镇坠之力原能下有形滞物，若胎至六七个月时，服之或有妨碍，至受妊之初，因恶阻而成结证，此时其胞室之中不过血液凝结，赭石毫无破血之弊……'此为经验之谈。"

【临床应用】

1. 月水每来，绕脐疼痛，上抢心胸，往来寒热　桃仁散：桃仁、薏苡仁、代赭、赤茯苓、牛膝、炒川大黄各一两。上件药捣细罗为散，每于食前，以温酒调下一钱。(《太平圣惠方》)

2. 经量过多　参见川芎条。

3. 崩中淋沥不止　用大赭石研为细末，醋汤调服。(《普济方》)

4. 经期过长　参见延胡索条。

5. 月水不断　牡蛎粉、赤石脂、代赭石各一两，阿胶、川芎、当归、鹿茸、续断、干姜各三分，甘草一分。上为末，炼蜜丸如梧桐子大。每服三十丸，食前温酒下。(《妇人大全良方》)

6. 经水不利，绝产　龙骨散：龙骨三两，黄柏、半夏、灶中黄土、桂心、干姜各二两，石苇、滑石各一两，乌贼骨、代赭石各四两，白僵蚕五枚。上十一味，治下筛，酒服方寸匕，日三服。(《医部全录·妇科》)

7. 月经先期　参见莲子心条。

8. 月经后期　参见降香条。

9. 闭经　代赭石30 g，丁香1 g，沉香6 g，

降香 5 g,旋覆花 10 g,川牛膝 30 g。(《妇科用药 400 品历验心得》)

10. 经行吐衄　生赭石 18 g,大黄、肉桂各 3 g。赭石研末布包水煎,余 2 药研末和匀,每日 1 剂,分两次用赭石汤冲服。经前 3 日连服 3 剂。(《中国民间医术绝招・妇科部分》)

11. 经行吐衄胃热炽盛证　清胃降逆汤:生赭石,金钗石斛,天冬,杭白芍,生地黄,牡丹皮,制香附,白茅根,怀牛膝。(《中医妇科学》)

12. 经前眩晕、呕吐、头痛、咳、喘、吐血、衄血等症　麦冬口服液:麦冬 30 g,半夏 15 g,党参 15 g,川牛膝 15 g,代赭石 20 g,甘草 6 g,粳米少许。(《名医治验良方》)

13. 带下　代赭石 20 g,苍术 10 g,荷叶 10 g,升麻 9 g,荆芥 10 g,芡实 30 g,羌活 10 g,防风 10 g。(《妇科用药 400 品历验心得》)

14. 赤白带下　参见龙骨条。

15. 妊娠腹痛　参见龙胆条。

16. 恶阻　代赭石三钱,半夏五钱,竹茹二钱。水煎服。(《常见病验方研究参考资料》)

17. 妊娠呕血　旋覆花 10 g,党参 12 g,生姜 5 片,代赭石 20 g,半夏 12 g,大枣 5 个,炙甘草 5 g,蛤壳 30 g,沉香 3 g,佛手柑 10 g。(《妇科证治经方心裁》)

18. 子悬　旋覆花 10 g,代赭石 15 g,党参 12 g,半夏 12 g,炙甘草 6 g,生姜 6 片,大枣 5 个,厚朴 6 g,紫苏梗 10 g,茯苓 12 g。(《妇科用药 400 品历验心得》)

19. 落胎,下血不止　以生地黄汁一小盏,调代赭末一钱,日三服。(《妇人大全良方》)

20. 胎浆已出,胎不得下,或延至两三日者　催产神方:当归四钱,人参一钱,牛膝二钱,川芎一钱,龟板三钱,赭石三钱研,肉桂一钱(去皮),益母二钱。水煎服。(《沈氏女科辑要》)

21. 治产难　不可早服,必胎衣破后,小儿头至产门者,然后服之。大顺汤:野党参、当归各一两,生赭石二两。(《医学衷中参西录》)

22. 堕胎下血不止　代赭石末一钱,生地黄汁半盏,调服,日三五次,以瘥为度。(《医部全录・妇科》)

23. 产后恶露不绝,腹中疠痛。气息乏力　艾叶丸:炒艾叶一两,熟干地黄二两,代赭一两半,炮干姜一两,川芎一两,阿胶一两,牛角鰓二两,牡蛎一两。上件药捣罗为末,炼蜜和捣三二百杵,丸如梧桐子大,每服食前,以温酒下三十丸。(《太平圣惠方》)

24. 产后败血冲心,胁肋痛　紫金丹:代赭石(烧红醋蘸七遍,研细)一两,桃仁三钱,大黄五钱。上为细末,薄荷水打面糊为丸,每服十丸,加至五十丸。(《医林方》)

25. 产后冲胀,胸中有物,状如噎气　紫金丹:代赭石、磋砺石各等分。上为细末,醋糊丸如桐子大,每服三五十丸,酒下。(《济阴纲目》)

26. 产后呕吐　吴茱萸 6 g,党参 12 g,半夏 20 g,旋覆花 10 g,代赭石 12 g,炙甘草 5 g,陈皮 12 g,降香 4 g,生姜 6 片,大枣 5 个,炒粳米 20 g。(《妇科用药 400 品历验心得》)

27. 引产清宫后呃逆　参见丁香条。

28. 产后水泻不止　四胜丸:代赭、干姜(炮)、龙骨各一两,附子(炮裂去皮脐)三分。上四味,捣罗为末,面糊和丸,梧桐子大,每服二十丸,米饮下,空心食前服。(《圣济总录》)

29. 产后闪伤　代赭石丸:丹皮,炮姜,发灰,酒白芍,醋,代赭石,醋地榆,酒生地。(《妇科玉尺》)

30. 产后月水不通　蛴螬丸:蛴螬半两,虻虫半两,水蛭半两,桑螵蛸半两,狗胆(干者)二枚,代赭半两,炒川大黄一两,桃仁一两。上为末,炼蜜和丸如梧桐子大,每服,空心温酒送下十丸。(《普济方》)

31. 刮宫术后头晕耳鸣　熟地黄 12 g,山药 15 g,枸杞子 12 g,山茱萸 12 g,川牛膝 12 g,菟丝子 15 g,鹿角胶 10 g,龟板胶 10 g,磁石 15 g,何首乌 15 g,墨旱莲 20 g,代赭石 15 g。(《妇科用药 400 品历验心得》)

32. 血气不足,崩漏虚损,带下虚冷,胎脏无子　震灵丹:乳香,五灵脂,没药,朱砂,禹余粮石,代赭石,紫石英,赤石脂。(《太平惠民和剂局方》)

33. 性交呕吐　参见半夏条。

34. 梅核气兼胃气上逆者　代赭石 3 g，全蝎 0.3 g，共研细末，含服。同时再对症下药。（《中医妇科临床手册》）

35. 心烦胸闷（围绝经期综合征）　瓜蒌皮 12 g，薤白 10 g，半夏 12 g，白酒一匙，枳实 10 g，龙骨 30 g，牡蛎 30 g，代赭石 15 g，糯稻根 30 g，琥珀 4 g，甘松 10 g，佛手柑 10 g。（《妇科用药 400 品历验心得》）

36. 围绝经期综合征潮热出汗，性欲亢进　参见天冬条。

37. 盆腔良性肿块　代赭石 45 g，茯苓 15 g，桂枝、赤芍各 10 g，牡丹皮、桃仁各 9 g。每日 1 剂，水煎两次，早晚分服，10 剂为 1 个疗程。（《中国民间医术绝招·妇科部分》）

38. 宫颈激光术后出血　代赭石 20 g，马齿苋 30 g，木贼 20 g，白芷 10 g，白及 10 g，龟板胶（烊冲）20 g。（《妇科用药 400 品历验心得》）

【用法用量】 内服：煎汤，15～30 g，打碎，先煎；研末，每次 3 g；或入丸、散。外用：适量。

【使用注意】 虚寒证者及孕妇慎服。

蕲　蛇

出《本草纲目》。又名白花蛇。为蝰科动物五步蛇 *Agkistrodon acutus*（Guenther）的干燥体。

【药性】 甘、咸，温，有毒。入肝、脾经。

【功效】 祛风，通络，止痉。

【药论及医论】《开宝本草》："主中风湿痹不仁，筋脉拘急……大风疥癞及暴风瘙痒，脚弱不能久立。"

《玉楸药解》："通关透节，泄湿驱风。"

【临床应用】

1. 室女月水不通　水蛭丸：水蛭、虻虫（二味去翅足，生为末）、硼砂（研）各一两。三味以米醋一升半同煎如膏。延胡索一两半，川芎、炮白附子各一两，琥珀（研）、白花蛇（酒浸去皮骨炙）各半两。上以后五味捣罗为末，用前膏和如梧桐子大，每服十丸，空心温酒下，未通加至二十丸。（《普济方》）

2. 妊娠痒疹　茵陈五苓散加味：茵陈蒿 12 g，茯苓 12 g，猪苓 12 g，白术 12 g，泽泻 10 g，桂枝 5 g，白鲜皮 10 g，地肤子 10 g，苦参 10 g，白僵蚕 10 g，蕲蛇 10 g，炒栀子 10 g，刺蒺藜 10 g。（《妇科证治经方心裁》）

3. 产后中风，四肢筋脉挛急，皮肤麻痹　白花蛇散：白花蛇肉、天南星各一两，土蜂儿、干蝎、桑螵蛸、麻黄、赤箭、薏苡仁、酸枣仁、柏子仁、当归、桂心、羚羊角屑、牛膝各半两，麝香一分。上件药，捣细罗为散，入研了药令匀，每服不计时候，豆淋酒调下一钱。（《太平圣惠方》）

4. 慢性湿疹　三仁汤加减：杏仁 9 g，白豆蔻 4 g，赤小豆 30 g，滑石 12 g，通草 6 g，法半夏 9 g，蕲蛇 10 g，当归 6 g，苦参 10 g，白鲜皮 12 g，蚕沙 10 g，蝉蜕 5 g，苍术 6 g。（《妇科用药 400 品历验心得》）

5. 糜烂型宫颈癌　龙胆草 15 g，全蝎、黄连、露蜂房各 9 g，水蛭、虻虫、人指甲、黄柏、没药各 6 g，白花蛇 2 条，海龙 1 条，雄黄 30 g。药研细末，用金银花 30 g，浓煎取液，揉制成丸，雄黄末为衣，每次 3 g，每日 2 次。3 个月为 1 个疗程。（《中国民间医术绝招·妇科部分》）

6. 绒毛膜上皮癌肺转移　露蜂房 200 g，白花蛇 2 条，蜈蚣 10 条。研末混匀，每服 3 g，每日 2 次。（《中国民间医术绝招·妇科部分》）

【用法用量】 内服：煎汤，3～10 g；研末，每次 1～1.5 g；浸酒、熬膏或入丸、散。

【使用注意】 阴虚内热及血虚生风者禁服。

醋

出《名医别录》。又名苦酒、醯。为以米、麦、高粱或酒、酒糟等酿成的含有乙酸的液体。

【药性】 酸、苦，温。入肝、胃经。

【功效】 散瘀消积，止血，安蛔，解毒。

【药论及医论】《备急千金要方·食治》："治血运。"

《本草纲目拾遗》："破血运，除癥块坚积，消食……"

《日华子》:"治产后妇人并伤损,及金疮血运;下气除烦,破癥结。治妇人心痛……"

《现代实用中药》:"用于结核病之盗汗,为止汗药;又伤寒症之肠出血,为止血药。"

【临床应用】

1. 经行先期　参见枇杷叶条。

2. 经候不调,血气刺痛　单醋附丸:大香附二斤,砂盆内擦去皮,以米醋浸半日,入瓦铫内慢火煮醋尽,焙干为末,以醋煮糊丸,如梧子大,每服五十丸,淡醋汤下。(《广嗣全诀》)

3. 经水来而过多不止　参见椿皮条。

4. 月水不止　服淳醋一杯,不差,更服。(《僧深方》)

5. 放环后经期过长　参见地榆条。

6. 年老月行不止　芩心丸:芩心二两,醋浸七日炙干,又浸炙七次,醋糊丸酒下。(《妇科玉尺》)

7. 血崩　好醋 300 g,将 100 g 重的铁块煅红后放入醋中泡 30 分钟,去渣服醋。(《中华民间秘方大全》)

8. 经水时行时止,心痛　失笑散:蒲黄、五灵脂等分。每末二钱,醋调膏,水冲服。(《妇科玉尺》)

9. 妇人干血气　血极膏:川大黄一两为末,酽醋一升。上二味,熬成膏子,丸如鸡子大,每服一丸,熬酒化开,临卧温服。大便利一二行后,红脉自下。此药是破妇人经水之仙药也,不可不用。(《医林方》)

10. 经行微少,或胀或疼,四肢痛　四物加延胡、没药、白芷为末,淡醋汤下。(《妇科玉尺》)

11. 月候不调,致成血瘕　通经丸:桂心、炮大黄、青皮、炮姜、川椒、炮川乌、莪术、干漆、酒当归、炒桃仁各一钱,鸡子清丸。每二十丸,淡醋汤下。(《妇科玉尺》)

12. 经后自汗　党参 20 g,生黄芪 15 g,五味子 5 g,醋 30 mL,金樱子 20 g,薏苡仁 30 g。(《妇科用药 400 品历验心得》)

13. 赤白带下　乌艾丸:乌药二两半,艾叶六两,香附四两。将艾浸醋中十数日,再将香附后一日晒干,共为末,醋糊丸,酒下。(《妇科玉尺》)

14. 验胎有无如见　艾醋汤:好醋,艾叶。上二味煮汁,服半盏,腹中大痛是孕,不痛无孕。(《医部全录·妇科》)

15. 肝胃不和妊娠呕吐　鸡蛋 1 个,白糖 30 g,米醋 60 mL。先将米醋煮沸,加入白糖使溶解,打入鸡蛋,待蛋半熟后,全部食之,每日 2 次。(《中华民间秘方大全》)

16. 妊娠下痢赤与白,不禁辛酸生冷得,腹痛肠鸣谷道疼　当归芍药姜连吃,姜连丸子缩砂芎,白术阿胶枳壳同,盐梅三个同杵用,加醋完成最效良。(《茅氏女科秘方》)

17. 胎动,上逼心痛　取艾叶如鸡子大一团,以头醋四升,煎至二升半,温服。(《济阴纲目》)

18. 妊娠因感外风,如中风状,不省人事　醋艾熨法:熟艾三两,陈米醋炒令极热,以绵帛裹熨脐下,良久即省。(《济阴纲目》)

19. 倒产子死腹中　取酸醋一升,格口灌,子出。(《普济方》)

20. 胎死不出　大豆,醋煮,服三升,死儿立出,分二服之。(《医心方》)

21. 产后败血腹痛寒热,名曰儿枕痛也　若有块、重,则以醋个散治之:三棱,蓬术,官桂,香附,乌药,甘草,赤芍,醋煎服。(《邯郸遗稿》)

22. 产后子血不尽　大黄苦酒汤:大黄八铢,切,以苦酒二升,合,煮取一升,适寒温服之,即血下,甚良。(《千金翼方》)

23. 产后恶血不下,儿枕不散,小腹疼痛　细墨浓研半盏,好醋半盏,没药一分。上用童子小便少许同煎,五七沸温服,不拘时候。(《产育宝庆方》)

24. 胞衣不出　以生地黄汁一升,苦酒三合,缓服之。(《妇人大全良方》)

25. 产后胎衣不下,血闷冲心　醋煮散:三棱,蓬术,官桂,赤芍,香附,甘草,乌药。血盛加红花、当归、青皮。临服加醋一匙。(《女科万金方》)

26. 产后血晕　如觉晕,即以醋噀面,醒来,

仍与醋细细呷之。又以醋涂口鼻，并置醋于旁，使常闻其气。(《济阴纲目》)

27. 产后虚脱　以韭汁和醋灌之。(《妇科玉尺》)

28. (产后)恶血攻心，欲死而不语　宜郁金三钱，烧存性，醋调服之。(《妇科玉尺》)

29. 产后喘促　参见干漆条。

30. 产后腹痛，胁肋胀满　当归散：当归、干姜各等分。上为末，酒服三钱，水煎，入盐醋少许，食前热服。(《济阴纲目》)

31. 产后腰痛　鲜生鸡蛋 3 枚，米醋 500 mL，将米醋放砂锅中，烧开后放入鸡蛋，煮 8～10 分钟后取出。每日临睡前食 3 枚鸡蛋，吃到痊愈为止。(《妇科名医证治精华》)

32. 产后周身疼痛　麸子(焙黄)，喷醋装入袋内，趁热敷在痛处，盖被取汗。(《常见病验方研究参考资料》)

33. 产后闪伤　代赭石丸：丹皮，炮姜，发灰，酒白芍，醋，代赭石，醋地榆，酒生地。(《妇科玉尺》)

34. 产后泻　上酸米醋炒香附子，碾为细末，米饮调下。(《叶氏录验方》)

35. 围绝经期综合征　参见玄参条。

36. 盘肠产者　以醋半盏，新汲水七分调匀，忽噀产母之面或背，即收。(《竹林女科证治》)

37. 子宫虚冷无子　暖宫妙应丸：当归、川芎、白芍药、熟地黄、艾叶、茯苓、龙骨、牡丹皮、赤石脂、牡蛎各等分。上为末，面糊丸，如桐子大。每服五十丸，空心艾醋汤下。(《济阴纲目》)

38. 乳汁不通　火麻仁(磨碎)20 g，瘦猪肉 250 g，黑米醋 500 mL，生姜 20 g。共煮成汤，服食。(《罗元恺妇科经验集》)

39. 乳肿　粳米末和苦酒涂。(《备预百要方》)

40. 吹奶　金银花、天荞麦、紫葛藤各等分。上以醋煎，洗患处立消。(《济阴纲目》)

41. 回乳　参见三七条。

42. 乳疽及妒乳，作寒热疼痛　参见吴茱萸条。

43. 乳疖方　参见木芙蓉条。

44. 乳腺癌初起　参见山慈菇条。

45. 血瘕血癥，食积痰滞　三棱煎：三棱、莪术各一两，青皮、半夏、炒麦芽各二两。上用好醋六升，煮干为末，醋糊丸，如桐子大，每服五十丸，淡醋汤下。(《济阴纲目》)

46. 子宫脱垂　醋半斤，以秤锤烧红，淬入醋中熏，外围以布，勿使泄气，熏四五次。(《常见病验方研究参考资料》)

47. 外阴瘙痒　鲜樗树皮 100 g，白矾 60 g，米醋 250 mL。先将樗树皮水煎 30 分钟，去渣滤液，加后二药再煎 3 分钟，先熏洗后坐浴，日两次。(《中国民间医术绝招·妇科部分》)

48. 外阴尖锐湿疣　生薏苡仁、板蓝根各 60 g，木贼 30 g，蜂房、威灵仙、芒硝各 20 g，黄丹 10 g，陈醋 500 mL。将诸药纳醋中密封浸泡 5 日，每日振荡 1 次，然后用浸泡药液涂搽疣状物。每日 3～5 次，一般涂药 7～10 日疣状物即自行脱落。(《妇产科疾病中医治疗全书》)

【现代药理研究】 醋主要成分为醋酸，还有乳酸、葡萄酸、琥珀酸、氨基酸、糖分、脂肪、钙、磷、铁及维生素等。(《吃的营养和健康》)

【用法用量】 内服：50～100 mL，煎汤，入汤剂或拌制药物。外用：烧热熏嗅。

【使用注意】 脾胃湿甚、痿痹、筋脉拘挛及外感初起者忌服。

墨旱莲

出《本草图经》。又名旱莲草、金陵草、莲子草、墨斗草等。为菊科植物鳢肠 *Eclipta prostrata* L.的全草。

【药性】 甘、酸，凉。入肝、肾经。

【功效】 补益肝肾，凉血止血。

【药论及医论】 《生草药性备要》："止痒。"

《分类草药性》："止血，补肾，退火，消肿。治淋崩。"

《中草药学》(上海中医学院编)："墨莲草凉血止血作用颇佳，内服、外用都有功效。"

《刘奉五妇科经验》："多用于治疗妇女由于

肝肾阴虚所引起的月经先期、月经淋漓等症。且能用于治疗阴虚血热所引起的血压增高。若加桑叶、菊花,清上的效果更好。”

【临床应用】

1. 月经先期量多　旱莲草 30 g,鸡蛋 2 个。经期内将药与蛋同煮,蛋熟后去壳再煎 20 分钟,食蛋饮汤。每日 1 剂,分两次服,连服 3 日。经后继服八珍益母丸,每日 2 次,每服 1 丸,连服 20 日。(《中国民间医术绝招·妇科部分》)

2. 经水过多　旱莲草五钱,加糖少许煎服。

3. 放环后月经过多　阿胶 15 g,旱莲草 30 g。水煎服。(《妇产科疾病中医治疗全书》)

4. 经期过长　旱莲草 60 g,太子参 20 g,苎麻根 30 g,黄芩炭 10 g,龟板胶(烊冲)20 g,川石斛 20 g。(《妇科用药 400 品历验心得》)

5. 血崩不止　七灰散:莲蓬壳、益母草、旱莲草、罂粟壳、腌蟹、棕毛叶、藕节各等分,烧存性。上为末,醋点汤调下三钱。(《医部全录·妇科》)

6. 崩漏　旱莲草,煮鸡汤食之,立效。(《验方新编》)旱莲草五钱,煮鸡蛋食。(《常见病验方研究参考资料》)

7. 肾阴虚型排卵期子宫出血　参见女贞子条。

8. 子宫出血　旱莲草流浸膏溶液:由旱莲草一味制成。每次 2～6 mL,每日 2 次。(《中药制剂汇编》)

9. 肝肾阴虚型经行吐衄　鲜旱莲草 150 g,加清水 600 mL,煮成 500 mL,去渣取汁,再放入黑豆 60,鲜莲藕带节 120 g,煮成 200 mL,酌加油、盐,既当药用,又当菜吃。(《专科专病名医临证经验丛书·妇科病》)

10. 阴虚火旺型经行口糜　旱莲草粥:旱莲草 20 g,粳米 30 g。上二味共为粥,每日一料,不拘时服。(《百病饮食自疗》)

11. 经行发热　参见知母条。

12. 经行头痛　参见白芍条。

13. 经行或经后眩晕　旱莲草、女贞子、熟地黄、枸杞子、何首乌、当归、白芍、桑椹子、黄精、潼蒺藜、白蒺藜、桑叶、黑芝麻各 9 g,菊花、川芎各 6 g。(《中医妇科临床手册》)

14. 白带　旱莲草 60 g,白果 14 粒,冰糖 30 g。水煎服。(《福建药物志》)

15. 赤白带下　旱莲草 30 g。同鸡汤或肉汤煎服。(《江西民间草药验方》)

16. 先兆流产出血多　旱莲草、生地炭、怀山药、川断各 12 g,白芍、黄芩炭、黄柏各 9 g,炙甘草 4.5 g。(《中医妇科临床手册》)

17. 妊娠腰痛　参见石斛条。

18. 肝火上冲致妊娠恶阻　参见牛蒡子条。

19. 妊娠鼻衄　旱莲草 20 g,女贞子 10 g,生地黄 15 g,炒栀子 10 g,白茅根 20 g,杜仲 10 g,荆芥 6 g,藕节 10 g,水牛角 10 g,玄参 10 g。(《妇科用药 400 品历验心得》)

20. 阴虚肝旺型妊娠高血压　参见杜仲条。

21. 妊娠合并血小板减少　参见大青叶条。

22. 妊娠石淋　苎麻根 30 g,旱莲草 30 g,小蓟 15 g,大蓟 15 g,车前子 10 g,侧柏叶 20 g。(《妇科用药 400 品历验心得》)

23. 妊娠痔疮出血　旱莲草 50 g,水煎 3 次,合药液约 1 500 mL,凉后坐浴,不拘次数,每次 15 分钟。(《妇科用药 400 品历验心得》)

24. 恶露不绝　金银花 10 g,鱼鳔 30 g,火麻仁 15 g,女贞子 15 g,旱莲草 20 g,血余 10 g,荆芥炭 10 g。(《妇科用药 400 品历验心得》)

25. 产后出血　参见鸡冠花条。

26. 刮宫术后头晕耳鸣　参见川牛膝条。

27. 引产术后腰痛　熟地黄 12 g,鹿角胶 10 g,杜仲 10 g,山茱萸 12 g,山药 15 g,党参 15 g,炙黄芪 12 g,升麻 6 g,仙鹤草 20 g,旱莲草 20 g,穞豆衣 20 g。(《妇科用药 400 品历验心得》)

28. 产后月痨　大转回元膏:生地一两,熟地三两,当归三两,女贞四两,旱莲二两,阿胶二两,白菊一两五钱,白薇五钱,白及五钱,条芩一两五钱,沙参三两,地皮三两,化红八钱,龟胶一两,薏苡四两,紫菀一两,炙草一两。上药十七味,照前法制。用冬雪水熬汤二次,去渣,再熬成稀膏。加蒸熟白蜜四两和匀,磁罐收贮,加入锅内久蒸过。每服用大橘饼洗净糖,蒸汤调服

八钱。(《妇科指归》)

29. 痰湿不孕症　参见九香虫条。

30. 排卵障碍致不孕　参见龟甲条。

31. 抗精子抗体、抗子宫内膜抗体、抗磷脂抗体、抗卵巢抗体阳性引起的免疫性不孕　参见苎麻根条。

32. 交接出血　龟甲 15 g,炒栀子 15 g,炒黄柏 10 g,地榆 15 g,槐花 15 g,旱莲草 20 g。(《妇科用药 400 品历验心得》)

33. 围绝经期综合征出现的潮热、出汗　参见女贞子条。

34. 性欲亢进　参见龟甲条。

35. 乳腺大导管乳头状瘤　参见急性子条。

36. 目窠疼痛　参见夏枯草条。

37. 菜花型已溃宫颈癌　参见瓦松条。

38. 阴虚子淋尿中带血　芭蕉根、旱莲草各 30 g。(《中医妇科学》,成都中医学院编)

39. 阴癣奇验　鲜旱莲草揉成团,用穿山甲将癣刮破擦癣上。(《疡医大全》)

40. 外阴瘙痒　旱莲草 60 g,每次加水 1 000 mL,煎取 500 mL,连煎 3 次,合药液,凉后坐浴,不拘次数,每次 15 分钟。(《妇科用药 400 品历验心得》)

41. 阴道痒　墨斗草 12 g,煎水服;或另加钩藤根少许,并煎汁,加白矾少许外洗。(《重庆草药》)

【现代药理研究】 将犬的股动脉半切断,用墨旱莲叶粉敷于出血处,并稍加压迫,有良好的止血效果。水提取物亦有显著止血作用。(《中华本草》)

【用法用量】 内服:煎汤,15～50 g;熬膏、捣汁或入丸、散。外用:适量,局部擦洗。

【使用注意】 脾肾虚寒者慎服。

僵　蚕

出《神农本草经》。又名白僵蚕、天虫、僵虫。为蚕蛾科昆虫家蚕 *Bombyx mori* Linnaeus 4～5 龄的幼虫感染(或人工接种)白僵菌 *Beauveria bassiana* (Bals.) Vuillant 而致死的干燥体。

【药性】 咸、辛,平。入肝、肺经。

【功效】 祛风解痉,化痰散结。

【药论及医论】 《名医别录》:“女子崩中赤白,产后余痛,灭诸疮瘢痕。”

《日华子》:“女子带下。”

《本草纲目》:“妇人乳汁不通,崩中下血……”

《玉楸药解》:“活络通经,驱风开痹。治头痛胸痹,口噤牙疼,瘾疹风瘙……又治血淋崩中。”

【临床应用】

1. 月水不利,攻脐腹疼痛,头目昏闷　赤龙鳞散:赤鲤鱼鳞(烧灰)二两,黑豆(醋拌烧令焦)二合,羚羊角三两,乱发灰一两,藕节一两,水蛭一分,桂心一两,木香一两,虻虫一分,当归一两,白僵蚕三分,赤芍药一两,麝香(细研)一分。上件药捣细罗为散,入麝香研令匀,每于食前,以热酒调下一钱。(《太平圣惠方》)

2. 崩中下血不止　衣中白鱼,僵蚕。等分为末,井花水服之,日三服差。(《普济方》)

3. 经行发热　僵蚕 3 g,蝉衣 1.5 g,豆豉 6 g,薄荷 1.5 g。发热前 1 日开始服用,连服 4 日,微微汗出为宜。(《全国名医妇科验方集锦》)

4. 经期头颈疼痛　参见全蝎条。

5. 经行头痛　柴胡疏肝散加味:柴胡、香附、陈皮各 8 g,白芍、白蒺藜、蔓荆子、僵蚕各 10 g,枳壳、川芎、炙甘草各 6 g。(《妇产科疾病中医治疗全书》)

6. 经行瘾疹　葛根汤加味:葛根 10 g,炙麻黄 5 g,桂枝 6 g,生姜 4 片,炙甘草 6 g,炒芍药 10 g,大枣 10 个,刺蒺藜 10 g,白僵蚕 10 g,蚕沙 10 g。(《妇科用药 400 品历验心得》)

7. 经前面部皮损　参见苦参条。

8. 经行二三日,便遍身疼痛　乌药顺气汤:乌药二钱,橘红二钱,川芎、白芷、枳壳、桔梗、麻黄各一钱,僵蚕(炙)五分,炙草五分,加姜、枣煎。(《秘传内府经验女科》)

9. 经行抽搐　参见全蝎条。

10. 带下　白僵蚕七枚为末，用酒调方寸匕，服立效。（《普济方》）

11. 赤白带下　参见龙骨条。

12. 白漏不绝　参见龙骨条。

13. 妊娠外感　参见桑枝条。

14. 妊娠头痛　菊花 10 g，石决明 15 g，刺蒺藜 10 g，天麻 10 g，白僵蚕 10 g，蔓荆子 10 g，白芍 10 g。（《妇科用药 400 品历验心得》）

15. 孕妇瘟疫发表之后，毒甚不解，邪传入里者　参见马勃条。

16. 胎热　参见荆芥条。

17. 妊娠痒疹　参见蕲蛇条。

18. 子痫，面色青白，口吐涎沫，唇缓音微，脉来沉细，此为脏寒阴痫，痰入心包也　人参、炙术、茯苓、法半、炙草、陈皮、天麻、胆星各一钱，炒僵蚕、制全蝎、木香各五分，陈米一撮，姜三片。（《彤园妇人科》）

19. 妊娠瘛疭若风邪急搐　钩藤汤加全蝎、僵蚕。（《女科百效全书》）

20. 妊娠口僻　牵正散加减：荆芥，防风，菊花，葛根，僵蚕，当归，川芎，苏梗，白术，桑寄生。（《妇科名医证治精华》）

21. 孕妇风邪中脏，痰涎泛溢，两手握拳，牙关紧急，神昏不语，謦缓流涎　济阴僵蚕散：炒僵蚕、煨天麻、当归、独活、羚羊角末各钱半，麻黄、川芎、胆星、白附、法半、藿香各一钱，生姜、薄荷引。（《彤园妇人科》）

22. 急喉闭，产前产后有此疾　救生散：白僵蚕（去丝，铿，略炒）半两，甘草（生）一钱重。上二味，各取末，秤，和匀。每服一钱匕，以生姜汁调药，令稠，灌下，便急以温茶清冲下。（《洪氏集验方》）

23. 产后头痛　白僵蚕丸：白僵蚕一两，炮白附子一两，地龙一两，黄丹（微炒）一两，人中白（炒灰）半两。上件药捣罗为末，用葱津和丸，如梧桐子大，不计时候，荆芥汤下十丸。（《太平圣惠方》）

24. （产后）血邪攻心，癫狂不识人　赤马蹄炒令焦黄、白僵蚕（微炒）各一两。上件药，捣细罗为散，不计时候，煎苦参汤调下一钱。（《太平圣惠方》）

25. 产后痉证　撮风散：僵蚕，蜈蚣，钩藤，朱砂，蝎尾，研为细末，竹沥汁调下。（《证治准绳・女科》）

26. 产后中风，恍惚，语涩，四肢不利　天麻丸：天麻、朱砂、防风、羌活各一两，炒僵蚕三分，炒干蝎、炮白附子、五灵脂各半两，炒雄雀粪、牛黄各一分。上为末，糯米软饭为丸如梧桐子大，以薄荷酒研十五丸服之。（《太平圣惠方》）

27. 产后诸症不能言语　宜用神仙解语丹。茯苓、远志各一钱五分，全蝎、僵虫、羌活、防风、荆芥各一钱，胆星、石菖蒲各二钱，防己八分。上为末，面糊为丸，辰砂为衣，薄荷汤送下五十丸。（《宋氏女科撮要》）

28. 妊娠，产后湿疹　参见蝉蜕条。

29. 妇人血风，心神烦闷，坐卧不安　犀角散：犀角屑一两，白僵蚕（微炒）半两，地龙半两，人中白一分，麝香（细研）一钱，生竹黄（细研）半两。上件药捣细罗为散，同研令匀，每服不计时候，用生地黄汁二合，蜜一茶匙，调下一钱。（《太平圣惠方》）

30. 妇人手足痛风，不可忍者　通灵丸：白附子、僵蚕各一两，炒全蝎半两，麝香一字。上为末，炼蜜丸如梧子大。每服七丸，温酒下，一日三服。（《妇人大全良方》）

31. 妇人风毒流注，腰脚疼痛，行立艰难　败龟散：炙败龟二两，白僵蚕一两，没药半两，薏苡仁一两，当归一两，桂心三分，乳香三分，炙虎胫骨二两，地龙三分，杜仲一两。上件药捣细罗为散，每于食前，以暖薄荷汤调下二钱。（《太平圣惠方》）

32. 求子方　白薇、细辛各五分，人参、杜衡、厚朴、牡蒙、半夏、僵蚕、秦艽、当归、紫菀各三分，川牛膝、沙参、干姜各二分，川椒、附子、防风各六分。上为末，炼蜜丸如梧桐子大。先食服三丸；不知，稍加至四五丸。（《妇人大全良方》）

33. 鬼胎　吴茱萸、川芎、秦艽、柴胡、僵蚕、巴戟、巴豆不去油、芫花醋煮二两。上为末，炼

蜜丸梧子大。每服七丸，蜜酒下，即出恶物而愈。(《证治准绳·女科》)

34. 妇人血风，皮肤瘙痒，心神烦闷，及血风游走不定　参见天麻条。

35. 眩晕　参见石决明条。

36. 黄褐斑　淫羊藿 15 g，菟丝子 20 g，地黄(血热用生地黄，虚寒用熟地黄) 15 g，当归 12 g，川芎 12 g，芍药(养血用白芍，化瘀用赤芍) 12 g，桃仁 12 g，红花 12 g，僵蚕 10 g，水煎服。(《现代名中医妇科绝技》)

37. 乳汁不通　白僵蚕末二钱，酒服。少顷，以脂麻茶一盏热投之，梳头数十遍，奶汁如泉也。(《经验后方》)

38. 乳房泌乳感　参见郁金条。

39. 吹乳之痈　消毒饮：当归、白芷、青皮、炒贝母、柴胡、僵蚕、花粉、金银花各三钱。(《女科济阴要语万金方》)

40. 乳痈红肿焮痛　乳痈煎：白芷、青皮、当归、柴胡、浙贝母、甘草各 15 g，陈皮、僵蚕各 20 g，天花粉、金银花各 30 g，赤芍 10 g。(《中国妇产方药全书》)

41. 各证型的乳腺增生病　乳癖消：天冬，浙贝母，生牡蛎，白芥子，白僵蚕，露蜂房，昆布，海藻，荔枝核，橘核，鹿角片，三棱，莪术，生麦芽。(《中医妇产科学》，刘敏如等主编)

42. 乳腺癌　五虎下川汤：净僵蚕 24 g，全蝎、蜈蚣、柴胡、乳香、没药、山栀、连翘、川贝母、赤芍各 12 g，生穿山甲、金银花各 15 g，生大黄、蒲公英各 30 g，白芍、木香、青皮、陈皮、橘红各 9 g，牡丹皮 6 g，甘草 5 g。(《中国中医秘方大全》)

43. 癥瘕　参见枳壳条。

44. 子宫肌瘤　乌梅(去核炒炭)，僵蚕各 250 g。药研细末，炼蜜为丸，每服 6 g，饭前温开水下，每日 2 次。(《中国民间医术绝招·妇科部分》)

45. 子宫颈息肉　济生乌梅丸：乌梅 750 g (酒醋泡，去核，炒焦)，僵蚕 250 g(米拌炒黄去嘴足)。共为细末，炼蜜为丸，每丸 9 g，早、中、晚各服 1 粒。(《妇产科疾病中医治疗全书》)

46. 硬化苔藓型外阴营养不良　黄芪，丹参，鸡血藤，白鲜皮，赤芍，桃仁，刺蒺藜，僵蚕，木香等。(《中医妇产科学》，刘敏如等主编)

【现代药理研究】 对僵蚕抗惊厥活性部位分离鉴定的麦角甾-6,22-二烯-3β,5α,8α-三醇、β-谷甾醇和白僵菌素 3 个单体进行抗惊厥活性筛选。研究结果显示，白僵菌素具有抗惊厥活性。僵蚕对凝血酶-纤维蛋白原反应有直接的抑制作用，通过抑制血液凝固、促纤溶活性而抑制血栓形成。大剂量僵蚕注射液可明显抑制凝血酶诱导的内皮细胞释放，并能抗血栓形成。[《中国药房》，2014，25(39)：3732-3734]

【用法用量】 内服：煎汤，6～15 g；或入丸、散。

【使用注意】 阴虚内热者禁服。

鲤鱼(附鳞、皮)

出《神农本草经》。又名赪鲤鱼、赤鲤。为鲤科动物鲤鱼 *Cyprinus carpio* L.的肉或全体。

【药性】 甘，平。入脾、肾经。

【功效】 健脾和胃，利水下气，通乳，安胎。

【药论及医论】 《大全本草》："《图经》曰，'赤鲤鱼鳞亦入药，唐方多用治产妇腹痛，烧灰，酒调服之，兼治血气，杂诸药用之'。"

《本草纲目》："煮食，下水气，利小便；烧末，能发汗，定喘、咳嗽，下乳汁，消肿。"

《本草纲目拾遗》："主安胎。胎动、怀妊身肿，为汤食之。"

《随息居饮食谱》："功专行水，通乳，利小便，涤饮，止咳嗽。治妊娠子肿……"

【临床应用】

1. 妇人脏腑宿冷，经脉不利，腹中有瘀血，攻刺疼痛　虻虫散：虻虫半两，水蛭半两，桃仁三分，乌贼鱼骨半两，牛膝半两，鲤鱼鳞半两，桂心半两，芫花半两，枳壳半两，当归半两，赤芍半两，硇砂半两。上件药捣细罗为散，每服食前，以暖酒调下一钱。(《太平圣惠方》)

2. 血瘀气滞型闭经　鲤鱼头数个，陈酒适量。将鱼头晒干，火上烧炭存性，研成细末，用

陈酒送服。每次 15 g，每日 3 次。(《中医妇产科学》，刘敏如等主编)

3. 崩中漏下，脉缓者　黑金散：熟地三两(炒松)，鲤鱼皮二两(炒)，乱发二两(煅)，棕榈灰二两，当归三两，干姜五钱(炮)，黄牛角腮二两，破故纸二两(炒黑)，木贼两半(炒黑)，乌贼骨二两(煅)。锉碎，拌匀，入磁罐，盐泥固济，炭火煅令通赤，埋土中一宿，取出研细。每服三钱，入麝少许，空心米饮下。(《女科指要》)

4. 脾虚湿蕴型经行泄泻，经行水肿　饭豆鲤鱼汤：白饭豆 50 g，鲤鱼 1 尾(500 g)，陈皮 5 g，紫苏叶 5 g。先煎鲤鱼后入饭豆、陈皮，加水约 500 mL，久煮至饭豆烂，加紫苏叶继煮片刻，调淡咸味作饭菜食。宜常服。(《饮食疗法》)

5. 肾虚经行水肿　黑豆鲤鱼汤：鲤鱼一尾，黑豆一撮。将鲤鱼去鳞及肠脏，洗净，黑豆淘洗净，入锅炖汤食。(《食物与治病》)

6. 妊娠呕吐　鲤鱼一尾，重 500 g 以上，去鳞甲、肠肚，置菜盘中，放入水已开沸的笼中，蒸 15～20 分钟，取出即可食用。(《妇产科疾病中医治疗全书》)

7. 怀孕，数伤胎　鲤鱼二斤，粳米一升。上二味，如法作臛，少著盐，勿著葱、豉、醋，食之甚良。(《集验方》)

8. 妊妇胎动痛甚　如圣散：鲤鱼皮，当归(酒蒸)，熟地(酒蒸)，阿胶(蛤粉炒)，白芍(炒)。各等分，每服四钱，水二姜三，入苎根、熟艾少许，食前温服。(《茅氏女科秘方》)

9. 妊娠胎动，藏府拥热，呕吐不下食，心烦躁闷　鲤鱼汤：鲤鱼一头(治如食)，葱白一握(切)。上以水三升，煮鱼及葱令熟，空心食之。(《食医心鉴》)

10. 胎气损动，血气不调，胎欲堕　用鲤鱼二斤者一尾，粳米一升，用盐酱煮食甚善。日食三四次。(《女科百效全书》)

11. 孕妇怀胎后适有水从阴户出不止者　用人参、茯苓各一两，白术二两，水二大碗，再加陈皮一两，共煎至八分，去渣，用鲤鱼一个，白水煮，即用鱼汁半盏，并前药调和服之。(《女科济阴要语万金方》)

12. 妊娠小便淋沥，胎不安　鲤鱼汁：鲤鱼一枚重一斤者理如食法，葵菜一斤，葱白四两(切)。上以水五升煮熟，加少许盐，和鱼菜并汁同食之效。(《普济方》)

13. 羊水过多　参见陈壶卢瓢条。

14. 妊娠水肿　用大鲤鱼一头，醋三升，煮干食。一日一作。(《本草纲目》)

15. 脾虚肝旺型子痫　参见冬瓜皮条。

16. 怀胎不长　鲤鱼长一尺者，水渍没，内盐如枣，煮令熟，取汁稍稍饮之，当胎所腹上当汗如鼻状。虽有所见，胎虽不安者，十余日辄一作此，令胎长大，甚平安。(《集验方》)

17. 九个月当产之时，忽然腹痛水行，儿不能产　急服此方：益母草一两，大枳壳两半，陈皮四钱，白芍四钱，砂仁二钱，甘草六分。如不产，急取鲤鱼，不拘大小，同煎，再服一剂，临服时入好醋一茶匙，温服，立下。(《郑氏家传女科万金方》)

18. 产后恶血冲心　参见虻虫条。

19. 产后恶血不散，冲心痛闷　鲤鱼散：鲤鱼二两，乱发一两，皂荚一挺长七入寸者，硇砂一两，穿山甲一两，香墨半两。上件药，同入于固济了瓷瓶内，密封泥，候干，用炭火烧令通赤，待冷取出，入麝香一分，同研令极细，每服，不计时候，红蓝花酒调下一钱。(《太平圣惠方》)

20. 产后恶血崩漏，状如泉水　瑞莲散：瑞莲(烧存性)百枚，棕榈(烧存性)、当归、桂心各一两，鲤鱼鳞(烧)、川芎各三分，槟榔二枚。上为细末，每服三钱，煨姜，酒调下，如未止，更进一服。(《妇人大全良方》)

21. 产后滞血在脏，致月水不通　赤龙皮散：赤鲤鱼皮(烧灰)四两，虻虫一分，水蛭一分，蒲黄半两，琥珀半两，乱发灰半两，麝香(细研)一钱。上件药细研如粉，每于食前，以热酒调下一钱。(《太平圣惠方》)

22. 产后血运，逐血止痛　乌金散：腊月乌一只，乱发二两，猪胎(小者)一枚，灶突墨一两，赤鲤鱼皮一两。以上五味，纳瓷瓶子中，密固济，候干，以炭火烧令通赤，待冷取出，细研，入后药。延胡索、没药、当归、小麦蘖、桂心、琥珀、

蒲黄、香墨各三分。上件药捣细罗为散，入前烧了药，同研令匀，每服，不计时候，以豆淋酒调下二钱。(《太平圣惠方》)

23. *产后虚羸，白汗出*　鲤鱼汤：鲤鱼肉三斤，葱白一斤，香豉一升。凡三物，水六升，煮取二升，分再服，微汗即止。(《医心方》)

24. *产后淋，小便痛及血淋*　白茅根五两，瞿麦、车前子各二两，鲤鱼齿一百枚为末，通草三两，冬葵子二合。上水二升，煮取一升，入鱼齿末，空心服。(《证治准绳・女科》)

25. *临产损伤尿胞，茶水入口即尿*　鲤鱼鳞丹方：大鲤鱼一尾，只取鱼鳞，以油煮鳞至酥脆，加入盐、醋、姜料，拌鳞蒸食。(《仁寿镜》)

26. *妇人血风，气攻心烦闷，头目昏重*　羚羊角散：羚羊角一两(烧灰)，鲤鱼鳞一两(烧灰)，蒲黄一两，荷叶一两，桂心半两，木香半两，红蓝花半两，乱发一两(烧灰)，麝香(细研)二钱。上件药捣细罗为散，入诸灰，更同研令细，每服不计时候，以生姜童子小便，调下一钱。(《太平圣惠方》)

27. *产后乳汁不下*　鲤鱼1条(250 g左右)，冬瓜皮30 g。加水煮烂，每日1剂，分两次食鱼饮汤。(《中国民间医术绝招・妇科部分》)

28. *产后乳无汁*　用烧鲤鱼头为末，酒服三指撮。(《普济方》)

29. *乳痈*　生鲤鱼长五寸，大黄、莽草、灶中黄土各六两。上别捣鱼如膏，三物下筛，更捣令调，以生地黄汁和傅肿上，日五六，夜二三。即愈。(《普济方》)

30. *产后子宫突出*　鲤鱼烧灰存性，研末，清油调擦即愈。(《妇科秘方》)

31. *阴中痒如有虫，目肿身黄，漏血下白物，少气*　上取生鲤鱼长一尺，去头肉取骨，炙令焦，捣末，以猪脂和，取半两，用绢袋盛，如指长，纳阴中，至痒处即止。虫当自出。(《太平圣惠方》)

32. *阴癣阴疮*　参见凌霄花条。

【用法用量】　内服：250～500 g重，1条，煎汤代水入药。

鲫鱼(附鳞、胆)

出《名医别录》。为鲤科动物鲫鱼 *Carassius auratus* (Linnaeus)的肉。四季均可捕捞，捕后，除去鳞、鳃及内脏，洗净，鲜用。

【药性】　甘，平。入脾、胃、大肠经。

【功效】　健脾和胃，利水消肿，通血脉。

【药论及医论】　《本草求真》："可涂瘰核乳痈坚肿……炙油则治妇人阴疮。"

《中医饮食营养学》："若给产妇下乳而用鲫鱼汤，则宜加水煮至鱼汤呈乳白色稍稠时饮用。"

【临床应用】

1. *妇女血崩*　用长五寸的鲫鱼一尾，去肠，以血竭、乳香填满，棉包好，烧存性，研为末。每服三钱，热酒调下。(《本草纲目》)

2. *血崩不止，脉缓涩者*　十灰散：锦片一两(炒灰)，木贼一两(炒灰)，棕灰一两，柏叶一两(炒灰)，干漆一两(炒灰)，鲫鱼鳞一两(炒灰)，鲤鱼鳞一两，血余一两(炒灰)，当归二两(炒灰)，艾叶一两(炒灰)。为散，米饮下三钱。(《女科指要》)

3. *妊娠呕吐*　鲜鲫鱼1条(约200 g)，砂仁末3 g，油、盐适量。将鲫鱼治净，再用油、盐、砂仁末拌匀，放鱼腹内；用豆粉封腹部刀口，置菜盘中，大碗盖严，隔水蒸熟食用。或鲫鱼1条，糯米30～50 g，共煮粥，早晚餐食用。(《食物疗法》)

4. *妊娠水肿*　活鲫鱼1条(约500 g)，去鳞及肠杂洗净，煮半熟，加黄酒30 mL，清炖，吃鱼喝汤。每日1次。(《食物疗法》)

5. *妊娠感寒*　用大鲫鱼一尾烧成灰，酒送服一匙。无汗，腹中缓痛者。用醋送服。(《本草纲目》)

6. *气血亏虚转胞*　赤小豆鲫鱼汤：赤小豆30 g，鲫鱼250 g。将鲫鱼去鳞甲及内脏，洗净置陶罐内，放入赤小豆，加水500 mL，大火隔水炖熟，放入少许姜、葱、盐等调味品，食鱼、豆及汤。(《百病饮食自疗》)

7. 产后臂痛抽筋　活鲫鱼(半斤重)一条。将鱼切成二寸长小块,不去鳞肠,用香油炸焦。服后饮热黄酒四两,取微汗。(《吉林中草药》)

8. 下乳汁　鲫鱼汤:鲫鱼长七寸,猪脂半斤,漏芦八两,石钟乳八两。上四味,切猪脂,鱼不须洗治,清酒一斗二升台煮,鱼熟药成,绞去滓,适寒温分五服饮,其问相去须臾一饮,令药力相及。(《千金要方》)

9. 缺乳　鲫鱼饮:鲫鱼半斤,木通五钱,水煎服。(《中华民间秘方大全》)

10. 气血虚而乳不下　琼号钟乳膏:钟乳三两,猪蹄十个,只取下截,鲫鱼七个,取最大者,用此熬成膏滋,更添熟蜜,每朝五钱,陈酒送下。(《坤元是保》)

11. 乳岩隐痛　活鲫鱼取肉,用白鲜、山药共捣如泥,加元香敷之,七日一换,痒极无动。(《本草易读》)

12. 妇人阴疮　用鲫鱼胆汁涂之,甚效。(《郑氏家传女科万金方》)

【用法用量】 内服:适量,煮食或煅研入丸、散。外用:适量,捣敷、煅存性研末撒或调敷。

熟地黄

出《本草图经》。又名熟地,为玄参科植物地黄 *Rehmannia glutinosa* Libosch.的根茎经加工蒸晒而成。

【药性】 甘,微温。入肝、肾经。

【功效】 滋阴,补血。炒炭可以止血。

【药论及医论】 《珍珠囊》:"大补血虚不足,通血脉,益气力。"

《医学启源》:"《主治秘要》云,其用有五,益肾水真阴一也,和产后气血二也,去脐腹急痛三也,养阴退阳四也,壮水之源五也。"

《本草纲目》:"补五脏内伤不足,通血脉,利耳目,黑须发……女子伤中胞漏,经候不调,胎产百病。"

《本草汇言》:"热地稍温……新产血败,在所必需者也。"

【临床应用】

1. 经行先期　参见枇杷叶条。

2. 气血两亏型经血不调,子宫虚寒,经行腹痛,崩漏带下,产后失血过多等　参见乌骨鸡条。

3. 经事将行,脐腹绞痛者,气滞血涩故也　八物汤:当归、川芎、白芍、熟地黄、延胡索、炒苦楝各一钱,木香、槟榔各五分。食前服。(《妇科玉尺》)

4. 肝肾亏虚型闭经　参见太子参条。

5. 血枯　苁蓉、熟地黄、白茯苓、菟丝子、炮附子、炒当归、白石英、五味子、禹余粮、乌贼鱼骨各一两,人参半两。上为末,炼蜜为丸如梧桐子大。酒下二三十丸,米汤亦可。空心、日中、临卧各一服。(《妇人大全良方》)

6. 室女经闭成劳　炒柏子仁、牛膝、卷柏各半两,泽兰叶、续断各二两,熟地黄三两。上为细末,炼蜜丸如梧桐子大。空心,饮下三十丸。(《妇人大全良方》)

7. 子宫内膜生长不良的闭经　参见山药条。

8. 冲任虚损引起的经量过少、月经后期、闭经、不孕、阴部下坠　参见紫河车条。

9. 经期过长　参见仙茅条。

10. 崩漏　熟地黄 60 g,党参、贯众炭各 30 g。(《常见病验方研究参考资料》)

11. 功能失调性子宫出血,经行腰痛或眩晕　六味地黄丸:熟地黄,山茱萸,怀山药,茯苓,泽泻,牡丹皮。(《方剂学》,广东中医学院编)

12. 气短似喘,呼吸促急,提不能升,咽不能降,气道噎塞,势剧垂危者,尤为妇人血海常亏者最多此证　贞元饮:熟地黄七八钱,甚者一二两,炙甘草一二三钱,当归二三钱主之。(《景岳全书》)

13. 经行头晕　薯蓣丸加减:山药 20 g,当归 6 g,桂枝 3 g,神曲 10 g,熟地黄 12 g,甘草 6 g,党参 15 g,川芎 5 g,炒白芍 12 g,白术 10 g,麦门冬 10 g,杏仁 10 g,柴胡 5 g,桔梗 4 g,茯苓 12 g,阿胶 10 g,干姜 5 g,白蔹 5 g,防风 10 g,大枣 10 个。(《妇科证治经方心裁》)

14. 肾精不足，虚火上炎经行口糜　参见石膏条。

15. 经行吐衄　参见龙骨条。

16. 经行咳血　参见桑白皮条。

17. 经行身痛　参见首乌藤条。

18. 经行腰痛　参见白术条。

19. 经前面部皮损　参见苦参条。

20. 血脉不调，往来寒热，状如劳倦　当归、川芎、黄芪、甘草、官桂各一两，熟地黄、白芍药、白术各二两，柴胡、阿胶各半两。上为细末。每服五钱，枣一枚，水煎，空心服。(《济阴纲目》)

21. 带下赤白，年月深久不瘥　凌霄花、熟干地黄各一两。上件药，捣细罗为散，每于食前，以温酒调下二钱。(《普济方》)

22. 产前白带　黑豆三合，煎汤二碗。先用一碗，入白果十个，红枣二十个，熟地一两，山萸、苡仁、山药各四钱，茯苓三钱，泽泻、丹皮各二钱。加水二碗煎服。(《妇科玉尺》)

23. 胎产诸疾　多用此加减，四物汤：川芎、当归、白芍、熟地等分。水煎。(《妇科玉尺》)

24. 恶阻病　半夏茯苓汤：半夏钱半，赤苓、熟地各一钱，旋覆花、人参、白芍、川芎、桔梗、甘草、橘红各七分，姜七片。(《妇科玉尺》)

25. 子悬　参见杜仲条。

26. 胎动不安　黑白安胎散：白术一两，熟地黄一两。水煎服。(《万氏妇人科》)

27. 有孕胎痛　地黄当归汤：当归一两，熟地黄二两。上为末，作一服，水三升，煎至一升半，去滓顿服。(《证治准绳·女科》)

28. 妊娠腰痛　八味肾气丸加杜仲 12 g、桑寄生 15 g、续断 12 g、菟丝子 12 g。(《妇科证治经方心裁》)

29. 妊娠跟痛　熟地黄 120 g，捣烂敷两足后跟。(《马大正 50 年临证验案自选集》)

30. 漏胎　三黄散：生地黄、熟地黄等分，水煎。(《女科心法》)

31. 妊娠数堕胎　卷柏丸：卷柏、钟乳粉、鹿角胶、紫石英、阳起石、桑螵蛸、禹余粮、熟地黄各一两，桂心、川牛膝、桑寄生、北五味、蛇床子、牡丹皮、杜仲、川芎、当归各三分。上为末，炼蜜丸如梧桐子大。每服三四十丸，空心，温酒吞下。(《妇人大全良方》)

32. 羊水过少气血虚弱证　参见桑椹条。

33. 胎不长，脉虚　八珍汤：熟地五钱，人参钱半，白术钱半，茯苓钱半，当归三钱，酒炒白芍钱半，川芎一钱，炙草八分。水煎，去渣温服。(《女科指要》)

34. 孕妇中虚。因平日气虚，复烦劳过度，或忍饥受饿，致清阳不伸。气脱昏死，四肢不收，面白唇红，口张，脉微细无力　参见人参条。

35. 妊娠尿血　熟地黄汤：阿胶，熟地黄。上各等分为细末，空心，粥饮调二钱。(《妇人大全良方》)

36. 转胞　参见肉桂条。

37. 妊娠血虚头痛，属阴痛甚者　加味四物汤：当归、熟地、川芎、炒芍各二钱，酒炒芥穗、天麻各钱半。(《彤园妇人科》)

38. 妊娠疟疾　参见青蒿条。

39. 妊娠便秘口渴　参见天冬条。

40. 妊娠咳嗽见红　参见小蓟条。

41. 妊娠合并血小板减少　参见大青叶条。

42. 胎冷　参见高良姜条。

43. 难产，脉虚　内补丸：熟地十两，当归六两。为末，炼蜜丸，酒煎下五钱。(《女科指要》)

44. 胎衣不下　临月服之亦易生：参见枸杞子条。

45. 恶露不绝　参见赤石脂条。

46. 产后血痛如刀刺　地黄散：熟干地黄(洗，酒浸，焙)，橘皮(去白锉，焙)。上件等分为末，每服一钱，粥饮调下。寻常痛发，可常服。(《卫生家宝产科备要》)

47. 产前后腰腹痛，一切血疼　大地黄丸：熟地黄二两，乌梅肉、当归各一两。上为细末，炼蜜丸如弹子大。每服一丸，白汤嚼下，空心。(《妇人大全良方》)

48. 产后虚羸腹痛　黄雌鸡汤：小黄雌鸡一双(去头足、翅羽、肠肚，细切)，当归、白术、熟地黄、桂心、黄芪各半两。上㕮咀，先以水七升，

煮鸡至三升，每服药四钱，以鸡汁一盏，煎至六分，去滓温服，日三。(《妇人大全良方》)

49. 胎衣不下　小营煎：炒白芍、当归、山药、杞子各二钱，炙草一钱，熟地二三钱。食远温服。(《景岳全书》)

50. 产后崩中下血，淋沥不绝，黄瘦虚损　白芍药散：白芍药、牡蛎、干姜、熟干地黄、桂心、黄芪、乌贼骨、鹿角胶、龙骨各一两。上为末，食前，温酒调下二钱。(《妇人大全良方》)

51. 产后血块，痛经，脉行后腹疼，并经脉不调　黑神散：熟地黄一斤，陈生姜半斤。上拌，同炒干为末，每服二钱。(《妇人大全良方》)

52. 产后恶露脐腹作痛　地黄通经丸：熟地四两，虻虫(去头翅，炒)、水蛭(糯米同炒黄，去米)、桃仁(去皮尖)各五十枚。上为末，蜜丸桐子大，每服五七丸，空心温酒下。(《孕育玄机》)

53. 产后中风，或口噤，或角弓，或狂言如见鬼，或搐搦如痫　荆芥穗散：荆芥穗、熟干地黄各二两。上锉为细末，每剂六钱，不拘时候，温服。(《普济方》)

54. 产后血虚发热　抽薪散：当归、熟地黄各四钱，干姜炒黑二钱。上锉一剂，水煎服。(《古今医鉴》)

55. 产后寒热似疟　加减乌金散：厚朴、柴胡、黄芩、麻黄、羌活、草果、半夏各二钱，当归、川芎、白芍、熟地、陈皮、茯苓、桔梗各一钱半，桂枝、苍术、白芷、枳壳各一钱，甘草九分。上锉为散，分作两服，每服用水一钟半，姜三片，葱三茎，煎至一钟，不拘时服。(《济阴纲目》)

56. 产后血虚烦热，引饮不止　参见地黄条。

57. 产后癫狂　加味八珍汤：人参、白术、茯苓、炙甘草、当归、川芎、芍药、熟地、远志、茯神各二钱。上锉，加姜、枣水煎服。(《济阴纲目》)

58. 产后血少，怔忡无时　加味四物汤：当归、川芎、炒白芍、熟地、茯神各一钱，远志、炒枣仁各七分。上㕮咀，水煎，食远服。(《济阴纲目》)

59. 产后头痛　大秦艽汤：秦艽三两，甘草二两，川芎二两，当归二两，白芍药二两，细辛半两，川羌活、防风、黄芩各一两，石膏二两，白芷一两，白术一两，生地黄一两，熟地黄一两，白茯苓一两，川独活二两。(《素问病机气宜保命集》)

60. 产后病眼　参见石决明条。

61. 产后血虚身痛　加味四物汤：当归、川芎、人参、芍药、熟地、白术、炮干姜各一钱。上锉作一服，水煎服。(《济阴纲目》)

62. 产后遍身浮肿，气急潮热　加味八物汤：人参、白茯苓、熟地黄、小茴香各三钱，白术、川芎各四钱，当归、白芍、香附子各五钱，柴胡、黄芩、甘草各一钱。上锉散，分作六七服，每服加生姜三片，水煎，空心热服，尽此药，方服调经丸。(《济阴纲目》)

63. 产后咳嗽……有阴虚火盛上烁肺金者宜麦味地黄汤：参见麦冬条。

64. 产后喘促有肺无寒邪，而但见喘促者宜贞元饮：地黄七八钱，炙甘草一二钱，当归二三钱。水煎温服。(《竹林女科证治》)

65. (产后)呃逆……下焦真气逆冲　参见五味子条。

66. 产后虚渴　熟地黄汤：人参四钱，花粉六钱，炙草一钱，麦冬二钱，熟地五钱，姜，枣。(《妇科玉尺》)

67. 产后虚汗不止　黄芪汤：黄芪二钱，白术、防风、熟地黄、牡蛎、白茯苓、麦门冬、炙甘草各五分。上切作二服，加大枣一枚，水煎服。(《济阴纲目》)

68. 产后大小便不通将危　熟地一两，水煎服，愈。(《妇科秘方》)

69. 产后赤白痢，腹中绞痛　救急散：白芍、阿胶、艾叶、熟地黄各一两，当归、甘草各三两。上㕮咀，水煎，分二服，空心饮。(《济阴纲目》)

70. 产后交骨疼痛　参见吴茱萸条。

71. 生产多，脐下冷，数痢，瘦不能食　神曲散：曲二升，熟地黄五升，白术五两。上为末，每日以好酒服两大匙。(《普济方》)

72. 产后蓐劳　熟地黄散：熟干地黄、人参、白芍药、白茯苓、白术各一两，续断、黄芪、桂心、五味子、当归、麦门冬、川芎各三分。上㕮咀,每服四钱。水一大盏,姜三片,枣一个,煎至七分,去滓温服,无时。(《妇人大全良方》)

73. 血风腰痛　参见芸薹子条。

74. 肾虚痰实型多囊卵巢综合征　参见昆布条。

75. 围绝经期综合征　参见合欢花条。

76. 月经后期,崩漏,绝经前后诸症,绝经后骨质疏松症,外阴白色病变　参见龟板胶条。

77. 希恩综合征　参见鹿角条。

78. 血枯经闭……骨蒸劳热,或多盗汗　参见龟甲条。

79. 瘦人无孕,乃无血摄精,宜润　大五补丸:天门冬、麦门冬、菖蒲、茯苓、人参、益智、枸杞子、地骨皮、远志肉、熟地黄各等分。上为细末,炼蜜丸,如桐子大。每服三十丸,空心酒下。(《普济方》)

80. 排卵障碍致不孕　参见龟甲条。

81. 不孕症见有子宫发育欠佳、月经量少、后期者　参见巴戟天条。

82. 肾阴不足,天癸衰少,阴道干涩之性冷淡　参见鳖甲条。

83. 性欲亢进　参见龟甲条。

84. 妇科手术后腰痛　参见山茱萸条。

85. 刮宫术后头晕耳鸣　参见川牛膝条。

86. 血气衰乏困倦无力,或发困热,饮食减少　地黄膏子:熟地黄八两,净蜜十八两。上将熟地黄为末同蜜熬成膏子,丸桐子大,空心食前每服四五十丸,温酒下,米饮亦得,或作膏子酒化服。不饮酒白汤亦得。(《产育宝庆方》)

87. 妇人小便出血　鹿茸散:鹿茸、当归、熟地黄、葵子、蒲黄、续断等分。上为细末,酒调二钱,日三服。(《妇人大全良方》)

88. 黄褐斑　参见僵蚕条。

89. 乳汁自出　参见续断条。

90. 气血两虚型缺乳　参见太子参条。

91. 乳痈　参芪银花汤:人参、黄芪、白术(蜜炙)、熟地黄各二钱,银花、当归各三钱,茯苓、川芎各八分,甘草五分。水煎服。(《竹林女科证治》)

92. 乳内结核,或为肿溃不愈　清肝解郁汤:人参、茯苓、熟地黄、炒芍药、贝母、炒山栀各一钱,白术、当归各一钱半,柴胡、牡丹皮、川芎、陈皮各八分,甘草五分。上水煎服。(《济阴纲目》)

93. 肝肾阴虚型阴吹　参见白芍条。

94. 产后玉门不闭　参见续断条。

95. 肾气不固阴挺　参见杜仲条。

96. 阴道干燥　参见何首乌条。

97. 阴冷,腰膝时痛及瘫痪拘挛等症　参见五加皮条。

98. 萎缩性外阴炎　熟地 24 g,丹参、何首乌各 15 g,菟丝子、龟胶、牛膝、枸杞子、山药、山茱萸各 12 g。(《中国民间医术绝招·妇科部分》)

【现代药理研究】 熟地黄水煎剂给失血性贫血小鼠灌服,每只 0.5 g,每日 1 次,连续 10 日,可促进贫血动物红细胞、血红蛋白的恢复,加快多能造血干细胞、骨髓红系造血祖细胞的增殖、分化作用。(《中华本草》)

【用法用量】 内服:煎汤,10～30 g;或入丸、散;或熬膏、浸酒。

【使用注意】 脾胃虚弱,气滞痰多,腹满便溏者禁服。

十六画

薤　白

出《本草图经》。又名薤白头、野蒜、小蒜、小独蒜。为百合科植物小根蒜 *Allium macrostemon* Bge.或薤 *Allium chinensis* G. Don 的鳞茎。

【药性】 辛、苦，温。入肺、胃、大肠经。

【功效】 理气，宽胸，通阳。

【药论及医论】 《备急千金要方·食治》："能生肌肉，利产妇。"

《食疗本草》："治妇人赤白带下。"

《本草纲目》："治……胸痹刺痛，下气散血，安胎。"

《长沙药解》："其诸主治断泄痢，除带下，安胎妊，散疮疡……缘其条达凝郁故也。"

《乞法全书·释药分类》："薤白，散血下气之药，能使陷者举、滞者散。善用之，亦可以安胎。"

【临床应用】

1. 崩漏　薤白捣汁，以童便送服。(《常见病验方研究参考资料》)

2. 经前乳房胀痛　八月札 20 g，冬葵子 30 g，通草 5 g，麦芽 30 g，薤白 10 g，青皮 10 g，夏枯草 15 g。(《妇科用药 400 品历验心得》)

3. 经行身痛，产后身痛　趁痛散：薤白，当归，黄芪，白术，炙甘草，桂心，独活，牛膝，生姜。(《产育宝庆集》)

4. 经前胸痹　栝楼薤白白酒汤加减：栝楼皮 12 g，薤白 10 g，白酒 1 匙，枳实 6 g，娑罗子 10 g。(《妇科用药 400 品历验心得》)

5. 经行腹泻　参见月季花条。

6. 赤白带下　以薤作羹食之。(《普济方》)

7. 妊娠恶阻　温胃汤：姜半夏、薤白、沉香曲各 9 g，炮姜炭、砂仁(后下)、白豆蔻(研分三次吞)各 3 g，荜茇、陈皮、佛手片各 6 g。(《中国妇产方药全书》)

8. 妊娠胎动，腹内冷痛　薤白一升，当归四两。水五升，煮二升，分三服。(《古今录验方》)

9. 妊娠患痢脓血，状如鱼脑髓，小腹绞痛难忍　地榆散：阿胶二两，地榆、酸石榴皮三两，薤白一升，黄连三两。上用水七升，煎取二升，温分三服。(《妇人大全良方》)

10. 妊娠霍乱吐泻，心烦　芦根饮子：芦根三两，人参二两，藿香三分，枇杷叶十片，炙甘草半两。上件药细锉和匀，每服一分，以水一中盏，入薤白七寸，生姜半分，煎至六分，去滓，不计时候稍热服。(《太平圣惠方》)

11. 妊娠胸痹　参见瓜蒌皮条。

12. 妊娠腹胀　参见天仙藤条。

13. 妊娠心烦，头项疼痛，不思饮食，手足多热　赤茯苓散：赤茯苓、桑寄生、知母、百合、麦门冬、川升麻、人参、柴胡各一两，炙甘草半两。上件药捣筛为散，每服四钱，以水一中盏，入甜竹茹一分，生姜半分，薤白七寸，煎至六分，去滓，不计时候温服。(《太平圣惠方》)

14. 助产　(薤白)煮与蓐妇饮之，易产。(《本草图经》)

15. 产后血晕　薤白适量，捣汁滴入鼻孔中。(《常见病验方研究参考资料》)

16. 产后诸痢　多煮薤白食，仍以羊肾脂同

炒食之。(《范汪方》)

17. 产后胃气不和,呕吐不止,全不纳食 开胃散:诃子肉两半,人参一两,甘草半两。上三味,为细末。另以半夏半分,生姜一分,薤白二七茎,水一大盏,煎至六分,去滓,分为二服。(《妇人大全良方》)

18. 产后胸中烦热,逆气 薤白汤:薤白、半夏、甘草、人参各二两,瓜蒌根三两,麦门冬半升。上六味㕮咀,以水一斗三升,煮取四升,去滓,分五服,日三夜二。(《妇人大全良方》)

19. 产褥或产后期关节疼痛 山地龙 20 g,薤白 25 g,桂枝 10 g。(《全国名医妇科验方集锦》)

20. 产后虚劳,骨节疼痛,头痛,汗不出 当归、人参、生姜各二两,黄芪三两,淡豉五合,猪肾一双,粳米三合,薤白三合。上水一斗五升,先煮猪肾,取六升,后下诸药,煎至二升,分为三服。(《妇人大全良方》)

21. 产后疝瘕厥痛 川楝,吴茱萸,桂枝,云苓,薤白,雄鼠矢。(《女科临床效方》)

22. 腹部包块疼痛,或癥瘕 参见胡椒条。

23. 乳开裂,疼痛出血 薤似蒜,取菩头捣烂敷之。(《灵验良方汇编》)

24. 乳痈 黄芪白芷膏:黄芪、白芷、大黄、当归、续断、蜡各一两,薤白、松脂各二两,乳香半两,猪脂二介,生地黄汁三合。上十一味,取前五味锉碎,以地黄汁拌匀,先熬脂令沸,下诸药,煎候白芷赤黑色漉出,下薤白、松脂、乳香、蜡,煎候熔尽。涂敷乳上,每日三至四次。即愈。(《圣济总录》)

25. 乳癖(乳腺纤维腺瘤) 参见郁金条。

26. 乳腺癌 参见瓜蒌皮条。

【现代药理研究】 薤白中的腺苷、挥发油和皂苷类成分均具有较强的抑制血小板聚集作用,薤白皂苷可抑制腺苷二磷酸、花生四烯酸、血小板活化因子诱导的血小板聚集,并能抑制血小板和中性粒细胞间的相互作用。[《中国野生植物资源》,2021,40(10):73-82]

【用法用量】 内服:煎汤,5~10 g,鲜品30~60 g;或入丸、散,亦可煮粥食。

【使用注意】 阴虚及发热者慎服。

薏苡仁(附根)

出《神农本草经》。又名薏米、米仁、苡仁、沟子米、六谷米。为禾本科植物薏苡 *Coix lacryma-jobi* L. var. *ma-yuen* (Roman.) Stapf 的成熟种仁。

【药性】 甘、淡,凉。入脾、肺、肾经。

【功效】 健脾,清热,利湿。

【药论及医论】 《神农本草经》:"主筋急拘挛,不可屈伸,风湿痹,下气。"

《名医别录》:"除筋骨邪气不仁,利肠胃,消水肿,令人能食。"

《浙江民间草药》:"薏仁根治白带。"

《中国百年百名中医临床家丛书·罗元恺》:"罗元恺认为,薏苡仁为滑利之品,据现代研究,有抑制癌细胞的作用,对胚胎的生长可能会有影响,故体弱之孕妇,服用薏苡仁以后会出现先兆流产证候。"

【临床应用】

1. 闭经 薏苡根一两,水煎服之,不过数服效。(《海上方》)

2. 月水不调,绕脐腹痛,上抢心胸,往来寒热 薏苡仁散:薏苡仁,代赭(丁头者),牛膝,白茯苓,大黄,桃仁,桂,䗪虫。上八味,捣罗为散,每服二钱匕。温酒调下,日三。(《圣济总录》)

3. 经期过长 薏苡仁 20 g,茯苓 12 g,炒白术 12 g,白扁豆 20 g,萆薢 12 g,地榆 20 g,槐花 20 g,茜草炭 10 g,贯众炭 20 g。(《妇科用药400品历验心得》)

4. 脾虚型排卵期子宫出血 参见苍术条。

5. 经前泄水,经期延长脾肾阳虚证、经行浮肿肾虚证 健固汤:人参五钱,白茯苓三钱,白术一两(土炒),巴戟五钱(盐水浸),薏苡仁三钱(炒)。水煎。(《傅青主女科》;《中医妇产科学》,刘敏如等主编)

6. 经行浮肿 茯苓 15 g,生苡米 30 g,泽兰、泽泻、桑白皮各 12 g,冬瓜皮 20 g,月季花

6 g,路路通 10 g。(《全国名医妇科验方集锦》)

7. 寒湿型经行身痛　薏苡仁 50 g,干姜 9 g。加水适量煮烂成粥,再调白糖 50 g 服食,每日 1 次,连服 1 个月。(《妇产科疾病中医治疗全书》)

8. 经前痤疮　参见栀子条。

9. 脾虚寒湿型白带增多症　薏苡仁 60 g,芡实 60 g,与适量米煮成粥,用麻油和食盐调味。(《中国秘方全书》)

10. 白带　凤尾草 6～9 g,车前草、白鸡冠花各 9 g,萹蓄草、米仁根、贯众各 15 g。(《浙江民间草药》)

11. 赤带　参见蜂房条。

12. 产前白带　黑豆三合,煎汤二碗,先用一碗,入白果十个,红枣二十个,熟地一两,山萸、苡仁、山药各四钱,茯苓三钱,泽泻、丹皮各二钱,加水二碗煎服,一剂或二剂。(《妇科玉尺》)

13. 习惯性流产,先兆流产　艾叶薏苡仁粥:陈艾叶 6 g,鸡蛋 1 个,薏苡仁 50 g。先煎艾叶、鸡蛋,待鸡蛋熟时敲破,换小火煎 30 分钟,取出鸡蛋,纱布滤得药液 60 mL。薏苡仁煮熟时,加入艾叶药液,再煮至米化汤稠食用。每 5～7 剂为 1 个疗程,可连服 3～4 个疗程。(《妇科病妙用中药》)

14. 胃热阴虚妊娠呕吐　参见地黄条。

15. 子肿　鲤鱼汤:鲤鱼一二大尾去鳞去脏,洗净煮烂去鱼取汤合米作粥,江米三两,苡米三两。共作烂粥食之。(《高淑濂胎产方案》)

16. 妊娠阴肿　参见冬瓜皮条。

17. 妊娠腹泻　半夏干姜散加味:半夏 10 g,干姜 5 g,补骨脂 10 g,炒薏苡仁 20 g,炒白术 10 g,木香 6 g,薤白 10 g。(《妇科证治经方心裁》)

18. 孕妇体虚,或因久病积弱成痿　参见人参条。

19. 孕妇体虚,风寒湿三邪袭入成痹　加减三痹汤:人参、黄芪、炙术、茯苓、当归、熟地、川芎、酒芍、续断、独活、炒杜仲、炒苡各一钱,秦艽、防风、细辛、炙草各八分,姜、枣引。(《彤园妇人科》)

20. 妊娠眩晕　参见泽泻条。

21. 子痫风痉　羚羊角散:羚羊角、独活、炒酸枣仁、五加皮、炒薏苡仁、防风、当归、川芎、茯苓、杏仁各五分,木香、炙甘草各二分。上姜水煎服。(《证治准绳·女科》)

22. 妊娠中风,头项强直,筋脉挛急,手足不随,言语蹇涩　羚羊角散:羚羊角屑一两,独活二两,薏苡仁三分,防风三两,酸枣仁一两,五加皮三分,当归三分,川芎三分,蔓荆子半两,萆薢三两,海桐皮三分,炙甘草半两。上件药捣筛为散,每服四钱,水一中盏,入生姜半分,煎至六分,去滓,不计时候温服。(《太平圣惠方》)

23. 妊娠合并肝内胆汁淤积症　参见水牛角条。

24. 孕中有痈　薏苡仁煮汁,频频饮之。(《妇人良方补遗》)

25. 堕胎　(薏仁根)煮服。(《本草拾遗》)

26. 恶露不绝　炒薏苡仁 30 g,车前草 10 g,山楂 15 g,仙鹤草 30 g,红糖 30 g。(《妇科用药 400 品历验心得》)

27. 产后尿潴留　薏苡根 30 g,煎汤服。(《妇科名医证治精华》)

28. 产后气阴两虚之盗汗、自汗　太子参 15 g,麦冬 10 g,五味子 5 g,生黄芪 12 g,白术、生白芍各 10 g,防风 6 g,化龙骨 15 g,煅牡蛎、薏苡仁各 30 g,红枣 6 枚。(《全国名医妇科验方集锦》)

29. 产后肠头如以针刺,连谷道　瓜子汤:薏苡仁四两,桃仁、牡丹皮、栝楼子各一两。上为粗末,每服五钱。水二盏,煎至一盏,去滓温服。(《妇人大全良方》)

30. 产后虚羸,不能饮食,及风虚劳等　参见卷柏条。

31. 湿热型产后身痛　参见黄柏条。

32. 产后中风,四肢筋脉拘急疼痛,心中烦乱,言语蹇涩　侧子散:炮侧子一两半,赤芍药半两,当归、川芎、桂心、生干地黄、薏苡仁各三分,酸枣仁、羚羊角屑、防风、牛膝、海桐皮各一两。上件药捣粗罗为散,每服四钱,以水一中

盏，入生姜半分，煎至六分，去滓，入竹沥半合，相和令匀，不计时候温服。（《太平圣惠方》）

33. 妊娠，产后湿疹　参见蝉蜕条。

34. 产后水肿　参见人参条。

35. 人工流产后盗汗　参见桑叶条。

36. 脾湿痰浊型肥胖症　参见防己条。

37. 痰湿型不孕　苡米陈皮粥：炒苡米 30 g，陈皮 6 g，大米适量。共煮粥服食。（《妇产科疾病中医治疗全书》）

38. 排卵功能障碍　急性子 15 g，茺蔚子 12 g，丹参 15 g，三棱 12 g，莪术 12 g，王不留行 15 g，刘寄奴 12 g，当归 8 g，路路通 10 g，香附 10 g，大腹皮 15 g，䗪虫 10 g，薏苡仁 120 g。（《妇科用药 400 品历验心得》）

39. 鬼胎　调正汤：白术五钱，苍术五钱，茯苓三钱，陈皮一钱，贝母一钱，薏苡仁五钱。水煎服。（《傅青主女科歌括》）

40. 湿阻纳呆　参见土茯苓条。

41. 妇人风毒流注，腰脚疼痛，行立艰难　败龟散：炙败龟二两，白僵蚕一两，没药半两，薏苡仁一两，当归一两，桂心三分，乳香三分，炙虎胫骨二两，地龙三分，杜仲一两。上件药捣细罗为散，每于食前，以暖薄荷汤调下二钱。（《太平圣惠方》）

42. 妇人脚气缓弱及顽痹肿满，心下急，大便涩　薏苡仁散：薏苡仁、防风、猪苓、芎䓖、羚羊角、汉防己、大麻仁、槟榔、郁李仁各一两，桑根白皮二两，枳实三分，甘草（炙）半两。上件药，捣粗罗为散，每服四钱，以水一中盏，煎至六分，去滓，食前温服。（《太平圣惠方》）

43. 缺乳　参见葛根条。

44. 乳痈，肿硬如石，疼痛　当归散：当归三两，赤芍药二两，黄芪二两，人参一两，炒蒺藜子二两，枳实二两，鸡骨香一两，桂心一两，炒薏苡仁一两，炮附子一两。上件药捣细罗为散，每服以温酒调下一钱，日三服。（《太平圣惠方》）

45. 少腹痛，腰骶痛，湿热型带下，慢性盆腔炎性疾病后遗症等症　妇炎康复片：败酱草、薏苡仁、川楝子、柴胡、黄芩等。（《中国药品实用手册》）

46. 子宫内膜异位症痰湿血瘀证　参见昆布条。

47. 卵巢良性肿瘤　高粱根 20 g，加水 1 000 mL 煎 20 分钟后取汁，加薏米煮 30 g 成粥，食时加少量红糖调味。每日 1 次。（《妇科病饮食疗法》）

48. 卵巢囊肿　薏苡仁 60 g，败酱草 30 g，熟附片 10 g。水煎两次，分 3 次服，每日 1 剂。（《中国民间医术绝招・妇科部分》）

49. 结合西医治疗绒毛膜上皮癌、恶性葡萄胎　参见山豆根条。

50. 阴中生疮不愈　藿香养胃汤：藿香、白术、白茯苓、炒神曲、乌药、缩砂仁、薏苡仁、半夏曲、人参各半两，荜澄茄、炙甘草各三钱半。上锉散，每服四钱，水盏半，姜五片，枣三枚，同煎，不以时候。（《证治准绳・女科》）

51. 痰湿凝结型前庭大腺炎后期或前庭大腺囊肿　薏苡仁粥：将薏苡仁洗净，加水适量，置大火烧沸，再用小火煨熟，待薏苡仁熟后加入白糖即可。（《中医妇产科学》，刘敏如等主编）

52. 白塞综合征　苡米 30 g，炒扁豆 15 g，山楂 15 g，红糖适量。同煮成粥服食。（《中医妇产科学》，刘敏如等主编）

53. 邪毒引起的血崩，亦可用于子宫体癌或子宫颈癌　参见半枝莲条。

54. 霉菌性阴道炎（需要配伍外用药物）参见忍冬藤条。

【现代药理研究】 薏苡仁的丙酮提取物对宫颈癌-14（U_{14}）有明显的抑制作用。薏苡仁提取物可诱发金色仓鼠排卵，其活性物质为阿魏酰豆甾醇和阿魏酰菜油甾醇，临床上，促性腺激素正常性腺功能减退症患者服用薏苡仁为主的方剂后，下丘脑功能显著改善，不排卵患者服用薏苡仁制剂可诱发排卵。（《中华本草》）

【用法用量】 内服：煎汤，15～120 g；或入丸、散，浸酒、煮粥，作羹。本品力缓，宜多服久服。

【使用注意】 脾虚无湿，大便燥结者及孕妇慎服。

薄　荷

出《雷公炮炙论》。又名蕃荷菜、南薄荷、猫儿薄荷、升阳菜、薄苛、鸡苏、夜息花、仁丹草、见肿消、水益母、接骨草、土薄荷、鱼香草、香薷草。为唇形科植物薄荷 *Mentha haplocalyx* Briq.的地上部分。

【药性】 辛，凉。入肺、肝经。

【功效】 疏散风热，解郁，散结。

【药论及医论】 《新修本草》："主贼风伤寒，发汗，恶气心腹胀满，霍乱，宿食不消，下气。"

《本草纲目》："利咽喉、口齿诸病。治……风瘙瘾疹。"

《本草新编》："薄荷，不特善解风邪，尤善解忧郁。用香附以解郁，不若用薄荷解郁之更神。"

【临床应用】

1. 若平常些少虚眩，肢体瘦倦，月信不调　只用生姜、薄荷，如常煎服。（《妇人大全良方》）

2. 先期经行，脉或洪数，下血多而色红亮。并治胎前产后血热等症　六合汤：熟地、当归、白芍各二钱，炙白术、川芎、条芩各钱半，日二服……风则血荡，加羌活、秦艽、芥穗、薄荷。（《彤园妇人科》）

3. 阴虚血弱、火甚水亏导致经闭　柏子仁丸：柏子仁 15 g，牛膝 15 g，薄荷 15 g，泽兰叶 60 g，川续断 60 g，生地黄 90 g。为蜜丸。每次服 6 g，每日 2 次，空腹时用米汤送服。（《中国丸散膏丹方药全书·妇科病》）

4. 经前乳房胀痛　丹栀逍遥散加味：牡丹皮 10 g，炒栀子 10 g，柴胡 10 g，茯苓 10 g，炒白芍 10 g，当归 5 g，炒白术 10 g，生甘草 5 g，薄荷 4 g。（《妇科用药 400 品历验心得》）

5. 经行心烦　炒栀子 10 g，牡丹皮 10 g，柴胡 8 g，茯苓 10 g，白术 10 g，薄荷 5 g，生甘草 5 g，当归 6 g，白芍 10 g，贯众 12 g，八月札 12 g，香附 6 g，路路通 10 g。（《妇科用药 400 品历验心得》）

6. 经行口糜　凉膈散加减：大黄（后下）5 g，甘草 10 g，栀子 10 g，薄荷叶 5 g，黄芩 9 g，连翘 10 g，竹叶 10 g，黄连 3 g。（《中医临床妇科学》，夏桂成主编）

7. 经血妄行，及鼻衄不止　地黄汤：生地黄酒擂取汁半两，薄荷三钱，甘草一钱。上二味为末，新汲水合地黄汁调，食后服。（《证治准绳·女科》）

8. 肝经郁热的月经先期、经前乳胀、经行发热等症　参见牡丹皮条。

9. 经行失寐　参见牡丹皮条。

10. 经行头痛　参见防风条。

11. 经行感冒　川芎、当归、薄荷、紫苏、桂枝各钱半。（《济阴近编》）

12. 经行瘾疹　凌霄花 10 g，路路通 20 g，牛蒡子 10 g，蝉蜕 6 g，白僵蚕 10 g，刺蒺藜 15 g，薄荷 6 g，紫草 12 g，牡丹皮 10 g，蚕沙 10 g。（《妇科用药 400 品历验心得》）

13. 经行四肢麻木　当归、芍药、陈皮、薄荷、羌活各一钱。（《济阴近编》）

14. 心肝风热，胎动不安，肝风相火为病者　参见钩藤条。

15. 孕妇痧痛，脉沉涩　宝花散：荆芥一两，郁金一两，细辛二钱，降香五钱。为散，薄荷汤下二三钱。（《痧胀玉衡》）

16. 孕妇吐血不止　薄荷、柏叶、荆芥穗、黑姜四味俱炒成炭。用童便水酒，每调服三钱。（《女科一盘珠》）

17. 子悬胁疼　解郁汤：人参一钱，白术五钱（土炒），白茯苓三钱，当归一两（酒洗），白芍一两酒炒，枳壳五分（炒），砂仁三粒（炒研），山栀子三钱（炒），薄荷二钱。水煎。（《傅青主女科》）

18. 妊娠外感咽痛　牛蒡子 12 g，薄荷 5 g，蝉蜕 5 g，生甘草 5 g。（《妇科用药 400 品历验心得》）

19. 妊娠中火　参见大黄条。

20. 产后麻疹　参见牛蒡子条。

21. 孕妇瘟疫发表之后，毒甚不解，邪传入里者　参见马勃条。

22.(妊娠)宿有偏正头风,因火触痛　川芎茶调散:川芎、白芷、羌活、防风、薄荷、甘草、香附各三钱。共为末,茶调下。(《女科一盘珠》)

23.妊娠中风口噤,心膈痰涎壅滞,言语不得,四肢强直　白僵蚕散:白僵蚕、天麻、独活各一两,麻黄一两半,乌犀角屑七钱半,炮白附子、姜半夏、炮天南星、藿香各半两,龙脑二钱半。上为细末,入研药令匀,每服一钱,生姜、薄荷汤调下,不拘时日,三服。(《证治准绳·女科》)

24.孕痫　参见侧柏叶条。

25.孕妇有热病,如目赤、口舌疮之类　参见连翘条。

26.横生不顺,心闷欲死者　(返魂丹)童便、酒各七分化下,薄荷自然汁、盐汤亦可。(《证治准绳·女科》)

27.产后发热　石膏 20 g,知母 10 g,桂枝 5 g,甘草 6 g,竹茹 15 g,白薇 12 g,薄荷(后入)5 g,炒栀子 12 g,淡豆豉 10 g,牛蒡子 12 g,蒌皮 12 g,黄芩 10 g,土圞儿 5 g。(《妇科证治经方心裁》)

28.产后中风神效方　荆芥、薄荷等分,研末,童便冲酒服。(《古代验方大全》引《经验丹方汇编》)

29.产后呕逆不止　生姜汁、蜜、薄荷汁各一合。上三味,同煎一两沸,投酒二合再煎,放温分三服。(《圣济总录》)

30.产后脏腑虚,心怔惊悸,言语错乱　麦门冬、人参各八钱,牛黄、白薇各二钱,茯神、独活、远志、生地黄、朱砂、防风、天竺黄、甘草、龙齿各四钱,龙脑、麝香各一钱。上为末,用薄荷酒调下二钱。(《妇人大全良方》)

31.产后大小便不通,烦躁口苦　(益母草)薄荷汤下。(《本草汇言》)

32.产后血过多,心神失守　以薄荷自然汁调益母草末下,童便酒调亦可。(《女科万金方》)

33.产后不语　七珍散:人参、石菖蒲、生干地黄、川芎各一两,细辛一钱,防风、辰砂各半两。上为细末,每服一钱。薄荷汤调下,不拘时。(《产育宝庆集》)

34.产后失音不语　参见红花条。

35.产后眼前黑暗,血晕血热,口渴烦闷,如见鬼神,狂言不省人事,薄荷自然汁,如无生者(返魂丹)浓煎薄荷汤下,及童子小便。(《证治准绳·女科》)

36.产后面垢颜赤,五心烦热,或结成血块,脐腹奔痛,时发寒热,有冷汗者　(返魂丹)童子小便、酒各半下,温薄荷自然汁亦可。(《证治准绳·女科》)

37.产后胁痛　参见桂枝条。

38.胎前产后偏头风　川芎茶调散:细辛、川芎、防风、荆芥、白芷、羌活、香附、薄荷、甘草各二钱。为末,每服二钱,食后茶调服。若煎加麦芽一撮。(《女科万金方》)

39.妇女时发遍身瘙痒,赤肿瘾疹　以薄荷擦之,并加入药内服之。(《郑氏家传女科万金方》)

40.奶汁少　栝楼根、薄荷干身等分酒调服。上为粗末,先吃羊骨汁一碗,次服药,后再吃葱悬羊羹汤少许。汁出效。(《普济方》)

41.回乳　淡豆豉 30 g,薄荷 15 g。水煎服。早晚空腹各服 1 次,每日 1 剂,连服 3 日。(《百病良方》)

42.产后奶脉行作寒热头痛　橘叶一十四片,薄荷七叶,荆芥七叶。上用小便一盏,煎七分,通口服。(《产宝诸方》)

43.乳痈　薄荷、丝瓜络、橘叶、红糖各 60 g,捣烂,或熬炼成膏,外敷患处。(《中国民间草药方》)

44.早期急性乳腺炎　陈皮、薄荷叶各 30 g,煎汤乘热洗渍患处,每日 2~3 次。(《黄河医话》)

45.外阴瘙痒　薄荷 60 g,每次加水 1 000 mL,煎取 500 mL,连煎 3 次,合药液凉后坐浴,不拘次数,每次 15 分钟。(《妇科用药 400 品历验心得》)

46.阴户生疮,诸药不效,名小肠风　用洗药。木通、藁本、枳壳、管仲、白芷、甘松、荆芥穗、薄荷等分,切细,临用撮一把,水煎二碗,再加皮硝三钱,时洗三五次,大效。(《秘传女科》)

47. 老年性阴道炎　薄荷、大黄、忍冬藤、百部、秦艽、萆薢、甘草各 30 g。水煎坐浴。(《全国名医妇科验方集锦》)

48. 滴虫性阴道炎、霉菌性阴道炎、老年性阴道炎、外阴湿疹等　参见龙胆条。

49. 产后阴户生疮　青黛、黄丹、水粉、五倍子等分为末。用卖肉铺上拭肉巾,烧为末,和前药。先以荆芥、薄荷、柏叶煎汤,洗净后掺药。(《证治准绳·女科》)

50. 阴臭　薄荷 50 g,每剂水煎 3 次,合药液约 1 500 mL,凉后先用冲洗器冲洗阴道再坐浴,不拘次数,每次 15 分钟。(《妇科用药 400 品历验心得》)

51. 阴挺　洗心散:麻黄、当归、生大黄、荆芥穗、赤芍、甘草各一钱,白术五分,薄荷七叶。水煎服。(《外科正宗》)

【现代药理研究】 薄荷中薄荷油对小鼠和家兔有抗早孕、抗着床的作用。研究表明,薄荷油对实验鼠妊娠各个阶段均具有抗生育作用,其可致妊娠小鼠发生子宫内膜胚胎剥离、阴道不规则流血、胚胎发育变性萎缩或死亡,且正常胚胎数会明显减少。薄荷种属对于恶性子宫颈癌 HeLa、人类乳腺癌 MCF-7 等多种癌症细胞株均有明显的抑制作用。[《江苏中医药》,2023,55(5):78-82]

【用法用量】 内服:煎汤,3～6 g,不可久煎,宜后下;或入丸、散。外用:30～60 g,煎水坐浴,或与其他药物配伍捣敷局部。

【使用注意】 表虚多汗者禁服。

橘　叶

出《本草纲目》。又名橘子叶。为芸香科植物福橘 *Citrus tangerina* Hort.et Tanaka 或朱橘 *Citrus erythrosa* Tanaka 等多种橘类的叶。

【药性】 苦、辛,平。入肝、胃经。

【功效】 疏肝行气,化痰散结。

【药论及医论】 《本草经疏》:"橘叶,古今方书不载,能散阳明、厥阴经滞气,妇人妒乳、内外吹、乳岩、乳痈,用之皆效,以诸证皆二经所生之病也。"

《中华本草》:"主治乳痈,乳房结块,胸胁胀痛,疝气。"

【临床应用】

1. 经前乳房胀痛　橘叶五分,川芎三钱。水一碗,煎半碗,一次服。(《常见病验方研究参考资料》)

2. 月经先期肝郁血热证　柴胡,菊花,栀子,牡丹皮,当归,白芍,橘叶,橘白,薄荷,炙甘草。(《中医妇产科学》,刘敏如等主编)

3. 肝郁气滞型月经先后无定期　橘叶苏梗茶:鲜橘叶 20 g,紫苏梗 10 g,红糖 15 g。上 3 味,放保温杯中,加盖,开水泡 15 分钟,不拘时服。(《百病饮食自疗》)

4. 肝郁气滞型不孕　炒柴胡,炒川芎,瓜蒌皮,川郁金,制香附,炒当归,炒赤芍,失笑散,红花,青橘叶,丝瓜络。(《现代名中医妇科绝技》)

5. 梅核气　八月札、香橼皮、橘核、橘叶、郁金、石斛、麦冬各 9 g,香附、白芍各 12 g,合欢皮、佛手各 6 g,玫瑰花、玳玳花各 3 g。(《中医妇科临床手册》)

6. 肝郁气滞型缺乳　橘叶猪蹄汤:橘叶、青皮各 10 g,猪蹄 1 只。猪蹄切块与上药同煮至烂熟,加少许油、盐调味,喝汤吃肉。(《妇科病饮食疗法》)

7. 乳癖　连翘饮子:连翘、橘叶、皂角刺、桃仁各 9 g,瓜蒌仁 12 g,青皮、川芎 4.5 g,甘草节 3 g。(《中医妇科临床手册》)

8. 乳疽　三棱 50 g,橘叶 20 g,水煎分次局部热敷。(《马大正 50 年临证验案自选集》)

9. 乳腺增生　乳块消片:橘叶、丹参各 7.5 kg,王不留行、川楝子、皂角刺、广地龙各 5 kg,制成片剂。每服 6 片,每日 2 次。(《中药制剂汇编》)

10. 乳房起核,乳腺癌初起　青橘叶、青橘皮、橘核各 15 g,以黄酒与水合煎,1 日 2 次温服。(《食物中药与便方》)

11. 乳痈　青橘叶 100 片,青皮 15 g,柴胡 3 g。水 250 mL,将药煎至 120 mL 时,入好酒 50 mL。热服,盖被发汗。(《古代验方大全》)

12. 乳痈　连翘饮子：连翘、栝楼仁、川芎、皂荚刺、橘叶、青皮、甘草节、桃仁各二钱。上作一服，水煎，食远服。(《济阴纲目》)

13. 乳痈痛不可忍　上捣橘叶极细，摊傅帛缚之。(《普济方》)

14. 产后奶脉行，作寒热头痛　橘芥饮：橘叶十四片，薄荷七叶，荆芥七叶。上用小便一盏，煎七分，通口服。(《产宝诸方》)

15. 乳衄　当归、侧柏炭、制香附各 9 g，青皮 4.5 g，柴胡、白芍、橘叶各 3 g，藕节炭两个，生甘草 1.5 g。水煎，每日 1 剂，服两次。10 日为 1 个疗程。(《中国民间医术绝招·妇科部分》)

【用法用量】 内服：煎汤，6～15 g，鲜品可用 60～120 g；或捣汁服。外用：适量，捣烂敷。

橘　红

出《本草纲目》。又名化皮、化州橘红、柚皮橘红、柚类橘红、兴化红、毛柑、毛化红、赖橘红。为芸香科植物橘 *Citrus reticulata* Blanco 及其栽培变种的干燥外层果皮。

【药性】 苦、辛，温。入肺、脾、胃经。

【功效】 燥湿化痰，理气，消食。

【药论及医论】 《药品化义》："消谷气，解酒毒，止呕吐，开胸膈痞塞。"

【临床应用】

1. 妇女腹中血气刺痛，经候不调　用玄胡索(去皮，醋炒)、当归(酒浸炒)各一两，橘红二两，为末，酒煮米糊丸梧子大。每服一百丸，空心艾醋汤下。(《本草单方》)

2. 室女血气相搏，腹中刺痛，痛引心端，经行涩少。或经事不调，以致疼痛　三神丸：橘红二两，玄胡索(去皮醋煮)、当归(酒浸略炒)各一两。上为细末，酒煮米糊为丸，如梧桐子大。每服七十丸，加至百丸，空心艾汤送下。(《济生方》)

3. 经行情志异常　解郁化痰汤：橘红、半夏、柴胡、郁金、香附、远志、菖蒲各 15 g，瓜蒌 30 g，胆南星 18 g，竹茹 10 g。(《精神医学基础》)

4. 湿热痰积，渗入膀胱，白带不止　渗湿消痰饮：白术、苍术(炒)、半夏(姜汤泡)七次、橘红、白茯苓、香附各一钱，甘草(炙)五分。上锉，水煎服。(《济阴纲目》)

5. 劳伤冲任，赤白带下　参见巴戟天条。

6. 子悬　紫苏、橘红、麦门冬(去心)各等分，为细末。每服四钱，用枇杷叶三大片、竹茹一钱五分，煎汤调服。(《先醒斋医学广笔记》)

7. 妊娠呕吐不食，兼吐痰水　生芦根七分，橘红四分，生姜六分，槟榔二分，枇杷叶三分。上切，水二盏，煎七分，空心热服。(《证治准绳·女科》)

8. 妊娠霍乱吐泻，心烦腹痛　人参散：人参、厚朴、橘红各二钱，炒当归、干姜、炙甘草各一钱。作一服，水二盅，姜三片，红枣三枚，煎一盅，服无时。(《证治准绳·女科》)

9. 妊娠痁疾　驱邪散：高良姜、白术、草果仁、橘红、藿香叶、缩砂仁、白茯苓各一两，炙甘草半两。上㕮咀。每服四钱，水一盏半，生姜五片，枣一枚，煎至八分去滓，不拘时候。(《普济方》)

10. 痰火型子痫　参见天竺黄条。

11. 妊娠心烦，头目昏重，心胸烦闷，不思饮食　柴胡散：柴胡一两半，赤茯苓、麦门冬各一两，枇杷叶、人参、橘红、甘草各半两。㕮咀，每服四钱，水一盏，姜三片，煎至七分服。(《证治准绳·女科》)

12. 妊娠子嗽，因外感风寒　苏叶、杏仁、橘红各一钱，枳壳七分，前胡八分，广木香三分，桔梗七分，葛根七分，桑白皮七分，甘草四分。(《高淑濂胎产方案》)

13. 妊娠腹胀满，或通身浮肿，小便不利，或胎死腹中，此方甚验　鲤鱼汤：当归、白芍药各一钱，白茯苓一钱半，白术二钱，橘红半钱，鲤鱼三尾。上细切，作一服，将鲤鱼去鳞肠，白水煮熟，去鱼，用汁一盏半，生姜七片，煎至一盏，空心服，当见胎水下。如水去未尽，或胎死腹中，胀闷未除，再合一剂服之，水尽胀除为度。(《医学正传》)

14. 胎动不安，胎气弱　救生散：安胎益气，易产，令子紧小，令母无病，亦治胎气弱，不宜瘦胎，服此安胎，顺气益产。人参、诃子、麦蘖(炒)、白术、神曲、橘红各等分。上锉散，每服三

钱,水一盏半,煎,空心服。(《普济方》)

15. 临产用力太过,气血运闷,不省人事　来苏散:木香(不见火)、神曲(炒)、陈皮(去白)、白芍药、阿胶(蛤粉炒)、麦蘖(炒)、黄芪(去芦)、生姜(炒黑)各一钱,糯米一撮,苎根(洗净)一钱半,甘草(炙)半钱。上作一服,水二钟,煎至一钟,斡开口灌下,连进为愈。(《医方类聚》)

16. 产后伤血,津液暴竭,大便闭涩　橘香丸:橘红、杏仁各等分。上为末,蜜丸如梧桐子大,每服七十丸,空心米汤吞下。(《普济方》)

17. 产后呕逆不止　橘红一两,半夏曲、甘草各半两,藿香三两。上为细末,每服二钱。水一盏半,姜三片,煎至六分,无时候。(《妇人大全良方》)

18. 产后霍乱吐利,腹痛烦渴,手足逆冷　白术散:白术、橘红、麦门冬、干姜、人参各一两,甘草半两。为粗末,每服四钱,水一盏,生姜五片,煎去渣,温服。(《证治准绳·女科》)

19. 产后发热　参见银柴胡条。

20. 产后身冷　以八珍汤去地黄加橘红,入姜汁、竹沥一钟,煎七分服,以冷处皆暖为度。(《竹林女科证治》)

21. 产后不语……痰热者　星连二陈汤:胆南星一钱五分,黄连一钱(姜汁炒焦),橘红、半夏(姜炙)、白苓各二钱五分,甘草六分(炙)。生姜水煎服。(《妇科冰鉴》)

22. 产后痉病　产后定痉汤:全当归 9 g,酒生地 9 g,川芎 6 g,荆芥炭 1.5 g,防风 1.5 g,化橘红 9 g,清半夏 9 g,蝉蜕 9 g,童便一酒杯为引。(《黄河医话》)

23. (产后)发狂谵语,恶露仍通者是痰迷　宜六神汤:半夏曲一钱,橘红一钱,胆星一钱,石菖蒲一钱,茯神一钱,旋覆花一钱,水煎滤清服。(《沈氏女科辑要》)

24. 产后脾气不利,小便不通　橘红为末,以二钱,空心温酒下。(《赤水玄珠》)

25. 血气腹胁刺痛,及产后败血,儿枕急痛　醋煎散:高良姜一两,当归、肉桂、白芍、橘红、乌药各半两。上为细末,每服三钱,水醋各半盏,煎七分,通口服,不拘时。(《女科百问》)

26. 上气喘急,不得卧　神授汤:橘红、苦梗、紫苏、人参、北五味子等分。上㕮咀,每服四钱。水一盏,煎至六分,去滓,食后服。(《妇人大全良方》)

27. 妇人气上逆作痛,胸膈满闷　破气汤:乌药、香附子各一两,紫苏叶、橘红、檀香、片子姜黄、缩砂仁、甘草各半两。上为粗末,每服半两,生姜三片,葱白二枚,水二盏,煎至一大盏,滤去滓,入磨化沉香汁,木香汁各一呷服之。(《居家必用》)

28. 女子血实,七情所感,卒然手足搐搦,状类痫证,却不可作痫治之　泽兰丸:当归、泽兰叶、琥珀、羚羊角、牡丹皮、防风各一两,麝香(别研)半钱,安息香、生地黄、赤芍药各一两半,铁粉、橘红各半两。上为末,炼蜜丸,如梧桐子大,每服七十丸,空心食前温酒或米饮下。(《普济方》)

29. 脏躁属痰火交炽　参见竹茹条。

30. 妇人多有梅核气　白术、苏子、香附、贝母各一两,枳实、抚芎、半夏、橘红、神曲各一两,沉香三钱,砂仁五钱,为末,荷叶煮饭丸,每服空心,米饮下七八十丸。(《秘传女科》)

31. 不明原因不孕　经前 5 日开始服:当归、白芍、柴胡、白术、丹参各 12 g,茯苓 15 g,橘红 30 g。经潮第 1 日开始服:当归、白芍、白术各 12 g,柴胡 6 g,茯苓 15 g,益母草、橘红各 20 g,炮姜 1 g。经期第 4 日开始服:当归、白芍、白术各 12 g,柴胡 6 g,茯苓 15 g,益母草、橘红各 30 g。(《全国名医妇科验方集锦》)

32. 乳痈,未结即散,已结即溃,极痛不可忍者　橘香散:陈皮(汤浸去白,晒干,面炒黄)为末一两,麝香一分。研匀,酒调下二钱,被盖汗出即愈。(《济阴纲目》)

33. 乳腺癌　参见僵蚕条。

【现代药理研究】　橘红素可以抑制 7,12-dimethylbenz (a) anthracene(DMBA)诱导的乳腺癌大鼠的氧化应激反应,认为橘红素是治疗乳腺癌的有效候选药物。[《中成药》,2018,40(9):2030-2033]

【用法用量】　内服:煎汤,3～9 g;或入丸、散。

【使用注意】 阴虚燥咳及久嗽气虚者禁服。

橘 络

出《本草求原》。又名橘丝、橘筋。为芸香科植物橘 *Citrus reticulata* Blanco 及其栽培变种果皮内层的筋络。

【药性】 甘、苦,平。入肝、肺经。

【功效】 理气,通络,化痰。

【药论及医论】 《本草求原》:"通经络,舒气,化痰,燥胃去秽,和血脉。"

【临床应用】

1. 经前乳胀　柴胡、青皮、橘络、丝瓜络、当归身各 10 g,瓜蒌 12 g。(《妇产科疾病中医治疗全书》)

2. 肝气郁滞型经行乳胀、经行情志异常　橘糖饮:橘叶 12 g,橘络 15 g,红糖 20 g。加水适量,煎煮 20 分钟,去渣取汁,分 2 次服,每日 1 剂,连服 3～7 日。(《疑难杂病食疗法》)

3. 经行吐衄　加味益气倒经汤:荆芥炭 10 g,丹参 6 g,橘络 5 g,炒黄芩 10 g,当归 10 g,牛膝 5 g,牡丹皮 5 g,白芍 5 g,栀子 6 g,石膏 10 g,茅花 6 g,党参 10 g。水煎分 2 次服,每日 1 剂。(《千家妙方》)

4. 产后身有冷处数块,日久不愈,此食黍粥过多所致　用八珍汤去地黄,加橘络(橘皮内白筋即是)入姜汁、竹沥各一钟,煎服十剂即愈。(《验方新编》)

5. 梅核气　半夏 9 g,川朴 3 g,紫苏梗 6 g,茯苓 12 g,橘络 6 g,竹沥 1 支,栝楼皮 12 g,佛手柑 9 g,旋覆花 10 g,代赭石 15 g,生姜 2 片,大枣 6 个。(《妇科用药 400 品历验心得》)

6. 缺乳　通经活络汤:瓜蒌,橘络,青皮,丝瓜络,生香附,通草,扁豆,当归身。(《中医妇科治疗学》)

【用法用量】 内服:煎汤,2.5～4.5 g。

橘 核

出《日华子》。又名橘米、橘仁。为芸香科植物橘 *Citrus reticulate* Blanco 及其栽培变种的成熟种子。

【药性】 苦,平。入肝、肾经。

【功效】 理气,止痛。

【药论及医论】 《日华子》:"治腰痛,膀胱气,肾疼。"

《本草汇言》:"疏肝散逆气,下寒疝之药也。"

《刘奉五妇科经验》:"妇科常用于盆腔炎(寒湿型)腹痛,取其温经散寒除湿。"

【临床应用】

1. 经前后俱痛　病多由肝经……脉弦细者,是木气之郁,宜逍遥散及川楝、小茴香、橘核之类。(《沈氏女科辑要》)

2. 月经先期　参见莲子心条。

3. 月经后期　参见荔枝核条。

4. 倒经　参见旋覆花条。

5. 经前乳房胀痛　双橘散:柴胡 6 g,枳实 10 g,赤芍 10 g,橘叶 15 g,橘核 15 g,甘草 9 g。共研极细末,和匀。每次服 9 g,每日服 2～3 次,温开水冲服。(《集验中成药》)

6. 经前乳胀　橘核 30 g,白芷 15 g,香附 10 g。药加醋炒热,用布包温敷患处。每次 40 分钟,每日 3 次。(《中国民间医术绝招·妇科部分》)

7. 经行阴痛　荔枝核 10 g,橘核 10 g,乌药 6 g,淫羊藿 12 g,延胡索 10 g,川楝子 10 g,路路通 10 g,香附 6 g。(《妇科用药 400 品历验心得》)

8. 经行肛门疼痛　参见半枝莲条。(《妇科用药 400 品历验心得》)

9. 带下　仙鹤草 30 g,山海螺 30 g,杜仲 12 g,墨旱莲 20 g,荔枝核 10 g,橘核 10 g,乌药 10 g。(《妇科用药 400 品历验心得》)

10. 妊娠腰腹背痛　加减通气散:当归身、葱白、阿胶、茴香、杜仲、甘草、破故纸、陈皮、山药、川芎、萆薢、独活、川续断、香附、橘核、白芍各味分两随宜。上锉,水煎,空心服。(《医部全录·妇科》)

11. 产后呃逆　香橘散:香附,橘核。每用五钱,水煎,去滓服。(《女科指掌》)

12. 防止产后乳汁郁滞发生乳痈　橘核30 g，水煎服，一般服2～3剂。（《妇产科疾病中医治疗全书》）

13. 早期急性乳腺炎　蒲芍橘汤：蒲公英120 g，赤芍60～90 g，橘核15 g。水煎服。（《黄河医话》）

14. 急性乳腺炎　将橘子仁碾成细末，以25%乙醇或一般甜酒、白酒（适当稀释）调湿，均匀铺在纱布上，敷于炎症处，干燥后即须更换。严重病例可另用橘子仁30 g，加白酒或甜酒30 g，水200 mL，文火煎至100 mL，每日3次，每次口服20 mL。（《中药大辞典》）

15. 乳房起核，乳腺癌初起　青橘叶、青橘皮、橘核各15 g，以黄酒与水合煎，每日2次温服。（《食物中药与便方》）

16. 子宫肌瘤　桃仁15 g，橘核15 g，乌药15 g，海藻20 g，三棱10 g，莪术10 g，生牡蛎20 g，珍珠母20 g，党参20 g，桑寄生30 g，制何首乌30 g，山楂子15 g。（《子宫肌瘤诊治》）

17. 妇人瘕疝，小腹攻疼，腰胯重滞，气逆淋带等疾　以（橘核）一两，白水煎服，立定。盖取苦温入肝，而疏逆气之功也。（《本草汇言》）

18. 慢性盆腔炎性疾病后遗症属于气血凝结者，或用于宫冷不孕等证　参见川楝子条。

19. 慢性盆腔炎性疾病后遗症，附件炎，阴痛，带下　荔橘调气汤：荔枝核10 g，橘核10 g，乌药9 g，青皮10 g，小茴香4 g，大腹皮10 g，枳壳10 g，香附10 g，鸡血藤20 g，延胡索10 g，大血藤20 g，蒲公英15 g。（《马大正中医妇科医论医案集》）

20. 卵巢子宫内膜囊肿，子宫肌瘤　参见三棱条。

21. 卵巢囊肿　参见海浮石条。

22. 子宫肌瘤，卵巢囊肿，子宫内膜异位症，盆腔炎症性包块，陈旧性宫外孕，子宫内膜息肉　参见半枝莲条。

23. 交骨疼痛　参见小茴香条。

24. 交接阴痛　参见小茴香条。

25. 前阴漫肿，脉弦者　加味四苓汤：茯苓三钱，炒白术一钱半，猪苓一钱半，柴胡梢五分，泽泻一钱半，炒青皮一钱半，陈皮一钱半，炒橘核三钱。水煎去渣温服。（《女科指要》）

【现代药理研究】　柠檬苦素在体内能显著抑制人乳腺癌细胞MCF-7的生长，且存在剂量效应关系；亦有研究表明其可能通过诱导半胱氨酸天冬氨酸蛋白酶（caspase）-7活性的增加而预防雌激素敏感的乳腺癌。柠檬苦素、诺米林和柚皮苷具有促宫颈癌细胞HeLa凋亡的作用，且能明显抑制HeLa细胞增殖和迁移。［《中国实验方剂学杂志》，2021，27（6）：226-233］

【用法用量】　内服：煎汤，6～10 g；或入丸、散。

【使用注意】　体虚者慎服。

十七画

藁 本

出《神农本草经》。又名野芹菜、山香菜。为伞形科植物藁本 *Ligusticum sinense* Oliv.或辽藁本 *Ligusticum jeholense* Nakai et Kitag.的根茎及根。

【药性】 辛,温。入膀胱经。

【功效】 祛风散寒,止痛。

【药论及医论】《神农本草经》:"主妇人疝瘕,阴中寒,肿痛,腹中急,除头风,长肌肤,悦颜色。"

《本草正》:"疗风湿泄泻,冷气腰痛,妇人阴中风邪肿痛……"

《乞法全书·释药分类》:"藁本,祛风寒湿之药也。妇人有风寒湿伏于下,因病疝瘕,或阴中寒肿痛者,主之;伏于中,因病腹中急痛者,亦主之。"

《刘奉五妇科经验》:"若与荆芥穗、白芷同伍,具有活血除湿、温通经脉、温化消水的功效。故可用于输卵管积水。"

【临床应用】

1. 经行腹痛　吴茱萸汤:当归、肉桂、吴茱萸、丹皮、制半夏、麦冬各二钱,防风、细辛、藁本、干姜、茯苓、木香、炙甘草各一钱。水煎服。(《妇科心法要诀》)

2. 经期过长　参见升麻条。

3. 崩漏下血夹水,或日水泻一二次,形气不甚弱者　宜用调经升阳除湿汤:黄芪,甘草,升麻,柴胡,当归,苍术,羌活,独活,藁本,蔓荆子,防风。(《妇科心法要诀》)

4. 崩漏后脾胃虚弱　补中益气汤:羌活一钱,防风、藁本各七分,甘草五分,黄连、黄芩各三分,人参五分,黄芪七分。上,煎服。(《医部全录·妇科》)

5. 经行头痛　侯氏黑散加全蝎 6 g、白僵蚕 10 g、藁本 10 g。(《妇科用药 400 品历验心得》)

6. 经行后期　香附芎归汤:川芎,当归,香附,白芍,蕲艾,熟地,麦冬,杜仲,橘红,甘草,青蒿。若太甚,并半边头痛,加甘菊、藁本、荆芥、童便。(《妇科玉尺》)

7. 经行恶寒,身痛,脉浮细涩　趁痛散:炮附子一两,防风一两,炒白芍两半,当归二两,虎骨一两,白芷一两,炒白术两半,茯苓一两,续断一两,藁本一两,甘草五钱。为散,生姜三片,大枣三枚,煎服三钱。(《女科指要》)

8. 冬后一月,白带再来,阴户中寒　调经补真汤:麻黄五分,人参、白术、当归、黄芩、升麻根、炙甘草各五分,杏仁三枚,泽泻、高良姜各一钱,黄芪七分,桂枝少许,炮干姜、苍术各两分,柴胡、羌活各四分,防风、独活、藁本各二分,白葵花七朵。(《兰室秘藏》)

9. 漏下恶血,月事不调,或暴崩不止,多下水浆之物　升阳除湿汤:当归(酒洗)、独活各五分,蔓荆子七分,防风、炙甘草、升麻、藁本各一钱,柴胡、羌活、苍术、黄芪各一钱五分。(《兰室秘藏》)

10. 胎前头痛　芎芷汤:川芎、白芍、白芷、菊花、藁本、茯苓各八分,甘草九分,姜三片,煎服。(《竹林女科证治》)

11. 妊娠齿衄　藁本 10 g，升麻 15 g，石膏 15 g，菜头肾 15 g。水煎漱口，不拘时。(《妇科用药 400 品历验心得》)

12. 通治妊娠肩背痛，随证加引　羌活胜湿汤：羌活、独活各二钱，川芎、藁本、防风、炙草各一钱，蔓荆子八分。(《彤园妇人科》)

13. 产前产后一切病患。此药能安胎催生，妊娠、临月服五七丸，产时减痛……赤白带下，血如山崩，及治产后腹中结痛，吐逆心痛，子死腹中，绕脐痛，气满烦闷，失盖汗不出，月水不通，四肢浮肿无力，血劳、虚劳，小便不禁，中风不语，口噤，产后痢疾，消渴，眼前见鬼，迷运，败血上冲……产后伤寒，虚烦劳闷，产后血癖，产后羸瘦　不换金丸。白芍药，藁本，赤石脂，川芎，牡丹皮，当归，白茯苓，人参，白薇，白芷，桂心，延胡索，白术，没药，炙甘草。上十五味，等分为细末，炼蜜为丸如弹子大，每服一丸，温酒化下。(《妇人大全良方》)

14. 产后血暴下……自汗盗汗，四肢无力，口干头运发热　全生活血汤：红花三分，蔓荆子、细辛各五分，熟地黄、生地黄各一钱，藁本、川芎各一钱半，防风、羌活、独活、炙甘草、当归身、柴胡、葛根各二钱，白芍、升麻各三钱。上㕮咀，每服五钱，水二盏，煎至一盏，去滓，食前，稍温服。(《兰室秘藏》)

15. 产后头疼恶风　羌活，细辛，藁本，当归，地黄，乌药，防风，香附，川芎。(《妇科秘方》)

16. 产后风虚　泽兰散：泽兰九分，干地黄、石膏、赤石脂、肉苁蓉、鹿茸、白芷、芎䓖各八分，藁本、蜀椒、柏子仁、白术各五分，桂、甘草、当归、干姜各七分，芜荑、细辛、厚朴各四分，人参三分，禹余粮、防风各十分。上二十二味，治下筛，酒服方寸匕，日三服，以意增之。(《医部全录・妇科》)

17. 产后停瘀　藁本 9 g，水煎服。(《湖南药物志》)

18. 产后虚羸　炒泽兰叶、细辛、熟干地黄各五分，黄芪、当归、防风各十分，麦门冬八分，石膏七分，藁本、白芷、川芎、柏子仁、五味子、甘草各四分，桂心三分。上为细末，炼蜜丸如梧桐子大，空心，温酒下三四十丸。(《妇人大全良方》)

19. 妇人风眩，头目昏闷烦疼，言语謇涩，痰逆不下饮食　蔓荆子、防风、羌活、川芎、羚羊角屑、枳壳、前胡、石膏、赤茯苓、麻黄、荆芥穗各三分，细辛、菊花、白芷、藁本、旋覆花、甘草各半两。上为粗末，每服四钱。姜三片，水一盏，煎七分，去滓温服，无时候。(《妇人大全良方》)

20. 妇人血风流注，腰脚疼痛不可忍　参见没药条。

21. 妇人血风瘙痒　乌蛇散：乌蛇二两，白蒺藜三分，蛇床子、桂心、防风、独活、当归、藁本、细辛、枫香、凌霄花、牛蒡子、枳壳各三分，莽草二三分，干蝎半两。上件药捣细罗为散，不计时候，以温酒调下一钱。(《太平圣惠方》)

22. 妇人腹肚有块，久不消，名曰瘕聚　川乌、附子各七钱，木香、香附子、蓬术、三棱、威灵仙、木贼草、桂心、芍药、藁本、蒺藜、葫芦、甘草、延胡索、良姜各半两，丹参、陈皮各三钱。上为㕮咀，每服四钱，水一盏半，生姜三片煎服。(《太平圣惠方》)

23. 腹泻　藁本 20 g，防风 10 g，苍术 10 g，神曲 10 g，炒薏苡仁 20 g，补骨脂 10 g。(《妇科用药 400 品历验心得》)

24. 求子　白薇、牡蒙、藁本各五分，姜黄、当归、熟地黄各七分，川芎、人参、柏子仁、石斛、桂心、炮附子、五味子、防风、甘草、川牛膝、吴茱萸、桑寄生各六分，秦椒二分，禹余粮八分。上为末，炼蜜丸如梧桐子大。空心，酒下三十丸，日二服。(《千金翼方》)

25. 面皯　菟丝子 20 g，生蒲黄 10 g，补骨脂 10 g，䗪虫 10 g，藁本 10 g，山慈菇 10 g，刺蒺藜 10 g，淫羊藿 12 g。(《妇科用药 400 品历验心得》)

26. 常阴痛者　四物汤加藁本、防风。(《医部全录・妇科》)

27. 阴肿外治方　陈枳壳剀片炒热，布包熨之，又用硫黄、藁本、荆芥、蛇床共为末，香油调搽，流水则干敹之。(《秘珍济阴》)

28. *阴疮*　黄丹、枯白矾、萹蓄、藁本各一两，硫黄半两，白蛇皮烧灰一条，荆芥、蛇床子各半两。上细末，另以荆芥、蛇床子煎汤温洗，软帛渗干，清油调涂。如疮湿，干末掺之。(《证治准绳・女科》)

29. *脐下冷撮痛，阴冷，大寒，带下*　参见桂枝条。

30. *滴虫性阴道炎*　参见墓头回条。

31. *霉菌性阴道炎*　藁本60 g，加水1 000 mL，煎取500 mL，连煎3次，合药液，凉后先用冲洗器冲洗阴道再坐浴，不拘次数，每次15分钟。(《妇科用药400品历验心得》)

【现代药理研究】　藁本中性油在7×10^{-3} g/mL或14×10^{-3} g/mL浓度时能明显降低离体兔子宫张力，并能对抗催产素对子宫的兴奋作用。5%藁本煎剂在体外对许兰毛癣菌等常见致病性皮肤真菌有抑制作用。(《中华本草》)

【用法用量】　内服：煎汤，6～10 g；或入丸、散。外用：60 g，煎水洗。

【使用注意】　阴血虚及热证头痛者禁服。

檀　香

出《名医别录》。又名白檀、浴香、紫檀。为檀香科植物檀香 *Santalum album* L.的树干的心材。

【药性】　辛，温。入脾、胃、肾经。

【功效】　行气，散寒，止痛。

【药论及医论】　《本草正》："煎服之，可散冷气，止心腹疼痛。"

《本草备要》："调脾肺，利胸膈，为理气要药。"

《乞法全书・释药分类》："紫檀香，血分之药，能散产后恶露未尽、凝结为病。"

【临床应用】

1. *痛经方*　柴胡4.5 g，赤芍6 g，白芍6 g，当归6 g，香附9 g，丹参9 g，檀香3 g，砂仁3 g，丹皮4.5 g，木通9 g，路路通9 g，黑栀子9 g。(《中医妇科名家经验心悟》)

2. *月经先期*　延经期方：栝楼仁12 g，檀香4 g，蒲黄10 g，续断12 g，滑石12 g，枳壳6 g。(《校正方舆輗》)

3. *崩漏*　阿茄陁丸：胡椒，紫檀，郁金，茜根，小柏皮(乃山石榴皮也)。上等分为细末，滴水丸如桐子大，阿胶汤化下二丸。(《普济方》)

4. *经行昏厥*　沉香末(吞)3 g，乌药、藿香各9 g，木香、枳实、檀香各4.5 g。(《中医妇科临床手册》)

5. *经间期乳房胀痛*　全蝎、地龙、檀香、玫瑰花各等分。上药研末，装入小布袋，并分别置于乳罩中的各小口袋内，使戴上乳罩后，各小药袋正好对准肝俞、乳根、阿是穴等的相应位置，连续佩戴1个月左右。(《中医临床妇科学》，夏桂成主编)

6. *经行欲呕*　香附10 g，苏叶6 g，陈皮10 g，代赭石20 g，檀香4 g，乌药6 g，当归6 g，川芎6 g，炒白芍10 g，炙甘草6 g。(《妇科用药400品历验心得》)

7. *妊娠心痛，胸膈不利，不思饮食*　如圣散：人参、白术各一两，炮干姜、丁香各半两，缩砂仁、檀香、桔梗各一两，胡椒一分，炙甘草一两。上捣罗为散，每服二钱，盐汤点服。(《普济方》)

8. *妊娠中气*　木香调气散：治体实中气，恼怒气逆，猝然昏倒，牙噤面青，口鼻气粗，脉洪有力。木香、丁香、白蔻、砂仁、檀香、炙草、藿香、陈皮各五分，当归、川芎、炙香附各一钱，苏梗引。(《彤园妇人科》)

9. *产后胃痛呕吐*　小建中汤加味：桂枝6 g，炒白芍12 g，炙甘草6 g，干姜5 g，吴茱萸6 g，半夏12 g，丁香2 g，檀香4 g，大枣5个，饴糖30 g。(《妇科证治经方心裁》)

10. *妇人鼻衄*　研紫檀木令细，吹鼻中。(《太平圣惠方》)

11. *专治妇人赤白带下，及妇人经脉不调，久不受孕者*　兜肚方：白檀香一两，零陵香五钱，马蹄香五钱，香白芷五钱，马兜铃五钱，木鳖子八钱，羚羊角一两，甘松五钱，升麻五钱，丁皮七钱，血竭五钱，麝香九分。分作三个兜肚内。以上共十二味，用蕲艾、絮绵，装白绫兜肚内。

初带者，用三日后一解，至第五日复带，至一月后常带。（《广嗣要语》）

12. 产后妒乳肿痛　取檀香，以醋浓磨，涂乳上即差。（《太平圣惠方》）

13. 乳癖　参见地龙条。

14. 乳中结塞，肿硬如石　玄参半两，白檀香半两。上件药，捣细罗为散，用醋调涂肿结处，干即更涂。（《太平圣惠方》）

15. 阴臭　檀香 20 g，每剂水煎 3 次，合药液约 1 500 mL，凉后先用冲洗器冲洗阴道再坐浴，不拘次数，每次 15 分钟。（《妇科用药 400 品历验心得》）

16. 妇女雀斑　金樱煎：霜时取金樱子，去瓤，杵烂，酒醋取汁，慢火熬成膏，入檀香在内。沸汤点服酒服。（《医方大成》）

【用法用量】 内服：煎汤，1.5～3 g，后下；或入丸、散。外用：适量，磨汁涂。

【使用注意】 阴虚火盛之证者禁服。

稆豆(附衣)

出《本草拾遗》。又称稆豆、零乌豆、马料豆、细黑豆、料豆、马豆、野毛豆、驴豆、野料豆。为黑科植物野大豆 *Glycine soja* Sieb. et Zucc. [Glycine *ussuriensis* Regel et Maack.]的种子（或种皮）。

【药性】 甘，凉。入肾、肝经。

【功效】 补益肝肾，祛风解毒。

【药论及医论】 《本草拾遗》："去贼风风痹，妇人产后冷血，炒令焦黑，及热投酒中，渐渐饮之。"

《本草纲目拾遗》："壮筋骨，止盗汗，补肾活血，明目益精。"

【临床应用】

1. 经期过长腰痛　稆豆衣 30 g，生地黄炭 15 g，墨旱莲 30 g，女贞子 20 g，龟板胶 20 g，仙鹤草 20 g，太子参 15 g，山茱萸 15 g，地榆 20 g。（《妇科用药 400 品历验心得》）

2. 经后眩晕　稆豆衣、女贞子各 12 g，枸杞子、杭菊、牡丹皮、生地黄、茯苓、泽泻、桑椹子各 9 g。（《中医妇科临床手册》）

3. 经行发热　青蒿鳖甲汤加味：青蒿、知母、牡丹皮、白芍、白薇各 9 g，炙鳖甲（先煎）、生地黄、地骨皮、稆豆衣各 12 g，银柴胡 4.5 g。（《妇产科疾病中医治疗全书》）

4. 带下　苓药芡苡汤：土茯苓，山药，芡实，薏苡仁，莲须，稆豆衣，樗白皮。（《现代名中医妇科绝技》）

5. 胎漏　稆豆衣 30 g，糯稻根 50 g，鲤鱼（半斤重，煎汤代水）1 条，墨旱莲 30 g，仙鹤草 30 g，五倍子 10 g。（《妇科用药 400 品历验心得》）

6. 习惯性流产偏阴虚血热者　绿豆衣、稆豆衣、赤小豆各 12 g，金银花 9 g，生甘草 4.5 g。（《中医妇科学》，成都中医学院编）

7. 防治先兆子痫、暑疖，消除妇女面部色素沉着　扁鹊三豆饮：绿豆 12 g，赤豆 12 g，黑稆豆 12 g，生甘草 9 g。（《中医妇科名家经验心悟》）

8. 妊娠腰痛酸软　马料黑豆二合（炒焦），熟白酒一碗，煎至七分。空心下。（《纲目拾遗》）

9. 横生倒产死胎　当归五钱，川芎三钱加马料豆一合，炒乘热淬水中，加童便一半煎服，少刻再服。（《妇科玉尺》）

10. 流产后经血不已，腹痛，纳食不香　山药汤：生牡蛎、芡实、盐橘核、血余炭、稆豆衣、山药、萆薢、茯苓皮、炒秫米、莲子心、炒谷芽、炒稻芽各 9 g，土炒乌药 4.5 g，炒木香 18 g，干藕节 3 枚。（《中国妇产方药全书》）

11. 产后中风，口噤目瞪，角弓反张　黑料豆，锅内炒极焦，冲入热黄酒内，服之，再服回生丹。（《纲目拾遗》）

12. 产后风虚，五缓六急，手足顽麻，气血不调等症　大豆紫汤：独活两半，马料豆半升，酒三升。先用酒浸独活，煎一二沸，别炒豆令极热，焦烟出，以酒沃之，每服一二合许，得少汗则愈，日夜数服。（《妇科玉尺》）

13. 妇人脚气卒发，冲心，烦闷气急，大便苦难，小便赤涩，心神热躁　红蓝花三分，生黑豆

皮二合，川大黄三分，上件药，以水一大盏半，煎至一盏，去滓，食前分温三服。(《太平圣惠方》)

14. 产后面部色素沉着　扁鹊三豆饮：黑穞豆、赤小豆、绿豆各 15 g，金银花 9 g，生甘草 4.5 g。(《中医妇科临床手册》)

15. 引产术后腰痛　熟地黄 12 g，鹿角胶 10 g，杜仲 10 g，山茱萸 12 g，山药 15 g，党参 15 g，炙黄芪 12 g，升麻 6 g，仙鹤草 20 g，墨旱莲 20 g，穞豆衣 20 g。(《妇科用药 400 品历验心得》)

16. 潮热出汗(围绝经期综合征)　穞豆衣 30 g，女贞子 20 g，墨旱莲 30 g，龟板胶 10 g，鳖甲 15 g，糯稻根 30 g，桑叶 15 g，龙骨 30 g，牡蛎 30 g。(《妇科用药 400 品历验心得》)

17. 头晕　穞豆衣 30 g，龟板胶 10 g，女贞子 15 g，墨旱莲 15 g，珍珠母 20 g，枸杞子 15 g，沙苑蒺藜 12 g。(《妇科用药 400 品历验心得》)

18. 肾阴虚不孕　养精种玉汤加味：当归 8 g，白芍 12 g，熟地黄 12 g，山茱萸 10 g，墨旱莲 15 g，女贞子 10 g，龟板(先煎)12 g，穞豆衣 12 g。(《妇产科疾病中医治疗全书》)

【用法用量】 内服：煎汤，9～15 g；或入、丸散。

【使用注意】 本品润燥滑肠，脾虚泄泻者慎服。

爵　床

出《神农本草经》。又名小青草、孩儿草、野万年青、六方疳积草。为爵床科植物爵床 *Rostellularia procumbens* (L.) Nees 的全草。

【药性】 咸、辛，寒。入肝、胆经。

【功效】 清热解毒，利湿消滞，活血止痛。

【药论及医论】 《常用中草药手册》："清热解毒，消滞散瘀。治感冒发热，咽喉肿痛，小儿疳积，乳痈，肝炎，跌打损伤。"

【临床应用】

1. 经行腹泻　垂盆草 30 g，樗白皮 30 g，凤尾草 15 g，爵床 15 g，秦皮 10 g，神曲 10 g。(《妇科用药 400 品历验心得》)

2. 赤带　爵床 20 g，马齿苋 30 g，凤尾草 20 g，大蓟 15 g，小蓟 15 g，地榆 15 g，槐花 15 g，龟板胶 10 g。(《妇科用药 400 品历验心得》)

3. 妊娠腹泻　木瓜 10 g，土茯苓 20 g，樗白皮 20 g，苍术 10 g，薤白 15 g，莲须 10 g，神曲 10 g，爵床 15 g。(《妇科用药 400 品历验心得》)

4. 子淋　茯苓皮 15 g，猪苓 10 g，白术 10 g，泽泻 10 g，车前子 10 g，凤尾草 10 g，通草 4 g，爵床 12 g，白薇 10 g，六一散 12 g。(《妇科用药 400 品历验心得》)

【用法用量】 内服：煎汤，12～20 g。外用：捣敷或煎水洗。

䗪　虫

出《神农本草经》。又名地鳖虫、土鳖虫、地乌龟。为鳖蠊科昆虫地鳖 *Eupolyphaga sinensis* Walker 或冀地鳖 *Steleophaga plancyi* (Boleny)雌虫的干燥全体。

【药性】 咸，寒。有小毒。入肝经。

【功效】 逐瘀，破积。

【药论及医论】 《神农本草经》："主心腹寒热洗洗，血积癥瘕，破坚，下血闭，生子大良。"

《药性论》："治月水不通，破留血积聚。"

《本草衍义》："乳脉不行，研一枚，水半合，滤清，服。"

《本草纲目》："行产后血积，折伤瘀血。"

《黄河医话》："(䗪虫)其用量各书记载，汤剂多在 3～10 g，散剂多为 1.5 g。因有毒，不宜多用。笔者临床用量经常在 30～45 g，从未发现一例患者有毒性反应。"

【临床应用】

1. 痛经　地鳖虫七个，煨姜三钱。地鳖虫焙焦研末，用煨姜煎汤，加白糖开水冲服。(《常见病验方研究参考资料》)

2. 月经来绕脐痛，上冲心胸，往来寒热，如疟疰状　桃仁散：桃仁五十枚，䗪虫二十枚，桂心五寸，薏苡仁、牛膝、代赭各二两，大黄八两，茯苓一两。上冶下筛，宿勿食，温酒服一钱匕，日三。(《医部全录·妇科》)

3. 子宫内膜异位症引起的痛经　参见九香虫条。

4. 血瘀型月经先期　桂枝䗪虫汤：桂枝10 g，桃仁10 g，䗪虫10 g，赤芍、白芍各15 g，天花粉15 g。（《中医妇科名家经验心悟》）

5. 经量过少　参见大腹皮条。

6. 月经后期　参见马鞭草条。

7. 血虚夹瘀型闭经　养血通经膏：丹参50 g，穿山甲5 g。或加土鳖虫10 g。上药共研细末，和匀，以醋、酒各半调和成软膏状。取此药膏10～15 g贴敷神阙穴上，外用胶布固定。每日换药1次，5次为1个疗程，以经通为度。（《中国丸散膏丹方药全书・妇科病》）

8. 崩漏　水蛭10 g，䗪虫10 g，当归15 g，川芎15 g，茺蔚子12 g，丹参15 g，桃仁10 g，王不留行15 g。（《妇科用药400品历验心得》）

9. 带下经水不利，少腹满痛，经一月再见者　土瓜根散主之：土瓜根、芍药、桂枝、䗪虫各三分。上四味，杵为散，酒服方寸匕，日三服。（《金匮要略》）

10. 月经不调，经血来时发狂　五灵脂、延胡索各6 g，生大黄、桃仁、夜明砂各9 g，地鳖虫7个，水煎服。（《常见病验方研究参考资料》）

11. 经量过少　急性子20 g，当归30 g，丹参20 g，水蛭10 g，䗪虫10 g，茺蔚子10 g，矮地茶30 g，川牛膝30 g。（《妇科用药400品历验心得》）

12. 经行腿痛　参见白芍条。

13. 经后腰痛　䗪虫10 g，九香虫10 g，丝瓜络15 g，桑寄生15 g，络石藤20 g，忍冬藤20 g，五加皮12 g，败酱草15 g，大血藤30 g。（《妇科用药400品历验心得》）

14. 漏下黄色　黄连散：黄连（去须）三分，黄芩（去黑心）、生干地黄（焙）、䗪虫（炙焙）各一分，桂去（粗皮）、大黄（锉炒）各半两。上六味，捣罗为散，每服二钱匕，温酒或米饮调下，日三两服。（《圣济总录》）

15. 产妇腹痛……腹中有干血着脐下　宜下瘀血汤：大黄三两，桃仁二十枚，䗪虫二十枚。亦主经水不利。（《金匮要略》）

16. 产后腰痛（慢性盆腔炎性疾病后遗症）　参见野荞麦根条。

17. 胎盘残留　炒土鳖虫45 g，益母草30 g，炒白术、黄芪各20 g，党参、当归、炒杜仲各15 g，桃仁、红花、川芎、赤芍各12 g，炮姜10 g。每日1剂，水煎两次，服液混合，早晚分服。（《中国民间医术绝招・妇科部分》）

18. 产后下痢　黄连散：黄连、黄芩、䗪虫、熟地黄各一两。上冶下筛，酒服方寸匕，日三服。（《普济方》）

19. 产后因惊恐或受郁，瘀血上阻胞络，而成癫症　琥珀逐瘀汤：丹参15 g，红花、茯苓各10 g，琥珀2.5 g，土鳖虫2枚。（《中国妇产方药全书》）

20. 多囊卵巢综合征　参见海藻条。

21. 排卵障碍　参见石见穿条。

22. 面皯　菟丝子20 g，生蒲黄10 g，补骨脂10 g，䗪虫10 g，藁本10 g，山慈菇10 g，刺蒺藜10 g，淫羊藿12 g。（《妇科用药400品历验心得》）

23. 乳脉不行　研䗪虫一枚，水半合，滤清服。（《大全本草》）

24. 急、慢性乳腺炎　生核桃12个（去皮壳），蜈蚣6条、土鳖虫、鹿角胶各6 g，蛇蜕、蝉蜕、桦树皮各0.3 g，蜂蜜、香油各120 g。药研细末，用蜜、油调制成丸，分作两份，以黄酒100～200 mL送服，服后卧床休息。（《中国民间医术绝招・妇科部分》）

25. 乳癖肝郁气滞证　乳块消：丹参，橘核，王不留行，川楝子，土鳖虫，皂角刺。（《中医妇产科学》，刘敏如等主编）

26. 乳腺增生　活䗪虫10个，生螃蟹1个。共捣烂。敷患处，外用布包固定。每日1次。（《中华民间秘方大全》）

27. 乳腺癌　参见木馒头条。

28. 子宫肌瘤　党参24 g，桃仁9 g，土红花9 g，水蛭6 g，䗪虫9 g，大血藤24 g，炒蒲黄9 g，炒五灵脂12 g，鸡血藤18 g，鸡内金9 g，蒲公英24 g，生鳖甲24 g，琥珀末（冲服或包煎）6 g。（《子宫肌瘤诊治》）

29. 子宫内膜异位症　异位粉：地龙、地鳖虫、水蛭、虻虫、蜈蚣各 1.2 g，研吞。(《全国名医妇科验方集锦》)

30. 癥瘕痞块，尤对盆腔结核性包块、生殖器官结核有特效　参见蜈蚣条。

31. 卵巢肿瘤恶性变　参见白花蛇舌草条。

32. 输卵管妊娠未破损型，少腹包块，尿孕试验阳性者　加味活络效灵丹：丹参 15 g，赤芍 12 g，乳香、没药、三棱、莪术各 6 g，牛膝 30 g，桃仁 9 g，冬葵子 18 g，蜈蚣 2 条，土鳖虫 10 g。(《中医妇科临床精华》)

33. 人流宫腔粘连瘀阻胞宫证　参见水蛭条。

34. 慢性盆腔炎性疾病后遗症伴阴吹　参见乌药条。

35. 血瘀性慢性附件炎　三虫面：全蝎、蜈蚣、䗪虫各 100 g。研末装胶囊内，每日 5 粒，睡前 1 次服。肝肾功能不良者慎服。(《中医妇科验方选》)

【现代药理研究】　䗪虫水提取物 0.54 g/kg 灌胃，可显著延长出血时间和复钙时间，明显抑制血小板聚集率，缩短红细胞电泳时间；对全血黏度和纤维蛋白质含量均无明显影响。从䗪虫中分离出一种具有纤溶酶原激活作用的蛋白质成分，该成分直接注入新鲜血栓形成的兔静脉中，6 小时血栓的溶解率为 12.2%。(《中华本草》)

【用法用量】　内服：煎汤，5～10 g；或浸酒饮；研末，1～1.5 g。

【使用注意】　年老体弱及月经期者慎服，孕妇禁服。

十八画

藕

出《神农本草经》。又名光旁。为睡莲科植物莲 *Nelumbo nucifera* Gaertn.的肥大根茎。

【药性】 甘,寒,无毒。入心、脾、胃经。

【功效】 清热,凉血,散瘀。

【临床应用】

1. 湿热瘀阻型痛经　鸡血藤汤:鸡血藤15 g,土炒焦当归6 g,知母、土炒焦白芍、延胡索、乌药、旋覆花、代赭石、炒香稻芽、炒香谷芽各9 g,杏仁、桃仁、炒牡丹皮各4.5 g,煨木香3 g,萆薢、茯苓皮、盐橘核、黄柏、赤小豆、滑石各12 g,川芎1.5 g,藕30 g。(《中国妇产方药全书》)

2. 月经先期　先期汤:生牡蛎24 g,血余炭、知母、生侧柏叶、黄柏、延胡索、橘核各9 g,萆薢、滑石各12 g,石决明、赤小豆各18 g,炒牡丹皮、旋覆花、生赭石各4.5 g,藕30 g,莲子心6 g。(《中国妇产方药全书》)

3. 月经后期　经后汤:石决明24 g,旋覆花、代赭石、知母、黄柏、延胡索、乌药、制香附、杜仲炭、青皮、鸡血藤、制乳香、制没药各9 g,萆薢、滑石各12 g,莲子心、牛膝各6 g,桑寄生18 g,鲜荷叶1个,藕30 g。(《中国妇产方药全书》)

4. 虚热型崩漏　二鲜汁:鲜藕洗净,切成0.2 cm厚片,茅根洗净切碎,同放铝锅内,加水适量,置大火上烧沸,后用小火煮20～30分钟,滤去渣,稍凉,随时饮之。宜常服。(《民间验方》)

5. 阴虚肺燥型倒经　鲜茅根饮:鲜茅根150 g,鲜藕200 g(切片)。共煮汁去渣,每日2～3次服。经前连服1周为1个疗程。(《疾病的食疗与验方》)

6. 白带　莲藕250 g,白糖125 g。将莲藕洗净切碎,同白糖放砂锅内加水1 000 mL,煮成约300 mL,去渣。每日2次,每次服150 mL左右。连服7日。(《中华民间秘方大全》)

7. 妊娠腹痛　寄生忍冬花汤:生牡蛎、白芍、乌药、苏子霜、桃仁、杏仁、知母、黄柏各9 g,旋覆花、代赭石各6 g,丝瓜络、厚朴、炒枳壳各3 g,龙胆草炭4.5 g,桑寄生18 g,忍冬花15 g,藕30 g。(《中国妇产方药全书》)

8. 妇人妊,忽然牙关紧　取生藕汁半盏灌之。(《产宝诸方》)

9. 湿热子淋伴尿血　二鲜饮:鲜藕120 g,鲜茅根120 g。将鲜藕洗净切片,鲜茅根洗净切碎,同煮取汁,代茶频饮。(《中医临床妇科学》,夏桂成主编)

10. 难产　胜金丹:兔毫笔(即败笔头一枝,烧灰存性研),生藕汁一钟。共调匀服。(《竹林女科证治》)

11. 血瘕,痛无定处　童便三升,生地黄汁、生藕汁各一升,生姜汁三升。上先煎前三味,约三分减二,次下姜汁,慢火煎如稀饧。每取一合,暖酒调下。(《产宝方》)

12. 梅师治产后余血不尽,奔上冲心,胀闷腹痛　以藕汁二升饮之。(《济阴近编》)

13. 产后恶露不下,或下未尽,有热　藕汁饮：藕汁半盏，生地黄汁一盏，生姜三分，酒一盏。上先煎地黄汁令沸，次下藕汁与酒，更煎三五沸，放温，时时饮之。(《普济方》)

14. 产后血闭　桃仁二十枚，去皮尖，藕一块，水煎服之，良。(《医部全录·妇科》)

15. 产后余血不尽，奔冲心，烦闷腹痛　生藕研汁。上饮二升，甚效。(《经效产宝》)

16. 胎物残留　鲜藕250 g，桃仁10 g，食盐适量。水煮喝汤食藕。(《马大正50年临证验案自选集》)

17. 产后儿枕心腹刺痛　生地黄汁、藕汁、童子小便各三合。上同煎三二沸，分温三服。(《太平圣惠方》)

18. 产后血运，心烦闷乱，恍惚如见鬼神　生益母草汁半盏，生地黄汁半盏，生藕汁半盏，鸡子白三枚，童子小便半盏。上五味，先将汁四味相和，煎令沸，次下鸡子白搅匀，分作三服。(《圣济总录》)

19. 血气烦闷　生藕汁饮二升效。(《广济方》)

20. 产后发热烦渴　生藕汁一升，合生地汁妙。(《医部全录·妇科》)

21. 产后虚惫，盗汗，呕吐　生地黄汁、生姜汁各一升，藕汁半升，白蜜。上和停，以银器内慢火熬成膏，温酒调半匙服。更以北术煎膏半盏入之尤佳。(《产宝方》)

22. 产后赤白痢，日夜数十行　买子木一两，生藕(胞长一尺者一挺，捣绞取汁)，益麻線头。上件药以水一大盏，煎上件二味至一大盏，去滓，入藕汁相和，煎三五沸，为三服，温频服之。(《太平圣惠方》)

23. 围绝经期干燥综合征　参见芦根条。

24. 妇人鼻衄，出血数升，不知人事　藕汁饮：生藕汁、生地黄汁、刺蓟汁、牛蒡汁、白蜜各三合。上相和令匀，每服一合，不计时候。(《普济方》)

25. 妇人热毒上攻，吐血不止　生藕汁、刺蓟汁、生地黄汁各二两，生姜汁半合，白蜜一合。上和煎三两沸，无时以一小盏，调炒面尘一钱服。(《妇人大全良方》)

【现代药理研究】　每100 g藕鲜品含水分79 g、蛋白质0.4 g、碳水化合物20.4 g、钙35 mg、磷124 mg，还含天门冬素、维生素C、焦性儿茶酸、α-没食子儿茶精、新绿原酸、无色矢车菊素、无色飞燕草素等多酚化合物约0.30%，以及氧化物酶。(《吃的营养和健康》)

【用法用量】　内服：生食，或煮食，或鲜藕250 g捣汁服或煎服。

藕　节

出《药性论》。又名光藕节、藕节疤。为睡莲科植物莲 *Nelumbo nucifera* Gaertn.的根茎节部。

【药性】　甘、涩，平。入肝、肺、胃经。

【功效】　收涩止血。

【药论及医论】　《滇南本草》："治妇人血崩，冷浊。"

《本草纲目拾遗》："藕节粉……散一切瘀血，生一切新血，产后及吐血者食之尤佳。"

《本草再新》："凉血养血，利水通经。"

《本草纲目拾遗》："散瘀血，生新血，产后及吐血者食之尤佳。"

【临床应用】

1. 月水不利，脐腹疼痛，口干不食　琥珀、土瓜根、当归、藕节、姜黄各一两，白术、桂心各半两，生干地黄、赤芍药、牛膝、凌霄花、蓭蕳子各三分，川大黄五分。上为散，每服三钱，以水一盏煎至五分去滓，每于食前温服。(《普济方》)

2. 月水不通　琥珀丸：琥珀、生藕节、没药、斑蝥、白丁香、硇砂、牵牛子用醋熬，狗胆为丸，如梧桐子大。每服五丸，空心没药酒下。未通加至十丸。(《圣济总录》)

3. 月经后期　藕节60 g，丹参20 g，益母草30 g，当归10 g，川芎10 g，泽兰10 g。(《妇科用药400品历验心得》)

4. (经)血成片　(四物汤)加地黄、藕节。(《证治准绳·女科》)

5. 经期过长　柏子仁15 g，白及10 g，藕节

10 g,金樱子 30 g,柿蒂 10 g,香附炭 6 g。(《妇科用药 400 品历验心得》)

6. 下鲜血过多　宜止血:参见连翘条。

7. 血崩不止　七灰散:莲蓬壳、益母草、墨旱莲、罂粟壳、腌蟹、棕毛叶、藕节各等分,烧存性。上为末,醋点汤调下三钱。(《医部全录·妇科》)

8. 漏下　龙胆 5 g,生地黄 15 g,炒栀子 10 g,藕节 10 g,白及 10 g,龟板胶 10 g,墨旱莲 30 g。(《妇科用药 400 品历验心得》)

9. 子宫出血及产后恶露不净,腹中疼痛　藕节浸膏溶液:由藕节一味制成。每次 2～5 mL,每日 4～10 mL。(《中药制剂汇编》)

10. 肝经郁火倒经　黄花菜 30 g,鲜藕节 60 g。水煎服。(《中华民间秘方大全》)

11. 经行咳血　参见桑白皮条。

12. 经期便血　藕节 15 g,白果 30 g。研末冲开水,分 3 次服。(《妇女病饮食疗法》)

13. 脾肾两虚,带下清稀　白带丸:藕节 240 g,芡实 60 g,茯神 30 g,山药 90 g,莲须 45 g,莲子 60 g,金樱膏 540 g。制成丸,每次服 6 g,每日服 2 次,米汤送服。(《中国丸散膏丹方药全书·妇科病》)

14. 带下　补肾阴清肝阳方:藕节、青松叶、侧柏叶各一斤,生地、玉竹、天冬各八两,女贞子、旱莲草各四两。熬膏服。(《沈氏女科辑要》)

15. 妊娠恶阻　地茹口服液:生地黄 30 g,竹茹 30 g,藕节炭 9 g,芦根 30 g。制成每毫升内含生药 2 g 的口服液。每次服 15 mL,每日服 2 次,少量频饮。中病即止。(《程氏医学笔记》)

16. 胎漏下血　藕节棕炭汤化服。(《妇科百辨》)

17. 先兆流产或习惯性流产　荷叶、生藕节各 30 g,当归、知母各 15 g,黄芩炭 18 g,砂仁 10 g,桑寄生 12 g。(《全国名医妇科验方集锦》)

18. 子淋　二鲜饮:鲜藕节,鲜茅根。(《中医妇产科学》,刘敏如等主编)

19. 产后出血　黑荆芥三钱,炮姜炭一钱,鲜白茅根三钱,陈藕节七个。水煎,加田三七末一钱半冲服。(《常见病验方研究参考资料》)

20. 恶露不绝　参见苏木条。

21. 产后恶露不下,虚火载血上行,溢出鼻窍,不循经脉　人参泽兰叶汤:人参、泽兰叶、牛膝、丹皮、生地各二钱,熟地五钱,藕节五个。童便煎服。(《医宗金鉴》)

22. 产后血闷　(藕节)和地黄研汁,入热酒并小便服。(《日华子》)

23. 产后血运烦闷　益母草汤:益母草一两,藕节、人参各半两。上三味,粗捣筛,每服二钱匕,水一盏,生姜三片,煎至七分,去滓温服。(《圣济总录》)

24. 阴阳交合,经脉行　(四物汤)加赤石脂、黄芪、肉桂、百草霜、藕节、败棕灰、肉豆蔻、当归、木香、龙骨、白术、茯苓、地榆。(《证治准绳·女科》)

25. 乳衄　参见夏枯草条。

【用法用量】 藕节内服:煎汤,10～60 g。

藜　芦

出《神农本草经》。又名旱葱、毒药草、七厘丹。为百合科植物藜芦 *Veratrum nigrum* L.或毛穗藜芦 *Veratrum Maackii* Regel 等的根及根茎。

【药性】 苦、辛,寒,有大毒。入肺、胃经。

【功效】 吐风痰,杀虫。

【临床应用】

1. 调经　仓公散:皂荚一钱,藜芦五分,雄黄三分,枯矾少许。为末。吹鼻取嚏。(《女科指掌》)

2. 带下　李子豫八毒赤丸:雄黄、朱砂、矾石、附子(炮)、藜芦、巴豆、牡丹皮各一两,蜈蚣一条(炙为末),蜜丸小豆大,水下七丸。(《女科指掌》)

3. 子痫　藜芦酊(用天目山藜芦制成),0.6 mL加水至 10 mL,每日 3 次。本方适用于先兆子痫及子痫,对并发心力衰竭及肺水肿的产妇更好。(《常见病验方研究参考资料》)

4. 产后血厥而冒　仓公散：瓜蒂、藜芦、白矾各一分，雄黄半分。上为末，每用少许吹鼻取嚏，内服白薇汤。(《全生指迷方》)

5. 种子　三圣散：防风三两，瓜蒂二两，炒，藜芦半两为末。每用五钱，齑汁三茶盏，先用二盏煎三五沸，去齑汁，次入一盏，煎三沸，入原二盏同熬，去渣，徐徐服之，以吐为度。(《女科指掌》)

6. 妇人中风，痰涎壅滞，吐涎　密陀僧丸：密陀僧一两，藜芦(为末)半两。上件药以生续随子捣绞取汁，和丸如梧桐子大，以腻粉滚过，每服以温酒研下一丸。(《太平圣惠方》)

7. 妇人瘕癥积聚　鸡鸣紫丸：皂荚一分，藜芦、甘草、矾石、乌啄、杏仁、干姜、桂心、巴豆各二分，前胡、人参各四分，代赭五分，阿胶六分，大黄八分。上为末，蜜丸如梧桐子大，鸡鸣时服二丸，日益一丸，至五丸止。(《普济方》)

8. 乳疽及妒乳，作寒热疼痛　附子散：附子(去皮脐)一两，藜芦(去芦头)半两。上件药，捣罗为末，用醋调傅之，干即再傅之。(《太平圣惠方》)

9. 乳痈　复元通圣散加藜芦。(《医部全录・妇科》)

10. 肠覃　乌喙丸：炮乌喙二钱，半夏四钱，石膏、炒藜芦、牡蒙、苁蓉各一钱，炮干姜、桂心各一钱三字，巴豆六七个，研膏。上为末，蜜丸如绿豆大。每服三五丸，食后酒饮任下。(《妇人大全良方》)

11. 阴挺　藜芦为末，猪油调涂，日易。(《普济方》)

12. 阴中突出如蛇，或如鸡冠菌样　雄黄藜芦散：雄黄、葱管藜芦、轻粉、鳖头(煅黄色)，研极细末。先用芎归汤煎洗患处，随后搽药，早、晚二次。(《灵验良方汇编》)

13. 阴痒不止　蚺蛇胆、雄黄、硫黄、朱砂、硝石、芜荑各半两，藜芦二钱半。上为细末研停，以腊月猪脂和如膏，用故布作缠子，如指长一寸半，以药涂上，内阴中。日一易之，易时宜用猪椒根三五两，水煮稍热，洗干拭内之效。(《广济方》)

14. 阴疮　雄黄散：雄黄、川芎、藜芦、丹砂、川椒、细辛、当归各等分。上件药，捣罗为末，绵裹如枣大，纳阴中，敷疮上。以瘥为度。(《太平圣惠方》)

【现代药理研究】　盐酸乌苏里藜芦碱 1 μg/kg 可使受试动物的血压、左心室内压、左心室内压变化速率、左心室作功指数、心肌耗氧指数发生显著降低($P<0.01$)，盐酸乌苏里藜芦碱 3 μg/kg 使 CO 明显减少($P<0.05$)。提示盐酸藜芦碱的降血压作用主要是通过扩张血管、降低心脏负荷来实现的，有效剂量的降血压作用持续时间可达 30 分钟以上。乌苏里藜芦中的化合物 32 具有较强的抗动脉、静脉血栓形成作用，作用机制与化合物 32 抗血小板作用和抗凝作用有关。[《中草药》，2021，52(18)：5758-5774]

【用法用量】　内服：研末，0.3～0.6 g；或入丸剂。外用：研末，嗃鼻或调敷。

【使用注意】　体虚气弱及孕妇忌服。

檵木(附花)

出《福建民间草药》。又名檵木根。为金缕梅科植物檵木 *Loropetalum chinense* (R. Br.) Oliv.的根。

【药性】　苦、涩，微温。

【功效】　止血，活血，止泻。

【临床应用】

1. 子宫出血　檵木根制成酊制剂(每 100 mL 含生药 30 g)口服。(《浙南本草新编》)

2. 血崩　檵花 12 g 炖猪肉，一日分数次服。(《浙江天目山药植志》)

3. 白带　檵花根 60～90 g。切片，露 7 个晚上后，入锅焙干，再用酒炒 3 次，同未生过蛋的雌鸡 1 只去肠杂，酌加红糖炖熟，分 2～3 次，喝汤食肉。(《福建民间草药》)

4. 产后恶露不畅　檵花细须根 120～150 g，加水煎汁冲黄酒 500 mL，红糖 180 g，产后第 2 日早晚饭前分服。(《浙江天目山药植志》)

【现代药理研究】 檵木煎剂或注射液对未孕动物离体子宫或怀孕家兔在体子宫皆能引起宫缩,檵木对家兔离体子宫的收缩作用与催产素相似,略弱于麦角新碱。檵木和催产素或麦角新碱合用,有协同作用。(《浙南本草新编》)

【用法用量】 煎服:9～15 g。

【使用注意】 孕妇忌服。

覆盆子

出《本草经集注》。又名覆盆子、乌藨子、小托盘。为蔷薇科植物华东覆盆子 *Rubus chingii* Hu 的干燥果实。

【药性】 苦、酸,平。入肾、肝经。

【功效】 补肝肾,固精,缩尿。

【药论及医论】 《药性论》:"女子食之有子。"

《本草衍义》:"益肾脏,缩小便。"

《本草汇言》:"女人胞寒白带,血冷不调,食之能令有子。"

《浙江药用植物志》:"安胎。主习惯性流产。"

《中医妇科名家经验心悟》:"朱南孙认为,覆盆子、金樱子温肾涩精,能补能敛,对久崩久漏、白带绵绵等属肾气亏损,精血滑脱,需培本复旧者尤佳。"

【临床应用】

1. 月经后期,月经过少,闭经,不孕　参见肉苁蓉条。

2. 肝肾不足引起的月经不调　固冲汤:菟丝子 12～30 g,枸杞子 12～20 g,覆盆子 12～20 g,巴戟天 12 g,淫羊藿 10 g,鹿角 10 g,墨旱莲 20 g,女贞子 10～20 g,杜仲 10 g,续断 12 g,山药 15 g。(《马大正中医妇科医论医案集》)

3. 经期过长　覆盆子 20 g,山茱萸 20 g,何首乌 20 g,枸杞子 20 g,五味子 10 g,仙鹤草 30 g,阿胶 10 g,党参 30 g,墨旱莲 30 g。(《妇科用药 400 品历验心得》)

4. 白带　韭菜子一两,覆盆子五钱,菟丝子七钱。共研细末,炼蜜为丸,每日 3 次,每服三钱。(《常见病验方研究参考资料》)

5. 赤白带下,脉弦浮数者　参见肉苁蓉条。

6. 白淫　参见芡实条。

7. 冲任极虚,白浊,白沃,白带,脐腹疼痛,气体怯弱,饮食减少,久无子息　狗头骨丸:黄狗头骨(一付烧为灰存性不可白)、紫石英、赤石脂、禹余粮、代赭石(各煅醋淬)、炒香附子、当归、白薇、卷柏、牛膝、炮附子、覆盆子、熟艾、煅牡蛎、熟地黄各二两,海螵蛸、麝香各一钱。上为末,糯米糊为丸如梧子大,每服四十丸,米饮下,空心食前服。(《普济方》)

8. 妊娠胎动不安,或腰腹疼痛　育胎饮子:覆盆子、阿胶(蛤粉炒)各三钱,桑寄生、艾叶(炒)、白芍药、当归、人参各二钱。上吹咀,每服四钱,水一盏半,糯米百粒,煎至八分,去滓,食前服。(《朱氏集验方》)

9. 习惯性流产　覆盆子、苎麻根各 30 g,紫金牛、蚕茧壳、龙芽草各 9 g,菜头肾 15 g。(《浙南本草新编》)

10. 妊娠便秘　覆盆子 15 g,桑椹子 15 g,何首乌 15 g,熟地黄 10 g,枸杞子 15 g,石韦 20 g。(《妇科用药 400 品历验心得》)

11. 羊水过少　参见沙参条。

12. 子悬　参见蛤蚧条。

13. 产后血崩不止　菟丝子、杜仲、益智子、萆薢、山茱萸、五味子、茯苓、赤石脂、龙骨、川芎各一分,川椒三铢,覆盆子半两。上为细末,炼蜜丸梧桐子大,早晨空心盐汤下三十丸。(《普济方》)

14. 产后遗尿　覆盆子、白薇、白芍各 30 g。共为细面。服 6 g,每日 2～3 次。(《中华民间秘方大全》)

15. 肾精亏虚,冲任失充之月经不调、不孕症等　五子衍宗丸:枸杞子,菟丝子,五味子,覆盆子,车前子。(《中医临床妇科学》)

16. 血伤带下,渐成劳疾　鹿茸丸:鹿茸、白薇、覆盆子、细辛、菴蕳子、熟干地黄、山羊、蛇床子、白茯苓各三分,炮干姜、远志、当归、川芎、桂心、续断、牡丹皮、人参、卷柏、龙骨、蒲黄各半两。上为末,炼蜜和丸桐子大,每服三十丸,空腹温酒下,米饮亦得。(《普济方》)

17. 产后乳汁自出　固奶方：黄芪，覆盆子，乌贼骨。(《中医妇产科学》，刘敏如等主编)

18. 肾虚痰实型多囊卵巢综合征　参见昆布条。

19. 性交后小腹疼痛　枸杞子 30 g，山茱萸 15 g，覆盆子 15 g，益智仁 10 g，山药 30 g，补骨脂 10 g。(《妇科用药 400 品历验心得》)

20. 子宫发育不全　参见珍珠条。

21. 腰部酸困，月经正常的不孕症　参见女贞子条。

22. 阴道干燥　保阴煎加何首乌 12 g、桑椹子 15 g、覆盆子 15 g、龟板胶 10 g。(《妇科用药 400 品历验心得》)

【现代药理研究】　大鼠、兔的阴道涂片及内膜切片等指标表明，覆盆子似有雌激素样作用。(《中华本草》)

【用法用量】　内服：煎汤，10～40 g；或入丸、散；亦可浸酒或熬膏。

【使用注意】　阴虚火旺，小便短赤者禁服。

礞　石

出《嘉祐补注神农本草》。为变质岩类黑云母片岩及绿泥石化云母碳酸盐片岩。前者产湖南、湖北、四川、江苏、浙江等地，药材称为青礞石；后者产河南、河北等地，药材称为金礞石。

【药性】　甘、咸，平。入肺、心、肝、胃经。

【功效】　坠痰下气，平肝定惊，消食攻积。

【药论及医论】　《嘉祐补注神农本草》："治……妇人积年食癥，攻刺心腹。"

《本草从新》："能平肝下气，为治顽痰癖结之神药。"

【临床应用】

1. 月经后期　胆南星 12 g，苍术 10 g，香附 9 g，半夏 10 g，青皮 9 g，石菖蒲 10 g，茯苓 12 g，礞石 15 g，炒黄芩 9 g，制大黄 10 g，沉香 4 g，丹参 20 g，桃仁 10 g。(《妇科用药 400 品历验心得》)

2. 闭经　礞石滚痰丸加石菖蒲 9 g、陈皮 10 g、半夏 10 g、苍术 10 g、荷叶 10 g、当归 15 g、川芎 10 g、海螵蛸 30 g。(《妇科用药 400 品历验心得》)

3. 痰湿阻滞型多囊卵巢综合征　党参 12 g，苍术、白术各 12 g，香附 9 g，茯苓 12 g，姜夏 9 g，青礞石 12 g，石菖蒲 12 g，皂角刺 12 g，冰球子 12 g，仙茅 12 g，当归 9 g，川芎 9 g。(《妇科名医证治精华》)

4. 痰火型经间期情志异常　礞石滚痰丸：大黄，黄芩，礞石，沉香。(《中医临床妇科学》，夏桂成主编)

5. 经前癫狂　参见大黄条。

6. 带下　礞石 20 g，杏仁 10 g，冬瓜子 30 g，浙贝母 10 g，栝楼皮 10 g，贯众 20 g，樗根皮 15 g，土茯苓 15 g，车前子 10 g。(《妇科用药 400 品历验心得》)

7. 脏躁　参见黄连条。

8. 食癥，块久不消，攻刺心腹疼痛　礞石丸：青礞石，巴豆，朱砂，粉霜，木香末，硇砂。每服二丸，空心，温酒下，取下恶物为度。(《妇人大全良方》)

9. 痰瘀互结之未破溃之乳痈、阴肿等　红灵丹：雄黄，乳香，煅月石，青礞石，没药，冰片，火硝，朱砂，麝香。(《中医外科学》第二版教材)

10. 侵蚀性葡萄胎肺转移　礞石滚痰丸加减：炙大黄 10 g，礞石 15 g，黄芩 9 g，川石斛 12 g，天花粉 15 g，北沙参 15 g，半枝莲 15 g，白花蛇舌草 15 g，藤梨根 20 g，海藻 15 g，蛇莓 20 g，蜈蚣(研吞)4 条。(《妇科用药 400 品历验心得》)

【用法用量】　内服：入丸、散，3～6 g；煎汤，10～15 g，布包。

【使用注意】　非痰热内结不化之实证，脾胃虚弱、阴虚燥痰者及孕妇均禁服。

瞿　麦

出《神农本草经》。又名野麦、剪绒花、竹节草。为石竹科植物瞿麦 *Dianthus superbus* L.或石竹 *Dianthus chinensis* L.的带花全草。

【药性】　苦，寒。入心、肾、小肠、膀胱经。

【功效】 清热利水，破血通经。

【药论及医论】 《神农本草经》："破胎堕子，下闭血。"

《药性论》："主五淋。"

《日华子》："瞿麦，催生。""石竹……子治月经不通，破血块，排脓……治浸淫疮并妇人阴疮。"

《三因极一病证方论》："诸治产前后淋闭，其法不同。产前当安胎，产后当去血，如其冷、热、膏、石、气淋等，为治则一，但量其虚实而用之。瞿麦、蒲黄，最为产后要药，唯当寻其所因，则不失机要矣。"

【临床应用】

1. 经行时，由热邪乘于小肠，闭而不通，致痛如刀刺　宜服八正散。木通，车前，萹蓄，大黄，滑石，草梢，瞿麦，山栀，加灯草煎。（《秘传内府经验女科》）

2. 月经后期　参见萹蓄条。

3. 月经不通　用瞿麦子煎汤服之。（《普济方》）

4. 经闭　（四物汤）加枳壳、大黄、荆芥、黄芩、青皮、滑石、木通、瞿麦、海金沙、山栀子、车前子。（《证治准绳·女科》）

5. 经量过少　王不留行 15 g，刘寄奴 15 g，丹参 20 g，桃仁 10 g，当归 10 g，川芎 10 g，茺蔚子 10 g，茜草 15 g，瞿麦 10 g。（《妇科用药 400 品历验心得》）

6. 血室有热，崩下不止，服温药不效者　延胡索、瞿麦穗、当归、干葛、牡丹皮各一两，石膏二两，桂心三分，蒲黄半两，威灵仙三分。上为细末，每服二钱。水一盏，煎至六分，空心温服，日二服。（《妇人大全良方》）

7. 血分　人参、当归、大黄、桂心、瞿麦穗、赤芍药、茯苓各半两，炒葶苈一分。上为末，炼蜜丸如梧桐子大。空心，米饮下十五丸至二三十丸。（《养生必用方》）

8. 妊孕胎漏去血，恐其难产，常宜服之　榆白皮散：榆白皮、葵根、瞿麦各二钱，大麻仁、木通各一钱，牛膝一钱半。上作一服，水二盅，煎至一盅，不拘时服。（《证治准绳·女科》）

9. 妊娠小便不通，脐下妨闷　葵子、赤茯苓、瞿麦以上各一两。上件药，捣细罗为散，每服不计时候，以温水调下一钱。（《太平圣惠方》）

10. 妊娠肿胀，产后排尿异常　参见大黄条。

11. 产经数日不出，或子死腹　瞿麦，上水煮取浓汁服之佳。（《经效产宝》）

12. 胎衣不出，脐腹坚胀急痛　必效方牛膝汤：牛膝、瞿麦各四两，当归三两，通草六两，滑石八两，葵子五两。上细切，以水九升，煮取三升，分三服。（《证治准绳·女科》）

13. 横倒生手足先出　用瞿麦二两，锉，以水一大盏，煎至六分去滓，分二服。（《普济方》）

14. 月未足，胎死不出，母欲死方　瞿麦一把，煮令二三沸，饮其汁，立产。（《小品方》）

15. 下胎极效　妊娠有病，欲去胎者宜此。蟹爪散：蟹爪二合，桂心、瞿麦各一两，牛膝二两。上为末，空水温酒服一钱。（《医部全录·妇科》）

16. 新产后，瘀血不消，服诸汤利血后，余疾未平，宜服此方　牡丹丸：牡丹皮三两，芍药、元参、桃仁、当归、桂心各二两，虻虫、水蛭各五十枚，蛴螬、瞿麦、川芎、海藻各一两。上为末，蜜丸如梧子丸，酒下十五丸，加至二十丸。（《医部全录·妇科》）

17. 产后淋病，小便涩痛或血淋　瞿麦、黄芩、冬葵子各二两，通草三两，大枣十二枚。上水七升，煮取二升半，分作两服。（《经效产宝》）

18.（产后）久痢不止者，此气虚血少，肠滑不禁也　四君子汤加白芍、乌梅、瞿麦、粟壳。（《验方新编》）

19. 产后月水不通，腹胁刺痛，面色萎黄，时发烦热，不思饮食　红蓝花散：红蓝花、赤芍药、姜黄、牛膝、瞿麦各半两，琥珀、炒川大黄、当归、桂心各一两，延胡索、桃仁各三分。上件药捣细为散，每服食前，以温酒调下一钱。（《太平圣惠方》）

20. 产后 40 日内，合之非道，尿频如淋，甚则阴肿焮红　参见紫花地丁条。

21. 产后大小便不通，脐下妨闷兼痛　参见石韦条。

22. *妇人因气少，乳汁不下*　涌泉散：瞿麦穗、大麦门冬、龙骨、穿山甲(炒黄)、王不留行，上为细末，每服一钱，热酒调下，后饮猪蹄羹少许，用油木梳在左右乳上梳二三十梳，日三服。(《广嗣全诀》)

23. *产后乳汁少，或不下*　猪蹄汤：猪蹄四只，以水五升煮汁，三升澄清，瞿麦、漏芦、木通各一两。上四味，内三味粗捣筛，每服三钱匕，猪蹄汁一盏，煎七分，去滓温服，不拘时。(《圣济总录》)

24. *痰湿不孕症*　参见九香虫条。

25. *输卵管积水*　参见牵牛子条。

26. *盆腔炎*　促孕散：瞿麦 10 g，萹蓄 10 g，车前子 10 g，败酱草 10 g，草河车 10 g，冬葵子 10 g，马鞭草 10 g，萆薢 10 g，通草 3 g，延胡索 6 g，川楝子 6 g。共研极细末，和匀。每次服 9 g，每日 2 次，温开水冲服。(《名医治验良方》)

27. *卵巢囊肿*　瞿麦饮：每日用瞿麦 50 g 加水 1 000 mL 开锅后文火煎 20 分钟，取汁当茶饮，连续用 30～60 日。(《中医妇产科学》)

28. *妇人阴疮*　(叶)捣敷。(《日华子》)

29. *外阴炎*　瞿麦 60 g，水煎 3 次，合药液约 1 500 mL，凉后坐浴，不拘次数，每次 15 分钟。(《妇科用药 400 品历验心得》)

【现代药理研究】　瞿麦乙醇提取物对大鼠离体子宫、兔在体子宫平滑肌肌条有明显刺激作用，体现在肌条收缩的振幅、频率和收缩力度等方面，而且随着给药剂量的加大，收缩力度也加大。与前列腺素 E_2 合用后，两药作用协同，导致频率增加，作用持续时间更长。瞿麦果实一方面可以降低小鼠体内孕激素和孕酮浓度，缩小胚胎体积，同时由于抑制腺体分泌，使得子宫内膜发育异常，各种生理学形态和特征失去同步性，拒绝接受胚胎融合，阻止胚胎着床，导致其坏死，从而明显提高着床期死胎率和流产率，且随着给药剂量增加，这种现象加重。[《中华中医药学刊》，2021，39(3)：134－139]

【用法用量】　内服：煎汤，6～20 g；或入丸、散。外用：60 g，煎汤洗。

【使用注意】　下焦虚寒，小便不利及孕妇、新产者禁服。

十九画及以上

藿　香

出《名医别录》。又名土藿香、青茎薄荷、排香草、大叶薄荷、绿荷荷、川藿香、苏藿香、野藿香、鸡苏、水麻叶、杜藿香。为唇形科植物广藿香 *Pogostemon cablin* (Blanco) Benth.的干燥地上部分。

【药性】 辛，温。入脾、胃、肾经。

【功效】 行气，和中，辟秽，祛湿。

【药论及医论】 《本草再新》："解表散邪，利湿除风，清热止呕。"

《草药新纂》："行气健胃。治胃病，疗霍乱、呕泄、气郁等证。"

【临床应用】

1. 经脉不行，胸膈满闷，身体麻木，或有寒热证候　厚朴、牡丹皮、茅香、藿香、甘草各三钱，陈皮、生半夏、麦芽、当归、炒苍术各半两，赤芍药三分。上㕮咀，每服半两。水一大盏，姜三片，煎服。(《妇人大全良方》)

2. 经闭　主以四物汤，暑加香薷、藿香。(《女科指要》)

3. 经行腹泻　痛泻要方加味：防风 10 g，陈皮 10 g，炒白芍 10 g，炒白术 10 g，苍术 10 g，厚朴 10 g，藿香 10 g，佩兰 10 g，神曲 10 g。(《妇科用药 400 品历验心得》)

4. 经行昏厥　参见沉香条。

5. 妊娠腹痛，中满　姜术汤：姜黄、蓬莪术(煨)、藿香叶各一两，炙甘草半两。上粗捣筛，每服二钱匕，水一盏，煎至六分，去滓温服，不拘时。(《圣济总录》)

6. 妊娠浑身厥冷气痛，冲心欲死　吴茱萸、白术、当归、防风、川芎、续断、炙艾叶各半两，藿香一分。上细杵罗为末，每服三钱，水一盏一分，煎取一盏，空心服，连进两三盏，以效为度。(《普济方》)

7. 妊娠恶阻，胃寒呕逆，翻胃吐食，及心腹刺痛　人参丁香散：人参、丁香、藿香叶各二钱半。上为散，每服三钱，水一盏，煎七分，去滓温服，无时。(《证治准绳·女科》)

8. 妊娠胎气不安，气不升降，饮食不美，呕吐酸水，起坐觉重　参见食盐条。

9. 妊妇伤湿泄泻　不换金正气散：苍术、厚朴、陈皮、藿香、制半夏各一钱，甘草五分，姜、枣为引。水煎服。(《胎产心法》)

10. 妊娠外感　参见佩兰条。

11. 孕妇感冒吐泻，脉浮　加味香苏散：香附两半，苏叶两半，藿香三两，陈皮两半，甘草六钱，炒砂仁一两，为散，水煎三钱，去渣温服。(《女科指要》)

12. 妊娠停食感冷，发为疟疾　驱邪散：白术、草果仁、炒高良姜、缩砂仁、藿香叶、橘红、白茯苓各一钱半，炙甘草五分。上作一服，水二盅，生姜五片，红枣一枚，煎一盅，不拘时服。(《证治准绳·女科》)

13. 孕妇伏暑。发热无汗，口渴饮水，面色红赤，干呕恶心，腹痛昏卧　二香散：紫苏、藿香、白芷、茯苓、陈皮、法半、甘草、桔梗、香茹、炒朴、扁豆、炙术、木瓜各一钱，炒连、腹毛各五分，姜、枣引。(《彤园妇人科》)

14. 中气不和，霍乱吐泻，但一点胃气存者，服之回生　回生散：陈皮(去白)、藿香各五分，上锉，水煎温服。(《胎产心法》)

15. 孕妇心腹痛，多寒多食　藿香正气散加减用之。(《胎产心法》)

16. 胎气不安，气不升降，呕吐酸水　二香散：香附、藿香、甘草各二钱，为末，每服二钱。(《妇人大全良方》)

17. 妊娠腹满　藿香丸：藿香叶、木香各一两，肉豆蔻(去壳)、丁香各半两，半夏二两(生姜汁浸三宿透切焙干)。上五味，捣为末，生姜汁煮面糊和丸，如梧桐子大，每服二十丸，食前生姜汤下。(《圣济总录》)

18. 妊娠血液虚衰痿弱，难以运动，气滞痹麻，荣卫不能宣通　白术三两，寒水石、当归、黄芩、芍药、人参、石膏、干葛、防风、缩砂、藿香各半两，甘草、茯苓各一两，木香一钱。上为细末，每服三钱，水一盏，生姜三片，同煎至六分去滓，温服，日三次。(《普济方》)

19. 妊娠中恶初起。气逆虚喘，心腹胀痛，猝然昏倒　参见厚朴条。

20. 妊娠中风，口噤，心膈痰涎壅滞，言语不得，四肢强直　白僵蚕散：白僵蚕、天麻、独活、麻黄各一两，乌犀角屑二分，白附子、藿香、天南星、半夏各半两，龙脑一钱(研入)。捣细罗为散，以生姜薄荷汤调下一钱。(《太平圣惠方》)

21. 胎热　参见荆芥条。

22. 交骨不开　用荆芥、藿香、椿根皮，煎汤熏洗。(《女科一盘珠》)

23. 产后痞气，胸膈不快，噎闷不进饮食　人参威灵散：人参、茯苓、藿香叶、白芷、炙甘草、桔梗各一两，威灵仙一分。上件为末，每服一大盏，枣二枚，姜二片，水一盏，须煎至八分，空心食前温服。(《普济方》)

24. 产后心虚中风，心中战栗，惊动不安，每日如人将捕，精神恍惚　藿香、人参、菖蒲、川芎、紫石英、白石英、远志、茯苓、当归、续断、桑寄生、独活、石斛、细辛、沉香各一分。上为细末，每服二钱，水一盏，煎一两沸，去滓吃。(《普济方》)

25. 新产之后，虽无疾故，宜将息调理脾胃，美进饮食，则脏腑易平复，气血自然和调，百疾不生也　加味四君子汤：人参、茯苓、白术、甘草、陈皮、藿香、缩砂仁、黄芪各等分。上锉散，每服四钱，姜三片，枣一枚，煎温服。(《证治准绳・女科》)

26. 产后呕逆不止　橘红一两，半夏曲、甘草各半两，藿香三两。上为细末，每服二钱。水一盏半，姜三片，煎至六分，无时候。(《妇人大全良方》)

27. 产后霍乱吐利，腹痛转筋　藿香汤：藿香叶、当归(炒)、人参、五味子各一两，白术(炒)、赤茯苓、黄芪各一两半，木瓜二两。上八味，粗捣筛，每服五钱匕，水一盏半，煎取八分，去滓温服。(《圣济总录》)

28. 产后气逆食滞胀痛等证　参见乌药条。

29. 产后湿阻　藿香 9 g，厚朴 9 g，半夏 10 g，茯苓 10 g，白豆蔻 4 g，炮姜 4 g，陈皮 10 g，佩兰 6 g，佛手柑 10 g。(《妇科用药 400 品历验心得》)

30. 产后暑热　生薏苡仁 12 g，杏仁 9 g，砂仁 6 g，竹叶 9 g，川朴 6 g，苍术 9 g，黄芩 9 g，木通 9 g，赤苓、猪苓各 9 g，鸡苏散 9 g，鲜藿香、鲜佩兰各 30 g，制半夏 9 g。(《妇科名医证治精华》)

31. 产后中风，口噤　白僵蚕散：白僵蚕、炮天南星、炒干蝎、桑螵蛸、桂心、藿香、炮川乌头、炒乌蛇肉各半两，防风一分。上件药捣细罗为散，每服不计时候，以生姜酒调半钱，拗开口灌之。(《太平圣惠方》)

32. 血风臌胀　(四物汤)加甘草、木香、枳壳、马兜铃、葶苈、紫苏、藿香、地黄，空心服。(《证治准绳・女科》)

33. 血风于产后乘虚发作，或产后伤风，头痛发热，百骨节痛　加荆芥穗、天麻、香附子、石膏、藿香各一分，四物料共一两中加之。每服三钱，水一盏，煎七分服。(《妇人大全良方》)

34. 肠粘连腹痛　参见木香条。

35. 妇科术后腹泻　厚朴 15 g，槟榔 10 g，藿香 10 g，佩兰 10 g，炒莱菔子 10 g，炮姜 6 g，诃子10 g,石榴皮15 g,禹余粮30 g,骨碎补10 g,肉豆蔻10 g,补骨脂10 g。(《妇科用药400品历验心得》)

36. 血不归源而呕吐者　宜用十全大补汤加陈皮、半夏、藿香、姜、枣煎服。(《妇人大全良方》)

37. 性交呕吐　参见半夏条。

38. 室女骨蒸热劳　金花散:藿香、零陵香、延胡索、芍药、白芷、川芎、当归、桂心各一分,莲子心、晚蚕蛾各二分。上为细末,温酒调下一钱,日二服。(《太平圣惠方》)

39. 妇人使性……其病状初得,心前晕闷,愦乱不快,遂有一块物触到咽喉,即手足俱冷,口噤不开,不省人事　藿香、细辛、羌活、川芎、菖蒲各一分,独活、牵牛各二分,半夏(生)三分。上细锉为末,内有牵牛、半夏末一钱半,为一服。若未吐,如人行一里,再进一服。(《普济方》)

40. 阴中久冷,或成白带,淋沥不断,久无子　麝香丸:零陵香、藿香各二钱,蛇床子半两,吴茱萸、桂、枯白矾、木香各三钱,麝香二分半,丁香、韶脑各一钱半,不灰木、白芷各二钱半,龙骨半两。上为细末,炼蜜和丸,每两作四十丸,每用一丸,绵裹内阴中。(《普济方》)

41. 阴下脱　荆芥穗,藿香叶,臭椿树皮。煎汤熏洗,即入。(《普济方》)

42. 阳明经虚,不荣肌肉,阴中生疮不愈　藿香养胃汤:藿香、白术、白茯苓、炒神曲、乌药、缩砂仁、薏苡仁、半夏曲、人参各半两,荜澄茄、炙甘草各三钱半。上锉散,每服四钱,水盏半,姜五片,枣三枚,同煎,不以时候。(《证治准绳·女科》)

43. 玉门不闭　外洗方:樗根白皮三两,荆芥穗、藿香、藁本各一两。以绢袋盛,水煎,适寒温洗之,不可太热。(《女科指掌》)

44. 阴臭　藿香80 g,水煎3次,合药液约1 500 mL,凉后先用冲洗器冲洗阴道再坐浴,不拘次数,每次15分钟。(《妇科用药400品历验心得》)

45. 霉菌性阴道炎　藿香、蛇床子、土茯苓各30 g。煎汤冲洗阴道。(《中医妇科临床手册》)

【现代药理研究】　藿香水提物可显著改善卵巢切除诱导的小鼠骨小梁减少,骨质流失和骨髓中的脂肪堆积症状。此外,藿香水提物通过抑制受体激活剂诱导激活丝裂原活化蛋白激酶和核因子-κB途径,抑制破骨细胞生成,用于预防和治疗女性绝经后骨质疏松症状。藿香挥发油类提取物对皮肤癣菌的菌落形成有抑制作用。[《中国野生植物资源》,2021,40(11):45-53]

【用法用量】　内服:煎汤,6～10 g;或入丸、散。外用:30～80 g,煎水洗。

【使用注意】　不宜久煎,阴虚火旺者禁服。

鳖甲(附甲鱼肉)

出《神农本草经》。又名上甲、甲鱼壳、团鱼甲。为鳖科动物鳖 *Trionyx sinensis* Wiegmann的背甲。

【药性】　咸,平。入肝、脾、肾经。

【功效】　养阴清热,平肝息风,软坚散结。

【药论及医论】　《神农本草经》:"主心腹癥瘕坚积、寒热,去痞、息肉、阴蚀、痔、恶肉。"

《药性论》:"治妇人漏下五色,羸瘦者。"

《日华子》:"去血气,破癥结、恶血,堕胎……"

《医学入门·本草》:"主……女子经闭……"

《本草纲目》:"妇人经脉不通,产难,产后阴脱……"

《济阴纲目》:"鳖甲是下部阴药,而通肾脉之阳,自脊膂节节而下,以至于阴。"

【临床应用】

1. 月经不调,肌肉黄瘁,胁下积气结硬,时发刺痛,渐成劳状　醋炙鳖甲、桂心、醋煮急炒三棱、牡丹皮、炒牛膝、诃子肉、琥珀、煨大黄、土瓜根、麸炒桃仁。上各等分,为细末,炼蜜丸如梧桐子大,煎桃仁汤送下十五丸。(《博济方》)

2. 月经量过少　生鳖甲30 g,山药、白扁豆各12 g,地骨皮、玉竹、知母、石斛、麦冬、北沙参各9 g,甘草3 g。(《中国民间医术绝招·妇科

部分》)

3. 月经先期，量多色紫，质稠或夹块　参见银柴胡条。

4. 月经后期　参见海藻条。

5. 闭经　鳖甲一个，海螵蛸一块。醋炙，共为细末，每晚饭后热酒送下三钱。(《常见病验方研究参考资料》)

6. 血热经病，及热甚经闭　凉血调经丸：黄芩，黄柏，白芍，鳖甲，杞子，归身，樗皮。(《妇科玉尺》)

7. 月水不利　鳖甲丸：鳖甲，川大黄，琥珀。(《太平圣惠方》)

8. 崩中漏下，不问年月远近　柏叶、续断、川芎、当归、生干地黄、鳖甲、龟甲各一两半，禹余粮二两半，阿胶、赤石脂、牡蛎、地榆、艾叶、鹿茸各一两。上为末，每服二钱，食前，粥饮调下。(《妇人大全良方》)

9. 漏下　鳖甲醋炙研末，清酒服方寸匕，日二。(《本草纲目》)

10. 肾虚肝郁经间期乳房胀痛　参见紫苏梗条。

11. 经行发热　青蒿鳖甲散加减：炙鳖甲、生地、地骨皮、女贞子、墨旱莲各 12 g，青蒿、知母、牡丹皮、白芍各 9 g，银柴胡 4.5 g。(《中医妇科临床手册》)

12. 赤白带下　龟甲、鳖甲各醋炙四两，牡蛎(火煅)二两。共为末，醋糊为丸，如桐子大，早晚二次温酒下三钱。(《妇科秘方》)

13. 阴血亏损之羊水过少　参见龟甲条。

14. 肝肾阴亏，虚阳上扰之子晕(妊娠高血压综合征)　三甲复脉汤：生白芍，阿胶，生龟甲，生鳖甲，生牡蛎，干地黄，炙甘草，麦冬，麻仁。(《中医临床妇科学》，夏桂成主编)

15. 妊娠瘛疭　大定风珠加减：炒白芍 15 g，龟板胶 10 g，龙骨 20 g，牡蛎 20 g，鳖甲 10 g，鸡子黄 1 枚，桑寄生 12 g，丝瓜络 10 g，竹茹 10 g。(《妇科用药 400 品历验心得》)

16. 妊娠瘾疹　升麻 9 g，当归 6 g，甘草 6 g，鳖甲 10 g。(《妇科证治经方心裁》)

17. 妊娠咳嗽羸瘦，不能下食　鳖甲丸：炙鳖甲、贝母、人参、木香、柴胡、桔梗、五味子各一两，炙甘草半两。上件药捣罗为末，炼蜜和捣三二百杵，丸如梧桐子大，每服不计时候，以糯米粥饮下三十丸。(《太平圣惠方》)

18. 妊娠疟疾，寒热腹痛　鳖甲散：炙鳖甲一两，炮干姜半两，当归一两，桃仁三分。上件药捣细罗为散，每于发时，用煎水调下一钱。(《太平圣惠方》)

19. 妊娠合并甲状腺功能亢进心慌，汗多者　参见昆布条。

20. 难产困乏，腹痛有所见，儿及衣不出　鳖甲烧为末。上服方寸匕，立出，未生更服。(《经效产宝》)

21. 难产　鳖甲烧存性，研末。酒服方寸匕，立出。(《梅师方》)

22. 产后崩中，下血不止，虚羸无力　阿胶丸：阿胶、赤石脂各一两半，续断、川芎、当归、甘草、丹参各一两，龙骨、鹿茸、乌贼骨、炙鳖甲各二两。上为细末，炼蜜丸如梧桐子大。空心，温酒下二三十丸。(《妇人大全良方》)

23. 产后腹痛　鳖甲(煅存性)六个。研末，每服三钱，温酒送下。(《常见病验方研究参考资料》)

24. 产后月水不通，胁腹妨闷，四体烦疼，吃食减少，渐觉虚困　琥珀散：琥珀、牛膝、炙鳖甲、赤芍药、柴胡各一两，赤茯苓、桃仁、当归、枳壳、虎杖各三分，桂心、木香各半两。上件药捣筛为散，每服三钱，以水一中盏，入生姜半分，煎至六分，去滓，每于食前温服。(《太平圣惠方》)

25. 产后恶露不尽，结成血瘕，乍寒乍熱，心腹胀痛，不欲饮食，四肢羸瘦，或时口干　鳖甲丸：当归、木香、赤芍药各半两，鳖甲一两，大黄一两(炒)，牛膝、白术、水蛭(制)、虻虫(制)各一分，牡丹皮、桂心各三分，鬼箭羽半两。上为细末，炼蜜丸如梧桐子大，桃仁汤吞下二十丸，食前服。(《妇人大全良方》)

26. 产后疟疾，因瘀血停留，荣卫不和，往来寒热，腹多胀痛　加味生化汤：当归五钱，川芎三钱，炮姜、炙草、柴胡、制桃仁、炙鳖甲各一钱，童便兑服。(《彤园医书》)

27. 产后早起，伤风冷，泄痢不止　鳖甲散：炙鳖甲一两，白头翁一两，当归一两，黄连一两。上件药捣筛为末，每服二钱，以水一中盏，煎至六分，去滓，不计时候温服。(《太平圣惠方》)

28. 血虚产后痉症　参见牡蛎条。

29. 产后蓐劳　人参鳖甲散：人参、桂心、当归、桑寄生、白茯苓、白芍药、桃仁、熟地黄、甘草、麦门冬各半两，续断一分，牛膝三分，炙鳖甲、黄芪各一两。上为细末，每服先以猪肾一对，去筋膜；以水两大盏，生姜半分，枣三个，煎至一盏，去猪肾、姜、枣，然后入药末二钱，入葱三寸，乌梅一个，荆芥五穗，煎至七分，去滓，空心、晚食前温服。(《妇人大全良方》)

30. 产后余血不散，结成瘕块，疼痛　桃仁散：桃仁一两，当归一两，赤芍药三分，琥珀三分，延胡索三分，川芎半两，鬼箭羽一两，炒川大黄一两，桂心半两，炙鳖甲一两。上件药捣罗为散，每服一钱，以水一中盏，入生姜半分，煎至六分，去滓，不计时候温服。(《太平圣惠方》)

31. 围绝经期综合征出现的潮热、出汗　参见女贞子条。

32. 剖腹产后或产后阴血亏虚，发热以夜间为甚者　生鳖甲 24 g，生地黄 12 g，玄参 12 g，麦冬 12 g，牡丹皮 12 g，地骨皮 12 g，知母 12 g，炙甘草 5 g。(《中医妇科验方选》)

33. 骨蒸劳，退热解肌，进食　青蒿鳖甲煎丸：九肋鳖甲一个，北柴胡二两，甘草、杏仁、桔梗、当归、人参、地骨皮、赤芍药各一两，胡黄连、宣连各一分，官桂、木香各半两，麝香一字，酥蜜各三两。上十四味同为细末，用青蒿一斤，童子小便五升，好酒一升，熬青蒿汁约二升以来漉去青蒿不用，入酥、蜜再熬成膏；冷后入药末，搜和为丸如梧桐子大。每服十五丸，温酒下，米饮亦得，日进三服。(《博济方》)

34. 潮热食少，经愆无子，脉软弦数者　青蒿乌鸡丸：青蒿一斤，人参四两，炙黄芪四两，当归四两，制香附一斤，茯苓二两，川芎二两，制白术四两，丹皮二两，炒白芍二两，醋制鳖甲六两，地骨皮三两，醋制艾叶二两。制为末，取白丝毛乌骨雄鸡一只，去肠垢留腹入熟地八两，好酒煮烂去骨，同前药焙脆为末，仍用煮鸡酒糊熟糯粉，干湿可丸余酒收入，仍用温酒下三五钱。(《女科指要》)

35. 性欲亢进(围绝经期综合征)　龟板胶 20 g，鳖甲 15 g，牡蛎 20 g，磁石 20 g，紫石英 20 g，炒黄柏 10 g，浮小麦 20 g，紫草 20 g，五味子 6 g，青蒿 12 g。(《妇科用药 400 品历验心得》)

36. 肾阴不足，天癸衰少，阴道干涩之性冷淡　滋阴奠基汤：龟甲、鳖甲各 15 g，怀山药、熟地黄、牡丹皮、茯苓、川续断、菟丝子各 10 g。(《中医临床妇科学》，夏桂成主编)

37. 吹奶　鳖甲生为末，酒下二钱。(《普济方》)

38. 乳房囊腺增生　鳖甲、夏枯草各 30 g，玄参、橘核、益母草、赤芍、白芍各 15 g，郁金、陈皮、柴胡各 10 g，橘络 6 g。每日 1 剂，水煎两次，早晚分服。(《中国民间医术绝招・妇科部分》)

39. 子宫肌瘤　茯苓 15 g，鳖甲、赤芍、桂枝各 12 g，牡丹皮、桃仁、炮山甲各 10 g。(《中国民间医术绝招・妇科部分》)

40. 结核性盆腔炎有包块者　参见玄参条。

41. 恶性滋养细胞肿瘤　参见重楼条。

42. 卵巢肿瘤　鳖甲、琥珀、大黄各等分为末，早晚白酒送服 10 g。(《妇产科疾病中医治疗全书》)

43. 子宫内膜异位症　复方大黄片：生大黄(醋制)6 g，桃仁 9 g，鳖甲 15 g，琥珀粉 1 g。共研细末，和匀，依法制成片剂，每片重 0.35 g。每次服 4～6 片，每日 3 次，温开水送服。(《名医治验良方》)

44. 溃疡型子宫颈癌　人参、生鳖甲各 18 g，花椒 9 g。药研细末，每晚睡前服 7 g，温开水下，20 日为 1 个疗程。(《中国民间医术绝招・妇科部分》)

45. 妇人痃癖气，心腹疼痛，饮食不消　鳖甲(醋炙黄)、川大黄(锉碎微炒)、京三棱(炮制)各等分。上为末，醋煮面糊丸，如桐子大。每食前以生姜汤下十丸。(《济阴纲目》)

46. 妇人痔疾不止　鳖甲散：炙鳖甲一两半，露蜂房、蛇蜕皮(烧灰)、猪左脚悬蹄甲(炙令黄)。上件药捣细罗为散，入研了药令匀，每服食前，以干地黄汤调下一钱。若肛门有窍肿痛，敷之即瘥。(《太平圣惠方》)

47. 霉菌性阴道炎(需要配伍外用药物)　参见忍冬藤条。

48. 阴道生疮　烧灰存性，调茶油抹。(《常见病验方研究参考资料》)

【现代药理研究】　鳖甲提取物能显著提高小鼠细胞免疫功能，提高机体对负荷的适应性。在11日内连续每日灌胃鳖甲胶(20%)0.5 mL/只，可使小鼠血红蛋白含量明显增加。[《中国医师》，2010，13(3)：423－425]

【用法用量】　内服：煎汤，10～30 g，先煎；熬膏或入丸、散。

【使用注意】　脾胃虚寒，食少便溏者及孕妇禁服。

糯稻根

出《本草再新》。又名糯稻根须。为禾本科植物糯稻 *Oryza sativea* L.的根及根茎。

【药性】　甘，平。入肺、肾经。

【功效】　养阴除热，止汗。

【药论及医论】　《本草再新》："补气化痰，滋阴壮胃……安胎和血……"

《中国医学大辞典》："养胃，清肺，健脾，退虚热。"

《药材资料汇编》："止盗汗。"

【临床应用】

1. 月经过多，崩漏　参见沙参条。

2. 经行盗汗　五味子10 g，山茱萸20 g，山药20 g，糯稻根30 g，浮小麦30 g，煅龙骨30 g，生黄芪12 g。(《妇科用药400品历验心得》)

3. 胎动不安　白薇10 g，生地黄20 g，女贞子20 g，墨旱莲30 g，扁豆20 g，糯稻根20 g，阿胶10 g，桑叶15 g，生白芍20 g。(《妇科用药400品历验心得》)

4. 妊娠鼻衄　芦根30 g，马勃10 g，糯稻根30 g，墨旱莲15 g，荆芥炭10 g。(《妇科用药400品历验心得》)

5. 妊娠盗汗　六君子汤加芡实30 g、牡蛎20 g、糯稻根20 g、金樱子15 g。(《妇科用药400品历验心得》)

6. 产后小便淋痛　糯稻根须30 g，水煎服。(《单方验方》)

7. 产后及人流后汗出不止　淮小麦30 g，黄芪30 g，桂枝4.5 g，白术9 g，煅龙骨15 g，煅牡蛎30 g，防风9 g，糯稻根30 g，红枣5枚，生姜9片为引。(《全国名医妇科验方集锦》)

8. 围绝经期综合征出现的潮热、出汗　参见女贞子条。

9. 半身出汗(围绝经期综合征)　鳖甲15 g，炒黄柏10 g，龟板胶10 g，浮小麦30 g，糯稻根50 g，牡蛎30 g，五味子4 g，太子参15 g，麦门冬10 g，瘪桃干20 g。(《妇科用药400品历验心得》)

【用法用量】　内服：煎汤，15～30 g，大剂量可用60～120 g。以鲜品为佳。

麝　香

出《神农本草经》。又名遗香、脐香、心结香、当门子、生香、麝脐香、四味臭、元寸香、臭子、腊子、香脐子。为鹿科动物林麝 *Moschus berezovskii* Flerov、马麝 *Moschus sifanicus* Przewalski、原麝 *Moschus moschiferus* Linnaeus成熟雄体香囊中的干燥分泌物。

【药性】　辛，温。入心、肝、脾经。

【功效】　开窍回苏，活血散结。

【药论及医论】　《名医别录》："疗……妇人产难，堕胎……"

《日华子》："纳子宫暖水脏，止冷带疾。"

【临床应用】

1. 妇人血气，心腹疞痛　八仙散：棕榈二两，当归一两，麝香一钱。每服一钱，温酒调下。(《妇人大全良方》)

2. 崩中　麝香，当归。(《济阴纲目》)

3. 血脉不通　当归散：当归，穿山甲，蒲

黄，辰砂，麝香。（《妇人大全良方》）

4. 月经不调，及崩漏不止　棕皮（烧）、木贼（去节，烧存性）各二两，麝香（另研）一钱。上为末。酒服二钱，空心服。（《必效散》）

5. 血瘀气滞型月经不调　乳香、没药、血竭、沉香、丁香各 15 g，青盐、五灵脂、两头尖各 18 g，元寸（另研）1 g。元寸另研外，其余混合粉碎为末过筛。先取元寸 0.2 g，放神阙穴，再取药末 15 g，撒布元寸上面，盖以槐皮，槐皮上预先钻一小洞，穴周围用面糊圈住，以艾绒捏炷，放槐皮上点燃灸之，每日 1 次。（《中华民间秘方大全》）

6. 月经不通，瘕癥，血块作痛　蒸脐法：没药、乳香、沉香、丁香、血竭各三钱，青盐、食盐、五灵脂、两头尖各六钱，麝香一钱。共为细末，以面作条绕脐，将药入脐填满，上以槐白皮钻孔盖之，以艾炷灸皮上。（《济阴近编》）

7. 经来小便痛　牛膝汤：大牛膝三两，麝香一分，乳香一钱（去油）。水一盏半，煎牛膝至一盏，临服，磨麝乳二香入内，空心服。（《竹林女科证治》）

8. 赤白带下　露华汤：取干莲房隔年者，用为细末。每服二钱，以麝香米饮下，空心食前，日三服，不数日见效，去麝香即不效，切不可减去。（《普济方》）

9. 白崩，日夜不绝，将欲困蔫　牛角䚡（烧灰）一两，龙骨一两，麝香（细研）一钱。上件药捣细罗为散，每于食前，以粥饮调下二钱。（《太平圣惠方》）

10. 妊娠误食毒药如硝石、巴豆、砒霜、乌附等味，毒物如野菌及无名草药酿酒、病死牛羊鸡豚等。内则伤胎气，血下不止，甚则牙闭口噤，身热汗出，心神昏冒，状类癫痫　治法非寻常安胎之药可疗，当以清胎解毒为主，可服解毒回生丹：黑小豆，绿豆，生甘草，连翘，天花粉，黄芩，麝香，金箔，辰砂，雄黄，山慈菇，白扁豆。（《陈素庵妇科补解》）

11. 子痫昏迷抽搐　安宫牛黄丸：牛黄，郁金，犀角，黄连，朱砂，冰片，栀子，雄黄，黄芩，麝香。（《中医妇科临床手册》）

12. 易产方　麝香一钱。上研，水调服之，立产。（《经效产宝》）

13. 妊妇将产，横生倒出者　顺胎散：麝香五分，肉桂、归尾、丑末各一分，滑石、牛膝各一分，红娘子五分，斑蝥十二个，炒为末，共作一服，温茶下，食前服。（《茅氏女科秘方》）

14. 下死胎　桂心末二钱，麝香当门一个。上同研，温酒调服，须臾如手推下。（《妇人大全良方》）

15. 下死胎及生子后胞衣未下　麝香半钱，官桂末三钱，温酒送下，须臾如手推出。（《丹溪治法心要》）

16. 妊娠堕胎后，恶血不出，四肢无力，体热心胸满闷　乌金散：墨二两，没药、麒麟竭各一分，麝香一钱。上四味，并研和为散，每服温酒调下一钱匕。（《圣济总录》）

17. 孕痈　参见大青叶条。

18.（产后）血刺痛　舒眉散：五灵脂一两，蒲黄一两，麝香一钱。为细末，炼蜜为丸，如梧桐子大，每服三十丸，醋汤下。（《宋氏女科撮要》）

19. 产后恶露不尽，腹痛不可忍　赤龙鳞散：赤鲤鱼鳞（烧灰）二两，乱发（烧灰）二两，棕榈皮（烧灰）二两，当归二两，麝香一钱，赤芍药一两。上件药都研令匀，每于食前，以热酒调下二钱。（《太平圣惠方》）

20. 产后血晕　参见水蛭条。

21. 产后败血，乘虚停积于五脏，循经流入于四肢，留滞日深，腐坏如水，渐致身体面目浮肿　《局方》调经散：赤芍、没药（别研）、琥珀（别研）、桂心、当归各一钱，细辛、麝香（别研）各五分。上为末，和匀，每服一钱，温酒入生姜少许服。（《胎产心法》）

22. 产后恶血冲心，闷绝不语　刘寄奴散：刘寄奴一两，麝香一分（细研），当归、川芎、桂心、牛膝、益母草、羌活、生干地黄、延胡索各三分。上件药捣细罗为散，研入麝香令匀，不计时候，以温生姜童子小便，调下二钱。（《太平圣惠方》）

23. 妇人败血冲心，或歌舞谈笑，怒骂坐卧，甚者逾垣上屋，口咬打拳，神名佛号，无有不能，似祸祟之状　龙齿清魂散：龙齿，远志，官桂，

人参，当归，茯苓，细辛，门冬，甘草，玄胡。姜五片，枣三枚，入金银器内煎百沸，入麝香一匙，不拘时服。(《女科万金方》)

24. 产褥感染热入心包证　参见牛黄条。

25. 若产后血去多　(琥珀散)加米醋、京墨、麝香少许。(《济阴纲目》)

26. 产后日久月水不通　虻虫散：虻虫半两，炒川大黄二分，乱发灰半两，蒲黄半两，麒麟竭半两，延胡索三分，伏龙肝半两，当归半两，赤芍药半两，狗胆(干者)二枚，䗪虫半两，水蛭半两，麝香(研入)一分，朱砂(细研水飞过)半两。上件药捣细罗为散，入研了药令匀，每服食前，以温酒下二钱。(《太平圣惠方》)

27. 产后上吐下痢　田螺一个，捣碎入麝香一厘，茱萸一分，分末，掩在脐上，即不呕吐。(《验方新编》)

28. 产后头痛　参见地龙条。

29. 产后中风，手脚顽痹，缓弱无力　当归散：当归、羌活、炮附子、防风、薏苡仁、麻黄各二两，茵芋、羚羊角屑、菖蒲、阿胶、干蝎、木香、牛膝、柏子仁各一两，川芎一两半，桂心一两半，麝香(细研)一分，炙乌蛇。上件药捣细罗为散，入麝香，相和令匀，每服不计时候，以豆淋酒调下二钱。(《太平圣惠方》)

30. 产后恶血不散，结成癥块，脐腹疼痛　硇砂散：硇砂(细研)一两，芫花半两，虻虫半两，水蛭半两，琥珀三分，炒干漆半两，没药三分，桂心半两，麝香(研入)一分。上件药捣细罗为散，入研了药令匀，每服食前，以温酒调下一钱。(《太平圣惠方》)

31. 产后恶血冲心迷闷　羚羊角一两(烧灰)，麝香一钱。上相和细研为散，不计时候，以热酒调下一钱。(《普济方》)

32. 产后流注　五香饼灸法：参见丁香条。

33. 产后腰痛　参见丁香条。

34. 产后小便不通，腹胀如鼓　用炒盐、麝香少许，填满脐中，将葱白十余茎作一束，切指厚之片，置盐上，用艾盖满葱饼，灸之。觉热入腹内难禁即便通。(《女科万金方》)

35. (产后)便血，脉浮涩者　荆芥六两，炒灰，麝香六分。为散，水煎三钱，去渣温服。(《女科指要》)

36. 温脐种子法　五灵脂、香白芷、青盐各二钱，麝香一分。各等分，研为末，以荞麦面汤和，搓成条，圈于脐上，以前药实于其中，以艾灸之，但脐内微温即好，不过二三度。(《广嗣要语》)

37. 人流后宫腔粘连　参见西红花条。

38. 宫外孕血肿包块　樟脑 6 g，血竭、松香、银珠各 9 g。共研细末，加热成糊状，入麝香 0.06 g。趁热摊布上外敷患处，可促使其软化和吸收。(《中西医结合治疗急腹症》)

39. 痃癖冷气，心腹作痛　麝香丸：麝香(另研)二钱，五灵脂(炒)五钱，阿魏(面裹煨)五钱，桃仁(去皮尖)二两，槟榔、三棱(醋炒)、莪术、当归各一两，肉桂(去粗皮)、木香、芫花、没药(去油)各五钱。上为末，用饭捣，和丸桐子大，每服十丸，醋汤下。(《秘传内府经验女科》)

40. 骨蒸劳，退热解肌，进食　参见鳖甲条。

41. 妇人干血痨　坐药方：参见小茴香条。

42. 妇人血风，心神烦闷，坐卧不安　参见地龙条。

43. 妇人血风，走疰疼痛　芸薹子半两，乱发半两，麝香(细研)一钱。上件药捣细罗为散，每服不计时候，以热酒调下一钱。(《太平圣惠方》)

44. 无子脏冷　内灸丸：麝香半两，皂荚二两半(去黑皮涂酥炙令黄)，川椒一两半(去目及闭口者微炒出汗)。上件药，捣罗为末，炼蜜和丸，如酸枣大，以绵裹纳产门中，留少绵带子出，觉憎寒恶物下多，即抽绵出，未效再用。(《太平圣惠方》)

45. 妇人风邪癫狂，发作无时　牛黄散：牛黄半两，麝香、干蝎各一分，琥珀、雄黄、铅霜各二分，桂心半两，赤箭、白附子、朱砂、羚羊角屑、虎头骨、犀角屑、茯神、人参、羌活各三分，金箔、银箔各五十片。上件药捣细罗为散，入研了药，同研令匀，每服不计时候，以温酒调下一钱。(《太平圣惠方》)

46. 妇人中风，口噤，四肢强直　走马散：

黑附子(炮)、天麻各半两,桂心、石膏、麻黄(去根节)、蝎梢(炒)、川乌(炮,去皮尖)、南星(炮)各一两,麝香半分(研)。上为细末,入研药令停,每服一字。无时,豆淋酒调灌。(《妇人大全良方》)

47. 妇人手足疼痛,风走注痛不可忍　通灵丸:炮白附子、炒僵蚕各一两,炒全蝎半两,麝香一字。上为细末,炼蜜和丸,如梧子大。每服二三十丸,温酒送下,日进三服,不拘时。(《证治准绳·女科》)

48. 妇人水气,遍身浮肿,喘急　麝香(细研)一钱,雄黄(细研)二钱,芫花(醋拌炒令干)半两,甘遂(煨令黄)半两。上件药捣细罗为散,都研令匀,每服空心,以温酒调下半钱,以快利为度,未利再服。(《太平圣惠方》)

49. 妇人骨蒸劳　青蒿鳖甲煎丸:九肋鳖甲一个,柴胡二两,甘草、杏仁、桔梗、当归、人参、地骨皮、赤芍药各一两,胡黄连、宣连各二钱半,官桂、木香各半两,麝香一字,酥、蜜各三两。丸如梧桐子大。每服十五丸,温酒下,米饮亦得,日三服。(《圣济总录》)

50. 心气不足,精神恍惚,虚烦少睡,盗汗等证　妙香散:炒甘草五钱,炒远志、山药、茯苓、茯神、黄芪各一两,人参、桔梗各五钱,辰砂三钱,麝香二钱,木香二钱五分。上为细末,每服二钱,温酒调下。(《证治准绳·女科》)

51. 妇人癥瘕痞块及卵巢肿瘤　参见芫花条。

52. 乳岩,横痃,瘰疬,痰核,流注,肺痈,小肠痈　参见牛黄条。

53. 乳吹肿痛　外用葱一大把,捣成饼,加麝香少许,摊乳上,用铁罐盛炭火,熨葱上,须臾汗出即愈。(《妇科经验良方》)

54. 乳痈疼痛寒热　蛇脱皮散:蛇脱皮烧灰半两,麝香二钱。上二味研细,每服二钱匕,热酒调下,不拘时。(《圣济总录》)

55. 乳癖,乳腺癌,阴疮　小金丹:白胶香、草乌、五灵脂、地龙、木鳖子各一两五钱,制乳香、制没药(各去油)、当归各七钱五分,麝香三钱,香墨炭一钱二分。上为细末,糯米粉打糊为丸,芡实大,每服一丸,陈酒送下,覆盖取汗。(《外科全生集》)

56. 乳房早期肿瘤,慢性炎症,脓肿初期　消瘤膏:血竭、紫草根各 30 g,䗪虫、水蛭、山甲各 15 g,麝香适量,松香 150 g,蓖麻适量。局部外贴,每 4 日换 1 次。(《中药制剂汇编》)

57. 乳痈,乳岩　香附饼:香附(细末,净)一两,麝香二分。上二味研,以蒲公英二两,煎酒去渣,以酒调药,炖热敷患处。(《女科要旨》)

58. 葡萄胎　雷丸、大黄各 30 g,冬葵子、红花、桃仁各 20 g,麝香(另包冲服)0.3 g。(《中国民间医术绝招·妇科部分》)

59. 子宫脱垂　蓖麻仁一两,麝香三厘,捣烂后敷贴百会穴或脐部,收上后即去药。(《常见病验方研究参考资料》)

60. 子宫脱垂　细辛、麝香为末,嗃鼻得喷嚏则肠收。(《妇产科疾病中医治疗全书》)

61. 阴痒生虫　麝香少许敷之,立效。(《济阴纲目》)

62. 阴虱　参见芦荟条。

63. 阴疮　末雄黄(熬)二分,矾石二分,麝香分,和末傅之。(《医心方》)

64. 痰瘀互结之未破溃之乳痈、阴肿等　参见礞石条。

65. 子门冷坐药法　蛇床子四分,吴茱萸六分,麝香少许。上为细末,炼蜜丸如酸枣大。以棉裹内阴中,下恶物为度。(《妇人大全良方》)

66. 宫颈糜烂有核异质细胞者　黄柏 64%,轻粉 12%,蜈蚣 7%,冰片 3%,麝香 0.7%,雄黄 12.3%。上药混合共研极细末,将蘸药粉的带线棉球贴敷于宫颈糜烂面上,24 小时后取出。轻者每周 1 次,重者每周 2～3 次。(《中国丸散膏丹方药全书·妇科病》)

67. 宫颈癌结节型　宫颈周围注射消结注射液(麝香、硼砂、牛黄、明矾各 0.6 g,人指甲 6 g)1～2 mL,每周 2 次,分数点注射。(《中药制剂汇编》)

【现代药理研究】

(1) 麝香对子宫有明显的兴奋作用和增强宫缩的作用,尤其对在体妊娠子宫更为敏感,对非妊娠子宫的兴奋发生较慢,但作用持久。麝香酮能明显增加子宫收缩频率和强度，并有抗着床和抗早孕作用，且随孕期延长，抗孕作用更明显。［《山东中医杂志》，2014，33(8)：693－694］

（2）麝香虽有兴奋子宫作用，但临床少用于催生，因实验发现其子宫的兴奋作用易转为持续痉挛状态。孕妇一般忌用，尤其晚期妊娠。（《中药大全》）

【用法用量】 内服：入丸、散，0.03～0.1 g，一般不入汤剂。外用：适量，研末掺、调敷或入膏药中敷贴。

【使用注意】 虚脱证禁用，本品无论内服或外用均能堕胎，故孕妇禁用。

药名拼音索引

中医病症、西医病名–用药联查索引

（西医病名指无对应中医病症者）

川楝子，干姜，干漆，马齿苋，马钱子，马鞭草，丹参，乌骨鸡，王不留行，太子参，五灵脂，五味子，五倍子，凤尾草，升麻，天冬，巴戟天，月季花，木耳，木贼，木芙蓉，牛膝，水蛭，水牛角，牛角䚡，瓦松，车前子，车前草，甘草，丝瓜络，仙茅，仙鹤草，冬瓜子，功劳木，半边莲，半枝莲，半夏，玄参，玄明粉，玉竹，玉米须，生姜，白芍，白及，白术，白芷，白果，白矾，白薇，白毛藤，白头翁，白石脂，白芥子，白附子，白茅根，石斛，石膏，石决明，石榴皮，艾叶，龙胆，龙骨，龙葵，龙眼肉，百合，伏龙肝，刘寄奴，地龙，地黄，地榆，地肤子，地骨皮，地锦草，安息香，延胡索，当归，朱砂，竹叶，竹沥，竹茹，红花，红糖，红娘子，羊肉，羊蹄，肉桂，肉苁蓉，血竭，血余炭，西洋参，阳起石，何首乌，吴茱萸，忍冬藤，杜仲，沉香，沙参，沙苑子，没药，牡丹皮，羌活，芫花，花蕊石，芸薹子，苍术，苍耳子，补骨脂，诃子，苎麻根，苏木，赤芍，赤小豆，赤石脂，远志，连翘，阿胶，阿魏，附子，陈皮，陈壳卢瓢，鸡蛋，鸡内金，鸡冠花，麦冬，龟甲，龟板胶，牡蛎，乳香，侧柏叶，卷柏，垂盆草，首乌藤，板蓝根，枇杷叶，泽兰，泽泻，知母，狗脊，玫瑰花，细辛，苦参，苦杏仁，败酱草，贯众，郁金，金樱子，降香，青皮，青蒿，青木香，青葙子，青葙花，饴糖，鱼腥草，南瓜蒂，厚朴，姜黄，威灵仙，急性子，扁豆花，枳壳，枸杞子，柏子仁，柿蒂，栀子，炮姜，独活，珍珠母，砂仁，神曲，禹余粮，食盐，穿山甲，胡椒，胡芦巴，胡桃仁，胡黄连，茜草，茯苓，茵陈蒿，茺蔚子，荆芥，草果，草豆蔻，荔枝核，荜茇，荠菜，虻虫，重楼，钩藤，韭菜，韭菜子，香附，骨碎补，鬼箭羽，党参，凌霄花，夏枯草，柴胡，桂枝，桃仁，桑叶，桑枝，桑白皮，桑寄生，桑螵蛸，桔梗，海马，海浮石，海螵蛸，浙贝母，珠子参，秦艽，益母草，益智仁，秦皮，秫米，积雪草，铁，粉萆薢，荷叶，荷叶蒂，莱菔子，莲子，莲房，莲须，莲子心，商陆，断血流，猕猴桃根，猪苓，猪肾，猪蹄，硇砂，蛇莓，蛇床子，鹿角，鹿茸，鹿胎，鹿角胶，鹿角霜，鹿衔草，蚕沙，高良姜，酒，淫羊藿，檵木，铜器，棉花子，棉花根，椒目，棕榈皮，琥珀，硫黄，紫草，紫珠，紫菀，紫石英，紫苏子，紫苏叶，紫河车，葛根，葶苈子，蛤壳，蛴螬，黑芝麻，椿皮，槐花，槐角，槟榔，漏芦，碧桃干，蔓荆子，罂粟壳，醋，鲤鱼鳞，薏苡仁，薤白，梵天花，野菊花，锁阳，蒲公英，鼠妇，熟地黄，菴蕳子，菟丝子，菝葜，黄芩，黄连，黄柏，湖广草，蒲黄，旋覆花，淡豆豉，鹅管石，赭石，酸枣仁，蜈蚣，蝉蜕，僵蚕，䗪虫，鲫鱼鳞，檀香，藁本，瞿麦，藕，藕节，鳖甲，墨旱莲，糯稻根，麝香

崩中（归入崩漏）

闭经（包括产后闭经、人工流产后闭经）

一枝黄花，丁香，人参，儿茶，刀豆，三七，三棱，大黄，大血藤，女贞子，小茴香，山药，山楂，山茱萸，山慈菇，川芎，川牛膝，川乌头，土牛膝，干姜，干漆，马鞭草，乌药，乌骨鸡，王不留行，五加皮，五味子，五灵脂，凤仙透骨草，天花粉，天南星，天麻，太子参，丹参，巴豆，巴戟天，月季花，木耳，木通，水蛭，火麻仁，牛黄，牛膝，牛角䚡，牛蒡子，王瓜根，龙胆，龙葵，瓦松，车前子，丝瓜络，仙茅，功劳木，半枝莲，半夏，叶下红，玄参，玄明粉，瓜蒌皮，甘遂，生姜，白芍，白芷，白前，白头翁，白石英，白芥子，白附子，白茅根，石韦，石斛，石膏，石南叶，石菖蒲，石榴皮，艾叶，灯心草，刘寄奴，地龙，地黄，地骨皮，安息香，延胡索，当归，朱砂，羊肉，红花，红糖，红娘子，决明子，肉桂，肉苁蓉，血竭，血余炭，西红花，何首乌，吴茱萸，杜仲，沉香，沙参，没药，牡蛎，牡丹皮，皂角刺，苎麻根，芦荟，远志，连翘，赤芍，补骨脂，花椒，苍术，苏木，阿胶，阿魏，附子，陈皮，鸡蛋，鸡内金，鸡血藤，鸡屎藤，麦冬，麦芽，龟甲，龟板胶，枇杷叶，乳香，京大戟，狗脊，使君子，侧柏叶，夜明砂，昆布，泽兰，泽泻，玫瑰花，细辛，苦参，苦杏仁，虎杖，贯众，郁金，金钱草，降香，青皮，青蒿，前胡，厚朴，威灵仙，急性子，枳实，枸杞子，柏子仁，栀子，牵牛子，砂仁，神曲，食盐，穿山甲，络石藤，胡椒，胡黄连，茜草，茯苓，茺蔚子，荠菜，虻虫，轻粉，韭菜，香附，鬼箭羽，党参，凌霄花，娑罗子，射干，徐长卿，拳参，桂枝，柴胡，桃仁，桑椹，桑寄生，桑螵蛸，酒，浙贝母，海藻，海金沙，海浮石，海螵蛸，珠子参，益母草，预知子，夏枯草，荷叶，莪术，莱菔子，莲

子心，通草，猪肝，猪牙皂，绿矾，菊花，蛇莓，蛇床子，野菊花，银，银柴胡，赭石，鹿茸，鹿角霜，黄芪，黄连，黄精，菝葜，菟丝子，菴蔺子，淡菜，淫羊藿，旋覆花，斑蝥，棉花根，番泻叶，硫黄，蛴螬，雄黄，矮地茶，蒲黄，硼砂，蜂蜜，槟榔，磁石，鲤鱼，鹿角，鹿角胶，蛤壳，锁阳，紫菀，紫石英，紫苏梗，紫河车，琥珀，黑大豆，滑石，葶苈子，葱白，萹蓄，蒺藜，路路通，蛴螬，蝉蜕，僵蚕，瞿麦，蕲蛇，藕节，硇砂，溪黄草，熟地黄，䗪虫，薏苡仁，礞石，藿香，鳖甲，覆盆子，麝香

避孕措施引起子宫出血(包括避孕药、节育环引起者)　马齿苋，升麻，鸡蛋，地榆，地黄，补骨脂，阿胶，柴胡，栀子，重楼，珍珠母，拳参，侧柏叶，黄柏，黄芩，黄芪，党参，枳壳，荆芥，茜草，醋，槐花，墨旱莲

避孕　牛膝，芸薹子，急性子，紫草，益母草，槟榔，鹿衔草，寒水石，凌霄花，蓖麻子

便秘(包括便秘腹痛、堕胎后便秘、习惯性便秘、妇科手术后便秘、产后便秘)　人参，女贞子，马齿苋，乌梅，升麻，天冬，天葵子，木香，木通，火麻仁，生姜，冬瓜子，冬葵子，瓜蒌仁，白术，白芷，豆蔻，羊蹄，肉苁蓉，防风，何首乌，石韦，地黄，阿胶，芫花，威灵仙，牵牛子，茵陈蒿，柴胡，麦冬，麦芽，虎杖，郁李仁，枳壳，柏子仁，射干，桃仁，珠子参，莱菔子，地黄，商陆，菝葜，黄芪，紫菀，枸杞子，桑椹，猪牙皂，紫苏子，紫苏叶，蒺藜，酸枣仁，番泻叶，淡豆豉，萹蓄，葛根，葱白，锁阳，黑芝麻，蒲黄，蜂蜜，槟榔，酸枣仁，熟地黄，橘红，薄荷

便溏(归入经行腹泻)

不孕(包括免疫性不孕、输卵管阻塞性不孕)　丁香，人参，九香虫，三七，三棱，大黄，大血藤，马鞭草，女贞子，小茴香，山药，山楂，山茱萸，川芎，川牛膝，川乌头，川楝子，干姜，干漆，丹参，乌药，乌骨鸡，木贼，王瓜根，王不留行，五灵脂，五味子，天冬，天麻，天南星，巴戟天，月季花，木香，木通，水蛭，牛膝，丹参，凤仙透骨草，车前子，玉竹，仙茅，瓜蒌皮，半夏，叶下红，玄明粉，甘松，白及，白术，白芍，白芷，白前，白蔹，白薇，白石英，白附子，龙胆，龙葵，石见穿，石南叶，艾叶，丝瓜络，地黄，地骨皮，合欢皮，安息香，当归，延胡索，朱砂，百部，红花，羊肉，老鹳草，肉桂，肉豆蔻，肉苁蓉，血竭，西红花，阳起石，吴茱萸，杜仲，沉香，沙参，沙苑子，没药，牡丹皮，忍冬藤，麦芽，芫花，花椒，苎麻根，赤芍，赤石脂，远志，附子，陈皮，鸡蛋，鸡血藤，何首乌，连翘，补骨脂，皂角刺，龟甲，龟板胶，枇杷叶，乳香，卷柏，泽泻，细辛，金樱子，败酱草，郁金，降香，姜黄，威灵仙，栀子，枳壳，枸杞子，柏子仁，牵牛子，砂仁，神曲，禹余粮，食盐，穿山甲，络石藤，胡椒，胡芦巴，草乌头，茯苓，茺蔚子，荔枝核，茵陈蒿，虻虫，钟乳石，韭菜子，香附，骨碎补，娑罗子，党参，预知子，穿山甲，射干，夏枯草，柴胡，桂枝，桃仁，桑枝，桑椹，桑寄生，海马，海藻，海螵蛸，淫羊藿，益母草，益智仁，秦艽，莪术，莱菔子，蚕沙，酒，高良姜，猪牙皂，猪肝，猪蹄，绿萼梅，菟丝子，菴蔺，蛇床子，鹿角，鹿茸，鹿角胶，鹿衔草，黄连，黄芪，黄精，黄药子，续断，斑蝥，棉花子，椒目，滑石，琥珀，硫黄，蛤蚧，紫菀，紫苏梗，紫河车，葛根，葶苈子，蛴螬，锁阳，黑大豆，黑芝麻，蒲黄，蒲公英，蜂房，路路通，蜈蚣，鼠妇，磁石，蝉蜕，酸枣仁，僵蚕，熟地黄，赭石，醋，槟榔，橘叶，橘红，橘核，墨旱莲，薏苡仁，檀香，瞿麦，穞豆，藁本，藜芦，藿香，鳖甲，覆盆子，麝香

C

产后鼻衄(归入经行衄血)

产后便秘(归入便秘)

产后便血(归入妊娠便血)

产后不语(包括妊娠不语)　人参，川芎，天南星，升麻，甘草，生姜，白矾，白芷，石菖蒲，石莲子，半夏，地黄，当归，红花，延胡索，朱砂，防风，赤芍，沙参，诃子，花蕊石，远志，附子，细辛，郁金，砂仁，茯苓，枳壳，前胡，钩藤，莲子，酒，棕榈皮，桔梗，菊花，黄连，葛根，蜂蜜，琥珀，紫苏叶，蝉蜕，僵蚕，橘红，薄荷

产后肠痈(归入肠痈)

产后瘛疭(包括妊娠瘛疭、产后痉、产后风、破伤风、产后破伤风)　人参，大枣，山药，山茱

萸,川芎,川牛膝,川楝子,干姜,马齿苋,马鞭草,天麻,天花粉,天南星,木瓜,木耳,木香,木通,五味子,火麻仁,牛蒡子,甘草,龙骨,半夏,生姜,白术,白芍,白芷,白石英,白花蛇舌草,石膏,石菖蒲,丝瓜络,全蝎,竹沥,竹茹,伏龙肝,当归,地黄,地肤子,肉桂,红花,红娘子,防己,防风,赤石脂,麦冬,没药,何首乌,牡蛎,牡丹皮,阿胶,附子,鸡蛋,鸡血藤,龟甲,龟板胶,泽兰,泽泻,知母,苦杏仁,败酱草,鱼鳔,香附,首乌藤,姜黄,炮姜,茯苓,枸杞子,荆芥,钩藤,钟乳石,韭菜,独活,桂枝,桑寄生,党参,酒,铁,梵天花,蛇蜕,葛根,蜈蚣,黄芪,黄芩,细辛,紫石英,黑大豆,黑芝麻,蝉蜕,鳖甲,蔓荆子,熟地黄,僵蚕,橘红

产后出血(包括产后血崩、堕胎后出血) 人参,三七,大叶藜,小蓟,山药,山茱萸,川芎,丹参,五倍子,巴豆,木瓜,木耳,木贼,火麻仁,丝瓜络,仙茅,白术,白芷,白矾,白石脂,白茅根,当归,伏龙肝,地黄,地榆,羊肉,赤石脂,没药,远志,阿胶,陈壳卢瓢,鸡冠花,侧柏叶,乳香,刺猬皮,泽兰,狗脊,贯众,鱼腥草,栀子,砂仁,禹余粮,食盐,荔枝核,荠菜,荆芥,茜草,炮姜,韭菜,夏枯草,桑白皮,益母草,益智仁,莲房,党参,酒,断血流,麻黄,黄芪,黄连,黄柏,紫菀,紫珠,椿皮,葱白,蒲黄,蒲公英,蒺藜,蜂房,蜂蜜,赭石,藁本,藕节,鳖甲,熟地黄,墨旱莲,覆盆子,麝香

产后大小便不通(包括大小便不通) 大黄,木香,木通,玉竹,石韦,石膏,车前草,生姜,冬葵子,当归,赤芍,陈皮,苦杏仁,泽泻,郁李仁,青黛,枳壳,栀子,牵牛子,食盐,柴胡,桃仁,益母草,黄芩,淡豆豉,葱白,滑石,黑芝麻,紫苏叶,葛根,蒲黄,薄荷,熟地黄,瞿麦

产后盗汗(包括经行盗汗、妊娠盗汗、术后盗汗) 人参,大枣,小麦,马齿苋,乌梅,乌骨鸡,山药,山茱萸,太子参,龙胆,龙骨,五味子,五倍子,仙鹤草,玄参,白术,白芍,白芷,白矾,龙骨,地黄,地骨皮,竹叶,竹沥,米,羊肉,肉苁蓉,西洋参,防风,牡蛎,合欢皮,何首乌,龟甲,吴茱萸,赤石脂,附子,芡实,金樱子,党参,前胡,枇杷叶,猪肾,郁金,桂枝,桑叶,浮小麦,秫米,羚羊角,银,麻黄根,葱白,雀麦,黑大豆,磁石,黄连,黄柏,黄芪,黄芩,淡豆豉,葛根,酸枣仁,藕,熟地黄,藁本,蜂蜜,磁石,糯稻根,琥珀,薏苡仁,麝香

产后调养(归入产后虚劳)

产后呃逆(包括引产清宫后呃逆) 人参,丁香,山药,山茱萸,小茴香,五味子,木香,生姜,半夏,白术,赭石,肉桂,竹茹,伏龙肝,沙参,羌活,豆蔻,附子,陈皮,吴茱萸,炮姜,香附,砂仁,茯苓,柿蒂,食盐,高良姜,桃仁,蜂房,槟榔,橘红,橘核,薄荷,藿香,熟地黄

产后发热(包括产后伤风、产后外感、流产后恶露不绝发热) 人参,大枣,大黄,大血藤,山楂,川芎,千里光,女贞子,干姜,马齿苋,马鞭草,天花粉,天门冬,升麻,五灵脂,丹参,牛黄,牛蒡子,水牛角,半夏,玄参,瓜蒌皮,生姜,白芍,白术,白蔹,白薇,白毛藤,白茅根,白鲜皮,石膏,地黄,地骨皮,当归,红花,竹茹,竹叶,竹沥,肉桂,防己,牡丹皮,羌活,赤芍,败酱草,茯苓,连翘,乳香,没药,附子,鸡蛋,板蓝根,泽兰,泽泻,胡黄连,金银花,知母,青蒿,枸杞子,栀子,炮姜,独活,荆芥,鬼箭羽,柴胡,桃仁,桑叶,附子,麦冬,枇杷叶,细辛,苦参,鱼鳔,荆芥,射干,桑叶,青蒿,荆芥,桂枝,益母草,莲子心,绿萼梅,野菊花,银柴胡,淡竹叶,淡豆豉,羚羊角,黄连,黄芩,黄芪,博落回,紫花地丁,葱白,熟地黄,藁本,藕,葛根,琥珀,蒲公英,薄荷,橘红,藿香

产后烦渴(包括经行口渴、妊娠口渴、产后虚渴、产后血渴、围绝经期口渴) 人参,大枣,山药,小麦,乌梅,五味子,天冬,天花粉,太子参,木瓜,王瓜根,升麻,车前子,生姜,石斛,石膏,石菖蒲,龙胆,玉竹,白茅根,玄参,地黄,当归,竹叶,竹沥,竹茹,西洋参,红花,牡蛎,芦根,苏木,沙参,阿胶,牡蛎,苎麻根,麦冬,知母,砂仁,郁金,青皮,枇杷叶,秫米,金樱子,枸杞子,栀子,泽泻,茯苓,砂仁,柴胡,绿萼梅,蛤壳,滑石,猪苓,桑椹,桑白皮,秦艽,淡竹叶,羚羊角,寒水石,高良姜,槟榔,莲子,莲房,莲子心,羚羊

角，黄连，黄芩，黄芪，黄精，葛根，蒲黄，蓖麻子，蜂蜜，鹿角胶，藕

产后烦热 人参，大黄，乌梅，天花粉，麦冬，地黄，防风，羌活，桔梗，败酱草，肉桂，柴胡，羚羊角，熟地黄，薤白，薄荷

产后副乳腺肿(胀)痛(包括腋下肿痛) 川芎，龙胆，麦芽，蒺藜，青皮，枳壳，枳实，神曲，香附，柴胡，蒲公英，路路通，蝉蜕

产后腹痛(包括儿枕痛、产后伤食腹痛、人工流产后脐腹疼痛) 一枝黄花，丁香，人参，三七，三棱，大枣，大叶藜，大血藤，小茴香，山药，山楂，川芎，川牛膝，川楝子，干漆，马鞭草，乌药，乌梅，五灵脂，天麻，天仙藤，月季花，木耳，木香，水蛭，牛膝，丝瓜络，玄参，玄明粉，玉米须，生姜，白术，白芍，白芷，白鲜皮，艾叶，龙胆，自然铜，刘寄奴，地黄，延胡索，当归，朱砂，米，红花，红糖，红娘子，羊肉，肉桂，肉豆蔻，西红花，吴茱萸，没药，牡蛎，牡丹皮，羌活，芫花，苍术，花椒，苎麻根，苏木，补骨脂，赤芍，赤小豆，阿胶，麦冬，麦芽，附子，陈皮，鸡血藤，鸡冠花，鸡蛋，乳香，泽兰，泽泻，虎杖，败酱草，金银花，青皮，青木香，饴糖，鱼腥草，厚朴，姜黄，枳壳，枳实，炮姜，独活，砂仁，神曲，穿山甲，络石藤，茜草，茺蔚子，荔枝核，荜茇，虻虫，韭菜，鬼箭羽，凌霄花，射干，桂枝，桃仁，海马，狼毒，益母草，荷叶，莪术，莲房，蚕沙，酒，高良姜，淡菜，猪牙皂，菴蕳子，鹿角，鹿衔草，麻黄，黄芪，续断，寒水石，琥珀，葱白，薄荷，羚羊角，硫黄，紫花地丁，紫河车，黑大豆，葛根，蛴螬，雄黄，蒲黄，蒲公英，蜂蜜，槟榔，罂粟壳，熟地黄，醋，橘红，藕，鳖甲，麝香，薏苡仁

产后腹泻(归入妊娠腹泻)

产后腹胀 人参，川芎，乌药，白术，灯心草，肉桂，苍术，赤芍，当归，陈皮，枳实，香附，厚朴，神曲，食盐，商陆

产后感染 冰片，地肤子，牡丹皮，败酱草，金箔，金银花，鱼腥草，浙贝母，黄柏，棉花子，葛根，蒲公英，紫花地丁

产后骨盆疼痛(归入产后身痛)

产后骨蒸(包括骨蒸) 人参，三棱，大黄，女贞子，马鞭草，乌梅，王瓜根，天冬，五味子，牛黄，牛膝，巴豆，龙胆，石斛，白术，白芍，地黄，地骨皮，肉桂，当归，红花，麦冬，牡丹皮，沙参，熟地黄，山药，山茱萸，茯苓，龟甲，栀子，知母，柴胡，青蒿，胡黄连，茯苓，荆芥，韭菜，浮小麦，赤芍，枸杞子，桃仁，益母草，射干，银柴胡，琥珀，秦艽，桑白皮，桑白皮，黄芪，黄芩，黄柏，黄连，黄药子，淡竹叶，莲子心，紫河车，藿香，鳖甲，麝香

产后寒热(包括产后疟疾) 川芎，白芍，白芷，生姜，半夏，肉豆蔻，牡丹皮，当归，陈皮，茯苓，赤芍，桃仁，炮姜，地骨皮，厚朴，柴胡，羌活，草果，桔梗，苍术，枳壳，葱，高良姜，羚羊角，菊花，银，黄芩，黄药子，紫苏叶，葛根，槟榔，熟地黄，麻黄，桂枝，鳖甲

产后黄疸(归入肝功能异常)

产后霍乱(产后吐泻) 丁香，人参，木瓜，白术，生姜，肉桂，豆蔻，吴茱萸，芦根，附子，枇杷叶，厚朴，砂仁，胡椒，草豆蔻，高良姜，葛根，橘红，藿香，橘红

产后厥逆(归入产后血晕)

产后咳嗽(包括经行咳嗽) 丁香，人参，干姜，川芎，川贝母，山药，山茱萸，五味子，石膏，甘草，生姜，车前子，仙茅，半夏，玉竹，白前，当归，地骨皮，红花，延胡索，百合，百部，肉桂，何首乌，吴茱萸，芦根，赤芍，竹茹，诃子，防风，附子，陈皮，麦冬，京大戟，侧柏叶，知母，厚朴，苦杏仁，降香，茯苓，前胡，枇杷叶，枳实，柿蒂，炮姜，胡桃仁，荆芥，党参，桔梗，浙贝母，莲子，柴胡，桃仁，桑叶，桑白皮，猪牙皂，银，黄芪，蛤壳，款冬，胡桃仁，淡竹叶，细辛，莱菔子，紫苏叶，紫苏梗，旋覆花，麻黄，紫菀，续断，熟地黄，罂粟壳

产后髋骨疼痛(归入产后身痛)

产后狂躁(包括经行狂躁、经行癫狂、产后癫狂、情志异常、谵语、癫狂) 人参，三棱，川芎，大黄，天麻，天竺黄，天南星，五味子，牛膝，牛黄，丹参，甘草，石膏，石决明，石菖蒲，龙胆，龙骨，龙眼肉，白术，白矾，白附子，白鲜皮，半夏，地龙，地黄，当归，红花，全蝎，伏龙肝，合欢皮，肉桂，朱砂，防风，麦冬，羌活，远志，陈皮，郁

朴，莲子，藿香，薏苡仁

产后水肿（包括产后血栓性静脉炎） 人参，土牛膝，大黄，大腹皮，小茴香，五加皮，木瓜，木通，水蛭，火麻仁，石膏，生姜，白术，灯心草，血余炭，防己，冬瓜子，当归，忍冬藤，羌活，芡实，杜仲，赤芍，苍术，陈皮，地骨皮，京大戟，牡丹皮，延胡索，连翘，青皮，厚朴，金银花，泽兰，泽泻，栀子，细辛，郁李仁，枳壳，牵牛子，虻虫，砂仁，荆芥，草果，桑白皮，桑寄生，莪术，莱菔子，茯苓，桃仁，商陆，猪苓，款冬花，葶苈子，黑大豆，槟榔，棉花根，琥珀，紫苏叶，紫花地丁，熟地黄，薏苡仁

产后四肢麻痹（归入产后身痛）

产后体虚（归入产后虚劳）

产后头痛 人参，乌药，川芎，甘草，白术，白芍，白芷，白附子，石决明，石南叶，石膏，龙胆，地龙，地黄，半夏，当归，红花，羌活，防风，防己，苍术，茯苓，附子，知母，细辛，独活，荆芥，香附，秦艽，荷叶蒂，黄芪，黄芩，紫苏叶，僵蚕，熟地黄，薤白，藁本，麝香

产后腿痛（归入产后身痛）

产后脱肛（包括脱肛） 人参，马勃，白矾，五倍子，石榴皮，龙胆，龙骨，赤石脂，赤小豆，何首乌，诃子，独活，胡桃仁，泽兰，荆芥，黑大豆，蛇床子，蒲黄，罂粟壳，蓖麻子

产后胃痛（包括经行胃痛、妊娠胃痛、妊娠心痛、产后心痛） 丁香，九香虫，三棱，干姜，大枣，乌药，川楝子，木香，木蝴蝶，五灵脂，火麻仁，甘草，甘松，白芍，白附子，生姜，延胡索，当归，百合，半夏，肉豆蔻，肉桂，吴茱萸，没药，赤芍，芫花，豆蔻，饴糖，鸡蛋，乳香，郁金，胡椒，香附，麦芽，泽兰，贯众，草豆蔻，神曲，荜茇，党参，莪术，桂枝，檀香，甘松，白术，白芍，伏龙肝，艾叶，合欢花，地黄，延胡索，百合，竹茹，肉桂，佛手，吴茱萸，忍冬藤，没药，豆蔻，花椒，苍术，附子，饴糖，荔枝核，香附，娑罗子，益智仁，陈皮，玫瑰花，苦杏仁，郁李仁，青皮，青黛，枳实，牵牛子，食盐，胡椒，砂仁，茯苓，荔枝核，草果，草豆蔻，桂枝，预知子，高良姜，秫米，酒，海浮石，黄连，黄芩，黑大豆，紫菀，紫苏叶，紫苏梗，滑石，蜂蜜，硫黄，蒲黄，槟榔，旋覆花，淡豆豉，麻黄，醋，檀香，藿香

产后小便不通（包括癃闭、产后癃闭、产后尿潴留、妇科手术后尿潴留、产后排尿异常） 大黄，大腹皮，川芎，川牛膝，木香，木通，火麻仁，升麻，艾叶，车前子，甘草，龙胆，白术，生姜，冬瓜子，冬葵子，瓜蒌皮，玄明粉，灯心草，当归，红花，红糖，肉桂，血余炭，两头尖，麦冬，陈皮，沉香，沙苑子，苍术，花椒，芫花，青蒿，泽泻，知母，苦参，苦杏仁，金钱草，降香，厚朴，韭菜子，枳壳，枳实，茯苓，炮姜，食盐，桔梗，桃仁，柴胡，通草，桑白皮，秫米，浙贝母，海金沙，荆芥，酒，滑石，猪苓，黄芪，黄柏，黄精，商陆，淡豆豉，紫菀，紫苏子，紫苏叶，葱白，槟榔，蒲黄，鼠妇，琥珀，硫黄，磁石，萹蓄，葛根，蝉蜕，熟地黄，薄荷，薏苡仁，麝香

产后小便数（归入尿频）

产后哮喘（包括妊娠哮喘） 人参，干漆，大黄，大腹皮，山楂，小麦，小蓟，川芎，木香，五灵脂，五味子，丹参，巴豆，半夏，玄参，甘草，甘遂，生姜，白前，白芥子，地黄，百合，百部，肉桂，血竭，当归，防己，没药，沉香，麦冬，诃子，陈皮，附子，牡丹皮，苏木，胡桃仁，香附，苦杏仁，枳壳，枳实，厚朴，食盐，茯苓，前胡，补骨脂，桂枝，降香，炮姜，砂仁，党参，柴胡，细辛，旋覆花，蛤蚧，猪牙皂，桑叶，桑白皮，黄芩，槟榔，醋，蒲黄，淡竹叶，银，鹿角胶，黄芪，琥珀，蜂蜜，紫苏子，紫苏叶，紫苏梗，罂粟壳，葛根，熟地黄，橘红

产后胁痛（包括产后胁胀） 三七，大腹皮，川芎，生姜，白芥子，当归，肉桂，陈皮，赤芍，麦芽，红花，麦冬，青皮，青木香，延胡索，香附，桔梗，枳实，桃仁，桂枝，柴胡，羚羊角，槟榔，酒，淡竹叶，荷叶蒂，鼠妇，蒲黄，薄荷

产后心烦（包括产后烦躁、产后烦闷，归入产后情志异常） 人参，大枣，小麦，木香，天南星，甘松，生姜，甘草，石膏，石菖蒲，龙骨，玄参，白芍，半夏，合欢皮，合欢花，朱砂，百合，防己，佛手柑，伏龙肝，当归，竹叶，竹沥，竹茹，肉桂，地黄，独活，佛手，龟板胶，赤芍，鸡蛋，陈皮，远志，牡蛎，连翘，麦冬，败酱草，郁金，知母，苦参，

中暑） 人参，五味子，太子参，甘草，石斛，石膏，白术，白芍，白薇，白扁豆，半夏，生姜，地黄，肉桂，竹叶，西洋参，佩兰，麦冬，陈皮，青蒿，青黛，知母，滑石，香薷，厚朴，茯苓，荷叶，扁豆花，通草，党参，黄连，黄芪，野菊花，藿香，米，芦根，苎麻根，荆芥，桔梗，淡竹叶，紫苏叶

产门不闭（归入阴开）

肠痈（包括妊娠肠痈、产后肠痈） 大血藤，川芎，牛黄，甘草，瓜蒌皮，当归，牡丹皮，皂角刺，没药，连翘，乳香，穿山甲

肠粘连腹痛［归入妇科手术后腹泻（肠粘连）］

潮热出汗（围绝经期综合征）［包括潮热盗汗（围绝经期综合征）］ 三七，大枣，山药，山茱萸，女贞子，小麦，乌梅，川芎，川楝子，天冬，天麻，天花粉，太子参，五味子，五倍子，巴戟天，丹参，月季花，木耳，牛膝，甘草，仙茅，石斛，石膏，石决明，石菖蒲，白芍，白薇，玄参，龙骨，龙齿，半夏，百合，地黄，地骨皮，米，红花，合欢皮，合欢花，西洋参，防己，防风，当归，竹叶，羊肉，朱砂，沙参，沉香，牡蛎，牡丹皮，赤石脂，苏木，麦冬，麦芽，补骨脂，阿胶，龟板胶，卷柏，青蒿，知母，栀子，枸杞子，珍珠母，胡黄连，胡桃仁，首乌藤，荠菜，茯苓，茵陈蒿，香附，钩藤，夏枯草，素馨花，桂枝，桑叶，桑椹，柴胡，莲子心，党参，浮小麦，秦艽，淫羊藿，淡豆豉，黄芪，黄连，黄精，碧桃干，猪肾，雀麦，赭石，寒水石，滑石，紫草，紫石英，黑大豆，黑芝麻，菊花，醋，路路通，磁石，琥珀，蝉蜕，酸枣仁，鹿角胶，鳖甲，墨旱莲，糯稻根，熟地黄，穞豆衣

陈旧性宫外孕［归入癥瘕（异位妊娠包块）］

齿衄（包括经行齿衄） 天南星，升麻，白茅根，石膏，玄参，地黄，地骨皮，牡丹皮，芦根，栀子，珠子参，菜头肾，藁本

赤带 丁香，人参，儿茶，三七，干姜，土茯苓，大蓟，大黄，大血藤，大青叶，小麦，小蓟，小茴香，山海螺，川芎，川乌头，川牛膝，川楝子，女贞子，马齿苋，马钱子，乌药，乌骨鸡，木香，木耳，木贼，木槿花，五灵脂，五倍子，五味子，车前子，瓦楞子，巴豆，巴戟天，升麻，凤尾草，牛角鰓，石韦，石斛，石见穿，石菖蒲，石榴皮，龙骨，龙眼肉，甘松，功劳叶，仙鹤草，玄明粉，冬瓜子，瓜蒌子，半夏，半枝莲，玉米须，生姜，白术，白芍，白及，白芷，白矾，白果，白蔹，白薇，白毛藤，白石脂，白芥子，白扁豆，白花蛇舌草，艾叶，地榆，地黄，地骨皮，地锦草，全蝎，竹茹，延胡索，朱砂，米，羊肉，冰片，当归，红花，红娘子，肉桂，肉苁蓉，赤芍，赤小豆，赤石脂，西洋参，安息香，血竭，血余炭，伏龙肝，防风，杜仲，两头尖，豆蔻，吴茱萸，忍冬藤，没药，沉香，补骨脂，羌活，苍术，芡实，芦荟，芫花，花椒，苏木，苎麻根，牡蛎，牡丹皮，阿胶，阿魏，附子，陈皮，陈壶芦瓢，鸡蛋，鸡血藤，鸡冠花，龟甲，龟板胶，何首乌，皂角刺，侧柏叶，乳香，刺猬皮，卷柏，狗脊，苦参，苦杏仁，虎杖，贯众，青黛，青木香，青葙子，败酱草，昆布，玫瑰花，鱼鳔，姜黄，扁豆花，珍珠，枳壳，柏子仁，炮姜，牵牛子，神曲，食盐，穿山甲，胡椒，胡芦巴，茜草，草果，草乌头，禹余粮，珍珠，轻粉，钟乳石，韭菜，韭菜子，香附，钩藤，独活，络石藤，茯苓，荆芥，草乌头，茵陈蒿，骨碎补，鬼箭羽，凌霄花，夏枯草，拳参，柴胡，桑寄生，桃仁，浙贝母，海藻，海浮石，海螵蛸，浙贝母，酒，益母草，凌霄花，荷叶，莲子，莲须，莲房，莪术，高良姜，秦皮，粉萆薢，菝葜，菟丝子，蛇蜕，蛇床子，绿矾，铜绿，鹿角，鹿茸，鹿角胶，鹿角霜，黄芪，黄芩，黄连，黄柏，黄精，淡豆豉，菊花，蛇莓，续断，羚羊角，猪肾，猪苓，猪牙皂，硇砂，斑蝥，棉花子，棉花根，棕榈皮，滑石，硫黄，萹蓄，葛根，葶苈子，琥珀，雄黄，黑芝麻，蛤壳，墓头回，椿皮，槐花，槐角，野荞麦根，蓖麻子，蒲黄，蒴藋，磁石，蜂房，僵蚕，醋，爵床，檀香，熟地黄，赭石，蔓荆子，墨旱莲，橘红，覆盆子，薏苡仁，鳖甲，麝香

垂体手术后身冷背热 大枣，甘草，生姜，白芍，远志，龟板胶，桂枝，黄芪，鹿角胶，紫石英

促使成熟卵泡排出（归入排卵障碍）

促使异位妊娠血清β-hCG水平的下降 三棱，天花粉，凤尾草，半枝莲，白花蛇舌草，牡蛎，赤芍，莪术，蛇莓，紫草，蜈蚣，蜂房，海藻

D

带下(包括妊娠带下、白淫)　丁香,人参,三棱,大枣,大黄,大蓟,大叶藜,大腹皮,土茯苓,女贞子,小茴香,小蓟,山药,山茱萸,山海螺,川芎,川乌头,川楝子,干姜,马齿苋,马钱子,马鞭草,乌药,丹参,乌梅,乌骨鸡,五味子,五灵脂,五倍子,凤尾草,凤仙透骨草,升麻,天冬,天南星,巴豆,巴戟天,月季花,木瓜,木耳,木香,木通,木芙蓉,木槿花,木蝴蝶,火炭母草,牛膝,牛角鰓,王瓜根,瓦楞子,车前子,车前草,甘遂,丝瓜络,仙茅,仙人掌,仙鹤草,冬瓜子,冬葵子,功劳木,半夏,半枝莲,叶下红,玄明粉,瓜蒌子,瓜蒌皮,甘松,白及,白术,白芍,白芷,白果,白矾,白蔹,白毛藤,白石脂,白头翁,白芥子,白附子,白茅根,白扁豆,白花蛇舌草,石韦,石见穿,石菖蒲,石榴皮,艾叶,龙胆,龙骨,龙葵,伏龙肝,全蝎,决明子,冰片,灯心草,刘寄奴,合欢皮,合欢花,地黄,地榆,地肤子,地骨皮,地锦草,安息香,延胡索,当归,朱砂,百合,米,红花,红糖,羊肉,老鹳草,肉桂,肉苁蓉,肉豆蔻,血竭,西洋参,防风,阳起石,何首乌,佛手,吴茱萸,杜仲,沉香,沙参,沙苑子,牡蛎,牡丹皮,皂角刺,芡实,芦根,芫花,花椒,苍术,苎麻根,补骨脂,诃子,赤芍,赤小豆,赤石脂,苏木,远志,连翘,阿胶,鸡蛋,忍冬藤,羌活,知母,姜黄,附子,陈皮,鸡内金,鸡血藤,鸡冠花,鸡屎藤,鸡蛋,龟甲,龟板胶,京大戟,侧柏叶,刺猬皮,卷柏,垂盆草,板蓝根,泽兰,泽泻,炉甘石,狗脊,乳香,玫瑰花,苦参,苦杏仁,苦楝皮,虎杖,败酱草,郁金,郁李仁,金钱草,金樱子,金樱根,青皮,青黛,青木香,青葙花,饴糖,鱼腥草,鱼鳔,厚朴,栀子,枸杞子,炮姜,独活,砂仁,禹余粮,食盐,穿心莲,络石藤,胡椒,胡芦巴,胡桃仁,胡黄连,扁豆花,茜草,茯苓,茵陈蒿,茺蔚子,荆芥,草豆蔻,荔枝核,荜茇,荠菜,虻虫,重楼,钟乳石,钩藤,韭菜子,香附,贯众,牵牛子,鬼箭羽,鸦胆子,党参,射干,徐长卿,拳参,柴胡,桂枝,桑叶,桑白皮,桑寄生,桑螵蛸,桔梗,夏枯草,益母草,益智仁,浙贝母,海马,海金沙,海螵蛸,蛇床子,秦皮,秦艽,秫米,粉萆薢,荷叶,荷叶蒂,预知子,莱菔子,莲子,莲须,黄芪,黄芩,黄连,黄柏,黄精,鹿角,鹿茸,鹿角霜,鹿衔草,麻黄,菟丝子,椿皮,矮地茶,椒目,莲房,蚕沙,通草,酒,梵天花,淡菜,淫羊藿,续断,菊花,菝葜,蛇莓,野菊花,寒水石,湖广草,滑石,琥珀,黑大豆,紫河车,萹蓄,蛤壳,锁阳,鹅管石,墓头回,蒲公英,蒴藋,路路通,漏芦,蜂房,蒺藜,赭石,蔓荆子,僵蚕,橘核,薏苡仁,薤白,藁本,礞石,墨旱莲,覆盆子

带下(霉菌性阴道炎)　一枝黄花,丁香,千里光,大血藤,大青叶,山楂,川楝子,干姜,马鞭草,五味子,五倍子,凤仙透骨草,升麻,月季花,木瓜,木槿花,火炭母草,牛蒡子,仙鹤草,半边莲,玄明粉,甘遂,白矾,白蔹,白石英,白鲜皮,白花蛇舌草,石菖蒲,石榴皮,艾叶,龙胆,龙葵,决明子,冰片,地榆,地肤子,百部,老鹳草,血竭,防风,吴茱萸,没药,皂角刺,花椒,苍耳子,苍术,连翘,忍冬藤,佩兰,使君子,知母,苦参,苦楝皮,虎杖,郁金,金钱草,金银花,青蒿,青黛,京大戟,厚朴,姜黄,威灵仙,栀子,荆芥,独活,食盐,茵陈蒿,香附,凌霄花,射干,徐长卿,素馨花,桂枝,狼毒,秦艽,莱菔子,商陆,菊花,蛇床子,黄连,黄芩,黄柏,黄精,紫草,紫珠,紫苏叶,紫花地丁,萹蓄,琥珀,萹蓄,雄黄,椿皮,槐花,硼砂,蒲公英,蜂房,路路通,槟榔,薄荷,藁本,藿香,鳖甲,薏苡仁

滴虫性阴道炎　千里光,土茯苓,小蓟,五倍子,凤仙透骨草,木芙蓉,木槿花,仙鹤草,玄明粉,生姜,白果,白矾,白头翁,白鲜皮,白花蛇舌草,石榴皮,艾叶,龙胆,冰片,地肤子,百部,老鹳草,芦荟,花椒,补骨脂,远志,苍耳子,使君子,昆布,苦参,苦杏仁,苦楝皮,栀子,独活,珍珠母,食盐,胡黄连,草果,鸦胆子,桃仁,桑叶,狼毒,蛇床子,猪牙皂,黄芩,黄连,黄柏,黄药子,硫黄,紫草,紫珠,萹蓄,雄黄,墓头回,硼砂,博落回,葱白,椿皮,薄荷

多囊卵巢综合征　三棱,大黄,大腹皮,川芎,川牛膝,山慈菇,丹参,石菖蒲,龙胆,白术,仙茅,防风,地龙,地黄,当归,半夏,牡丹皮,昆

布，败酱草，枇杷叶，栀子，茜草，柴胡，香附，穿山甲，皂角刺，浙贝母，茯苓，桂枝，莪术，吴茱萸，党参，苍术，紫草，菟丝子，淫羊藿，荔枝核，夏枯草，海藻，䗪虫，熟地黄，礞石，覆盆子

堕胎后便秘（归入便秘）

堕胎后腰痛（归入妇科手术后腰痛）

E

恶露不绝（包括人流后恶露不绝） 人参，大蓟，女贞子，山药，山楂，山茱萸，川芎，川椒，川牛膝，干姜，干漆，马齿苋，丹参，太子参，五味子，凤仙透骨草，升麻，月季花，木耳，木通，火麻仁，牛角鰓，王不留行，车前草，仙鹤草，冬瓜子，冬瓜皮，冬葵子，半枝莲，玄参，玄明粉，生姜，白术，白芍，白芷，白花蛇舌草，石斛，石菖蒲，石榴皮，艾叶，龙骨，赭石，伏龙肝，自然铜，全蝎，刘寄奴，延胡索，竹沥，竹茹，地黄，地榆，当归，红花，红糖，红娘子，肉桂，血竭，血余炭，西红花，防风，何首乌，吴茱萸，没药，牡蛎，羌活，芫花，花椒，花蕊石，芸薹子，苎麻根，苏木，附子，鸡血藤，鸡冠花，麦冬，赤芍，赤小豆，赤石脂，远志，连翘，阿胶，何首乌，贯众，龟甲，龟板胶，两头尖，侧柏叶，卷柏，泽兰，虎杖，败酱草，贯众，狗脊，郁金，金银花，青皮，饴糖，鱼鳔，姜黄，威灵仙，枳壳，枳实，枸杞子，炮姜，食盐，穿山甲，络石藤，茜草，茺蔚子，荆芥，荜茇，茯苓，重楼，虻虫，轻粉，香附，鬼箭羽，党参，凌霄花，拳参，柴胡，桃仁，桑枝，桑白皮，桑椹子，海螵蛸，益母草，益智仁，桂枝，秦艽，粉萆薢，荷叶，莲房，柏子仁，猪肝，黄芪，黄芩，淡竹叶，羚羊角，菟丝子，蛇蜕，棕榈皮，琥珀，硫黄，鹿角胶，鹿角霜，斑蝥，蒺藜，蜈蚣，槟榔，醋，蚕沙，滑石，蒲黄，椿皮，藕节，鹅管石，黑大豆，续断，紫河车，鲤鱼，蒴藋，薏苡仁，熟地黄，鳖甲，墨旱莲，麝香

恶露不下 三七，三棱，大黄，山楂，川牛膝，马鞭草，王瓜根，丹参，五灵脂，水蛭，牛膝，火麻仁，冬瓜子，玄明粉，白芍，当归，刘寄奴，红花，红糖，肉桂，血竭，延胡索，赤芍，赤小豆，苏木，芸薹子，鸡蛋，牡丹皮，郁金，泽兰，虎杖，香附，射干，胡椒，桃仁，益母草，荷叶，荷叶蒂，莪术，莲子心，酒，檵木，淡竹叶，羚羊角，铜，银，棕榈皮，琥珀，葱白，蛤壳，槟榔，姜黄，虻虫，鬼箭羽，蒲黄，夏枯草，蒴藋，熟地黄，醋，鲤鱼，藕，藕节，麝香

耳鸣（包括妇科手术后耳鸣、刮宫术后眩晕耳鸣） 山药，山茱萸，川牛膝，升麻，龙胆，地黄，麦冬，龟板胶，何首乌，骨碎补，珍珠母，党参，猪肾，枸杞子，菟丝子，磁石，黄芪，食盐，鹿角胶，赭石，蔓荆子，熟地黄，墨旱莲，穞豆衣

F

烦躁（归入产后心烦）

肥胖症 大黄，川芎，山楂，白术，白芥子，半夏，防己，陈皮，苍术，决明子，泽泻，茯苓，厚朴，枳壳，荷叶，黄芪，莪术，穿山甲，瓜蒌，番泻叶，槟榔，海藻，薏苡仁

妇科手术后出血（包括人工流产后出血，宫颈激光后出血，子宫碘油造影后出血，放、取节育环后出血） 三七，大黄，马齿苋，小蓟，川芎，木贼，升麻，龙骨，白及，白芷，白术，白芍，仙鹤草，地黄，地榆，地骨皮，当归，杜仲，龟板胶，阿胶，侧柏叶，牡丹皮，补骨脂，败酱草，金银花，贯众，重楼，栀子，枳壳，荔枝核，草河车，香附，荆芥，茜草，珍珠母，拳参，莲子心，柴胡，益母草，海螵蛸，党参，羚羊角，黄芪，黄芩，黄柏，猪肾，紫珠，棉花根，椿皮，槐花，榆白皮，赭石，蒲黄，续断，熟地黄，穞豆，墨旱莲

妇科手术后耳鸣（归入耳鸣）

妇科手术后腹痛 大枣，川楝子，甘草，生姜，白芍，玄明粉，当归，延胡索，杜仲，皂角刺，香附，枳实，桂枝，饴糖，神曲，预知子，槟榔，酒，续断，黄芪

妇科手术后腹泻 大腹皮，木香，石榴皮，仙鹤草，肉豆蔻，苍术，诃子，补骨脂，赤石脂，佩兰，骨碎补，厚朴，炮姜，禹余粮，莱菔子，槟榔，藿香

妇科手术后腹胀便秘（包括腹胀） 大黄，大腹皮，小茴香，乌药，木香，升麻，巴豆霜，甘遂，半夏，白术，防风，地黄，肉豆蔻，赤小豆，阿魏，郁李仁，沉香，陈皮，苍术，青皮，郁李仁，茯

G

青叶，木通，五味子，玉米须，龙胆，半枝莲，白术，白芍，白茅根，白鲜皮，瓜蒌，地肤子，苎麻根，麦芽，败酱草，板蓝根，垂盆草，郁金，金银花，金钱草，青蒿，泽泻，茜草，茯苓，厚朴，神曲，栀子，枳实，草果，茵陈蒿，柴胡，重楼，黄芩，黄柏，滑石，矮地茶

肝着 当归，两头尖，牡丹皮，延胡索，降香，茜草，郁金，桃仁，旋覆花

高催乳素血症 山慈菇，川牛膝，甘草，白芍，龙胆，龙葵，地黄，麦芽，郁金，枇杷叶，栀子，柴胡，蒺藜，蝉蜕

高血压病(归入子痫)

宫颈癌(包括宫颈癌放射治疗后膀胱反应、宫颈癌放射治疗后直肠反应、宫颈癌放射治疗后皮肤灼伤、宫颈癌术后防护化疗反应) 儿茶，三棱，土茯苓，山豆根，山慈菇，大蓟，小蓟，川牛膝，升麻，巴豆，乌梅，马钱子，马鞭草，五倍子，凤尾草，天南星，木芙蓉，木槿花，水蛭，火炭母草，牛黄，牛角䚡，车前子，瓦松，功劳木，半夏，半边莲，半枝莲，石膏，石见穿，白术，白芍，白矾，白蔹，白薇，白毛藤，白茅根，白头翁，白花蛇舌草，龙葵，仙鹤草，瓜蒌，地黄，地榆，地骨皮，全蝎，冰片，当归，血余炭，竹叶，乳香，沉香，没药，苏木，赤芍，牡蛎，苍术，苎麻根，诃子，连翘，牡丹皮，阿魏，附子，鸡蛋，鸡内金，知母，败酱草，青黛，轻粉，苦参，苦杏仁，鱼鳔，虻虫，香附，茵陈蒿，茯苓，茜草，枳壳，穿山甲，钟乳石，重楼，鸦胆子，莪术，夏枯草，蚕沙，海藻，海螵蛸，桃仁，射干，桑白皮，桑螵蛸，党参，秦皮，浙贝母，墓头回，硇砂，菝葜，蛇床子，鹿角霜，黄连，黄芩，黄芪，黄柏，黄药子，猕猴桃根，猪苓，鹿衔草，滑石，铜绿，斑蝥，紫草，紫河车，紫花地丁，寒水石，雄黄，硼砂，萹蓄，粉萆薢，野菊花，槐实，罂粟壳，番泻叶，博落回，蒲黄，蒲公英，蜂房，蜈蚣，漏芦，蓖麻子，樗白皮，墨旱莲，溪黄草，蔓荆子，蕲蛇，薏苡仁，鳖甲，麝香

宫颈癌放射治疗后膀胱反应(归入宫颈癌)

宫颈癌放射治疗后皮肤灼伤(归入宫颈癌)

宫颈癌放射治疗后直肠反应(归入宫颈癌)

宫颈癌术后防护化疗反应(归入宫颈癌)

宫颈激光术后出血(归入妇科手术后出血)

宫颈柱状上皮外移(即子宫颈糜烂) 一枝黄花，儿茶，土茯苓，千里光，大青叶，小蓟，山豆根，马齿苋，川牛膝，乌梅，五倍子，无花果，木芙蓉，水牛角，瓦松，仙人掌，半枝莲，半夏，四季青，甘草，白及，白果，白矾，白毛藤，白花蛇舌草，石榴皮，石膏，龙胆，龙骨，龙葵，冰片，地榆，地锦草，延胡索，朱砂，百部，当归，血竭，吴茱萸，没药，赤小豆，连翘，鸡蛋，鸡内金，龟甲，乳香，炉甘石，苦参，金银花，青黛，重楼，贯众，轻粉，香附，钟乳石，海螵蛸，莪术，虎杖，鱼腥草，珍珠，穿心莲，桔梗，商陆，断血流，硇砂，黄连，黄柏，黄药子，铜绿，银箔，琥珀，蛤壳，槐花，硼砂，蛇莓，蛇床子，野菊花，博落回，紫草，紫珠，紫河车，紫花地丁，蛤壳，雄黄，墓头回，蜂房，蜈蚣，麝香

刮宫术后眩晕耳鸣(归入耳鸣)

鬼胎 丁香，干姜，川芎，川乌头，木香，天麻，天竺黄，巴豆，巴戟天，贝母，水蛭，天竺黄，白术，地龙，肉桂，朱砂，延胡索，芫花，苍术，附子，陈皮，吴茱萸，赤芍，牡丹皮，泽兰，轻粉，虻虫，枳壳，茯苓，柴胡，秦艽，猪牙皂，蜈蚣，斑蝥，雄黄，僵蚕，薏苡仁

过期流产(包括难免流产、不全流产) 王不留行，花椒，重楼，蒴藋，天花粉，猪牙皂，牛膝，益母草，酒，猪肾，淫羊藿，菊花，菟丝子，银，黄芩，棉花根，硫黄，紫石英，紫河车，黑大豆，蓖麻子，蜂蜜，薏苡仁，穞豆衣，藕节，覆盆子

过期妊娠 川芎，川牛膝，丹参，牛膝，车前子，冬葵子，当归，红花，龟甲，郁金，卷柏，枳壳，香附，厚朴，桃仁，益母草，党参，黄芪

H

滑胎(包括习惯性流产、抗心磷脂抗体阳性、母儿血型不合、封闭抗体阴性) 人参，干姜，土茯苓，大枣，大黄，大青叶，山药，山茱萸，川芎，川牛膝，小茴香，太子参，天南星，牛膝，升麻，丹参，乌骨鸡，五味子，五灵脂，巴戟天，丝瓜络，仙鹤草，玉米须，玄参，半夏，石莲子，白术，白芍，白果，龙眼肉，艾叶，玄明粉，地黄，地骨

菟丝子，黄芩，黄芪，黄柏，黄精，萆薢，鹿角胶，棕榈皮，椿皮，湖广草，紫石英，槐角，蒲黄，蒲公英，磁石，赭石，醋，墨旱莲，藕节，糯稻根

经量过少 三七，三棱，大黄，大叶藜，大腹皮，山楂，山茱萸，川芎，川牛膝，乌药，巴戟天，木耳，丹参，水红花子，水蛭，王不留行，五味子，五灵脂，石斛，玉竹，矮地茶，叶下红，玄参，白芷，白扁豆，生姜，艾叶，半夏，地骨皮，地锦草，刘寄奴，延胡索，当归，红花，肉苁蓉，血竭，杜仲，何首乌，没药，沙参，牡丹皮，赤芍，麦冬，苍术，陈皮，鸡内金，鸡血藤，龟板胶，乳香，泽泻，泽兰，知母，枳壳，枳实，枸杞子，茺蔚子，茜草，香附，厚朴，急性子，鬼箭羽，桃仁，桑寄生，益母草，莪术，莱菔子，虎杖，姜黄，虻虫，钟乳石，桔梗，秦艽，粉萆薢，酒，猪肝，猪肾，黄连，黄精，菟丝子，鹿角胶，淫羊藿，紫河车，锁阳，黑大豆，醋，䗪虫，蒲黄，糖，鳖甲，覆盆子，熟地黄，瞿麦

经期过长 人参，土茯苓，大黄，大蓟，大叶藜，大血藤，大青叶，小蓟，山茱萸，山海螺，川芎，川牛膝，马齿苋，马鞭草，女贞子，乌骨鸡，五灵脂，五味子，五倍子，丹参，凤尾草，升麻，天冬，太子参，巴戟天，水牛角，木耳，木贼，木芙蓉，木槿花，车前子，车前草，玉米须，仙茅，仙鹤草，冬瓜子，半枝莲，半夏，瓜蒌皮，玄参，白及，白术，白芍，白芷，白矾，白薇，白毛藤，白芥子，白茅根，白扁豆，白花蛇舌草，石韦，石膏，石斛，石菖蒲，石榴皮，龙葵，艾叶，龙骨，龙眼肉，决明子，刘寄奴，地黄，地榆，地骨皮，延胡索，米，当归，百合，竹茹，红花，羊肉，肉苁蓉，血余炭，血竭，防风，何首乌，佛手，吴茱萸，忍冬藤，牡蛎，杜仲，沙参，没药，羌活，苏木，芡实，苍术，苎麻根，花蕊石，补骨脂，诃子，赤石脂，赤芍，远志，连翘，阿胶，鸡蛋，龟板胶，侧柏叶，卷柏，虎杖，贯众，败酱草，金钱草，金银花，金樱子，泽泻，乳香，炮姜，重楼，饴糖，鱼鳔，独活，柏子仁，柿蒂，栀子，枸杞子，香附，荆芥，珍珠母，神曲，茯苓，茵陈蒿，钟乳石，钩藤，骨碎补，夏枯草，徐长卿，拳参，桑叶，桑白皮，桑寄生，桑螵蛸，海螵蛸，益母草，益智仁，柴胡，党参，桂枝，桔梗，浙贝母，秦皮，秦艽，粉萆薢，荷叶，莪术，莱菔子，莲须，蚕沙，猪苓，梵天花，猪肾，银，黄连，黄芩，黄芪，黄精，黄药子，滑石，紫苏子，紫河车，蛤壳，椿皮，蒲公英，槐花，淡豆豉，葛根，淫羊藿，菟丝子，海浮石，赭石，蒲黄，湖广草，鹅管石，鼠妇，鹿角胶，鹿衔草，磁石，蔓荆子，藕节，熟地黄，墨旱莲，藁本，薏苡仁，覆盆子

经前痤疮(包括痤疮) 大黄，土茯苓，天花粉，木贼，车前子，冬瓜子，甘草，石膏，白及，白芷，白蔹，白石脂，白附子，白花蛇舌草，龙胆，全蝎，地黄，地骨皮，竹叶，防风，鸡蛋，忍冬藤，牡丹皮，赤芍，连翘，昆布，枇杷叶，苦杏仁，栀子，茵陈蒿，轻粉，桔梗，凌霄花，桑叶，桑白皮，海藻，紫草，黄芩，菊花，硫黄，蝉蜕，蒲公英，紫花地丁，薏苡仁

经前恶心(归入经行呕吐)

经前烦渴(归入产后烦渴)

经前腹痛(归入痛经)

经前腹泻(归入经行腹泻)

经前面部皮损 乌梢蛇，白芍，地黄，当归，防风，何首乌，苍术，苦参，蚕沙，蒺藜，僵蚕，熟地黄

经前胸痹(包括胸痹、妊娠胸痹) 丁香，乌药，木蝴蝶，丝瓜络，瓜蒌皮，白术，白花蛇舌草，合欢皮，竹茹，陈皮，佛手，牡蛎，玫瑰花，郁金，青皮，香附，枳壳，苏罗子，桔梗，益智仁，莱菔子，莲房，酒，路路通，紫草，绿萼梅，薤白，僵蚕，橘红

经前转筋(归入经行转筋)

经行便血(归入妊娠便血)

经行齿衄(归入齿衄)

经行抽搐(包括经行发痉) 天麻，天南星，丹参，石膏，石菖蒲，生姜，半夏，全蝎，竹沥，防己，陈皮，远志，浙贝母，茯苓，琥珀，僵蚕

经行盗汗(归入产后盗汗)

经行癫狂(归入产后狂躁)

经行发热 人参，大蓟，女贞子，川芎，三棱，水牛角，升麻，甘草，白术，白芍，白芷，白薇，仙鹤草，地黄，地骨皮，老鹳草，当归，牡丹皮，连翘，陈皮，金银花，知母，青蒿，栀子，胡桃仁，胡黄连，茯苓，荆芥，钩藤，柴胡，莪术，淡豆豉，黄

郁金，乳香，细辛，独活，珍珠母，穿山甲，茺蔚子，荆芥，茯苓，首乌藤，钩藤，枳壳，桃仁，桂枝，柴胡，桑椹，酒，凌霄花，夏枯草，荷叶，莪术，羚羊角，寒水石，葛根，黑芝麻，赭石，蒺藜，菊花，滑石，磁石，黑大豆，蜈蚣，琥珀，僵蚕，藁本，紫石英，蓖麻子，蔓荆子，夏枯草，薄荷，墨旱莲

经行头项疼痛　丝瓜络，白芍，白芷，全蝎，桂枝，桑寄生，麻黄，葛根，蔓荆子，僵蚕

经行吐蛔(包括产后吐蛔)　人参，干姜，乌梅，白术，白薇，生姜，肉桂，当归，花椒，附子，细辛，使君子，神曲，桂枝，黄连，黄柏

经行吐衄(包括倒经、逆经、月经逆行、吐衄、妊娠吐衄、产后吐衄)　三七，土牛膝，山药，大枣，大黄，大蓟，女贞子，小蓟，小茴香，川芎，川牛膝，川楝子，马勃，马钱子，五味子，木耳，水牛角，牛膝，丹参，升麻，瓦楞子，甘草，玉竹，丝瓜络，玄明粉，白及，白芍，白薇，白茅根，石斛，石膏，龙胆，龙骨，玄参，艾叶，百合，地黄，米，红花，伏龙肝，当归，竹茹，血余炭，防风，肉桂，西红花，西洋参，苦杏仁，花蕊石，阿胶，鸡蛋，鸡血藤，鱼鳔，牡蛎，牡丹皮，沙参，珍珠母，沉香，连翘，芦根，苏木，麦冬，赤小豆，两头尖，佩兰，侧柏叶，刺猬皮，卷柏，金沸草，知母，细辛，郁金，降香，香附，荆芥，栀子，贯众，韭菜，桑叶，桑白皮，桃仁，荷叶，莲子心，泽兰，青葙花，茜草，蚕沙，益母草，通草，酒，党参，莲子心，海螵蛸，旋覆花，黄芩，银，猪蹄，博落回，黑大豆，琥珀，棉花子，滑石，紫石英，紫苏子，葱白，蒲黄，藕，藕节，续断，鹿角胶，鹿角胶，墨旱莲，赭石，檀香，薄荷，橘络，橘核，熟地黄

经行吐清水(归入产后呕吐)

经行腿痛　土牛膝，土茯苓，大血藤，甘草，白芍，石见穿，丝瓜络，竹茹，血竭，延胡索，皂角刺，独活，桑寄生，䗪虫

经行胃痛(归入产后胃痛)

经行心烦(归入产后心烦)

经行心悸(归入妊娠心悸)

经行眩晕(归入眩晕)

经行牙龈肿痛(归入妊娠龈肿)

经行咽痛(归入妊娠咽痛)

经行腰痛(包括腰痛、经行部腰冷痛、经行尻痛、经后腰痛)　九香虫，土茯苓，干姜，大枣，山茱萸，女贞子，川芎，五加皮，五灵脂，巴戟天，牛膝，丝瓜络，白术，白芍，白芥子，仙鹤草，自然铜，肉桂，肉苁蓉，血竭，延胡索，忍冬藤，防风，杜仲，苏木，苍术，没药，牡丹皮，附子，忍冬藤，鸡血藤，补骨脂，食盐，胡芦巴，胡桃仁，首乌藤，穿心莲，茺蔚子，荔枝核，香附，党参，拳参，黄芪，梵天花，菟丝子，湖广草，淫羊藿，蒲黄，葱白，菟丝子，鹿胎，熟地黄

经行遗尿(归入遗尿)

经行阴痛　乌药，小茴香，川楝子，五加皮，甘草，白术，白芍，杜仲，延胡索，狗脊，香附，茯苓，枳壳，柴胡，益母草，路路通，淫羊藿，续断，荔枝核，橘核

经行音哑(归入妊娠音哑)

经行瘾疹(包括瘾疹、妊娠瘾疹)　大枣，川芎，天冬，升麻，丹参，乌梢蛇，五灵脂，牛蒡子，甘草，生姜，白芍，白芷，白附子，白鲜皮，玄参，地龙，地黄，地肤子，防风，当归，赤芍，沙参，牡丹皮，苍耳子，连翘，赤小豆，金银花，苦参，苦杏仁，独活，荔枝核，徐长卿，秦艽，刺猬皮，荆芥，凌霄花，桂枝，蛇蜕，何首乌，蒺藜，凌霄花，威灵仙，益母草，黄芪，麻黄，紫草，蚕沙，蛇床子，路路通，羚羊角，黑芝麻，蜂房，僵蚕，蒴藋，葛根，槐花，蝉蜕，鳖甲，漏芦，薄荷

经行欲呕(归入经行呕吐)

经行中暑(归入产后中暑)

经行肿胀　大枣，大腹皮，川芎，木瓜，木香，木通，月季花，巴戟天，玉米须，白术，冬瓜子，冬瓜皮，冬葵子，生姜，米，当归，赤芍，赤小豆，附子，防己，陈皮，陈壶卢瓢，细辛，泽兰，泽泻，砂仁，茯苓，桂枝，桑白皮，黄芪，黑大豆，琥珀，硫黄，棉花根，鲤鱼，路路通，紫苏叶，薏苡仁

经行转筋(归入妊娠转筋)

绝经后崩漏(归入崩漏)

绝经后骨质疏松症　山药，山茱萸，川牛膝，牛膝，地黄，杜仲，补骨脂，龟板胶，胡桃仁，猪肾，菟丝子，淫羊藿，鹿角胶，枸杞子

绝经后腰痛(归入腰痛)

K

抗体阳性不孕症(包括抗精子抗体、抗子宫内膜抗体阳性、抗卵巢抗体) 白术，地黄，当归，赤芍，牡丹皮，苎麻根，何首乌，茯苓，桃仁，菟丝子，续断，墨旱莲

咳嗽(归入妊娠咳嗽)

扩张与软化宫颈 天冬，牛膝

L

淋病 土茯苓，马齿苋，威灵仙，香附，柴胡，苦参，黄柏

淋证(感染性，如经行淋证、子淋、产后淋证、交接后淋证、劳淋、血淋) 人参，土牛膝，土茯苓，大黄，大青叶，大腹皮，山药，山茱萸，川牛膝，小蓟，马齿苋，凤尾草，天冬，天葵子，木通，木槿花，火麻仁，牛膝，牛蒡子，升麻，瓦松，车前子，车前草，冬瓜子，冬葵子，功劳木，玄参，玄明粉，玉米须，甘草，甘遂，白芍，白术，白芷，白薇，白花蛇舌草，白茅根，石韦，石膏，石决明，龙胆，龙骨，灯心草，地黄，地肤子，朱砂，百合，竹叶，竹沥，当归，米，肉桂，血余炭，麦冬，忍冬藤，杜仲，沙参，龟板胶，没药，芡实，芦根，苎麻根，赤芍，赤小豆，牡丹皮，连翘，陈皮，阿胶，两头尖，陈壳卢瓢，侧柏叶，泽泻，苦参，郁金，郁李仁，金钱草，金银花，乳香，青皮，青黛，青木香，垂盆草，鱼腥草，栀子，韭菜，茯苓，茵陈蒿，知母，细辛，枳实，穿心莲，桑白皮，柴胡，海藻，海金沙，浙贝母，益智仁，黄连，黄芩，黄柏，猪苓，淡竹叶，淡豆豉，粉萆薢，菝葜，莲子，莲须，滑石，榆白皮，淡竹叶，蒴藋，萹蓄，琥珀，寒水石，紫草，紫苏梗，紫花地丁，蜂房，蜂蜜，鼠妇，蛇床子，鲤鱼，羚羊角，蒲黄，蒲公英，糯稻根，续断，莲须，莲子心，琥珀，萹蓄，葱白，蛤壳，椿皮，榆白皮，槟榔，菊花，鲤鱼，藕，藕节，熟地黄，蔓荆子，瞿麦，墨旱莲，爵床，麝香

流产(包括难免流产、不全流产，归入过期流产)

流产后恶露不绝发热(归入产后发热)

流产后腰痛(归入妇科手术后腰痛)

癃闭(归入产后小便不通)

漏下(归入崩漏)

卵巢癌化疗后反应(包括卵巢癌、癌症) 人参，三七，山药，天冬，天花粉，仙茅，石斛，龙葵，地黄，麦冬，芦根，秫米，何首乌，淫羊藿，猪蹄，佛手，菝葜，鹿茸，蜂房，紫河车

卵巢癌化疗后骨髓抑制(归入卵巢癌化疗后反应)

卵巢过度刺激综合征(包括预防卵巢过度刺激综合征) 人参，大腹皮，乌药，天仙藤，车前子，甘遂，白术，防己，沉香，赤小豆，陈皮，泽泻，牵牛子，茯苓，桂枝，桑白皮，猪苓，槟榔

瘰疬 丁香，人参，土贝母，马钱子，天葵子，木香，石见穿，白芍，白芷，白薇，防风，当归，木通，肉桂，朱砂，附子，乳香，没药，苍耳子，通草，昆布，金银花，轻粉，黄芪，海藻，黑芝麻，紫花地丁，琥珀，麝香

M

毛际部瘙痒(归入阴痒)

梅毒 儿茶，土茯苓，马齿苋，马鞭草，无花果，甘草，白鲜皮，龙胆，朱砂，冰片，沙苑子，苍耳子，牵牛子，胡椒，胡黄连，龟甲，金银花，鱼腥草，钟乳石，鸦胆子，轻粉，威灵仙，珍珠，粉萆薢，铜绿，麻黄，琥珀，槐花，野菊花，蒲公英

梅核气 大枣，川芎，川楝子，乌梅，木香，木蝴蝶，石斛，甘草，白术，白芍，半夏，瓜蒌皮，甘松，生姜，玄参，全蝎，合欢皮，合欢花，竹沥，竹茹，麦冬，佛手柑，沉香，苍术，陈皮，玫瑰花，郁金，降香，厚朴，厚朴花，茯苓，香附，香橼，栀子，枳实，神曲，砂仁，娑罗子，荷叶，莱菔子，柴胡，桔梗，浙贝母，预知子，浙贝母，旋覆花，紫苏子，紫苏叶，紫苏梗，赭石，绿萼梅，夏枯草，橘叶，橘红，橘络

梦交 大枣，山药，小麦，丹参，石斛，甘草，石菖蒲，龙骨，白芍，生姜，半夏，地黄，地骨皮，肉桂，灯心草，安息香，朱砂，竹叶，当归，沉香，麦冬，赤小豆，远志，沙参，牡蛎，阿魏，枸杞子，茯苓，桂枝，党参，莲子心，银，黄连，黄芩，黄芪，紫菀，紫石英，雄黄，鹿角，硫黄，磁石，酸枣仁

免疫性不孕（归入不孕）

面部潮热（围绝经期综合征）（归入潮热出汗）

面皯（包括黄褐斑、蝴蝶斑） 丁香，干姜，山慈菇，川芎，五味子，丝瓜络，冬葵子，仙茅，玉竹，甘草，甘松，白及，白芍，白芷，白蔹，白附子，地黄，百合，米，当归，红花，麦冬，赤芍，赤小豆，补骨脂，金银花，苦杏仁，茯苓，枸杞子，食盐，茯苓，桑白皮，桃仁，菟丝子，黑大豆，淫羊藿，紫石英，僵蚕，蒲黄，䗪虫，藁本，蒺藜，熟地黄，檀香，稆豆

母儿血型不合（归入滑胎）

目窠疼痛 女贞子，山茱萸，山药，白芍，石斛，地黄，沙苑子，菊花，熟地黄，夏枯草，墨旱莲

N

纳呆（包括妊娠纳呆） 土茯苓，王不留行，木香，太子参，甘草，仙茅，半夏，白术，白扁豆，龙胆，肉桂，沉香，鸡内金，陈皮，谷芽，苍术，赤小豆，苎麻根，茯苓，菟丝子，佩兰，栀子，莲子，砂仁，党参，薏苡仁

难产（包括催生、倒横产、交骨不开） 丁香，人参，大黄，大腹皮，山楂，川芎，小茴香，川乌头，川牛膝，马齿苋，乌梅，五灵脂，五味子，天麻，天葵子，巴豆，木香，木通，火麻仁，牛黄，牛膝，王瓜根，王不留行，车前子，升麻，生姜，冬葵子，半夏，玄明粉，白术，白芍，白芷，白蔹，龙眼肉，龙葵，地龙，地黄，伏龙肝，刘寄奴，冰片，灯心草，当归，朱砂，百合，米，红花，红娘子，血竭，血余炭，肉桂，防风，没药，苍术，芫花，花椒，芸薹子，苎麻根，赤小豆，阿胶，附子，陈皮，何首乌，鸡蛋，细辛，泽泻，枳壳，食盐，草乌头，茵陈蒿，浙贝母，龟甲，两头尖，乳香，知母，金箔，鱼鳔，前胡，威灵仙，急性子，枳壳，枸杞子，香附，炮姜，牵牛子，珍珠，砂仁，禹余粮，穿山甲，荆芥，茵陈蒿，茺蔚子，党参，凌霄花，桃仁，桔梗，桑白皮，通草，酒，浙贝母，益母草，荷叶蒂，莲房，海马，郁金，羚羊角，麻黄，淡菜，滑石，黄芪，蛇蜕，猪肝，猪牙皂，菟丝子，铜器，银，雀麦，蒲黄，榆白皮，斑蝥，黑芝麻，淡豆豉，淫羊藿，续断，鹿角，硫黄，萹蓄，葱白，雄黄，紫苏叶，紫苏梗，紫河车，黑大豆，黑芝麻，槐角，蒺藜，蓖麻子，蜂房，蜂蜜，槟榔，蝉蜕，醋，鲤鱼，藕，鳖甲，赭石，熟地黄，薄荷，橘红，瞿麦，藿香，稆豆衣，麝香

尿频（归入遗尿）

P

排卵后痞证（归入产后痞证）

排卵期后腰部寒冷（归入腰部寒冷）

排卵期子宫出血（经间期子宫出血） 大黄，山药，小蓟，川贝母，女贞子，马齿苋，乌梅，五倍子，天冬，巴戟天，月季花，木蝴蝶，白芍，地黄，地骨皮，当归，米，红糖，防风，肉苁蓉，何首乌，附子，苍术，阿胶，牡丹皮，麦冬，龟甲，龟板胶，桃仁，浙贝母，海螵蛸，莲子，淡菜，淫羊藿，菟丝子，琥珀，椿皮，墨旱莲，薏苡仁

排卵障碍（包括促使成熟卵泡排出） 三棱，大腹皮，山药，山茱萸，川芎，川牛膝，女贞子，王不留行，五味子，丹参，石见穿，当归，仙茅，红花，刘寄奴，延胡索，牡丹皮，龟甲，泽兰，泽泻，急性子，香附，茯苓，茺蔚子，桃仁，莪术，路路通，䗪虫，紫石英，紫河车，熟地黄，墨旱莲，鹿角胶

盆腔脓肿（归入盆腔炎）

盆腔淤血综合征 三七，三棱，大黄，大血藤，水蛭，丹参，石见穿，白芍，刘寄奴，血竭，赤芍，延胡索，没药，牡丹皮，皂角刺，乳香，败酱草，补骨脂，茯苓，虻虫，莪术，桑寄生，桃仁，桂枝，菟丝子，淫羊藿，路路通，蒲公英，续断

盆腔粘连腹痛（归入妇科手术后粘连）

Q

取节育环后子宫出血（归入妇科手术后出血）

缺乳（少乳） 土贝母，大枣，大黄，山楂，山海螺，川楝子，丹参，天花粉，太子参，无花果，木瓜，木耳，木通，木芙蓉，王不留行，丝瓜络，仙茅，生姜，冬瓜子，玄参，瓜蒌皮，甘草，甘遂，白术，白芍，白芷，白石脂，白扁豆，半夏，地锦草，

R

砂仁，香附，香橼，茯苓，荔枝核，党参，柴胡，桂枝，桑叶，桔梗，浙贝母，益智仁，秫米，莪术，荷叶，荷叶蒂，莱菔子，蚕沙，莲子心，绿萼梅，菊花，黄连，黄芩，淡竹叶，猪苓，鹿角霜，旋覆花，紫苏子，紫苏叶，紫苏梗，蛤壳，葛根，黑芝麻，蒲黄，槟榔，蝉蜕，酸枣仁，赭石，鲤鱼，蒺藜，鲫鱼，熟地黄，橘红，薄荷，薤白，藕节，藿香，墨旱莲，醋，蜂蜜，薏苡仁

妊娠发热（包括妊娠伤风、妊娠外感、妊娠伤寒） 人参，大枣，大青叶，川芎，天花粉，木贼，木蝴蝶，太子参，水牛角，牛蒡子，升麻，龙胆，甘草，玄参，玄明粉，白术，白芷，白薇，生姜，瓜蒌皮，石膏，石斛，地黄，地骨皮，竹叶，竹茹，米，防风，牡丹皮，芦根，苎麻根，麦冬，沙参，羌活，芦根，苍术，苍耳子，苏木，连翘，附子，陈皮，佩兰，板蓝根，知母，苦杏仁，茯苓，牵牛子，砂仁，茵陈蒿，草豆蔻，荔枝核，荜茇，板蓝根，细辛，金箔，金银花，青黛，前胡，枳实，栀子，荆芥，钟乳石，香附，柴胡，桂枝，桃仁，桑叶，桑枝，桔梗，党参，猪苓，淡竹叶，淡豆豉，麻黄，黄芪，黄芩，黄柏，蛇莓，旋覆花，荷叶，菊花，紫苏叶，紫苏梗，葛根，葱白，寒水石，葱白，蝉蜕，醋，薄荷，鲫鱼，僵蚕，藿香

妊娠烦渴（归入产后烦渴）

妊娠烦躁（归入子烦）

妊娠腹痛 大枣，大腹皮，山药，小茴香，川芎，乌药，五灵脂，升麻，火麻仁，甘草，龙胆，生姜，玄参，白术，白芍，白茅根，艾叶，丝瓜络，石膏，龙胆，灯心草，地黄，地榆，当归，竹沥，竹茹，米，羊肉，肉豆蔻，何首乌，吴茱萸，杜仲，牡蛎，羌活，花椒，赤芍，赤石脂，苎麻根，泽泻，郁李仁，金箔，金银花，青皮，苦杏仁，知母，饴糖，前胡，厚朴，姜黄，枳壳，枳实，栀子，香附，食盐，南瓜蒂，砂仁，络石藤，草果，莲房，桃仁，桂枝，桑白皮，桑寄生，桔梗，益智仁，秦艽，旋覆花，荷叶蒂，莪术，莱菔子，高良姜，酒，淡豆豉，鹿茸，黄连，黄芪，黄柏，寒水石，紫苏子，紫苏叶，槐角，赭石，续断，葱白，蜂蜜，槟榔，䗪虫，藕，橘核，蔓荆子，覆盆子，藿香，熟地黄

妊娠腹泻（包括经行腹泻、妊娠便溏、妊娠夜泻、产后腹泻） 丁香，人参，三棱，大枣，土茯苓，山药，山楂，干姜，乌梅，天南星，五味子，巴豆，木瓜，木香，车前子，凤尾草，月季花，巴戟天，无花果，龙胆，龙骨，半夏，甘草，石榴皮，生姜，白术，白芍，白矾，白头翁，白扁豆，仙鹤草，冬瓜子，龙骨，米，谷芽，当归，红花，米，肉桂，肉豆蔻，防风，刘寄奴，红糖，鸡冠花，麦芽，吴茱萸，忍冬藤，羌活，花椒，苍术，芡实，芸薹子，补骨脂，诃子，远志，苏木，附子，陈皮，赤石脂，佩兰，泽泻，苦参，垂盆草，金银花，金樱子，青皮，厚朴，独活，砂仁，胡芦巴，茯苓，荆芥，草果，草豆蔻，荜茇，扁豆花，络石藤，轻粉，骨碎补，桂枝，柴胡，桔梗，益智仁，秦皮，荷叶，莲子，莲须，莲子心，高良姜，猪肝，猪苓，椿皮，香附，炮姜，禹余粮，食盐，络石藤，神曲，葛根，黄连，黄芩，淡豆豉，薤白，爵床，槟榔，鹿角霜，铜器，滑石，徐长卿，枳壳，积雪草，蚕沙，预知子，菝葜，蛇莓，黑大豆，蒺藜，葛根，醋，蜂蜜，鳖甲，赭石，罂粟壳，鲤鱼，藁本，酸枣仁，薏苡仁，藿香

妊娠腹胀（包括妊娠腹胀痛） 大腹皮，山楂，川芎，乌药，天仙藤，太子参，木瓜，木香，白术，白扁豆，半夏，当归，灯心草，肉桂，肉豆蔻，羌活，赤芍，赤小豆，阿魏，陈皮，青皮，络石藤，胡椒，香附，枳壳，茯苓，秦艽，槟榔，薤白，桑白皮，紫苏梗，橘红，檀香，藿香

妊娠肝损（归入肝功能异常）

妊娠合并癫痫 大黄，干姜，天竺黄，半夏，石膏，龙骨，石膏，牡蛎，赤石脂，茯苓，桂枝，寒水石，滑石，紫石英

妊娠合并风疹 大黄，大青叶，山豆根，牛蒡子，石膏，白茅根，白花蛇舌草，地黄，赤芍，牡丹皮，连翘，金银花，知母，板蓝根，桑叶，桔梗，菊花，野菊花，紫花地丁，蒲公英

妊娠合并肝内胆汁淤积症 一枝黄花，大黄，土茯苓，马鞭草，车前草，丹参，水牛角，甘草，白术，白芍，白薇，白毛藤，白鲜皮，地黄，地肤子，当归，杜仲，防风，牡丹皮，赤芍，芦根，金钱草，垂盆草，郁金，栀子，枸杞子，鱼腥草，钩藤，荆芥，茯苓，茵陈蒿，徐长卿，柴胡，黄芪，黄

芩,蒲公英,滑石,黑芝麻,矮地茶,蒺藜,蝉蜕,薏苡仁

妊娠合并肝炎(归入肝功能异常)

妊娠合并甲状腺功能亢进 大枣,川芎,木香,牛蒡子,甘草,龙胆,白术,白芍,玄参,地黄,当归,麦冬,杜仲,牡蛎,牡丹皮,陈皮,昆布,柏子仁,栀子,香附,茯苓,柴胡,黄芩,夏枯草,海藻,海螵蛸,浙贝母,菟丝子,鳖甲,酸枣仁

妊娠合并阑尾炎(孕痈) 大黄,大血藤,大青叶,马齿苋,乌药,川楝子,木香,木芙蓉,五倍子,五灵脂,甘草,白芷,白矾,冬瓜子,瓜蒌子,玄参,玄明粉,地黄,冰片,当归,防风,延胡索,麦冬,赤芍,没药,佛手,皂角刺,陈皮,连翘,败酱草,牡丹皮,苎麻根,玫瑰花,青皮,泽兰,侧柏叶,金银花,虎杖,乳香,重楼,浙贝母,黄芪,黄连,黄柏,铜绿,紫花地丁,续断,蒲公英,薄荷,薏苡仁,麝香

妊娠合并肾炎(肾盂肾炎) 乌梅,甘草,芦根,金银花,金樱子,板蓝根,栀子,茯苓,荆芥,桔梗,海金沙,积雪草,菝葜,黄芩,紫苏叶

妊娠合并糖尿病 人参,山茱萸,天花粉,太子参,五味子,玉竹,石膏,冬瓜皮,玄参,地黄,附子,麦冬,知母,枸杞子,食盐,胡桃仁,黄芩,黄连,黄柏,黄精,桑螵蛸,淡豆豉

妊娠合并血小板减少 大枣,大青叶,甘草,仙鹤草,地黄,当归,牡丹皮,党参,黄芪,熟地黄,墨旱莲

妊娠霍乱 人参,干姜,大枣,乌药,五味子,木瓜,木通,甘草,白术,白扁豆,生姜,米,竹茹,当归,吴茱萸,芦根,苍术,陈皮,枇杷叶,苦杏仁,泽泻,砂仁,厚朴,炮姜,草豆蔻,茯苓,香附,香薷,桂枝,益智仁,高良姜,猪苓,黄芪,橘红,薤白,藿香

妊娠颊痛 甘草

妊娠咳嗽(包括妊娠燥咳、子嗽、妊娠咳血) 人参,大腹皮,山药,山茱萸,川芎,小蓟,干姜,乌梅,五味子,天冬,木香,木蝴蝶,牛蒡子,贝母,车前子,甘草,冬瓜子,瓜蒌子,瓜蒌皮,半夏,玄参,玉竹,白术,白芍,白果,白前,白茅根,石韦,石膏,地黄,地骨皮,百合,百部,竹叶,竹沥,竹茹,红糖,羊肉,当归,防己,防风,杜仲,何首乌,佛手柑,沙参,阿胶,芦根,豆蔻,诃子,陈皮,鸡屎藤,麦冬,侧柏叶,枇杷叶,知母,苦杏仁,郁李仁,金沸草,金樱子,青黛,鱼腥草,细辛,前胡,厚朴,枳壳,枳实,栀子,胡桃仁,香附,茯苓,桂枝,柴胡,桑叶,桑白皮,桑寄生,桔梗,浙贝母,秦皮,荷叶,旋覆花,淡竹叶,鹿角胶,黄芩,黄芪,黄柏,麻黄,猪牙皂,款冬花,紫菀,紫苏子,紫苏叶,葶苈子,蜂蜜,罂粟壳,橘红,鳖甲,续断,熟地黄

妊娠口渴(归入产后烦渴)

妊娠口糜(归入经行口糜)

妊娠痢疾(包括经行痢疾、产后痢疾) 丁香,人参,三棱,川芎,川乌头,干姜,马齿苋,乌梅,五灵脂,巴豆,木香,牛角鰓,玉米衣,冬葵子,甘草,甘遂,石菖蒲,石榴皮,龙胆,白术,白芍,地榆,当归,芡实,豆蔻,赤石脂,苍耳子,连翘,自然铜,刘寄奴,米,肉桂,肉豆蔻,血余炭,吴茱萸,沉香,没药,诃子,麦芽,陈皮,鸡蛋,龟甲,芫花,乳香,侧柏叶,苦参,虎杖,贯众,青皮,青木香,前胡,枳实,栀子,炮姜,牵牛子,独活,神曲,禹余粮,胡椒,轻粉,秦皮,秫米,荷叶蒂,莪术,莱菔子,莲子,柴胡,醋,菟丝子,椒目,薤白,蒲黄,滑石,鹿角,黄连,黄芩,黄柏,硇砂,葱白,黑大豆,椿皮,槐花,蒲黄,蒺藜,罂粟壳,熟地黄,䗪虫,藕,藁本,麝香

妊娠麻疹(包括产后麻疹) 升麻,葛根,牛蒡子,石膏,玄参,赤小豆,连翘,苦杏仁,桃仁,白芍,甘草,麻黄,桑白皮,桔梗,瓜蒌皮,蝉蜕,薄荷

妊娠眉骨风 青黛,荜茇,川芎,细辛

妊娠目痛(包括产后目痛) 川芎,白芍,白芷,当归,赤芍,连翘,香附,荆芥,菊花,黄芩,蝉蜕

妊娠目翳(包括目翳) 川芎,石决明,龙胆,羌活,防风,青黛,青葙子,细辛,荜茇,珍珠母,硇砂,蛇蜕,硼砂

妊娠纳呆(归入纳呆)

妊娠尿血(归于淋证) 妊娠目赤(包括目赤、妊娠结膜炎) 木贼,甘草,龙胆,连翘,羌

活，防风，连翘，栀子，桔梗，菊花，秦皮，黄芩，黄连，薄荷，蝉蜕

妊娠疟疾 人参，大黄，乌梅，川芎，甘草，生姜，白术，白芍，白芷，半夏，竹叶，当归，何首乌，陈皮，苍术，连翘，夜明砂，知母，虎杖，青皮，青蒿，砂仁，厚朴，草果，草豆蔻，茯苓，炮姜，柴胡，桃仁，高良姜，黄芩，槟榔，橘红，鳖甲，熟地黄，藿香

妊娠呕血(归入妊娠恶阻)

妊娠痞证(归入产后痞证)

妊娠期高血压疾病(归入子痫)

妊娠气喘(归入产后哮喘)

妊娠情志异常(归入产后神志异常)

妊娠痧痛 降香，荆芥，郁金，细辛，薄荷

妊娠伤风(归入妊娠发热)

妊娠伤寒(归入妊娠发热)

妊娠伤食 丁香，人参，三棱，山楂，木香，甘草，白术，白芷，陈皮，连翘，麦芽，苍术，草果，厚朴，威灵仙，茯苓，枳壳，砂仁，神曲，食盐

妊娠身痛(包括妊娠骶部抽痛) 天南星，天麻，木瓜，木香，丝瓜络，半夏，白术，竹茹，红花，防己，防风，忍冬藤，杜仲，羌活，牡蛎，苍术，青黛，栀子，首乌藤，姜黄，威灵仙，络石藤，香附，桑寄生，黄芩，紫苏叶，葛根，蒺藜

妊娠尸厥 人参，大枣，大黄，川芎，天南星，石菖蒲，甘草，生姜，白术，白芍，半夏，地黄，当归，竹茹，赤芍，陈皮，附子，茯苓，厚朴，枳实，桂枝，细辛，黄芩

妊娠失寐(归入失寐)

妊娠失明(包括失明) 人参，大黄，天冬，五味子，玄参，玄明粉，防风，麦冬，羌活，知母，细辛，茯苓，茺蔚子，桔梗，益母草，秦艽，黄芩

妊娠湿疹(归入产后湿疹)

妊娠石淋 大蓟，小蓟，车前子，白术，白茅根，石韦，竹叶，血余炭，苎麻根，阿胶，侧柏叶，泽泻，金钱草，茵陈蒿，猪苓，茯苓，桂枝，海金沙，槟榔，墨旱莲

妊娠暑热(归入产后中暑)

妊娠水肿(包括妊娠肿胀、子肿、子气、虚浮) 一枝黄花，人参，大黄，大腹皮，干姜，山药，乌药，五加皮，天仙藤，龙胆草，木瓜，木香，木通，牛膝，车前子，车前草，冬瓜子，冬瓜皮，冬葵子，玉米须，甘松，甘遂，石南叶，生姜，白术，白芍，白果，白矾，白茅根，白花蛇舌草，红糖，艾叶，龙眼肉，地骨皮，米，当归，防己，防风，灯心草，陈皮，羌活，芡实，苎麻根，诃子，赤小豆，吴茱萸，附子，陈皮，陈壳卢瓢，苍术，厚朴，京大戟，泽泻，郁李仁，金钱草，青木香，栀子，珍珠母，砂仁，茯苓，荠菜，香附，香薷，柴胡，桑叶，桑白皮，桑寄生，桑螵蛸，海金沙，莱菔子，麦芽，苦杏仁，郁李仁，枳壳，党参，荆芥，香附，高良姜，商陆，旋覆花，续断，黄芪，黄芩，猪肾，紫苏子，紫苏叶，萹蓄，葶苈子，滑石，黑大豆，蒺藜，蜂蜜，蔓荆子，鲤鱼，鲫鱼，橘红，雄黄，瞿麦，麝香

妊娠瘫痪(归入产后中风)

妊娠体虚 人参，大枣，川芎，木瓜，甘草，白术，白芍，生姜，肉桂，当归，杜仲，黄芪，续断，熟地，鹿茸，薏苡仁

妊娠体癣 川楝子，苦楝皮

妊娠头痛 大枣，川芎，天麻，甘草，白术，白芍，白芷，石膏，石决明，龙胆，生姜，半夏，决明子，当归，防风，吴茱萸，连翘，青黛，荜茇，栀子，珍珠母，荆芥，茯苓，钩藤，香附，桔梗，党参，浙贝母，菊花，紫苏子，紫苏叶，僵蚕，熟地黄，藁本，蒺藜，蔓荆子

妊娠腿痛(归入妊娠转筋)

妊娠吞酸(包括妊娠胃脘烧灼感) 人参，木香，瓦楞子，甘草，甘松，龙骨，白术，半夏，地黄，赤石脂，牡蛎，佛手，陈皮，豆蔻，吴茱萸，青蒿，香附，茯苓，炮姜，砂仁，海浮石，海螵蛸，蛤壳，黄连，黄芩，紫苏梗，藿香

妊娠外感(归入妊娠发热)

妊娠微热 太子参，石斛，白薇，地黄，地骨皮，沙参，牡丹皮，青蒿，知母，胡黄连，炮姜，茵陈蒿，黄芩，紫草，椿皮，秦艽，葛根

妊娠胃痛(归入产后胃痛)

妊娠胃脘烧灼感(归入妊娠吞酸)

妊娠瘟疫 马勃，升麻，牛蒡子，甘草，玄参，灯心草，连翘，板蓝根，柴胡，桔梗，黄连，黄

苓,僵蚕,薄荷

妊娠消食 白术,白扁豆,薏苡仁,茯苓,山药

妊娠小便不通(归入转胞)

妊娠小便频数(归入尿频)

妊娠小腹寒冷(归入小腹寒冷)

妊娠胁痛(胀) 川芎,甘草,白术,白芥子,龙胆,赤石脂,陈皮,郁金,青皮,香附,姜黄,枳壳,枳实,茯苓,砂仁

妊娠心悸(包括经行心悸、妊娠怔忡、产后心悸、心悸) 人参,大枣,天竺黄,五味子,太子参,火麻仁,丹参,甘草,半夏,龙骨,龙齿,龙眼肉,石斛,石菖蒲,牛黄,生姜,白芍,百合,自然铜,竹茹,地黄,肉桂,当归,冰片,麦冬,朱砂,防风,牡蛎,远志,没药,白薇,阿胶,蛋黄,柏子仁,茯苓,独活,秫米,铁,酒,猪心,荷叶,黄连,黄芪,菖蒲,琥珀,紫菀,紫石英,磁石,酸枣仁,熟地黄,薄荷

妊娠胸痹(归入经行胸痹)

妊娠眩晕(归入眩晕)

妊娠咽痛(包括经行咽痛、产后咽痛) 大青叶,山豆根,升麻,木蝴蝶,牛蒡子,石斛,甘草,玄参,白薇,白毛藤,地黄,苎麻根,防风,垂盆草,栀子,桔梗,野荞麦根,菜头肾,硼砂,薄荷

妊娠痒疹(包括妊娠期肝内胆汁淤积症、妊娠合并总胆汁酸增高引起的瘙痒) 一枝黄花,乌梢蛇,水牛角,白术,白芍,白鲜皮,白僵蚕,地黄,地肤子,地骨皮,苍耳子,牡丹皮,苍耳子,赤小豆,连翘,金钱草,泽泻,栀子,茯苓,茵陈蒿,首乌藤,桂枝,麻黄,猪苓,蝉蜕,蒺藜,僵蚕,蕲蛇

妊娠腰痛 大腹皮,小茴香,山药,山茱萸,川芎,乌梅,五加皮,五倍子,巴戟天,火麻仁,玉米须,甘草,仙茅,仙鹤草,白术,白芍,白扁豆,石南叶,石斛,石菖蒲,艾叶,合欢花,竹沥,当归,米,防己,防风,何首乌,麦冬,杜仲,沙参,沙苑蒺藜,阿胶,附子,羌活,苎麻根,补骨脂,狗脊,苦杏仁,细辛,郁李仁,枳壳,枸杞子,砂仁,独活,食盐,络石藤,胡芦巴,胡桃仁,韭菜子,荆芥,骨碎补,厚朴,桂枝,桔梗,桑椹,桑寄生,桑螵蛸,益智仁,浙贝母,莲子,莲房,荷叶蒂,秫米,粉萆薢,酒,银,鹿角,黄芪,黄柏,黄精,菊花,菟丝子,续断,猪肾,紫苏叶,葱白,黑大豆,槟榔,墨旱莲,穞豆,覆盆子

妊娠夜泻(归入妊娠腹泻)

妊娠遗尿(归入遗尿)

妊娠阴肿 冬瓜皮,防己,诃子,黄芪,鲤鱼,薏苡仁,白术,大枣,生姜,薏苡仁,茯苓,当归,川芎,地黄,白芍,陈皮,党参,木香,大腹皮,诃子,乌药,荷叶蒂

妊娠音哑(包括经行音哑、音哑) 大枣,山药,山茱萸,马勃,太子参,天花粉,木蝴蝶,五味子,白茅根,玄参,仙鹤草,地黄,西洋参,沙参,阿胶,苦杏仁,麦冬,芦根,牡丹皮,知母,金果榄,细辛,桔梗,砂仁,细辛,珠子参,桑椹,黄芪,桑白皮,蝉蜕,蜂蜜

妊娠龈肿(包括经行牙龈肿痛、产后牙龈肿痛、牙痛、牙龈肿痛) 川牛膝,升麻,牛膝,白芷,石膏,地黄,牡丹皮,金银花,荜茇,骨碎补,食盐,珠子参

妊娠瘾疹(归入经行瘾疹)

妊娠燥咳(归入妊娠咳嗽)

妊娠谵语 大黄,川芎,地黄,防风,当归,赤芍,栀子,黄芩,黄连

妊娠怔忡(归入妊娠心悸)

妊娠痔疮(归入痔疮)

妊娠中恶 丁香,大枣,川芎,乌药,木香,甘草,白芍,生姜,地黄,当归,伏龙肝,赤芍,豆蔻,苍术,苎麻根,陈皮,忍冬藤,吴茱萸,青皮,前胡,枳壳,厚朴,香附,茯苓,食盐,桔梗,砂仁,高良姜,莪术,酒,槟榔,葱白,紫苏叶,紫苏梗,藿香

妊娠中风(归入产后中风)

妊娠中寒(包括产后中寒) 生姜,白术,泽泻,酒,葱白

妊娠中火 大黄,大青叶,干姜,木通,甘草,白芍,玄明粉,地黄,栀子,连翘,黄芩,薄荷,淡竹叶

妊娠中气(归入产后气逆)

妊娠中湿 大腹皮,五加皮,生姜,白术,茯

苓，桑白皮，黄芩，紫苏叶

妊娠中痰　天麻，天南星，甘草，半夏，石菖蒲，生姜，竹茹，陈皮，茯苓，枳壳，黄芩，黄连

妊娠中虚　人参，五味子，白术，当归，麦冬，黄芪，鹿茸，鹿角胶，熟地黄

妊娠转筋（包括转筋、妊娠腿痛）　土茯苓，小茴香，乌药，五加皮，木瓜，丝瓜络，甘松，甘草，白芍，地黄，竹茹，何首乌，吴茱萸，忍冬藤，杜仲，连翘，鸡血藤，牡蛎，首乌藤，金银花，络石藤，钩藤，茯苓，胡桃仁，桂枝，桑椹，桑寄生，麻黄，紫苏叶

妊娠自汗（归入妊娠出汗）

乳房泌乳感　牛膝，白芍，丝瓜络，麦芽，郁金，青皮，枳壳，香附，柴胡，路路通，蒺藜，僵蚕，蝉蜕

乳房胀痛（归入经前乳房胀痛）

乳疖　山楂，乌药，木芙蓉，瓦楞子，百部，生姜，防风，赤芍，鸡蛋，羌活，青皮，青黛，郁金，香附，枳壳，桔梗，柴胡，浙贝母，夏枯草，野菊花，葱白，紫花地丁，醋，橘叶

乳疽　天花粉，牛蒡子，甘草，半夏，瓜蒌子，瓜蒌皮，生姜，米，当归，吴茱萸，连翘，鸡蛋，龟甲，皂角刺，陈皮，附子，没药，乳香，苦参，金银花，青皮，南瓜蒂，胡芦巴，胡桃仁，栀子，轻粉，重楼，鸦胆子，夏枯草，桔梗，柴胡，浙贝母，酒，海马，荷叶，荷叶蒂，黄芩，银，蒲公英，醋，藜芦

乳厥　人参

乳衄　大黄，川芎，天花粉，牛膝，牛蒡子，甘草，白术，白芍，白茅根，地黄，当归，防风，赤芍，连翘，牡丹皮，青皮，郁金，侧柏叶，栀子，枳壳，韭菜，茯苓，香附，夏枯草，桑叶，柴胡，海藻，党参，黄芩，藕节，橘叶

乳癖（乳核、乳腺增生、乳腺纤维腺瘤）　丁香，九香虫，三七，三棱，土贝母，山药，山楂，山海螺，山慈菇，川乌头，川楝子，马钱子，乌药，王不留行，木通，五味子，五灵脂，天冬，天花粉，天南星，月季花，木香，瓦楞子，功劳木，半夏，半枝莲，玄参，瓜蒌皮，白术，白芍，白蔹，白芥子，白花蛇舌草，艾叶，全蝎，红花，地龙，老鹳草，当归，麦芽，赤芍，佛手，牡蛎，没药，皂角刺，远志，冰片，牡丹皮，鸡蛋，鸡血藤，连翘，花椒，两头尖，昆布，郁金，乳香，食盐，胡芦巴，香橼，荔枝核，娑罗子，桃仁，桔梗，玫瑰花，青皮，降香，枳壳，香附，香橼，威灵仙，食盐，茯苓，草乌头，穿山甲，预知子，娑罗子，浙贝母，酒，海藻，海浮石，陈皮，柴胡，党参，莪术，梵天花，鹿角，鹿角霜，黄芪，黄柏，紫草，蜂房，蜈蚣，熟地黄，橘络，橘核，橘叶，鳖甲，夏枯草，预知子，淫羊藿，绿萼梅，黄药子，商陆，紫苏叶，路路通，薤白，蒺藜，野荞麦根，蜈蚣，䗪虫，槐角，溪黄草，蒲公英，漏芦，䗪虫，僵蚕，檀香，麝香

乳头红肿　天冬，南瓜蒂，酒，黑芝麻

乳头皲裂（包括乳头溃疡）　一枝黄花，丁香，三七，大黄，马勃，乌梅，五味子，五倍子，天花粉，丝瓜络，白及，白芷，石膏，冰片，牡蛎，连翘，鸡蛋，侧柏叶，乳香，南瓜蒂，浙贝母，莲房，葛根，薤白，硼砂，蜈蚣

乳头瘙痒　干姜，大枣，甘草，白鲜皮，半夏，龙胆，地肤子，苦参，栀子，党参，黄连，黄芩，蝉蜕

乳头生疮　木芙蓉，甘草，南瓜蒂，韭菜，鹿角

乳头湿疹（包括乳房湿疹）　丁香，轻粉

乳腺癌（乳癌、乳岩）　三七，土贝母，土茯苓，大黄，大血藤，小蓟，山慈菇，川楝子，马钱子，天花粉，天南星，天葵子，木香，木馒头，五灵脂，五倍子，牛黄，丹参，石见穿，龙葵，甘草，半枝莲，瓜蒌皮，甘遂，白芍，白芷，白矾，白蔹，生姜，玄参，地龙，肉桂，全蝎，血竭，血余炭，当归，红糖，冰片，两头尖，赤芍，远志，芸薹子，连翘，鸡蛋，鸡内金，牡蛎，牡丹皮，皂角刺，没药，龟甲，陈皮，附子，青皮，金银花，苦参，乳香，胡芦巴，胡桃仁，轻粉，鸦胆子，穿山甲，草乌头，茜草，威灵仙，急性子，重楼，栀子，酒，海马，海藻，浙贝母，夏枯草，桔梗，柴胡，莪术，荷叶蒂，绿矾，蚕沙，商陆，猪牙皂，硇砂，黄芪，黄药子，斑蝥，蜂房，预知子，猕猴桃根，菝葜，蛇蜕，斑蝥，雄黄，紫草，紫花地丁，黑芝麻，蜈蚣，槐花，蒲公英，蒺藜，漏芦，䗪虫，僵蚕，薤白，醋，橘叶，橘

S

石，黄连，紫石英，紫河车，黑芝麻，蝉蜕，淡豆豉，酸枣仁，薄荷，麝香

输卵管积水 三七，三棱，大黄，大腹皮，大血藤，川牛膝，马鞭草，天花粉，木通，水蛭，牛膝，丹参，玄明粉，甘遂，白术，白芍，白芷，石见穿，玄明粉，西红花，防己，延胡索，败酱草，牡蛎，牡丹皮，陈皮，忍冬藤，皂角刺，花椒，郁金，泽泻，枳壳，苦杏仁，牵牛子，茯苓，荔枝核，益母草，桂枝，柴胡，桑白皮，莪术，海藻，娑罗子，商陆，猪苓，葶苈子，黄芪，蒲公英，路路通，藁本，瞿麦

输卵管阻塞(归入不孕)

T

胎动不安(包括胎漏、妊娠出血、先兆流产) 人参，三七，大枣，大黄，大腹皮，土贝母，大腹皮，干姜，乌梅，山药，山茱萸，女贞子，小蓟，小茴香，川芎，川楝子，乌药，乌骨鸡，五味子，五灵脂，五倍子，天冬，天花粉，太子参，木耳，木香，木贼，升麻，牛角鳃，巴戟天，甘草，龙骨，龙眼肉，玉米须，仙茅，仙鹤草，甘草，白及，白术，白芍，白芷，白薇，白茅根，白扁豆，石斛，石膏，石菖蒲，石榴皮，艾叶，玄参，冬葵子，艾叶，地龙，地黄，地榆，地骨皮，西洋参，伏龙肝，防风，米，当归，红花，红糖，肉桂，血余炭，竹茹，麦冬，吴茱萸，杜仲，沙苑子，牡蛎，牡丹皮，羌活，芡实，芦根，花椒，阿胶，苎麻根，补骨脂，诃子，赤芍，赤石脂，远志，阿胶，陈皮，陈壶卢瓢，鸡蛋，鸡冠花，龟板胶，侧柏叶，泽泻，狗脊，金箔，金银花，金樱子，知母，青皮，青蒿，饴糖，鱼鳔，枳壳，枸杞子，卷柏，南瓜蒂，厚朴，姜黄，栀子，枸杞子，砂仁，炮姜，神曲，骨碎补，食盐，茯苓，荆芥，草豆蔻，钟乳石，钩藤，络石藤，香附，党参，柴胡，桑叶，桑白皮，桑寄生，浙贝母，益母草，益智仁，酒，海金沙，海螵蛸，秦艽，秫米，荷叶，荷叶蒂，莲子，莲房，莲子心，蚕沙，高良姜，猪肾，菊花，菟丝子，银柴胡，旋覆花，淡豆豉，银，黄芩，黄连，黄芪，黄柏，鹿角，鹿茸，鹿角胶，鹿角霜，紫草，紫苏叶，紫苏梗，紫河车，葱白，蛤壳，黑大豆，黑芝麻，槐花，棕榈皮，蔓荆子，薤白，藿香，续断，椿皮，榆白皮，蒲黄，蜂蜜，槟榔，碧桃干，蝉蜕，藕节，熟地黄，酸枣仁，薜荔，醋，鲤鱼，墨旱莲，薄荷，糯稻根，瞿麦，覆盆子

胎冷 木香，生姜，白芍，米，陈皮，高良姜，熟地黄

胎漏(归入胎动不安)

胎热 人参，川芎，天冬，五味子，甘草，白芍，地黄，地肤子，防风，羌活，苎麻根，陈皮，知母，荆芥，茯苓，茺蔚子，银柴胡，胡黄连，厚朴，秦艽，黄芩，黄连，蝉蜕，僵蚕，藿香

胎死不下(包括胎死腹中) 人参，三七，大腹皮，土牛膝，川芎，川乌头，乌药，王不留行，五灵脂，丹参，天花粉，天葵子，车前子，巴豆，火麻仁，牛膝，牛蒡子，冬葵子，半夏，玄明粉，白矾，白蔹，白扁豆，生姜，伏龙肝，当归，红花，肉桂，血竭，朱砂，龟甲，皂角刺，花椒，花蕊石，赤芍，赤石脂，芸薹子，苍术，苏木，阿胶，阿魏，附子，陈皮，陈壶卢瓢，鸡蛋，乳香，金箔，泽泻，青皮，枳壳，厚朴，急性子，炮姜，珍珠，砂仁，茺蔚子，荆芥，桃仁，桑叶，桑白皮，秦艽，海浮石，益母草，益智仁，酒，猪牙皂，硇砂，鹿角，滑石，黑大豆，槐角，雀麦，鹿角，斑蝥，淡豆豉，琥珀，硫黄，葱白，蒺藜，蒲黄，熟地黄，紫苏叶，榆白皮，蓖麻子，醋，橘红，穞豆，瞿麦，麝香

胎位异常 车前子，艾叶

胎萎不长 人参，干姜，大枣，川芎，巴戟天，玉竹，甘草，生姜，艾叶，白术，白芍，白石脂，当归，米，羊肉，刘寄奴，麦冬，杜仲，花椒，苎麻根，阿胶，陈皮，补骨脂，玫瑰花，南瓜蒂，砂仁，前胡，茯苓，南瓜蒂，柴胡，桑寄生，菟丝子，鹿角霜，黄芪，菟丝子，紫苏梗，熟地黄，鲤鱼

胎物残留(包括胞衣不下、胎物残留、人工流产后胎物残留、药物流产后胎物残留) 人参，大黄，大血藤，山楂，川芎，川牛膝，王不留行，五灵脂，升麻，甘遂，生姜，冬葵子，白术，地黄，血竭，当归，没药，花蕊石，牡丹皮，赤小豆，赤石脂，赤芍，附子，陈皮，花椒，花蕊石，卷柏，泽兰，泽泻，郁金，厚朴，贯众，重楼，威灵仙，急

W

X

入腹痛(慢性盆腔炎性疾病后遗症)]

下肢水肿不孕 赤小豆,桂枝,猪苓,麻黄

小产 人参

小腹寒冷(包括经行小腹寒冷、妊娠腹冷、产后小腹冷) 大枣,川芎,川乌头,小茴香,干姜,木耳,甘草,五加皮,仙茅,白术,白芍,生姜,肉桂,当归,红糖,吴茱萸,附子,细辛,胡芦巴,茯苓,荜茇,香附,桂枝,通草,海马,葱白,蛇床子,菟丝子,淫羊藿,椒目,紫石英,鹿角,鹿胎

小腹疼痛(包括少腹疼痛) 乌药,小茴香,川楝子,仙鹤草,柴胡,猪肾

小腹下坠[包括小腹坠胀(附件炎)、小腹坠胀(慢性附件炎)] 乌药,升麻,鸡血藤,荔枝核,香附,党参,梵天花,续断,野荞麦根,湖广草,橘核,黄芪,青皮,大腹皮,枳壳

小腹坠胀(附件炎、慢性附件炎)(归入小腹下坠)

心悸(归入妊娠心悸)

心悸多梦(归入心悸)

心悸怔忡(归入心悸)

心悸怔忡(围绝经期综合征)(归入心悸)

性交后小腹疼痛 山茱萸,山药,阳起石,枸杞子,益智仁

性欲减退(包括性欲冷淡) 山药,木蝴蝶,仙茅,甘草,肉苁蓉,阳起石,何首乌,佛手花,陈皮,龟甲,龟板胶,枸杞子,茯苓,食盐,韭菜子,海马,酒,淫羊藿,猪肾,猪蹄,菟丝子,鹿茸,鹿胎,鹿角胶,鹿角霜,黄芪,硫黄,黑大豆,鳖甲,续断,熟地黄

性欲亢进(包括围绝经期性欲亢进) 天冬,太子参,五味子,车前子,牛膝,石莲子,白芍,玄参,龙胆,龙骨,地黄,地骨皮,竹叶,当归,麦冬,牡蛎,牡丹皮,龟甲,龟板胶,青蒿,知母,柴胡,莲子,莲子心,党参,黄连,黄芪,黄芩,黄柏,赭石,菟丝子,磁石,紫石英,紫草,酸枣仁,鳖甲,熟地黄,墨旱莲

性欲冷淡(归入性欲减退)

胸闷(围绝经期综合征) 瓜蒌皮,佛手柑,白酒,薤白,赭石

虚热 太子参,防风,羌活,茵陈蒿,荆芥,秦艽,淡竹叶,银柴胡,菊花,黄芪,蝉蜕,葛根,藁本,糯稻根,蔓荆子

眩晕(包括经行眩晕、妊娠眩晕、产后眩晕、眩晕体麻) 丁香,人参,大黄,大腹皮,山药,川芎,川乌头,川牛膝,女贞子,天麻,天南星,白术,白芷,白芍,白矾,白僵蚕,石膏,石决明,石南叶,石菖蒲,龙胆,半夏,生姜,赭石,地黄,当归,竹沥,竹茹,肉豆蔻,灯心草,防风,苍耳子,杜仲,牡蛎,远志,赤芍,沙参,附子,阿胶,陈皮,龟甲,何首乌,苍术,青黛,泽泻,佩兰,金银花,饴糖,砂仁,厚朴,枳壳,枳实,栀子,枸杞子,荆芥,茵陈蒿,钩藤,茯苓,香附,桂枝,桑叶,桑椹,桑寄生,益母草,党参,猪苓,黄连,黄芩,黄柏,黄精,淫羊藿,旋覆花,菊花,葱白,紫苏叶,黑芝麻,蒺藜,槐角,藁本,鲤鱼,僵蚕,鳖甲,熟地黄,墨旱莲,薄荷,稆豆衣,薏苡仁

眩晕体麻(归入眩晕)

血分 人参,大黄,大腹皮,木香,木通,五灵脂,甘遂,百合,肉桂,当归,防己,延胡索,赤芍,吴茱萸,附子,陈皮,芫花,花椒,京大戟,郁李仁,昆布,泽兰,牵牛子,茯苓,枳实,前胡,桃仁,桑白皮,商陆,羚羊角,猪苓,斑蝥,葶苈子,槟榔,瞿麦

血风瘙痒 乌梢蛇,天麻,牛蒡子,白矾,肉桂,羊蹄,防风,全蝎,当归,何首乌,苍耳子,附子,皂角刺,卷柏,细辛,茵陈蒿,独活,茺蔚子,鬼箭羽,枳壳,茺蔚子,蛇蜕,蛇床子,凌霄花,黄芪,黑大豆,黑芝麻,漏芦,蔓荆子,蒺藜,僵蚕,蜂房,藁本,藿香,蒴藋

血风心烦 大黄,木香,生姜,地龙,地黄,当归,肉桂,红花,血余,牡丹皮,赤芍,荷叶,羚羊角,蒲黄,鲤鱼,蜂蜜,僵蚕,麝香

血风走疰(血风流注疼痛) 人参,川芎,川乌头,川牛膝,小茴香,马鞭草,乌药,乌梅,乌梢蛇,天麻,天南星,木香,五灵脂,牛膝,水蛭,石斛,白术,白芍,白芷,白芥子,生姜,地龙,自然铜,防风,血竭,全蝎,当归,安息香,肉桂,吴茱萸,延胡索,赤芍,附子,没药,皂角刺,牡丹皮,羌活,芫花,花椒,芸薹子,龟甲,乳香,狗脊,细辛,枳壳,威灵仙,穿山甲,骨碎补,茵陈蒿,荆

阴道瘙痒(归入阴痒)

阴道转移癌灶性出血　人参,白术,仙鹤草,地黄,血余炭,赤石脂,阿胶,附子,侧柏叶,黄芩

阴汗　小茴香,五加皮,天南星,甘草,四季青,白矾,石菖蒲,吴茱萸,杜仲,羌活,花椒,苍术,牡蛎,补骨脂,泽泻,炉甘石,细辛,厚朴,粉萆薢,猪心,黄芪,黄柏,蛇床子,麻黄根,蒲黄,蒺藜

阴茧(前庭大腺囊肿、前庭大腺炎、巴氏腺囊肿、巴氏腺炎)　三棱,大黄,马齿苋,王不留行,天花粉,天南星,天葵子,木通,木芙蓉,丹参,甘草,龙胆,白芍,白芷,白蔹,白芥子,龙葵,玄明粉,合欢皮,地骨皮,当归,防风,赤芍,忍冬藤,牡丹皮,牡蛎,皂角刺,芦荟,苍术,赤小豆,陈皮,乳香,泽兰,苦楝皮,败酱草,鱼腥草,知母,金银花,厚朴,茯苓,栀子,穿山甲,桃仁,柴胡,菊花,酒,桔梗,莪术,姜黄,荆芥,独活,粉萆薢,黄芩,黄连,黄柏,野菊花,蒲公英,紫花地丁,薏苡仁

阴疽　五加皮,益母草

阴开(包括产门不闭、玉门不闭)　人参,川芎,天冬,五味子,牛膝,瓦松,石榴皮,甘草,龙胆,白矾,当归,吴茱萸,血余炭,吴茱萸,龟甲,麦冬,杜仲,青皮,知母,栀子,柴胡,海螵蛸,黄连,黄芩,蛇床子,菟丝子,硫黄,续断,熟地黄,紫河车,藿香

阴冷　丁香,干姜,小茴香,马钱子,五加皮,五味子,五倍子,巴戟天,生姜,白芥子,艾叶,仙茅,地骨皮,当归,肉桂,肉苁蓉,防风,杜仲,附子,远志,苍术,羌活,鸡蛋,独活,炮姜,韭菜子,胡芦巴,枸杞子,钟乳石,益智仁,高良姜,党参,桂枝,柴胡,酒,麻黄,淡菜,蛇床子,菟丝子,鹿角胶,淫羊藿,葶苈子,紫石英,紫河车,熟地黄,藁本,麝香

阴热(包括阴道灼热)　土茯苓,天葵子,白毛藤,白头翁,冬瓜子,忍冬藤,青黛,秦皮,黄柏,粉萆薢

阴虱　千里光,马齿苋,石榴皮,生姜,白果,白矾,白鲜皮,地肤子,百部,冰片,苦杏仁,苍术,芦荟,苦楝子,苦参,轻粉,蛇床子,狼毒,黄柏,雄黄,槟榔,野菊花,麝香

阴蚀(包括阴疮、外阴炎、外阴疖肿、阴道炎)　一枝黄花,人参,儿茶,干姜,干漆,大枣,土茯苓,女贞子,山药,马齿苋,马钱子,川芎,五加皮,五味子,五倍子,无花果,天花粉,木通,牛膝,牛蒡子,车前子,甘松,甘草,白术,白芍,白芷,白矾,白毛藤,白石脂,白鲜皮,白花蛇舌草,石膏,龙胆,龙葵,半夏,冰片,当归,灯心草,合欢皮,地龙,地黄,地榆,地骨皮,地锦草,羊蹄,血竭,防风,吴茱萸,牡蛎,芦荟,花椒,赤芍,赤石脂,苍术,连翘,鸡蛋清,没药,阿魏,附子,鸡蛋,鸡内金,金银花,重楼,桔梗,秦艽,苦参,龟甲,刺猬皮,败酱草,乳香,侧柏叶,泽泻,炉甘石,知母,细辛,苦杏仁,贯众,金银花,青黛,青木香,青葙子,鱼腥草,络石藤,栀子,珍珠,砂仁,神曲,食盐,穿山甲,穿心莲,胡黄连,茯苓,荆芥,荜茇,轻粉,凌霄花,桃仁,桔梗,益母草,党参,粉萆薢,硇砂,蛇蜕,滑石,紫草,蛤壳,雄黄,蝉蜕,猪肝,猪牙皂,菊花,蛇床子,银,鹿角胶,麻黄,黄芪,黄芩,黄连,黄柏,黄药子,紫花地丁,硫黄,萹蓄,雄黄,黑芝麻,槐花,蓖麻子,蜂房,蝉蜕,椿皮,断血流,淫羊藿,野菊花,紫珠,蒲公英,海螵蛸,葛根,琥珀,蒲黄,鲫鱼,薏苡仁,藁本,藜芦,鳖甲,薄荷,藿香,麝香

阴挺(包括阴道壁膨出)　人参,干姜,大黄,大腹皮,土牛膝,小茴香,山药,山豆根,山茱萸,山慈菇,川芎,川乌头,川楝子,乌梅,五加皮,五灵脂,五味子,五倍子,凤仙透骨草,升麻,巴戟天,木瓜,木香,木槿花,牛黄,王瓜根,丝瓜络,仙人掌,仙鹤草,半夏,玄明粉,石膏,白及,白术,白芍,白芷,白果,白矾,白前,白石脂,白鲜皮,石榴皮,艾叶,龙骨,龙葵,全蝎,冰片,地榆,延胡索,地肤子,当归,肉桂,血竭,西洋参,防风,朱砂,何首乌,吴茱萸,忍冬藤,杜仲,牡蛎,羌活,芦荟,花椒,苎麻根,诃子,赤芍,泽兰,附子,陈皮,陈壶卢瓢,鸡内金,鸡冠花,鸡蛋,乳香,刺猬皮,卷柏,泽兰,狗脊,细辛,苦参,败酱草,金樱子,青皮,青木香,鱼腥草,南瓜蒂,扁豆花,枳壳,枳实,枸杞子,柿蒂,独活,珍珠,禹余

香,没药,羌活,芡实,芦荟,苏木,苍术,附子,陈皮,鸡蛋,鸡血藤,鸡冠花,两头尖,卷柏,夜明砂,枇杷叶,泽兰,玫瑰花,苦参,苦杏仁,金箔,金钱草,知母,青皮,青蒿,青黛,青葙花,郁金,乳香,降香,枳壳,栀子,柏子仁,枸杞子,胡芦巴,茯苓,穿山甲,前胡,姜黄,威灵仙,珍珠,砂仁,神曲,禹余粮,独活,食盐,草豆蔻,茺蔚子,钟乳石,香附,香橼,胡桃仁,厚朴,骨碎补,徐长卿,夏枯草,拳参,素馨花,柴胡,桃仁,桂枝,桑椹,桑寄生,珠子参,桔梗,秦艽,益母草,益智仁,莲子,莪术,荷叶,高良姜,浙贝母,娑罗子,党参,通草,酒,断血流,绿萼梅,菟丝子,鹿角,鹿胎,鹿角胶,鹿衔草,羚羊角,粉萆薢,黄芩,黄连,黄柏,黄芪,黄精,棉花子,棉花根,棕榈皮,淫羊藿,滑石,琥珀,紫菀,紫苏子,紫苏梗,雄黄,墓头回,硼砂,路路通,矮地茶,蒲黄,漏芦,续断,槟榔,寒水石,黑大豆,醋,斑蝥,䗪虫,酸枣仁,蔓荆子,藜芦,鳖甲,橘叶,橘红,熟地黄,薄荷,薏苡仁,覆盆子,麝香

月经后期　人参,丁香,三七,三棱,土牛膝,大黄,大戟,大血藤,大叶藜,大腹皮,小茴香,山药,山茱萸,山海螺,山慈菇,川芎,川牛膝,川楝子,马鞭草,乌药,五加皮,五灵脂,五味子,天仙藤,天花粉,天南星,丹参,月季花,巴戟天,木香,木通,水蛭,水红花子,火麻仁,牛膝,牛蒡子,王不留行,龙胆,龙葵,瓦楞子,车前子,丝瓜络,仙茅,仙鹤草,半夏,半边莲,半枝莲,矮地茶,瓜蒌皮,生姜,白术,白芍,白头翁,白芥子,白茅根,石见穿,石菖蒲,艾叶,地龙,地黄,刘寄奴,延胡索,当归,羊肉,红花,肉苁蓉,肉桂,血余炭,何首乌,佛手柑,吴茱萸,沉香,没药,沙苑子,阿胶,牡丹皮,苍术,苏木,赤芍,赤小豆,远志,连翘,陈皮,鸡内金,鸡血藤,鸡屎藤,麦芽,龟甲,龟板胶,玫瑰花,青皮,郁金,枇杷叶,京大戟,败酱草,金钱草,乳香,虎杖,卷柏,泽兰,降香,茯苓,茺蔚子,香附,枳壳,枳实,栀子,枸杞子,急性子,虻虫,穿山甲,威灵仙,茜草,荆芥,荔枝核,荜茇,娑罗子,射干,拳参,桃仁,柴胡,桑椹,桑寄生,桑螵蛸,益母草,莪蒾,荷叶,党参,酒,珠子参,通草,徐长卿,凌霄花,海藻,莪术,莲房,菟丝子,滑石,淡豆豉,淫羊藿,锁阳,旋覆花,硇砂,菊花,鹿茸,鹿角胶,鹿衔草,黄连,黄精,棉花根,黑大豆,琥珀,紫石英,紫苏梗,紫河车,葱白,葶苈子,矮地茶,蒲黄,路路通,蒺藜,鼠妇,䗪虫,萹蓄,槟榔,蝉蜕,溪黄草,赭石,瞿麦,藁本,藕,藕节,橘核,鳖甲,熟地黄,礞石,覆盆子

月经前后腰痛(慢性盆腔炎性疾病后遗症)[归入腰痛(盆腔结缔组织炎)]

月经先期　人参,大枣,山药,山茱萸,川芎,乌药,乌骨鸡,天花粉,五味子,太子参,巴戟天,升麻,石决明,仙鹤草,瓜蒌子,玄参,白术,白芍,白薇,龙眼肉,艾叶,刘寄奴,当归,地黄,地骨皮,肉桂,血余炭,防风,延胡索,麦冬,杜仲,吴茱萸,补骨脂,忍冬藤,牡蛎,羌活,沙参,阿胶,牡丹皮,赤芍,赤小豆,苍术,龟甲,鸡蛋,枇杷叶,知母,金银花,金樱子,青蒿,侧柏叶,姜黄,枳壳,枸杞子,栀子,茯苓,荜茇,荠菜,韭菜,香附,荆芥,炮姜,党参,柴胡,海螵蛸,益母草,桂枝,桃仁,秦艽,莲子,莲子心,银柴胡,鹿角胶,鹿衔草,黄连,黄芩,黄芪,黄柏,黄精,菊花,琥珀,黑大豆,椿皮,蒲黄,续断,滑石,紫草,菟丝子,醋,橘核,粉萆薢,旋覆花,赭石,䗪虫,鳖甲,橘叶,檀香,薄荷,藕,墨旱莲,熟地黄

月经疹　乌梢蛇,白鲜皮,地黄,地肤子,苦杏仁,赤小豆,连翘,首乌藤,苦杏仁,桑白皮,蚕沙,麻黄

Z

脏躁(包括妊娠脏躁)　人参,大枣,小麦,天竺黄,火麻仁,丹参,甘草,石菖蒲,龙骨,甘草,白芍,瓜蒌子,瓜蒌皮,生姜,半夏,甘松,龙齿,百合,合欢皮,合欢花,地龙,地黄,朱砂,竹叶,竹茹,竹沥,米,当归,灯心草,防己,远志,麦冬,牡蛎,连翘,陈皮,鸡蛋,首乌藤,玫瑰花,郁金,青皮,栀子,胡桃仁,厚朴,香附,珍珠,莲子心,茯苓,黄连,枳壳,酸枣仁,浮小麦,黄芩,浙贝母,桂枝,桔梗,柴胡,羚羊角,琥珀,磁石,淡豆豉,紫苏叶,橘红,礞石

癥瘕(包括积块)　丁香,三七,三棱,干姜,

南星，天葵子，木通，水蛭，牛黄，牛膝，王瓜根，半夏，肉桂，龟甲，附子，阿魏，卷柏，京大戟，泽兰，泽泻，威灵仙，商陆，斑蝥，薏苡仁根，瞿麦，续断，蛇床子，穿心莲，虻虫，猪牙皂，滑石，琥珀，槐角，蒺藜，蜈蚣，鹿角胶，紫石英，鼠妇，蝉蜕，熟地黄，鳖甲，麝香

转胞 人参，丁香，大黄，土牛膝，山药，山茱萸，川芎，升麻，木通，车前子，车前草，甘草，白术，冬瓜子，冬葵子，玉米须，瓜蒌皮，甘遂，石韦，艾叶，灯心草，地龙，羊蹄，当归，肉桂，血余炭，红糖，防风，沉香，牡丹皮，花椒，赤芍，赤小豆，麦冬，阿胶，陈皮，附子，知母，泽泻，茯苓，栀子，食盐，党参，柴胡，桂枝，桑白皮，桑螵蛸，桔梗，通草，莱菔子，黄芪，黄芩，黄柏，猪苓，猪脬，猪牙皂，硫黄，榆白皮，槟榔，蔓荆子，旋覆花，寒水石，滑石，紫草，紫菀，紫苏叶，萹蓄，葱白，黑大豆，鲫鱼，熟地黄，瞿麦

滋养细胞肿瘤（包括绒毛膜上皮癌、良性葡萄胎） 山豆根，山海螺，天花粉，五灵脂，牛膝，丹参，升麻，半枝莲，功劳木，白毛藤，白花蛇舌草，龙葵，地黄，地榆，当归，赤芍，鸡蛋，沙参，牡丹皮，金银花，重楼，徐长卿，海浮石，猪牙皂，预知子，斑蝥，紫草，浙贝母，菝葜，蜂房，蜈蚣，野荞麦根，蒲公英，鳖甲，蕲蛇，蓖麻子，薏苡仁，麝香

子烦（包括妊娠烦躁） 人参，大枣，小麦，川芎，天冬，木蝴蝶，玉竹，甘松，甘草，石膏，龙骨，生姜，半夏，百合，地黄，地肤子，地骨皮，当归，朱砂，竹叶，竹沥，竹茹，防风，佛手柑，牡蛎，诃子，鸡蛋，阿胶，板蓝根，枇杷叶，陈皮，麦冬，知母，枳壳，栀子，茯苓，桑寄生，预知子，秫米，槟榔，鲤鱼，莲子心，旋覆花，淡竹叶，淡豆豉，黄芩，黄连，葱白，橘红，薤白

子宫碘油造影后出血（归入妇科手术后出血）

子宫发育不良 山药，马鞭草，川芎，女贞子，五灵脂，凤仙透骨草，巴戟天，月季花，石南叶，白术，半夏，艾叶，杜仲，仙茅，当归，肉苁蓉，何首乌，陈皮，鸡蛋，鸡血藤，补骨脂，沙苑子，珍珠，荠菜，茺蔚子，茯苓，香附，枸杞子，益母草，锁阳，黄芪，淫羊藿，紫珠，紫石英，紫河车，菟丝子，黑大豆，鹿角霜，蒲黄，熟地黄，覆盆子

子宫内膜生长不良 山药，巴戟天，当归，党参，川芎，白芍，白术，阿胶，菟丝子，海马，淫羊藿，蜂房，黑大豆，鹿角胶，紫苏梗，紫河车，葛根，熟地黄

子宫内膜息肉（包括子宫内膜息肉样增生、阴道息肉、宫颈息肉） 三棱，乌梅，玄明粉，半枝莲，石见穿，白芷，白僵蚕，白花蛇舌草，牡蛎，皂角刺，乳香，没药，莪术，荔枝核，海藻，橘核

子宫内膜息肉样增生（归入子宫内膜息肉）

子宫肉瘤 硇砂，蜂房

子宫腺肌病（归入痛经）

子宫异常出血（骨盆入崩漏）

子淋（归入淋证）

子嗽（归入妊娠咳嗽）

子痫（包括妊娠高血压综合征、高血压） 人参，川芎，川楝子，女贞子，丹参，乌梢蛇，五加皮，天南星，天麻，天竺黄，天仙藤，木瓜，车前子，车前草，水牛角，牛黄，牛膝，玉米须，冬瓜皮，冬葵子，石膏，石决明，石菖蒲，白术，白芍，白芷，白薇，白茅根，白僵蚕，龙胆，龙齿，龙骨，玄参，防己，防风，半夏，全蝎，决明子，冰片，地龙，地黄，地骨皮，朱砂，米，竹茹，竹沥，当归，赤小豆，麦冬，远志，沙参，连翘，杜仲，牡蛎，牡丹皮，龟甲，羌活，陈皮，陈壶卢瓢，苍术，苦杏仁，郁金，金箔，金银花，青黛，栀子，枳壳，柏子仁，枸杞子，钩藤，茯苓，茯苓皮，泽泻，猪苓，珍珠母，荠菜，浙贝母，独活，莲子心，扁豆衣，砂仁，黑大豆，荆芥，荷叶，夏枯草，益母草，桑叶，桑白皮，桑寄生，羚羊角，菊花，黄连，黄芩，琥珀，雄黄，葛根，鹿角，蒺藜，葶苈子，蝉蜕，鲤鱼，藕，橘红，墨旱莲，鳖甲，酸枣仁，穞豆，藜芦，麝香

子悬 丁香，人参，大黄，大腹皮，山药，山茱萸，川芎，木香，五味子，丹参，太子参，甘草，半夏，白术，白芍，白芷，生姜，艾叶，石膏，地黄，竹茹，当归，吴茱萸，杜仲，沉香，赤芍，麦冬，芡实，附子，陈皮，阿胶，枇杷叶，知母，郁李仁，降香，青皮，前胡，厚朴，枳壳，栀子，枸杞子，独活，砂仁，神曲，食盐，胡桃仁，荆芥，茯苓，钩藤，香

参考书目

1. 安徽药材
2. 安徽中草药
3. 安徽中医学报
4. 拔粹方
5. 百病良方
6. 百病食疗方
7. 百病食疗妙方
8. 百病饮食自疗
9. 百病中医膏散疗法
10. 百病自疗
11. 百草镜
12. 百灵临床论文集
13. 班秀文临床经验辑要
14. 宝庆本草折衷
15. 保安堂三补简便验方
16. 北方医话
17. 北京市中成药规范
18. 北京中医
19. 北京中医学院学报
20. 备急千金要方
21. 备预百要方
22. 本草备要
23. 本草便读
24. 本草便方
25. 本草乘雅半偈
26. 本草崇原
27. 本草从新
28. 本草单方
29. 本草发挥
30. 本草纲目
31. 本草纲目拾遗
32. 本草害利
33. 本草汇言
34. 本草经集注
35. 本草经解论
36. 本草经疏
37. 本草利害
38. 本草蒙筌
39. 本草品汇精要
40. 本草切要
41. 本草求原
42. 本草求真
43. 本草权度
44. 本草拾遗
45. 本草述
46. 本草述钩元
47. 本草通玄
48. 本草图经
49. 本草新编
50. 本草新纂
51. 本草衍义
52. 本草衍义补遗
53. 本草药性大全
54. 本草易读
55. 本草用法研究
56. 本草元命苞
57. 本草原始
58. 本草再新
59. 本草折衷
60. 本草徵要

61. 本草正
62. 本草正义
63. 本经逢原
64. 本经疏证
65. 必效方
66. 必效散
67. 必用全书
68. 便产须知
69. 辨证录
70. 濒湖集简方
71. 兵部手集
72. 博济方
73. 补阙肘后百一方
74. 蔡氏女科经验选集
75. 沧海录
76. 藏腑药式补正
77. 草木便方
78. 草药新纂
79. 草药知识与土单验方
80. 产宝诸方
81. 产后十八论神奇验方
82. 产鉴
83. 产经
84. 产科发蒙
85. 产科琐言
86. 产乳方
87. 产乳集验方
88. 产乳书
89. 产书
90. 产育宝庆集
91. 长沙药解
92. 常见病验方选编
93. 常见病验方研究参考资料
94. 常用中草药手册
95. 常用中药手册
96. 陈素庵妇科补解
97. 程氏医学笔记
98. 吃的营养和健康
99. 赤脚医生杂志
100. 赤水玄珠
101. 传信适用方
102. 串雅内编
103. 醋蛋治百病
104. 萃金裘本草述录
105. 达生保赤编
106. 达生编
107. 大明本草
108. 大全本草
109. 丹台玉案
110. 丹溪心法
111. 丹溪治法心要
112. 丹溪纂要
113. 单方验方调查资料选编
114. 单方验方新医疗法
115. 澹轩方
116. 当代名医临证精华·不孕专辑
117. 当代中医实用临床效验方
118. 得配本草
119. 得效方
120. 邓笔峰杂兴方
121. 滇南本草
122. 东北常用中草药手册
123. 斗门方
124. 独行方
125. 多能鄙事
126. 范汪方
127. 方剂学
128. 方龙潭家秘
129. 方脉正宗
130. 分类草药性
131. 冯氏锦囊
132. 福建民间草药
133. 福建药物志
134. 福建中草药
135. 福建中医药
136. 妇产科疾病中医治疗全书
137. 妇科百辨
138. 妇科备考
139. 妇科辨病专方治疗
140. 妇科冰鉴

141. 妇科病妙用中药
142. 妇科病特色方药
143. 妇科经验良方
144. 妇科精华
145. 妇科良方
146. 妇科秘方
147. 妇科秘兰全书
148. 妇科秘书
149. 妇科名医证治精华
150. 妇科切要
151. 妇科问答
152. 妇科心法要诀
153. 妇科疑难病论治
154. 妇科用药 400 品历验心得
155. 妇科玉尺
156. 妇科证治经方心裁
157. 妇科知要
158. 妇科指归
159. 妇科指掌
160. 妇女病饮食疗法
161. 妇人大全良方
162. 妇人方
163. 妇人规
164. 妇人经验方
165. 妇人良方补遗
166. 妇婴良方
167. 傅青主女科
168. 高淑濂胎产方案
169. 古代验方大全
170. 古今录验方
171. 古今医彻
172. 古今医鉴
173. 古今医统大全
174. 广东省惠阳地区中草药
175. 广东中成药
176. 广济方
177. 广嗣方
178. 广嗣全诀
179. 广嗣要诀
180. 广嗣要语
181. 广西本草选编
182. 广西民族药简编
183. 广西药用植物名录
184. 广西药用植物图志
185. 广西中草药
186. 广西中药志
187. 广西中医药
188. 贵阳民间药草
189. 贵阳中医学院学报
190. 贵州草药
191. 国医大师班秀文学术经验集成
192. 海上方
193. 海上集验方
194. 海上名方
195. 海上仙方
196. 海药本草
197. 邯郸遗稿
198. 韩氏医通
199. 何氏济生论
200. 河北中医
201. 河南中医
202. 黑龙江中草药手册
203. 黑龙江中医杂志
204. 洪氏集验方
205. 后藤家方
206. 胡氏方
207. 湖北中草药志
208. 湖北中医杂志
209. 湖南药物志
210. 湖南医药杂志
211. 花镜
212. 华佗神医秘传
213. 宦游日札
214. 黄河医话
215. 黄绳武妇科经验集
216. 回生集
217. 惠直堂经验方
218. 活法机要
219. 基层医刊
220. 吉林省医院制剂规范

221. 吉林中草药
222. 吉林中医药
223. 急救仙方
224. 疾病的食疗与验方
225. 疾病饮食疗法
226. 集简方
227. 集效方
228. 集验百病良方
229. 集验方
230. 集验中成药
231. 济急方
232. 济生方
233. 济生集
234. 济世全书
235. 济世神验良方
236. 济阴宝筏
237. 济阴纲目
238. 济阴近编
239. 济众方
240. 家宝方
241. 家传女科经验摘奇
242. 家庭实用便方
243. 家用便方
244. 家用良方
245. 嘉祐本草
246. 嘉祐补注神农本草
247. 简便单方
248. 简便方
249. 简易方
250. 简易普济良方
251. 江苏省植物药材志
252. 江苏省中草药新医疗法展览会资料选编
253. 江苏药材志
254. 江苏中医杂志
255. 江西草药
256. 江西民间草药
257. 江西省中草药新医疗法展览会资料汇编
258. 江西中医药
259. 绛囊撮要
260. 节斋公胎产医案
261. 金匮钩玄
262. 金匮要略
263. 金兰方
264. 近效方
265. 经史证类备急本草
266. 经效产宝
267. 经效方
268. 经心录
269. 经验方
270. 经验广集
271. 经验后方
272. 精神医学基础
273. 景岳全书
274. 救荒本草
275. 救急方
276. 救急易方
277. 居家必用
278. 开宝本草
279. 开宝重定本草
280. 开元记事
281. 抗癌顾问
282. 抗癌食谱
283. 抗癌中草药制剂
284. 抗癌中药的临床效用
285. 科学的民间药草
286. 坤元是保
287. 坤中之要
288. 兰室秘藏
289. 老老恒言
290. 雷公炮制药性解
291. 雷公炮炙论
292. 类编朱氏集验医方
293. 李念先手集
294. 李氏草秘
295. 李氏医鉴
296. 理虚元鉴
297. 良朋汇集
298. 辽宁经济植物志
299. 疗治茶谈
300. 临床妇科治疗学

301. 临床皮肤科杂志
302. 临床实用中药学
303. 临床研究
304. 临证指南医案
305. 灵验良方汇编
306. 灵苑方
307. 岭南采药录
308. 岭南草药志
309. 岭南卫生方
310. 刘奉五妇科经验
311. 刘涓子鬼遗方
312. 龙门方
313. 鲁府禁方
314. 陆川本草
315. 履巉岩本草
316. 罗元恺妇科经验集
317. 马大正 50 年临证验案自选集
318. 马大正医论医话集
319. 马大正中医妇科医论医案集
320. 茅氏女科秘方
321. 梅师方
322. 梅师集验方
323. 梅氏验方新编
324. 秘传经验方
325. 秘传内府经验女科
326. 秘传女科
327. 秘传外科方
328. 秘珍济阴
329. 妙一斋医学正印种子编
330. 民间秘验方
331. 民间偏方集锦
332. 民间偏方秘方精选
333. 闽东本草
334. 闽南民间草药
335. 名医别录
336. 名医临证经验丛书·妇科病
337. 名医治验良方
338. 明医指掌
339. 墨宝斋集验方
340. 男女保春大全
341. 南京民间药草
342. 内蒙古中草药
343. 宁坤秘笈
344. 农村常用草药手册
345. 女科百问
346. 女科百效全书
347. 女科宝鉴
348. 女科方要
349. 女科辑要
350. 女科济阴录
351. 女科济阴要语万金方
352. 女科经纶
353. 女科精要
354. 女科秘诀大全
355. 女科秘要
356. 女科秘旨
357. 女科切要
358. 女科万金方
359. 女科心法
360. 女科要旨
361. 女科一盘珠
362. 女科玉尺
363. 女科证治约旨
364. 女科旨要
365. 女科指要
366. 女科指掌
367. 女性性器官出血
368. 盘珠集胎产证治
369. 偏方大全
370. 偏方秘方验方大全
371. 蒲辅周医疗经验
372. 普济本事方
373. 普济方
374. 普济方
375. 奇法妙术
376. 奇方类编
377. 耆婆方
378. 乞法全书
379. 千家妙方
380. 千金翼方

381. 千金月令
382. 钱伯煊妇科医案
383. 钱氏秘传产科方书名试验录
384. 乾坤生意
385. 秦岭巴山天然药物志
386. 青藏高原药物图鉴
387. 青岛中草药手册
388. 青海常用中草药手册
389. 青海药材
390. 青囊秘方
391. 求嗣指源
392. 裘氏妇科临证医案精华
393. 裘笑梅妇科临床经验选
394. 曲池妇科
395. 全国名医妇科验方集锦
396. 全国中草药汇编
397. 全国中草药新医疗法展览会资料选编
398. 全国中药成药处方集
399. 全生指迷方
400. 泉州本草
401. 仁寿镜
402. 仁术便览
403. 妊娠肿胀的中医调治
404. 日本历代名医秘方
405. 日华子本草
406. 日用本草
407. 儒门事亲
408. 瑞竹堂方
409. 三因极一病证方论
410. 僧深方
411. 痧胀玉衡
412. 山东中草药手册
413. 山东中医杂志
414. 山家清供
415. 山西药品制剂手册
416. 山西中药志
417. 陕甘宁青中草药选
418. 陕西中草药
419. 陕西中药志
420. 陕西中医
421. 上海常用中草药
422. 上海中医药杂志
423. 邵兰荪医案
424. 邵氏医案
425. 摄生妙用方
426. 摄生众妙方
427. 身经通考
428. 神农本草经
429. 沈氏女科辑要
430. 沈氏女科辑要笺正
431. 沈氏尊生书
432. 慎斋遗书
433. 生草药性备要
434. 胜金方
435. 圣济总录
436. 施圆端效方
437. 十便良方
438. 石室秘录
439. 实用妇科学
440. 实用中西医结合妇产科证治
441. 实用中西医结合诊断治疗学
442. 实用中医妇科学
443. 食疗本草
444. 食疗大全
445. 食物本草
446. 食物疗法
447. 食物与治病
448. 食物与治疗
449. 食物中药与便方
450. 食性本草
451. 食医心鉴
452. 食医心镜
453. 世界传统医学大系·世界传统医学妇科学
454. 世医得效方
455. 事林广记
456. 是斋百一选方
457. 寿亲养老书
458. 寿世保元
459. 蜀本草
460. 蜀重广英公本草

461. 四川动物
462. 四川医学院学报
463. 四川中药志
464. 四科简效方
465. 四声本草
466. 饲鹤亭集方
467. 宋氏女科撮要
468. 苏沈良方
469. 素问病机气宜保命集
470. 随息居饮食谱
471. 随园食单
472. 遂生福幼合编
473. 胎产方
474. 胎产方案
475. 胎产救急方
476. 胎产秘方
477. 胎产秘书
478. 胎产心法
479. 胎产新书
480. 胎产须知
481. 胎产证治
482. 胎产指南
483. 太平惠民和剂局方
484. 太平圣惠方
485. 汤药本草
486. 汤液本草
487. 唐瑶经验方
488. 陶隐居效验方
489. 天宝本草
490. 天宝单方药图
491. 同寿录
492. 彤园妇人科
493. 彤园医书
494. 图经本草
495. 土单验方与草药知识
496. 外科全生集
497. 外科十法
498. 外科正宗
499. 外科证治
500. 外台秘要
501. 外治寿世方
502. 万病单方大全
503. 万病回春
504. 万氏妇人科
505. 万氏女科
506. 王氏妇科精要
507. 王渭川临床经验选
508. 王旭高临证医案
509. 卫生宝鉴
510. 卫生家宝产科备要
511. 卫生家宝方
512. 卫生易简方
513. 卫生杂志
514. 伪药条辨
515. 温病条辨
516. 吴鞠通医案
517. 吴普本草
518. 吴氏集验方
519. 勿误药室方函
520. 仙传济阴方
521. 先醒斋医学广笔记
522. 现代保健·医学创新研究
523. 现代名中医妇科绝技
524. 现代实用植物志
525. 现代实用中药
526. 现代中西医妇科学
527. 现代中药药理与临床
528. 现代中医实用临床效验方
529. 现代中医药应用与研究大系·妇科
530. 香奁润色
531. 香屯中草药手册
532. 小品方
533. 校正方舆輗
534. 校注妇人良方
535. 心印绀珠经
536. 新本草纲目
537. 新编妇科秘方大全
538. 新编验方
539. 新华本草纲要
540. 新疆中草药

541. 新品种资料汇编
542. 新效方
543. 新修本草
544. 新中医
545. 信效方
546. 杏林碎锦
547. 熊氏补遗
548. 袖珍方
549. 徐氏胎产方
550. 宣明论方
551. 薛氏济阴万金书
552. 薛氏医案
553. 血证论
554. 烟霞圣效方
555. 延年方
556. 验方精选
557. 验方新编
558. 杨氏家藏方
559. 疡医大全
560. 养生必用方
561. 养生康复粥谱
562. 姚氏手集
563. 姚希周经验方
564. 药材学
565. 药材资料汇编
566. 药笼小品
567. 药录
568. 药论
569. 药品化义
570. 药谱
571. 药性本草
572. 药性集要
573. 药性考
574. 药性论
575. 药性能毒
576. 药性切用
577. 药性通考
578. 药学通报
579. 药学学报
580. 药义明辨
581. 药征
582. 要药分剂
583. 叶氏录验方
584. 叶氏女科
585. 叶天士女科诊治秘方
586. 医便
587. 医部全录·妇科
588. 医方大成
589. 医方发挥
590. 医方简义
591. 医方类聚
592. 医级
593. 医镜
594. 医垒元戎
595. 医林方
596. 医林改错
597. 医林集要
598. 医林纂要
599. 医略六书
600. 医心方
601. 医学从众录
602. 医学发明
603. 医学纲目
604. 医学启源
605. 医学入门
606. 医学心悟
607. 医学正传
608. 医学衷中参西录
609. 医要集览
610. 疑难杂症秘验方
611. 彝医植物药
612. 易简方
613. 殷氏产宝
614. 饮片新参
615. 饮膳正要
616. 饮食辨录
617. 饮食疗法大全
618. 胤产全书
619. 永类钤方
620. 用药心法

621. 有毒中草药大辞典
622. 酉阳杂俎
623. 玉樵医令
624. 玉楸药解
625. 御药院方
626. 元和纪用经
627. 元珠方
628. 云南中草药
629. 云岐保命集
630. 孕育玄机
631. 杂兴方
632. 增补内经拾遗方论
633. 增订治疗汇要
634. 增广灵验方新编
635. 摘玄方
636. 摘元方
637. 张氏妇科
638. 张氏医通
639. 张锡纯女科要旨
640. 张聿青医案
641. 张仲景方剂实验研究
642. 赵炳南临床经验集
643. 浙江民间草药
644. 浙江民间常用草药
645. 浙江天目山药植志
646. 浙江药用植物志
647. 浙江中草药单方验方选编
648. 浙江中药手册
649. 浙江中医杂志
650. 浙南本草新编
651. 珍珠囊补遗药性赋
652. 证类活人书
653. 证治精华录
654. 证治准绳·女科
655. 郑长松妇科
656. 郑氏家传女科万金方
657. 直指方
658. 植物名实图考
659. 中藏经
660. 中草药
661. 中草药手册
662. 中草药新医疗法资料选编
663. 中草药学
664. 中国百年百名中医临床家丛书·罗元恺
665. 中国当代中医名人志
666. 中国妇产方药全书
667. 中国膏药学
668. 中国秘方大全
669. 中国秘方全书
670. 中国民间草药方
671. 中国民间小单方
672. 中国民间医术绝招·妇科部分
673. 中国民族药志
674. 中国农村医学
675. 中国沙漠地区药用植物
676. 中国实用乡村医生杂志
677. 中国丸散膏丹方药全书·妇科病
678. 中国性科学
679. 中国药品实用手册
680. 中国药膳学
681. 中国药用植物图鉴
682. 中国医学百科全书·中医妇科学
683. 中国医学大辞典
684. 中国中成药优选
685. 中国中西医结合杂志
686. 中国中药成药处方集
687. 中国中医秘方大全
688. 中国中医秘方全书
689. 中华本草
690. 中华妇产科杂志
691. 中华民间秘方
692. 中华民间秘方大全
693. 中华人民共和国药典
694. 中西医结合杂志
695. 中西医结合治疗急腹症
696. 中药材手册
697. 中药大辞典
698. 中药大全
699. 中药疗效谈
700. 中药贴敷疗法
701. 中药研究文献摘要
702. 中药药理与临床

703. 中药药理与应用
704. 中药志
705. 中药制剂汇编
706. 中医辞海
707. 中医大辞典
708. 中医方药学
709. 中医妇产科学(刘敏如主编)
710. 中医妇科经验方
711. 中医妇科临床精华
712. 中医妇科临床手册
713. 中医妇科临床药物手册
714. 中医妇科临证手册
715. 中医妇科名家经验心悟
716. 中医妇科水血学说
717. 中医妇科学(成都中医学院编)
718. 中医妇科验方单方选
719. 中医妇科验方选
720. 中医妇科治疗大成
721. 中医妇科治疗手册
722. 中医妇科治疗学
723. 中医临床妇科学(夏桂成主编)
724. 中医秘单偏验方妙用大全
725. 中医内科学
726. 中医食疗文论
727. 中医外科讲义
728. 中医外科学
729. 中医学新编
730. 中医研究工作资料汇编
731. 中医药信息
732. 中医饮食营养学
733. 中医营养学
734. 中医杂志
735. 肿瘤的食疗
736. 肿瘤临床手册
737. 肿瘤临证备要
738. 种杏仙方
739. 重订产孕集
740. 重订广温热论
741. 重订通俗伤寒论
742. 重订严氏济生方
743. 重庆草药
744. 重庆堂随笔
745. 重庆中药
746. 粥谱
747. 肘后方
748. 朱丹溪先生胎产秘书
749. 朱氏集验方
750. 朱小南妇科经验选
751. 诸证辨疑
752. 竹林女科
753. 竹林女科证治
754. 竹林寺女科
755. 竹林寺女科证治
756. 竹泉生女科集要
757. 主治秘要
758. 注解胎产大通论
759. 专科专病名医临证经验丛书·妇科病
760. 专治妇人方
761. 资生集
762. 子宫肌瘤诊治
763. 子母秘录
764. 祖国医学采风录
765. 纂要奇方